S. Herpertz, F. Caspar, K. Lieb (Hrsg.)
Psychotherapie

Sabine Herpertz, Franz Caspar, Klaus Lieb (Hrsg.)

Psychotherapie

Funktions- und störungsorientiertes Vorgehen

Weitere Autoren:
Volker Arolt, Münster; Matthias Backenstrass, Stuttgart; Anil Batra, Tübingen; Andreas Behnken, Münster; Martina Belz, Bern; Thomas Berger, Bern; Katja Bertsch, Heidelberg; Manfred E. Beutel, Mainz; Martina de Zwaan, Hannover; Stephan Doering, Wien; Petra Dykierek, Freiburg; Christine M. Falter, Köln; Steffen Fliegel, Münster; Harald J. Freyberger, Stralsund; Ulrich Frommberger, Offenburg; Thomas Fuchs, Heidelberg; Astrid Gawronski, Köln; Martin grosse Holtforth, Bern; Peter Henningsen, München; Beate Herpertz-Dahlmann, Aachen; Fritz Hohagen, Lübeck; Silke Jörgens, Münster; Horst Kächele, Berlin; Katharina Krämer, Köln; Armin Kuhr, Dinklar; Alexandra Philomena Lam (geb. Just), Oldenburg und Bad Zwischenahn; Tania Lincoln, Hamburg; Sabine Löber, Bamberg; Wielant Machleidt, Hannover; Alexandra Martin, Wuppertal; Fritz Mattejat, Marburg; Stephanie Mehl, Marburg und Frankfurt am Main; Bettina Menne, Offenburg; Steffen Moritz, Hamburg; Christoph Mundt, Heidelberg; Friedemann Pfäfflin, Ulm; Alexandra Philipsen, Oldenburg und Bad Zwischenahn; Christine Poppe, Kilchberg; Babette Renneberg, Berlin; Anita Riecher-Rössler, Basel; Steffi Riedel-Heller, Leipzig; Dieter Riemann, Freiburg; Daniela Roesch Ely, Heidelberg; Thomas Ross, Reichenau; Gerd Rudolf, Heidelberg; Almut Rudolph, Leipzig; Reiner Sachse, Bochum; Wolfgang Schneider, Rostock; Knut Schnell, Heidelberg; Elisabeth Schramm, Freiburg; Michela Schröder-Abé, Potsdam; Astrid Schütz, Bamberg; Michael Simons, Aachen; Kai Spiegelhalder, Freiburg; Ulrich Stangier, Frankfurt am Main; Anette Stiegler, Tübingen; Hildegard Stienen, Münster; Bernhard Strauß, Jena; Claudia Subic-Wrana, Mainz; Frank Urbaniok, Zürich; Ulrich Voderholzer, Prien am Chiemsee; Kai Vogeley, Köln; Arist von Schlippe, Witten; Matthias Weisbrod, Karlsbad und Heidelberg; Klaus Wölfling, Mainz; Almut Zeeck, Freiburg; Hansjörg Znoj, Bern

ELSEVIER

ELSEVIER

Hackerbrücke 6, 80335 München, Deutschland

ISBN Print   978-3-437-23731-7
ISBN e-Book   978-3-437-18832-9

Alle Rechte vorbehalten.
1. Auflage 2017

Wichtiger Hinweis für den Benutzer
Die Erkenntnisse in der Medizin unterliegen laufendem Wandel durch Forschung und klinische Erfahrungen. Herausgeber und Autoren dieses Werkes haben große Sorgfalt darauf verwendet, dass die in diesem Werk gemachten therapeutischen Angaben (insbesondere hinsichtlich Indikation, Dosierung und unerwünschter Wirkungen) dem derzeitigen Wissensstand entsprechen. Das entbindet den Nutzer dieses Werkes aber nicht von der Verpflichtung, anhand weiterer schriftlicher Informationsquellen zu überprüfen, ob die dort gemachten Angaben von denen in diesem Werk abweichen und seine Verordnung in eigener Verantwortung zu treffen.

Für die Vollständigkeit und Auswahl der aufgeführten Medikamente übernimmt der Verlag keine Gewähr.
Geschützte Warennamen (Warenzeichen) werden in der Regel besonders kenntlich gemacht (®). Aus dem Fehlen eines solchen Hinweises kann jedoch nicht automatisch geschlossen werden, dass es sich um einen freien Warennamen handelt.

Bibliografische Information der Deutschen Nationalbibliothek
Die Deutsche Nationalbibliothek verzeichnet diese Publikation in der Deutschen Nationalbibliografie; detaillierte bibliografische Daten sind im Internet über http://www.d-nb.de/ abrufbar.

17 18 19 20 21   5 4 3 2 1

Das Werk einschließlich aller seiner Teile ist urheberrechtlich geschützt. Jede Verwertung außerhalb der engen Grenzen des Urheberrechtsgesetzes ist ohne Zustimmung des Verlages unzulässig und strafbar. Das gilt insbesondere für Vervielfältigungen, Übersetzungen, Mikroverfilmungen und die Einspeicherung und Verarbeitung in elektronischen Systemen.

Um den Textfluss nicht zu stören, wurde bei Patienten und Berufsbezeichnungen die grammatikalisch maskuline Form gewählt. Selbstverständlich sind in diesen Fällen immer Frauen und Männer gemeint.

Planung: Ursula Jahn, M.A.
Lektorat und Projektmanagement: Sabine Hennhöfer, Bettina Lunk
Redaktion: Karin Beifuss, Ohmden
Zeichnungen: Henriette Rintelen, Velbert, Johannes Kressierer, München
Herstellung: Renate Hausdorf, Gräfelfing
Satz: abavo GmbH, Buchloe/Deutschland; TnQ, Chennai/Indien
Druck und Bindung: Drukarnia Dimograf, Bielsko-Biała/Polen
Umschlaggestaltung: SpieszDesign, Neu-Ulm
Titelfotografie: © iStockphotocom / Branislav

Aktuelle Informationen finden Sie im Internet unter **www.elsevier.de** und **www.elsevier.com**.

Vorwort

Psychotherapie befindet sich in schnellem Fluss. Wachsende Erkenntnisse zur Genese und Entwicklung psychischer Störungen aus Psychiatrie, Psychologie und Neurowissenschaften gehören zu diesem Fluss und tragen zu ihm ebenso bei wie Befunde zu allgemeinen und differenziellen Wirkungsmechanismen von Psychotherapie. Die zunehmend methodenbewusste empirische Psychotherapieforschung der letzten Jahre trägt jetzt Früchte für unser Wissen über die Wirksamkeit der psychotherapeutischen Alltagspraxis. Zudem ist deutlich geworden: Patienten streben nicht nach einer schulenspezifischen Therapie oder einer, die Störungen einseitig in den Vordergrund stellt. Sie streben nach einer Behandlung, die auf ihre individuellen Bedürfnisse, ihr individuelles Leiden sowie im Alltag erlebte Funktionseinbußen abgestimmt ist. Auch die psychotherapeutisch Tätigen identifizieren sich häufig nicht mehr mit auf Abgrenzung ausgerichteten Psychotherapieschulen, sondern wünschen sich integrative psychotherapeutische Methoden, die ihnen bei der Vielfalt an Störungen in der Konfrontation mit den unterschiedlichsten Krankheitsbildern und Lebensgeschichten Orientierung bieten.

Unser Anliegen als Herausgeber war es, ein umfassendes Lehrbuch für Psychotherapie zu konzipieren, das das derzeitige „State-of-the-Art"-Wissen unter drei Aspekten zusammenführt: allgemeine Wirkfaktoren und Wirkprinzipien in der Psychotherapie (Teil I), Psychotherapie als Behandlung von beeinträchtigten Funktionen (Teil II) und Psychotherapie als Behandlung spezifischer Störungsbilder (Teil III). Dabei begleitete uns der Anspruch, die Darstellung aller Behandlungsinterventionen mit Aussagen zu ihrer empirischen Evidenz zu versehen, ohne allerdings darauf verzichten zu wollen, auf die Grenzen empirischer Evidenz von hoch gehandelter Qualität hinzuweisen und klinisches Erfahrungswissen gerade dort zu ergänzen, wo Wirksamkeitsstudien bis heute fehlen. Neben der Makroebene der historisch aus dem medizinischen Krankheitsmodell erwachsenen Störungskategorien und der als intermediäre Ebene sich anbietenden transnosologischen Funktionsdiagnostik wurden dem Verhalten zugrunde liegende neurobiologische Mechanismen als Mikroebene einbezogen, die das Verständnis von durch Psychotherapie in Gang gesetzten Änderungsprozessen erweitern kann.

Die intermediäre Schicht zwischen Makro- und Mikroebene hat eine vielfältige Vermittlungsarbeit zu leisten. Begriffe wie Selbsterleben und Selbstwertregulation, Emotionsregulierung und Motivation, aber auch Bindung und soziale Verträglichkeit etc. werden in verschiedenen Psychotherapieschulen in unterschiedlichem Maße und in unterschiedlicher Weise verwendet. Der funktionsorientierte Teil II des Buches, der in einem früheren Lehrbuch unter Mitbegründung und besonderer Ideengebung von Christoph Mundt entstand, soll diese mittlere Ebene hinsichtlich der gebrauchten Begriffe und Konzepte vorklären und ihre Bezüge zur Makroebene der Störungen, zur Mikroebene der biologischen Dysfunktionen und zu den zur Verfügung stehenden psychotherapeutischen Tools darstellen. Dies erscheint uns zentral, weil psychotherapeutische Interventionen psychische Probleme nicht direkt erreichen, sondern darauf abzielen, auf die mit den Begriffen angesprochenen Funktionen Einfluss auszuüben. Damit bietet sich die intermediäre Ebene der Funktionsbeeinträchtigungen auch als eine Beschreibungsebene an, die für die Kommunikation zwischen Patient und Therapeut nutzbar gemacht werden kann und das Stigma psychischer Störung vermindert.

Eine weitere Vermittlungsarbeit findet zwischen den drei Perspektiven statt, aus denen heraus psychopathologische Diagnostik für die Psychotherapie und die Psychotherapie selbst gemacht werden:

1. Die Erste-Person-Perspektive ist die des Patienten, der sich mit seinen Erlebnissymptomen präsentiert und sie beschreibend in die therapeutische Beziehung einbringt.
2. Die Zweite-Person-Perspektive ist die des als Gesprächspartner in verschiedenen Beziehungsfunktionen angesprochenen Therapeuten, der mit seinen Gefühlen und Gedanken reagiert, in der psychodynamischen Psychotherapie die Ebene der Gegenübertragung als diagnostischem Instrument, der die Übertragung als therapeutischer Fokus gegenübersteht.
3. Die Dritte-Person-Perspektive ist die des unabhängigen Beobachters, der beide, Patient und Therapeut, in ihrer Interaktion beobachtet.

Die drei Perspektiven sollten durch Empathie, Selbstbeobachtung und Ausbildungswissen dem Therapeuten zur Verfügung stehen und in mehr oder weniger elaborierten individuellen Fallkonzeptionen auf den individuellen Patienten bezogen werden. Der Patient muss sie sich im Laufe der Psychotherapie erarbeiten. Die therapeutische Haltung entspricht: „hinter dem Patienten stehen" (Identifikation, Hilfs-Ich), „neben dem Patienten stehen" (klärender, erläuternder, interpretierender Begleiter) und „dem Patienten gegenüberstehen" (kontrastieren, kognitive Dissonanz erzeugen, Individuation und Ablösung fördern).

Teil IV berücksichtigt, dass psychotherapeutisches Handeln nicht nur von der vorliegenden Störung, sondern auch von Faktoren wie Alter, Geschlecht, Kultur und sozialem Kontext bestimmt wird. Teil V schließlich widmet sich den Rahmenbedingungen psychotherapeutischen Arbeitens.

Ziel des Lehrbuchs ist es, sowohl dem psychotherapeutisch Tätigen als auch dem Psychotherapie Lernenden eine differenzielle Methodenauswahl und Methodenkombination, wo möglich auch eine Methodenintegration zu erlauben, um bewältigungsorientierte, Selbstwirksamkeitserfahrungen fördernde, klärungsorientierte und konfliktbearbeitende und schließlich störungsspezifische Vorgehensweisen flexibel und synergistisch zu nutzen. Der Tatsache, dass ein großer Teil der diagnostischen Kategorien und ihrer Kombinationen mit manualisierten und evaluierten Vorgehensweisen nicht abgedeckt werden kann, wird durch die Berücksichtigung störungsübergreifender allgemeiner Psychotherapieprinzipien Rechnung getragen.

Das Lehrbuch versteht sich in mehrerlei Hinsicht als integrativ: *schulen*integrativ, *berufsgruppen*integrativ und *methoden*integrativ. So berücksichtigt es verhaltenstherapeutische und psychodynamische, psychologische und psychopathologische Denksysteme und versucht, die entfachte Diskussion zwischen allgemeiner und störungsspezifischer Psychotherapie zu klären und beide Perspektiven zusammenzuführen. Ziel war es überdies, über spezifische Behandlungsansätze hinweg allgemeine Prinzipien der psychotherapeutischen Behandlung herauszuarbeiten, die sich in den unterschiedlichen Vorgehensweisen in ähnlicher Weise finden lassen und wirksam werden. Gleichzeitig sollte bewährtes und evaluiertes Wissen in seinen Unterschieden und auch Widersprüchen erarbeitet werden. Psychotherapie und Psychopharmakotherapie werden nicht als zwei sich ausschließende Therapieverfahren dargestellt, sondern es wird geprüft, wo sich beide Verfahren sinnvoll ergänzen und wo sie sich behindern können. Die integrative Zielsetzung spiegelt sich nicht nur in Beiträgen von Autorinnen und Autoren aus den verschiedenen Fachgebieten, die sich der Psychotherapie widmen, wider, sondern beruht auch auf einer komplementären Mehrautorenschaft von Kollegen der beiden großen Therapieschulen, insbesondere für die störungsspezifischen Kapitel: Wir haben dort nicht verschiedene Auffassungen einfach nebeneinandergestellt, um die Integration dann dem Leser zu überlassen. Die Integrationsarbeit wurde weitestgehend den Experten unterschiedlicher Ausrichtung überlassen, die dafür viel Zeit und Aufmerksamkeit investiert, nach eigenem Bekunden aber vielfach auch selber davon profitiert haben. Bei allem Bemühen um Integration haben wir aber auch angestrebt, dass jedes Kapitel für sich, unabhängig von den anderen Beiträgen, seine Thematik abdeckt.

Das Buch richtet sich an Psychiater, Psychosomatiker, Psychotherapeuten sowie Klinische Psychologen in Klinik und Praxis und schließlich auch an Studierende, als Nachschlagewerk, aber auch zur systematischen Durchsicht. Geeignet ist es aber auch für Anfänger, die sich eingehend über Psychotherapie informieren wollen, sowie für erfahrene Psychotherapeuten, die sich außerhalb ihrer Spezialgebiete informieren oder ihre Behandlungsgewohnheiten vor dem Hintergrund des heutigen Wissensstandes oder aus der dargestellten Perspektive einer zu seiner Schule komplementären Psychotherapie reflektieren wollen. Es richtet sich schließlich auch an Lehrende, die verschiedene Psychotherapietechniken und ihre Integration darstellen wollen.

All denjenigen, die zum Gelingen dieses Werkes beigetragen haben, gilt unser herzlicher Dank. Hier sind an erster Stelle die Autorinnen und Autoren zu nennen, die als Experten für ihr jeweiliges Thema, aber auch als Vertreter verschiedener psychotherapeutischer Perspektiven und Standpunkte für die Grundidee dieses Buches gewonnen werden konnten. Sie waren nicht nur bereit, gut aufbereitete und didaktisch überzeugende Manuskripte zu diesem Buch beizusteuern, sondern auch in der Diskussion und Abstimmung mit gleich und anders denkenden Kollegen den Gegenstand neu zu betrachten und zu erarbeiten. Großer Dank gilt vor allem auch Christoph Mundt, der durch ein gemeinsames früheres Lehrbuch ein wichtiger Ideengeber auch für dieses Werk war. Besonderer Dank gebührt auch den Mitarbeitern des Elsevier-Verlags, Frau Ursula Jahn, Herrn Dr. Bernhard Gall sowie Frau Sabine Hennhöfer für die hervorragende Betreuung und Unterstützung in allen Phasen des Entwicklungsprozesses und Frau Karin Beifuss bei der äußerst sorgfältigen redaktionellen Überarbeitung und Gestaltung dieses Buches.

Die Herausgeber
Juli 2016

Autorenverzeichnis

Herausgeber

Prof. Dr. med. Sabine C. Herpertz
Universitätsklinikum Heidelberg Klinik für Allgemeine Psychiatrie
Zentrum für Psychosoziale Medizin
Voßstr. 2
D-69115 Heidelberg

Prof. Dr. phil. Franz Caspar
Universität Bern
Abt. Klinische Psychologie und Psychotherapie
Fabrikstr. 8
CH-3012 Bern

Prof. Dr. med. Klaus Lieb
Universitätsmedizin der Johannes Gutenberg-Universität Mainz
Klinik für Psychiatrie und Psychotherapie
Untere Zahlbacher Str. 8
D-55131 Mainz

Mitbegründer des Vorgängerwerks

Prof. Dr. med. Christoph Mundt
Universitätsklinikum Heidelberg
Klinik für Allgemeine Psychiatrie
Zentrum für Psychosoziale Medizin
Voßstr. 2
D-69115 Heidelberg

Weitere Autoren

Prof. Dr. med. Volker Arolt
Universitätsklinikum Münster
Klinik für Psychiatrie und Psychotherapie
D-48129 Münster

Prof. Dr. med. Matthias Backenstrass
Institut für Klinische Psychologie
Zentrum für Seelische Gesundheit
Klinikum Stuttgart
Prießnitzweg 24
D-70374 Stuttgart

Prof. Dr. med. Anil Batra
Universitätsklinik für Psychiatrie und Psychotherapie
Sektion für Suchtmedizin und Suchtforschung
Calwerstr. 14
D-72076 Tübingen

Dr. rer. medic. Dipl.-Psych. Andreas Behnken
Private Praxis für Psychotherapie
Ärztehaus Windthorststr. 65
D-48143 Münster

Dr. phil. Dipl.-Psych. Martina Belz
Universität Bern
Abt. für Klinische Psychologie und Psychotherapie
Fabrikstr. 8
CH-3012 Bern

Prof. Dr. phil. Thomas Berger
Universität Bern
Klinische Psychologie und Psychotherapie
Fabrikstr. 8
CH-3012 Bern

Dr. rer. nat. Katja Bertsch
Universitätsklinikum Heidelberg
Klinik für Allgemeine Psychiatrie
Zentrum für Psychosoziale Medizin
Voßstr. 2
D-69115 Heidelberg

Prof. Dr. med. Manfred E. Beutel
Universitätsmedizin Mainz
Klinik für Psychosomatische Medizin und Psychotherapie
Untere Zahlbacher Str. 8
D-55131 Mainz

Prof. Dr. med. Martina de Zwaan
Klinik für Psychosomatik und Psychotherapie
Medizinische Hochschule Hannover
Carl-Neuberg-Str. 1
D-30625 Hannover

Prof. Dr. med. Stephan Doering
Universitätsklinik für Psychoanalyse und Psychotherapie
Währinger Gürtel 18-20
A-1090 Wien

Dr. phil. Petra Dykierek
Universitätsklinikum Freiburg
Klinik für Psychiatrie und Psychotherapie
Hauptstr. 5
D-79104 Freiburg

Autorenverzeichnis

Dr. phil. Christine M. Falter, Dipl.-Psych.
Universität zu Köln
Klinik für Psychiatrie
Kerpener Str. 62
D-50924 Köln

Dr. phil. Dipl.-Psych. Steffen Fliegel
Klinische Psychologie und Beratung
Wolbecker Str. 138
D-48155 Münster

Prof. Dr. med. Harald J. Freyberger
Universitätsmedizin Greifswald am Helios Hanseklinikum Stralsund
Klinik und Poliklinik für Psychiatrie und Psychotherapie
Rostocker Chaussee 70
D-18437 Stralsund

PD Dr. med. Dipl.Biol. Ulrich Frommberger
MediClin Klinik an der Lindenhöhe
Psychiatrie, Psychotherapie und Psychosomatik
Bertha-von-Suttner-Str. 1
D-77654 Offenburg

Prof. Dr. med. Dr. phil. Thomas Fuchs
UniversitätsKlinikum Heidelberg
Klinik für Allgemeine Psychiatrie
Zentrum für Psychosoziale Medizin
Universitätsklinikum Heidelberg
Voßstr. 4
D-69115 Heidelberg

Dr. phil. Dipl.-Psych. Astrid Gawronski
Universität zu Köln
Klinik für Psychiatrie
Kerpener Str. 62
D-50924 Köln

Prof. Dr. med. Peter Henningsen
Klinikum rechts der Isar/TU München
Klinik und Poliklinik für Psychosomatische Medizin und Psychotherapie
Langerstr. 3
D-81675 München

Prof. Dr. med. Beate Herpertz-Dahlmann
RWTH Aachen
Klinik für Psychiatrie, Psychosomatik und Psychotherapie des Kindes- und Jugendalters
Neuenhofer Weg 21
D-52074 Aachen

Prof. Dr. med. Fritz Hohagen
Klinik für Psychiatrie und Psychotherapie, Klinik für Psychosomatik
Zentrum Psychosoziale Medizin
Ratzeburger Allee 160
D-23538 Lübeck

Prof. Dr. phil. Martin grosse Holtforth
Inselspital (Universitätsspital Bern)
Universitätsklinik für Allgemeine Innere Medizin
Kompetenzbereich für Psychosomatische Medizin
CH-3010 Bern

Dr. rer. nat. Dipl.- Psych. Silke Jörgens, MPH
Universitätsklinikum Münster
Klinische Neuropsychologie
Klinik für Psychiatrie und Psychotherapie
D-48129 Münster

Prof. Dr. med. Dr. phil. Horst Kächele
International Psychoanalytic University
Stromstr. 3
D-10555 Berlin

Dr. phil. Dipl.-Psych. Katharina Krämer
Universität zu Köln
Klinik für Psychiatrie
Kerpener Str. 62
D-50924 Köln

Alexandra Philomena Lam (geb. Just)
Medizinischer Campus Universität Oldenburg
Universitätsklinik für Psychiatrie und Psychotherapie
Karl-Jaspers-Klinik
Hermann-Ehlers-Str. 7
D-26160 Bad Zwischenahn

Prof. Dr. phil. Dipl.-Psych. Tania Maria Lincoln
Universität Hamburg
Klinische Psychologie und Psychotherapie
Von-Melle-Park 5
D-20146 Hamburg

Prof. Dr. sc. hum. Sabine Löber
Otto-Friedrich-Universität Bamberg
Lehrstuhl für Klinische Psychologie und Psychotherapie
Markusplatz 3
D-96047 Bamberg

Prof. em. Dr. med. Wielant Machleidt
Med. Hochschule Hannover
Zentrum für Seelische Gesundheit
Carl-Neuberg-Str. 1
D-30625 Hannover

Prof. Dr. rer. nat. Alexandra Martin
Bergische Universität Wuppertal
Klinische Psychologie und Psychotherapie
Max-Horkheimer-Str. 20
D-42119 Wuppertal

Prof. Dr. phil. Fritz Mattejat
Universitätsklinikum Gießen und Marburg GmbH
Klinik für Kinder- und Jugendpsychiatrie, Psychosomatik und Psychotherapie
Hans-Sachs-Str. 4
D-35039 Marburg

Prof. Dr. phil. Dipl.-Psych. Stephanie Mehl
Philipps- Universität Marburg
Klinik für Psychiatrie und Psychotherapie
Rudolf-Bultmann-Str. 8
D-35039 Marburg
und
Frankfurt University of Applied Sciences
FB4: Soziale Arbeit und Gesundheit
Nibelungenplatz 1
D-60318 Frankfurt am Main

Dr. med. Bettina Menne
MediClin Klinik an der Lindenhöhe
Psychiatrie, Psychotherapie und Psychosomatik
Bertha-von-Suttner-Str. 1
D-77654 Offenburg

Prof. Dr. phil. Steffen Moritz
Universitätsklinikum Hamburg-Eppendorf
Klinik für Psychiatrie und Psychotherapie
Arbeitsgruppe Klinische Neuropsychologie
Martinistr. 52
D-20246 Hamburg

Prof. Dr. med. Christoph Mundt
Universitätsklinikum Heidelberg
Klinik für Allgemeine Psychiatrie
Zentrum für Psychosoziale Medizin
Voßstr. 2
D-69115 Heidelberg

Prof. Dr. med. Friedemann Pfäfflin
Universitätsklinikum Ulm Psychosomatische Medizin und Psychotherapie
Am Hochsträß 8
D-89081 Ulm

Prof. Dr. med. Alexandra Philipsen
Medizinischer Campus Universität Oldenburg
Universitätsklinik für Psychiatrie und Psychotherapie
Karl-Jaspers-Klinik
Hermann-Ehlers-Str. 7
26160 Bad Zwischenahn

Dr. med. Christine Poppe
Sanatorium Kilchberg
Privatklinik für Psychiatrie und Psychotherapie
Alte Landstr. 70
CH-8802 Kilchberg

Prof. Dr. rer. nat. Babette Renneberg
Freie Universität Berlin
Klinische Psychologie und Psychotherapie
Habelschwerdter Allee 45
D-14195 Berlin

Prof. Dr. med. Anita Riecher-Rössler
Zentrum für Gender Research und Früherkennung Universitäre Psychiatrische Kliniken
Kornhausgasse 7
CH-4051 Basel

Prof. Dr. med. Steffi Riedel-Heller, MPH
Institut für Sozialmedizin, Arbeitsmedizin und Public Health (ISAP)
Medizinische Fakultät der Universität Leipzig
Ph.-Rosenthal-Str. 55
D-04103 Leipzig

Prof. Dr. rer. soc. Dipl.-Psych. Dieter Riemann
Universitätsklinikum Freiburg
Klinik für Psychiatrie und Psychotherapie
Hauptstr. 5
D-79104 Freiburg

PD Dr. med. Daniela Roesch-Ely
Universitätsklinikum Heidelberg Klinik für Allgemeine Psychiatrie
Zentrum für Psychosoziale Medizin
Voßstr. 2
D-69115 Heidelberg

Prof. Dr. biol. hum. Dipl.-Psych. Thomas Ross
Klinik für Forensische Psychiatrie und Psychotherapie Zentrum für Psychiatrie Reichenau
D-78479 Reichenau

Prof. em. Dr. med. Gerd Rudolf
Universitätsklinikum Heidelberg Klinik für Allgemeine Innere
Medizin und Psychosomatik
Medizinische Klinik (Ludolf-Krehl-Klinik)
Im Neuenheimer Feld 410
D-69120 Heidelberg

Dr. rer. nat. Almut Rudolph
Universität Leipzig
AG Klinische Psychologie und Psychotherapie
Neumarkt 9–19
D-04081 Leipzig

Prof. Dr. med. Reiner Sachse
Institut für Psychologische Psychotherapie
Prümerstr. 4
D-44787 Bochum

Prof. Dr. med. Dr. rer. nat. Wolfgang Schneider, Dipl.-Psych.
Klinik und Poliklinik für Psychosomatik und psychotherapeutische
Medizin
Zentrum für Nervenheilkunde
Klinik der Universität Rostock
Gehlsheimer Str. 20
D-18055 Rostock

PD Dr. med. Knut Schnell
Universitätsklinikum Heidelberg Klinik für Allgemeine Psychiatrie
Zentrum für Psychosoziale Medizin
Voßstr. 2
D-69115 Heidelberg

Prof. Dr. phil. Elisabeth Schramm
Universitätsklinikum Freiburg
Klinik für Psychiatrie und Psychotherapie
Hauptstr. 5
D-79104 Freiburg

Prof. Dr. phil. Michela Schröder-Abé
Universität Potsdam
Abt. Differentielle Psychologie und Diagnostik
Karl-Liebknecht-Str. 24/25
D-14476 Potsdam

Prof. Dr. phil. Astrid Schütz
Universität Bamberg
Lehrstuhl für Persönlichkeitspsychologie und Psychologische
Diagnostik, Personal- und Sozialpsychologie
Markusplatz 3
D-96045 Bamberg

Dr. phil. Dipl.-Psych. Michael Simons
RWTH Aachen
Klinik für Psychiatrie, Psychosomatik und Psychotherapie des
Kindes- und Jugendalters
Neuenhofer Weg 21
D-52074 Aachen

PD Dr. med. Dr. phil. Dipl.-Psych. Kai Spiegelhalder
Universitätsklinikum Freiburg
Klinik für Psychiatrie und Psychotherapie
Hauptstr. 5
D-79104 Freiburg

Prof. Dr. med. Ulrich Stangier
Goethe-Universität
Institut für Psychologie
Klinische Psychologie und Psychotherapie
Varrentrappstr. 40–42
D-60486 Frankfurt am Main

Dr. med. Anette Stiegler
Universitätsklinik für Psychiatrie und Psychotherapie
Sektion für Suchtmedizin und Suchtforschung
Calwerstr. 14
D-72076 Tübingen

Hildegard Stienen
Fachärztin für Psychiatrie und Psychotherapie
Piusallee 33
D-48147 Münster

Prof. Dr. phil. Bernhard Strauß
Universitätsklinikum Jena
Institut für Psychosoziale Medizin und Psychotherapie
Stoystr. 1
D-07740 Jena

PD Dr. rer. medic. Claudia Subic-Wrana, Dipl.-Psych.
Klinik für Psychosomatische Medizin und Psychotherapie
Universitätsmedizin Mainz
Untere Zahlbacherstr. 8
D-55131 Mainz

Prof. Dr. med. Frank Urbaniok
Amt für Justizvollzug
Psychiatrisch-Psychologischer Dienst
Hohlstr. 552
CH-8090 Zürich

Prof. Dr. med. Ulrich Voderholzer
Schön Klinik Roseneck
Psychosomatik
Am Roseneck 6
D-83209 Prien am Chiemsee

Prof. Dr. med. Dr. phil. Kai Vogeley
Klinikum der Universität zu Köln
Klinik und Poliklinik für Psychiatrie und Psychotherapie
Kerpener Str. 62
D-50924 Köln

Prof. Dr. phil. Arist von Schlippe
Universität Witten/Herdecke
Wittener Institut für Familienunternehmen
Alfred-Herrhausen-Str. 50
D-58448 Witten

Prof. Dr. med. Matthias Weisbrod
SRH Klinikum Karlsbad-Langensteinbach GmbH
Abt. Psychiatrie und Psychotherapie
Guttmannstr. 1
D-76307 Karlsbad
und
Universitätsklinikum Heidelberg
Klinik für Allgemeine Psychiatrie
Zentrum für Psychosoziale Medizin
Voßstr. 2
D-69115 Heidelberg

Dr. sc. hum. Dipl.-Psych. Klaus Wölfling
Universitätsmedizin Mainz
Klinik für Psychosomatische Medizin und Psychotherapie
Untere Zahlbacher Str. 8
D-55131 Mainz

Prof. Dr. med. Almut Zeeck
Zentrum für Psychische Erkrankungen
Klinik für Psychosomatische Medizin und Psychotherapie
Universitätsklinikum Freiburg
Hauptstr. 8
D-79104 Freiburg

Prof. Dr. phil. Hansjörg Znoj
Universität Bern
Institut für Psychologie
Fabrikstr. 8
CH-3012 Bern

Abkürzungen

AAI	Adult Attachment Interview
AAP	Adult Attachment Projective
AB	akute Belastungsreaktion
ABM	Aufmerksamkeitsbias-Modifikation
ACC	anteriorer zingulärer Kortex
ACT	Acceptance-and-Commitment-Therapie
ADHS	Aufmerksamkeitsdefizit-/Hyperaktivitätsstörung
AHCPR	Agency for Health Care Policy and Research
AIE	Attention-Intention-Effort(-Modell)
AkdÄ	Arzneimittelkommission der deutschen Ärzteschaft
AN	Anorexia nervosa
APA	American Psychiatric Association
APS	antisoziale Persönlichkeitsstörung
ARAS	Ascending Reticular Activating System
ART	Affect Regulation Training
ASS	Autismus-Spektrum-Störungen
AWMF	Arbeitsgemeinschaft der Wissenschaftlichen Medizinischen Fachgesellschaften
BES	Binge-Eating-Störung
BN	Bulimia nervosa
BPS	Borderline-Persönlichkeitsstörung; Behandlungsprogramm für Sexualstraftäter
CBASP	Cognitive Behavioral Analysis System of Psychotherapy
CBS	Compulsive Buying Scale
C-CT	Continuation-Phase Cognitive Therapy
CD	Conduct Disorder
CFT	Compassion Focused Therapy
CGT	Complicated Grief Treatment
CM	Clinical Management
CR	konditionierte Reaktion
CR(T)	kognitive(s) Remediation(straining)
CS	konditionierter Stimulus
CSS	Contention Scheduling System
DBT(-A)	Dialektisch-behaviorale Therapie (für Adoleszente)
DCM	Depression Care Management
DDP	Dynamic Deconstructive Psychotherapy
DGPPN	Deutsche Gesellschaft für Psychiatrie, Psychotherapie, Psychosomatik und Neurologie
DNA	Desoxyribonukleinsäure
DSM	Diagnostic and Statistical Manual (of Mental Disorders)
EBM	Einheitlicher Bewertungsmaßstab
EBPR	Erwachsenenbindungs-Prototypen-Rating
EFT	Emotionsfokussierte Therapie
EKP	ereigniskorreliertes Potenzial
ER	Expositionsbehandlung mit Reaktionsverhinderung
ERG	Emotion Regulation Group
ES	Effektstärke
EST	Empirically Supported Treatment
fMRT	Funktionelle Magnetresonanztomografie
GABA	Gamma-Aminobutersäure
GAD	generalisierte Angststörung
G-BA	Gemeinsamer Bundesausschuss
GKV	Gesetzliche Krankenversicherung
HAMA	Hamilton Anxiety Rating Scale
HAMD	Hamilton Depression Scale
HHN	Hypothalamus-Hypophysen-Nebennierenrinden(-Achse)
IDÜ	Interpersonelle Diskriminationsübung
IED	Intermittent Explosive Disorder (Wutsyndrom)
IGD	Internet Gaming Disorder
IGeL	individuelle Gesundheitsleistungen
INK	Inkongruenzfragebogen
IOM	Institute of Medicine
IPSRT	Interpersonal and Social Rhythm Therapy
IPT	Interpersonelle Therapie Integriertes Psychologisches Therapieprogramm
IPT-M	Interpersonal Psychotherapy – Maintenance, Interpersonelle Erhaltungstherapie
IQWiG	Institut für Qualität und Wirtschaftlichkeit im Gesundheitswesen
KDS	Körperdysmorphe Störung
K(V)T	kognitive (Verhaltens-)Therapie
Lj.	Lebensjahr
LRT	Lebensrückblicktherapie
MACT	Manualgestützte kognitive Therapie
MANTRA	Maudsley Model of Anorexia Treatment for Adults
MAO	Monoaminoxidase
MAPs	Mindful Awareness Practices
MBCT	Mindfulness-Based Cognitive Therapy
MBRP	Mindfulness-Based Relapse Prevention
MBSR	Mindfulness-Based Stress Reduction
MBT(-A)	Mentalisierungsbasierte Therapie (für Adoleszente)
MCT	metakognitive Therapie
MD	Major Depression
MG	motivierende Gesprächsführung
Mio.	Million
MKT	Metakognitive(s) Therapie/Training
MT	Mindfulness-Training
MUS	medically unexplained symptoms
Ncl.	Nucleus
NICE	National Institute for Health and Clinical Excellence
NIH	National Institutes of Health
NSSV	nichtsuizidale Selbstverletzungen
NW	Nebenwirkungen
OFC	orbitofrontaler Kortex
OR	Odds Ratio
öStGB	österreichisches Strafgesetzbuch
PAG	periaquäduktales Grau
Pat	Patient
PATH	Problem Adaption Therapy
PDSS	Panic Disorder Severity Scale
PDT	psychodynamische Therapie
PET	Positronenemissionstomografie
PFPP	panikfokussierte psychodynamische Psychotherapie
PKT	persistierende komplexe Trauerreaktion
PMR	progressive Muskelrelaxation
PPD	Psychiatrisch-Psychologischer Dienst
PS	Persönlichkeitsstörung
PsychKG	Psychisch-Kranken-Gesetz
R&R	Reasoning & Rehabilitation
RCT	Randomized Controlled Trial (randomisierte kontrollierte Studie)
RT	reflektierendes Team
SA	Situationsanalyse
SAS	Supervisory Attentional System
SFT	Schemafokussierte Therapie
SMR	standardisierte Mortalitätsrate sensomotorischer Rhythmus
SMS	Short Message Service
SOK	selektive Optimierung und Kompensation
SOTP	Sex Offender Treatment Program
SP	supportive Psychotherapie
SSCM	spezialisiertes supportives klinisches Management

SSRI	selektive Serotonin-Wiederaufnahmehemmer	**TZA**	trizyklische Antidepressiva
sStGB	schweizerisches Strafgesetzbuch	**UCC**	Usual Clinical Care
STEPPS	Systems Training for Emotional Predictability and Problem Solving	**UCS**	unkonditionierter Stimulus
		VLPO	ventrale laterale präoptische Region
StGB	Strafgesetzbuch	**VR**	virtuelle Realität
TAU	Treatment as Usual	**VT**	Verhaltenstherapie
TEK	Training emotionaler Kompetenzen	**VVA**	Vertikale Verhaltensanalyse
TFP	Transference-focused Psychotherapy (übertragungsfokussierte Psychotherapie)	**WBP**	Wissenschaftlicher Beirat Psychotherapie
		WBT	Well-being Therapy
Th	Therapeut	**YBOCS**	Yale-Brown Obsessive Compulsive Scale
TIA	transitorische ischämische Attacke	**ZBKT**	zentrales Beziehungskonfliktthema
ToM	Theory of Mind		

Inhaltsverzeichnis

I	**Allgemeiner Teil**	1
1	**Was ist eine psychische Störung?**	3
1.1	Einleitung	4
1.2	Störung und Normalität	4
1.3	Psychische vs. andere Arten von Störung	6
1.4	Salutogenese und Ressourcen	8
1.5	Geschichte	9
1.6	Epidemiologie	11
1.7	Ätiologie	13
1.8	Störungen und ihre Behandlung	25
1.9	Schlussbemerkung	26
2	**Was ist Psychotherapie?**	27
2.1	Einleitung	27
2.2	Schulenintegration	29
2.3	Wirkprinzipien	31
2.4	Differenzielle Indikation	32
2.5	Therapeuten und Therapiebeziehung	34
2.6	Patienten	34
2.7	Modelle therapeutischen Handelns	36
2.8	Psychotherapieforschung und Qualitätssicherung	41
2.9	Chancen und Grenzen störungsspezifischer Psychotherapie	42
2.10	Ausblick	45
3	**Diagnostik und Psychotherapie**	47
3.1	Aufgaben und Ziele von Diagnostik	47
3.2	Diagnostik als Prozess und mögliche Fehler	48
3.3	Diagnostik als Voraussetzung für Psychotherapie	49
3.4	Dimensionale und kategoriale Diagnostik; psychiatrische Kategoriensysteme	52
3.5	Status- und Prozessdiagnostik	54
3.6	Orientierungsspezifische Diagnostik	55
3.7	Fallkonzeptionen	60
3.8	Schlussbemerkung	64
4	**Therapeutische Beziehung, Patientenmerkmale und Behandlungsprognose**	65
4.1	Vorbemerkungen	65
4.2	Empirische Studien zur Beziehung von Therapieerfolg und therapeutischer Beziehung	66
4.3	Der Stellenwert der therapeutischen Beziehung in der psychodynamischen Psychotherapie	67
4.4	Der Stellenwert der therapeutischen Beziehung in der kognitiv-verhaltenstherapeutischen Psychotherapie	69
4.5	Patientenmerkmale und ihre Relevanz für den Therapieerfolg	72
4.6	Passung von Patientenvariablen und Psychotherapietechniken	74
4.7	Fazit und Ausblick	75
5	**Aufgabe und Person des Psychotherapeuten**	77
5.1	Einleitung	77
5.2	Aufgaben des Psychotherapeuten in der Patientenversorgung	77
5.3	Aufgaben des Therapeuten im Therapieprozess	79
5.4	Zur Person des Therapeuten	82
5.5	Anforderung an die Person des Psychotherapeuten	83
5.6	Resümee und Ausblick	85
6	**Standardtechniken in der Psychotherapie**	87
6.1	Einleitung	87
6.2	Standardtechniken der Verhaltenstherapie	88
6.3	Standardtechniken der psychodynamischen Therapie	91
6.4	Standardtechniken der Systemischen Therapie	95
6.5	Standardtechniken in humanistischen Therapieverfahren	98
7	**Modulare Psychotherapie**	99
7.1	Einleitung	99
7.2	Was meint modulare Psychotherapie?	100
7.3	Erforschung von Krankheitsmechanismen als Targets modularer Psychotherapie	102
7.4	Aus- und Weiterbildung in modularer Psychotherapie	102
7.5	Wirksamkeit	103
8	**Psychotherapie als Teil eines multimodalen Behandlungskonzepts**	105
8.1	Einführung	105
8.2	Modelle zur Interaktion von Pharmakotherapie und Psychotherapie	106
8.3	Die Bedeutung psychosozialer Therapien im Rahmen des multimodalen Behandlungskonzepts bei (schweren) psychischen Erkrankungen	108

8.4	Wirksamkeitsstudien	110
8.5	Auswirkungen von Kombinationstherapien auf die therapeutische Beziehung	113
8.6	Zusammenfassung und Ausblick	114

II Funktionsorientierte Aspekte im psychotherapeutischen Vorgehen ... 117

9 Selbsterleben und Selbststörungen ... 119
- 9.1 Einleitung ... 119
- 9.2 Dimensionen des Selbst ... 121
- 9.3 Selbst und psychische Krankheit ... 128
- 9.4 Fazit und Ausblick ... 135

10 Emotionsregulation – Stressregulation ... 137
- 10.1 Einleitende Bemerkungen ... 137
- 10.2 Emotionskonzepte ... 138
- 10.3 Stressregulation ... 139
- 10.4 Funktion der Emotionsregulation ... 142
- 10.5 Entwicklung der Emotionsregulation in der Interaktion ... 144
- 10.6 Einfluss von Emotionen auf Denkprozesse ... 145
- 10.7 Psychobiologische Grundlagen der Emotionsregulation ... 148
- 10.8 Beispiele therapeutischer Interventionen mit Fokus auf der Emotionsregulation ... 154

11 Motivation und Motivationskonflikte ... 159
- 11.1 Einleitung ... 159
- 11.2 Motivation, Motivationskonflikte und Psychopathologie ... 160
- 11.3 Psychoanalytische „Konfliktpsychologie" ... 161
- 11.4 Traditionelle Verhaltenstherapie ... 164
- 11.5 Plananalyse ... 164
- 11.6 Konsistenztheorie ... 169
- 11.7 Gedanken zur Integration der Konfliktmodelle ... 173
- 11.8 Psychotherapiemotivation im therapeutischen Prozess ... 173
- 11.9 Fazit ... 177

12 Selbstkonzept, Selbstwert und Selbstwertregulation ... 179
- 12.1 Einleitung ... 179
- 12.2 Selbstkonzept ... 179
- 12.3 Selbstwert ... 182
- 12.4 Erleben und Verhalten bei unterschiedlichen Selbstwertausprägungen ... 184
- 12.5 Psychopathologie und Funktionsbeeinträchtigung ... 185
- 12.6 Funktionsbezogene, störungsübergreifende Therapieinterventionen ... 186
- 12.7 Steigerung des Selbstwerts ... 188
- 12.8 Fazit ... 192

13 Körperbild und Körperbildintegration ... 193
- 13.1 Einleitung: Definitionen und Abgrenzungen ... 193
- 13.2 Psychologische Dimensionen des Körperbildes ... 194
- 13.3 Diagnostische Verfahren zur Erfassung des Körperbildes ... 195
- 13.4 Klinische Störungen der Körperbildintegration ... 196
- 13.5 Spezifische körperbildorientierte psychotherapeutische Ansätze ... 199
- 13.6 Ausblick ... 201

14 Desaktualisierung und Realitätskontrolle ... 203
- 14.1 Vorbemerkung ... 204
- 14.2 Mentale Basisfunktionen und ihre Störungen, die die Realitätskontrolle beeinflussen ... 204
- 14.3 Metapsychopathologische Systeme ... 206
- 14.4 Entsprechungen der Kognitionswissenschaften ... 209
- 14.5 Therapeutische Konsequenzen ... 212
- 14.6 Schlussbemerkung ... 214

15 Bindung, Empathiefähigkeit, Intersubjektivität ... 215
- 15.1 Einleitung ... 215
- 15.2 Begriffsklärungen ... 216
- 15.3 Neurobiologie von Bindung, Empathie und Intersubjektivität ... 219
- 15.4 Entwicklungspsychopathologie: klinische Manifestationen von Bindungsunsicherheit und eingeschränkter Empathie/Intersubjektivität ... 225
- 15.5 Diagnostische Methoden zur Erfassung von Bindung, Empathie und Intersubjektivität ... 227
- 15.6 Bedeutung der Konstrukte für die Psychotherapie ... 227
- 15.7 Therapeutische Interventionen ... 229
- 15.8 Zusammenfassung und Ausblick ... 231

16 Soziale Verträglichkeit, Impulskontrolle und Aggressivität ... 233
- 16.1 Einleitung ... 233
- 16.2 Soziale Störungen im Erwachsenenalter am Beispiel der antisozialen Persönlichkeitsstörung (APS) ... 235

17 Selbstregulation ... 245
- 17.1 Begriffe ... 245
- 17.2 Grundlagen ... 246

17.3	Klinische Anwendungen	246	21.5	Psychotherapie zur Rückfallverhinderung bei unipolarer Depression	334
17.4	Wichtige Themen beim Selbstregulationsansatz	247	21.6	Psychotherapie der chronischen Depression	338
17.5	Fazit	255	21.7	Empirische Wirksamkeitsnachweise für psychotherapeutische Verfahren bei unipolarer Depression	343
			21.8	Psychotherapie bei bipolaren, affektiven Störungen	346

III Störungsorientierte Aspekte im psychotherapeutischen Vorgehen ... 257

18 Angststörungen ... 259
- 18.1 Einleitung ... 260
- 18.2 Diagnose und Symptomatik ... 260
- 18.3 Epidemiologie ... 261
- 18.4 Störungsmodelle ... 262
- 18.5 Störungsbezogene Diagnostik ... 266
- 18.6 Grundprinzipien der Behandlung von Angststörungen ... 266
- 18.7 Störungsspezifische Behandlung von Angststörungen ... 270
- 18.8 Zusammenfassung und Ausblick ... 281

19 Zwangsstörungen ... 283
- 19.1 Einleitung ... 283
- 19.2 Krankheitsbild und Symptomatik ... 284
- 19.3 Ätiologie ... 284
- 19.4 Allgemeines zur Therapie ... 291
- 19.5 Spezifische Therapieverfahren ... 292
- 19.6 Psychopharmakotherapie in Kombination mit Psychotherapie ... 298
- 19.7 Evidenz ... 299

20 Posttraumatische Belastungsstörung, komplexe posttraumatische Belastungsstörung oder dissoziative Störung ... 303
- 20.1 Einführung ... 303
- 20.2 Diagnostik und Klassifikation ... 304
- 20.3 Symptomatik ... 306
- 20.4 Ätiologie ... 306
- 20.5 Allgemeines zur Therapie ... 308
- 20.6 Behandlung akuter Traumafolgestörungen ... 315
- 20.7 Störungsorientierte Behandlung der Folgen komplexer Traumatisierungen ... 317
- 20.8 Wirksamkeitsnachweise traumatherapeutischer Behandlungen ... 321

21 Affektive Störungen ... 323
- 21.1 Einführung ... 324
- 21.2 Symptomatik, Diagnostik und Klassifikation ... 324
- 21.3 Ätiologie ... 325
- 21.4 Psychotherapeutische Behandlungsansätze für die Akutbehandlung der Depression ... 326

22 Schizophrenie ... 353
- 22.1 Einleitende Bemerkungen ... 353
- 22.2 Wirksamkeit psychotherapeutischer Interventionen bei schizophrenen Störungen ... 354
- 22.3 Kognitive Verhaltenstherapie ... 358
- 22.4 Verhaltenstherapeutische Familienbetreuung ... 367
- 22.5 Fertigkeitentrainings ... 369
- 22.6 Fazit ... 372

23 Persönlichkeitsstörungen ... 373
- 23.1 Einführung ... 373
- 23.2 Cluster-A-Persönlichkeitsstörungen: paranoide, schizoide und schizotypische Persönlichkeitsstörung ... 375
- 23.3 Cluster-B-Persönlichkeitsstörungen: histrionische und narzisstische Persönlichkeitsstörung ... 381
- 23.4 Cluster-C-Persönlichkeitsstörungen: ängstlich-vermeidende, dependente und zwanghafte Persönlichkeitsstörung ... 386

24 Borderline-Persönlichkeitsstörungen ... 395
- 24.1 Einleitung ... 395
- 24.2 Klinisches Bild ... 396
- 24.3 Ätiologie ... 398
- 24.4 Allgemeines zur Therapie ... 398
- 24.5 Spezifische Behandlungsansätze ... 400
- 24.6 Empirische Wirksamkeitsnachweise ... 410

25 Alkohol- und Nikotinabhängigkeit ... 413
- 25.1 Einleitung ... 413
- 25.2 Diagnostik und Klassifikation ... 414
- 25.3 Symptomatik ... 415
- 25.4 Ätiologie ... 418
- 25.5 Allgemeine Therapierichtlinien ... 420
- 25.6 Spezifische Behandlungsansätze ... 424

26 Substanzungebundene Abhängigkeitserkrankungen (sog. Verhaltenssüchte) ... 439
- 26.1 Einleitung ... 439
- 26.2 Internetsucht ... 441

26.3	Pathologisches Glücksspiel (Glücksspielsucht)	448
26.4	Weitere Verhaltenssüchte: Kaufsucht, Sport- und (Online-)Sexsucht	451

27 Essstörungen und Adipositas ... 455
- 27.1 Diagnostik und Klassifikation ... 455
- 27.2 Klinisches Bild ... 456
- 27.3 Psychotherapie ... 459
- 27.4 Evidenzbasierte Wirksamkeitsbefunde ... 463
- 27.5 Stationäre und teilstationäre Behandlung ... 468
- 27.6 Selbsthilfe ... 469
- 27.7 Gesamtbehandlungsplan ... 470
- 27.8 Adipositas ... 470

28 Somatoforme Störungen, somatische Belastungsstörung ... 473
- 28.1 Einleitung ... 473
- 28.2 Epidemiologie ... 474
- 28.3 Ätiologische Modelle somatoformer Störungen ... 474
- 28.4 Neurobiologie und Psychophysiologie somatoformer Störungen ... 477
- 28.5 Diagnostik, Klassifikation, Differenzialdiagnostik ... 477
- 28.6 Allgemeine Handlungsempfehlungen zum Umgang mit Patienten mit somatoformen Störungen ... 479
- 28.7 Psychotherapeutische Ansätze ... 480
- 28.8 Empirische Wirksamkeitsnachweise ... 487

29 Aufmerksamkeitsdefizit-/Hyperaktivitätsstörung (ADHS) im Erwachsenenalter ... 493
- 29.1 Einleitung ... 493
- 29.2 Psychotherapie der ADHS im Erwachsenenalter ... 495
- 29.3 Evidenzgraduierung ... 501
- 29.4 Empfehlung ... 503

30 Autismus-Spektrum-Störungen im Erwachsenenalter ... 505
- 30.1 Diagnostische Kriterien ... 505
- 30.2 Symptomatik im Erwachsenenalter ... 506
- 30.3 Epidemiologie ... 508
- 30.4 Ätiologie ... 508
- 30.5 Therapie ... 509

31 Schlafstörungen ... 515
- 31.1 Einführung ... 515
- 31.2 Diagnostik, Differenzialdiagnostik und Klassifikation ... 515
- 31.3 Symptomatik und Ätiologie ... 516
- 31.4 Therapie ... 519
- 31.5 Abschließende Bemerkungen ... 523

IV Psychotherapeutisches Vorgehen bei besonderen Problemgruppen und Problemstellungen ... 525

32 Kinder und Jugendliche ... 527
- 32.1 Besonderheiten der Kinder- und Jugendlichenpsychotherapie ... 527
- 32.2 Entwicklungspsychopathologie als theoretisches Rahmenkonzept ... 529
- 32.3 Die traditionellen Schulrichtungen der Kinder- und Jugendlichenpsychotherapie ... 530
- 32.4 Störungsspezifische Behandlungsansätze ... 531
- 32.5 Forschungsergebnisse zur Wirksamkeit von Psychotherapie ... 537
- 32.6 Der Stellenwert von Psychotherapie und Pharmakotherapie ... 539
- 32.7 Notwendige Verbesserungen der Kinder- und Jugendlichenpsychotherapie ... 539

33 Alte Menschen ... 541
- 33.1 Einleitung ... 541
- 33.2 Depression im Alter ... 543
- 33.3 Angststörungen ... 547
- 33.4 Empirische Wirksamkeitsnachweise ... 549
- 33.5 Zusammenfassung und Ausblick ... 551

34 Geschlechtsspezifische Aspekte ... 553
- 34.1 Einleitung ... 553
- 34.2 Lebensbedingungen und soziale Realität ... 553
- 34.3 Gesundheitszustand, Gesundheitsverständnis und Gesundheitsverhalten ... 554
- 34.4 Häufigkeit und Verbreitung psychischer Störungen ... 555
- 34.5 Entwicklung und Verlauf psychischer Störungen ... 557
- 34.6 Psychotherapeutische Versorgung und Behandlung ... 557
- 34.7 Psychotherapieforschung ... 563
- 34.8 Aus- und Weiterbildung ... 563
- 34.9 Grenzen und Risiken der geschlechtersensiblen Psychotherapie ... 564

35 Interkulturelle Psychotherapie ... 567
- 35.1 Einleitung ... 567
- 35.2 Psychische Störungen bei Migranten im Vergleich zur Mehrheitsgesellschaft ... 571
- 35.3 Psychotherapeutische Arbeit mit Migranten ... 573

36	**Notfallsituationen**	577
36.1	Notfallsituation psychische Krise	577
36.2	Störungsorientierte psychotherapeutische Verfahren	581
36.3	Ausblick	591

37	**Einsatz von Technologien in der Psychotherapie**	593
37.1	Einführung	593
37.2	Internetbasierte Interventionen	593
37.3	Computerbasierte kognitive Trainings	596
37.4	Therapie in der virtuellen Realität	597
37.5	Computergestützte Assessment- und Feedbackverfahren	598
37.6	Einsatz von Technik in der Supervision	599
37.7	Computer- und internetvermittelte Therapeutentrainings	600

38	**Straftäter und forensische Aspekte**	603
38.1	Straftaten	603
38.2	Straftaten und Diagnosen	604
38.3	Diagnosen und ihre rechtlichen Folgen	604
38.4	Psychotherapieindikation und -settings	606
38.5	Straftäterbehandlung	607
38.6	Behandlungsergebnisse	611

V	**Praktische Rahmenbedingungen und Probleme**	613

39	**Aus-, Weiter- und Fortbildung in störungsorientierter Psychotherapie**	615
39.1	Ziele der Psychotherapie-Ausbildung	615
39.2	Methoden und Erkenntnisse der Psychotherapie-Ausbildung	617
39.3	Selbsterfahrung	617
39.4	Supervision	617
39.5	Curricula der Psychotherapie-Ausbildung in Deutschland	618
39.6	Prüfungen	620
39.7	Modulare Psychotherapie	620
39.8	Direktausbildung Psychotherapie	620
39.9	Zusammenfassung und Ausblick	621

40	**Ethik in der Psychotherapie**	623
40.1	Einleitung	623
40.2	Allgemeine ethische Prinzipien in der Psychotherapie	623
40.3	Psychotherapeutische Behandlungsregeln	625
40.4	Grenzüberschreitungen in der Psychotherapie	626
40.5	Schlussfolgerungen	628

41	**Fehlentwicklungen und Nebenwirkungen in der Psychotherapie**	631
41.1	Einleitung	631
41.2	Nebenwirkungen	633
41.3	Nichtaufnahme eigentlich erfolgversprechender Therapien	633
41.4	Passung	635
41.5	Suboptimales Vorgehen	637
41.6	Ungünstige Therapeutenmerkmale und überstarke Aktivierung von persönlichen Anteilen des Therapeuten	638
41.7	Missbrauch	638
41.8	Die Umstände und die Dritten	639
41.9	Dauer	640
41.10	Therapieorientierungsspezifische Fehlentwicklungen	641
41.11	Fehlentwicklungen durch unhinterfragtes Anwenden von Schulwissen	641
41.12	Fehler und Fehlerkorrektur	641

42	**Interessenkonflikte in der Psychotherapie**	645
42.1	Einführung	645
42.2	Formen von Interessenkonflikten in der Psychotherapie	647
42.3	Umgang mit Interessenkonflikten in der Psychotherapie	649

43	**Psychotherapieforschung**	653
43.1	Vorbemerkung	653
43.2	Wozu überhaupt Psychotherapieforschung?	654
43.3	Outcomeforschung	655
43.4	Prozessforschung	656
43.5	Prozess-Outcomeforschung	658
43.6	Patienten	658
43.7	Therapeuten	659
43.8	Methodik	659
43.9	Das Nutzen von Forschungsergebnissen	661
43.10	Typische Probleme	662
43.11	Der Stand der Dinge	664
43.12	Die Zukunft	665
43.13	Schlussbemerkung	666

Register	667

I Allgemeiner Teil

1 Was ist eine psychische Störung? 3

2 Was ist Psychotherapie? 27

3 Diagnostik und Psychotherapie 47

4 Therapeutische Beziehung, Patientenmerkmale und
  Behandlungsprognose 65

5 Aufgabe und Person des Psychotherapeuten 77

6 Standardtechniken in der Psychotherapie 87

7 Modulare Psychotherapie 99

8 Psychotherapie als Teil eines multimodalen
  Behandlungskonzepts 105

KAPITEL 1

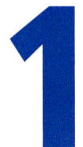

Franz Caspar, Sabine C. Herpertz und Klaus Lieb

Was ist eine psychische Störung?

Kernaussagen

- Wer sich mit psychischen Störungen beschäftigt, kommt um die Frage nicht herum, was ungestört, „normal" ist. Das Erfüllen der Kriterien mindestens einer Störung nach DSM oder ICD ist ein mögliches Merkmal, aber keine grundsätzliche Antwort. Auch bei einigen somatischen Störungen können psychotherapeutische Maßnahmen angezeigt sein, und Psychotherapeuten sollten sie kennen. Der Blick auf Störungen und ihre Entwicklung sollte den Blick auf Ressourcen, Resilienz und Salutogenese nicht verstellen: Es gibt viele Gründe, die für eine – lange vernachlässigte – Berücksichtigung in der Psychotherapie sprechen, und im Einzelfall kann eine solche über den Erfolg entscheiden.
- Die Geschichte der Beschäftigung mit psychischen Störungen zeigt den Einfluss vieler externer Faktoren. Man erklärte psychische Störungen im Einklang damit, wie man sich sonst die Welt begründete. Ein Hin und Her zwischen einseitig psychologischen, religiösen und somatischen Erklärungen prägt einen guten Teil der Geschichte.
- Epidemiologische Aspekte sind für Psychotherapeuten aus verschiedenen Gründen interessant: Sie begründen den Bedarf, sie bilden den Hintergrund für das Herausarbeiten von Besonderem in der individuellen Fallkonzeption, und sie liefern Hinweise auf zu beachtende ätiologische Zusammenhänge.
- Eine allgemeine Ätiologie (wie z. B. Vulnerabilitäts-Stress-Modelle) hilft, wenn für eine Problemlage keine spezifischeren Modelle zur Verfügung stehen. In der Psychotherapie müssen wir uns oft mit wissenschaftlich weniger hoch stehenden „Wie es kommen konnte, dass …"-Erklärungen zufrieden geben.
- Multifaktorielle Erklärungen haben den Nachteil, dass sie komplexer sind als einfachere Modelle, aber abgesehen von ihrer i. Allg. größeren Richtigkeit haben sie den Vorteil, dass sie ein therapeutisches Ansetzen an mehreren Stellen erlauben.
- Medizinisches und psychologisches Modell stehen sich oft als Typen gegenüber, ohne dass die Zugehörigkeit zu einer Berufsgruppe Psychotherapeuten schon festlegen würde. Störungsmodelle der einzelnen therapeutischen Orientierungen haben nicht nur den historischen Wert, der bleibend mit ihnen verbunden ist: Sie werden noch vielen Therapien zugrunde gelegt. Die Entwicklung geht aber eindeutig in Richtung Erweiterung, sei dies *innerhalb* der Modelle unter Infragestellung vieler Grundlagen, sei dies durch Integration *zwischen* Orientierungen, sei dies hin zu *übergreifenden* Modellen, von denen es psychologischere und biologischere gibt. Letztere haben an Popularität gewonnen, auch wenn die Ergebnisse oft bekannte Befunde (z. B. aus den Lerntheorien) erst einmal nur bestätigen und illustrieren, auf kleinen Zahlen beruhen, damit noch wenig stabil sind und außerdem erst auf einen sehr kleinen Teil psychotherapeutisch relevanter Fragen eine Antwort geben können. Für viele Störungen wurden strukturelle und/oder funktionelle Auffälligkeiten gefunden, um deren Berücksichtigung Psychotherapeuten, wenn sie repliziert werden, in Zukunft nicht herumkommen werden. Richtig interpretiert, schmälern sie nicht die Aufgaben von Psychotherapeuten, sondern helfen, diese zu präzisieren.
- Neuronale Netzwerkmodelle und kombinierte Regelmodelle auf der Grundlage neuerer grundlagenwissenschaftlicher Konzepte haben nicht nur das Potenzial, bei der Überwindung des Geist-Materie-Dualismus zu helfen, sondern auch Einblick in die Dynamik einiger noch schwer beeinflussbarer Probleme zu geben.
- Die Natur hat Störungen nicht in DSM-Diagnosen eingeteilt, und für alle Problemstellungen manualisierte Vorgehensweise zu entwickeln ist völlig ausgeschlossen. Deshalb und aus vielen weiteren Gründen werden Psychotherapeuten immer auch fundiertes Störungswissen brauchen.

1.1 Einleitung

„Dumme Frage: Natürlich das, was wir mit Psychotherapie behandeln!" könnte man im ersten Anlauf antworten. Aber: Allein die beiden Fragen
- „Behandeln wir psychische Störungen nur mit Psychotherapie?" und
- „Behandeln wir mit Psychotherapie nur psychische Störungen?"

machen deutlich, dass die Antwort auf die Frage im Titel etwas umfangreicher ausfallen muss. Dass Psychotherapie mit dem Anspruch auf Zielgerichtetheit, Ökonomie, wissenschaftliche Begründung und weitere Kriterien auf eine zweckmäßige Definition von psychischen Störungen angewiesen ist, erscheint als Selbstverständlichkeit.

Dieses Kapitel soll sich nicht mit psychischen Störungen um ihrer selbst willen beschäftigen, sondern durch und durch den Kontext Psychotherapie berücksichtigen. Um dies angemessen zu tun, muss allerdings teils etwas weiter ausgeholt werden. Dabei werden auch Grundlagen wiederholt, die Psychotherapeuten mit psychologischem oder medizinischem Hintergrund bereits im Studium gelernt haben, davon ausgehend aber auch zu neueren Modellen führend, die zumindest jeweils einem Teil der Leserschaft weniger bekannt sein dürften. Dabei werden – zulasten der Vollständigkeit von Aspekten, die sich in einschlägigen Publikationen regelmäßig wiederholt finden – im Geiste dieses Bandes Akzente gesetzt. Es versteht sich von selbst, dass je nach vorhandenen Kenntnissen die einen oder anderen Teile des Kapitels diagonal gelesen oder überschlagen werden können. Das Thema „Psychische Störungen" kann nicht behandelt werden, ohne auch auf Fragen der Diagnostik, namentlich der Abgrenzbarkeit einzelner Störungen, einzugehen. Um die Redundanz einzuschränken, verweisen wir dafür aber auf ➤ Kap. 3 in diesem Buch.

Bei der Beschäftigung mit psychischen Störungen kann das „Psychische" oder die „Störung" in den Vordergrund gestellt werden. Wir beginnen mit Ersterem.

1.2 Störung und Normalität

Gängige Kriterien für das Vorliegen einer psychischen Störung sind:
- Leidensdruck (bei sich und anderen)
- Selbstgefährdung
- Fremdgefährdung
- Einschränkung der Funktionsfähigkeit (berufliche, soziale und andere Funktionen; dies hängt selbstverständlich stark von eingenommenen Rollen, kulturell-gesellschaftlicher Einbettung u. a. ab[1])
- Ich-Dystonie, Ich-Syntonie (wird das, was als problematisch bezeichnet werden kann, als fremd oder als selbstverständlicher Teil des eigenen Funktionierens erlebt?)

Keines der Kriterien kann für sich allein gewertet werden. So ist Suizidalität im Falle eines Bilanzsuizids bzw. Suizids bei schmerzhafter terminaler Erkrankung kein Zeichen einer psychischen Störung, und Fremdgefährdung kann ein krimineller Akt jenseits einer psychischen Störung sein. Das Kriterium der Ich-Syntonität wurde im Zuge einer genaueren Beschäftigung mit Persönlichkeitsstörungen aktuell: Ich-dystone Phänomene empfindet der Betroffene selbst als nicht normal. Ich-Syntonität gilt aber als Merkmal von Persönlichkeitsstörungen[2]: Obwohl die auffälligen Phänomene aufgrund anderer Kriterien als Störung gesehen werden, schließt sich der Betroffene dieser Sicht nicht ohne weiteres an und sucht dafür auch eher keine Therapie.

Auch nach Auffassung der gängigen diagnostischen Systeme, die ja alles tun, um mit möglichst klaren operationalen Definitionen aufzuwarten, ist „Störung" kein exakter Begriff. Die Verwendung des Begriffs in den Klassifikationssystemen soll einen klinisch erkennbaren Komplex von Symptomen oder Verhaltensauffälligkeiten anzeigen, die mit Belastung und Beeinträchtigung von Funktionen verbunden sind (ICD). Soziale Abweichungen oder soziale Konflikte allein, ohne persönliche Beeinträchtigungen, werden nicht als psychische Störung angesehen.

> **MERKE**
>
> Ein Stück weit hat die weit verbreitete Verwendung der diagnostischen Systeme ICD und DSM die grundsätzlichere Diskussion um Grenzen zwischen normal und gestört abgelöst: Es geht jetzt um die Frage, ob die Kriterien für eine oder mehrere Störungen erfüllt sind. Wenn das der Fall ist, dann wird automatisch auch davon ausgegangen, dass das vorliegende Problem Störungswert hat.

Damit scheint in der Praxis überholt, was Hans Magnus Enzensberger einmal ausdrückte[3]:

„Der Begriff der Normalität ist ein terminologischer Pudding, eine breiförmige Masse, die unter der Hand erstarrt, schwabbelig bleibt und zerfällt, sobald man sich ihr mit einem harten Gegenstand nähert. Ein definierender Zugriff hat keine Chancen. Normalität wird einem eingebrockt, man kann sie nur auslöffeln."

---

[1] Vermehrt wird dabei auch an biologische Beeinträchtigungen zerebraler Funktionen durch psychische Störungen gedacht, die sich nach Wegfall der Störung wieder normalisieren.

[2] Außer Borderline-Persönlichkeitsstörung; bei selbstunsicherer PS diskutiert.

[3] In: Zur Verteidigung der Normalität: Der fliegende Robert – Gedichte, Szenen, Essays. Frankfurt a. M.: Suhrkamp 1989.

So hilflos stehen wir der Frage der Normalität als Gegenteil von Störung nicht mehr gegenüber, und dennoch haben sich die Probleme damit nicht in Luft aufgelöst: Psychotherapie soll sich nach krankenkassengängiger Definition mit der Behandlung von Störungen von Krankheitswert beschäftigen – aber wie viele stellen doch zumindest hin und wieder (und mit Recht) die Diagnose „Anpassungsstörung", weil offensichtlich eine Störung mit erheblicher Beeinträchtigung vorliegt, die aber nicht einfach einer der härteren Diagnosen zuzuordnen ist. Oder es wurde zwar eine solche Diagnose (Angst, Depression etc.) nach genauer Prüfung der Voraussetzungen gegeben, sodass auch in der Hinsicht mit gutem Gewissen eine Psychotherapie begonnen werden kann – und doch bleibt die Frage offen, ob zusätzliche und vielleicht mit der diagnostizierten Störung verbundene zwischenmenschliche Schwierigkeiten als normal oder als Zeichen einer Störung gesehen werden sollten. Tatsächlich sind Patienten nicht selten primär gar nicht für die Behandlung der diagnostizierbaren Störung, sondern anderer Probleme motiviert (grosse Holtforth und Grawe 2002). Bei Kindern und Jugendlichen ist es oft besonders schwierig zu beurteilen, ob Probleme Störungswert haben oder nicht.

Wir müssen uns auch klarmachen, dass bei der Beurteilung der Kriterien für DSM und ICD bei allem Bemühen um Operationalisierung auch Einschätzungen eingehen, in welchem Maße ein Verhalten, eine emotionale Reaktion u. a. m. noch im Bereich des Normalen liegt oder schon auffällig ist. Das gilt noch viel mehr, wenn es nicht einfach darum geht, eine Diagnose zu fällen, sondern auch darum, Abweichungen von der Normalität (was immer das genau ist) in individuellen Fallkonzeptionen zu berücksichtigen (> Kap. 3). Unterschiede im impliziten Empfinden oder in expliziten Definitionen, was normal und was gestört ist, können ebenso wie Kontextinformationen die Beurteilung der Lage in erheblichem Maße bestimmen. Illustriert wird das z. B. durch eine Untersuchung von Langer und Abelson (1974):

BEISPIEL
Ein bärtiger Professor spricht auf einem Videoband mit einem jungen, etwa 25-jährigen Mann. Gezeigt wird ein weitschweifiger biografischer Monolog des Mannes. Er schildert seine frühere Arbeit und Schwierigkeiten mit Bürokraten. Betrachtern des Videobands wurde dann ein Fragebogen zur Beurteilung des Mannes vorgelegt. Den einen Beurteilern war zuvor die Information gegeben worden, es handele sich um einen Patienten, den anderen, es handele sich um einen Stellenbewerber. Die identischen Informationen wurden beim „Patienten" wesentlich stärker als pathologisch verarbeitet als beim „Stellenbewerber".
Dies galt nicht für Beurteiler, die stärker geschult waren, Verhalten genau zu beobachten und zu interpretieren.

Ein Klassiker der Untersuchungen zur Beurteilung von Gestörtheit ist die Untersuchung von Rosenhan (z. B. in Davison et al. 1996): Hier ging es um die Einweisung bzw. das Behalten von Patienten als „Schizophrene" in psychiatrischen Krankenhäusern, ohne dass für diese Diagnose ausreichende Symptome vorlagen.

BEISPIEL
Acht normale Menschen suchten verschiedene psychiatrische Krankenhäuser auf und klagten darüber, Stimmen zu hören, welche die Worte „leer", „hohl" und „bums" aussprachen. Allein auf dieser Grundlage erhielten die Pseudopatienten die Diagnose „Schizophrenie" und wurden stationär aufgenommen. Nach der Aufnahme gaben die Pseudopatienten ihre Symptome sofort auf und erlebten dennoch Krankenhausaufenthalte von bis zu 52 Tagen. Die ohnehin durch das „Symptom" allein nicht gerechtfertigte Diagnose wurde nicht revidiert. Anekdotisch wurde ein starker Einfluss der Schizophreniediagnose auf das Verhalten des Klinikpersonals berichtet, indem es den „Patienten" z. B. distanzlos und nicht wie vollwertigen Erwachsenen begegnete. Interessant ist, dass Mitpatienten in der Lage waren, die falsche Diagnose aufzudecken.

Die Rosenhan-Untersuchung entlarvte krasse Reliabilitäts-/ Validitätsprobleme in der Diagnostik vor Einführung der aktuellen diagnostischen Systeme und trug mit zu deren Einführung bei.

Moderne Diagnostik sollte die Wahrscheinlichkeit des falschen Diagnostizierens einer Störung reduzieren, und den letzten Versionen liegen ja auch ausgedehnte Reliabilitätsstudien zugrunde. Die Frage der Beurteilung des Vorliegens einer Störung ist damit aber nicht aus der Welt. Bei der Einschätzung, ob eine Störung vorliegt und, wenn ja, welche, spielen konzeptuelle Unterschiede nach wie vor eine starke Rolle. Teilweise sind solche Unterschiede wohl mit therapeutischen Orientierungen verbunden und mit dafür verantwortlich, dass in vergleichbaren Institutionen, je nach dem zugrunde gelegten Konzept, recht unterschiedliche Häufigkeiten von Störungen gefunden werden. Ein orientierungsunabhängiges Beispiel ist die Tendenz, Phänomene wie Stimmenhören oder andere paranormale Phänomene als Zeichen von psychischen (typischerweise psychotischen) Störungen zu werten, in verbreiteter Unkenntnis von epidemiologischen Untersuchungen, die solche Phänomene bei fast drei Vierteln der deutschen Normalbevölkerung fanden (Schmied-Knittel und Schetsche 2003).

MERKE
Es wäre aber falsch, einseitig auf Probleme im Feststellen von Normalität hinzuweisen. Ebenso richtig ist zu sehen, dass Menschen oftmals ein sehr feines Sensorium im Wahrnehmen von Auffälligkeiten haben, wobei dabei stets Wahrnehmung nicht von Interpretation zu trennen ist.

Wenn die Antwort auf die Frage „Wann bist du denn gestern Nacht nach Hause gekommen?" nur Sekundenbruchteile zu schnell oder zu langsam kommt, kann das einem Ehemann massiv auffallen, und wir alle kennen das Phänomen, dass uns im Verkehr ein Fahrschulwagen auffällt, ohne dass wir eine Kennzeichnung als Fahrschulwagen sehen konnten und ohne dass wir eigentlich den Grund dafür angeben können. Wir scannen unsere Umwelt ständig auf Hinweise ungewöhnlichen Verhaltens.

Wahrscheinlich haben aus einer Evolutionsperspektive nur die Gene von Menschen überlebt, die das gut konnten und einsetzten, um Gefahren vorauszusehen. Wenn wir einen Menschen auf der Straße sehen, der winkt, suchen wir automatisch und ohne große Anstrengung das Gegenüber, dem er zuwinkt. Finden wir dieses Gegenüber und erscheint das Verhalten damit nachvollziehbar, beachten wir es gar nicht weiter und haben es im nächsten Moment schon wieder vergessen. Nicht so, wenn der Betreffende einem lediglich imaginären Gegenüber zuzuwinken scheint: Dann bleibt das Verhalten irritierend. Wir sind im Kontakt mit der Person vorsichtig, weil ihr Verhalten eben nicht normal war. Wie stark sich die automatisierte Wahrnehmung anpassen kann, ist ebenfalls faszinierend. Waren vor wenigen Jahren Menschen, die auf der Straße ohne Gegenüber vor sich hinreden, höchst „unnormal", schenken wir ihnen heute gar keine Beachtung mehr oder nehmen, wenn wir sie überhaupt bewusst wahrnehmen, an, dass sie über ein Headset mobil telefonieren.

Ganz automatisch geschehen auch ähnliche Anpassungen an kulturelle Hintergründe, wenn wir sie kennen. Einem Italiener (um im Stereotyp zu bleiben) würden wir ohne weiteres zugestehen (sogar am Telefon) wild zu gestikulieren, was uns bei einem Norddeutschen schon als grob auffällig erscheinen würde usw. Wir müssen bei Angehörigen anderer Kulturen, wie sie uns im Zeitalter der Migration auch im klinischen Kontext immer häufiger begegnen, schon einmal bei ihnen selber oder Bezugspersonen nachfragen, was in ihrer Kultur „normal" sei. Das macht umgekehrt darauf aufmerksam, wie mühelos uns diese Unterscheidung in der eigenen Kultur üblicherweise gelingt.

Vorübergehend populär und immer noch zu Reflexion Anlass gebend ist das Labeling-Konzept von Scheff (1973). Danach bildet die Diagnose nicht die Störung ab; es ist vielmehr die Zuschreibung einer Störung, das Labeling, das Etikettieren, das die Störung erst *hervorbringt*. Empirische Belege für dieses Konzept stehen aus. Plausibel bleibt aber, dass im Einzelfall Zuschreibungen auf verschiedenem Wege die Situation beeinflussen können. Erwartungen können zweifellos Verhalten formen (eine Patientin z. B.: „Wenn man mich in die Krankenrolle schiebt, hat das auch Vorteile; ich kann mir Dinge erlauben, die ich mir als ‚Gesunde' nicht erlauben würde").

> **MERKE**
> Die Zuschreibung von Diagnosen wird teils von Patienten als erleichternd erlebt. Es ist beunruhigender, wenn man Phänomene nicht einordnen kann, als wenn man ein Konzept dafür hat, erst recht, wenn mit diesem Konzept Behandlungsmöglichkeiten verbunden sind. Oder die Chance auf eine Berentung …

Bezüglich der Unterscheidung zwischen Störungen kann festgestellt werden, dass Einführung und Revisionen der diagnostischen Systeme DSM und ICD große Fortschritte gebracht haben. Wie wichtig es ist, zwischen Störungen genau zu unterscheiden, kann man sich klarmachen, wenn man sich die Häufigkeiten der verschiedenen Störungen im Bereich affektiver Störungen vor Augen führt. Anpassungsstörungen (ICD-10 F43) sind relativ leichte Störungen, zu denen typischerweise depressive Verstimmungen gehören. Je nach Grundhaltung von Patienten und Behandelnden gegenüber der Frage, wie viel Belastung nun einmal zum Leben gehört, dürfte die Bereitschaft, überhaupt eine Störung festzustellen und eine Diagnose zu stellen, stark schwanken. Entsprechend stark schwanken Prävalenzangaben von rund 0,5 bis zum Zehnfachen an Punktprävalenz. Für Major Depression wird diese mit 3–7 %, für Dysthymie mit 1–2 %, für bipolare Störungen mit 0,5–1 % und für chronische Depression insgesamt mit 3–5 % angegeben. Bei so unterschiedlichen Prävalenzen und allen Operationalisierungen zum Trotz vermutlich recht unterschiedlichen Gruppen (vor allem, aber nicht nur bei Anpassungsstörungen) kann man sich leicht vorstellen, wie Aussagen auch zur Behandlung und Erfolgswahrscheinlichkeiten stark von kleinen Änderungen diagnostischer Kriterien abhängen. Berücksichtigt man z. B. die unterschiedliche Wirksamkeit von kognitiver Therapie bei Major Depression mit oder ohne Double Depression, chronisch oder nicht chronisch (Schramm et al. 2006), können ätiologische Konzepte ebenso wie Wirksamkeitsannahmen für verschiedene Formen von Psychotherapie für ein Individuum falsch sein, wenn sie auf einen hohen Anteil an Individuen zurückgeht, die zwar nach den einen, nicht aber nach anderen Kriterien zur selben Gruppe gehören. Für posttraumatische Belastungsstörungen hat Rosner eindrücklich dargelegt, wie schon kleine Verschiebungen der definitorischen Grenzen zu ganz anderen Patientengruppen führen (Rosner und Powell 2007).

> **MERKE**
> Schließlich ist auch darauf hinzuweisen, dass die gängigen Diagnosesysteme (ebenso wie grundsätzlich auch das Gesundheitsversorgungssystem) individuumzentriert und nicht oder wenig geeignet sind, Störungen in Systemen (Familie, Arbeitsplatz) als solche zu erkennen und zu behandeln.

1.3 Psychische vs. andere Arten von Störung

Eine dualistische Grundauffassung von Soma und Psyche, von der es zwar Ausnahmen gibt, ist für die westliche Beschäftigung mit psychischen Störungen typisch: Die neueren Entwicklungen auf dem Feld der Neurobiologie führen uns zwar auch im Zusammenhang mit Psychotherapie unausweichlich vor Augen, in welchem Umfang auch bei „rein psychischen" Störungen biologische Voraussetzungen und Prozesse involviert sind. Dennoch ist die Aufteilung in psychische und somatische Störungen, wenn auch mit einem Übergangsbereich der somatoformen und psychosomatischen Störungen (➤ Kap. 12), recht hartnäckig und hat beim Ordnen einer ohnehin komplexen Domäne durchaus einen heuristischen Wert.

Das schließt nicht aus, psychische Störungen ätiologisch auf *somatische* Veränderungen (z. B. Drogen, Hirnverletzungen etc.) zurückzuführen, aber aggressive Entgleisungen oder Depressionen bleiben für die meisten erst einmal *psychische* Störungen, die im Übrigen ja auch z. B. in der ICD-Klassifizierung in einer speziellen Sektion geführt werden.

Umgekehrt werden somatische Erkrankungen primär als vom Psychischen getrennt betrachtet, auch wenn klar ist, dass die Wahrscheinlichkeit ihres Auftretens (Unfälle, Diabetes, Koronarerkrankungen usw.) oftmals durch Verhalten massiv beeinflusst wird. Somatische Erkrankungen können auch psychisch schwer zu bewältigen sein – wodurch auch wiederum psychische Störungen (zumindest „Belastungsstörungen") entstehen können, ohne dass dadurch in der Wahrnehmung eine Einheit oder Kontinuität hergestellt würde. Eine derzeit kaum zu beantwortende Frage ist, wie unsere Routinebehandlungen aussähen, wenn die Aufteilung der Welt in psychische und somatische Störungen weniger dualistisch geprägt wäre.

Dass Diagnosen und die Entwicklung von psychotherapeutischen Behandlungsstrategien für psychische Störungen relevant sind, steht im Kontext dieses Buches kaum infrage. Dafür kann zur Vertiefung eigentlich auf das ganze Buch verwiesen werden. Anders verhält es sich mit den somatischen oder den somatisch erscheinenden Störungen, für die im Wesentlichen auf ➤ Kap. 13 und ➤ Kap. 28 verwiesen werden muss bzw. die es hier noch ein Stück weiter zu verfolgen gilt.

Birbaumer (2005) vertritt z. B. die These, dass psychische Störungen ohnehin besser medikamentös zu behandeln sind (wogegen hoffentlich das vorliegende Buch insgesamt überzeugend argumentiert) und dass die Zukunft der Psychotherapie in der Behandlung somatischer Störungen liegt (was ganz sicher auf eine höchst interessante Anreicherung hinweist). Was ist gemeint?

Ein gutes Beispiel sind Schlaganfallpatienten. Bei ihnen gilt es, in jedem Alter verbleibende Neuroplastizität und Reste verbleibender neuronaler Verbindungen zu einer Verbesserung ihrer Kontrolle zu nutzen (Taub et al. 1998; Miltner et al. 1999). Nach einem Schlaganfall ist typischerweise die Repräsentation der Glieder (Arm, Bein) im Gehirn beeinträchtigt. Verständlicherweise ersetzen Betroffene den Gebrauch der beeinträchtigten Glieder dann durch einen vermehrten Gebrauch der unversehrten Seite oder (wenn diese für gewisse Verrichtungen gleichzeitig gebraucht wird) anderer Tricks: Das, was früher die rechte Hand erledigt hat, wird jetzt mit der linken Hand und/oder durch Einklemmen mit einem Fuß gemacht usw. Daraus entsteht eine Spirale des Nicht-Gebrauchs, auch „gelernter Nichtgebrauch" genannt, in der die Reste einer Repräsentation der betroffenen Glieder im Gehirn immer mehr verkümmern. Dem wird nun dadurch Einhalt geboten, dass – grausam klingend! – die gesunde Körperseite z. B. mit einem Gipsverband behindert wird, um eine mühsame Verwendung der vom Schlaganfall betroffenen Seite zu erzwingen. Diese *Constraint-Induced Movement Therapy* funktioniert erstaunlich gut, wenn der Betroffene tatsächlich intensiv übt. Eine Änderung der kortikalen Repräsentation ist nachgewiesen (Liepert et al. 2000).

Oberflächlich betrachtet mag das als rein physikalische Maßnahme erscheinen, es lässt sich aber leicht vorstellen, was es an motivierenden, Verhalten anleitenden etc. therapeutischen Strategien braucht, um möglichst viele Betroffene zum Mitarbeiten und zu möglichst viel Üben zu bringen: Das aber ist die Domäne der Psychotherapie, auch wenn der Defekt somatisch ist, das Training auf biologischen Erkenntnissen basiert und die Effekte auch biologisch nachweisbar sind!

Die Reihe der Beispiele lässt sich fortsetzen. Bei Epileptikern wurde erfolgreich die *Sensorimotor-Rhythm*-Therapie (SMR-Therapie) angewendet (Sterman 2000; Birbaumer 2005): Hier wird Biofeedback eingesetzt, um die Wahrscheinlichkeiten des Auftretens von epilepsietypischen EEG-Rhythmen zugunsten günstigerer Rhythmen zu verschieben. Trotz des biologischen Hintergrunds und der speziellen Anforderungen an entsprechende Kenntnisse handelt es sich im Prinzip um die reine Anwendung von Lernprinzipien. Auch mentales Training wird erfolgreich bei Schlaganfallpatienten angewendet (Ziemainz et al. 2008).

Ein weiteres Beispiel ist chronischer Rückenschmerz: Dieser ist verbreitet und verursacht – abgesehen vom individuellen Leiden – extrem hohe Kosten für die Gesellschaft und das Gesundheitssystem. Zweifellos gibt es einen Bereich, in dem massive organische Schädigungen vorliegen, die organisch behandelt werden müssen. Es gibt aber einen breiten Bereich, in dem psychische Aspekte eine zentrale Rolle spielen und in dem im Übrigen die Effekte, etwa chirurgischer Maßnahmen, bescheiden sind. Die Einsicht in die Bedeutung von Verstärkung für Rückenschmerzen ist alt (Fordyce 1976). Es werden beobachtet:
- Positive Verstärkung von sichtbarem Schmerzverhalten (wie Seufzen und Hinken) durch Zuwendung und Schonung
- Negative Verstärkung von Vermeiden und Medikamenteneinnahme
- Fehlen positiver Verstärkung für Aktivität/Arbeit

All diese Faktoren tragen zur Chronifizierung von Schmerz bei!

Interessant sind Untersuchungen (Flor et al. 2002), wonach (selektiv!) die Sensibilität im Rückenbereich davon abhängt, ob sich der Partner bzw. die Partnerin den Rückenbeschwerden instrumentell verstärkend zuwendet oder nicht. Es ist anzunehmen, dass das, was wichtig ist (wie phylogenetisch Fingerspitzen und Lippen, ontogenetisch bei professionellen Geigern die Finger der linken Hand) im Gehirn in größeren Arealen repräsentiert ist. Wenn es aber so ist, dass durch instrumentelle Verstärkung aus der Interaktion die biologische Basis für den Schmerz verändert wird, dies wiederum psychische Auswirkungen hat und ebenso psychotherapeutisch beeinflusst werden kann, dann verschwimmen hier die Grenzen zwischen Soma und Psyche (Caspar 2003). Es bringt auch eine neue Perspektive in den typischen Disput zwischen Ärzten und Patienten mit chronischem Schmerz ohne erkennbaren somatischen Befund: Patienten haben auf ihre Art Recht, wenn sie darauf beharren, sich das doch nicht einzubilden. Mögliche therapeutische Reaktionen darauf finden sich bei Caspar (2003). Eine Devise wäre: Jede Minute, die der Patient sich nicht mit dem Schmerz beschäftigt, ist bzgl. der Ausweitung der Repräsentation im Gehirn eine gewonnene Minute. Wir müssen dazu sein Leben so ablenken, d. h. so reich und erfüllt wie möglich machen – oder konkreter auch dafür sorgen, dass er die instrumentellen Verstärkungen weniger nötig hat, z. B. Zuwendung auf adaptivere Weise bekommt. Damit landen wir aber wieder bei der Psychotherapie: Wie motiviere ich einen Patienten, positive Ziele zu aktivieren oder neue zu entwickeln und erfolgreich auf diese hinzuarbeiten?

1.4 Salutogenese und Ressourcen

MERKE
Von Störungen sollte nicht gesprochen oder geschrieben werden, ohne als Gegengewicht auch Ressourcen, Resilienz und Salutogenese ins Spiel zu bringen.

Mit gewissen Unterschieden zwischen Therapierichtungen und auch zwischen verschiedenen individuellen Therapeuten waren wir jahrzehntelang zu problemfokussiert. Auch wenn das teils durch lösungsorientierte Ansätze (de Shazer 1989) radikal infrage gestellt wird, wird überwiegend davon ausgegangen, dass ein wichtiger Teil klinischer/psychotherapeutischer Arbeit darin besteht, sich mit Patientenproblemen und -störungen zu beschäftigen. Dies gilt unabhängig davon, ob sie mehr am Individuum oder der Umgebung, an der Vergangenheit oder der Gegenwart, an der Psychologie oder der Biologie festgemacht werden.

Gleichzeitig gilt aber, dass Patienten nicht auf ihre Probleme reduziert werden sollten. Jeder Patient hat auch gute Fähigkeiten oder andere Ressourcen, von einem sympathischen Aussehen über Geld bis zu unterstützenden Familienmitgliedern, der eine mehr hiervon, der andere mehr davon. **Ressourcen** zu berücksichtigen empfiehlt sich aus mehreren Gründen:

- Sie sind ein Kapital, das es einzusetzen gilt, um Lösungen für Probleme zu finden.
- Sie relativieren die Probleme etwas, mit denen der Patient sich in einer Therapie notgedrungen beschäftigen muss.
- Die allermeisten Menschen werden auf der zwischenmenschlichen Ebene gern als mehr als die Summe ihrer Probleme gesehen. Flückiger und grosse Holtforth (2008) konnten in einer experimentellen Studie zeigen, dass sich gezielte Ressourcenorientierung positiv auf die Therapiebeziehung auswirkt.
- Eine einseitig defizitorientierte Sicht kann den Disstress unberechtigterweise erhöhen, und gewisse Lernprozesse werden dadurch erschwert oder unmöglich gemacht (Grawe 2004).
- Es ist motivierender und ermutigender, sich selber als insgesamt recht ordentlich funktionierenden Menschen zu sehen, der Probleme hat, die doch irgendwie umgrenzt sind. Dies schließt nicht aus, gezielt Probleme zu aktivieren, um sie der Bearbeitung zugänglich zu machen und wenn nötig auch vorübergehend Leidensdruck zu erhöhen.

MERKE
Zu einer vollständigen Fallkonzeption (➤ Kap. 3) gehört auch eine Darstellung der Ressourcen einer Person.

Bislang ist die Resilienz von Menschen, ihre Fähigkeit, auch mit schwierigsten Erlebnissen und Lebenssituationen zurechtzukommen, zu wenig untersucht. Wir haben es als Kliniker überwiegend mit Menschen zu tun, bei denen die eigenen Bewältigungsmöglichkeiten nicht stark genug waren oder mindestens temporär versagt haben. Obwohl auch bei Patienten immer wieder erstaunliche Ressourcen und Bewältigungsmöglichkeiten deutlich werden, verstellt die Beschäftigung mit Problemen doch manchmal auch den Blick auf die Ressourcen. Es kann nur vermutet werden, dass wir aus der Salutogenese- oder Resilienzforschung noch einiges lernen könnten.

Dass dies nicht nur schöne Worte sind, zeigt die Forschung zum Debriefing, also zu gezielten professionellen Interventionen für beteiligte Personen unmittelbar nach traumatischen Ereignissen. Es ist nicht ohne Ironie, dass dies in der Öffentlichkeit eine der bekanntesten und am meisten geschätzten Interventionen ist – es gehört anscheinend schon zum guten Ton zu berichten, dass nach einem Banküberfall die Zeugen psychologisch betreut werden –, andererseits in Metaanalysen aber sogar negative Effekte in Bezug auf die Entwicklung einer posttraumatischen Belastungsstörung berichtet werden. Die plausibelste Hypothese, was hinter dieser mindestens teilweise negativen Wirkung steckt, ist, dass der Einsatz natürlicher intrapersonaler und zwischenmenschlicher Ressourcen durch den Einsatz eines professionellen Debriefings gehemmt wird.

1.5 Geschichte

Es ist hier nicht Ziel und Raum, die Geschichte der Definition von und den Umgang mit psychischen Störungen auch nur einigermaßen differenziert darzustellen: Wir wollen aber auf einige Aspekte und Entwicklungen eingehen, die geeignet sind, zur Reflexion der gegenwärtigen Sichtweisen anzuregen und in Erinnerung zu rufen, dass das jeweils in einem bestimmten historischen, gesellschaftlichen und wissenschaftlichen Kontext Gewachsene nie das letzte Wort ist: Auch das, was wir heute für selbstverständlich halten, wird wieder verändert werden. Darauf sollten alle psychotherapeutisch Tätigen vorbereitet sein, wenn sie nicht sogar zum ständigen Verändern und Verbessern beitragen.

Ein Zugang zur Geschichte stellt die großen Geister in den Vordergrund, mit denen wichtige Schritte in der Entwicklung verbunden werden. Darum kommt man kaum herum; es ist auch gerechtfertigt, Verdienste zu würdigen, und aus pragmatischer Sicht schafft das Verbinden von Inhalten mit Namen auch eine Übersicht. Wichtig erscheint uns aber der Ausgleich durch eine Beschäftigung mit der Perspektive der unmittelbar Betroffenen: Wie sah der Alltag der psychisch Gestörten aus, wie der Umgang mit ihrer Störung durch andere? Weil hier dafür nicht ausreichend Platz zur Verfügung steht, verweisen wir ausdrücklich auf das bekannte Buch *Irren ist menschlich* von Dörner et al. (2007), das diese Perspektive in unvergleichlicher Weise vermittelt.

Psychische Störungen sind, wie wir inzwischen wissen, ein Phänomen, das allen Gesellschaften gemeinsam ist. Die transkulturelle Psychiatrie beschäftigt sich mit Unterschieden und findet auch Störungen, die sehr spezifisch für bestimmte Völker und Kulturen sind. Ebenso gibt es in der Geschichte Störungen, die verschwanden oder sehr viel seltener geworden sind (wie Hysterie) oder zumindest in ihren spezifischen Ausprägungen früher gar nicht bestehen konnten, etwa AIDS-Phobie oder Internetabhängigkeit.

Was dem Bereich psychischer Störungen zugeordnet, wie mit diesen umgegangen wurde und was überhaupt an Phänomenen in die Entstehung oder Verhinderung psychischer Störungen eingehen konnte, war stark von der geschichtlichen Entwicklung abhängig. Das Spektrum der Einflussfaktoren geht dabei von der materiellen Lage (Druck zum Auflösen traditioneller Familienstrukturen, materiell bedingter Stress, der z. B. Paarbeziehungen stark belasten kann etc.) über religiöse Trends (Frage der Schuldhaftigkeit des Auftretens von psychischen Störungen; Zuständigkeit von Kirche, Klöstern für das Gesundheitswesen etc.), Reisetätigkeit (Verschleppen von Syphilis), Kriege (Stabilisierung psychisch Labiler in militärischen Strukturen, Legitimierung von Risikoverhalten, andererseits Diskontinuität von Beziehungen durch Trennung und Tod, Traumatisierungen usw.), gesellschaftliche Trends (Individualisierung), Zugänglichkeit psychotroper Drogen bis hin zu philosophischen Fragen (Freiheit des Willens etc.).

Eine aus heutiger Sicht spannende Frage ist natürlich das Verhältnis biologisch-medizinischer vs. psychologischer und weiterer Sichtweisen. Darauf beziehen sich einige der eher schlaglichtartigen als vollständigen weiteren Darstellungen in diesem Abschnitt.

Alles, worüber man keine Kontrolle hatte wie etwa Blitz, Donner, Sonnenfinsternis und eben auch merkwürdiges Verhalten, galt früher als übernatürlich. Man verband es mit den Konzepten, die man zur Verfügung hatte, und versuchte, die Kontrolle auf der Basis dieser Konzepte zu erhöhen. Die Konzepte und Mittel wechselten sich dabei z. T. mehrfach ab. Naheliegend war zunächst, Götter für psychische Störungen verantwortlich zu machen, was z. T. sogar störungsspezifisch geschah. Eine für alle psychischen Störungen zuständige, dafür aber wirklich auf diese konzentrierte Göttin war im alten Babylon Idta.

Viele Maßnahmen zielten darauf ab, den Körper für Dämonen unbewohnbar zu machen (bittere Medizin, Hungern, Lärm usw.). Abstrus? Markus (5, 8–13): Christus soll einen Mann mit „un-reinem Geist" geheilt haben, indem er Teufel aus ihm vertrieb und in eine Herde Schweine jagte, die sich dann von einem Abhang ins Meer gestürzt hätten und ertrunken seien …

Wie weit die Geschichte der Maßnahmen gegen psychische Störungen zurückgeht, wissen wir nicht. Die ältesten Schädeltrepanationen (Bohren/Schneiden von Löchern in den Schädel) wurden rund 10 000 Jahre v. Chr. durchgeführt; die verheilten Ränder zeigen, dass es sich um Eingriffe am lebenden Menschen handelte und dass sie zumindest teilweise überlebt wurden. Die Gründe für solche Eingriffe, die wir aus mehreren Kulturen kennen, sind unbekannt. Eine Hypothese ist aber, dass das Fliehen vor etwas Negativem (z. B. Dämonen) oder aber der Zugriff höherer Wesen auf das Gehirn ermöglicht werden sollte. Im 6. Jh. v. Chr. soll Pythagoras, den wir von den Dreiecken her kennen, der erste gewesen sein, der das Gehirn als Quelle der Gedanken und als Sitz von psychischen Krankheiten sah.

Hippokrates im 5./4. Jh. v. Chr. betonte die biologische Verursachung und Vererbung auch von psychischen Störungen und wirkte damit darauf hin, deren Behandlung dem Priester zu entziehen. Er erkannte aber auch die Macht von Worten bei der Beeinflussung emotionaler Zustände an. Überliefert ist, dass er hinter einer Erkrankung von König Perdicas II. eine „reaktive Melancholie" erkannte, der Ursache (der König hatte sich in eine Konkubine seines eben verstorbenen Vaters verliebt) mit Mitteln auf die Spur kam, die durchaus an moderne Psychotherapie erinnern, und ihn heilte. Er ist auch Pionier der genauen phänomenologischen Beschreibung einzelner Störungen.

Empedokles von Agrigent entwickelt um 500 v. Chr. die Viersäftetheorie, wonach Krankheiten durch ein Ungleichgewicht der Körpersäfte (gelbe Galle in der Leber, schwarze Galle in der Milz, Schleim im Gehirn, Blut im Herzen) entstehen, die den vier Elementen entsprechen (Feuer, Erde,

Wasser, Luft). Galen, ein Eklektiker mit beschränktem eigenem Beitrag, der trotzdem die europäische Medizin über 1500 Jahre stark beeinflusste, griff die Theorie im 1. Jh. n. Chr. auf und wandte sie auf psychische Störungen an.

Dass ein biologisches Modell ein hohes Maß an Attraktivität hat, ist nicht nur aus der besonderen Überzeugungskraft all dessen zu erklären, was konkret angefasst oder zumindest mit realer Materie verbunden werden kann. Auch historische Leistungen des biologisch-medizinischen Modells sind eindrücklich. Man muss sich klarmachen, wie hilflos die Menschheit im 19. Jahrhundert gegenüber einer psychischen Erkrankung, der „progressiven Paralyse" war, die damals Asyle füllte. Die „Seewasser-Bespritzungs-Hypothese" (dass die Krankheit gehäuft bei Seeleuten auftrat, weil diese häufig mit Seewasser besprizt wurden) ist insofern besonders interessant, als sie auf einer richtigen epidemiologischen Beobachtung beruhte, aber trotzdem ätiologisch falsch war, weil eben der wirkliche biologische Zusammenhang noch nicht bekannt war. Was für ein Durchbruch, als 1905 durch Schaudinn und Hoffmann in Berlin der Erreger entdeckt und später medikamentöse Behandlung möglich wurde! Dass per Analogieschluss, der für das menschliche Denken sehr typisch ist, die Hoffnung entstand, bald würden alle psychischen Störungen auf ähnliche Weise zu erklären und zu behandeln sein, ist – obwohl falsch – so doch verständlich.

Die Rolle des Arztes war, wie schon am Beispiel von Hippokrates verdeutlicht, sehr breit und bezog psychosoziale Aspekte mit ein. Eine Einengung der Ausbildung (wenn auch nicht unbedingt der Kompetenzansprüche) erfolgte erst im 20. Jahrhundert.

Vorläufer heutiger psychologischer Konzepte finden sich mehrere: Die Stoa bzw. ihr Vertreter Epiktet fand, der Mensch sei nicht durch die Dinge selber beunruhigt, sondern durch seine Sicht der Dinge. Cicero ging im 2./1. Jh. v. Chr. davon aus, dass auch physische Krankheiten durch emotionale Faktoren verursacht werden können.

Im Mittelalter gerieten psychische Störungen wieder unter den Einfluss der Religion. Sie wurden als Auswirkungen teuflischen Einflusses gesehen. Interessant ist, dass mit dem „Hexenhammer" der Dominikanermönche Heinrich Krämer und Jakob Sprenger eine Art Manual zum Umgang mit diesen Problemen vorgelegt wurde. Ein berüchtigter Test war das Eintauchen in Wasser: Wenn die Frau überlebte, entlarvte das einen Pakt mit dem Teufel, und sie wurde verbrannt; wenn sie nicht überlebte, entlastete sie dies – aber um einen hohen Preis. Darüber hinaus wurde aber durchaus auch die Frage nach objektiven Indikatoren erhoben. So wurden z. B. Schmerzunempfindlichkeiten an einzelnen Körperstellen, inzwischen gut als hysterische Symptome bekannt, als Zeichen des Bundes mit dem Teufel gesehen und mit Nadeln getestet. Dieses „Bemühen um Evidenz" war natürlich in mehrfacher Hinsicht problematisch: Nicht nur waren Interpretation (und „Behandlung") aus heutiger Sicht falsch, es ist auch überliefert, dass teils mit Nadeln gearbeitet wurde, die in einen Schaft zurückglitten. Es wurde also gar nicht wirklich gestochen, was aber der betroffenen Person ebenso wie den Zuschauern verborgen blieb. Die angeblich genaue Feststellung von objektivierbaren Merkmalen wurde hier also missbraucht, und dennoch war es auch die (spanische) Forderung nach Objektivierung der Vorwürfe gegen Hexen etc., die der Abkehr von den Praktiken der Inquisition den Weg bereiteten.

Im 16. Jahrhundert beschäftigte sich auch Paracelsus aus Einsiedeln mit den *Krankheiten, die der Vernunft berauben*. „Geisteskrankheiten" sind nicht durch Geister verursacht, sondern natürliche Krankheiten. Er unterscheidet Epilepsie und Manie (durch Störung des Spiritus vitae), St. Veitstanz (Tanzwut durch reizende Salze des Spiritus vitae), Suffocatio intellectus (Mischform von Epilepsie und Hysterie). Krampfzustände und Wahnsinn entstehen durch Schläge auf den Kopf.

Die Haltung wechselte erneut, u. a. repräsentiert durch Heinroth, den ersten deutschen Lehrstuhlinhaber für Psychiatrie (Leipzig) und Hauptvertreter der „romantischen Medizin". Er sah „Geisteskrankheiten" als reine Seelenkrankheiten und Folge der Sünde an. Kerner und Eschenmeyer fielen Mitte des 19. Jh. sogar in den mittelalterlichen Glauben an Besessenheit zurück und empfahlen Exorzismus.

Neuere Entwicklungen psychologischer Theorien werden unten bei den ätiologischen Modellen referiert. Die neuere Zeit ist von einem starken Aufschwung biologischer Modelle (ebenfalls unten vertieft) gekennzeichnet. Man muss sich klarmachen, dass es erst 1976 mittels Computertomografie gelang, Vermutungen über Hirnstrukturanomalien (bei schizophrenen Patienten) zu erhärten.

MERKE
Nach wie vor gibt es keine allgemein anerkannten neurobiologischen Substrate der großen psychischen Krankheitsgruppen. Der neurobiologische Zugang zu psychischen Störungen ist noch keineswegs gefestigt.

Das zeigt sich darin, dass dominierende Konzepte, auch zu einzelnen Störungen über einige Jahre hinweg betrachtet, immer wieder abwechseln. Dennoch ist unverkennbar, dass die Forschung und die darauf basierende Konzeptentwicklung in den letzten Jahren einen großen Sprung nach vorn gemacht haben. Die bildgebenden Verfahren sind in vieler Hinsicht das Aushängeschild dieses Aufschwungs, an dem aber tatsächlich vielerlei methodische Ansätze und Parameter ihren Anteil haben.

Skeptiker halten diese Entwicklung für überzogen und die damit verbundenen Hoffnungen für übertrieben. Sie weisen auf die wegen der oft hohen Untersuchungskosten stets relativ kleinen Versuchspersonen- oder Patientenzahlen in neurobiologischen Untersuchungen hin, aber auch darauf, dass nun nur bunt bebildert würde, was man aufgrund von Lern- und anderen Theorien längst wüsste.

Keiner vermag die weitere Entwicklung vorauszusagen. Uns war es wichtig, hier über viele auch noch wichtige historische Fakten hinweggehend darauf hinzuweisen, dass aus etwas langfristigerer Perspektive vieles wellenförmig verläuft und dass jedes Konzept historisch relativiert werden muss. Zu jeder Zeit gab und gibt es auch außenstehende Kräfte, die Konzepte für und den Umgang mit psychischen Problemen prägen – von der Industrie mit ihrem Bedarf an möglichst fehlerfrei funktionierenden Arbeitern über die Kirche bis hin zur Pharmaindustrie. Ein Bewusstsein dafür kann helfen, das, was wir jetzt als gültig akzeptieren, und aktuelle Entwicklungstrends etwas zu relativieren.

1.6 Epidemiologie

1.6.1 Allgemeine und spezielle Epidemiologie

(Angehende) Psychotherapeuten bringen Grund-, meistens auch detailliertere Kenntnisse von Epidemiologie mit, sodass hier nur einige Grundbegriffe zusammengestellt werden, gefolgt von Überlegungen, die uns zum aktuellen Bezug zwischen Epidemiologien und einem therapierelevanten Verständnis von psychischen Störungen relevant erscheinen. Dies scheint uns angemessen zu sein, weil Psychotherapeuten oft zum Nachteil qualifizierter klinischer Urteile epidemiologischen Zahlen und Überlegungen (zu) wenig Bedeutung beimessen.

Epidemiologie als Lehre von der Häufigkeit psychischer Störungen in der Bevölkerung und von Phänomenen, die im Zusammenhang damit relevant sind, dient verschiedenen Zwecken, u. a.:

- dem Nachweis der Relevanz der Beschäftigung mit psychischen Störungen und der Behandlungsplanung (so sind aktuelle Zahlen zur Verbreitung von Depressionen und den damit verbundenen Kosten geeignet, Öffentlichkeit und Politik darauf hinzuweisen, dass die Beschäftigung mit dieser Störung kein Luxus, sondern eine Notwendigkeit und vor allem kostensparend ist),
- dem Beschaffen von Kenntnissen zur Häufigkeit von Störungen und Phänomenen als Basis für vielfältige Überlegungen, z. B. „Ist es etwas Besonderes, wenn mein Angstpatient auch unter depressiver Verstimmung leidet?", „Sind traumatische Ereignisse in der Vergangenheit bei Borderline-Patienten so häufig, dass ich davon ausgehen muss, sie bei meiner Patientin noch intensiver suchen zu müssen?", „Wie hoch ist die aus der Häufigkeit der Störungen abgeleitete A-priori-Wahrscheinlichkeit, dass ein Symptom auf die Störung A und nicht auf die Störung B hinweist?" (hier passt der hübsche, auf psychische Störungen leicht übertragbare Spruch: „Wenn du in einer mitteleuropäischen Stadt Hufgeklapper hörst, denk erst mal an Pferde, nicht an Zebras") usw.,
- dem Liefern von Hinweisen auf Risikofaktoren, die Hinweise für das Nachvollziehen individueller Ätiologien geben können („Wie häufig sind eigentlich postpartale Depressionen?", „Ist von der typischen zeitlichen Abfolge bei Komorbidität eher davon auszugehen, dass Depressionen sich aus Ängsten entwickeln oder umgekehrt?", „Ist die Tatsache, dass meine Patienten aus den alten Bundesländern stammen, schon eine hinreichende Erklärung für einen guten Teil ihrer psychischen Probleme, oder muss ich die Erklärung dafür eher auf der individuellen Ebene suchen?", „Weist die epidemiologische Risikofaktorenuntersuchung bei Suizidalität darauf hin, dass ich therapeutisch vor allem an der Verfügbarkeit der Mittel ansetzen muss?" usw.).

Nicht, dass alle Fragen, die wir sinnvollerweise an die Epidemiologie richten können, schon beantwortbar wären. Es lohnt sich aber, seine diesbezüglichen Kenntnisse auf dem Laufenden zu halten und daran zu denken, dass sie zumindest als Hintergrundwissen im klinischen Urteilsprozess oft nützlich sind.

So wie oben darauf hingewiesen wurde, dass erst neuerdings verbreitet das Ungleichgewicht in der Aufmerksamkeit zwischen Störung/Problem und Ressourcen etwas verkleinert wird, ist hier festzuhalten: Eine Gesundheits-/Kompetenzepidemiologie fehlt bisher fast völlig. Dabei wäre es ebenso relevant für Psychotherapeuten zu wissen, welche Faktoren denn zu einer besonders guten Resilienz beitragen und vielleicht gefördert und/oder genutzt werden könnten.

> **MERKE**
> Psychotherapeuten sollten sich auch bewusst sein, dass die Häufigkeit des Auftretens einer Störung zumindest bei der behandelten Prävalenz/Inzidenz mit vom Umgang mit dem Patienten und seinen Problemen abhängt.

Das lässt sich gut mit der Potenzpille Viagra veranschaulichen. Seit der Einführung von Viagra in Großbritannien im September 1998 stellen britische Ärzte bei ihren Patienten mehr als doppelt so häufig wie früher Erektionsstörungen fest. Gemäß einer Erhebung in rund 270 britischen Arztpraxen nahm die Zahl der ärztlich diagnostizierten Erektionsstörungen seit Mitte der 1990er-Jahre allmählich zu, zwischen 1998 und 2000 stieg sie in allen Altersgruppen sprunghaft an. Im gleichen Zeitraum sank überraschenderweise die Häufigkeit von Angina pectoris von fast 16 auf rund 11 %. Bei dieser Herzerkrankung soll Viagra nicht verordnet werden. Der Rückgang ist vermutlich nur scheinbar, denn die Risikofaktoren, die der Angina pectoris Vorschub leisten (Bluthochdruck, hohes Cholesterin, Rauchen), nahmen nicht ab (Slawson 2003). Die Interpretation ist naheliegend. Wenn Zahlen bei Merkmalen, die objektiver zu erfassen sind als psychische Symptome, so stark von den Wünschen der Behandelten und vielleicht der Behandelnden beeinflusst werden, kann man sich vorstellen, wie es mit psychischen Symptomen aussieht.

> **MERKE**
> Damit soll weder die Ernsthaftigkeit von Behandlungswünschen noch die Notwendigkeit der Behandlungen generell infrage gestellt, sondern lediglich darauf hingewiesen werden, dass eine gewisse Marge beim Feststellen wohl auch psychischer Störungen immer dem Einfluss von Faktoren unterworfen ist, die die Validität von Prävalenzzahlen beeinträchtigen.

Ein gutes Beispiel ist auch die Trichotillomanie, eine Impulskontrollstörung, bei der eigene Haare ausgerissen und oft auch verschlungen werden. Hier ist der Faktor, der auf die verzeichnete Häufigkeit massiv Einfluss nimmt, die vom Patienten empfundene Peinlichkeit. Sie führt dazu, dass dieses Problem oft erst spät in einer Therapie zu anderen Themen „gestanden" wird, wenn überhaupt. Erst in neuerer Zeit wird diese Störung unter Therapeuten etwas bekannter. Der höhere Bekanntheitsgrad dürfte dann dazu führen, dass die Dunkelziffer bei der behandelten Prävalenz zumindest um den Betrag reduziert wird, der durch Aufmerksamkeit und Nachfragen reduziert werden kann. Über alle Arten von Prävalenzerfassung hinweg ist hier jedoch mit einer hohen Dunkelziffer zu rechnen.

Eine in jüngerer Zeit häufiger verwendete Variable sind die **Quality-Adjusted Life Years (QALYs).** Hier gehen in eine einfache Multiplikation die Zahl der Lebensjahre und deren Qualität ein. Ein vollständig gesundes Jahr wird mit 1 gezählt, der Tod führt zu einer 0. Die Lebensqualität wird auf verschiedenen Stufen und in verschiedenen Dimensionen bestimmt, etwa Mobilität, Schmerz/Beschwerden, Für-sich-selbst-sorgen-Können, Angst/Depression und Alltagsaktivitäten. Sie kann durch somatische und/oder psychische Probleme beeinträchtigt sein. Bei sehr starker Beeinträchtigung können die Werte auch unter 0 sinken, sodass die Multiplikation mit einem Lebensjahr zu einer negativen Zahl führt. Das entspricht dann dem Erleben, dass ein Jahr so qualvoll war, dass der Tod noch besser gewesen wäre. Berücksichtigt man eine dreistufige Bewertung auf den fünf Dimensionen, entstehen Zahlen wie „21123", die z. B. bedeuten „einige Probleme mit der Mobilität, keine Probleme mit der eigenen Versorgung, keine Probleme mit den Alltagsaktivitäten, mäßige Schmerzen/Beschwerden, extreme Angst oder Depression" und nach einer hier nicht weiter erläuterten Formel den Wert „0,222" bekommen (Hutton et al. 2001).

Aus den QALYs kann unter Berücksichtigung der Kosten von Interventionen dann auch ein Nützlichkeitskoeffizient abgeleitet werden. Es gibt psychische Probleme, von denen allgemein bekannt ist, dass sie tatsächlich im Durchschnitt einen früheren Tod zur Folge haben (Suizidalität, exzessives Arbeiten, risikosuchendes Verhalten, Schädigung des eigenen Körpers bei Essstörungen). Darüber hinaus gibt es psychische Probleme, bei denen Untersuchungen eine größere Mortalität gezeigt haben: Depressionen gehen mit einer Erhöhung koronarer Erkrankungen einher, Schizophrenie ist auch nach Abzug der Suizide mit einer Tendenz zu einem kürzeren Leben verbunden. Dennoch gilt im Allgemeinen, dass bei psychischen Problemen die ohne Behandlung verkürzte Lebenserwartung weniger im Vordergrund steht als bei vielen somatischen Problemen. Eine Berücksichtigung der Beeinträchtigung der **Lebensqualität** als inverses Maß des Vorliegens einer Störung verschafft psychischen Störungen deshalb einen besseren Zugang zur Diskussion um den sinnvollen Einsatz von Mitteln der Gesundheitsversorgung. Das ersetzt selbstverständlich nicht eine differenzierte, auf die Art der Störung präziser zugeschnittene Betrachtung des Ausmaßes der Beeinträchtigung.

Tatsächlich kann es auch in einer konkreten Therapie eine interessante Frage sein, wie viel biologische Lebenszeit ein Patient opfern würde, wenn er in der verbleibenden Zeit dafür sein psychisches Problem ganz oder weitgehend los würde: *„Nehmen wir die durchschnittliche Lebenserwartung von … Jahren: Sie sind jetzt … Wie viel von den verbleibenden Jahren würden Sie drangeben, wenn Sie dafür ab morgen nicht mehr depressiv wären?"*.

Die meisten im Zusammenhang mit Psychotherapie interessanten inhaltlichen Fragen gehören in den Bereich der speziellen Epidemiologie, also der Frage nach der Häufigkeit bestimmter Störungen, Verlaufsdaten und weiteren assoziierten Faktoren. Mit wie vielen spontanen Remissionen ist z. B. für eine bestimmte Störung zu rechnen; davon hängt u. a. entscheidend ab, ob – wenn z. B. externe Faktoren gegen eine Psychotherapie sprechen – dennoch eine solche indiziert werden sollte. Die Einschätzung des relativen Gewinns durch eine erfolgreiche Therapie kann je nach spontaner Remissionsrate, die ihrerseits von Chronizität u. a. abhängen kann, um ein Mehrfaches variieren. Dazu finden sich zahlreiche Hinweise in den störungsbezogenen Kapiteln dieses Buches.

1.6.2 Relatives Risiko und Risikofaktoren

Das relative Risiko (Odds-Ratio) ist eine anschauliche Art, die Häufigkeit des Auftretens einer Störung mit einem anderen (dichotomen) Faktor in Beziehung zu setzen. Es gibt an, um das Wievielfache die Wahrscheinlichkeit der Störung bei Vorliegen der belastenden Bedingung erhöht ist (Beispiel ➤ Tab. 1.1).

Tab. 1.1 Zusammenhang soziale Phobie bei Eltern und Kindern (nach Lieb et al. 2000)

Soziale Phobie		Diagnose bei Eltern	
		Nein	Ja
Diagnose bei Kindern	Nein	253	126
	Ja	7	45

Bei diesen Zahlenverhältnissen liegt eine Odds-Ratio von 4,7 vor, die auf dem 0,05-Niveau signifikant ist, d. h. Kinder mit Eltern, die eine Diagnose soziale Phobie haben, weisen ein 4,7-fach erhöhtes Risiko auf, an derselben Störung zu leiden (Lieb et al. 2000). Selbstverständlich stellt sich bei solch erhöhten Risiken die Frage, wie spezifisch diese Erhöhung ist, und tatsächlich findet sich oft (zumindest auch) eine unspezifische Erhöhung des Risikos irgendeiner psychischen Störung. Das relative Risiko gibt oft Hinweise – wenn auch typischerweise keine eindeutigen – auf die Ätiologie.

MERKE
Ein grundsätzliches Problem des Schließens von epidemiologischen Zahlen auf kausale Faktoren ist, dass meist nur korrelative Daten vorliegen.

Prospektive Längsschnittuntersuchungen sind dabei aussagekräftiger als die (aufgrund des wesentlich geringeren Aufwands) dominierenden Querschnittstudien. Von höchstem Wert in einer kausalen Argumentation wären experimentelle Untersuchungen, die jedoch zumindest im Sinne eines künstlichen Schaffens von Belastungsfaktoren – abgesehen vom Aufwand – ethisch nicht vertretbar wären.

- Gelegentlich kommt es zu „natürlichen Experimenten" (große Katastrophen, Kriege oder politische Wenden) mit epidemiologisch relevanten Zahlen von Betroffenen.
- Eindeutiger zu interpretieren sind dabei „Experimente", bei denen sich nur wenige aus Sicht der Psychopathologie unabhängige Variable verändern. Ein Beispiel ist die Veränderung der Giftigkeit der Stadtgase, die zu einer Abnahme der Suizidrate führte und damit auf die relative Bedeutung der leichten Verfügbarkeit eines Mittels im Zusammenwirken von Faktoren hinweist.
- Ein Beispiel für die gleichzeitige Veränderung einer ganzen Reihe von Variablen ist „die Wende" in Deutschland: Es wurde angenommen, dass das Auflösen von Strukturen und der Veränderungsstress in den alten Bundesländern zu einer Erhöhung der Zahlen von psychischen Erkrankungen führen würde. Der Vergleich der Entwicklung epidemiologischer Zahlen zwischen den alten und den neuen Bundesländern nach der Wende bot sich an und wurde vorgenommen. Entgegen den Erwartungen kam es generell zu keiner Erhöhung der psychopathologischen Belastung (Jacobi et al. 2004). Die Konstellation bekannter Risikofaktoren (Arbeitslosigkeit, Unsicherheiten, Perspektiven, „Hilflosigkeit") scheint in diesem Falle nicht zu wirken oder durch andere Faktoren kompensiert zu werden.

Am Übergang zwischen Epidemiologie und Ätiologie ist eine Unterscheidung in Erinnerung zu rufen, die Psychotherapeuten manchmal etwas Mühe bereitet: Wir können Zusammenhänge jeweils genetisch-funktional (welcher Faktor hat in seiner Wirkung am Individuum plausibel nachvollziehbar zu welcher Wirkung geführt; z. B.: „Das Vorbild seiner Tabletten missbrauchenden Mutter hat bei Herrn M. zur Haltung geführt, negative Emotionen seien nicht auszuhalten, und er selber setzt zu ihrer Beseitigung exzessiv Alkohol ein") oder statistisch-strukturell beschreiben (welcher Faktor führt zu einer Erhöhung der statistischen Wahrscheinlichkeit des Auftretens eines bestimmten Problems, z. B.: „Herrn M.s Mutter hat Substanzen missbraucht. Bei ihm ist allein deshalb schon ein Substanzmissbrauch wahrscheinlicher"). Die beiden Denkweisen sind nicht so leicht miteinander zu kombinieren, und dessen sollten wir uns bewusst sein, wenn wir im Einzelfall (z. B. mit Risikofaktoren) epidemiologisch denken und argumentieren. Manchmal ist es sinnvoll, eine Kombination in der Weise vorzunehmen, dass man in Abhängigkeit von der Ab-/Anwesenheit von Risikofaktoren verstärkt/reduziert nach individuellen Aspekten der Belastung oder Resilienz sucht: Wenn Belastungsfaktoren gegeben oder nicht gegeben sind, wird man, um das Funktionieren eines Individuums hinreichend zu verstehen, mehr oder weniger gefordert sein, individuelle Verursachungen herzuleiten. ➤ Abb. 1.1 illustriert als Beispiel das Verhältnis zwischen Disposition und Exposition bei Substanzabhängigkeit.

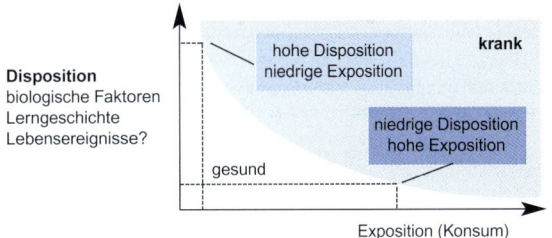

Abb. 1.1 Je schwächer die (meist aufgrund epidemiologischer Modelle als statistische Wahrscheinlichkeit angenommene) Disposition, desto mehr drängt es sich auf, bei einem Patienten individuell nach Faktoren der Exposition zu suchen und umgekehrt

1.7 Ätiologie

1.7.1 Allgemeine Ätiologie

Gezielte Psychotherapie setzt voraus, dass Behandelnde und Entwickler von Ansätzen, aber auch Patienten möglichst differenzierte und zutreffende Vorstellungen davon haben, wie psychische Störungen generell (allgemeine Ätiologie; z. B. Vulnerabilitäts-Stress-Modelle; Inkonsistenztheorie, s. u.) oder als spezifische Störung entstehen (z. B. Verstärkerverlusttheorie nach Lewinsohn 1974 für das Entstehen von Depressionen; Nachvollziehen einer individuellen Depression aus der Fallkonzeption).

MERKE
Es ist selbstverständlich nicht ausgeschlossen, dass Maßnahmen auch ohne ätiologische Kenntnisse wirken können. Mit einer guten

ätiologischen Basis ist es aber wahrscheinlicher, dass eine differenzielle Wirksamkeit gut berücksichtigt, dass positive Nebenwirkungen genutzt, negative vorausgesehen und minimiert und Kontraindikationen beachtet werden.

Störungsspezifische ätiologische Konzepte werden in den Kapiteln zu den einzelnen psychischen Störungen vermittelt. Hier geht es vor allem um die allgemeinen Modelle. Aus einer allgemeinen Perspektive ist zu bemerken, dass zwar im Einzelfall in der Regel eine „Wie-es-kommen-konnte-dass"-Erklärung ebenso wie statistische Risikofaktoren gefunden werden können, aufgrund derer auch plausibel sein kann, warum gerade eine bestimmte Störung entwickelt wurde. Generell wissen wir aber noch relativ wenig zur Differenzialätiologie psychischer Störungen (früher auch etwas irreführend „Symptomwahl" genannt).

Traditionell wurde zwischen somatogener (z. B. alkoholinduzierte veränderte Zustände), endogener (z. B. Schizophrenie, bipolare Depression) und psychogener Verursachung (z. B. Neurosen) unterschieden. „Soziogen" könnte hinzugefügt werden. Diese traditionellen Unterscheidungen wurden weitgehend durch die Forderung nach „biopsychosozialen" Modellen abgelöst, die grundsätzlich eine mehrfaktorielle Verursachung mit mehr oder weniger gewichtigen Ursachen aus allen Bereichen vorsehen. In Wirklichkeit wird dann doch oft ein Faktor einseitig in den Vordergrund gestellt, aber das Bewusstsein für komplexere Verursachungen stellt sicherlich einen Fortschritt und ein Antidot gegen die verbreitete Tendenz zu übermäßigen Vereinfachungen dar.

Dass Verursachungen typischerweise komplexer sind, mag vom Streben nach möglichst sparsamer Modellbildung her („Parsimonitätsprinzip") bedauerlich sein. Aus therapeutischer Sicht ist sie ein großer Vorteil:

MERKE
Wenn das Zusammenwirken mehrerer Faktoren nötig ist, um ein psychisches Problem hervorzubringen, dann ergeben sich daraus potenziell mehrere Ansatzmöglichkeiten: Wenn ich die (vermutlich primär biologisch-genetisch verursachte) geringe Stresstoleranz eines schizophrenen Patienten psychotherapeutisch nicht direkt verändern kann, kann ich mich doch (sinnvollerweise begleitet von einem pharmakologischen Ansetzen an anderen Faktoren) psychotherapeutisch um eine Erweiterung seiner Bewältigungsmöglichkeiten kümmern.

Die Annahme multifaktorieller Verursachung sollte uns daran hindern, zu einfach aus der Wirkung einer Intervention die Richtigkeit einer kausalen Theorie abzuleiten. Historisch war die Beobachtung richtig, dass die massive Abnahme von Blut erregte Schizophrene ruhiger machte – man kann sich auch als medizinischer Laie leicht vorstellen, warum. Die Annahme, die Wirkung bestätige die Richtigkeit des zugrunde gelegten ätiologischen Modells (ein Übermaß von schlechtem Blut im Gehirn verursache die Störung) ist wohl falsch.

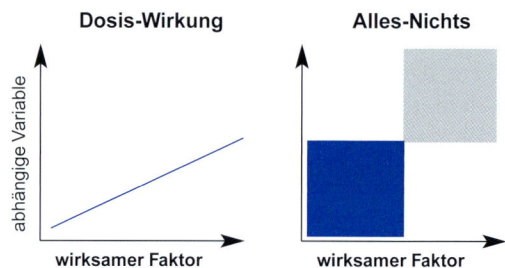

Abb. 1.2 Arten der Wirkung auf abhängige Variable

Pointiert wird Zurückhaltung bei ätiologischen Schlüssen aus der Wirkung von Interventionen nahegelegt, wenn man sich klarmacht, dass die Wirkung von Aspirin nicht belegt, dass Kopfschmerzen ein Zeichen von Aspirinmangel sind.

Etwas abstrahiert lässt sich bei der (seltenen) Verursachung durch einen einzelnen Faktor von einem Hauptfaktorenmodell sprechen, bei den häufiger zutreffenden Modellen mit Beteiligung von mehreren Faktoren von Interaktionsmodellen. Dabei können wiederum verschiedene **Arten und Grade von Interaktion** unterschieden werden:
- Summative Modelle (z. B. *daily hassles* summieren sich auf)
- Substitutive Modelle (bei PTSD können sehr unterschiedliche Traumata vorliegen, von denen je nach Resilienz und weiteren Faktoren jeweils eines reichen kann)
- Kettenbeziehungen (Agoraphobie → Rückzug → Depression wg. Verstärkerverlust)
- Echte Interaktionen (z. B. Unfall führt zu Verlust an Attraktivität, keine Partnerschaft, Depression, die an sich weniger attraktiv macht und Versuche lähmt, mit Operationen das Aussehen in vernünftigem Rahmen zu verbessern, usw.)

Schließlich sollten wir uns als Psychotherapeuten, wenn wir ätiologisch argumentieren, darüber klar sein, an welche **Art des Bezugs zwischen verursachendem Faktor und Störung** wir denken, an eine Dosis-Wirkungs- oder an eine Alles-oder-Nichts-Beziehung (➤ Abb. 1.2).

Oft wird auch bei der Erklärung der Störung am Einzelfall argumentiert, als würde es sich um Alles-oder-Nichts-Beziehungen handeln („Dann hat er wegen … das Problem … entwickelt"). Ein Dosis-Wirkungs-Modell macht eher darauf aufmerksam, sich zu überlegen, ob die Ausprägung eines ins Auge gefassten Faktors wirklich schon zur Erklärung ausreicht (vgl. ➤ Abb. 1.2), und es werden bei negativer Antwort weitere Aspekte gesucht, die zu einer vollständigeren Erklärung und einer Vermehrung der therapeutischen Ansatzstellen beitragen.

1.7.2 Medizinisches Modell und psychologisches Modell

Zwei Modelle stecken explizit oder implizit hinter verschiedenen ätiologischen Modellen und hinter nicht wenigen

Kontroversen (s. auch ▶ Kap. 7): das medizinische vs. das psychologische Modell. Andere Begriffe wie biologisches vs. sozialwissenschaftliches Modell meinen Ähnliches. Die Modelle benennen Tendenzen und implizieren natürlich keine Festlegung des Denkens eines einzelnen Klinikers auf ein Modell je nach Berufsgruppe.

Mit dem **psychologischen Modell** ist eine Tendenz zur Betonung psychischer und sozialer Faktoren, zum dimensionalen Denken, zur Sicht von Störungen als Extrem des normalen Funktionierens, zum Bevorzugen von psychologisch begründeten Interventionen und zur Hervorhebung der Bedeutung des Therapeuten als Person und der therapeutischen Beziehung verbunden. Mit dem **medizinischen Modell** wird umgekehrt eine Tendenz zur Betonung biologischer Faktoren, zum kategorialen Denken, zur Sicht von Störungen als klar abgrenzbarem pathologischem Zustand, zum Bevorzugen von medizinisch-biologisch begründeten Interventionen und zur Hervorhebung der Bedeutung des technischen Vorgehens oder gar von verabreichten Substanzen verbunden (s. auch ▶ Kap. 3). Dabei geht es im weiteren Sinn nicht nur um ein Erklären psychischer Störungen auf der Basis biologischer Grundlagen, sondern auch generell um die Übertragung von Denkweisen.

Man könnte denken, dass bei Psychotherapeuten unabhängig von ihrer Berufsgruppenzugehörigkeit das (in diesem Sinne) psychologische Denken überwiege, handelt es sich doch bei Psychotherapie um die Beeinflussung von Leidenszuständen mit zwischenmenschlichen Mitteln. Auch im Kontext von Psychotherapie ist aber immer wieder vom Einfluss des medizinischen Modells die Rede, z.B. wenn es um die „Drogenmetapher" geht, also die akzeptierte oder bestrittene Annahme, Psychotherapie würde z.B. ähnlich wie Medikamente in linearer Abhängigkeit von der Dosis wirken. Weiter wurde vor Jahren noch argumentiert, wenn man die Vergütung durch Krankenkassen anstrebe, würde man sich in das medizinische Modell einfügen und Tendenzen wie Pathologisierung, kategoriales Denken u.a.m. fördern. Es bleibt dem Leser überlassen, zu beurteilen, wie weit dies eingetreten ist.

Derzeit stehen sich eher medizinische und psychologische Sichtweisen gegenüber – oder ergänzen sich ganz gut. Biologische Modelle erleben zweifellos ein Hoch, werden aber nach verbreiteter Meinung psychologische nicht einfach ablösen (▶ Kap. 1.7.5). Vielmehr ist – nachdem immer noch deutlicher wird, wie eng verwoben psychische und somatische Aspekte sind – zu hoffen, dass der nach wie vor verbreitete, tief im Denken sitzende Dualismus etwas aufgeweicht wird.

1.7.3 Modelle der traditionellen Psychotherapie-Orientierungen

Jeder psychotherapeutische Ansatz hat seine mehr oder weniger unterschiedlichen Vorstellungen von psychischen Störungen, aus denen dann auch das Vorgehen begründet und aus denen abgeleitet wird, welche Störungen überhaupt der Therapie zugänglich sind, die den Hintergrund für Überlegungen zum Prozess bilden u.a.m. Die orientierungsspezifischen Ätiologien zu den einzelnen Störungen finden sich, am vollständigsten für den psychodynamischen und den verhaltenstherapeutischen Ansatz, in den einzelnen Störungskapiteln, sodass hier lediglich ganz kurz und über viele Varianten zusammenfassend die nicht nach Störungen differenzierten allgemeinen Annahmen der wichtigsten Ansätze referiert werden.

Psychodynamischer Ansatz

Ausgangspunkt des psychodynamischen Ansatzes ist und bleibt das Werk von Freud. Er ging davon aus, dass psychische Störungen entstehen, wenn Bedrohliches verdrängt wird. Verdrängt kann vieles sein, das Bewusste war für ihn eher die Spitze eines Eisbergs. Die strukturelle Komponente seiner Konzepte für psychische Störungen – Es, Ich und Über-Ich mit ihren jeweiligen Funktionen – bedarf sicherlich keiner Erklärungen. Die **Konflikte** zwischen diesen Instanzen sind die Basis für die Entwicklung psychischer Störungen. Konflikte werden mit **Abwehr** im Zaum gehalten, die sich in verschiedener Weise, vor allem wenn die Abwehr versagt, auch in den psychopathologischen Symptomen zeigen kann. Angst spielt in allen Konzepten eine zentrale Rolle. Zu den Abwehrstrategien gehören Reaktionsbildung (das Gegenteil entwickeln), Verschiebung auf weniger bedrohliche Objekte, Negierung, Projektion, Rationalisierung, Sublimierung, Regression, Verdrängung, Isolierung und Intellektualisierung. Bei jedem Element auf der Liste dürfte klar sein, dass neben der (unbewusst) erwünschten Wirkung auch negative Nebenwirkungen entstehen können, die sich der Anpassung und Weiterentwicklung des Individuums in den Weg stellen können.

Für ein Verständnis der Entwicklung sind die **psychosexuellen Stadien** oral, anal und phallisch wichtig. In jedem der Stadien können Komplikationen zu einer Fixierung führen, die direkt psychopathologischen Erscheinungen (z.B. anal – Zwangsstörung) zugeordnet werden.

Weniger im therapeutischen Vorgehen, aber ganz sicher in den psychopathologischen Konzepten hat die **Psychoanalyse** vom allgemeinen Ansatz ausgehend auch störungsspezifische Konzepte ausgearbeitet (▶ Kap. 16–25). Freud war ja ohnehin mindestens ebenso an der psychoanalytischen Erforschung des psychischen Funktionierens einschließlich Störungen interessiert wie an der Entwicklung einer wirksamen Therapie. Es wurde vor allem die Ebene der Motive differenziert und der zwischen ihnen bestehende Konflikt herausgearbeitet.

Wichtig ist auch die **Einbeziehung von somatischen Phänomenen:** Paralysen und einer breiten Palette von heute als solchen anerkannten psychosomatischen/somatoformen

Symptomen. Die Zuschreibung von psychodynamischen/psychologischen Ursachen von Problemen eröffnet die Möglichkeit zu psychotherapeutischen Behandlungen.

Die ursprünglichen psychoanalytischen Ansätze wurden ständig erweitert und verändert, obwohl Freud und seine Anhänger – stärker als bei anderen Ansätzen bekannt – ein strenges Auge auf Gefahren der Verwässerung und Bedrohung des Ansatzes durch fremde Konzepte hielten. Die Liste bedeutender Weiterentwickler ist lang. Die Namen Jung, Adler, Anna Freud, Sullivan, Klein, Fromm, Winnicott und Horney gehören sicher zum Kern. Während A. Freud mit ihrer Theorie der Abwehrmechanismen die synthetischen und kognitiven Leistungen des „Ichs" herausarbeitete, betonte M. Klein frühe destruktive Aspekte des Seelenlebens. Die auf Klein zurückgehende und von anderen weiterentwickelte Objektbeziehungstheorie, wonach sich Bedürfnisse nicht nur auf eine Person, sondern auch auf Objekte (Mutter – Mutterbrust) richten können, mit entsprechenden sich daraus ableitenden Komplikationen, gehört zu den bedeutenden Weiterentwicklungen. Die britische Objektpsychologie, die sich, besonders durch Fairbairn vertreten, weitgehend unabhängig von der kleinianischen Theorie entwickelte, betonte dagegen die Entwicklung des Selbst aus verinnerlichten Objektbeziehungen. Diese Theorie der Objektbeziehungen markiert eine gewisse Zäsur in der psychoanalytischen Theorie, weil jetzt klinische Störungen häufig als Folge traumatischer oder gestörter internalisierter Beziehungserfahrungen aufgefasst werden. An die Stelle der Bedeutung intrapsychischer Konflikte im Rahmen der Strukturtheorie traten immer mehr die verinnerlichten Konflikte. Gemeinsam aus der Ich-Psychologie und Objektpsychologie entwickelten sich die Selbstpsychologie von Kohut und stärker störungsbezogene therapeutische Ansätze wie z. B. Kernbergs Konzepte zur Borderline-Persönlichkeitsstörung (➤ Kap. 21.4).

Neuere Konzepte sind zudem recht kompatibel mit anderen Ansätzen, so Schafers (1976) „New language for psychotherapy" mit handlungstheoretischen, oder Weiss und Sampsons (Weiss et al. 1986) Ansatz der „Pathogenic Beliefs" mit kognitiv-therapeutischen Ansätzen.

Lerntheoretischer Ansatz

Der lerntheoretische Ansatz geht davon aus, dass psychische Störungen ebenso gelernt sind wie „normales" Verhalten. Dabei werden Verhaltens*defizite* und Verhaltens*exzesse* unterschieden, und Verhalten wurde immer weiter gefasst, um eine breite Palette klinisch relevanter Phänomene in die Analyse einbeziehen zu können. Drei grundlegende Modelle können unterschieden werden:

- **Klassische Konditionierung:** Hier geht es um die meist zufällige Verkopplung von konditionierten (gelernten) Stimuli mit unkonditionierten Stimuli, gefolgt von entsprechenden Reaktionen. Diese Art der Verursachung psychischer Störungen spielt nach wie vor eine wichtige Rolle, wenn es z. B. bei Substanzabhängigkeit oder PTSD darum geht, die Rolle von situativen Auslösern nachzuvollziehen.
- **Instrumentelle oder operante Konditionierung:** Hier geht es um die Verstärkung bzw. Bestrafung von Verhalten durch seine realen oder subjektiv wahrgenommenen Konsequenzen. Wenn die Konsequenzen durch Hinzukommen von unmittelbar Positivem (positive Verstärkung) oder Wegfall von Negativem (negative Verstärkung) positiv sind, wird Verhalten einschließlich Problemverhalten häufiger. Damit wird die Aufrechterhaltung, Weiterentwicklung und Generalisierung von Problemen erklärt.
- **Modell-Lernen:** Nicht alles Problemverhalten wird von Patienten originär entwickelt, viel (von Zwanghaftigkeit bis zum Suchtverhalten) wird Modellen abgeschaut, bei denen auch beobachtet werden kann, ob das entsprechende Verhalten verstärkt wird.

In funktionalen Verhaltensanalysen (➤ Kap. 3; Röhrle 2007) werden genaue Bezüge hergestellt, wobei u. a. mit den genauen Verstärkungs-(Kontingenz-)verhältnissen (u. a. kurz- vs. langfristig; intermittierende Verstärkung) durch versierte Verhaltensanalytiker sehr plausible Modelle entwickelt werden können. Heute werden meist kognitive (s. u.), systemische und weitere Aspekte von Anfang an in Analysen (z. B. SORKC, ➤ Kap. 3) einbezogen, die den Rahmen der ursprünglichen Lerntheorien weit überschreiten. Die Forderung nach konkreter Operationalisierung und induktivem Vorgehen bleibt aber typisch.

> **MERKE**
> Typisch für den lerntheoretischen Ansatz ist, für jedes Problem eine einzelne Verhaltensanalyse zu erstellen. Das schließt zwar nicht aus, auch Zusammenhänge zu sehen, im Vergleich zu anderen Ansätzen hat das einzelne Problem aber im Vergleich zum Gesamtbild mit allen Vor- und Nachteilen etwas mehr Gewicht.

Kritik am lerntheoretischen Ansatz schließt ein ungenügendes Berücksichtigen von Kognitionen, von differenzierteren Motivstrukturen, von Ressourcen und einer ganzheitlicheren Sicht mit ein. Wenn auch systemische Ansätze den Umgebungseinfluss in mancher Hinsicht komplexer berücksichtigen, hat dieser doch grundsätzlich traditionell ein starkes Gewicht im lerntheoretischen Ansatz. Ressourcen werden mittlerweile ebenfalls stark beachtet. Die typische Betrachtung eines Problems nach dem anderen hat neben anderen Faktoren sicher mit dazu beigetragen, dass im lerntheoretisch-verhaltenstherapeutischen Ansatz besonders viele störungsspezifische Konzepte entwickelt wurden.

Mit der Verhaltenstherapie verbunden wird auch die therapeutische Anwendung des zu gegebener Zeit verfügbaren empirisch fundierten Grundlagenwissens. Heute wissen wir auch über Lernen natürlich sehr viel mehr, als die drei oben genannten Konzepte enthielten. Dadurch könnte die „lerntheoretische Basis" der VT viel breiter definiert werden; der Begriff „lerntheoretisch" wird aber meistens für die genannten traditionelleren Theorien verwendet. Diese sind allerdings immer noch von hoher Aktualität, tauchen sie doch regelmäßig auch bei der Erklärung von Phänomenen auf, die mit modernen neurobiologischen Mitteln, darunter Bildgebung, erkundet werden.

Kognitiver Ansatz

Der kognitive Ansatz hat seine Popularität nicht zuletzt auch der vorübergehenden Unterdrückung kognitiver Aspekte (nicht direkt beobachtbar und deshalb suspekt) im lerntheoretischen Ansatz zu verdanken. Dass es für das Verständnis psychischer Störungen nützlich sein könnte, auch seine Kognitionen (Gedanken, Wahrnehmungen, Bewertungen etc.) differenzierter einzubeziehen, leuchtet ja unmittelbar ein.

Vier Ansätze lassen sich unterscheiden und, wenn auch durch Überschneidungen nicht ganz eindeutig, Namen zuordnen:

- **Problematische Annahmen** (*irrational beliefs, maladaptive beliefs* etc.; Ellis 1962; Young et al. 2005), die in der Vergangenheit entwickelt wurden und mit denen Patienten sich ständig weiter „indoktrinieren", sollen psychischen Störungen zugrunde liegen. Bei Zwangsstörungen wird z. B. angenommen, bereits die kleinste Abweichung von einer Norm bzw. einem richtigen Weg würde zur Katastrophe führen; bei Borderline-Persönlichkeitsstörung, man sei nicht liebenswert und das Ausgestoßenwerden würde ständig drohen. Unkonditionale Annahmen („Ich bin auf keinen Fall liebenswert") sind von konditionalen („Wenn ich nur immer … tue, dann kann ich damit Ablehnung vermeiden") zu unterscheiden, weil sie unterschiedliche Auswirkungen haben. Wichtig zum Verständnis eines psychischen Problems ist dabei, problematische Annahmen vollständig zu ergründen, also nicht nur „Ich könnte mich blamieren", sondern weiter „Wenn ich mich blamiere, werden mich alle ablehnen", „Wenn mich alle ablehnen, kann ich unmöglich weiterleben" usw.
- **Problematische Denkstile:** Im Gegensatz und in Ergänzung zu *inhaltlich* problematischen Annahmen geht es hier um maladaptive Informationsverarbeitungsweisen. Beispiele sind Schwarz-Weiß-Malen, Katastrophisieren, willkürliches Attribuieren (Verantwortung zuschreiben), Generalisieren u. a. m. Beck et al. (1981) hatten solche Stile ursprünglich für die Erklärung von Depressionen herangezogen. Sie gingen dabei ausdrücklich davon aus, dass diese Stile zusammen mit inhaltlichen Schemata in der Kindheit gelernt werden, aber erst zusammen mit Stressoren wie Verlusterlebnissen Depressionen auslösen können. Später wurden diese Ansätze auf Ängste und Persönlichkeitsstörungen erweitert. Eine Neuauflage, der Schema-Ansatz nach Young (Young et al. 2005), erfreut sich derzeit großer Popularität. Interessant ist die im Rahmen des kognitiven Ansatzes diskutierte Frage, ob eine überoptimistische Sichtweise nicht unter dem Strich adaptiver ist als eine realistische.
- **Problematische Selbstinstruktionen:** Dieser Ansatz hebt die Idee hervor, dass das Verhalten und Erleben eines Menschen stark von Instruktionen bestimmt wird (Meichenbaum 1977): Erst kommen diese von anderen, namentlich den Eltern, („Erst musst du dies machen, dann das", „Beiß die Zähne zusammen, das ist nicht so schlimm!"), dann als Selbstinstruktionen von sich selber („Sei ständig auf der Hut, sonst wird dir das Fell über die Ohren gezogen!", „Halt von dir ab, was heftigere Emotionen auslösen könnte!"). Psychische Störungen werden zumindest teilweise auf ungünstige Selbstinstruktionen zurückgeführt, die dann therapeutisch entsprechend verändert werden. Wichtige Aspekte sind dabei, dass Menschen oft zu spät mit günstigeren Selbstinstruktionen einzusetzen versuchen (z. B. Entspannung) und dadurch z. B. ungünstigere emotionale Zustände nicht mehr in den Griff bekommen und dass sie sich selber zu wenig für Gelungenes verstärken („Das war noch nicht perfekt, aber du hast einen großen Schritt vorwärts gemacht!").
- **Ineffizientes Problemlösen:** Dieser Ansatz wurde vor allem für Depressionen entwickelt, wird aber auch auf andere Störungen bezogen. Depressionen werden damit erklärt, dass Menschen Probleme nicht zielführend angehen. Das Problem kann dabei auf verschiedenen Stufen liegen, so kann die Definition des Problems zu wenig klar sein, Alternativen werden zu wenig evaluiert, Feedback zu wenig genutzt usw.

Auch weitere Ansätze, die mittlerweile in den breiten Ansatz der kognitiven Verhaltenstherapie mit ihren ätiologischen Modellen integriert sind, können im weiteren Sinne dem kognitiven Paradigma zugeordnet werden, so die klinische Nutzung der Handlungstheorie: Sie bringt z. B. psychische Probleme damit in Zusammenhang, dass Handeln zu stabil (rigide) oder gerade im Gegenteil zu wenig stabil ist, um der Befriedigung der wichtigsten Bedürfnisse und der Bewältigung größerer Probleme effizient zu dienen.

Humanistischer Ansatz

Der humanistische Ansatz hat seine Wurzeln in der existenzialistischen Philosophie. Der Ansatz der **klientenzentrierten Therapie** (Rogers 1951), der **Gestalttherapie** (Perls et al. 1951/1972), aber auch neuere Ansätze wie die **Experiential Psychotherapy** und die **Emotionsfokussierte Therapie** (Greenberg et al. 1993) mit ihren jeweiligen psychopathologischen Konzepten werden dem humanistischen Ansatz zugerechnet.

Er zeichnet sich durch ein hohes Maß an Zutrauen in die Potenziale des Individuums aus, sich unter günstigen Umständen selber und ohne viel Zutun gut zu entwickeln. Günstig ist, wenn Bedürfnisse physiologischer Art, nach Sicherheit, Zuwendung, Anerkennung und Selbstverwirklichung befriedigt werden. Ungünstig ist, wenn bestimmte Aspekte und Erfahrungen als so bedrohlich erlebt werden, dass sie aus dem Selbstbild ausgeschlossen werden. Bedrohlich ist z. B., wenn lebenswichtige Zuwendung an Bedingungen geknüpft erscheint („Du bist meiner Zuwendung nur sicher, wenn du so, aber nicht so bist!").

> **MERKE**
> Ein Mensch erlebt Inkongruenz, wenn sein Erleben nicht mit seinem bewussten Selbstbild übereinstimmt. Um Inkongruenz zu vermeiden, kann ein Individuum verschiedene Strategien wie selektive Wahrnehmung, Verzerrung oder Abwehr jeden spontanen Erlebens entwickeln.

Massive Inkongruenz kann zur Desintegration führen, mildere vor allem in einem akzeptierenden, empathischen Rahmen zur Weiterentwicklung. Eine ideale *fully functioning person* erlebt Kongruenz, kann sich auf eigenes Erleben einlassen, ist voller Zutrauen und in hohem Maße autonom. Bei weniger ideal funktionierenden Menschen wird immer etwas ausgeklammert, was Energie kostet, weniger lebendig macht und verhindert, dass Aufgaben in geeigneter Weise angegangen werden.

Das Störungsmodell des humanistischen Ansatzes ist traditionell nicht störungsspezifisch – im Einklang mit dem Postulat, der unmittelbaren Erfahrung abträgliche Erklärungen zu vermeiden. In jüngerer Zeit wurden aber verstärkt, nicht zuletzt unter dem Druck des deutschen Ansatzes der „Richtlinienverfahren", störungsspezifische Konzepte ausgearbeitet.

Systemischer Ansatz

Der systemische Ansatz nimmt an, dass Psychopathologie nicht vom Individuum, sondern vom System ausgeht. Dabei handelt es sich meist um die Familie, es können aber auch andere Gruppen wie eine Arbeitsgruppe oder die Nachbarschaft betroffen sein. Der Ausdruck „identifizierter Patient" weist darauf hin, dass nicht unbedingt das Individuum, das sich in Behandlung begibt oder geschickt wird, die Ursache des Problems ist, die ja ohnehin vor allem im Zusammenleben und der Interaktion des ganzen Systems gesehen wird.

> **MERKE**
> Symptome eines Individuums werden als Anpassung an spezielle Situationen im System angesehen. Typischerweise wird davon ausgegangen, dass jeder Mensch sich zwiebelartig in kleineren (engere Familie) und mit ihnen in immer größer werdenden Systemen (größere Familie, Nachbarschaft, Gemeinde, größere politische und andere Systeme usw.) befindet. Auf jeder Ebene kann sich auch Pathologie entwickeln.

„Interpunktionen" (was in einem komplexeren Wechselwirkungsprozess als Ursache und was als Wirkung gekennzeichnet wird) sind immer ein Stück willkürlich.

Widersprüchlicher Kommunikation (u. U. auf verschiedenen Ebenen; verbal/„digital" vs. nonverbal/„analog") wird besondere Beachtung geschenkt. Das plausible Konzept des **„double bind"** (widersprüchliche Aufforderungen, die so wichtig erscheinen, dass ihnen unbedingt Beachtung zu schenken ist, ohne Ausweichmöglichkeit, z. B. in die Metakommunikation) fand auch außerhalb systemisch orientierter Kreise Beachtung, aber keine empirische Unterstützung.

Systeme geben einem Individuum Unterstützung und Halt, haben aber neben einer Tendenz zur fortlaufenden Entwicklung auch eine Tendenz zur Homöostase, die in pathologischen Systemen überwiegen und das Individuum einengen und an eigenen notwendigen Entwicklungen hindern kann. Zu den Elementen, die sich positiv oder negativ auswirken können, gehören **„Familienmythen",** die – oftmals implizit – umfassende, generationenübergreifende kognitive und motivationale Muster enthalten.

Gerade im Kontext dieses Kapitels ist es wichtig, zu sehen, dass eine systemische Sichtweise der Entstehung und Aufrechterhaltung psychischer Störungen nicht zwingend ein Mehrpersonen-Setting in der Therapie impliziert, wie u. a. auch der Buchtitel „Familientherapie ohne Familie" illustriert. Zumindest temporär sollte in jeder Einzeltherapie eine systemische Perspektive eingenommen werden.

Der systemische Ansatz stand aus naheliegenden Gründen lange Zeit individueller psychopathologischer Diagnostik skeptisch-ablehnend gegenüber; mehr und mehr wird jedoch eine diagnostische Beschreibung des Zustands eines Individuums als kompatibel mit einer systemischen Haltung gesehen. Systemische Störungskonzepte werden sich noch vermehrt der empirischen Überprüfung stellen müssen. Eine aktuelle Frage ist u. a., warum sich in systemischer Therapie der psychopathologische Zustand von designierten Patienten ändern kann, ohne dass (was eigentlich als Voraussetzung angenommen wird) sich die familiären Strukturen oder Kommunikationsweisen geändert haben. Schließlich sei darauf hingewiesen, dass eine starke Ressourcenorientierung den systemischen Ansatz früher als andere auszeichnete.

1.7.4 Orientierungsunabhängige Modelle

In jüngerer Zeit haben sich mehrere Modelle entwickelt, die versuchen, psychische Störungen mit dem Ziel, sie der Behandlung noch besser zugänglich zu machen, orientierungsunabhängig zu konzeptualisieren.

Ein solches Modell mit mehr pragmatischen als hochfliegenden theoretischen Ansprüchen ist das Konzept der **Plananalyse** (Caspar 2007a, b). Danach kann für Störungen, die mit starken Emotionen oder deren Vermeidung verbunden sind, mit Heuristiken zur Analyse von Emotionen eine individuelle Ätiologie erarbeitet werden. Starke negative Emotionen entstehen, wenn wichtige Pläne bedroht oder blockiert werden, v. a. wenn keine Alternativstrategien zur Verfügung stehen. Die Art des erlebten oder nicht erlebten Gefühls kann weiter durch (meist unbewusste) Pläne (z. B. vermeide Aggressionen, vermeide schwache Gefühle) beeinflusst werden; weiter werden v. a. bei starken und chronischen negativen Gefühlen in der Regel Bewältigungs- und Vermeidungsstrategien entwickelt, die (bis zur Berufs- und Partnerwahl, aber auch völligem Rückzugsverhalten oder Substanzmissbrauch) das Leben gänzlich bestimmen können. Schließlich kann eine Emotion (oder die entsprechende Störung, wie z. B. eine Depression oder eine Agoraphobie) eine instrumentelle Bedeutung im Funktionieren des Menschen gewinnen (Vermeiden von Entscheidungskonflikten, An-sich-Binden des Partners).

> **MERKE**
> Psychische Störungen können als Nebenwirkungen instrumenteller Strategien erscheinen (Depression als Folge der totalen Isolation im Rahmen eines Rückzugs, der dem Vermeiden agoraphobischer Ängste dient; Substanzabhängigkeit als Nebenwirkung des Einsatzes von Substanzen zum Zweck der Emotionsregulation). Sie können aber auch selber eine instrumentelle Funktion gewinnen (Rückenschmerzen bringen Beachtung des Partners; beliebiges psychisches Leiden bringt eine Reduktion von Schuldgefühlen usw.).

Störungsanfällig sind dabei rigide Strukturen, bei denen durch Vermeidungspläne viele eigentlich denkbare effektive Alternativstrategien ausgeschlossen werden, sodass ein Patient an unwirksamen und oft an nebenwirkungsreichen Strategien festhält.

Grawe (1986) hat dieses Modell später mit seiner **Schematheorie** angereichert: Er arbeitet den Stellenwert „emotionaler Schemata" in der Entwicklung psychischer Störungen heraus, wobei ein zentrales Konzept die „wunden Punkte" sind. Zu ihrem Schutz, zum Vermeiden des Wiederaufreißens alter Wunden (z. B. ausgelacht zu werden, wenn man offen Bedürfnisse äußert) werden Vermeidungsstrategien entwickelt (z. B. das Recht auf risikoarme Bedürfnisbefriedigung durch Leistung erwerben), die – wie ja schon Adler und Freud betont hatten – durchaus nützlich und adaptiv, aber auch pathogen sein können.

Noch später legte Grawe (1998) die **Konsistenztheorie** vor, wonach Inkonsistenzen entstehen, wenn in einem Individuum (u. a. durch motivationale Konflikte, zu viele Vermeidungsziele) als „Diskordanz" bezeichnete Spannung oder im Vergleich zwischen Innerem und Äußerem (u. a. durch ungünstige Lebensbedingungen, mangelnde Ressourcen, mangelnde Fähigkeiten) als „Inkongruenz" bezeichnete Spannung entsteht.

Grosse Holtforth und Znoj (2007) fanden in einer Stichprobe von Patienten mit 32 % Angst, 27 % Depression, 8 % Anpassungsstörung, 2 % Essstörung, 15 % andere Achse-I-

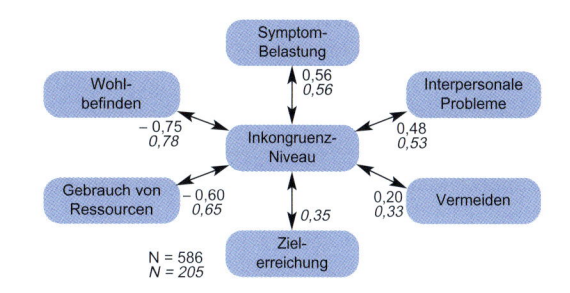

Abb. 1.3 Zusammenhang zwischen Inkongruenzniveau und Störungs-/Ressourcenindikatoren. Kursive Zahlen: Korrelation Veränderung des Inkongruenzniveaus mit Veränderung in den Variablen. Für Zielerreichung liegen naturgemäß keine Ausgangswerte vor. Alle Korrelationen sind auf dem 0,001-Niveau signifikant (grosse Holtforth und Znoj 2007)

und 13 % ohne Achse-I-Störung sehr hohe Korrelationen zwischen dem Inkongruenzniveau und Kriterien der psychischen Belastung bzw. Gesundheit. Ebenso hohe oder sogar noch höhere Korrelationen zeigten sich zwischen den Veränderungen im Inkongruenzniveau und Veränderungen derselben Kriterien im Verlauf der Therapie (kursive Zahlen in ➤ Abb. 1.3).

Die Konsistenztheorie wird in ➤ Kap. 11 beschrieben.

1.7.5 Biologische Modelle

Wie in ➤ Kap. 1.5 skizziert, haben biologische Modelle Tradition. Es ist ja auch naheliegend, die Substanz, die Verhalten und Erleben trägt, für Störungen derselben verantwortlich zu machen. Auch wenn (in heutiger Terminologie) Probleme in der Hard- oder in der Software liegen können, sind Probleme mit der ersten doch anschaulicher, entlasten die für die letztere (das Gelernte) Verantwortlichen und wecken Hoffnung auf Mittel, die man kaufen kann, statt sich selber ans Umprogrammieren zu machen.

Hinweise auf die Bedeutung starker genetischer Belastungen oder auf psychische Veränderungen nach physikalischer Traumatisierung des Gehirns gibt es schon lange. Im Bereich der Persönlichkeitspsychologie wird schon lange angenommen, dass auch Variationen im Normalbereich in starkem Maße biologische Hintergründe haben. Eine verbreitete Annahme ist, dass Menschen biologisch bedingt unterschiedliche Bereiche der optimalen Erregung haben. Extrovertierte suchen eher zusätzliche Stimulation, während Introvertierte schon durch innere Vorgänge hinreichend erregt sind und keine weitere Stimulation suchen.

Da liegt es nahe, auch bei gestörtem Verhalten und Erleben biologische Ursachen zu suchen. Wenn hier biologischen Modellen auch ein eigener Abschnitt gewidmet wird, sei doch explizit darauf hingewiesen, dass das nicht als Verhaften in einem kartesianischen Dualismus (Damasio 2004) zu verstehen ist. Grawe hat die Interaktion zwischen neurobiologischen und zwischenmenschlichen Systemen sehr schön herausgearbeitet. Er hat auch unter Bezug auf Untersuchungen an Rhesusaffen (Suomi 2002) darauf hingewiesen, dass ungünstigere Ausgangsbedingungen durch günstige Umgebungsbedingungen sogar mehr als kompensiert werden können. Der untrennbare Bezug zwischen neurobiologischen und psychosozialen Aspekten wird, so hoffen wir, in > Kap. 1.7.6 deutlich werden.

Mit der Entwicklung neuerer Untersuchungsmethoden haben (neuro-)biologische Modelle einen ungeheuren Aufschwung genommen. Obwohl bildgebende Verfahren bei Weitem nicht der einzige oder für alle Fragen der am besten geeignete methodische Ansatz sind und obwohl sie keineswegs, wie von Laien angenommen, so etwas wie Fotos, sondern nur einzelnen Bildpunkten zugeordnete statistische Tests liefern, haben sie einen ganz erheblichen Anteil an der neueren Entwicklung. Früher standen tierexperimentelle Untersuchungen, Studien zu nichtexperimentellen Läsionen am Menschen, Untersuchungen am toten Gehirn und elektrophysiologische Untersuchungen am arbeitenden Kortex im Vordergrund. Nun erlauben bildgebende Verfahren, in hoher räumlicher Auflösung Geschehnisse am lebendigen, aktiven menschlichen Gehirn und damit viele sehr detaillierte Hypothesen zu verfolgen, auch wenn die Interpretation der Ergebnisse nicht so einfach ist, wie die bunten Bilder suggerieren mögen (Reske und Schneider 2006). Ein großer Vorteil ist auch, dass durch die Nichtinvasivität Wiederholungsmessungen leicht möglich und damit Verläufe erfassbar sind.

Die biologischen Modelle beziehen sich auf verschiedene Aspekte:

- **Strukturelle Auffälligkeiten im Gehirn:** So wurde bei Borderline-Patienten ein reduziertes Amygdalavolumen, bei depressiven ein geschrumpfter Hippokampus (interpretiert als Ergebnis von Unkontrollierbarkeit und Dauerstress) gefunden. Dass bei Schizophrenen verschiedene nichthomogene Veränderungen vorliegen, erstaunt angesichts der klinischen Heterogenität von Phänomenen nicht. Recht konsistent sind bei schizophrenen Erkrankungen aus volumetrischen Untersuchungen verkleinerte Volumina im temporalen und frontalen Kortex sowie im Striatum und Thalamus bekannt. Dabei sind die frontalatrophischen Befunde besonders mit der Negativsymptomatik, die temporalen besonders mit der Positivsymptomatik assoziiert. Die bei den genannten psychischen Störungen gefundenen Auffälligkeiten sind allerdings deutlich geringer als bei den bekannten hirnorganischen Syndromen wie z. B. Morbus Alzheimer, Hirngefäßerkrankungen, Morbus Parkinson oder Chorea Huntington.
- **Auffälligkeiten in Funktionen mit Parallelität oder klar etabliertem Zusammenhang zwischen neurobiologischen und klinischen Befunden:** Im Kontext von Psychotherapie geht es immer um die Frage von Funktionen; Veränderungen der Struktur interessieren normalerweise nicht direkt. Menschen mit psychischen Störungen haben vor allem mehr Probleme mit Regulieren von Emotionen (Schnell und Herpertz 2006). Sie empfinden stärkere Emotionen und/oder schränken sich ein, um diesem vorzubeugen. Neurobiologische Voraussetzungen und Korrelate der Regulation von Emotionen sind deshalb von besonderem Interesse.

  Beispiele für gefundene Veränderungen der Funktionen: Einschränkungen der Amygdalaaktivierung (höhere Verarbeitung) wurden während Trauer bei Schizophrenie trotz gelingender Emotionsinduktion gefunden – wohl ein Korrelat der klinisch bekannten Affektverflachung. Bei Borderline-Patienten fanden Herpertz et al. (2001) eine Überaktivierung der Amygdala auf verschiedene unspezifische emotionale Reize hin, ein Befund, der sich inzwischen auch in Metaanalysen bestätigte und heute Teil einer Netzwerktheorie mit herabgesetzter präfrontoamygdalarer funktioneller Konnektivität ist (Schulze et al. 2015). Bei Sozialphobikern ließ sich ein ähnlicher Befund spezifisch auf menschliche Gesichter nachweisen (Birbaumer et al. 1998). Bei Depressionen wird eine erhöhte Aktivität der Amygdala (bedeutend für die Emotionsverarbeitung) sowie des ventromedialen und dorsolateralen präfrontalen Kortex sowie eine starke Deaktivierung des anterioren zingulären Kortex (ACC) gefunden (Ritchey et al. 2011). Letzterer wäre zuständig für das Transformieren von Emotionen in klar erlebte Gefühle und die motivierte Zuwendung zu Zielen (Grawe 2004). Dies wird auch mit dem *Behavioral Activation* bzw. *Inhibition System* nach Gray (1976) in Verbindung gebracht, die bei Depressiven in starkem Ungleichgewicht sind. Zudem scheint die depressive Störung, und hier vor allem das Symptom der Anhedonie, nicht selten mit Störungen der funktionellen Konnektivität zwischen medialem präfrontalem Kortex und ventralem Striatum assoziiert zu sein (Übersicht: Heller 2016). Der Hypothalamus reguliert mit dem sympathischen und parasympathischen Nervensystem die vegetativen Reaktionen, die bei somatoformen ebenso wie bei Angststörungen eine wichtige Rolle spielen, oder allgemeiner bei allen stressassoziierten Störungen.
- **Auffälligkeiten im Haushalt von Neurotransmittern und Neuromodulatoren:** Typischerweise wird aus der Wirkung von Psychopharmaka zurückgeschlossen. Bereits in den 1950er-Jahren fanden sich Hinweise darauf, dass Botenstoffe, die die Funktion monoaminerger Transmitter (vor allem Serotonin und Noradrenalin) verbessern, zu einer Verbesserung der depressiven Symptomatik führen. Bis heute zählt die Monoamin-Theorie, die eine Dysfunktion des monoaminergen Systems als Hauptursachefaktor in der Genese der depressiven Störung postuliert, zu den anerkanntesten und wissenschaftlich fundiertesten Erklärungsansätzen.

Antipsychotika setzen mit ihrer antidopaminergen Wirkung am Übermaß an Dopamintransmission bei Schizophrenen an. Neuere Forschung allerdings zeigt, dass die biologischen Grundlagen der Schizophrenie und ihre pharmakologische Beeinflussbarkeit sehr viel komplexer sind, dass z. B. auch dem glutamatergen Transmittersystem mit einer Hypofunktion von N-Methyl-d-Aspartat (NMDA) Rezeptoren eine wichtige Bedeutung in der Genese kognitiver Störungen der Schizophrenie zukommt, ohne dass glutamaterge Modulatoren bisher in Studien einen überzeugenden Effekt auf kognitive Beeinträchtigungen bei diesem Krankheitsbild zeigen konnten (Iwata et al. 2015). Auf den Haushalt von Serotonin, das vereinfacht gesagt eine beruhigende Wirkung hat, hat die genetische Veranlagung einen starken Einfluss (Bennett et al. 1998). Das heißt nicht, dass man mit der ungünstigeren Veranlagung unbedingt psychische Probleme entwickeln muss, aber schon die Eltern, dann man selber und schließlich u. U. der Psychotherapeut haben es etwas schwieriger mit einem (Grawe 1998). Zum Bezug zwischen Neurotransmittern bzw. Neuromodulatoren (Substanzen, die sich auf das Funktionieren globaler auswirken) und Lernen finden sich weitere Überlegungen bei Caspar et al. (2004) sowie in ➤ Kap. 1.7.6.

MERKE
Die Ergebnislage stützt insgesamt keine auch als „reduktionistisch" bezeichnete unidirektionale Sicht, wonach psychische Auffälligkeiten lediglich Epiphänomene dessen wären, was auf biologischer Ebene geschieht.

Ein starkes Gewicht der biologischen Einflüsse liegt bei Störungen aufgrund von Hirnläsionen, Alkohol etc. nahe, auch wenn man Trinkverhalten, Risikoverhalten mit Unfallfolgen usw. in Rechnung stellen muss. Außer bei den wenigen genannten eindeutig neurologischen Störungen erscheint es stets angemessen, ein Vulnerabilitäts-Stress-Modell zugrunde zu legen, nach dem es der neurobiologischen Vulnerabilität und (meist) psychosozialen Stresses bzw. des Fehlens möglicher Kompensation bedarf, um das Auftreten psychischer Störungen zu begründen.

Die umgekehrte Richtung ist zudem auch zu beachten: Auch ein gesundes Gehirn kann durch negative rein psychische Beeinflussung geschädigt werden. Das lässt sich insbesondere beim Stress nachvollziehen: Die Wahrnehmung des belastenden Ereignisses im Kortex (vor allem präfrontal) führt über die Hypothalamus-Hypophysen-Nebennierenrinden-Achse zu einer vermehrten Ausschüttung von Glukokortikoiden (insbesondere Kortisol), die auf längere Sicht negative Auswirkungen haben: Hyperkortisolismus kann die Aktivität der Glukokortikoid-Rezeptoren derart reduzieren, dass die inhibitorische Wirkung des Kortisols kaum noch greift. Die Folge ist eine Erregungssteigerung, die im Rahmen einer schweren Depression zu einer massiven Beeinträchtigung der geistigen und körperlichen Leistungsfähigkeit führen kann.

Dass der Schluss „biologische Auffälligkeiten → biologische Behandlung" falsch ist, zeigen Studien, nach denen neurobiologische Auffälligkeiten selbst struktureller Art durch reine Psychotherapie auch wieder verschwinden können (Zwang: Overbeck et al. 2004; Baxter et al. 1991; Angst: Paquette et al. 2003; Depression: Viinamäki et al. 1998; Sucht: Schneider et al. 2001; s. auch Caspar et al. 2004).

Es ist also völlig unberechtigt, wenn Psychotherapeuten in Anbetracht der sich mehrenden Belege für neurobiologische Phänomene kausaler oder begleitender Art ihre Felle davonschwimmen sehen. Die wahrgenommene Aufgabe für Psychotherapie vor dem Hintergrund neurobiologischer Modelle spielt insofern auch im Kontext der Ätiologie eine wichtige Rolle, als Akzeptanz gegenüber und sinnvolles Nutzen neurobiologischer Modelle durch die einzelnen Psychotherapeuten verständlicherweise stark davon abhängen (Mundt 2003).

Am pointiertesten hat sich dazu wohl Grawe (2004) geäußert. Er zitiert: „*You are your synapses. They are who you are.*" (LeDoux 2002: 324) und führt in seinem Buch *Neuropsychotherapie* (2004) eine Fülle neurobiologischer Befunde zu psychischen Störungen auf. Gleichzeitig beharrt er aber darauf, dass Psychotherapeuten nun keineswegs den Psychopharmakologen das Feld räumen müssten, sondern dass die Befunde im Gegenteil eine enorme Bedeutung der Psychotherapie belegen würden. Die Anlagen des Gehirns entwickeln und verändern sich durch die Lebenserfahrungen, die das Gehirn, über die Sinne vermittelt, in der Interaktion mit seiner Umwelt macht. Neurotransmitter werden als Reaktion auf Sinneserfahrungen ausgeschüttet, und die neuronalen Strukturen entwickeln sich als Ergebnis dieser Erfahrungen. Auch bei starker Verbesserung der pharmakologischen Behandlungsmöglichkeiten werde es, so argumentiert er, zur Behandlung von psychischen Störungen immer eine Berufsgruppe brauchen, die sich genügend Zeit nimmt und die darauf spezialisiert ist, im Einzelfall herauszufinden, welche Art von Erfahrungen der betreffende Mensch machen müsste. Er müsse darin angeleitet und unterstützt werden, solche Erfahrungen in genügender Intensität und Dauer zu machen, um alte Muster zu überschreiben und neue zu bilden. Gerade aus der neurobiologischen Forschung lasse sich die Notwendigkeit der Psychotherapie deshalb am unmittelbarsten ableiten.

Resümee

Sollte es sich zeigen, dass Psychotherapie bei Vorliegen bestimmter neurobiologischer Voraussetzungen nicht hilft (Thase et al. 1997), würde der Gewinn selbst bei pessimistischster Sicht immer noch darin bestehen, Patienten und Therapeuten durch selektive Indikationsentscheidungen aufgrund biologischer Marker Fehlinvestitionen in Psychotherapie zu ersparen.

Viel wahrscheinlicher ist, dass neurobiologische Modelle ebenso wie Diagnostik im Einzelfall helfen (und in

Zukunft noch vermehrt helfen werden), Psychotherapie noch besser auf die Situation des Einzelfalls zuzuschneiden. Dazu werden Psychotherapeuten aber noch besser lernen müssen und mit erweiterter und stabilisierter Befundlage auch besser lernen können, neurobiologische Voraussetzungen in ihre Therapieplanung einzubeziehen (Caspar et al. 2004).

1.7.6 Neuronale Netzwerkmodelle

Im Folgenden werden nur einige zentrale Eigenschaften dieser Modelle dargestellt, die für das Verständnis psychischer Störungen aus deren Perspektive relevant sind. Weitergehende Erklärungen zum genaueren Verständnis der Modelle im psychotherapeutischen Kontext finden sich u. a. bei Caspar et al. (1992, 2004) oder Caspar und Berger (2006).

Neuronale Netzwerkmodelle oder konnektionistische Modelle gehören zu einer ganzen Familie von Modellen, die sich voneinander unterscheiden, aber auch typische Merkmale überwiegend gemeinsam haben. Diese Modelle wurden als Alternative zu den traditionellen Modellen wie Schema-, Plan- oder Skriptmodellen entwickelt. Der Begriff „neuronal" soll nicht einfach unterstellen, dass diese Modelle genau dem neuronalen Substrat entsprechen. Einiges spricht aber dafür, dass das für sie eher gilt als für traditionelle Modelle des kognitiv-emotional-behavioralen Funktionierens.

> **MERKE**
> Typisch für neuronale Netzwerkmodelle ist die Repräsentation von Informationen in untereinander stark vernetzten kleinen Einheiten (Knoten). Diese können mehr oder weniger stark aktiviert sein. Über die Verbindungen wird Aktivation weitergegeben. Informationsverarbeitung findet durch Aktivationsausbreitung statt, die im ganzen System parallel und ohne zentrale, bewusste Steuerung stattfinden kann.

Dadurch sind neuronale Netzwerke für viele Aufgaben leistungsfähiger als Modelle, bei denen Informationsverarbeitung zentral, Schritt um Schritt sequenziell erfolgt. Nur ein Teil der parallelen Prozesse kann bewusst repräsentiert sein. Alles andere muss nicht verdrängt werden, um nicht bewusst zu sein, die Herstellung von Bewusstsein ist vielmehr eine aktive Leistung, die nie alles einschließen kann.

Bei den typischsten konnektionistischen Modellen ist Information verteilt („distribuiert") und subsymbolisch repräsentiert. Das heißt, dass Objekte oder Sachverhalte, wie sie in der Umgangssprache oder in unserem bewussten Denken vorkommen, nicht in einem einzelnen Knoten, sondern in einem ganzen Muster repräsentiert sind. Das hat u. a. den Vorteil, dass bei einer Verletzung des Systems die Repräsentation und damit zusammenhängende Leistungen nicht ganz ausfallen. Es findet vielmehr eine graduelle Verschlechterung

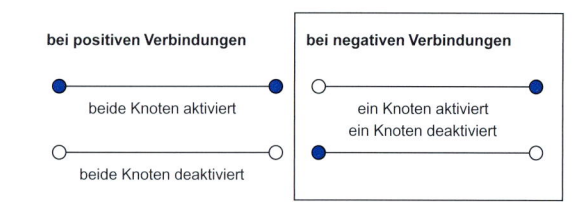

Abb. 1.4 Möglichkeiten zur Befriedigung eines Constraints

der Leistung (*graceful degradation*) statt, genau wie wir dies vom Gehirn her kennen.

Eine Leistung solcher Systeme ist, dass Aktivationen so ausgebreitet und mit der Zeit auch Verbindungsstärken so adaptiert werden, dass möglichst viele Aspekte gleichzeitig berücksichtigt („Constraints befriedigt") werden. Wenn das gelingt, ist die Spannung im Netz oder Teilnetz minimal, und jedes konnektionistische System strebt nach Minimierung von Spannung.

> **MERKE**
> Eine Verbindung ist dann spannungsfrei, wenn bei positiven Verbindungen beide Knoten aktiviert oder deaktiviert, bei negativen Verbindungen der eine aktiviert, der andere deaktiviert ist oder wenn die Knoten sich ohnehin in Netzteilen befinden, die gerade insgesamt deaktiviert sind (➤ Abb. 1.4).

Aus den Spannungen, die sich aus der Befriedigung der einzelnen Constraints in jedem denkbaren Zustand des Systems[4] ergeben, lässt sich auch eine Gesamtspannung – je nach Autor auch als *energy* oder komplementär *harmony*, *coherence* oder *degree of fit* bezeichnet. Konnektionistische Systeme lernen, indem sie selbsttätig Verbindungen so ändern, dass sie relativ spannungsfreie Zustände einnehmen können. Schlechte Anpassung an die Umwelt erzeugt auch Spannung. Individuen stellen sich deshalb nicht nur auf innere, sondern auch auf äußere Constraints so ein, dass die Gesamtspannung minimal wird.

➤ Abb. 1.5 illustriert, wie durch Aktivierung und Deaktivierung von Teilnetzen Spannung erhöht oder reduziert werden kann. Sowohl das Muster „ich bin inkompetent – ich bin hilflos – ich brauche Hilfe" als auch das Gegenmuster können bei einer Borderline-Patientin auftreten. Sowohl die Aktivation nur des einen als auch nur des anderen Musters ist relativ spannungsfrei.

> **MERKE**
> Die gleichzeitige Aktivierung/Teilaktivierung beider Muster führt hingegen zu Spannung und ist deshalb relativ unwahrscheinlich. Dazu gibt es eine direkte Entsprechung auf klinischer Ebene: In je-

---

[4] System meint hier das System der Knoten und Verbindungen für einen Menschen; die Verbindungen zur Umgebung (also auch System im weiteren Sinn von Familiensystem etc.) sind dabei mit gemeint, aber nicht diese größeren Systeme selber.

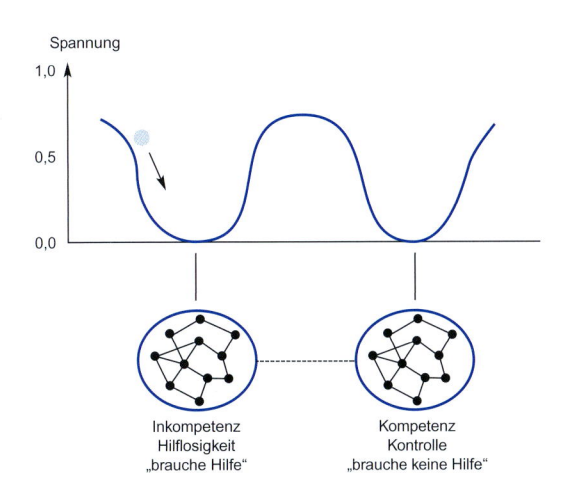

Abb. 1.5 Ab- und Zunahme der Gesamtspannung in Abhängigkeit von der Aktivation von Mustern (Teilnetzen) (aus: Caspar und Berger 2006)

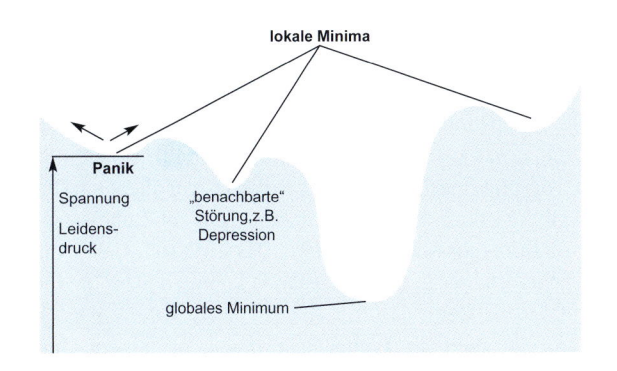

Abb. 1.6 Spannungslandschaft mit einem globalen und mehreren lokalen Minima. Erläuterungen im Text

dem der Muster können Borderline-Patienten relativ gut für einige Zeit ruhen, sie schaffen aber keine Integration (ich bin teils kompetent, teils inkompetent) in einem einzigen Muster.

Systemen gelingt es meist nicht, in einem Idealzustand der totalen Spannungsfreiheit (globales Minimum) zur Ruhe zu kommen. Typisch ist das Verharren in sog. **„lokalen Minima"**. Lokal meint, dass aufs Ganze gesehen viel Spannung verbleiben kann, dass in einem solchen Minimum jedoch im Vergleich zur unmittelbaren Nachbarschaft relativ wenig Spannung besteht. Jeder Versuch, den Zustand zu verändern, also das Minimum zu verlassen, z. B. um in einen noch besseren, absolut gesehen spannungsfreieren Zustand zu kommen, führt zunächst zu einer Erhöhung der Spannung.

MERKE
Lokale Minima entsprechen Mustern, in denen vieles gut zueinanderpasst, wie Verhalten, Kognitionen, Gefühle, physiologische Zustände und die Umwelt.

Auch psychische Störungen wie Depressionen oder Panikanfälle kann man als lokale Minima betrachten. Vieles passt bei ihnen gut zusammen. Menschen mit Persönlichkeitsstörungen z. B. lernen in ungünstigen Lernsituationen, in die sie mit einer bestimmten neurobiologischen Ausstattung hineingehen, Muster, die zunächst zumindest subjektiv adaptiv sind, mit der Zeit aber immer maladaptiver werden. Dies kann an einer sich ändernden Umgebung, veränderten eigenen Voraussetzungen (wie Älterwerden), aber auch daran liegen, dass sich eine Eigendynamik entwickeln kann, sich das Muster immer stärker ausprägt und dadurch seinen adaptiven Charakter verliert.

MERKE
Die Ich-Syntonität spiegelt bei manchen Persönlichkeitsstörungen besonders deutlich die geringe Spannung durch gutes Zusammenpassen der Elemente innerhalb eines Musters wider, während die Probleme, die sich vor allem im Kontakt mit der Umwelt ergeben, in der im lokalen Minimum verbleibenden Gesamtspannung zum Ausdruck kommen.

Auch Achse-I-Störungen wie Panik oder Depression lassen sich ähnlich als lokale Minima sehen: Die verbleibende Gesamtspannung macht den Leidensdruck aus, das Zusammenpassen der einzelnen Elemente in einem Muster führt zu lokal relativ geringer Spannung und macht es schwierig, einen solchen Zustand zu verlassen (➤ Abb. 1.6).

Das spüren auch Patienten zumindest intuitiv, und konnektionistische Modelle machen gut nachvollziehbar, warum sie oft Widerstand gegen gut gemeinte Interventionen zeigen (➤ Abb. 1.7):

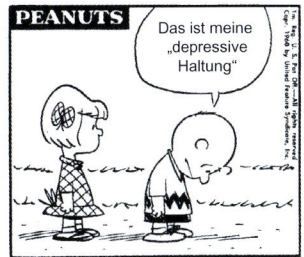

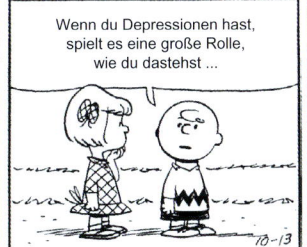

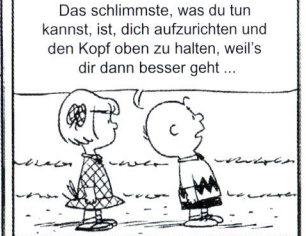

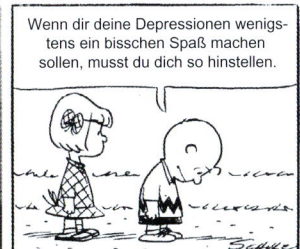

Abb. 1.7 Ein Element aus einem Muster zu lösen ist schwierig, auch wenn dieses insgesamt belastend ist (PEANUTS©) 1960 Peanuts World Wide LLC. Dist. By UNIVERSAL UCLICK. Reprinted with permission. All rights reserved.

Der Versuch, einzelne Teile aus Mustern herauszulösen, erhöht die Spannung und ist deshalb so schwierig.

Die Illustration des Funktionierens solcher Modelle mithilfe der Spannungslandschaft macht, obwohl stark vereinfachend, etwas Weiteres nachvollziehbar: Im Prinzip kann die Aktivierung einzelner Elemente variieren, vor allem kurzfristig gibt es jedoch diese Tendenz zum „Sich-zur-Ruhe-setzen" in zusammenpassenden Mustern. Das wirkt sich so aus, dass Systeme leichter in solche Zustände kommen als in andere, und dass sie, wenn sie darin sind, länger darin verweilen. Damit steigt auch die Wahrscheinlichkeit, bei einem Querschnitt durch die Zustände aller Menschen zu einem bestimmten Zeitpunkt bestimmte Muster gehäuft zu finden. Aus Sicht dieser Modelle ist genau das zu erwarten, was wir aus der klinischen Diagnostik kennen: häufige Muster, die von Individuum zu Individuum aber nicht ganz identisch sind, Kombinationen von Mustern, die wie in der Landschaftsmetapher durch Täler verbunden sind, die weiter erodieren, sich aber auch auffüllen können, aber auch etwas freie Variation.

Die gängigen Diagnosen sind damit nicht gottgegebene Muster, die man valide und reliabel feststellen kann, wenn man es nur richtig macht. Eine valide Abbildung des tatsächlichen Zustands in Störungsmodellen und Diagnostik muss von im Prinzip freier Variation von Merkmalen, aber mit starker Einschränkung der Freiheitsgrade durch die Spannungsreduktion in und damit erhöhte Wahrscheinlichkeit von kohärenten Mustern ausgehen.

Folgendes vereinfachte (aus Caspar und Berger 2006 entnommene) Beispiel zeigt, wie man sich als Therapeut unter Zuhilfenahme konnektionistischer Modelle in der Metapher der Spannungslandschaft auch ohne elaborierte Kenntnisse dieser in Wirklichkeit hoch komplexen Modelle gewisse Aspekte bei konkreten Patienten überlegen kann (➤ Abb. 1.8).

FALLBEISPIEL
Frau H., eine 23-jährige Verkäuferin, kommt in die Therapie mit dem Wunsch, authentischer zu werden. Ihre Situation stellt sich so dar: Sie wohnt bei ihrer Großmutter, zu der sie eine sehr gute emotionale Beziehung hat, von der sie sich andererseits aber auch abhängig fühlt. In der Familie herrschen lockere Kleidernormen. Ihre Freizeit verbringt sie viel mit einer Freundin, die für sie ein positives Modell darstellt. Sie ist unangepasst und unabhängig, kleidet und verhält sich sehr punkig und ist fast ständig sehr aggressiv.
Das Problem ist nun in gewisser Weise Herr A., ein arbeitsamer, kleidungsmäßig und auch sonst sehr angepasster Arbeitskollege, in den sie sich verliebt hat. Wenn wir für uns und die Patientin diese Sachverhalte als *in sich* gut zusammenpassende Teilmuster verstehen, *zwischen* deren Elementen aber inhibitorische Verbindungen bestehen, wird unmittelbar anschaulich: Wenn nur ein Muster aktiviert ist, geht es gut. Die Patientin ist mit der einen oder anderen Person zusammen, die anderen hält sie dann fern (die Elemente sind deaktiviert) und deshalb war das System bisher spannungsfrei. Soweit eine gelungene Lösung, wie sie viele Menschen finden, die unterschiedliche Bedürfnisse in sehr separaten Kontexten befriedigen.
Das Problem entsteht mit dem Wunsch, sich ganz mit einem Menschen zu verbinden, in den man sich verliebt hat. Da taucht meist bald der Wunsch auf, ihn am ganzen Leben teilnehmen zu lassen: Im Arbeitskontext wird immer mehr das „Freund"-Muster aktiviert, und es werden im Sinne unserer Modelle auch im Zustand der Aktivation des „Arbeit/Freund"-Musters bisher deaktivierte Elemente aus dem Familien- und dem Freizeitmuster aktiviert. Dadurch entsteht die Spannung, die die Pat. H. empfindet und die sie zum intuitiven Schluss bringt, sie müsste authentischer werden.

Aufgabe der Therapie wird es sein, ihr die Situation bewusst zu machen. Konnektionistische Modelle legen (ebenso wie therapeutische Erfahrung und verschiedene explizite therapeutische Modelle) nahe, dass neue, integrierte Muster gebildet werden müssen, in denen vormals widersprüchliche Elemente Platz haben. Es könnte zudem sein, dass schwer zu integrierende Muster insgesamt weniger wichtig und damit deaktiviert werden. So kann z. B. durch die neue Unabhängigkeit gegenüber der Familie in einer neuen Partnerbeziehung die Freundschaft mit der Punkerin, in der die Patientin wohl Unabhängigkeitsbedürfnisse gepflegt hat, weniger wichtig werden.

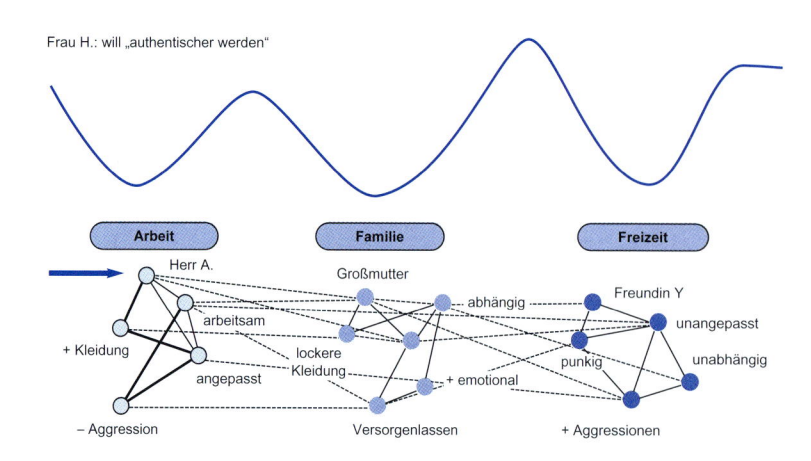

Abb. 1.8 Vereinfachte Teilmuster und dazugehörige Spannungslandschaft bei einer konkreten Patientin

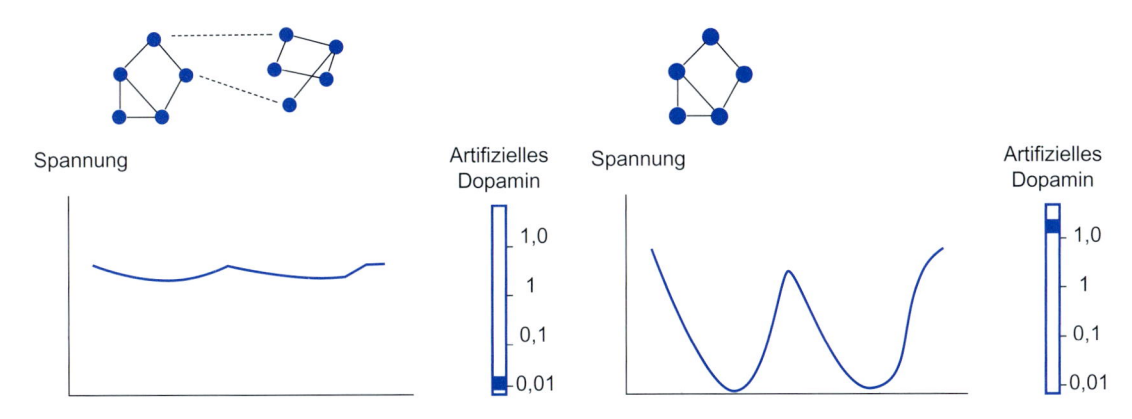

Abb. 1.9 Simulierte Auswirkung von Dopamin auf die Aktivierung von Mustern, die Steilheit in Spannungslandschaften und damit die Wahrscheinlichkeit einzelner Systemzustände (aus Caspar und Berger 2006)

Die Tatsache, dass auch einige biologische Aspekte mit konnektionistischen Modellen gut nachvollzogen werden können, macht sie zu einer besonders interessanten Basis für Störungsmodelle (Caspar et al. 2004; Caspar und Berger 2006). Einer der relevanten Bezüge ist die Abhängigkeit des Funktionierens eines Systems von der Konzentration von Neurotransmittern. Dies lässt sich in der Spannungslandschaft-Metapher anschaulich als Höhe der Berge/Täler und Steilheit der Hänge veranschaulichen. Für ein gutes psychisches Funktionieren ist beides erforderlich: Täler müssen eine gewisse Steilheit haben, wenn sich überhaupt stabile Muster für einige Zeit erhalten sollen; sind die Berge jedoch zu hoch und die Hänge zu steil, kommt ein System nie mehr aus einem lokalen Minimum heraus, um sich in einen noch spannungsfreieren Zustand zu bewegen. Ein Wechsel zwischen Verflachung und Steilerwerden der Landschaft wäre aus dieser Sicht günstig, und genau das lässt sich z. B. für die Wirkung von Dopamin modellieren (> Abb. 1.9; Berger 2005).

Die Möglichkeiten, neuronale Netzwerkmodelle für das Verständnis psychischer Störungen zu nutzen, sind damit längst nicht ausgeschöpft (s. auch Grawe 1998, 2004). Wichtig ist auch, dass nicht das ganze psychische Funktionieren entweder aus „klassischer" oder aber aus konnektionistischer Sicht gesehen werden muss. „Dual-Process"-Modelle, bei denen das gut oder eben auch nicht so gut funktionierende Zusammenspiel bewusster und selbstorganisierter Prozesse in den Vordergrund gestellt wird, werden in > Kap. 17 zur Selbstregulation behandelt.

1.8 Störungen und ihre Behandlung

Warum brauchen wir für Psychotherapie überhaupt Störungsmodelle und Diagnosen? Diese haben zwei wichtige Funktionen.

1.8.1 Rechtfertigung

Eine klare Funktion der Definition und Zuschreibung einer Störung ist die Legitimation einer Behandlung, aber auch die Legitimation als Behandler: Mit der Verfügbarkeit klarer Störungsmodelle und der Fähigkeit einer überzeugenden Zuordnung zu einer Störungskategorie zeigt ein Behandler professionelles Wissen und signalisiert Fähigkeiten, mit dem Problem fertig zu werden. Eine „funktionale Störung" ist allemal besser als eine eingebildete.

Mit der langen Liste von Phobien (s. Davison et al. 2007), von Autophobie (nein, nicht die Angst vor Autos, sondern die Angst, allein zu sein), über die Erythrophobie (wie gut auch für Patienten, dass ihre peinliche Errötungsangst einen seriösen Namen hat) über die Hodophobie (nicht, was Sie dachten, sondern eine Reisephobie) bis zur Zoophobie kann man Studierende erfreuen, sie kann aber auch ernsthaft Ausgangspunkt für eine Reflexion der Funktion von Diagnosen sein: So auf die Spitze getrieben wirken reine Namensgebungen absurd, aber sie signalisieren doch ein Bedürfnis nach differenzierter Zuordnung. Die Differenzierung zwischen Agoraphobie und Arachnophobie wird dann richtig relevant, wenn sie zu unterschiedlichen Behandlungen führt, womit wir bei der zweiten Funktion sind.

1.8.2 Zugang zu Behandlungsregeln und Einschätzung des Therapieerfolgs

Die Unterscheidung zwischen Agoraphobie und speziellen Phobien ist ein klassisches Beispiel für differenzielle Behandlungsregeln in Abhängigkeit von der detaillierten Diagnose: Systematische Desensibilisierung wirkt bei letzterer, nicht aber bei der erstgenannten Diagnose. Ganz allgemein schafft die Zuordnung des Patienten zu einer Störung (oder mehreren Störungen) Zugang zu störungsspezifischen ätiologischen Modellen und therapeutischen Vorgehensweisen.

Auch wenn nicht das Vollbild einer Störung gegeben und damit eine bestimmte Diagnose nicht gerechtfertigt ist, können mit Vorsicht Behandlungsheuristiken genutzt werden. So können Patientinnen mit Emotionsregulationsproblemen und selbstschädigendem Verhalten sowohl psychoedukativ von Modellen zur Borderline-Störung als auch z.B. zum Skills-Training des DBT-Ansatzes profitieren, auch wenn sie die Diagnosekriterien nicht erfüllen.

Die Berücksichtigung der Schwierigkeit von Patienten *(risk adjustment)* spielt beim fairen Vergleich der von einzelnen Therapeuten oder Institutionen erreichten Effektstärken eine ganz wichtige Rolle. Die hinreichend differenzierte Berücksichtigung der Störung ist dabei neben interpersonalen, demografischen und anderen Merkmalen zentral. Hinreichend differenziert bedeutet z.B., dass man zwischen chronischen und anderen Depressionen, zwischen Persönlichkeitsstörungen mit und ohne Komorbiditäten differenziert, wobei diese zwar überwiegend, aber nicht in jedem Fall zu einer Erhöhung der Schwierigkeit führen.

1.9 Schlussbemerkung

Die Darstellungen und Überlegungen in diesem Kapitel dürften verdeutlicht haben, dass wir von einem einheitlichen Modell für psychische Störungen noch ein ganzes Stück entfernt sind. Verschiedene Modelle erhellen verschiedene Aspekte unterschiedlich gut. Das Postulat der Zeit ist, für jeden Patienten durch Verwendung der für ihn am besten passenden Störungsmodelle ein Maximum an Verständnis für seine Probleme zu entwickeln, ohne – und das ist wichtig! – dabei an konzeptueller Klarheit zu verlieren. Wenn die Probleme objektiv am besten durch eine Kombination von fünf Konzepten erfasst werden, kann es trotzdem besser sein, zumindest gegenüber dem Patienten nur zwei zu verwenden. Therapeuten, die sich seit Jahren oder Jahrzehnten mit Modellen für psychische Störungen beschäftigt haben, vertragen tendenziell mehr Komplexität als Patienten. Was die Therapeuten betrifft, spricht allerdings einiges dafür, dass kognitive Komplexität, auf Modelle für psychische Störungen bezogen, günstig ist: die Fähigkeit, in mehreren sich ergänzenden Modellen gleichzeitig zu denken und Spannungen und explizite Unsicherheiten auszuhalten. Allgemeine Modelle zur Expertiseentwicklung (Dreyfus und Dreyfus 1986) legen nahe, dass die Fähigkeit, pluralistisch in mehreren Modellen zu denken und Besonderheiten der einzelnen Situation Rechnung zu tragen, auch Zeit braucht: Auch die von ihren Voraussetzungen her besten Therapeuten brauchen Erfahrung, nicht zuletzt, um Informationsverarbeitungskapazität für das Anspruchsvollere zu gewinnen, das Anfänger noch für die Basics („Wie formuliere ich meinen nächsten Satz"?) brauchen.

Was eine Betrachtung psychischer Störungen nach Diagnosen betrifft:

MERKE
Die Natur hat die Welt nicht in Diagnosen nach DSM/ICD eingeteilt. Die Diagnose ist nicht mit der Störung zu verwechseln (Mundt und Backenstrass 2005).

Psychotherapeuten sollten gerüstet sein, das Störungsspezifische einzusetzen, das bei einer bestimmten Problemkonstellation besonders gut hilft und seine Wirksamkeit bewiesen hat. Sie sollten aber auch nicht aufgeschmissen sein, wenn sich das Problem oder die Probleme eines Patienten nicht oder nur teilweise einer bekannten Diagnose mit zugehörigen manualisierten Vorgehensweisen zuordnen lässt bzw. lassen. Wenn man Psychotherapeuten nicht einfach als Anwender algorithmischer Programme auffasst, sondern als hoch qualifizierte Nutzer wissenschaftlich fundierter psychotherapeutischer Vorgehensweisen, die im Einzelfall und in der Einzelsituation unterbestimmt sind (➤ Kap. 2), dann ist gar nicht vorstellbar, wie sie ohne differenzierte ätiologische Konzepte arbeiten könnten.

LITERATURAUSWAHL
Caspar F (2003). Psychotherapy research and neurobiology: Challenge, chance, or enrichment? Psychother Res 13: 1–23.
Caspar F (2007a). Beziehungen und Probleme verstehen. Eine Einführung in die psychotherapeutische Plananalyse. 3. A. Bern: Huber.
Davison GC, Neale JM, Hautzinger M (2007). Klinische Psychologie. Ein Lehrbuch. 7. A. München: Psychologie Verlags Union.
Dörner K, Plog U, Teller C, Wendt F (2007). Irren ist menschlich. 3. A. Bonn: Psychiatrie-Verlag.
Grawe K (1998). Psychologische Therapie. Göttingen: Hogrefe.
Jacobi F, Hoyer J, Wittchen H-U (2004). Seelische Gesundheit in Ost und West: Analysen auf der Grundlage des Bundesgesundheitssurveys. Z Klin Psychol Psychother 33(4): 251–260.
Schnell K, Herpertz SC (2006). Funktionelle Bildgebung bei der Borderline-Persönlichkeitsstörung. Persönlichkeitsstörungen Theorie und Therapie 10: 188–198.

KAPITEL 2

Franz Caspar, Sabine C. Herpertz und Klaus Lieb

Was ist Psychotherapie?

Kernaussagen

- Zu einem professionellen psychotherapeutischen Ansatz gehören das Abstützen in empirisch fundierten Konzepten, eine solide, kontrollierte Ausbildung, das Anwenden von Methoden mit nachgewiesener Wirksamkeit sowie eine laufende Qualitätssicherung.
- Randomisierte kontrollierte Studien (RCTs) zeigen eindeutig, dass Psychotherapie wirksam ist, aber auch dass es Unterschiede in der Wirksamkeit einzelner Methoden und Verfahren gibt: Zusammengefasst zeigen rund 65 % der Patienten einen deutlichen Erfolg, 50 % liegen nach der Therapie in einem psychopathologisch unauffälligen Bereich. Psychotherapie zeigt viermal bessere Remissionsraten als spontane Remission und zweimal bessere als Placebo.
- Psychotherapie-Integration ist auf dem Vormarsch (Norcross 1995). Ein großer Teil der erfahreneren Therapeuten bemüht sich, die Grenzen der angestammten Ansätze durch Hinzunehmen weiterer Elemente zu überwinden. Integration ist ein anspruchsvolles Unterfangen mit möglichen negativen Nebenwirkungen. Auf der Basis individueller Fallkonzeptionen erlaubt das Denken in Wirkfaktoren eine Integration auf mittlerer Ebene.
- Die Wahl des therapeutischen Vorgehens sollte nicht nur von der Störung, sondern von weiteren Merkmalen wie interpersonalen Eigenschaften des Patienten, Ausmaß des Leidensdrucks und Copingstil abhängig gemacht werden. Wichtig ist die adaptive Entwicklung des Vorgehens im Laufe der Therapie. Basis dafür sind individuelle Fallkonzeptionen, für die es orientierungsspezifische (z. B. lerntheoretische Verhaltensanalysen) wie orientierungsübergreifende Konzepte (z. B. Stages-of-Change-Modelle) gibt.
- Heutzutage richtet sich das Vorgehen stark nach der Diagnose, und das Vorliegen einer diagnostizierbaren Störung ist Voraussetzung für die Abrechnung mit der Krankenkasse. Im Zuge einer Betonung der Techniken wurden andere nachweislich bedeutsame Faktoren wie die Person des Therapeuten und die Beziehung vergleichsweise vernachlässigt. Im Durchschnitt hängt ca. 40 % der Ergebnisvarianz von Patientenmerkmalen ab, deren konkrete Auswirkungen wiederum stark von der Verfügbarkeit eines geeigneten Vorgehens und vom Sich-Einstellen des Therapeuten *(responsiveness)* abhängen. Auch beim manualisierten Vorgehen bleiben viele Aspekte des therapeutischen Handelns offen und müssen auf den Patienten und die Situation abgestimmt werden. Bei „Komorbidität" ist der Zusammenhang zwischen den Problemen zu berücksichtigen.
- Das therapeutische Vorgehen sollte ausgeglichen problem- und ressourcenorientiert sein. Vermehrte Forschung unter realen Praxisbedingungen ist ebenso notwendig wie Forschung zur Wirkweise von Psychotherapie. Verschiedene Arten der Psychotherapieforschung sollten jedoch nicht gegeneinander ausgespielt werden.
- Störungsspezifisches Vorgehen allein macht kein ausreichendes Psychotherapieangebot aus: Therapeuten brauchen auch störungsübergreifende Prinzipien, die sie leiten können, wenn kein Manual passt.

2.1 Einleitung

Im Vorwort zu diesem Buch wurde umrissen, wie sich Psychotherapie definiert und wie sich dieses Buch innerhalb der einschlägigen Konzepte und Schriften positioniert. Aufgabe dieses Kapitels ist es, weiter in das Thema und in das Verständnis von Psychotherapie einzuführen, das diesem Buch zugrunde liegt. Kaum ein Leser, kaum eine Leserin wird nicht schon über erhebliche Vorinformationen dazu verfügen, was Psychotherapie ist und wie sie funktioniert. Dieses Kapitel soll mit möglichst wenig Redundanz zu diesem Vorwissen, aber auch zu den spezialisierteren Kapiteln in diesem Buch pointiert ein grundlegendes Verständnis herausarbeiten, das sich sowohl von traditionellen schulenorientierten Auffassungen als auch von einer aus unserer Sicht zu einseitig störungsspezifischen Auffassung unterscheidet.

Der psychotherapeutischen Praxis können implizit oder explizit sehr unterschiedliche Modelle zugrunde gelegt werden. Dass auch Laien ohne Psychotherapieausbildung bei Menschen mit psychischen Problemen zu positiven Veränderungen beitragen können, ist evident. Ebenso evident ist, dass Vertreter von Ansätzen, die gelinde gesagt skurril sind – selbst aus der Perspektive toleranter und offener Konzepte von empirischer Evidenz und solider Theoriebildung – zumindest **gelegentlich** positive Wirkungen erzielen können. Mit „Placebo"-Effekten erheblicher Höhe ist für Pharmakotherapie im Allgemeinen, für Psychopharmakotherapie im Besonderen und auch für Psychotherapie zu rechnen. Für andere Ansätze der Einflussnahme auf psychische Probleme, bei denen ja oft gezielt der Glaube an die Wirksamkeit der Behandlung ins Zentrum der Einflussnahme gestellt wird, dürften sie deutlich erhöht sein. Die Esoterik z. B. ist auch bei Menschen, die Hilfe für psychische Probleme suchen, ein großer Markt. Das alles weist darauf hin, dass in der Psychotherapie in starkem Maße allgemeine Wirkfaktoren im Spiel sind, die nicht einem professionellen Ansatz vorbehalten sind. Darauf wird im zweiten Abschnitt dieses Kapitels eingegangen.

2.1.1 Definition

Was zeichnet professionelle Psychotherapie aus? Zu den Merkmalen professionellen Handelns gehört (Perrez und Baumann 2005):
- das Abstützen in empirisch fundierten Konzepten,
- eine solide und auf das Erreichen der Ausbildungsziele hin kontrollierte Ausbildung,
- das Anwenden von Methoden mit nachgewiesener Wirksamkeit und
- eine laufende Qualitätssicherung.

Auf diese Elemente sollten Psychotherapeuten sich verständigen können, auch wenn Therapeuten mit unterschiedlichen Hintergründen verschiedene Meinungen vertreten, was die einzelnen Punkte genau bedeuten, welche Kriterien und konkreten Umsetzungen relevant und akzeptabel sind, und auch wenn unterschiedliche „Allergien" gegen als falsch angesehene Auffassungen bestehen.

Vielleicht der wesentlichste Grund für das Einfordern bestimmter Voraussetzungen ist das Ziel, einen möglichst konstant *hohen Nutzen* von Psychotherapie mit einem *Minimum* an negativen *Nebenwirkungen* zu garantieren (s. auch ➤ Kap. 36). Für Professionalität reicht es nicht aus, *einzelne Fälle* mit spektakulären Besserungen vorweisen zu können oder über die Fähigkeit zu verfügen, Patienten und Kollegen den *Glauben* zu vermitteln, man sei ein guter Therapeut. Das professionelle therapeutische Angebot und sein Nutzen müssen ständig auch nach unabhängigen Kriterien untersucht und weiter optimiert werden.

Tatsächlich hat das Unternehmen „Psychotherapie" einen Stand erreicht, der sich sehen lassen kann, und es befindet sich in permanenter Weiterentwicklung.

2.1.2 Wirksamkeit

Eysenck hatte 1952 die Fachwelt mit der Behauptung brüskiert, die Rate *spontaner Remissionen* sei höher als die Heilungsrate in Psychotherapie; insbesondere unter psychodynamisch fundierter Psychotherapie sei diese schlecht. Psychotherapie wäre demnach eher schädlich, im besten Fall verhindere sie die spontane Remission nicht. Es sollte viele Jahre dauern, bis Eysencks Position in randomisierten Vergleichen mit unbehandelten Kontrollgruppen wirklich widerlegt werden konnte. Diese wurden benötigt, um eindeutig zu belegen, dass die Rate spontaner Remissionen für die Gruppe von Menschen mit psychischen Störungen, die eine Psychotherapie aufsuchen, eindeutig überschätzt worden war und dass Psychotherapie vor allem deshalb sehr wohl zu größeren positiven Veränderungen führt, wie Smith und Glass (1977) und später Smith et al. (1980) in ihren Metaanalysen zusammenfassend zeigen konnten.

Heute ist eindeutig belegt, dass Psychotherapie im Durchschnitt gut wirkt und in RCTs – in Effektstärken im Prä-Post-Vergleich ausgedrückt – eine durchschnittliche Wirkung von rund 0,80 zeigt. Das bedeutet, dass rund 65 % der Patienten mit deutlichem Erfolg behandelt werden und 50 % nach der Therapie in einem psychopathologisch unauffälligen Bereich liegen. Psychotherapie zeigt viermal bessere Remissionsraten als spontane Remission und zweimal bessere als Placebo. Bei stärker gestörten Patienten zeigen sich eher höhere Wirkungen, aber eine kleinere Chance, nach Behandlungsabschluss im normalen Bereich zu liegen (Grawe 1998; Lambert et al. 2002). Diese Durchschnittszahlen gelten nur für untersuchte Therapieformen, nicht für „Trittbrettfahrer" und sind selbstverständlich aufzuschlüsseln und kritisch zu reflektieren. Wenn auch das „Äquivalenzparadoxon" immer wieder verzeichnet wird, dass also untersuchte „Bona-fide"-Verfahren im Durchschnitt zumindest keine sehr großen Wirkungsunterschiede zeigen (s. u.), gibt es bei etwas genauerer Betrachtung zwischen einzelnen Verfahren und Methoden durchaus große Wirksamkeitsunterschiede. In den Kapiteln zu den einzelnen Störungen wird das immer wieder zu sehen sein. Hill und Lambert (2003) zeigen zudem, dass je nach Wahl des Erfolgsindikators die Wirksamkeit in derselben Studie zwischen 6 und 69 % liegen kann. In der Routinepraxis mit oft komplexen Problemen liegt die Wirksamkeit meist eher etwas niedriger als in Studien mit einer hoch selektierten Klientel. Es gibt jedoch auch Praxisstudien mit sehr guten Wirkungen. In den einzelnen Kapiteln dieses Buches wird der Frage der Wirksamkeit detaillierter nachgegangen.

2.1.3 Therapieschulen

Die Weiterentwicklung wurde bisher stark von einzelnen Persönlichkeiten und „Schulen" getragen. Ohne sie wären viele Konzepte nie entwickelt und mit der für ihre Verbreitung notwendigen Vehemenz vertreten worden. Grawe (1998) hat diese Konzepte „Theorien der ersten Generation" genannt. Kennzeichnend für sie ist, dass sie Fakten und Aspekte, die zum beanspruchten Gegenstandsbereich gehören würden, die aber *nicht* zu den Konzepten passen, von Ausnahmen abgesehen eher ausblenden. Die Alternative wäre, sich so zu verändern und zu erweitern, dass allem Rechnung getragen wird, wenn es für den Geltungsbereich eines Ansatzes relevant ist, ob es nun zu den bestehenden Konzepten passt oder nicht. Bekannte Beispiele sind die Schwierigkeit vieler Verhaltenstherapeuten zu akzeptieren, dass bei Ängsten auch ohne Exposition gute Erfolge erzielt werden können, oder die Schwierigkeit eines Teils psychodynamisch orientierter Therapeuten zu akzeptieren, dass eine gute Therapiebeziehung und anhaltende Therapieerfolge mit Videoaufnahmen von den Gesprächen vereinbar sind.

In vielen Fällen wären Ansätze angemessener, wenn sie auch Konzepte von anderen Ansätzen hinzuziehen würden. Grawes sog. „Theorien der zweiten Generation" tun genau dies; sie sind offen gegenüber relevanten Anregungen und Ergänzungen aus anderen Ansätzen und in diesem Sinne integrativ. Integration kann aber nicht bei der Integration von bereits Bestehendem stehen bleiben. „Über den Gartenzaun" auf andere Ansätze schauen hilft zwar, Beschränkungen zu vermeiden, die insofern unnötig sind, als Therapeuten auf der Basis anderer Ansätze dafür bereits Lösungen gefunden haben. Andererseits ist es unwahrscheinlich, dass selbst das Gesamt an psychotherapeutischen Konzepten heute bereits die Antworten auf alle wichtigen Fragen enthalten könnte. Theorien zweiter Generation müssen deshalb auch Grundlagen der relevanten Gebiete wie Psychologie, Medizin, Biologie und Sozialwissenschaften sowie neue Forschung berücksichtigen.

Zentrale Anforderungen an moderne Psychotherapie-Konzepte wären, dass sie folgende Elemente und Aspekte enthalten oder Zugang dazu geben:
- Modelle, wie psychische Störungen zu erklären sind (Ätiologie)
  - generell
  - in Bezug auf einzelne Störungen/Probleme
- Modelle, wie Psychotherapie wirkt
  - generell
  - in Bezug auf einzelne Vorgehensweisen (Techniken)
- Relevante wissenschaftliche Grundlagen, z. B. aus Psychologie, Medizin und Biologie
- Ansätze zur individuellen Fallkonzeption
- Generelle Ansätze und konkrete Techniken zum therapeutischen Handeln
- Modelle und konkrete Ansätze
  - zur Feststellung, ob konkrete Psychotherapien nach diesem Ansatz wirken
  - zur Forschung und Weiterentwicklung des Ansatzes
  - zum Ausbilden von Psychotherapeuten

Bezüglich des Anwendungsbereichs von Psychotherapie bestehen unterschiedliche Auffassungen:
1. Psychotherapie strikt beschränkt auf die Behandlung diagnostizierbarer psychischer Störungen von behandlungsbedürftiger Schwere, allenfalls auch somatischer Probleme mit psychischem Hintergrund
2. Psychotherapie auch als Mittel zur Selbstreflexion und Erweiterung der eigenen Möglichkeiten

Auch bei der zweiten Auffassung muss oder musste ein irgendwie geartetes Problem vorliegen, von dem die Therapiemotivation zumindest ursprünglich ausging. Dass die Bezahlung durch Krankenkassen i. Allg. das Vorliegen einer klinisch relevanten Störung im Sinne der ersten Auffassung voraussetzt, versteht sich von selbst.

Der **Geltungsbereich** von Konzepten kann unterschiedlich weit sein. Sie können sich auf Psychotherapie generell oder auf bestimmte Anwendungsgebiete (z. B. Suizidprävention) oder Themen (z. B. Umgang mit reaktanten Patienten) beziehen. In der Vergangenheit wurden Konzepte oftmals für bestimmte Störungen entwickelt (z. B. der Ansatz von Beck für Depressionen) und dann auf mehrere Störungen bzw. zu einem generellen Ansatz erweitert, oder ein genereller Ansatz kam mit gewissen Einschränkungen daher (z. B. „Psychoanalyse nicht für Borderline-Patienten"), die später durch konzeptuelle und technische Erweiterungen überwunden wurden. Selbstverständlich ist es sinnvoll, Einschränkungen eines Geltungsbereichs explizit zu machen; denn konzeptuell und empirisch nicht gestützte Geltungsansprüche dürften über kurz oder lang zu Problemen führen. Bei eingeschränkten Konzepten (was hier auf keinen Fall wertend zu verstehen ist!), ist es generell nützlich, wenn ein enger Bezug zu allgemeineren Konzepten explizit gemacht wird. Therapeuten wollen in der Regel Bezüge zu bereits Bekanntem herstellen. Redundanz sollte eingeschränkt werden (so müssen z. B. nicht für jede psychische Störung die Prinzipien der Beziehungsgestaltung neu erfunden werden), und die Einbettung in allgemeine Konzepte kann weiterhelfen, wenn man an die Grenzen eines spezielleren Ansatzes stößt.

2.2 Schulenintegration

Ein Ansatz zur Erweiterung therapeutischer Möglichkeiten ist die Integration von bestehenden Therapieansätzen. Der Trend geht ganz klar in Richtung Integration, und diese wird seit Langem in unterschiedlicher Weise betrieben. Rund drei Viertel aller in Untersuchungen befragten Psychotherapeuten sehen sich als integrativ (Norcross und Goldfried 2005;

Orlinsky und Rønnestad 2005). Die Zahlen sind dabei nicht für alle Ansätze gleich: Ursprünglich verhaltenstherapeutisch Orientierte arbeiten stärker integrativ als ursprünglich psychodynamisch Orientierte. Das kann verschiedene Ursachen haben. Verhaltenstherapeuten könnten bei ihrem Ansatz mehr Defizite sehen, die sie durch Hinzunahme anderer Konzepte zu überwinden versuchen, sie könnten in ihrer Grundhaltung pragmatischer, flexibler und weniger orthodox sein usw. Dass in der realen Praxis psychoanalytische Patienten nach Abschluss einer Therapie deutlich häufiger als verhaltenstherapeutische Patienten weitere Therapien aufsuchen (Brockmann et al. 2006), kann heißen, dass ihnen in der einen Therapie noch etwas gefehlt hat – aber natürlich auch, dass sie von Psychotherapie sehr überzeugt sind und mehr davon haben wollen.

Als Basis für eine Integration sind verschiedene Modelle vorgeschlagen worden (Norcross und Goldfried 2005), die verschiedenen Ebenen der Integration zugeordnet werden können. Die **höchste Ebene** der Integration ist die **Ebene der Theorien.** Ein Ansatz zur Integration bestehender Ansätze ist der von Wachtel (1977) für Verhaltenstherapie und Psychoanalyse. Ein Ansatz, bei dem erklärtermaßen über die Integration des Bestehenden hinausgegangen wird, ist Grawes (1998) „Psychologische Therapie" und noch deutlicher die „Neuropsychotherapie" (Grawe 2004). Ob eine befriedigende theoretische Integration überhaupt gelingen kann, wird divergent beurteilt. So wird eine Entwicklung befürchtet, wie wir sie bereits von Metaanalysen zur Wirksamkeit von Psychotherapien kennen. Diese wurden ursprünglich als (vergleichsweise) objektives Mittel gesehen, um Originalstudien zur Wirksamkeit zusammenzufassen und damit auch einen Betrag zur Überwindung des Schulenstreits zu leisten. Inzwischen hat sich allerdings die Erkenntnis durchgesetzt, dass es eben auch bei Metaanalysen unterschiedliche, auch durch die Verpflichtung gegenüber therapeutischen Orientierungen bestimmte Arten der Kriterienbildung und Durchführung gibt: Der Streit um die richtige Form der Therapie wird teils auf den Streit um die richtige Art der Metaanalyse verlagert. Der alte Schulenstreit schimmert dabei zumindest gelegentlich durch. Wie viel ist damit gewonnen?

In der *Society for the Exploration of Psychotherapy Integration* (SEPI) wurde wiederholt diskutiert, ob man aus dem komplizierten Namen nicht das „Exploration of" weglassen sollte. Eine Mehrheit war der Meinung, das sei eine schlechte Idee, weil gerade dieses Element ausdrückt, dass es bei der Integration um einen ständigen Prozess gehe. Der Anspruch, jetzt den richtigen integrativen Ansatz gefunden zu haben, würde diesen Prozess gefährden und zu einer neuen Schulenbildung auf höherer Ebene führen. Solche Befürchtungen beziehen sich nicht nur, aber besonders auf Ansätze zur Integration auf der höchsten, der theoretischen Ebene.

Die **unterste Ebene** der Integration bezieht sich auf die **konkreten therapeutischen Techniken.** Am extremsten ist sicher die Position des „technischen Eklektizismus" (Lazarus et al. 1992), wonach es überhaupt nicht darauf ankomme, aus welchem Kontext eine therapeutische Technik stamme. Es komme nur darauf an, dass sie *wirke* und man sich theoriefrei eine Prozedur zusammenbasteln könne. Dagegen wurde eingewendet, es gebe keine kontextfreien Techniken. Eine Expositionsübung ist danach etwas ganz anderes, wenn sie, in ein verhaltenstherapeutisches Vorgehen eingebettet, mit entsprechender psychoedukativer Konzeptvermittlung an den Patienten stattfindet oder wenn ein psychodynamisch arbeitender Therapeut sie für umgrenzte therapeutische Ziele in einen ganz anderen Kontext einbettet.

Am häufigsten dürfte Integration auf konkretester Ebene ohne eklektische Extremposition stattfinden, wenn Therapeuten mehr oder weniger selbstverständlich Techniken übernehmen und im Kontext einer Therapie anwenden, die hauptsächlich durch den ursprünglichen Ansatz der Therapeuten geprägt ist. Das machen viele Therapeuten; über die Auswirkungen auf Therapieprozess und -ergebnisse ist wenig bekannt (➤ Kap. 6).

MERKE
Ein interessantes Ergebnis ist, dass Therapeuten, die nach eigenen Angaben an mehreren therapeutischen Richtungen orientiert sind, vermehrt die Erfahrung von positiven Therapiesitzungen machen.

Diese waren in einer Untersuchung von Orlinsky et al. (2006) definiert als Sitzungen, in denen sich Therapeuten als involviert, engagiert, wirksam, akzeptierend und freundlich, akzeptierend und unterstützend, „skillful", interessiert und beim Auftreten von Schwierigkeiten als konstruktiv erlebten.

Integration auf **mittlerer Ebene** bedeutet die Verwendung von Ansätzen, die **Wirkfaktoren** oder Prinzipien, also das zwischen abstrakteren Theorien und konkreten Techniken Stehende, betonen. Therapeuten würden also z. B. überlegen, dass ein Patient sein Vermeidungsverhalten aufgeben müsste, um seine Angst loszuwerden, dass er Kompetenzen erwerben müsste, um seine Bedürfnisse besser befriedigen zu können, dass er Einsicht in bestimmte Aspekte seines Funktionierens gewinnen müsste, um freier entscheiden zu können, wie er sich wirklich verhalten will usw. Diese Ideen werden üblicherweise aus individuellen Fallkonzeptionen abgeleitet, die auf der Basis theoretisch homogener oder aber auch integrativer Konzepte stehen können.

MERKE
Wichtig ist aus integrativer Sicht, dass durch den Primat des Denkens in Wirkfaktoren oder Wirkprinzipien Freiheitsgrade in der Wahl konkreter Vorgehensweisen entstehen.

Um Emotionen zu einem bestimmten Thema zu evozieren, kann ich u. U. verhaltenstherapeutisch Expositionsübungen durchführen, gesprächspsychotherapeutisch vertiefen, gestalttherapeutisch mit kreativen Medien oder Zweistuhltechnik arbeiten oder psychoanalytisch interpretieren. Der Haupteffekt des Evozierens und/oder Vertiefens von Emotionen kann dabei ähnlich sein, die Vorgehensweisen sind aber an unterschiedliche Voraussetzungen gebunden und haben unterschiedliche positive und negative **Nebenwirkungen.**

> **MERKE**
> Stellt man Prinzipien und nicht konkrete Techniken in den Vordergrund, kann das konkrete Vorgehen gewählt werden, das für den individuellen Patienten und die individuelle Situation (wozu u. a. auch die motivationale Lage des Patienten, die Kompetenz des Therapeuten in einem konkreten Verfahren und viele weitere Aspekte gehören) die beste Bilanz von positiven und negativen Haupt- und Nebenwirkungen aufweist.

Auf die mittlere Ebene der Integration bezieht sich auch eine populäre Interpretation des „Äquivalenzparadoxons", wonach – paradox, weil schwer mit verbreiteten Meinungen und Erfahrungen vereinbar – recht unterschiedliche Therapieverfahren in vergleichenden Untersuchungen im Durchschnitt immer wieder ähnliche Wirkungen zeigten: Gemeint ist die „Common-Factors"-Interpretation. Danach beziehen Therapeuten sich zwar auf unterschiedliche theoretische Grundlagen und setzen auch Techniken mit unterschiedlichen Namen ein. Die Bedeutung des Gemeinsamen oder „Unspezifischen" ist danach aber groß (vor allem die therapeutische Beziehung wird hier genannt), und wenn man konkrete Techniken etwas abstrahiert und auf Wirkfaktoren oder Wirkprinzipien zurückführt, findet sich mehr Ähnlichkeit als bei oberflächlicher Betrachtung zu vermuten wäre.

Die Idee von Integration mit ihren unterschiedlichen Realisierungsmöglichkeiten mag für viele bestechend sein, es wurden aber auch (mögliche) **Probleme** genannt:
- Erweiterungen können zu einer Einschränkung der konzeptuellen Klarheit führen, mit der professionelle Therapeuten vielleicht noch ganz gut, ihre Patienten aber schwerer umgehen können. Ein verwirrter Patient kann aber schlecht aktiv mitwirken.
- Integrative Konzepte könnten schwieriger zu vermitteln sein und insbesondere Therapeuten in Ausbildung überfordern.
- Die virtuose Anwendung sowohl von Konzepten als auch von konkreten Interventionen hängt von ihrer relativen Bedeutung und damit von der Häufigkeit der Umsetzung beim einzelnen Praktiker ab. Der „integrative Supertherapeut" (Grawe 1981), der alles, aber nichts richtig gut kann, ist keine attraktive Vorstellung.
- Psychotherapie und der Umgang mit psychisch gestörten Menschen ist keine einfache Aufgabe. Sich mit klaren Konzepten, vielleicht auch mit Gründerfiguren zu identifizieren, kann dabei helfen. Die Identifikation mit „Psychotherapie-Integration" oder „ständiger empirisch fundierter Weiterentwicklung" ist abstrakter und anspruchsvoller und vielleicht gar nicht so gut möglich. Psychotherapeuten geht dabei auch etwas verloren.
- Das Entwickeln, empirische Überprüfen und Weiterentwickeln psychotherapeutischer Konzepte ist anforderungsreich. Einen markanten eigenen Ansatz zu bilden und zu fördern birgt immer die Gefahr der Bildung einer größeren oder kleineren „Schule". Wenn narzisstische, aber auch materielle Motive der Gründerfiguren zu Schulenbildung führen, ist das problematisch; sie sind andererseits aber wohl auch oft der Antrieb, Ressourcen in eine notwendige und für Patienten vorteilhafte Weiterentwicklung zu stecken.

Belegt sind diese Bedenken unseres Wissens allesamt nicht, und wir finden auch nicht alle gleich plausibel, aber auf jeden Fall bedenkenswert, wenn integrative Ansätze propagiert werden.

2.3 Wirkprinzipien

Bereits im Zusammenhang mit Psychotherapie-Integration war von **Wirkfaktoren** oder **Wirkprinzipien** die Rede. Damit ist Ähnliches gemeint: dass therapeutisches Vorgehen oder Techniken nicht nur oberflächlich, sondern von ihrer grundsätzlichen Wirkung her betrachtet werden sollten.

> **MERKE**
> Die Begriffe werden nicht einheitlich gebraucht, „Wirkfaktoren" aber tendenziell eher, wenn es darum geht, nachträglich zu verstehen, warum ein Ansatz wirkt und welches Profil er im Vergleich zu anderen eher hat (u. a. Grawe et al. 1994), und „Wirkprinzipien" eher, wenn es darum geht, prospektiv Therapien zu planen (Caspar 2009; Castonguay und Beutler 2005).

Für eine *Betrachtung von den Prinzipien her* spricht Vieles. Dass dadurch Ansätze leichter vergleich- und verstehbar werden, als wenn man bei Oberflächenmerkmalen stehen bleibt, wurde bereits erwähnt. So wurde von Castonguay et al. (1996) untersucht, inwieweit sich verschiedene Formen von Therapie wirklich unterscheiden, wenn man von Außenstehenden das tatsächlich realisierte Vorgehen beurteilen lässt. Grawe (1998) beschrieb typische Wirkprofile für verschiedene Therapieansätze. Diese empirisch nachzuvollziehen ist insbesondere dann interessant, wenn es zu verstehen gilt, warum immer wieder Hinweise gefunden werden, dass Therapien beabsichtigte Wirkungen weniger, andere dagegen sogar mehr zeigen als erwartet. Das Stereotyp wäre jedenfalls, dass in psychodynamischen Therapien (Boll-Klatt und Kohrs 2015) mehr geklärt, in verhaltenstherapeutischen mehr Hilfe zur aktiven Problembewältigung geleistet wird.

Ebenfalls erwähnt wurde bereits, dass bei einer prinzipiengeleiteten Betrachtung ein breiteres Spektrum an Techniken zugänglich wird. Für die **Therapieplanung** vielleicht am wichtigsten ist der Gewinn an Flexibilität. Die Regeln, die in den Prinzipien enthalten sind, sind meistens heuristisch. Sie machen also gewisse Vorgaben, an die sich zu halten im Durchschnitt einen hohen Nutzen hat, an die man sich aber nicht klein-klein zu halten hat. Das Gegenteil wären algorithmische Regeln, die wörtlich und (zumindest „eigentlich") zwingend zu befolgen sind. Als Analogie: Wenn ich meinen Schlüsselbund suche, kann ich mich heuristisch fragen, wo ich ihn zum letzten Mal benutzt habe. So finde ich ihn wahrscheinlich relativ schnell, aber ohne Garantie. Ich kann auch algorithmisch meine Wohnung in kleine Flächen aufteilen und diese nacheinander systematisch absuchen. Unter der Voraussetzung, dass der Schlüssel wirklich in der Wohnung war, werde ich ihn so sicher finden, ich brauche aber wahrscheinlich mehr Zeit als bei heuristischem Vorgehen.

Weitere *Vorteile heuristischen Vorgehens* sind, dass Heuristiken leichter kombiniert werden können, wenn mehrere Ziele gleichzeitig relevant sind, und dass sie auch unter veränderten Ausgangsbedingungen noch nützlich sein können. Die Patienten, die zu uns in Behandlung kommen, entsprechen in vielen Fällen nicht denen, für die standardisierte Vorgehensweisen entwickelt und überprüft wurden. Wir sind dann darauf angewiesen, Behandlungsregeln zu extrapolieren und uns durch Prinzipien statt durch detaillierte algorithmische Anweisungen leiten zu lassen. Um kreative Lösungen zu finden, ist es wichtig, das Problem gut verstanden zu haben. Lösungen sind oft erst möglich, wenn man einen Schritt zurücktritt, die Prinzipien versteht und den Lösungsraum erweitert. Eine Analogie ist die Erfindung der ABS-Bremse: Als die Möglichkeiten erschöpft waren, den Griff von Bremsbacken und Reifen zu verbessern, fand man eine „paradoxe" Lösung: die Verbesserung der Griffigkeit durch blitzschnelles Wiederloslassen des Rades. Dies ist ein Beispiel für eine kreative Neukonstruktion, wie sie in ➤ Kap. 2.7 noch genauer beschrieben wird; es ist schwer vorstellbar, wie man durch *Anpassen des Bestehenden* eine ähnlich gute Lösung hätte erreichen können.

Dass inzwischen für viele Störungen genaue Behandlungsanleitungen zur Verfügung stehen, ist als großer Fortschritt zu betrachten, auch wenn durchaus debattiert wird, ob manualisiertes Vorgehen *immer* zu besseren Ergebnissen führt. In ➤ Kap. 2.7 wird noch genauer ausgeführt, wie man sich das gleichzeitige Berücksichtigen verschiedener Prinzipien in einem therapeutischen Handeln „aus einem Guss" vorstellen kann, und begründet, warum es dazu eigentlich keine Alternative gibt, sofern ein gewisses Maß an Optimierung von Psychotherapie angestrebt wird.

2.4 Differenzielle Indikation

Differenzielle Indikation meint, dass bei Indikationsentscheidungen nicht nur die auffälligsten Merkmale von Patienten (wie die Diagnose), sondern weitere Merkmale (wie z. B. interpersonale Eigenschaften) berücksichtigt werden.

Bei der Indikation ist grundsätzlich zwischen selektiver und adaptiver Indikation zu unterscheiden (Bastine 1982).

Bei der **selektiven Indikation** geht es um die meist punktuell zu Beginn gefällte Entscheidung für eine bestimmte Methode, also Verhaltenstherapie vs. psychodynamische Therapie, stationär vs. ambulant, Einzel- vs. Familientherapie etc. Oft fällt die Entscheidung schon implizit mit der Wahl eines bestimmten, in seinem Vorgehen eingeschränkten Therapeuten. Je stärker der favorisierte Therapieansatz ein manualisiertes oder gar standardisiertes Vorgehen vorsieht, je stärker also das tatsächliche Vorgehen bereits zu Beginn der Therapie feststeht, desto wichtiger ist die selektive Indikation. Therapeuten müssten eigentlich Patienten an selektiven Indikationsentscheidungen beteiligen, und zwar mit angemessener und neutraler Information über Alternativen samt ihren belegten Wirkungen und Nebenwirkungen, was tatsächlich aber nur sehr eingeschränkt geschehen dürfte.

Adaptive Indikation bedeutet die Anpassung des konkreten Vorgehens an den einzelnen Patienten und die Besonderheiten seiner Situation. Die Grenze zwischen selektiv und adaptiv ist dabei unscharf: Wenn z. B. beschlossen wird, eine Ehe- statt einer Einzeltherapie durchzuführen, ist das eine selektive Entscheidung. Wenn innerhalb einer Einzeltherapie zu einzelnen Sitzungen der Partner eingeladen wird, ist das ein Ergebnis adaptiver Indikation. Definieren zu wollen, wo dazwischen genau die Grenze liegt, ist müßig; wichtig ist, beide Arten von Indikation bewusst und transparent vorzunehmen. Ein Modell therapeutischen Handelns, in dem selektive und adaptive Indikation ineinandergreifen, wird in ➤ Kap. 2.7 vorgeschlagen.

2.4.1 Fallkonzeption als Basis der Indikationsentscheidung

Basis für beide Arten von Indikation sind **Fallkonzeptionen**, die sich in ihrem Grad an Explizität, Komplexität und Geltungsbereich (also z. B. nur Störung, auch therapeutische Beziehung etc.) erheblich unterscheiden können. Das eine Extrem wird durch einen Ansatz repräsentiert, demzufolge das Vorgehen weitestgehend durch die ICD- oder DSM-Diagnose allein festgelegt wird, das andere durch sehr detaillierte, umfangreiche Analysen unter Einschluss von Störungs- und Beziehungsaspekten, wie sie in ihrer ganz expliziten und auch durchaus redundanten Form durch Grawe et al. (1996) vor allem für Ausbildungszwecke vorgeschlagen wurde.

Fallkonzeptionen unterscheiden sich selbstredend in Abhängigkeit von den zugrunde gelegten Ätiologie- und Therapiekonzepten deutlich, wie sich in Überblickswerken (Eells 2006; Caspar 1996) zeigt. Dass Zusammenhänge in eine formalisierte, explizite Darstellung gebracht werden, findet man vor allem bei verhaltenstherapeutischen (z. B. SORKC-Analyse; Kanfer et al. 2012; Röhrle 2008), kognitiven (z. B. ABC-Analyse, Ellis 1962) und psychodynamischen (z. B. CCRT-

Ansatz nach Luborsky 1977; Plan Diagnosis nach Weiss et al. 1986) Ansätzen, weniger beim humanistischen Ansatz. Auch dort wurden aber inzwischen teilweise Fallkonzeptionsansätze entwickelt (Goldman und Greenberg 2015), die aber bei anderen humanistisch orientierten Therapeuten auf Skepsis stoßen.

2.4.2 Stadien der Veränderung

Prominent unter den nicht schulenspezifischen Modellen ist das **„Stages-of-Change"-Modell** nach Prochaska et al. (1994; Heidenreich und Hoyer 1998). Danach durchlaufen Patienten, teils wiederholt, verschiedene Stufen der Entwicklung von Veränderungsmotivation: von *precontemplation* (es wird noch nicht anerkannt, dass überhaupt ein Problem besteht) über *contemplation* und *preparation* zu *action* und schließlich *maintenance*. Für die Indikation ist dabei zunächst relevant, dass auch bei Patienten, die einen hohen Leidensdruck angeben, kritisch reflektiert werden sollte, wie weit die Motivationsentwicklung bereits gediehen ist bzw. dass vor gewissen Veränderungsschritten erst die Motivation weiterentwickelt werden muss. Weiter ist wichtig zu beachten, dass tendenziell auf früheren Stufen der Motivationsentwicklung klärungsorientierte Verfahren (Gesprächspsychotherapie, psychodynamische Therapie) besser geeignet sind: Bevor eine klare Motivation entwickelt ist, wird ein Patient kaum bereit sein, konkrete, u. U. schwierige Veränderungsschritte zu machen. Zur „Action"-Stufe passen dagegen besser strukturierte konkrete Verfahren (wie klassischerweise aus der VT), während Patienten auf dieser Stufe durch rein klärungsorientiertes Vorgehen frustriert werden. Auch auf der Beziehungsebene zeigen sich Unterschiede: Zu früheren Stufen passt besser ein autonomiegebendes, nichtdirektives, zu späteren ein direktiveres therapeutisches Beziehungsangebot. Dafür gibt es einige empirische Belege, die sozusagen quer zur Forschung über die Überlegenheit von Therapiemethoden generell oder bei bestimmten Störungen stehen. Spannend wird es natürlich, wenn Patienten in Bezug auf verschiedene Probleme auf unterschiedlichen Stufen der Motivationsentwicklung stehen, namentlich dann, wenn in einer Therapiesitzung mehrere dieser Probleme berührt sind: Unter Umständen ändern sich der Therapieansatz und das Beziehungsangebot dann gezielt innerhalb einer einzigen Sitzung.

2.4.3 Diagnose und Störung

Die Art der vorliegenden Störung hat seit jeher einen Einfluss auf die Diskussion darüber gehabt, wo und wie Psychotherapie gemacht werden kann und soll. Freud schloss verschiedene Störungen von der psychotherapeutischen Behandlung mit dem Argument aus, dass die strukturellen Voraussetzungen für eine Psychoanalyse nicht gegeben sein. Systematische Desensibilisierung, eine der frühesten Techniken der Verhaltenstherapie (s. dazu ➤ Kap. 16), wurde bei Ängsten angewendet, und eine Anwendung bei Nicht-Angststörungen wäre schwer denkbar. Auch *innerhalb* der größeren Gruppe der Ängste wurde differenziert: Als sich zeigte, dass systematische Desensibilisierung bei speziellen Phobien sehr gut, bei Agoraphobien jedoch kaum wirkt, wurden dafür neue Verfahren entwickelt. Heute ist immer weniger denkbar, über angemessenes psychotherapeutisches Vorgehen zu diskutieren, ohne das Vorgehen stark von der Diagnose abhängig zu machen. Obwohl „Diagnose" dabei eigentlich nicht auf die *Störungs*diagnose beschränkt ist, sondern interpersonale und andere Merkmale einschließen kann, wird der Begriff oft so gebraucht. Vor allem im Englischen wird der Begriff *nondiagnostic* für Merkmale benutzt, die im weiteren Sinne durchaus diagnostisch sind, aber (wie interpersonale Merkmale) über die Störung hinausgehen. Auch auf der rechtlichen Ebene findet dies seinen Niederschlag: In Deutschland werden Therapieansätze nur dann als Richtlinienverfahren zugelassen, wenn sie für eine bestimmte Anzahl unterscheidbarer Störungen Wirksamkeitsnachweise erbringen können.

Ausmaß und Spektrum der Wirkung von Psychotherapie insgesamt sind durch die Ausarbeitung spezialisierter Vorgehensweisen bedeutend gesteigert worden, und es ist konsequent, auch dem vorliegenden Buch in weiten Teilen eine störungsorientierte Struktur zu geben. Dass mit Störungsspezifität und den Erwartungen an damit verbundene Wirksamkeitssteigerungen auch übertrieben wurde, ist ein anderes Thema, das in ➤ Kap. 2.9 weiter verfolgt wird.

Was die differenzielle Indikation – also die differenziertere Zuordnung von therapeutischen Vorgehensweisen in Abhängigkeit von Patientenmerkmalen – betrifft, werden mehrere Aspekte kritisch diskutiert:
- Wie ist mit Patienten umzugehen, denen selber nicht die Behebung einer in ICD oder DSM einzuordnenden Störung das wichtigste Anliegen ist? Das gibt es selbst bei Fällen, bei denen eine solche Störung vorliegt.
- Wie ist mit Komorbidität umzugehen?
- Werden die relevanten Störungen eine nach der anderen behandelt, als wäre das jeweils die einzige Störung?
- Gibt es Manuale für die Behandlung von Depressionen mit und ohne Ängste, mit und ohne Persönlichkeitsstörung oder -akzentuierung etc.?
- Ist ein integrierter Ansatz vorzuziehen, in dem a priori alle vorliegenden Störungen und weiteren Faktoren berücksichtigt werden?

Darauf wird grundsätzlich in ➤ Kap. 2.7 sowie in den einzelnen störungsorientierten Kapiteln eingegangen.

Insgesamt liegen nach wie vor recht wenig konsistente Ergebnisse zu differenziellen Therapieergebnissen vor. Das ist insofern erstaunlich, als es der Erfahrung wohl der meisten Therapeuten entspricht, dass Patienten auch innerhalb eines

Störungsbildes recht unterschiedlich auf Psychotherapie ansprechen oder, wie Norcross (2002) es ausdrückt, „*different folks need different strokes*". Die Ergebnislage weist aber eindeutig auf einige Aspekte hin, die bei der Therapieplanung berücksichtigt werden sollten. Sie werden in ➤ Kap. 2.6 diskutiert.

Der Prozess zunehmender Differenzierung kann als Anzeichen der Reifung des Unternehmens Psychotherapie insgesamt gesehen werden. In diesem Buch wird die Haltung vertreten, dass diese Differenzierung unbedingt in der Praxis umzusetzen und weiterzutreiben ist. Es darf dabei aber nicht bei Diagnosen im engeren Sinn stehen geblieben werden, und die allgemeinen Faktoren, also das, was im Vergleich zwischen Störungen nicht oder wenig variiert werden muss, dürfen nicht vernachlässigt werden.

2.5 Therapeuten und Therapiebeziehung

Die beiden Themen werden in diesem Buch in separaten Kapiteln (➤ Kap. 4 bzw. ➤ Kap. 5) behandelt. Dieser Abschnitt hat deshalb vor allem die Funktion, ihre Bedeutung zu markieren. Das ist insbesondere für die Variable „Therapeut" angezeigt. Die Therapiebeziehung genießt traditionell ein hohes Maß an Beachtung, auch wenn dies vor dem Hintergrund der Konzentration auf „empirically supported treatments" (ESTs) etwas geringer geworden ist. Nach wie vor gilt, dass **für die Therapiebeziehung** ein **konsistenter Zusammenhang mit Therapieergebnissen** gefunden wird, auch wenn etwas mehr Realismus eingekehrt ist, was die Höhe dieses Zusammenhangs betrifft. Nach dem unten dargestellten Modell des mehrfachbestimmten therapeutischen Handelns werden wichtige Prämissen für das konkrete Vorgehen durch Beziehungsaspekte definiert, und diese sind fortlaufend zu beachten.

Therapeuten sind – zumindest in der systematischen empirischen Beschäftigung mit Faktoren, die auf den Therapieerfolg Einfluss nehmen – nach wie vor ein relativ blinder Fleck. Für ESTs ist Therapeutenvarianz bei der Optimierung von Psychotherapie eher ein Hindernis: Man versucht, sie durch Standardisierung (Manualisierung, Adhärenzkontrollen) zu minimieren. Tatsächlich ist anzunehmen, dass Therapeutenvariablen umso wichtiger werden, je weniger das therapeutische Vorgehen im Einzelnen festgelegt ist.

> **MERKE**
> Auch bei maximaler Standardisierung behalten Therapeuten mit ihren individuellen Eigenarten und Fähigkeiten aber ein hohes Maß an Einfluss. Neuere Ergebnisse weisen auf große und konsistente Ergebnisunterschiede zwischen Therapeuten hin (Okiishi et al. 2003; Hill und Castonguay, im Druck).

Deren Untersuchung und vor allem das Ziehen von Konsequenzen (Wie ist mit Therapeuten umzugehen, die konsequent schlechte Ergebnisse liefern?) sind aber erheblichen, nicht zuletzt ethisch begründeten Restriktionen unterworfen.

Bei den Therapeuten interessieren verschiedene Aspekte. Beutler und Kollegen haben Wissen aus zahlreichen Untersuchungen zusammengetragen (Beutler et al. 2013; Beutler und Wong 2007; s. auch ➤ Kap. 4 und ➤ Kap. 5 in diesem Band). Vieles bleibt jedoch unklar, u. a.:

- Welche Variablen bestimmen, aus welchen Ausbildungskandidaten einmal gute Psychotherapeuten werden? Obwohl relativ klar ist, wie das untersucht werden könnte (weitgehend parallel zu Patientenmerkmalen), liegen bisher sehr wenige Ergebnisse zu dieser Frage vor. Auch bei empirisch orientierten Therapieausbildungen erfolgt die Kandidatenauswahl ohne solide empirische Grundlage. Es dürfte wohl gelten, dass alle Ausbildungsinstitutionen auch auf Aspekte der persönlichen Eignung achten. Welches die Kriterien sind und wie sie erschlossen werden, ist überwiegend implizit oder nur intern (teilweise) expliziert.
- Wie ist den verschiedenen mitgebrachten Eigenarten von Therapeutinnen und Therapeuten in der Ausbildung Rechnung zu tragen? Auch dies ist weitgehend unbekannt. Psychotherapie*ausbildung* ist abgesehen von Teilen der Supervision und Selbsterfahrung noch sehr wenig differenziell, also auf Merkmale des einzelnen Kandidaten abgestimmt. Insgesamt besteht bzgl. der Therapeuten heute ein enormer Aufholbedarf.

2.6 Patienten

Nach wie vor wird mit geschätzten 40 % (Lambert 2003) der größte Teil der Ergebnisvarianz von Patientenmerkmalen bestimmt, auch nachdem im Ansatz der störungsspezifischen oder störungsorientierten Psychotherapien die Art der psychischen Störung, ein zweifellos zentrales Merkmal, immer mehr zum Ausgangspunkt therapeutischen Vorgehens gemacht wird und dadurch an Einfluss auf die Ergebnisvarianz verliert. Unzählige Patientenmerkmale wurden bereits im Hinblick auf einen Zusammenhang mit dem Therapieergebnis untersucht. Sie können eingeteilt werden in Umfang und Schwere der Probleme, Entwicklungsgeschichte und Erfolge, interpersonale Skills, intellektuelle Fähigkeiten, Leidensdruck und Veränderungswunsch (Clarkin und Levy 2003).

> **MERKE**
> Dass der gefundene Einfluss stark variiert, kann mit darauf zurückgeführt werden, dass es nicht Patientenmerkmale an sich sind, die wirken, sondern **Interaktionen**: Patientenvariablen können *Moderatoren* (beeinflusst den Einfluss dritter Variablen; so hängt z. B.

> von der Submissivität vs. Dominanz des Patienten ab, wie Direktivität des Therapeuten wirkt) und *Mediatoren* sein (Weg, über den eine dritte Variable wirkt; psychoedukative Maßnahmen z. B. wirken nur auf einen aufnahmebereiten Patienten).

Die Komplexität dieser Zusammenhänge führt dazu, dass nur unter ähnlichen Randbedingungen gleiche Befunde erwartet werden können. Wichtig ist zudem, sich klarzumachen, dass es auch von Personenmerkmalen (eher weiblich und eher jünger) abhängt, ob jemand überhaupt Zugang zu einer psychotherapeutischen Behandlung findet und auch längere Zeit in Behandlung bleibt (vor allem sozioökonomischer Status; Alter und Geschlecht haben auf die Effekte keinen Einfluss): Untersuchungen an denjenigen Behandlungsbedürftigen, die Zugang zu Psychotherapie gefunden haben und eine solche auch tatsächlich regulär durchlaufen, bilden also nur teilweise ab, welche Merkmale zum Therapieerfolg beitragen, und das sind wiederum nicht unbedingt dieselben, die spontane Remission fördern.

In Indikationsüberlegungen sollten die Merkmale eine Rolle spielen, bei denen ein Einfluss von **praktisch relevantem Ausmaß** als **gut gesichert** gelten kann (vgl. auch ➤ Kap. 4). Solche Merkmale sind (Clarkin und Levy 2003):
- Schwere der Störung (–)
- Beeinträchtigung des Funktionierens (Arbeit, Familie) (–)
- Engagement des Patienten im Prozess (+)
- Positive Erfolgserwartungen (+)
- Komorbide Persönlichkeitsstörungen (–)

Keine Voraussage erlauben IQ, Alter, Geschlecht und Persönlichkeit im Sinne klassischer Messungen. Mehrere Merkmale wie Erfolgserwartungen oder Engagement im Prozess, aber auch Merkmale der therapeutischen Beziehung sind offensichtlich nicht reine Patientenmerkmale, sondern enthalten bereits eine Wechselwirkung mit dem therapeutischen Angebot bzw. der Person des Therapeuten.

> **MERKE**
> Das weist darauf hin, dass kaum ein Patientenmerkmal für sich einen bestimmten Zusammenhang mit dem Therapieerfolg aufweist, sondern dass es immer darauf ankommt, wie der Therapeut sich darauf einstellt *(responsiveness)*.

Dabei gibt es selbstverständlich Negativmerkmale, deren Einfluss auf den Therapieerfolg kaum beeinflussbar ist, und andere, bei denen er schwindet, wenn der Therapeut angemessen damit umgeht. Mit solchen Merkmalen haben sich auch Beutler und Clarkin (1990) sowie Beutler und Harwood (2000) beschäftigt. Sie haben eine große Zahl von Therapieerfolgsstudien daraufhin analysiert, welche nicht störungsdiagnostischen Merkmale bei der Therapieindikation berücksichtigt werden sollten (Beutler und Wong 2007). Auf einen einfachen Nenner gebracht sollte sich der Grad an Belastung durch die Störung in der „Dosis" (z. B. häufigere Sitzungen) niederschlagen, das Reaktanzniveau (also wie autonomiesuchend vs. submissiv Patienten sind) im Ausmaß an Direktivität, aber auch im Einsatz paradoxer Instruktionen, und der Copingstil (internalisierend vs. externalisierend) in der Wahl des Therapieansatzes (klärungsorientiert vs. handlungsorientiert). Sie machen deutlich, dass es neben der in der ICD oder im DSM klassifizierbaren Störung noch von einer ganzen Reihe weiterer Merkmale abhängt, wie therapeutisch vorgegangen werden sollte (➤ Kap. 7).

Bei kaum einer anderen Gruppe von therapierelevanten Variablen stellt sich wie bei Patientenmerkmalen die auf Anhieb vielleicht seltsam wirkende Frage, ob es am besten ist, von (gemessen an empirischen Ergebnissen) realistischen Vorstellungen auszugehen. Grundsätzlich ist die Frage natürlich mit „ja" zu beantworten, allerdings mit gewissen Einschränkungen. Früher war es üblich, Borderline- und andere schwierige Patienten als unbehandelbar anzusehen und etwa auch in Teambesprechungen so darzustellen, auch zu einem Zeitpunkt, zu dem andernorts bereits geeignete Formen des Umgangs mit solchen Patienten gefunden oder zumindest entwickelt wurden. Die Bedeutung von Patientenvariablen wurde hier also im Vergleich zu Behandlungs-, Beziehungs- und Therapeutenvariablen eher **übertrieben,** mit dem klaren Vorteil des Vermeidens von Enttäuschungen (die beim Sich-Einlassen mit schwierigen Patienten auch bei bester Therapie kaum vermeidbar sind) und der Selbstwert erhaltenden Attribution von Schwierigkeiten. Das kann man, obwohl Vorteile erkennbar sind, kaum befürworten.

Die „Verzerrung" kann aber auch in die andere Richtung, also einer **Unterschätzung** der Bedeutung von Patientenmerkmalen gehen. Dies kann den Effekt haben, dass man sich auch um Patienten bemüht und ihnen eine Chance gibt, bei denen die Erfolgsaussichten objektiv gesehen im Durchschnitt eher gering sind. Ein Teil dieser Patienten wird von Therapien profitieren, die ohne Überoptimismus gar nie stattgefunden hätten oder mit weniger Schwung angepackt worden wären. Das ist ein bisschen mit dem Enthusiasmus von Anfängern vergleichbar. Er erklärt einiges von ihren Erfolgen und auch, warum sie in verschiedenen Vergleichen nur wenig schlechter abschneiden als Erfahrene. Es ist auch analog zu Nichtdepressiven, die (leicht) unrealistisch positiv denken (Alloy und Abramson 1979). Dies sollte allerdings nur als Plädoyer aufgefasst werden, Patienten eher einen kleinen Bonus zu geben. Eine stark unrealistisch positive Verzerrung ist unter dem Strich sicherlich nicht nur für Patienten, sondern auch für Therapeuten negativ.

Die Darstellung von Patientenvariablen folgt bis hierhin eher einer traditionellen Auffassung der Rolle des Patienten und der daraus folgenden Art der Forschung. Auch wenn im statistischen Sinne von Interaktion die Rede ist, wird der **Patient** doch mehr **als Sammlung von Variablen** gesehen, auf die Therapeut und Techniken als unabhängige Variablen einwirken, um damit im positiven Fall eine problembeseitigende und lebensqualitätsverbessernde Veränderung mit Niederschlag in abhängigen Variablen herbeizuführen. Aus dieser Perspektive haben sich jahrelang kaum neue Erkenntnisse zu Patientenvariablen ergeben.

In der neuesten Ausgabe des *Handbook of Psychotherapy and Behavior Change* propagieren Bohart und Wade (2013) im Kapitel zu Patienteneinflüssen dagegen eher eine Auffassung vom **Patienten als aktivem Lerner und Problemlöser.** Die Rolle des Therapeuten ist, ihn dabei zu unterstützen. Der Patient kann ein breites Spektrum von Angeboten nutzen. Tatsächlich kennen wohl die meisten erfahrenen Therapeuten Beispiele für Patienten, die selbst aus schlechten Therapien (nicht denen dieser Therapeuten versteht sich, sondern von vorangegangenen Therapeuten) Erstaunliches herausholen, sich um das Reparieren schwieriger Therapiebeziehungen bemühen, Hausaufgaben nicht machen, wie aufgetragen, sondern in sinnvoller Interpretation usw. Empirisch weisen Bohart und Wade etwa auch auf Ergebnisse von Gassmann und Grawe (2006) hin, wonach ein **ausgewogenes Aktivieren von Problemen und Ressourcen in jeder einzelnen Sitzung** am besten zu therapeutischem Fortschritt beiträgt. Das kann so verstanden werden, dass die Ressourcenaktivierung die Basis und Ermutigung für aktives Nutzen des Therapieangebots durch die Patienten schafft. Auch dass der Verlauf (diskontinuierlich; plötzliche starke Veränderungen) weder mit den Therapeuten noch dem Therapieansatz zusammenzuhängen scheint, spricht für die Bedeutung der Patienten.

> **MERKE**
> Mit der aktiveren Rolle, in der Patienten gesehen werden, wird auch ihre Bewertung der Therapie noch ein Stück bedeutsamer. Hier zeigt sich auch ein interessanter Geschlechtsunterschied: Für Männer ist es eher bedeutsam, über gewisse Dinge reden zu können, für Frauen eher Information *(psychoeducation)* und Validierung. Mittelhohe Erwartungen der Patienten bzgl. der Therapieergebnisse sind besser als ganz hohe oder niedrige. Ein guter Konsens zwischen Patient und Therapeut bzgl. der Therapieziele ist – nicht erstaunlich – förderlich.

All diese und mehr aktuelle Ergebnisse finden sich bei Bohart und Wade (2013).

2.7 Modelle therapeutischen Handelns

Wenn man davon ausgeht, dass Psychotherapie vor allem bedeutet, aus einem beschränkten Satz psychotherapeutischer Techniken die richtigen zu finden und diese dann anzuwenden, mag die Frage nach angemessenen Modellen für psychotherapeutisches Vorgehen überraschen. Ob ein einfaches **„Anwendungsmodell"** praktikabel ist, wurde vielfach diskutiert (Caspar 2000). Außer Zweifel steht, dass es mit experimentellem Denken in der Forschung, mit gewissen Strategien der Qualitätssicherung und schließlich auch mit Gesichtspunkten des Marketings äußerst kompatibel ist (Caspar 2009).

Jede psychotherapeutische Intervention ist in ihrer erwarteten Wirkung begründet. Dem liegt ein kausaler Bezug zugrunde: „Intervention A ist die Ursache für Effekt X". Ohne einen solchen Bezug – und sei er noch so implizit – sind Interventionen, auch psychotherapeutische, kaum zu begründen. Die Annahme, eine Intervention A bewirke die therapeutische Veränderung X, kann auf verschiedenem Wege abgeleitet werden: theoretisch und/oder empirisch.

Bei empirischer Ableitung (oder empirischer Stützung einer theoretischen Annahme) ist die experimentelle Untersuchung die direkteste und für viele die einzig akzeptable Art der kausalen „Beweisführung":

> **MERKE**
> Wenn in einer Versuchsbedingung eine Intervention angewendet wird, in der anderen nicht, ist ceteris paribus (d.h. insbesondere bei randomisierter Patientenzuteilung und vergleichbarer Interventionsdosis) ein gefundener Unterschied kausal auf den Einsatz dieser Technik zurückzuführen.

Wenn man bei anderen Patienten einen vergleichbaren Effekt erzielen will, muss dieselbe Intervention möglichst genau gleich (bei vergleichbaren Patienten, s.u.) durchgeführt werden. Um sicherzustellen, dass man überhaupt weiß, welche Intervention durchgeführt wurde, wird diese meistens in einem **Manual** möglichst genau beschrieben und das Befolgen des Manuals *(adherence)* wird in einer Studie trainiert, supervidiert und untersucht. Um sicherzustellen, dass in der späteren Anwendung die gleiche Intervention zur Anwendung kommt, muss dasselbe Manual verwendet und das Vorgehen ebenfalls trainiert und supervidiert werden. Anpassungen an den einzelnen Patienten oder (gegenüber der ursprünglichen Untersuchung) veränderte Bedingungen wären danach gut gemeint; sie könnten aber ebenso zu schlechteren wie zu den erwünschten gleichen oder besseren Effekten führen. Man verliert also in der hier skizzierten Logik mit Anpassungen die Basis für die angestrebte empirische Begründung des therapeutischen Vorgehens, die ja gleiche Patienten und gleiches Vorgehen voraussetzt: Je stärker die Veränderungen sind, umso mehr geht die Logik des Abstützens verloren. Dass auch kleine Veränderungen im Vorgehen zu veränderten Effekten führen können, illustrieren missglückte Replikationen, also Untersuchungen, in denen man Veränderungen eher zu vermeiden versucht hat und dennoch die erwarteten Ergebnisse nicht fand.

> **MERKE**
> Standardisierung ist also nach diesem Modell der Begründung therapeutischen Vorgehens konsequent und notwendig. Wenn gegenüber Praktikern dann manchmal betont wird, selbstverständlich würde das Vorgehen in der normalen Praxis dem einzelnen Patienten angepasst, dann ist das klinisch vernünftig, aber es

müsste dazu gesagt werden, dass dann die Logik der experimentell-kausalen Begründung nicht mehr funktioniert wie postuliert.

Auf Aspekte der Qualitätssicherung wird in ➤ Kap. 2.8 eingegangen. Die erwähnten Marketinggesichtspunkte betreffen vor allem zwei Punkte – das Marketing von Psychotherapie generell und das Marketing einzelner Ansätze:

Das **Marketing von Psychotherapie generell** liegt u. a. der Initiative der APA mit einer Task Force für *„empirically validated* (bzw. supported) *treatments"* (Hahlweg 1995) zugrunde: Es wurde befürchtet, dass Psychopharmaka Psychotherapie von einem durch Sparmaßnahmen und laienhafte Kenntnisse der Behandlung psychischer Störungen gezeichneten Markt verdrängen würden, wenn nicht Psychotherapie als etwas ebenso Standardisier- und Berechenbares verkauft würde wie Psychopharmaka: eine Einheit Psychotherapie wie eine Einheit Prosac, in Austin oder London genau gleich berechenbar wirksam wie in Pittsburgh. Das ist für viele verständlicherweise eine attraktive Vorstellung, weil sie hülfe, eine komplexe Thematik zu vereinfachen.

Das **Marketing einzelner Ansätze** ist insofern betroffen, als es zum genauen Anwenden eines Vorgehens nicht reicht, es einmal z. B. in einem Workshop gelernt zu haben. Man sollte vielmehr das Manual in der Haus- bzw. Praxisbibliothek stehen haben, um sich periodisch zu vergewissern, dass sich nicht Idiosynkrasien gebildet haben, man sollte sich vom Originalvertreter des Ansatzes oder einer lizenzierten Person anlernen und supervidieren lassen usw. Das ist für Entwickler eines Ansatzes nicht nur kommerziell interessant (➤ Kap. 42), es bietet auch die Möglichkeit, darüber zu wachen, dass die Entwicklung unkontrollierter und potenziell rufschädigender Derivate unterbleibt; es können sich interessante Forschungskooperationen ergeben usw.

Resümee

Zusammenfassend lässt sich also sagen: Mehrere Faktoren wirken in die Richtung, dass für psychotherapeutisches Handeln ein Modell der Anwendung von (möglichst weitgehend standardisierten) Techniken präferiert wird. Die Frage ist, ob ein solches Modell realistisch ist und unter welchen Voraussetzungen es wirklich das nützlichste ist. Nach unserer Auffassung ist es nur eingeschränkt realistisch, und unter vielen Voraussetzungen erscheint ein anderes Handlungsmodell als nützlicher.

Dieses Handlungsmodell, das Caspar und Grawe (1992) **„Neukonstruktionsmodell"** genannt haben, geht davon aus, dass beim therapeutischen Handeln immer mehrere Aspekte gleichzeitig berücksichtigt werden, und zwar sowohl deskriptiv (tatsächlich) als auch präskriptiv, sowohl bei gelungenem als auch misslungenem Handeln. Die „Technik", die bei den meisten Konzepten explizit im Vordergrund steht, aber auch die therapeutische Beziehung und andere Aspekte

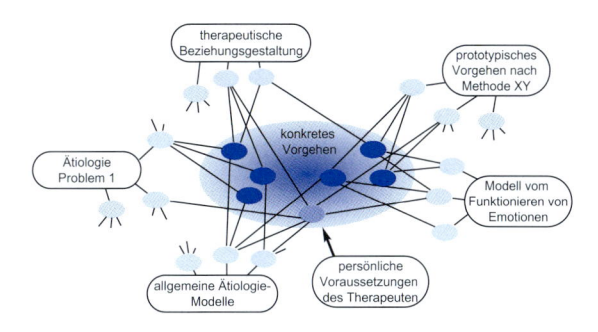

Abb. 2.1 Zusammenwirken verschiedener Faktoren/Aspekte beim Bestimmen konkreten therapeutischen Handelns

bestimmen jeweils nur einen Teil der Prämissen des Vorgehens. Man kann zwar bei der Beschreibung eines Vorgehens abstrahieren und vieles zu „Angstexposition", „Übertragungsdeutung" etc. zusammenfassen. Genauer betrachtet sehen aber z. B. verschiedene Angstexpositionen recht unterschiedlich aus. Sie können in sehr unterschiedliche Kontexte eingebettet sein, und davon hängt wahrscheinlich auch ab, wie wirksam sie sind.

Wenn bei der **Planung** von Expositionsübungen die relevanten technischen Regeln befolgt werden, bleibt dadurch noch vieles unterbestimmt. Beispielsweise bleiben Freiheitsgrade in der genauen Ablaufplanung, der Beziehungsgestaltung, in den Themen, die auf dem Weg zu einer Exposition besprochen werden, in den Kognitionen und sonstigen Aspekten, die herausgearbeitet werden u. v. m. Diese können beliebig gefüllt werden. Ein Therapeut kann z. B. auf dem Weg zur Übung eher schweigsam sein, wenn es ihm auch sonst schwerfällt, Smalltalk zu machen, oder wenn er Mühe damit hat, dass bei einer gemeinsamen Auto- oder Straßenbahnfahrt die Distanz zum Patienten nicht mehr so klar ist. Er kann aber auch von eigenen Angsterfahrungen berichten oder von seinem letzten Urlaub, einfach, weil das auf unverbindliche Art Spannung reduzieren kann. Er kann aber auch gezielt die Zeit zum Explorieren systemischer Zusammenhänge für die Angst nutzen oder Informationen zu einem zweiten Problem des Patienten einholen, das als Nächstes angegangen werden soll; er kann sich gezielt ressourcenorientiert zu Themen erkundigen, von denen er weiß, dass sie den Patienten positiv beschäftigen u. a. m. Alles ist mit der Technik im engeren Sinn vereinbar, aber es ist wohl unmittelbar plausibel, dass die einen Varianten im Gesamt der Haupt- und Nebenwirkungen günstiger sind als die anderen. Welche und in welchem Maße hängt auch von den individuellen Voraussetzungen des Patienten ab.

Die Vorstellung von der **Unterbestimmtheit des therapeutischen Vorgehens durch die Technik** im engeren Sinn ist zentral. Wie ➤ Abb. 2.1 illustriert, ist das Vorgehen nicht nur durch technische, sondern auch durch Beziehungs- und andere Aspekte unterbestimmt, wenn man allein von ihnen ausginge. Dadurch ist es ja möglich, dass wir beim konkreten Vorgehen problemlos verschiedene Modelle oder Aspekte berücksichtigen können und dass verschiedene persönlich geprägte therapeutische Stile möglich sind. Dieselbe Technik kann z. B. direktiver oder weniger direktiv eingebracht werden, Komorbidität kann mehr oder weniger Einfluss nehmen, oder Gender- (➤ Kap. 28), Ressourcen- (Grawe und Grawe-Gerber 1999) und weitere Aspekte können fortlaufend berücksichtigt werden oder auch nicht.

Wir gehen davon aus, dass über die Technik im engeren Sinn hinaus ohnehin eine Vielzahl von Aspekten Einfluss nimmt, ob der Therapeut sich dessen bewusst ist oder nicht. Insofern ist das hier vertretene „Neukonstruktionsmodell" oder „Modell des mehrfachbestimmten Therapeutenverhaltens" nicht besonders originell: Es macht nur explizit, was erfahrene Therapeuten ohnehin tun. Es liegt allerdings nahe vorzusehen, dass diese **Berücksichtigung weiterer Aspekte bewusst und gezielt** erfolgen soll. So können die Voraussetzungen des individuellen Patienten und der konkreten Situation am besten zugunsten einer optimalen Bilanz von Haupt- und Nebenwirkungen genutzt werden; bei einem weniger bewussten Füllen der Unterbestimmtheit bliebe dies dem Zufall bzw. der reinen Intuition überlassen.

Man kann auch weiter gehen: Manche Aspekte sind in Manualen bestimmt, weil man insbesondere weniger erfahrenen Therapeuten, die sich schwerer damit tun, Unterbestimmtheit mühelos und selbstverständlich auf ihre Art zu füllen, Hilfen geben will. Das heißt aber nicht, dass die entsprechenden Anweisungen jeweils im Hinblick auf Alternativen gut reflektiert, geschweige denn evaluiert sind. Sie sind bestimmt durch persönliche Präferenzen der Entwickler von Ansätzen, durch Merkmale der Klientel, an der sie entwickelt wurden, und weitere Faktoren, von denen typischerweise allenfalls ein Teil explizit gemacht wird. Ein optimales Manual würde kenntlich machen, bei welchen konkreten Anweisungen es sich nur um unverbindliche Hilfen und bei welchen es sich um zwingende Vorschriften handelt und unter welchen genauen Voraussetzungen sie gelten oder nicht. Die systematische Desensibilisierung, bei der früh und mit negativem Ergebnis hinterfragt wurde, in welchem Maße Hierarchisierung und Entspannung (durchaus zentrale Bestandteile des Vorgehens!) tatsächlich notwendig sind, ist ein gutes Beispiel für ein solches Hinterfragen.

Für den Nutzer würde durch solche Präzisierungen unmittelbar erkennbar, wo er Freiheitsgrade hat und wo nicht. Auch wenn Manualentwickler einige Schritte in eine solche Richtung leicht gehen könnten, wäre ein vollständiges empirisch fundiertes Unterscheiden und Kenntlichmachen von Muss- und Kann-Vorschriften sehr viel aufwendiger als das Entwickeln heute üblicher Manuale. Dennoch scheint es auf der Basis einer verstärkten Diskussion prinzipiengeleiteter Therapie heute vernünftig zu fordern, dass in Manualen jeweils auch die dahinterstehenden Prinzipien expliziert werden und dass Autoren – wenn auch auf unvollständiger empirischer Basis – deutlich machen, was sie für Muss-Vorschriften halten und was eher den Charakter hilfreicher, aber letztlich unverbindlicher Ratschläge hat. Das Modell des mehrfachbestimmten therapeutischen Handelns hat dann den Stellenwert eines allgemeinen Rahmenmodells, demzufolge Abweichungen von wörtlichen Manualen kein Fehler, sondern in höchstem Maße indiziert sind, wenn die Umstände bei einem konkreten Patienten dies nahelegen.

Das, was wir hier als „Anwendungsmodell" bezeichnet und kritisiert haben, erscheint so gesehen immerhin als erste, relativ grobe Annäherung an das, was geschieht, und an das, was geschehen sollte, wenn das Ziel eine für den einzelnen Patienten optimierte Therapie ist. Sie hat wie viele vereinfachende Annäherungen den Vorteil, zumindest zunächst relativ einfach zu sein. Dies könnte gerade für Darstellungen des Vorgehens gegenüber Patienten und für Therapeuten-Anfänger oder Behandler, deren Behandlung psychischer Störungen nur zu einem kleinen Teil aus Psychotherapie besteht, von Vorteil sein. Ob dies wirklich so ist, ist eine derzeit nur ansatzweise zu beantwortende empirische Frage. Hinweise darauf, dass ein engeres Modell nachteilig sein könnte, gibt es einige. Etliche Hinweise finden sich im Abschnitt zur störungsspezifischen Psychotherapie. Den Befürchtungen, dass Anfänger-Therapeuten durch komplexere Modelle überfordert sein könnten, kann mit Erfahrungen und hohen erreichten Behandlungseffektstärken bei Therapeuten im

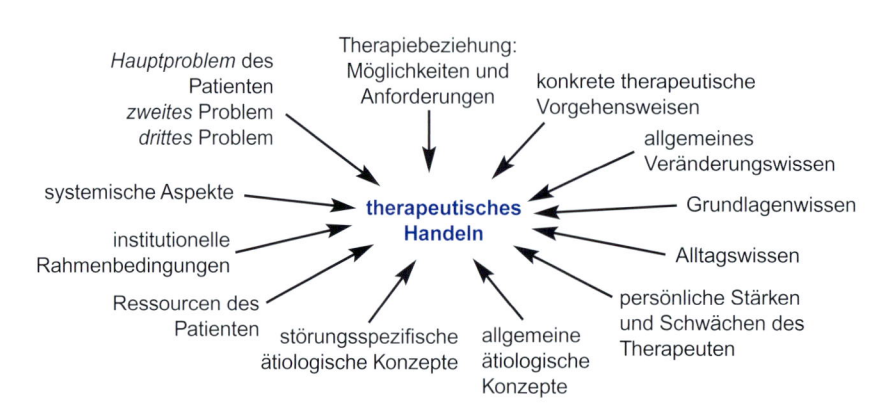

Abb. 2.2 Überblick über Aspekte, die beim therapeutischen Handeln zu berücksichtigen sind. Erläuterungen im Text

Berner Ausbildungsprogramm nach Grawe und Caspar (grosse Holtforth et al. 2008) entgegnet werden. Keine systematischen Untersuchungen, aber gute Erfahrungen liegen mit dem Erklären recht komplexer (z. B. neuronaler Netzwerk-)Modelle gegenüber Patienten vor, sofern dies in angepasster Form geschieht (z. B. mit einer Metapher der „Spannungslandschaft"; Caspar 1998, s. auch ➤ Kap. 1).

Wie sieht nun die als „Neukonstruktionsmodell" bezeichnete Alternative zum „Anwendungsmodell" aus? Es wird davon ausgegangen, dass beim therapeutischen Handeln, wie in ➤ Abb. 2.2 veranschaulicht, fortlaufend eine Vielzahl von Aspekten berücksichtigt wird. Es gibt unterschiedliche Arten von Problemen und unterschiedliche Arten, Probleme zu lösen. Welche Art der Problemlösung zu den besten Ergebnissen führt, hängt von der Art der Probleme ab. Handelt es sich um eine beschränkte Zahl relativ einfacher „hard constraints", dann ist es sinnvoll, diese entweder einzeln sequenziell oder kombiniert zu berücksichtigen. Eine sequenzielle Lösung liegt beim sukzessiven Anwenden jeweils eines Manuals im Fall von Komorbidität vor. Ein Beispiel für eine Berücksichtigung von Kombinationen von Ausgangsmerkmalen wäre, wenn man für Angstpatienten ohne bzw. mit verschiedenen Persönlichkeitsstörungen jeweils ein spezifisches manualisiertes Vorgehen erarbeiten und ausführen würde.

Ist das Gesamtproblem aber durch eine Vielzahl von möglicherweise sogar dynamischen „soft constraints" gekennzeichnet, dann erweist sich grundsätzlich ein Prozess als geeigneter, der ein **gleichzeitiges, konzertiertes Berücksichtigen der relevanten Aspekte** („parallel multiple constraint satisfaction") vorsieht. Das gilt nicht nur für psychische, sondern auch für rein technische Probleme. Beispiele sind die Verkehrssteuerung oder die Steuerung von Fotoapparaten mit einer auf die Verarbeitung multipler „soft constraints" zugeschnittenen Entscheidungslogik (Fuzzy Logic).

Die oben als relevant dargestellten Aspekte werden im Prinzip alle berücksichtigt; das Gewicht, mit dem jeder Bereich einen Teil des Handlungskonstruktionsprozesses bestimmt, ist aber variabel. Wo therapeutisches Handeln durch alle anderen Aspektbereiche *unterbestimmt* ist, kann es problemlos durch den gerade relevanten Aspekt bestimmt werden, sofern dies nicht wieder Nebenwirkungen auf andere Aspekte hat. Solche Situationen kommen vor, häufiger ist jedoch, dass mehrere Aspekte sozusagen *gleichzeitig* um Einfluss ringen und berücksichtigt werden müssen. Wenn z. B. mit Patienten mit starken Kontrollbedürfnissen Entspannungsübungen durchgeführt werden sollen, würde man sie nicht auffordern, die Augen zu schließen (was sie nicht könnten, weil das Aufgabe von Kontrolle bedeutet), sondern z. B. an die Decke zu blicken, und ihnen erlauben, die Augen zu schließen, *wenn sie es wollen*. Diese Aufforderung ist eine kreative Lösung für den latenten Konflikt zwischen dem Ziel auf der Beziehungsebene, Kontrolle zu überlassen, und dem Ziel auf der Problemlösungsebene, eine Entspannungsübung durchzuführen. Weil es recht viele Patienten mit starken Kontrollbedürfnissen gibt, die Entspannungsübungen machen sollten, wäre es ohne weiteres möglich, die geschilderte Lösung als Standardvariante vorzusehen und sogar auf Wirksamkeit zu untersuchen, sodass Therapeuten in Zukunft nicht mehr ihre Kreativität strapazieren müssen, um Lösungen zu finden. Damit ist aber die Linie zwischen Situationen mit und ohne Standardlösung nur etwas verschoben; es gibt immer noch unendlich viele seltenere Varianten, für die es nicht möglich oder unökonomisch ist, Standardvarianten festzulegen.

Ein weiteres Beispiel ist die Behandlung einer Trichotillomanie bei einer Patientin mit starken Autonomiebedürfnissen in der Therapiebeziehung: Eigentlich wäre ein Programm mit strikter Kontrolle indiziert gewesen, was aber nicht mit ihren interaktionellen Bedürfnissen vereinbar war. Eine perfekte Lösung wurde nicht gefunden: Es wurde mit der Patientin darüber metakommuniziert, dass man wohl „suboptimal" vorgehen und sie bitten müsse, so viel Kontrolle zuzulassen bzw. anzufordern, wie sie gerade noch vertrüge. Ein allgemeines Modell dafür, wie durch Prinzipien der „Motivorientierten Beziehungsgestaltung", die im therapeutischen Handeln fortlaufend zu berücksichtigen sind, die Voraussetzungen für ein Angehen der Probleme geschaffen und erhalten werden können, findet sich in ➤ Kap. 4 sowie bei Grawe (1992, 1998; Grawe et al. 1996) und Caspar (2007, 2008).

Um die Berücksichtigung welcher Aspekte geht es nun?

Die Aspekte in ➤ Abb. 2.2 können hier nur knapp erläutert werden. Im Vordergrund steht normalerweise das **Hauptproblem des Patienten,** oft, aber nicht immer eine psychische Störung, die etwa nach DSM-5 eingeordnet werden kann. Häufig kommen weitere Probleme – sehr oft in enger Wechselwirkung miteinander – dazu, sodass es irreführend wäre, in einem additiven Sinn von „Komorbidität" zu sprechen (Caspar und Grawe 1996). Was bei kategorialer Diagnostik als Komorbidität erscheint – vom Wort her: „verschiedene (abgrenzbare) *morbi* = Krankheiten nebeneinander" – ist meist ein enger wechselseitiger Bezug von Störungen oder Aspekten einer Störung untereinander. Also nicht: eine Depression neben einer Angst, sondern eine (z. B. mit Lewinsohns Verstärkerverlusthypothese erklärbare) Depression als Folge eines agoraphobischen Rückzugs. Nicht: eine soziale Phobie neben einer Borderline-Persönlichkeitsstörung, sondern die Phobie als Mittel der Nähe-Distanz-Regulierung bei einem Menschen, der damit Schwierigkeiten hat usw.

MERKE
Eine Behandlung von Störung um Störung nacheinander, als gäbe es die jeweils andere nicht, erscheint viel seltener indiziert als ein

> zugeschnittenes Vorgehen, das mehrere Probleme gleichzeitig berücksichtigt, auch wenn oft nicht alles gleichzeitig gezielt behandelt werden kann (s. auch ➤ Kap. 7).

Die Möglichkeiten und Grenzen des Patienten in der Therapiebeziehung, dem nachweislich wichtigsten Faktor in der Psychotherapie, hängen teils, aber nicht nur, mit den deklarierten Problemen zusammen.[1] Probleme, Voraussetzungen in Bezug auf die Therapiebeziehung und Ressourcen eines Patienten sollten in einer individuellen Fallkonzeption aufbereitet und in einen systematischen Zusammenhang gebracht werden. Für das Entwickeln von Fallkonzeptionen liegen verschiedene Modelle mit verschiedenem Hintergrund vor (Caspar 1996; Eells 2006). Aus den Fallkonzeptionen ergibt sich, welche Änderungen grundsätzlich erwünscht sind (aber noch nicht, mit welchen Mitteln das zu erreichen ist). Die Fallkonzeption ist zudem der Hintergrund für Überlegungen, welche Nebenwirkungen von therapeutischen Interventionen zu erwarten sind.

Persönliche Voraussetzungen des Therapeuten, die in der professionellen und privaten Lern- und Beziehungsgeschichte erworben wurden, bestimmen ebenfalls nachweislich einen großen Teil der Therapieergebnisse. Das ist bei der Handlungskonstruktion a priori zu berücksichtigen: Therapeuten verfügen u. U. aufgrund ihrer privaten Lerngeschichte über besonders gute Fähigkeiten, die für einen Patienten von spezifischer Bedeutung sein können; zum Wesen der einen passen bestimmte Techniken, zu anderen weniger; sie haben sich bestimmte Konzepte oder Vorgehensweisen angeeignet oder nicht usw. Der Person des Therapeuten wird in den kommenden Jahren ganz sicher mehr Beachtung geschenkt werden (Hill und Castonguay, im Druck).

Das Kästchen **Alltagswissen** soll andeuten, dass ein Therapeut natürlich nicht nur professionelles Wissen einbringt, und nicht zuletzt ist es für die Therapiebeziehung in der Regel gut, wenn ein Patient den Eindruck gewinnt, ein Therapeut stehe mit beiden Beinen auf dem Boden. Mit grundlagenwissenschaftlichen Konzepten sind störungsübergreifendes fachliches **Grundlagenwissen** (z. B. Wissen über das Zusammenwirken von Kognitionen, Emotionen und Neurobiologie) oder grundsätzliche Modelle von Ursache-Wirkungs-Zusammenhängen gemeint. Allgemeine ätiologische Konzepte sind z. B. störungsübergreifende Stress- oder Risikofaktorenmodelle oder allgemeine neurobiologische Konzepte. Störungsspezifische ätiologische Konzepte bedürfen keiner weiteren Erläuterung: Es ist selbstverständlich, dass sie auch bei einem individualisierten, neu konstruierten Vorgehen ein großes Gewicht haben können.

Therapiemanuale liefern meist störungsorientiert empirisch gestützte Prototypen, „wie man vorgehen könnte", und damit zentrale Prämissen im Konstruktionsprozess. Ihr relatives Gewicht ist größer, wenn Therapeuten noch unerfahren sind, wenn eine bestimmte Störung ganz im Vordergrund steht und komplizierende Faktoren fehlen. Dann kann das therapeutische Vorgehen fast 1 : 1 dem in einem Manual Beschriebenen entsprechen. Der hier vorgeschlagene allgemeinere Ansatz, der an den Grenzen einer psychischen Störung nicht Halt macht, ist deshalb absolut kompatibel mit einem sehr weitgehenden Nutzen störungsspezifischer Ansätze.

Mit umschriebenen Therapiemethoden sind allgemeine Methoden wie z. B. hypnotherapeutische Techniken oder Rollenspiele oder selbstwertfördernde Interventionen gemeint, die für verschiedene Störungen eingesetzt werden können.

Ressourcen umfassen alles, was der Patient zur Realisierung seiner Bedürfnisse nutzen kann, also Fähigkeiten und Kenntnisse, durchaus auch materielle Ressourcen, Menschen in seiner Umgebung, die dazu beitragen können u. a. m. Es kann für therapeutische Schritte entscheidend sein, dass sie an motivationalen Ressourcen angeknüpft werden; und ob ein Patient, bei dem die Veränderung auf der Kippe steht, diese schafft, kann davon abhängen, ob wichtige Ressourcen des Patienten (z. B. die Fähigkeit, strukturiert zu arbeiten, oder die Kreativität) auch in der Therapie gut genutzt werden. Ob problemaktivierende Interventionen einen positiven Effekt haben, hängt stark davon ab, ob es dem Therapeuten gelingt, gleichzeitig Ressourcen des Patienten zu aktivieren (Gassmann und Grawe 2006). Das ist im Übrigen ein gutes Beispiel für die Wichtigkeit der **Gleichzeitigkeit:** Nicht einmal problem-, ein andermal ressourcenaktivierend vorgehen, sondern die für Veränderungsprozesse meist unerlässliche Problemaktivierung auf eine Art und Weise betreiben, die gleichzeitig die Ressourcen des Patienten anspricht.

Die **Rahmenbedingungen** können in unterstützende, aber auch hemmende Richtung entscheidend sein. Für interaktionell oder von der Art des zu behandelnden Problems her schwierige Patienten kann es z. B. entscheidend sein, dass in einer Institution mehrere Therapeuten zur Verfügung stehen und der Passendste zugeteilt werden kann. Ein Negativbeispiel sind Verhaltenstherapeuten, die gut in Expositionsverfahren ausgebildet sind und auch vom guten Ruf der Verhaltenstherapie, der nicht zuletzt mit der Wirksamkeit solcher Methoden zusammenhängt, profitieren, es dann für konkrete Angstpatienten organisatorisch aber doch nicht einrichten können, sich in ihrer Praxis für mehrstündige Expositionsübungen freizumachen.

Schließlich, vor allem für Anfänger wichtig, können Instruktionen aus der **Supervision** – in der Regel auf die vorgenannten Aspekte bezogen – eine ganz eigenständige Bedeutung im Handlungskonstruktionsprozess haben („Ich muss unbedingt sicherstellen, dass der Supervisor das … nicht mehr kritisiert!").

Die Anforderungen, die sich aus einem solchen Modell therapeutischen Handelns ergeben, sind komplexer als diejenigen eines „Anwendungsmodells", was nicht heißt, dass un-

---

[1] Weitere Wechselwirkungen sind der Übersichtlichkeit zuliebe in der Abbildung nicht mehr angedeutet.

erfahrene Therapeuten dies nicht bewältigen könnten. Das zeigen Erfahrungen und Ergebnisse an Ausbildungsinstitutionen, die nach einem solchen Modell arbeiten. Es ist aber wichtig zu sehen, dass nicht alle Aspekte bei jedem Patienten und zu jeder Zeit gleich wichtig sind. Es gibt glücklicherweise in der Therapiebeziehung einfache Patienten, solche mit Störungen, die genau dem Lehrbuch entsprechen, unproblematische systemische Kontexte u. a. m. Wenn wegen des geringen Erfahrungsstandes des Therapeuten die Störung und ein manualisiertes Vorgehen ganz im Vordergrund stehen, ist es verstärkt die Aufgabe von Supervisoren, darauf zu achten, dass auch die anderen Aspekte zu ihrem Recht kommen, und obwohl es Patienten gibt, bei denen der Therapieerfolg an einem seidenen Faden hängt und kaum Fehler verträgt, gibt es auch die anderen, die von deutlich suboptimalen Therapien profitieren. Diesen Eindruck haben wohl alle Therapeuten gelegentlich, wenn Patienten von früheren Therapien berichten: Man kann aufgrund des geschilderten Vorgehens gar nicht begreifen, wie eine solche Therapie wirken sollte, und doch wurden zumindest Teilerfolge erzielt. Die Gruppe der schwierigen Patienten (wie z. B. Borderline- oder chronisch-depressive Patienten, aber auch solche mit bestimmten von der Störung unabhängigen Merkmalen) braucht zweifellos mehr Aufmerksamkeit, Vorbereitung, Super- und Intervision, Reflexion und eine konzeptuelle Basis dafür. Bei den einfacheren käme man vielleicht mit einfacheren Modellen oder reiner Intuition aus. Grundlegenden Modellen von Psychotherapie sollte aber auch bei etwas schwierigeren Therapien nicht der Atem ausgehen.

Wenn Psychotherapien aufgrund eines solchen Modells variabler werden, stellt sich natürlich die Frage, ob sie überhaupt entsprechend den Anforderungen an ESTs auf ihre Wirkung untersucht werden können. In den APA-Anforderungen (➤ Kap. 2.1) ist zwingend eine Manualisierung vorgesehen. Nach unserer Auffassung ist das jedoch zu eng.

MERKE
Die Forderung, dass genau bekannt sein muss, wie innerhalb einer Therapiebedingung vorgegangen wurde, ist zwar richtig. Nicht richtig ist jedoch, dass der einzige Weg dazu die Manualisierung (präskriptive enge Festlegung) mit Kontrolle der Adhärenz ist. Es können durchaus auch einige *Prinzipien* klar festgelegt werden, die sich zwischen verschiedenen Behandlungsbedingungen unterscheiden, und dann kann deskriptiv mit Mitteln der Prozessforschung genau beschrieben werden, wie in den Therapien tatsächlich vorgegangen wurde. Auch so weiß man anschließend, wie Therapien in den einzelnen Bedingungen aussahen (➤ Kap. 43).

Ein Beispiel dafür ist die Studie von Grawe, Caspar und Ambühl (1990): Systematisch variiert wurde hier die Art der Fallkonzeption, ohne dass das technische Vorgehen genau vorgegeben wurde. Dieses sollte sich ja aus den Fallkonzeptionen ergeben. Unterschiede, die man bei genauer Untersuchung der konkreten Therapien fand (wie die Verwendung eines viel weiteren Spektrums an Techniken in der einen Therapiebedingung), wurden dann als Konsequenz der Unterschiedlichkeit der Fallkonzeptionen aufgefasst, mussten aber natürlich beschrieben werden.

2.8 Psychotherapieforschung und Qualitätssicherung

Über Psychotherapieforschung wurde bereits viel geschrieben und es kommt in rasantem Tempo mehr hinzu. Die Ansichten, was angemessene Psychotherapieforschung ist und wie dabei konkret vorzugehen ist, variieren stark. Darauf wird in ➤ Kap. 43 differenzierter eingegangen.

Psychotherapie ist, wie bereits in der Einleitung betont wurde, insgesamt ein Erfolgsunternehmen. Vielen Menschen mit psychischen Problemen kann wirksam geholfen werden. Effekte beziehen sich dabei nicht nur auf die Beseitigung von Symptomen: Psychotherapie hilft auch, besser im Leben zurechtzukommen, sie reduziert den Aufwand auch für somatisch-medizinische Versorgung, und all dies dauerhaft. Die Erfolgsraten – je nach Störung und Untersuchung 45, 60 bis 85 % – lassen durchaus weitere Steigerungen wünschenswert erscheinen, und jeder Mensch, dem Psychotherapie trotz Versuchen nicht hilft, ist persönlich zu 100 % vom Misserfolg betroffen. Wenn man aber Effektstärken aus dem somatisch-medizinischen Bereich oder auch Effektstärken für Psychopharmaka zum Maßstab nimmt, muss Psychotherapie sich nicht verstecken, schon gar nicht, wenn auch Nebenwirkungen und Dauerhaftigkeit von Effekten betrachtet werden.

Die Entwicklung störungsspezifischer Vorgehensweisen hat noch einmal einen Schub an Wirksamkeit und Ausweitung des Indikationsspektrums gebracht. Das wird in diesem Buch in den einzelnen störungsbezogenen Kapiteln dargestellt. Auch bei Gruppen, die für nicht oder nur eingeschränkt behandelbar gehalten wurden (wie alte Patienten oder solche mit Borderline-Persönlichkeitsstörungen) werden mittlerweile gute oder zumindest so hohe Effekte erreicht, dass Psychotherapie lohnend oder gar als Mittel der Wahl erscheint. In vielen Bereichen geht es jetzt vor allem um die Optimierung des Vorgehens, in anderen darum, weiteren schwierigen Gruppen Wege zu öffnen. Beides ist Anlass, verstärkt Konzepte grundsätzlich zu überdenken, aber auch, durch Prozessforschung genauer herauszufinden, wie Psychotherapie wirkt. Es wird ja immer schwerer, Effekte und Anwendungsspektrum von Psychotherapie weiter zu steigern bzw. zu erweitern, und ohne vertiefte Einsicht in die Wirkweise wäre dies noch einmal schwieriger. Die Prozessforschung hat aber seit fast zwei Dekaden unter der Einseitigkeit des Interesses und der Förderung zugunsten von Effectiveness-Forschung im Rahmen der Initiative für ESTs und die in diesem Zusammenhang favorisierten RCTs gelitten. Die dahinterstehende Logik wurde bereits in ➤ Kap. 2.7 diskutiert.

Laufende Qualitätssicherung wurde als ein zentrales Merkmal professioneller Psychotherapie bezeichnet.[2] Das Gesetz sieht sie in Deutschland vor; Modelle mit Biss werden aber erst allmählich erarbeitet und vor allem durch die Psychotherapeuten- und Ärztekammern und eigentlich auch – de facto aber notorisch wenig – durch die Kassenärztlichen Vereinigungen umgesetzt. Unter anderem wird auch darauf hingewiesen, dass es nicht gerechtfertigt sei, von Psychotherapie mehr kostenträchtige Qualitätssicherung zu verlangen als von der Medizin im Allgemeinen. Das ist zwar grundsätzlich richtig, nach unserer Auffassung aber kein Grund für eine Verweigerungshaltung. Ein weiterer hemmender Faktor ist die Auffassung, Psychotherapie sei zumindest für einige Formen der Qualitätssicherung generell ein ungeeignetes Feld. Psychotherapie sei „nicht messbar" (was so wohl auch niemand behauptet hat), die direkte Einbeziehung des Patienten als Datenquelle würde einen negativen Einfluss auf die Therapie haben usw.

All diese Einwände sind grundsätzlich ernst zu nehmen, sie sind aber kein ausreichender Grund, Qualitätssicherung abzulehnen, und in vielen Fragen können Lösungen gefunden werden. Ein Beispiel ist der Grundsatz, dass Vertreter jeder Therapieform die Möglichkeit haben sollten, auf Messmitteln zu bestehen, die nach ihrer Auffassung ein faires Erfassen der Möglichkeiten und Vorteile eines Ansatzes gewährleisten können, d.h. dass anders als in vergleichenden wissenschaftlichen Studien Messmittel nicht unbedingt identisch sein müssen: Es müssen aber *„funktionale Äquivalente"* vorliegen, d.h. in irgendeiner vertretbaren Weise muss z.B. bei allen Therapien die Einschätzung der Prozessqualität, der Veränderungen bzgl. der Symptomatik usw. auch durch den Patienten erfasst werden. Es besteht tatsächlich die Gefahr, dass durch Nicht-Sachverständige Lösungen aufoktroyiert und praktisch umgesetzt werden, die dem Gegenstand Psychotherapie unangemessen sind. Wer das befürchtet, sollte sich möglichst aktiv an der Diskussion und an der Installation angemessener Prozeduren beteiligen, um schlechten Lösungen zuvorzukommen.

MERKE
Dass ein laufendes Verfolgen der Entwicklung in Psychotherapien auch mit quantitativen Messmitteln nicht nur der Kontrolle und Legitimation, sondern auch der Verbesserung der Therapien dienen kann, wurde vor allem durch Lambert et al. (2002) eindrucksvoll belegt. Bei gut laufenden Therapien kann sich ein Therapeut dadurch Bestätigung holen, bei schlecht laufenden werden die Erfolgschancen durch rechtzeitigen Hinweis auf Probleme deutlich erhöht.

[2] Für die Begrifflichkeiten – Abgrenzung Qualitätssicherung, -monitoring und -management etc. – wird auf die spezialisierte Literatur verwiesen (Laireiter und Vogel 1998; Linster et al. 2005).

Ein klarer Vorteil einer ernst zu nehmenden Qualitätssicherung könnte auch eine Entspannung in der nach wie vor heftigen Diskussion darum sein, welche Therapieansätze unter berufs- und sozialrechtlichen Gesichtspunkten zugelassen werden sollen. Die Diskussion ist derzeit durch eine wissenschaftlich nicht zu rechtfertigende Einseitigkeit in der Betonung der Frage der richtigen **Methode** geprägt und belastet. Dabei können eine Ausbildung in und ein Sich-Berufen auf einen im Durchschnitt wirksamen Therapieansatz mit einer nicht wirklich griffigen Kontrolle durch Anträge und Gutachter dem Patienten und den Versicherungen eine gute Ergebnisqualität garantieren. Andere Faktoren, die nachweislich große Teile der Ergebnisvarianz bestimmen, wie die Therapiebeziehung, werden zu wenig berücksichtigt. Ein laufendes Verfolgen der Ergebnisqualität würde die Lasten in der Rechtfertigung für Psychotherapien etwas gleichmäßiger verteilen: Wie immer der Therapeut (ohne zu mogeln und mit einem Minimum an unabsichtlicher Verzerrung) gute Ergebnisse erreicht, sollte dies in der Prognose, ob er auch mit *künftigen* Patienten wahrscheinlich Erfolg haben wird, ein größeres Gewicht haben, als das heute im Versorgungssystem der Fall ist.

Schließlich sei bemerkt: Wenn man von der Vorstellung, man könne ESTs einfach *anwenden* und auf diesem Wege gesicherte Erfolgsaussichten reklamieren, abweicht, wenn man flexibler vorgehen will, muss dies in Verbindung mit besonderen Verpflichtungen im *laufenden Monitoring* von Prozessen und Ergebnissen einhergehen. Wird ein solches Monitoring konsequent realisiert, sollten den Therapeuten aber konsequenterweise auch größere Freiheitsgrade eingeräumt werden.

2.9 Chancen und Grenzen störungsspezifischer Psychotherapie

Dass beim Planen und Durchführen von Psychotherapie seit jeher die Störung berücksichtigt wurde, wurde bereits hervorgehoben. Dennoch überwog vor allem bei psychodynamischen und humanistischen Therapieansätzen lange Zeit das Allgemeine, und auch in der Verhaltenstherapie wurde zwar in Abhängigkeit von der Störung unterschiedlich vorgegangen, es wurde aber andererseits auch explizit dagegen argumentiert, der Diagnose zulasten der individuellen Fallkonzeption zu viel Gewicht zu geben.

Die Überlegungen zu diesem Thema knüpfen an der **Sicht psychischer Störungen** an, die in diesem Buch in einem eigenen Beitrag dargestellt ist (➤ Kap. 1). Es wird dort vertreten, dass es als Basis für angemessene Behandlungen essenziell ist, das jeweils Spezielle an einzelnen Störungen herauszuarbeiten und diesem sowohl in **ätiologischen Erklärungen** wie auch in **störungsspezifischen Behandlungstechniken**

Rechnung zu tragen. Gleichzeitig sollte anerkannt werden, dass Störungen nicht immer einfach voneinander abzugrenzen sind, dass Patienten nicht immer leicht zu Diagnosen passen, dass Komorbidität häufig ist und dass es schließlich behandlungsrelevante Probleme gibt, die zu keiner der gängigen Diagnosen passen. Dem trägt das in ➤ Kap. 2.7 erläuterte Modell für therapeutisches Handeln Rechnung. Hier geht es darum, Möglichkeiten und Grenzen störungsspezifischer Therapie explizit zu diskutieren.

Dass allgemeine Ansätze, die das Besondere an einzelnen psychischen Störungen nicht berücksichtigen, überholt sind, dürfte heute weitgehend Konsens sein. Unter störungsspezifischer Therapie werden hier Ansätze verstanden, die ganz auf die Karte des Spezifischen setzen. Typischerweise wird ein bestimmtes störungsspezifisches Ätiologiekonzept in den Vordergrund gestellt, aus dem therapeutische Vorgehensweisen abgeleitet werden. Auch dem Patienten wird dieses Modell vermittelt. Meist wird auch eine bestimmte Form einer Störung in den Vordergrund gestellt. Es wird aufgrund von Symptomen die betreffende Diagnose gestellt, und dann ist eigentlich mit kleineren Anpassungen an den einzelnen Patienten schon klar, wie behandelt werden muss. Das ist kein Zufall: Abgesehen davon, dass Reduktion von Komplexität Ansätze immer auch attraktiv und nützlich macht, ist eine Reduktion der Variation im therapeutischen Vorgehen und dessen Beschreibung in einem Manual nach gängigen Vorstellungen Voraussetzung für die Durchführung von Wirksamkeitsstudien (s. o. und ➤ Kap. 43). Die Entwickler von Ansätzen haben danach gar keine Wahl, ob sie so vorgehen wollen oder nicht.

Komorbiditäten, welche die Homogenität der Stichprobe erkennbar einschränken, werden zwar teilweise erwähnt, es wird jedoch kaum elaboriert, wie damit umzugehen ist. Für die Gestaltung der Therapiebeziehung werden teils störungsspezifische Hinweise gegeben, im Vergleich zu den inhaltlich-technischen Aspekten (wenn man das überhaupt so abgrenzen kann) haben Konzepte zur Beziehungsgestaltung aber relativ wenig Gewicht. Beispiele für solche Ansätze sind Barlow (1988) sowie Margraf und Schneider (1989) für Panikstörungen, Reinecker (1998) für Zwangsstörungen, Rief und Hiller (1992) für somatoforme Störungen oder Linehan (1996) für die Borderline-Persönlichkeitsstörung. Letzterer Ansatz stellt insofern eine Ausnahme dar, als der Beziehung – veranlasst durch die besondere Bedeutung der Therapiebeziehung bei Borderline-Patienten – störungsspezifisch besonders viel Aufmerksamkeit gewidmet wird. Die Konzentration auf das Spezifische ist dabei, auch wenn wir das hier letztlich kritisch diskutieren, nicht als Mangel anzusehen – es ist Programm. Fiedler (1997) fordert, die Störungsdiagnose so weitgehend in den Vordergrund zu stellen, dass die Bedeutung eines Kernstücks der Verhaltenstherapie, die individuelle Verhaltensanalyse, infrage gestellt wird. Berger stellte vor einigen Jahren als DGPPN-Präsident das Störungsspezifische – allerdings im Gegensatz zu einer Orientierung an traditionellen Therapieschulen – in den Vordergrund (Berger 2005). In allen störungsspezifischen Ansätzen haben wir auch Hinweise auf die Bedeutung des Allgemeinen und auf die Bedeutung von Ausnahmen oder weiteren Faktoren gefunden. Die Aufmerksamkeit wird aber ganz eindeutig auf das Störungsspezifische gelenkt.

Auf der Basis des störungsspezifischen Ansatzes wurden viele nützliche Programme erarbeitet, und das findet sich ja auch im störungsspezifischen Teil dieses Buches wieder. Wie im Vorwort zu diesem Band bereits erläutert, weist auch der Titel „Störungsorientierte Psychotherapie" darauf hin: Es wäre heutzutage unprofessionell, das vorhandene störungsspezifische Wissen nicht zu nutzen und Psychotherapie lediglich aufgrund der ursprünglichen allgemeinen Ansätze bestreiten zu wollen. Der Begriff „störungsorientiert" ist aber gleichzeitig nach unserem Verständnis offener und lässt eine stärkere Gewichtung von allgemeinen (im Sinne von nicht störungsspezifischen) Aspekten zu. Es geht uns dabei nicht darum, einen Gegensatz künstlich aufzubauschen. Dennoch scheint klar: Das Pendel hat in den letzten Jahren von einer (zu) allgemeinen Orientierung in Richtung einer (zu) störungsspezifischen Ausrichtung ausgeschlagen. Das ist nicht zufällig: Die Möglichkeiten, störungsspezifische ätiologische Modelle und Vorgehensweisen zu entwickeln, waren zum Nachteil von Patienten mit spezifischen Störungen bei Weitem nicht ausgereizt. Es entspricht, wie bereits ausgeführt, einer einfachen Logik der empirischen Fundierung von Psychotherapie; es entspricht auch medizinischem Denken, das nicht zuletzt durch die neueren Möglichkeiten der Teilhabe an Versicherungsleistungen auch für psychologische Psychotherapeuten attraktiver oder zumindest akzeptabler geworden ist. Uns geht es nun darum, das Pendel unter Berücksichtigung all dessen, was inzwischen an neuem Wissen und neuen Konzepten zur Verfügung steht, in einem ausgewogeneren Bereich zu einer etwas größeren Ruhe zu bringen.

Ein gewisser Wandel lässt sich auch bei Autoren feststellen, die die Störungsspezifität einmal stärker hervorgehoben haben, so etwa Fiedler (2001: 406):

„*Es wird die Auffassung vertreten, dass sich eine moderne Verhaltenstherapie wie jede andere Psychotherapieform durch Störungsspezifität und eine allgemeine Phänomenorientierung auszeichnen sollte. Nur dadurch kann eine Balance zwischen folgenden ungünstigen Polaritäten und Einseitigkeiten hergestellt werden, die in den herkömmlichen Therapierichtungen häufig vertreten werden: zwischen individueller Problemperspektive und störungsspezifischer Therapieplanung; zwischen Defizitorientierung und Ressourcenaktivierung; zwischen therapeutischer Technik und therapeutischer Beziehung; zwischen Persönlichkeit und Persönlichkeitsstörung; zwischen biographischer und Gegenwartsbetrachtung; zwischen Personorientierung und Psychoedukation.*"

Das Pendel ist nach unserer Einschätzung ruhiger geworden und beginnt mit dem Aufkommen „transdiagnostischer Ansätze" vielleicht sogar schon etwas zurückzuschwingen. Weil nach unserer Evaluation der gegenwärtig dominierenden Tendenzen Störungsspezifität (im engeren Sinn) nach wie vor im Vordergrund steht und die genannten Faktoren diesen Trend nachhaltig begünstigen, wollen wir hier noch etwas ausführlicher gegen eine *einseitige* Störungsspezifität argumentieren.

In einer Untersuchung wurden Patienten aus einer Ambulanz-Stichprobe mit gemischten nichtpsychotischen Diagnosen zu Beginn ihrer Therapie nach ihrem wichtigsten Problem befragt. An erster Stelle wurden selbst von Patienten mit klaren ICD-Diagnosen interpersonale und erst an zweiter Stelle Probleme genannt, die sich auf Symptome bzw. eine Störungskategorie beziehen. Bei anderen Patientengruppen mögen die Zahlenverhältnisse etwas anders aussehen, mit einer großen Wichtigkeit von Problemen außerhalb der ICD ist aber auf jeden Fall zu rechnen.

MERKE
Eine zu einseitige Störungsorientierung ist ein plausibler Grund dafür, dass Therapien oft nicht aufgenommen oder früh abgebrochen werden. Dabei erweisen sich spezifische interpersonale Probleme als relativ unabhängig von spezifischen Symptomen und Störungsbildern (z. B. grosse Holtforth 2001). Therapeuten müssen mit Modellen und Vorgehensweisen gerüstet werden, die der Bedeutung der Lösung interpersonaler Probleme als Therapieziel Rechnung tragen.

Grawe (1998: 228 f.) rechnet Folgendes vor: 25 % der depressiven Patienten lehnen eine angebotene Therapie ab, die Gründe sind weitgehend ungeklärt. Für plausibel hält er, dass sie das Angebot nicht angemessen finden. Von den verbliebenen 75 % brechen je nach Metaanalyse 13–25 % die Therapie ab. Gründe vermutet Grawe auch auf Beziehungsebene. Von den verbleibenden 65 % erreichen ca. 50 % eine klinisch signifikante Verbesserung. Von den übrigen 32 % haben ca. 60 % innerhalb von 2 Jahren einen Rückfall. Grawe schließt daraus: Von 100 behandlungsbedürftigen Depressiven wird heute mit den als besonders wirksam geltenden Verfahren 13 bis 14 Betroffenen nachhaltig geholfen! Man mag diese Berechnung in einzelnen Punkten kritisch betrachten, dennoch bleibt der Eindruck, der an anderen Störungen ebenfalls belegt werden kann: Störungsspezifische Psychotherapie wirkt zumindest nicht so gut, dass es gerechtfertigt wäre, mit dem Hinweis auf das Gute die Frage nach dem Besseren zu unterbinden.

Ein Argument richtet sich gegen die oben diskutierte Auffassung, Therapie müsse störungsspezifisch sein, um nach der Logik der RCTs empirisch fundierte Wirksamkeit in Anspruch nehmen zu können. Die Praxis der evidenzbasierten Medizin (EbM) bedeutet dagegen nach Sackett (1997) die **Integration individueller klinischer Expertise mit der bestmöglichen externen Evidenz aus systematischer Forschung,** also nicht einfach die direkte Anwendung wissenschaftlicher Erkenntnisse! Dadurch wird zwar die Position geschwächt, therapeutisches Handeln mit dem Verweis auf RCTs zu legitimieren; Sacketts Auffassung erscheint aber als einzig realistische. Was aber wird durch die „individuelle klinische Expertise" eingebracht? Nach unserer Überzeugung ist das ganz stark spezialisierte Detailwissen zu einzelnen Störungen so speziell und individuell, dass es in Manualen, Kursen und störungsspezifischer Supervision kaum vermittelt wird. Darüber hinaus sind es vor allem allgemeine (im Sinne von störungsübergreifende) Aspekte und therapeutische Prinzipien, wie oben diskutiert.

Ein weiteres Argument bezieht sich auf die Frage, inwieweit die Patienten und Probleme, wie sie in der Praxis anfallen, durch störungsspezifische Ansätze tatsächlich abgedeckt werden. Eigentlich geht es sogar um die behandlungs*bedürftigen* Patienten, also nicht nur die, die schon den Weg in die Behandlung gefunden haben. Beutler et al. (2013) fanden acht Listen mit Behandlungsverfahren, die nach Kriterien der APA wirksam sind. Sie enthalten 108 manualisierte Behandlungen für Erwachsene und zusätzlich 37 Manuale für Kinder und Jugendliche. Diese 145 Manuale berücksichtigen aber nur 51 der 397 definierten diagnostischen und Problemgruppen! Das ist zwar weniger gravierend, als es allein aufgrund der Zahlen scheinen mag: Die häufigsten Störungen sind natürlich, teils sogar mehrfach, abgedeckt, sodass wohl mehr als nur 25 % aller Patienten berücksichtigt sind. Dennoch wird klar, dass viele Patienten so nicht erreicht werden können, auch wenn in der Zwischenzeit noch einige Manuale dazugekommen sind.

Beutler et al. (2013) argumentieren weiter mit dem großen zeitlichen Aufwand für das Erlernen jeden Verfahrens, bis eine genügende Güte *(adherence)* erreicht ist. In Studien wird dafür typischerweise ein enormer Aufwand getrieben, und vergleichbare Wirksamkeit kann – zur Erinnerung – ja nur jemand in Anspruch nehmen, der ähnlich gut trainiert ist. Maximal 1–2 dieser manualisierten Behandlungen sind im Laufe einer üblichen Psychotherapieausbildung gründlich lernbar. Psychotherapiepraxis mit „normalen", unselektierten Patienten ist so nicht abzudecken! Eine von Vertretern störungsspezifischer Ansätze für das Problem der Komorbidität (dass man z. B. Depressive mit und ohne Angststörung, mit und ohne narzisstische Persönlichkeitsstörung etc. nicht gleich behandeln bzw. bei gleicher Behandlung nicht gleiche Wirksamkeit erwarten kann) vorgeschlagene „Lösung" ist, für Untergruppen aus Kombinationen von Diagnosen jeweils eigene manualisierte und evaluierte Vorgehensweisen vorzuschlagen. Das führt aber zu einer kombinatorischen Explosion mit mehreren Millionen Kombinationen und erinnert an nie realisierte Forderungen von Kiesler (1966) und Paul (1967), ein mehrdimensionales „Gitter" mit Kombinationen und zugehörigen empirischen Untersuchungen zu füllen. Selbst wenn auch hier wiederum gilt, dass nicht alle Gruppen und Kombinationen gleich wichtig sind, ist in unseren Augen unausweichlich klar, dass so die Fragen psychotherapeutischer Alltagspraxis nicht beantwortet werden können.

Aus solchen Einsichten wurde der „*transdiagnostische Ansatz*" (Barlow et al. 2010, deutsch in Druck) geschaffen: Barlow, der selber wichtige Beiträge zur Entwicklung eines störungsspezifischen Ansatzes geleistet hat und deshalb auch besondere Glaubwürdigkeit genießt, hebt in seinem „unified protocol" (etwa: „vereinheitlichten Manual") die Gemeinsamkeiten der „emotionalen Störungen" Angst und Depression hervor. Für diese wird dann konsequenterweise auch für die Behandlung ein weitestmöglich gleiches Vorgehen vorgeschlagen. Wer die Behandlung dieser Störungen erlernen will, steht damit nicht vor zwei oder mehr, sondern nur noch vor einem Manual. Auch die „Modulare Psychotherapie" (➤ Kap. 7) ist aus der Einsicht in die Beschränkungen der manualisiert/störungsspezifischen Ansätze gewachsen.

> **MERKE**
> Schließlich sei – ohne hier einen Gegensatz überstrapazieren zu wollen – noch einmal darauf hingewiesen, dass durch das richtige „technische" Vorgehen nur ein beschränkter Teil der Ergebnisvarianz bestimmt wird. Wichtige Varianzanteile hängen mit der Therapiebeziehung, der Person des Therapeuten und nichtdiagnostischen Merkmalen der Patienten zusammen. Ein angemessener Therapieansatz muss sich mit diesen Aspekten beschäftigen, wenn er sich nicht mit grundsätzlich limitierten Therapieeffekten zufrieden geben will.

„*Der störungsspezifische Ansatz wird sich zu Tode siegen*", hat Grawe mehrfach geäußert. Was war damit gemeint? Solange die Advokaten des Ansatzes aufrechterhalten konnten, dass für eine Weiterentwicklung von Psychotherapie vor allem auf das Entwickeln und Evaluieren immer neuer Ansätze für immer mehr Störungen gesetzt werden sollte und könnte und dass das Ziel irgendwann erreicht sein würde, schien alles nur eine Frage von Zeit und Geld zu sein. Je mehr und je schneller dieser Ansatz aber von seinem Erfolg profitierend tatsächlich umgesetzt würde, desto deutlicher und schneller würde auch klar werden, wo seine Grenzen liegen. Natürlich war nicht gemeint, dass alle tatsächlichen Errungenschaften des Ansatzes zu Grabe getragen werden müssten, aber eine in seinen Augen übertriebene Erwartungshaltung.

Dass Ansätze wie Youngs Schematherapie für Persönlichkeitsstörungen (Young et al. 2005) oder der CBASP-Ansatz für chronische Depressionen nach McCullough (2006a, b; Schramm et al. 2006) derzeit besonders attraktiv erscheinen und gar einer „Dritten Welle" der Verhaltenstherapie zugeordnet werden können, hängt in unseren Augen damit zusammen, dass sie störungsorientiert sind, aber allgemeinen Konzepten, die auch in der Grundlagenpsychologie gut verankert sind, viel Raum geben. Eingeengt bleiben sie in Bezug auf die Festlegung auf jeweils ein relativ einfaches Ätiologiemodell. Das muss im Interesse einer größeren Reichweite der Ansätze möglicherweise überwunden oder mit anderen Ansätzen verbunden werden.

2.10 Ausblick

Wir haben in diesem Kapitel versucht, das Feld einer störungsorientierten Psychotherapie aufzuspannen zwischen dem, was wir als zu allgemein und als zu einseitig störungsorientiert ansehen. Beide Extrempositionen – die allgemeine über Jahrzehnte mehr implizit vertreten als explizit proklamiert, die störungsspezifische pointiert als Gegenbewegung vertreten – haben gewisse Vorteile auf ihrer Seite, und beide haben zweifellos historische Verdienste. Es wird in unseren Augen eine zentrale Herausforderung der nächsten Dekade sein, störungsspezifische und allgemeine Konzepte weiter auszuarbeiten und vor allem, sie in einer angemessenen Ausbildung und angemessen qualitätsgesicherten Praxis umzusetzen. Ein Ansatz dazu ist die Modulare Psychotherapie (➤ Kap. 7).

LITERATURAUSWAHL
Boll-Klatt A, Kohrs M (2015). Praxis der psychodynamischen Psychotherapie. Grundlagen – Modelle – Konzepte. Stuttgart: Schattauer.
Caspar F (2007). Beziehungen und Probleme verstehen. Eine Einführung in die psychotherapeutische Plananalyse. 3. A. Bern: Huber.
Caspar F (2009). Therapeutisches Handeln als individueller Konstruktionsprozess. In: Margraf J, Schneider S (Hrsg.). Lehrbuch der Verhaltenstherapie. Bd. Heidelberg: Springer, S. 213–225.
Grawe K (1995). Grundriss einer Allgemeinen Psychotherapie. Psychotherapeut 40: 130–145.
Grawe K (1998). Psychologische Therapie. Göttingen: Hogrefe
Eells T (ed.) (2006). Handbook of Psychotherapeutic Case Formulations. 2nd ed. New York: Guilford.
Lambert MJ (2013) (ed.). Bergin and Garfield's Handbook of Psychotherapy and Behavior Change. 6th ed. New York: Wiley.
Norcross JC, Goldfried MR (eds.) (2005). Handbook of Psychotherapy Integration. New York: Oxford University Press.
Strauß B, Caspar F, Hohagen F (Hrsg.). Lehrbuch Psychotherapie. Göttingen: Hogrefe, S. 1143–1179.
Broda M, Senf W (Hrsg.) (2009). Praxis der Psychotherapie. Ein integratives Lehrbuch. 5. A. Stuttgart: Thieme.

KAPITEL 3

Harald J. Freyberger und Franz Caspar

Diagnostik und Psychotherapie

Kernaussagen

- Diagnostik ist in der Psychotherapie u. a. im Hinblick auf die Indikationsstellung, das Verständnis funktioneller Zusammenhänge und generell das Nutzen störungsspezifischen Wissens für den Einzelfall, die Veränderungsmessung, die Verlaufskontrolle und die Qualitätssicherung von essenzieller Bedeutung.
- Operationalisierte Klassifikationssysteme wie die ICD-10 und das DSM-IV reichen für diese Fragestellungen nicht aus, sondern sind durch weitere dimensionale und kategoriale Verfahren systematisch zu ergänzen.
- Die Kernbereiche verhaltenstherapeutischer Diagnostik umfassen Problembeschreibung und Problemanalyse, aber auch Ressourcenanalyse, die Analyse der zu erreichenden Therapieziele sowie den Prozess der Planung, Durchführung, Erprobung und Bewertung.
- Die psychodynamische Diagnostik orientiert sich zentral an den Konstrukten von Krankheitserleben, Bindungs- und Beziehungsmustern, aktuellen und lebensbestimmenden Konflikten und den persönlichkeitsstrukturellen Voraussetzungen. Daraus lassen sich entsprechende Fallkonzeptionsansätze ableiten, die die symptom- oder problemauslösenden und aufrechterhaltenden Situationen oder Prozesse, die daraus resultierenden Konsequenzen u. a. auf der kognitiven, affektiven und interpersonellen Ebene sowie die Bewertungen beinhalten.

3.1 Aufgaben und Ziele von Diagnostik

Wären alle Patienten gleich, würden wir für alle dieselbe Psychotherapie brauchen, und dürften wir für alle dieselben Effekte erwarten, so könnten wir getrost auf Diagnostik verzichten. Da diese Voraussetzungen offensichtlich nicht erfüllt sind, brauchen wir Diagnostik. Sie hilft uns, unterschiedliche Voraussetzungen bei Patienten zu unterscheiden, um auf dieser Basis unter Vorwegnahme der wahrscheinlichen Effekte verschiedener Vorgehensweisen eine Therapie zu planen, ihren Verlauf zu verfolgen und schließlich die Effekte zu beurteilen.

Es ist sinnvoll, psychotherapiebezogene Diagnostik nach Merkmalen auszurichten, die Konsequenzen haben. Als es noch wenig störungsspezifische Strategien gab, war eine genaue Störungsdiagnostik zumindest im Hinblick auf die Planung therapeutischen Vorgehens weniger wichtig. In Bezug auf einzelne Störungen gibt es auch heute noch Fortschritte im therapeutischen Vorgehen, die Unterscheidungen wichtiger machen. Erst nachdem z. B. deutlich geworden war, dass chronische Depressionen mit kognitiv-behavioralem Vorgehen nach Beck et al. (1981) weniger gut zu behandeln sind als eine Major Depression, und nachdem es spezialisierte Vorgehensweisen gab (CBASP nach McCullough: Schramm et al. 2006), wurde es wichtiger, zwischen chronischen und nichtchronischen Depressionen zu unterscheiden. Der vormals kaum bekannte Begriff der *Double Depression* (= auf eine Dysthymie aufgesetzte depressive Episode) wurde ebenfalls populärer. Die Grundhaltung dieses Bandes, störungsspezifische Vorgehensweise anzuwenden, wo es sinnvoll erscheint, darüber aber die störungsunspezifischen und -übergreifenden Aspekte nicht zu vernachlässigen, muss sich auch in der Diagnostik niederschlagen.

Im Kontext von Psychotherapie treffen wir auf unterschiedliche **Definitionen** von Diagnostik (Caspar 2006):
- Eine *breite* Definition schließt alle systematischen Maßnahmen zum Beschreiben, Einordnen und Vergleichen eines Individuums bzw. seiner Merkmale ein. Dazu gehören auch z. B. interpersonale Merkmale oder eine individuelle Fallkonzeption.
- Die *engere* Definition ist typisch für störungsspezifische Vorgehensweisen; kennzeichnend ist der bei dieser Definition im Englischen verwendete abgrenzende Begriff *nondiagnostic*, der alles meint, was nicht mit der ICD- oder DSM-Diagnose in Zusammenhang steht, also z. B. auch interpersonale Merkmale, die bei der weiteren Definition eingeschlossen sind.

Wir gehen hier von der breiten Definition aus.

Diagnostik hat im Zusammenhang mit Psychotherapie vielfältige **Funktionen:**
- Basis für Veränderungsmessung
- Kategoriale Einordnung und dimensionale Beschreibung von „Oberflächenmerkmalen" des Patienten als Voraussetzung für selektive und adaptive Indikation und Prognose

- Qualitatives Verständnis für die Tiefenstruktur des Patienten (funktionale Zusammenhänge, Struktur der Motive usw.) als Basis für die genaue Therapieplanung, und zwar auch für „Moment-to-moment"- und nicht nur für „große" Entscheidungen
- Basis für Beziehungsgestaltung
- Verlaufskontrolle und Qualitätssicherung (Caspar 2006)

Perrez fragte 1985, ob Diagnostik in der Psychotherapie ein „anachronistisches Ritual" sei. Nein, ganz und gar nicht: ein hochaktuelles Thema! Diagnostik ist dabei kein Selbstzweck; sie ist die Grundlage für Indikation, Feinsteuerung und Bewertung von Psychotherapien.

Entsprechend der Vielfalt der Funktionen wird denn auch in Büchern zur klinischen Diagnostik, klinischen Psychologie oder Psychiatrie dem Thema einiger Platz eingeräumt, und es wurden auch ganze Bücher diesem Thema gewidmet. Auch im vorliegenden Handbuch ist ein Beitrag zur Diagnostik ein Muss, dennoch ist auch klar, dass in einem kurzen Artikel nur ein Überblick gegeben werden kann und auf umfangreichere bzw. spezialisierte Beiträge verwiesen werden muss.

Ein ganzes Herausgeberwerk widmet Laireiter (2001) dem Thema Diagnostik in der Psychotherapie. Mit der Diagnostik psychischer Störungen beschäftigen sich ausführlicher Stieglitz et al. (2001). Nebeneinandergestellt finden sich die Themen Diagnostik und Therapie bei Gaebel und Müller-Spahn (2002). Häufig finden sich Artikel zu Diagnostik von Psychotherapie in allgemeineren Büchern zur Diagnostik, z. B. Hautzinger und Meyer (2001), mehrere Artikel in Röhrle et al. (2008) zur Diagnostik in der klinischen Psychologie oder im Lehrbuch zur klinischen Psychologie und Psychotherapie von Perrez und Baumann (2005; ebenfalls mehrere grundlegende Artikel) oder zur Psychotherapie von Strauß et al. (2006) oder Schneider und Freyberger (2014).

Angaben zur Geschichte und zu grundsätzlichen Fragen finden sich u. a. bei Röhrle (2007). Hier geht es darum, auf engem Raum das Grundsätzliche herauszuarbeiten, das jeder Psychotherapeut wissen sollte, und dies nach der Devise des gesamten Buches: das Störungsspezifische zu berücksichtigen, ohne aber die ganze psychotherapiebezogene Diagnostik auf das Störungsspezifische zu reduzieren.

> **MERKE**
>
> Damit ist das Stichwort „Reduktion" (von Komplexität) gefallen, eine wichtige Perspektive: Es geht zwar auch darum, gezielt *zusätzliche* Daten zu erheben, aber gerade in Bezug auf Psychotherapie auch um *Reduktion*, um das Trennen von Wesentlichem und Unwesentlichem im Strom der anfallenden Informationen (Caspar et al. 2007) und um die Reduktion von Komplexität durch Ordnen der relevanten Informationen. Diagnostik ist dabei den therapeutischen Zwecken untergeordnet und hängt ebenso wie die therapeutischen Vorgehensweisen stark von den zugrunde gelegten Konzepten ab.

Die Unterschiedlichkeit der Konzepte führt denn auch dazu, dass über die Grenzen von therapeutischen Orientierungen hinweg die jeweils anderen diagnostischen Ansätze von Psychotherapeuten kritisch betrachtet werden (s. u.). Tatsächlich zeigen sich zumindest heute noch unüberwindliche Schwierigkeiten, wenn es darum geht, sich auf mehr als einen kleinen Kern von orientierungsunabhängig akzeptierten Diagnostika zu einigen. Eine Brücke schlagen kann hier zumindest teilweise das von Caspar (2007b) vorgeschlagene Konzept der „funktionalen Äquivalente". Therapeuten unterschiedlicher Orientierung können danach jeweils für eine bestimmte Funktion (z. B. Symptomatik, Sicht des Patienten oder Verhalten, Sicht des Therapeuten) die für ihren Ansatz jeweils passendsten und qualitativ besten Instrumente einsetzen. Dies ist nicht ganz so optimal und vergleichbar, wie wenn *genau* dieselben Instrumente verwendet würden, aber es ist wesentlich besser, als wenn bei jedem Ansatz ganze Typen von Daten fehlen und damit jede vergleichbare Betrachtung fast unmöglich wäre.

3.2 Diagnostik als Prozess und mögliche Fehler

Diagnostik wird oft als zeitlich so umgrenzte Handlung betrachtet, dass dem *Prozess* der Diagnostik wenig Beachtung geschenkt wird. Wir werden unten noch argumentieren, warum der Prozessaspekt gerade im Zusammenhang mit Psychotherapie besonders wichtig ist. Ein Aspekt, auf den eine Betrachtung aus der Prozessperspektive besonders hinweist, sind *Fehler und Probleme,* die im Laufe des Prozesses entstehen können (Caspar 2007b).

Typische Fehler von Therapeuten bei der Diagnostik sind:
1. Sich-überfluten-Lassen durch zu viel unverarbeitete Information im Bestreben, induktiv zu bleiben und sich nicht zu früh festzulegen
2. Exzessive Datenerhebung und -verarbeitung statt sorgfältiger Planung (z. B. zu später Beginn mit einer klaren Fallkonzeption, aus der sich wiederum diagnostische Fragen ableiten würden)
3. Unvollständiges Erheben von Informationen (z. B. Weglassen von Fragen, die peinlich erscheinen könnten)
4. Zu starke Berücksichtigung von Unwahrscheinlichem und Individuellem, einhergehend mit zu geringem Beachten von Basisraten und anderen überindividuellen Informationen (z. B. gegenüber der Selbstdarstellung eines Substanzabhängigen als „viel besser motiviert und therapiefähig als der typische Junkie")
5. Zu geringe Berücksichtigung des Besonderen, weil zu stark in Gängiges eingeordnet wird oder weil die Details zu wenig bekannt sind (z. B. Informationen zu spezieller Subgruppe von Depression, Komorbidität)
6. Fehlinterpretation von Daten: Einerseits werden Daten zu wenig ausgeschöpft, andererseits zu viele Daten er-

hoben, was die subjektive Sicherheit mehr erhöht als die tatsächliche Genauigkeit.
7. Unhinterfragte Anpassung der eigenen Informationsverarbeitung an lokale Gewohnheiten (z. B. Übernahme diagnostischer Konzepte und eines Jargons, der ein datengeleitetes Hinterfragen erschwert)
8. Versuch, Experten zu imitieren, ohne die notwendigen Voraussetzungen selber aufzubauen (z. B. Experten beeindrucken durch Beispiele für richtige intuitive Entscheidungen → „Ich muss das rationale Denken ausschalten, um selber schnell ein Experte zu werden")
9. Unberechtigter Zuwachs von subjektiver Sicherheit mit zunehmender Datenmenge, z. T. aufgrund von 6. (obwohl ich sie auch nach drei Sitzungen schon hätte erschließen können, fühle ich mich nach sechs Sitzungen kompetenter im Erarbeiten einer expliziten Fallkonzeption und halte auch an falschen Hypothesen überzeugter fest)
10. Übergewichtung des Bestätigenden, Unterschlagen des Infrage-Stellenden *(confirmation bias)*
11. Festlegung durch den Patienten oder eine andere Person auf eine Sicht des Problems, die eine Lösung erschwert (Sachses „Plausibilitätsfallen"; s. ➤ Kap. 5)
12. Sich-zufrieden-Geben mit der ersten hinreichend plausiblen Erklärung, statt nach weiteren Alternativen zu suchen
13. Dem Handelnden (Therapeut und Patient) im Vergleich zu externen Faktoren zu viel Einfluss und Kontrolle zuschreiben (Caspar 2007b)

Aus dieser aus der Literatur abgeleiteten Liste wird deutlich, dass es bei einem guten Teil der Fehler um Ausrutscher in die eine oder andere Richtung geht, um eine Gratwanderung, bei der die gute Balance zwischen zwei möglichen Arten von Fehlern gewahrt bzw. ständig neu hergestellt werden muss. Ein in diesem Zusammenhang relevantes Thema ist auch die Rolle der **intuitiven vs. rational-analytischen Informationsverarbeitung** (Caspar 1997). „Die Wissenschaft" bevorzugt klar Letztere, während Praktiker wissen, dass sie ohne Erstere keinen Tag überleben würden. Beides hat seine Berechtigung: Viele Fehler kamen und kommen sicherlich durch unreflektiertes, intuitives Urteilen zustande, und „klinisches Urteilen" gilt ja für eine ganze Tradition der Forschung fast als Synonym für fehlerhaftes Urteilen. Fehler wurden dabei fast immer auf ein Abweichen vom rational Richtigen definiert.

Es hängt aber von der Art der Aufgabe und anderen Merkmalen der Informationsverarbeitungssituation ab, ob rational-analytische oder intuitive Verarbeitung spontan zum Einsatz kommt, und auch, ob sie zu besseren Ergebnissen führt (Hammond 1988). So sind sowohl die Aufnahme und das Filtern von Rohinformation als auch das Erkennen von Mustern Aufgaben, die gar nicht oder viel schlechter bzw. weniger effizient auf rational-analytischem Wege erfolgen könnten. Das Entwickeln und der Einsatz von Fragebögen mögen demgegenüber rational-analytisch wirken, aber bereits bei der Beurteilung der Validität der Antworten bei einem Patienten oder beim Beurteilen allfälliger Widersprüche kommen zumindest teilweise wieder intuitive Prozesse zur Geltung.

> **MERKE**
> Wichtig ist (und das steckt hinter einem guten Teil der Vorbehalte!), dass nicht Laienintuition mit „professioneller" Intuition verwechselt wird, die idealerweise nach Jahren der rational-analytischen Praxis entsteht (Dreyfus und Dreyfus 1986). Leitbild ist die flexible Kombination rational-analytischer und intuitiver Prozesse mit Kombination der jeweiligen Vor- und Kompensation der Nachteile (Pascual-Leone 1990).

Ein äußerst relevantes Thema ist oder wäre dabei auch die Person des diagnostizierenden Therapeuten. Leider ist diese bisher kaum untersucht. Caspar (1997) fand insgesamt in psychotherapeutischen Erstgesprächen (aber wohl übertragbar auf andere Situationen) eine große interindividuelle Variabilität, die nur eingeschränkt von Faktoren wie therapeutischer Orientierung oder Stand der Erfahrung abhing.

3.3 Diagnostik als Voraussetzung für Psychotherapie

3.3.1 Therapieleitende Diagnostik

Nachdem einleitend bereits auf die Funktion der Diagnostik, nämlich Therapien zu leiten, hingewiesen wurde, wird hier weiter ausgeführt, wie das geschehen kann. Letztlich liegt dem die schon sehr alte Vorstellung zugrunde, dass eben nicht alle Patienten dieselbe Behandlung brauchen und ergo eine differenzielle Behandlung von Merkmalen der Patienten abzuhängen hat.

Typische Fragen zur selektiven Indikation sind:
- Welches Vorgehen ist indiziert?
- Welche Störung liegt vor?
- In welchem Ausmaß liegt die Störung vor?
- Kann ein Subtyp unterschieden werden?
- Welches sind interpersonale oder andere über die Störung hinausgehende Aspekte, die berücksichtigt werden müssen?
- Welches sind Umweltaspekte, die berücksichtigt werden müssen?
- Ist eine Priorisierung nach Stärke des Problems oder anderer Aspekte nötig oder möglich?

Laufende Fragen:
- Gibt es Hinweise zur adaptiven Indikation (Anpassung des Vorgehens im laufenden Prozess)?
- Ist eine Prognose möglich (die u. U. vom Patienten verständlicherweise schon im Erstgespräch, vom Gutachter nach einigen Sitzungen nachgefragt wird)?

Der Abklärungsprozess

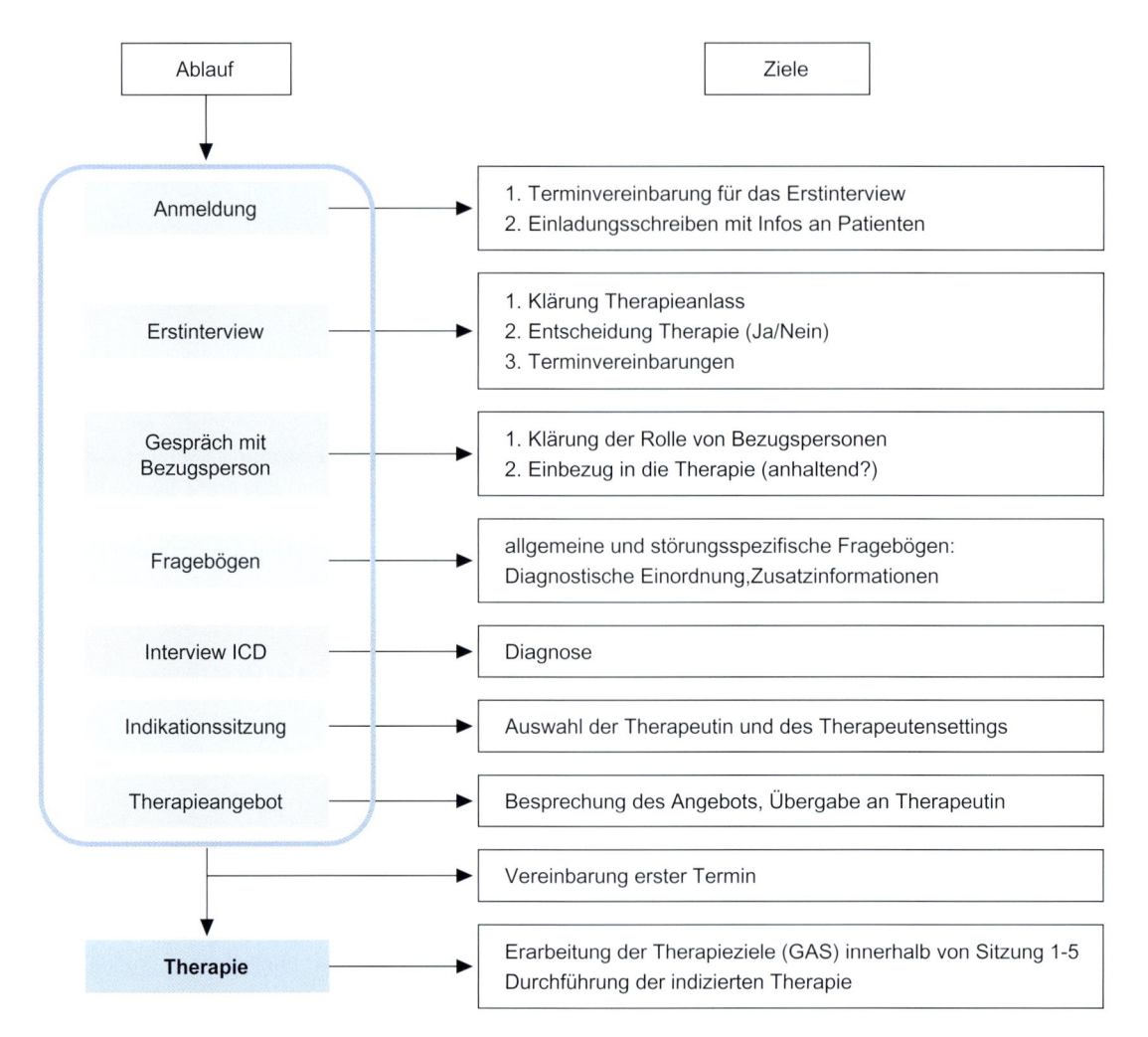

Ablauf	Ziele
Anmeldung	1. Terminvereinbarung für das Erstinterview 2. Einladungsschreiben mit Infos an Patienten
Erstinterview	1. Klärung Therapieanlass 2. Entscheidung Therapie (Ja/Nein) 3. Terminvereinbarungen
Gespräch mit Bezugsperson	1. Klärung der Rolle von Bezugspersonen 2. Einbezug in die Therapie (anhaltend?)
Fragebögen	allgemeine und störungsspezifische Fragebögen: Diagnostische Einordnung, Zusatzinformationen
Interview ICD	Diagnose
Indikationssitzung	Auswahl der Therapeutin und des Therapeutensettings
Therapieangebot	Besprechung des Angebots, Übergabe an Therapeutin
	Vereinbarung erster Termin
Therapie	Erarbeitung der Therapieziele (GAS) innerhalb von Sitzung 1-5 Durchführung der indizierten Therapie

Abb. 3.1 Ablauf eines diagnostischen Abklärungsprozesses, verzahnt mit dem Beginn einer Psychotherapie im engeren Sinne (nach Grawe 1998)

Typisch ist für psychotherapiebezogene Diagnostik, dass sie eng mit der Psychotherapie im engeren Sinne verwoben ist bzw. dass auch mehrere Arten der diagnostischen Informationsgewinnung eng miteinander verzahnt sind. Veranschaulicht werden kann dies etwa am Abklärungsprozess, wie er so oder ähnlich an einigen Universitätsambulanzen erfolgt (➤ Abb. 3.1).

Die Abbildung soll in ihrer Ausführlichkeit das Prinzip deutlich machen: In der Routinepraxis müssen solche Verläufe oft vereinfacht durchgeführt werden, obwohl andererseits auch dort mehr möglich erscheint, als vielfach vermutet wird (Seipel und Klofat 2004; Popp et al. 2001).

Nachdem initial die diagnostischen Erkenntnisse bereitgestellt werden, die der Indikation zugrunde gelegt werden, kann der weitere Verlauf mit gelegentlichen Statusmessungen zur Beurteilung des Fortschritts im Vergleich zur Prä-Messung bzw. zu späteren Zwischenmessungen verfolgt werden. Dazu können eigentliche Prozessmessmittel kommen, vor allem Stundenbögen (Grawe und Braun 1994) oder Messmittel zu Erfassung der Beziehungsqualität (z. B. HAQ; Horvath und Greenberg 1989). Sie helfen bei der Feinsteuerung der Therapie.

Alle qualitativen Informationen, die zur Gestaltung der Therapie im Einzelnen erhoben werden (Was sind genau die Umstände, unter denen es zu einer Angstattacke kommt? Was waren genau die Umstände und inneren Prozesse bei einer frühkindlichen Traumatisierung?), gehören bei einer weiteren Definition von Diagnostik (➤ Kap. 3.1) auch dazu.

Zunehmend wichtig erscheint, sich dabei nicht nur auf eine Diagnostik des Individuums und seiner Probleme zu beschränken, sondern auch die Umgebung (System, „Milieu") und Ressourcen einzubeziehen. Traditionell wurden Umgebungsbedingungen ja in der Verhaltensdiagnostik in den Vordergrund gestellt, sogar in dem Maße, dass die Bedeutung der Voraussetzungen in der Persönlichkeit des Patienten infrage gestellt wurde (Kanfer und Saslow 1969).

Die *American Psychological Association* (APA) gibt vor, dass klinisch-psychologische Diagnostik folgende **Eigenschaften** besitzen muss: umfassend, fehlerfrei, dauerhaft integer, angemessen normbezogen, auf der Grundlage testtheoretischen Wissens basierend, für Rückmeldungen geeignet, Eigenschaften der betroffenen Personen berücksichtigend und zwar in Hinsicht auf Geschlecht, Alter, Rasse, ethnische Zugehörigkeit, Nationalität, Religion, sexuelle Orientierung, Behinderung, Sprache und sozioökonomischen Status (APA 1992: 1603; nach Röhrle 2007).

Diese Anforderungen sind nur zu erfüllen, wenn mehrere für sich allein defizitäre Messmittel (zu deren Auswahl ➤ Kap. 3.5) sich ergänzen.

Ein besonderer Aspekt ist die Anforderung, „für Rückmeldungen geeignet" zu sein. Wenn man dies auf die Patienten bezieht, ist das ein besonderer Aspekt der therapieleitenden Diagnostik, der tatsächlich Beachtung verdient. Für eine **Einbeziehung der Patienten** in den therapieleitenden diagnostischen Prozess (über die Rolle des Informationslieferanten hinaus) sprechen verschiedene Argumente:
- Der Patient kann Schlüsse veri- oder falsifizieren (wobei der Therapeut/Diagnostiker seine Einschätzung nicht allein von der Sicht des Patienten abhängig machen sollte!).
- Die Darstellung kann einen therapeutischen Effekt haben, im Sinne einer Erleichterung/Normalisierung, wenn Merkmale in einem weniger problematischen Bereich liegen, als der Patient gedacht hat.
- Die Darstellung kann einen therapeutischen oder motivierenden Effekt haben, im Sinne eines Hinweises auf Probleme, die bisher zu wenig beachtet wurden.
- Diagnostische Erkenntnisse sind eine wichtige Grundlage für die Einbeziehung des Patienten als Partner in der Therapie insgesamt.
- Der Therapeut und sein therapeutisches Angebot haben hier eine weitere Gelegenheit, sich als kompetent und transparent zu präsentieren.

Es kann notwendig sein, die Darstellung für die Präsentation gegenüber Patienten anzupassen. Es ist z. B. ratsam, beim SCL-90 im Ausdruck den Begriff „Fremdheit" statt „Psychotizismus" zu verwenden. „Psychotizismus" im SCL-90 hat nur beschränkt mit Psychose zu tun; hohe Werte können auch durch Phänomene zustande kommen, wie sie für Panikpatienten typisch sind (die gleich noch einmal in Panik geraten, wenn sie bei sich einen hohen „Psychotizismus"-Wert sehen). Eine geeignete grafische Darstellung kann das Besprechen mit Patienten enorm unterstützen. Im FIGANA-Programm (Grawe und Braun 1994) wird z. B. ein Profil grafisch so ausgedrückt, dass es leicht mit der typischen Verteilung für eine wählbare Gruppe (z. B. alle Patienten dieses Therapeuten in den letzten 5 Jahren; alle depressiven Patienten in einer Klinik in den letzten 2 Jahren usw.) verglichen werden kann. Die Bedeutung von erhöhten Werten wird so sehr viel plastischer als beim Vergleich mit einer anonymen Normstichprobe.

Ob diagnostische Informationen tatsächlich einbezogen werden und den Prozess bestimmen, hängt auch beim Therapeuten stark von der Aufbereitung und Darstellung ab. Dabei stehen zwei Aspekte im Vordergrund:
- Eine grafische Aufbereitung soll so erfolgen, dass die menschliche Fähigkeit zur Mustererkennung, d. h. zum schnellen Erkennen von Auffälligkeiten, optimal unterstützt wird, und
- Auswertungsergebnisse sollten so zum praktischen Erfahrungshintergrund in Beziehung gesetzt werden, dass die Therapeuten die Ergebnisse leicht im Hinblick auf ihre Bedeutung einordnen können.

MERKE
Wichtig ist es auch zu beachten, in welchem Maße Informationen von diagnostischem Wert sind.

Die Symptome von Depression sind jeweils für sich allein wenig diagnostisch, weil sie auch bei anderen Störungen oder bei ungestörten Menschen auftreten können. Andere Merkmale wie Wahnwahrnehmung oder Halluzinationen sind dagegen stärker diagnostisch, weil sie schon recht spezifisch auf eine schizophrene Störung hinweisen. Der diagnostische Wert kann auch individuell gegeben sein, z. B. bei einer Borderline-Patientin, bei der aus der Art der Selbstverletzung sehr klar abzulesen ist, welchem Zweck sie gerade diente: saubere Schnitte in die Arme, wenn es nur um Spannungsreduktion und Beendigung von Leere ging; grausame Schnitte – z. B. mit rostigem Blech in die Vagina, wenn sie sich selber bestrafen wollte.

3.3.2 Evaluierende Diagnostik

Bei der evaluierenden Diagnostik ist zu unterscheiden, ob die Evaluation bereits der laufenden Therapie zugutekommt („formative Evaluation") oder ob es um eine nachträgliche Evaluation zum Zweck des systematischen Sammelns von Erfahrungen, der Qualitätssicherung (QS) oder der Forschung geht. Ersteres gehört natürlich ebenso mit zur therapieleitenden Diagnostik. Die „kontrollierte Praxis" (Kanfer et al. 2000), also eine Praxis, bei der man den Verlauf und das Erreichen der Ziele nüchtern und möglichst operational betrachtet, kann als Vorläufer moderner QS betrachtet werden.

Ein neuerer Ansatz dazu beruht auf dem Prinzip, zu jedem Patienten Vergleichsdaten aus Praxisuntersuchungen zu verwenden, um eine individuelle Voraussage des Verlaufs zu erstellen. Dabei werden auch Grenzen zu einem sowohl besonders günstigen als auch ungünstigen Verlauf festgelegt. Kriterien sind typischerweise mehrere Fragebögen, aus denen integrierte Werte gebildet werden. Dieser Ansatz wird – aufbauend auf Arbeiten von Howard – von mehreren Arbeitsgruppen verfolgt (Kordy et al. 2001; Percevic et al. 2004; Lambert et al. 2001; Lutz et al. 2006, 2015). Lambert et al. (2001) konnten zeigen, dass insbesondere bei Patienten mit relativ negativer Prognose durch eine Rückmeldung über den problematischen Verlauf eine Verbesserung der erzielten Effekte erreicht werden konnte. Noch besser waren die Effekte, wenn dem Therapeuten mit Entscheidungsbäumen geholfen wurde, sein Vorgehen anzupassen, und noch einmal besser, wenn auch der Patient ein Feedback erhielt (➤ Kap. 36).

Die Evaluation von Therapien auch über deren Abschluss hinaus wird empfohlen, und sie setzt selbstverständlich auch Diagnostik zum Prä-post-Vergleich, evtl. sogar Katamnesen voraus: Eine solche Evaluation kann die Grundlage der Reflexion des Vorgehens eines einzelnen Praktikers sein, erfolgt aber sinnvollerweise in der Diskussion mit Kollegen, etwa in Qualitätszirkeln. Die Einbeziehung „harter" Diagnostik macht es – auch wenn diese natürlich immer vor dem Hintergrund klinischen Wissens zum Einzelfall interpretiert werden muss – möglich, eine Fülle von Daten zueinander in Beziehung zu setzen, die man sonst nicht überblicken könnte. Es wird auch erschwert, Therapieverläufe und -ergebnisse selbstwertdienlich, aber verbesserungsfeindlich so zu interpretieren, wie es den eigenen Wünschen des Therapeuten entspräche.

Hier geht es wohlgemerkt erst einmal nur um systematische Erfahrungsbildung; dieselben diagnostischen Daten sind – typischerweise mit zusätzlichen Mitteln vollständiger und breiter erhoben – auch Basis von eigentlicher wissenschaftlicher Forschung, die hier aber nicht weiter besprochen wird.

3.3.3 Gegensatz zwischen Diagnostik und Psychotherapie?

In der Geschichte wurde die Diagnostik immer wieder in einem Spannungsverhältnis mit der Psychotherapie gesehen. Das wäre nach der hier vertretenen Auffassung unsinnig: Professionelle Psychotherapie braucht Diagnostik (wie auch aus der weiteren Darstellung in diesem Beitrag deutlich werden sollte), und Diagnostik braucht Aufgaben, wie sie eben im Zusammenhang mit Psychotherapie bestehen. Aus einer Prozessperspektive der psychotherapeutischen Diagnostik, welche die enge Verwebung von diagnostischen und im engeren Sinne therapeutischen Prozessen aufzeigt (Caspar 2007b), wird dies besonders deutlich. Diagnostische Prozesse sind zu Beginn einer Therapie im Allgemeinen besonders dicht, bereits beim ersten Telefonat zur Anmeldung oder Überweisung; sie halten aber über die ganze Therapie an und gehen u. U. sogar noch über diese hinaus. Für Diagnostik in der Psychotherapie gilt ganz besonders, dass „der Diagnostiker sich u. U. erst nach mehreren Durchgängen dem Ziel, der Beantwortung der Fragestellung, nähert" (Amelang und Zielinski 1997).

Typischerweise stehen gar nicht alle relevanten diagnostischen Informationen zu einem gegebenen Zeitpunkt zur Verfügung. Weitere Erhebungen hängen von der Auswertung vorheriger Daten ab. Diagnostik bezieht sich auch auf Informationen, die erst durch therapeutische Schritte evoziert wurden. Schonung eines belasteten Patienten kann durch Verteilung und Stufung von Erhebungen erreicht werden. Gewisse Informationen werden vom Patienten bewusst oder nicht bewusst zurückgehalten, bis genügend Vertrauen zum Therapeuten aufgebaut ist. Der Zugang zu Verdrängtem ist erst nach Durchlaufen therapeutischer Prozesse möglich. Widerstand als ein diagnostisch interessantes Phänomen kann *per definitionem* erst als Reaktion auf therapeutische Maßnahmen auftreten. Es gibt also viele Gründe, Diagnostik als integrierten Bestandteil von Psychotherapie zu betrachten.

3.4 Dimensionale und kategoriale Diagnostik; psychiatrische Kategoriensysteme

In der Diagnostik bestehen verschiedene Traditionen, die der dimensionalen und der kategorialen Diagnostik. Sie wirken sich so aus, dass die eine oder andere Art der Diagnostik selbstverständlich, die andere zumindest etwas weniger vertraut wirkt.

> **MERKE**
> **Dimensionale Diagnostik** beschreibt ein Merkmal einfach als variierend auf einer Dimension zwischen zwei Polen.

Merkmalsträger (Patienten) oder Phänomene (z. B. ein traumatisches Ereignis) werden typischerweise durch ihre Positionen in mehreren Dimensionen beschrieben. Die Konstellation der Werte steht für die Einmaligkeit der Person oder des Phänomens. Kategorien (normal/krank – gesund) können durch Bildung von Cut-off-Werten (z. B. beim Beck-Depressions-Inventar [BDI] für leichte, mittelstarke und starke Depression oder beim Body-Mass-Index [BMI] für Untergewicht/Normalgewicht) gebildet werden.

> **MERKE**
> **Kategoriale Diagnostik** ist, wie der Name sagt, von Anfang an darauf ausgerichtet, Menschen oder Phänomene eindeutig Kategorien (z. B. Major Depression vorhanden/nicht vorhanden) zuzuordnen.

Obwohl dies keineswegs zwingend impliziert ist, legt die kategoriale Diagnostik eher nahe, innerhalb einer Kategorie nicht mehr zu differenzieren, was bei verschiedenen Störungen aus psychotherapeutischer Sicht zu falschen Indikationsentscheidungen führen würde. Eine kategoriale Sicht ist zwar nicht im strengen Sinn Voraussetzung für die Entwicklung von manualisierten psychotherapeutischen Vorgehensweisen, aber sie passt am besten dazu: Die Vorstellung, Psychotherapie ganz oder überwiegend manualisiert durchführen zu können, setzt voraus, dass sich Patienten und Störungen in eine endliche Zahl von Kategorien einteilen lassen. Das müssen nicht störungsbezogene Kategorien sein, diese sind aber am naheliegendsten und stehen de facto gegenwärtig ganz im Vordergrund.

Die kategoriale Diagnostik steht traditionell mit der Frage „Liegt eine Störung/Krankheit vor oder nicht?" der Medizin näher, die dimensionale mit der Frage „Durch welche Konstellation von Messwerten lässt sich eine Person charakterisieren?" der Psychologie mit ihrer Beschäftigung mit Persönlichkeit und Intelligenz bzw. ihrer Betrachtung des Pathologischen in Kontinuität vom normalen Funktionieren.

Unter Psychologischen Psychotherapeuten (aber nicht nur) begegnete man lange Zeit der kategorialen Diagnostik skeptisch, weil sie mit der Übernahme eines medizinischen Störungsmodells assoziiert schien: Man werde den Besonderheiten *psychischer* Störungen, die teils auch gar *nicht als individuelle* Probleme gesehen wurden, mit der Übertragung von Sichtweisen aus der somatischen Medizin nicht gerecht. Obwohl nicht verschwunden, sind diese Vorbehalte mit dem Aufschwung störungsspezifischer Vorgehensweisen leiser geworden. Diese setzen ja voraus, dass zumindest *auch* kategorial diagnostiziert wird. Einen nicht geringen Einfluss dürfte dabei auch die Ökonomie gehabt haben: Wenn man am medizinischen Versorgungssystem teilhaben kann, vorausgesetzt es gibt eine kategoriale Diagnose, werden grundsätzliche Bedenken schon einmal zurückgestellt. Inwieweit man die Distanz zu einer Denkweise, der man skeptisch gegenübersteht, dann aufrechterhalten kann oder ob nicht Praxis auch Denken formt, muss an dieser Stelle offen bleiben (Caspar et al. 2007).

Heute wird Kritik an den bestehenden kategorialen Systemen aus allen Berufsgruppen und therapeutischen Orientierungen laut. Es werden vor allem folgende Probleme genannt:

- Kategoriale Diagnosen lassen nur eingeschränkt Rückschlüsse auf das Ansprechen auf spezifische Therapieinterventionen zu und gehen mit heterogenen biologischen Befunden einher. Von daher stellen sie nur eingeschränkt eine Basis für therapeutische Entscheidungen dar.
- Bei vielen psychiatrischen Erkrankungen finden sich fließende Übergänge mit willkürlichen Cut-offs, und die Grenze zwischen Krankheit und Gesundheit ist nicht so scharf, z. B. bei Angst, ADHS und ganz deutlich und empirisch bei Persönlichkeitsstörungen.
- Auf dem Gebiet der Persönlichkeitsstörungen sind kategoriale Diagnosen besonders umstritten, weil die Symptome aus keinem einheitlichen theoretischen Rahmen hervorgehen und ihre empirische Basis gering und sehr unterschiedlich ist. Polythetische Konstrukte (nur ein Teil der Kriterien muss zutreffen) führen zudem zu sehr heterogenen Gruppen, in denen zwei Menschen kaum symptomatologische Überschneidung zeigen müssen.
- Komorbidität ist nicht die Ausnahme, sondern die Regel (➤ Kap. 1).

Auch wenn man sich die Unterschiedlichkeit von Traditionen ebenso wie ihre möglichen Implikationen für die Praxis von Diagnostik und Psychotherapie vor Augen führen muss, ist es doch auch wichtig zu erkennen, dass Kombinationen und Kompromisse möglich sind. Sie drängen sich aus der Praxis ebenso wie aus der Forschung auch auf. Zunächst ist eine dimensionale Diagnostik ja durchaus mit einer kategorialen vereinbar. Auch wenn die kategoriale Diagnose Grippe klar ist, wird man noch dimensional Fieber messen. In die Definitionen vieler DSM- und ICD-Kategorien gehen zudem dimensionale Werte (z. B. Zeitkriterien, Gewicht etc.) mit Cut-off-Werten ein. Mit der ICD-11 wird dem Vernehmen nach eine stärker dimensionale Diagnostik kommen (Freyberger und Stieglitz 2006). Eine „Brücke" zwischen den beiden Auffassungen stellt zudem die Auffassung dar, dass es sich bei den Kategorien nach DSM oder ICD nicht um gottgegebene Einheiten handelt, sondern um Prototypen, die sich ja auf der Basis dimensionaler Sichtweisen bilden lassen: Es handelt sich einfach um besonders häufige Ausprägungen von Variablenkombinationen, in die dann eine relativ große Anzahl von Patienten passt. Man geht dabei weder davon aus, dass – wenn man es nur recht anstellt – alle Patienten so kategorisierbar sein müssen, noch, dass Patienten und ihre Störungen durch die Variablen, die eine Kategorie definieren, in Bezug auf psychotherapierelevante Eigenschaften hinreichend beschrieben sind.

> **MERKE**
> Letztlich muss man sich den Zweck von Diagnostik – Komplexität zu reduzieren – noch einmal vor Augen führen: Das geschieht sowohl mit dem Zurückführen von Variation auf eine beschränkte Anzahl von Dimensionen als auch mit der Einteilung in Kategorien, die ja auch die ältere Vorstellung von Syndromen wieder aufgreift. Die zentrale Frage ist, was dabei verloren geht und wie relevant dies für Psychotherapie ist.

Das Zulassen von Komorbidität in der Diagnose ist zweifellos wichtig, wobei der Begriff ja fälschlicherweise suggerieren könnte, dass verschiedene Krankheitseinheiten („morbi") einfach nebeneinanderstünden. In Wirklichkeit haben wir es ja meist mit verschiedenen Phänomenen zu tun, die miteinander in Wechselwirkung stehen, was bei der Therapieplanung unbedingt zu berücksichtigen ist. Weiter können natürlich in der Therapieplanung zusätzliche, weitgehend störungsunabhängige Dimensionen berücksichtigt werden, deren Relevanz empirisch gut nachgewiesen ist, etwa interpersonale Stile, das Reaktanzniveau oder der Coping-Stil (Beutler und Wong 2006).

Wie stark im Interesse der Fähigkeit, psychotherapeutisch handlungsfähig zu sein, vereinfacht werden muss, ist immer wieder Gegenstand der Diskussion. Es hängt sicher auch von der Fähigkeit einzelner Therapeuten ab, Komplexität zu tolerieren, von ihrer Arbeitssituation, die dies mehr oder weniger zulässt, und von der typischen Klientel, die dies mehr oder weniger erfordern kann. Zweifel daran, dass es statthaft ist, einheitliche psychotherapeutische Vorgehensweisen zu verwenden, wenn doch die Diagnose (wie bei DSM und ICD durchaus möglich) durch sehr unterschiedliche Merkmalskombinationen zustande kommen kann, werden immer wieder geäußert: So haben u.U. zwei depressive Patienten ihre Diagnose aufgrund kaum oder gar nicht sich überschneidender Merkmale erhalten. Ist es dann gerechtfertigt, sie mit dem gleichen Ansatz zu behandeln und dabei gleich große Effekte zu erwarten?

Hinter diesen Aspekten steht natürlich auch die Frage nach der Ätiologie und den unterschiedlichen Funktionen, die für die Eignung eines therapeutischen Prozederes bei gleicher Diagnose durchaus einen Unterschied machen können. Aus sozialwissenschaftlicher Perspektive, mit Zunahme der Komplexität der Modelle, aber auch aus medizinisch-biologischer Perspektive ist es eher üblich, bei allen Phänomenen Multikausalität zu unterstellen, Kontextbedingungen einzubeziehen und davon auszugehen, dass die verursachenden Faktoren je nach Patient und Situation in unterschiedlicher Weise und Kombination beteiligt sein können und zu unterschiedlicher Behandlung Anlass geben.

Selbst bei vermeintlichen Ausnahmen von der Regel der Multikausalität wie dem Down-Syndrom (Mongolismus) hängt der tatsächliche psychische Zustand (auf den es letztlich ankommt) ja von einer Vielzahl von Faktoren ab.

3.5 Status- und Prozessdiagnostik

Diagnostische Bemühungen richten sich ganz überwiegend auf die Erfassung eines Status. Es geht darum festzustellen, welche Voraussetzungen für eine Psychotherapie zu einem bestimmten Zeitpunkt bestehen, und es geht darum, zum Zweck von Vergleichen den Zustand zu einem bestimmten Zeitpunkt festzustellen. Typische Fragen der **Statusdiagnostik** sind:
- Welche Störung(en) liegt/liegen vor?
- Welche weiteren Voraussetzungen bestehen in Bezug auf Merkmale wie interpersonale Eigenschaften, leistungsbezogene Voraussetzungen, Biologie u. a. m.?
- Wie sieht die Topografie eines Problems aus: Worum handelt es sich, wann tritt es wo auf, welche Personen sind beteiligt, welche Emotionen, Kognitionen und Verhaltensweisen treten auf?

Die Statusdiagnostik kann normativ erfolgen, d. h., das Individuum wird in Bezug auf bestimmte Werte oder Kriterien mit einer Normstichprobe oder mit der operationalisierten Definition einer Störung verglichen. Grundsätzlich kann die Erfassung aber auch individuell erfolgen, wie das im *Goal Attainment Scaling* sowie in individuellen Fallkonzeptionen geschieht (➤ Kap. 3.7).

Therapeutische Veränderungen werden meist durch **indirekte Messung,** d. h. durch Vergleich der diagnostischen Ergebnisse zu verschiedenen Zeitpunkten, bestimmt. Dazu können Differenzwerte oder Effektstärken verwendet werden. Bei der **direkten Messung** wird direkt gefragt, um wie viel sich bestimmte Merkmale verändert haben.

Die **Prozessdiagnostik** beschäftigt sich mit der Abbildung von Veränderungsprozessen. Dabei können Werte aus der Statusdiagnostik verwendet werden (z. B. Fragebögen zum Status bestimmter Merkmale alle paar Wochen oder Sitzungen), um den Verlauf einer Therapie zu beschreiben. Die typischste Prozessdiagnostik erfasst dagegen Merkmale des therapeutischen Prozesses direkt, z. B. mit Stundenbögen (s. u.), die nach jeder Sitzung vom Patienten ausgefüllt werden.

Wahl der Messmittel

Die Wahl der Diagnostika ist bei allen diagnostischen Schritten (individuelle qualitative Fallkonzeptionen weitgehend ausgenommen; s. u.) eine zentrale Frage. Für eine ausführlichere Behandlung des Themas verweisen wir wiederum auf spezialisierte Bücher bzw. Artikel (Messbatterien s. Fydrich et al. 1996; Strupp et al. 1997; Methoden der Datengewinnung s. Stieglitz 2008; Gütekriterien s. Röhrle 2007). Einige zentrale Aspekte gilt es aber auch hier zu thematisieren.

Messmittel sollten (selbstverständlich) so gewählt werden, dass die für Entscheidungen zur selektiven und adaptiven Indikation wichtigen diagnostischen Grundlagen in reliabler und valider Weise zur Verfügung stehen. Welche Grundlagen als wichtig erachtet werden, hängt selbstverständlich mit vom Therapiekonzept ab, sollte aber so weit wie möglich wissenschaftlich begründet sein. Basis jeder Diagnostik ist der therapeutische Dialog, in dem die relevanten qualitativen Informationen, insbesondere auch als Basis für individuelle Fallkonzeptionen, beschafft werden.

Darüber hinaus können mehr oder weniger standardisierte Messmittel verwendet werden. Die Liste zu verwendender Messmittel schließt nach allgemeinen Usancen störungsspezifische (z. B. BDI bei Depressionen) und unspezifische (z. B. SCL-90) Messmittel zu Problemen und Beschwerden ein. Darüber hinaus hat es sich eingebürgert, interpersonale Messmittel einzusetzen, namentlich das Inventar interpersoneller Probleme (IIP; Horowitz et al. 1993). Der Einsatz individualisierter Messmittel wie der des *Goal Attainment Scaling* (Kiresuk et al. 1994) setzt voraus, dass der Therapeut (oder allenfalls besondere Interviewer) die (nicht allzu schwer zu erlernende) Methode beherrschen: Sie kann beim allergrößten Teil der Patienten in die Therapie eingebaut werden und dient gleichzeitig der konkreten, mit dem Patienten abgesprochenen Therapieplanung.

Grundsätzlich gilt das Prinzip der Multimodalität, d. h., es sind verschiedene Aspekte (wie Verhalten, Emotionen, Kognitionen, biologische Merkmale) und verschiedene Perspektiven (Patient, Behandelnde, Bezugspersonen, unabhängige Dritte) einzubeziehen. Die Gesamtlänge der Fragenbögen (→ Belastung des Patienten) schränkt die Möglichkeiten ein. Das war auch ein Grund, Kurzversionen verschiedener Fragebögen zu schaffen, wie z. B. den BSI als Kurzform des SCL-90, der als Glücksfall eine sehr ähnliche Faktorenstruktur und ähnliche Gütewerte aufweist.

Die Güte von Messmitteln ist ein zentraler Punkt: Ihre Beurteilung ist mit der klassischen Testtheorie verbunden. Es geht letztlich um die Frage, ob der Anteil der wirklich interessierenden Varianz an der Varianz eines Messmittels groß genug ist. Die **Zuverlässigkeit** (Reliabilität) einer Messung wird nach Kriterien wie Übereinstimmung bei wiederholter Messung oder Übereinstimmung zwischen verschiedenen Beurteilern bestimmt, die **Gültigkeit** (Validität) über die Korrelation mit anderen Variablen, die Auskunft geben soll, ob wirklich das erfasst wird, was erfasst werden soll. Dabei zeigen sich verschiedene typische Probleme: Wenn die als Kriterium beliebte Retest-Reliabilität maximiert wird, wird u. U. die Sensibilität eines Instruments gegenüber tatsächlichen Veränderungen reduziert. Wenn ein besonderes oder neues Merkmal erfasst werden soll, ist es nicht optimal, wenn die Korrelation mit bereits eingeführten Kriterien zu hoch ist usw. Wie hoch die Ansprüche sein dürfen, hängt auch von der Schwierigkeit und Wichtigkeit des zu erfassenden Merkmals ab.

MERKE
Grundsätzlich sollte immer das Messmittel mit den relativ besten Gütewerten gewählt werden, nur korrelieren diese nicht unbedingt hoch und variieren zudem zwischen den zu erfassenden Phänomenen stark. Bei schwierigen Merkmalen müssen wir, wenn sie uns wichtig sind, Einschränkungen in der Güte akzeptieren. Wenn diese aber zu weit gehen, macht die Messung irgendwann keinen Sinn mehr.

Wir müssen auf jeden Fall auch damit leben, dass gleich *benannte* Merkmale wie Depressivität zwischen verschiedenen Messmitteln (wie SCL-90, BDI und Hamilton-Depressionsskala) beim einzelnen Patienten durchaus stark variieren können und sich zwischen Selbst- und Fremdbeurteilung in aller Regel nur mittlere Korrelationen finden. Will man das am Einzelfall interpretieren, muss man sich das jedem Messmittel zugrunde gelegte Konzept in Erinnerung rufen. Erfahrungen in der Interpretation von Werten an einer bestimmten Klientel sind zudem unersetzlich. Wie ist z. B. bei einem Borderline-Patienten zu berücksichtigen, dass Rückmeldungen im Stundenbogen auch eine stark expressive Funktion haben, oder beim zwangseingewiesenen Patienten, dass er überall hypergesunde Werte angibt? Dass die Umstände berücksichtigt werden müssen und dass Ergebnisse unter solchen Umständen vorsichtig zu betrachten sind, lässt sich als Regel einfach formulieren. Wie aber genau mit den Ergebnissen umzugehen ist oder ob sie einfach ignoriert werden müssen, lässt sich weniger leicht in vermittelbaren Regeln fassen.

Wir müssen auch zur Kenntnis nehmen, dass die Abweichung unterschiedlicher Perspektiven – aus testtheoretischer Sicht einfach lästig – therapeutisch bedeutsam sein kann und dass es vor allem zu vielen Fragen keine „wahre Sicht", sondern eben verschiedene Perspektiven gibt.

MERKE
Psychotherapiebezogene Diagnostik ist immer wieder ein Balanceakt zwischen verschiedenen Gütekriterien und Perspektiven.

3.6 Orientierungsspezifische Diagnostik

3.6.1 Einleitung

In der Psychotherapie besteht ein verbreiteter Trend zur Integration und zum Betrachten über den Gartenzaun hinaus (> Kap. 2). Durch die Darstellung orientierungsspezifischer Diagnostik sollen keine Unterschiede zementiert werden. Andererseits ist unverkennbar, dass diese eine wichtige Rolle spielen.

Die Integration schulenspezifischer und allgemeiner Diagnostik ist in der Praxis eine der großen Herausforderungen (Laireiter 2001). Dass erhebliche Unterschiede etwa zwischen verhaltenstherapeutischen und tiefenpsychologischen Positionen bestehen, zeigt sich, wenn man sich in verschiedenen Kontexten (z. B. Qualitätssicherung in schulenübergreifendem Kontext) auf eine Liste von Messmitteln einigen muss. Erleichtern kann dabei die Vorstellung von „funktionalen Äquivalenten" (Caspar 2007b). Der Begriff meint, dass für jede Funktion (Überblick über Beschwerden, Messung einer bestimmten Störung, Fremd- und Selbstperspektive usw.) ein Diagnostikum verwendet werden *muss*, das aber (akzeptable Testgüte vorausgesetzt) schulenspezifisch sein darf, wenn man sich nicht auf ein einheitliches Messmittel einigen kann.

Unter den psychotherapeutischen Ansätzen sind formalisierte Diagnostika im humanistischen Ansatz (Ausnahme: verbreitete Skalen etwa zum „Experiencing"; Klein et al. 1986) sowie im systemischen Ansatz aus historischen und konzeptuellen Gründen wenig verbreitet.

Messmittel aus dem interpersonalen Ansatz erleben einen Aufschwung bzw. eine Renaissance. Die meisten Messmittel gehen auf das Kreismodell von Leary (1957) zurück. Zu den Standard-Messbatterien gehört insbesondere das **Inventar Interpersonaler Probleme** (IIP; Horowitz et al. 1993). Für Fremdmessungen bietet sich das *Impact Message Inventory* (IMI; Kiesler et al. 1985, Caspar 2002; Caspar 2016) an. Die *Structural Analysis of Social Behavior* (SASB; Benjamin 1974) war um 1990 trotz ihrer Komplexität und Aufwendigkeit in der Ratingversion eigentlich ein Modeinstrument.

Im Übrigen stehen aber verhaltenstherapeutische und psychodynamische Diagnostik im Vordergrund.

3.6.2 Verhaltenstherapeutische Diagnostik

Lazarus (1973) benennt in seinem BASIC-ID die für die Verhaltenstherapie wichtigen Elemente:
- **B** (Behavioral: Dauer, Häufigkeit, Intensität, Antezedenzien und Konsequenzen)
- **A** (Affective: Welche Emotionen treten auf und welche Ereignisse führen zu ihnen)
- **S** (Sensory: sensorische Erfahrung und körperliche Beschwerden)
- **I** (Imagery: Vorstellung, innere Bilder)
- **C** (Cognitive: Kognitionen, Überzeugungen, Attributionen)
- **I** (Interpersonal: Interaktionen, Beziehungen, sozialer Kontext)
- **D** (Drugs: etwas irreführend, gemeint: körperlicher Status mit somatischen Erkrankungen und etwaige Medikation oder andere ärztliche Behandlung)

Früh bestand Skepsis gegenüber der Bedeutung von Persönlichkeitsdiagnostik, die keine therapierelevanten Erkenntnisse erbringe, und ebenso an der störungsorientierten kategorialen Diagnostik (Kanfer und Saslow 1969). Dafür würden ganz andere konkrete, individuelle Informationen und deren Verknüpfung in funktionalen Modellen benötigt. „Theoriegeleitete" (Bastine 1992) oder „theoretisch orientierte" Diagnostik (Baumann und Stieglitz 1994), wie z. B. Verhaltensanalysen, bieten die Möglichkeit, individuelle Informationen systematisch einzuordnen. Entsprechend einer konstruktiven Methodik können Informationen, die im Einzelfall gewonnen werden, Konstrukten zugeordnet werden, deren Stellenwert definiert ist (z. B. den Variablen in einem SORKC-Modell; Kanfer et al. 2000; ➤ Kap. 3.7.1).

Für die verhaltenstherapeutische Diagnostik sind mehrere **Merkmale** typisch:
- Betonung genauer, konkreter Daten
- Betonung der situationalen Umstände mit dem Zweck, Auslöser und Verstärkungsbedingungen herauszuarbeiten
- Betonung des Fähigkeitsaspekts (im Gegensatz zu einer differenzierten Betrachtung der Motive)
- Beachtung von starken Emotionen in ihren genauen Bezügen zu Situationen (einschl. Auslösereizen und Verstärkern) und Kognitionen
- Enge Verbindung von Diagnostik und therapeutischem Vorgehen
- Seit der „kognitiven Wende" ein starkes Beachten von Kognitionen
- Neuerdings eine stärkere Betonung der Ressourcen
- Starke Betonung funktionaler Zusammenhänge in den individuellen Fallkonzeptionen
- Vergleichsweise geringere Beachtung *impliziter* Motive, außer in der „vertikalen Verhaltensanalyse" nach Grawe (1980) und später der Plananalyse (Caspar 2007d; 1. A. dieses Buchs 1989)
- Vergleichsweise geringere Beachtung lebensgeschichtlicher Informationen, soweit sie nicht in konkretem und direktem Bezug zu therapierelevanten Problemen stehen
- Für eine neuere Strömung das störungsspezifische Vorgehen (das insgesamt in der Verhaltenstherapie am stärksten ausgeprägt ist): die besonders starke Gewichtung störungsbezogener kategorialer Informationen (Caspar 2006)

In engem Bezug zu diesen Merkmalen stehen typische **Informationsquellen,** die überwiegend als Basis für die Erarbeitung einer qualitativen Fallkonzeption dienen:
- Verhaltensbeobachtung/Verhaltenstests online oder mit Video, im Therapieraum oder in vivo, wobei der Patient oft angehalten wird, Beobachtungen und Aufzeichnungen selber vorzunehmen,
- Hausaufgaben zur Erhebung von Informationen, einschl. Tagebücher,
- Rollenspiele,
- Psychophysiologische Verfahren, aber auch
- Fragebögen.

Die verhaltenstherapeutische Diagnostik (insb. die Fallkonzeption) hat sich immer wieder gewandelt. Die genannten Merkmale treffen deshalb nur bedingt zu. Caspar (1996b) stellt die Entwicklung der verhaltenstherapeutischen Problemanalyse als Strom dar, zu dem immer wieder neue Einmündungen stoßen (kognitive Wende, Betonung des Subjekts, Handlungstheorie, differenziertere Konzepte für Motive, systemische Sichtweisen, Ressourcenorientierung, neurobiologische Aspekte etc.). Anderes „versickert" ganz oder verliert zu Recht oder Unrecht an Beachtung, z. B. gemeindepsychologische Aspekte.

Weil die Verhaltenstherapie grundsätzlich pragmatisch ist und Fähigkeiten der Patienten wichtig sind, hat neuropsychologische und Fähigkeits-/Intelligenzdiagnostik in der Therapiepraxis immer eine größere Rolle gespielt. Mittlerweile liegen auch Persönlichkeitsmodelle vor, die Persönlichkeit aus dem Lernen von Individuen mit einer gegebenen biologischen Ausstattung in einer günstigeren oder ungünstigeren Umgebung erklären (Millon 1990; Cloninger et al. 1993).

Der typische **Ablauf** der Diagnostik in der Verhaltenstherapie umfasst:
- Allgemeine Diagnostik (soweit durchgeführt)
- Problembeschreibung
- Gezieltes Sammeln der für Problemanalysen relevanten Informationen
- Problemanalyse (als „Kernstück der VT")
- Analyse des zu erreichenden Therapieziels
- Planung, Durchführung, Erprobung und Bewertung (Fliegel 2004)

3.6.3 Operationalisierte Psychodynamische Diagnostik (OPD)

Diagnostik im engeren Sinne war in der Psychoanalyse ursprünglich nicht so wichtig; Freud misstraute der Diagnostik (Strauß 2007). Diese Zeiten sind vorbei, und es gibt neuere Entwicklungen wie die Core-Conflictual-Relationship-Theme-Methode (CCRT: Luborsky und Crits-Christoph 1988; Albani et al. 2003), die bezüglich der Enthaltsamkeit gegenüber Interpretationen sogar verhaltenstherapeutische Ansätze überholt haben. Die kategoriale Diagnostik nach DSM und ICD wird, wenn auch nicht ohne Kritik (Schneider und Freyberger 1994, 2014), im Allgemeinen akzeptiert. Im Folgenden wird ein besonders bemerkenswertes Instrument in den Vordergrund gestellt: die OPD.

Die auch im deutschsprachigen Raum Ende der 1980er- und Anfang der 1990er-Jahre stattfindende breite Diskussion um operationalisierte Diagnosensysteme (Saß 1987; Schneider und Freyberger 1990) hat zu mehreren bemerkenswerten Entwicklungen geführt. Von der WHO wurde 2001 die *Internationale Klassifikation der Funktionsbeeinträchtigung, Behinderung und Gesundheit* (ICF) eingeführt, die im Rahmen eines komplexen Modells das gesamte Spektrum von leichten Funktionsbeeinträchtigungen bis hin zu schweren Behinderungen abbilden soll (Seidel 2005). Für den psychotherapeutischen Bereich viel relevanter war, dass von einer Gruppe deutschsprachiger psychodynamischer Kliniker und Forscher die Entwicklung des multiaxialen Systems zur **Operationalisierten Psychodynamischen Diagnostik** (Arbeitskreis OPD 2014) angestoßen wurde, das die multiaxialen Ansätze von ICD-10 und DSM-IV um außerordentlich bedeutsame therapie- und outcomerelevante Merkmale ergänzt und zu bemerkenswerten Forschungsinnovationen erweitert hat (Schauenburg et al. 1998; Schneider und Freyberger 2000; Dahlbender et al. 2004; Cierpka und Arbeitskreis OPD 2006). Das diagnostische Inventar der OPD mit Handbuch wurde zudem um Checklisten für die Konflikt- (Grande und Oberbracht 2000) und die Strukturachse (Rudolf et al. 1998) ergänzt. Zeitlich versetzt wurde zudem das ursprünglich von Rutter eingeführte multiaxiale System in der Kinder- und Jugendpsychiatrie (Remschmidt et al. 2005) durch einen operationalisierten psychodynamischen Ansatz (Arbeitskreis OPD-KJ 2014) ergänzt.

Hintergrund der OPD-Entwicklung war es, zentrale in der (psychodynamischen) Psychotherapie relevante Konstrukte auf einem mittleren Abstraktionsniveau zu operationalisieren, um ein klinisches und Forschungsinstrumentarium für Diagnostik, Therapieplanung, Outcomeforschung und andere Aspekte wie etwa Aus-, Fort- und Weiterbildung verfügbar zu machen. Das multiaxiale System beruht auf fünf Achsen, die unabhängig voneinander zu bewerten sind und die Bereiche „Krankheitserleben und Behandlungsvoraussetzungen", „Beziehung", „Konflikt", „Struktur" und „Psychische und psychosomatische Störungen" nach dem Kapitel V (F) der ICD-10 erfassen. Während die ursprüngliche Version der OPD zunächst als diagnostisches Quer- und Längsschnittinstrumentarium konzeptualisiert war, wurde die nach 10 Jahren überarbeitete Version (Arbeitskreis OPD 2014) stärker auf therapeutische Prozesse ausgerichtet, in dem etwa für die Therapieplanung die Bestimmung von Therapieschwerpunkten (Foki) ermöglicht wurde. Gleichzeitig versucht OPD-2, stärker auch Ressourcen zu erfassen und die Schnittstellen zwischen den Achsen zu spezifizieren.

> **MERKE**
> Die Anwendung des Systems in der klinischen Praxis und Forschung setzt ein umfassendes Training voraus, für das in Deutschland verschiedene Zentren (vgl. Arbeitskreis OPD 2014) sowie ein modifiziertes Interviewvorgehen zur Verfügung stehen, das in der Regel auf zumindest zwei bis drei psychodynamischen Erstinterviews basieren sollte, für die in dem OPD-Ansatz eine eigene Systematik entwickelt wurde.

Achse I – Krankheitserleben und Behandlungsvoraussetzungen

Die Achse I erfasst neben dem faktischen Krankheitserleben veränderungs- und indikationsrelevante Aspekte der Krankheitsverarbeitung, die von der Expertengruppe zusammengestellt und in einer Reihe von Studien empirisch überprüft wurden (vgl. ➤ Tab. 3.1):
- Im Abschnitt 1 der Achse werden im Rahmen einer objektivierenden Bewertung der Erkrankung bzw. des zur Behandlung führenden Problems die Schwere der Symptomatik, der Maximalwert der *Global Assessment of Functioning Scale* (GAF) in den letzten 7 Tagen, der Bereich körperlicher und funktioneller Beeinträchtigungen mit einer Fremdbeurteilungsversion der Skala EQ-5D (Rabin und de Charro 2001) sowie die Erkrankungsdauer und das Alter bei Erstmanifestation erfasst.
- Abschnitt 2 beschäftigt sich mit Krankheitserleben, Krankheitsdarstellung und Krankheitskonzepten des Patienten.
- In Abschnitt 3 der Achse, die im Übrigen einer 5-stelligen Skalierung (von 0 = nicht/kaum vorhanden bis 4 = sehr hoch) folgt, finden sich Merkmale von Veränderungsressourcen und Veränderungshemmnissen.

Die Basisversion der Achse wurde um Merkmale für ein Psychotherapiemodul (Items 5.P1, 5.P2, 5.P3, 5.P4, 6.P1, 7.P1 in ➤ Tab. 3.1) sowie für ein Modell Forensik ergänzt, das im Handbuch enthalten ist. In der Manualisierung der Achsen sind eine Definition jedes Einzelmerkmals, Hinweise zur Operationalisierung sowie Definitionen der Merkmalsabstufungen und Ankerbeispiele enthalten.

Tab. 3.1 Achse I der OPD: Krankheitserleben und Behandlungsvoraussetzungen (nach Arbeitskreis OPD 2006)

Objektivierende Bewertung der Erkrankung/des Problems	
1	Gegenwärtige Schwere der Störung/des Problems
1.1	Schwere der Symptomatik
1.2	GAF-Maximalwert der letzten 7 Tage
1.3	EQ-5D Summe und Itemwerte 1–5
2	Dauer der Störung/des Problems
2.1	Dauer der Störung
2.2	Alter bei Erstmanifestation
Krankheitserleben, Krankheitsdarstellung und Krankheitskonzepte des Patienten	
3	Krankheitserleben und -darstellung
3.1	Leidensdruck
3.2	Darstellung körperlicher Beschwerden und Probleme
3.3	Darstellung psychischer Beschwerden und Probleme
3.4	Darstellung sozialer Probleme
4	Krankheitskonzepte des Patienten
4.1	An somatischen Faktoren orientiertes Krankheitskonzept
4.2	An psychischen Faktoren orientiertes Krankheitskonzept
4.3	An sozialen Faktoren orientiertes Krankheitskonzept
5	Veränderungskonzepte des Patienten
5.1	Gewünschte Behandlungsform: körperliche Behandlung
5.2	Gewünschte Behandlungsform: psychotherapeutische Behandlung
5.3	Gewünschte Behandlungsform: sozialer Bereich
Veränderungsressourcen/Veränderungshemmnisse	
6	Veränderungsressourcen
6.1	Persönliche Ressourcen
6.2	(Psycho-)soziale Unterstützung
7	Veränderungshemmnisse
7.1	Äußere Veränderungshemmnisse
7.2	Innere Veränderungshemmnisse
Psychotherapiemodul	
5.P1	Veränderungskonzepte des Patienten
5.P2	Reflektierend-motivklärend/konfliktorientiert
5.P3	Emotional-supportiv
5.P4	Aktiv-anleitend
6.P1	Offenheit
7.P1	Sekundärer Krankheitsgewinn/Problem aufrechterhaltende Bedingungen

Tab. 3.2 Achse II der OPD – Beziehung (nach Arbeitskreis OPD 2006)

Perspektive A:	Das Erleben des Patienten: • Der Patient erlebt sich … • Der Patient erlebt andere …
Perspektive B:	Das Erleben der anderen (auch des Untersuchers): • Andere erleben den Patienten … • Andere erleben sich …
Beziehungsdynamische Formulierung mit folgenden Schritten:	
	• … wie der Patient andere immer wieder erlebt • … wie er in seinem Erleben darauf reagiert • … welches Beziehungsangebot er anderen mit dieser Reaktion (unbewusst) macht • … welche Antwort er anderen damit (unbewusst) nahelegt • … wie es der Patient erlebt, wenn andere so, wie ihnen nahegelegt, antworten

Achse II – Beziehung

Die Achse II bezieht sich einerseits auf das vom Patienten selbst wahrgenommene eigene und in anderen Personen für ihn evident werdende problematische Beziehungsverhalten (Perspektive A in ➤ Tab. 3.2). Andererseits sind hier Beziehungsaspekte zu erfassen, die andere zentrale Beziehungspersonen und auch der Untersucher selbst in der Begegnung mit dem Patienten erleben (Perspektive B). Dabei geht es um die Identifizierung habitueller dysfunktionaler Beziehungsmuster des Patienten, wobei sich die für den Patienten charakteristischen Verhaltensweisen mit denen seiner Interaktionspartner zu einer repetitiven Gestalt verschränken. Die daraus resultierenden vier interpersonellen Positionen werden schließlich in einer beziehungsdynamischen Formulierung entsprechend des in ➤ Tab. 3.2 wiedergegebenen Algorithmus so miteinander verbunden, dass die zeitüberdauernde Stabilität des maladaptiven Musters deutlich wird.

Die einzuschätzenden Kategorien des interpersonellen Verhaltens für die vier Subdimensionen der Perspektiven A und B sind dabei nicht frei wählbar, sondern einer Itemliste zu entnehmen, die aus den beiden Ebenen des interpersonellen Kreismodells nach Benjamin (1974) abgeleitet wurden. In diesem Modell werden interpersonelle Verhaltensmodi auf zwei Kreisen angeordnet, die aktive, auf das Gegenüber zentrierte bzw. reaktive, auf das Selbst gerichtete Verhaltensweisen beschreiben. In der Manualisierung der Achse werden das Kreismodell und die daraus resultierenden Items abgebildet, erklärt und anhand von Fallbeispielen veranschaulicht.

Achse III – Konflikt

Die Achse III (➤ Box 3.1) differenziert in ihrem Kernbereich zwischen sieben lebensbestimmenden, d.h. zeitlich überdauernden habituellen und dysfunktionalen Konfliktthemen, die sich (unbewusst) intrapsychisch, interpersonell und/oder systemisch manifestieren können. Vor dem eigentlichen Konfliktrating sind die Eingangsvoraussetzungen für die Konfliktdiagnostik zu klären. Hier wird insbesondere dem Tatbestand Rechnung getragen, dass mit sinkender persönlichkeitsstruktureller Stabilität distinkte, sich lebensgeschichtlich wiederholende Konflikte immer weniger distinkt zu identifizieren sind und alexithyme Personen Konflikte und die damit verbundenen Affekte unzureichend wahrnehmen können. Schließlich sind konflikthafte Belastungen wie etwa nach Traumatisierung von zeitlich überdauernden Konflikten abzugrenzen.

Die Operationalisierung im Manual wird in Anlehnung an Dührssens Konzept der faktischen Lebensbereiche anhand der Bereiche Herkunftsfamilie, Partnerschaft und Familie, Beruf und Arbeitswelt, Besitz und Geld, soziales Umfeld, Körper und Sexualität sowie Erkrankung vorgenommen, wobei in den Charakterisierungen zwischen einem aktiv-kontraphobischen und einem passiven Modus differenziert wird. Auf einer 4-stufigen Skala (von 0 = nicht vorhanden bis 3 = sehr bedeutsam) wird für jeden Kernkonflikt die Relevanz eingeschätzt; abschließend werden der Hauptkonflikt und der zweitwichtigste Konflikt spezifiziert und der Modus der generellen Konfliktverarbeitung bewertet.

BOX 3.1
Achse III der OPD – Konflikt (nach Arbeitskreis OPD 2014)

Eingangskriterien
- Konflikte sind nicht zu raten, die diagnostische Sicherheit fehlt.
- Aufgrund geringer struktureller Integration handelt es sich bei den erkennbaren Konfliktthemen nicht um distinkte dysfunktionale Konfliktmuster, sondern vielmehr um Konfliktschemata.
- Wegen abgewehrter Konflikt- und Gefühlswahrnehmung ist die Konfliktachse nicht beurteilbar.
- Konflikthafte Belastung (Aktualkonflikt) ohne wesentliche dysfunktionale repetitive Konfliktmuster.

Repetitiv-dysfunktionale Konflikte
- Individuation vs. Abhängigkeit
- Unterwerfung vs. Kontrolle
- Versorgung vs. Autarkie
- Selbstwertkonflikt
- Schuldkonflikt
- Ödipaler Konflikt
- Identitätskonflikt

Modus der Konfliktverarbeitung
- Vorwiegend aktiv
- Gemischt eher aktiv
- Gemischt eher passiv
- Vorwiegend passiv

Achse IV – Struktur

Die Achse IV – Struktur (vgl. ➤ Tab. 3.3) bezieht sich auf die Verfügbarkeit psychischer Funktionen in der Regulierung

Tab. 3.3 Achse IV der OPD – Struktur (nach Arbeitskreis OPD 2014)

1a	Selbstwahrnehmung	• Selbstreflexion • Affektdifferenzierung • Identität
1b	Objektwahrnehmung	• Selbst-Objekt-Differenzierung • Ganzheitliche Objektwahrnehmung • Realistische Objektwahrnehmung
2a	Selbstregulierung	• Impulssteuerung • Affekttoleranz • Selbstwertregulierung
2b	Regulierung des Objektbezugs	• Beziehung schützen • Interessenausgleich • Antizipation
3a	Kommunikation nach innen	• Affekte erleben • Fantasie nutzen • Körperselbst
3b	Kommunikation nach außen	• Kontaktaufnahme • Affektmitteilung • Empathie
4a	Bindung an innere Objekte	• Internalisierung • Introjekte nutzen • Variable Bindung
4b	Bindung an äußere Objekte	• Bindungsfähigkeit • Hilfe annehmen • Bindung lösen
5	Struktur gesamt	

von Aspekten des (reflexiven) Selbst und seiner Beziehung zu den inneren und äußeren Objekten. In der Basisversion der Strukturachse VIII werden strukturelle Beurteilungsdimensionen unterschieden, die unterschiedliche Subdimensionen einschließen. Auf einer vierstufigen Skala (von 1 = gut integriert bis 4 = desintegriert) wird für jede Beurteilungsdimension das Integrationsniveau im Spektrum zwischen strukturell stabilem psychischem Funktionieren und psychotischer Desintegration abgebildet und zum Abschluss eine Gesamteinschätzung zur Struktur vorgenommen.

Fokusableitung, Therapieplanung und Veränderungsmessung

Der zentrale Entwicklungsfortschritt von der ersten zur zweiten OPD-Version dürfte darin bestehen, dass auf der Grundlage umfassender empirischer Arbeiten explizite Algorithmen zur Fokusbildung und Therapieplanung aus den erhobenen diagnostischen Befunden abgeleitet und mit bestimmten Vorschlägen und Modellen zur Veränderungsmessung kombiniert werden. Diese beziehen sich insbesondere auf die therapeutische Fokusbestimmung und Fokusauswahl aus den drei zentralen Achsen Beziehung, Konflikt und

Struktur sowie die komplexen Beziehungen zwischen überwiegend konfliktbedingten und überwiegend strukturbedingten Störungen.

3.7 Fallkonzeptionen

3.7.1 Einführung

Fallkonzeptionen sieht Eells (2001; vgl. auch Caspar 1996) als zentrale klinische Aufgabe an. Laut Eells enthält eine Fallkonzeption deskriptive Informationen, auf denen die Hypothesen der Konzeption aufbauen, sowie präskriptive Empfehlungen, die aus den Hypothesen resultieren:
- Die **deskriptive Komponente** beinhaltet die zentralen „Fakten" des Lebens und der zentralen Probleme einer Person. Obwohl die Auswahl der „Fakten" niemals unbeeinflusst von Vorannahmen erfolgen kann, umfasst dieser Bereich üblicherweise keine Interpretationsversuche.
- Die **präskriptive Komponente** (die über Diagnostik dann klar hinausgeht) sollte sich direkt aus den Beschreibungen und Hypothesen ergeben und einen Plan für die Behandlung des Individuums vorschlagen.

Die spezifischen Kategorien einer Fallkonzeption sind von dem jeweiligen Ansatz abhängig, nach dem der Therapeut sich richtet. Mögliche **Kategorien** sind: Symptome und Probleme, auslösende Ereignisse, Selbst- und Fremdkonzepte, maladaptive interpersonale Verhaltensmuster, Methoden der Gedanken- und Emotionskontrolle, Stärken und Ressourcen, Wünsche und Befürchtungen, körperliche Ursachen, Einflüsse der Umwelt.

Therapeuten haben im Gespräch a priori Kategorien im Hinterkopf, die mit Informationen vom Patienten oder von anderen (z. B. Angehörigen) ausgefüllt werden (Eells 2001). Das erleichtert das Erarbeiten einer Fallkonzeption. Nach Eells et al. (1998) ist eine gute Balance zwischen Beobachtungen und Interpretationen zentral. Man konzentriert sich zunächst verständlicherweise oft auf die problematischen Seiten im Funktionieren eines Patienten, was aber zumindest später durch die Ressourcenperspektive ergänzt werden sollte.

Fallkonzeptionen stellen ein besonderes Kapitel der psychotherapiebezogenen Diagnostik dar. Wie eingangs erwähnt, gehören sie bei einer engen Definition von Diagnostik gar nicht dazu und geraten, wenn man vor allem an standardisierte Diagnostika denkt, auch leicht aus dem Blickfeld.

> **MERKE**
> Fallkonzeptionen sind aber (in unterschiedlichen Graden der Differenziertheit und Explizitheit) auf jeden Fall die Basis konkreten therapeutischen Vorgehens. Sie sind das Bindeglied zwischen ätiologischen und elaborierten therapeutischen Konzepten und dem einzelnen Patienten.

Das gilt auch auf dem Höhepunkt manualisierter störungsspezifischer Vorgehensweisen. Schulte fragte 1996: „Lohnt sich die individuelle Verhaltensanalyse noch?" Die überwiegende Antwort ist, dass auch bei störungsspezifischem Vorgehen nicht einfach eine Störungsdiagnose gestellt, „das Manual aus der Schublade gezogen" und algorithmisch danach vorgegangen werden kann. Es gibt Manuale, die eine individuelle Fallkonzeption explizit vorsehen (Bohus 1996), und abgesehen davon wird jeder praktizierende Therapeut das Vorgehen an eine zumindest implizite individuelle Fallkonzeption anpassen (Caspar 2007c). Ein neuerer Ansatz, bei dem nach Auffassung vieler Anwender das therapeutische Vorgehen direkt aus Fragebogenergebnissen abgeleitet werden kann, ist der Schema-Ansatz nach Young (Young et al. 2005). Ein Stück weit – zumindest bei unkomplizierteren Patienten – trägt dies sicher auch. Bei komplizierteren Verhältnissen muss aber laut Young ebenfalls nach der Funktionalität von Verhaltensweisen u. Ä. gefragt werden, und damit landen wir *nolens volens* wieder bei einer anspruchsvolleren individuellen Fallkonzeption.

> **MERKE**
> Individuelle Fallkonzeptionen werden benötigt, um am Einzelfall Zusammenhänge herzustellen, auf denen eine konkrete Therapie aufbaut. Die Übergänge von der Diagnostik zur Therapieplanung und Prognose sind dabei naturgemäß fließend.

Ein pragmatisches Argument für die Notwendigkeit individueller Fallkonzeptionen ist im Übrigen (in Deutschland) auch die Antragstellung für die Bezahlung durch die Krankenkassen. Ein Argument aus der allgemeinen Expertiseforschung ist, dass Experten sich allgemein von Anfängern darin unterscheiden, dass sie mehr in eine vertiefte Analyse der zu lösenden Probleme investieren, um darauf aufbauend effizienter zu handeln (Glaser und Chi 1988). Meister-Psychotherapeuten zeichnen sich ebenfalls durch ein vertieftes Verständnis für ihre Patienten aus, auf dessen Basis sie die Prozesse intensiv verfolgen (Sperry und Carlson 2014). Schließlich spricht für detaillierte Fallkonzeptionen auch, dass ein gutes Verständnis von Patienten und Änderungsprozessen Voraussetzung für effizientes Lernen aus der Praxis ist (Caspar 2016).

Die Beurteilung möglicher Fehlentwicklungen (➤ Kap. 36) setzt – abgesehen von ganz offensichtlichen Therapeutenfehlern – ein vertieftes Verständnis des Patienten und seiner Situation voraus, die nur in individuellen Fallkonzeptionen vorhanden sind.

Wie stehen dabei verschiedene Ansätze der Fallkonzeption zueinander? Jeder Therapeut wird zunächst die Methode bevorzugen, die er primär erlernt hat. Das ist auch rational, weil der Nutzen einer Methode auch von der versierten Beherrschung ihrer Anwendung abhängt. Was aber, wenn ein einzelner Ansatz nicht alle „objektiv" wichtigen Aspekte erfasst? Aus integrativer Sicht ist eher von einem Ergänzungsverhältnis verschiedener Ansätze auszugehen (➤ Abb. 3.2).

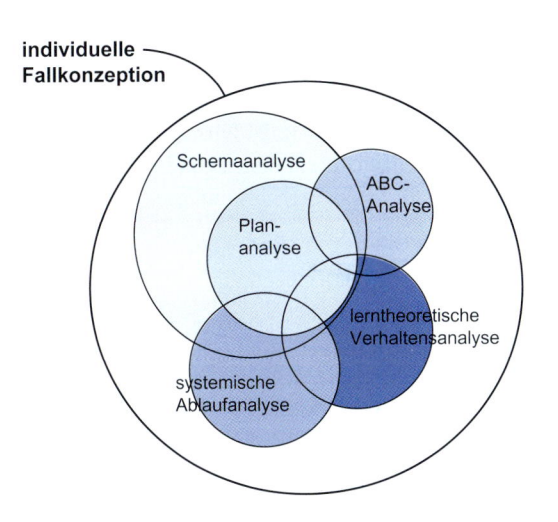

Abb. 3.2 Ergänzung verschiedener Ansätze der Fallkonzeption (Caspar 2006)

MERKE
Therapeuten sollten also überwiegend mit dem Ansatz arbeiten, den sie gut beherrschen. Sie sollten aber auch fähig sein, andere Ansätze heranzuziehen, wenn sie sonst einen Aspekt nicht klar genug herausarbeiten können. In einer Fallkonzeption (auch einem Kassenantrag) können sich verschiedene Ansätze sinnvoll ergänzen.

Hinter verschiedenen diagnostischen Ansätzen stehen sehr unterschiedliche Menschenbilder sowie Therapie- und Diagnostikmodelle. Es wäre erstaunlich, wenn diese zu identischen Aussagen führen würden. Das lässt sich gut sichtbar machen, wenn, wie im Rahmen der *Society for the Exploration of Psychotherapy Integration* (SEPI[1]), unterschiedliche Fallkonzeptionen vom selben Patienten miteinander verglichen werden. Die Eindrücke gehen dabei typischerweise in zwei Richtungen: Wenn man sich bemüht, über Unterschiede im Vokabular hinwegzusehen, ist die Einigkeit auf den zweiten Blick größer als auf den ersten. Andererseits gibt es immer wieder Aspekte, die nur mit der einen Brille, nicht aber mit den anderen sichtbar werden – wobei meist offen bleiben muss, wer Recht hat. Auch dieser Eindruck spricht für eine eher pluralistische Haltung.

Einzelne Ansätze zeigen, dass unterschiedliche Sichtweisen vereinbar sind. So vereint die Plananalyse (➤ Kap. 3.7.3) eine typisch verhaltenstherapeutische genaue Analyse von Verhalten mit der differenzierteren Betrachtung motivationaler Konflikte, wie sie vielleicht eher von psychodynamischen Konzepten erwartet würde. Die oben dargestellte OPD steht ja individuellen Fallkonzeptionen nahe und kann zumindest teilweise auch als Reaktion auf Herausforderungen vonseiten anderer Therapieansätze verstanden werden. Schließlich gibt es auch Fallkonzeptionsansätze wie etwa das Modell von Bartling et al. (2002), die zwar nicht alle, aber doch etliche andere Ansätze integrieren.

Verschiedene Ansätze haben ihre jeweiligen Stärken und Schwächen. Beispielsweise ist kein Ansatz besser geeignet, den Ablauf der Ereignisse in einer problematischen Situation präzise herauszuarbeiten, als die lerntheoretische Verhaltensanalyse, keiner so gut im Herausarbeiten des Erzeugens von Verhalten und Emotionen aus Bewertungen wie die ABC-Analyse von Ellis (1962). Kein Ansatz kann systemische Abläufe und Zusammenhänge so gut abbilden wie die Diagramme systemisch arbeitender Kollegen (➤ Abb. 3.3).

Die Überschneidungen zwischen verschiedenen Ansätzen (also die Bereiche, in denen sie Aspekte annähernd gleich gut erfassen) sind wahrscheinlich größer als in ➤ Abb. 3.2 angedeutet. Dennoch sind auch die nicht überlappenden Bereiche zu beachten, in denen ein bestimmter Ansatz klar überlegen ist.

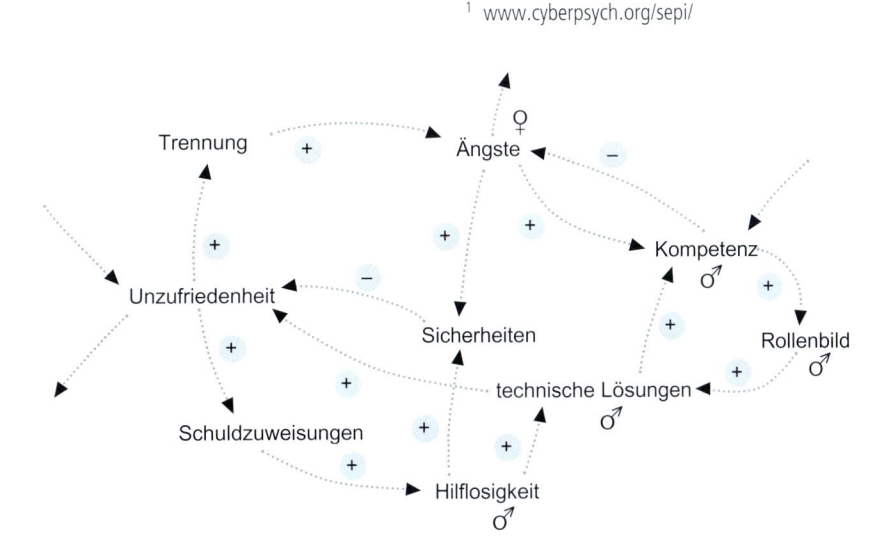

[1] www.cyberpsych.org/sepi/

Abb. 3.3 Grafische Darstellung systemischer Zusammenhänge (Schiepek und Kaimer 1987: 127)

3.7.2 Psychodynamische Fallkonzeptionsansätze

Psychodynamische Fallkonzeptionsansätze fokussieren zunächst unterschiedliche **Informationsquellen.** Argelander (1970) differenziert zwischen objektiven Daten (z. B. zeitliche Eckpunkte einer Biografie und der symptomauslösenden Ereignisse), subjektiven Daten (z. B. subjektive Bewertungen und Interpretationen des Patienten) und szenischen Informationen (z. B.: Wie stellt sich die Symptomatik mimisch und gestisch im Interview dar, wie wird Übertragung und Gegenübertragung im Interview inszeniert?).

Grundlage der Erhebung bilden psychoanalytische bzw. psychodynamische **Erstinterviews,** für die sehr unterschiedliche Konzeptionen vorgelegt worden sind (Janssen et al. 1996). Das Spektrum reicht von einer offenen, unstrukturierten, an der freien Assoziation orientierten Gesprächsführung im psychoanalytischen Erstinterview, das der spontanen Entfaltung des inneren Erlebens und der Beziehungsangebote des Patienten dient, bis hin zu semistrukturierten und strukturierten Ansätzen zur Erfassung spezifischer Themenbereiche wie etwa die Untersuchung von Beziehungsepisoden oder Symptomatik. Neben explorativen Techniken im engeren Sinne kommen dabei als Interventionsstrategien Techniken der Klärung, Konfrontation und (Probe-)Deutung zum Tragen.

Janssen et al. (1996) haben in Anlehnung an das OPD-System hierzu einen **Interviewverlauf** vorgeschlagen, der eine Eröffnungsphase, eine Phase der Ermittlung von kritischen interpersonellen Beziehungsepisoden, eine Phase der Ermittlung des Selbsterlebens und der erlebten wie faktischen Lebensbereiche, eine Phase des Objekterlebens und der erlebten wie faktischen Lebensgestaltung, eine Phase zur Ermittlung von Psychotherapiemotivation, Behandlungsvoraussetzungen und Einsichtsfähigkeit in psychodynamische oder somatopsychische Zusammenhänge und eine Phase zur systematischen Exploration der Symptomatik beinhaltet. Nach dem Konzept der biografischen Anamneseerhebung von Dührssen (1981) werden dabei als faktische Lebensbereiche Herkunftsfamilie, Partnerschaft und Familie, Beruf, soziales Umfeld, Besitz, Körper/Sexualität und Erkrankungen fokussiert.

> **MERKE**
> Ergebnis der psychodynamischen Eingangsdiagnostik ist es damit, vor dem Hintergrund einer umfassenden biografischen Anamneseerhebung die Determinanten der Symptom- oder Problementstehung und -aufrechterhaltung herauszuarbeiten.

Die Hintergrundmatrix wird dabei durch die zentralen psychodynamischen Konstrukte Beziehung (einschl. Übertragung und Gegenübertragung), unbewussten und partiell bewussten Konfliktbereichen und den persönlichkeitsstrukturellen Voraussetzungen gebildet.

In einem zweiten Schritt werden die potenziellen Wechselwirkungseffekte zwischen diesen Ebenen beschrieben. Hieraus sind therapeutische Foki abzuleiten, sinnvolle Settingmerkmale festzulegen (z. B. Einzel- oder Gruppenpsychotherapie, Frequenz der Stunden) und prognostische Implikationen (z. B. Länge der notwendigen Therapie) zu bestimmen.

> **MERKE**
> Zentrum der Mehrzahl psychodynamischer Fallkonzeptionsansätze sind die Beziehungsmuster des Patienten im weitesten Sinne, wie sie sich biografisch entfalten, in der Konfliktdynamik widerspiegeln und in der Beziehung des Selbst gegenüber den anderen zeigen, sodass die in diesem Bereich bedeutsamsten publizierten Instrumente, die *Strukturale Analyse Sozialen Verhaltens* (SASB) (Benjamin 1974) und die *Methode des zentralen Beziehungskonflikts* (ZBKT) (Luborsky und Crits-Christoph 1998) diesen Fokus widerspiegeln.

Stark strukturierte Ansätze der psychodynamischen Fallkonzeptionen wurden auch von Perry et al. (1986) und – bekannter – Weiss und Sampson (1986) vorgelegt. In letzterem Ansatz werden für jeden Patienten in einer auf Reliabilität überprüften Methode Ziele, Hindernisse, Tests und Einsichten formuliert.

3.7.3 Verhaltenstherapeutische Fallkonzeptionsansätze

Die klassische lerntheoretische Fallkonzeption („funktionale Verhaltensanalyse") hat ihre Wurzeln ganz in den Anfängen der Verhaltenstherapie. Es ging darum, klassische und instrumentelle (operante) Konditionierung in einer einfachen, maximal expliziten Formel auszudrücken.

SORKC-Formel

Eine heute gängige Formel ist die SORKC-Formel, die auf Kanfer et al. (2000) zurückgeht: **S** steht für vorausgehende Bedingungen (Stimulus), **C** für die Folgen (Consequences), **O** für Organismus, der – mittlerweile sehr breit definiert – neben biologischen Voraussetzungen (z. B. chronische Rückenbeschwerden; legale und illegale Drogen) auch Persönlichkeitsvariablen (z. B. histrionisch) und die innere Verarbeitung, also typische Kognitionen (z. B. die irrationale Idee „Ich muss es jedem recht machen") umfasst; **R** für die Reaktionen des Patienten (Verhalten, Kognitionen, Emotionen, Physiologie). Typischerweise wird die Situation genau beschrieben (vorausgehende und nachfolgende Situation in Bezug auf relevante Merkmale, wie z. B. anwesende Personen). Bei den Konsequenzen werden kurz- und langfristige (k und l), externe und interne (e und i), negative und positive (einschl. Wegfall von Negativem!) beschrieben. Wenn C positiv oder negativ (+/−) sind und dazukommen oder wegfallen (normal vs. durchgestrichen sein kann), ergeben sich daraus vier Möglichkeiten: C+, C−, C̸+ und C̸−. Dass es sich neben C+ auch bei C̸ − (Wegfall von Negativem) um Verstärker handelt, mag auf den ersten Blick verwirren, ist aber bei näherer Betrachtung ganz logisch und klinisch sehr oft bedeutsam. **K** schließlich beschreibt die genauen Kontingenzverhältnisse, also z. B. ob eine Verstärkung regelmäßig oder intermittierend erfolgt.

In dieser Weise werden auch heute noch Patienten und ihre Probleme analysiert. Typisch ist dabei das Fokussieren auf konkrete Probleme und dass im Prinzip Problem um Problem so analysiert werden muss, es sei denn, man könnte analog funktionierende Probleme zusammenfassen. Auch Aspekte der Therapiebeziehung werden so analysiert, z. B. die Verstärkung von Problemverhalten des Patienten in der Therapiebeziehung durch besondere Zuwendung, das Erzeugen von besonderer Löschungsresistenz durch Therapeuten, die sich mal zuwenden, ein anderes Mal dem Druck widerstehen (intermittierende Verstärkung!) usw.

ABC-Analyse

Später kamen kognitive Analysen dazu, von denen die pointierteste wohl die **ABC-Analyse** nach Ellis (1962) ist: **A** steht für *Activating Event* (Auslösendes Ereignis), **C** für *Consequence* (Konsequenz), **B** für *Belief* (Bewertung). Es wird für und mit Patienten hergeleitet, dass ihre problematischen emotionalen und behavioralen Reaktionen nicht automatische Konsequenzen in der auslösenden Situation, sondern durch Gedanken vermittelt sind. Da Gedanken sich zumindest im Prinzip verändern lassen, werden so Freiheitsgrade erschlossen. Dass Emotionen postkognitiv sind, wird dabei nicht impliziert: Bewertungen können auch automatisiert sein, und Emotionen können sehr schnell entstehen. Verhaltenstherapeutische Analysen wurden seither selbstverständlich weiterentwickelt (s. Persons 2006), stellen aber typischerweise die (zumindest ursprünglich) kognitive Vermittlung in den Vordergrund.

Vertikale Verhaltensanalyse

Der Ansatz der vertikalen Verhaltensanalyse wurde von Grawe (1980) entwickelt, nachdem er an die Grenzen lerntheoretischer Erklärungsmöglichkeiten für problematisches Patientenverhalten in verhaltenstherapeutischen Gruppen gestoßen war: Es schien ihm notwendig, konfligierende Motive von Patienten besser zu verstehen, um auf dieser Basis neue Möglichkeiten der Beziehungsgestaltung zu entwickeln. Er stützte sich dabei auf das allgemein-psychologische Plankonzept von Miller et al. (1960). Später wurde der Ansatz von Caspar (Caspar 2007) weiterentwickelt, um u. a. auch Emotionen systematisch in die Analyse einbeziehen und auch die Entstehung und Aufrechterhaltung von Problemen erklären zu können.

Plananalyse

Bei der Plananalyse ist die Basiseinheit der Analyse ein Plan eines Patienten. Ein Plan enthält eine Ziel- und eine Handlungskomponente. In Anlehnung an Miller et al. (1960), aber in Abweichung von der umgangssprachlichen Bedeutung müssen Pläne nicht bewusst sein bzw. sind es zum großen Teil nicht. In der Plananalyse wird eine konsequent instrumentelle Perspektive eingenommen und versucht, das Gesamt der instrumentellen Strategien eines Patienten zwischen Bedürfnissen (ganz oben) und konkretem Verhalten-in-Situationen (ganz unten) zu analysieren. Psychische Probleme entstehen, wenn Strukturen rigide sind und (oft wegen eines Überwiegens von Vermeide-Plänen) nicht genügend positive Möglichkeiten zur Verfügung stehen. Psychische Probleme können selbst eine instrumentelle Funktion haben (z. B. eine Depression, die das Vermeiden einer schwierigen Entscheidung erlaubt) oder Nebenwirkungen von Verhalten sein, das aufrechterhalten wird, weil es eine instrumentelle Funktion hat (z. B. Depression aus Verstärkerverlust als Folge agoraphobischen Vermeidungsverhaltens).

> **MERKE**
> Plananalysen erlauben ein Analysieren verschiedener Probleme und auch der therapeutischen Beziehung im Überblick und ausdrücklich unter Einbeziehung von adaptiven Strategien und Ressourcen.

Deshalb ist das Konzept auch als Basis für therapeutische Selbsterfahrung gut geeignet: Es müssen nicht krampfhaft Probleme gesucht werden. Probleme und Stärken können ausgewogen neben- und miteinander analysiert werden, was natürlich auch für Patienten angemessen ist.

Obwohl aus der Verhaltenstherapie entstanden, kann der Plananalyse-Ansatz heute als weitgehend orientierungsneutraler Ansatz bezeichnet werden (Caspar 2001, 2007a, d). Insofern, als Motive und motivationale Konflikte genau analysiert werden können, steht die klinische Plananalyse, wie sie von Caspar (1996a, 2001) weiterentwickelt wurde, durchaus psychodynamischen Ansätzen nahe. Sowohl mit der genauen Analyse der Verhaltenskomponente als auch der Forderung, Schlüsse über Motive sorgfältig aus Verhaltensbeobachtungen abzuleiten, ist der Ansatz gleichzeitig „gut verhaltenstherapeutisch". Die Übereinstimmung zwischen verschiedenen Analysen wurde (im Gegensatz zur klassischen funktionalen Analyse) immer wieder überprüft und kann als ausreichend bis gut bezeichnet werden.

3.7.4 Neuere Entwicklungen

Wie geht es weiter? Da lässt sich in verschiedene Richtungen spekulieren. Drei Entwicklungen wollen wir kurz benennen:
- **Computergestützte Diagnostik:** Diese bietet ein breites Spektrum neuer Möglichkeiten. So geben beim Ansatz von Lambert et al. (2001; Lutz et al. 2015) Patienten vor jeder Therapiesitzung Verlaufsdaten direkt in einen Computer ein. Der Therapeut hat dann die Auswertungen per Knopfdruck bereits zur Therapiesitzung vorliegen und kann sie einbeziehen. Das Internet bietet neue Möglichkeiten der Auswertung von diagnostischen Daten auch für die Routinepraxis. Flexible diagnostische Programme können fortlaufend auswerten und Patienten adaptiv nur noch die Fragen vorlegen, die einen Informationsgewinn bringen (Butcher et al. 2004).
- **Diagnostische Erfassung neurobiologischer Merkmale:** Nachdem die Erfassung neurologischer Merkmale, die für die Leistungsfähigkeit von Patienten relevant sind, schon Tradition hat (Stieglitz und Vauth 2006), ist damit zu rechnen, dass mit dem Anwachsen sowohl an Wissen als auch methodischen Möglichkeiten bzgl. psychotherapierelevanter neurobiologischer Merkmale (Caspar et al. 2004; Grawe 2004) auch der Bedarf an diagnostischer Abklärung solcher Merkmale wachsen wird.

Es bleibt zu hoffen, dass vermehrt diagnostische Ansätze entwickelt werden, die zumindest vom Anspruch her orientierungsneutral sind, z. B. Fragebögen zu therapierelevanten Motiven und Inkonsistenzen bei Patienten (grosse Holtforth und Grawe 2000, 2003).

3.8 Schlussbemerkung

Kommen wir am Schluss noch auf die Kosten. Psychotherapiebezogene Diagnostik sollte immer durch einen erwarteten Nutzen, der höher ist als die Kosten, gerechtfertigt werden. Die Beschäftigung mit Kosten hat in der Diagnostik Tradition. Bekannt sind Nutzenfunktion und Strategiematrix von Cronbach und Gleser (s. Amelang und Zielinski 1997). Vor jeder Entscheidung für weitere diagnostische Schritte sollte überlegt werden, ob das dabei erwartete **Kosten-Nutzen-Verhältnis** den Schritt rechtfertigt. Gestufte Vorgehensweisen, bei denen sukzessive entschieden wird, haben hier offensichtliche Vorteile. Screeningverfahren (z. B. Freyberger und Stieglitz 2005) sind speziell nach Kosten-Nutzen-Kriterien entwickelt worden.

Die Autoren sind überzeugt, dass eine gründliche Diagnostik mit allen hier dargestellten Elementen sich grundsätzlich lohnt. Der Nutzen hängt dabei nicht nur von den Verfahren und ihren Kosten ab, sondern genauso davon, ob Therapeuten aus ihren Ergebnissen auch Nutzen ziehen. Darin sind nicht alle gut ausgebildet, und im Zeitdruck des Alltags unterbleibt vieles, was man eigentlich tun könnte. Aber: Fehlindikationen oder ungünstige Vorgehensweisen aufgrund von ungenügendem Einsatz und Nutzen von Diagnostik sind wohl das Teuerste, was man sich vorstellen kann. Insofern ist die Beachtung grundlegender diagnostischer Leitlinien (Freyberger und Stieglitz 2006) auch in der Psychotherapie für Indikationsstellung, Durchführung und Outcome unerlässlich.

LITERATURAUSWAHL

Arbeitskreis OPD (Hrsg.) (2014). Operationalisierte Psychodynamische Diagnostik (OPD-2). Das Manual für Diagnostik und Therapieplanung. 3. A. Bern: Huber.

Caspar F (2006). Theorie und Praxis der Diagnostik, Prognose, Indikationsstellung, Fallkonzeptualisierung und Behandlungsplanung in der Verhaltenstherapie. In: Strauß B, Hohagen F, Caspar F (Hrsg.). Lehrbuch Psychotherapie. Göttingen: Hogrefe, S. 1143–1179.

Caspar F (2007). Beziehungen und Probleme verstehen. Eine Einführung in die psychotherapeutische Plananalyse. Bern: Huber.

Eells TD (ed.) (2007). Handbook of Psychotherapy Case Formulation. New York, NY: Guilford.

Freyberger HJ, Stieglitz RD (2006). Leitlinien zur Diagnostik in der Psychiatrie und Psychotherapie. Z Psychiatr Psychother Psychol 54: 23–33.

Janssen PL, Dahlbender RW, Freyberger HJ, et al. (1996). Leitfaden zur psychodynamisch-diagnostischen Untersuchung. Psychotherapeut 41: 297–304.

Laireiter AR (2001). Diagnostik in der Psychotherapie. Psychotherapeut 46: 90–101.

Lutz W, de Jong K, Rubel J (2015). Patient-focused and feedback research in psychotherapy: Where are we and where do we want to go? Psychother Res 25(6): 625–632.

Röhrle B, Caspar F, Schlottke PF (Hrsg.) (2007). Lehrbuch der klinisch-psychologischen Diagnostik. Stuttgart: Kohlhammer.

Stieglitz RD, Baumann U, Freyberger HJ (Hrsg.) (2001). Psychodiagnostik psychischer Störungen. 2. A. Stuttgart: Thieme.

KAPITEL 4

Sabine C. Herpertz und Franz Caspar

Therapeutische Beziehung, Patientenmerkmale und Behandlungsprognose

Kernaussagen

- Die Qualität der therapeutischen Beziehung erlaubt eine der robustesten Vorhersagen des Therapieerfolgs.
- Patientenmerkmale (z. B. Chronizität, Funktionseinschränkung und Komorbidität, aber auch Leiden, Widerstand, zwischenmenschliche Bezogenheit und Copingstile) sollten individuell analysiert und in der Therapiebeziehung berücksichtigt werden. Die Gestaltung der therapeutischen Beziehung und des gesamten Angebots ist im Hinblick auf relevante Patientenmerkmale sorgfältig zu planen, da die Behandlungsprognose weniger von einem spezifischen Patientenmerkmal als von der **Passung** zwischen Patient und Therapeut bzw. Therapieangebot abhängt.
- Günstige Merkmale aufseiten des Therapeuten sind grundsätzlich Wärme, Akzeptanz, Fürsorge, Anerkennung, die Schaffung eines kooperativen und empathischen Klimas sowie ein Umgang mit Konflikten mit Akzeptanz und ohne Selbstverteidigung. Es gibt aber auch Patienten, die ein davon abweichendes Angebot brauchen, etwa weil für sie z. B. Wärme und Nähe zu bedrohlich sind.
- In psychodynamischen Therapien ist die therapeutische Beziehung, insbesondere in ihrer Übertragungsdimension, der eigentliche Wirkfaktor. Dabei werden bei Patienten mit neurotischen Störungen konflikthafte Übertragungsmuster, bei solchen mit Ich-strukturellen Störungen (insb. Persönlichkeitsstörungen) Selbstobjektübertragungen wirksam. Nach heutiger Auffassung wird die Übertragungsbeziehung zusätzlich aus der realen Beziehungserfahrung gespeist und sollte korrektive emotionale Erfahrungen ermöglichen.
- In der kognitiven Verhaltenstherapie (KVT) wird die therapeutische Beziehung seit Ende der 1970er-Jahre explizit verstärkt beachtet. Sie wird meist vergleichsweise supportiv und strukturierend gestaltet. Im Ansatz der motivorientierten Beziehungsgestaltung werden die Interventionen so angelegt, dass sie beim Patienten in komplementärer Weise zu bedürfnisbefriedigenden Erfahrungen führen und nicht zur Aktivierung von Vermeidungszielen beitragen.

4.1 Vorbemerkungen

Im Bestreben, Wirksamkeitsfaktoren in Psychotherapien zu identifizieren, stehen bis heute Untersuchungen zu Therapie*techniken* im Vordergrund. Im letzten Jahrzehnt hat sich dies sogar noch verstärkt. Dennoch besteht kein Zweifel mehr daran, dass die therapeutische Beziehung einer der robustesten Prädiktoren des Therapieerfolgs ist (Flückiger et al. 2012a, b; Horvath und Bedi 2002; Martin et al. 2000; Norcross 2002; Orlinsky et al. 2004). Von verschiedenen verwendeten Begriffen ist „Therapiebeziehung" der weiteste. Im Englischen werden mehr noch als im Deutschen verschiedene Aspekte unterschieden (➤ Box 4.1).

BOX 4.1
Begriffsbestimmung

Im Englischen werden die Begriffe *therapy relationship* (Therapiebeziehung im weiteren Sinne), *alliance* (Allianz, Arbeitsbündnis) und *bond* (Bindung, Therapiebeziehung im engeren Sinne) mit leicht unterschiedlichen Bedeutungen verwendet (vgl. z. B. Bordin 1979):

- Mit **Therapiebeziehung i. w. S.** sind alle Verhaltensweisen, Kognitionen und Emotionen gemeint, die auf der zwischenmenschlichen Ebene das Verhältnis zwischen Therapeut und Patient ausmachen. Diese können aus Patienten-, Therapeuten- und Beobachterperspektive beschrieben und beurteilt werden. Die Beurteilung der Beziehungsqualität durch Patienten zu Beginn einer Therapie korreliert besonders hoch mit dem Therapieergebnis.
- **Allianz** meint sowohl Übereinstimmung in Bezug auf Ziele als auch Übereinstimmung in Bezug auf Aufgaben. Dabei korrelieren beide Aspekte hoch und machen den „aufgabenbezogenen Teil" der Beziehung aus.
- *Bond* oder die **Therapiebeziehung im engeren Sinn** meint vor allem gegenseitigen Respekt, Vertrauen und Sympathie. Wichtig ist hier, dass neben der auf **Übertragung** beruhenden Beziehung auch der **realen, aktuellen Beziehung** genügend Beachtung geschenkt wird.

In **psychodynamischen Psychotherapien** ist die therapeutische Beziehung von Anfang an das Kernstück des Therapieprozesses gewesen. Sie kann nicht von den Therapieinterventionen abgegrenzt werden; vielmehr ist die Arbeit an Übertragung und Gegenübertragung in der therapeutischen Beziehung eine der wesentlichen Behandlungstechniken.

Die explizite Beschäftigung mit der therapeutischen Beziehung hat demgegenüber in der **Verhaltenstherapie** einen geringeren Raum eingenommen und wurde zunächst vor allem als Variation der sozialen Verstärkung, später im Sinne der Beachtung des an Rogers angelehnten psychotherapeutischen Basisverhaltens „respektvoll/freundlich/zugewandt", angesehen. Die stärkere Beschäftigung mit der therapeutischen Beziehung kam erst mit der vermehrten Zuwendung zu Patienten mit Persönlichkeitsstörungen auf, da hier ohne eine besondere Beachtung von Beziehungsaspekten keine ausreichend lange oder gar erfolgreiche Therapie zu erzielen war (Grawe 1992; Sachse 1997).

Während in psychodynamischen Psychotherapien eine gute therapeutische Beziehung als notwendige Voraussetzung für eine erfolgreiche Psychotherapie gesehen wird, kommt der therapeutischen Beziehung in der heutigen **kognitiven Verhaltenstherapie** die Bedeutung einer förderlichen Bedingung zu, die umso wichtiger wird, je schwieriger der Patient ist. Allein in der Gesprächstherapie von Rogers (1951) stellt eine gute Therapiebeziehung zumindest nach klassischer Auffassung eine *hinreichende* Bedingung für Veränderung dar.

Die Wahl des therapeutischen Vorgehens orientiert sich zumindest offiziell an der Art der Erkrankung („störungsspezifische Therapien"), an der schulenspezifischen Expertise des aufgesuchten Therapeuten und wenig an weiteren individuellen Merkmalen von Patient und Therapeut. Jeder Patient aber ist einzigartig in der Art und Schwere seiner Probleme, in seiner biografischen Entwicklung, in seinen zwischenmenschlichen Fähigkeiten, in seinem psychosozialen Hintergrund und schließlich auch in seiner Motivation, Veränderung anzustreben. Patienten mit einer bestimmten Diagnose können in der akutesten Phase ihrer Störung vergleichsweise ähnlich sein – Panikpatienten z. B. sind untereinander, wenn sie in Panik sind, recht ähnlich, sie haben sich aber aus unterschiedlichen Zuständen und von unterschiedlichen Voraussetzungen aus dorthin entwickelt, und die Ähnlichkeit nimmt auch schnell wieder ab, wenn sie sich von der akuten Störung entfernen (Hohagen et al. 2004).

Deshalb ist die sorgfältige Analyse von **individuellen Patientenmerkmalen**, die Einfluss auf die Behandlungsprognose nehmen können, geeignet, bei der selektiven und adaptiven Indikation (➤ Kap. 2) und der Gestaltung der therapeutischen Beziehung in hohem Maße berücksichtigt zu werden. Gleichzeitig ist jeder therapeutische Prozess ein Beziehungsgeschehen, weshalb Patientenvariablen nicht für sich allein, sondern immer in der Interaktion mit den individuellen Merkmalen des Therapeuten gesehen werden müssen.

> **MERKE**
> Sobald die Therapie nämlich beginnt, bewegen sich vor Therapiebeginn erfasste Patientenvariablen in einer dynamischen Wechselwirkung mit Therapeutenvariablen. Ein Patientenmerkmal für sich weist kaum einen bestimmten Zusammenhang mit dem Therapieerfolg auf, vielmehr kommt es darauf an, wie der Therapeut sich darauf einstellt *(responsiveness)* (Caspar et al. 2005).

Dies gilt ebenso für demografische wie interpersonale Variablen (z. B. Castonguay und Beutler 2005): Alter ist z. B. leicht negativ mit Therapieerfolg assoziiert; speziell auf ältere Patienten zugeschnittene Therapieangebote erzielen jedoch sehr gute Effekte (Hautzinger 2006). Ein hohes Reaktanzniveau kann Therapien zum Scheitern bringen; Therapeuten können sich aber auch darauf einstellen und Reaktanz entschärfen.

4.2 Empirische Studien zur Beziehung von Therapieerfolg und therapeutischer Beziehung

Als günstige Merkmale der therapeutischen Haltung werden aufgefasst: Wärme, Akzeptanz, Fürsorge, Anerkennung, kooperatives und empathisches Klima und der Umgang mit Konflikten anhand von Akzeptanz, aber ohne Selbstverteidigung. Dabei heißt **Empathie** nicht nur Zuhören, Reflektieren sowie Freundlichkeit, Anteilnahme und Ermutigung vermitteln, sondern sie erfordert die individualisierte Äußerung von Verständnis und Unterstützung vor dem Hintergrund der spezifischen Lebensgeschichte und des Verständnisses der basalen Motive des Patienten (Newman 1998). Bordin (1979) stellt drei Komponenten zur Etablierung bzw. Stützung der therapeutischen Beziehung heraus, nämlich Bindung, Übereinstimmung in Zielen sowie Übereinstimmung in den anstehenden Aufgaben, wobei Letzteres am meisten von der therapeutischen Orientierung bestimmt wird. Die aktive Gestaltung der therapeutischen Beziehung erfolgt dabei nicht nur verbal. Nonverbales Verhalten des Therapeuten kann vielmehr starken Einfluss auf Beziehung nehmen (Argyle 1972; Grawe 1992). Das **nonverbale Verhalten** kann Gesagtes unterstreichen und erhöht die Authentizität, das unabsichtliche Nicht-Übereinstimmen zwischen Verbalem und Nonverbalem aber kann Gesagtes massiv beeinträchtigen (Caspar et al. 2000).

Empirische Forschung zur therapeutischen Beziehung konnte zeigen, dass eine gute Beziehungserfahrung ohne störungsorientierte Interventionen direkt Veränderungen herbeiführen und die Basis für relativ allgemeine, vor allem klärende und emotionsinduzierende Interventionen sein kann. Die *Task Force on Empirically Supported Therapy Relationships* der Psychotherapiedivision der Amerikanischen Psychologischen Gesellschaft (APA Division of Psychotherapy) kommt zu dem Ergebnis, dass die Therapiebeziehung tatsächlich regelmäßig Einfluss auf das Therapieergebnis nimmt, der allerdings – wie Technikvariablen auch – nur mittelgroß ist (Norcross 2002). Die therapeutische Beziehung ist keine notwendige Voraussetzung für eine erfolgreiche Psychotherapie. So gibt es erfolgreiche Psychotherapien ohne Therapiebeziehung (z. B. Computertherapie), und der nur mittelgroße Zusammenhang zwischen Beziehungsvariablen und Therapieergebnis legt nahe, dass es auch Therapien ohne gute Beziehung mit gutem Erfolg gibt und umgekehrt. Dies gilt auch für psychodynamische Psychotherapien, zumindest solche in Form von Kurzzeittherapien; hier erwies sich das therapeutische Bündnis ebenfalls als mäßiger Prädiktor für den Therapieerfolg (Crits-Christoph et al. 1999; Messer 2001).

Bei der Forschung zur therapeutischen Beziehung handelt es sich überwiegend um korrelative Studien zwischen Variablen der Therapiebeziehung und Therapieergebnis, selten werden experimentelle Ansätze gewählt. Viele Aspekte der Therapiebeziehung lassen sich experimentell auch schlechter untersuchen als technische Aspekte im engeren Sinne, weil sie vom Therapeuten weniger leicht absichtlich kontrollierbar sind. Das absichtliche Variieren von Beziehungsvariablen in eine negative Richtung wäre auch ethisch bedenklich. Es gibt aber andererseits auch präskriptive Ansätze, also Empfehlungen, wie bestimmte Beziehungsaspekte zu gestalten sind und wie sich das Befolgen der entsprechenden Regeln auf das Ergebnis auswirkt; dies kann und sollte selbstverständlich auch vermehrt experimentell untersucht werden, wobei sich Add-on-Designs anbieten (Castonguay und Beutler 2005). Experimentelle Belege für die Wirkung gibt es nur für wenige präskriptive Ansätze, so für den Umgang mit „alliance ruptures" (Safran et al. 2011) und die motivorientierte Beziehungsgestaltung (Caspar 2008; Kramer et al. 2014).

Dass zwischen Beziehungsvariablen und Outcome nur mäßige korrelative Zusammenhänge gefunden werden, kann damit zusammenhängen, dass die Beziehung individuell und flexibel zu gestalten ist (Norcross 2002). Es geht darum, sich ständig um eine zum einzelnen Patienten und seiner aktuellen Situation passende Beziehung zu bemühen und beziehungsmäßige Voraussetzungen und Nebenwirkungen von Interventionen zu reflektieren. Direktivität des Therapeuten z. B. ist im Mittel nur wenig (im Gegensatz zu verbreitetem Glauben: positiv) mit Therapieerfolg assoziiert. Es ist das Ausmaß der Berücksichtigung der jeweiligen Patientenbedürfnisse, denen „responsiv" mit mehr oder weniger Direktivität zu begegnen ist. Ein großer Teil der Forschung untersucht aber Zusammenhänge zwischen einfachen Variablen und nicht zwischen der Passung bzgl. dieser Variablen und Outcomes. Deshalb dürfte die Bedeutung der therapeutischen Beziehung rein aus methodischen Gründen eher unterschätzt werden.

Entscheidender als spezifische Beziehungsvariablen dürfte die **Anpassungsfähigkeit** des Therapeuten an den individuellen Patienten sein (Norcross 2002) – ein Aspekt, der bisher allerdings kaum untersucht worden ist. Deshalb müsste in zukünftigen Studien die Responsivität der Therapeuten auf Patientenvariablen stärker berücksichtigt werden (Caspar et al. 2005). Zudem existieren erst wenige *experimentelle* Studien zur Größe des Einflusses der therapeutischen Beziehung auf den Therapieerfolg. Auch kann lediglich der Beitrag des Therapeuten, nicht aber der Beitrag der Patienten zur Beziehung experimentell systematisch variiert werden.

In psychodynamischen Psychotherapien wurden Studien zur Interaktion von Technik, Patientenvariablen und Behandlungserfolg durchgeführt. Hier stellte sich ein negativer Zusammenhang zwischen Behandlungserfolg und Qualität der therapeutischen Beziehung auf der einen Seite und Häufigkeit der Übertragungsdeutung auf der anderen Seite bei Patienten mit niedriger Qualität der Objektbeziehungen dar (Connolly et al. 1996; Ogrodniczuk et al. 1999). Ferner scheint die Genauigkeit von Interpretationen und Deutungen und eine kompetente Nutzung expressiver, aber nicht supportiver psychotherapeutischer Techniken einen positiven Therapieverlauf zu prädizieren (Crits-Christoph et al. 1999; Barber et al. 1996).

4.3 Der Stellenwert der therapeutischen Beziehung in der psychodynamischen Psychotherapie

Psychoanalytisch arbeitende Therapeuten setzen folgende Wirkfaktoren ein, die mehr oder weniger direkt mit der therapeutischen Beziehung in Zusammenhang stehen: Zuhören, Empathie, Holding, Containing, Erkennen der Gegenübertragung und der konstruktive Umgang damit, Übertragungsdeutungen im Hier und Jetzt und genetische Deutungen (nach Mertens 2000).

> **MERKE**
> Die therapeutische Beziehung ist der eigentliche Wirkfaktor der psychodynamischen Psychotherapie und lässt sich im Konzept der Übertragungsbeziehung nicht von der Therapietechnik abgrenzen. Die therapeutische Beziehung wird nach psychoanalytischer Auffassung nicht nur von den realen Personen des Patienten und des Therapeuten gestaltet, sondern die gegenwärtige Beziehungsrealität zum Therapeuten wird vor dem Hintergrund von Kindheitserfahrungen bzw. der inneren Welt von Beziehungserfahrungen verzerrt wahrgenommen und fehlinterpretiert und auf diese Weise zur Übertragungsbeziehung.

Diese gefühlshaft bestimmte **Übertragungsbeziehung** ist der Stoff, aus dem die analytische Therapie gemacht ist (Gill

1982). Sie ist der eigentliche Träger der therapeutischen Beeinflussung (Freud 1910). Allerdings stellt sich die Übertragungsbeziehung nicht nur in der therapeutischen Beziehung, sondern in allen zwischenmenschlichen Beziehungen her, da Menschen unbewusst diejenigen Beziehungsmuster bevorzugen, die ihnen aus ihrer Lebensgeschichte vertraut sind („Wiederholungszwänge in Beziehungen"). In der Psychotherapie hat aber die Übertragungsbeziehung für die Patient-Therapeut-Allianz eine besondere Bedeutung.

Das Konzept der Übertragungsbeziehung ist verschiedenen Wandlungen unterworfen gewesen und beinhaltet auch heute noch unterschiedliche Auffassungen:

- So wird die Übertragungsbeziehung z. T. als ausschließliches Produkt intrapsychischer Übertragungsprozesse früher Beziehungserfahrungen aufgefasst (sog. **Spiegelplattenmodell**) und vom Arbeitsbündnis, das die realen Beziehungsanteile meint, abgegrenzt.
- Von der Mehrzahl heutiger psychoanalytischer Psychotherapeuten allerdings wird die Übertragungsbeziehung als **Zusammenspiel von realen Beziehungserfahrungen** zwischen zwei Menschen und der unbewussten Wiederholung früherer prototypischer Beziehungsformen gesehen, die Übertragungsbeziehung also gespeist aus der realen Beziehungserfahrung (Thomä und Kächele 1989). Entsprechend darf der Einfluss des realen Beziehungsgeschehens als Wirkfaktor nicht unterschätzt werden und die selbstkritische Reflexion von Problemen in der therapeutischen Beziehung unter Verweis auf reaktualisierte frühe Beziehungserfahrungen nicht entfallen.

Man unterscheidet **konflikthafte Übertragungsmuster** neurotischer Patienten von den Selbstobjektübertragungen strukturell gestörter Patienten. Erstere entspringen gewöhnlich libidinösen und aggressiven Antrieben, die auf den Therapeuten als einer von einem selbst abgegrenzt erlebten Person gerichtet sind. **Selbstobjektübertragungen** finden sich bei Menschen mit erheblichen Beeinträchtigungen des Selbstwert- und Selbstgefühls. Hier finden sich Wünsche an den Therapeuten nach verschmelzungsähnlicher Beziehung mit einer hohen Bereitschaft zur Idealisierung, aber auch Enttäuschung und Entwertung, wenn die Bedürfnisse vonseiten des Therapeuten nicht erfüllt werden.

> **MERKE**
> Diese ersehnte Selbstobjektübertragung entspricht nach Auffassung der Selbstpsychologie einem vorzeitig unterbrochenen Entwicklungsbedürfnis und ist damit Ausdruck eines Entwicklungsdefizits, das vom Therapeuten eine empathische Beantwortung erfordert.

Der Patient soll in die Lage versetzt werden, über geeignete Selbstobjekterfahrungen Entwicklungsschritte sukzessive nachzuholen. Die Verinnerlichung von Selbstobjektbeziehungen trage in hohem Maße zu den korrigierenden emotionalen Erfahrungen bei, die im Mittelpunkt therapeutischer Interventionen aus der Sicht der Selbstpsychologie stehen.

> **MERKE**
> Nach der Objektbeziehungstheorie sucht der Patient im Therapeuten nach der Wiederherstellung bekannter Beziehungsmuster, aber gleichzeitig auch nach einem Menschen, mit dem er neue und positivere Beziehungserfahrungen machen kann.

Beziehungserfahrungen, die unbewusst geworden sind, sind meist konflikthaft oder traumatisch. Indem der Patient diese Erfahrungen aus seinem bewussten Erleben und aus seinen bewussten Erinnerungen ablöst, schützt er sich davor, von ihnen bedrängt zu werden, aber die Entwicklung von Symptomen ist die Folge. Im therapeutischen Prozess setzt der Patient verschiedene Widerstände dagegen ein, solche Erfahrungen erinnern und erleben bzw. wiedererleben zu müssen. Dabei unterscheidet man **Widerstand** gegen das Involviertwerden in die Übertragung, Widerstand gegen das Bewusstwerden der Übertragung und Widerstand gegen die Auflösung der Übertragung (Mertens 2000, 2006).

Die Übertragungsbeziehung entwickelt sich im Wechselspiel mit der **Gegenübertragung.** Diese umfasst alle bewussten und unbewussten Gefühle und Gedanken, die der Psychotherapeut gegenüber seinem Patienten verspürt (Heimann 1950) und nicht – wie noch von Freud angenommen – die ausschließlich unbewusste Reaktion des Therapeuten auf den Einfluss des Patienten.

> **MERKE**
> Bei der Gegenübertragung handelt es sich um eine der wichtigsten Erkenntnismöglichkeiten für den Zugang zu den unbewussten Reaktionen eines Patienten, die viel über frühe Szenen konflikthafter oder auch traumatisierender Beziehungserfahrungen verrät.

Inzwischen ist das Gegenübertragungskonzept auch Gegenstand von empirischen Studien geworden. So wird aus einer Studie mit über 200 Psychotherapeuten ein signifikanter Zusammenhang zwischen dem Typ der Persönlichkeitsstörung aufseiten des Patienten und der Art der Gegenübertragungsreaktion aufseiten des Psychotherapeuten berichtet (Colli et al. 2014). In der analytischen Therapie ist der Psychotherapeut gefordert, die Entwicklung von Übertragungen und seine Gegenübertragungsreaktionen zuzulassen, um sie konstruktiv zu bearbeiten, nicht aber um alte aversive Erfahrungen zu reinszenieren und damit zu verfestigen. Auch wird vor der Gefahr gewarnt, dass die Gegenübertragung zur wesentlichen Wahrnehmungsfunktion erhoben und ihr so eine verlässliche Urteilskraft zugesprochen wird, die im Therapieprozess nicht ausreichend überprüft und an den Berichten über die tatsächlichen Ereignisse gemessen wird (Thomä und Kächele 1989).

4.4 Der Stellenwert der therapeutischen Beziehung in der kognitiv-verhaltenstherapeutischen Psychotherapie

Grundsätzlich wird heute in der KVT eine gute, tragfähige therapeutische Beziehung als Basis für die therapeutische Arbeit angesehen: Patienten sollen sich gut aufgehoben fühlen, um sich mit dem Rückhalt der therapeutischen Beziehung der Bearbeitung ihrer Probleme widmen zu können. Hier stellt sich die Beziehung in erster Linie als notwendige Voraussetzung zur erfolgreichen Implementierung von Therapietechniken dar und ist deshalb notwendig, aber nicht hinreichend für therapeutische Änderung (Gelso und Hayes 1998; Schulte und Eifert 2002). Insbesondere wird auch darauf hingewiesen, dass die Kausalität zwischen Therapiebeziehung und Therapieerfolg nicht nur von Ersterer zu Letzterem führt, vielmehr sind erste Therapieerfolge eine der wichtigsten positiven Einflussgrößen für eine positive Therapiebeziehung (Caspar 2003).

> **MERKE**
> Typischerweise ist die Beziehung in der Verhaltenstherapie eher supportiv und strukturierend. Dahinter steht implizit oder explizit ein Modell der Balance, d.h., es ist stets eine Balance zwischen Sicherheit-Geben und Herausfordern anzustreben.

Da Patienten sich aufgrund von klinisch relevanten Problemen meist ohnehin in einem Zustand der Überforderung befinden, ist in der Regel erst einmal **Sicherheit-Geben** angesagt. Sicherheit schließt sowohl die Betonung einer Sicherheit und Unterstützung spendenden Beziehung zum Therapeuten als auch die Hervorhebung der Ressourcen des Patienten ein. Ermutigung zur Veränderung aber erfordert auch Herausforderung, insbesondere die Sicherheit und Gewohntes aufzugeben, und Neues zu wagen (Caspar 2007). **Herausfordern** kann der Therapeut auf verschiedenen Ebenen: Er kann schwierige Inhalte ansprechen (z. B. Umstände einer Traumatisierung), ein schwieriges Vorgehen vorschlagen (z. B. Angstexposition) oder auch sich in der Beziehung so verhalten (z. B. erwartetes Verhalten verweigern oder gezielt und dosiert mit eigenen negativen Reaktionen konfrontieren; z. B. McCullough 2006).

Die Balance kann auf unterschiedlichem Niveau stattfinden. Die Art der Probleme kann Herausforderung nahelegen. Bei Angstpatienten mit starkem Vermeidungsverhalten sollte z. B. Exposition gegenüber den gefürchteten Situationen stattfinden. Wenn es einem Patienten schlecht geht oder er durch das Problem stark verunsichert ist, könnte das Balance-Modell so (miss-)verstanden werden, dass schonend vorgegangen und auf die eigentlich vom Problem her indizierte Exposition deshalb verzichtet werden müsse. Die Balance muss aber nicht auf niedrigem Niveau aufrechterhalten werden, sondern kann, wenn wir gute Gründe zur Herausforderung haben, auch auf höherem Niveau hergestellt werden. Therapeuten müssen sich dann in Bezug auf Sicherheit-Geben auf der Beziehungsebene und in Bezug auf Ressourcenaktivierung besonders ins Zeug legen. Es wird also sozusagen auf der Herausforderungs- *und* auf der Sicherheitsseite mehr „draufgelegt".

Bei schwer gestörten Patienten mit hoher Dysfunktionalität ist es häufig notwendig, Sicherheit und Herausforderung nicht nur sequenziell ausgeglichen über den Therapieverlauf, sondern möglichst gleichzeitig anzubieten. So benötigen Patienten mit narzisstischer Persönlichkeitsstörung im Falle der kritischen Rückmeldung die gleichzeitige Wertschätzung, selbstunsichere Persönlichkeiten im Falle der Ermutigung zur Selbstbehauptung die gleichzeitige Unterstützung im Abbau von Erwartungsängsten, und bei Patienten mit paranoider Persönlichkeitsstörung kann nur dann eine neutrale Haltung gegenüber Misstrauen und Argwohn des Patienten gewagt werden, wenn gleichzeitig auch Sorge und Unterstützung geäußert werden (Herpertz 2002; Gassmann und Grawe 2006).

In kognitiv-verhaltenstherapeutischen Schriften wie in Ausbildungsprogrammen variiert das Gewicht, das der therapeutischen Beziehung beigemessen wird, noch erheblich, mit einem Trend zur stärkeren Berücksichtigung. Jedoch gibt es auch heute noch Stimmen, die vor einer überstarken Beschäftigung mit Beziehungsaspekten warnen (Schulte 1997), wenn auch Übereinstimmung darin besteht, dass eine vermehrte Beschäftigung mit Beziehungsaspekten notwendig wird, wenn Probleme in der Behandlung auftauchen.

Durchaus ähnlich wie in psychodynamischen Psychotherapien wird der Therapiebeziehung auch ein **Stellenwert als Diagnostikum** eingeräumt, indem sich hier typische interaktionelle Muster darstellen und damit als wichtige Informationsquelle genutzt werden können (Grawe 1992). Von der therapeutischen Beziehung wird aber auch eine kurative Wirkung erwartet. Aus dieser Perspektive kann Beziehungsgestaltung auch als therapeutische Technik gesehen werden (Goldfried und Padawer 1982): In der therapeutischen Beziehung stellen sich die maladaptiven Gedanken dar, werden manifest und können verändert werden. Schließlich hat auch das Konzept der Übertragung in der kognitiven Verhaltenstherapie insofern Platz, als in Therapien auch alte, für die Persönlichkeitsentwicklung besonders wichtige Beziehungsmuster entstehen können. Diese allerdings werden üblicherweise an sich zum therapeutischen Fokus, sondern werden mit anderen Mitteln angegangen, z. B. mittels Identifizierung von kognitiv-emotionalen Schemata.

> **MERKE**
> Der therapeutischen Beziehung wird also der Stellenwert beigemessen, dass sie zur Veränderung beiträgt, indem in ihr und von ihr ausgehend interaktionelle Probleme und maladaptive interpersonelle Schemata aktiviert und korrigiert werden können (Constantino et al. 2000).

Expliziter Gegenstand im Dialog mit Patienten sind ausgewählte Aspekte der Therapiebeziehung in den „Übertragungshypothesen" des CBASP-Ansatzes (Cognitive Behavioral Analysis System of Psychotherapy; McCullough 2006) und in diesem Ansatz wird der Patient im *disciplined personal involvement* auch explizit mit Reaktionen des Therapeuten konfrontiert.

Im Modell der **motivorientierten** bzw. komplementären **Beziehungsgestaltung**[1] (Grawe 1992; Caspar 2008) ist eine explizite Beschäftigung mit der therapeutischen Beziehung von Beginn an und bei jedem Patienten vorgesehen. Sie wird ganz besonders für Patienten mit (komorbiden) Persönlichkeitsstörungen oder -akzentuierungen empfohlen, die weniger gut von Standardvorgehensweisen erreicht werden. Grawe (1992) betonte, dass auf der Beziehungsebene schwierige Patienten nur erreicht werden können, wenn ihre Motive differenziert verstanden werden. Zugang schafft die „vertikale" Verhaltensanalyse bzw. ihre heutige Form, die Plananalyse (Caspar 2007; ➤ Kap. 3). Sie ist die Basis für die motivorientierte Beziehungsgestaltung.

Wichtig ist dabei, sich nicht auf der Ebene von Problem*verhalten* des Patienten in der Therapiebeziehung „komplementär" zu verhalten, also z. B. auf übertriebenes Jammern Mitleid zu zeigen. Dabei müsste befürchtet werden, dass Problemverhalten durch die Kontingenz „Patient jammert – Therapeut zeigt Mitleid" verstärkt und damit häufiger statt seltener würde. Therapeuten sollen vielmehr individuell hypothetisch darüber stehende unproblematische Motive erschließen (z. B. vermeiden, überfordert zu werden), um auf der Ebene proaktive Therapeutenpläne zu entwickeln („Zeig dem Patienten, dass du verstanden hast, wie wichtig es ist, dass er jetzt nicht noch zusätzlich überfordert wird") und daraus in der konkreten Situation komplementäres Verhalten zu entwickeln. Ein Therapeut würde z. B. inhaltliche Erklärungen abgeben, wie wichtig es sei, dass der Patient sich angesichts der bereits bestehenden Belastungssituation nicht noch zusätzlich überfordert, andererseits auch beim technisch-inhaltlichen Vorgehen darauf achten, nicht zu anspruchsvolle Vorschläge zu unterbreiten bzw. den Patienten immer wieder zu fragen, ob das nicht zu viel sei (Caspar 2008).

Grawe hat dem Konzept der motivorientierten Psychotherapie das **motivationale Modell menschlichen Verhaltens** von Gray (1981) zugrunde gelegt. Danach wird Verhalten aktiviert *(behavioral activation system)*, wenn Aussicht auf Belohnung bzw. Bedürfnisbefriedigung besteht, während Verhalten vermieden wird *(behavioral inhibition system)*, wenn Bestrafung oder Entsagung von Belohnung droht. Entsprechend entwickeln Menschen motivationale Ziele im Sinne der Annäherung an Bedürfnisse und der Vermeidung starker oder andauernder aversiver Erfahrungen. Während die Inkongruenz mit Bedürfniszielen krank macht, führt eine Abnahme der Inkongruenz, sprich: eine verbesserte Bedürfnisbefriedigung zur Symptombesserung (grosse Holtforth und Grawe 2003).

Die motivationalen Ziele werden individuell mit der qualitativen Methode der **Plananalyse** (Caspar 2007) erschlossen. Die Plananalyse dient der Erarbeitung einer individuellen Fallkonzeption.

> **MERKE**
> Dabei ist die Planstruktur das Gesamt an bewussten und unbewussten Strategien, die ein Mensch entwickelt hat, um zur Befriedigung seiner Bedürfnisse zu kommen (Caspar 2007). Die Frage ist die nach dem Zweck/der instrumentellen Funktion eines Verhaltens: Welchem Motiv dient es?

Der Therapeut sollte sich dabei nicht auf bewusste Motive beschränken, weil nichtbewusste Teile des Funktionierens aus dem Verhalten, aber auch beobachteten und berichteten Emotionen hypothetisch erschlossen werden können (Beispiel: Einem Patienten fällt es schwer, sich und anderen das Ausmaß seines Bestrebens, Spannungen zu vermeiden, einzugestehen). Sehr oft können die Probleme erst mit Einbezug der impliziten/unbewussten Motive verstanden werden; ein wichtiger Faktor für die Entstehung und Aufrechterhaltung des Problems kann gerade sein, dass ein Motiv erlebens- und verhaltensbestimmend ist, weil es sich der bewussten Kontrolle entzieht. Oft gilt das auch für Motive, die zu Problemen in der Therapiebeziehung führen. Für die Erfassung der bewussten Motive wurde von grosse Holtforth und Grawe (2000) ein *Fragebogen zur Analyse motivationaler Schemata* entwickelt; dieser ist leichter handhabbar als die sich stark auf Verhaltensbeobachtung und innere Reaktionen des Therapeuten stützende Plananalyse, aber eben auf bewusste Motive beschränkt.

Nach Grawes **Konsistenztheorie** trägt Bedürfnisbefriedigung indirekt zur Änderung unter Therapie bei, indem sie die Interaktion von Beziehung und Technik und ihre Implikationen auf den Therapieerfolg über den Mediatoreneinfluss der Bedürfnisbefriedigung erklärt.

Unter Bezug auf (Epstein 1990) stellte Grawe die **„Grundbedürfnisse"** Kontrolle (unter Einschluss von Orientierung), Lust/Unlust, Bindung und Selbstwert in den Vordergrund. So überzeugend es aus Epsteinscher Sicht sein mag, gerade diese Bedürfnisse für Grundbedürfnisse zu halten, so wichtig ist es gerade auch nach den Prinzipien der Allgemeinen Psychotherapie anzuerkennen, dass es für andere Konzepte ebenfalls gute Gründe gibt: Grawe selber hatte früher auch Sinnsuche als Bedürfnis gesehen. Ein Bedürfnis nach Sinn, das auch in engem Bezug zu Psychopathologie, insbesondere auch bei der Bewältigung traumatisierender Erlebnisse gesehen werden kann, wird tatsächlich bei induktivem („Bottom-up") Erschließen im Sinne der Plananalyse bei einem be-

---

[1] Der Wechsel zum neueren Begriff „motivorientiert" soll – nach der Renaissance des interpersonalen Ansatzes nach Sullivan – eine Verwechslung mit dessen verwandter, aber nicht deckungsgleicher Definition von „komplementär" vermeiden helfen (Caspar 2008).

trächtlichen Teil der Patienten gefunden, und zwar so, dass es nicht einfach unter dem Bedürfnis nach Kontrolle/Orientierung subsumiert werden kann. Zur Annahme von Grundbedürfnissen lässt sich auch kritisch fragen, ob nicht hinter einem Bedürfnis nach Bindung bei verschiedenen Menschen recht Unterschiedliches im Vordergrund steht, von physischer Nähe bis zu Sicherheit des Versorgtwerdens. Ist, weiter, das Bedürfnis nach Lust bzw. Unlustvermeidung nicht eher eine Art Meta-Bedürfnis, im Vergleich zum viel „inhaltlicheren" Bindungsbedürfnis? Unabhängig von der Klärung solcher Fragen kann davon ausgegangen werden, dass in einer Plan- oder Motivhierarchie zuunterst konkretes Verhalten-in-Situationen, zuoberst Bedürfnisse stehen. Solange individuell erschlossen wird, welche Bedürfnisse in Verhalten und Erleben im Vordergrund stehen, sind bedürfnistheoretische Grundsatzfragen weniger wichtig.

Bei der motivorientierten Beziehungsgestaltung gilt ohnehin das Prinzip, in der Hierarchie eher *nicht* auf die Ebene der Bedürfnisse zu gehen, sondern nur so hoch wie nötig: Je höher die Motive sind, zu denen man sich komplementär einstellt, desto allgemeiner wird es, desto mehr wird einem „Gießkannenprinzip" gefolgt. Je präziser ein Motiv angesprochen wird, das für einen Patienten individuell wichtig ist, desto „wertvoller die Währung" und desto weniger braucht es davon.

Einem narzisstischen Patienten mit starken Kontrollbedürfnissen Bewunderung zu zeigen und in einem für ihn nicht so wichtigen Bereich Kontrolle zu geben, ist z. B. relativ wenig wirksam, wenn für ihn das hierarchisch niedrigere Motiv, eine gleichrangige Position in der Therapie zu haben (einem Selbstwert- und einem Kontrollbedürfnis dienend), gezielt befriedigt werden könnte.

MERKE
Ziel ist, dass der Patient sich in seinen wichtigsten Motiven unterstützt fühlt, dass er Problemverhalten nicht mehr braucht, weil er durch das komplementäre Therapeutenverhalten ja schon ohne Einsatz seines Problemverhaltens bekommt, was er im Sinne unproblematischer (den Therapeuten nicht wesentlich einschränkender) Motive will. Die resultierende gute Therapiebeziehung gibt Sicherheit in der Auseinandersetzung mit verunsichernden Problemen, sie setzt Ressourcen frei für ein Sich-Einlassen auf und Mitwirken an der Therapie und schafft potenziell auch korrektive Erfahrungen.

Eine gute Therapiebeziehung führt zu größerer Offenheit aufseiten des Patienten (Orlinsky et al. 2004) und steigert die Bereitschaft zur Mitarbeit beim konkreten, auch störungsspezifischen Vorgehen (therapeutische Beziehung als Ressource). Umgekehrt können an der Störung ansetzende Interventionen zu bedürfnisbefriedigenden Erfahrungen führen und auf diese Weise die therapeutische Beziehung verbessern. Die identifizierten motivationalen Ziele des Patienten werden also zum Fokus von Therapieinterventionen, und spontane Beziehungsreaktionen des Therapeuten können hiermit abgeglichen und im Falle deutlicher Inkongruenz nachfolgend korrigiert werden. In Form einer Metakommunikation kann es wichtig sein, einen Patienten in seinen übergeordneten Motiven zu validieren und gleichzeitig das Verhalten infrage zu stellen bzw. im Hinblick auf seine Konsequenzen zu reflektieren (Sachse 2006). Die motivationale Anpassung an den Patienten kann auch in die nonverbale Kommunikation einfließen. Wird eine nahe Beziehung gewünscht, so kann ein entsprechend warmes und fürsorgliches nonverbales Verhalten gewählt werden, während andere, auf Autonomie und ausreichende Distanz achtende Menschen einen distanzierteren, rationaleren, technischeren Umgang brauchen. Die Beachtung des Autonomiebedürfnisses des Patienten kann sich darin äußern, dass Entscheidungen zum Therapiesetting (z. B. Termine, Orte der Exposition) bevorzugt dem Patienten überlassen werden, und bei rationalen, an intellektuellen Fragestellungen interessierten Menschen können theoretische Modelle für die Probleme des Patienten besonders ausführlich dargestellt werden.

Im FAMOS (grosse Holtforth und Grawe 2000) werden eine ganze Reihe typischer **Annäherungsziele** beim Patienten erfragt: Bindung, Altruismus, Hilfe, Anerkennung, Status, Autonomie, Leistung, Kontrolle, Bildung, Spiritualität, Vielfalt, Selbstvertrauen, Belohnung. Auch häufige **Vermeidungsziele** wie Trennung, Entwertung, Scham, Anschuldigung, Abhängigkeit, Feindseligkeit, Vulnerabilität, Hilflosigkeit und Versagen werden erfasst. Dabei ist zu beachten, dass die Ziele nicht statisch sind, sondern sich im Laufe der Therapie verändern können.

Die Vorteile einer motivorientierten Beziehungsgestaltung können eindrücklich am Beispiel der narzisstischen Persönlichkeitsstörung erläutert werden.

BEISPIEL
In der Regel müssen Menschen mit einer narzisstischen Persönlichkeitsstörung zu einer psychotherapeutischen Behandlung nachhaltig motiviert werden. Sie erleben den Gang zum Therapeuten als beschämende Kränkung. Ihr Bedürfnis nach Selbstbewusstsein und hoher sozialer Achtung wird zunächst durch die Bewunderung des Therapeuten für Erreichtes bestätigt. Besondere Fähigkeiten und vorhandene Ressourcen werden in angemessener Weise benannt, wertgeschätzt und aktiviert. Wenn eine erste Bindung vorhanden ist, kann der Fokus auf zugrunde liegende Ziele verschoben werden, wie etwa Bindungswunsch, empathische Bestätigung des legitimen Wunsches nach Anerkennung und der Frustration darüber, dass andere Menschen sich distanzieren.
Erst in fortgeschrittenen Therapiephasen ist es möglich, sich der narzisstischen Selbstwertproblematik zuzuwenden, indem die typischen verzerrten kognitiven Grundannahmen identifiziert und Fokus von kognitiven Interventionen der Umstrukturierung werden, um auf diese Weise ein realistisches und stabiles Selbstwertkonzept zu erarbeiten. In dieser Therapiephase darf nicht fehlen, Annäherungsziele wie Selbstvertrauen und soziale Anerkennung weiter zu unterstützen. Bei günstigen Verläufen kann schließlich vor dem Hintergrund der Achtung und des Mitgefühls (z. B. im Rollenspiel) die Konfrontation mit ausbeuterischen Merkmalen in der Partnerbeziehung gewagt werden, um damit typische Vermeidungsziele wie Scham und Schuld vorsichtig zu berühren.

Die Wirkung motivorientierter Beziehungsgestaltung ist inzwischen für Borderline-Persönlichkeitsstörungen auch mit einer RCT experimentell belegt (Kramer et al. 2014).

4.5 Patientenmerkmale und ihre Relevanz für den Therapieerfolg

Die Wirksamkeit von Psychotherapien hängt von der Art der Störung (Diagnose) ab, von der Auswahl angewandter therapeutischer Interventionen, von Patienten- und Therapeutenvariablen und schließlich von der zwischenmenschlichen Passung zwischen beiden. Bis zu 40 % der Besserung unter Psychotherapie werden von Patientenvariablen und Faktoren bestimmt, die außerhalb der Therapiemethode liegen (Lambert 1992). Die Prädiktorenforschung hat sich in einer Vielzahl gruppenstatistischer Designs der Bedeutung der Diagnose zugewandt, aber die heterogenen psychiatrischen Diagnosen sind durch individuelle, sich häufig durch die Persönlichkeit des Patienten ergebende Moderator- und Mediatorvariablen zu ergänzen.

> **MERKE**
> **Moderatoren** beeinflussen die Beziehung zwischen Prädiktorvariablen, z. B. der Diagnose und abhängigen Variablen, während **Mediatorvariablen** die Mechanismen sind, mit denen die unabhängige Variable die abhängige Variable beeinflusst.

Somit beeinflusst die unabhängige Variable den Mediator, der seinerseits den Therapieerfolg oder die abhängige Variable beeinflusst. Eine typische Moderatorvariable wie der maladaptive interpersonelle Stil z. B. beeinflusst die Therapieprognose bei der Depression und wirkt auf die therapeutische Beziehung ein, die ihrerseits als Mediator den Therapieausgang beeinflusst. Mediatorvariablen sind also nicht unabhängig von Moderatorvariablen und umgekehrt.

Beutler et al. (2000) haben systematische Studien betrieben, um Patientenvariablen zu identifizieren, die im Sinne von Moderatorvariablen Einfluss auf den Verlauf und den Erfolg von Behandlungen nehmen und deshalb u. a. bei der Auswahl von Therapieinterventionen Berücksichtigung finden sollen. Es wurden sechs Faktoren extrahiert. Zwei Faktoren – **Grad der Funktionseinschränkung** (in Familie, in Beruf usw.) und **Grad der Komplexität** (z. B. Depression mit komorbider Alkoholabhängigkeit bei histrionischer Persönlichkeitsstörung) bzw. **Chronizität des Problems** – beziehen sich direkt auf die Psychopathologie des Patienten. Besonders intensiv untersucht ist der Einfluss komorbider Persönlichkeitsstörungen auf die Behandlungsprognose von Achse-I-Störungen. So verschlechtern Persönlichkeitsstörungen, die bei 24–78 % aller Depressiven vorliegen, die Behandlungsprognose bei Depression sowohl im Hinblick auf das zu erreichende Funktionsniveau als auch die Symptomremission (Shea et al. 1990), wobei einschränkend festzustellen ist, dass die depressive Symptomatik bei Therapiebeginn bei Patienten mit Achse-II-Komorbidität durchschnittlich schwerer ausgeprägt ist. Besonders ernst erscheint eine zusätzlich vorhandene Borderline- oder zwanghafte Persönlichkeitsstörung. Demgegenüber ist der Zusammenhang von komorbider Persönlichkeitsstörung und Behandlungsprognose bei Angststörungen weniger stringent. Während sich die schizotypische, die Borderline- und die vermeidende Persönlichkeitsstörung als Negativprädiktoren erweisen, stellen sich die histrionische und abhängige Persönlichkeitsstörung als Positivprädiktoren dar (Turner 1987). Auf die Prognose von Zwangsstörungen wirkt sich eine komorbide Persönlichkeitsstörungsdiagnose besonders negativ aus (AuBuchon und Malatesta 1994).

> **MERKE**
> Therapeutisch kann insgesamt gelten: Je komplexere Behandlungsstrategien erforderlich sind, desto komplexer und chronifizierter stellt sich das Problem des Patienten dar, d. h. bestimmt der Grad an seelischer Belastung die Therapiedosis (z. B. häufigere Sitzungen, Kombination von Psychotherapie mit Psychopharmakotherapie).

So konnte für depressive Patienten gezeigt werden, dass geringe Funktionsbeeinträchtigungen ein positiver Prädiktor für die Wirksamkeit von interpersoneller Therapie bei Depressiven sind, während ein hoher Schweregrad der Erkrankung an die Kombination von Psychotherapie und Medikation denken lässt (Sotsky et al. 1991; Multisite NIMH Collaborative Depression Study). Bei Komorbidität mit Persönlichkeitsstörungen ist häufig von Anfang an, zuweilen aber auch sukzessiv auf den dysfunktionalen Persönlichkeitsstil zu fokussieren, zumal wenn sich Depression und Persönlichkeitsstörung auf ähnliche Entwicklungsbedingungen zurückführen lassen (Fiedler und Herpertz 2006). Fiedler und Herpertz (2016) haben zudem vor dem Hintergrund des bedürfnistheoretisch fundierten Zirkumplexmodells zur Persönlichkeitsbeurteilung eine Differenzialindikation in Abhängigkeit von der Persönlichkeit bzw. der Persönlichkeitsstörung mit Bevorzugung bestimmter Therapietechniken vorgeschlagen. So empfehlen sie z. B. für Persönlichkeiten, die an den Folgen eines Autonomiemangels leiden (wie insbesondere die dependente und selbstunsichere Persönlichkeit), strukturierte übende Therapieangebote wie das Training sozialer Fertigkeiten, während sie für Persönlichkeiten mit hohem Dominanzstreben (schizoide und paranoide Persönlichkeiten) im zwischenmenschlichen Bereich ein zieloffenes gefühls- und beziehungsorientiertes Behandlungssetting vorschlagen. Für die Depression liegen auch erste Befunde zu Mediatorvariablen des Therapieerfolgs vor. Danach erwiesen sich in einer Studie von Whisman (1993) Attributionsstil und dysfunktionale Kognitionen als wichtigste Mediatoren des Therapieerfolgs in der kognitiven Verhaltenstherapie.

Drei weitere Patientenvariablen nach den Ergebnissen von Beutler et al. (2000) – **persönliches Leiden,** Therapiewiderstand und Copingstile – beschreiben die Art und Weise, wie Menschen mit Problemen und Symptomen umgehen. Empirische Befunde zeigen, dass psychotherapeutische Behandlungen bei mäßigem bis hohem Leiden den höchsten Therapieeffekt entfalten, und es gibt Befunde, die Unterschiede in der Ansprechbarkeit auf spezifische Psychotherapie in Abhängigkeit von der Schwere des Leidens zeigen. So kam die *NIMH Collaborative Study of Depression* zu dem Schluss, dass Depressive mit höchstem Schweregrad an Leiden besonders wirkungsvoll mit interpersoneller Psychotherapie (IPT) behandelt wurden, während IPT und kognitive Verhaltenstherapie (KVT) bei Depressiven mit leichtem bis mäßigem Leiden gleich wirksam waren (Elkin et al. 1996; Imber et al. 1990).

Reaktanz und **Resistenz** fassen eine Reihe von Verhaltensweisen und Haltungen von Patienten zusammen, die von passiver „Non-Compliance" über verspätete Compliance bis hin zu aktivem oppositionellem Verhalten reichen. Widerstände sind begleitet von negativer Therapieprognose, hier können paradoxe Interventionen aber besonders wirksam sein (Shoham-Salomon et al. 1989). Eine Therapie kann allerdings kaum mit paradoxen Interventionen allein bestritten werden – empfohlen werden generell nichtdirektive, die Autonomie des Patienten betonende Interventionen.

Copingstile umfassen alle bewussten und unbewussten Verhaltensweisen, die geeignet sind, die Fähigkeit zu erhöhen, die negativen Auswirkungen von Angst zu vermeiden und sich der Umwelt anzupassen. Unterschieden werden externalisierende von internalisierenden Copingstilen sowie zwischen solchen Copingstilen, die auf die Unterstützung durch andere (Nähe/Hilfe suchen: *proximity seeking*) und solchen, die auf eigene Anpassungsleistungen an Ereignisse *(accommodation)* gerichtet sind (Skinner et al. 2003). Bei Alkoholabhängigen wurde berichtet, dass solche mit externalisierenden Copingstilen von kognitiver Verhaltenstherapie besser profitieren als von interpersoneller Therapie (Longabaugh et al. 1994), während umgekehrt internalisierende Klienten besser von interpersoneller Therapie profitierten (Barber und Muenz 1996). Zusätzlich zu den von Beutler und Kollegen genannten Variablen sind auch Engagement und aktives Einbringen des Patienten im Therapieprozess sowie positive Erfolgserwartungen als Moderatoren im Sinne von Positivprädiktoren für einen Therapieerfolg zu werten (Clarkin et al. 2004).

Schließlich wird von Beutler und Kollegen auch die **psychosoziale Unterstützung** als wichtige Patientenvariable für den Therapieerfolg aufgefasst. Diese umfasst sowohl das objektive Vorhandensein von unterstützenden Personen als auch die subjektive Überzeugung des Patienten, dass Unterstützung vorhanden ist (Zlotknick et al. 1996).

Zusätzlich zu den bereits genannten Patientenvariablen ist die **zwischenmenschliche Bezogenheit** als möglicher Therapieprädiktor intensiv untersucht worden. So ergab eine Anzahl von Studien einen positiven Zusammenhang zwischen der Qualität interpersoneller Beziehungen vor Therapiebeginn und der Güte der therapeutischen Arbeitsbeziehung. Die Befundlage allerdings ist nicht konsistent, und die Zusammenhänge sind komplex, wurden doch auch inverse Korrelationen zwischen der Qualität der Partnerbeziehung und der therapeutischen Beziehung berichtet (Piper et al. 1991). Insbesondere Patienten mit frühzeitigem Behandlungsabbruch scheinen einer engen und länger dauernden therapeutischen Beziehung weniger bedürftig zu sein. Schließlich fand dieselbe Autorengruppe in einer anderen Studie, dass die Qualität der Objektbeziehung als lebenslanges Muster positiv mit dem Therapieerfolg in psychodynamischen Therapien korrelierte (Piper et al. 1994).

> **MERKE**
>
> Insgesamt sind interpersonelle Erfahrungen und die Fähigkeit des Patienten zur Herstellung positiver Beziehungen für die Bildung einer stabilen therapeutischen Beziehung und den Erfolg einer Therapie bedeutsam. Nicht übersehen werden darf hier allerdings das Dilemma, dass gerade solche Menschen therapiebedürftig sind, die gestörte interpersonelle Beziehungen haben.

Der **Bindungsstil** wurde ebenfalls als Therapieprädiktor untersucht. Sichere Bindungsstile sind nicht nur mit weniger Symptomen vor Therapiebeginn, sondern auch mit besserem Therapieerfolg assoziiert (Pilkonis 1988; Meyer et al. 2001). Sie erleichtern die Allianzbildung in frühen Therapiephasen und reduzieren Abbrüche. Patienten mit ängstlich-vermeidendem Bindungsstil zeigen Schwierigkeiten und häufigere Abbrüche in frühen Therapiephasen, neigen aber zu positiven Veränderungen der therapeutischen Beziehung, wenn diese voranschreitet (Eames und Roth 2000). Zudem können nicht nur allgemeine Aussagen zu Auswirkungen des Bindungsstils auf die Therapieprognose getroffen werden, sondern diese können in Abhängigkeit von der Diagnose variieren. So erwies sich bei Borderline-Patienten der unsicher-distanzierte Bindungsstil im Hinblick auf Therapieerfolg als der günstigste Beziehungsstil (Fonagy et al. 1996). Schließlich ist von Bedeutung, dass Therapeuten ihr Beziehungsverhalten dem Bindungsstil ihres Patienten anpassen; Patienten mit verstricktem Bindungsstil begegnen einem emotionaleren, stärker beziehungsorientierten Stil aufseiten ihrer Therapeuten, während solche mit ängstlich-vermeidendem Bindungsstil bevorzugt mit kognitiven Interventionen behandelt werden (Hardy et al. 1998). Wir verweisen hier auch auf ➤ Kap. 15.

Eine weitere wichtige Prädiktorvariable ist die **Motivation** (Schulte 1997; Schulte und Eifert 2002; ➤ Kap. 11). Hierbei geht es nicht nur um das Maß an Motivation, das sich *vor* Therapiebeginn darstellt, sondern auch um die mögliche Konflikthaftigkeit von Motiven, wie sie sich häufig erst im Therapieverlauf einstellt. Demgegenüber sind Alter und Geschlecht keine Prädiktoren des Therapieerfolgs. Alte Menschen weisen zwar z. T. schlechtere Therapieverläufe auf, was aber damit zusammenzuhängen scheint, dass diejenigen von ihnen, die Hilfe beanspruchen, im Durchschnitt mehr Probleme haben als junge Menschen, d. h., sie wenden sich erst in größerer Not an Therapeuten. Frauen holen sich zwar häufiger informelle und professionelle Unterstützung ein (Butler et al. 1985), der Therapieerfolg ist aber geschlechtsunabhängig (Paykel et al. 1999). Studien zur Geschlechtsabhängigkeit der Wirksamkeit bestimmter Verfahren stehen weitgehend aus (s. dazu aber auch ▶ Kap. 34).

Dargestellt wurden Moderatorvariablen für den Behandlungserfolg, die recht konsistent und diagnoseübergreifend gültig zu sein scheinen. Daneben gibt es **diagnosespezifische Patientenvariablen** mit prädiktorischer Aussagekraft. Als Negativprädiktoren erwiesen haben sich so z. B. bei der Borderline-Persönlichkeitsstörung die psychopathologischen Symptome Dissoziation, affektive Instabilität und Dysphorie sowie auch biografische Faktoren der mütterlichen Psychopathologie und väterlichen Gewalt, während sich hohe Intelligenz und das Fehlen sowohl narzisstischer Eigenschaften als auch einer Vorgeschichte elterlicher Scheidung als günstig herausgestellt haben (Zanarini et al. 2003; Arntz et al. 2015).

In den letzten Jahren ist die Bedeutung **biologischer Prädiktorvariablen** stärker in den Fokus der Aufmerksamkeit von Psychotherapeuten getreten. Eine der ersten diesbezüglichen Studien konnte zeigen, dass abnorme Schlafmuster eine schlechtere Prognose für das Ansprechen auf interpersonelle Psychotherapie (IPT) implizierte – ein Befund, der dadurch zusätzliche Bedeutung erhielt, dass 75 % derjenigen, die auf IPT keine Verbesserung zeigten, dann auf Psychopharmakotherapie ansprachen (Thase und Rush 1997). Auch die strukturelle und funktionelle Bildgebung verspricht, zukünftig Maße an die Hand zu geben, die Therapeuten bei der individuellen Auswahl von Therapiemethoden unterstützen könnten. In einer Anzahl von Studien stellten sich bestimmte präfrontale Areale wie das dorsale anteriore Zingulum und der mediale orbitofrontale Kortex als Zielareale kognitiv-behavioraler psychotherapeutischer Interventionen bei unterschiedlichen psychischen Störungen heraus (Goldapple et al. 2004; Schnell und Herpertz 2007).

Schlussfolgernd stellt sich die Frage, ob individuelle Befunde zu Hirnfunktionen, die vor Therapiebeginn erhoben werden, eine Aussage über die bevorzugte Ansprechbarkeit auf kognitiv-behaviorale Psychotherapie, etwa im Vergleich zur psychopharmakologischen Behandlung, vielleicht aber auch zu psychodynamischen und einsichtsorientierten Verfahren zulassen. In einer der ersten diesbezüglichen Studien konnte für Patienten mit Zwangsstörungen gezeigt werden, dass sich das Ausmaß des Metabolismus im linken orbitofrontalen Kortex als Positivprädiktor für das Ansprechen auf kognitive Verhaltenstherapie, für das Ansprechen auf Psychopharmakotherapie jedoch als Negativprädiktor erwies (Brody et al. 1998). Bei Depressiven zeigte sich eine geringe Aktivität des subgenualen anterioren Zingulums und eine hohe und zeitlich anhaltende Amygdalaaktivität als Positivprädiktor für das Ansprechen auf kognitive Verhaltenstherapie (Siegle et al. 2006), während eine zinguläre Hyperaktivität eine positive Reaktion auf Antidepressiva vorhersagte (Fu et al. 2013). Eine fehlende Normalisierung der gleichen Region im anterioren Zingulum dagegen erwies sich als Prädiktor eines fehlenden anhaltenden Ansprechens auf die medikamentöse Depressionsbehandlung (Goldapple et al. 2004). Schließlich beschäftigen sich auch erste Studiendesigns mit individuellen Merkmalen, die das Ansprechen auf spezifische Therapietechniken vorhersagen könnten. So wurde über eine positive Korrelation zwischen der Dicke des medialen orbitofrontalen Kortex und der Fähigkeit, (gelernte) Löschung aufrechtzuerhalten, berichtet (Milad et al. 2005). So ist es eine ganz aktuelle Forschungsfrage, ob sich die Dicke des medialen orbitofrontalen Kortex als Prädiktor für das Ansprechen auf Expositionsbehandlung z. B. bei Angststörungen erweisen wird.

Auf einen generellen Trend ist schließlich noch hinzuweisen: Ein großer Teil der oben berichteten Ergebnisse geht zumindest implizit davon aus, dass der Therapeut mit seinen Interventionen auf den Patienten einwirkt. Das trifft auch auf bisherige Übersichten z. B. im *Handbook of Psychotherapy and Behavior Change* von Lambert und Bergin in seinen ständig erneuerten Auflagen zu, wobei sich allerdings **Offenheit und Kooperation der Patienten** immer wieder als zentrale Variablen zeigten. In der neuesten Auflage dieses zentralen Übersichtswerkes stellen nun Bohart und Wade (2013) den Patienten noch viel stärker als aktiv Handelnden in den Vordergrund. Patienten sind es demnach, die Anregungen der Therapeuten interpretieren und nutzen, sich sehr oft auch bei nicht so idealen Therapeuten aktiv um eine tragfähige Beziehung bemühen usw. Es ist anzunehmen, dass diese Perspektive in Zukunft noch vermehrt beachtet wird.

4.6 Passung von Patientenvariablen und Psychotherapietechniken

Therapieforschung zur Passung von Patientenvariablen und Psychotherapien ist erst in ihren Anfängen. In einer diesbezüglichen Studie wurde an einer gemischten Gruppe von Patienten mit Substanzmissbrauch und Depression das Therapeutenverhalten in Abhängigkeit von Patientenvariablen variiert (Beutler et al. 2000). So wurde ein hohes Maß an funktioneller Einbuße mit hoher Behandlungsintensität gekoppelt. Auch wurde internalisierendes Copingverhalten mit dem therapeutischen Fokus auf Herausarbeitung der Bedeutung der Symptomatik beantwortet, während bei externalisierendem Copingstil der Fokus auf Verhaltensänderung gelegt wurde. Zusätzlich wurde abhängig vom Ausmaß des

Widerstands das Maß an Direktivität in der therapeutischen Haltung variiert: Je größer das Leiden, umso höher das Maß an therapeutischer Unterstützung.

MERKE
In dieser Studie zeigte sich, dass dieser Versuch der Passung zwischen Patientenmerkmalen und Therapieverhalten nur von mäßigem Wert für die Vorhersage des Therapieerfolgs bei Behandlungsende, aber sehr bedeutsam für die psychopathologische Verfassung 6 Monate später war.

Diese Vorgehensweise könnte eine Bereicherung gegenüber Ansätzen darstellen, die ausschließlich Diagnosevariablen für die differenzielle Auswahl der Behandlungsmethode heranziehen (Clarkin et al. 2004). Die stärkere Berücksichtigung der Individualität und damit auch der Heterogenität von Patienten spiegelt sich in der aktuellen Forschungspraxis wider, nicht mehr länger nur Wirksamkeitsstudien in hochspeziellen Settings unter Minimierung der Vielfalt von Patienten- und Therapeutenvariablen durchzuführen, sondern auch in heterogenen, für die klinische Praxis repräsentativeren Stichproben, um so zu mehr generalisierbaren Aussagen über die praktische Wirksamkeit von Therapiemethoden zu gelangen. Dass Studien zur Wirkung von Individualisierung bisher nur mäßige zusätzliche Effekte zeigten, könnte daran liegen, dass überwiegend immer noch über größere Gruppen gemittelt wird (Caspar und grosse Holtforth 2009).

4.7 Fazit und Ausblick

Die therapeutische Beziehung ist neben den Therapietechniken einer der am besten untersuchten Wirkfaktoren. Es lassen sich einige allgemeingültige günstige Merkmale der therapeutischen Beziehung feststellen. Dennoch waren die Ergebnisse bisheriger Forschungsbemühungen begrenzt, da die Wirksamkeit von Merkmalen der Therapiegestaltung in Abhängigkeit von den Patientenvariablen variiert und sich damit die Passung zwischen Patienten- und Beziehungsvariablen als der eigentlich ausschlaggebende Faktor darstellt. Auch wenn die Passung nur durch aufwendigere methodische Untersuchungsdesigns zu beforschen ist, sollte sie dennoch stärker zum Forschungsgegenstand gemacht werden.

Die prädiktive Bedeutung von Patientenvariablen für den Behandlungserfolg wird zukünftig stärker für Therapieentscheidungen im Sinne der Differenzialindikation genutzt werden können, nicht nur im Hinblick auf die Wahl der Therapieschule, sondern auch spezifischer Therapietechniken. Dies aber setzt voraus, dass dem Therapiebeginn eine ausreichend sorgfältige Diagnostik mit Erhebung vielschichtiger Patientenvariablen einschließlich grundlegender Verhaltensmotive vorausgeht und im besten Fall schulenübergreifend und breit ausgebildete Therapeuten in der Lage sind, kompetent die Therapietechniken anzuwenden, die bei einem spezifischen Patienten den größten Behandlungserfolg versprechen.

LITERATURAUSWAHL

Beutler LE, Clarkin JF, Bongar B (2000). Guidelines for the Systematic Treatment of the Depressed Client. Oxford, New York: Oxford University Press.

Bohart AC, Wade AG (2013). The client in psychotherapy. In: Lambert MJ (ed.). Bergin and Garfield's Handbook of Psychotherapy and Behavior Change Hoboken: Wiley, pp. 219–257.

Caspar F (2003). Psychotherapiemotivation des Patienten, Therapeut-Patient-Beziehung im Psychotherapieprozess und Entscheidungsprozesse des Therapeuten. In: Leibing EE, Hiller W, Sulz S (eds.). Lehrbuch der Psychotherapie, Ausbildungsinhalte nach dem Psychotherapeutengesetz (PsychThG). Bd. 2: Verhaltenstherapie (Vertiefungsband). München: CIP Medien, S. 67–84.

Caspar F (2008). Motivorientierte Beziehungsgestaltung. Konzept, Voraussetzungen bei den Patienten und Auswirkungen auf Prozess und Ergebnisse. In: Hermer M, Röhrle B (Hrsg.). Handbuch der therapeutischen Beziehung. Tübingen: dgvt, S. 527–558.

Colli A, Tanzilli A, Dimaggio G, Lingiardi V (2014). Patient personality and therapist response: an empirical investigation. Am J Psychiatry 171(1): 102–108.

Constantino MJ, Castonguay LG, Schut AJ (2000). The working alliance: a flagship for the scientist-practitioner model in psychotherapy. In: Tryon ES (ed.). Counseling Based on Process Research: Applying what we know. Needham Heights, MA.: Allyn & Bacon, pp. 81–131.

Fu CH, Steiner H, Costafreda SG (2013). Predictive neural biomarkers of clinical response in depression: a meta-analysis of functional and structural neuroimaging studies of pharmacological and psychological therapies. Neurobiol Dis 52: 75–83.

Lambert MJ (1992). Psychotherapy outcome research: implications for integrative and eclectic therapists. In: Norcross JC, Goldfried MR (eds.). Handbook of Psychotherapy Integration. New York: Basic Books, pp. 94–129.

Martin DJ, Garske JP, Davis MK (2000). Relation of the therapeutic alliance with outcome and other variables: a meta-analytic review. Consult Clin Psychol 68: 438–450.

Norcross JC (ed.) (2002). Psychotherapy Relationships that Work. New York, Oxford: Oxford University Press.

Orlinsky D, Ronnestad MH, Willutzki U (2004). Fifty years of psychotherapy process-outcome research: continuity and change. In: Lambert JJ (ed.). Bergin and Garfield's Handbook of Psychotherapy and Behavior Change. New York: Wiley, pp. 307–389.

KAPITEL 5

Rainer Sachse und Gerd Rudolf

Aufgabe und Person des Psychotherapeuten

Kernaussagen

- Therapeuten haben im Psychotherapieprozess vielfältige Aufgaben zu bewältigen. Dazu gehört neben der Beziehungsgestaltung im Wesentlichen die Aufgabe, gute integrierte Modelle vom Patienten zu erstellen und gute elaborierte therapeutische Strategien umzusetzen.
- Zur Modellbildung müssen Therapeuten Informationen von Patienten gut verstehen und sie analytisch-sequenziell oder holistisch verarbeiten.
- Personale Merkmale des Therapeuten wie etwa persönliche Integrität, Dominanz oder Direktivität spielen für Psychotherapie eine Rolle.
- Wesentlich ist vor allem die Expertise des Therapeuten: gut strukturiertes Wissen, schnelle und sichere Informationsverarbeitung und die konstruktive Steuerung von Verarbeitungsprozessen bei Patienten.

5.1 Einleitung

Es gibt therapeutische Aufgaben, etwa in der Medizin, deren korrekte Bewältigung weitgehend von der technischen Ausstattung, dem Geschick und der Routine des Arztes (z. B. des Anästhesisten oder Chirurgen) abhängig ist. Seine individuelle Persönlichkeit spielt bei den standardisierten Abläufen eine nachgeordnete Rolle. In der Psychotherapie hingegen ist es, wie schon Freud sagte, die Persönlichkeit des Therapeuten, welche die Rolle des Medikaments übernimmt; ein guter Teil der Wirkung geht auf die Art zurück, in der er mit verbaler und nonverbaler Kommunikation auf sein Gegenüber einwirkt.

Die individuelle Person des Therapeuten gewinnt hier eine große Bedeutung, sodass es sich lohnt, Person und Aufgabe getrennt zu untersuchen. Praktizierende Therapeuten unterscheiden sich vor dem Hintergrund ihrer theoretischen Annahmen darin, wie sehr sie das eine oder andere hervorheben. Manche betonen die Aufgabe, d. h. die Bedeutung des korrekten, behandlungstechnischen Ablaufs, andere sind überzeugt, dass die persönliche Beziehung zwischen Patient und Therapeut für den Verlauf und das Ergebnis der Behandlung maßgeblich ist. Empirisch zeigt sich, dass beides bedeutsam ist, wobei das Gewicht von Fall zu Fall variieren kann. Im Folgenden werden die beiden Aspekte „Aufgabe" und „Person" getrennt betrachtet.

5.2 Aufgaben des Psychotherapeuten in der Patientenversorgung

Die Aufgaben des Psychotherapeuten lassen sich an einzelnen Stufen im Ablauf seiner praktischen Tätigkeit beschreiben. Im Sinne der Qualitätssicherung wird angestrebt, Qualitätsstandards für die einzelnen Schritte zu definieren.

Psychotherapie ist eine Dienstleistung im Rahmen des gesundheitlichen Versorgungssystems. Ärztliche und psychologische Psychotherapeuten stellen ihre Expertise in Praxen, Ambulanzen, Kliniken und anderen Instituten jenen Menschen zur Verfügung, die sich selbst als Patienten definieren oder von anderen Experten (z. B. Hausärzten) als solche definiert werden. Dabei stellen sich im Ablauf des psychotherapeutischen Geschehens unterschiedliche Aufgaben:

- Eine erste Aufgabe ist es, eine Struktur vorzuhalten, die dem hilfesuchenden Patienten einen angemessen raschen **Zugang zu einem geeigneten Experten** ermöglicht – eine Frage der individuellen Praxisorganisation und -vernetzung, aber auch der regionalen Versorgungsplanung und der Finanzierung.
- Die nächste Aufgabe ist es, ein geeignetes **Klima zu schaffen,** in dem der Patient beim Experten ankommen kann. Das erfordert einen ausreichenden zeitlichen Rahmen, Ungestörtheit durch Mitarbeiter und Anrufe, Aufklärung des Patienten über die Situation und ihre Möglichkeiten. Unbestreitbar wird diese Aufgabe wie auch alle weiteren durch die individuelle Persönlichkeit des Therapeuten mitgeprägt, der bemüht ist, ein Vertrauen förderndes Be-

ziehungsangebot zu unterbreiten (Vertrauen in die Person des Therapeuten und seine professionelle Kompetenz, die eine rasche Klärung und effiziente Behandlung erhoffen lassen).
- Die folgende Aufgabe betrifft – sofern nicht eine therapeutische Sofortmaßnahme im Sinne einer Krisenintervention notwendig ist – die **Diagnostik.** Hier hat der Therapeut abzuklären, ob eine (und ggf. welche) behandlungsbedürftige, krankheitswertige Störung beim Hilfesuchenden vorliegt oder ob die Situation andere als therapeutische Maßnahmen erfordert (z. B. Beratung, soziale Unterstützung etc.). Das Verständnis der Störung stützt sich in der Regel auf theoretische Modelle der Persönlichkeit, ihrer Entwicklung und Störung, die wiederum empirisch abgesichert sein sollen. In der aktuellen Entwicklung spielen dabei neurobiologische und entwicklungspsychologische Befunde eine wichtige Rolle (z. B. Fonagy und Target 2006).

Diagnostik (➤ Kap. 3) stützt sich in der Regel auf unterschiedliche Formen des diagnostischen Gesprächs und ergänzend auf Selbsteinschätzungsinstrumente allgemeiner und störungsspezifischer Art. Im psychodynamischen Bereich erfolgt die Diagnostik durch ein teilstandardisiertes Interview, in dessen Verlauf der Therapeut ein Bild von der Symptomatik, der symptomauslösenden Belastungssituation, der lebensgeschichtlichen Persönlichkeitsentwicklung und darin ein Bild von Aspekten der unbewussten Konfliktspannung, der strukturellen Einschränkung und der dysfunktionalen Beziehungsgestaltung gewinnt. Das System der Operationalisierten Psychodynamischen Diagnostik z. B. stellt hierfür einen standardisierten Ablauf der Untersuchung und eine operationalisierte Befundformulierung zur Verfügung.

Das Ergebnis der diagnostischen Überlegungen des Therapeuten muss mit dem Patienten gemeinsam so durchgearbeitet werden, dass ein auch für den Patienten verständliches Störungskonzept entwickelt werden kann. Diese Aufgabe der Übersetzung zwischen dem **Störungsmodell des Therapeuten** und dem **Erklärungsmodell des Patienten** erfordert z. B. bei Patienten mit somatoformen Störungen besondere Bemühungen, da die somatischen Krankheitstheorien des Patienten oft keinen psychotherapeutischen Zugang vorsehen.
- Die Aufgabe, mit dem Patienten gemeinsam auszuhandeln, was diagnostisch vorliegt, setzt sich in die **Aushandlung** dessen fort, was **therapeutisch** zu tun ist. Der Therapeut als Experte ist gefragt, um dem Patienten die therapeutischen Möglichkeiten unterschiedlicher Behandlungsverfahren aufzuzeigen (wobei damit zu rechnen ist, dass der Therapeut das von ihm selbst ausgeübte Verfahren besonders wertschätzt und beherrscht und andere erst in zweiter Linie erwägt). Im Blick auf das jeweils vorgeschlagene therapeutische Vorgehen gilt es, konkrete **therapeutische Zielsetzungen** zu formulieren, für die prognostische Chancen bestehen, dass der Patient sie mit Unterstützung des Therapeuten realisieren kann (Rudolf und Grande 2006). Das bedeutet zugleich die Etablierung einer **therapeutischen Arbeitsbeziehung,** in der Patient und Therapeut verabreden, in geteilter Verantwortung gemeinsam an den Therapiezielen zu arbeiten. An dieser Stelle erfolgt auch die (dokumentierte) Aufklärung des Patienten über Art, zeitlichen Umfang, Finanzierung (Antragsverfahren), Risiken und Chancen der verabredeten Therapie (vgl. Caspar et al. 2005; Orlinsky et al. 2004; Sachse 2006a).

In der Richtlinien-Psychotherapie in Deutschland ist es der Patient, der bei seiner Krankenkasse die Behandlung und die Kostenübernahme dafür beantragt, und es ist die Aufgabe des Therapeuten, einen strukturierten Bericht zum Antrag an den Gutachter der Kasse zu richten. Nach den Prinzipien der Richtlinien-Psychotherapie muss die beantragte Behandlung notwendig (d. h. zur Behandlung der Krankheit erforderlich) sein, sie muss zweckmäßig (d. h. das gewählte Verfahren zur Behebung der vorliegenden Störung geeignet) und wirtschaftlich sein (d. h. die Behandlung muss auf den zur Behebung der krankheitswertigen Störung notwendigen und ausreichenden Umfang begrenzt werden).
- Die letzte und wichtigste Aufgabe ist die eigentliche **Durchführung der Therapie** nach den methodischen Regeln des gewählten Verfahrens. Für manche Therapien liegen hier Standardisierungen des Vorgehens vor, andere (z. B. psychodynamische Verfahren) sind gehalten, der Entwicklung der interpersonellen Entwicklung zu folgen, in der sich die Hauptkonflikte des Patienten aktualisieren und durcharbeiten lassen. So stellt sich als therapeutische Aufgabe für Verhaltenstherapeuten traditionell eher die Einübung von effektiven Veränderungen dysfunktionalen Verhaltens (bewältigungsorientierte Aufgabe). Psychodynamische Therapeuten hingegen richten ihre Aufmerksamkeit auf die unbewussten Beziehungsinszenierungen des Patienten und das Verständnis ihrer biografischen Wurzeln (einsichtsorientierte Aufgabe). Bei schweren Störungen wie z. B. Borderline-Persönlichkeitsstörungen, an denen Psychotherapien häufig scheitern, werden in fast allen Verfahren elaborierte und empirisch geprüfte Therapieprogramme empfohlen, die in Manualen formuliert sind (z. B. Bateman und Fonagy 2004; Linehan 1993; Rudolf 2004). Es liegt nahe anzunehmen, dass unterschiedliche therapeutische Aufgaben für unterschiedliche Therapeutenpersönlichkeiten attraktiv sind und auch unterschiedliche Patienten ansprechen.

Unabhängig vom gewählten Verfahren lassen sich in den Therapien Abfolgen unterscheiden (Eröffnungsphase, Durcharbeitungsphase, Beendigungsphase), in denen sich unterschiedliche Aufgaben stellen: in der Eröffnungsphase der Aufbau der therapeutischen Beziehung und das Einüben der therapeutischen Arbeit, in der Durcharbei-

tungsphase die konkrete Auseinandersetzung mit den dysfunktionalen Mustern und die Versuche der Neuorientierung und in der Beendigungsphase die Auseinandersetzung mit Grenzen und Abschieden (auch mit den Grenzen des in der Therapie Erreichbaren) und mit der Antizipation etwaiger künftiger Schwierigkeiten und ihrer Bewältigung mithilfe des in der Therapie Gelernten.
- Eine Teilaufgabe der Behandlung ist schließlich auch die gemeinsame **Evaluation** von Prozess und Ergebnis der Therapie, eine abschließende Einschätzung und Bewertung der durchgeführten Behandlung mit Blick auf die Erreichung der ursprünglich geplanten Therapieziele. Dabei können Instrumente hilfreich sein, welche die Erreichung von eingangs formulierten Zielsetzungen einzuschätzen helfen (z. B. Heidelberger Umstrukturierungsskala, Rudolf et al. 2000).
- Zu den von außen vorgegebenen Aufgaben des Psychotherapeuten gehört auch die kontinuierliche **Fortbildung**, die ihn in die Lage versetzen soll, seine Tätigkeit entsprechend dem aktuellen Stand des Wissens auszuüben. Dazu dienen Kongresse, Vorträge, Übungen, Fallseminare ebenso wie kontinuierliche Intervisionsgruppen.
- Als selbstgewählte Aufgabe beschäftigt sich ein Teil der Psychotherapeuten mit der Aus- und **Weiterbildung** an Instituten und Kliniken, in denen sie ihr theoretisches und Behandlungswissen weitergeben, Falldiskussionen durchführen oder Selbsterfahrung anbieten. Bei dieser Form der Erfahrungsweitergabe wird gelegentlich die mangelnde Professionalität der psychotherapeutischen Lehrer beklagt (Richter 2006).

5.3 Aufgaben des Therapeuten im Therapieprozess

Hinsichtlich des Therapieprozesses sind zwei große Aufgaben von Psychotherapeuten zu unterscheiden (Becker und Sachse 1998; Kaminski 1970; vgl. ▶ Abb. 5.1):

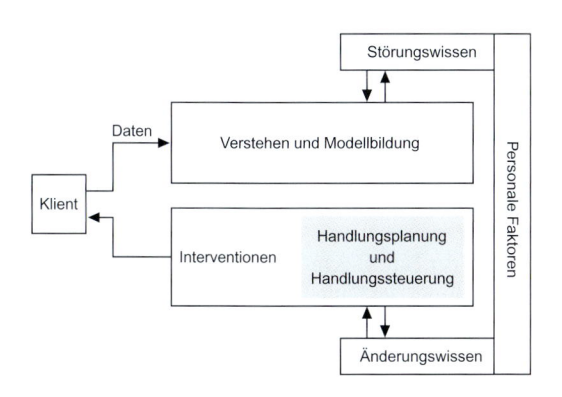

- **Informationsverarbeitung und Modellbildung:** Ein Therapeut muss die vom Patienten erzeugte (verbale und nonverbale) Information verarbeiten, er muss verstehen, was ein Patient *meint*, welches seine Intentionen sind usw., und er muss (auf der Grundlage seines Wissens) ein *Modell* über den Patienten bilden – eine Repräsentation davon, „wie der Patient psychologisch funktioniert".
- *Handlungsplanung* **und Handlung:** Auf der Grundlage dieses Modells muss der Therapeut anhand seines Interventionswissens Handlungsstrategien planen, Interventionen erzeugen und ausführen (deren Effekte auf den Patienten dann wieder verarbeitet werden müssen).

Bei diesen Verarbeitungs- und Handlungsprozessen spielen **personale Faktoren** des Therapeuten eine Rolle, etwa:
- Wissen und Expertise
- Persönliche Integrität
- Effiziente Informationsverarbeitungs- und Entscheidungsstrategien

5.3.1 Informationsverarbeitung und Modellbildung

Bedeutung des Verstehens

Ein Therapeut muss im Therapieprozess kontinuierlich und „in Realzeit" die vom Patienten erzeugte Information verarbeiten (dabei muss er allerdings beachten, dass er nur die Information verstehen kann, die der Patient ihm „zur Verfügung" stellt und dass der Patient dem Therapeuten nur dann „brisante" Informationen gibt, wenn der Therapeut vorher eine vertrauensvolle Beziehung zum Patienten etabliert hat; vgl. Caspar 2007; Caspar et al. 2005; Sachse 2006a).

Der Therapeut muss *verstehen,* was ein Patient sagt und meint; er muss verstehen, welches die zentralen, problemdeterminierenden Schemata des Patienten sind, wie der Patient die Beziehung zum Therapeuten gestaltet usw. (Becker und Sachse 1998). Diese verstandenen, d.h. auf der Grundlage seines Wissens interpretierten, Informationen muss der Therapeut zu einem „*mentalen Modell*" (Johnson-Laird 1983, 2005) über den Patienten integrieren: Er muss damit eine Vorstellung davon entwickeln, wie das Problem des Patienten „psychologisch funktioniert". Nur dann kann er therapeutische Ziele ableiten, Entscheidungen treffen, Handlungen planen und gezielte Interventionen realisieren.

> **MERKE**
> Ohne eine solche Informationsverarbeitung, ohne Verstehen und Modellbildung gibt es keine zielgerichtete Psychotherapie (Caspar 1995, 1996; Gäßler 1993; Gäßler und Sachse 1992)!

Abb. 5.1 Aufgaben des Psychotherapeuten

Verstehen

Verstehen ist der zentrale Prozess der therapeutischen Informationsverarbeitung. „Verstehen" soll dabei in einem streng psychologischen Sinne verstanden werden (Sachse 1992a): Es bedeutet, dass ein Therapeut die einlaufende Information auf der Grundlage seines Wissens interpretiert (Bransford und McCarrell 1975) und aufgrund seiner Schlussfolgerungen ein hochstrukturiertes *„Modell über den Patienten bildet, das die Grundlage therapeutischen Handelns bildet"* (Sachse 1988, 1992b, 1992c, 2003). Verstehen ist damit die Bildung mentaler, strukturierter Modelle aufgrund einlaufender, vorwiegend verbaler Daten auf der Grundlage eigenen Wissens (Putz-Osterloh 1988; Schnotz 1994).

> **MERKE**
>
> „Verstehen des Patienten" bedeutet dabei sprachpsychologisch gesehen vor allem ein „Verstehen des Gemeinten" und nicht nur ein Verstehen des Gesagten (Hörmann 1976; Hermann 1982, 1984, 1985; Hermann und Grabowski 1994): Ein Therapeut muss (wiederum mithilfe eigenen Wissens) Schlussfolgerungen aus den Daten ziehen und (z. T. weit) über das vom Patienten explizit Gesagte (belegbar!) hinausgehen.

Therapeuten müssen so auch Schlussfolgerungen über relevante Schemata des Patienten ziehen, Hypothesen über das Funktionieren des Patientenproblems bilden, diese Hypothesen „in der Schwebe halten", prüfen, elaborieren und modifizieren und manchmal auch wieder verwerfen (Becker und Sachse 1998; Caspar 1995).

Verarbeitungsmodi des Verstehens

Verstehen kann im Sinne zweier „Verarbeitungsmodi" geschehen, die ein Therapeut bewusst einnehmen kann (Sachse 1992a): In jedem dieser Modi verfolgt ein Therapeut unterschiedliche Fragestellungen, die für die Modellbildung unterschiedliche Funktionen haben:

- Im **synthetischen Modus** versucht ein Therapeut zu verstehen, was zu verstehen ist: Er rekonstruiert Inhalte, stellt Zusammenhänge her, zieht diejenigen Schlussfolgerungen aus der Information, die sich ziehen lassen. Der Therapeut versucht dabei, die verfügbare Information für sein Patientenmodell möglichst weitgehend zu nutzen.
- Im **analytischen Modus** versucht der Therapeut im Gegensatz dazu zu verstehen, was noch nicht zu verstehen ist: Der Therapeut versucht somit nicht, Informationen zu integrieren, sondern er versucht systematisch, *Lücken* im Modell aufzuspüren, er fragt sich also: „Was verstehe ich noch nicht? Was ist mir unklar? Welche Informationen sind unpräzise, unkonkret? Welche Widersprüche gibt es in den Informationen?" usw. Dadurch erhält der Therapeut wichtige Informationen darüber, welche Informationen er vom Patienten noch braucht, welche Informationen er noch beschaffen muss, um ein konsistentes, widerspruchsfreies Patientenmodell zu bilden.

Synthetischer und analytischer Modus stehen in einem Ergänzungsverhältnis: Während ein Patient im synthetischen Modus versucht, ein Modell *zu bilden,* dient der analytische Modus der Modellprüfung und dem Aufspüren von Unklarheiten und Lücken. Daher sollte ein Therapeut im Verstehensprozess immer wieder bewusst und intentional zwischen beiden Modi „hin- und herschalten"; auf diese Weise kann er ein konsistentes Modell bilden, das belegbar und an den Daten geprüft ist.

Modellbildung

Die Bildung eines Patientenmodells durch den Therapeuten, eines mentalen Modells (Anderson 1983; Engelkamp 1984; Johnson-Laird 1983, 2005; Seel 1991) kann als Kernstück der therapeutischen Informationsverarbeitung angesehen werden. Caspar et al. (2005) nennen es *„systematic case formulation"*: Das Modell ist für den Therapeuten so etwas wie eine „kognitive Landkarte" vom Patienten, an der er sich orientieren kann; diese Karte enthält Informationen darüber, wie das Problem des Patienten „psychologisch funktioniert", und daraus kann mithilfe von Änderungswissen abgeleitet werden, an welchen psychologischen Prozessen des Patienten angesetzt werden muss, damit der Patient sich konstruktiv ändern kann.

Inhaltlich muss ein Therapeut in seinem Modell Einträge machen:

- Über die **Inhaltsebene,** d. h., er muss in seinem Modell Fragen beantworten wie:
  - Was sind die zentralen Probleme des Patienten?
  - Was macht diese Probleme problematisch?
  - Welche zentralen Schemata liegen den Problemen zugrunde?
  - Wie sähe ein sinnvoller Zielzustand des Patienten aus, und welchen Zustand strebt der Patient an? usw.
- Über die **Bearbeitungsebene,** d. h., das Modell muss Fragen beantworten wie:
  - Weist der Patient eine Änderungsmotivation auf?
  - Nimmt der Patient eine internale Perspektive ein, d. h., arbeitet er an einer Klärung von Schemata, Motiven usw.?
  - Vermeidet der Patient eine Auseinandersetzung mit dem Problem?
- Über die **Beziehungsebene,** d. h., das Modell sollte Fragen beantworten wie:
  - Bringt der Patient dem Therapeuten Vertrauen entgegen?
  - Übernimmt der Patient die Patientenrolle?
  - Wie gestaltet der Patient die Beziehung zum Therapeuten?
  - Realisiert der Patient dem Therapeuten gegenüber dysfunktionale Interaktionsstile?

Modellarten

Ein Therapeut sollte zwei Arten von Modellen bilden:
- In das **dispositionale Patientenmodell** sollten Informationen über zentrale, problemdeterminierende Schemata des Patienten, habituell vorhandene Bearbeitungsprobleme (z. B. eine hohe Vermeidung problematischer Inhalte) und grundlegende Interaktionsmuster des Patienten eingetragen werden.

> **MERKE**
> Das dispositionale Modell ist Grundlage strategischer Entscheidungen: Welche Schemata sollen angegangen werden, welche Beziehungsmuster sollen im Prinzip verändert werden usw.?

- Im **Situationsmodell** sollte der Therapeut repräsentieren, was *unmittelbar* in der therapeutischen Interaktion geschieht: Ein Patient kann, z. B. aufgrund einer Konfrontation des Therapeuten, aktuell eine hohe Vermeidung zeigen, auf die der Therapeut reagieren sollte; die Aktivierung aversiver Schemata kann jetzt zu einer Beziehungskrise führen, auf die der Therapeut reagieren muss!

> **MERKE**
> Das situationale Modell ist damit Grundlage taktischer Entscheidungen des Therapeuten: Es gibt Hinweise darauf, was ein Therapeut unmittelbar tun sollte, auf welches Patientenverhalten er unmittelbar reagieren muss!

5.3.2 Handlungsplanung und Handlung

Handlungsplanung

Hat ein Therapeut aufgrund seines Patientenmodells eine Vorstellung davon, was die relevanten Probleme und welches die zentralen Determinanten der Probleme (z. B. Schemata) des Patienten sind, dann kann er auf der Grundlage seines Änderungs- und Interventionswissens Veränderungsziele entwickeln, die er mit dem Patienten verhandelt: Der Therapeut kann Annahmen darüber ableiten, welche Ziele psychologisch bei der gegebenen Ausgangslage des Patienten erreichbar erscheinen, und der Patient entscheidet, ob er diese Ziele mit dem Therapeuten verfolgen will. Aus motivationstheoretischen Gründen kann eine sinnvolle Zielbestimmung erst stattfinden, nachdem eine genaue Klärung der Probleme und relevanten Problemdeterminanten stattgefunden hat (Püschel 2006).

Der Therapeut entwickelt sodann auf der Grundlage des Modells und der Ziele eine **Handlungsstrategie** (Sachse 1992a, 2003): Er legt fest, durch welche therapeutischen Maßnahmen der augenblickliche Ist-Zustand des Patienten in den Zielzustand überführt werden kann.

Die Strategien des Therapeuten liefern aber nur den **Handlungsrahmen,** denn ein Therapeut muss
- diese Strategien in Muster aufeinander folgender konkreter Interventionen umsetzen, die er sprachlich realisieren kann;
- er muss jeweils eine konkrete Intervention realisieren;
- dabei hängt die Entscheidung, diese Intervention zu einem bestimmten Zeitpunkt im Therapieprozess zu realisieren, immer auch vom *Situationsmodell* ab.

Ein Therapeut kann z. B. zu der strategischen Entscheidung gelangen, einen Patienten mit narzisstischer Persönlichkeitsstörung mit Vermeidungszielen zu konfrontieren (> Kap. 21.3.2); sinnvoll kann dies aber erst dann geschehen, wenn der Patient eine stabile Beziehung zum Therapeuten aufgebaut hat. Also setzt der Therapeut eine konkrete, konfrontierende Intervention erst in Handlung um, wenn das Situationsmodell besagt, dass im Augenblick eine solche Therapeut-Patient-Beziehung vorliegt:

> **MERKE**
> Ob ein Therapeut eine prinzipiell verfolgte Strategie in konkrete Interventionen umsetzt, hängt davon ab, ob die dafür notwendigen Voraussetzungen im konkreten Augenblick beim Patienten gegeben sind.

Die therapeutische Entscheidung hängt somit vom Situationsmodell ab. Sofern Therapeuten diese Abhängigkeit vom Prozess ernst nehmen, liegt deshalb keine grundsätzliche Unverträglichkeit zwischen Planung und Prozessorientierung vor.

Interventionen

Ein Therapeut muss seine intendierten Interventionen in konkretes sprachliches Handeln umsetzen. Damit diese Interventionen die relevanten Patientenprozesse auch tatsächlich beeinflussen, müssen sie vom Patienten *verstanden* werden, d. h., der Patient muss sie „decodieren", ohne dass dieser Prozess mit anderen kognitiven Verarbeitungsprozessen interferiert. Dazu ist es günstig, wenn der Patient die Interventionen des Therapeuten verarbeiten kann, ohne viele kognitive Ressourcen dafür zur Verfügung stellen zu müssen; Interventionen leisten dies (vgl. die Untersuchung von Sachse 1993), wenn sie
- möglichst kurz sind,
- möglichst präzise formuliert sind,
- sprachlich möglichst einfach sind (keine komplizierten Sätze!),
- möglichst nur eine Anweisung an den Patienten enthalten, die der Patient auch umsetzen kann,
- möglichst die Anweisung am Ende der Aussage realisieren.

5.4 Zur Person des Therapeuten

Psychotherapeuten sollten verschiedene persönliche Voraussetzungen mitbringen, um die komplexen therapeutischen Aufgaben ausführen zu können. Hier soll nur auf einige dieser Aspekte näher eingegangen werden (vgl. dazu Beutler et al. 2004; Lambert und Ogles 2004; Orlinsky et al. 2004).

5.4.1 Wissen und Expertise

Um ein Patientenmodell sicher und valide aufbauen zu können, muss der Therapeut über das entsprechende Wissen verfügen (Caspar 1997):
- **Alltagswissen:** Er muss Lebenskontexte von Patienten kennen, um das vom Patienten Gesagte überhaupt einordnen und verstehen zu können (es wird sofort sichtbar, dass Therapeuten Verstehensprobleme haben, wenn sie auf Patienten aus anderen Kulturen stoßen!).
- **Psychologisches Fachwissen:** Er muss Kenntnisse in Kognitionspsychologie, Motivationspsychologie, Emotionspsychologie, Sozialpsychologie usw. aufweisen, um das „psychische Funktionieren" von Patienten angemessen rekonstruieren zu können.
- **Störungswissen,** um Diagnosen zu stellen und – vor allem – aufgrund relevanter Störungstheorien Hypothesen über relevante Problemdeterminanten ableiten zu können.

Therapeuten müssen andererseits über relevantes **Änderungs- und Interventionswissen** verfügen, um zu entscheiden, welche therapeutischen Strategien bei welchen Ausgangslagen von Patienten sinnvoll sind und mithilfe welcher Interventionen sich welche psychischen Prozesse bei Patienten steuern lassen, sodass der Patient konstruktive Änderungen vornehmen kann.

Therapeuten müssen jedoch nicht nur über Wissen, sondern auch über **Expertise** (Expertise zu verstehen nicht einfach als hervorragendes Wissen, sondern im englischen Sinne als hervorragendes professionelles Können; vgl. Auerbach und Johnson 1977; Bédard und Chi 1992; Bromme und Tillema 1995; Caspar 1995, im Druck; Glaser 1986; Gruber und Ziegler 1996; Hitzler 1994; Krems 1990; von Wedel 1984) verfügen. Therapeuten müssen also
- ein gut organisiertes, gut abrufbares und flexibel verfügbares Wissen aufweisen;
- dieses Wissen einsetzen können, um Information des Patienten „in Realzeit" nach Relevanz zu gewichten und damit in der Lage sein, solchen „Spuren" zu folgen, die zu zentralen Schemata des Patienten führen;
- in der Lage sein, sich auf wichtige Informationen zu konzentrieren und irrelevante „auszusondern";
- in der Lage sein, belegbare Schlüsse aus Daten zu ziehen, Informationen zu integrieren, Hypothesen „in der Schwebe zu halten" und zu testen;
- Informationen auf komplexem Niveau verarbeiten können;
- „zwischen den Ebenen umschalten", also gezielt Informationen über Inhalte, Bearbeitung und Beziehung verarbeiten können (vgl. auch Caspar 1997).

Inwieweit sich von den einzelnen Aspekten professionellen Könnens her definierte Expertise des Therapeuten aber tatsächlich auf den Therapieerfolg auswirkt, ist strittig (➤ Kap. 5.5). Bei der ebenfalls verbreiteten Definition des Experten als Psychotherapeut mit besonders guten Effekten erübrigt sich die Frage (Caspar 2016).

5.4.2 Persönliche Integrität

Um Experten zu sein, müssen Therapeuten sich unvoreingenommen auf Patienten einstellen können. Damit dies gelingt, sollten sie in der Lage sein, ihre eigenen Bewertungen, Ziele und Schemata im Therapieprozess „zurückzustellen" (Sachse 2006a, b; ➤ Kap. 34): Denn wenn sie eigene Bewertungen und Schemata unreflektiert („automatisiert") auf Patienten anwenden, erzeugen sie Plausibilitätsfallen und Resonanzeffekte.

> **MERKE**
> Eine **Plausibilitätsfalle** entsteht, wenn ein Patient durch eine Aussage eine ähnliche Überzeugung im Therapeuten „triggert", die der Therapeut dann zur Verarbeitung der weiteren Information anwendet.

Der Patient sagt z. B.: „Leistung ist das Wichtigste im Leben". Wenn der Therapeut ein entsprechendes Leistungsschema hat, das durch die Patientenaussage aktiviert wird, bestätigt er dementsprechend die Aussage des Patienten: „Klar, Leistung ist das Wichtigste im Leben." Da der Therapeut aber ebenfalls dieser Ansicht ist, **kann er die Annahme des Patienten nicht mehr systematisch hinterfragen.** Der therapeutische Klärungsprozess „sitzt an dieser Stelle fest". Therapeuten sollten daher durch Selbsterfahrung ihre „Plausibilitätsfallen" kennenlernen und diese auch kontinuierlich in der Supervision reflektieren, um zu verhindern, dass sie ihre eigenen Annahmen „auf den Patienten anwenden" und damit ein weiteres Bearbeiten dysfunktionaler Patientenschemata verhindern.

> **MERKE**
> **Resonanzeffekte** entstehen, wenn Patienten durch ihr Verhalten negative Bewertungsschemata des Therapeuten aktivieren.

So kann z. B. ein Test wie die Abwertung durch einen Patienten (wie das vor allem bei Borderline-Patienten häufig vorkommt) einen Therapeuten, der aufgrund eigener Schemata auf Abwertung „allergisch" reagiert, schnell und unmittelbar ärgerlich machen; dadurch verliert der Therapeut seine Empathie und belastet die Beziehung zum Patienten (vgl. Sachse 2006a). Ein narzisstischer Patient, der versucht, die Regeln der Therapie zu bestimmen, „triggert ein Autonomieschema des Therapeuten" und verleitet den Therapeuten dazu, sich auf einen Machtkampf mit dem Patienten einzulassen usw.

Auch hier ist es extrem wichtig, dass Therapeuten ihre relevanten Schemata durch „therapiezentrierte Selbsterfahrung" (Sachse 2006b) klären und bearbeiten, sodass sie sie kontrollieren können (wodurch diese dann als „Wissensbasen" nutzbar werden) oder dass sie zumindest wissen, mit welchen Patienten sie nicht arbeiten sollten, da sie sich sonst leicht in eine „wandelnde Kontraindikation" verwandeln könnten. Selbsterfahrung, so muss man schließen, ist damit auch ein wichtiger Aspekt der Therapeutenausbildung, um Therapeuten zu Experten werden zu lassen.

Dass sich „persönliche Integrität" oder „gutes psychisches Funktionieren" von Therapeuten positiv auf Therapien auswirkt, ist durch empirische Studien belegt (vgl. Beutler et al. 1994; McCarthy und Frieze 1999).

5.4.3 Alter und Geschlecht

Insgesamt wurden für demografische Variablen kaum größere Effekte auf die Wirksamkeit von Psychotherapie gefunden (Beutler et al. 2004), und die Befundlage hat sich in den letzten Jahren wenig geändert (Baldwin und Imel 2013). In Studien wurden keine systematischen Effekte des Alters eines Therapeuten auf Therapieprozess oder Therapieergebnis nachgewiesen (Barber und Muenz 1996). Das Alter des Therapeuten allein wirkt sich weder positiv noch negativ auf die Therapie aus.

Auch das Geschlecht von Therapeuten hat bisherigen Studien zufolge nur einen minimalen Einfluss auf Psychotherapie (Beutler et al. 2004).

5.4.4 Interaktionsstil

Therapeuten weisen unterschiedliche Interaktionsstile auf; sie können eher dominant oder eher submissiv, eher freundlich oder eher streng usw. sein. Es zeigt sich, dass ein freundliches Therapeutenverhalten auch eher ein freundliches Patientenverhalten nach sich zieht (z. B. Andrews 1990), feindselig-dominantes Verhalten von Therapeuten korreliert mit einem eher schlechten Therapieergebnis (Henry et al. 1990). Es wird aber auch deutlich, dass der Interaktionsstil des Therapeuten zum Interaktionsstil des Patienten passen sollte (Andrews 1990). Deshalb werden auch kaum durchschnittliche Zusammenhänge mit Therapieergebnissen gefunden: Forschung zur Passung *(responsiveness)* ist geeigneter (Caspar und grosse Holtforth 2009).

5.4.5 Verbale Interaktion

Es gibt empirische Hinweise darauf, dass es sich günstig auf die Ergebnisse von Psychotherapie auswirkt, wenn Therapeuten eine „emotionale Sprache" verwenden (Holzer et al. 1997) und wenn sie relevante therapeutische Themen von sich aus in die Therapie einbringen (Tracey 1986). Insgesamt wirkt sich ein relativ hohes Aktivitätsniveau des Therapeuten positiv aus (Horn-George und Anchor 1982).

5.4.6 Direktivität

Ob sich Direktivität des Therapeuten positiv auf den Therapieerfolg auswirkt, hängt wesentlich von den Patientencharakteristika ab: Patienten mit hohen Werten auf der Dimension „Widerstand" profitieren nicht gut von Direktivität, Patienten mit geringem „Widerstand" dagegen schon (Beutler et al. 1999, 2000; Caspar und grosse Holtforth 2009). Weitere Ergebnisse zeigen, dass man aber zwischen **Prozessdirektivität** und **Inhaltsdirektivität** unterscheiden muss (Sachse 2006c).

5.5 Anforderung an die Person des Psychotherapeuten

An die Person des Psychotherapeuten können – so wie an Lehrer, Hausärzte oder Handwerker – leicht Idealforderungen gestellt werden. Ideale sind virtuelle Realitäten, d. h., sie können angestrebt, müssen von realen Personen aber nicht erreicht werden.

Zweifellos gibt es **Voraussetzungen** für die Entscheidung, Therapeut zu werden. Dazu gehört nicht selten die Erfahrung, dass eigene Lebensschwierigkeiten mit therapeutischer Hilfe bewältigt werden konnten. Es braucht wohl eine solche **biografische Sensibilisierung,** um ein intensiveres Interesse an anderen Menschen, ihrer psychischen Innenwelt, ihren Beziehungen und ihrem Sozialverhalten zu entwickeln und sich für die Verbesserung ihrer Situation zu engagieren. Wer als Scheidungskind aufgewachsen ist, das stets zwischen zwei schwierigen Elternpersonen vermitteln musste, um die eigenen Interessen zu wahren, wird sich wohl eher dafür interessieren, Familientherapeut zu werden, als jemand, der im Mittelpunkt wohlwollenden Familieninteresses groß geworden ist.

Damit die eigene mitgebrachte Pathologie nicht übermäßiges Gewicht behält und sich später mit der des Patienten vermischt, ist eine gründliche **Selbsterfahrung** erforderlich. Sie soll nicht nur einen evidenten Eindruck von der Wirkweise des gewählten Verfahrens vermitteln, sondern in der Überwindung der eigenen Problematik auch effizient sein. Für die Auszubildenden der psychodynamischen Therapieverfahren spielt die **Lehranalyse** eine große Rolle. Der Kandidat soll darin eigene unbewusste Anteile erkennen, bearbeiten und handhaben lernen, um später die eigenen Probleme nicht mit denen seiner Patienten zu vermischen. Rückblickend beschreiben viele Therapeuten die Lehranalyse als die wichtigste Erfahrung ihrer Ausbildung; gleichwohl wird sie wegen des ständig wachsenden Stundenumfangs, der hohen in sie gesetzten Erwartungen und der problematischen Abhängigkeitsbeziehungen in den Ausbildungsinstituten auch kritisch diskutiert (Streeck und Werthman 1992). Empirisch ist ein positiver Effekt von Selbsterfahrung aber notorisch schwer nachzuweisen.

Ausbildung und Selbsterfahrung dienen aber nicht nur der Vermittlung berufsrelevanter Kenntnisse, sie sind auch Sozialisationsagenturen, durch die der auszubildende Therapeut in die Wertegemeinschaft seiner Gruppe integriert wird.

Gute Therapeuten, wirksame Therapien

Dass jemand ein guter Psychotherapeut wird, setzt die Entwicklung professioneller Kompetenzen und persönlicher Einstellungen voraus. Hier verknüpfen sich Aspekte von Aufgabe und Person, d. h., ein Psychotherapeut muss lernen, seine Persönlichkeit im Dienste der therapeutischen Aufgabe adäquat einzusetzen. So lassen sich abschließend eine Reihe von **Fähigkeiten** beschreiben, **die einen guten Therapeuten ausmachen** (Rudolf 2000: 397 f.):

- die Fähigkeit, die eigene Kompetenz und Person einem anderen zur Verfügung zu stellen (hierzu gehört ein ausgewogenes Verhältnis zwischen einer annehmenden und einer Grenzen setzenden, anleitenden Haltung, um dem Patienten einen klaren therapeutischen Rahmen für seine Arbeit und Entwicklung zu geben);
- die Fähigkeit zur anteilnehmenden Beobachtung, d. h. die Fähigkeit, sich mit wohlwollendem Interesse auf einen anderen Menschen einzustellen, sich von seinen Mitteilungen berühren zu lassen, sich empathisch in sie einzufühlen, bei gleichzeitiger Fähigkeit, mit einer gewissen kognitiven Distanz Erlebens- und Verhaltensmuster beim Patienten zu erfassen, zu erklären und sprachlich zu benennen;
- die Fähigkeit, negative emotionale Zustände (Angst, Verzweiflung, Erregung, Wut etc.) zu ertragen und damit konstruktiv therapeutisch umzugehen;
- die Fähigkeit zu einer therapeutischen Wir-Bildung, die auch die Gegensätze und Widersprüche einschließt und eine Gemeinsamkeit des Vorgehens erarbeitet, was auch bedeutet, ausreichende Nähe und notwendige Abgrenzung herzustellen;
- die Fähigkeit, unterschiedliche Modellannahmen zur Erklärung und Behandlung der spezifischen Störung des Patienten heranzuziehen (statt der bedingungslosen Anwendung eines Lieblingskonzepts);
- die Fähigkeit, den Patienten zu gewinnen, auf sich selbst neugierig zu machen, auf eigene Möglichkeiten und Ressourcen hinzulenken und dadurch in ihm die für den Therapieerfolg unbedingt notwendige Hoffnung zu mobilisieren;
- die Fähigkeit, grundsätzlich positive Aspekte in der mitunter schwierigen Patientenpersönlichkeit zu entdecken und den Patienten in seiner Entwicklung fördern zu wollen;
- die Fähigkeit, eigene Grenzen wahrzunehmen und zu beachten und vor allem den Patienten nicht zur Befriedigung eigener Bedürfnisse zu benutzen.

Die Liste ließe sich beliebig verlängern und differenzieren. Alle angesprochenen Punkte verknüpfen Aspekte von Aufgabe und Person, indem sie einerseits die Fähigkeit betonen, Krankheitswissen und Behandlungswissen angemessen und kompetent einzusetzen, und zum anderen die Fähigkeit berücksichtigen, die therapeutische Beziehung unter Berücksichtigung der individuellen Persönlichkeit zu gestalten und therapeutisch nutzbar zu machen. Hinweise auf Merkmale von „Meistertherapeuten" finden sich in darauf fokussierter Literatur (Sperry und Carlson 2014; Caspar im Druck).

Es gibt aber auch Risiken der Therapeutentätigkeit: die Gefahr, sich zu übernehmen und in einen Burned-out-Zustand zu geraten (Fengler 2001); die Schwierigkeit, sich selber helfen zu lassen, die Psychotherapeuten zu „*Risikokandidaten für aufgestaute und schreckliche Partnerkrisen*" werden lässt (von Sydow 2006) und für ein erhöhtes Suizidrisiko verantwortlich sein könnte. Gleichwohl zeigt die Untersuchung von Therapeuten, dass diese, verglichen mit Patienten, recht unauffällige Selbsteinschätzungen abgeben, in manchen Skalen auch besonders niedrige Werte erreichen, wenn es z. B. um Körperbeschwerden und Rücksichtserwartungen anderer geht. Lediglich zu Beginn der Weiterbildung offenbaren sie verstärkt Kontaktängste und überhöhte Ansprüche an die eigene Person. Im Übrigen finden sich unter Therapeuten sehr unterschiedliche Charaktertypen: narzisstisch-anspruchsvolle, ängstlich-fürsorgliche, gefühlsoffene und selbstbewusst-unverwüstliche, ohne dass dabei allzu deutliche Geschlechtspräferenzen sichtbar werden (Rudolf 2006).

Was aber lässt Psychotherapeuten wirksam sein? Ist es die Persönlichkeit des Therapeuten? Sind es bestimmte Haltungen (z. B. freundlich-offene, unterstützende Einstellungen), oder ist es das kunstgerecht und manualgetreu durchgeführte Verfahren? Sandell (2001) konnte zeigen, dass Psychoanalytiker, die Psychotherapien in der typisch analytischen Haltung durchführten, deutlich schlechtere Ergebnisse aufwiesen, als solche, die Psychoanalysen durchführten. Das bestätigt Luborskys ältere Untersuchungen (Luborsky et al. 1971), nach denen diejenigen Therapien die besten Ergebnisse erzielten, in denen sich die Therapeuten strikt an die Vorgaben ihres Verfahrens hielten. Es gibt aber auch gegenläufige Ergebnisse, dass Therapeuten, die sich besonders stark an Manuale halten, schlechtere Ergebnisse haben.

Zweifellos ist die Therapeutenpersönlichkeit eine wichtige, moderierende Variable für die Wirksamkeit des jeweiligen Therapieverfahrens. Ihren Einfluss empirisch gesondert zu untersuchen, stößt jedoch auf erhebliche methodische und organisatorische Schwierigkeiten. Letztlich handelt es sich dabei um Grundlagenforschung zu den Prozessen menschlicher Kommunikation und Interaktion, die zudem unter klinisch-therapeutischen Bedingungen realisiert werden. So zeigen z. B. die Untersuchungen der Arbeitsgemeinschaft von Krause (z. B. Krause 1997) das komplexe und je nach Störung des Patienten unterschiedlich gestaltete Zusammenspiel von Signalen der nonverbalen, d. h. mimisch-affektiven Kommunikation vor dem Hintergrund des sprachlichen Austauschs. Letztlich hat es den Anschein, dass wir über ein beträchtliches psychotherapeutisches Erfahrungswissen verfügen, dass unser wissenschaftlich fundiertes Verständnis dafür, wie ein individueller Psychotherapeut sein Behandlungsverfahren effektiv bei einem individuellen Patienten anwendet, aber noch lückenhaft ist.

5.6 Resümee und Ausblick

Es finden sich zahlreiche plausible, auch nützliche präskriptive Konzepte zum Thema „Aufgabe und Person des Therapeuten". Punktuell finden sich auch äußerst spannende Forschungsergebnisse. Insgesamt ist aber ein Forschungsrückstand zu verzeichnen. Dieser hängt auch damit zusammen, dass im Gefolge der evidenzbasierten Medizin (EbM), einseitig verbunden mit randomisierten kontrollierten Studien (RCTs), Therapeuten über Jahrzehnte bei einem großen Teil der Psychotherapieforschung eher als zu kontrollierende Störvariablen denn als eigener Forschungsgegenstand betrachtet wurden und dass auch die Methodik (typisch: korrelative Studien mit Mittelwertbildung über viele Therapeuten) nicht optimal geeignet ist, um die Bedeutung des Therapeuten für die einzelnen Therapien herauszuarbeiten. Ein Aufschwung des Interesses seit einigen Jahren lässt hoffen, dass dieser Rückstand aufgeholt wird.

LITERATURAUSWAHL

Auerbach AA, Johnson M (1977). Research in the therapist's level of experience. In: Gurman AS, Razin AM (eds.). Effective Psychotherapy. A handbook of research. Oxford: Pergamon.

Beutler LE, Malik M, Alimohamed S, et al. (2004). Therapist variables. In: Garfield SL, Bergin AE (eds.). Handbook of Psychotherapy and Behaviour Change. 5th ed. New York: Wiley, pp. 227–306.

Caspar F (1995). Hypothesenbildungsprozesse in psychotherapeutischen Erstgesprächen. Probleme und Möglichkeiten des empirischen Zuganges. Habilitationsschrift, Universität Bern.

Caspar F, Grossmann C, Unmüssig C, Schramm E (2005). Complementary therapeutic relationship: therapist behavior, interpersonal patterns, and therapeutic effects. Psychother Res 15(1–2): 91–102.

Hörmann H (1976). Meinen und Verstehen: Grundzüge einer psychologischen Semantik. Frankfurt/M.: Suhrkamp.

Lambert MJ, Ogles BM (2004). The efficacy and effectiveness of psychotherapy. In: Lambert MJ (ed.). Bergin and Garfield's Handbook of Psychotherapy and Behavior Change. 5th ed. New York: Wiley, pp. 139–193.

Orlinsky DE, Ronnestad MH, Willutzki U (2004). Fifty years of psychotherapy process-outcome research: Continuity and change. In: Lambert MJ (ed.). Bergin and Garfield's Book of Psychotherapy and Behavior Change. 5th ed. New York: Wiley, pp. 307–389.

Rudolf G (2006). Symptome und Einstellungen von Psychotherapeuten. In: Kernberg OF, Dulz B, Eckert J (Hrsg.). Wir: Psychotherapeuten über sich und ihren unmöglichen Beruf. Stuttgart: Schattauer, S. 123–132.

KAPITEL 6

Steffen Fliegel, Arist von Schlippe und Hildegard Stienen

Standardtechniken in der Psychotherapie

Kernaussagen

- Bei allen Versuchen, Psychotherapie neu zu organisieren, werden die sog. Standardverfahren störungsübergreifend weiterhin zum klassischen Handwerkszeug der einzelnen Therapieschulen gehören.
- In diesem Kapitel werden die Standardtechniken der Verhaltenstherapie, der psychodynamischen Psychotherapie, der Systemischen Therapie und der humanistischen Therapieverfahren dargestellt und praxisnah beschrieben.
- Wenngleich bekannte Standardtechniken in den einzelnen Therapieschulen entstanden sind oder sich den jeweiligen Orientierungen zuordnen lassen, gibt es auch solche, die weit über den Tellerrand der jeweiligen Schule hinaus bekannt sind. Dazu gehören z. B. die Konfrontationsverfahren, das Problemlösetraining, Entspannungsverfahren, die kognitiven Verfahren, Übertragung und Gegenübertragung, Arbeit mit Widerstand, Genogramm, zirkuläres Fragen, Skulpturarbeit, Rollenspiel und der „heiße" Stuhl.

6.1 Einleitung

Spezifische Methoden – in der Regel Standardtechniken der einzelnen Therapieschulen – lassen sich gleich oder abgewandelt und oft anders bezeichnet in den verschiedensten Therapie- und Behandlungsansätzen wiederfinden. Das zeigt sich auch in Lehrbüchern über moderne Psychotherapie wie dem hier vorliegenden.

In der Psychotherapie wurde der Begriff „Standardtechniken" Ende der 1970er-Jahre im Bereich der Verhaltenstherapie populär (Fliegel et al. 1981) und stand für Verfahren, deren gemeinsame Fundierung in den Lerntheorien gesehen wurde. Heute wird diese Bezeichnung viel allgemeiner gefasst.

Als **Standardtechniken** in der Psychotherapie können Methoden, Techniken und Strategien bezeichnet werden, die relativ unabhängig von speziellen psychischen Störungen Anwendung finden, also auch in der jeweiligen therapeutischen Schule eine gewisse Eigenständigkeit haben. Eine eindeutige Bestimmung, was als „eigenständige Methode" gelten kann, ist dabei jedoch nicht möglich. Denn zu oft sind Varianten und Kombinationen wiederum als eigenständige Methode bezeichnet worden.

> **MERKE**
> Eine Standardmethode kann sich dadurch auszeichnen, dass sie
> - störungsübergreifend bzw. bei einem größeren Störungsspektrum für verschiedene Probleme oder Problemkonstellationen eingesetzt wird,
> - häufig Anwendung findet,
> - zum klassischen Handwerkszeug der jeweiligen Therapieschule gehört und
> - in der Regel über die Grenzen des eigenen Ansatzes hinweg bekannt ist.

So sind das Genogramm und die Skulpturarbeit nicht nur in der Systemischen Therapie, das Rollenspiel und die Konfrontation nicht nur in der Verhaltenstherapie, die Verbalisierung emotionaler Erlebnisinhalte nicht nur in der Gesprächspsychotherapie sowie die Arbeit mit Übertragungen und Widerständen nicht nur in der psychodynamischen Therapie bekannt, wenngleich sie dort beheimatet sind und zur therapeutischen Routine gehören.

Im Folgenden sollen einige Standardtechniken aus verschiedenen therapeutischen Richtungen vorgestellt werden, die den oben genannten Kriterien entsprechen und die insbesondere störungsübergreifend einsetzbar sind. Zur besseren Einordnung wird ihnen jeweils eine verfahrensbezogene Einleitung vorangestellt.

6.2 Standardtechniken der Verhaltenstherapie

In der Verhaltenstherapie, die eher durch einen störungsspezifischen Zugang gekennzeichnet ist, hatten Veränderungsmethoden von Beginn an einen besonderen Stellenwert. So ist der Begriff „Verhaltenstherapie" als Sammelbezeichnung für bewährte und evaluierte Verfahren geprägt worden. Diese waren vor allem die operanten Verfahren oder die systematische Desensibilisierung. Schon in diesen beiden Standardtechniken der Verhaltenstherapie zeigen sich die Verfahrensunterschiede: Während die systematische Desensibilisierung für ganz bestimmte Problemstellungen (z. B. phobische Ängste) entwickelt wurde, verbergen sich unter den operanten Verfahren (z. B. mit der positiven/negativen Verstärkung) oder unter den Selbstkontrollverfahren (z. B. mit Stimuluskontrolle, Selbstbeobachtung, verdecktem Konditionieren) mehrere Einzelstrategien, die bei einer Vielzahl psychischer Störungen Anwendung finden (vgl. Linden und Hautzinger 2015; Margraf und Schneider 2009; Fliegel et al. 1998). Einige Standardtechniken sind originär verhaltenstherapeutischen Ursprungs (z. B. die operanten und die Konfrontationsverfahren); wieder andere wurden aus verschiedenen Therapieschulen in die Verhaltenstherapie integriert, so etwa das Rollenspiel aus dem Psychodrama.

Die Standardtechniken in der Verhaltenstherapie (ausführlich in Linden und Hautzinger 2015; Margraf und Schneider 2009) unterliegen in ihrer Bedeutung einem fortwährenden Wandel. Machten sie anfänglich das methodische Repertoire der VT-Psychotherapeuten aus und gliederten sich in den therapeutischen Prozess mit Problembeschreibung, Verhaltens- und Problemanalyse, Zielanalyse, Therapieplanung und -durchführung ein, fanden sie sich bald in manualisierten Therapieprogrammen wieder, die u. a. zum Aufbau sozialer Kompetenz, zur Behandlung von Panikstörungen und Zwängen, als Elterntraining, zur Stressbewältigung, als Aufmerksamkeitstraining, für die Behandlung sexueller Probleme bei Paaren oder als Kommunikationstraining entwickelt wurden. Die Diskussion „individualisiert" und/oder „standardisiert" zeigte die Einschränkungen manualisierten Vorgehens sehr deutlich auf. Die u. a. von Grawe (2004, 2000) mit seinem Konzept einer „Allgemeinen Psychotherapie" angestoßenen Weiterentwicklungen in der Psychotherapie beeinflussten in starkem Maße auch die verhaltenstherapeutische Praxis. Gestaltung der therapeutischen Beziehung, Ressourcenorientierung, Emotionsaktivierung, Neuropsychotherapie, Berücksichtigung der frühen Bahnung psychischer Störungen, Einbeziehung sozialer Netzwerke und Störungsorientierung beschreiben richtungsweisende und bewährte Konzepte, die dem verhaltenstherapeutischen Handeln und damit auch den in ihr verankerten Standardtechniken zunehmend die Grenzen aufzeigen und Öffnungen bzw. Integrationen mit anderen therapeutischen Orientierungen notwendig machen, wenn die Patienten eine effektive Behandlung erhalten sollen (vgl. auch Fliegel und Kämmerer 2006, 2009).

Die „Neuerungen" haben bedauerlicherweise dazu geführt, dass die Standardtechniken in den Behandlungskonzepten in den Hintergrund getreten sind, wenn nicht sogar in Vergessenheit geraten sind. Das spannende Neue fasziniert in Fort- und Weiterbildungen mehr als das Altbewährte. Dabei können eine Konfrontation in der Vorstellung, ein Problemlösetraining, eine positive Verstärkung von Alternativverhalten oder eine Selbstinstruktion gerade das ausreichende Mittel der Wahl sein.

> **BEWERTUNG**
> Die Wirksamkeit der Standardtechniken ist in der Regel störungsbezogen und in Kombination mit anderen Verfahren festgestellt worden. Insbesondere die Konfrontationsverfahren, das soziale Kompetenztraining und das Problemlösetraining wurden verfahrensbezogen evaluiert.

Die Darstellung früher empirischer und originärer Arbeiten zu den einzelnen Verfahren findet sich in Fliegel et al. (1998). Zur zusammenführenden empirischen Evidenz der verhaltenstherapeutischen Verfahren sei auf Grawe et al. (1994) und Kröner-Herwig (2004) verwiesen.

Im Folgenden wird ein Überblick über einige bedeutende Standardtechniken in der Verhaltenstherapie gegeben.

6.2.1 Operante Verfahren

Offenes oder verdecktes Verhalten tritt in Abhängigkeit der nachfolgenden Konsequenzen auf, d. h., es wird gelernt, gestärkt und durch positive materielle oder soziale Konsequenzen (positive Verstärkung) aufrechterhalten (z. B. Zuwendung, Erfolg, sich etwas Gutes tun); oder es wird aufrechterhalten durch den Entzug/Wegfall von negativen Konsequenzen (negative Verstärkung). Bekannt ist dieses Modell als **S-R-C-Kette** (S = Situation; R = Reaktion; C = Konsequenzen).

Diese im „normalen" Lernen sowie in der Erziehung, in der Pädagogik usw. genutzten Prinzipien werden im verhaltenstherapeutischen Prozess vielfältig eingesetzt, um z. B. Sozialverhalten, Harnkontrolle, Lernverhalten, kindliches Essverhalten zu lernen, um Sprachstörungen, Schlafstörungen, Arbeitsverhalten, Schmerzfokussierung, Entwicklungsstörungen u. v. m. positiv zu beeinflussen oder um „falsche" Verstärkungen zu verändern.

Spezielle operante Methoden sind *Shaping* (Ausformung), *Chaining* (Verkettung), *Prompting* (Aufmerksamkeitslenkung auf Hilfestellungen), *Fading-out* (Ausblenden der Hilfestellungen), Erstellen von Verstärkerplänen, *Time-out* (Unerreichbarkeit positiver Verstärker) und Token-Programme (Einsatz von Ersatzverstärkern, z. B. Chips, Geld).

Besondere Bedeutung haben operante Verfahren in der Rehabilitation, bei Eltern- und Kommunikationstrainings sowie in der Behindertenförderung.

6.2.2 Selbstkontrolle/Selbstmanagement

Eng mit den operanten Verfahren stehen die Methoden der Selbstkontrolle bzw. des Selbstmanagements in Verbindung. Zu diesen Methoden, deren Gemeinsamkeit darin liegt, dass Patienten sie selbstständig anwenden, gehören z. B. Selbstbeobachtung, Selbstverstärkung, Gedankenstopp, verdecktes Lernen (Selbstbelohnung, Selbstbestrafung, Modell-Lernen, Sensibilisierung), Auslöser-/Stimuluskontrolle, persönliche Kontrakte. Der Vorteil dieser Verfahren liegt in der sofortigen und alltagsbezogenen Anwendung, in der Möglichkeit langfristiger Stabilisierung und damit in einer günstigen Rückfallprävention.

Ziel des Selbstmanagements ist die Förderung der Fähigkeit, eigenes Verhalten durch den Einsatz konkreter Strategien zu steuern und zu verändern. Angesetzt wird an den Selbstheilungskräften und Ressourcen des Patienten mit dem Ziel, diese für ihn zunehmend nutzbar zu machen.

6.2.3 Soziale-Kompetenz-Therapie

Im Mittelpunkt dieser hocheffektiven Therapie stehen Methoden, um soziale Fertigkeiten und Kompetenzen zu verbessern, soziale Defizite zu verringern bzw. soziale Ängste abzubauen. Wichtige Bausteine sind Rollenspiel, kognitive Therapie (Veränderung von Problemgedanken und Förderung von Bewältigungsgedanken), Lernen durch Modelle, Entspannung, positive Verstärkung und Konfrontation. Daran wird erkennbar, dass dieses Standardverfahren wiederum aus verschiedenen Standardtechniken besteht.

Die mittlerweile in verschiedenen Konzepten standardisierte und evaluierte Soziale-Kompetenz-Therapie (z. B. Ullrich und Ullrich de Muynck 1998; Hinsch und Pfingsten 2002, 2007; Hinsch und Wittmann 2010) eignet sich sehr gut auch für die Gruppentherapie, da dann dem Modell-Lernen eine besondere Rolle zukommen kann.

> **BEWERTUNG**
> Die Wirksamkeit von Trainings sozialer Kompetenzen, die hoch generalisierend sind, ist durch zahlreiche Studien mit Patienten belegt, die an unterschiedlichen Problemen und Störungen litten (darunter soziale Phobie, Depression, Psychosen, Alkoholabhängigkeit, Anorexie) (vgl. Grawe et al. 1994).

Dass dies möglich ist, liegt daran, dass Defizite in sozialer Kompetenz zu verschiedenen Störungen gehören. Die darauf zugeschnittenen Vorgehensweisen jeweils für jede Diagnose neu zu entwickeln, wäre schlicht unsinnig.

6.2.4 Konfrontationstherapie

Die Verhaltenstherapie ist für sich genommen ein konfrontatives Therapieverfahren. Konfrontation heißt zunächst die direkte Auseinandersetzung mit den psychischen Problemen, ihren Auslösern und aufrechterhaltenden Bedingungen. Diese Auseinandersetzung erfolgt auf Verhaltens-, kognitiver, emotionaler und körperlicher Ebene mit den sozialen und ökonomischen Rahmenbedingungen, mit der eigenen Biografie.

Zum verhaltenstherapeutischen Repertoire gehören aber auch spezielle Konfrontationsverfahren, die hocheffektiv sind, um durch direkte Auseinandersetzung mit dem Gefürchteten Ängste, Phobien, Panikstörungen, soziale Ängste, Krankheitsängste und Zwangsstörungen zu bewältigen (vgl. Hagena und Gebauer 2014). Auch bei Essstörungen, Abhängigkeitserkrankungen und posttraumatischen Belastungsstörungen werden Konfrontationsverfahren erfolgreich eingesetzt (zusammenfassend vgl. Neudeck und Wittchen 2005).

Die Konfrontationstherapie kann in der Vorstellung (Fantasie, in sensu) oder in der Realität (in vivo) erfolgen; die Konfrontation kann graduiert (abgestuft) oder massiert sein. Bekannte Namen der Verfahren sind: systematische Desensibilisierung, Flooding, Implosion, Angstbewältigungstraining, Reaktionsverhinderung. Heute werden Konfrontationsverfahren entsprechend dem Setting und den Varianten beschrieben.

Viele Erklärungsmodelle gehen bei der Wirksamkeit von Konfrontationsverfahren von Habituation (physiologische und psychologische Gewöhnung) aus, von Dissonanzreduktion zwischen Realität und Erwartungen, Schaffung angemessener kognitiver Modelle der Umwelt, Veränderung genereller psychologischer Vulnerabilitäten bis hin zur Schaffung neuer Handlungsorientierung. Hoyer und Heinig (2015) postulieren, sich nicht nur auf die Wirkung durch Habituation zu verlassen, sondern für die optimierte Umsetzung einer Konfrontationstherapie vielfältige Erfahrungen in angstauslösenden Situationen zu sammeln und zu speichern (z. B. durch Inhibitionslernen) und neue Strategien im Umgang mit Angstsituationen zu lernen, z. B. durch Metakognitive Therapie (MKT, vgl. Wells 2011) und Acceptance-and-Commitment-Therapie (ACT, vgl. Eifert 2011).

> **BEWERTUNG**
> Die Wirksamkeit von Expositionsbehandlungen ist durch zahlreiche Studien belegt. Eindrucksvolle Ergebnisse zeigen sich vor allem bei den Hauptsymptomen (v. a. Ängste, Zwänge). Grawe et al. (1994) haben aufgrund ihrer Metaanalysen, die diese Wirksamkeit belegen, festgestellt, dass es ein Verstoß gegen die Regeln psychotherapeutischer Kunst sei, bei Angst- und Panikstörungen auf den Einsatz von Konfrontationsverfahren zu verzichten.

Tab. 6.1 Stufen eines Problemlösetrainings

Stufe 1	Wie heißt das Problem? Wie sieht es genau aus?	Problembeschreibung
Stufe 2	Warum existiert das Problem?	Problemanalyse
Stufe 3	Wie heißen die Lösungen/Ziele/Alternativen?	Zielanalyse
Stufe 4	Welche Möglichkeiten stehen zur Zielerreichung zur Verfügung, mit ihren jeweiligen Vor- und Nachteilen?	Veränderungsplanung
Stufe 5	Welches ist die günstigste Methode?	Verfahrensauswahl
Stufe 6	(Probe-)Handeln (falls möglich)	Erproben
Stufe 7	Überprüfung des Ergebnisses	Evaluieren
(Stufe 8+)	Ggf. Erproben von Alternativen (nach Wiederholung der Stufen 5, 6, 7)	Erproben
Stufe 9	Erstellen eines detaillierten zukünftigen Handlungsplans	Ergebnishandeln

6.2.5 Problemlösetraining

Seit Schulte (1974) und der Weiterführung von Kanfer et al. (1990) wird das verhaltenstherapeutische Vorgehen auch als Problemlösungsprozess verstanden. Der Patient durchläuft einen diagnostisch-therapeutischen Prozess und wird durch die therapeutische Transparenz – soweit möglich – zum eigenen Therapeuten geschult. Durch aufeinander aufbauende Phasen wird ein psychisches Problem definiert, und der Problemlöseprozess wird bis zur Erreichung eines vereinbarten Ziels begleitet.

Das strukturierte Problemlösen als Methode, das sich auch gut als Verfahren in der Therapiegruppe eignet, wird angewendet, wenn es um Entscheidungen oder um das Sortieren und Analysieren eines Problems geht. Das Problemlösetraining ähnelt der Durchführung eines Experiments und hat verschiedene Stufen (➤ Tab. 6.1).

Der Anwendungsbereich des therapeutischen Problemlösetrainings liegt vor allem in der Förderung der Problemlösefähigkeit des Patienten, d. h. der Fähigkeit, selbstständig angemessene Lösungen für seine Probleme zu finden.

Sowohl Erwachsene als auch Kinder und Jugendliche können von solchen Trainings profitieren. In Kombination mit anderen Verfahren ist es u. a. hilfreich bei Angststörungen, Abhängigkeitserkrankungen, Depression, Schizophrenie, mangelnden sozialen Fertigkeiten, Ehe- und Familienproblemen, chronischen Schmerzen und Stress.

BEWERTUNG
Grawe et al. (1994) bescheinigen dem Problemlösetraining durch ihre Metaanalysen von Therapiestudien eine sehr gute Wirksamkeit hinsichtlich der Hauptsymptome der untersuchten Störungen, eine gute Wirksamkeit im zwischenmenschlichen sozialen Bereich und eine zufriedenstellende Wirksamkeit im Bereich der Persönlichkeit (vgl. auch Batra et al. 2013).

6.2.6 Entspannungsverfahren

Wenngleich Entspannungsverfahren zu den verhaltenstherapeutischen Standardtechniken gehören, haben sie sich praktisch unabhängig von dieser Therapieschule entwickelt. Meditationstechniken haben eine mehr als tausendjährige Tradition; die progressive Muskelrelaxation (PMR), die heute in verschiedenen Versionen existiert, erfuhr erst durch die Verhaltenstherapie eine Renaissance.

Zu den Methoden gehören die Muskelentspannung, das autogene Training, das Biofeedback als Entspannungshilfe, hypnotherapeutische Verfahren oder einfache Entspannungstechniken. Sie dienen dem Spannungsabbau, der Angstbewältigung, der Stressimmunisierung und der willentlichen Erzeugung eines psychisch-physischen (vor allem psychischen) Entspannungszustands.

Die PMR wird heute bei einer Vielzahl von körperlichen und psychischen Störungen eingesetzt. Dazu zählen u. a. Angststörungen: Phobien, generalisierte Angststörung, Panikstörungen, Kopfschmerzen, funktionelle Magen-Darm-Störungen, Herz-Kreislauf-Störungen, Muskel- und Gelenkerkrankungen, onkologische Erkrankungen, Asthma, Tinnitus, Schlafstörungen, Sprachstörungen. Auf körperlicher Ebene bewirken Entspannungsverfahren einen Rückgang der Herz- und Atemfrequenz, des Blutdrucks, der Muskelspannung und der Hautleitfähigkeit.

Ein sinnvoller Einsatz ist bei eigentlich allen psychischen Störungen möglich, bei denen Übererregung oder Anspannungen zur Erkrankung beitragen oder die Veränderung von Erlebens- und Verhaltensweisen beeinträchtigen (ausführlich in Vaitl D, Petermann F [Hrsg.]. Entspannungsverfahren: Das Praxishandbuch. Weinheim: Beltz; 2004).

6.2.7 Kognitive Therapieverfahren

Kognitive Verfahren in der Verhaltenstherapie helfen, problemfördernde Gedanken, Denkprozesse, Einstellungen, Werthaltungen, Urteile, gedankliche Muster, Pläne usw., die meist tief in der biografischen Geschichte verwurzelt sind und das menschliche Verhalten steuern, zu beeinflussen und lösungsorientiert zu verändern. Es geht um inneres Verbalisieren, Instruieren, Entmystifizieren, Entkatastrophisieren, Umstrukturieren.

Die kognitiven Verfahren lassen sich in einzelne Methoden unterteilen, die enger in den verhaltenstherapeutischen Prozess (S-R-C) eingebunden sind (z. B. Selbstinstruktions- oder Selbstverbalisationstraining; vgl. Fliegel 2011), der kognitiven Bewältigung dienen (z. B. Stressimpfungs-/Stressbewältigungstrainings; vgl. Kaluza 2005) oder sog. kognitive Therapien (z. B. nach Beck oder Ellis; vgl. Hautzinger 2000).

Neben den Verfahren, die an konkreten Gedanken ansetzen, gilt dieses Vorgehen auch gedanklichen Mustern, Plänen, kognitiven Schemata.

BEWERTUNG
Zahlreiche Studien belegen die Wirksamkeit der kognitiven Therapieverfahren (Zusammenfassung in Grawe et al. 1994) nicht nur bei den Hauptbeschwerden, sondern generalisierend auf andere innerpsychische und Lebensbereiche.

6.2.8 Rollenspiel

Das Rollenspiel dient als Modell realer Problemsituationen, die dadurch gekennzeichnet sind, dass sie für den Patienten eine Vielzahl mehr oder weniger bevorzugter Lösungen enthalten oder von schwer reversiblen Konsequenzen begleitet sind.

Weitgefasste Ziele beim Einsatz von Rollenspielen in der psychotherapeutischen Arbeit – in der Regel in Kombination mit anderen Verfahren – sind: Überwindung von Ängsten, Veränderung und Aufbau von Verhaltensmustern, Kennenlernen eigener Grenzen, Entwicklung von Empathie und Beeinflussung weiterer belastender Gefühle. Für die Patienten ist es „ungefährlicher", Problemsituationen im geschützten Rahmen des Rollenspiels zu erproben.

In der Verhaltenstherapie werden im Rollenspiel wirklichkeitsnahe Bedingungen geschaffen und Lernmethoden wie operantes Lernen, Lernen am Modell, Weglassen angsterzeugender Bedingungen sowie Bewältigung von Ängsten zum effizienten Aufbau neuen Verhaltens, zum Erwerb neuer Erfahrungen wie auch zur Veränderung von problemfördernden Kognitionen, Haltungen, Schemata, Kognitionen usw. angewandt.

Das Rollenspiel (ursprüngliche Herkunft das Psychodrama) dient als diagnostisches Mittel und als Verfahren zur Problemveränderung. Einerseits nimmt das Rollenspiel in anderen Verfahren einen wichtigen Platz ein (z. B. Soziale-Kompetenz-Therapie, Problemlösetraining), andererseits kommen in ihm andere verhaltenstherapeutische Prinzipien zum Tragen: operantes Lernen, Verhaltensaufbau durch Verstärkung, Modell-Lernen, Hemmung klassisch-konditionierter emotionaler Reaktionen, Konfrontation.

Das Rollenspiel hat in der Regel mehrere Bestandteile: Vorbereitung mit Beschreibung des Problems und Festlegung einer spielbaren Situation mit einer oder mehreren Handlungsalternativen, Durchführung (Spielen, Rückmeldung, Überprüfung und ggf. erneutes Spielen) und Übertragung (Transfer) in die Realsituation.

Das Rollenspiel eignet sich besonders zum Aufbau von bzw. zur Auseinandersetzung mit beobachtbarem Verhalten, vor allem in sozialen Situationen. Aber auch im Bereich der KVT (z. B. mit Methoden des verdeckten Übens) können Rollenspiele Anwendung finden. Hierbei wird das Rollenspiel in einer Vorstellungs- bzw. Fantasieübung, d. h. in der Gedankenwelt des Patienten, durchgeführt. Insgesamt betrachtet ist die Methode des Rollenspiels in der Verhaltenstherapie dort angebracht, wo das therapeutische Problem durch starke Verhaltensunterschiede gekennzeichnet ist. Diese Verhaltensunterschiede können einmal auf der Ebene des Patientenverhaltens auftreten, z. B. in der Diskrepanz zwischen gezeigtem und erwünschtem Verhalten, oder durch soziale Rollenverteilungen verursacht werden (vgl. weiterführend Fliegel 2009).

6.3 Standardtechniken der psychodynamischen Therapie

6.3.1 Vorbemerkungen

Sowohl die tiefenpsychologisch fundierte Psychotherapie – als die am häufigsten praktizierte und am besten untersuchte Therapieform (Rudolf und Rüger 2001) – als auch die analytische Psychotherapie gründen auf der Psychoanalyse und deren Persönlichkeits-, Krankheits- und Behandlungstheorie.

Erweitert und revidiert wurden trieb- und konflikttheoretische Konzepte durch eine systematische Erfassung der Ich-Funktionen (Wahrnehmen, Erinnern, Fühlen, Planen, Handlungssteuerung) und ihrer Defizite in der Ich-Psychologie, durch die von Kernberg (1981) maßgeblich entwickelte Objektbeziehungstheorie und die Selbstpsychologie (Kohut 1979), die das Instanzenmodell Freuds um das Phänomen des Selbstwert- und Identitätsgefühls erweitert.

Der aktuelle Diskurs von Entwicklungspsychologie, Bindungsforschung, Objektbeziehungstheorien und interpersonellen Theorien untersucht Prozesse der psychischen Strukturbildung und des Erwerbs grundlegender psychischer Funktionen wie Mentalisierung, Symbolisierung, Affekt- und Beziehungsregulierung als Grundlage der individuellen Trauma- und Konfliktbewältigung in ihrer klinischen Bedeutung (Brandl et al. 2004).

Nicht mehr die Kompromisslösung der Triebansprüche sei das zentrale Ziel des Menschen, sondern die Aufrechterhaltung eines gleichmäßigen Selbstwertgefühls im Bezug zum jeweils anderen.

Auf der Grundlage der oben erwähnten Theorien haben sich Behandlungsverfahren mit einem spezifischen Methodenansatz und für eine große Anzahl von Störungsbildern entwickelt. Aktuelle Ergebnisse der psychodynamischen Psychotherapieforschung, mit einem Schwerpunkt auf Metaanalysen und randomisierten Vergleichsstudien, zeigen mittlerweile Effektivitätsnachweise auf einer robusten Datengrundlage (Ehrenthal 2014).

6.3.2 Psychodynamische Standardtechniken

Unabhängig davon, dass sich innerhalb der verschiedenen psychodynamischen Therapieverfahren spezifische Schwerpunkte und Behandlungstechniken finden, die es ermöglichen, auch Patienten mit schweren Persönlichkeitsstörungen, Psychosomatosen und Abhängigkeitserkrankungen ihren Bedürfnissen entsprechend zu behandeln, lassen sich die aus der klassischen Psychoanalyse abgeleitete Arbeit mit Übertragung, die Arbeit mit Gegenübertragung und die Arbeit mit Widerstand als Standardtechniken psychodynamischer Therapieverfahren formulieren. Die Arbeit am Konflikt gilt als zentraler Fokus tiefenpsychologisch fundierter Psychotherapien. Als psychodynamisch-integrative Methode zur Behandlung schwerer struktureller Störungen soll die mentalisierungsbasierte Therapie (MBT) gesondert beschrieben werden.

> **MERKE**
> Die Standardtechniken sind somit das Werkzeug, mit dessen Hilfe affektiv erlebte Einsicht, korrigierende neue Beziehungserfahrung, strukturelle Veränderung bzw. Symptomlinderung und Verhaltensänderung erarbeitet wird.

Zur Verdeutlichung folgen nach der Beschreibung der Standardtechniken (Übertragung, Gegenübertragung und Widerstand) jeweils kurze Therapiesequenzen aus einer länger dauernden, Halt gewährenden tiefenpsychologisch fundierten Einzelpsychotherapie (insgesamt 80 Sitzungen über einen Zeitraum von 4 Jahren) mit einer 38-jährigen Patientin mit emotional instabiler Persönlichkeit. Die ambulante Therapie folgte im Anschluss an einen tagesklinischen Aufenthalt der Patientin zusammen mit ihrem 3-jährigen Sohn wegen Bindungsschwierigkeiten zwischen Mutter und Sohn. Die ambulante Therapie wurde von einer stationären mehrwöchigen Krisenintervention unterbrochen und dann fortgeführt.

Arbeit mit Übertragung und Gegenübertragung

Auch wenn in der psychodynamischen Therapie überwiegend aktuell wirksame Konflikte und deren Symptombildung im Fokus stehen und eine Entwicklung der klassischen „Übertragungsneurose" durch Begrenzung der Regression nicht gefördert wird, kommt dem intersubjektiven Geschehen im therapeutischen Raum doch eine besondere Bedeutung zu, wobei Übertragung und Gegenübertragung als funktionelle Einheit angesehen werden können.

Im sog. übertragungsfreien Raum konstituiert sich anfänglich das „Arbeitsbündnis" (Greenson 1981) oder die „helping alliance" (Luborsky 1988), womit eine entscheidende Voraussetzung für gelingende Psychotherapie geschaffen ist. Im Hier und Jetzt gestalten Therapeut und Patient gemeinsam eine stabile Beziehung, in der der Zugang zu oft schmerzlichen Gefühlen möglich wird, um dem Paradigma psychodynamischer Therapie gerecht zu werden, dass psychodynamische Einsicht affektive Einsicht ist, an der sowohl kognitive als auch emotionale Faktoren beteiligt sind. Dem Therapeuten kommt die besondere Aufgabe zu, eine Atmosphäre von Respekt herzustellen, das aktuelle emotionale Geschehen und nonverbale Signale des Patienten aufzugreifen, dabei immer die eigenen mitreflektierend, Abstinenz im wohlverstandenen Sinne einzuhalten und einen sicheren Rahmen zu setzen.

Manifestieren sich positive Übertragungsphänomene, indem der Patient dem Therapeuten z. B. Merkmale einer positiven Eltern-Imago wie Fürsorglichkeit, Verlässlichkeit und Ernsthaftigkeit zuschreibt, so bilden sie eine gute Basis für die Entwicklung des Arbeitsbündnisses (Wöller und Kruse 2005).

Therapiesequenz I

Pat: *Es ist nicht leicht, die Therapie in den Alltag einzubauen.*

Th: Ich freue mich, dass es Ihnen dennoch gelingt, so regelmäßig zu kommen, auch wenn es schwerfällt.

Pat: *Wenn ich die Arbeit verliere, habe ich nichts mehr.*

Th: Haben Sie eine Idee, was wir gemeinsam tun können, damit Sie mehr Sicherheit gewinnen, auch hier in dieser Situation?

Pat: *Ich weiß nicht, ob Sie mir helfen können.*

Th: Ich höre Ihre Zweifel, ob das, was ich Ihnen anbiete, überhaupt ausreichen kann. Ich würde vorschlagen, wir sortieren noch einmal neu.

Pat: *Es ist so viel.*

Th: Ja, es ist viel, das wurde sehr deutlich. Als Sie gerade von der Angst gesprochen haben, dass Sie ihre Wut auf L. (der 3-jährige Sohn der Patientin) nicht steuern könnten, waren Sie sehr berührt. Ich würde gern mehr dazu erfahren. Ist das in Ordnung, dass wir damit anfangen?

Pat: *Ja.* (Die starre Körperhaltung löst sich etwas.)

Im weiteren Verlauf einer psychodynamischen Psychotherapie kommt es, je nach Fokus, zu einer Wiederbelebung schmerzlich oder defizitär erlebter Beziehungserfahrungen der Vergangenheit in der Gegenwart. An der Person des Therapeuten erfahren Patienten die dem Bewusstsein bisher nicht zugänglichen internalisierten Erfahrungen der Vergangenheit. „*Mit der Übertragung wird die Vergangenheit Gegenwart*" (Streeck 2015). Es konstituiert sich eine von Übertragung und Gegenübertragung gestaltete emotionale und notwendigerweise auch konflikthafte Beziehung. Innerseelisches Geschehen wird zum interpersonellen Geschehen (Streeck 2005).

Während in der analytischen Therapie eine regressive Vertiefung der Übertragung gefördert wird und der Patient im Prozess des Erkennens, Klärens, der Konfrontation, Deutung und letztlich Durcharbeitung eine Bewusstmachung der genetischen Wurzeln erfährt, fokussiert das konfliktzentrierte Vorgehen u. a. auf die Manifestationen der Übertragung im Hier und Jetzt.

Luborsky entwickelte eine Methode zur systematischen Erfassung psychodynamischen Übertragungsgeschehens und damit ein Instrument, das in der Operationalisierung dem Übertragungskonzept Freuds am nächsten kommt. Grundannahme ist, dass sich in den Narrativen, den ganz subjektiven Schilderungen von Beziehungserfahrungen, für den Patienten charakteristische Subjekt-Objekt-Handlungsrelationen wiederfinden. Durch die Identifizierung wiederkehrender Aspekte, die die Wünsche des Patienten an andere Personen (Wunsch-Komponente), deren Reaktionen darauf (RO-Komponente) und die Reaktion des Patienten auf diese Reaktionen (RS-Komponente) betreffen, formt sich das sog. **zentrale Beziehungskonfliktthema (ZBKT),** das den zentralen Fokus der Therapie ausmacht. Das Ulmer Prozessmodell konzeptionalisiert auf dieser Basis die psychoanalytische Therapie als zeitlich nicht limitierte Fokaltherapie mit wechselndem, interaktionell gestaltetem Fokus (Albani et al. 2006).

Zwischen den beiden Polen,
- dass die **Gegenübertragung** ausschließlich als Reaktion des Therapeuten auf den Patienten in Form von Fantasien, Affekten, Wünschen und Handlungen anzusehen sei und den therapeutischen Prozess damit behindere,
- bis zu der Vorstellung, dass der Therapeut mit intersubjektiver Kompetenz *„jenseits von Abstinenz und Gegenübertragungskontrolle"*, aktiv mitgestaltend, *„stilgebender Part der zu korrigierenden Dyade"* sei (Reck und Mundt 2002),

liegen viele Jahre fruchtbarer Diskussionen. Erkenntnisse über Enactment als symbolischer Interaktion zwischen Therapeut und Patient mit unbewusster Bedeutung (Zeul 1999) und über den Handlungsdialog (Klüwer 1995) fließen heute in die psychodynamische Arbeit mit der Gegenübertragung ein.

Dabei geht es um Alterität und Identität als einander bedingende Momente. Denn es bedarf erfahrungsgemäß eines anderen, um sich selbst zu erfahren, und ebenso der tragfähigen wie der konflikthaften therapeutischen Beziehung (s. o.).

Therapiesequenz II

Pat: *Ich dachte, das ist endlich vorbei mit den Wutanfällen. Hört das nie auf?*

Th: Es ist Ihnen schon oft gelungen, sich aus der Situation „rauszuziehen", wenn es brenzlig wurde.

Pat: *Sie mit ihren Beschwichtigungen. Ich will manchmal zuschlagen.*

Th: Ja, Sie haben Recht. Ich wollte gerade schlichten. Ich kann Ihre Frage nicht mit Ja oder Nein beantworten und habe gerade anscheinend Ihre Ratlosigkeit selbst erlebt. Um Wege zu finden, dass Sie sich nicht so ausgeliefert fühlen, beschreiben Sie mir noch einmal die letzte Situation. Wann genau kommt der Impuls, L. weh zu tun? Was passiert vorher?

Pat: *Ich schäme mich so. Wenn er mich fragt, warum ich so böse gucke, werde ich noch wütender.*

Th: Sie kennen diese Hilflosigkeit aus eigener Erfahrung, und Sie kämpfen dagegen an, auch bei Ihrem Sohn, kann das sein?

Pat: *Ich ertrage das nicht. Und dann will ich nicht mehr. Und ich will ihn abgeben.*

Th: Hier wollten Sie auch schon ganz oft nicht mehr und sind geblieben.

Pat: *Sie lassen mich ja nicht. (lacht)*

Arbeit mit dem Widerstand

Die Annahme Freuds, Agieren und Wiederholungszwang (Freud 1920) seien ausschließlich Ausdruck des Widerstands des Patienten gegen das Erinnern und Verändern, wurde insofern revidiert, als dass Widerstand gegen die Erreichung des zwischen Patient und Therapeut ausgehandelten Therapieziels als interpersonelles Geschehen ebenso der Beziehungsregulierung dient (Thomä und Kächele 1985). Damit kann sich Widerstand auch im Gegenübertragungswiderstand von Therapeuten manifestieren, indem die Bewusstwerdung unangenehmer Emotionen und Impulse gegenüber dem Patienten abgewehrt wird.

Widerstand schützt auch den Patienten vor unangenehmen Affekten, die mit dem Schildern konflikthafter Erlebnisse und maladaptiver Muster oder dem Ausprobieren neuer Verhaltensweisen verbunden sein können. Er kann dem sekundären Krankheitsgewinn dienen oder sich gegen therapeutische Fortschritte im Sinne einer negativen therapeutischen Reaktion richten. Nach vorübergehender Symptombesserung kommt es im Verlauf der Therapie zur Verschlechterung der Befindlichkeit (Wöller und Kruse 2005). Auch wenn Widerstandsphänomene der Alltagsbewältigung dienlich sein können, so führen sie doch überwiegend zur Behinderung des therapeutischen Prozesses. Entsprechend sinnvoll ist der klärende, konfrontierende und deutende Umgang mit den unbewussten oder bewussten Widerstandsphänomenen, je nach Störung vorsichtig bis energisch, immer jedoch auf die Bedürfnisse der Patienten und die Therapieziele abgestimmt.

Nach heutiger Auffassung schützen Übertragungswiderstände den Patienten davor, unliebsame Affekte und Impulse wie Scham- und Schuldgefühle, Aggression oder erotische Gefühle in der therapeutischen Situation zu erleben, jedoch kann das empathische und respektvolle Benennen dieser möglichen Widerstände gegen die Übertragungsgefühle *„nach übereinstimmender neuerer Auffassung zu den empirisch gefundenen bedeutsamen therapeutischen Effekten führen"* (Wöller und Kruse 2005: 194).

Therapiesequenz III

Pat: *Ich weiß heute nichts. Außerdem habe ich Kopfschmerzen. Ich wollte Sie eigentlich anrufen.*

Th: *Jetzt sind Sie trotzdem gekommen. Wie können wir die Zeit heute nutzen?*

Pat: *Wir haben ja nicht mehr viel Zeit.*

Th: *Ist es das, was Ihnen Sorgen macht, dass wir nur noch 10 Sitzungen haben?*

Pat: *Sorgen ist übertrieben. Aber Sie sind ja die Expertin.*

Th: *Ist da wieder die Hilflosigkeit, das Gefühl, ausgeliefert zu sein? Ich bestimme, und Sie können nicht mitreden? Oder ist da noch etwas anderes? Helfen Sie mir, das zu verstehen? Ich würde da gern klarer sehen.*

Pat: *Ich bin leer. Der Kopf ist leer.*

Th: *Ist ja verständlich, wenn er so schmerzt. Gibt es eine andere Stelle an Ihrem Körper, wo es sich anders anfühlt?*

Pat: *Hier.* (Die Patientin legt ihre Hand auf den Brustkorb.)

Th: *Was ist da?*

Pat: *Nichts.* (Die Patientin schweigt lange, weint dann intensiv.)

Arbeit an Konflikten

Im Fokus tiefenpsychologisch fundierter Psychotherapie steht die Arbeit an den dem Bewusstsein in unterschiedlichem Maße zugänglichen pathogenen intrapsychischen und interpersonellen Konflikten. Im klärenden Prozess werden die Konflikte und die dazugehörigen Affekte verstehbar und formulierbar. Die Interventionen, Deutungen oder Konfrontationen zielen nicht darauf ab, unbewusst gewordene Erfahrungen aus der Lebensgeschichte aufzudecken, sondern die durch den Konflikt ausgelösten Affekte ertragbar und Ich-schädliche Impulse und Wünsche kontrollierbar zu machen (Wöller und Kruse 2005). Die Übertragung wird berücksichtigt, steht aber nicht im Zentrum des therapeutischen Geschehens.

6.3.3 Mentalisierungsbasierte Therapie (MBT)

MBT wurde als psychodynamisch-integrative Gruppentherapie für Menschen mit schweren Persönlichkeitsstörungen von der Londoner Gruppe um Peter Fonagy und Anthony Bateman entwickelt (Binks et al. 2006). Nachdem die Metaanalyse von Leichsenring und Leibing (2003) bereits belegte, dass psychodynamische Therapien in der Behandlung von Persönlichkeitsstörungen wirksam sind, wurde dies in später publizierten RCTs zur mentalisierungsbasierten Therapie 2012 durch Jorgensen bestätigt (Ehrenthal 2014).

> **MERKE**
> **Mentalisierung** meint die Repräsentation mentaler Zustände im Selbst und im anderen. Sie ist eine kognitive Leistung, die dem eigenen Verhalten und dem der anderen automatisch einen Sinn gibt, basierend auf den Affektregulierungserfahrungen des Kindes mit dem Erwachsenen.

Den inneren mentalen Zustand zu beobachten, ihn in Verbindung mit der Übertragungsbeziehung deutend zu verstehen, dabei Affekte und Bedeutungsgebungen zu klären und das im Rahmen einer sicheren Bindungsbeziehung, ist das zentrale therapeutische Programm. Aufgabe des Therapeuten ist es dabei, kontinuierlich den *internal mental state* sowohl des Patienten als auch bei sich selbst zu beobachten, weil nur so das aktuelle Geschehen verstanden werden kann. Dies gilt insbesondere für die außerordentlich massiven emotionalen Reaktionen, denen auch Therapeuten ausgesetzt sind.

Im Therapieprozess werden die Repräsentationen mentaler Zustände als Organisatoren des Erlebens und Handelns gefördert, das „Spielen" mit der inneren und äußeren Realität angeregt und letztlich strukturelles Wachstum und Selbstwirksamkeit gefördert (Fonagy et al. 2004).

Resümee

Von den Anfängen der Psychoanalyse bis heute haben die Arbeit mit Übertragung, Gegenübertragung und Widerstand und die konfliktzentrierte Arbeit in der tiefenpsychologisch fundierten Psychotherapie nicht an Bedeutung als Standardtechniken der psychodynamischen Psychotherapie verloren. Revisionen, stetiger Wandel und Weiterentwicklungen in der Theoriebildung haben zur Modifizierung der Behandlungstechnik geführt, von denen insbesondere Menschen mit schweren strukturellen Störungen profitieren. Exemplarisch für die psychodynamischen Therapien wurde dies an der mentalisierungsbasierten Therapie gezeigt.

Gemeinsam ist all den Methoden, dass sie eine hilfreiche Basis bilden, um dem Paradigma psychodynamischer Psychotherapie zu folgen, dass affektive Einsicht und korrigierendes Erleben neuer Beziehungserfahrungen maßgeblich für eine erfolgreiche Therapie sind.

6.4 Standardtechniken der Systemischen Therapie

6.4.1 Vorbemerkungen: Der „Gegenstandsbereich"

Mit dem Begriff „Systemische Therapie" (Levold und Wirsching 2014; von Schlippe und Schweitzer 2012; Schweitzer und von Schlippe 2006) wird ein Verfahren bezeichnet, das auf der Basis einer konstruktivistischen Erkenntnistheorie und den Erkenntnissen der Familienpsychologie (z. B. Schneewind 2010) eine spezifische Praxeologie entwickelt hat und sich in einer großen Anzahl von Studien für krankheitswertige psychische Störungen bei Erwachsenen sowie Kindern und Jugendlichen als wirksam erwiesen hat (ausführlich hierzu von Sydow et al. 2007).

Probleme und mit ihnen auch Symptome von Krankheitswert werden dabei als **Geschehen** betrachtet, an dem viele verschiedene interagierende Menschen beteiligt sind, und nicht als eine „Sache", die eine Person „hat". In den Interventionen wird daher stets nach einem kontextuellen Verständnis von Störungen, Problemen und Anlässen gesucht. Der Fokus verschiebt sich damit von der Frage: „Wie sieht das Problem aus, wer hat es, seit wann und warum?" zu der Frage nach den Perspektiven: „Welches bedeutsame Mitglied des jeweiligen sozialen Kontextes beschreibt es auf welche Weise?"

Lebende und soziale Systeme werden unter den Gesichtspunkten von **Dynamik und Komplexität** als selbstorganisiert gesehen. Veränderungsprozesse, die sich in Bereichen hoher Komplexität und großer Instabilität abspielen, sind nicht im herkömmlichen Sinn steuerbar. Hilfe wird daher eher als Rahmen- oder Kontextsteuerung gesehen und nicht als Verhaltenssteuerung. Die systemischen Interventionen zielen darauf ab, die Randbedingungen für Musterveränderungen zu gewährleisten. Anders gesagt: Es wird danach gesucht, wie eine systemische Praxis Gelegenheiten bietet, dass ein System „anregungsoffen für Zufälle ist", und wie dazu beigetragen werden kann, „dass … Gelegenheiten häufiger kommen, als sie von selbst kommen würden" (Luhmann 1988: 132).

Diese Muster sind sozusagen der „Gegenstandsbereich" systemischer Therapie. Schneewind (2010) schlägt hier den Begriff des „*familienspezifischen internen Erfahrungsmodells*" vor, in das das subjektive Wissen von der Familienrealität des jeweils Einzelnen einfließt: Die Perspektiven der Familienmitglieder sind eng aufeinander bezogen, ja manchmal so sehr ineinander verschlungen, dass man als Berater nur staunend die Geschwindigkeit beobachten kann, in der sie aufeinander reagieren, sich anklagen, beschuldigen und verteidigen, Aussagen „richtigstellen", die doch so einfach zu sein schienen und sich im Gestrüpp der wechselseitigen Beschreibungen ihrer Wirklichkei*ten* oft heillos verirren. In Familien mit Symptomträgern zeigt sich dabei häufig, dass diese Beschreibungen nicht mehr angemessen rückgekoppelt werden, sondern dass die Erwartungen einer Person darüber, wie die andere „ist", erstarren. Im Laufe der gemeinsamen Geschichte wurde eine Wirklichkeit erzeugt, die als leidvoll und quälend erlebt wird. Der kommunikative Austausch der Familienmitglieder ist in Form starrer Muster ineinander verwoben.

6.4.2 Das konkrete Vorgehen in der systemischen Therapie

Das konkrete Vorgehen ist von Heuristiken bestimmt, die sich aus den bislang skizzierten Perspektiven ableiten. Von der „Entdeckung eines Problems" ausgehend wird versucht, die Prozesse zunehmender Verengung der Beschreibungen in einem System an verschiedenen Punkten und mit verschiedenen Methoden aufzulösen.

Im ersten Schritt geht es darum, sehr genau und für das **Auftragsgeflecht** sensibel zu sein, in das man sich hineinbegibt (von Schlippe und Schweitzer 2012: 235):

„Wer – will was – von wem – wann – in welchem Umfang – zu welchem Ziel?"

Eine besondere methodische Rolle spielt dabei die Frage, welche Auftraggeber sozusagen „verdeckt" mit im Raum sitzen, wer also ein besonderes Interesse an dem (positiven oder negativen) Verlauf der Therapie haben könnte. Wenn deren Erwartungen geklärt werden, ggf. durch ein gemeinsames Treffen, kann man sich u. U. viel Arbeit und Enttäuschung ersparen. Mögliche Fragen lauten:
- Wer hatte ein besonderes Interesse daran, dass dieses Gespräch zustande kam? Was müssten wir tun, um ihn/sie zu enttäuschen/zufriedenzustellen?
- Wer hat die Beratung empfohlen, Sie vielleicht sogar hierhergeschickt, zugewiesen? Was könnte es sein, was er/sie von uns erwartet?
- Wer hat ein größeres Interesse an diesem Gespräch: Sie oder der externe Auftraggeber? (auch möglich: Rangreihe der verschiedenen Beteiligten erstellen)

Eine Form der Klärung der eigenen Auftragssituation (im Sinne einer Eigen- oder auch Peersupervision) findet sich bei von Schlippe (2014).

6.4.3 Zugang zu Lebenswelten: Genogramm, Raum, Zeit Energie

Einen ersten Zugang zur Lebenswirklichkeit der Familie bietet das **Genogramm.** Es ist die schematische grafische Darstellung von meist drei Generationen, die auf einem Flipchart-Bogen so aufgezeichnet werden, dass ein Stammbaum sichtbar wird; allerdings werden neben reinen grafischen Daten auch psychologische und soziale Informationen eingetragen (Kellermanns und Roedel 2014). Die Zeichnung wird Ausgangspunkt des Gesprächs, das schrittweise die Gegenwart und die Familiengeschichte verdeutlichen kann: Wer lebt(e) mit wem zusammen (Farben), welche Atmosphären charakterisierten die Lebensgemeinschaften (etwa in Vaters Herkunftsfamilie galt das Motto: „Harmonie über alles!" und bei Mutter: „Differenzen müssen ausgetragen werden!")? Lassen sich generationsübergreifende Muster erkennen? Gibt es ausgegrenzte Personen („schwarze Schafe")? Welche Kräfte kennzeichnen die Familie, was haben Einzelne geleistet, welche Belastungen haben sie ertragen? usw.

Als „Zugangsdimensionen" bieten sich darüber hinaus Fragen an, die sich auf folgende Aspekte beziehen:
- den **Raum** (Wie lebt die Familie, wie ist die Wohnung aufgeteilt, wie werden Grenzen gezogen, ist Rückzug möglich?),
- die Dimension **Zeit** (Wie viel Zeit wird gemeinsam/getrennt verbracht, haben die Eltern gemeinsame Zeit als Ehepartner, wie wird freie Zeit gefüllt?),
- den Umgang mit **Energie** (Wo sind Bereiche, in denen Energie verbraucht wird, wie wird „aufgetankt", für wen bzw. was steht Energie zur Verfügung?).

6.4.4 Zirkuläre Fragen als therapeutische Intervention

In der systemischen Therapie wird nicht zwischen Explorations- und Interventionsphase unterschieden. Alle Fragen sind gleichzeitig Interventionsmethoden; sie sind wichtige Instrumente, um gemeinsam mit der Familie neue Perspektiven zu erarbeiten. So kann alles, was eine Person tut, wie sie sich verhält, ja auch, was sie über ihre Gefühle berichtet, nicht nur als Selbstausdruck, sondern auch als **Kommunikation** angesehen werden, mit der eine Person sich zu der anderen in Beziehung setzt. Eine zirkuläre Frage, die dieses Muster verdeutlicht, erhebt damit nicht nur einfach Information. Indem sozusagen „um die Ecke" gefragt wird, wird zugleich ein „Angebot" gemacht, die familiäre Wirklichkeit anders zu sehen als gewohnt:

- So kann ein Dritter gebeten werden, die kommunikative Wirkung eines Verhaltens des einen auf den anderen zu beschreiben: „Was, denken Sie, geht in Ihrer Tochter vor, wenn sie sieht, dass Ihr Mann weint?" oder: „Wer fühlt sich von den Tränen wohl am meisten angesprochen? Denken Sie, dass Ihr Mann das auch so sieht?"
- Es wird nach Unterschieden in möglichen Beschreibungen gefragt: „Wenn jemand in der Familie die Entscheidung Ihres Sohnes, nicht mehr zu essen, auch als eine Art von Protest ansehen würde – wer in der Familie könnte das sein? Wer würde diese Vermutung als völlig absurd ansehen?"
- Manchmal kann auch in hypothetische Wirklichkeiten hineingefragt werden: „Gesetzt den Fall, Sie wären als Mädchen statt als Junge geboren worden, inwiefern würde die Beziehung zu Ihrer Mutter dann anders aussehen? Denken Sie, dass das beklagte Symptom ähnlich wäre, würden Sie ein ganz anderes gewählt haben, oder gäbe es vielleicht gar keines?"

Die Fragen lassen erkennen, dass die Antworten alles andere sind als trockene Informationen, die die Grundlage für nachfolgende Interventionen bilden. Vielmehr sind die Fragen selbst bereits Interventionen, vor allem wenn sie einer Person in Anwesenheit anderer gestellt werden. Sie lösen Suchprozesse bei allen Beteiligten aus, die durch die Antworten der anderen Familienmitglieder komplexe Rückmeldungen über die Strukturen ihrer „Erwartungs-Erwartungen" erhalten.

In zirkulären Fragen sind oft Implikationen darüber versteckt, wie die Wirklichkeit anders gesehen werden könnte. Sie stellen ein wesentliches Element der Infragestellung der gewohnten Beschreibungen in einem System dar, wenn verschiedene Wirklichkeitsbeschreibungen einander gegenübergestellt werden. So lassen sich etwa erstarrte Krankheitskonzepte durch Fragen in Bewegung bringen wie:

- „Wann hat sich Ihre Tochter entschieden, nicht mehr zu essen?"
- „Heißt das, wenn sie sich eine Psychose leistet, dann braucht sie nicht so gewissenhaft zu sein? Kann man das so sagen? Psychose ist ein Stück Urlaub vom Gewissen?" (Simon und Rech-Simon 1999: 137)
- „Gesetzt den Fall, Sie hätten sich damals entschieden, von zu Hause auszuziehen anstatt depressiv zu werden, wären Sie dann heute eher verheiratet oder eher ein Single?"

Zur Vielfalt systemischer Fragen siehe von Schlippe und Schweitzer (2012); Simon und Rech-Simon (1999).

6.4.5 Skulpturarbeit

Das Visualisieren von Personenkonstellationen macht Dynamiken in ihrer sozialen Einbettung besser sichtbar und erleichtert Perspektivenwechsel (Überblick s. Caby und Caby 2014). Am bekanntesten ist die **Familienskulptur:** Sie bietet für jedes einzelne Familienmitglied eine komplexe Rückmeldung darüber, wie ein anderer die Beziehungen sieht. Ein Mitglied wird dabei aufgefordert, die Familie (entweder die Personen selbst oder Symbolfiguren) in Haltung und Position so aufzustellen, wie er oder sie diese erlebt; manchmal tut der Therapeut dies auch selbst. Die mit der Skulptur geschaffenen symbolischen Repräsentationen der Familienbeziehungen werden ohne Rückgriff auf Sprache verstanden. Gleichzeitig wird es möglich, familiäre Abläufe in ihrer Gleichzeitigkeit und gegenseitigen Bezogenheit darzustellen. Die Grundelemente der Skulpturarbeit können durch entsprechende Fragen unterstützt werden:

- Räumlicher Abstand als Symbol für emotionale Nähe: Wer steht wem wie nah, wie fern?
- Oben/unten als Symbol hierarchischer Strukturierung: Wer setzt sich am stärksten durch, steht vielleicht gar auf einem Podest (Stuhl o. Ä.)? Wer steht „ganz unten" in der familiären Entscheidungshierarchie, sitzt vielleicht auf dem Boden oder einem Stuhl?
- Mimik und Gestik als Ausdruck differenzierter Familienstrukturen: Wer fasst wen an? Wer schaut wohin? Wer steht evtl. gebeugt oder mit geballten Fäusten da, wer gerade mit offenen Händen? Wer rüttelt heimlich am Fuß des „auf dem Podest" stehenden Mitglieds? usw.

Der „Bildhauer" wird ermutigt, auszuprobieren und zu verändern, bis er zufrieden ist. Anschließend werden alle aufgefordert, in der Position zu verharren und die damit verbundenen Empfindungen wahrzunehmen. Die angegebenen Gefühle, Änderungswünsche und Alternativskulpturen können dann Gegenstand des weiteren Gesprächs sein, das sich entweder an die Skulptur anschließt oder geführt wird, während die Personen noch in der Skulptur stehen – so können sie dann jeweils leicht zeigen, wie die Familie aus ihrer Sicht dargestellt werden würde.

Hier bieten sich eine Reihe von Fragen an:

- „Was ist es für ein Gefühl, in dieser Position zu sein? Passt es zu dem Gefühl, das Sie in der Familie haben?"
- „Wussten Sie, dass der ‚Bildhauer' die Familie/Ihre Beziehung/Sie persönlich so sieht?"
- „Stimmen Sie mit dem Bild überein? Was würde aus Ihrer Sicht geändert werden?"
- „Welche Veränderungen wünscht sich jeder, um sich besser zu fühlen, und wie würde er diese symbolisch darstellen?"

Trotz aller Faszination bleibt es wichtig, den subjektiven und hypothesenbildenden Charakter der Skulpturarbeit im Blick zu behalten: Hier wird keine „Wahrheit" enthüllt oder abgebildet; vielmehr dient das Instrument zur Intensivierung des Familiengesprächs, zur emotionalen Aktivierung, zur Bildung von Hypothesen im Kontext von Supervision oder als Selbsterfahrungsinstrument in der Ausbildung.

6.4.6 Reflektierende Positionen und reflektierendes Team

Eine relativ junge Methode der systemischen Therapie ist die Arbeit mit Reflektierenden Positionen, als bekannteste Form gilt hier das **Reflektierende Team** (RT). Es ist eine besonders sanfte Möglichkeit, ein soziales System auf die „Spur der eigenen Selbstbeobachtung" zu bringen (Selbstreferenz) und über Feedbackschleifen die Chancen für Musterveränderungen im obigen Sinn zu erhöhen. Die Grundstruktur besteht darin, dass zwischen einem therapeutischen und einem beobachtenden Kontext unterschieden wird. Im RT wird hierzu zwischen Familie (Team, Paar o. Ä.) und Berater/Therapeut auf der einen Seite und einem Beobachtungsteam mit meist zwei bis drei Beobachtern eine räumliche Trennung hergestellt. Das Gespräch beginnt wie üblich als zirkuläres Interview. Nach etwa 30–40 Minuten wird die Sitzung unterbrochen, und das Team reflektiert über die Sitzung. Alle, d. h. auch der Therapeut hören zu.

Das Team spricht so über die Sitzung, dass

- einerseits freundlich, aus einer wertschätzenden Perspektive heraus über die einzelnen Personen gesprochen wird (was nicht bedeutet, dass immer „alles positiv" zu werten wäre),
- andererseits eher vorsichtig, suchend, „konjunktivisch" („es könnte sein …") gesprochen wird, als festlegend und diagnostizierend,
- drittens die Form dieser Reflexionen leicht eine Distanzierung von den geäußerten Inhalten für die Betroffenen ermöglicht. Eine Ablehnung, ein „Nein", ist „grundlegend" (Andersen 1990: 46).
- Abweichende Meinungen werden im RT als Anregung begrüßt, weiter nachzudenken, um jeweils neue, integrierende Perspektiven zu finden. So wird die Konkurrenz um die beste oder die eine richtige Idee vermieden.

Die Reflexionen sollten nicht zu viel Zeit in Anspruch nehmen (ca. 5–10 min) und nicht durch zu viele Ideen verwirren. Anschließend wird das Gespräch wieder aufgenommen, und der Therapeut sorgt dafür, dass jeder etwas über die Reflexion sagen kann. Der Fokus sollte dabei auf neuen Anregungen liegen, die aus dem RT gewonnen wurden. Meist gibt es ein bis zwei Reflexionsrunden, selten eine dritte.

Die Arbeit mit **reflektierenden Positionen** geht über das Setting hinaus: Selbstreferenz kann auch dadurch erzeugt werden, dass man sich – nach Erläuterung – mit einem Patienten auf zwei separate Stühle setzt und „aus dem Adlerhorst" ein Gespräch über das Gespräch führt. Die räumliche Trennung der Kontexte ist dabei sehr wichtig. In der Paartherapie kann einer der Partner zur Beobachtungsgruppe stoßen, während der Therapeut mit dem anderen Partner arbeitet (später wird gewechselt). In Gruppentherapieprozessen können Teile der Gruppe immer wieder in Reflexionsphasen eingeladen werden, in denen das Geschehen nach den obigen Regeln reflektiert wird.

> **Resümee**
>
> **Systemische Methoden** haben ihren Wert nicht als Methoden an sich, sondern sind Ausdruck einer systemischen Erkenntnistheorie. Sie können problemlos durch andere therapeutische Techniken ergänzt werden, sofern das wesentliche Moment gewährleistet bleibt, das Heinz von Foerster (1988) so formulierte: „*Handle stets so, dass weitere Möglichkeiten entstehen.*"

6.5 Standardtechniken in humanistischen Therapieverfahren

In den vorangegangenen Abschnitten wurden ausgewählt die Standardverfahren in der Verhaltenstherapie, der Systemischen Therapie und der psychodynamischen Therapie beschrieben. Auch in allen anderen hier nicht ausführlich beschriebenen Therapieschulen und Therapierichtungen, in der Erwachsenen- wie auch in der Kinder- und Jugendlichenpsychotherapie gibt es Standardtechniken. Dies gilt insbesondere auch für die Verfahren der humanistischen Therapie (Kriz 2007).

In der **Gesprächspsychotherapie** helfen die Verbalisierung emotionaler Erlebnisinhalte (VEE) wie auch die Kommunikation von Empathie dem Patienten, innere Blockaden zu überwinden und wieder Anschluss an seine Aktualisierungstendenz zu finden. Das therapeutische Beziehungsangebot soll es ihm ermöglichen, zu sich selbst eine empathisch-gewährende Beziehung aufzubauen.

Im **Psychodrama** werden persönlich relevante Themen im dramatisch ausgespielten Rollenspiel erfahren und bearbeitet. Klassische Psychodrama-Techniken sind das Doppeln (eine Person tritt hinter den Rollenspieler und spricht alternative Sätze aus), Rollentausch, Interview, Spiegeln. Nicht nur im Psychodrama fungieren kreative Medien wie Malen, Fantasiereisen, Tonformen, Stofftiere, Steine und Tücher als Hilfs-Ich.

In der **Gestalttherapie** von Fritz Perls steht die *Awareness* im Vordergrund, die wache Bewusstheit im „Hier und Jetzt". Techniken haben demgegenüber einen untergeordneten Stellenwert, etwa der „heiße Stuhl" (ein freier Stuhl in der Gruppentherapie, auf den sich der Klient setzt, wenn er ein Thema bearbeiten will) oder der Dialog mit dem leeren Stuhl, auf dem ein vorgestelltes Gegenüber „sitzt", mit dem dann im Rollentausch ein Gespräch geführt wird. Die Methoden sind abhängig von der Kreativität der Therapeuten und der Bereitschaft der Patienten, sie auszuprobieren. Heute wird in der integrativen Gestalttherapie neben dem Gespräch auch nonverbaler Ausdruck mithilfe verschiedener Techniken (z. B. kreative Techniken, Rollenspiel, körpertherapeutische Interventionen) gefördert, um deren unbewussten Gehalt für den Patienten zugänglich, erlebbar und verstehbar zu machen. In Anlehnung an die Gestalttherapie (ausführlich beschrieben in Greenberg et al. 1993) bietet sich die bekannte Standardmethode in der sog. **Prozess-erlebnisorientierten Psychotherapie** nach Elliott (1999) – die **Zwei-Stuhl-Technik** – an, um persönliche Konflikte zu bearbeiten. Für die beiden Seiten des Konflikts (z. B. die blockierende und die erduldende Seite) steht jeweils ein Stuhl zur Bearbeitung zur Verfügung.

Ähnliche Methoden, die sich von verschiedenen humanistischen, systemischen, psychodynamischen und verhaltenstherapeutischen Therapieverfahren ableiten, finden sich bei Fliegel und Kämmerer (2006).

LITERATURAUSWAHL
Fliegel S, Groeger W, Künzel R, et al. (1998). Verhaltenstherapeutische Standardmethoden. 4. A. Weinheim: Beltz.
Grawe K, Donati R, Bernauer F (1994). Psychotherapie im Wandel. Von der Konfession zur Profession. Göttingen: Hogrefe.
Kriz J (2007). Grundkonzepte der Psychotherapie. 6., neu bearb. A. Weinheim: Beltz.
Linden M, Hautzinger M (Hrsg.) (2015). Verhaltenstherapiemanual. Berlin: Springer.
Margraf J, Schneider S (Hrsg.) (2009). Lehrbuch der Verhaltenstherapie. 2 Bde. Berlin: Springer.
Schweitzer J, von Schlippe A (2006). Lehrbuch der systemischen Therapie und Beratung II: Das störungsspezifische Wissen. Göttingen: Vandenhoeck & Ruprecht.
Streeck U, Arnswald J (2015). Psychodynamische Psychotherapie. Handwerk der Psychotherapie. Bd.4. Tübingen: Psychotherapie-Verlag.
Von Sydow K, Beher S, Retzlaff R, Schweitzer J (2007). Die Wirksamkeit der Systemischen Therapie/Familientherapie. Göttingen: Hogrefe.
Wöller K, Kruse J (2005). Tiefenpsychologisch fundierte Psychotherapie. Basisbuch und Praxisleitfaden. Stuttgart: Schattauer.

KAPITEL 7

Sabine C. Herpertz

Modulare Psychotherapie

Kernaussagen

- Modulare Psychotherapie setzt sich aus eigenständigen funktionellen Einheiten (Modulen) zusammen, die mit anderen Modulen vielfältig kombiniert werden können.
- Konkrete Entscheidungen zur Auswahl und Sequenz der Module beruhen auf klinischen Flussdiagrammen bzw. empirisch gewonnenen Behandlungsheurismen.
- Der Aufschwung der Modularen Psychotherapie ist u. a. aus dem zunehmenden Anspruch der Medizin an eine individualisierte Therapie zu verstehen.
- Modulare Psychotherapie kann als Baukastensystem aufgefasst werden, das auf basalen Behandlungskompetenzen aufbaut und sowohl schulenübergreifende, unspezifische Techniken als auch störungsspezifische Techniken beinhaltet.
- Eine Aus- und Weiterbildung in Modularer Psychotherapie könnte einen zukunftsweisenden Brückenschlag zwischen störungsspezifischen Psychotherapien und individualisierten transdiagnostischen Therapieansätzen darstellen.
- Erste Studien zur Wirksamkeit stimmen optimistisch, allerdings ist die Modulare Psychotherapie noch nicht hinreichend evidenzbasiert.

7.1 Einleitung

Trotz der großen Erfolge, welche die evidenzbasierte Psychotherapie in den letzten zwei Jahrzehnten gefeiert hat, mangelt es ihr an Dissemination und Implementierung im klinischen Alltag (Herpertz und Roth-Sackenheim 2012). Schon wird angesichts neuerer, als transdiagnostisch wirksam propagierter Methoden der drohende Verlust einer evidenzbasierten Psychotherapie beklagt. Ursächlich für ihre mangelnde Anwendung im Versorgungsalltag wird neben einer mangelnden Kenntnis manualisierter Psychotherapiemethoden unter Psychotherapeuten auch deren nomothetisches Vorgehen kritisiert, das keine hinreichende Anpassung an Schweregrad, Komplexität und Komorbidität psychischer Störungen erlaube und individuelle Merkmale von Patienten nicht ausreichend berücksichtige (Nelson et al. 2006). Nicht zuletzt Komorbiditätsraten von bis zu 80 %, z. B. bei der Depression (Lamers et al. 2011), verweisen auf die Notwendigkeit höherer Flexibilität im psychotherapeutischen Vorgehen.

Die Konzeptionalisierung einer Modularen Psychotherapie neben der Störungsspezifischen Psychotherapie und der verfahrensgeleiteten diagnoseübergreifenden Psychotherapie ist deshalb aus unterschiedlichen Gründen von Interesse (zur Übersicht: Ng und Weisz 2016). Zum einen eröffnet die Modulare Psychotherapie eine Schnittstelle zu dimensionalen, auf funktionellen Domänen gründenden Störungsmodellen, wie sie derzeit vom *National Institute of Mental Health* (NIMH) als **Research Domain Criteria** (RDoC) die führenden Forschungstargets zur Detektion von Krankheitsmechanismen darstellen. Zum anderen könnte die Modulare Psychotherapie eine innovative Lösung für den Versorgungsalltag sein. Sie bietet sich als Curriculum für die Aus- und Weiterbildung in Psychotherapie an, sehen sich Psychotherapeuten angesichts einer ständig wachsenden Zahl von störungsspezifischen Psychotherapien mit dem Problem konfrontiert, diese Anforderungen an eine evidenzbasierte Behandlung ihrer Patienten nicht nachhalten zu können.

Die erlebte Überforderung spitzt sich weiter zu angesichts von neu entwickelten psychotherapeutischen Methoden wie **Cognitive Behavioral Analysis System of Psychotherapy** (CBASP) (➤ Kap. 21.6.3) oder Schematherapie (➤ Kap. 24.5.3), die sich immer weniger einem einzigen Therapieverfahren zuordnen lassen, sondern Anleihen aus verschiedenen Theorien und psychotherapeutischen Denkschulen nehmen (Hohagen und Lotz-Rambaldi 2012). Schließlich, und das dürfte von klinisch tätigen Psychotherapeuten besonders honoriert werden, bietet die Modulare Psychotherapie die Möglichkeit **einer stärker individualisierten Psychotherapie**, die jeweils auf die spezifischen Problemlagen des einzelnen Patienten abgestimmt wird und die Besonderheiten eines jeden Patienten im Hinblick auf dessen spezifische Psychopathologie (z. B. Komplexität, Komorbidität und Chronifizierungsgrad) und Genese (z. B. Bedeutung von Traumata oder ungünstigen sozialen Umgebungsfaktoren) berücksichtigen kann. Damit bietet die Modulare Psychotherapie eine interessante Option in Hinblick auf die – in der somatischen Medizin bereits schrittweise realisierte – Forderung nach einer individualisierten Behandlung auch in der Psychiatrie.

7.2 Was meint modulare Psychotherapie?

Modulare Psychotherapie besteht aus **eigenständigen funktionellen Einheiten (Modulen),** die mit anderen Modulen vielfältig kombiniert werden können, ohne diese für ihre eigene Wirkung zu benötigen (Chorpita et al. 2005: 142). Die Module werden ausgewählt in Abhängigkeit von den Problemen, seltener den Symptomen und zunehmend den zentralen Funktionsstörungen des jeweiligen Patienten, und es können weitere Faktoren wie der Grad der Veränderungsmotivation und der sozialen Kompetenz sowie die psychosoziale Umgebungssituation einbezogen werden. Dabei entsprechen die zentralen Funktionsstörungen dem, was in Teil II dieses Buches als funktionsorientierte Diagnostik (Selbsterleben, Emotionsregulation, Intersubjektivität etc.) ausgeführt wird. Zeichnet sich z. B. eine Patientin, ganz gleich ob sie die Kriterien einer Borderline-Persönlichkeitsstörung oder einer Depression (Ehret et al. 2015) erfüllt, durch eine bedeutsame Störung der Emotionsregulation aus, so böte sich diese als das primäre Target an, das z. B. zur Auswahl des Trainings spezifischer Fertigkeiten (Skills) führt. Es könnte als nächstes Target eine Hypervigilanz gegenüber negativen sozialen Reizen folgen, was z. B. die Wahl aufmerksamkeitszentrierter Techniken zur Folge hätte. Modulare Psychotherapie gründet sich also – über die rein kategoriale Diagnostik hinaus – häufig auf eine genaue Funktionsdiagnostik sowie eine Operationalisierung von psychotherapeutischen Techniken auf mikrosequenzieller Ebene (Schmahl und Bohus 2014). Zukünftig, so hoffen neurowissenschaftlich forschende Psychotherapeuten, könnte die Modulauswahl auch auf der Grundlage zuvor identifizierter neurobiologischer Mechanismen erfolgen (s. weiter unten).

In der modularen Psychotherapie beruhen die konkreten Entscheidungen zur Auswahl und Sequenz der Module auf **klinischen Flussdiagrammen** (Ng und Weisz 2016) oder Behandlungsheurismen (Bohus et al. 2012) und damit auf dynamisch hierarchisierten Entscheidungsbäumen, die empfehlen, welche Interventionen bei welchem Patienten zu welchem Zeitpunkt zur Anwendung kommen sollen. Dabei können Module einmal oder mehrfach in Therapien eingebracht werden, und die Modulauswahl erfolgt nicht nur anhand der primären Diagnostik, sondern auch adaptiv im Therapieverlauf anhand des Ansprechens des Patienten auf spezifische Interventionen (Lei et al. 2012). Entsprechend muss die Therapie kontinuierlich von Aufzeichnungen zu günstigen und ungünstigen Patientenreaktionen hierauf begleitet werden. Modulare Psychotherapie – vor allem wenn im Forschungskontext betrieben – bedient sich über die individuelle Therapieplanung und Therapieadaptation hinaus auch erster **empirischer Erkenntnisse aus der Prädiktorenforschung** (➤ Kap. 4.5). So schlossen Norcross und Wampold (2011) aus Metaanalysen zu patientenbasierten Merkmalen darauf, dass Reaktanz oder auch Copingstile sich zur Auswahl individueller Adaptationen im Therapieverlauf eignen. Beutler et al. (2011) berichteten aus einer anderen Metaanalyse, dass Patienten mit hoher Reaktanz besser auf Behandlungen ansprechen, in denen Psychotherapeuten einen nichtdirektiven Behandlungsstil zeigen. Zukünftige Hoffnungen richten sich auf Entscheidungsmatrizen bzw. Entscheidungsbäume, die ihre Quelle in statistischen Methoden des Data-Mining haben; hier wird die einschlägige Fachliteratur systematisch nach solchen randomisierten klinischen Studien (RCTs) über Prädiktoren des Ansprechens auf Psychotherapie durchsucht, die Informationen über das therapeutische Vorgehen integrieren. Auf großen Datenpools aufbauend werden dann Algorithmen entwickelt, die Profile von häufig zur Anwendung gekommenen Behandlungstechniken in erfolgreichen Psychotherapien in definierten Patientenpopulationen erstellen (Chorpita et al. 2013).

Die auf individuellen Patientenmerkmalen basierende Zusammenstellung von psychotherapeutischen Techniken kommt dem Vorgehen von Psychotherapeuten im Behandlungsalltag näher als das störungsspezifische Vorgehen, das den präskriptiven Übertrag von Behandlungsmanualen aus RCTs in den Alltag impliziert. Zu betonen ist allerdings, dass die Entscheidungsheurismen in der modularen Psychotherapie, wie dargestellt, empirisch begründet sind und das Ansprechen des individuellen Patienten hierauf kontinuierlich dokumentiert und im Hinblick auf das weitere therapeutische Vorgehen ausgewertet werden muss.

Weniger aufwendige Studiendesigns verwenden Module, deren Auswahl a priori ohne die Möglichkeit der Adaptation an individuelle Patientenmerkmale und individuelle Behandlungsverläufe festgelegt wurde. Die Zusammensetzung der Module erfolgt in Hinblick auf typische Merkmale der Patientengruppe im Allgemeinen, z. B. spezifische Komorbidität bei Patienten mit depressiver Episode (Schramm et al., persönliche Mitteilung) oder mit Borderline-Persönlichkeitsstörung (Bohus et al. 2013), oder aber die Module fokussieren, wie in einer laufenden Untersuchung bei Patienten mit Borderline-Persönlichkeitsstörung (Herpertz et al., persönliche Mitteilung), auf spezifische Funktionsstörungen (vgl. RDoC-Systematik). Andere psychotherapeutische Methoden, die ursprünglich störungsspezifisch entwickelt wurden, werden inzwischen zu einer modularen Struktur weiterentwickelt und in der Anwendung auch für andere Patientengruppen empfohlen (z. B. Linehan und Wilks 2015).

MERKE

Entscheidungsbäume zur Modulauswahl und zur Sequenz der Module können unterschiedlichen Ursprungs sein:
- Sie können im klinischen Setting auf der kontinuierlichen Aufzeichnung günstiger und ungünstiger Patientenreaktionen auf bestimmte Interventionen beruhen.
- Im Forschungssetting können sie (in Zukunft) aus Metaanalysen und Data-Mining zu patientenbasierten Merkmalen als empirisch gewonnene Prädiktoren des Therapieoutcomes bei bestimmten Interventionen abgeleitet werden.
- Zukünftig könnte die Auswahl von Techniken sich an behavioralen und neurobiologischen Mechanismen orientieren, die vor allem Dysfunktionen (z. B. wie in RDoC zusammengestellt) und weniger diagnostischen Kategorien unterliegen. Es können Mechanismen sein, die beim konkreten Patienten detektiert wurden, oder solche, die an spezifischen Subgruppen festgestellt wurden, zu denen der konkrete Patient begründetermaßen gehört.

Modulare Psychotherapie kann als Baukastensystem aufgefasst werden, das schulenübergreifend und damit jenseits des Schulenstreits unspezifische wie auch störungsspezifische Techniken beinhaltet (Bohus et al. 2012). Ziel dieser Interventionen ist es, sich selbst aufrechterhaltende Pathomechanismen zu verändern und gezielte Veränderungsmechanismen anzusprechen. Zunächst einmal berücksichtigt das modulare Baukastensystem allgemeine Grundfertigkeiten oder **Basiskompetenzen** zum Aufbau einer therapeutischen Beziehung, zur Erstellung einer Fallkonzeption und Nutzung allgemeiner Wirkfaktoren (➤ Box 7.1). Mit Basiskompetenzen sind solche grundlegenden therapeutischen Fähigkeiten gemeint, die unabhängig von der jeweils angewandten Intervention, den jeweils individuellen Patientenmerkmalen oder des jeweiligen Störungsbildes den psychotherapeutischen Prozess prägen. Hierzu gehören weitere, in allen Psychotherapien regelhaft zur Anwendung kommende Techniken des Motivationsaufbaus, der Problemaktualisierung und Ressourcennutzung etc. (Schnell und Herpertz 2013). Die richtige Anwendung solcher Basiskompetenzen wirkt sich in hohem Maße auf die Qualität der therapeutischen Beziehung aus, die sich als wichtigster unspezifischer Wirkfaktor von Psychotherapien erwiesen hat (s. auch ➤ Kap. 4).

BOX 7.1
Basiskompetenzen

(ohne Anspruch auf Vollständigkeit)
- Therapeutische Haltung
- Beziehungsaufbau und -gestaltung
- Gestaltung des therapeutischen Settings
- Diagnostische Methodik
- Mitteilung der Diagnose
- Behandlungsplanung und Fokuswahl
- Individuelle Hierarchisierung der Behandlungsziele
- Motivationsaufbau
- Problemaktualisierung
- Ressourcennutzung
- Kontinuierliche kritische Selbstreflexion

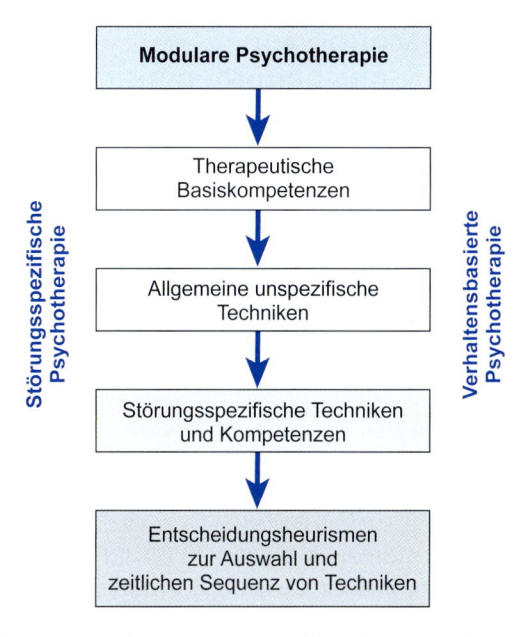

Abb. 7.1 Das Baukastensystem der modularen Psychotherapie

Das modulare System besteht im Weiteren aus **allgemeinen, unspezifischen Interventionen** wie u. a. Techniken der kognitiven Umstrukturierung, des Problemlösetrainings, der Achtsamkeitsfokussierung, des Kontingenzmanagements oder auch der Klärung, Konfrontation und Deutung (➤ Box 7.2), die in vielen störungsspezifischen Manualen enthalten sind und damit diagnoseübergreifend häufig Anwendung finden. Schließlich sind im modularen Baukastensystem auch Techniken enthalten, die gewöhnlich **bei ganz spezifischen Störungen** zum Einsatz kommen, z. B. Exposition mit Reaktionsverhinderung oder antidissoziative Techniken (➤ Abb. 7.1).

BOX 7.2
Allgemeine, störungsunspezifische Interventionen der Modularen Psychotherapie

(ohne Anspruch auf Vollständigkeit)
- Problemlösen
- Selbstkontrollverfahren
- Emotionsmodulation
- Expositionsbasierte Techniken (in sensu, in vivo)
- Kognitive Umstrukturierung
- Kontingenzmanagement
- Klärung
- Konfrontation
- Deutung
- Verhaltensexperimente
- Metakognitive/emotionale Intervention
- Problem- und Bedingungsanalysen
- Imaginative Techniken
- Übende Verfahren (z. B. autogenes Training, progressive Muskelentspannung)
- Hypnotherapie
- Achtsamkeitsbasierte Therapien
- Körperorientierte Verfahren
- E-basierte Interventionen

7.3 Erforschung von Krankheitsmechanismen als Targets modularer Psychotherapie

Einen wichtigen Anstoß zum Erblühen modularer Psychotherapien gab auch die experimental-psychopathologische und neurowissenschaftliche Forschung. Sie liefert Aufschluss über Krankheitsmechanismen, die zu Targets umschriebener psychotherapeutischer Interventionen werden. So fokussiert die **funktionelle Bildgebung** gewöhnlich auf von der normalen neuronalen Aktivität abweichende Netzwerke, die eher Dysfunktionen denn Störungen repräsentieren und als Mediatoren psychotherapeutischer Effekte aufgefasst werden können. Entsprechend mehren sich die Befunde dazu, wie definierte Psychotherapiemethoden auf spezifische Hirnnetzwerke Einfluss nehmen. So konnten wir kürzlich zeigen, dass Borderline-Patientinnen, die nach Skillstraining gemäß der Dialektisch-behavioralen Therapie (DBT) eine signifikante klinische Besserung zeigten, eine stärkere funktionelle Kopplung innerhalb des Emotionsregulationsnetzwerkes, d. h. zwischen präfrontalen und limbischen Regionen bei Aufforderung zur kognitiven Neubewertung aufwiesen als Patientinnen ohne klinische Besserung (Schmitt et al., persönliche Mitteilung). Folgerichtig wäre die Integration eines Moduls der kognitiven Umstrukturierung für Patienten mit Borderline-Persönlichkeitsstörung, aber auch darüber hinaus für alle Patientengruppen, die eine Emotionsregulationsstörung zeigen, hilfreich.

Indem modulare Psychotherapie auf funktionellen Domänen fokussiert, die über verschiedene psychische Störungen hinweg in ähnlicher Weise zu finden sind, arbeitet sie „transdiagnostisch" (Übersicht bei Clark und Taylor 2009; Dozois et al. 2009). Sie zielt auf die Verbesserung von kognitiven, emotionalen, interpersonellen und Verhaltensmerkmalen, die einer breiten Palette unterschiedlicher Störungen und Syndrome zugrunde liegen (Harvey et al. 2004) und zur Auswahl entsprechender Behandlungsmodule führen (Barlow et al. 2004). Dysfunktionen, die sich z. B. für eine solche gezielte Psychotherapie anbieten, sind verminderte emotionale Achtsamkeit und gestörte Emotionsregulation, eine Hypervigilanz gegenüber sozialer Bedrohung, aber auch eine gering ausgeprägte Fähigkeit zur Mentalisierung. Modulare Psychotherapie ist also gut anschlussfähig zu neurobiologisch fundierten Therapiemodellen, die darauf abzielen, die intrinsische Plastizität des menschlichen Gehirns zu nutzen, um neurale Netzwerke zu modulieren, die krankmachende Gedanken, Gefühle und maladaptives Verhalten repräsentieren (Crocker et al. 2013; Insel und Cuthbert 2015). In diesem Sinne bietet sie hervorragende Anknüpfungspunkte zur aktuellen biobehavioralen Erforschung von Funktionsdomänen, wie dies in RDoCs empfohlen wird (➤ Kap. 7.2).

Eine etwas andere, aber ebenfalls zukunftsträchtige Entwicklung von Psychotherapie könnte darin liegen, Subgruppen von Patienten innerhalb diagnostischer Entitäten anhand von gemeinsamen Störungsmechanismen zu identifizieren, die von spezifischen Therapiemodulen in besonderer Weise profitieren. Diese Hypothese wird derzeit z. B. bei Patienten mit Depression und einer Vorgeschichte früher Traumata in komplexen Forschungsdesigns geprüft. Vor dem Hintergrund des unzureichenden Ansprechens auf die Standardtherapie könnte eine modulare Ergänzung auf der Grundlage von umschriebenen Dysfunktionen, die für Menschen mit früher Traumatisierung typisch sind, hilfreich sein (Teicher und Samson 2013).

Auch schon einfachere, nicht neurobiologische Methodik nutzende experimentelle Verhaltensstudien, die sich z. B. peripherer Physiologie und Eye-Tracking-Techniken bedienen, könnten Aufschluss über Krankheitsmechanismen geben, die bereits heute, auf der Ebene des individuellen Patienten die Wirksamkeit bestimmter psychotherapeutischer Techniken nahelegen und zukünftig eine auf den einzelnen Patienten zugeschnittene **mechanismusbasierte modulare Psychotherapie** begründen könnten. Voraussetzungen für die Anwendung solcher Methoden sind die genaue Charakterisierung der angewandten Techniken und das „Dismantling" („Auseinandernehmen") von komplexen Psychotherapieprogrammen vor dem Hintergrund heuristisch gewonnener Krankheitsmodelle.

> **MERKE**
> Eine modulare Psychotherapie zeigt konzeptionell gute Anschlussmöglichkeiten zu einer mechanismusbasierten Psychotherapie, die experimentalpsychologische und neurobiologische Erkenntnisse einbezieht.

7.4 Aus- und Weiterbildung in modularer Psychotherapie

Die Integration einer modularen Psychotherapie in die Aus- und Weiterbildung von Ärztlichen und Psychologischen Psychotherapeuten könnte als Brückenschlag zwischen störungsspezifischen Psychotherapien und individualisierten transdiagnostischen Therapieansätzen zielführend sein (s. auch ➤ Kap. 39). Details, wie eine solche Integration in die Weiterbildung von Assistenzärzten zum Facharzt für Psychiatrie und Psychotherapie aussehen könnte, wurden von der Deutschen Gesellschaft für Psychiatrie, Psychotherapie, Psychosomatik und Nervenheilkunde (DGPPN) bereits erarbeitet, könnten aber auch auf Ausbildungs- und Weiterbildungsbedürfnisse anderer Berufsgruppen von Psychotherapeuten angepasst werden (➤ Abb. 7.2). Es bleibt derzeit allerdings noch abzuwarten, welche Weiterbildungsordnung verabschiedet werden wird und ob sie die modulare Psychotherapie als Baustein einbezieht.

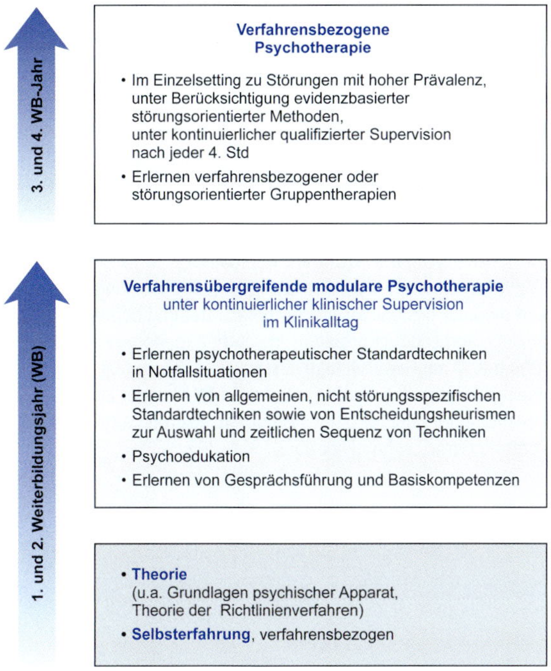

Abb. 7.2 Vorschlag für die Weiterbildung in modularer Psychotherapie im Rahmen der Facharztweiterbildung für Psychiatrie und Psychotherapie

Trotz klarer Darlegung der zu vermittelnden psychotherapeutischen Inhalte in der aktuellen Weiterbildungsordnung zum Facharzt für Psychiatrie und Psychothcrapic mangelt es an einer Verzahnung der theoretischen Weiterbildung mit der klinischen Anwendung im derzeitigen Alltag. Eine theoretische Vermittlung der Grundlagen der Psychotherapie erscheint zwar weitläufig durchaus zu erfolgen, die Anwendung des Erlernten in der klinischen Praxis ist jedoch verbesserungsfähig.

Eine Weiterbildungsordnung, die sich im ersten Schritt am Erlernen einer modularen Psychotherapie orientiert, könnte von Anfang an die wesentlichen Basiskompetenzen, Techniken bzw. Interventionen einschließlich Heurismen zu deren Auswahl zunächst theoretisch und dann vor allem in der Anwendung unter Nutzung videobasierter Supervisionstechniken im klinischen Alltag vermitteln:

- Im ersten Jahr der Weiterbildung könnten verfahrensübergreifende Basiskompetenzen erlernt werden, die unmittelbar im klinischen Alltag eingesetzt und unter regelmäßiger klinisch-supervisorischer Kontrolle dann schrittweise optimiert werden.
- Im zweiten Jahr würde sich das Erlernen allgemeiner, unspezifischer psychotherapeutischer Interventionen anschließen, begleitet von der Vermittlung theoretischer Kenntnisse zu den wichtigsten Psychotherapieverfahren, um den theoretischen Hintergrund zu erarbeiten, aus dem die Interventionen entstammen und damit das notwendige Wissen um die Kontextabhängigkeit von Therapieeffekten.
- Im dritten und vierten Weiterbildungsjahr könnten aufbauend auf einer inzwischen gewonnenen guten Kompetenz in Standardtechniken der Psychotherapie (s. auch ➤ Kap. 6) einige ausgesuchte evidenzbasierte Psychotherapiemethoden mit verfahrensbezogener Schwerpunktbildung für Störungen mit hoher Prävalenz erlernt werden.

Damit würden Weiterbildungskandidaten auch die Voraussetzungen zur psychotherapeutischen Tätigkeit im Richtlinienverfahren erwerben.

7.5 Wirksamkeit

Die Wirksamkeit der modularen Psychotherapie ist empirisch erst ansatzweise untersucht. Allerdings sind entsprechende Untersuchungen auf dem Vormarsch. So konnten Weisz et al. (2012) in der MATCH-Studie *(Modular Approach to Therapy for Children)* die Überlegenheit einer modularen Psychotherapie für Kinder mit Angststörungen, Depression, Trauma und Störung des Sozialverhaltens bei hoher Komorbidität untereinander im Vergleich zur Standardtherapie und Regelversorgung nachweisen. In dieser Studie wurden vier Entscheidungsflussdiagramme vorgegeben, deren Auswahl anhand des führenden Problembereichs erfolgte, wobei alle vier Flussdiagramme auch Module zu den anderen drei Problembereichen enthielten und eine hohe Flexibilität in der Sequenz der Anwendung möglich war.

Inzwischen ließ sich zum Katamnesezeitpunkt nach 2 Jahren auch die Überlegenheit gegenüber der Regelversorgung, nicht aber gegenüber der Standardbehandlung feststellen (Chorpita et al. 2013). Interessanterweise konnte bei Verwendung einer modularen Psychotherapie eine im Vergleich zum Standardverfahren und zur Regelversorgung höhere Zufriedenheit sowohl auf Patienten- als auch auf Therapeutenseite nachgewiesen werden (Chorpita et al. 2015). Gute Ergebnisse wurden auch aus der modularen Behandlung von jugendlichen Patienten mit Autismus-Spektrumstörungen (Storch et al. 2013) sowie bei Erwachsenen mit körperdysmorpher Störung (Wilhelm et al. 2014) berichtet. In der letztgenannten Studie, in der an individuellen Besonderheiten ausgerichtete Psychotherapiemodule als Add-on zu einer Standardtherapie eingesetzt wurden, fand sich im Vergleich zu einer Wartelistengruppe eine signifikant erhöhte Responserate. Schließlich ist eine Übersichtsarbeit in diesem Zusammenhang erwähnenswert, die zu dem Schluss kam, dass die Wahrscheinlichkeit der erfolgreichen Implementierung einer Psychotherapie mit dem Grad an Flexibilität und Adaptation an eine konkrete Versorgungssituation zunimmt (Durlak und DuPre 2008).

In den nächsten Jahren wird sich entscheiden, ob eine modulare Psychotherapie, die auf der Veränderung von dimensional konzipierten Dysfunktionen und Problembereichen beruht und aufgrund eines flexiblen, adaptiven Vorgehens im Behandlungsverlauf dem Anspruch einer individualisierten Therapie standhält, einen tatsächlichen Paradigmenwechsel in der Psychotherapie bedeutet (Craske 2012; Insel und Cuthbert 2015).

LITERATURAUSWAHL

Bohus M, Herpertz SC, Falkai P (2012). Modulare Psychotherapie – Rationale und Grundprinzipien. Psychiatrie 9: 40–45.

Chorpita BF, Weisz JR, Daleiden EL, et al.; Research Network on Youth Mental Health. (2013). Long-term outcomes for the Child STEPs randomized effectiveness trial: a comparison of modular and standard treatment designs with usual care. J Consult Clin Psychol 81(6): 999–1009.

Herpertz SC, Roth-Sackenheim C (2012). Psychotherapeutische Versorgung in Deutschland. Die Psychiatrie 9(2): 4–11.

Lei H, Nahum-Shani I, Lynch K, et al. (2012). A "SMART" design for building individualized treatment sequences. Annu Rev Clin Psychol 8: 21–48.

Ng MY, Weisz JR (2016). Annual research review: building a science of personalized intervention for youth mental health. J Child Psychol Psychiatry 57(3): 216–236.

Schnell K, Herpertz SC (2013). Allgemeine Grundlagen und Basiskompetenzen. In: Herpertz SC, Schnell K, Falkai P (Hrsg.). Psychotherapie in der Psychiatrie. Stuttgart: Kohlhammer, S. 13–46.

Weisz JR, Chorpita BF, Palinkas LA, et al. (2012). Testing standard and modular designs for psychotherapy treating depression, anxiety, and conduct problems in youth: a randomized effectiveness trial. Arch Gen Psychiatr, 69(3): 274–282.

Wilhelm S, Phillips KA, Didie E, et al. (2014). Modular cognitive-behavioral therapy for body dysmorphic disorder: a randomized controlled trial. Behav Ther 45(3): 314–327.

KAPITEL 8

Sabine C. Herpertz und Steffi Riedel-Heller

Psychotherapie als Teil eines multimodalen Behandlungskonzepts

---

Kernaussagen

- Bei Patienten mit schweren psychischen Erkrankungen stellt Psychotherapie häufig nur einen Baustein im Rahmen eines multimodalen Behandlungsprogramms dar. Weitere Behandlungspfeiler sind die Psychopharmakotherapie und psychosoziale Interventionen.
- Insgesamt gilt, dass „ein Mehr an Medizin keine bessere Medizin ist", eine Kombinationsbehandlung nicht unreflektiert zur Standardtherapie erhoben, sondern eine sorgfältige Indikationsstellung unter Berücksichtigung nosologischer Aspekte, aber auch des Schweregrades, des Krankheitsverlaufs und der Patientenerwartungen erfolgen sollte. Für die Einführung psychosozialer Interventionen ist eine psychosoziale Beeinträchtigung zwingende Voraussetzung, wie sie bei Menschen mit schweren psychischen Erkrankungen mit komplexen Behandlungsbedarfen gegeben ist.
- Daten aus Wirksamkeitsstudien lassen klare Behandlungsempfehlungen zur Frage der Kombinationsbehandlung von Pharmakotherapie und Psychotherapie derzeit nur eingeschränkt zu. Allgemein kann von einer Kombination von Psychotherapie und Pharmakotherapie häufig eine leichte wechselseitige Verstärkung unterhalb additiver Effekte erwartet werden. Eine signifikante Überlegenheit der Kombinationsbehandlung ist nicht durchweg gegeben.
- In der Akutbehandlung depressiver Störungen zeigt sich keine durchgehende Überlegenheit der Kombinationsbehandlung gegenüber der medikamentösen oder psychotherapeutischen Monotherapie. Bei Patienten mit schwerer Depression, chronischer Depression (nicht aber dem Subtyp mit früher Traumatisierung) sowie bei älteren Patienten ist allerdings von Anfang an eine Kombinationsbehandlung zu bevorzugen. Hilfreich scheint die Kombinationsbehandlung zudem im Hinblick auf eine Abkürzung der Behandlungszeit gegenüber reiner Psychotherapie und einen selteneren Behandlungsabbruch gegenüber reiner Pharmakotherapie zu sein.
- Bei den Angststörungen gibt es keine hinreichende empirische Evidenz für die Überlegenheit einer Kombinationsbehandlung gegenüber der Monotherapie. Hier ist die Kombinationsbehandlung nur bei mangelnder Ansprechbarkeit zu wählen. Bei Zwangsstörungen gibt es recht konsistente Hinweise auf die Überlegenheit der Kombination von Pharmakotherapie und Psychotherapie gegenüber alleiniger Pharmakotherapie.
- Bei den Schizophrenien liegt eine Überlegenheit der Kombination von Psychotherapie und Pharmakotherapie gegenüber einer alleinigen psychopharmakologischen Behandlung vor. Zusätzliche psychotherapeutische Interventionen im Einzel- oder auch Familiensetting erhöhen die Behandlungscompliance, verbessern das Funktionsniveau und reduzieren die Rückfallrate. Gleiches gilt für bipolare Störungen, für die eine Überlegenheit der Kombination zumindest in der Erhaltungsphase anzunehmen ist.
- Bei der Einführung eines Medikaments in eine laufende psychotherapeutische Behandlung sind die Auswirkungen auf die therapeutische Beziehung zu beachten.

8.1 Einführung

Die multimodale Therapie gilt seit Jahren als „State-of-the-Art" in der Behandlung von seelischen Erkrankungen, und in psychiatrischen Kliniken ist die Kombinationsbehandlung aus Psychotherapie, Psychopharmakotherapie und psychosozialen Interventionen das gängige Vorgehen. Eine Kombination psychotherapeutischer und biologischer Behandlungsverfahren ist aufgrund der grundsätzlich unterschiedlichen Wirkmechanismen auch intuitiv naheliegend. Die medikamentöse Behandlung verspricht eine recht schnelle Besserung der Akutsymptomatik, während die Psychotherapie mit ihrem Veränderungspotenzial für maladaptive Denk- und Interaktionsstile breitere Effekte nicht nur auf die aktuelle Krankheitsepisode, sondern auch auf die zukünftige Lebensgestaltung und damit eine günstige Beeinflussung des Langzeitverlaufs erwarten lässt. Psychosoziale Interventionen in Form von begleitenden und koordinierenden Maßnahmen, zu denen die Soziotherapie, ambulante Fachkrankenpflege, des Weiteren *Assertive Community Treatment* und Case-Management, dann auch Behandlungen in Tagesstätten und Interventionen zur beruflichen (Re-)Integration (z. B. Supported Employment) zählen, schaffen bei Patienten mit schweren psychischen Erkrankungen oft erst die Voraussetzung zur kontinuierlichen Inanspruchnahme ärztlich-psychotherapeutischer Leistungen und ermöglichen gesellschaftliche Teilhabe.

Der verbreiteten klinischen Anwendung einer Kombinationsbehandlung aus Psychotherapie und Pharmakotherapie steht ein Mangel an empirischer Evidenz gegenüber, ob die Kombinationstherapie der Monotherapie – sei sie medikamentöser oder psychotherapeutischer Prägung – tatsächlich überlegen ist. Vor dem Hintergrund der notwendigen Kostenersparnis im Gesundheitswesen aufgrund von Berechnungen, die im Vergleich zu alleiniger kognitiv-behavioraler Therapie (KVT) für die Kombinationsbehandlung z. B. bei der Depression um knapp ein Viertel höhere Ausgaben feststellten, erfährt diese Frage derzeit besondere Aktualität (Antonuccio et al. 2003). Dieses Kapitel verfolgt das Ziel, das zugegebenermaßen karge Wissen zur Wirksamkeit von Kombinationsbehandlungen unter nosologischen Aspekten zusammenzutragen und dabei zusätzliche Einflüsse einer multimodalen Therapie auf Selbstwirksamkeitserfahrungen des Patienten und die therapeutische Beziehung zu berücksichtigen.

Grundsätzlich stellt sich die Frage, ob sich eine radikale Aufteilung in psychologisch-psychosoziale Interventionen einerseits und biologisch-pharmakologische Behandlungsformen andererseits aufrechterhalten lässt, wenn man bedenkt, dass der Nutzen pharmakologischer Behandlung nicht nur vom Wirkstoff, sondern auch von der Effektivität des Therapeuten abhängt (Wampold und Brown 2005). Die Autoren konnten zeigen, dass der Behandlungsverlauf durch eine zusätzliche pharmakologische Behandlung nur bei Patienten von Therapeuten signifikant zu verbessern war, die sich in ihren Behandlungen als generell erfolgreich erwiesen, während Medikamente bei denjenigen Patienten, deren Therapeuten allgemein schlechtere Behandlungsergebnisse erzielten, keinen zusätzlichen Effekt erbrachten. Diese Ergebnisse weisen einer psychopharmakologischen Behandlung einen nicht zu vernachlässigenden zusätzlichen **Placeboeffekt** zu, der von einer methodenunabhängigen therapeutischen Kompetenz bestimmt wird.

Neben objektivierbaren salutogenetischen Einflüssen spielen für die Entscheidung, ob Monotherapien oder Kombinationstherapien angewandt werden sollen, auch subjektive Überzeugungen eine entscheidende Rolle. Europäische und amerikanische Vorurteilsforschungen haben gezeigt, dass die Mehrheit der Bevölkerung eine Psychotherapie der Pharmakotherapie vorzieht, entschieden so bei Angststörungen und depressiven Störungen, aber immer noch mehrheitlich bei psychotischen und bipolaren Erkrankungen, obwohl hier die Eigendynamik der Verlaufscharakteristika auch für den Laien deutlich in Erscheinung tritt (Angermeyer et al. 1993). Viele Laien setzen Psychopharmaka generell mit Tranquilizern und Sedativa gleich und fürchten, davon abhängig oder süchtig zu werden. Diese Grundeinstellung beruht auf der Annahme, Psychotherapie sei die einzige kausale Therapie, während Pharmakotherapie lediglich Symptomerleichterung sei und die Auseinandersetzung mit den Krankheitsursachen eher erschwere und verdecke. Diese Aussage ist in dieser allgemeinen Form natürlich unzutreffend. Allerdings geben neuere Studien Hinweise auf zwar späteren Wirkungseintritt, aber größere Nachhaltigkeit von Psychotherapie bei Angststörungen und Depression – ein Befund, der für diese Störungen tatsächlich einen deutlicher kausal akzentuierten Wirkmechanismus bei den Psychotherapien vermuten lässt

Die Abstimmung und das Eingehen auf die Wünsche der Patienten sollte eine hohe Priorität gegenüber den durch Daten zumeist nur unzureichend untermauerten objektiven Indikationskriterien haben. Nicht nur der Placeboeffekt wird durch eine **partizipative Entscheidungsfindung** genutzt, sondern auch die Möglichkeit, eine bessere Patientenbindung *(attachment)* bzw. eine bessere Compliance zu erreichen, wenn eine multimodale Therapie zustande kommt. Sie gewährleistet im Allgemeinen eine wesentlich engagiertere Mitarbeit der Patienten als bei der medikamentösen Monotherapie, zumal von Beginn der Behandlung an das für den Krankheitsverlauf so positive Selbstwirksamkeitserleben gefördert wird.

Resümee

Ein sorgfältiger Abstimmungsprozess mit den Patientenwünschen erscheint umso eher geboten, als von den meisten Patienten und insbesondere der zunehmenden Anzahl derer, die sich im Internet über Behandlungsoptionen informieren, partizipative Entscheidungsfindung *(shared decision-making)* gefordert wird.

8.2 Modelle zur Interaktion von Pharmakotherapie und Psychotherapie

Spekulative Modelle von Bergin und Garfield (1994) unterscheiden modellhaft die möglichen Spielarten wechselseitiger Einflussnahme zwischen Psychotherapie und Psychopharmakotherapie und suchen die realen Gegebenheiten danach ab, ob solche Fälle vorkommen.

- Das einfachste Modell beschreibt einen **additiven Effekt**, d. h., die Wirkung der Kombination stellt sich als die Summe der Einzelwirkungen dar. Dieses Modell wird in randomisierten klinischen Studien (RCTs) kaum je Bestä-

tigung finden, vielmehr zeigen die Ergebnisse gegenüber der Monotherapie zwar teils eine signifikante Effekterhöhung, die aber kleiner ist als die Summe der Effekte.
- **Komplementäre Modelle** besagen, dass Psychotherapie und Psychopharmakotherapie auf unterschiedliche Aspekte seelischer Störungen fokussieren und sich deshalb ergänzen können. Es ist vereinbar mit dem Nachweis unterschiedlicher neurobiologischer Angriffspunkte von medikamentöser und psychotherapeutischer Behandlung (s. u. biologische Therapiekorrelate), allerdings nicht bei allen psychischen Störungen.
- Ein weiteres Modell beschreibt einen Synergismus beider Therapiearme mit Entfaltung einer potenzierenden Wirkung; der Effekt der Kombinationsbehandlung ist also größer als die Summe beider Einzelwirkungen. Dieses Modell ist z. B. anzuwenden, wenn psychotherapeutische Interventionen zusätzlich zu ihrer eigentlichen Wirkung zu einer Verbesserung der Compliance gegenüber der medikamentösen Therapie führen, wie dies für schizophrene Erkrankungen gezeigt wurde. Umgekehrt könnte eine Symptomentlastung durch medikamentöse Therapie erst einen psychotherapeutischen Ansatz ermöglichen.
- Ein weiteres Modell beschreibt eine erleichternde Wirkung mit einem fehlenden Wirksamkeitsnachweis für eine alleinige Psychotherapie, aber einem die pharmakotherapeutische Wirkung unterstützenden Effekt. Beispiel wäre die Erkennung von Frühwarnzeichen eines Rückfalls, die zu einer medikamentösen Frühintervention Anlass gibt.

Während diese Modelle Gründe für eine mögliche Überlegenheit der Kombinations- gegenüber der Monotherapie beschreiben, kann eine solche empirisch nicht überzeugend bestätigt werden. In Ergänzung zu den Modellen von Bergin und Garfield ist grundsätzlich sogar ein **behindernder, kontraproduktiver Effekt** vorstellbar – eine Sorge, die von Psychoanalytikern in den 1970er- und 1980er-Jahren, aber auch von kognitiven Verhaltenstherapeuten z. B. für die Angststörungen formuliert wurde. Ein empirischer Nachweis für störende Effekte konnte bisher nicht erbracht werden, ist aber auch wenig untersucht. Naheliegend ist eine störende Interaktion allerdings bei unzureichender Reflexion der Auswirkungen einer zusätzlichen medikamentösen Behandlung auf den psychotherapeutischen Wirkmechanismus und die therapeutische Beziehung (➤ Kap. 8.5).

> **MERKE**
> Angesichts der empirischen Datenlage ist insgesamt zu vermuten, dass am häufigsten Spielarten der wechselseitigen Verstärkung **unterhalb additiver oder gar potenzierender Effekte** sowie die relativ geringfügige wechselseitige Verstärkung oder sogar Begrenzung auf die maximale Wirksamkeit der stärkeren der beiden Komponenten infolge von Deckeneffekten vorkommen.

Zwei-Schichten-Modelle, nach der sich die biologische Dysfunktion bevorzugt pharmakologisch, die erlebnisreaktive Komponente bevorzugt psychotherapeutisch beeinflussen lassen, bestimmten lange unser Modell psychischer Störungen (Linehan 1996; Küchenhoff 2005), lassen sich aber empirisch nicht bestätigen. *Zirkuläre Modelle* arbeiten dagegen die wechselseitige Beeinflussung von biologischen und psychogenen Faktoren heraus. Dieses Modell sei am Beispiel der Angststörungen erklärt. Hier können als antezedente primäre Störungen sowohl biologische Dispositionen wie z. B. eine besondere Ansprechbarkeit der vegetativen Reaktionen oder etwa ein Mitralklappenprolaps vorhanden sein, aber auch spezielle erlebnisbedingte Kognitionen mit einfachen Konditionierungsprozessen des Vegetativums, die sich dann zu einer wechselseitigen Verstärkung aufgeschaukelt haben. Als sekundärer Bereich könnte dann das Vermeidungsverhalten mit entsprechender operanter Konditionierung eingestuft werden. In diesem Modell kann, wie die Expositionstherapien gezeigt haben, die Arbeit an den sekundären erlebnisverarbeitenden Anteilen der Psychopathologie auf die primären psychopathologischen Störungen zurückwirken, sodass bei einem günstigen Verlauf die Störung – bis auf die ursprünglichen Vulnerabilitätsmarker, die z. B. ein leichteres Wiederanspringen der Angst unter bestimmten Umständen beim „Reinstatement" bedingen können – insgesamt aufgelöst werden.

Neurobiologische Modelle

Genetische Prädiktoren, die eine Therapie-Response vorhersagen können und in der somatischen Medizin zunehmend an Bedeutung gewinnen, fehlen auf dem Gebiet der Psychiatrie völlig. Mit dem Erstarken der neurobiologischen Forschung ist angesichts der Breite der psychiatrischen Erkrankungen – auch denen mit einer vermuteten Dominanz psychogener gegenüber dispositionellen Faktoren – die Differenzierung nosologisch basierter Zielsymptome für biologische in Abgrenzung zu psychotherapeutischen Interventionen infrage gestellt. Vielmehr liegt inzwischen eine ganze Anzahl von Studien vor, welche die **Normalisierung oder auch Kompensation biologischer Abweichungen unter Psychotherapie** anzeigen.

Dabei konnten mittels funktioneller Bildgebung sowohl Gemeinsamkeiten als auch Unterschiede in den Wirkmechanismen aufgezeigt werden:
- So berichteten Furmark et al. (2002) bei Patienten mit **sozialer Phobie** sowohl nach erfolgreicher Behandlung mit Verhaltenstherapie als auch nach geeigneter Psychopharmakotherapie ähnliche funktionelle Veränderungen von Amygdala, Hippokampus und weiteren, für das emotionale Gedächtnis bedeutsamen Hirnarealen (vgl. ➤ Kap. 18).

- Bei der Behandlung der **Depression** dagegen scheint es zu differenziellen Effekten der KVT gegenüber der Behandlung mit Antidepressiva zu kommen (Goldapple et al. 2004; vgl. auch ➤ Kap. 21). Kennedy et al. (2007) haben zeigen können, dass bei psychopharmakologischer Depressionsbehandlung die präfrontale Aktivierung zurückgeht, während bei KVT diese Aktivierung ebenso ansteigt wie die des anterioren Zingulums, während wiederum das subgenuale Zingulum mit Venlafaxin aktiviert wird. Differenzielle Prädiktoren für Therapie-Response konnten bisher für die Depression nicht identifiziert werden; vielmehr fanden Konarski et al. (2009) einen Hypermetabolismus am Übergang vom prägenualen zum subgenualen anterioren Zingulum als gemeinsames Merkmal der Nonresponder, ganz gleich ob sie Pharmakotherapie oder Psychotherapie erhielten.

Für die Zukunft besonders hoffnungsvoll sind Versuche, anhand der Identifizierung von neurobiologischen Prädiktoren zu einer Differenzialindikation zwischen medikamentöser Therapie und Psychotherapie zu kommen und im Hinblick auf die Indikationsstellung für eine Kombinationsbehandlung Verlaufsparameter zu beschreiben, die eine hohe Rückfallgefahr anzeigen und deshalb die Hinzunahme einer weiteren therapeutischen Modalität nahelegen (Dunlop et al. 2012). Erste Befunde bei depressiven Erkrankungen von Siegle et al. (2006) konnten aufzeigen, dass eine hohe anhaltende Amygdalaaktivität ein Ansprechen auf KVT, nicht aber auf Antidepressiva prädiziert. Bei den Zwangsstörungen erwies sich in einer der ersten veröffentlichten Studien zu dieser Fragestellung das Ausmaß des Metabolismus im linken orbitofrontalen Kortex als Positivprädiktor für das Ansprechen auf KVT, aber als Negativprädiktor für das Ansprechen auf Psychopharmakotherapie (Brody et al. 1998, vgl. auch ➤ Kap. 19). Auch gibt es erste Hinweise, dass sich die Dicke des medialen orbitofrontalen Kortex als Prädiktor für das Ansprechen auf Verhaltenstherapie z. B. bei Angststörungen erweisen könnte, weil sie mit der Fähigkeit, Löschung aufrechtzuerhalten, positiv korreliert (Marder et al. 2005). Mit heutiger Technologie und den damit verbundenen Kosten ist allerdings fraglich, ob solche Indikationsmodelle in der Routinepraxis realisierbar sind.

Zu bedenken sind für die Kombinationstherapien auch die **unterschiedlichen Änderungsgeschwindigkeiten** erfolgreicher Symptom- oder Prozessbeeinflussungen durch die unterschiedlichen Therapieansätze (Beutel 2006; Posner und Rothbart 2000). Die Veränderung eines Aufmerksamkeitsfokus kann sich in Millisekunden abspielen, während eine Einstimmung auf neue Assoziationen in Verbindung mit spezifischen Triggern Tage bis Wochen dauern kann. Das Erlernen neuer Regeln prozedural oder deklarativ nimmt Monate in Anspruch; die Veränderung von Repräsentationen und Metarepräsentationen sowie die Modifikation von Persönlichkeitszügen im Bereich von Beziehungsformationen z. B. beansprucht Monate bis Jahre.

Resümee

Psychiatrische Forschung strebt nach der Identifizierung von neurobiologischen Prädiktoren des Ansprechens auf Psychotherapie, Pharmakotherapie sowie der Notwendigkeit einer Kombinationsbehandlung.

8.3 Die Bedeutung psychosozialer Therapien im Rahmen des multimodalen Behandlungskonzepts bei (schweren) psychischen Erkrankungen

Psychosoziale Interventionen stellen eine wichtige Säule in der Behandlung schwerer psychischer Erkrankungen dar. Sie zielen hauptsächlich darauf ab, die Möglichkeiten der Betroffenen hinsichtlich unabhängiger Lebensführung, sozialer Teilhabe und höherer Lebensqualität zu verbessern. Insbesondere Patienten mit lang anhaltenden und schweren psychischen Erkrankungen erfahren oft gravierende Beeinträchtigungen psychosozialer Funktionen, die ihre Teilhabe in verschiedenen Lebensbereichen (Familie, Ausbildung, Arbeit, Wohnen, Freizeit) erschweren. Diese Teilhabebeeinträchtigungen dienen in der Abgrenzung entlang des Kontinuums von Krankheit und Gesundheit als Schwellenkriterium und stellen wichtige Ansatzpunkte für psychosoziale Ansätze dar. Verschiedene Fähigkeitsdimensionen sind regelhaft bei psychischen Erkrankungen beeinträchtigt und behindern damit die Umsetzung erforderlicher Aufgaben und Aktivitäten (Linden et al. 2015).

In der Behandlung schwerer psychischer Erkrankungen geht es nicht zwingend „*um eine Rückkehr zu einem Zustand vor der Erkrankung*", sondern eher um „*ein Wachstum und eine Entwicklung, die es ermöglichen, die persönlichen, sozialen und gesellschaftlichen Folgen einer psychischen Erkrankung zu überwinden*" (Amering 2012). Einen konzeptuellen Rahmen für eine solche **Recovery-orientierte Behandlung** bietet das erweiterte Stress-Vulnerabilitäts-Modell von Mueser et al. (2013), in dessen Fokus die stringente Stärkung der Betroffenen im Umgang mit der Erkrankung, die aktive Gestaltung des Behandlungsprozesses ausgerichtet an eigens formulierten Zielen und eine stärkere Partizipation in den verschiedenen Lebensbereichen steht (➤ Abb. 8.1). Im angloamerikanischen Konzept der „*psychosocial interventions*" wird die Grenze zur Psychotherapie sehr weit gezogen (Mueser et al. 2013).

Die S3-Leitlinie „Psychosoziale Therapien bei schweren psychischen Erkrankungen" (DGPPN 2013) fokussiert ausschließlich auf psychosoziale Interventionen im engeren Sinne, die erstmals für den deutschsprachigen Raum systematisiert wurden. Dabei werden sog. Systeminterventionen (*sys-*

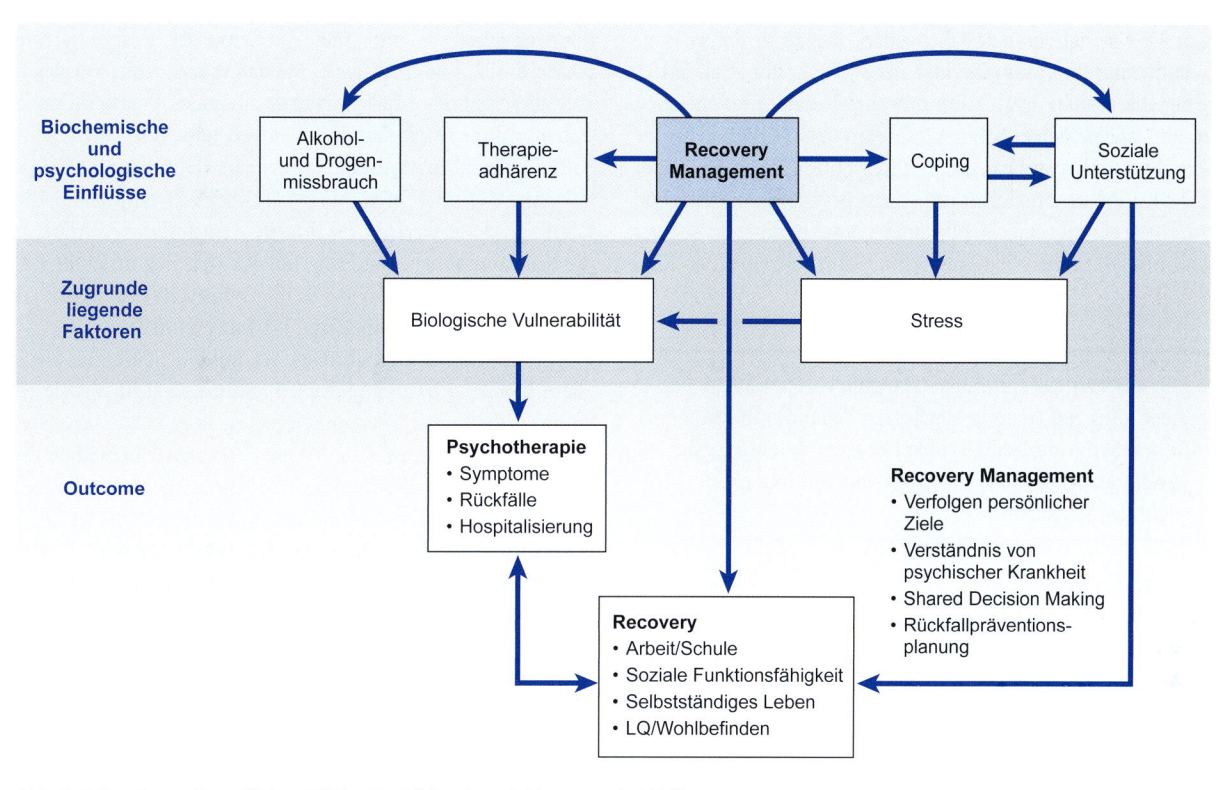

Abb. 8.1 Erweitertes Stress-Vulnerabilitäts-Modell (mod. nach Mueser et al. 2013)

tem level interventions) von Einzelinterventionen, die in verschiedenen Settings zur Anwendung kommen können, unterschieden:
- **Systeminterventionen** sind komplexe Interventionen wie z. B. gemeindepsychiatrische multiprofessionelle Behandlungen, das Case-Management oder Ansätze der Arbeitsrehabilitation und des unterstützten Wohnens. Hier geht es vor allem darum, wie Versorgungsangebote organisiert und gestaltet sein müssen, um schwer psychisch Kranke besser zu erreichen und optimal zu unterstützen.
- Ergotherapie, künstlerische Therapien, Training sozialer Kompetenzen sowie Sport- und Bewegungsinterventionen lassen sich in dieser Systematik den sog. **Einzelinterventionen** zuordnen. Diese können in verschiedenen Behandlungs- und Versorgungszusammenhängen (ambulanter Bereich, Tagesklinik, stationäre Versorgung) Anwendung finden. Für einen Teil dieser Interventionen liegt gute Evidenz vor. Diese bezieht sich zu einem Großteil auf die Patientengruppe mit schweren psychischen Erkrankungen.

Im Bereich der Systeminterventionen sind das vor allem die Ansätze multiprofessioneller gemeindepsychiatrischer und teambasierter Behandlung, wie sie z. B. durch *Home Treatment* oder *Assertive Community Treatment* (Akutbehandlung im häuslichen Umfeld und nachgehende aufsuchende Behandlung) getragen werden (Dieterich et al. 2010; Murphy et al. 2015). Evaluationen hierzu liegen auch aus Deutschland vor (Lambert et al. 2010). Aber auch die Wirksamkeit des arbeitsrehabilitativen Ansatzes *von Supported Employment* wurde in zahlreichen RCTs aufgezeigt. Gegenüber herkömmlichen am Stufenleiterprinzip der Rehabilitation ausgerichteten Ansätzen liegen hier die Beschäftigungsraten doppelt so hoch (Kinoshita et al. 2013).

Die Einzelinterventionen sind als adjunktive Therapien zu verstehen und werden in aller Regel auch als solche in den Wirksamkeitsstudien untersucht. Dabei gelten insbesondere das Training sozialer Fertigkeiten sowie die Familienpsychoedukation als evidenzbasiert (DGPPN 2013; Gühne et al. 2014). Für andere Interventionen wie die der Sport- und Bewegungstherapie, der künstlerischen Therapien oder der Ergotherapie liegt weit weniger schlüssige Evidenz vor.

Die Beteiligung von Nutzern psychiatrischer Dienste und ihrer Angehörigen gewinnt auch zunehmend an Bedeutung. Die Begegnung mit Menschen mit vergleichbaren krankheitsbedingten Erlebens- und Erfahrungshintergründen kann den Genesungsprozess positiv beeinflussen (National Collaborating Centre for Mental Health 2014). Man unterscheidet verschiedene Möglichkeiten dieser Unterstützungsform:
- *Peer Support* meint die Unterstützung Betroffener durch Peers.
- *Mutual Support* bezeichnet die gegenseitige Unterstützung Betroffener.
- *Peer-run Services* schließen die Mitwirkung Psychiatrie-Erfahrener in professionellen Hilfsangeboten, z. B. im gemeindepsychiatrischen multiprofessionellen Teams ein (Davidson et al. 2012).

Zur Peer-Arbeit finden sich positive Belege in der wissenschaftlichen Literatur (Davidson et al. 2012; Pitt et al. 2013). Über die gezielte Evaluation umschriebener Interventionen hinaus finden sich zunehmend Effektivitätsnachweise für die Kombination psychosozialer Interventionen miteinander bzw. für die Kombination mit einem psychotherapeutischen Ansatz (Lecomte et al. 2014b), meist durchgeführt bei schwer chronisch kranken Patienten mit Schizophrenie (➤ Kap. 8.4.3).

Resümee

Bei schweren psychischen Störungen tritt häufig an die Stelle einer auf Heilung angelegten Behandlung (im Sinne von Symptomfreiheit) eine Recovery-orientierte Behandlung, bei der psychosoziale Interventionen ein wichtiges Standbein sind.

8.4 Wirksamkeitsstudien

Im Folgenden wird die derzeitige Datenlage aus kontrollierten Studien zur Wirksamkeit von Kombinationsbehandlungen aus Psychotherapie und Pharmakotherapie sowie Psychotherapie und psychosozialen Interventionen (Letzteres nur bei Schizophrenien zu finden) im Vergleich zu Monotherapien bei einer Reihe von weit verbreiteten psychiatrischen Erkrankungen zusammengefasst.

8.4.1 Depression (➤ Kap. 21)

Auf antidepressive Pharmakotherapie oder störungsspezifische Psychotherapie sprechen nicht mehr als 50–60 % der Patienten mit rezidivierenden depressiven Störungen an; die Raten der Vollremission sind noch geringer. Hinsichtlich der Rückfallrate 1 Jahr nach Therapiebeendigung finden sich in einer Metaanalyse Angaben von bis zu 60 % nach antidepressiver Medikation und 30 % nach KVT (Gloaguen et al. 1998). Der prophylaktische Effekt einer KVT stellt sich in vielen Studien nicht nur konsistent dar, sondern könnte auch noch höher sein und dem einer medikamentösen Langzeitbehandlung gleichkommen, wenn gelegentliche Auffrischungssitzungen erfolgen würden (Hollon et al. 2005). Offener ist die Frage nach der Wirksamkeit der Kombinationsbehandlung auf die Remission bei dieser Patientengruppe mit nicht ganz konsistenten Ergebnissen; für eine allgemeine Überlegenheit einer Kombinationsbehandlung ergibt sich keine hinreichende Evidenz.

Der systematische Review von Pampallona et al. (2004) verweist auf eine signifikante, aber mäßig ausgeprägte Überlegenheit der Kombinationsbehandlung gegenüber reiner Pharmakotherapie mit einer Zunahme der Responderrate (Odds-Ratio 1,86). Aktuelle Metaanalysen zum Vergleich von alleiniger Pharmakotherapie, alleiniger Psychotherapie und Kombinationsbehandlung zeigen teils eine Überlegenheit der Kombinationsbehandlung an (Huhn et al. 2014), teils nicht (Amick et al. 2015). Schließlich empfehlen die Leitlinien der *American Psychiatric Association* (APA 2010) die Kombinationsbehandlung nur für den Beginn einer Behandlung für Menschen mit mäßiger bis schwerer depressiver Episode zwecks schnelleren Wirkungseintritts.

Vorteile der Kombinationsbehandlung scheinen also vor allem in einer Abkürzung der Behandlungszeit im Vergleich zu ausschließlicher Psychotherapie zu liegen. So verweisen mehrere Studien darauf, dass diese einer ausschließlichen interpersonalen Psychotherapie überlegen ist, wenn die Behandlungszeit unter 4 Monaten, nicht aber wenn sie über 6 Monaten liegt (zur Übersicht: Feijo de Mello et al. 2005). Dieselbe Übersichtsarbeit kommt zu dem Ergebnis, dass eine zusätzliche Psychotherapie die Behandlungscompliance steigern kann; so kam es mit 44,8 % unter reiner Pharmakotherapie zu einem häufigeren Behandlungsabbruch als unter der Kombinationsbehandlung (23,2 %). In einer Metaanalyse kommen Pampallona et al. (2004) zu dem Schluss, dass der frühzeitige Behandlungsabbruch in Studien von mehr als 12-wöchiger Dauer unter der Kombinationsbehandlung signifikant abfällt, und stellen die Frage, ob sich die höhere Wirksamkeit im Langzeitverlauf allein auf eine Steigerung der Compliance zurückführen lässt. Einer solchen Interpretation stehen allerdings Befunde entgegen, die eine anhaltende Stärkung eines positiven Attributionsstils bei Patienten mit Kombinationsbehandlung gegenüber solchen mit alleiniger Einnahme eines Antidepressivums nachweisen konnten (Petersen et al. 2004).

Klinisch noch bedeutsamer könnten Hinweise sein, dass eine Kombinationsbehandlung für bestimmte Patientengruppen besonders angezeigt sein mag. So wiesen Thase et al. (1997) in einer Metaanalyse mit Daten von 595 depressiven Patienten nach, dass die Kombinationsbehandlung einer Psychotherapie nicht bei leichteren, wohl aber bei schwereren Depressionen eindeutig überlegen war. Schramm et al. (2007) zeigten für stationär behandelte depressive Patienten eine Überlegenheit der Kombinationstherapie gegenüber einer medikamentösen Behandlung in einem durch weitere Maßnahmen angereicherten stationären Setting. Eine neuere Studie von Hollon et al. (2014, 2016) verspricht einen Mehrgewinn der Kombinationsbehandlung bei depressiven Patienten ohne eindeutigen Interaktionseffekt mit dem Schweregrad. Auch finden sich Hinweise darauf, dass die Überlegenheit einer Kombinationsbehandlung bei älteren Patienten (Reynolds et al. 1999) und medizinisch kranken Patienten größer ist (Cuijpers et al. 2009). Die aktuellen S3-Versorgungsleitlinien der Depression empfehlen die Prüfung der Indikation für eine Kombinationsbehandlung bei schweren und chronischen Depressionen sowie Double Depression.

Paykel et al. (1999) untersuchten die Wirksamkeit einer Kombinationsbehandlung auf den Postakutverlauf an einer größeren Stichprobe depressiver Patienten und fanden, dass die Rückfallrate depressiver Patienten, die unter antidepressiver Medikation nur eine Teilremission erfahren hatten und deshalb besonders gefährdet waren, unter zusätzlicher KVT geringer war als unter der üblichen ärztlichen Weiterbehandlung. In einer Studie von Frank et al. (2005) mit schwer depressiven Patienten zeigte sich, dass die sequenzielle Gabe eines Antidepressivums bei inkompletter Remission unter alleiniger interpersoneller Psychotherapie interessanterweise wirksamer war als die simultane Behandlung mit Antidepressivum und Psychotherapie, weshalb diese Autoren eine Kombinationsbehandlung – auch aus Kostengründen – nur bei Therapieversagern für angezeigt halten. Frank und Kollegen stellen im Übrigen auch fest, dass im Rahmen der Erhaltungstherapie eine Sitzung mit IPT pro Monat genauso wirksam war wie wöchentliche oder 14-tägige Sitzungen. Zudem fanden sie eine bessere Compliance für die Kombinationsbehandlung von 70 zu 50 % und eine bessere Haltefunktion der Patienten über 12 Monate von zwei Dritteln zu einem Drittel gegenüber der Monotherapie.

In einer Metaanalyse von Cuijpers et al. (2011) wurde schließlich eine niedrigere Rückfallrate in der Gruppe der kombiniert Behandelten gegenüber den ausschließlich medikamentös Behandelten aufgezeigt. Reynolds et al. hatten schon 1999 eine Überlegenheit der Kombinationsbehandlung in der Rezidivprophylaxe bei rezidivierenden Depressionen gefunden. Nemeroff et al. (2003) behandelten 680 chronisch depressive Patienten mit CBASP (> Kap. 21.6.3), Nefazodon und einer Kombination aus beiden. Die Kombinationsbehandlung brachte Vorteile gegenüber der jeweiligen Monotherapie. In der Subgruppe der früh traumatisierten Patienten zeigten sich Vorteile der Psychotherapie gegenüber der Pharmakotherapie mit nur leichtem zusätzlichem Effekt der Kombinationsbehandlung.

> **MERKE**
>
> Die kürzlich veröffentlichten Leitlinien der *European Psychiatric Association* (EPA) empfehlen unter Bezugnahme auf Metaanalysen und systematische Reviews die Kombinationsbehandlung bei der chronischen Depression (mit Ausnahme der Dysthymie), allerdings verweisen sie auch auf gegenteilige Daten (zur Übersicht: Jobst et al. 2016). Auch Segal et al. (2003) empfehlen aufgrund ihrer Daten eine Spezifizierung von Therapien nach Vorverlauf, Vorliegen von Traumata oder Neurosen hin zu einer frühen Sequenzierung mit unterschiedlichen Fokusbildungen, auch im weiteren Psychotherapieverlauf und damit eine stärker personalisierte Therapieindikation.

Es scheint auch Patientengruppen zu geben, bei denen eine Kombinationsbehandlung eher wenig ausrichten kann: So schnitten Depressive im Vergleich zu Patienten ohne psychotische Symptome in einer Kombinationsbehandlung schlechter ab (Gaudiano et al. 2006); diese wurde allerdings nicht mit einer medikamentösen Monotherapie verglichen.

8.4.2 Angststörungen (> Kap. 18)

Die Datenlage zur Wirksamkeit der KVT bei Patienten mit **sozialer Phobie** ist mit Effektstärken (ES) zwischen 0,80 und 1,09 überzeugend (Rodebaugh et al. 2004). Für die pharmakologische Behandlung mit Antidepressiva werden in Metaanalysen sehr unterschiedliche Effektstärken (im Mittel 0,53 bei einer Bandbreite zwischen –0,029 und 1,21) angegeben (Hedges et al. 2007). In zwei Studien zur Wirksamkeit der Kombinationsbehandlung bei sozialen Phobien konnte keine signifikante Überlegenheit gegenüber einer Monotherapie mit SSRIs nachgewiesen werden, auch wenn in einer dritten Studie die Effektstärke der Kombination höher lag (Blomhoff et al. 2001; Davidson et al. 2004; Rosser et al. 2004). Dies verweist am ehesten auf einen Deckeneffekt für die Kombinationsbehandlung.

In einer von Gould et al. (1995) durchgeführten Metaanalyse deutete sich in der Behandlung von **Panikstörungen** bei einer Effektstärke von 0,68 eine Überlegenheit der KVT im Vergleich zur alleinigen pharmakologischen Behandlung (ES 0,47) und zur Kombinationsbehandlung (ES 0,56) an. Eine Metaanalyse zur Akutbehandlung dagegen ergab eine Überlegenheit der Kombinationsbehandlung gegenüber alleiniger antidepressiver Behandlung und alleiniger Psychotherapie, wobei der Psychotherapiearm unterschiedliche Verfahren umfasste (Furukawa et al. 2006). Der Vergleich der Therapiearme im Langzeitverlauf nach Behandlungsende hatte allerdings wie in anderen Studien zum Ergebnis, dass die Kombinationstherapie nur der medikamentösen Monotherapie, nicht aber der ausschließlichen Psychotherapie überlegen ist. Die Rückfallgefahr war unter KVT am geringsten.

Bei den Angststörungen könnte zudem eine mögliche negative Interaktion von Psychotherapie und Psychopharmakotherapie vermutet werden. So ist die Aktivierung von Angst (z. B. durch Exposition) sowie die Vermittlung angstinkompatibler Informationen und schließlich besonders das Erlebnis angstinkompatibler Erfahrungen die Voraussetzung für eine erfolgreiche kognitiv-behaviorale Behandlung. Beides aber wird durch eine medikamentöse Behandlung behindert, nicht zuletzt wegen der Attribution der erlebten Angstreduktion auf das Medikament und weniger auf die eigene Selbstwirksamkeit.

Resümee

Zusammenfassend ist also die Kombinationsbehandlung bei den Angststörungen nicht als Mittel der ersten Wahl zu empfehlen, sondern eher bei mangelnder Ansprechbarkeit auf eine Monotherapie sowie bei komorbiden (z. B. depressiven) Störungen.

In den letzten Jahren wurde ein möglicher Augmentationseffekt von Psychotherapie durch zusätzliche Gabe von D-Cycloserin mit Wirkung auf das glutamaterge System diskutiert. Ein aktueller Cochrane-Review konnte einen solchen Effekt allerdings nicht bestätigen (Ori et al. 2015).

Etwas konsistenter ist der Nachweis der Überlegenheit einer Kombinationsbehandlung von Psychotherapie und Pharmakotherapie bei Patienten mit Zwangsstörungen. Allerdings wurde in einer kürzlich veröffentlichten Metaanalyse nur eine Überlegenheit der Kombinationsbehandlung gegenüber einer medikamentösen Monotherapie, nicht aber gegenüber Psychotherapie allein berichtet (Romanelli et al. 2014).

8.4.3 Schizophrenien (> Kap. 22)

Bei Patienten mit Schizophrenien besteht kein Zweifel daran, dass **Pharmakotherapie** hoch wirksam ist und einen entscheidenden Anteil an der Therapie hat. Dennoch sind die Effekte einer Psychopharmakotherapie nicht selten unzureichend, und mangelnde Compliance ist ein verbreitetes Problem in der Behandlung schizophrener Patienten. Rector und Beck (2001) konnten in ihrer Übersichtsarbeit eine überzeugende Überlegenheit der Kombinationsbehandlung gegenüber der Standardbehandlung aus Medikation und ärztlicher Versorgung auf positive und negative Symptome berichten. Kürzlich wurde bei einer Gruppe von Patienten, die eine medikamentöse Behandlung ablehnten, auch bei alleiniger kognitiv-behavioraler Psychotherapie ein positiver Therapieeffekt beschrieben (Morrison et al. 2014).

In der **Psychotherapie** schizophrener Patienten geht es nicht nur um strukturelle Veränderungen in der Wahrnehmung und kognitiven Verarbeitung der Umwelt (z. B. durch kognitive Remediation), sondern vor allem um eine Integration aller mentalen Funktionen mit dem Ziel einer verbesserten Alltagsbewältigung und Intersubjektivität. Die KVT bei schizophrenen Patienten umfasst die Anerkennung der Patientenperspektive der psychotischen Erlebnisse, die Entwicklung alternativer Erklärungen, die Reduktion der Auswirkungen der Erlebnisse auf den Alltag und den Sinn einer verlässlichen Medikamenteneinnahme. So zeigte sich, dass Schizophrene nach Beendigung der Therapie Copingstrategien effektiver anwenden konnten und eine höhere Krankheitseinsicht hatten (Turkington et al. 2002). Auch psychoedukative Interventionen erwiesen sich einem Cochrane-Review zufolge als wirksam (Pharoah et al. 2004). Ein anderer Argumentationsstrang für die Überlegenheit der Kombinationsbehandlung gegenüber medikamentöser Monotherapie basiert auf dem Vulnerabilitätsmodell von Zubin, das einem erhöhten vegetativen Arousal, wie es z. B. von „High-Expressed-Emotion"-Familien geschildert wird, eine kausale Bedeutung in der Schwellensenkung für weitere Krankheitsepisoden zuweist.

Bereits wenige Wochen nach Entlassung aus stationärer Behandlung folgten 25 % der schizophrenen Patienten nicht mehr den Empfehlungen zur medikamentösen Langzeitbehandlung, nach 1 Jahr waren es 50 % und nach 2 Jahren 75 % (Übersicht: Leucht und Heres 2006). Viele Studien der letzten Jahre gehen der Frage nach, ob sich dieses verbreitete Problem, das ganz erhebliche Auswirkungen auf die Langzeitprognose schizophrener Erkrankungen hat, durch **psychosoziale Interventionen** verbessern lässt. Hier sind die Ergebnisse insgesamt hoffnungsvoll. So konnte in einer Metaanalyse von 25 Studien z. B. für Familieninterventionen eine Verbesserung der Rückfallrate um 20 % gesichert werden (Pitschel-Walz et al. 2001; Pharoah et al. 2004), wobei insbesondere die Compliance der Patienten, daneben aber auch das allgemeine soziale Funktionsniveau und die familiären Interaktionen funktionaler gestaltet werden konnten.

Ausgehend von einem systematischen Review wurde kürzlich für Patienten mit Schizophrenie eine **multimodale Therapie** empfohlen. Danach sollte diese Patientengruppe neben Pharmakotherapie Familieninterventionen und eine aufsuchende psychosoziale Intervention (Assertive Community Treatment) erhalten. Im Weiteren kann abhängig vom individuellen Patienten an neurokognitives Training, sozialkognitives Training, Bewegungstherapie und KVT (vor allem bei persistierenden Positiv-, aber auch anhaltenden Negativsymptomen) gedacht werden. Bei zusätzlichem Drogenkonsum sollte motivierende Gesprächsführung (Motivational Interviewing) erwogen werden (Baandrup et al. 2016).

Auch stimmen erste Studien, in denen mit dem Ziel einer Effizienzsteigerung **Supported Employment** durch ein Training kognitiver Fertigkeiten oder berufsbezogener sozialer Fertigkeiten kombiniert wurde, zuversichtlich (Gühne et al. 2015). Eine nicht unerhebliche Hürde erfolgreicher beruflicher Integration für schwer psychisch kranke Menschen, vor allem unter der Voraussetzung langer Arbeitslosigkeit, wiederholter Abbrüche und Misserfolge im Rahmen der beruflichen Biografie stellen hinderliche Einstellungen der Betroffenen dar. Lecomte et al. (2014a) konnten in einer Vorläuferstudie zeigen, dass eine spezifische kurze kognitiv-verhaltenstherapeutisch ausgerichtete Intervention im Rahmen von Supported Employment an einer diagnostisch nicht spezifizierten Patientengruppe positive Effekte auf Jobhaltedauer und -umfang haben kann (Lecomte et al. 2014a). Granholm et al. (2005, 2007) entwickelten z. B. ein Gruppenprogramm, das Elemente der KVT mit Elementen eines sozialen Fertigkeitentrainings miteinander vereint, und wiesen Effekte auf soziale Funktionen sowie Negativsymptomatik nach.

8.4.4 Bipolare Störungen (> Kap. 21)

Ähnlich wie bei den schizophrenen Störungen ist eine stabile pharmakologische Behandlung für die Langzeitprognose von Patienten mit bipolaren Störungen essenziell, wird aber – nach einer Studie von Keck et al. (1998) – nur von 53 % im ersten Jahr nach Erkrankungsbeginn eingehalten.

Bei zwei therapeutischen Ansätzen, der KVT und der *Interpersonal and Social Rhythm Therapy*, einer Adaptation der Interpersonellen Therapie, fanden sich Hinweise auf einen Add-on-Effekt für die Behandlung der bipolaren Depression und insbesondere in der Prävention von Suiziden (Übersicht in Colom und Vieta 2004).

Darüber hinaus wird vor allem dann ein psychotherapeutischer Behandlungsschwerpunkt empfohlen, wenn unter Phasenprophylaktika und bei Antidepressivabehandlung ein hohes Exazerbationsrisiko für manische Episoden besteht.

Insgesamt aber ist die Zahl der Studien zu einem zusätzlichen Therapieeffekt durch Psychotherapie in Ergänzung zur Psychopharmakotherapie für die Akutphase der bipolaren Störungen begrenzt. Es konnte eine Metaanalyse identifiziert werden, die von einer mäßigen Effektstärke von KVT als Adjuvans zur Pharmakotherapie ausgeht, und zwar sowohl zum Behandlungsende als auch in der Stabilisierungsphase. Des Weiteren wurden insgesamt die höchsten Effekte ($d = 0,52$) für die Adhärenz in der Behandlung berichtet, während überzeugende Effekte auf das Wiedererkrankungsrisiko nicht gesichert werden konnten (Szentagotai und David 2010).

8.4.5 Persönlichkeitsstörungen (> Kap. 23)

Bei Patienten mit Persönlichkeitsstörungen ist die Studienlage auf die **Borderline-Persönlichkeitsstörung** begrenzt. Bei dieser Persönlichkeitsstörung ist es gängige Praxis, neben der psychotherapeutischen auch eine medikamentöse Behandlung, oft sogar mit mehreren Substanzen, durchzuführen. Die meisten kontrollierten pharmakotherapeutischen Studien schlossen Patienten ein, die neben der Test- bzw. Placebosubstanz Psychotherapie erhielten. Hiermit kontrastiert, dass bis heute nur zwei Studien den additiven Effekt einer medikamentösen Behandlung bei bereits vorhandener Psychotherapie untersucht haben. Während ein zusätzlicher Effekt für Olanzapin bei laufender Behandlung mit Dialektisch-behavioraler Therapie in einer Studie an insgesamt 60 Borderline-Patienten berichtet wurde (Soler et al. 2005), war ein solcher bei Gabe des Antidepressivums Fluoxetin nicht nachweisbar (Simpson et al. 2004).

Hier besteht also die dringende Notwendigkeit, den von vielen Klinikern angenommenen Vorteil von Kombinationsbehandlungen gegenüber alleiniger Psychotherapie kritisch zu prüfen.

8.4.6 Sucht (> Kap. 25)

Zur Frage der Vorteile einer Kombinationstherapie, die in Ergänzung zu suchtspezifischen Psychotherapiemethoden die Gabe von Anticraving-Substanzen vorsieht, wird > Kap. 25.6.7 zur Lektüre empfohlen. Besonders zu beachten ist, dass bei Patienten mit Alkoholabhängigkeit ein Medikament, nämlich Disulfiram, in einer psychologischen Funktion eingesetzt wird, wenn es als Negativverstärker dient. Bei der Behandlung von schwerst Heroinabhängigen wird in der Gabe von Opiatagonisten (sei es in Form von Methadon oder der ärztlich kontrollierten Abgabe von Heroin) die einzige Möglichkeit gesehen, Betroffene für psychotherapeutische und sozialpsychiatrische Interventionen zu gewinnen. Darüber hinaus kann unter Methadon-Substitutionstherapie eine bessere soziale, evtl. sogar berufliche Reintegration erreicht werden, die wiederum einen günstigen Prädiktor für den weiteren Verlauf darstellt.

Die Kombination eines verhaltenstherapeutischen Entwöhnungsprogramms mit Acamprosat zielt auf die Beeinflussung von Craving ab. Das Konstrukt Craving stellt ein interessantes Modell für Kombinationstherapien über den speziellen Suchtbereich hinaus dar, weil es psychologische und biologische Komponenten und ihre Interaktion anspricht. Die membranstabilisierende Funktion, die Acamprosat zugeschrieben wird, könnte in direkter Weise mit der psychotherapeutischen Arbeit an einer mentalen Kontrolle psychologischer Craving-Aspekte Hand in Hand gehen. Auch die Physiologie des Belohnungssystems kann im Fall der Suchtbehandlung viel direkter in die psychotherapeutische Praxis übertragen werden (etwa zur Beachtung von Konditionierungs- und Dekonditionierungsprozessen) als in anderen Psychotherapie-Bereichen, in denen im Vergleich zum Craving-Konstrukt viel komplexere Funktionen als Therapieziel definiert sind.

8.5 Auswirkungen von Kombinationstherapien auf die therapeutische Beziehung

Küchenhoff (2005) geht davon aus, dass jede Verordnung von Medikamenten die therapeutische Beziehung affiziert, sei sie nun spezifisch psychotherapieorientiert oder nicht. Sowohl im Fall einer Kombinationstherapie als auch im Fall einer psychopharmakologischen Monotherapie sollten die unbewussten Effekte, die mit der Verordnung verbunden sind, evaluiert werden. Die Evaluation würde nicht nur der Gestaltung der therapeutischen Beziehung dienlich sein, sondern ihre Nutzung für psychotherapeutische Zwecke würde es auch erlauben, den erlebnisreaktiven Anteil der Medikamentenwirkung jenseits von Compliancefragen besser zu ergründen. Hierbei ist insbesondere an subtile Veränderungen der Emotionalität, der kognitiven Funktionen und der intentionalen Leistungen zu denken. Vonseiten der Psychopharmakologen sind diese Aspekte bisher kaum systematisch untersucht worden. Zu denken ist z. B. an das Problem der aktivierenden Antidepressiva, die von manchen Patienten als stimulierend, beflügelnd, aktivierend, von anderen als unangenehm agitierend, labilisierend, angsterzeugend, überstimulierend erfahren werden können. Die Effekte hängen z. T. von der Ausgangsverfassung, z. T. aber auch von der Persönlichkeit und dem Selbstbild der Patienten ab.

Küchenhoff weist weiter darauf hin, dass mit der Einführung eines Medikaments in eine primär als Psychotherapie konzipierte Behandlung, vor allem aber bei späterer Einführung in eine bereits laufende Psychotherapie, ein Wechsel des Diskursparadigmas stattfindet. Im psychotherapeutischen Dialog hat gewissermaßen der Patient das Sagen, seine subjektive Wirklichkeit gilt. Die Mitarbeit des Patienten, seine Introspektionsfähigkeit und seine Fähigkeit zur Anwendung der mit dem Psychotherapeuten zusammen erarbeiteten Strategien hängen von seinen Mentalisierungen ab. Der Patient ist in der therapeutischen Beziehung sozusagen der Experte seiner selbst.

Mit der Einführung eines Medikaments hingegen liegt die Expertise beim Therapeuten, der den Patienten berät und über zu erwartende Wirkungen, Wirklatenz und Nebenwirkungen spricht.

> **MERKE**
> Die mit der Verordnung eines Medikaments in der therapeutischen Beziehung wirksam werdende Expertenrolle des Therapeuten kann spezielle Übertragungsmuster (z. B. Bestrafung, Versorgung) provozieren, aber auch erhebliche Rückwirkungen auf die Gegenübertragung und das Selbstverständnis des Psychotherapeuten haben, wie z. B. die latente Botschaft des Scheiterns der bisherigen Psychotherapie.

Auch ist es sehr schwierig, die Einführung eines Medikaments während laufender Therapie vom Aspekt des „Agierens" durch den Therapeuten freizuhalten, d. h. die Herauslösung aus einem spezifischen Situationskontext in der Psychotherapie, der entweder nicht offen angesprochen oder nicht aufgelöst werden konnte. Das Gleiche betrifft natürlich auch die unausgesprochene oder später „gebeichtete" Einführung eines Medikaments in die Therapie durch den Patienten.

Manche Therapieschulen haben diese Problematik dadurch zu lösen versucht, dass die Funktionen der Psychotherapie und der medikamentösen Behandlung zusammen mit allen die Lebenswirklichkeit des Patienten betreffenden Entscheidungen wie Krankschreibungen etc. getrennt wurden, um die Übertragungs- und Beziehungsaspekte von nicht zu interpretierenden Sachentscheidungen freizuhalten. Diese Lösung enthält allerdings ein Element der Künstlichkeit, und es ist ökonomisch unverhältnismäßig aufwendig.

> **MERKE**
> In jedem Fall sind aber Zielsymptome der Pharmakotherapie, das Krankheitsmodell und seine salutogenetischen Verschränkungen mit der Psychotherapie und mit dem Patienten genauestens zu diskutieren.

Unter Patienten finden sich, nicht zuletzt abhängig von der Persönlichkeit, sehr unterschiedliche Haltungen gegenüber Psychopharmaka:
- Eine typische Pro-Haltung kommt in folgenden, dem Kliniker gut bekannten Aussagen zum Ausdruck: „Ich nehme alles, was Sie mir raten! Ich bin krank. Ich brauche Medikamente! Ich wünsche mir, morgen wach zu werden und gesund zu sein."
- Eine Kontra-Haltung drückt sich wie folgt aus: „Ich lasse mich nicht mit Medikamenten vollstopfen! Medikamente verändern meine Persönlichkeit! Ich will meine Probleme verstehen und verarbeiten und nicht Pillen schlucken!"

Diese Sätze spiegeln auch eine Sorge vor Stigmatisierung wider, die eng mit der Stigmatisierung seelischer Erkrankungen insgesamt zusammenhängt. Sie kann sich durch nach außen sichtbare Nebenwirkungen weiter steigern, wie sie besonders für die extrapyramidalen Nebenwirkungen neuroleptischer Behandlung bezeichnend sind oder auch für das Zittern, Schwitzen und die Mundtrockenheit, die durch antidepressive Substanzen mehr oder weniger häufig hervorgerufen werden.

Auf der Ebene der realen Interaktion wird mit der Gabe von Medikamenten ein „ärztliches" Charakteristikum eingeführt, das ein somatisches Krankheitskonzept aufseiten des Patienten fördert. Dies schließt eine eher passive Patientenhaltung mit einem externalen in Abgrenzung zu einem internalen Attributionsstil nahe und behindert Selbstwirksamkeitserfahrungen. Einige Patienten werden den Wechsel hin zu einer externalen Kontrollüberzeugung mit einer Angst vor Autonomieverlust begleiten, während bei anderen die Abnahme von Selbstverantwortung als entlastend und das eigene Selbstwertgefühl stabilisierend verarbeitet wird. Hier interagiert die Persönlichkeit mit den psychologischen Implikationen einer psychopharmakologischen Behandlung.

8.6 Zusammenfassung und Ausblick

Die kombinierte Behandlung mit psychologischen und biologischen Mitteln nach dem Motto „Ein Mehr an Medizin ist eine bessere Medizin" ist nicht grundsätzlich angezeigt, vielmehr ist sie Gegenstand einer Differenzialindikation, die zunächst einmal unter nosologischen Gesichtspunkten, im Weiteren unter Berücksichtigung der Komplexität der aktuellen psychopathologischen Symptomatik, des bisherigen Krankheitsverlaufs, der Einstellungen, Erwartungen und

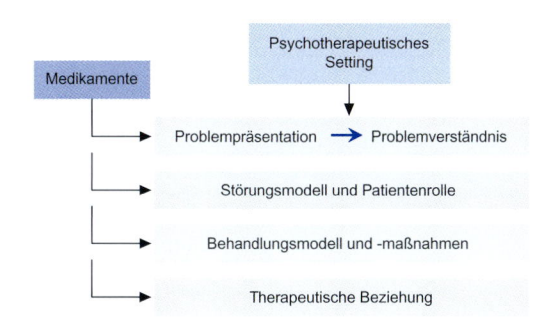

Abb. 8.2 Psychologische Implikationen der Kombinationsbehandlung

Wünsche des Patienten und schließlich seiner Persönlichkeit vorgenommen wird.

Die typischen mit einer psychotherapeutischen bzw. psychopharmakologischen Behandlung verbundenen Erwartungen wirken sich schon ganz am Anfang der therapeutischen Beziehung auf die Art der Problempräsentation aus, im Weiteren auf die Erarbeitung des Störungsmodells und auf die Fantasien des Patienten, welche Wirkung seine Therapie ausübt und über welche Mechanismen sie Veränderung entfaltet und schließlich welche Rolle ihm, dem Patienten, im Behandlungsprozess zukommt (➤ Abb. 8.2).

Lässt eine Kombinationsbehandlung aus Psychotherapie und Psychopharmakotherapie unter den genannten Gesichtspunkten die beste Behandlungsprognose erwarten, so sind im Weiteren Hinweise zu beachten, die negative psychologische Auswirkungen auf die therapeutische Beziehung und das Patientenverhalten minimieren helfen:

- Erörterung der Möglichkeit pharmakologischer Begleittherapie zu Behandlungsbeginn, nicht in psychotherapeutischen Krisen: Pharmakotherapie bedeutet nicht, dass Psychotherapie fehlgeschlagen ist.
- Klärung des Stellenwerts der Medikation im Gesamtbehandlungsplan mit Formulierung von medikamentösen Zielsymptomen: Pharmakotherapie wirkt auf Symptome, „heilt" aber keine psychischen Erkrankungen.
- Sorgfältige Aufklärung des Patienten über mögliche Nebenwirkungen, die Gefühle des Ausgeliefertseins begrenzen hilft.
- Zurückhaltung gegenüber sedierenden und Verzicht auf potenziell suchterzeugende Substanzen.
- Reflexion der Implikationen für die therapeutische Beziehung mit Ermutigung zur Verbalisierung möglicher Fantasien.
- Reflexion der Auswirkungen auf die Einschätzung der Selbstwirksamkeit, damit Psychopharmakotherapie keinen Rückzug aus einem handlungsorientierten therapeutischen Ansatz einleitet.
- Soweit möglich, den Patienten im Sinne von *Shared Decision-Making* in die Entscheidung zur Kombinations- oder sequenziellen Psychopharmakotherapie einbeziehen und ihn ggf. nach Entscheidung für die Kombinationstherapie auch in der Handhabung der Medikation zum Selbstmanagement schulen.
- Bei der Kombination von Psychotherapie mit psychosozialen Interventionen ist zu bedenken, dass diese vorrangig bei schweren psychischen Störungen erfolgen sollte und den Patienten in Erfahrungen von Selbstwirksamkeit unterstützen sollte. Dabei ist es wichtig, Autonomie zu fördern und regressiven Entwicklungen entgegenzuwirken.

LITERATURAUSWAHL

Angermeyer MC, Held T, Görtler D (1993). Pro und contra: Psychotherapie und Psychopharmakologie im Urteil der Bevölkerung. Psychother Psychosom Med Psychol 43: 286–292.

Cuijpers P, Clignet F, van Meijel B, et al. (2011). Psychological treatment of depression in inpatients: a systematic review and meta-analysis. Clin Psychol Rev 31: 353–360.

DGPPN (2013). S3-Leitlinie Psychosoziale Therapien bei schweren psychischen Erkrankungen. Berlin: Springer.

Goldapple K, Segal Z, Garson C, et al. (2004). Modulation of cortical-limbic pathways in major depression; treatment-specific effects of cognitive behavior therapy. Arch Gen Psychiatry 61: 34–41.

Granholm E, McQuaid JR, McClure FS, et al. (2005). A randomized, controlled trial of cognitive behavioral social skills training for middle-aged and older outpatients with chronic schizophrenia. Am J Psychiatry 162(3): 520–529.

Gühne U, Weinmann S, Arnold K, et al. (2014). Training sozialer Fertigkeiten bei schweren psychischen Erkrankungen. Übersicht und Wirksamkeit nach Interventionstypen und Settingvariablen. Psychiat Prax 41(4): e1-e17.

Küchenhoff J (2005). Psychotherapeutische Beziehung und Psychopharmakotherapie. Schweizer Archiv für Neurologie und Psychiatrie 1: 113–119.

Lecomte T, Corbière M, Simard S, Leclerc C (2014b). Merging evidence-based psychosocial interventions in schizophrenia. Behav Sci 4: 437–447.

Mueser KT, Frances Deavers F, Penn, et al. (2013). Psychosocial treatments for schizophrenia. Annu Rev Clin Psychol 9: 465–497.

Pampallona S, Bollini P, Tibaldi G, et al. (2004). Combined pharmacotherapy and psychological treatment for depression: a systematic review. Arch Gen Psychiatry 61: 714–749.

Pitt V, Lowe D, Hill S, et al. (2013). Consumer-providers of care for adult clients of statutory mental health services. Cochrane Database Syst Rev 3: CD004807.

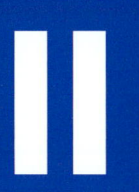

II Funktionsorientierte Aspekte im psychotherapeutischen Vorgehen

9 Selbsterleben und Selbststörungen 119

10 Emotionsregulation – Stressregulation 137

11 Motivation und Motivationskonflikte 159

12 Selbstkonzept, Selbstwert und Selbstwertregulation 179

13 Körperbild und Körperbildintegration 193

14 Desaktualisierung und Realitätskontrolle 203

15 Bindung, Empathiefähigkeit, Intersubjektivität 215

16 Soziale Verträglichkeit, Impulskontrolle und Aggressivität 233

17 Selbstregulation 245

KAPITEL 9

Thomas Fuchs und Kai Vogeley

Selbsterleben und Selbststörungen

Kernaussagen

- Der Begriff des Selbst stellt eine zentrale Bezugsgröße für die Diagnostik und die psychotherapeutische Behandlung dar. Verschiedene, insbesondere schwerere psychische Krankheiten gehen unmittelbar mit psychopathologischen Störungen des Selbst einher. Eine Kenntnis der verschiedenen Dimensionen des Selbsterlebens, von der basalen bis zur existenziellen Ebene, ist daher für die diagnostische Einordnung ebenso bedeutsam wie für die zu wählenden therapeutischen Interventionen.
- Darüber hinaus betreffen psychische Störungen generell immer das Selbstverhältnis des Patienten. Sie führen zu verschiedenen Formen der Stellungnahme, sei es des Copings, der Veränderungserwartung, aber auch der Abwehr oder des Widerstands, die für die Psychotherapie zentrale Ansatzpunkte bilden.
- Schließlich sind die Erfahrung von Selbstwirksamkeit, die Möglichkeit der Selbstbestimmung ebenso wie die Dimensionen von Selbstakzeptanz und Selbstverantwortung essenzielle Voraussetzungen für die Behandlung. Das Selbsterleben des Patienten ist somit Ausgangs- und Zielpunkt aller psychotherapeutischen Verfahren, unabhängig davon, welche Methoden und Interventionen jeweils zur Anwendung kommen.

9.1 Einleitung

Aufgrund seiner langen und weit verzweigten Tradition in Philosophie, Psychologie und anderen Humanwissenschaften entzieht sich der Begriff des Selbst einer stringenten und allgemein akzeptierten Definition. Als allgemeinste Aussage lässt sich vorläufig formulieren, dass das Selbst zunächst einen in jeder Erfahrung enthaltenen **Pol des Erlebens** bezeichnet, der das Bewusstseinsfeld auf ein Subjekt zentriert, der die Einheit des Erlebens im Zeitverlauf begründet, sich selbst jedoch einem direkten Zugriff entzieht – also das **Selbsterleben** im grundlegenden Sinn, oft auch als „Erste-Person-Perspektive" bezeichnet. In einem weiteren Sinn bezieht sich der Begriff des Selbst aber auch auf einen **Kern der Persönlichkeit,** der bei allen lebensgeschichtlichen Wandlungen oder Umbrüchen eine Kontinuität bewahrt und insofern die Grundlage der personalen **Identität** darstellt. Wie diese beiden Bedeutungen miteinander verknüpft sind, ist eine zentrale und bis heute offene Frage der Philosophie und Psychologie.

Aus zwei Gründen erscheint eine Auseinandersetzung mit Konzepten des Selbst für Psychotherapeuten sinnvoll und erforderlich. Zum einen bildet das Selbsterleben den primären Austragungsort psychischer Krankheit, die sich ja nicht auf eine Sammlung von diagnostisch relevanten Symptomen beschränkt, sondern den Patienten immer in seiner Selbstwahrnehmung, seinem Selbstbild und Selbstentwurf betrifft. Zum anderen beruhen alle therapeutischen Verfahren entscheidend auf dem Selbstverhältnis des Patienten oder Klienten, also seiner Fähigkeit, zu sich selbst zumindest zeitweise Distanz einzunehmen, sich wahrzunehmen, zu befragen und sich selbst neu zu bestimmen – die zentrale Voraussetzung für alle Einsicht, Selbsterkenntnis, Veränderungsbereitschaft und -umsetzung. Sowohl in psychopathologischer als auch in psychotherapeutischer Hinsicht sind daher grundlegende Kenntnisse der Formen und Dimensionen ebenso wie der Störungen des Selbsterlebens eine Voraussetzung angemessener Beurteilung und Behandlung.

Ein Nachvollzug der komplexen Ideengeschichte des Begriffs in den verschiedenen Disziplinen liegt allerdings weit außerhalb der Möglichkeiten dieses Beitrags. Zu verweisen ist hier auf eine umfangreiche, in den letzten Jahrzehnten freilich kaum noch überschaubare Literatur, insbesondere auf die Übersichten bei Neisser (1988), Leary und Tangney (2005) oder Gallagher (2011). Drei Gesichtspunkte seien jedoch besonders hervorgehoben:

1. **Vom Ich zum Selbst:** Während traditionell für das Zentrum des Erlebens und der Persönlichkeit der Ich-Begriff üblich war, ist das Selbst in den letzten Jahrzehnten zunehmend an seine Stelle getreten. Das gilt etwa für die Psychoanalyse – für Freud war das Ich die moderierende Instanz des psychischen Apparats; erst bei Hartmann (1950) und später bei Kohut (1976) setzt sich das Selbst

durch – oder auch für die Phänomenologie: Während Husserl noch vom „Ich-Zentrum" der psychischen Akte sprach, gebrauchen neuere Autoren überwiegend den Selbst-Begriff (Waldenfels 2000; Zahavi 1999, 2005). Darin manifestiert sich eine grundsätzliche Verschiebung der Auffassungen von Selbsterleben und Individualität: Anstelle des gleichsam punktförmigen, seiner selbst bewussten, sich autonom und souverän setzenden „Ich" – erstmals in Descartes' *cogito*-Satz proklamiert – bezeichnet das Selbst einen vielschichtigeren, erweiterten Grund des Erlebens und der Person. Es erscheint in verschiedenen, zunächst un- und vorbewussten, insbesondere leiblichen Dimensionen und differenziert sich im Verlauf der frühkindlichen Entwicklung zunehmend, bis es sich schließlich zum reflexiven Selbst- oder Ich-Bewusstsein entfaltet (➤ Kap. 9.2.1 f.). Das „Ich" ließe sich demnach als das reflexiv gewordene „Selbst" bezeichnen.

2. **Relationalität des Selbst:** War das Ich vor allem in Abgrenzung vom Anderen konzipiert, betonen neuere Konzeptionen des Selbst vielmehr dessen grundsätzliche **Bezogenheit:** Jedes Verhältnis zu sich selbst ist demnach zugleich ein Verhältnis zu anderen, von denen das Selbst affiziert, angeblickt oder angesprochen wird, auf die es reagiert, antwortet und so erst eigentlich zu sich selbst findet. Von der frühkindlichen Bindungsbeziehung bis zur entfalteten Persönlichkeit entwickelt sich die Identität im sozialen Kontakt, in der Dialektik von Aneignung und Abgrenzung, von Identifizierung, Rollenübernahme und Individualisierung, in einem fortwährenden Prozess der Interaktion mit der Umwelt. Das Selbst ist somit interdependent; es „überlagert" sich mit den relevanten Anderen, deren Repräsentanzen wesentliche Anteile des Selbst ausmachen (➤ Abb. 9.1). Dies hat auch Konsequenzen für neuere Theorien der Intersubjektivität oder der sozialen Kognition: Sie gehen nicht mehr von einem in sich abgegrenzten „Ich-Bewusstsein" aus, das erst auf indirektem Weg (über eine „Theory of Mind", Mentalisierung o. Ä.) zum fremden, verborgenen Anderen hinfinden muss, sondern von einer primären, vorsprachlichen und zwischenleiblichen Beziehung des Selbst mit anderen (Stern 1998; Gallagher 2008; Fuchs und de Jaegher 2009; Vogeley et al. 2014; Zahavi 2014).

3. **Weder Instanz noch Konstrukt:** „Das Selbst" – eine nicht unproblematische Substantivbildung – scheint so etwas wie eine eigene Entität oder Instanz zu postulieren, die irgendwo in der psychischen Organisation einer Person zu finden wäre. Die bisherigen Überlegungen haben schon erkennen lassen, dass der Begriff nicht in solcher Weise verdinglichend verstanden werden darf. Mit dem abkürzenden Terminus „Selbst" bezeichnen wir im Folgenden einerseits die **Einheit des Selbsterlebens im Zeitverlauf,** andererseits die **personale Identität** als eine integrierende Organisationsform der Persönlichkeit, die maßgeblich vom Selbstverhältnis geprägt und dabei in fortwährender Wandlung begriffen, also prozesshaft zu denken ist. Jede Fixierung, Hypostasierung oder Verdinglichung ist dabei auszuschließen. Auf der anderen Seite ist das Selbst aber auch kein bloßer Konstrukt- oder Modellbegriff, der sich etwa kognitionswissenschaftlich in ein Ensemble von „selbstbezogenen" Schemata, Überzeugungen, Einstellungen, Verarbeitungs- und Reaktionsmustern auflösen ließe. Gerade diese „Beziehung zu sich selbst" wäre nämlich gar nicht möglich ohne ein primäres, präreflexives Selbsterleben, das in jeder Erfahrung mitgegeben ist. Selbstsein ist kein Konstrukt, sondern unsere jeweils grundlegende Realität.

Dies bedeutet freilich nicht, dass sich dieses Selbstsein als homogenes oder gar monolithisches Gebilde beschreiben ließe. Angemessener erscheinen mehrdimensionale, Aspekt- oder Musterkonzepte (z. B. *„pattern theory of self"*, Gallagher 2013), die von verschiedenen Dimensionen des Selbsterlebens ausgehen, nämlich von basalen, vital-leiblichen über affektive, soziale, reflexive, narrative bis hin zu existenziellen Aspekten. Damit lassen sich auch psychische Störungen differenzierter beschreiben, in denen ja häufig bestimmte Dimensionen des Selbsterlebens vorrangig betroffen sind. Die folgende Darstellung gilt daher zunächst den hauptsächlichen Dimensionen, wie sie sich auch in der psychischen Entwicklung von der frühen Kindheit an manifestieren (➤ Kap. 2.1, ➤ Kap. 2.2, ➤ Kap. 2.3). Darauf aufbauend behandeln die ➤ Kap. 3.1, ➤ Kap. 3.2 und ➤ Kap. 3.3 paradigmatische Störungen des Selbsterlebens in der Psychopathologie.

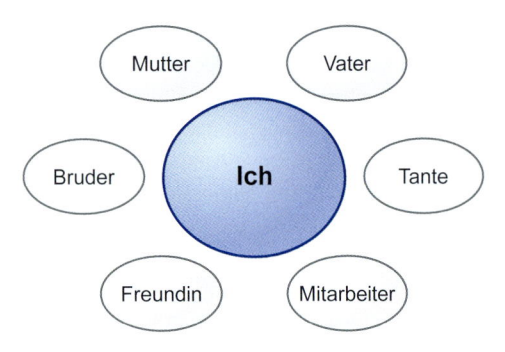

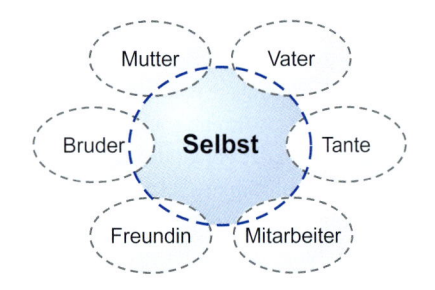

Abb. 9.1 „Ich" versus „Selbst" (nach Markus und Kitayama 1991)

> **MERKE**
> Der Begriff des Selbst bezieht sich einerseits auf die Einheit des Selbsterlebens im Zeitverlauf, andererseits auf die Entwicklung der personalen Identität über die Lebensspanne hinweg. Er ist nicht substanzialistisch, sondern prozesshaft und relational aufzufassen.

9.2 Dimensionen des Selbst

Bezug nehmend auf neuere phänomenologische, entwicklungspsychologische und neurowissenschaftliche Konzepte (u.a. Stern 1998; Damasio 1999; Gallagher 2000; Rochat 2004; Zahavi 1999) unterscheiden wir im Folgenden zwei grundlegende Formen des Selbsterlebens, die sich jeweils weiter differenzieren lassen (➤ Tab. 9.1):
- das **primäre, präflexive oder basale Selbst** und
- das **erweiterte, reflexive oder personale Selbst.**

9.2.1 Primäres oder basales Selbst

Ein basales Selbsterleben ist allen Bewusstseinsprozessen inhärent. Es liegt vor jeder bewussten Aufmerksamkeit auf die eigene Person und vor jeder Selbstreflexion. Dieses basale Selbst lässt sich weiter differenzieren in die Dimensionen:
1. leibliches Selbst
2. ökologisches Selbst
3. primäres soziales Selbst oder Selbst-mit-Anderen

Leibliches Selbst

Das basale Selbst ist zunächst charakterisiert durch ein implizites, **präreflexives Selbstgewahrsein,** das in jeder Erfahrung mitgegeben ist, ohne eine explizite Introspektion oder Reflexion zu erfordern. Jedes Erlebnis schließt auch das Empfinden ein, „wie es ist", es zu haben, d.h., es ist unmittelbar und ohne gesonderte Selbstzuschreibung als „meinhaft" gegeben (Nagel 1994; Zahavi 1999). Sehe ich z.B. eine Wohnung, so sehe ich nicht nur die Gegenstände vor mir, sondern bin mir zugleich implizit meines Sehens und meiner Gegenwart im Raum inne. Dieses Innesein ist nicht etwa ein zusätzliches Bewusstsein meiner selbst, sondern das allgemeine Medium jeder Erfahrung: Damit überhaupt etwas im Bewusstsein erscheinen kann, muss ein elementares Selbstempfinden dessen beteiligt sein, der über Bewusstsein verfügt.

Tab. 9.1 Dimensionen und Störungen des Selbsterlebens

Dimension	Phänomene	Störungen (Beispiele)
Basales Selbst	Präreflexives Selbstempfinden Meinhaftigkeit des Erlebens	
• Leibliches Selbst	Selbstvitalität, Lebendigkeit Selbstaffektivität Basale Selbstkontinuität	Basale Selbststörungen in der Schizophrenie und Depression Dissoziative Zustände
• Ökologisches Selbst	Sensomotorische Selbstkohärenz Selbsturheberschaft (agency) Selbstwirksamkeit	Schizophrene Ich-Störungen
• Primäres soziales Selbst	Zwischenleiblichkeit, Interaffektivität	Affektive Resonanzstörung in schweren Depressionen
Erweitertes, personales Selbst	Reflexives Selbsterleben	
• Reflexives Selbst	Perspektivenübernahme	Wahn
	Ich-Bewusstsein, Ich-Demarkation	Transitivismus, Ich-Störungen
	Rollenidentität („me")	Depressive Rollenfixierung
	Selbstwertempfinden	Narzisstische Störungen
• Narratives Selbst	Autobiografische Identität	Demenz
	Selbstkonzept (Selbstbild – Selbstwert – Selbstideal)	Fragmentierte Identität bei Borderline-Persönlichkeiten
• Existenzielles Selbst	Selbstverhältnis, Selbstentwurf Selbstaktualisierung, Individuation	Selbstaktualisierungsschwäche beim Typus melancholicus
Selbst und Intersubjektivität		
• Implizite Intersubjektivität	Intuitives, präreflexives soziales Verstehen (nonverbale Kommunikation, Zwischenleiblichkeit)	Hypomentalisierung im Autismus
• Explizite Intersubjektivität	Inferenzielles, reflexiv vermitteltes Verstehen (Perspektivenübernahme, Theory of Mind)	Hypermentalisierung im schizophrenen Wahnerleben

Das primäre Selbst entsteht also nicht erst aus einer Selbstreflexion, bei der ich mich selbst zum Objekt meiner Aufmerksamkeit mache, auch nicht aus einer äußeren, sozialen Zuschreibung, die mich zu einer Person unter anderen macht. Wir könnten ein solches personales Ich-Bewusstsein gar nicht entwickeln, wenn es nicht schon zuvor ein elementares Selbstempfinden gäbe, das diese Zuschreibungen auf sich bezieht. Es verhält sich wie beim Spiegelbild: Das Kleinkind kann sich nur im Spiegel erkennen, wenn es zuvor schon mit sich und seinem Leib vertraut ist.

Andererseits ist dieses basale Selbsterleben nicht nur als eine formale Voraussetzung von Erfahrung zu denken. Es schließt vielmehr die Dimensionen der **Leiblichkeit** und der **Zeitlichkeit** ein, d. h. die Selbstgegenwart eines leiblich und zeitlich verfassten Subjekts. Dazu gehört ein elementares Gefühl der **Selbstvitalität** oder des Lebendigseins (Scharfetter 2002; Fuchs 2012a), das sich weiter in basale Lust- und Unlustgefühle, viszerale und propriozeptive Empfindungen des Leibes differenzieren lässt (Selbstaffektion). Die „Meinhaftigkeit" des gespürten Leibes und all seiner Regungen ist der Kern des Selbsterlebens; auf neurobiologischer Ebene entspricht sie Damasios Konzeption des somatischen oder *„core self"*, das auf der fortwährenden Interaktion von Signalen und Afferenzen aus dem Körper mit Thalamus, Tektum und zingulären Kortexarealen des Gehirns basiert (Damasio 1999).

Weiter schließt das basale Selbsterleben auch eine zeitliche **Selbstkontinuität** ein, die mit dem Bewusstseinsstrom als solchem gegeben ist, ohne dass es dazu einer expliziten Rückerinnerung bedarf (Husserl 1969). Bereits der Säugling erlebt eine Kontinuität seiner Erfahrung; er registriert Wiederholungen von ähnlichen Ereignissen und nimmt sie in sein implizites oder prozedurales Gedächtnis auf, lange bevor sich ab dem 2. Lj. sein episodisches und autobiografisches Gedächtnis entwickelt (Fuchs 2012b; Markowitsch und Welzer 2005). Daher bleibt die Kontinuität und Vertrautheit des basalen Selbsterlebens auch bei einem Verlust des autobiografischen Gedächtnisses erhalten, wie etwa bei globalen Amnesien oder fortgeschrittenen Demenzerkrankungen (Summa und Fuchs 2015): Um sich selbst zu erleben, bedarf es keines Wissens von sich, so sehr wir dieses Wissen auch zu unserer Identität rechnen.

> **MERKE**
> Das basale Selbsterleben bedingt die Meinhaftigkeit aller Erlebnisse, ihre Zugehörigkeit zu einem einheitlichen Subjekt der Erfahrung. Es schließt die Dimensionen der Leiblichkeit, Vitalität, Affektivität und der zeitlichen Kohärenz des Bewusstseins ein.

Ökologisches Selbst

Das primäre Selbsterleben ist freilich nicht auf den Innenleib begrenzt, sondern schließt auch die **sensomotorische Beziehung** von erlebendem Subjekt und Umwelt ein, die durch den Leib und seine habituellen Fähigkeiten vermittelt ist (Merleau-Ponty 1966). Durch seine Sinne, Glieder und Gewohnheiten ist der Leib eingebettet in den Umraum, der sich ihm als Feld von geeigneten Möglichkeiten und Valenzen präsentiert. Damit verknüpft ist das Empfinden von **Selbsturheberschaft** *(agency)*, d. h. die Erfahrung, die Quelle von motorischer Spontaneität und Aktivität zu sein und so Veränderungen in der Umgebung (z. B. Widerstand, Objektbewegungen) selbst hervorrufen zu können. Auf diese Weise bilden sich sensomotorische Funktionskreise (von Uexküll 1920/1973), die wiederkehrende Erlebnisse von „beantwortetem Wirken" bzw. **Selbstwirksamkeit** hervorrufen, und die das basale Selbst zu einem leibräumlichen oder **„ökologischen Selbst"** (Neisser 1988) erweitern. Die leibliche Dimension des Selbst ist dabei so eng an die Interaktion mit der Umwelt gebunden, dass seine erlebten Grenzen nicht einmal notwendig mit denen des Körpers zusammenfallen: Beim geschickten Werkzeuggebrauch, etwa beim Klavierspielen oder Autofahren, schließen sich die Instrumente an das Körperschema an und werden zu Teilen des leiblichen Selbst. Daher spürt etwa der Blinde den Boden an der Spitze seines Stocks, nicht in seiner Hand, und der geübte Autofahrer erweitert sein Körperschema so auf den Umfang des Wagens, dass er ohne Weiteres durch eine enge Gasse zu steuern vermag.

Entwicklungspsychologisch reichen die bisher beschriebenen Dimensionen des basalen Selbsterlebens bis in die Pränatalzeit zurück. Bereits ab dem 3. Monat steht der Fetus in vielfältigem sensomotorischem Kontakt mit seiner Umgebung, erkennbar an zunehmend geordneten Bewegungsmustern und Reaktionen auf Tast- oder Hörreize (Schindler 1987; Nickel 1993). Mit Sicherheit verfügt das Neugeborene bereits über ein elementares Selbsterleben, denn es spürt den Schmerz oder Hunger als den seinen und reagiert darauf mit dem Ausdruck seines Affekts, etwa durch Schreien. Durch zunehmende Integration der propriozeptiven, kinästhetischen und sensorischen Modalitäten bilden sich im weiteren Verlauf nach der Geburt frühe Strukturen des Selbst aus, die sich als **sensomotorische Selbstkohärenz** bezeichnen lassen. Stern (1998) hat von einem „Kern-Selbst" gesprochen, das sich ab dem 2./3. Lebensmonat ausformt und das dem hier dargestellten leibräumlichen oder ökologischen Selbsterleben entspricht.

> **MERKE**
> Das ökologische Selbst resultiert aus den sensomotorischen Beziehungen zur Umwelt, die mit dem Erleben der Selbsturheberschaft *(agency)* und Selbstwirksamkeit (Antworten der Umgebung auf die eigenen Initiativen) verbunden sind.

Primäres soziales Selbst

So wie sich das ökologische Selbst in den allgemeinen sensomotorischen Interaktionen mit der Umwelt konstituiert, so entwickelt sich das **primäre soziale Selbst** in den zwischenleiblichen Beziehungen der ersten Lebensmonate. Babys sind schon kurz nach der Geburt in der Lage, mimische Bewegungen von Erwachsenen wie Mundöffnen, Zungezeigen oder Stirnrunzeln zuverlässig und nicht nur reflexhaft nachzuahmen (Meltzoff und Moore 1977, 1989). Sie verfügen also über ein angeborenes intermodales Körperschema, das die wahrgenommene Mimik der anderen in die eigenen, kinästhetisch empfundenen Körperbewegungen umsetzt. Das heißt, der eigene Körper und der des Anderen werden von vornherein als miteinander verwandt erfahren.

Über die zunächst nur körperliche Nachahmung entwickelt sich zunehmend auch eine emotionale Resonanz mit den Bezugspersonen. Bereits mit 6–8 Wochen zeigen sich in Mutter-Kind-Dyaden sog. Proto-Konversationen, d. h. fein abgestimmte Koordinationen von Gestik, Vokalisierungen und Affekten (Trevarthen 2001). In ihrem Verlauf erwirbt das Kind spezifische affektiv-interaktive Schemata *("schemes of being with")*, die sich mit Stern (1998) auch als „implizites Beziehungswissen" beschreiben lassen – ein präreflexives Wissen oder *knowing-how,* nämlich wie man mit anderen umgeht, Gefühle austauscht, Aufmerksamkeit erregt, Ablehnung vermeidet, Kontakt wiederherstellt usw. Es entspricht dem, was Merleau-Ponty (2003: 256) als „*Zwischenleiblichkeit*" *(intercorporéité)* bezeichnet hat – ein wechselseitiges Verstehen auf der Basis von leiblicher Kommunikation und Empathie. Durch diese leiblich-affektive Resonanz lernt der Säugling sich selbst im Anderen kennen; er entwickelt ein **Selbst-mit-Anderen** oder ein soziales Selbst. Zugleich differenzieren sich zunehmend seine primären Affekte, die zunächst immer in den zwischenleiblichen Austausch eingebettet sind: Der Affekt der geteilten Freude, der z. B. in einer Spielsituation von Mutter und Kind auftaucht, lässt sich nicht zwischen beiden aufteilen. Gefühle entstehen vielmehr aus dem „Zwischen", d. h. in übergreifenden sozialen Situationen der *Interaffektivität* (Fuchs 2016). Diese Erfahrungen von affektiv und atmosphärisch geteilter Gegenwart sind auch für die psychotherapeutische Interaktion von zentraler Bedeutung („*now-moments*", Stern 2010).

Resümee

Zusammengefasst verbinden sich im **basalen Selbsterleben** folgende Komponenten:
- Meinhaftigkeit, Vitalität und Affektivität des Leiberlebens
- Zeitliche Selbstkontinuität
- Sensomotorische Kohärenz, Selbsturheberschaft und Selbstwirksamkeit
- Erleben des „Selbst-mit-Anderen", vermittelt durch Zwischenleiblichkeit und Interaffektivität

---

Das basale Selbst ist demnach kein kognitives Konstrukt, kein Selbstkonzept oder explizites Wissen-von-sich, es entsteht auch nicht erst durch eine sprachliche Zuschreibung seitens anderer, sondern es entfaltet sich als präverbales und präreflexives Selbsterleben in den Prozessen verkörperter Wahrnehmung, Aktion und Interaktion.

9.2.2 Erweitertes, personales Selbst

Mit der zentralen menschlichen Fähigkeit, sich aus der Perspektive der anderen zu sehen und so zu sich selbst in ein reflexives Verhältnis zu treten, entwickelt sich auf der Basis des primären Selbsterlebens das *personale Selbst*. Es lässt sich weiter differenzieren in die Dimensionen:
- Reflexives Selbst
- Narratives Selbst
- Existenzielles Selbst

Reflexives Selbst

Das primäre Selbsterleben resultiert, wie wir sahen, weder aus einer Selbstreflexion noch aus einer sozialen Zuschreibung; es ist vielmehr in jeder Erfahrung von Geburt an mitgegeben. Erst ab dem 2. Lj. entwickelt sich schrittweise das **reflexive Selbst,** erkennbar an der Fähigkeit, sich selbst im Spiegel zu erkennen, sich aus der Perspektive der anderen zu sehen, und sich schließlich mit „ich" zu bezeichnen („Erste-Person-Perspektive"). Die Differenz von Selbst und anderen, die vorher nur implizit gegeben war, wird nun als solche bewusst, und das Kind beginnt sich als eine Person unter anderen zu erkennen.

Einen zentralen Schritt auf diesem Weg bilden ab dem 9. Lebensmonat Situationen gemeinsamer Aufmerksamkeit *(joint attention):* Das Kind lernt auf ein Objekt zu zeigen, damit die Aufmerksamkeit der Mutter zu lenken und sich durch Rückblicke ihrer Beteiligung zu vergewissern. Damit beginnt es die Mutter als Wesen mit einer eigenen Intentionalität zu erfassen, d. h. mit einer Perspektive, die von seiner eigenen verschieden ist (Tomasello 2006; Mundy und Newell 2007; Fuchs 2013a). Diese Fähigkeit zur **Erfassung der Perspektive anderer** ist die entscheidende Voraussetzung, um diese Perspektive schrittweise als **reflexives Selbstbewusstsein** zu verinnerlichen: Das Kind betrachtet nicht mehr nur äußere Objekte, sondern auch sich selbst mit den Augen anderer und wird sich so zum Objekt. Damit erhält auch sein Leib eine Außenseite, er wird zum „Körper-für-andere" (Sartre 1962), von anderen gesehen und bewertet. Daraus resultiert das **Körperbild** *(body image)* als bedeutsame Komponente des Selbsterlebens, wenngleich verschieden vom primär gespürten Leib (➤ Kap. 13).

Die Herkunft des personalen Selbstbewusstseins aus der Interaktion mit dem sozialen Anderen hat, in der Nachfolge Hegels, vor allem G. H. Mead (1934) betont. Er unterscheidet das spontane, unreflektierte Selbstsein *(I)* vom objektivierten Selbst *(me)* – ich, wie ich mich als von den anderen widergespiegelt erfahre. Daraus resultiert eine dialektische Auseinandersetzung zwischen dem primären Selbsterleben und den von anderen übernommenen Haltungen oder Rollen, die sich das Individuum aneignet, und die so zum Teil seiner Identität werden. Das „me" lässt sich somit auch als der gewordene oder Strukturaspekt, das „I" als der werdende oder prozessuale Aspekt des Selbst verstehen: *„Die Haltungen der anderen bilden das organisierte ‚me', und man reagiert darauf als ein ‚I'"* (Mead 1968: 218). Das „me" enthält die Werte, Normen und Rollen der Gesellschaft, ihre Aneignung geschieht jedoch durch das „I" selbst. Das Selbst *(self)* als die soziale Identität des Individuums bildet sich aus der Wechselwirkung zwischen „I" und „me", oder durch die fortwährende Integration von Prozess und Struktur.

Diese Entwicklung ist auf das Engste verknüpft mit den affektiven Beziehungen zu anderen (Rochat 2009). Die Perspektiven- und Rollenübernahme ist keineswegs nur eine kognitive Leistung, sondern schließt eine Reihe von „selbstreflexiven Emotionen" wie Scham, Verlegenheit, Schuldgefühl oder auch Stolz ein, die auf dem internalisierten, bewertenden *„Blick der anderen"* beruhen (Seidler 1995; Fischer und Tangney 1995). Das **Selbstwertgefühl** als zentrale Persönlichkeitseigenschaft entwickelt sich aus dem fortwährenden Abgleich zwischen der Selbsteinschätzung und den wahrgenommenen Bewertungen anderer. Dabei spielen internalisierte Idealvorstellungen, also das Selbstideal, eine zentrale Rolle. Auch **Identifizierungen** mit bedeutsamen Anderen, die die Rollenübernahme und Identitätsentwicklung begünstigen, verlaufen wesentlich über affektive Bewertungen und Bindungen. Auf der anderen Seite ist eine Vielzahl von psychischen Störungen wie Depression, soziale Phobie, Anorexie oder Borderline-Störung eng mit den internalisierten Selbstbewertungen der Scham- und Schuldaffekte verknüpft (Fuchs 2002, 2007).

> **MERKE**
> Das reflexive Selbst beruht auf der Fähigkeit zur Übernahme der Perspektive anderer, die als Selbstbewusstsein internalisiert wird. Damit verbunden sind reflexive Emotionen wie Scham, Schuld oder Stolz ebenso wie das Selbstwertempfinden.

Narratives Selbst

Die Identitätsentwicklung wird nicht nur durch die Perspektiven- und Rollenübernahme geprägt. Ebenso bedeutsam sind die **sprachlichen Interaktionen** mit anderen und die damit ab dem 2. Lj. entstehenden Strukturen begrifflichen Denkens. Sie erlauben es, die Episoden der eigenen Lebensgeschichte sprachlich-konzeptuell miteinander zu verknüpfen und so die erinnerte Vergangenheit, Gegenwart und mögliche Zukunft zu einer übergreifenden, nicht mehr nur momentanen Kontinuität des Selbst zu integrieren. Das so entstehende episodische Gedächtnis (Tulving 1983) ermöglicht nun mentale „Zeitreisen" durch die subjektiv vergegenwärtigte Zeit und entwickelt sich durch zunehmend detailliertere Verknüpfungen vom 2. bis 4. Lj. zum **autobiografischen Gedächtnis** (Markowitsch und Welzer 2005).

Das eigene Leben wird damit erzählbar und als solches zum wesentlichen Bestandteil der eigenen Identität – daher hat sich in der Phänomenologie und Sozialpsychologie das Konzept der **narrativen Identität** durchgesetzt (MacIntyre 1981; Carr 1986; Schechtman 1996; Hutto 2008). Es bringt zum Ausdruck, dass das personale Selbst sich wesentlich durch Sprache und durch Geschichten konstituiert, die wir einander erzählen und in die wir wechselseitig verstrickt sind. Wenn wir also nach unserer Person gefragt werden, dann werden wir bestimmte Geschichten erzählen, dabei Kontinuitäten, Leitmotive, Überzeugungen, Ziele und Bestrebungen herausheben. So spielt sich auch der größte Teil psychotherapeutischer Behandlung in Form von kürzeren oder längeren Narrativen ab.

Zur narrativen Identität gehört aber nicht nur die erinnerte Vergangenheit, sondern auch das Wissen über die eigene Person, die persönlichen Eigenschaften, Fähigkeiten, Vorlieben, typischen Reaktions- und Verhaltensweisen – also das, was man auch als **Selbstkonzept** bezeichnet (Hannover 2002; ➤ Kap. 12). In einem umfassenderen Sinn lässt sich das Selbstkonzept auch als die in sich widersprüchliche Einheit von **Selbstbild, Selbstwert** und **Selbstideal** ansehen, die immer wieder miteinander abzugleichen eine wesentliche Aufgabe der psychischen Entwicklung und Reifung darstellt (Rogers 1959). Interventionen zur Förderung der Selbstwertregulation und Selbstakzeptanz stellen daher eine wichtige Komponente bei den meisten Therapieansätzen und -verläufen dar (➤ Kap. 12).

> **MERKE**
> Das narrative Selbst resultiert aus sprachlich-begrifflichen Selbstzuschreibungen bzw. lebensgeschichtlichen Narrativen auf der Basis des autobiografischen Gedächtnisses. Es enthält damit auch das Selbstkonzept als Gesamtheit von Kenntnissen, Einschätzungen und Bewertungen der eigenen Person.

Die Entwicklung der narrativen Identität basiert dabei nicht zuletzt auf der Fähigkeit der Person, auch widersprüchliche eigene Aspekte und Tendenzen in ein kohärentes Selbsterleben und Selbstbild zu integrieren. Abweichende Tendenzen und Bestrebungen müssen oft dauerhaft ausgeschlossen werden, damit keine kognitiven Dissonanzen entstehen, ja damit die eigene Geschichte nicht in inkohärente Fragmente zerfällt. Dies ist häufig nur um den Preis der Verdrängung wichtiger Erinnerungen, Wünsche und Bedürfnisse möglich:

„‚Das habe ich getan', sagt mein Gedächtnis. ‚Das kann ich nicht getan haben' – sagt mein Stolz und bleibt unerbittlich. Endlich – gibt das Gedächtnis nach."

Nietzsche (1980: 86)

Klassische neurotische Störungen lassen sich vor diesem Hintergrund auch als Manifestation verdrängter Wünsche und Konflikte interpretieren, die vom Bewusstsein ausgeschlossen wurden, um eine kohärente und verlässliche Identität zu etablieren. Ihnen stehen allerdings zunehmend Störungsbilder wie die Borderline-Persönlichkeit gegenüber, in denen die Ausformung einer kohärenten narrativen Identität überhaupt nur fragmentarisch gelingt (Kernberg 1975; Philipps 2002; Fuchs 2007).

Existenzielles Selbst

Die Darstellung des personalen Selbst wäre nicht vollständig ohne die Dimension der **Existenz.** Sie resultiert nach Heidegger (1927) und Jaspers (1932) aus der grundlegenden Tatsache, dass dem Menschen sein Dasein nicht einfach vorgegeben ist, sondern zur Aufgabe wird, die er im Bewusstsein der Endlichkeit seines Lebens zu gestalten hat. Die Freiheit der Selbstbestimmung ist das Vorrecht, aber auch die unausweichliche Grundsituation des Menschen, die mit vielfältigen Phänomenen wie Angst, Ambivalenz, Schuld, Vermeidung, Abwehr und Selbstverfehlung verknüpft ist. Sie kann unter widersprüchliche Anforderungen (etwa ego- versus allozentrischer Bedürfnisse) geraten und den Menschen schließlich auch in Grenzsituationen (Jaspers 1932) führen, in denen der Sinn und das Ziel der eigenen Existenz fragwürdig werden. Für Menschen mit einer **„existenziellen Vulnerabilität"**, einer besonderen Sensitivität für die Widersprüche des Daseins, können sie zum Auslöser für psychische Krisen und Erkrankungen werden (Holzhey-Kunz 1994; Fuchs 2008).

Die existenzielle Dimension eröffnet andererseits auch den Raum für den eigenen **Selbst- und Lebensentwurf,** für Zukunftsvorstellungen und mögliche **Selbstaktualisierung.** Auch störungsspezifische Psychotherapien sollten diese Dimension nicht außer Acht lassen, denn aus ihr können der therapeutischen Arbeit wesentliche Motivationen zufließen. Die Fragen, wer ich sein möchte, wie ich mir mein Leben in der Zukunft vorstelle und was mich möglicherweise an der Realisierung hindert, bilden als *Lebensthemen* den grundlegenden Ausgangspunkt für jede Selbstveränderung. Verschiedene psychotherapeutische Schulen haben in der psychischen Entwicklung auch eine inhärente Tendenz zu Selbstaktualisierung und Wachstum gesehen, die es freizusetzen und zu unterstützen gelte. So sah C.G. Jung (1933/1993) in der **Individuation** die Möglichkeit einer Lösung von starren Rollenmasken und einer Integration bislang ungelebter Selbstanteile – eine Aufgabe, die er vor allem der zweiten Lebenshälfte zuwies. Neurotische Störungen entstehen danach, wenn dieser Individuationsprozess blockiert ist und die Entfaltung der autonomen Person misslingt.

> **MERKE**
> Das existenzielle Selbst ergibt sich aus dem Selbstverhältnis, der Freiheit der Selbstbestimmung und des eigenen Lebensentwurfs. Die Begriffe der Selbstaktualisierung und Individuation bezeichnen die persönlichen Entwicklungsmöglichkeiten und -aufgaben über die Lebensspanne hinweg.

Zwar erscheint die auf Winnicott (1965/2002) zurückgehende Entgegensetzung von „wahrem" und „falschem Selbst" als problematisch, insofern sie ein vorgegebenes Selbst postuliert, das realisiert oder verfehlt werden kann, statt die Selbstentwicklung in einer dialektischen Auseinandersetzung von Eigenem und Fremdem zu sehen. Ebenso wird der vor allem von der humanistischen Psychologie vielfach vertretene Primat der „Selbstverwirklichung" heute zunehmend kritisch gesehen (Maslow 1973; Schlette 2013). Dennoch streben Menschen in ihrem Leben grundsätzlich nach einem Gefühl von Selbstkohärenz und -kongruenz, und dem Entschluss zur Aufnahme einer Psychotherapie liegt häufig nicht nur eine aktuelle Symptomatik, sondern auch ein tiefer reichendes Gefühl der Selbstentfremdung zugrunde. Daher bleiben die existenziellen Gegensätze von Authentizität vs. Anpassung und Selbstaktualisierung vs. Selbstentfremdung grundlegende Themen der Psychotherapie.

Resümee

Zusammengefasst ist das **personale Selbst** durch folgende Merkmale charakterisiert:
- die Fähigkeit, andere als intentionale Agenten zu verstehen und ihre Perspektive nachzuvollziehen *(Perspektivenübernahme)*
- ein höherstufiges Bewusstsein der eigenen Zustände und Erlebnisse *(introspektives, reflexives oder Selbstbewusstsein)*
- die Fähigkeit, die eigenen Erfahrungen zu verbalisieren und zu kohärenten Geschichten zu verknüpfen *(narrative Identität)*
- ein begriffliches und autobiografisches Wissen, ein Bild und ein Idealbild von sich selbst *(Selbstkonzept)*
- eine Tendenz zur Selbstaktualisierung und Individuation, die sich in übergreifenden Lebensentwürfen und Lebensthemen manifestiert *(existenzielles Selbst)*

In all diesen Aspekten weist das personale Selbst eine inhärent intersubjektive Struktur auf: Es konstituiert sich nur durch die fortwährende Beziehung zu anderen. So ist etwa die narrative Identität an aktuelle oder potenzielle Interaktionspartner („Zuhörer") gebunden, ja, die anderen sind immer auch „Co-Autoren" unserer Lebensgeschichte (Carr 1986). Trotz dieser komplexen und dialektischen Struktur aber bleibt auch das personale Selbst vom präreflexiven Selbstgewahrsein oder basalen Selbst abhängig: Nur ein Wesen mit einem primären Selbsterleben ist in der Lage, sich selbst auch aus der Sicht der anderen zu sehen, Geschichten von sich zu erzählen und ein Selbstkonzept zu entwickeln.

9.2.3 Selbst und Intersubjektivität

Nach der Darstellung der wichtigsten Dimensionen und Entwicklungsstadien des Selbst wenden wir uns der intersubjektiven Dimension des Selbst noch einmal gesondert zu, nämlich den Formen und Theorien der sozialen Wahrnehmung und Kommunikation.

Intersubjektivität ist eine implizit oder explizit immer gegenwärtige Dimension des Erlebens: Von früher Kindheit an machen wir als Menschen einen fundamentalen Unterschied zwischen Personen und Dingen – vermutlich auch aufgrund einer neurobiologisch verankerten Disposition, uns besonders für das Verhalten und Erleben von anderen Personen zu interessieren (Heider 1977; Simion et al. 1998; Vogeley 2016a; Vogeley et al. 2014). Den meisten von uns ist der Kontakt zu anderen Menschen auch ein Bedürfnis, etwa innerhalb von Familie, Partnerschaften oder Freundschaften, was sich auch schon neurobiologisch illustrieren lässt (Pfeiffer et al. 2014). Wir können gar nicht „nicht" mit anderen kommunizieren (Watzlawick et al. 1967): In unserem Alltag sind wir fast immer von anderen Menschen umgeben, und selbst wenn wir uns für einen reduzierten Kontakt zu anderen entscheiden und eher das Alleinsein vorziehen, bleiben wir dennoch in sozialen Kontexten immer mit ihnen verbunden, etwa indem wir uns über die Wirkungen, die unser Tun auf andere haben könnte, Gedanken machen. Und wenn wir nicht sicher sind, wie wir das Verhalten anderer deuten sollen, greifen wir zu Methoden des Erschließens oder des Sich-Hineinversetzens, um zu verstehen, was in ihnen vorgehen könnte. Diese Fähigkeit wird auch als „Mentalisieren" bezeichnet (Baron-Cohen 1995; Frith und Frith 2003).

Soziale Wahrnehmung

Aus phänomenologischer Sicht beruht das primäre Verstehen anderer auf der Wahrnehmung des Affektausdrucks und der in Handlungen unmittelbar erkennbaren Absichten anderer, d.h. auf intuitiven Fähigkeiten, die sich bereits im frühkindlichen Umgang entwickeln. Erst sekundär erweitert sich dieses zwischenleibliche Verstehen durch die Fähigkeit zur Perspektivenübernahme und zum Verständnis anderer als eigenständiger intentionaler Akteure. Diese komplexen kommunikativen Fähigkeiten haben – so lässt sich aus evolutionärer Sicht vermuten – die Bildung von menschlichen Gemeinschaften erst ermöglicht und die Entstehung von Kultur einschließlich Wissenschaft, Philosophie, Kunst und Technologie erst entstehen lassen (Tomasello 2006; Vogeley und Roepstorff 2009).

Vor diesem Hintergrund lässt sich der Begriff der sozialen Wahrnehmung oder der sozialen Kognition näher spezifizieren. Betrachten wir die beteiligen Prozesse aus einer systemtheoretischen Perspektive, so kann ein kognitives System als Ausgangspunkt dadurch charakterisiert werden, dass es auf äußere Umweltreize mit flexiblem Verhalten reagieren kann (aber nicht muss), das wiederum von systeminternen, informationsverarbeitenden Prozessen ermöglicht wird. Geschlossene Regelkreisläufe im Sinne reflexartiger Prozesse sind danach noch nicht kognitiv. Hingegen sind unbewusste oder automatisch ablaufende Prozesse auch in den Bereich kognitiver Prozesse eingeschlossen. Als soziale Kognition sind dann alle kognitiven Prozesse zu verstehen, die der Wahrnehmung von anderen Personen und der Interaktion oder Kommunikation mit ihnen dienen. Darin ist nicht nur sprachliche Verständigung, sondern auch nonverbale Kommunikation einschließlich Gestik, Mimik, Blickverhalten etc. eingeschlossen.

MERKE
Soziale Kognition umfasst alle informationsverarbeitenden Prozesse innerhalb eines kognitiven Systems, die der Interaktion und Kommunikation mit anderen Personen dienen.

Selbst- und Fremdverstehen

Soziale Kognition hängt wesentlich von der Intaktheit zweier Arten von Prozessen ab, die sich zum einen mit der Selbstzuschreibung beschäftigen, auf der anderen Seite mit der Fremdzuschreibung. Nur dann, wenn eine klare Differenzierung der eigenen mentalen Phänomene von denen der anderen gelingt, kann eine angemessene Fremdzuschreibung stattfinden, weil wir sonst ständig Gefahr liefen, unsere eigenen mentalen Zustände mit denen anderer zu verwechseln. Störungen dieser Differenzierung würden dann in Ich-Störungen resultieren. Philosophisch wird die Problematik der Selbst- und Fremdzuschreibung gegenwärtig durch verschiedene konkurrierende Theorien beschrieben (➤ Tab. 9.2):

1. Gemäß der **Simulationstheorie** gelingt die Fremdzuschreibung auf der Basis der unbewussten oder bewussten Projektion eigener mentaler Zustände auf andere, wesentlich vermittelt durch die unterschwellige Nachahmung ihrer Bewegungen oder Ausdrucksgesten (Harris 1992; Goldman 2006; Gallese 2005). (s. auch ➤ Kap. 14).

2. Dagegen wird nach der **Theorie-Theorie** während der Ontogenese ein eigenes Wissenskorpus (Theory of Mind) erworben, das uns über die möglichen mentalen Zustände anderer Aufschluss gibt (Gopnik und Wellman 1992; Carruthers 2009). – Neuerdings wird versucht, eine Vermittlung der Positionen (1) und (2) zu erreichen, z.B. im Rahmen der Personenmodelltheorie (Newen und Schlicht 2009; Newen und Vogeley 2011), die sowohl die Verarbeitung von impliziten und weitgehend unbewussten Informationen als auch explizite und weitgehend bewusste Wahrnehmungen integriert. (s. auch ➤ Kap. 14).

3. Nach der phänomenologischen **Empathie- und Interaktionstheorie** (Gallagher 2001, 2008; Fuchs und de Jaegher

Tab. 9.2 Theorien der sozialen Wahrnehmung

Theorie	Beschreibung
Simulationstheorie	Unbewusste oder bewusste Simulation bzw. Imitation der wahrgenommenen Zustände anderer und (Rück-)Projektion auf sie
Theorie-Theorie	Schlussfolgern auf die mentalen Zustände anderer („Mentalisieren") aufgrund eines erworbenen Wissens über solche Zustände („Theory of Mind")
Interaktionstheorie	Unmittelbare Wahrnehmung des Gefühlsausdrucks und der Verhaltensintentionen anderer im Kontext der gemeinsamen Situation (primäre Empathie)
Narrativitätstheorie	Zuschreibung von Intentionen und Überzeugungen aufgrund sprachlich vermittelter Narrative von typischen mentalen Prozessen

2009; Zahavi 2011) beruht das soziale Verstehen primär auf der unmittelbaren Wahrnehmung der sichtbaren Ausdrucksgesten und Verhaltensintentionen anderer im Kontext der gemeinsamen Situation. Zu diesem empathischen Miterleben tragen zwischenleibliche Resonanzen und koordinierte Interaktionen im *Face-to-face*-Kontakt wesentlich bei.

4. Die daran anknüpfende **Narrativitätstheorie** (Hutto 2008; Gallagher und Hutto 2008) führt die erweiterten Formen sozialen Verstehens (Perspektivenübernahme, Sich-Hineinversetzen in andere) vor allem auf sprachlich vermittelte Narrative zurück, durch die Kinder typische Verhaltensmuster und Motive anderer erlernen.

Vermutlich besteht eine enge gegenseitige Abhängigkeit von Selbst- und Fremdverstehen, bei der die Ausbildung eines Selbst maßgeblich auch von der sozialen Umwelt mitbestimmt wird. Wie oben bereits erwähnt, wird nach Mead das „me" durch die Erwartungen im Sinne sozialer Rollen bestimmt, die die Sozialgemeinschaft dem Individuum zuschreibt; das „I" reagiert auf diese sozialen Erwartungen: *„Das Ich ist die Reaktion des Organismus auf die Haltungen anderer; das Mich ist die organisierte Gruppe von Haltungen anderer, die man selbst einnimmt"* (Mead 1968: 218).

Intuitive und reflexive soziale Kognition

Das Verständnis des Erlebens anderer wird auf zwei unterschiedlichen Wegen erreicht, die man einerseits als intuitive, präreflexive Leistungen und andererseits als inferenzielle, reflexive oder regelbasierte Leistungen beschreiben kann.

Das intuitive Fremdverstehen wird nicht nur, aber wesentlich vom nonverbalen Kommunikationsverhalten gespeist. Mit einem Blick oder mit einer Geste können wir eine Fülle von Informationen weitergeben, uns einen „ersten Eindruck" oder „auf einen Blick" eine Annahme über die innere Verfassung einer anderen Person verschaffen. Vermutlich etwa zwei Drittel unserer Interaktionen mit anderen Personen laufen nonverbal ab (Burgoon 1994). Bei emotionalem Ausdruck ist auch vertreten worden, dass wir die Angst im Gesicht einer Person „direkt sehen" können, ohne sie erschließen zu müssen (Gallagher 2008). Bei komplexeren mentalen Phänomenen bleibt der Gesichtsausdruck meist nur eines unter anderen Merkmalen (wie Gestik, Körperhaltung, Kontext, besondere Lebenssituation dieser Person), um das innere Erleben anderer erfassen.

Sieht man von Normdevianzen ab, so verlaufen diese Prozesse meist automatisch, also anstrengungslos, intuitiv und ohne dass wir diese Prozesse willentlich in Gang setzen müssten. Diese Auffassung wird auch von Fritz Heider, dem Begründer der Attributionstheorie in der Sozialpsychologie, gestützt: Selbst auf der Grundlage von nur vagen Informationen erhalten wir doch relativ zuverlässige Eindrücke von der inneren Verfassung anderer Personen und vermögen situationsübergreifende Muster oder Verhaltensdispositionen zu erkennen (Heider 1977: 46, 75). Das lässt sich durch Untersuchungen zum Erkennen von Animiertheit in bewegtem Stimulusmaterial (Santos et al. 2010) oder anhand von Fremdzuschreibungen auf der Basis von mimischem Ausdruck zeigen (Schilbach et al. 2006).

Ein gutes konkretes Beispiel ist das Blickverhalten, das einerseits für unsere Wahrnehmung anderer relevant ist, andererseits ständig Signale an sie sendet (Argyle und Cook 1976). Der Blick trägt damit zugleich Merkmale der Wahrnehmung und der Handlung: Wir nehmen den anderen nicht einfach nur wahr, sondern beeinflussen ihn auch, so wie wir umgekehrt von seinen Blicken beeinflusst werden. „Sogar die Blickrichtung kann einen wichtigen Hinweis dafür liefern, was eine Person denkt, fühlt und wünscht" (Heider 1977: 58). Damit eng verbunden ist das bereits erwähnte Phänomen der *joint attention*, also die Fähigkeit, die Aufmerksamkeit eines anderen durch das eigene Blickverhalten zu lenken, in der Regel über das abwechselnde Anblicken des anderen und eines intendierten Objekts.

Neben dieser sehr umfangreichen und einflussreichen nonverbalen Kommunikation existieren aber auch schlussfolgernde oder inferenzielle Prozesse, auf die wir unsere Urteilsbildung aufbauen. Sie sind meist sprachlicher Natur und verweisen auf Informationen, die in einen expliziten semantischen Code eingebettet, also begrifflich verfügbar sind. Sehr gut untersucht sind hier Leistungen der inferenziellen Fremdzuschreibung, die mit der klassischen Fähigkeit zur „Theory of Mind" (ToM) in Zusammenhang stehen. Die explizite ToM-Leistung besteht darin, anderen Personen mentale Zustände zuzuschreiben, um ihr Verhalten erklären oder vorhersagen zu können (Premack und Woodruff 1978; Baron-Cohen 1995). Zur Prüfung der ToM-Leistung wird z. B. eine kurze Geschichte (narratives Textmaterial, Bildsequenz) präsentiert, in der ein Agent in einem sozial relevanten Kontext erscheint und sein Erleben oder Handeln beurteilt werden muss (Vogeley et al. 2001).

> **MERKE**
> Sozial kognitive Prozesse laufen entweder intuitiv, präreflexiv und implizit ab (z. B. nonverbale Kommunikation) oder inferenziell-schlussfolgernd, reflexiv und explizit (z. B. narratives Textmaterial, Bildergeschichte).

Blicken wir vor diesem Hintergrund noch einmal zurück auf die oben dargestellten konkurrierenden Theorien der sozialen Kognition, so können wir sie zumindest teilweise auf verschiedene Stufen und Modi der Kommunikation mit anderen zurückführen, insbesondere auf implizite vs. explizite Verstehensformen, die von den Theorien jeweils unterschiedlich hervorgehoben werden. Insofern erscheinen auch integrierende Konzeptionen denkbar und plausibel.

9.3 Selbst und psychische Krankheit

9.3.1 Allgemeines

Nach der Darstellung der wichtigsten Dimensionen des Selbst im sozialen Kontext wenden wir uns nun psychopathologischen Phänomenen des Selbsterlebens zu. Grundsätzlich kann das Selbst in drei verschiedenen Weisen mit einer psychischen Störung oder Krankheit in Beziehung stehen, die im Folgenden näher erläutert werden:
- Das Selbsterleben ist **von der Krankheit betroffen**, der Patient erfährt sich als ihr „Opfer", d. h. als im Selbstvollzug des alltäglichen Lebens mehr oder minder stark beeinträchtigt. Dies gilt in unterschiedlichem Maß für alle psychischen Störungen.
- Die psychische Krankheit manifestiert sich als solche in einer **Störung des Selbst**, sofern nämlich das Selbsterleben etwa in seinem affektiven Kern, in seiner Kohärenz, seiner Abgrenzung von der Umwelt o. Ä. betroffen ist.
- Das Selbst reagiert und antwortet in unterschiedlicher Weise auf die Krankheit: es **nimmt zu ihr Stellung** (Jaspers 1973: 345 ff.).

Selbsterleben

Anders als somatische Krankheiten lassen sich psychische Störungen nicht nur dem eigenen Körper zuschreiben und so in eine gewisse Distanz rücken, denn sie **betreffen primär das Selbsterleben.** Etwas in mir selbst tritt mir gegenüber, entzieht sich meiner Verfügung oder beherrscht mich, während ich vergeblich versuche, die Kontrolle wiederzugewinnen – sei es ein Angstanfall, eine depressive Verstimmung, ein Zwangsimpuls oder laut werdende Gedanken. Psychisches Kranksein betrifft also die Person immer in ihrem Selbsterleben und beeinträchtigt in unterschiedlichem Maß

die Freiheit des Lebensvollzugs. Grundlegende Aufgabe jeder Psychotherapie ist insofern die Wiedergewinnung oder zumindest Erhöhung der **Freiheitsgrade** des Selbst gegenüber der Erkrankung.

Selbststörungen

Verschiedene psychische Erkrankungen erfassen darüber hinaus Kernfunktionen des primären Selbsterlebens und lassen sich insofern als **genuine Selbststörungen** begreifen. Dazu gehören etwa affektive Selbstentfremdungen in schweren Depressionen oder in Depersonalisationsstörungen, Störungen des Selbstempfindens in schizophrenen Basisstadien, der Verlust der Ich-Umwelt-Abgrenzung in schizophrenen Psychosen oder auch der zeitlichen Selbstkohärenz in dissoziativen Störungen. Hinzu treten noch Störungen auf der Stufe des erweiterten Selbst, etwa Fragmentierungen der narrativen Identität bei Borderline-Persönlichkeiten (Fuchs 2007; > Kap. 9.3.2).

Selbstverhältnis

Die Formen der **Stellungnahme des Selbst** zur Krankheit sind vielfältig und reichen von Verstörung, Beunruhigung, Angst, Verzweiflung oder Resignation über Ablehnung und Widerstand bis zu Einsicht, Akzeptanz und Bewältigung. Auch der sekundäre Krankheitsgewinn, d. h. Komponenten unbewusster Bejahung gehören zu den Möglichkeiten der Stellungnahme. Diese bewussten oder unbewussten Einstellungen des Patienten zu erfassen ist eine zentrale Aufgabe der diagnostischen Einschätzung sowohl zu Beginn wie während einer Behandlung, da maßgebliche Faktoren des Krankheits- und Therapieverlaufs (Coping, Motivation, Veränderungserwartung, -bereitschaft, Kooperation, Compliance, Widerstand u. a.) von solchen Stellungnahmen wesentlich bestimmt werden. Auch psychoedukative Verfahren zur Förderung des Krankheitsverständnisses haben hier ihren Ansatzpunkt (> Kap. 22). Näher besehen prägt das Selbstverhältnis bereits die Symptomatik der Krankheit selbst, nämlich in Form von Reaktionen auf primäre Symptome.

> **BEISPIEL**
> So manifestiert sich eine Depression nicht nur in typischen Phänomenen wie Antriebsverlust, psychomotorischer Hemmung und Verstimmung, sondern auch in negativen Selbstwahrnehmungen, Selbstbewertungen (Selbstvorwürfe, Schuldgefühle) und typischen depressiven Denkmustern – in einem Wort: in bestimmten *Stellungnahmen* des Patienten zu seiner primären Verfassung. Diese negativen Selbsteinschätzungen erhöhen ihrerseits – als *self-fulfilling prophecies* – die Wahrscheinlichkeit weiterer Versagenssituationen und tragen so zusätzlich zur Depressivität bei.
> Ähnliche negativ-zirkuläre Prozesse oder Teufelskreise sind auch bei Angststörungen gut bekannt, nämlich nach dem Muster: Auf-

treten physiologischer Stressmerkmale (Sympathikusaktivierung, Pulsfrequenzerhöhung etc.) → Wahrnehmung der körperlichen Symptome als „bedrohlich" → katastrophisierende Kognitionen und Situationsbewertungen → erhöhter physiologischer Stress usw.

Das Selbstverhältnis, die Selbstwahrnehmung und Stellungnahme des Patienten wird damit zu einer maßgeblichen Komponente psychischer Krankheiten. Es stellt andererseits auch einen zentralen Ansatzpunkt therapeutischer Arbeit und Veränderung dar. Besonders chronische Verläufe erfordern daher immer eine sorgfältige Analyse der aufrechterhaltenden Faktoren, die im Selbstverhältnis des Patienten begründet liegen. Mangelnde oder fehlende Krankheitseinsicht, latenter Widerstand ebenso wie unbewusster Krankheitsgewinn gefährden den Therapieauftrag, beeinträchtigen das therapeutische Bündnis oder führen zu zeitraubenden Ambivalenzen gegenüber möglichen Veränderungen bis hin zur selbst herbeigeführten „Sabotage".

BEISPIEL
Patienten mit somatoformen Schmerzstörungen setzen der Auffassung, ihr Schmerz könnte „seelisch bedingt" sein, häufig entschiedenen Widerstand entgegen, da sie diese psychologische Interpretation als implizite Kritik oder gar versuchte Entlarvung interpretieren („Ich bin kein Simulant!"). In Reaktion darauf werden sie umso mehr darauf bedacht sein, sich selbst und die anderen von der „Echtheit" der Schmerzen als körperlich begründet zu überzeugen. Um den wahrgenommenen impliziten Vorwurf zu entkräften, werden sie ihre Aufmerksamkeit erst recht auf die Symptome konzentrieren. Jeder Schmerz bedeutet dann nicht nur Leiden, sondern auch eine *Bestätigung des Selbst*, d.h., es kommt zu einer dysfunktionalen „*Verschmelzung von Leiden und Selbstgefühl*" (vgl. Leferink 2012).

─── **Resümee** ───
Das personale Selbstverhältnis beeinflusst sowohl die Krankheitssymptomatik als auch die Krankheitsverarbeitung. Unterschiedliche Stellungnahmen zur primären Störung wie etwa Akzeptanz, Einsicht, Distanzierung, Widerstand, Verleugnung, Krankheitsgewinn u.a. sind wesentliche förderliche oder einschränkende Faktoren für die Behandlung.

9.3.2 Paradigmatische Störungen des Selbsterlebens

Bisher haben wir die Dimensionen des Selbsterlebens und mögliche Zusammenhänge mit psychischen Krankheiten in allgemeiner Form beschrieben. Im Folgenden sollen diese Zusammenhänge paradigmatisch anhand einiger Störungsbilder veranschaulicht werden. Diese sind 1) die Schizophrenie als basale Selbststörung, 2) die Depression als Störung der Selbstaffektivität und die 3) Borderline-Persönlichkeitsstörung, die sich als Fragmentierung der narrativen Identität beschreiben lässt. Ein zusätzlicher Abschnitt gilt den Störungen der Intersubjektivität im Autismus und im Wahn.

Schizophrenie als basale Selbststörung

Die Schizophrenie erfasst die Person in ihrem Gesamtgefüge, vom basalen leiblichen Selbstempfinden bis zur Einheit des Ich-Erlebens. Neuere phänomenologisch-psychopathologische Analysen fokussieren dabei weniger auf die diagnostisch relevante produktive Symptomatik der akuten Phasen (d.h. Wahnideen und Halluzinationen), sondern vor allem auf die schleichende Aushöhlung des Selbsterlebens, die in unauffälligen Vorstadien nicht selten bis in die Kindheit der Patienten zurückreicht (Sass und Parnas 2003; Parnas et al. 2005; Fuchs 2005, 2012c). Sie umfasst folgende Aspekte:
- eine Schwächung des basalen leiblichen Selbsterlebens („*disembodiment*", Stanghellini 2004; Fuchs 2005);
- eine Entfremdung der selbstverständlichen sensomotorischen Funktionen des Leibes, also das ökologische Selbsterleben;
- eine Störung des zwischenleiblichen Kontakts mit anderen;
- schließlich, auf der Ebene des personalen Selbst, eine Störung der Abgrenzung von Ich und anderen.

Die Schwächung des **basalen leiblichen Selbsterlebens** manifestiert sich zunächst in einem oft schwer beschreibbaren Gefühl der mangelnden Lebendigkeit, der inneren Leere, fehlenden Anwesenheit und Fremdheit in der Welt, bis hin zur ausgeprägten Depersonalisation (Parnas et al. 2005). Sie kann sich auch in Klagen über eine mangelnde Klarheit oder Durchsichtigkeit des Bewusstseins äußern („wie in einem Nebel"). Häufige Folge dieses Selbstverlusts ist eine zwanghafte Selbstbeobachtung oder **Hyperreflexivität** (Sass und Parnas 2003; Fuchs 2011), im Bemühen, die verlorene primäre Selbstgewissheit zu kompensieren. – Als neurologisches Korrelat dieser Störungen ist verschiedentlich eine Diskonnektion der basalen subkortikalen Selbstkorrelate (Thalamus, Hypothalamus, periaquäduktales Grau) von höheren selbstbezogenen Funktionen diskutiert worden, mit der Folge einer grundlegenden Entkopplung von Leiblichkeit, Affektivität und Kognition (de Haan und Bakker 2004; Woodward et al. 2012). Psychotherapeutisch haben sich körperorientierte, die leibliche Selbstwahrnehmung fördernde Therapien vor allem im Gruppenformat als wirksam erwiesen, um die basale Selbststörung positiv zu beeinflussen (Röhricht und Priebe 2006; Martin et al. 2016).

Die basale Störung erfasst auch das **ökologische Selbsterleben**, also die über den Leib vermittelten sensomotorischen Beziehungen zur Umwelt. Im **Handeln** äußert sich dies in einer zunehmenden Desintegration von leiblichen Gewohnheiten und automatischen Abläufen (Süllwold und Huber

1986; Fuchs 2012c). In vielen Situationen gelingt es den Patienten nicht mehr, einen geschlossenen Handlungsbogen auszuführen und sich dabei auf selbstverständliche Weise ihres Leibes zu bedienen. Stattdessen müssen sie sich künstlich, durch Vorsätze oder Rituale zu bestimmten Aktionen veranlassen. – In der **Wahrnehmung** manifestiert sich die Entfremdung der Leiblichkeit in einer Störung des Erkennens vertrauter Gestalten und Muster, verbunden mit einer Fragmentierung des Wahrgenommenen und einer Überfülle von Details (Matussek 1952, 1953). Die Auflösung von Gestaltzusammenhängen resultiert in einem Verlust vertrauter Bedeutsamkeiten und führt so zu einer grundlegenden Fragwürdigkeit der wahrgenommenen Welt. Wird diese Entfremdung des Wahrnehmens von den Patienten nicht mehr als eigene Störung erkannt, so mündet sie in die paranoide Externalisierung, d. h., die Veränderung der wahrgenommenen Welt wird verborgenen Mächten wahnhaft zugeschrieben.

Schließlich manifestiert sich die basale Selbststörung auch in einer grundlegenden **Entfremdung der zwischenleiblichen Sphäre,** die auf den intuitiven und praktischen Fähigkeiten des Umgangs mit anderen beruht, also einem „sozialen Sinn" oder „sensus communis". Es kommt zu einer Verfremdung aller vertrauten Bezüge, Gewohnheiten und Bedeutungen, die sonst das alltägliche Leben ausmachen. Statt am Fluss der alltäglichen Interaktionen teilzunehmen, bleiben die Patienten in einer isolierten Beobachterposition. Blankenburg (1971) hat diese subtile Entfremdung als „*Verlust der natürlichen Selbstverständlichkeit*" beschrieben, die sich schon in Alltagssituationen bemerkbar macht, darüber hinaus aber die gesamte Lebensorientierung ergreift. Diese Konzeption lässt sich zu einer „Psychopathologie des *common sense*" weiterentwickeln, die den autistischen Rückzug vieler Patienten auf eine grundlegende Störung der Teilnahme an der intersubjektiven Lebenswelt zurückführt (Mundt 1985; Stanghellini 2004). Auch hier sind gruppentherapeutische ebenso wie sozialrehabilitative Verfahren die Therapien der Wahl, um die basalen Störungen der Intersubjektivität wirksam zu beeinflussen (➤ Kap. 22).

Aus der primären Schwächung des leiblichen Selbsterlebens resultieren schließlich **Störungen der Ich-Demarkation** (Scharfetter 1986), d. h. der Abgrenzung von Selbst und Anderen, die Bleuler (1911) als „*Transitivismus*" bezeichnete: Die Patienten vermögen fremden Blicken nicht standzuhalten und haben den Eindruck, dass andere mit ihrem Bewusstsein in sie eindringen oder ihre Gedanken unmittelbar wahrnehmen könnten. Dies lässt sich als eine **Störung des reflexiven Selbsterlebens** verstehen (Fuchs 2012c): Aufgrund der Schwächung des basalen Selbst verlieren die Patienten die Verankerung im eigenen leiblichen Zentrum und können sich gegenüber der Perspektive anderer nicht mehr selbst behaupten. Gerade dadurch werden sie zum vermeintlichen Objekt aller fremden Blicke und Intentionen. Sie sind zwar in der Lage, die (vermeintliche) Perspektive anderer einzunehmen, ja sie tun dies sogar in exzessiver Weise, insofern sie sich von allen Seiten beobachtet wähnen und unauffällige Signale auf sich beziehen. Doch gerade dieses ständige „Bewusstsein des Bewusstseins anderer" wird für die Patienten zu einer Gefährdung des eigenen Selbst, das in der Perspektivenübernahme überwältigt zu werden droht. Auch der *Wahn* lässt sich vor diesem Hintergrund als Störung der Fähigkeit zum intersubjektiven Perspektivenabgleich verstehen (siehe dazu ➤ Kap. 9.3.2 sowie ➤ Kap. 14). Die produktive Symptomatik der akuten Psychose erscheint vor diesem Hintergrund als Dekompensation einer schon prämorbiden Schwäche der Selbstkonstitution (Sass und Parnas 2003; Fuchs 2012c).

Resümee

Die Schizophrenie lässt sich insbesondere in ihren prodromalen Stadien als eine Schwächung des basalen Selbst auffassen, die zunächst das leibliche, ökologische und soziale Selbsterleben betrifft, dann aber auf der Ebene des personalen Selbst auch zu Störungen der Ich-Demarkation und der Perspektivenübernahme führt.

Depression als affektive Selbststörung

Dass depressive Erkrankungen allgemein von negativen selbstbezogenen Wahrnehmungen, Bewertungen und Emotionen (Selbstvorwürfen, Schuldgefühlen) charakterisiert sind, wurde bereits erwähnt. Dies betrifft zunächst die Ebene des reflexiven Selbstverhältnisses, des Selbstbildes und Selbstwertes. Insbesondere in der schweren, psychopathologisch auch als „Melancholie" bezeichneten Depression kommt es aber auch zu einer tiefer greifenden Störung der leiblichen Vitalität, die auch das **basale affektive Selbsterleben** erfasst.

Phänomenologisch lässt sich die Melancholie zunächst als eine den subjektiven Leib erfassende Erkrankung beschreiben (Fuchs 2000, 2013b): Statt als Medium der Zuwendung zur Welt zu fungieren, verdichtet und verdinglicht sich der Leib zum Körperobjekt, das allen nach außen gerichteten Impulsen Widerstand entgegensetzt. Die leibliche Starre oder Konstriktion als ein Grundphänomen der Depression äußert sich nicht nur in gespürter Beklemmung, grundloser Angst, Vitalstörungen und psychomotorischer Hemmung, sondern auch subtiler in einem Verlust der emotionalen Schwingungsfähigkeit, die an feinere leibliche Resonanzen gebunden ist. Schwer depressive Patienten fühlen sich nicht mehr traurig, sondern nur noch leer, stumpf oder versteinert. Die affektive Seite der Erkrankung besteht vor allem in der Unfähigkeit, Gefühle wie Zuneigung, Freude, Heiterkeit oder auch Trauer überhaupt noch empfinden zu können. Diese **Störung der Resonanz** wird als „Gefühl der Gefühllosigkeit" von den Kranken selbst schmerzlich erlebt. Sie manifestiert sich auch im Verlust der zwischenleiblichen Resonanz, die sonst die Interaffektivität, also die empathische Beziehung zu anderen vermittelt, und kann sich bis zu einer **affektiven Depersonalisation** steigern (Fuchs 2000b; Stanghellini 2004).

Da der emotionale Kontakt mit der Umwelt auch für das Selbsterleben essenziell ist, bedeutet der Resonanzverlust in der schweren Depression also immer auch einen gewissen Grad von Selbstentfremdung. In der Entfremdungsdepression im engeren Sinn erweitert sich die Störung der Gefühlsresonanz auf das Empfindungsvermögen generell (Petrilowitsch 1956) und manifestiert sich in Derealisationserlebnissen – die Welt erscheint dann fern, unwirklich und abgestorben. Eine äußerste, wenngleich seltene Steigerung der affektiven Depersonalisation stellt der **nihilistische Wahn** dar, in dem die Kranken selbst ihr eigenes Dasein oder die Existenz der Welt bestreiten (Enoch und Trethowan 1991). Sie spüren ihren Leib nicht mehr, alles sei abgestorben und tot; daraus schließen sie, sie seien schon gestorben und müssten begraben werden.

Aber auch die häufigeren depressiven Wahnformen lassen sich auf eine schwere Beeinträchtigung des affektiven Selbsterlebens zurückführen, dass sich auf die höherstufige Selbstwahrnehmung auswirkt. So ist der Insuffizienzwahn auf den Selbstwert, der Schuldwahn auf die Selbstverpflichtungen gegenüber anderen, der hypochondrische Wahn schließlich auf das leibliche Selbst gerichtet (vgl. Kraus 1991a, 2002). Die Entfremdung des vital-affektiven Selbsterlebens erfasst also mit dem Übergang in den Wahn auch das personale Selbst. Die entscheidende Voraussetzung des Wahns ist dabei der **Verlust der Selbstdistanzierung,** der zur vollständigen Identifikation der Person mit ihrem gegenwärtigen Zustand führt. Diesen Zustand erfährt der Patient aber als Schuldigsein, Verworfensein oder Verfall. Ein anderes Selbstsein ist für ihn buchstäblich nicht mehr denkbar, denn die Übernahme der korrigierenden Perspektive anderer misslingt. Das reflektierende Selbst tritt damit gewissermaßen in den Dienst des basalen Erlebens und gestaltet es zum Wahn aus. So ist der Patient im Schuldwahn vollständig mit seinem Schuldigsein identifiziert, sodass es für ihn keine mögliche Vergebung oder Wiedergutmachung mehr gibt. Der depressive Wahn kann damit als Manifestation der basalen Vitalitätsstörung und affektiven Selbstentfremdung gelten, die das personale Selbst miterfasst und damit die Intersubjektivität der Perspektivenübernahme scheitern lässt.

Noch ein anderer Aspekt der Depression hat mit dem Selbsterleben zu tun, nämlich die prämorbide und intermorbide Persönlichkeitsstruktur oder **personale Identität** Depressiver. Sie ist nach den Forschungen von Tellenbach (1983), Kraus (1991b) und Mundt et al. (1997) überdurchschnittlich häufig durch eine rigide Ordnungstendenz, Gewissenhaftigkeit und Eingebundenheit in soziale Normen (Hypernomie) charakterisiert – eine als „Typus melancholicus" bezeichnete Konstellation, die sich auch als **Überidentifikation mit der sozialen Rolle** interpretieren lässt. In den Begriffen von G. H. Mead sind depressive Patienten also zu sehr mit ihrem objektivierten oder Rollen-Selbst („me") identifiziert, während ihr primäres, spontanes Selbstsein („I") demgegenüber unentwickelt und gehemmt bleibt. Es kommt zu einer **Schwäche der Selbstaktualisierung,** mit der Folge etwa von Arbeitsüberlastung und Erschöpfungszuständen aufgrund der Übererfüllung sozialer Normen oder der Unfähigkeit, Konflikte zwischen einander widerstreitenden Rollenanforderungen zu lösen. Auch der Verlust sozialer Rollen kann in übermäßiger Selbstentwertung resultieren.

Der Typus melancholicus ist somit spezifisch vulnerabel für Situationen, die seine soziale Eingebundenheit infrage stellen oder die ein Abweichen von der üblichen Norm und Ordnung, also innere Selbstständigkeit erfordern würden. Sie können dann zur psychischen Dekompensation führen und damit zum Einbruch in eine tiefere, vitale Ebene der Störung, die sich, wie oben beschrieben, zur schweren Depression verselbstständigt und als solche nicht mehr nur aus den situativen Bedingungen verständlich ist. Für die besondere Problematik der sozialen Identität und daraus resultierenden Verlust- und Rollenwechselkonflikte haben sich u. a. Methoden der Interpersonellen Therapie (IPT) als besonders geeignet erwiesen (Schramm 1998; ➤ Kap. 21).

Allerdings gibt es Anzeichen dafür, dass diese klassisch-altruistische Persönlichkeitsstruktur bei depressiven Patienten gegenwärtig im Rückgang begriffen ist. Vergleichsstudien konnten zeigen, dass die Hypernomie und Überidentifikation mit sozialen Rollenzuschreibungen, wie sie den Typus melancholicus charakterisiert, seit den 1950er-Jahren zugunsten narzisstischer Depressionen abgenommen hat, bei denen nicht das schuldhaft erlebte Versagen gegenüber sozialen Pflichten, sondern das Misslingen der „Selbstverwirklichung", also eine narzisstische Krise den Auslöser der Depression darstellt (Schröder 2005). Zu einem ähnlichen Ergebnis kommen soziologische Analysen des „erschöpften Selbst" in postindustriellen Gesellschaften, in denen es „nicht mehr um Gehorsam, Disziplin und Konformität mit der Moral [geht], sondern um Flexibilität, Veränderung, schnelle Reaktion ... Jeder muss sich beständig an eine Welt anpassen, die ... ihre Beständigkeit verliert"* (Ehrenberg 2004: 222). Die gesellschaftlichen Veränderungen *„vermitteln den Eindruck, dass jeder, auch der Einfachste und Zerbrechlichste, die Aufgabe, alles zu wählen und alles zu entscheiden, auf sich nehmen muss"* (ebd.; s. auch Sennett 1998). Weniger eine zu starre Rollenstruktur als vielmehr der Verlust von stabilen und damit auch entlastenden Rollenidentitäten scheint also zunehmend in Selbstüberforderungen und depressive Erschöpfungssyndrome zu münden.

Resümee

Die schwere Depression lässt sich als affektive Selbstentfremdung auffassen, die primär die leibliche Vitalität ebenso betrifft wie die emotionale Resonanz mit der

Umwelt. In der Folge kann es zu einer Störung des reflexiven Selbsterlebens bzw. der Perspektivenübernahme kommen, die sich im depressiven Wahn manifestiert.

Fragmentierung der narrativen Identität bei Borderline-Persönlichkeiten

Als eine paradigmatische Störung der narrativen Identität kann die Borderline-Persönlichkeitsstörung (BPS) gelten, auch wenn sie ihre Wurzel in einer grundlegenden Instabilität des affektiven Selbsterlebens hat.

Diese Instabilität der BPS äußert sich primär in intensiven und abrupten Stimmungsschwankungen, in Attacken von Angst, Dysphorie, Wut oder Scham, andererseits auch in kurzlebiger Begeisterung oder Euphorie. Unter der Wirkung der überwältigenden Affekte sind die Patienten nicht in der Lage, von der gegenwärtigen Situation Distanz zu gewinnen, was sich auch mit einer reduzierten präfrontalen Hemmung affektiver Impulse korrelieren lässt (Soloff et al. 2003; Herpertz 2011). Diese Impulse können vom Selbst nicht reguliert werden und äußern sich z. B. in Wutausbrüchen, Essanfällen, Selbstverletzungen, Alkohol- oder Drogenmissbrauch. Damit zeigen Patienten mit BPS aber auch eine charakteristische Zeitlichkeit: Sie sind gewissermaßen identifiziert mit ihrem momentanen Erleben, in einer oft intensiven, aber zugleich fragmentarischen Gegenwart, die nicht als Resultat übergreifenden Planens und Wollens erfahren wird. Stattdessen beschreiben sie oft anhaltende Gefühle der Leere und Langeweile. Dies führt zu einer zeitlichen Zersplitterung des Selbst: Vergangenheit und Zukunft als Dimensionen der narrativen Identität können nicht in ein übergreifendes Selbstkonzept integriert werden.

Die Fragmentierung manifestiert sich – nach psychoanalytischer Nomenklatur – auch in der **Spaltung zwischen Selbstanteilen,** die nicht in ein kohärentes Selbstbild integriert werden können. Abhängig vom jeweiligen Affektzustand erscheint das Selbst entweder als grandios oder elend, mächtig oder machtlos, als Opfer oder Täter usw. (Lieb et al. 2004). Die Spaltung beruht auf einem Mangel an kontinuierlicher Selbstwahrnehmung auf höherer Ebene, durch die eine Person normalerweise ihre Zustände auf ein einheitliches Selbstbild beziehen kann. Wiederum gewinnen die Patienten keine reflexive Position jenseits ihres gegenwärtigen Zustands, von der aus sie widersprüchliche Aspekte ihres Selbst integrieren könnten. Das Gleiche gilt für die Spaltung in der Wahrnehmung anderer, insbesondere nahestehender Personen, die entweder einseitig idealisiert oder radikal entwertet werden: Es gelingt den Patienten nicht, positive und negative Aspekte anderer in kohärente Konzepte zu integrieren.

Das Ergebnis besteht in einer **Fragmentierung der narrativen Identität** (Fuchs 2007): einem schwankenden Bild des eigenen Selbst, mit oft scharfen Brüchen, rasch wechselnden Rollen und Beziehungen und dabei einem untergründigen Gefühl innerer Leere. Es fehlt den Patienten an einem Sinn für die Kontinuität ihres Lebens, an einem Konzept für die eigene Entwicklung, das in die Zukunft projiziert werden könnte. Es fällt ihnen schwer, sich auf dauerhafte Beziehungen und langfristige Vorhaben festzulegen, durch die sie sich selbst definieren könnten. Selbst ihre sexuelle Identität bleibt nicht selten instabil und wechselhaft. Obwohl Identitätsstörungen auch in anderen Persönlichkeitsstörungen auftreten, sind sie typischerweise mit Borderline-Störungen assoziiert und in der Mehrzahl der Fälle (60–90 %) anzutreffen (Westen und Cohen 1993; Wilkinson-Ryan und Westen 2000). Auf der Ebene des existenziellen Selbstverhältnisses beschreiben die Patienten dann ein quälendes Gefühl der Inkohärenz und fehlenden Authentizität.

Die Fragmentierung ist häufig verbunden mit einer **Inkohärenz des autobiografischen Gedächtnisses.** Borderline-Patienten haben oft erhebliche Schwierigkeiten, spezifische Ereignisse ihrer Biografie zu erinnern, und ihre Narrative weisen häufig große Lücken oder nur sehr globale, generalisierende Beschreibungen auf (Startup et al. 2001; Levy et al. 2005). Solche Schwierigkeiten stehen in enger Beziehung zur Tendenz der Patienten zu dissoziieren. Die Dissoziation lässt sich als eine misslungene Integration von Wahrnehmungen, Affekten, Erinnerungen und Selbstbildern in ein kohärentes Selbsterleben ansehen. Die Disposition dazu resultiert bei den BPS in der Regel aus traumatischen und aversiven Erfahrungen in der frühen Kindheit (Brodsky et al. 1995; Jones et al. 1999; Lieb et al. 2004). Sie kann sich dann entwickeln, wenn traumatische Erlebnisse ursprünglich als rein sensorische Fragmente, also ohne ein kohärentes Narrativ im Gedächtnis gespeichert werden. Dissoziationen können dann ebenso wie die Diffusion der autobiografischen Erinnerung als Möglichkeiten angesehen werden, traumaassoziierte Affekte zu vermeiden – allerdings um den Preis, dass damit die Kohärenz der Lebensgeschichte unterminiert wird.

Die mangelnde Kohärenz des biografisch-narrativen Selbst lässt sich somit wesentlich auf eine frühkindliche Sozialisation zurückführen, die durch mangelnde Empathie und missbräuchliche oder traumatisierende Beziehungen geprägt war. Unter diesen Bedingungen konnten sich das primäre soziale Selbst und die frühe Interaffektivität (➤ Kap. 9.2.1) nicht angemessen entwickeln, sodass es nicht zur Ausbildung sicherer Bindungen an die primären Bezugspersonen kam. Studien zu den Bindungsmustern bei Borderline-Patienten konnten zeigen, dass die Mehrzahl von ihnen (75–90 %) gestörte (d. h. überinvolvierte oder vermeidende) Bindungsmuster aufwies, was in der Regel mit ungünstigen oder traumatischen Kindheitserfahrungen assoziiert ist (Fonagy et al. 1996; Levy et al. 2005).

Konstanz und Verlässlichkeit der zwischenleiblichen *„schemes of being with"* sind aber auch die Voraussetzung für die Entwicklung eines kohärenten narrativen Selbsterlebens im weiteren Verlauf. Narrative können nur gebildet werden, wenn man in der Lage ist, die eigenen ebenso wie die Intentionen anderer zu erfassen. Nur wenn die Erfahrungen des Kindes auf ein adäquates Verständnis, auf Spiegelung und Benennung durch andere treffen, kann es ein Verständnis dafür entwickeln, was es heißt, ein Selbst mit Intentionen, Wünschen und Zielen zu sein. Das sicher gebundene Kind erkennt, dass seine Bezugspersonen es als ein intentionales Wesen wahrnehmen, und gerade diese Wahrnehmung befähigt es, ein einheitliches Selbstkonzept auszubilden. In dem Maß jedoch, wie Kinder durch traumatisierende Erfahrungen in der Übernahme der Perspektive anderer beeinträchtigt sind, muss es ihnen auch schwer fallen, eine kohärente Identität zu entwickeln.

Unter dieser Annahme haben insbesondere Fonagy und seine Arbeitsgruppe postuliert, dass Patienten mit BPS nur unzureichend in der Lage sind, zu mentalisieren, d. h. andere zu verstehen, ihre Perspektive zu übernehmen und ihr Verhalten in intentionalen Begriffen zu deuten (Fonagy und Bateman 2005; Fonagy und Luyten 2009). Da aber ein Verständnis des Bewusstseinslebens und ein kontinuierlicher innerer Kommentar zu den eigenen Erfahrungen die Voraussetzung für die Entwicklung narrativer Selbstkontinuität darstellt, kann sich eine kohärente Identität auf dieser Ebene nicht konstituieren. Insofern lässt sich die Identitätsstörung von Borderline-Patienten wesentlich auf eine Störung der frühen Interaffektivität und Bindungsbeziehungen zurückführen. Vor diesem Hintergrund besteht eine wesentliche Aufgabe der Psychotherapie nicht zuletzt darin, eine längerfristige vertrauensvolle Beziehung zu etablieren, die auch im späteren Leben bis zu einem gewissen Grad noch als Basis für die Entwicklung und Stabilisierung eines kohärenten Selbst dienen kann (➤ Kap. 24).

Resümee
Bei Borderline-Persönlichkeiten führt die basale affektive Instabilität nicht nur zu einer Spaltung von Selbstzuständen und Selbstanteilen, sondern darüber hinaus zu einer Fragmentierung der narrativen Identität. Sie äußert sich u. a. in Gefühlen der Leere und Entfremdung, mangelnder Kohärenz des Lebensentwurfs und Auffälligkeiten des autobiografischen Gedächtnisses.

9.3.3 Störungen der sozialen Wahrnehmung und Intersubjektivität

Generell lassen sich psychopathologische Phänomene und psychische Störungen immer auch als Störungen der Kommunikation rekonstruieren (Ruesch 1957; Glatzel 1977; Ruesch und Bateson 1995; Vogeley und Newen 2009; Vogeley 2016b). Die Feststellung des „psychisch Abnormen", also jedes psychopathologisch relevanten, normdevianten Phänomens ist abhängig von einem Betrachter oder Untersucher ebenso wie von der Situation, in der dieses Phänomen stattfindet:

„Vermutlich gibt es keine Verhaltensweise, die nicht unter irgendwelchen äußeren Bedingungen als normal und keine, die nicht in irgendeinem situationalen Kontext als abnorm gewertet würde."

Glatzel (1977: 16)

Damit wird gegenüber den naturalistischen auch das Feld der normativistischen Positionen hinsichtlich der Konzeption psychischer Krankheit betont: Psychische Störungen, ihre Definition und Abgrenzung sind immer auch gesellschaftlichen Normierungen unterworfen. Dies gilt es bei der Darstellung von Störungen der Intersubjektivität zu berücksichtigen.

Störungen der sozialen Kognition werden bei psychopathologischen Syndromen in verschiedener Hinsicht deutlich. Besonders prominent erscheinen sie bei Personen mit hoch funktionalem Autismus, die seit einigen Jahren auch zunehmendes Interesse in der Psychiatrie erwachsener Menschen hervorrufen (Vogeley und Remschmidt 2015). Dabei handelt es sich um Personen, die in der Regel überdurchschnittlich intelligent sind, aber dennoch lebenslang Schwierigkeiten im Umgang mit anderen Personen haben, insbesondere mit dem „Fremdverstehen", also der erfolgreichen Zuschreibung von mentalen Phänomenen an andere. Neben dieser Störung, die sich durch ein Defizit oder einen völligen Verlust sozial-kognitiver Leistungen zeigt *(under-mentalizing, hypomentalizing)*, sind auch Störungen erkennbar, die plausibel als eine Steigerung der Zuschreibungstendenz *(over-mentalizing, hypermentalizing)* verstanden werden können; dabei handelt es sich vor allem um das Phänomen des Wahns (Frith 2004).

Störungen der nonverbalen Kommunikation im Autismus *(„hypomentalizing")*

Störungen der Interaktion und Kommunikation gehören sowohl nach der ICD-10 als auch dem DSM-5 zu den Kernkriterien autistischer Störungen, die neuerdings nach DSM-5 zu einer Gruppe der sog. Autismus-Spektrum-Störungen (ASS) zusammengefasst werden (Vogeley 2015). Gerade das schnelle und automatische Sich-Hineinversetzen in andere ist bei Personen mit ASS wesentlich erschwert, während die Möglichkeit der reflexiven Beschäftigung mit dem inneren Erleben anderer Personen erhalten bleibt. Stattdessen muss die psychische Verfassung anderer aus unterschiedlichen Merkmalen erschlossen und bestimmt werden. Dazu gehören etwa mimisch oder gestisch vermittelte Ausdrucksweisen, die dann mühevoll im Einzelnen analysiert und ausgewertet werden müssen (Vogeley und Remschmidt 2015; Fuchs 2015; Vogeley 2016a).

Als eine besondere Auffälligkeit kann hier das fehlende soziale Blickverhalten gelten. Üblicherweise ist der „soziale

Blick", also der Austausch von kommunikativ relevanten Signalen über das Blickverhalten, für autistische Personen erschwert oder unmöglich. Aus dem Blick des anderen vermögen sie keine relevante Information abzuleiten. Besonders wertvolle Einblicke in diese Schwierigkeiten geben Beschreibungen aus der Innensicht von Betroffenen (Schuster 2007): Sie berichten etwa, dass sich ihnen das mimische und gestische Verhalten überhaupt erst in Universitätsseminaren zur nonverbalen Kommunikation erschlossen habe oder dass sie Gestik und Mimik wie Vokabeln einer Fremdsprache lernen müssten. In einer eigenen Untersuchung ließ sich beispielhaft zeigen, dass verbalem Material mehr Autorität zugesprochen wird als nonverbalen Informationen, wenn es darum geht, ein Urteil über eine andere Person in Fällen abzugeben, in denen verbales und nonverbales Material nicht zueinander passen (Kuzmanovic et al. 2011).

MERKE
Bei autistischen Störungen kommt es zu einer Mentalisierungsstörung im Sinne eines Hypomentalisierens, wobei normalerweise verständliche und informative, insbesondere nonverbale Signale anderer nicht angemessen verstanden oder überhaupt nicht als soziale Signale wahrgenommen werden.

Damit eng verbunden sind Störungen besonders der kontextabhängigen Kommunikation. Sie beziehen sich auf sprachliches Material und schließen das Verständnis von Ironie, von impliziter Bedeutung, von Sprichwörtern oder Redensarten ein. Die Bedeutung von Interaktionsmustern, gestischen und mimischen Signalen kann also durchaus gelernt oder erschlossen werden, dabei handelt es sich aber eben um sekundär „Gelerntes", das erst aktiv abgerufen und reflexiv überprüft werden muss. Dieses Wissen erreicht nie den intuitiven, automatischen Charakter, den derartige Merkmale üblicherweise für nichtautistische Personen haben. Soziale Kognition bleibt für autistische Menschen auch dann, wenn sie in gewissem Umfang erlernt werden konnte, immer eine vergleichsweise hohe kognitive Anforderung und Anstrengung. So erläutert der von Autismus betroffene Marc Segar das Wesen des eigenen Andersseins in einem „survival guide" so: „Wenn ich Autismus in einem einzigen Satz erklären müsste, würde er so lauten: Autisten müssen mit ihrem bewussten Verstand lernen, was Nichtautisten intuitiv lernen" (Segar, undatiert).

Erhöhte Zuschreibungstendenz im Wahnerleben (*„hypermentalizing"*)

Der Wahn bezeichnet eine Störung in der Beurteilung, Deutung oder Interpretation des Wahrgenommenen, wobei die Wahrnehmungsvorgänge nicht ihrerseits zwingend gestört sein müssen.

„*Der Wahn teilt sich in Urteilen mit. Nur wo gedacht und geurteilt wird, kann ein Wahn entstehen. Insofern nennt man Wahnideen die pathologisch verfälschten Urteile.*"
Jaspers (1913: 80)

Das sozial-kognitiv relevante Kernkriterium des Wahns bezieht sich dabei auf die Unkorrigierbarkeit, die „*Unbeeinflussbarkeit durch Argumente*" (Conrad 1958: 43) oder die Störung des Perspektivwechsels (Blankenburg 1991; Fuchs 2015). „*Korrigieren heißt in diesem Zusammenhang nichts anderes, als das Bezugssystem wechseln*" (Conrad 1958: 43). Es ist eben nicht mehr möglich, die Welt mit den Augen eines anderen zu sehen, seine Perspektive einzunehmen oder den Standpunkt zu wechseln. Es sei also „*die Grenze zu ziehen, wo das Misstrauen aufhört und der Wahn anfängt. Diese Grenze liegt […] genau dort, wo der Mensch nicht mehr jenes ‚Überstiegs' mächtig ist. Solange er noch den Wechsel des Bezugssystems vollziehen, die Situation wenn auch nur vorübergehend mit den Augen des anderen betrachten […] kann, […] solange mag er misstrauisch sein, ist aber nicht krank*" (Conrad 1958: 43). Der Wahn als „*Grundphänomen der Verrücktheit*" (Jaspers 1913: 78) kann also plausibel als Störung der Fähigkeit abgeleitet werden, seine eigenen Urteile, Meinungen oder Überzeugungen mit den Urteilen, Meinungen oder Überzeugungen anderer abzugleichen: Gestört ist die Grundfähigkeit, „*dass Menschen sich über verschiedene Dinge […] von verschiedenen Standpunkten aus miteinander verständigen*" (Tomasello 2006: 155). Damit erscheint die Realität dem wahnhaft Erlebenden im Vergleich zu Angehörigen seines sozialen Systems als in wesentlichen Aspekten verändert.

Konstitutiv ist für den Wahn also das Kriterium des gestörten Überstiegs oder der gestörten bis aufgehobenen eigenen Korrigierbarkeit durch andere. Neben diesem formalen Aspekt ist inhaltlich bemerkenswert, dass andere Personen oder von ihnen manipulierte Objekte die zentrale Rolle bei der Ausgestaltung des Wahns spielen. In ausführlichen empirischen Untersuchungen an schizophrenen Patienten konnte gezeigt werden, dass immer der Personenbezug im Vordergrund stand (Huber und Gross 1977). Die von den Betroffenen geäußerten Wahnthemen bezogen sich entweder auf andere Personen oder auf physikalische Objekte im Sinne potenzieller oder tatsächlicher Manipulanda von Personen, die in den Objekten „Spuren" hinterlassen hatten: „*Allgemein läßt sich feststellen, daß, abgesehen von den seltenen Tierwahrnehmungen, fast stets unmittelbar oder mittelbar Handlungen, Verhaltens- und Äußerungsweisen von Menschen Wahnobjekt werden*" (Huber und Gross 1977: 117).

Weiter ist hervorzuheben, dass die Wahninhalte immer auch eine direkte oder indirekte Beziehung zur wahnhaft erlebenden Person haben, also auf das Selbst zentriert sind:

„*Das Ich ist beim Wahn fast immer in den Mittelpunkt gerückt. Zwar gibt es weniger ichbetonte, doch kaum ganz unegozentrische, das eigene Schicksal nicht berührende Bedeutungserleb-*

nisse oder Wahneinfälle (…). Wirklich ‚objektive' Wahnbildungen, denen jede persönliche Beziehung zum Wahninhalt fehlt, wurden bei (schizophrenen) Wahnkranken nicht gefunden."

Huber und Gross (1977: 145)

Es entsteht also eine enge, gewissermaßen überbetonte und „aufgeladene" soziale Beziehung zwischen dem Patienten und konkreten oder anonymen anderen Personen, denen er verborgene oder verheimlichte Intentionen wahnhaft zuschreibt. Der Wahnkranke ist daher ständig mit den mutmaßlichen oder gewähnten Absichten anderer beschäftigt, die er zu durchschauen glaubt – er „hypermentalisiert".

MERKE
Bei wahnhaftem Erleben kommt es zu einer Mentalisierungsstörung im Sinne eines Hypermentalisierens, wobei Handlungen anderer Personen in übersteigertem Maß als sozial informativ wahrgenommen werden und für den wahnhaft Erlebenden eine besondere Bedeutung entfalten („apophäner Bedeutungswandel").

Am Wahn lässt sich auch die bereits eingeführte Unterscheidung zwischen intuitiver und reflexiver Verarbeitung illustrieren (> Kap. 9.2.3). Der Wahn findet seinen Beginn in der Wahnstimmung als *„eine[r] Stimmung von Angst, Mißtrauen und Unheimlichkeit"* (Huber und Gross 1977: 79), die wir als eine präreflexive, gewissermaßen „atmosphärische" Erlebnisweise verstehen können – so als ob „etwas in der Luft liege". Sie ist charakterisiert durch ein unbestimmtes, aber in der Regel beängstigendes *„Erlebnis des ‚Bevorstehens' von Etwas"* (Conrad 1958: 18 f.). Auf der nächsten Stufe treten Wahnwahrnehmungen auf, nämlich *„wenn wirkliche Wahrnehmungen ohne rational oder emotional verständlichen Anlaß eine in der Regel auf das Ich gerichtete abnorme Bedeutung erhalten"* (Huber und Gross 1977: 83). Dabei handelt es sich um ein *„Wissen um die Bedeutung, ohne danach fragen zu müssen, woher man es weiß."* Es offenbart sich gewissermaßen automatisch, präreflexiv und anstrengungslos ein abnormes Bedeutungsbewusstsein, das von Conrad als Apophänie bezeichnet wird (Conrad 1958: 21).

In der Folge entwickelt sich nun ein erhöhter Orientierungs- und Reflexionsbedarf, ein oft verzweifeltes Bemühen um Auflösung der rätselhaften Bedeutsamkeiten, im Sinne einer *„Wahnbereitschaft"* (Huber und Gross 1977: 21). Im Wahn selbst geht dann die Überstiegsfähigkeit verloren, und die präreflexive Form des Erlebens geht in die reflexive über: *„Die Apophänie zwingt den Menschen gewissermaßen in die Reflexion hinein"*, es entsteht ein regelrechter *„Reflexionskrampf"* (Conrad 1958: 78 f.). Die nun sich einstellende Wahnevidenz und Wahngewissheit reduzieren zwar schlagartig die zunehmend angstvolle Spannung der Wahnstimmung – es fällt den Kranken „wie Schuppen von den Augen" – doch geschieht diese wahnhafte Sinngebung um den Preis, dass die intersubjektive Verständigung und Korrektur durch Perspektivenabgleich verloren geht. Mit anderen Worten: Im Wahn kann das Selbst seine Kohärenz nur um den Preis eines umschriebenen Verlustes der Intersubjektivität erhalten. Eine Psychotherapie des Wahns wird daher zunächst die eigentlichen Wahninhalte umgehen und sich stattdessen den dahinter stehenden Themen des Selbst- und Vertrautheitsverlustes zuwenden (Mundt 1996). Erst bei hinreichender Entaktualisierung der Wahndynamik können im weiteren Verlauf auch (meta-)kognitive Verfahren des Reframings, der Realitätsprüfung u. Ä. zum Einsatz kommen (Cather et al. 2004; Morrison 2014; > Kap. 22).

9.4 Fazit und Ausblick

Der Begriff des Selbst wird in der Regel nicht im Vordergrund störungsorientierter Verfahrensbeschreibungen, manualisierter Therapieschemata und spezifischer Interventionstechniken stehen – dies ist auch nicht sein Ort. In diesem Kapitel sollte deutlich geworden sein, dass er gleichwohl eine zentrale, immer mitzudenkende Bezugsgröße für die diagnostische Erkenntnis und den psychotherapeutischen Umgang mit dem Patienten darstellt. Verschiedene, insbesondere gravierende psychische Krankheiten gehen als solche mit psychopathologischen Störungen des Selbst in verschiedenen Dimensionen einher, wie dies in den vorangegangenen Abschnitten beschrieben wurde. Aber auch generell gesehen betreffen psychische Störungen im Kern immer das Selbsterleben und das Selbstverhältnis des Patienten. Sie führen zu verschiedenen Formen der Stellungnahme, des Copings, der Veränderungserwartung und Veränderungsbereitschaft, des Widerstands, der Einsicht und nicht zuletzt der Entscheidung, die für jede Psychotherapie zentrale Ansatzpunkte darstellen.

Das Selbsterleben des Patienten ist somit Ausgangs- und Zielpunkt aller psychotherapeutischen Verfahren, unabhängig davon, welche Methoden und Interventionen im konkreten Fall zur Anwendung kommen. Die Prinzipien der Selbstakzeptanz, Selbstsorge und Selbstverantwortung sind essenzielle Voraussetzungen ihrer Wirksamkeit, auch wenn sie häufig erst im Verlauf der Therapie zum Tragen kommen. Wenn ein grundlegendes Ziel von Psychotherapie die Wiederherstellung oder Erhöhung der Freiheitsgrade des Patienten darstellt, dann bezieht sich dieses Ziel letztlich auf sein Selbstverhältnis, das, wie wir gesehen haben, immer auch ein Verhältnis zu anderen beinhaltet. Vor diesem Hintergrund kann der Begriff des Selbst für Therapeuten wie Patienten immer wieder einen Bezugspunkt der Selbstbefragung und Rückversicherung darstellen, nämlich im Sinne des *„tua res agitur"*: Berührt die Therapie das, was den Patienten wirklich bewegt, was ihn selbst angeht? Ist er mit seinem Selbsterleben, seinen persönlichen Ängsten, Wünschen und Hoffnungen am Prozess beteiligt? Erlebt er sich als wahrgenommen und in seinem Selbstsein anerkannt?

Nicht zuletzt können die dargestellten Dimensionen des Selbsterlebens auch als Bezugssystem für die diagnostische Erkenntnis und die gewählten therapeutischen Interventionen dienen. Die Frage, ob sich die vorliegende Störung eher auf basalen Stufen des Selbsterlebens abspielt, etwa denen der Selbstvitalität, Selbstaffektivität oder Selbsturheberschaft, oder ob sie eher die personalen und existenziellen Dimensionen des Selbst betrifft, ist für das therapeutische Vorgehen von hoher Relevanz. Für basale Störungen werden z. B. körper- und erlebnisbasierte Therapieansätze eine wichtige Rolle spielen, für Störungen der sozialen Wahrnehmung und Kommunikation können Gruppentherapien besonders vorteilhaft sein, während Probleme der mangelnden Authentizität, der Lebensorientierung und des Selbstentwurfs sich eher narrativ oder existenziell orientierten Zugängen erschließen. Der Begriff des Selbst eröffnet damit eine Vielfalt von Bezügen, die ihn für eine vertiefende psychotherapeutische Forschung und Praxis gleichermaßen bedeutsam machen.

LITERATURAUSWAHL

Fischer KW, Tangney JP (eds.) (1995). Self-conscious Emotions: The psychology of shame, guilt, embarrassment, and pride. New York: Guilford.

Fuchs T (2012c). Selbst und Schizophrenie. Deutsche Zeitschrift für Philosophie 60: 887–901.

Gallagher S (Hrsg.) (2011). The Oxford Handbook of the Self. Oxford, New York: Oxford University Press.

Leary MR, Tangney JP (eds.) (2005). Handbook of Self and Identity. 2nd ed. New York: Guilford.

Markowitsch HJ, Welzer H (2005). Das autobiographische Gedächtnis. Stuttgart: Klett-Cotta.

Mead GH (1934). Mind, Self, and Society. Chicago: Charles Morris; dt. (1968). Geist, Identität und Gesellschaft. Frankfurt/M.: Suhrkamp.

Neisser U (1988). Five kinds of self-knowledge. Philosophical Psychology 1: 35–39.

Rochat P (2009). Others in Mind: Social origins of self-consciousness. Cambridge: Cambridge University Press.

Stern DN (1998). Die Lebenserfahrungen des Säuglings. 6. A. Stuttgart: Klett.

Vogeley K (2016a). Anders Sein. Autismus-Spektrum-Störungen im Erwachsenenalter. 2. A. Weinheim: Beltz.

KAPITEL 10

Hansjörg Znoj und Sabine Herpertz

Emotionsregulation – Stressregulation

Kernaussagen

- Emotionen sind Mittel der Orientierung und eng gekoppelt mit physiologischen und kognitiven Prozessen.
- Emotionsregulation kann als Bewältigungsform (Coping) verstanden werden und hat die Funktion der Wohlbefindensregulation, dient aber auch zur Problemlösung.
- Die adaptive Regulation des Wohlbefindens wird hauptsächlich über die frühkindliche Interaktion erworben.
- Eine Über- oder Unterregulation von Emotionen im Ausdruck und Erleben ist mit psychischen und interaktionellen Problemen assoziiert.
- Die emotionale Struktur ist biologisch fundiert. Dabei kommt sowohl der Amygdala als auch dem orbitofrontalen Kortex in Entscheidungssituationen eine wichtige Rolle zu.
- Therapeutische Techniken, die direkt auf die Fähigkeit der Emotionsregulation abzielen, sind neben der Exposition (Habituation) das Mindfulness Training (MT) und Techniken zum Training emotionaler Kompetenzen (TEK) oder die Dialektisch-behaviorale Therapie (DBT).

10.1 Einleitende Bemerkungen

Ereignisse werden bewertet, und Bewertungsvorgänge können nicht unabhängig von Emotionen betrachtet werden (Damasio 1994). Was zur Emotion wird, d. h. bewusst gefühlt und empfunden werden kann, hängt mit der Wichtigkeit der wahrgenommenen Information bezüglich persönlicher Ziele und eigener oder allgemeiner Erfahrungen zusammen. Bis es zu einer gefühlten Emotion kommt, finden viele Bewertungsvorgänge statt. Diese Information wird über neuronale „Bahnen" verarbeitet, die zwischen verschiedenen Informationsquellen wie der perzeptuellen Wahrnehmung, den Informationen aus der Körperwahrnehmung und den Informationen aus dem im Langzeitgedächtnis gespeicherten Weltwissen verbinden (Le Doux 1995). Dies ist nur eine grobe und unvollständige Auflistung der verschiedenen Instanzen, welche die einkommende Information gewichten, bewerten und weiterleiten. Man kann sich diese Instanzen als hochkomplexe Filter vorstellen, die auf aktivierte Muster spezifisch reagieren. Wenn in der Folge von Affekt- oder Emotionsregulation (synonym verwandt) gesprochen wird, so gilt zu beachten, dass damit die Regulation potenziell bedrohlicher emotionaler Zustände gemeint ist. Dabei ist schon das, was allgemein unter einer Emotion verstanden wird, ein regulierter Prozess, der wiederum weitere Regulationsvorgänge einleitet. Es handelt sich bei der Emotion um ein Produkt einer umfassenden neuronalen Aktivierung, die selbstreferenziell vernetzt ist.

Die Bemühungen, Emotionen als kognitive (bewusste und unbewusste) Prozesse zu verstehen, ist ein Versuch, das emotionale Geschehen besser zu begreifen und damit einen Zugang zum menschlichen Verhalten zu ermöglichen. Dies kann jedoch nicht unabhängig davon geschehen, welche Ziele wir für ein Individuum oder eine Gesellschaft annehmen. Auf der allgemeinsten Ebene kann zwischen **Annäherungs- und Vermeidungszielen** unterschieden werden. Dem Ziel, das Leben zu erhalten, sich weiterzuentwickeln, steht das Ziel entgegen, Bedrohung zu minimieren, sich zu schützen, das eigene Leben zu erhalten. Es scheint, dass Abweichungen von persönlichen Zielen direkt mit alarmierenden emotionalen Zuständen, Einhaltungen gesetzter Ziele hingegen eher mit einem positiven Grundgefühl assoziiert sind und weniger mit einer spezifischen Emotion. Abweichungen von der subjektiven Norm werden als bedrohlich und gefährlich empfunden. Negative Lebensereignisse werden unmittelbar als bedrohlich erlebt und haben eine stark negativ gefärbte Konnotation, auch wenn das eigene Leben nicht unmittelbar infrage gestellt ist. Demgegenüber sind Ereignisse, die den Menschen in seinen Lebenszielen unterstützen, fördern und weiterbringen, unmittelbar weniger relevant, aber für die (Fort-)Entwicklung entscheidender, müssen also langfristig unterstützt werden. Emotions- und Motivationsprozesse sind deshalb voneinander abhängig, werden jedoch meist isoliert betrachtet.

Dem Ansatz der emotionalen Regulationsprozesse liegt eine informationstheoretische Konzeption zugrunde, die Regelprozesse dynamisch begreift und die Homöostase (Gleichgewichtserhaltung) als ein Leitaxiom voraussetzt. Störungen eines (Fließ-)Gleichgewichts werden innerhalb bestimmter Grenzwerte selbstreguliert (Carver und Scheier 1998). Das Erleben von bestimmten „Systemzuständen" oder von Emotionen ist ein aktiver Vorgang. Wie wiederholt argumentiert wurde (Lazarus 1991) und wie man selbst leicht nachvollziehen kann, ist das emotionale Erleben von einer Vielzahl von Faktoren abhängig, wobei der „objektiven" Situation nicht einmal die entscheidende Rolle zukommt.

10.2 Emotionskonzepte

10.2.1 Emotionstheorie der Körperreaktionen

Da auch heute noch wichtige Emotionstheorien auf James (1890) und Lange (1885) zurückgehen, soll auf die zentralen Aussagen dieser frühen Emotionstheorie eingegangen werden. Danach spielen bei der Emotionsentstehung physische Vorgänge eine entscheidende Rolle; die erlebte Veränderung in der körperlichen Aktivität wird als Emotion empfunden: *„Bodily changes follow directly the perception of the exciting fact, and that our feeling of the same changes as they occur IS the emotion"* (James 1890: 743). Nach James ist die Wahrnehmung von Zustandsänderung die Emotion – wir fürchten uns vor etwas, weil wir davonrennen, oder wir sind traurig, weil wir weinen.

Die nach ihren Begründern benannte **James-Lange-Emotionstheorie** wurde mit der Argumentation attackiert, dass Emotionen nicht bloß durch äußere Reize vermittelt werden, sondern auch ohne direkte Erfahrung oder äußere Einwirkung, z. B. durch Erinnerungen, Gedanken ausgelöst und erlebt werden. Diese Auffassung hat sich weitgehend durchgesetzt. Auch die Neurowissenschaften haben sich den Emotionen verstärkt zugewandt und hier in unzähligen funktionellen Bildgebungsstudien konsistent gefunden, dass das limbische System und vor allem auch die Amygdala (Mandelkern) eine zentrale Rolle für das Emotionserleben, aber auch für den Emotionsausdruck spielen und einer „Top-down"-Kontrolle durch den präfrontalen Kortex unterstehen; ein gutes funktionelles Zusammenspiel dieser Regionen vermittelt die Fähigkeit zur Emotionsregulation (z. B. Davidson et al. 2000) (➤ Kap. 10.8.1).

10.2.2 Emotionen als Orientierungshilfe

Darwins Emotionstheorie fasst die Emotion als Orientierungsinstrument mit Überlebensfunktion auf. Neuere Auffassungen zur Funktion der Emotion greifen die Orientierungsfunktion wieder auf. **Damasio** (1994) geht z. B. davon aus, dass Menschen, denen die emotionale Orientierungsfunktion fehlt, einen Entscheidungsprozess nicht zielorientiert gestalten können, weil rationale Überlegungen emotional nicht gewichtet werden und Pro- und Kontra-Argumente sich gegenseitig aufheben. Die Auffassung, dass Emotionen in sich geschlossen sind, bedingt eine eigene Theorie der Emotionsregulation. Kognitive Einschätzungsoperationen (Lazarus 1991) sind nach **Ekman** (1993) direkt mit einem Reaktionsmuster verbunden, das sowohl die **physiologische Reaktionsbereitschaft** erstellt und für den passenden Gesichtsausdruck und die entsprechende Motorik sorgt, als auch einen Zustand hervorruft, den wir Gefühl nennen können. Nach dieser Auffassung bewirkt allein schon die Herstellung eines „emotionalen Gesichtsausdrucks" das Erleben des entsprechenden Gefühls. Es gäbe nach dieser Auffassung nichts, was dieses Muster unterbrechen oder verändern könnte. Regulation oder Modulation werden allein dadurch gewährleistet, dass diese Muster nur ganz kurz auftreten. Ekman spricht dabei von einer Zeiteinheit zwischen 4–8 Sekunden (persönliche Mitteilung). Solche Reaktionsmuster können sich überlagern, gegenseitig blockieren oder sich sogar selbstreferenziell immer wieder hervorrufen, wodurch eine Verstärkung der ursprünglichen Intensität erreicht wird. Ein erster Vertreter dieser Sichtweise, der diese Auffassung systematisiert hat, war Tomkins (1962, 1963).

Aufgrund des von **Tomkins** postulierten Systems (1963) werden Emotionen in sich selbst reguliert. Tomkins versucht mit der Beschreibung von acht Affekten, eine gewisse Standardisierung der Terminologie zu erreichen. Die einzelnen Affekte sollen durch einen mit Bindestrich verbundenen Namen charakterisiert werden, indem ein Begriff zu einem Affekt bei niedriger Intensität und einer bei hoher Intensität eingeht. Zu jedem Affekt sind die wichtigsten und charakteristischen Gesichtsbewegungen aufgezählt. Tomkins unterscheidet:

- **Positive Affekte:** „interest – excitement" und „enjoyment – joy"
- **Neutraler Affekt:** „surprise – startle"
- **Negative Affekte:** „distress – anguish", „fear – terror", „shame – humiliation", „contempt – disgust" und „anger – rage"

Die wichtigste Aussage ist, dass Tomkins die **Emotionen als „Belohnungssystem"** postuliert. Damit kommt den Emotionen eine wichtige Funktion für das Verhalten zu – nicht nur für die unmittelbare emotionale Reaktion, wie uns die üblichen Emotionstheorien vermitteln, sondern besonders für langfristige Unternehmen. Damit schlägt Tomkins eine Brücke zur Motivationspsychologie. Emotionen stellen nicht nur unmittelbar Energie zur Verfügung (via physiologische Aktivierung), sondern dienen langfristigen Verhaltensplänen dadurch, dass sie Verhalten in Richtung auf das gewünschte Ziel belohnen und Abweichungen davon bestrafen. In Tomkins (1963) findet sich dazu eine Liste von Hypothesen

zur **Affektdynamik,** die sehr spezifisch auf das Zusammenwirken der einzelnen Emotionen eingehen:
- Die Reduktion eines negativen Affekts bewirkt z. B. den positiven Affekt Freude. Intensität und Dauer des positiven Affekts sind proportional zur Dauer des negativen Affekts und zur Art und Dauer des Wechsels.

Oder:
- Die plötzliche Reduktion starker andauernder Angst löst Freude aus, eine unvollständige Reduktion Erregung.

Oder:
- Die totale, plötzliche Reduktion intensiver anhaltender Scham aktiviert Freude; die unvollständige Reduktion aktiviert Überraschung.

Tomkins vertritt zudem in seiner Theorie der Affektdynamik die Auffassung, dass die Aktivierung von Affekten einen Energieverlust mit sich bringt, der proportional zur Dauer und Intensität der Affekte ist.

_____ **Resümee** _____

Emotionsmodelle, die Emotionen als Orientierungshilfe in Entscheidungssituationen auffassen, gehen von in sich geschlossenen Einheiten aus, die vorgegebene Reaktionsmuster von Erleben und (Ausdrucks-)Verhalten beschreiben.

10.2.3 Kognitive Emotionstheorien

Ein Artikel von Schachter und Singer (1962) leitete die kognitive Wende für die Formulierung psychologischer Emotionstheorien ein. Die Hauptaussage lautet, dass die Wahrnehmung der physiologischen Reaktion sensibilisiert, auf Hinweise zu achten, die es erlauben, dieser Aktivierung einen „emotionalen" Namen zu geben. In verschiedenen Experimenten haben Schachter und Singer (1962) nachgewiesen, dass Kognitionen bestimmen, welcher Emotionskategorie unspezifische physiologische Erregungen – teilweise ausgelöst durch psychotrope Substanzen – zugeordnet werden:

This suggests, then, that an emotional state may be considered a function of physiological arousal and of a cognitive appropriate to this state of arousal. The cognition, in a sense, exerts a steering function. Cognitions arising from the immediate situation as interpreted by past experience provide a framework within one understands and labels his feelings. It is the cognition which determines whether the state of physiological arousal will be labeled as „anger", „joy", „fear", or whatever.

Schachter und Singer (1962: 380)

Daraus folgernd kann ein emotionaler Zustand als Funktion einer **physiologischen Erregung** einerseits und einer Zuschreibung bzw. dem Ergebnis eines **Denkprozesses** andererseits betrachtet werden. Die Ergebnisse ihrer Arbeiten weisen darauf hin, dass die viszerale Aktivität auf einer Wechselwirkung von kognitiven und situationalen Faktoren beruht, und dass Bewertungsvorgänge und Interpretationen für eine Emotion nicht nur notwendig sind, sondern die Voraussetzung für deren Entstehung darstellen.

Damit soll zu den heute wohl wichtigsten Theorien zur Emotionsentstehung, den kognitiven Emotionstheorien, übergegangen werden. Bei **Lazarus** (1991) sind die Begriffe *primary* und *secondary appraisal* zentral, wobei er unter Letzterem die Einschätzung des Bewältigungspotenzials versteht. Die Einschätzungen basieren auf Mensch-Umgebungs-Interaktionen, die Auslöser sind die Kernbeziehungsthemen *(core-relational themes)*. Ein Beispiel eines solchen Themas für die Emotion „Ärger" ist eine niederträchtige Bedrohung gegen mich und die Meinen.

Die **Emotionstheorie von Scherer** (1984) nimmt eine Stellung zwischen den kognitiv-dimensionalen und den physiologisch orientierten Emotionstheorien ein. Einerseits sind es nicht Kognitionen im strengen Sinn, die das Emotionserleben steuern, andererseits sind Emotionen kognitiv beeinflussbar. Eintreffende Information wird nach dieser Theorie in verschiedenen Stufen verarbeitet. Es wird ein Drei-Ebenen-Modell des Emotionssystems postuliert:
  a. eine sensorisch-motorische Ebene,
  b. eine schematische Ebene (Lernen, Schematheorie) sowie
  c. eine konzeptuelle Ebene (Denken, Volition, Handeln).

Eingehende Signale werden sequenziell in verschiedenen Filtern oder *evaluation checks* analysiert. Je nach Verarbeitungskapazität ergeben sich entsprechend differenzierte Zustände, die als Gefühle erlebt werden können.

_____ **Resümee** _____

Kognitive Emotionstheorien begreifen Emotionen als Funktion einer physiologischen Erregung einerseits und einer Zuschreibung (als Ergebnis eines Denkprozesses) andererseits. Weiterentwicklungen differenzieren eine schematische und eine konzeptuelle kognitive Ebene.

10.3 Stressregulation

10.3.1 Intrapsychische und interpersonale Regulation

In diesem Abschnitt geht es um die Frage, wie Gefühlszustände reguliert werden. Die **Bewältigungsforschung** ist in den Kontext der Stressforschung eingebettet. Die meisten Arbeiten der Stressforschung befassen sich nicht mit der Qualität von Emotionen (wie etwa Schuld, Angst oder Scham), sondern behandeln Emotionen unspezifisch als Erregungszustand. Die Bewältigung von Emotionen wird personzentriert betrachtet, und die situationsspezifischen Merkmale, die eine Emotion auslösen, finden zumeist wenig Beachtung. Die Perspektive ist auf die einzelne Person gerichtet, nicht so sehr auf die Interaktionen zwischen Personen oder zwischen einer Person und ihrer Umwelt. So ist etwa die Absicht, Interaktionspartner mittels eingesetzter Bewältigungsformen zu beeinflussen, bisher wenig beachtet worden. In der Entwicklungspsychologie und auch in der klinischen Psychologie existieren jedoch entsprechende Ansätze (> Kap. 10.6).

Die größte Bedeutung für die Regulation des eigenen Wohlbefindens kommt selbst bei Erwachsenen der **interpersonalen Regulation** zu. Deshalb wird eine Systematik vorgeschlagen wie diese zu verstehen und zu untersuchen ist. Auch Paare stimmen sich emotional ab. Stirbt der Lebenspartner, so fällt ein Großteil der spezifischen Außenregulation weg. In der Psychotherapie ist einer der bestgesicherten Befunde, dass die Beziehungsgestaltung einen großen Anteil am Erfolg einer Therapie ausmacht. Indem der Therapeut akkurat auf die emotionale Befindlichkeit des Patienten eingeht und gleichzeitig dafür sorgt, dass dieser sich in seinen zentralen Bedürfnissen verstanden fühlt, wird eine für die therapeutische Arbeit günstige Atmosphäre erreicht. Trotz dieser Befunde wurde dieser zwischenmenschliche Aspekt in der Stress- und Emotionsforschung bisher wenig berücksichtigt oder den Faktoren Unterstützung oder Empathie subsumiert.

10.3.2 Stress, Bewältigungsformen und Emotion

Stressreiche Umwelteinflüsse können teilweise dauerhafte physiologische Veränderungen bewirken (Selye 1936). Auf einen erhöhten Adaptationsdruck reagieren Lebewesen damit, dass sie die physiologischen Voraussetzungen für seine Bewältigung schaffen. Stress wurde von **Selye** so definiert, dass der Körper mit einer unspezifischen Reaktion auf einen solchen Druck reagiert und damit die Voraussetzungen schafft, diese Anforderungen zu bewältigen. Das **generalisierte Adaptationsmodell von Stress** nach Selye (1936) postuliert drei Phasen:
1. Alarmsituation: Die körperlichen Ressourcen werden bereitgestellt. Alle momentan unnötigen stoffwechselverzehrenden Körperfunktionen werden reduziert (z. B. die Darmtätigkeit). Der Herzschlagrhythmus und die Atemfrequenz werden erhöht, die Aufmerksamkeit wird auf die Quelle der störenden Umweltbedingung konzentriert.
2. Erhöhter Widerstand gegen die Quelle der Störung: So steigen z. B. die Schwellenwerte der Wahrnehmung bei erhöhter Lärmbelastung. Dieser Vorrang kostet Energie, die dem Körper entzogen wird. Hält dieser Zustand lange an, erschöpfen sich die Energiequellen.
3. Erschöpfungsphase: geht mit andauernden physiologischen Veränderungen einher, die oft irreversibel sind und zu einem frühzeitigen Alterungsprozess beitragen. Von Selye wurden im Tierversuch dauerhafte Organschädigungen festgestellt. Beim Menschen wurde von Sapolsky (1992) in Untersuchungsreihen nachgewiesen, dass dauerhafte starke emotionale Belastung zu Hirnschädigungen führen kann.

Bewältigungsformen kommt also eine hohe Bedeutung zu. Unter **Bewältigung (Coping)** verstehen Lazarus und Folkman (1984: 141): „*Es sind sich ständig verändernde kognitive und verhaltensorientierte Bemühungen, spezifische externe und/oder interne Anforderungen zu bewältigen, die die Ressourcen einer Person beanspruchen oder übersteigen.*"

Genauer lässt sich dieses Konzept nach Laux und Weber (1990) in sechs Punkte fassen:
1. Stress und Bewältigung sind als Konzept miteinander verknüpft. Von Bewältigung wird nur dann gesprochen, wenn zwischen den Anforderungen, die an eine Person gestellt werden, und ihren Handlungsmöglichkeiten ein Ungleichgewicht besteht.
2. Bewältigung ist ein dynamischer Prozess, der nicht gleichgesetzt werden kann mit Bewältigungsstilen oder -dispositionen, die über Situationen hinweg stabil bleiben.
3. Bewältigung ist das Bemühen, die Nichtpassung zwischen Anforderungen und Handlungsmöglichkeiten zu bewältigen. Sie kann effizient oder nicht effizient sein, Letzteres z. B. bei realitätsverzerrenden Abwehrmechanismen („Kopf-in-den-Sand-Strategien").
4. Bewältigung ist dadurch gekennzeichnet, dass eine Anstrengung erforderlich ist, um das Gleichgewicht zwischen Person und Umwelt wiederherzustellen. Resignation oder das Akzeptieren einer nicht veränderbaren Situation (z. B. Tod des Ehepartners) wird allerdings auch darunter subsumiert.
5. Bewältigung kann in zwei Klassen eingeteilt werden. Wenn die Anstrengung darauf gerichtet ist, eine Änderung der Person-Umwelt-Konstellation zu bewirken, wird von **problemorientiertem** (*problem-focused coping*), wenn es darum geht, die resultierende negative Befindlichkeit zu regulieren, von **emotionszentriertem Bewältigen** (*emotion-focused coping*) gesprochen.
6. Die Anbindung an das Stresskonzept schließt positiv getönte Emotionen als Initiatoren stressbewältigender Prozesse aus. Trotzdem kann davon ausgegangen werden, dass auch positive Emotionen, zumindest als Mischformen, durchaus eine wichtige Funktion ausüben. Anforderungen können auch als Herausforderung (*challenge*) interpretiert werden; zudem sind positive Emotionen wichtig zum emotionalen „Auftanken" oder zur Beibehaltung lang andauernder Bewältigungsanstrengungen.

Eine Emotion kann das Ergebnis einer erfolgreichen (oder erfolglosen) Bewältigung sein. Eine Emotion kann aber als Handlungsimpuls auch die Bewältigung initiieren; z. B. kann

Ärger der Auslöser sein, einen unbefriedigenden Zustand zu ändern. Bewältigungsprozesse modulieren die Qualität und Intensität von Emotionen. In der Emotionsforschung wird der Begriff der Bewältigung nur selten gebraucht. Bei Lazarus (1991) beeinflusst allerdings bei der Emotionsentstehung eine **Evaluationsprüfung der eigenen Bewältigungsressourcen** die Qualität der Emotion. Die konzeptuelle Bewältigung schließt die Regulation der motorischen Reaktion und die Regulation der Stimulation mit ein. Am Konzept der Stimuluskontrolle schließen sich Abwehrmechanismen als spezifische Form der kognitiven Bewältigung an; so wird z. B. postuliert, dass Angst und Verdrängung zusammengehören, weil zu viel Angst handlungsunfähig macht.

> **MERKE**
> Bewältigung dient der Wiederherstellung eines Gleichgewichts zwischen Person und Umwelt, wenn eine Nichtpassung zwischen Anforderungen der Umwelt und Handlungsmöglichkeiten eingetreten ist. Eigene Bewältigungsmöglichkeiten werden von der Person evaluiert und modulieren die Qualität und Intensität von Emotionen.

In der Emotionsforschung wird aber in der Regel nicht von Coping oder Bewältigung gesprochen, sondern vielmehr von Kontrolle oder von **Intensitätsregulation**. Problematisch ist, dass unter Emotionskontrolle oft **Ausdruckskontrolle** verstanden wird, wobei es Hinweise darauf gibt, dass durch viszerale Rückkopplung das Erleben beeinflusst werden kann. So könnte ein starrer, maskenhafter Ausdruck, wie er an Trauernden beobachtet wird, als Versuch gewertet werden, Gefühle der Trauer zu regulieren. Die ausgeübte Kontrolle geht aber nicht zwingend mit der Regulation des Ausmaßes an erlebter Emotion oder physiologischer Erregung einher. Häufiger ist das Gegenteil der Fall: So wurde in verschiedenen Experimenten gezeigt, dass das bewusste Zurückhalten des emotionalen Ausdrucks die physiologische Reaktion verstärken kann.

Im Zusammenhang mit der Psychotherapie wird auch der Begriff der „Emotionsarbeit" gebraucht. Unter **Emotionsarbeit** wird der Versuch verstanden, Gefühle wahrnehmen zu lernen. Ausgehend von der ursprünglich von Freud formulierten These, dass Verdrängungsvorgänge die Qualität von erlebten Emotionen verändern und damit auch den bewussten Zugang zu den auslösenden Ereignissen zuverlässig unmöglich machen, sollen in aufdeckenden Psychotherapien die einem Trauma zugrunde liegenden Emotionen wieder aktiviert werden. Die Wirkung solcher „aufdeckenden" Interventionen ist umstritten; weitgehend unbestritten ist jedoch, dass einer Problemveränderung eine emotionale Aktivierung vorausgehen muss. Das Erleben von Emotionen allein stellt nach heutiger Kenntnis aller Wahrscheinlichkeit nach keine wirksame Methode zur Symptomreduktion dar. Neben Emotionskontrolle und Emotionsarbeit wird der Begriff „emotionszentriertes Coping" gebraucht. Darunter wird oft eine palliative (eine nur auf das Wohlbefinden gerichtete, nicht aber ursächlich wirksame) Bewältigungsform verstanden.

Zunächst können die verschiedenen Bewältigungsformen in intrapsychische, aktionale und expressive Formen eingeteilt werden. Die **intrapsychischen Bewältigungsformen** haben eine lange Tradition in der psychodynamischen Literatur. Von Sigmund Freud ausgehend schuf Anna Freud eine Taxonomie, die u. a. folgende Abwehrmechanismen enthielt: Verdrängung, (Realitäts-)Verleugnung, Reaktionsbildung, Projektion, Isolierung und Intellektualisierung. Dazu zählen auch Bagatellisierung und Selbstbehinderung. Ausgehend von der Sichtweise, dass das emotionale Gleichgewicht nur beibehalten werden kann, wenn das auslösende Ereignis als solches nicht erkannt oder in seiner Bedeutung (Bedrohung) abgeschwächt wird, können folgende Abwehrmechanismen aufgezählt werden:

- Verneinung: die Situation als nicht bedrohlich betrachten
- Affektisolation: keine emotionale Reaktion zeigen
- Verkehrung ins Gegenteil: auf die Situation mit positivem Affekt reagieren
- Vermeidung: an etwas anderes denken, was nichts mit der bedrohlichen Situation zu tun hat
- Intellektualisierung: eine analytisch-intellektuelle Orientierung gegenüber der Situation einnehmen
- Bagatellisierung: die Situation als kaum bedrohlich abtun
- Eskapismus (der Wirklichkeit entfliehende Fantasien): Tagträume, sich in Fantasiewelten bewegen, um Schwierigkeiten zu vergessen (nach Laux und Weber 1990)

Gemeinsam ist diesen **defensiven Bewältigungsformen,** dass sie die Realität mehr oder weniger verzerren und damit eine Adaptation an die neuen Umstände erschweren. Eine Person, die solche Strategien häufig einsetzt, bringt sich um die Chance, sich an die veränderten Umweltbedingungen anzupassen. Langfristig sind realitätsverzerrende Abwehrmechanismen höchst problematisch. Deshalb unterscheiden modernere Ansätze auch zwischen adaptiven und maladaptiven Formen der Abwehr. Andere unterscheiden zwischen unreifen und reifen Abwehrmechanismen, wobei sich reife Abwehrmechanismen durch eine flexible Anpassung an die Umwelt auszeichnen.

> **MERKE**
> Das Konzept der Abwehrmechanismen stellt das tiefenpsychologische Pendant von intrapsychischen Bewältigungsformen dar. Die für die Entstehung psychischer Störungen bedeutsamen defensiven Bewältigungsformen zielen darauf ab, das emotionale Gleichgewicht dadurch beibehalten, dass das auslösende Ereignis als solches nicht erkannt oder in seiner bedrohlichen Bedeutung abgeschwächt wird.

Von den defensiven und teilweise realitätsverzerrenden Bewältigungsformen werden **aktionale Bewältigungsformen** abgegrenzt. Die positive Selbstinstruktion wird auch therapeutisch genutzt.

Folgende aktionale Bewältigungsformen werden differenziert:
- Positive Bedeutungszuweisung: positives Denken, positive Selbstinstruktion, Hoffen, Sinngebung. Zu beachten ist, dass der Übergang zwischen realitätsverzerrenden positiven Neubewertungen und einer Sichtweise, die eine Situation in einem neuen Licht erscheinen lässt, fließend ist.
- Konfrontation – Aggression; Vermeidung – Flucht
- Ersatzbefriedigung – Kompensation
- Suche nach Hilfe – soziale Unterstützung
- Entspannung und problemorientiertes Handeln
- Informationssuche *(monitoring)*
- Direkte Handlungen und das Unterdrücken von Handlungsimpulsen *(repression* oder *blunting)* (Laux und Weber 1990)

Unter **expressiven Bewältigungsformen** wird die Variation des Gefühlsausdrucks verstanden, die von Unterdrückung bis zur unkontrollierten Entladung reichen kann. Inwieweit der unkontrollierte Ausdruck von Emotionen als Bewältigung angesehen werden kann, ist kontrovers. Einerseits existieren Vorstellungen, dass das „Herauslassen" *(venting)* der Gefühle für das emotionale Gleichgewicht in jedem Fall gut ist, andererseits kann der Ausdruck eines Gefühls dieses zugleich auch verstärken. Nach Tomkins (1982) kann der Ausdruck einer gegensätzlichen Emotion als Gefühlsregulator eingesetzt werden. Außerdem hat das *„Herauslassen von Gefühlen"* auch soziale Konsequenzen: So ist der Ausdruck negativer Emotionen vielfach unerwünscht und wird sozial bestraft, was wiederum negative Gefühle auslösen kann.

> **MERKE**
> Bewältigungsformen umfassen defensive, aktionale und expressive Bewältigungsprozesse. Emotionsregulation bzw. -kontrolle ist ein der „Bewältigung" verwandtes Konzept.

10.3.3 Coping

Die Coping-Forschung stellt einen Versuch dar, defensive Regulationsprozesse mit Lebenssituationen in Beziehung zu setzen. Ausgehend von frühen Überlegungen von Lazarus hat sich der Coping-Ansatz als einer der fruchtbarsten Konzeptionen für die Gesundheitspsychologie erwiesen. Hier werden hauptsächlich die Dimensionen „problemorientiertes Coping", „emotionszentriertes Coping", und „vermeidendes Coping" unterschieden, wobei die beiden letztgenannten Kategorien oft unter den Begriff emotionszentriertes Coping subsumiert werden.

Neben der Funktionseinteilung von Bewältigungsformen **(problemzentriertes vs. emotionszentriertes Coping)** gibt es noch andere Einteilungsschemata wie zeitliche Orientierung (Vergangenheit, Zukunft, Gegenwart), Bewertung (Schaden, Verlust, Bedrohung und Herausforderung), instrumenteller Fokus (selbst- oder umweltbezogen), thematische Merkmale (Überwinden, Tolerieren, Prävention) und Bewältigungsmodi (direkte Handlungen).

Im Gegensatz zu handlungsorientiertem Bewältigen, das direkt auf das zu lösende Problem gerichtet ist und demzufolge objektive Erfolgskriterien einschließt, gibt es solche Kriterien beim emotionszentrierten Bewältigen nicht. Zudem wird häufig nicht unterschieden zwischen bewussten, vorbewussten oder automatischen Prozessen. Zusammenfassend kann festgestellt werden, dass zum Begriff „Emotionsregulation" eine Vielzahl verschiedener Konzepte existieren, die aus unterschiedlichen Teilbereichen der Psychologie stammen.

10.4 Funktion der Emotionsregulation

10.4.1 Vermeidens- und Problemlösestrategien

Eine alternative Herangehensweise stellt das Modell von Wallbott und Scherer (1985) dar: Ausgehend davon, dass Emotionen adaptive Reaktionsmuster sind, die von spezifischen Stimuluskonfigurationen (Situationen) ausgelöst werden, beschreiben die Autoren solche Auslöser anhand von vier Grundemotionen (Freude/Glück; Trauer/Kummer; Furcht/Angst; und Ärger/Wut). Es werden emotionsspezifische und unspezifische Emotionsauslöser und Kontrollen angenommen; demnach wird Freude relativ wenig kontrolliert, Trauer dagegen stärker. Auch Furcht- und Angstsituationen werden relativ oft kontrolliert. Im Gegensatz zur Trauer wird hier weniger der Ausdruck kontrolliert, sondern es ist vielmehr die Gefühlsreaktion selbst, die zu unterdrücken versucht wird. Laut Walbott und Scherer (1985) ist die Kontrolle von verbalen ärgerspezifischen Äußerungen sehr groß und die Kontrolle der Ärgerreaktion groß; die befragten Personen würden sehr häufig anders handeln, wenn sie das Rad der Zeit noch einmal zurückdrehen könnten.

Im Gegensatz zur Stressforschung, die mehrheitlich Reaktionsdispositionen untersucht, ist eine solche emotionsnahe Forschung näher am Erleben. Das Problem besteht darin, dass die einzelnen Regulationsstrategien und -techniken wegen des damit verbundenen Aufwands nicht weiter beschrieben werden können. Diese Strategien sind es aber, die bei gesundheitsrelevanten Fragen und auch zur Differenzierung unterschiedlicher Persönlichkeitsstile interessieren.

Die Untersuchung von **McCrae und Costa** (1986) ist eine der wenigen Studien, die sich mit der Wirksamkeit einzelner Strategien auseinandergesetzt hat. Untersucht wurden 27 Bewältigungsformen im Hinblick auf a) Erfolg für Problemlösung und b) Wirksamkeit für Belastungsreduktion. Diese Übersicht zeigt, dass neben dem Glauben an eine höhere

Macht vor allem soziale Unterstützung, der Ausdruck von Gefühlen und aktive Copingstrategien als effizient beurteilt werden, und zwar sowohl für das relevante Problem als auch für die damit verbundene Belastung. Belastung wird offensichtlich nur selten unabhängig von der Situation (dem Problem) wahrgenommen und deshalb kommen **Problemlösestrategien** zur Regulierung von emotionalen Reaktionen zur Anwendung. Als besonders effiziente Strategien werden Formen der **positiven Neubewertung** *(reappraisal)* betrachtet. Dazu gehören zeitliche Vergleiche („es geht mir besser als im letzten Jahr"), soziale Vergleiche („gegenüber der X geht es mir aber noch richtig gut"), die Interpretationen einer Situation als Herausforderung und nicht als Bedrohung sowie Humor. **Defensive Bewältigungsstrategien** – dazu gehören alle Formen der Verleugnung sowie Vermeidung – werden als nicht sehr effizient beurteilt. Zwar liegt es in der Natur der Sache, dass Situationen, die unangenehme emotionale Zustände (v. a. solche bedrohlichen „Signalcharakters") auslösen, gemieden oder, wenn sich die Situation nicht vermeiden lässt, die ausgelösten Gefühle verändert werden. Aufmerksamkeitsänderungen oder andere kognitive Strategien sind solche möglichen Wege, bedrohlich erlebte emotionale Zustände zu vermindern oder die von solchen Zuständen ausgehende Beeinträchtigung des Wohlbefindens zu reduzieren. Die Wahl der geeigneten kognitiven Strategie spielt dabei eine wichtige Rolle; vor allem langfristig können sich schädliche Konsequenzen ergeben. Die Ergebnisse der experimentellen Studien zur **Unterdrückung** *(suppression)* deuten darauf hin, dass im Fall von willentlicher (bewusster oder automatisierter) Aufmerksamkeitssteuerung zwar das Bewusstsein für einen bedrohlichen emotionalen Zustand verringert werden kann, physiologisch aber genau gleich, wenn nicht sogar stärker auf die vermiedenen Situationen oder Reize reagiert wird.

Allerdings existieren Umstände, die solche Bewältigungsformen zumindest zeitweise notwendig machen. Im Modell von Horowitz (1986) für die Verarbeitung von Verlust- und Stressereignissen werden defensive Phasen postuliert. Diese defensiven Phasen sollen einen graduierten Zugang zum Ereignis ermöglichen, damit dieses in die Schemastruktur einer Person integriert werden kann. Einzelne Arbeiten – vor allem im Bereich der Krebsforschung – zeigen, dass solchen defensiven Mechanismen eine wichtige Rolle zukommt.

Der Frage, welche Strategien für die Emotions- oder Stimmungskontrolle wirksam sind, sind Thayer et al. (1994) nachgegangen. Es zeigte sich, dass die meisten Menschen relativ unwirksame Mittel zur Stimmungskontrolle einsetzen (möglicherweise weil effiziente Methoden mit einem erhöhten Aufwand gekoppelt sind). Als häufigste Verhaltensweisen, eine schlechte Stimmung zu verbessern, wurde angegeben:
  a. Jemanden anrufen, mit jemandem sprechen oder mit jemandem anderen zusammen sein (54 %),
  b. Gedankenkontrolle (51 %) und
  c. Musik hören (47 %).

Nach Thayer et al. (1994) sind dagegen **energiesteigernde Methoden** wirksam, z. B. sich ausruhen, sich Wasser ins Gesicht spritzen, an die frische Luft gehen, Koffein einnehmen. Als **spannungsreduzierende Methoden** helfen Entspannungstechniken und Stressmanagement. Körperliche Tätigkeit, wie Laufen oder Schwimmen wird als die effektivste Möglichkeit angegeben, eine schlechte Stimmung zu verändern. Die beste Strategie ergibt sich demnach aus der Kombination von Entspannungstechniken, Stressmanagement, kognitiven Techniken und vor allem körperlicher Bewegung.

In der Verhaltenstherapie werden in Therapiesitzungen auftauchende Emotionen, die nicht gezielt – z. B. bei der Exposition auftauchen – eher als unerwünschte Nebenwirkungen therapeutischer Interventionen gesehen. Das Ziel ist denn auch die „Ent-Konditionierung" und das Erreichen eines rationalen Umgangs mit diesen gelernten Reaktionen. In kognitiven Therapieansätzen werden Emotionen als „postkognitives Phänomen" gesehen. Die Bewertung eines Ereignisses bestimmt die emotionale Reaktion. Entsprechend werden „automatische Gedanken" oder *irrational beliefs* durch neue, funktionalere Schemata ersetzt.

In den humanistischen Therapierichtungen stellt das **Experiencing** (Rogers 1951) ein zentrales Konstrukt dar. Affekte werden als ein Orientierungssystem gesehen, das den Organismus mit wichtigen Informationen über sich und die Umwelt versorgt. Auch in Gestalttherapie-Ansätzen werden Emotionen als direkte und unmittelbare (aber auch evaluative) Erfahrungen des Organismus/Umwelt-Feldes betrachtet. Mithilfe dieses *Experiencing* entscheidet der Mensch über wichtig und unwichtig (Figur/Grund in der Gestaltpsychologie). Die Gewissheit der Wahrnehmung wird unterbrochen, wenn Emotionen vor ihrem Eintritt ins Bewusstsein abgeblockt werden. Dementsprechend geht es oft darum, Gefühle überhaupt erst einmal wahrnehmen zu lernen, ihre subjektive Bedeutung zu erkennen und dann den geeigneten Ausdruck dafür zu finden. Insbesondere in der Gesprächstherapie stellt sich die Technik des *Experiencing* als effektiv heraus, wenn auch nicht in jedem Fall und oft erst gegen Ende der Therapie.

Im Bereich der Sozialpsychologie existieren Arbeiten, die für eine präventive Wirkung von verbalen oder schriftlich festgehaltenen Emotionsäußerungen sprechen. Über die expressiven Bewältigungsformen liegen bis auf wenige Forschungsarbeiten kaum Ergebnisse vor, und diese sind widersprüchlich. So wird das „Ablassen" von Ärgerreaktionen oft als negativ beurteilt; Ärger zeigen kann aber durchaus nützlich sein, wenn es zur Klärung einer Situation beiträgt. Im Rahmen psychodynamischer Modelle wird oft betont, dass das Ausdrücken von Gefühlen kathartische Wirkung hat. Empirische Befunde zur Wirkung des Gefühlsausdrucks für das eigene Wohlbefinden sind widersprüchlich und spiegeln damit die unklare Lage in der Theorie wider.

> **MERKE**
> - Positive Neubewertung stellt eine besonders effiziente Emotionsregulationsstrategie dar.
> - Defensive Bewältigungsformen wie Verleugnung und Vermeidung oder ihr Pendant in der Emotionsforschung, die Unterdrückung, sind langfristig gewöhnlich nicht effizient.
> - Expressive Bewältigungsformen haben ihre Berechtigung, dies allerdings vor allem da, wo das Emotionserleben bereits gestört ist.

10.4.2 Bewältigungsstile: das Repressor-Konzept

Als Bewältigungsstile werden habituelle oder dispositionelle Verhaltensweisen bezeichnet, die über verschiedene Situationen hinweg gleich bleiben (transsituative Bewältigung) und die eine Person charakterisieren. Eines der wichtigsten Konstrukte ist das **Repression-Sensitization-Modell von Byrne** (1961). Als *Repressor* werden diejenigen Personen bezeichnet, die angsterregende Informationen abwehren, während *Sensitizer* gerade darauf ihre Aufmerksamkeit verstärkt richten. Ein Repressor würde u. U. nicht einmal in einer wirklich lebensbedrohlichen Situation Angst erleben, während ein Sensitizer schon beim Gedanken an einen möglichen Zwischenfall Vorsichtsmaßnahmen ergreift. Repressoren berichten, dass sie durch das Ereignis weniger belastet sind, reagieren aber physiologisch stärker als Sensitizer.

Als weiterer Beleg für das Repressor-Sensitizer-Konzept kann folgender Befund interpretiert werden: Weibliche Versuchspersonen wurden aufgefordert, sich emotionale Filme anzusehen und dabei ihre Gefühle zu unterdrücken. In der Unterdrückungsbedingung zeigten die Versuchsteilnehmerinnen eine erhöhte Reaktion des Sympathikus und der kardiovaskulären Aktivität. Es existieren auch weitere Bezeichnungen für das gleiche Phänomen wie z. B. das Konzept des *monitoring* vs. *blunting* (Beobachten/Kontrollieren vs. Abstumpfung). In einer Übersichtsarbeit (Schwartz 1990) werden positive Zusammenhänge dieses Bewältigungsstils mit erhöhter physiologischer Aktivität, verminderter Immunfunktion und erhöhter Vulnerabilität bezüglich Magengeschwüren, Allergien, Bluthochdruck, Impotenz und Vaginalherpes berichtet. Es gibt jedoch auch kontroverse Befunde: So kann sich das Unterdrücken von Traueräußerungen im Zusammenhang mit der Verarbeitung von Trauer hinsichtlich des weiteren Verlaufs positiv auswirken.

In Untersuchungen zu perzeptuellen Abwehrmechanismen *(perceptual defense)* wurde wiederholt nachgewiesen, dass emotional hoch besetzte Stimuli zu Veränderungen in der Erinnerungsleistung führen. Dies gilt nicht nur für bedrohliche Inhalte, sondern auch für selbstwertfördernde Stimuli. Der Zusammenhang zwischen der Erinnerungsleistung und emotionalen Reizen wurde auch im therapeutischen Zusammenhang untersucht. Zeichen erhöhter Emotionalität gehen momentaner Vergesslichkeit voraus; Anstrengungen, intensive Emotionen zu unterdrücken, haben kognitive Fehlleistungen zur Folge.

10.5 Entwicklung der Emotionsregulation in der Interaktion

Emotionen sind nicht nur Gefühle, sondern Prozesse des Herstellens, Beibehaltens und Abbrechens von Beziehungen zwischen einer Person und ihrer externen/internen Umwelt. Emotionen sind nach dieser Definition nicht bloße intrapersonelle Phänomene, sondern haben sowohl intra- als auch interpersonelle regulierende Konsequenzen. Insbesondere können emotionale Signale anderer eine eigene Handlung leiten und einen ähnlichen oder gar gleichen Zustand im Beobachter hervorrufen („emotionale Ansteckung"). Demnach müssen Emotionen generell als **regulierende Tätigkeit in der Transaktion zwischen Person und Umwelt,** die schon in der frühesten Entwicklung zu beobachten ist, betrachtet werden. Die Trauerreaktion wurde als Verlust der zwischenpersonalen emotionalen Regulationstätigkeit beschrieben. So wie in der Mutter-Kind-Interaktion die Mutter in der Lage ist, eine bestimmte positive Grundstimmung zu induzieren, und umgekehrt die Mutter vom Lächeln des Kindes ihrerseits emotional profitiert, so sind auch Personen in ihrem Befinden teilweise von der emotionalen Regulation ihres jeweiligen Lebenspartners abhängig. Fällt diese „Außenregulation" weg, ist es schwieriger, sich selbst in einen funktionstüchtigen Modus zu bringen.

Persönliche und soziale Faktoren bestimmen die Mechanismen für die Emotionsregulation. Nach **Masters** (1991) werden drei Typen von Strategien oder Mechanismen unterschieden: Verhaltens-, kognitive und physiologische Strategien. Die Emotionsregulation erfolgt entweder reaktiv auf eine Situation und hat die Besserung, Erhaltung oder Erhöhung des subjektiven Wohlbefindens zum Ziel, oder sie erfolgt antizipierend. Die antizipierende Regulation wird entweder aktiv hervorgerufen (evoziert), oder sie erfolgt passiv oder autonom durch Automation. Nach Masters ergibt sich damit eine Taxonomie der Emotionsregulation, die auf verschiedenen Ebenen deutlich macht, wie komplex eine solche Regulationstätigkeit ist und welche Faktoren in diesem Zusammenhang berücksichtigt werden müssen.

Zum **interpersonalen Effekt von Emotionsregulation** existiert ein interessanter Ansatz von Aronoff et al. (1994): Ausgehend von der Annahme, dass Menschen mit adaptiven, anpassungsfähigen Kontrollstrukturen ein differenzierteres interpersonales Verhalten zeigen, wird die Sichtweise vertreten, dass adaptive Strategien es erlauben, flexibler auf die jeweilige Situation eingehen zu können. Eine solche Regulationsstruktur besteht aus kognitiven und behavioralen Kontrollstellen („*a self-structure of cognitive and behavioral controls through which affects are experienced*"), durch die eine emotionale Erfahrung gefiltert erlebt wird. So soll eine solche adaptive Regulationsaktivität erlauben, nach einer bedeutenden Enttäuschung aufkommende negative Gefühle zu erleben und zu beurteilen, sich somit auch traurig zu fühlen, anstatt zu versuchen, diese unangenehmen Gefühle abzuwehren. Unflexible Regulationen verlangen von einer Person, dass sie Handlungen, die sie in irgendeiner Weise an das Ereignis erinnern, ganz vermeidet und an fixen Vorstellungen und Verhaltensweisen festhält. In einer experimentellen Studie wurden diese Annahmen geprüft. Die Teilnehmer wurden in hoch oder niedrig defensive Personen eingeteilt. Dann wurden sie jeweils zu zweit in einen Raum geschickt, in der sie gemeinsam Aufgaben lösen mussten (sich z. B. eine lustige Geschichte erzählen oder jemanden Unbekannten anrufen). Als abhängige Variable wurde das interpersonelle Engagement mittels acht verschiedener Indikatoren erfasst (emotionale Äußerungen, verbale und nonverbale Zustimmung, Aufgabeninvolviertheit, verbale Fantasie, Gesten, Emotionsausdruck). Die Ausgangshypothese wurde durch die Ergebnisse weitgehend bestätigt: Niedrig defensive Personen wurden als emotionaler eingeschätzt und zeigten in allen erhobenen Maßen mehr Engagement. Damit sahen sich die Autoren bestätigt, dass der Umgang mit eigenen Emotionen, das „Filtrieren" und Verändern der eigenen Erfahrung mittels kognitiver Strategien auf die Wahrnehmung sozialer Aufgaben einen entscheidenden Einfluss hat. Solche Personen werden nicht nur als kompetenter eingeschätzt, sondern man findet sie offenbar auch sympathischer.

> **MERKE**
> Die emotionsregulatorische Funktion des interpersonellen Austauschs ist besonders bedeutsam in der Mutter-Kind-Interaktion, aber durchaus auch in nahen Beziehungen des Erwachsenen zu beobachten. Umgekehrt zeigen Menschen mit adaptiver Emotionsregulation auch ein situativ besser angepasstes interpersonales Verhalten.

10.6 Einfluss von Emotionen auf Denkprozesse

10.6.1 Kognitive und emotionale Prozesse

Dieser Abschnitt befasst sich mit „kognitiven" und „emotionalen" Denkprozessen. Die Anführungszeichen drücken einen Vorbehalt aus. Dabei geht es vor allem um die problematische Unterscheidung zwischen Kognitionen oder „rationalen" Prozessen und „emotionalen" Prozessen. Emotionen stellen genauso wie andere Denkprozesse informationsverarbeitende Modi dar, die mehr oder weniger explizit erfahrbar sein können. Dennoch ist es sinnvoll, zwischen diesen Modi zu trennen. Zum einen, weil es in der Psychologie eine lange Tradition gibt, Emotion und Kognition getrennt zu analysieren, zum anderen, weil die Informationsverarbeitung selbst modular aufgebaut ist und entsprechend den momentanen Anforderungen verschiedene Modi mehr oder weniger stark bevorzugt werden oder gar parallel dieselbe Aufgabe zu lösen versuchen. Demnach stehen die informationsverarbeitenden Prozesse miteinander im Wettbewerb. Folgerichtig gibt es Situationen, in denen sich die einzelnen Modi gegenseitig behindern oder stören. Eine in der Literatur gut dokumentierte Störung ist die (negative) Beeinflussung von logischen Überlegungen durch emotionale Zustände. Das fundamentale Misstrauen gegenüber emotionalen Zuständen drückte schon Platon aus: „*Bei Unglücksfällen verhalte dich so ruhig als möglich, und prüfe alle deine Missmutsgefühle sorgfältig; denn wir können die Menge des Guten oder Schlechten nicht ergründen, die aus diesen Heimsuchungen erfolgt.*"

Die **Netzwerktheorie von Bower** (1981) nimmt an, dass nicht nur „semantische Netze" existieren, sondern auch „emotionale neuronale Netze", die in enger Interaktion mit den semantischen Netzen stehen und damit die Speicher- oder Abrufleistung beeinflussen. Die Theorie sagt voraus, dass eine bestimmte kognitive Leistung nur dann optimal wiederholt werden kann, wenn sie in einem gleichen emotionalen Zustand stattfindet. Lernen und Abrufen müsste dieser Theorie entsprechend bei konstanten emotionalen Zuständen stattfinden, um ein optimales Ergebnis (z. B. bei Prüfungen) zu erzielen. Diese Theorie erklärt, wieso in einer ruhigen, entspannten Atmosphäre gut gelerntes Material in einer stressreichen Situation nicht abgerufen werden kann.

> **MERKE**
> Kognitive und emotionale Prozesse nehmen aufeinander Einfluss. So werden bestimmte kognitive Leistungen dann optimal wiederholt, wenn sie in einem gleichen emotionalen Zustand stattfinden.

10.6.2 Denkprozesse, Emotionen und Depression

Die Sichtweise, dass negativer Affekt zu verminderter kognitiver Anstrengung führt, liefert den Rahmen für das Verständnis vieler Forschungsergebnisse mit depressiven Menschen oder induziertem negativem Affekt. Negativer Affekt könnte mit einem niedrigeren Kontrollgefühl zusammenhängen, weil die aufgrund des negativen Affekts reduzierte kognitive Anstrengung a) mit der Fähigkeit interferiert, komplexe Hypothesen zu erzeugen und b) dazu führt, unangemessene Hypothesen fälschlicherweise aufrechtzuerhalten. Da depressive Zustände verhindern, dass man sich die Vielzahl möglicher Erklärungen für die Ergebnisse eigener (Fehl-)Leistungen vor Augen führt, greifen depressive Perso-

Tab. 10.1 Instrumente bzw. Fragebögen zur Messung von klinisch bedeutsamen Veränderungen der Emotionsregulation (nach John und Eng 2014)

Abfrage spezifischer Emotionsregulationstechniken	Abfrage von Coping-Techniken im Umgang mit negativen Affekten	Abfrage von Fertigkeiten zum adaptiven Umgang mit belastenden Emotionen
Emotion Regulation Questionnaire (ERQ; Gross und John 2003)	*COPE Inventory* (Carver et al. 1989)	*Negative Mood Regulation Scale* (NMR; Catanzaro und Mearns 1990)
Emotion Regulation Questionnaire for Children and Adolescents (ERQ-CA; Gullone und Taffe 2012)	*Cognitive Emotion Regulation Questionnaire* (CERQ; Garnefski und Kraaij 2007)	*Difficulties in Emotion Regulation Scales* (DERS; Gratz und Roemer 2004)

nen möglicherweise für die Ursachenzuschreibung auf eine „Low-Effort"-Verarbeitung zurück und schließen vom Verhalten direkt auf überdauernde Dispositionen.

Das Konzept von Langer (1992) unterscheidet zwei Zustände: **Mindfulness** und **Mindlessness**. Während man sich im Zustand der Mindfulness des Kontextes und Inhalts einer Information voll und ganz bewusst ist (bzw. sich diesen bewusst machen kann), aktiv Kategorien bildet und sich Unterschiede verdeutlicht, greift man im Zustand der Mindlessness auf alte Konzepte und Einstellungen zurück (Skriptverhalten) und verarbeitet die Information unreflektiert. Aufgrund dieser „mindless" Informationsverarbeitung ist man für neue oder alternative Aspekte einer Situation blind.

Die in den Arbeiten von Langer (1992) gefundenen Auswirkungen von Mindlessness auf das Verhalten lassen sich auf die folgenden drei (zusammenhängenden) Punkte reduzieren:
1. Bei der Ausführung einer Handlung in einem Bewusstseinszustand der Mindlessness besteht ein erhöhtes Risiko, dass die Performanz durch andere, nicht zu diesem Verhaltensbereich gehörende Skripts beeinflusst wird.
2. In einem Bewusstseinszustand der Mindlessness werden erfolgversprechende Handlungsalternativen tendenziell nicht wahrgenommen.
3. In einem Bewusstseinszustand der Mindlessness neigen Personen dazu, vorgegebene, nicht reflektierte oder elaborierte Skripts konform auszuführen.

Dagegen ist kritisch einzuwenden, dass für die erfolgreiche Durchführung von Handlungen ein gewisses Maß an Mindlessness in bestimmten Handlungsphasen geradezu Voraussetzung ist, da auszuführende Intentionen gegenüber anderen Intentionen abgeschirmt werden müssen.

Nach Langer (1992) hat Mindlessness als überdauernder Bewusstseinszustand verheerende Auswirkungen auf den Gesamtzustand des Organismus:

„(…) the body begins to die as the mind ceases to deal with novelty."

Langer (1992: 295)

Untermauert wird diese Hypothese – dass der Mensch nicht ohne Verarbeitung neuer Informationen überleben kann – durch den empirischen Nachweis signifikanter positiver Auswirkungen von Übungen zur Förderung kognitiver Aktivität im Allgemeinen und **„Mindfulness-Trainings"** im Speziellen auf das kognitive Funktionieren, die körperliche Gesundheit und die Lebensdauer Betagter (Langer 1992); das Manual der Borderline-Behandlung nach Linehan (1993) basiert teilweise auf diesem Konzept. Ausgehend davon, dass Menschen unter Belastung schlechtere kognitive Leistungen erbringen, untersuchten Wegner et al. (1993) die **ironische Prozess-Theorie** *(ironic process-theory)* der Stimmungsregulation. Das „Ironische" an dieser Theorie ist die Annahme, dass eine mentale Stimmungskontrolle nur dann gelingt, wenn keine kognitive Belastung vorliegt, also genügend Kapazität vorhanden ist. Unter Stress und Zeitdruck, also allgemein bei kognitiver Belastung, nimmt die Fähigkeit zur mentalen Kontrolle nach dieser Auffassung nicht nur kontinuierlich ab, sondern führt dazu, dass sich gerade der zu vermeidende Gefühlszustand einstellt.

> **MERKE**
> Negative Emotionen haben einen schädigenden Einfluss auf die kognitive Tätigkeit und damit letztlich auf das Bewältigen von Lebensaufgaben. Therapeutische Anstrengungen richten sich deshalb darauf, das unberechtigte Auftreten dieser Emotionen deutlich zu machen, darauf hinzuweisen und im Sinne des Erlernens von Emotionsregulation die entsprechenden Reaktionen zu unterbinden.

10.6.3 Über- oder Unterregulation von Emotionen am Beispiel der Angststörungen

In diesem Abschnitt geht es um die sehr spezifische Annahme, dass die Fehlregulation von Emotionen zu klinisch relevanten Störungsbildern führt. Vieles spricht dafür, dass sowohl Angststörungen und Depression als auch Impulsivitätsstörungen den Ursprung in affektiven Fehlregulationen haben. Inzwischen stehen eine Reihe von Instrumenten bzw. Fragebögen zur Verfügung, mit denen klinisch bedeutsame Veränderungen der Emotionsregulation gemessen werden können. Sie lassen sich gemäß John und Eng (2014) nach drei Aspekten ordnen (➤ Tab. 10.1).

Die schädliche Wirkung von negativen Emotionen ist besonders eindrücklich in der Genese der Angststörungen. Bei der Entstehung von Belastungsreaktionen und posttraumatischen Belastungsstörungen spielt die Verarbeitungskapazität für unerwartete Ereignisse eine Rolle. Ist die Diskrepanz zwischen dem belastenden bzw. traumatischen Ereignis und dem normalen und gewohnten Leben zu groß, kann immer eine solche Störung eintreten. Bei zu hohem Diskrepanzerleben ist das emotionale Erleben gestört; es scheinen keine Gefühle zu existieren, die dem Wahrgenommenen entsprechen. Dies erklärt auch die Gefahr der Chronifizierung von Belastungsreaktionen.

Durch repetierte Erfahrungen extrem stressvoller Ereignisse entstehen auf neuronaler Ebene hyperexzitatorische Verbindungen, die relativ löschungsresistent werden; sodass das System auch nach langen Intervallen mit einer erhöhten Intensität reagieren wird. Diese Überregung wird zentral vor allem über repetitive Erregungen und mangelnde Habituation der Amygdala vermittelt als auch peripher durch immer wiederkehrende funktionell-autonome Reaktionen, die weitgehend unbeeinflusst ablaufen. Damit ist der Grund für eine eigendynamische Entwicklung gelegt. Angstreaktionen werden ohne den angsterzeugenden Stimulus spontan gebildet („Panikattacken"); damit ist ein hoher Kontrollverlust verbunden. Die Ursache für diesen Kontrollverlust liegt darin, dass die Abläufe, welche die Aufmerksamkeit und die Reaktionsbereitschaft steuern, auf die Umgebung emotional zu reagieren, aus dem Gleichgewicht geraten und die Regulation dieser Abläufe nicht mehr gelingt. Die Umgebung wird undifferenziert als gefährlich eingestuft, ohne dass ein besonderer Anlass zur Sorge gegeben ist. Patienten mit einer generalisierten Angststörung berichten denn auch, dass sie sich dauernd Sorgen machen und Angstzustände erleben, ohne diese an bestimmten Ereignissen festmachen zu können. Das Gefühl, Kontrolle über sich und die Umgebung zu haben, geht verloren. Die Angstreaktion wird nicht durch regulatorische Mechanismen reduziert, sondern nimmt einen Verlauf, der zunehmend als Katastrophe erlebt wird. Panikpatienten haben oft das Gefühl, dass sie verrückt werden oder sterben. Zudem kostet die Regulation der Angst viel Energie und hat demzufolge langfristig negative psychologische wie auch biologische Auswirkungen.

Patienten mit einer Panikstörung entwickeln häufig eine **Angst vor der Angst** – vor dem autonomen Ablauf einer Panikattacke – und leben in ständiger Sorge, eine solche Attacke erleiden zu müssen. Diese Angst vor der Angst löst defensives Verhalten aus. Angstpatienten versuchen deshalb, potenziellen Auslösern solcher Attacken aus dem Weg zu gehen; sie vermeiden Orte und Situationen, die eine solche Attacke in der Vergangenheit ausgelöst haben und schränken sich über Generalisierungen in ihrem Verhalten immer stärker ein. Menschen mit einer Angststörung kennen oft gar nichts anderes als ein Leben mit dieser Angst und entwickeln defensive und relativ therapieresistente Verhaltensweisen. Solange es sich um offensichtliche Strategien handelt, können diese direkt angesprochen werden, aber es werden auch kognitive Manöver eingesetzt, die verdeckt ablaufen und weitgehend automatisiert sind. Als Beispiel für eine solche Strategie sei das Zählen irgendwelcher Gegenstände erwähnt, das hilft, die Aufmerksamkeit von potenziell bedrohlichen Stimuli abzuwenden. Verdeckte gedankliche Strategien können den Versuchen, Angst mittels expositionaler Verfahren zu therapieren, diametral entgegenlaufen.

Auf der anderen Seite hat Dienstbier (1989) gezeigt, dass intermittierende Belastung die physische und psychische *toughness* stärken kann:

„… *training with toughening manipulations leads to physiological toughness in the form of resistance to central catecholamine depletion, peripheral catecholamine responsivity, increase beta-receptor sensitivity, and corticol suppression, and those physiological parameters lead to positive characteristics of performance, temperament, and stress tolerance.*"

Dienstbier (1989: 92)

Dies konnte inzwischen im Tiermodell als Konzept der Inokulation präzise aufgezeigt werden und könnte auch ein Erklärungsmodell für **Resilienz** von Individuen durch Anpassung an früheren Stress und Belastung darstellen. Stress muss also nicht immer schädlich sein; die Auseinandersetzung mit stressreichen Situationen kann sich in erhöhter Resistenz niederschlagen, vorausgesetzt, es ist genügend Zeit zur Erholung vorhanden. Offenbar wurde dem letzten Punkt in der bisherigen Forschung zu wenig Beachtung geschenkt, sonst wäre es nicht zu Aussagen wie „Kumulierte Lebensereignisse erhöhen das gesundheitliche Risiko" gekommen. Es kommt darauf an, wie nahe diese Ereignisse zeitlich aufeinander folgen und ob Gelegenheit bestanden hat, die Stressreaktion zu verarbeiten. Ist dies der Fall, kann davon ausgegangen werden, dass Menschen sogar bei höchst kritischen Lebensereignissen einen persönlichen Gewinn erleben können.

> **MERKE**
> Eine Emotionsregulationsstörung ist zentrales Merkmal einer Reihe von psychiatrischen Störungen, so vor allem der Angststörungen. Die Schwelle der Ansprechbarkeit auf emotionale Stimuli ist gesenkt (Hyperreagibilität), und es stehen keine intakten regulatorische Prozesse bereit. Vielmehr werden defensive Verhaltensweisen entwickelt.

10.6.4 Bewältigung nach extremen Belastungssituationen

Nach Janoff-Bulman (1989) bricht in der Folge eines traumatischen Ereignisses die persönliche Welt zusammen. Die Annahmen über die Welt haben sich als falsch erwiesen, das persönliche Informationssystem als ungenügend. Die Folgen sind für das Individuum verheerend. Das bisherige Weltverständnis existiert nicht mehr; bisherige Beziehungen, das soziale Gefüge, die persönlichen Ziele und Vorlieben, Gefühle anderen gegenüber und auch das Selbstverständliche von Routinehandlungen sind auf einen Schlag infrage gestellt. Die Folge ist eine enorme Verunsicherung, ein Verlust des Selbstwertgefühls, ein Verlust des Glaubens an die Zukunft. Die Welt als solche ist sinnlos geworden. Diese umfassende Verunsicherung grundlegender Annahmen über die Welt erfasst auch die emotionale Seite der Informationsverarbeitung mit den entsprechenden oben beschriebenen Dysregulationen. Durch die **angelegte Selbstorganisation des Informationssystems** kann sich dann im günstigen Fall die Repräsentation der „Welt" neu formieren. Es werden Strukturen und Verbindungen zwischen neuronalen Gruppen neu angelegt, bis die Komplexität des Systems ausreicht, das Geschehene zu integrieren.

Gelingt dies nicht oder nur unvollständig, so kann angenommen werden, dass es zur Symptombildung kommt. Die Zunahme der Komplexität erhöht die Wahrscheinlichkeit, dass das Informationssystem wieder in einen kohärenten Zustand gelangt und neu eintreffende Information assimiliert werden kann. Diese erhöhte Komplexität bringt jedoch subjektiv mit sich, dass die Welt, so wie sie früher erlebt wurde, endgültig aufgegeben werden muss. Die erhöhte Selbstkomplexität geht zudem mit einem geringeren Selbstwertgefühl und erhöhter Depressivität einher (Janoff-Bulman 1989), gerade weil auch die negativen Erfahrungen in das informationsverarbeitende System integriert wurden.

Es kann davon ausgegangen werden, dass sowohl eine hohe Selbstkomplexität als auch ein hohes Gefühl für die Sinnhaftigkeit der Welt eine Voraussetzung für eine gute Adaptation nach einem kritischen Lebensereignis darstellt. Sowohl die **Selbstkomplexität** als auch der **Kohärenzsinn** können als Ressourcen betrachtet werden, welche die Anpassung nach einem kritischen Lebensereignis erleichtern. In der Literatur werden auch Konzepte wie Kontrollerwartung, *self-efficacy*, *hardiness* oder Persönlichkeitsfaktoren wie Optimismus genannt.

> **MERKE**
> Die Fähigkeit, auf kritische Lebensereignisse mit einer Zunahme an Komplexität in der Selbstorganisation des Informationssystems zu antworten, kann die Anpassung erleichtern, aber auch das Risiko von Depressivität erhöhen.

10.7 Psychobiologische Grundlagen der Emotionsregulation

10.7.1 Emotionen aus psychobiologischer Sicht

Biologisch orientierte Emotionstheorien betonen die evolutionsbiologische Herkunft von Emotionen und deren Verankerung in spezifischen Hirnstrukturen. Danach sind Emotionen adaptiv, bereiten sie doch das Individuum auf schnelle motorische Antworten von Flucht bzw. Vermeidung oder Annäherung vor, erleichtern durch ihre enge Verknüpfung mit Verstärkungsprozessen Entscheidungen und liefern Informationen über die Passung von Individuum und Umwelt. Die an der emotionalen Informationsverarbeitung beteiligten neuronalen Netzwerke ermöglichen eine rasche, nicht notwendigerweise vom Bewusstsein getragene Verarbeitung von Umweltinformationen und garantieren so eine relativ automatisierte, schnelle und wenig störanfällige Verhaltensantwort.

Die Emotionsregulation wird in der biologischen Literatur breiter als in weiten Teilen der Emotionspsychologie und Stressforschung (> Kap. 10.2; > Kap. 10.3) definiert. Sie bezieht sich auf die Gesamtheit der Vorgänge, mit denen Individuen beeinflussen, welche Emotionen sie haben, wie sie sie erleben und wie sie sie ausdrücken. Damit fließen sowohl emotionale Ansprechbarkeit bzw. Reagibilität als auch typische modulierende Prozesse wie Intensitätsregulation und Ausdruckskontrolle ein. Diese konzeptuelle Herangehensweise wird verständlich angesichts des frühen, z. T. vorbewussten Auftretens von regulatorischen Mechanismen und des engen und letztlich unauflösbaren Zusammenspiels aller Komponenten. Emotionsregulation umfasst aus biologischer Perspektive nicht nur bewusst ablaufende höhere kognitive Vorgänge, sondern setzt bereits in einfacher Form unbewusst auf limbischer Ebene an und kann auf jeder Ebene der Emotionsverarbeitung modulierend einwirken. Erst wenn neokortikale Strukturen an der emotionalen Informationsverarbeitung beteiligt sind, kann von bewussten Regulationsvorgängen einschließlich ihrer sprachlichen Codierung ausgegangen werden.

10.7.2 Psychobiologische Emotionsmodelle

Von einer Vielzahl der in den letzten Jahren diskutierten psychobiologischen Emotionsmodelle wird in der folgenden Darstellung im Hinblick auf ihren Bekanntheitsgrad und ihre Relevanz für das Verständnis psychiatrischer Erkrankungen und ihrer psychotherapeutischen Behandlung eine Auswahl getroffen. Die entscheidenden, an der Emotionsregulation beteiligten Hirnareale sind in > Abb. 10.1 dargestellt.

Das biologisch fundierte Emotionsmodell von **Le Doux** geht von zwei Phasen der Emotionsverarbeitung aus. Eine schnelle, nicht das Bewusstsein erreichende Verarbeitung erfolgt thalamo-amygdalar, d. h., emotional relevante Signale werden vom Thalamus empfangen und ohne Beteiligung höherer kortikaler Strukturen an die **Amygdala** gemeldet. Erste einfache Bewertungsvorgänge finden in der Amygdala statt, werden bereits ohne exakte Objekterkennung eingeleitet und entscheiden darüber, ob das Ereignis oder, allgemeiner gesprochen, der Umweltstimulus für den Organismus positiv, d. h. bedürfniskonform ist und entsprechend Annäherungs-

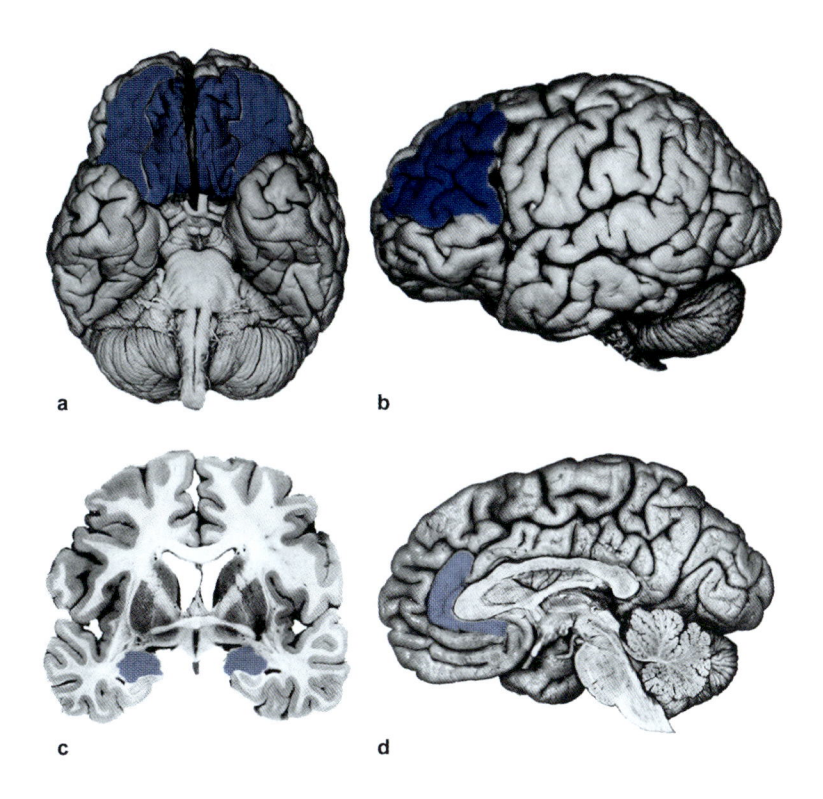

Abb. 10.1 Wichtige an der Emotionsregulation beteiligte Hirnareale

verhalten über im Hirnstamm gelegene motorische und vegetative Zentren ausgelöst wird. Wird der Umweltreiz als potenziell schädlich erkannt, so werden analog motorische Flucht- und Vermeidungsreaktionen induziert oder – vor allem bei real oder subjektiv erlebter fehlender Fluchtmöglichkeit – auch Angriffsverhalten eingeleitet. Dieser einfache, phylogenetisch weit zurück zu verfolgende neuronale Schaltkreis sichert eine schnelle Verhaltensantwort im Sinne der Sicherung basaler Bedürfnisse.

Auf dieser einfachen, subkortikalen Verarbeitungsebene wirken kortikale (d. h. präfrontale und parietale) regulatorische Prozesse ein, und zwar im Sinne der attentionalen Ausrichtung und Auswahl einschließlich erster Bewertungen, bevor der Stimulus bewusst erlebbar wird. Worauf sich die Aufmerksamkeit ausrichtet, hängt dabei von der **Salienz** ab, die ein Reiz für eine Person hat. Diese Salienz rekrutiert sich aus Eigenschaften des Reizes (v. a. formalen Eigenschaften, Neuigkeitscharakter), die auf einem dorsalen Verarbeitungsweg prozessiert werden, oder aus Eigenschaften der wahrnehmenden Person (v. a. Reiz kongruent mit ihrer aktueller Motivationslage, inkongruent mit ihrer aktuellen Erwartung). Letztere werden auf einem ventralen Verarbeitungsweg, der den temporoparietalen Übergang, den inferioren frontalen Gyrus und die anteriore Insula einbezieht, in Hinblick auf aktuelle Zielorientierung verarbeitet. Eine im Weiteren stattfindende detaillierte qualitative Analyse des Stimulus erfordert die Einbindung höherer kortikaler, besonders sensorischer Areale, die eine genaue Repräsentation des Reizes schaffen.

Wie schon Tomkins (➤ Kap. 10.2.1) schlägt **Rolls** (1999) eine Brücke zur Motivationspsychologie. Er fasst in dem von ihm konzipierten biologischen Emotionsmodell Emotionen als Zustände auf, die durch Verstärkungsvorgänge (sprich: Belohnung und Bestrafung) evoziert werden. Damit werden Emotionen eng mit motivationalen Zuständen verknüpft, die zu zielgerichtetem Verhalten führen. Freude entsteht, wenn Belohnung eintritt; Angst motiviert, Bestrafung zu vermeiden, und Trauer wird erlebt, wenn eine erwartete Belohnung nicht eintritt. Emotionen haben nach Rolls die Funktion, geeignete autonome und endokrine Reaktionen einzuleiten, die Verhaltensreaktionen effizienter machen. Im Weiteren helfen Emotionen, Verhaltensantworten auf Verstärker flexibler zu gestalten und kontinuierlich mit Lernprozessen abzugleichen. Schließlich erleichtert die Kommunikation von Emotionen das soziale Zusammenleben im Allgemeinen und Bindungsverhalten im Besonderen, wobei hier der Decodierung von fazialer Mimik eine entscheidende evolutionäre Bedeutung zukommt.

In dem Emotionsmodell von Rolls kommt dem **orbitofrontalen Kortex** neben der Amygdala eine zentrale Rolle zu. Die Amygdala hat nicht nur die Funktion der Reizbewertung, sondern auch der Assoziationsbildung zwischen Reiz und primärem bzw. sekundärem konditioniertem Verstärker. Bewertungen erfolgen in diesem Modell durch kontinuierlichen Abgleich der aktuellen Situation mit früheren Erfahrungen und der daraus abgeleiteten Antizipation des hedonischen Wertes des Stimulus, d. h. welchen Belohnungswert ein Ereignis hat oder welcher Schaden von ihm zu erwarten ist.

Rolls nimmt an, dass bereits im orbitofrontalen Kortex Neu- und Umbewertungen vor dem Hintergrund gespeicherter Verstärkungskontingenzen vorgenommen werden, weshalb diese Struktur auch als emotionales Arbeitsgedächtnis aufgefasst werden könnte.

Ähnlich wie Rolls geht **Davidson** in seinem psychobiologisch fundierten Emotionsmodell von einem Annäherungs- und Rückzugsystem aus (Davidson et al. 2000). Annäherung an begehrte Objekte induziert positive Gefühle, während Vermeidung oder Rückzug von negativen Emotionen begleitet ist. In diesem Modell spielen dorsolaterale und orbitofrontale Areale die wichtigste Rolle, wobei neurophysiologische Forschungsergebnisse der Gruppe um Davidson eine Aktivierungssteigerung linkshirniger Areale bei positiven, aber rechtshirniger Areale bei negativen Gefühlen nahe legen. Diese Befunde blieben allerdings, auch unter Berücksichtigung funktioneller Bildgebungsstudien, nicht unwidersprochen.

Gross (2002) fasst Emotionen als Antworttendenzen und Emotionsregulation als die Gesamtheit aller Vorgänge auf, mit denen Individuen ihre Emotionen bewusst oder unbewusst, automatisch oder kontrolliert mit allen dazwischen liegenden Übergängen beeinflussen. Dabei kommt expliziten und impliziten Bewertungsvorgängen externaler und internaler emotionaler Hinweisreize eine entscheidende Bedeutung zu. Sie können entweder den Input ins System *(antecedent-focused)* Regulationsvorgänge umfassen oder den Output *(response-focused)* der Regulationsprozesse beeinflussen. Den Input betreffende Strategien sind nach Gross Situationsauswahl und -veränderung, Aufmerksamkeitsablenkung, kognitive Veränderung; den Output betreffende Strategien schließen physiologische, kognitive und behaviorale Antwortmodulation ein. Ochsner und Gross (2005) betonen in ihrem Emotionsmodell, anders als die vorgenannten Modelle, solche den Output betreffende bewusste Prozesse der Emotionsregulation. Sie heben die menschliche Fähigkeit zur kognitiven Veränderung von primären Emotionen hervor, wie dies durch kognitive Umstrukturierungen, durch Umlernen infolge ausbleibender Bestätigung der Kontingenzerwartung, durch willentliche Affektunterdrückung oder auch gezielte Aufmerksamkeitsablenkung erfolgen kann. Solche sekundären Regulationsvorgänge sind vorzugsweise

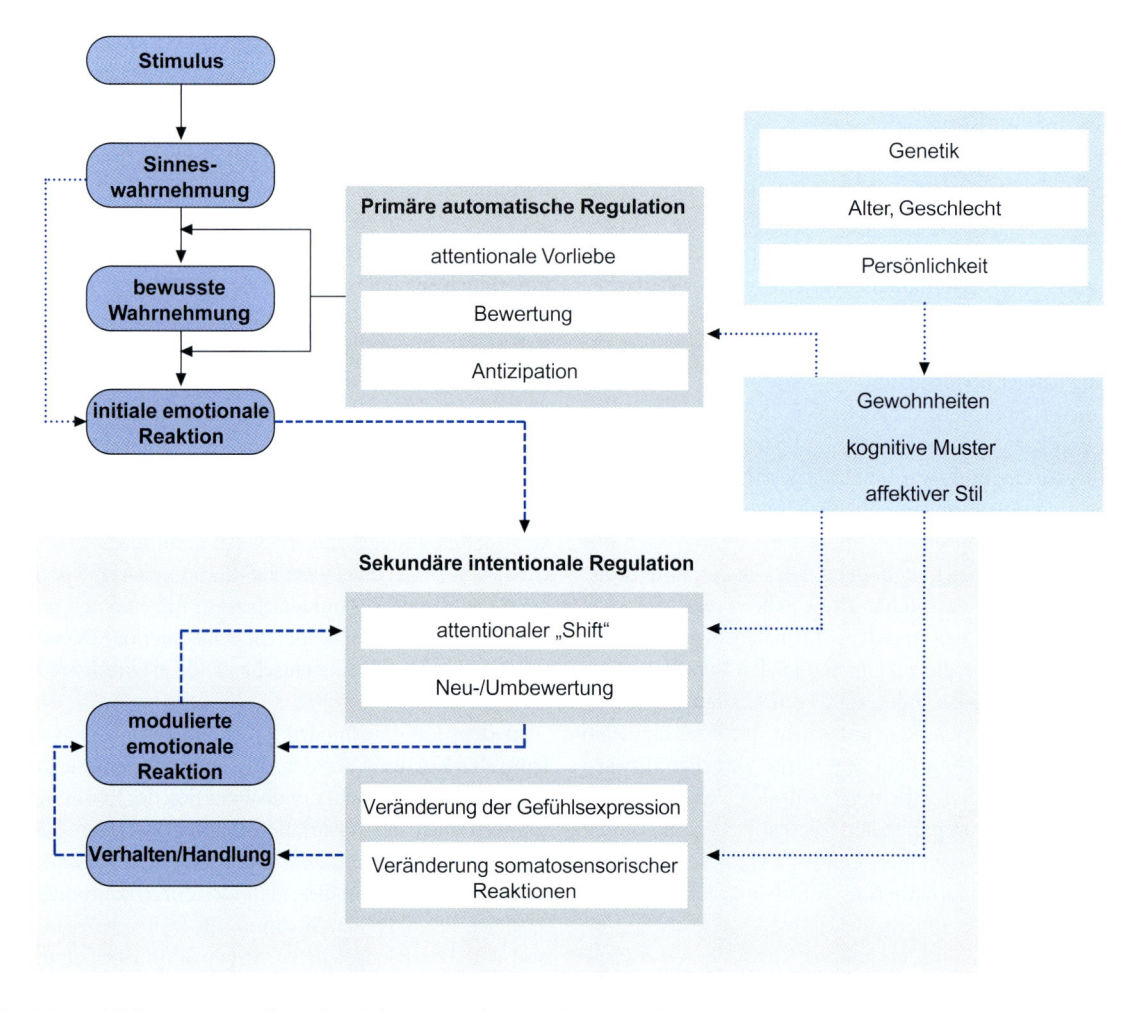

Abb. 10.2 Modell der Emotionsregulation (in Anlehnung an Ochsner und Gross 2005)

in mehr dorsal gelegenen Abschnitten des **medialen präfrontalen Kortex** gelegen und können mehrfach durchlaufen werden, bevor es zur eigentlichen Handlung kommt. Schließlich stellen sich weitere Kontrollprozesse auf der Handlungsebene im Sinne von regulatorischen Mechanismen der Impuls- bzw. weitergefasst der Selbstkontrolle ein. Intentionale Regulationsmechanismen setzen sich also fort, wenn emotionale Reaktionen sich bereits als Verhalten bzw. Handlungen manifestiert haben – ein Vorgang, der selbst wieder Rückwirkungen auf das emotionale Erleben hat. Hier sind insbesondere die gezielte Veränderung von expressivem Verhalten sowie die Veränderung somatischer Gefühlskorrelate zu nennen. Emotionale Reaktionen und sichtbares Verhalten sind also ineinander greifende Prozesse, die gegenseitig Einfluss nehmen (➤ Abb. 10.2).

Für viele Annahmen in diesen theoretischen Modellen liegt inzwischen eine breite empirisch-experimentelle Datenbasis vor. Ohne Zweifel kommt dem Kerngebiet der Amygdala eine ganz zentrale Rolle in der Emotionsverarbeitung zu, nicht zuletzt, weil sie in ein dichtes kortikales und subkortikales Netzwerk eingebunden ist (Amaral 2002). Insbesondere basolaterale Kerngebiete erhalten Projektionen und projizieren selbst auf unterschiedliche Zielareale des emotionalen Netzwerks. Dabei zeigen Studien der letzten Jahre, dass u. a. das Neuropeptid **Oxytocin** an der Salienzbewertung beteiligt ist, indem es sowohl die Amygdalaaktivität moduliert (2010) als auch die funktionelle Konnektivität zum ventromedialen/orbitofrontalen Kortex und auch zum Hippokampus und damit top-down-regulatorische Prozesse beeinflusst (Koch et al. 2014). Das Amygdala-Kerngebiet erhält direkt oder über den lateralen Nukleus Informationen aus Thalamus, Hippokampus und Kortex und sendet Efferenzen über den zentralen Kern an Hypothalamus und Hirnstamm.

Die Amygdala dient nicht nur die Detektion und Bewertung von bedrohlichen, aversiven Reizen, sondern von allen salienten, motivational bedeutsamen Reizen. Die Aktivität der Amygdala wird bereits initial durch verschiedene Einflussfaktoren moduliert, z.B. bei der Gesichtswahrnehmung durch die Blickrichtung des betrachteten Gesichts oder auch durch eine stärkere Aktivierung bei dynamischen im Vergleich zu statischen Vorlagen. Sie ist einerseits in ein Netzwerk eingebunden, das der prompten Erkennung von Gefahr und der automatischen Aktivierung von Flucht- und Angriffsverhalten dient, zusammen mit lateralen Anteilen des orbitofrontalen Kortex an der Vorhersage von Bestrafung vor dem Hintergrund früherer Erfahrungen beteiligt ist und im Zusammenspiel mit der Inselregion Lernen aus Bestrafung ermöglicht. Andererseits ist die Amygdala zusammen mit medialen Abschnitten des orbitofrontalen Kortex und dem **ventralen Striatum** auch Teil eines Systems, das uns in Entscheidungssituationen die Aussicht auf mögliche Belohnung anzeigt und in Verknüpfung mit dem **dorsalen Striatum** geeignetes, auf Belohnung gerichtetes Verhalten initiiert (Knutson und Cooper 2005). Entsprechend projiziert die Amygdala direkt auf den Ncl. accumbens im ventralen Striatum, sodass affektive Prozesse des limbischen Stirnhirns Anschluss an subkortikal repräsentierte Areale des motorischen Systems (z. B. dorsales Striatum) finden, die zu Annäherungsverhalten und Vertrauensbildung führen (King-Casas et al. 2005). Das zentrale Kerngebiet der Amygdala ist offenbar in die erregende Funktion von **Dopamin** eingebunden und spielt auf diesem Wege eine wichtige Rolle bei Verstärkungsprozessen. Die Annahme, dass das ventrale Striatum eine spezifische Bedeutung für das Belohnungssystem innehat, gründet auf Beobachtungen, die eine phasische dopaminerge Ausschüttung dieser Struktur nur auf solche Reize hin fanden, die Belohnung versprechen, nicht aber auf aversive Stimuli.

Untersuchungen, die sich Stimmungsinduktionsmethoden in funktionellen Bildgebungsstudien bedienen, konnten zeigen, dass die Amygdalaaktivität, z. B. bezogen auf Traurigkeit, mit dem subjektiven Emotionserleben positiv korrelierte. Aufgrund ihrer Einbindung in ein weit verzweigtes Netzwerk mit subkortikalen und kortikalen Arealen kann sie zum einen rudimentäre, hypothalamisch und über den Hirnstamm vermittelte physiologische und behaviorale Reaktionen im Sinne von **Bottom-up**-Prozessen einleiten, zum anderen unterliegt sie einer funktionellen **Top-down**-Kontrolle von präfrontalen Arealen, insbesondere dem anterioren zingulären Kortex in seinen rostralen Abschnitten und orbitofrontalen Arealen. Während der orbitofrontale Kortex zur Reizbewertung beiträgt, wirken sich zinguläre Strukturen auf dem Wege der Aufmerksamkeitsmodulierung auf die emotionale Informationsverarbeitung aus. Die Amygdala zeigt bereits Aktivierung bei subliminärer Präsentation von emotionalen Stimuli, und interessanterweise scheint deren Intensität bei reduzierter Aufmerksamkeit größer zu sein als bei fokussierter. Dies legt nahe, dass die Amygdalaaktivität bei Involvierung attentionaler und kognitiver Prozesse durch solche Top-down-Prozesse gedämpft wird, wofür auch Befunde gegensinniger Aktivierung zwischen amygdalarer und ventraler präfrontaler sowie zingulärer Aktivierung in funktionellen Bildgebungsparadigmen sprechen (Hariri et al. 2005). Höhere medial und auch dorsomedial gelegene Areale, die über ventrale präfrontale Strukturen nur in indirekter Verbindung mit der Amygdala stehen, repräsentieren – unter Rückgriff auf attentionale und exekutive Funktionen – komplexere Regulationsvorgänge und stellen den Selbstbezug des emotionalen Erlebens her (Ochsner et al. 2004). Entsprechend spricht man heute von einer regulatorischen Hierarchie, durch die der **dorsolaterale** zusammen mit dem **vorderen medialen präfrontalen Kortex** das Zingulum in seiner Aktivität moduliert, das dann seinerseits die Amygdala und andere subkortikale Areale wie dorsales Striatum und Hippokampus beeinflusst (Meyer-Lindenberg et al. 2005).

Die dargestellten Netzwerke der Emotionsregulation unterstehen verschiedenen Einflüssen. Hier sind vor allem genetische Dispositionen sowie Alter, Geschlecht und Persönlichkeitsmerkmale zu nennen. In den letzten Jahren mehrt sich das Wissen über den Einfluss **genetischer Polymorphismen** auf Hirnfunktionen. So konnten Hariri et al. (2005) zeigen, dass Individuen mit ein oder zwei s-Allelen in der Promotorregion des Serotonin-Transportergens eine stärkere Amygdalaaktivierung auf aversive Gesichtsausdrücke zeigen als solche mit der l/l-Variante. Auch die Kopplung innerhalb des präfrontal-limbischen Netzwerks variiert mit der genetischen Ausstattung, d. h., Individuen mit der s/s- oder s/l-Variante zeigen eine geringere Kopplung zwischen rostralem anteriorem Zingulum und Amygdala und damit auf der Ebene primärer affektregulatorischer Prozesse, während umgekehrt die Kopplung zwischen Amygdala und höher gelegenen medialen präfrontalen Arealen zunimmt (Heinz et al. 2005). Auch der X-chromosomal lokalisierte genetische Polymorphismus des MAO-A-Gens zeigt eine Beziehung zu Aktivierungsmustern in Hirnarealen, die bedeutsam für die Emotionsregulation sind. So fand sich bei Trägern des L-Allels im Vergleich zu Trägern des H-Allels eine höhere Aktivität der Amygdala und eine geringere Aktivität in zingulären und orbitofrontalen Arealen, die bei den Individuen mit der L-Variante auch mit strukturellen Unterschieden, nämlich geringeren limbischen und paralimbischen Volumina, einhergingen (Meyer-Lindenberg et al. 2006). Schließlich verweisen erste Befunde auch auf eine Beteiligung des Oxytocin-Rezeptorgens an der Fähigkeit zur präfrontolimbisch vermittelten Emotionsregulation.

Für die Psychotherapieforschung von besonderer Bedeutung könnte die Beobachtung von **Gen-Umwelt-Interaktionen** sein, dass nämlich die funktionellen Auswirkungen der genetischen Varianten von der Aufzucht und damit frühen Beziehungserfahrungen abhängen. So konnte im Primatenmodell an Rhesusaffen gezeigt werden, dass die Liquorkonzentration an 5-Hydroxy-Indol-Essigsäure nur dann zwischen den Alleltypen signifikant variierte, wenn die neugeborenen Affen nicht von der Mutter, sondern von Gleichaltrigen (also unter aversiven Aufzuchtbedingungen) versorgt worden waren (Bennett et al. 2002). Wahrscheinlich versagt bei diesen Tieren der präfrontale Kortex in der Modulierung der Amygdalaaktivität, die durch aversive Umweltreize hervorgerufen wird. Auch das Monoaminoxidase-A-Gen entfaltet in der Interaktion mit aversiven Lebenserfahrungen eine wichtige Bedeutung für die Entstehung extraversiver Störungen bzw. antisozialen Verhaltens (Caspi et al. 2002).

Die an der Emotionsregulation beteiligten Hirnregionen sind bei Geburt noch in Entwicklung begriffen. So ist z. B. der orbitofrontale Kortex erst zu Beginn der dritten Lebensdekade voll ausgereift. Dieser Befund könnte erklären, warum die Fähigkeit zu einer adaptiven Emotionsregulation in der Adoleszenz noch nicht ausreichend gegeben ist. Für die Amygdala konnte gezeigt werden, dass sich ihre Aktivität auf Reize hin in Abhängigkeit vom Lebensalter verändert. So lösen im höheren Lebensalter positive Reize, im jungen Erwachsenenalter dagegen negative Reize eine stärkere Amygdalaaktivität aus (Mather et al. 2004). Dieser Befund könnte z. B. dazu beitragen, dass wir verstehen, warum negative Reize bei jungen Menschen infolge höheren emotionalen Arousals zu mehr reaktiver Aggression führen als beim älteren Menschen.

Auch das Geschlecht nimmt Einfluss auf die emotionale Informationsverarbeitung. So berichteten Schienle et al. (2005), dass Männer auf aggressive Szenen mit stärkerer Aktivierung der Amygdala und des linken fusiformen Gyrus reagieren als Frauen. Dagegen zeigen Frauen eine erhöhte Aktivität in Amygdala und orbitofrontalem Kortex bei Konfrontation mit ärgerlich-bedrohlichen Gesichtern (McClure et al. 2004). Für Testosteron konnte gezeigt werden, dass es den attentionalen Bias für bedrohliche Umweltstimuli dämpft (van Honk et al. 2005), und auch Neuropeptide nehmen Einfluss auf die geschlechtsspezifische Wahrnehmung emotionaler Reize. So bewirkt Vasopressin bei Männern eine Wahrnehmungsveränderung von neutralen Gesichtern hin zu bedrohlichen Gesichtern, was der Funktion von Vasopressin in der territorialen Aggression und damit der männlichen Rolle in der Fortpflanzung entgegenkommt (Thompson et al. 2004). Oxytocin moduliert die Salienz von Reizen in geschlechtsspezifischer Weise (Lischke et al. 2012) und erleichtert Annäherung und Vertrauensbildung zu Mitgliedern der eigenen Gruppe.

Die affektive Reagibilität erfährt auch eine **temperamentsmäßige Prägung** (Derryberry und Rothbart 1988). Die einen Kinder haben von früh auf eine geringere Schwelle für das Erleben von negativen oder positiven Affekten als andere; die einen können sich in Gegenwart von Stressoren leichter beruhigen als andere. So haben dimensionale Persönlichkeitsmodelle Grunddimensionen der Persönlichkeit wie Neurotizismus, Inhibition, Alexithymie, *Constraint* und Fähigkeit zum Belohnungsaufschub identifiziert, die Einfluss auf die emotionale Ansprechbarkeit und Emotionskontrolle nehmen. So konnte von Schwartz et al. (2003) gezeigt werden, dass gehemmte im Vergleich zu ungehemmten Kindern noch im Erwachsenenalter eine signifikant stärkere beidseitige Amygdalaaktivität bei der Konfrontation mit fremden, nicht aber vertrauten Gesichtern zeigten. Weitere Studien deuten auf eine mögliche korrelative Beziehung zwischen der individuellen Ausprägung von Ängstlichkeit und Schadensvermeidung sowie erhöhter Aktivität der Inselregion, da Letztere – wie oben dargestellt – an der Detektion von Verhaltensrisiken und an der Vermeidung einmal bestrafter Verhaltensweisen beteiligt ist. Andere Bildgebungsuntersuchungen beschäftigen sich mit hirnfunktionellen Korrelaten der Extraversion. So berichteten Canli et al. (2002) über eine funktionelle Asymmetrie der Amygdalae in Abhängigkeit von der emotionalen Valenz der verwandten Bildstimuli und dem individuellen Ausprägungsgrad der Extraversion.

Wie nun sind die dargestellten biologischen Modelle an dem Übergang von normaler hin zu pathologischer Angst beteiligt? Rosen und Schulkin (1998) zeigten anhand biologischer und experimenteller Argumente, dass für diesen Schritt neuronale Aktivierungen in der Amygdala und den angrenzenden Arealen bedeutsam sind, durch die die Schwelle der Ansprechbarkeit auf emotionale Stimuli gesenkt wird. Dadurch ergibt sich eine Hyperreagibilität, die wiederum das gesamte System beeinflusst. Gründe für eine niedrige Schwelle können frühere stressreiche Erfahrungen oder genetische Dispositionen sein. Menschen, die ein psychisches Trauma erlitten haben, zeigen eine erhöhte Schreckreaktion *(startle)*. Gleichzeitig zeigen scheue Kinder (als genetische Disposition) ein erhöhtes Erregungsniveau und – damit verbunden – gehemmte Verhaltensweisen. Auch hohe endokrine Ausschüttungen in kritischen Phasen der Entwicklung können bleibende Auswirkungen auf die Gehirnentwicklung in den genannten Arealen ausüben. Für das Hormon Kortisol konnte z. B. ein solcher Effekt nachgewiesen werden. Zudem beeinflusst die Aktivierung von Noradrenalin das Gedächtnis von emotionalen Ereignissen, was die Entstehung intrusiver Phänomene, die mit PTBS assoziiert sind, erklären könnte.

Resümee

- Der Amygdala kommt die Funktion der Bewertung im Hinblick auf die Reizsalienz (u. a. motivationale Bedeutung, Neuigkeitswert) zu. Zudem ist sie zuständig für die Assoziationsbildung zwischen Reiz und primärem bzw. sekundärem konditioniertem Verstärker.
- Zusammen mit dem orbitofrontalen Kortex ist die Amygdala Teil eines Systems, das uns in Entscheidungssituationen durch Abgleich mit früheren Erfahrungen die Aussicht auf Belohnung/Bestrafung anzeigt und via Striatum geeignetes Verhalten initiiert.
- Während primäre regulatorische Mechanismen der Aufmerksamkeitslenkung im anterioren Zingulum repräsentiert sind, werden komplexere kognitive Regulationsstrategien in mehr dorsal gelegenen Abschnitten des medialen und lateralen präfrontalen Kortex verarbeitet.

10.7.3 Zerebrale Netzwerke, Emotionsdysregulation und psychische Störungen

Eine Reihe von psychischen Erkrankungen, die mit Veränderungen von Stimmung und emotionaler Ansprechbarkeit einhergehen, zeigen von Gesunden abweichende Funktionen in den dargestellten, an der Emotionsregulation beteiligten Hirnarealen.

Depressive Erkrankungen gehen schon in Ruhe mit erhöhter Aktivität in limbischen und paralimbischen Arealen einher, während dorsolaterale Areale des präfrontalen Kortex, die explizite Affektkontrolle vermitteln, eine verminderte Aktivität zeigen. Demgegenüber scheinen depressive Patienten automatische, implizite Emotionsregulation erfolgreich einsetzen zu können, die von medialen präfrontalen, v. a. dorsal zingulären Arealen verarbeitet werden und erhöhte Aktivität zeigen. Während sich die Amygdalaaktivität bei der Präsentation negativer Stimuli höher und anhaltender darstellt (Siegle et al. 2006), führen positive Reize zu einer geringeren Aktivität des ventralen Striatums – ein Befund, der mit Freudlosigkeit und Interesselosigkeit bei depressiven Menschen assoziiert ist.

Erkrankungen, die mit **erhöhter emotionaler Reagibilität** einhergehen, wie die Borderline-Persönlichkeitsstörung, die posttraumatische Belastungsstörung und vielfältige Angsterkrankungen, zeigen ebenfalls eine erhöhte Amygdalaaktivität (vgl. auch ➤ Kap. 10.7.2). Sie scheint bei der Borderline-Persönlichkeitsstörung unspezifisch auf alle emotional oder sozial relevanten Reize aufzutreten, während die erhöhte Aktivität bei Angststörungen eng mit spezifischen angstauslösenden Stimuli und bei der PTBS mit traumaassoziierten Stimuli verknüpft ist (Übersicht in Rauch et al. 2006). Präfrontale Areale der Emotionsregulation zeigen ebenfalls von der Norm abweichende Befunde. Der erfolgreiche Einsatz psychotherapeutischer Interventionen geht bei Störungen der Affektivität, wie sie allen bisher genannten psychiatrischen Erkrankungen trotz erheblicher Unterschiede in der Ausformung gemeinsam ist, mit einer Normalisierung der (para)limbischen Aktivität sowie mit der Modulation präfrontaler, in regulatorische Mechanismen involvierter Areale einher (Siegle et al. 2006).

Im Unterschied zu Störungen, die sich durch eine emotionale Vulnerabilität auszeichnen, scheint bei psychopathischen Persönlichkeiten, die durch **emotionale Flachheit** und mangelhafte Empathie gekennzeichnet sind, umgekehrt eine verminderte amygdalare Funktion vorzuliegen, die sich bei entsprechender Aufmerksamkeitszuwendung auf emotionale Reize allerdings normalisiert (Larson et al. 2013). Ähnliches konnte auch bei Aufgaben gezeigt werden, bei denen Probanden Empathie für Menschen aufbringen sollen, die Schmerzen erleiden. Antisoziale Persönlichkeiten mit psychopathischen Zügen zeigten verminderte neuronale Aktivität im ventromedialen präfrontalen und orbitofrontalen Kortex, wenn sie andere Menschen beobachteten, denen Schmerzen zugefügt wurden (Decety et al. 2013), zeigten aber eine mit Gesunden vergleichbare Aktivierung, wenn sie *expressis verbis* zur Empathie aufgefordert wurden (Meffert et al. 2013).

Suchterkrankungen wie Alkoholabhängigkeit und pathologisches Spielen gehen mit Veränderungen im „**Belohnungsnetzwerk**" einher. Hier verweisen Bildgebungsbefunde auf eine verstärkte Verarbeitung von suchtassoziierten Stimuli im anterioren Zingulum sowie in benachbarten medialen präfrontalen Arealen sowie auf eine erhöhte Konnektivität mit dem ventralen Striatum, während gesellschaftlich akzeptierte Belohnungsreize wie Geldgewinne weniger als bei Gesunden zu einer Aktivierung des ventralen Striatums führten (Heinz et al. 2005).

10.8 Beispiele therapeutischer Interventionen mit Fokus auf der Emotionsregulation

10.8.1 Emotionsregulation bei sozialer Angst

Angststörungen sind, wie die Bezeichnung nahelegt, Störungen des affektiven Systems, bei denen die Dysregulation einer spezifischen Emotion im Vordergrund steht. Als aufrechterhaltende Faktoren werden bei Angststörungen maladaptive Bewältigungsmechanismen angenommen. Diese bewusst oder implizit angewandten Strategien sollen bewirken, dass eine Angstreaktion verhindert wird. Das ist z. B. der Fall, wenn bestimmte Situationen vermieden werden, die in der Vergangenheit solche Reaktionen ausgelöst haben oder mit solchen in Verbindung gebracht werden. Der letzte Punkt ist insofern wichtig, als er zu erklären vermag, weshalb sich solche Störungen nicht irgendwann selbst auflösen, sondern im Gegenteil auswachsen und die potenziell angstauslösenden Situationen in der Qualität und Anzahl zunehmen (Generalisierung) (s. auch ➤ Kap. 10.7.2).

Expositionstherapien stellen in der Behandlung phobischer Ängste die effektivsten Therapien dar. Der angenommene Wirkmechanismus ist die Habituation. Kurz gefasst, in der Therapie macht man sich zunutze, dass ein Reiz der andauernd präsentiert wird, seinen Neuigkeitswert (Information) zunehmend verliert und damit als Auslöser einer starken Reaktion unwahrscheinlicher wird. Heute geht man davon aus, dass hierbei Hemmungsprozesse durch präfrontale Aktivität eine wichtige Rolle spielen. Neben der Exposition/Konfrontation mit dem auslösenden Reiz kommen weitere therapeutische Techniken dazu, die als kognitive Umstrukturierung bekannt sind und zum Ziel haben, Kognitionen zu verändern, die im Zusammenhang mit dem auslösenden Reiz automatisch gedacht werden („jetzt werde ich gleich sterben"; „die Leute werden von mir denken, dass ich ein völliger Idiot bin"). Zusammen mit den rein behavioralen Expositionstherapien gehören die kognitiven Therapieansätze zu den wirksamsten therapeutischen Interventionen bei Phobien. Ihr Rationale findet sich in den „kognitiven Emotionstheorien" (z. B. Lazarus 1991) (s. auch ➤ Kap. 10.2.2). Indem Patienten sich einerseits mit den auslösenden Situationen auseinandersetzen und andererseits lernen, ihre kognitiven Reaktionen zu modifizieren, verändern sie direkt und indirekt ihre emotionale Reaktion.

Spezifischer wird jedoch von Emotionsregulationstechniken gesprochen, wenn emotionale Regulationsstrategien direkt im Fokus der Intervention oder im Zentrum der Forschung stehen. Generell ist anzunehmen, dass sog. maladaptive Strategien eine Habituation verhindern und möglicherweise kurzfristig nützlich im Sinne der Schonung sind. Vorträgen vor Publikum z. B. kann man jedoch nicht immer ausweichen und wenn, dann hat ein solches Verhalten langfristig zahlreiche sozial potenziell schädliche Konsequenzen. Es darf angenommen werden, dass nicht nur bei spezifischen Störungen maladaptive Emotionsregulationsstrategien wie Vermeiden, Suppression oder ständiges Grübeln eine Störung aufrechterhalten, sondern sogar, dass diese Strategien die Basis für die Entwicklung einer spezifischen Störung darstellen (Kring und Sloan 2010). Aldao et al. (2014) untersuchten die Effekte von kognitiver Verhaltenstherapie (KVT) auf adaptive und maladaptive Emotionsregulationsstrategien und fanden erwartungsgemäß eine Abnahme der maladaptiven Emotionsregulationsstrategien in Assoziation mit den therapeutischen Fortschritten. Weniger klar und theoretisch komplizierter stellte sich das Verhältnis zum adaptiven Umgang mit der angstauslösenden Situation dar. Adaptive Strategien waren „kognitives Reappraisal" und Akzeptanz und wurden wie folgt erfasst: „Wie oft haben Sie versucht, die Art ihrer Gedanken in der Situation zu verändern?" und „Wie oft haben Sie versucht, ihre Angst so wie sie ist zu akzeptieren und gerade nicht zu verändern?" Es zeigte sich, dass die adaptiven Emotionsregulationsstrategien während der Therapie zunahmen, während die maladaptiven Strategien abnahmen. Zudem zeigte sich eine Interaktion in der Weise, dass Personen mit hohen Werten in maladaptiver Emotionsregulation in stärkerer Weise von der Vermittlung adaptiver Strategien profitierten, dies aber erst ab der zweiten Phase der Therapie. Dies könnte darauf hinweisen, dass Patienten mit hohen problematischen Strategien in der Expositionsphase nur dann ausreichend von der Therapie profitieren konnten, wenn sie ihre maladaptiven Strategien aufgaben.

> **MERKE**
> Eine Emotionsregulationsstörung ist oft die Basis für eine psychische Störung und hält diese aufrecht. In der Therapie wird der Effekt der Habituation nach Exposition bei Angststörungen durch maladaptive Emotionsregulationsstrategien wie Vermeiden, Ablenken oder Suppression verhindert. Der Fokus auf adaptiven Strategien wie Akzeptanz kann der KVT neue Impulse vermitteln.

10.8.2 Emotionsregulation und Mindfulness-Training

Der erste dokumentierte Effekt von Mindfulness-Training (MT) wurde von Kabat-Zinn (1982) bei Patienten mit chronischen Schmerzen berichtet. MT ist besonders wirksam, wenn es darum geht, emotionale Belastung zu reduzieren. Seine Wirksamkeit konnte für eine Vielzahl von psychischen Störungen und chronischen Erkrankungen gezeigt werden (Farb et al. 2014). Als besonders wirksam hat sich dieses Verfahren im Hinblick auf die Reduktion von Angstzuständen erwiesen, wie aus einer Metaanalyse von Hofmann et al. (2010) hervorgeht. Nicht nur die Effekte von prä zu post waren robust, auch im Vergleich zu aktiven Behandlungsformen waren die erzielten Effektstärken für Angstsymptome groß (Hedges' g = .81). Dies gilt offensichtlich nicht nur für Patienten mit einer ausgesprochenen Angstsymptomatik, sondern auch für Patienten, die aus somatischen Gründen durch Ängste oder Depression belastet sind.

Nach Farb et al. (2014) kann die Wirkung von MT vor allem im Bereich der Regulation der Aufmerksamkeit gesehen werden. Indem die Aufmerksamkeit auf den im Moment präsenten Zustand gerichtet wird, ohne zu versuchen, diesen zu bewerten oder zu ändern, wird die Möglichkeit geschaffen, dem inneren Zustand in einer neuen Weise zu begegnen, die nichts mit angestrengter Emotionsregulation gemeinsam hat, wie sie vielleicht in der Unterdrückung oder im Versuch, die Situation angestrengt anders zu bewerten, vorkommt. Es wird postuliert, dass mit der Unterbrechung von Ablenkungsstrategien (automatischen Gedanken etc.) und der Hinwendung zu den sensorischen Qualitäten eine Art „Meta-Zustand" erreicht wird, der die Möglichkeit zu einer adaptiven Reaktion eröffnet. Statt mit Ärger und Frustration auf eine problematische Emotion oder emotionsauslösende Situation zu reagieren, wird der Patient aufgefordert, sich dem Gefühlszustand offen zu nähern, sich mit ihm auseinanderzusetzen und die Aufmerksamkeit auf die sensorische Qualität zu richten. Damit eröffnet sich für ihn die Möglichkeit, neue Einsichten zu gewinnen und der Situation mit einer Mischung von Neugier und Akzeptanz zu begegnen. Gleichzeitig wird ein Prozess aktiviert, den die Autoren *Decentering* nennen. Gemeint ist eine Entkopplung vom Handlungsimpuls, der mit einer erhöhten kognitiven Flexibilität einhergeht. Der Vergleich mit Expositionsverfahren in der KVT drängt sich auf, auch wenn in der MT nicht äußere Situationen, sondern innere aversive Zustände konfrontiert werden.

10.8.3 Therapeutische Anwendungsformen

> Tab. 10.2 gibt einen Überblick über die emotionsfokussierten Ansätze, die auf dem Prinzip der Mindfulness basieren.

Die **Mindfulness-Based-Stress Reduction (MBSR)** ist ein 8-wöchiges Gruppenprogramm mit verschiedenen Elementen wie formalen Meditationspraktiken, Yoga und Psychoedukation. Die Gruppensitzungen dauern knapp 3 Stunden; zudem werden die Teilnehmer aufgefordert, zu Hause zu üben. Die Wirksamkeit von MBSR konnte für verschiedene psychische und somatische Störungen nachgewiesen werden, ist aber auch zur Stressreduktion für gesunde Individuen geeignet. Besonders geeignet ist das Programm für chronische Störungen (Schmerz, Fibromyalgie) oder zur Linderung der Belastung durch Krebs.

Die **Mindfulness-Based Cognitive Therapy (MBCT)** wurde entwickelt, um spezifischen Herausforderungen im Zusammenhang mit emotionalen Störungen, besonders der Depression besser begegnen zu können. Besonders bei der Depression ist der Rückfall ein großes Problem. Um sich vor einem Rückfall zu schützen, ist es für Patienten notwendig, sich nicht von den depressiven Gedanken und Gefühlen vereinnahmen zu lassen. Hierzu wurde die kognitive Therapie zur Behandlung der Depression um Elemente der Mindfulness erweitert. Auch beim MBCT handelt es sich um ein Gruppenprogramm, bei dem verschiedene Techniken wie Body Scan und meditatives Gehen vermittelt werden. Es konnte gezeigt werden, dass die Rückfallprävention durch MBCT bei Patienten mit mehr als drei Rückfällen wirksam war. Weitere Untersuchungen bestätigten und erweiterten diese Ergebnisse bezüglich schwer zu behandelnder oder akuter Depressionen (Farb et al. 2014).

Mindfulness-Based Relapse Prevention (MBRP) richtet sich an Patienten mit einer Suchtproblematik. Hier geht es für die Patienten vor allem darum, Hinweisreize mit entsprechenden emotionalen Qualitäten zu erkennen und entsprechende Erfahrungen auszuhalten. Die Techniken gleichen den anderen vorgestellten Programmen; es gibt Evidenz dafür, dass MBRP auf das Craving (Verlangen) eine positive Wirkung erzielt und auch das Rückfallrisiko reduziert (Farb et al. 2014).

Die **Dialektisch-behaviorale Therapie (DBT)** von Linehan (1993) wurde zur Behandlung von Borderline-Persönlichkeitsstörungen entwickelt. Es wurde eine Reihe von

Tab. 10.2 Auf dem Prinzip der Mindfulness basierende emotionsfokussierte Ansätze

Bezeichnung	Fokus der Emotionsregulation	Eignung, Anwendung
Mindfulness-Training (Einzel/Gruppe)	Aufmerksamkeit, Akzeptanz	Ängste, Depression
Mindfulness-Based Stress Reduction (Gruppe)	Aufmerksamkeit, Akzeptanz	Chronischer Schmerz, Belastung
Mindfulness-Based Cognitive Therapy (Gruppe)	Aufmerksamkeit, Akzeptanz	Depression
Mindfulness-Based Relapse Prevention (Gruppe)	Aufmerksamkeit, Akzeptanz	Sucht (Craving)
Dialektisch-behaviorale Therapie (Einzel/Gruppe)	Akzeptanz, Training emotionaler Kompetenzen	Borderline-PS, weitere Störungen
Training emotionaler Kompetenzen (Gruppe)	Training emotionaler Kompetenzen, Selbstunterstützung	In Kombination mit KVT (Add-on)

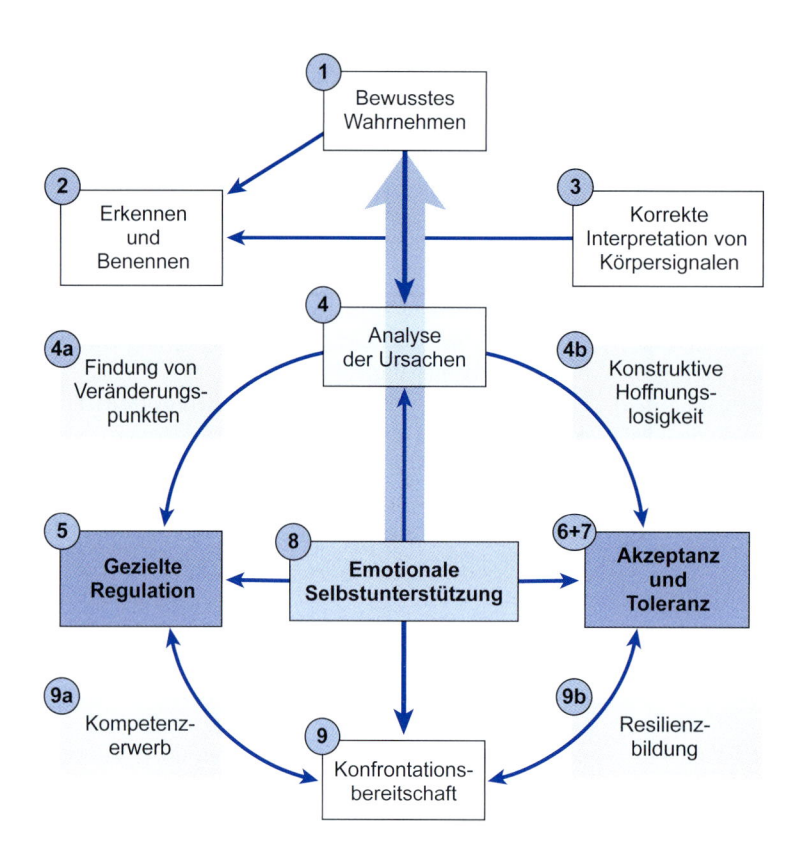

Abb. 10.3 Selbstunterstützung nach Berking

Techniken erarbeitet, die den Betroffenen helfen sollen, mit solchen Zuständen besser umgehen zu lernen. Es geht darum, ein besseres Gefühl für sich selbst als Person zu entwickeln und generell mehr Kompetenzen und Selbstwirksamkeit zu erleben. Nach der DBT kann diese emotionale Vulnerabilität gezielt durch die Stabilisierung der biologischen Homöostase angegangen werden, indem auf Ernährung und Schlaf sowie auf die Abstinenz von psychotropen Substanzen geachtet wird. Zusätzlich wird eine Reihe von Techniken der Emotionsregulation eingeführt, die teilweise eng an die Konzepte der Mindfulness-basierten Meditationstechniken angelehnt sind, aber in vereinfachter Form appliziert werden. Einige dieser Strategien lassen sich unter situationsselektive und situationsmodifizierende Techniken subsumieren. Dabei werden auch interpersonale Fähigkeiten (soziale Kompetenz) vermittelt und eingeübt. Die Fähigkeit, im gegenwärtigen Moment auszuharren und ohne Bewertung dabeizubleiben, soll auch die Fähigkeit stärken, sich mehr adaptiven Situationen zuzuwenden und durch die größere Sensitivität gegenüber Situationen unterscheiden zu lernen, welche Situationen zu vermeiden und welche anzustreben sind. Techniken zur Kontrolle und Fokussierung der Aufmerksamkeit sowie eine Reihe von kognitiven Strategien helfen zudem, die emotionalen Zustände zu regulieren. Um Ausdruck und Handlung zu verändern, vermittelt die DBT die *opposite action,* die Anleitung, sich gerade nicht so zu verhalten, wie der Handlungsimpuls nahelegt. Dies gilt einerseits für Ärgerimpulse, aber auch für andere Emotionen wie Angst oder andere als unangenehm oder unangemessen empfunden Emotionen. Auch für die Gefühlszustände nach einem Ereignis bietet die DBT eine Reihe von Techniken an, die unter der Bezeichnung *„observe and describe"* fungieren und helfen sollen, die emotionale Erfahrung zu diskriminieren und in der Wirkung besser zu verstehen. Die DBT ist bezüglich der Borderline-Persönlichkeitsstörung wirksam, die Techniken lassen sich aber auch auf weitere Störungsbilder anwenden, bei denen die emotionale Dysregulation eine wichtige Rolle spielt.

Das **Training emotionaler Kompetenzen (TEK,** auch ART wie *Affect Regulation Training*) wurde von Berking (2010) entwickelt und versteht sich primär als ein Gruppentraining von 18-stündiger Dauer, das zusätzlich zu einer Einzeltherapie angeboten wird. Es wird eine Reihe von Techniken und Fähigkeiten vermittelt, die aus Theorien der Emotionsregulation sowie aus experimentellen Studien entwickelt und aus klinischer Erfahrung gewonnen wurden. Das Modell der ART versteht sich als Integration verschiedener Module, die den Faktoren „Bewusstheit", „Verstehen", „Akzeptanz und Toleranz" sowie „Modifikation" zugerechnet werden können (➤ Abb. 10.3). Eine Haltung von ausgesprochener Selbstunterstützung ermöglicht einen neuen Zugang, der erst ermöglicht, gewisse Zustände auszuhalten, entsprechende Fähigkeiten zu trainieren, sich bestimmten Situationen auszusetzen bzw. sich damit zu konfrontieren. Als Ergebnis findet sich eine höhere Resilienz gegenüber dysphorischen Zuständen.

Die ART bedient sich einer Reihe von bewährten Techniken wie Muskelentspannung, tiefes Atmen und Techniken der Mindfulness wie z. B. nichtbewertende Bewusstheit, eine Aufmerksamkeitsfokussierung im Hier und Jetzt. Damit sollen selbstkritische automatische Gedanken verunmöglicht werden, insbesondere weil diese mit der Haltung der *self-compassion* nicht kompatibel sind. Es wird viel Wert auf einen konstruktiven Umgang mit sich selbst gelegt und dadurch eine größere Bewusstheit von eigenen Bedürfnissen und Zielen erreicht. Im Vergleich zu Therapien ohne zusätzliche ART konnte gezeigt werden, dass ART die Effektivität von kognitiver Verhaltenstherapie verbessert (Berking und Schwarz 2014).

Resümee

Emotionsfokussierte Verfahren haben in der Behandlung psychischer Störungen eine Tradition, die bis in die Antike zurückreicht. Gelassenheit gegenüber und eine gewisse Distanzierung bezüglich des vom Gefühl ausgelösten Handlungsimpulses scheint ein Schlüssel zu sein, um das eigene Wohlbefinden regulieren zu können. Neuere therapeutische Ansätze wie z. B. Greenberg (z. B. 2004) fokussieren ganz auf das emotionale Erleben. Für Greenberg sind Emotionen keine Begleiterscheinungen des bewussten Lebens und Erlebens, die keine weiteren Bedeutungen haben, als dass sie möglicherweise stören, das Glück beeinträchtigen oder je nachdem auch fördern können, sondern sie sind konstitutiv für die Organisation und Aufrechterhaltung des Selbst. Zwar liegen bisher nur wenige empirische Belege für die Wirksamkeit dieses spezifischen Ansatzes vor, aber der Ansatz, das emotionale Geschehen nicht als peripheres Geschehen, sondern als zentralen Bestandteil therapeutischer Arbeit zu sehen, wird die Entwicklung der Psychotherapie zukünftig beeinflussen.

LITERATURAUSWAHL

Berking M (2010). Training emotionaler Kompetenzen. 2. A. Berlin, Heidelberg: Springer.
Damasio AR (1994). Descartes' Error. Emotion, Reason, and the Human Brain. New York: Avon Books.
Langer EJ (1992). Matters of mind: Mindfulness/mindlessness in perspective. Consciousness and Cognition 1: 289–305.
Ochsner KN, Gross JJ (2005). The cognitive control of emotion. Trends Cogn Sci 9: 242–249.
Rolls ET (1999). The Brain and Emotion. Oxford: University Press.
Schachter S, Singer J (1962). Cognitive, social, and physiological determinants of emotional state. Psychol Rev 69: 379–399.
Scherer KR (1984). On the nature and function of emotion: a component process approach. In: Scherer KR, Ekman P (eds.). Approaches to Emotion. Hillsdale, NJ: Erlbaum, pp. 293–317.
Tomkins SS (1962/63). Affect, Imagery, Consciousness. Vol. 1: The Positive Affects: Vol. 2: The Negative Affects. New York: Springer.

KAPITEL 11

Wolfgang Schneider, Franz Caspar und Martin grosse Holtforth

Motivation und Motivationskonflikte

Kernaussagen

- Im Mittelpunkt dieses Kapitels stehen motivationale Gesichtspunkte in ihrer Bedeutung für die psychische Gesundheit und die Entstehung psychischer Störungen. Nach einer kurzen allgemeinen Einführung wird exemplarisch auf psychodynamische, verhaltenstherapeutische, plananalytische und konsistenztheoretische Motivkonzepte Bezug genommen. Die **psychoanalytische Motivtheorie** geht davon aus, dass die Entwicklung neurotischer Störungen ein Ausdruck lebensgeschichtlich früh angelegter unbewusster konflikthafter Motive ist, die das Erleben und Verhalten des Individuums in charakteristischer Weise bestimmen. Dem Konfliktmodell wird die Störung der Persönlichkeitsstruktur gegenübergestellt, in deren Folge es zu unterschiedlichen psychischen Erkrankungen kommen kann.
- In der **klassischen Verhaltenstherapie** wurde Motiven auch aus Abgrenzung gegenüber der Psychoanalyse offiziell kaum Beachtung geschenkt. Das Herausarbeiten einiger Aspekte ist aber von bleibendem Wert, so die Bedeutung des zeitlichen Abstands zwischen Handeln und Verstärkung oder der unterschiedlich schnelle Anstieg von Annäherungs- vs. Vermeidungsgradienten bei Annäherung an ein kritisches, konflikthaftes Ereignis.

- Die **Plananalyse** führte eine wesentlich differenziertere Betrachtung der Struktur von Motiven ein und beschäftigte sich auch intensiv mit Konflikten, namentlich Annäherungs-/Vermeidungskonflikten. Sie beinhaltet eine sehr stark von der Bedeutung von Motiven geprägte Sicht der Entwicklung von Störungen. Emotionen werden systematisch in ihrem Bezug zu Plänen analysiert. Konflikte werden als Folgen negativer Nebenwirkungen eines Plans auf andere Pläne betrachtet.
- Nach der **Konsistenztheorie** (Grawe 1998, 2004) kommt der Unvereinbarkeit gleichzeitig ablaufender psychischer Prozesse (Inkonsistenz) bei der Entstehung und Aufrechterhaltung psychischer Störungen eine Schlüsselrolle zu. Es wird angenommen, dass hohe Inkonsistenz die psychische Aktivität destabilisiert, sodass sich auf der Grundlage individueller Vulnerabilitäten psychische Störungen entwickeln können.
- Es werden die therapeutischen Konsequenzen erörtert, die aus den verschiedenen Konflikttheorien resultieren. Als weiterer, für die Psychotherapie relevanter motivationaler Faktor werden die Therapiemotivation und verschiedene Strategien zur Bearbeitung ambivalenter Therapiemotivation diskutiert.

11.1 Einleitung

Ganz im Geiste dieses Buches (s. Vorwort) wird hier davon ausgegangen, dass hinter psychischen Problemen Beeinträchtigungen oder Komplikationen mit allgemeinen Funktionen stecken. Motive sind dabei zweifellos ein zentraler Faktor. Menschen haben Bedürfnisse in die Wiege gelegt bekommen. Bedürfnisse können in einer Mittel-Zweck-Hierarchie als höchste Motive und Motive als Konkretisierungen der Befriedigung der Bedürfnisse (lat. *movere* = bewegen) betrachtet werden, wobei Annäherungs- und Vermeidungsmotive unterschieden werden können.

Mit anderen Worten: **Motive** sind Dispositionen, nach einem bestimmten Zielzustand zu streben. Der Begriff Motivation bezieht auch die Situation ein: **Motivation** ist der Zustand in einer bestimmten Situation, an dem mehrere Motive beteiligt sein können. Motivation zeigt sich in Richtung, Ausdauer und Intensität von Verhalten, bestimmt aber auch Emotionen: negative, wenn die Situation für die aktuelle Motivationslage ungünstig, positive, wenn sie günstig ist. Weil die Umsetzung von Motiven nicht immer reibungslos geht, beschäftigen wir uns auch mit **Motivationskonflikten,** und deshalb ist Motivation auch ein wichtiges Thema in der Psychotherapie.

Im ersten Teil dieses Beitrags wird dargestellt, wie man sich nach modernen Motivationstheorien die Umsetzung von Bedürfnissen in Motiven und letztlich im Verhalten vorzustellen hat. Daran schließt sich eine exemplarische Darstellung der psychoanalytischen Konflikttheorie an, gefolgt von den verhaltenstherapeutischen Ansätzen, der psychotherapeutischen Plananalyse (Grawe/Caspar) und der Konsistenztheorie (Grawe). Schließlich wird auf die Psychotherapiemotivation eingegangen, die Resultierende aus veränderungsfreundlichen und eher veränderungsbehindernden Motiven in der aktuellen Situation von Patienten. Mit der Psychotherapiemotivation, die im Übrigen weder eine fixe Größe noch ein eindimensionales Konstrukt ist, steht und fällt die Bereitschaft und das Interesse von Patienten, sich auf eine Therapie einzulassen und sich dann tatsächlich in einer Weise zu engagieren, die zu einem guten Ergebnis beiträgt. Jeder der zuvor eingeführten Ansätze hat dazu Unterschiedliches beizutragen.

11.2 Motivation, Motivationskonflikte und Psychopathologie

Motivation wird aktuell als ein „komplexes Systemgeschehen" verstanden, das durch unterschiedliche Variablen gesteuert wird, die zum einen in der Person verankert sind und zum anderen durch situative Faktoren bestimmt werden (Schmalt und Sokolowski 1996). Zu den personalen Faktoren der Motivation werden emotionale und kognitive Teilprozesse gerechnet, die bewusst oder unbewusst ablaufen können. Motivation wird dabei als ein grundlegender psychologischer Prozess verstanden, der einerseits geeignet ist, stabile interindividuelle Differenzen zwischen Individuen zu erklären, andererseits genügend Offenheit für Einflüsse von situativen Variablen bietet.

Hinter Motiven stecken **Bedürfnisse.** Der Annahme, dass diese Bedürfnisse für alle Menschen gleich sind, steht gegenüber, dass es – ähnlich wie bei den sog. „Basis"-Emotionen – eine ganze Reihe von Ansätzen gibt, die beanspruchen, gültig „Grundbedürfnisse" zu definieren. Jeder Ansatz hat Argumente dafür, bestimmte Bedürfnisse in die Liste aufzunehmen, aber diese stimmen nur beschränkt überein. Sie können damit nicht als Listen „naturgegebener" Grundbedürfnisse aufgefasst werden. Dass Menschen aber auf der Ebene von Bedürfnissen untereinander ähnlicher sind als auf der Ebene von ihnen untergeordneten Motiven und erst recht auf der Ebene von diesen dienendem Verhalten, dürfte unbestritten sein. Das macht es auch, wenn wir nach Erklärungen für individuelle psychische Probleme suchen, interessanter und spezifischer, nicht auf höchster, sondern auf etwas niedrigerer Motiv- oder gar auf Verhaltensebene anzusetzen.

Motivation allgemein ist als die aktivierende Ausrichtung des Lebensvollzugs auf ein Ziel hin (oder davon weg) zu verstehen, Motivations*probleme* entsprechend als Probleme, die dabei entstehen können. Solche allgemeineren Motivationsprobleme können z. B. dann sichtbar werden, wenn der Patient keinen Sinn in seinem Leben sieht, wenn er nicht weiß, wie sein Leben weitergehen soll, wenn er sich immer wieder „zwischen den Stühlen" erlebt, wenn er glaubt, immer die falsche Wahl zu treffen, wenn er Ideale verfolgt, die gar nicht seine eigenen sind, wenn er zu stark von kurzfristigen Effekten abhängig ist und es nicht schafft, auf längerfristige Ziele hinzuarbeiten (Selbstregulation, > Kap. 11), oder wenn er eigentlich weiß, was ihm guttäte, aber nicht weiß, wie er das erreichen soll, und er diese Probleme zu seinem Behandlungsanliegen macht.

Es gibt Ansätze der Motivationsforschung, die **Motivation** als ein **Produkt der Interaktion von Erwartungs- und Wertvariablen** betrachten, wobei Letztere noch weiter in Anreizvariable (ein Handlungsziel) und Motivvariable als Persönlichkeitsdimension oder Persönlichkeitsmerkmal untergliedert werden. Motiviertes Verhalten wird nicht als ausschließlich situativ oder persönlichkeitsbedingt verstanden. Individuen werden als grundsätzlich fähig angesehen, ihr Verhalten ziel- oder zukunftsorientiert zu steuern. Verhalten wird danach nach den Anreizen ausgerichtet, die mit unterschiedlichen Zielen verbunden sind. Mögliche Zielvariable (Anreize) erhalten jedoch ihre subjektive Bedeutung (individuelle Valenz) erst durch die individuellen Motive eines Individuums. Eine Motivations- oder Handlungstendenz zur Erreichung eines Zielzustands wird sich jedoch erst dann entwickeln, wenn das als subjektiv bedeutsam bewertete Ziel auch als erreichbar angesehen wird. Ausführlich haben sich diese Ansätze auch mit Entschlussbildung („Rubikon"-Modell) beschäftigt, worauf hier aber, obwohl auch darin klinische Probleme stecken können, nicht weiter eingegangen wird (s. Caspar und Belz 2009; Grawe 1998; Heckhausen und Gollwitzer 1987).

Störungen der Motivationsbildung und der Umsetzung von Handlungen finden sich bei einer Vielzahl von seelischen Erkrankungen. Dabei wird die **deklarative Motivation,** die handlungsvorbereitende Kognitionen umfasst, von der **prozeduralen Motivation** (Sokolowski 1996) unterschieden, unter der die unbewusste Aktivierung von im Gedächtnis niedergelegten Verhaltensprogrammen verstanden wird. Pekrun (1998) weist darauf hin, dass die Motivation aus verschiedenen Teilprozessen besteht, die sich z. B. für die deklarative Motivation in folgende fünf Phasen einteilen lassen:
1. Anregung motivationaler Kognitionen
2. Bildung von Handlungswünschen
3. Entscheidung zwischen Handlungswünschen und Absichtsbildung
4. Absichtsdifferenzierung, Handlungsbeginn und -durchführung
5. Nachfolgende Handlungs- und Folgenbewertung

Für die unterschiedlichen Motivationsteilschritte zeigt Pekrun mögliche Störungen auf (für Phase 1 z. B. Störungen bei der Herausbildung von motivationalen Zielen) und zeichnet dann für unterschiedliche klinische Syndrome (etwa Depression oder phobische Störungen) charakteristische Störungen der Motivation nach. Am Beispiel der modifizierten

Theorie der „gelernten Hilflosigkeit" (Buchanan und Seligman 1995) wird dargelegt, dass nicht, wie ursprünglich angenommen, die „Unkontrollierbarkeit" per se zu Motivations- und Verhaltensdefiziten führt, sondern dass die subjektive Interpretation und Bewertung die entscheidende Rolle spielen. Pekrun (1998) leitet daraus spezielle Interventionen zur Beeinflussung von dysfunktionalen Motivationen ab, die jeweils an den Faktoren der Persönlichkeit (maladaptive Attributionen und Kompetenzerwartungen, dysfunktionale Überzeugungen), der Situation (z. B. Stimuluskontrolle) sowie der aktuellen internen Steuerungsprozesse (z. B. Programme zur Verbesserung der Selbststeuerungsfähigkeit) ansetzen können.

Bei den bisher genannten Ansätzen wird ganz oder überwiegend von bewussten oder bewusstseinsnahen Motiven ausgegangen. Es spricht aber vieles dafür, dass implizite Motive von zentraler Bedeutung sind (Schultheiss und Brunstein 2010) und dass nur ein Teil des Handelns bewusst gesteuert ist, gerade wenn es um klinische Phänomene geht. Es gibt Ansätze, die ganz ohne bewusste Motive und ohne bewusste Steuerung auskommen, obwohl solche durchaus auch abgebildet werden können: konnektionistische oder Neuronale-Netzwerk-Modelle (s. z. B. Caspar et al. 1992; s. auch ➤ Kap. 17). Sog. „dual process models" (Carver und Scheier 2002) beschäftigen sich mit etwas für das Verständnis psychischer Probleme ganz Essenziellem: der Abstimmung zwischen bewusster, absichtsvoller und nicht bewusster, selbstorganisierter, nicht auf zentraler Steuerung beruhender Regulation. Viele klinisch relevante Phänomene lassen sich gut aus Mängeln in der Abstimmung zwischen diesen beiden Arten von Prozessen verstehen, und daraus ergeben sich auch Behandlungskonsequenzen. Weil dies in ➤ Kap. 17 ausführlicher dargestellt wird, sei hier nur kurz darauf hingewiesen.

Mehrere psychotherapeutische Ansätze beschäftigen sich mit oder ohne Verwendung dieses Begriffs mit impliziten Motiven, von der Psychoanalyse bis zur Schematherapie, bei Letzterer findet sich z. B.: „Das Motiv, den Schmerz einer Trennungserfahrung zu vermeiden, lässt Menschen z. B. auf Bindung verzichten, um Kontrolle zu behalten, und umgekehrt: Für das Motiv, eine Bindung einzugehen, verzichten sie auf Kontrolle" (Roediger 2009: 14) – dies alles natürlich nicht bewusst, sondern implizit; sonst würde es den Zweck, wunde Punkte zu schützen, verfehlen.

Bei der Diskussion störungsorientierter psychotherapeutischer Ansätze geht es grundsätzlich immer auch darum, Konzepte für die (evtl. störungsspezifischen, aber auch allgemeineren) psychologischen Mechanismen zu entwickeln. Welche Bedeutung kommt der „Motivation" und den „Motivationskonflikten" zu? Die hier zu behandelnden Konzepte sind einerseits sehr weit gefasst und für nahezu alle relevanten Konstrukte der Psychologie – z. B. Emotionen, Kognitionen und Handlungen – von Bedeutung. Zum anderen gibt es eine große Anzahl unterschiedlicher Motivationskonzepte oder -systematiken, deren Aussagekraft für das Feld der psychischen Störungen bzw. der Psychotherapie ebenso unterschiedlich ist.

Sind dysfunktionale Motivationen als **Ursachen** von Störungen, wie sie in den modernen psychopathologischen Diagnosemodellen wie dem DSM-5 oder der ICD-10 klassifiziert werden, anzusehen, oder **resultieren** diese motivationalen Störungen aus der psychischen Störung? Vielfach wird in der aktuellen Diskussion über psychische Erkrankungen aus der Perspektive der störungsorientierten oder störungsspezifisch orientierten Psychiatrie und klinischen Psychologie die Frage nach relevanten ätiologischen Faktoren auf der psychosozialen Ebene nicht mehr gestellt. Teils wird auch davon ausgegangen, dass den **spezifischen Störungen** jeweils **spezifische psychosoziale Problemkonstellationen** zugrunde liegen. Wir beschäftigen uns im Folgenden (mit gelegentlichen Hinweisen auf Störungsspezifisches und davon ausgehend, dass immer auch die Biologie beteiligt ist) mit der Frage, welche allgemeinen Zusammenhänge zwischen Motivation und psychischen Störungen bestehen. Wie in der Einleitung erklärt, erlaubt der zur Verfügung stehende Platz nur eine exemplarische Darstellung von einigen Ansätzen, die wir für besonders relevant halten.

11.3 Psychoanalytische „Konfliktpsychologie"

Die Grundlagen der psychoanalytischen Theorie sah Freud im dynamischen, topischen und ökonomischen Prinzip (Metapsychologie). Dabei orientierte sich die klassische Psychoanalyse in ihrer Entwicklungspsychologie an den biologischen Ursachen (Triebpsychologie). Danach bewegen oder motivieren triebhafte Wünsche unser Leben. Das Aufsuchen von Lust und das Vermeiden von Unlust wurden als die stärksten Motive menschlichen Handelns angesehen. Das **Lust-Unlust-Prinzip** wurde so als ein die Psyche regulierendes Schema ersten Ranges gesehen (Thomä und Kächele 1985). Die Psychoanalyse verlöre nach diesem Verständnis an Tiefe, wenn ihre Motivationstheorie nicht beim dynamischen Unbewussten beginnen würde.

11.3.1 Konflikte und das Unbewusste

Aus der topischen Perspektive wird der psychische Apparat in die Systeme des Unbewussten, Vorbewussten und Bewussten unterteilt. Beim **Unbewussten** werden Anteile, die immer unbewusst bleiben, unterschieden von Anteilen, die verdrängt worden sind – dem dynamischen Unbewussten, das sich über Inhalte aus dem Es (verdrängte Triebimpulse), Abwehrhaltungen (als Ich-Funktionen) und dem Über-Ich als Pol konflikthaften Erlebens aufbaut. Das **Vorbewusste** beinhaltet Gefühle und Motive, die grundsätzlich dem Bewusstsein zugänglich sind, aber häufig unbewusst bleiben (Freud 1915; OPD 2006). Unter dem dynamischen Gesichtspunkt untersucht die Psychoanalyse systematisch den Einfluss unbewusster seelischer Prozesse auf die Entwicklung des Individuums und die Entstehung von Erkrankungen. Das tiefenpsychologische Verständnis orientiert sich an den Sinnzusammenhängen, die mittels der Motivationsanalyse ermittelt werden sollen und unbewusste Ursachen/Konflikte zum Inhalt haben. Unter Einbeziehung der unbewussten Motive wird so selbst als sinnlos angesehenes Erleben und Verhalten als grundsätzlich verstehbar erachtet.

MERKE
In ihrer hermeneutischen Lesart suchen psychoanalytische oder psychodynamische Ansätze nach lebensgeschichtlich erworbenen Konflikten oder Motiven, die das individuelle Erleben und Verhalten bestimmen und zu einem Großteil unbewusst sind.

Die psychoanalytische Konflikttheorie sieht in den **unbewusst wirkenden Konflikten** die Ursache für die Entstehung von Psychoneurosen. Konflikte werden als Resultat des Zusammentreffens von sich widersprechenden Motiven, Bedürfnissen oder Wünschen angesehen, die verdrängt werden müssen, da sie mit den individuellen und gesellschaftlichen Normen und Werten nicht vereinbar sind. Dem Individuum fällt in seiner Entwicklung immer wieder die Aufgabe zu, zwischen der äußeren und inneren Realität zu vermitteln, wobei Letztere sich in der Terminologie der Triebpsychologie am Lustprinzip orientiert. Dies bedeutet, dass die konflikthaften Motive oder Vorstellungen vom Individuum integriert, d. h. beispielsweise in ihrer spannungsvollen Brisanz aufgelöst werden müssen, sodass sie dem bewussten Erleben zugänglich bleiben können. Gelingt diese Aufgabe nicht, müssen die konflikthaften Vorstellungen verdrängt werden. Diese integrativen Leistungen, aber auch die Abwehr werden als Funktion des Ichs aufgefasst, das über genügend entwickelte Ich-strukturelle Merkmale verfügen muss, um diesen Aufgaben gerecht werden zu können.

Die **Abwehr von konflikthaften Motiven** benötigt aus einer triebenergetischen Perspektive – wie alle intrapsychischen und die nach außen gerichteten psychosozialen Anpassungsprozesse auch – psychische Energie. Jedoch ist Abwehr nicht prinzipiell als ein dysfunktionales Geschehen aufzufassen; sie dient als Ich-Leistung der Regulation innerpsychischer Prozesse. Der zwar unbewusste, aber noch virulente Konflikt äußert sich dann im neurotischen Symptom, wenn der Konfliktdruck zu hoch ist oder die Verdrängung oder andere Abwehrmechanismen nur noch eingeschränkt in der Lage sind, den Konflikt im Unbewussten zu halten. Letztlich geht es darum, dass zwischen dem unbewussten Konflikt und der Abwehr kein Gleichgewicht mehr gehalten werden kann. Das neurotische Symptom wird als Kompromissbildung zwischen den konflikthaften Vorstellungen und der (ineffektiven) Abwehrleistung angesehen. Der Konflikt äußert sich im Symptom in einer verstellten Form, die als Ausdruck der immer noch wirksamen Abwehr angesehen wird (z. B. Küchenhoff und Ahrens 2002). Im Konzept der **Symptomneurosen** stellt sich der Konflikt in der neurotischen Symptomatik symbolhaft dar. Unter triebpsychologischen Gesichtspunkten findet der Triebkonflikt im Symptom eine partielle Befriedigung (primärer Krankheitsgewinn). Nach dem Neurosenmodell der Psychoanalyse gelten die intrapsychischen Konflikte als lebensgeschichtlich früh erworben; sie prägen das Erleben des Individuums, seine charakteristischen Interaktionen und Beziehungsgestaltungen über typische Übertragungsmuster – sowie seine psychosoziale Anpassung. Nach dem klassischen Entwicklungsmodell der Psychoanalyse werden in unterschiedlichen Phasen der psychosexuellen Entwicklung (z. B. in der oralen oder analen Phase) unter der Einwirkung von maladaptiven psychosozialen Erfahrungen – zu viel oder zu wenig Triebbefriedigung – charakteristische Konflikte angelegt, die zur Entstehung von spezifischen Symptomneurosen führen sollen. So wurde z. B. die neurotische Depression als Ausdruck einer Störung der oralen Phase angesehen oder die Zwangsneurose charakteristischen Konfliktkonstellationen während der Entwicklung in der analen Phase zugeordnet.

11.3.2 Konflikttypologie der OPD

Moderne Theorien zur psychodynamischen Konfliktpsychologie gehen davon aus, dass die Motivationssysteme zeitlebens in unterschiedlichen Entwicklungsperioden wirksam sind, sich jedoch in Abhängigkeit von Reifungsschritten persönlichkeitsstruktureller Merkmale entfalten und differenzieren (z. B. OPD 2006). Vor dem Hintergrund dieser Sichtweise wird die Annahme eines engen Zusammenhangs zwischen der Entstehung von typischen Konflikten und charakteristischen – triebpsychologisch – begründeten Entwicklungsphasen aufgegeben und – für die aktuelle Psychotherapiediskussion weit bedeutsamer – die Beziehung von Triebkonflikten und Neurosentyp negiert. In der Psychoanalyse haben Ansätze der Taxonomie von unbewussten Konflikten (s. A. Freud) eine lange Tradition. **Intersystemische Konflikte,** die zwischen den unterschiedlichen Instanzen und der Realität entstehen können, werden von **intrasystemischen Konflikten** unterschieden, die sich innerhalb einer psychischen Instanz herausbilden können.

MERKE
Diese „neurotischen" Konflikte werden als lebensgeschichtlich „früh" erworben und zeitlich stabil (Traits) aufgefasst; aus ihnen resultieren typische Erlebensmuster und Beziehungserwartungen (Übertragungen), die dysfunktional sind und zur Herausbildung von psychischen Störungen führen.

Die Herausbildung von innerpsychischen unbewussten und lebensüberdauernden Konflikten wird mit dem Vorhandensein einer genügend entwickelten oder integrierten Persönlichkeitsstruktur verbunden (z. B. Arbeitskreis OPD 2006).

In der Konflikttypologie der OPD (Arbeitskreis OPD 2006) werden die folgenden **repetitiv-dysfunktionalen Konflikte** definiert:
- Individuation vs. Abhängigkeit
- Unterwerfung vs. Kontrolle
- Versorgung vs. Autarkie
- Selbstwertkonflikt
- Schuldkonflikt
- Ödipaler Konflikt
- Identitätskonflikt

Das besondere Verdienst der OPD (s. hierzu auch ➤ Kap. 3) liegt darin, dass die Konflikte definitorisch expliziert und in einem nächsten Schritt auf der Ebene des Erlebens und Verhaltens in unterschiedlichen Lebensbereichen operationalisiert werden – ein methodischer Ansatz, den die OPD insgesamt verfolgt. Dadurch besteht die Möglichkeit, die Diagnostik von Konflikten, aber auch den anderen Dimensionen der OPD (z. B. Beziehung, Struktur und Krankheitserleben) valider und reliabler zu gestalten und diese diagnostischen Kategorien bei der Bestimmung von therapeutischen Problemen und Therapiezielen differenzierter zu berücksichtigen.

Das Konfliktmodell ist als eines der zentralen psychodynamischen Krankheitskonzepte anzusehen. Auf der Grundlage einer gut integrierten „Persönlichkeits"-Struktur, die über eine grundlegende Fähigkeit zur Affektregulation sowie die basale Kompetenz zur Selbstregulation verfügt, hat sich unter charakteristischen maladaptiven Beziehungserfahrungen ein unbewusst wirkender repetitiv-dysfunktionaler Konflikt ausgebildet, der bei Versagen der Abwehr zu einer psychischen Erkrankung führt.

Die Behandlung dieses Problems besteht aus der Sicht der Psychoanalyse oder der psychodynamischen Psychotherapie idealtypisch in einem verstehend orientierten psychotherapeutischen Ansatz. Dabei soll dem Patienten auf dem Boden einer vertrauensvollen und tragenden therapeutischen Beziehung über die systematische Arbeit an der Übertragung sowie eines deutenden Vorgehens und einer Widerstandsbearbeitung ein Zugang zu seinen Konflikten eröffnet und deren Neubearbeitung bzw. Lösung ermöglicht werden (s. auch ➤ Kap. 6). Regressiven Prozessen, die einen besonderen Zugang zu unbewussten Motiven ermöglichen sollen, wird dabei eine besondere Bedeutung zugeschrieben.

11.3.3 Struktur und Konflikt

Mit der Fokussierung der Psychoanalyse auf die Aspekte der Persönlichkeit und die Entwicklungsbedingungen der Persönlichkeit durch Ich-Psychologie, die Objektbeziehungspsychologie, aber auch das Narzissmuskonzept ist das Augenmerk verstärkt auf persönlichkeitsstrukturelle Störungen gerichtet worden. Als ätiologisch relevante Faktoren werden nun nicht mehr relativ umschriebene unbewusste Konflikte angesehen, sondern Defizite in der Persönlichkeitsstruktur auf der Ebene einzelner struktureller Dimensionen oder der Persönlichkeitsstruktur insgesamt. Als relevante **strukturelle Dimensionen** gelten in der OPD-2:
- Selbstwahrnehmung und Objektwahrnehmung
- Steuerung des Selbst und Steuerung der Objekte
- Emotionale Kommunikation nach innen und außen
- Innere Bindung und äußere Beziehung

Strukturelle Störungen entstehen nach psychoanalytischem Verständnis auf der Grundlage von relevanten Entwicklungsbehinderungen oder -verzögerungen, zu denen auch schwerste Traumatisierungen gehören. Infolge dieser strukturellen Defizite kommt es für das Individuum sehr häufig zu relevanten Problemen bei der psychosozialen Adaptation, die durch innerpsychische Schwierigkeiten (auf der Ebene des Erlebens) und „problematische" Verhaltensmuster – die oftmals zu interpersonellen Konflikten führen – gekennzeichnet sein können.

In einer modernen Lesart stellen **Konflikt** und **Struktur** „*für die Pathogenese eine Ergänzungsreihe dar und bedingen sich gegenseitig*" (Arbeitskreis OPD 2006: 99). Nur wenn eine integrierte Struktur vorliegt, können sich widersprechende Motivationen oder Motivationssysteme integriert werden. Dies geschieht möglicherweise in Form unbewusst wirkender Konflikte in Lebenskonstellationen, die die spezifische Konfliktthematik in besonderer Weise ansprechen und im Erleben und Verhalten des Individuums deutlich werden. Bei strukturellen Defiziten entstehen zwar häufig konflikthaft anmutende Konstellationen, z. B. interaktionelle Probleme und Verwerfungen, die dem Individuum in der Regel jedoch nicht unbewusst bleiben; sie stellen aber keine unbewusst wirkenden Konflikte dar. Die OPD spricht von Konfliktschemata; besser wäre es vielleicht, von „schemenhaften Konflikten" zu sprechen. Dieser Begriff würde stärker auf den Sachverhalt abstellen, dass es sich nicht um konturierte Konflikte handelt, die als Ausdruck von psychisch integrierten „Motivationslinien" zu verstehen sind oder über Abwehrprozesse in einem neurotischen Gleichgewicht gehalten werden. Vereinfacht formuliert finden wir bei strukturellen Defiziten der Persönlichkeit eher mehr konflikthaft anmutende Erlebens- und Verhaltensmuster, die tendenziell weniger konturiert sind. Bei lebensüberdauernden „neurotischen" Konflikten werden diese thematisch umgrenzter und ggf. stärker im Erleben und Verhalten repräsentiert, wobei die zugrunde liegenden Motive dem Individuum unbewusst bleiben.

11.3.4 Konsequenzen für die Therapie

Für die Therapieplanung hat das Konzept der strukturellen Defizite erhebliche Konsequenzen (z. B. Rudolf 2005).

> **MERKE**
> Ziel des psychotherapeutischen Vorgehens ist nicht die Herausarbeitung und „Auflösung" des unbewussten Konflikts, sondern die Unterstützung des Patienten im Umgang mit seinen strukturell defizitären Persönlichkeitsmerkmalen.

In einem förderlichen therapeutischen Klima soll darauf hingearbeitet werden, dass der Patient eine wachsende Sensibilität für seine typischen maladaptiven Erlebens- und Verhaltensmuster erwirbt. Ferner sollen seine Ressourcen und Kompetenzen im adaptiveren Umgang mit den diesen Mustern zugrunde liegenden Variablen auf der Ebene von strukturellen Merkmalen gefördert werden. Inwieweit und unter welchen Bedingungen es tatsächlich im therapeutischen Prozess zu einer „Nachreifung" von Aspekten der Persönlichkeit kommen kann, ist umstritten. Ein Therapieziel, bei dem der Patient lernt, mit seinen charakteristischen Problemen auf der Ebene der Affekt-, Selbst- und Beziehungsregulierung für sich selbst und für andere „günstiger" umzugehen, erscheint aus dieser Perspektive angemessen genug.

Ein drittes Krankheitsmodell der Psychoanalyse schließlich sieht als ätiologisch bedeutsame psychosoziale Faktoren erhebliche oder lang andauernde Belastungen (z. B. Life-Events oder chronische Überforderung) an, in deren Folge es zu psychischen Störungen im Erleben und Verhalten kommen kann, ohne dass ein lebensgeschichtlich bedeutsamer Konflikt oder eine strukturelle Störung der Persönlichkeit vorläge. Einen Extremfall stellt hier das Konzept der posttraumatischen Belastungsstörung dar.

11.4 Traditionelle Verhaltenstherapie

Die Verhaltenstherapie (VT) hat sich auch in bewusster Abgrenzung von der Psychoanalyse deutlich weniger explizit mit Motivation und Motivationskonflikten beschäftigt, weshalb dieser Abschnitt deutlich kürzer ausfällt als der letzte: Psychotherapeuten sollten aber wenigstens das Wichtigste zum Thema auch für diesen Ansatz kennen. Motive gehören basierend auf allgemeinpsychologischen Konzepten durchaus zu den Themen der VT. Es gibt ja ein Spektrum an Haltungen, von denen, die ein Hineinschauen in die „Black Box" grundsätzlich ablehnten, bis zu denen, für die Verhaltenstherapie schon immer eine Anwendung all dessen war und ist, was die empirische Psychologie herausfindet und die auch die Beschäftigung mit Motiven für akzeptabler halten.

Bei der Frage, wie Motive im Handeln umgesetzt werden, hält sich die traditionelle VT an das **Verstärkungsparadigma:** Menschen machen das weiter, verfeinern und generalisieren das, was instrumentell verstärkt wird, also positive Konsequenzen hat. Zwei Differenzierungen sind wichtig:

- Instrumentelle Verstärkung kann auch im Modell-Lernen wirken, indem also beobachtet wird, wenn sich jemand in bestimmter Weise verhält und dafür verstärkt wird.
- Außerdem kann positiv auch sein (Verhalten häufiger/intensiver machen), wenn etwas Negatives real oder in der Erwartung *nicht* eintritt (negative Verstärkung).

Die negative Verstärkung durch Vermeidungsverhalten und ihr Bezug zu Problemverhalten sind in der klassischer VT besonders gut herausgearbeitet. Ferner wurde/wird dem Zeitpunkt des Eintretens der Verstärkung starke Beachtung geschenkt. Ohne dies ist bei der Analyse von motivationalen Konflikten kaum verständlich, warum statistisch gut gesicherte langfristige Nachteile (etwa durch Rauchen oder exzessives Essen) auch bei hochintelligenten Menschen gegenüber relativ kleinen, aber sofort eintretenden positiven Wirkungen (momentane Hebung der Stimmung) so wenig Gewicht haben. Das ist ein erster Punkt, in dem sich auch die klassische VT mit motivationalen Konflikten beschäftigt.

Eine zweite Berührung mit dem Thema ist die unter VT-Therapeuten durchaus verbreitete Nutzung des Modells von Dollard und Miller (1950). Interessanterweise scheinen viele VT-Therapeuten gar nicht zu wissen, dass dieses Modell psychoanalytischen Ursprungs ist, auch wenn die starke Beachtung der Zeitachse gut verhaltenstherapeutisch wirkt. Dollard und Miller studierten, was Tiere taten, wenn sie zwischen konkurrierenden Motiven standen, wobei das eine annähernd, das andere vermeidend war. Sie stellten fest, dass der Vermeidungsgradient (die Wahrscheinlichkeit einer Vermeidung) schneller anstieg als der Annäherungsgradient. Es beginnt üblicherweise mit einem stärkeren Annäherungsmotiv. Wenn die beiden Linien sich zeitlich vor dem kritischen Ereignis kreuzten, überwog so die Vermeidungs- die Annäherungstendenz, und ein Patient setzte eine geplante Handlung nicht um. Das Modell führt vor Augen, dass es falsch wäre, (statisch) anzunehmen, dass eben die Annäherungsmotivation nicht groß genug war.

Es gibt also recht frühe Beschäftigungen mit Motiven und motivationalen Konflikten, die klinisch von großem Nutzen sein können, auch wenn sie vergleichsweise einfach sind. Spätere VT-Ansätze wie Banduras (1977) Selbstwirksamkeitstheorie beziehen Motive teils differenzierter ein, und u. a. dadurch verwischen sich auch die Grenzen zu dem, was als klassische VT bezeichnet werden kann.

11.5 Plananalyse

11.5.1 Einleitung und Geschichte

Der Plananalyse-Ansatz ist ein „schlanker Ansatz": Er macht deutlich weniger theoretische Annahmen als der psychoanalytische oder der konsistenztheoretische Ansatz. Dadurch sind plananalytische Fallkonzeptionen kompatibler mit unterschiedlichen therapeutischen Ansätzen. Im Folgenden stehen Möglichkeiten der plananalytischen *Praxis* im Vordergrund.

Grawe und Dziewas (1978) entwickelten die **„Vertikale Verhaltensanalyse"** (VVA) als Mittel, Komplikationen in der Beziehung zu Patienten in verhaltenstherapeutischen Gruppen zu verstehen. Sie beobachteten, dass einige Patienten sich nicht richtig auf die Therapie einließen oder andere Probleme machten, auch wenn ihre Therapeuten auf der technischen Ebene alles richtig zu machen schienen.

Sie gingen davon aus, dass dahinter Komplikationen mit Motiven stehen, die sie lerntheoretisch nur ungenügend verstehen konnten. Auf der Suche nach hilfreicheren Konzepten stießen sie auf das Buch *Plans and the Structure of Behavior* von Miller et al. (1960), das diese für die Allgemeine Psychologie just auch entwickelt hatten, um die Grenzen des Behaviorismus zu überwinden. „Vertikal" stand bei Grawe und Dziewas für eine differenziertere Beschäftigung mit dem motivationalen *Über*bau über konkretem Handeln.

Tatsächlich gelang es unter Verwendung des Konzepts der „komplementären Beziehungsgestaltung" Patienten zu Therapien zu bewegen und in die Gruppe zu integrieren, bei denen dies unmöglich erschien. **„Komplementäre Beziehungsgestaltung"** bedeutete damals – noch nicht im heutigen Maße differenziert –, Bedürfnisse zu sättigen, deren teils seit Jahren, teils in der aktuellen Situation bestehende Deprivation die Patienten so beschäftigte, dass sie sich nicht einlassen konnten.

FALLBEISPIEL
Ein krasser Fall aus der damaligen Zeit war ein Patient aus dem ländlichen Westerwald mit stark narzisstischer Persönlichkeitsstruktur und einer vor diesem Persönlichkeitshintergrund stark kränkenden sozialen Phobie. Er hatte gelesen, dass an der Hamburger Uni Neurochirurgen das Angstzentrum „wegbrennen könnten", und das erschien ihm als ideale Lösung: sich einfach auf den OP-Tisch zu legen, ohne sich weiter mit den Problemen beschäftigen zu müssen, um dann für den Rest des Lebens angstfrei wieder aufzuwachen. Die Neurochirurgen folgten diesem Wunsch aber nicht und schickten ihn – für die Störung „Soziale Phobie" natürlich voll passend, in eine VT-Gruppe in der psychiatrischen Klinik. Da saß er nun, majestätisch Raum einnehmend, nie um einen großzügigen Rat an andere verlegen, aber sich selber nicht einlassend.
Guter Rat schien ziemlich teuer, aber wir taten, was unsere damals in den Anfängen steckenden Konzepte nahelegten: Eine VVA ergab natürlich narzisstische Bedürfnisse, interpretativ erschlossen, aber gut belegt mit vielfachen Verhaltensbeobachtungen. Der Raum hier reicht nicht, um die durchaus amüsanten (aber mit einigen Ängsten, ob es klappen kann) verbundenen Interventionen im Detail zu schildern, die alle auf eine Behandlung als Majestät hinausliefen. Es klappte: Der Pat. fügte sich schnell in die Gruppe ein und durchlief eine sehr erfolgreiche Therapie. Die Effekte des Ansatzes wurden später auch in größerem Umfang empirisch belegt: In der „vertikalen" Bedingung einer Studie liefen die Prozesse aus Patienten-, Therapeuten- und Rater-Sicht massiv besser als in den Vergleichsbedingungen (Gesprächstherapie und Breitspektrum-VT mit und ohne VVA; Grawe et al. 1990).

In den frühen 1980er-Jahren wurde der Ansatz in Bern von Caspar und Grawe (1982) sowie Caspar (2007; 1. A. 1989) weiterentwickelt und namentlich um eine explizite Analyse des Bezugs von Emotionen zu Plänen sowie einen Ansatz zur Erklärung psychischer Probleme erweitert. Beides gehörte nicht zur ursprünglichen VVA, und weil nun wesentlich mehr Aspekte einbezogen wurden, erfolgte die Umbenennung in „Plananalyse" (s. auch ➤ Kap. 3). Wichtig ist, gleich zu betonen, dass im Einklang mit Miller et al. (1960) „Plan" im Gegensatz zur umgangssprachlichen Bedeutung nicht nur bewusste, rationale Elemente meint. Miller et al. gingen auch im nichtklinischen Kontext davon aus, dass einem Menschen nur ein Teil seines Funktionierens bewusst ist und dass ein effizientes Bewältigen des Alltags allein von der Informationsverarbeitungskapazität her anders auch gar nicht möglich wäre.

11.5.2 Informationsquellen

Aus klinischer Sicht kommt hinzu, dass sich Bewusstheit für das eigene Funktionieren mit einem Scheinwerfer mit beschränkten Bewegungsmöglichkeiten vergleichen lässt. Wo er schmerzliche Erfahrungen beleuchten und damit zum Aufreißen alter Wunden beitragen könnte (wie ausgelacht zu werden für das Zeigen von Emotionen und Bedürfnissen), wird der Scheinwerferkegel spontan nicht hingelenkt, und es wird ein u. U. aufwendiges Vermeidungssystem aufgebaut, um nicht hinschauen zu müssen. Patienten werden Therapeuten auch nicht explizit darüber informieren können, eben weil ein „zutreffendes" Bewusstsein dafür zu schmerzlich wäre. Entsprechende Hypothesen des Therapeuten werden sie kaum umfassend bestätigen, allenfalls gegen Ende einer erfolgreichen Therapie. Therapeuten dürfen sich in ihren Hypothesen nicht von der Zustimmung von Patienten abhängig machen, so beruhigend es ist, wenn man sie bekommt. Nur anzunehmen, was bestätigt wird, wäre mit einem großen Risiko verbunden, etwas klinisch Wichtiges nicht zu berücksichtigen. Sicherheit bzw. fundiertes Vertrauen in eigene Hypothesen ist nur durch genaues Beobachten und immer wieder Vergleichen der eigenen Sicht mit der von Kollegen zu erreichen, sofern man die Gelegenheit dazu hat oder schaffen kann.

Besonders genau wird non- und paraverbales Verhalten beobachtet und daraufhin hinterfragt, was der Patient damit wohl erreichen will, wozu er den Therapeuten bringen bzw. was er verhindern will. Wichtig ist dabei auch – ganz ähnlich der psychodynamischen Übertragung – das Wahrnehmen von Impulsen der Wahrnehmung und des Handelns beim Therapeuten. Das schafft Zugang auch zu nicht bewussten, impliziten oder versteckten Anteilen im Funktionieren des Patienten. Je wichtiger ein Plan im tatsächlichen Funktionieren eines Patienten ist (von dem das Selbstkonzept, das der Patient berichten kann, nur ein Teil ist), je rigider auch die interpersonalen Möglichkeiten eines Patienten, desto unwahrscheinlicher ist, dass ein Plan *nicht* in einem Ausschnitt der Interaktion mit dem Therapeuten auftaucht.

Zurück zur Definition von „Plan":

> **MERKE**
> Pläne beinhalten jeweils ein(en) Zweck/Ziel/Motiv (wobei zwischen diesen Begriffen meist nicht genau differenziert wird) und mindestens ein Mittel, das für diesen Zweck eingesetzt wird. Ein bloßes Ziel („will ...") ohne Mittel auf der Verhaltensebene ist ebenso wenig ein Plan wie ein nichtinstrumentelles Verhalten, also ein Verhalten ohne erkennbaren Zweck.

Ein Beispiel dafür wäre ein Weinen nach einem Verlust, das ohne Anwesende kaum eine interpersonale Funktion hat und bei dem eine mögliche intrapsychische Funktion des Verarbeitens zu allgemein und vage wäre, um sie in der Regel in eine Planstruktur aufzunehmen.

Der Bezug des Plankonzepts zu Motiven wird durch die instrumentelle Perspektive geschaffen. Es wird also bottom-up jeweils gefragt: „Welchem Zweck/Ziel/Motiv könnte das Verhalten XY dienen?" Pläne werden mit ihrer motivationalen Komponente bezeichnet (➤ Abb. 11.1), womit von Anfang an die große Bedeutung der motivationalen Perspektive hervorgehoben ist. Wenn eine Planhypothese auf niedriger hierarchischer Ebene erschlossen ist, wird weiter gefragt: „Und welchem übergeordneten Plan könnte das dienen?" usw., bis eine zweidimensional gezeichnete Planstruktur erschlossen ist, in der im Prinzip alle wichtigen Aspekte zum Verständnis der Bedürfnisse, Möglichkeiten und Beschränkungen auf der Ebene der Therapiebeziehung sowie Ansätze zur funktionalen Erklärung der psychischen Probleme eines Patienten enthalten sind (vereinfacht in ➤ Abb. 11.1).

Eine genauere Darstellung des praktischen Vorgehens sprengt hier den Rahmen, weshalb wir auf die Literatur verweisen müssen (Caspar 2007, 2008). Hier wird weiter auf die Rolle von Emotionen, den Bezug zu psychischen Problemen und auf motivationale Konflikte eingegangen.

11.5.3 Pläne und Emotionen

Der Bezug von Emotionen zu Plänen, wie er in den frühen 1980er-Jahren hergestellt wurde, ist vierfach und hat sehr viel mit Motiven zu tun: Für die genaue **Analyse zentraler Emotionen** von Patienten (die man normalerweise für 3–5 Emotionen eines Patienten durchführt) wird zunächst die Emotion selber benannt und die Situation umschrieben, zu der sie gehört. Dann folgen vier Bestimmungsstücke oder Aspekte:

1. **Welches sind die blockierten oder bedrohten (bei negativen Emotionen) oder begünstigten (bei positiven Emotionen) Pläne?**
   Wenn die Ausführung eines zentralen Plans behindert ist, sind dabei vor allem bei Fehlen von Alternativen immer auch die motivationalen (Ziel-)Komponenten der eingeschränkten Pläne, auf oberster Ebene die Bedürfnisse betroffen (vgl. auch Konsistenztheorie, ➤ Kap. 11.6).

2. **Welche Pläne bestimmen die Art der tatsächlich berichteten/beobachteten Emotion?**
   Hier geht es um Pläne, die eigentlich plausible emotionale Reaktionen verhindern und zum Ausblenden bzw. zur Umwandlung in andere Emotionen führen. Wenn die berichtete/beobachtete Emotion die plausibelste E. ist und keine zusätzlichen wichtigen E. auch plausibel wären, entsteht hier kein Erklärungsbedarf. Unter der Bezeichnung „primäre" und „sekundäre Emotionen" ist das für Emotionsfokussierte Therapie (Greenberg 2011), aber auch für andere Ansätze ein zentraler Punkt. Auch ohne spezifischen Interventionsansatz ist es aber in jeder Therapie wichtig, zu verstehen, ob und in welcher Weise bestimmte (meist implizite) Motive die spontane E. verhindern: Wenn das tatsächlich geschieht, kann es das Verständnis des Patienten für sein eigenes Funktionieren erheblich behindern, und umso wichtiger ist die Erarbeitung eines guten Verständnisses durch den Therapeuten.

3. **Welche Pläne werden zur Bewältigung (Coping)/Vermeidung eingesetzt?**
   Die *Motive* dafür können vielfältig sein: Generell (starke) oder auch bestimmte Emotionen zu verhindern, bestimmte wunde Punkte zu schützen usw. Noch vielfältiger sind die bewussten oder nicht bewussten interpersonalen und intrapsychischen *Strategien:* Sie reichen vom Lösen der blockierenden Probleme über palliatives (nichts lösende, aber Gefühle erträglich machende) Strategien, zu denen adaptiv das Suchen zwischenmenschlicher emotionaler Unterstützung und maladaptiv Substanzkonsum gehören, über Vermeiden, bis hin zur ganzen Palette intrapsychischen Copings, welche die Psychoanalyse so schön beschrieben hat. Im Extrem kann auch Suizid als Coping verstanden werden, adaptiv im Gegensatz dazu natürlich das Aufsuchen einer Psychotherapie.

4. **Für welche Pläne hat die Emotion (evtl.) eine instrumentelle Funktion, welchem Motiv dient sie?**
   Eine gute plananalytische Fallkonzeption breitet infrage kommende Motive vor uns aus und kann helfen, Hypothesen zu entwickeln. Instrumentelle Funktionen können auch wiederum interpersonal (die angeschwollene Zornesader, die alle zum Parieren bringt, aber auch subtiler vom Patienten gezeigte Spannung, die einen Therapeuten zum Ablassen von einem Thema bringt) oder intrapsychisch sein (die Wut, die eine schwach machende Angst im Zaum hält; s. auch ➤ Abb. 11.1).

11.5 Plananalyse

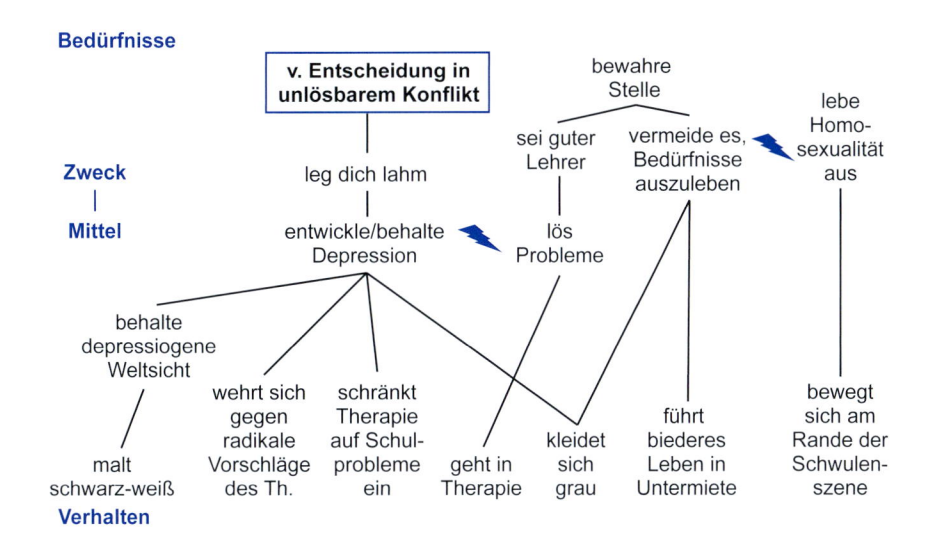

Abb. 11.1 Auszug aus der Planstruktur eines Patienten mit einem motivationalen Konflikt und einer intrapsychischen Funktion der Depression

Generell kann eine genaue Analyse von Emotionen Zugang zu Motiven schaffen, die über beobachtbare Mittel, die für sie eingesetzt werden, nicht oder nur schlecht zugänglich sind, oder helfen, die Hypothese zu bestätigen, ein bestimmtes Motiv sei wichtig für einen Patienten, oder auch dieses Motiv zu relativieren.

MERKE
Die Plananalyse ist damit insbesondere unter Bezug auf Emotionen eine ideale Basis, um eine Bedrohung von Bedürfnissen ebenso wie die bisherige Art des Patienten, damit umzugehen, individuell und präzise nachzuvollziehen (Caspar 2007; Belz und Caspar 2002).

Die Sicht und die Aussagen des Patienten (direkt verbal oder in Fragebögen), werden dabei einbezogen. Durch das Stützen auf direkte Beobachtungen ist man davon aber nicht abhängig und kann klinisch oft sehr bedeutsame Diskrepanzen zwischen dem, wie der Patient sich sieht (Selbstkonzept) und wie er „wirklich" funktioniert (von Grawe „regulierendes Selbst" genannt) feststellen.

11.5.4 Pläne und psychische Probleme

Psychische Probleme sind teils sehr eng mit Emotionen verbunden: Der Ansatz zum Analysieren von Angst als Emotion enthält auch das Wichtigste für ein Verständnis einer Angststörung. Auch Emotions*regulations*störungen lassen sich so analysieren. Das plananalytische Verständnis von psychischen Problemen ist aber nicht darauf beschränkt. Grundsätzlich wird von einem sehr engen Bezug zwischen Problemen und Motiven ausgegangen. Dabei gibt es zwei grundsätzliche Möglichkeiten:

- Ein psychisches Problem kann selber eine instrumentelle Funktion haben, also ein *Mittel im Dienste eines Motivs* sein (interpersonal: Depression schafft Schonung/Zuwendung; intrapsychisch ➤ Abb. 11.1), oder
- es entsteht als *Nebenwirkung* von Strategien, die im Dienste von Motiven instrumentell eingesetzt werden (Substanzabhängigkeit als Folge des Einsatzes von Sorgenlösern).

➤ Abb. 11.1 zeigt in der Planstruktur eines Patienten die hypothetische intrapsychische Funktion einer Depression für ein intrapsychisches Motiv und einen motivationalen Konflikt: Ein Motiv war, seine Homosexualität auszuleben, das andere, seine Grundschullehrerstelle in einer Gemeinde auf dem Land zu behalten. Eine Entscheidung in diesem für ihn unlösbaren Konflikt vermied er, so die Hypothese, indem er sich selber mit einer (durch berufliche Probleme mitverursachten) Depression lahmlegte bzw. diese aufrechterhielt. Die Abbildung, auf die ja schon früher im Text hingewiesen wurde, zeigt auch grundsätzlich, wie eine solche Struktur aufgebaut ist.

Psychische Probleme sind immer mit Rigidität in den Strategien verbunden, mit denen Patienten ihre wichtigsten Motive befriedigen. Eine wichtige Rolle spielen dabei Vermeidungsmotive. Sie behindern das Verfolgen von Annäherungsmotiven und schränken die Alternativen ein. Dadurch bleiben Patienten dann nur wenige Handlungsalternativen, die sie einsetzen, obwohl sie wirkungslos oder nebenwirkungsreich sind. Ein Mann, der viele Bedürfnisse (Sinn, Anerkennung, Selbstwert, Bindung, …) über einen Leistungsplan befriedigt, weil Vermeidungsmotive (vermeide Ablehnung direkt geäußerter Bedürfnisse etc.) nur das Erwerben von Anrechten und Anerkennung durch Leistung übrig lässt, hat eine rigide Struktur. Er macht nach dem ersten Herzinfarkt trotz Ermahnung des Arztes weiter, bis er am dritten

Herzinfarkt stirbt. Frage ist also: In Bezug auf welche Motive herrscht Rigidität, durch welche Vermeidungspläne werden sie bewirkt? Wie können diese geschwächt werden, um die Palette der Möglichkeiten zu erweitern und nebenwirkungsreiche Strategien aufgeben zu können?

11.5.5 Pläne und motivationale Konflikte

Wie werden motivationale Konflikte grundsätzlich in der Plananalyse betrachtet? Es ist ganz selbstverständlich, dass in der Planstruktur jedes Menschen Konflikte bestehen, allein deshalb, weil jede Handlung zugunsten eines Motivs auch Ressourcen verbraucht, die für andere Motive fehlen. Die Plananalyse macht – nebenbei – auch nachvollziehbar, wo im Sinne einer „Mehrfachbestimmtheit" *gute* Strategien entwickelt wurden, mit denen gleichzeitig mehrere Motive bedient werden. Menschen sind unterschiedlich geschickt im Konstruieren mehrfachbestimmten Handelns. Manchmal bieten sich sequenzielle Lösungen an – tags malochen, abends das Leben genießen, oder in gewissen Lebensphasen einzelne Motive zurückstecken: Extremsport erst wieder, wenn die Kinder aus dem Gröbsten heraus sind. Wenn auch das nicht geht, werden Motive einfach mit oder ohne Verdrängung nicht befriedigt. Manchmal finden sich auch kreative Lösungen: Eine Frau, die nicht aufgeben konnte, sich zur Spannungsreduktion in die bereits übel vernarbten Unterarme zu schneiden, aber eine Beziehung zu einem attraktiven Mann haben wollte, der es sich leisten konnte, an ihr Aussehen Ansprüche zu stellen, tat sich mit einem Mann aus einer Kultur zusammen, in der Schmucknarben als schön gelten. (Wahr, aber nur zur Illustration; kaum nachahmbar!)

Die Plananalyse ist ein guter Ansatz, um der Frage, worin eigentlich der Konflikt besteht, individuell auf den Grund zu gehen. Das ist in ➤ Abb. 11.2 veranschaulicht; etwas stereotyp, aber dadurch hoffentlich gut nachvollziehbar.

Die konfligierenden Motive sind in diesem (klinisch durchaus relevanten!) Fall „verwirkliche dich beruflich" und „verwirkliche Familienpläne" mit den Unterplänen „sei erfolgreiche Managerin" und „sei perfekte Mutter" und „sei gute Ehefrau". Kaum jemand wird widersprechen, dass diese Motive/Pläne konfligieren können. Eine genaue Betrachtung zeigt, dass es konkrete negative Nebenwirkungen des hier blau eingezeichneten Verhaltens auf die Motive auf der gegenüberliegenden Seite sind, die den Konflikt ausmachen. Gelänge es – leichter für etwas weniger rigide Motive wie „sei ausreichend gute Therapeutin" und „sei passable Mutter" – nebenwirkungsärmeres Verhalten zu finden, würde der Konflikt zumindest verringert. Die schwarz gedruckten Verhaltensweisen in der Mitte sind Beispiele dafür. Das kann man auch zusammen mit Patienten auf einem Blatt Papier oder einem Flipchart herleiten und sie selber Ideen zu Alternativen entwickeln lassen („Kennen Sie eine Frau, die den Spagat hinkriegt? Wie macht sie das?").

Was, wenn eine Patientin sich nicht entschließen kann, nur einigermaßen ordentlich zu putzen statt jedes Stäubchen zu beseitigen? Dann wird nach weiteren Motiven gesucht, für die das Aufgeben des perfekten Putzens zu negative Nebenwirkungen hätte (angedeutet durch den Strich nach oben mit Fragezeichen), z. B. Kritik der kontrollierenden Schwiegermutter zu vermeiden. Daran muss evtl. dann therapeutisch gearbeitet werden, um die Flexibilität zu vergrößern und ein für die zwei hier näher betrachteten Motive nebenwirkungsfreieres, einigermaßen ordentliches Putzen zu ermöglichen. Auch die Familienpläne können weiter auf darüber stehende Motive hinterfragt werden. Wenn die Erfüllung gesellschaftlicher Normen oder solcher aus der Herkunftsfamilie im Vordergrund steht, es sich also um übernommene Motive handelt, sind die Normen eher rigider, als wenn es sich um originäre eigene Motive, ein Kind zu haben, handelt.

Die Plananalyse trägt also in unterschiedlicher Weise und aus unterschiedlichen Perspektiven zu einem vertieften und

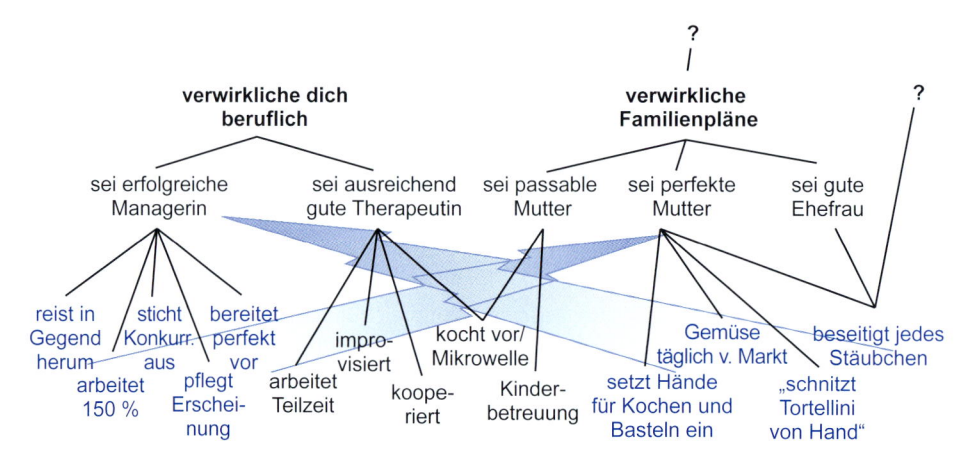

Abb. 11.2 Konkretisierung von motivationalen Konflikten einer Frau durch Zurückführen auf negative Nebenwirkungen, das Handlungen zugunsten eines Motivs für andere Motive haben. Blau: bestehendes Verhalten; schwarz: mögliches und nebenwirkungsärmeres Verhalten

in multiplen Beobachtungen fundierten Verständnis individueller Motive in einer expliziten psychotherapeutischen Fallkonzeption bei. Was daraus therapeutisch folgt, kann hier nur kurz angedeutet werden. Zur Vergrößerung der Flexibilität können durch Training von Skills und Planung von/Ermutigung von neuem Verhalten außerhalb der Sitzung Kompetenzen aufgebaut und korrektive Erfahrungen geschaffen werden. Es kann geklärt werden, wie es zu Rigiditäten kam, was den Patienten selber an der Entwicklung adaptiverer Pläne gehindert hat. Ein Problemlösungsansatz kann vermittelt werden, verwirrende und hindernde Emotionen können mit Zwei-Stuhl-Interventionen aus der EFT durchgearbeitet werden. Unter Bezug auf die psychodynamische *Control-Mastery Theory* (Silberschatz 2005) kann an maladaptiver Vermeidung von Schuldgefühlen gearbeitet werden usw.

Was ist daran anders, als wenn Therapeuten einfach so Interventionen aus der Breitspektrum-Verhaltenstherapie, der EFT oder einen bestimmten psychodynamischen Ansatz anwenden? Konsequenzen aus der Plananalyse für die **Beziehungsgestaltung** sind in ➤ Kap. 4 dargestellt. Bezüglich der *Probleme* dient eine funktionsorientierte Fallkonzeption dazu, erst einmal ein individuelles Verständnis der Motive, der ihnen dienenden Strategien und dabei auftretender Konflikte zu erarbeiten, ohne noch auf ein bestimmtes Vorgehen festgelegt zu sein. Dieses wird dann, präzis an wichtigen Stellen des Funktionierens ansetzend, im Interesse an einer breiten Palette von Möglichkeiten im Sinne der Allgemeinen Psychotherapie (Grawe 1995) möglichst schulenübergreifend entwickelt. Dabei wird sehr wohl berücksichtigt, dass der therapeutische Prozess nicht in jeder Hinsicht planbar ist (im umgangssprachlichen Sinne), dass „der Weg also beim Gehen entsteht", unter Berücksichtigung aktueller günstiger oder einschränkender Voraussetzungen und auf der Basis der Fallkonzeption. Bereits Grawe et al. (1990) fanden bei so vorgehenden Therapeuten eine massiv größere Palette von Vorgehensweisen als bei traditionellen „horizontalen" VT-Therapeuten, obwohl beiden Gruppen alle Methoden der Breitspektrum-VT zur Verfügung standen. Ähnliche Ergebnisse fanden Kramer et al. (2014) bei psychodynamisch orientierten Therapeuten mit vs. ohne Verwendung des plananalytischen Ansatzes.

11.6 Konsistenztheorie

Im Folgenden werden die Grundzüge der Konsistenztheorie vorgestellt, die Grawe ausgehend vom Plananalyse-Ansatz, der Vorgängerin VVA und vielen weiteren beigezogenen Konzepten als psychotherapeutisch orientiertes Modell des psychischen Funktionierens skizziert (Grawe 1998, 2004). Motivationale Faktoren spielen bei der Erklärung der Entstehung und Aufrechterhaltung psychischer Störungen eine zentrale Rolle. Hier werden Konsequenzen aus dieser Sichtweise des menschlichen Funktionierens für Diagnostik, Fallkonzeption und Therapieplanung diskutiert.

Nach der Konsistenztheorie spielt **Inkonsistenz** im psychischen Geschehen eine Schlüsselrolle bei der Entstehung, Aufrechterhaltung und Behandlung psychischer Störungen. Grundlegend ist die Vorstellung, dass im psychischen System jeweils viele Prozesse gleichzeitig ablaufen, die der Aufrechterhaltung oder Herstellung bestimmter Zustände in der Person oder der Außenanpassung an die Umgebungsbedingungen dienen. Je besser die gleichzeitig ablaufenden Prozesse miteinander vereinbar und gut aufeinander abgestimmt (konsistent) sind, desto erfolgreicher ist das Individuum in seiner Auseinandersetzung mit der Umgebung. Erfolgreich ist die Außenanpassung des Individuums dann, wenn ihm eine gute Befriedigung der Grundbedürfnisse gelingt. In Anlehnung an Epsteins *Cognitive-Experiential Self-Theory* (Epstein 1990) benennt Grawe in der Konsistenztheorie **vier psychologische Grundbedürfnisse:** das Bedürfnis nach Orientierung und Kontrolle, nach Bindung und Anschluss, nach Selbstwerterhöhung und Selbstwertschutz sowie nach Lustgewinn und Unlustvermeidung.

Dass jeder Mensch im Laufe seiner Sozialisation individuelle Ziele und Mittel herausbildet, um diese Grundbedürfnisse zu befriedigen, wird analog zur Plananalyse angenommen. Hervorgehoben wird nun, dass nach der Kontrolltheorie von Powers (1973) die psychische Aktivität fortwährend darauf ausgerichtet ist, **Wahrnehmungen** im Sinne aktivierter Ziele zu erzeugen. Diese individuellen Ziele und Mittel zur Befriedigung der menschlichen Grundbedürfnisse werden in der Konsistenztheorie als **motivationale Schemata** bezeichnet. Diese sind weitgehend gleichbedeutend mit Plänen, allerdings werden nun auch (überwiegend) nichtinstrumentelle Aspekte wie Kognitionen und Emotionen als Teil eines Schemas und nicht lediglich als mit einem Plan assoziiert definiert. Es bilden sich im Laufe der individuellen Sozialisation zwei Gruppen von motivationalen Schemata aus, nämlich:
- **Annäherungsschemata** zur Herbeiführung bedürfnisbefriedigender Erfahrungen sowie
- **Vermeidungsschemata** zum Schutz vor bedürfnisverletzenden Erfahrungen.

Zentrale Komponenten der Annäherungs- und Vermeidungsschemata sind Annäherungs- und Vermeidungs*ziele* oder *-motive.*

Haben sich lebensgeschichtlich bei einem Individuum aufgrund verletzender Erfahrungen besonders ausgeprägte Vermeidungsmotive entwickelt, wird es immer wieder Situationen begegnen, in denen ihm eine Realisierung bestimmter Annäherungsziele ohne gleichzeitige Aktivierung der Vermeidungsziele nicht möglich ist. Es kommt zu einer spezifischen Form von Inkonsistenz im psychischen Geschehen: Zwei oder mehrere gleichzeitig aktivierte motivationale Tendenzen sind so unvereinbar miteinander, dass sie sich gegen-

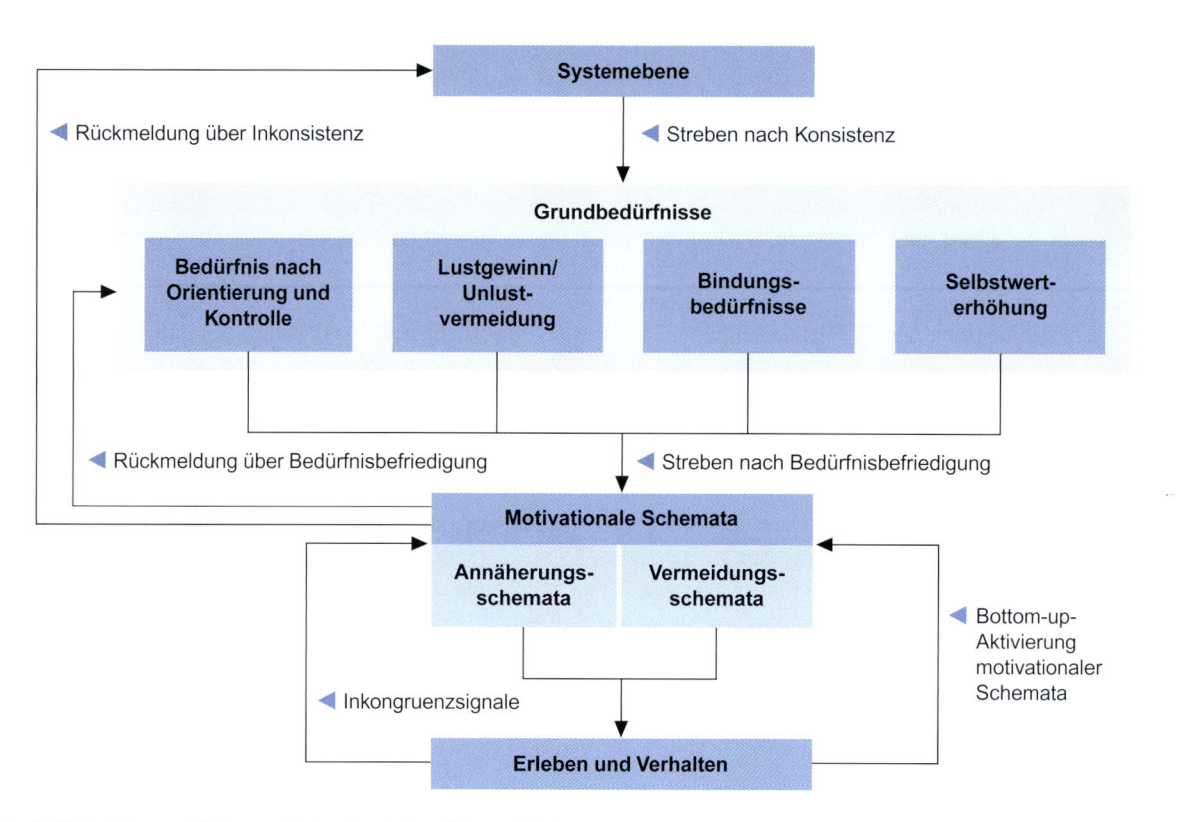

Abb. 11.3 Funktionsmodell des psychischen Geschehens (Grawe 1998)

seitig blockieren und so miteinander interferieren, dass keines der Motive befriedigend realisiert wird. In der Konsistenztheorie wird diese Form der Inkonsistenz als **Diskordanz** (motivationale Konflikte) bezeichnet. Diskordanz führt dazu, dass die daran beteiligten motivationalen Ziele nicht befriedigt werden. Das zeigt sich als Abweichung von Soll- und wahrgenommenem Ist-Zustand und wird als **Inkongruenz** bezeichnet.

In ➤ Abb. 11.3 sind die bisher angesprochenen Konstrukte der Konsistenztheorie hierarchisch zueinander in Beziehung gesetzt. Auf oberster Ebene wird als Grundprinzip des psychischen Funktionierens das Streben nach **Konsistenz** der gleichzeitig ablaufenden psychischen Prozesse angenommen.

Nach der Konsistenztheorie begünstigt fortdauernde Inkonsistenz die Entstehung psychischer Störungen. Wenn Grundbedürfnisse nicht befriedigt werden, können sie nicht einfach ad acta gelegt werden. Stattdessen werden die Ziele und Mittel, die das Individuum für die Befriedigung des jeweiligen Grundbedürfnisses entwickelt hat, dauernd „energetisiert". Weil um dieses Bedürfnis herum aber starke Vermeidungsziele entwickelt wurden, können die zu schwach entwickelten Annäherungsschemata nicht ungehindert die Oberhand gewinnen und eindeutig die psychische Aktivität bestimmen. In dieser Konfliktsituation kann sich kein konsistentes Muster etablieren. Die psychische Aktivität wird auf einem hohen Erregungsniveau labilisiert und schwankt zwischen verschiedenen Zuständen, die aufgrund der Beschaffenheit und Vorgeschichte des Systems möglich sind, bis schließlich einer der möglichen Zustände die Oberhand gewinnt und sich durch positive Rückkopplung als dominantes Muster etabliert. Psychische Symptome können einem solchen sich neu etablierenden Muster entsprechen. Dieses wird dadurch verstärkt, dass es einen Zustand unerträglich gewordener Inkonsistenz beendet, auch wenn dieser neue Ordnungszustand der psychischen Aktivität die nicht befriedigten Grundbedürfnisse, d. h. die eigentliche Grundlage der Inkonsistenz, nicht besser befriedigen kann. Grawe bezieht sich hier auch auf selbstorganisierende Modelle, wie sie bei Caspar et al. (1992) und in ➤ Kap. 17 unter „Selbstorganisation" dargestellt sind.

Ein Panikanfall ist ein Beispiel für ein solches neues Muster der psychischen Aktivität. Obwohl die Panik sehr unangenehm ist und eine Verletzung der Grundbedürfnisse darstellt, beendet eine Panikattacke den systemgefährdenden Zustand der Inkonsistenz und wird dadurch zu einem neuen Mittel der **Konsistenzsicherung** (vgl. auch ➤ Kap. 1). Unter ansonsten gleichbleibenden Inkonsistenz erzeugenden Bedingungen werden durch den ersten Panikanfall und die mit zunehmender Wahrscheinlichkeit folgenden Panikanfälle neue neuronale Erregungsbereitschaften gebahnt, die schließlich einen leicht aktivierbaren Gedächtnisinhalt darstellen. Er kann in Zukunft durch geeignete Bedingungen wie bestimmte Kognitionen, physiologische Sensationen oder

Situationen, die Teil des neu gebahnten neuronalen Netzwerks geworden sind, ausgelöst werden und hat somit eine funktionale Eigendynamik gewonnen.

Gerät das Individuum immer wieder in einen Zustand erhöhter Inkonsistenz, wie man es bei stark ausgeprägten Vermeidungsschemata zu erwarten hat, kann das neu gebahnte Ordnungsmuster „Panikanfall" auch weiterhin dazu dienen, die zu hohe Inkonsistenz herunterzuregulieren. Das neue Muster hat zusätzlich zu seiner Eigendynamik die Funktion eines Mittels zur Konsistenzsicherung (im Sinne der Plananalyse eine instrumentelle Funktion, im Sinne konnektionistischer Modelle eine spannungsreduzierende Wirkung). Dadurch wird es mit einiger Wahrscheinlichkeit immer wieder in Momenten erhöhter Inkonsistenz auftreten. Stark ausgeprägte Vermeidungsschemata führen nach diesen konsistenztheoretischen Überlegungen nicht nur zu einer schlechten Bedürfnisbefriedigung und zu schlechtem Wohlbefinden; sie sind die hauptsächliche Quelle von Inkonsistenz im psychischen Geschehen und begünstigen damit die Ausbildung psychischer Störungen. Die Konsistenztheorie sagt deswegen voraus, dass Menschen mit besonders stark ausgeprägten Vermeidungszielen – vermittelt über ein dadurch bedingtes zu hohes Inkonsistenzniveau – mit größerer Wahrscheinlichkeit psychopathologische Symptome und andere psychische Probleme entwickeln werden als Personen, die überwiegend annäherungsmotiviert sind. Das entspricht der Voraussage der Plananalyse, ist aber zusätzlich konsistenztheoretisch begründet.

In verschiedenen Korrelationsstudien konnte gezeigt werden, dass Formen der Inkonsistenz in unterschiedlichsten Operationalisierungen im Zusammenhang mit Merkmalen von Wohlbefinden, Gesundheit und Krankheit stehen (Fries und Grawe 2006), dass Vermeidungsziele hierin eine wesentliche Bedeutung haben (grosse Holtforth und Grawe 2004) und dass die Reduktion von Vermeidungszielen in der Psychotherapie mit Therapieerfolg verbunden ist (grosse Holtforth et al. 2005).

Psychische Störungen haben also in der Konsistenztheorie einen zweifachen Stellenwert. Einerseits sind sie mögliche Konsequenzen hoher Inkonsistenz im psychischen Geschehen, andererseits stellen sie selbst durch die Beeinträchtigung der Möglichkeiten der Bedürfnisbefriedigung mögliche Inkongruenzquellen dar. Motivationale Konflikte werden hingegen vorwiegend nur als mögliche Quelle von Inkongruenz und somit als maßgeblicher Faktor bei der Entstehung psychischer Störungen angesehen. In einigen Fällen können allerdings (zumindest aus plananalytischer Sicht) motivationale Konflikte auch eine spannungsreduzierende Funktion haben, etwa wenn sie Aufmerksamkeit binden und von wirklich bedrohlichen Problemen ablenken.

Dabei wird nicht angenommen, dass *bestimmte* motivationale Konflikte oder *bestimmte* unbefriedigte Ziele spezifisch zur Entstehung bestimmter Störungen beitragen. Vielmehr wird davon ausgegangen, dass Inkonsistenz die Entstehung psychischer Störungen begünstigt, dass aber genetische und epigenetische Faktoren bestimmen, *welche* psychische Störung sich entwickelt. Im Diathese-Stress-Modell der Entstehung psychischer Störungen könnten die genetischen und epigenetischen Faktoren als Diathese (Ingram und Luxton 2005), Inkonsistenz als Stressor aufgefasst werden,

Inkongruenz wird in der Konsistenztheorie als wichtigste und am direktesten erlebbare Form von Inkonsistenz und als die gemeinsame Endstrecke von motivationalen Konflikten und anderen Arten von inkonsistenten psychischen Prozessen angesehen. Ein hohes Inkongruenzniveau ist damit ein Indikator für schlechte Bedürfnisbefriedigung. Motivationale Inkongruenz ist darüber hinaus vom Inkongruenzbegriff humanistischer Theorien abzugrenzen (Rogers 1957; Speierer 1994), der sich auf Diskrepanzen zwischen verfolgten Zielen und den *eigentlichen* Bedürfnissen des Individuums bezieht.

Ob *Selbstbeurteilung* die valideste Informationsquelle darüber ist, inwiefern die vom Individuum erlebte Realität mit seinen Wünschen und Befürchtungen übereinstimmt, hängt nach Grawe u. a. davon ab, wie sehr sog. **Konsistenzsicherungsmechanismen** die Wahrnehmung der Person verzerren. Bei allen Menschen, nicht nur Patienten, wird aber sowohl die Wahrnehmung der *Realität* als auch der eigenen *Motive* durch Motive mitbestimmt, die von der Wahrnehmung betroffen wären, einschließlich *impliziter* und *Vermeidungs*motive. Das kann in eine akzentuierende oder gar erfindende, vor allem aber auch vermeidende Richtung gehen. Es fällt deshalb schwer, einfach anzunehmen, die Wahrnehmungen seien valide. Solche Verzerrungen (nach Grawe: Konsistenzsicherungsmechanismen), die auch in guten plananalytischen Fallkonzeptionen als Abweichung von Selbstkonzept und Realität bzw. „regulierendem Selbst" auftauchen, können, wie bereits oben betont, besonders relevant sein. Das gilt insbesondere, wenn sie den Schlüssel zu Zusammenhängen liefern, deren Unkenntnis dem Patienten eine selbstständige Lösung seiner Probleme unmöglich gemacht hat. Dass die Einsicht ins eigene Funktionieren auch im Hinblick auf Ausmaß und Voraussetzungen von Inkongruenz beschränkt ist, wird im Übrigen auch durch neuronale Netzwerkmodelle, auf die Grawe sich explizit bezieht, nahegelegt: Sie betonen (nicht bewusste) Selbstorganisation, implizite, parallele Verarbeitung etc. Auch das psychoanalytische Konzept der **Abwehr** kann als Form eines solchen Konsistenzsicherungsmechanismus angesehen werden.

Eine konsistenztheoretische Fallkonzeption sollte unter Berücksichtigung möglicher Verzerrungen der Selbstwahrnehmung folgende Fragen beantworten:

- **Wie stark ist die vom Patienten erlebte Inkongruenz (subjektiv erlebte Gesamtinkongruenz)?** Wie stark sind in seinem bewussten Erleben die Annäherungsziele befriedigt, und wie stark tritt ein, was er zu vermeiden versucht? Indikatoren zur Beantwortung dieser Fragen sind das Ausmaß der Komorbidität, Menge und Vielfalt der Therapieanliegen und Ziele des Patienten sowie die in standardisierten Maßen (z. B. im Inkongruenzfragebogen [INK]: grosse Holtforth et al. 2004) angegebene Inkongruenz.

- **In welchen motivationalen Bereichen erlebt der Patient Inkongruenz (Inkongruenzbereiche)?** Welche Annäherungsziele sind zu wenig befriedigt, und was von dem, was er zu vermeiden versucht, tritt aktuell ein? Zur Beantwortung dieser Fragen kann sich der Therapeut eine Liste möglicher Annäherungs- und Vermeidungsziele vor Augen führen und sich zu jedem Ziel fragen, wie stark die Inkongruenz ist, die bewusst bzgl. dieses Ziels vom Patienten erlebt wird. Insofern die Wahrnehmung der Person nicht zu sehr durch o. g. Prozesse verzerrt ist, kann diese Frage auch mit Unterstützung standardisierter Messinstrumente (z. B. des INK) beantwortet werden.
- **Wie stark und in welchen Bereichen gibt es Diskrepanzen zwischen bewusst erlebter Inkongruenz und weiteren Hinweisen auf „objektive" Inkongruenz?** In der Regel gehen solche Abweichungen eher in die Richtung, dass Letztere stärker ist als Erstere (z. B. bei vom Patienten nicht erklärlichen, aber oft als Spannungsindikator zu wertenden Schlafstörungen), aber auch das Umgekehrte ist möglich (wenn z. B. ein karriereorientierter Ehemann angibt, er leide sehr darunter, so wenig Zeit für die Kinder zu haben, es aber in seinem aktuellen Verhalten und Erleben sonst kaum Hinweise auf darauf bezogene Inkongruenz gibt und er allein schon wegen einer Außenbeziehung häufige Abwesenheiten eher zu genießen scheint). Für Hinweise auf solche Diskrepanzen ist die genaue Beobachtung und Aufnahme aller verfügbaren Informationen und deren plananalytische Einordnung eindeutig der Ansatz der Wahl. Gerade wenn keine Fragebögen eingesetzt werden, kann eine Konsistenzanalyse natürlich auch ganz auf eine plananalytische Fallkonzeption gestützt werden, die das bewusste Erleben von Patienten systematisch einschließt, wenn auch nicht standardisiert.
- **Was sind mögliche Gründe für diese Inkongruenz (Inkongruenzquellen)?** Grawe führt folgende Inkongruenzquellen auf: stark ausgeprägte Vermeidungsschemata, motivationale Konflikte, problematische Kognitionen und Überzeugungen, ungünstige Konsistenzsicherungsmechanismen, ungünstiges Beziehungsverhalten, ungünstige zwischenmenschliche Beziehungen, ungünstige Lebensbedingungen, fehlende oder brachliegende Ressourcen, zu schwach entwickelte Annäherungsschemata, fehlendes Bewusstsein für Determinanten eigenen Verhaltens, schlechtes Wohlbefinden und psychopathologische und weitere Symptome. Diese Quellen stehen auch untereinander in Wechselwirkung und können sich gegenseitig beeinflussen, ebenso wie die resultierende Inkongruenz Rückwirkungen auf einen Teil der Inkongruenzquellen haben kann.

Zur konsistenztheoretischen Fallkonzeption gehört außer der Inkongruenzanalyse eine **Beziehungsanalyse,** mit deren Hilfe der Therapeut die wichtigsten interaktionellen Ziele des Patienten zu erschließen versucht. In der Praxis hat sich diese Beziehungsanalyse etwas von der Plananalyse entfernt, indem weniger auf konkrete, von der Sicht des Patienten unabhängige Daten und vermehrt auf dessen Sicht und Darstellung abgestellt wird. Hier ist jedoch Vorsicht geboten, wenn wichtige Informationen durch ein Sich-Verlassen auf ausschließlich Selbstbeurteilung unbeachtet bleiben könnten. Inkongruenz- und Beziehungsanalyse fließen zusammen in die Formulierung eines funktionalen Fallverständnisses ein, aufgrund dessen eine Therapieplanung vorgenommen werden kann.

Übergeordnetes Ziel der psychotherapeutischen Behandlung nach konsistenztheoretischen Prinzipien ist eine bessere Bedürfnisbefriedigung über die Verringerung der Inkongruenz. Es wird davon ausgegangen, dass ein Psychotherapeut bei der Behandlung eines Patienten zwei parallele und interagierende Wege beschreiten sollte, um ein bestmögliches Therapieergebnis zu erzielen. Einerseits sollte er über sein Beziehungsangebot und die Aktivierung der Ressourcen des Patienten versuchen, dem Patienten direkt zu möglichst vielen bedürfnisbefriedigenden Erfahrungen zu verhelfen. Andererseits sollte er mit geeigneten störungsspezifischen Methoden versuchen, psychopathologische Teufelskreise und Ablaufmuster zu durchbrechen und diese durch adaptive Verhaltensweisen zu ersetzen, die das problematische Verhalten hemmen und/oder ersetzen. Es wird dabei angenommen, dass die direkte Befriedigung psychologischer Bedürfnisse nach Bindung, Kontrolle, Selbstwert und angenehmen Erfahrungen (Lustgewinn) schon über die korrespondierende Abnahme des Inkongruenzniveaus und die damit einhergehende Verbesserung des Wohlbefindens zu einer Symptomlinderung führen kann, wenn Inkongruenz zu den aufrechterhaltenden Bedingungen der Psychopathologie gehört. Doch vor allem bzgl. psychischer Probleme, die ihre eigene, funktional autonome Dynamik entwickelt haben, ist es wichtig, therapeutische Interventionen anzuwenden, die auf die spezifischen Komponenten des Problems Einfluss nehmen.

Hinsichtlich der problemspezifischen Interventionen unterscheidet Grawe (1995) nach seinem Wirkfaktorenmodell zwei Arten psychotherapeutischer Interventionen, die mit zwei verschiedenen Arten von angestrebten **korrektiven Erfahrungen** verbunden sind:

- **Problembewältigung** und
- **motivationale Klärung.**

Um dem Patienten Bewältigungserfahrungen zu ermöglichen, werden vorwiegend störungsspezifische Interventionen nach vorwiegend kognitiv-verhaltenstherapeutischen Prinzipien (Margraf und Schneider 2009) vorgeschlagen. Klärungsorientierte Interventionen sind genuin motivorientierte Interventionen. Sie haben zum Ziel, ungünstige motivationale Schemata oder Konflikte der Patienten zu bearbeiten bzw. zu verändern. Gegenstand motivationaler Klärung sind in erster Linie motivationale Konflikte. Dazu werden vor allem Interventionen aus der **klärungsorientierten Therapie** (Sachse 2003), aber auch aus der EFT (Greenberg 2011) verwendet.

11.7 Gedanken zur Integration der Konfliktmodelle

Die beiden theoretischen Ansätze des psychoanalytischen Konfliktmodells wie der Konsistenztheorie stellen Modellvorstellungen dar, wie Erleben, Kognitionen und Verhalten durch dahinterliegende Variablen wie Motive und Ziele beeinflusst werden. Der Plananalyse-Ansatz ist zurückhaltender in der Festlegung auf bestimmte Annahmen, kommt aber natürlich auch nicht ohne aus. In der psychoanalytischen Theorie hat es viele Versuche der Definition und Beschreibung von Konflikten gegeben, die oftmals wenig systematisch waren. Da die Konflikte als Determinanten von Motiven des Individuums angesehen werden, würden sich aus unterschiedlichen Konfliktsystematiken grundsätzlich auch verschiedene Motivgruppen ergeben. Die Operationalisierte Psychodynamische Diagnostik (OPD; s. auch > Kap. 3) hat die oben dargelegten Konflikte beschrieben, deren motivationale Themen zumindest z. T. den in der Konsistenztheorie beschriebenen Grundbedürfnissen entsprechen. Dies gilt insbesondere für die Themen Selbstwert, Kontrolle und Bindung. Die Psychoanalyse hat dem Prinzip der Lust- und Unlustvermeidung, das auch in der Konsistenztheorie eine wichtige Rolle spielt, insbesondere im Rahmen der triebpsychologischen Theorie, einen ebenso zentralen Stellenwert eingeräumt. Die Plananalyse legt sich in einer Situation, in der sie viele grundsätzliche bedürfnistheoretische Fragen für ungeklärt hält, nicht auf bestimmte Bedürfnisse fest.

Von Interesse ist nun, inwieweit sich aus den motivationspsychologischen Annahmen Konsequenzen für die Therapie ergeben. Der psychodynamische wie der konsistenztheoretische Ansatz können als einsichtsorientiert eingeordnet werden (Castonguay und Hill 2007): Dazu gibt der verstehende Zugang in der Psychoanalyse und der differenzielle Einsatz klärungsorientierter Interventionen in der psychologischen Therapie nach Grawe (1998) Anlass. Damit der Patient einen verstehenden oder klärungsorientierten therapeutischen Ansatz für sich nutzen kann, muss er jedoch über genügend emotionale und kognitive Ressourcen verfügen. Sowohl psychodynamische als auch konsistenztheoretische Methoden sehen deshalb in der Förderung dieser Ressourcen eine wichtige Grundlage therapeutischer Arbeit. Dabei nimmt die tragende Psychotherapeut-Patient-Beziehung eine wichtige Funktion ein. Die Art der Motive sollte dabei auf der Ebene der grundsätzlich verstehend-klärenden Zugangsweise keine allzu große Rolle spielen. Der Plananalyse-Ansatz entspricht dem mit dem Modell der Balance zwischen Sicherheit geben (v. a. durch Ressourcenaktivierung und Beziehungsgestaltung) und Herausfordern bei einer grundsätzlich ressourcenorientierten Haltung (Caspar 2007).

Insgesamt zeigt sich ein beträchtliches Maß an Konvergenz der in diesem Kapitel vertieft dargestellten therapeutischen Konzepte und Vorgehensweisen. Ein detaillierter Vergleich der Ansätze würde klar den Rahmen dieses Kapitels sprengen. Vergleiche von Fallkonzeptionen und Therapieplanungen anhand derselben Fallbeispiele mit dem Ziel, Gemeinsamkeiten, Unterschiede und mögliche Konvergenzen weiter herauszuarbeiten, liegen vor (z. B. Caspar et al. 2010), bislang allerdings ohne speziellen Fokus auf Motivation.

11.8 Psychotherapiemotivation im therapeutischen Prozess

Wenn von Psychotherapiemotivation die Rede ist, erinnern wir uns an die Definition von Motivation: Hier geht es nicht mehr um einzelne Motive, sondern die Resultierende aus einer u. U. größeren Zahl beteiligter Motive und der Situation. Bewusste und implizite Motive können dabei in eine die Therapiemotivation erhöhende oder reduzierende Richtung wirken. Das Wissen, dass psychische Probleme von Eltern sich belastend auf Kinder auswirken, kann z. B. die Gesamt-Therapiemotivation eines Vaters oder einer Mutter erhöhen. Hingegen kann der Druck des Familiensystems gegen zunehmende Autonomie eines seiner Mitglieder über das Motiv, Verlust der familiären Unterstützung zu vermeiden, die Therapiemotivation verringern.

Zu einer erfolgversprechenden (störungsspezifischen) Psychotherapie gehört, dass der Patient zuverlässig zur Therapie kommt, dass er sagt, was er erreichen möchte, dass er mitarbeitet, dass er auch unangenehme Erfahrungen zulässt, auch über unschmeichelhafte Seiten von sich selbst spricht und für neue Erfahrungen und Sichtweisen offen ist. Solche Verhaltensweisen werden auch als Kennzeichen motivierter Patienten angesehen (Schulte 1996). Wenn hingegen Patienten häufig Sitzungen ausfallen lassen, nicht wissen, was sie wollen, oder mit ihren Wünschen hinter dem Berg halten, wenn sie anstehende Veränderungen nicht umsetzen, wenn sie nur ihre „Schokoladenseite" zeigen möchten und auf Vorschläge des Therapeuten nicht eingehen, laufen sie Gefahr, als *unmotiviert* zu gelten. Die Bezeichnungen „motiviert" oder „unmotiviert" werden dabei als Merkmale des Patienten angesehen, die erklären sollen, warum die Therapie mehr oder weniger günstig verläuft.

Bei genauerer Betrachtung ist diese Bezeichnung der beobachteten Verhaltensweisen noch keine befriedigende Erklärung des therapeutischen Prozesses und bedarf weiterer Differenzierung. Grundsätzlich ist davon auszugehen, dass Menschen immer zu etwas motiviert sind, dass ihre Motivation sich ständig verändert, dass Psychotherapiemotivation keine stabile Persönlichkeitseigenschaft ist, sondern immer auf bestimmte Situationen oder Handlungen bezogen ist und dass Psychotherapiemotivation auch durch therapeutische Interventionen positiv beeinflussbar ist (Caspar 2007; Kanfer et al. 2012), aber auch durch problematische Interventionen beeinträchtigt werden kann (Caspar und Grawe 1981). Bei einer differenzierteren Sichtweise der Psychotherapiemotivation fragen sich Therapeuten u. a., an welche bestehenden Motive eine Veränderung zusätzlich angeknüpft werden kann bzw. mit welchen möglicherweise durch Veränderung Konflikte entstehen. Die Plananalyse bietet dazu eine gute, auch grafisch übersichtliche Auslegeordnung. Zentral ist die Frage, ob das zu verändernde Problem im Funktionieren des Patienten eine interpersonale oder intrapsychische Funktion hat. Ist das der Fall, kann man ihm nicht „den Ast absägen, ohne vorher eine Leiter hingestellt zu haben". Für die Funktion müssen also erst adaptivere Mittel gefunden werden, bevor das Problem aufgegeben werden kann.

Weiter sollten Therapeuten sich fragen, in welcher Veränderungsphase sich ein Patient befindet, z. B. ob er noch das Für und Wider einer Psychotherapie abwägt oder ob er eindeutig entschieden ist, eine Verhaltensänderung anzugehen, z. B. unter Bezug auf das transtheoretische „Stage"-Modell der Therapiemotivation (Maurischat 2002; Prochaska et al. 1994). Das Vorhandensein auch eines dramatischen Leidensdrucks bedeutet noch keineswegs, dass Patienten schon bereit sind, sich ganz auf die Therapie einzulassen. Falls ein Patient sich noch in der Phase der Abwägung befindet, können z. B. Maßnahmen des „Motivational Interviewing" (Miller und Rollnick 1999), die in > Kap. 11.8.2 erläutert werden, seine Motivation klären helfen.

Für die **Indikationsstellung** zur Therapie spielen die Art des Krankheitserlebens und der Krankheitsverarbeitung des Patienten und die zur Verfügung stehenden Ressourcen eine wichtige Rolle ein. Aus psychodynamischer Perspektive wäre eine persönliche Ressource die Einsichtsfähigkeit in psychodynamische Zusammenhänge des Krankheitsgeschehens. Bei der Indikationsstellung zur Psychotherapie aus psychodynamischer Sicht sind neben der Art der vorliegenden Erkrankung, inkl. ihrer spezifischen Symptomatik, relevante psychologische Hintergrundbedingungen von Bedeutung, die ursächlich und verlaufsmodifizierend sein können. Für die psychodynamische Theorie sind dies insbesondere Aspekte der Persönlichkeitsstruktur sowie typische unbewusste konflikthafte Themen oder Motive sowie aus diesen abgeleitete Beziehungsmuster. Die konkret zu indizierende psychotherapeutische Methode erschließt sich jedoch nicht ausschließlich aus den ätiologisch relevanten und unter Verlaufsaspekten wichtigen Faktoren, sondern wird in der Regel durch die Behandlungserwartungen bzw. die Behandlungsmotivation des Patienten modifiziert. Dabei besteht sicherlich häufiger eine Verbindung zwischen den persönlichen Charakteristika und dem Krankheitserleben und der Behandlungsmotivation des Patienten; spezifische Modi des Krankheitserlebens und der Behandlungsmotivation können einen Ausdruck spezifischer Merkmale der Struktur oder charakteristischer konflikthafter Erlebens- oder Handlungsmuster darstellen (Arbeitskreis OPD 1996: 70 ff.). Fragen der Indikation aus konsistenztheoretischer Perspektive wurden weiter oben diskutiert.

In der Praxis der Indikationsstellung wird die **Therapieentscheidung** in mehreren Schritten sukzessiv vorgenommen. Zuerst ist grundsätzlich zu fragen, welche Art von Therapie der Patient aufgrund der vorliegenden Erkrankung oder Problemstellung und den ihr zugrunde liegenden psychologischen Variablen benötigt. In einem nächsten Schritt ist zu untersuchen, welche Art von Behandlungsvoraussetzungen bzw. Veränderungsmotivation der Patient zeigt. Im Prozess der Indikationsstellung sollten etwaige behandlungsrelevante Ressourcen oder Hindernisse sowie die konkrete Behandlungsmotivation des Patienten entsprechend berücksichtigt und in Bezug auf das grundsätzlich angezeigte methodische Vorgehen abgeglichen werden. Für einen Patienten, bei dem aufgrund von Entstehungsbedingungen, Charakteristik und aufrechterhaltenden Bedingungen der psychischen Erkrankung ein konfliktzentriertes – verstehend bzw. klärungsorientiertes – therapeutisches Vorgehen angezeigt ist, ist zu klären, inwieweit der Patient aktuell die notwendigen Ressourcen aufweist: Verfügt er über genügend Selbstreflexion, ist er emotional genügend belastbar und für eine Mitarbeit an einem derartigen psychotherapeutischen Vorgehen auch motiviert? Soweit relevante innere oder äußere Hemmnisse oder Begrenzungen aufseiten des Patienten vorliegen, sich aktuell auf diese Art von psychotherapeutischem Prozess einzulassen, ist erst einmal ein anderer therapeutischer Zugang zu wählen. Es kann in einer ersten Behandlungsphase daran gearbeitet werden, die affektiven, kognitiven und motivationalen Voraussetzungen für eine einsichtsorientierte Psychotherapie zu schaffen. Maßnahmen zur Förderung der Psychotherapiemotivation werden in > Kap. 11.8.2 beschrieben.

11.8.1 Zum Konstrukt der Psychotherapiemotivation

Insgesamt wurde der Begriff der Psychotherapiemotivation in der Forschung bis Mitte der 1980er-Jahre weitgehend vernachlässigt. Insbesondere lagen kaum empirische Arbeiten auf der Grundlage der Operationalisierung des Konstrukts vor. Erste Ansätze orientierten sich an kognitiven Erklärungsmodellen der Psychotherapiemotivation. Später wurden neben den kognitiven Aspekten insbesondere auch affektive Aspekte der Behandlungsmotivation berücksichtigt

(Schneider et al. 1989). Ab den 1990er-Jahren erfuhr das Konzept dann sowohl wissenschaftlich als auch im klinischen Bereich zunehmend Aufmerksamkeit. So finden wir im deutschsprachigen Raum verschiedene Messinstrumente zur Psychotherapiemotivation (z. B. Schneider et al. 1989; Schneider 1990; Nübling 1992; Schulte und Eifert 2002; Schulte 2005), die auf der Grundlage von faktorenanalytischen Ansätzen konstruiert sind. Untersucht wurde Psychotherapiemotivation damit sowohl im ambulanten als auch stationären Setting und insbesondere auch im Bereich der psychosomatischen Rehabilitation, in dem die Frage der Psychotherapiemotivation aufgrund der vielfach eingeschränkten oder fehlenden Motivation der Patienten eine besondere Rolle spielt (Nübling et al. 2006).

Nach Schneider (1990) wird die Psychotherapiemotivation als ein sich prozesshaft herausbildendes Merkmal verstanden, das über unterschiedliche affektive und kognitive, miteinander interagierende Faktoren strukturiert wird. Die vorrangig affektiven Anteile werden durch den Leidensdruck und den Krankheitsgewinn repräsentiert und bilden relevante Elemente des Krankheitserlebens ab. Der **Leidensdruck** des Patienten stellt die Voraussetzung oder das Motiv dafür dar, dass ein Individuum mit einer seelischen oder körperlichen Erkrankung Möglichkeiten der Veränderungen aktiv aufsucht. In empirischen Arbeiten (Beutler et al. 2000) konnte die Bedeutsamkeit des Leidensdrucks für die differenzielle Indikationsstellung aufgezeigt werden. Einen weiteren wichtigen Aspekt der Psychotherapiemotivation stellt das **Krankheitskonzept** (Laienkonzept, -ätiologie) **des Patienten** dar. Der Patient bildet eine subjektive Theorie (Krankheitskonzept) über die Genese der Störung aus, entwickelt Einstellungen gegenüber etwaigen Behandlungsverfahren und sucht problemrelevante Informationen auf. Die Entwicklung der subjektiven Krankheitstheorie, der allgemeinen Behandlungseinstellungen und Veränderungsmotivation wird sowohl durch Persönlichkeitsmerkmale als auch Aspekte der Erkrankung sowie soziale und medizinische Kontextvariablen beeinflusst, wie wir sie oben beschrieben haben.

Grundlegende Untersuchungen zu **Laienmodellen** wurden in den 1980er-Jahren z. B. von Calnan (1987) vorgelegt. Zahlreiche Studien beschäftigten sich mit Kausalattributionen oder Erklärungsmodellen oder den Vorstellungen über die Ursachen psychischer Erkrankungen. Für einen Zusammenhang zwischen bestimmten pathogenetischen und ätiologischen Kausalattributionen, seelischen Erkrankungen und dem Inanspruchnahmeverhalten für Psychotherapie fanden sich bedeutsame Hinweise darauf, dass psychogenetische Krankheitskonzepte zu einer erhöhten Inanspruchnahme professioneller psychotherapeutischer Hilfe führen. Es zeigte sich auch ein deutlicher Zusammenhang zwischen der Therapiemotivation und den Einstellungen und Überzeugungen in Bezug auf die Wirksamkeit und den Ablauf von Psychotherapie. Die Untersuchung laienhafter Konzepte und Einstellungen bzgl. der Wirksamkeit und des praktischen Vollzugs von Psychotherapie stehen den genannten Autoren zufolge in enger Beziehung zu Laientheorien über die Ursachen psychischer Erkrankungen. Sowohl bei der Entscheidung für eine psychotherapeutische Behandlung als auch während der Teilnahme an einer Psychotherapie sind Erwartungen wesentliche Determinanten des Inanspruchnahmeverhaltens.

Schneider und Klauer (2001) haben z. B. für Patienten mit somatoformen Störungen zeigen können, dass sich diese primär in ihren Krankheitskonzepten und ihren Behandlungserwartungen an organmedizinischen Verfahren orientieren. Gerade psychotherapeutische Verfahren stellen hohe Ansprüche an die Belastbarkeit des Patienten, seine Frustrations- und Angsttoleranz sowie seine Introspektions- oder Reflexionsfähigkeit (Offenheit). Allerdings unterscheiden sich die verschiedenen psychotherapeutischen Maßnahmen in Bezug auf die von ihnen geforderten Patientenvoraussetzungen deutlich (s. Schneider et al. 1989; Schneider 1990). Es ist davon auszugehen, dass voneinander abweichende Erklärungsmodelle des Patienten und Therapeuten für die bestehende Störung, die in deren Interaktionsprozess keinen Ausdruck finden oder nicht wahrgenommen werden, zu einer verringerten Therapieakzeptanz beitragen. Deshalb ist es z. B. für die Indikationsstellung wichtig, dass der Therapeut eine Vorstellung vom Krankheitskonzept des Patienten gewinnt. Bei organisch orientierten Patienten kann der Verweis auf Forschungsergebnisse wirksam sein, die mit Bildgebung darstellbare neurobiologische Veränderungen im Gehirn als Effekt rein psychotherapeutischer Maßnahmen zeigen.

Für die Psychotherapie wie auch die Psychotherapiemotivation ist generell – wenn auch für die verschiedenen Ansätze in einem unterschiedlichen Ausmaß – von Relevanz, ob der Patient für eine psychologische Betrachtung der Ursachen oder verlaufsrelevanten Variablen für seine Störung, seine Probleme oder Symptome offen ist. Die Bedeutsamkeit eigener Gedanken, Gefühle und unbewusster oder alter Reaktions-, Verarbeitungs- und Beziehungsmuster für den Erkrankungsprozess wird zumindest grundsätzlich anerkannt (individueller Aspekt), und der Patient ist in der Lage und daran interessiert, sich hierüber mit einem Therapeuten sprachlich zu verständigen und mit Deutungen auseinanderzusetzen (interpersonaler Aspekt). In der traditionellen psychoanalytischen Terminologie wurde dafür der Begriff der **Introspektionsfähigkeit** gebraucht. Diese Begrifflichkeit beinhaltete nahezu ausschließlich die Offenheit des Patienten bzw. seine Fähigkeit, innerpsychische Prozesse zu fokussieren und zu erkunden. Eine Bezugnahme auf äußere Erfahrungen und deren Wahrnehmung und Interpretation als psychosoziale Phänomene wurde so vernachlässigt.

Offenheit – engl. *psychological mindedness* – wurde mit Begriffen wie psychologische Einsichtsfähigkeit, Introspektionsfähigkeit oder *self-awareness* umschrieben. Silver (1983) definierte Offenheit („*psychological mindedness*") als „*Wunsch des Patienten, mögliche Bedeutungen und Ursachen seiner inneren und auf äußere Zusammenhänge bezogenen*

Erfahrungen zu erkennen, sowie als Fähigkeit, hierbei innere, seelische Einflüsse und nicht nur äußere Fakten zu betrachten … (und) nach Möglichkeit die Zusammenhänge zwischen Gedanken, Gefühlen und Verhalten zu verstehen." Empirisch operationalisiert und messbar ist dieses Konstrukt mittels eines von McCallum und Piper (1997) vorgeschlagenen und validierten videogestützten Ratingverfahrens (PMAP). In der psychodynamisch-tiefenpsychologischen Literatur und Forschung gilt der Grad der Offenheit eines Patienten als prädiktiv für den Therapieerfolg. Offenheit ist damit für die Stellung einer psychodynamisch orientierten Behandlungsindikation ein wesentliches Kriterium. Jedoch ist davon auszugehen, dass die Offenheit des Patienten für innere oder äußere psychische Prozesse oder Erfahrungen auch bei anderen Therapieansätzen in dem Maße, in dem ähnliche Themen/Prozesse Gegenstand der Therapie sind, eine Voraussetzung für eine erfolgreiche Therapieteilnahme ist.

Generell ist davon auszugehen, dass der Psychotherapiemotivation eine prognostische Funktion für den psychotherapeutischen Prozess zukommt, wobei zu niedrige ebenso wie zu hohe Erwartungen ungünstig sein können. Schneider und Klauer (2001) konnten einen positiven Zusammenhang zwischen der initialen Therapiemotivation und dem Therapieerfolg aufzeigen, und für Psychotherapieabbrecher in einem stationären Behandlungssetting wurde in Bezug auf Leidensdruck, Krankheitskonzepte und Therapieerwartungen eine ungünstigere Psychotherapiemotivation gefunden (Klauer et al. 2007).

11.8.2 Förderung der Therapiemotivation

Insgesamt ist in den letzten 30 Jahren festzustellen, dass dem Aspekt der Behandlungsmotivation für die Indikationsstellung zur Psychotherapie und dem Prozess der Therapieplanung eine wachsende Bedeutung eingeräumt wird und entsprechend gezielte Maßnahmen zur Förderung der Behandlungs- oder Veränderungsmotivation eingesetzt werden. Generell trägt die Bestimmung von Therapiezielen zu Therapiebeginn und die kontinuierliche Überprüfung der Zielerreichung wesentlich zur Motivierung der Patienten bei (grosse Holtforth und Grawe 2002). Spezifischere psychotherapeutische Motivierungsstrategien sind: Nutzung vorhandener Motivation, Vergrößerung der Zieldiskrepanz, Klärung von Zielen und Werten, Abbau von Motivationshindernissen, Verstärkung von Handlungstendenzen, externe Verstärkung, Selbstmotivation, Handlungsrückmeldungen und Motivation durch die natürliche Umgebung (Kanfer et al. 2012). Engle und Arkowitz (2006) schlagen mit der motivierenden Gesprächsführung (MG) und der Zwei-Stuhl-Technik zwei spezifische Methoden zum Umgang mit problematischer Therapiemotivation und therapierelevanter Ambivalenz vor, die beide ursprünglich der humanistisch-gestalttherapeutischen Tradition entstammen:

- Die **motivierende Gesprächsführung** (MG; Motivational Interviewing; Miller und Rollnick 1999) wurde ursprünglich als Methode zur Steigerung der Veränderungsbereitschaft für Patienten mit Substanzabhängigkeiten entwickelt, später aber auf Motivationsprobleme bei anderen Störungsbildern erweitert (Arkowitz und Westra 2004; Westra und Dozois 2006). Die MG versucht, vorhandene Bereitschaften zur Veränderung zu erkennen, zu nutzen und zu verstärken (Hettema et al. 2005). Kern der Bearbeitung der Ambivalenz und Steigerung der Veränderungsmotivation ist die Herbeiführung und Unterstützung von *Change Talk,* also der expliziten Thematisierung von Wünschen, Fähigkeiten, Gründen oder Notwendigkeiten, sich zu verändern. Dazu unterstützt der Therapeut den Patienten durch empathisches und unterstützendes Zuhören und Paraphrasieren. Diese Verbalisierung veränderungsbezogener Gedanken soll zunächst die Bereitschaft zur Veränderung fördern und dann die Selbstverpflichtung *(commitment)* für die Veränderung festigen.
- Die **Zwei-Stuhl-Technik** wurde in ▶ Kap. 11.5 schon als Verfahren zur motivationalen Klärung beschrieben. In der Regel sind bei der Anwendung der Zwei-Stuhl-Technik zur Klärung der Therapiemotivation die zwei Seiten Varianten von „mich verändern" und „so bleiben, wie ich bin." Allerdings wird der Patient nicht genötigt, im unmittelbaren Anschluss an die Übung eine Entscheidung z. B. für oder gegen eine therapeutische Behandlung zu treffen. Stattdessen geht es in der Übung um das klare Bewusstsein des Konflikts und noch nicht um eine Entscheidung z. B. für oder gegen eine Veränderung. Beide genannten Interventionen erreichen eine prozessuale Aktivierung (Grawe 1998) des mit den verschiedenen Seiten der Ambivalenz verbundenen Erlebens. Dabei zeigt die klinische Erfahrung, dass die „Verkörperung" der Seiten der Ambivalenz bei der Zwei-Stuhl-Übung zu einer Aktivierung komplexerer Schemata (Kognitionen, Emotionen, Impulse, Verhalten, Handlung etc.) führt und damit mit einem u. U. stärkeren und reichhaltigeren Erleben als bei der schwerpunktmäßig kognitiv orientierten MG verbunden ist.

Insbesondere in der **psychosomatischen Rehabilitation** stellt sich häufig das Problem, dass Patienten nur ungenügend oder gar nicht für die entsprechenden Interventionen „motiviert" zu sein scheinen. Als besondere Problemgruppen werden dabei auf der Grundlage von klinischen Erfahrungen und empirischen Belegen die Patienten mit somatoformen und psychosomatischen Störungen und Suchtpatienten angesehen. Deshalb werden sowohl im ambulanten als auch im stationären Setting spezifische kürzere oder umfassendere Interventionen eingesetzt, um die Voraussetzungen der Patienten für eine konstruktive und effektivere Mitarbeit im psychotherapeutischen Prozess zu verbessern. Entsprechend sind in diesem Bereich motivationale Aspekte von unterschiedlichen Patientengruppen in der Rehabilitation untersucht (z. B. Deck 2006; Faller und Vogel 2006) und weitere Methoden entwickelt worden, um systematisch an dysfunktionalen Prozessen der Krankheitsverarbeitung arbeiten und insbesondere die Veränderungsmotivation des Patienten günstig beeinflussen zu können (Nübling et al. 2006).

11.9 Fazit

Motivation ist ein zentrales störungsübergreifendes Thema, das in jeder Therapie eine Rolle spielt. Therapiemotivation als Resultierende aus dem Zusammenspiel vieler förderlicher und einen Veränderungsprozess behindernden Motiven ist Voraussetzung für das Engagement von Patienten. Weil das Thema so zentral ist, gibt es wohl keinen Therapieansatz, der sich nicht in der einen oder anderen Weise damit beschäftigt hat. Unser Kapitel kommt nicht darum herum, selektiv zu sein, enthält aber eine Darstellung und Diskussion der historisch und aktuell zentralsten Konzepte.

Wer effizient handeln will, muss die Motive der Beteiligten kennen – das ist im Leben generell so und auch in der Psychotherapie.

LITERATURAUSWAHL

Arbeitskreis OPD (Hrsg.) (2006). Operationalisierte Psychodynamische Diagnostik OPD-2. Das Manual für Diagnostik und Therapieplanung. Bern: Huber.

Caspar F (2007). Beziehungen und Probleme verstehen. Eine Einführung in die psychotherapeutische Plananalyse. 3. überarb. A. Bern: Huber.

Caspar F, Rothenfluh T, Segal ZV (1992). The appeal of connectionism for clinical psychology. Clin Psychol Rev 12: 719–762.

Dollard J, Miller NE (1950). Personality and Psychotherapy: An analysis in terms of learning, thinking, and culture. New York: McGraw-Hill.

Freud S (1915). Das Unbewusste. In: Gesammelte Werke, Bd. 10. Frankfurt a. M.: Fischer.

Grawe K (1998). Psychologische Therapie. Göttingen: Hogrefe.

Grawe K (2004). Neuropsychotherapie. Göttingen: Hogrefe.

grosse Holtforth M, Grawe K, Tamcan Ö (2004). Inkongruenzfragebogen (INK). Göttingen: Hogrefe.

Prochaska JO, DiClemente CC, Norcross JC (1994). Changing for Good: A revolutionary six-stage program for overcoming bad habits and moving your life positively forward. New York: Harper Collins.

Schneider W, Klauer T (2001). Symptom level, treatment motivation, and the effects of inpatient psychotherapy. Psychother Res 11: 153–167.

KAPITEL 12

Almut Rudolph, Michela Schröder-Abé und Astrid Schütz

Selbstkonzept, Selbstwert und Selbstwertregulation

Kernaussagen

- Verschiedene Facetten des Selbst stehen in Beziehung zu physischem und psychischem Wohlbefinden sowie zum Aufbau und zur Aufrechterhaltung sozialer Beziehungen.
- Ein Großteil psychischer Erkrankungen (u. a. Depressionen, Essstörungen, Persönlichkeitsstörungen) geht mit maladaptiven Inhalten und dysfunktionaler Struktur des Selbstkonzepts, Störungen der Selbstwertregulation sowie einer Verminderung des Selbstwerts einher. Selbstkonzept und Selbstwert spielen deshalb in der Psychotherapie eine wichtige Rolle.
- Während einige therapeutische Ansätze Elemente der Selbstwertstärkung beinhalten, ist in den meisten störungsspezifischen verhaltenstherapeutischen Verfahren die Selbstwertarbeit bislang nicht explizit berücksichtigt. In störungsübergreifenden Standardmethoden wie der kognitiven Umstrukturierung allerdings finden Selbstkonzept, Selbstwert und Selbstwertregulation Anwendung. Diese Ansätze sind an der Erarbeitung gesunder Selbstwahrnehmung und -bewertung orientiert.

„People want to feel good about themselves. They want to believe that they are competent, worthy, and loved by others. This desire for self-enhancement is regarded as […] fundamental to human functioning […]."

Brown (1993: 117)

Tab. 12.1 Das Selbst als dynamisches System

Komponente	Konstrukt	Beschreibung
Kognitiv	Selbstkonzept	Bild von der eigenen Person
Affektiv	Selbstwert	Bewertung dieses Bildes
Konativ	Selbstwirksamkeit, Selbstregulation	Selbst- und handlungsregulierend

12.1 Einleitung

Ein zentrales Merkmal des Menschen ist die Fähigkeit zur Selbstreflexion: Menschen sind in der Lage, ihr „Selbst" zum Objekt der eigenen Betrachtungen und Überlegungen zu machen. Trotz seiner vielseitigen Verwendung wird der Begriff „Selbst" in der Wissenschaft aber nicht einheitlich definiert. Leary und Tangney (2012a) nennen Verwendungen für:
1. die gesamte Person,
2. die Persönlichkeit,
3. das erfahrende Subjekt,
4. Wissen über sich selbst oder
5. das Selbst als Handlungsinstanz.

In der einschlägigen Literatur werden die ersten beiden Bedeutungen meist als zu weit gefasst erachtet. Die letzten drei Aspekte lassen sich der klassischen Unterscheidung von „I" und „me" nach William James (1890) zuordnen. Das „I" als regulierende Instanz *(self as knower)* übernimmt wahrnehmungs- und handlungssteuernde Funktionen und entspricht den Aspekten 3 und 5. Aspekt 4 betrifft das „me", d. h. Wissensinhalte über sich selbst bzw. das Selbst als Wahrnehmungsobjekt *(self as known)*.

Greve (2000) definiert das Selbst als dynamisches System, das hoch strukturierte personenbezogene Überzeugungs- und Erinnerungsinhalte und die mit diesen Inhalten operierenden Prozesse und Mechanismen umfasst. In dieser Definition wird explizit auf die Doppelrolle des Selbst (Selbst als Subjekt und Objekt der Betrachtung) hingewiesen: Das Selbst reguliert Wahrnehmen und Handeln und wird durch die Rückwirkungen aus diesen Prozessen beeinflusst. Das Selbst als dynamisches System ist durch Wechselwirkungen mit der Umwelt gekennzeichnet und setzt sich aus einer kognitiven, einer affektiven und einer konativen Komponente zusammen (Greve 2000; ➤ Tab. 12.1).

12.2 Selbstkonzept

Das Selbstkonzept wird verstanden als die Gesamtheit des Wissens, das eine Person von sich hat. Im Gegensatz zu früheren Forschungsarbeiten, die das Selbstkonzept als stabiles generalisiertes Bild der eigenen Person ansahen, geht man heute von einem facettenreichen dynamischen Selbstkonzept aus.

MERKE
Das Selbstkonzept wird definiert als kognitives Schema, das Eigenschaften, Werte, episodische und semantische Wissenselemente beinhaltet (vgl. Greve 2000).

Dieses organisierte Wissenskonzept lässt im Hinblick auf seinen Inhalt einerseits und seine Struktur andererseits beschreiben. Der Inhalt umfasst dabei die im Selbstkonzept verankerten Wissenskomponenten (z. B. Eigenschaften, Rollen). Die Struktur bezieht sich auf die Frage, wie differenziert, stabil und konsistent diese Inhalte innerhalb des Selbstkonzepts organisiert sind, sowie die getrennte oder gemeinsame Verankerung von positiven und negativen Aspekten im Selbstkonzept.

12.2.1 Selbstkonzeptinhalt

Zu den Inhalten des Selbstkonzepts gehören das Wissen um
- eigene Eigenschaften,
- Fähigkeiten,
- Einstellungen und physische Merkmale.

Zur Erfassung des **selbstbezogenen Wissens** werden neben Fragebogen häufig offene Verfahren eingesetzt, die in der Aufforderung bestehen, über sich selbst zu berichten bzw. selbstbezogene Satzfragmente zu vervollständigen (z. B. „Who am I?", „Tell us about yourself!", McGuire und McGuire 1981) (s. Beispiele). Eine stärker strukturierte klassische Form der Selbstkonzeptmessung ist die **Q-Sort-Technik** (Rogers 1961), in der Kärtchen mit selbstbeschreibenden Aussagen je nach Grad der Zustimmung in Gruppen sortiert werden (z. B. „stimme sehr zu" bis „stimme überhaupt nicht zu").

BEISPIELE
Selbstbeschreibungen zweier Probanden nach der Aufforderung, über sich selbst zu berichten („Who am I?").

Ich bin sehr nachdenklich und verschlossen, häufig auch schüchtern. Oft habe ich Angst vor der Einschätzung und Reaktion anderer. Dabei weiß ich aber trotzdem um meine Stärken und dass ich in den Gebieten, die mir wichtig sind, oft besser als andere bin. Auch glaube ich, dass die grundsätzliche Wertschätzung durch Verwandte und enge Freunde unabhängig von meinen Leistungen und meinem Verhalten ist. Ihnen gegenüber bin ich auch offener. Besonders zurückhaltend bin ich beim Kennenlernen unbekannter Personen. In Situationen, in denen ich unsicher bin, unterschätze ich meine Fähigkeiten und übernehme keine Verantwortung, wo ich es eigentlich könnte. Im „engen" Kreis hingegen helfe ich gern und weiß, was ich kann. (Studentin, 20 Jahre)

Ich bin ein aufgeweckter, fröhlicher Mensch, der offen auf andere zugeht und leicht Kontakte knüpft. Allerdings mag ich keine Oberflächlichkeit, und ich mache gern mein eigenes Ding. Ich liebe Musik und Natur und ganz besonders meinen Freundeskreis, den ich schon seit vielen Jahren habe und der trotz der Entfernung immer noch besteht. Durch meine Eltern konnte ich eine ganz besondere Persönlichkeit entwickeln, auch weil ich nicht besonders konventionell aufgewachsen bin, aber auch weil sie immer für mich waren. Dafür liebe und schätze ich meine Eltern sehr. Ich bin ein sehr selbstständiger Mensch und achte gern auf mein Äußeres, falle oft positiv durch meine Kleidung auf. Was ich besonders an mir mag, ist, dass ich für meine 23 Jahre sehr „jung geblieben" bin und auch so wirke, aber mit sämtlichen schwierigen Situationen gut zurecht komme, mich aber u. U. auch an meine Eltern wende. (Studentin, 23 Jahre)

Facetten des Selbstkonzepts

Das Selbstkonzept setzt sich aus verschiedenen Facetten zusammen, die in einer hierarchischen Struktur organisiert sind (Shavelson et al. 1976). Unterschieden werden emotionale, leistungsbezogene, soziale und körperbezogene Bereiche des Selbstkonzepts (z. B. sprachliches und mathematisches Selbstkonzept als Teile des Leistungsselbstkonzepts) (➤ Abb. 12.1).

Allgemeines Selbstkonzept

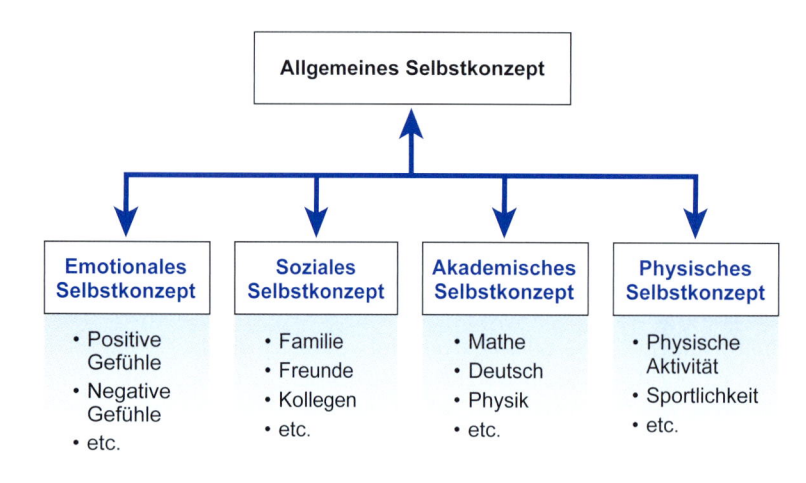

- **Emotionales Selbstkonzept**
  - Positive Gefühle
  - Negative Gefühle
  - etc.
- **Soziales Selbstkonzept**
  - Familie
  - Freunde
  - Kollegen
  - etc.
- **Akademisches Selbstkonzept**
  - Mathe
  - Deutsch
  - Physik
  - etc.
- **Physisches Selbstkonzept**
  - Physische Aktivität
  - Sportlichkeit
  - etc.

Abb. 12.1 Hierarchische Organisation des Selbstkonzepts in Anlehnung an Shavelson et al. (1976)

Dynamische Komponente des Selbstkonzepts

Während die Facetten des Selbstkonzepts die aktuellen Aspekte betonen, repräsentieren **potenzielle Selbstbilder** *(possible selves)* den zukunftsbezogenen, dynamischen Aspekt, die selbstbezogenen Ziele einer Person. Diese können als konkretisierte und personalisierte Formen von weiten und globalen Motiven aufgefasst werden, die nach Wurf und Markus (1991) beinhalten, was eine Person
- werden könnte,
- werden möchte oder
- zu werden fürchtet.

Was eine Person als relativ wahrscheinliche Entwicklung ansieht, ist in erwarteten potenziellen Selbstbildern beinhaltet *(expected selves)*. Im Gegensatz zu den relativ realistischen erwarteten Selbstbildern betreffen erhoffte potenzielle Selbstbilder selbstbezogene Träume und Fantasien, also das, was eine Person werden möchte *(hoped-for possible selves)*. Gefürchtete Selbstbilder beinhalten Merkmale, die eine Person vermeidet oder fürchtet *(feared selves)*.

12.2.2 Selbstkonzeptstruktur

Im Folgenden wird die Struktur des Selbstkonzepts, also die Differenziertheit, Stabilität und Konsistenz der Organisation der Wissensinhalte innerhalb des Selbstkonzepts, näher beleuchtet. Unterschieden werden dabei Selbstkomplexität (Linville 1987) und die evaluative Organisation des Selbstkonzepts (Showers 1992).

Selbstkomplexität

Die Inhalte des Selbstkonzepts sind in verschiedenen Selbstaspekten repräsentiert. Diese können neben dem Wissen um soziale Rollen, Fähigkeiten und Ziele auch Wissen um Beziehungen zu anderen Menschen, Emotionen oder körperliche Merkmale betreffen. Die Anzahl vorhandener und voneinander abgrenzbarer Aspekte des Selbstkonzepts wurde von Linville (1987) mit dem Konstrukt der Selbstkomplexität beschrieben. Von hoher Selbstkomplexität wird gesprochen, wenn eine Person selbstbezogenes Wissen in viele unterschiedliche, voneinander unabhängige Teilaspekte organisiert.

Zur Messung wird die **Trait-sort-Methode** verwendet, in der die Probanden Eigenschaftskärtchen (z. B. nervös, selbstsicher, optimistisch, witzig) so in Kategorien sortieren, wie es ihrer Selbstsicht entspricht. Das Maß der Selbstkomplexität gibt Auskunft über die Anzahl und die Unterschiedlichkeit der Kategorien, mit denen sich ein Proband beschreibt. Je höher die Selbstkomplexität, desto mehr Kategorien werden gebildet und desto weniger Mehrfachnennungen von Eigenschaften treten auf. So kann bei insgesamt zwei gebildeten Kategorien (z. B. Arbeitsleben und Privatleben) eine Eigenschaft (etwa gewissenhaft) a) der ersten Gruppe, b) der zweiten Gruppe, c) beiden Gruppen oder d) keiner der Gruppen zugeordnet werden. Wird eine Eigenschaft beiden Gruppen zugeordnet, besteht geringe Selbstkomplexität.

Linville (1987) sieht hohe Selbstkomplexität als protektiven Faktor gegenüber Belastungen. Sie argumentiert, dass das Vorhandensein einer Vielzahl von Selbstaspekten als Puffer gegenüber Stressoren und Krankheiten fungiert, da diese zumeist nur einen Teil des Selbstkonzepts betreffen. Studien haben gezeigt, dass geringe Selbstkomplexität mit geringem psychischem und physischem Wohlbefinden zusammenhängt (Linville 1987).

Kritische Stimmen argumentieren, dass stabile, hohe Selbstkomplexität auch als Indikator einer fragmentierten Selbstsicht gesehen werden könne. Selbstkomplexität hat in stressreichen Situationen allenfalls minimale stimmungshebende Funktion. Stark sind die Effekte allerdings in Bezug auf positive Ereignisse. Hier zeigt sich ein deutlicher stimmungsdämpfender Effekt hoher Selbstkomplexität (Rafaeli-Mor und Steinberg 2002). Sich uneingeschränkt über positive Ereignisse freuen zu können scheint bei einem einfach strukturierten Selbstkonzept leichter zu fallen. Personen mit hoher Selbstkomplexität tendieren möglicherweise dazu, „Wenn und Aber" zu sehen, was ihre positive Stimmung relativiert.

Evaluative Organisation des Selbstkonzepts

Das Konzept der evaluativen Organisation des Selbstkonzepts (Showers 1992) erweitert das Modell der Selbstkomplexität a) um das Ausmaß, in dem positive und negative selbstbezogene Wissensinhalte in unterschiedlichen Selbstaspekten organisiert sind, und b) um die relative Bedeutung der Selbstaspekte. Dabei werden die kompartmentalisierte und die integrative Organisation des Selbstkonzepts unterschieden:
- Bei der **kompartmentalisierten Organisation** bestehen viele Selbstaspekte aus mehr oder weniger ausschließlich aus positiven oder negativen Attributen. Personen mit kompartmentalisierter Selbstkonzeptorganisation zeigen eine Art „Schwarz-Weiß-Denken", indem sie sich in bestimmten Bereichen relativ einheitlich positive oder negative Seiten zuschreiben.
- Bei der **integrativen Organisation** hingegen sind in den einzelnen Selbstaspekten positive mit negativen Attributen kombiniert – man hat im Hinblick auf unterschiedliche Lebensbereiche ein „gemischtes Bild" von sich.

Ein Beispiel für kompartmentalisierte und integrative Organisation des Selbstkonzepts findet sich in ➤ Tab. 12.2: Beide Personen beschreiben sich mit denselben Attributen und verwenden insgesamt gleich viele positive und negative Attribute, organisieren sie aber unterschiedlich.

Tab. 12.2 Beispiel für kompartmentalisierte und integrative Organisation des Selbstkonzepts in Anlehnung an Showers (1992)

Kompartmentalisierte Organisation		Integrative Organisation	
Ich in sozialen Situationen	Ich, wenn ich allein bin	Ich in sozialen Situationen	Ich, wenn ich allein bin
(+) neugierig	(–) unsicher	(+) neugierig	(+) reif
(+) glücklich	(–) isoliert	(+) glücklich	(+) gemütlich
(+) reif	(–) reizbar	(–) nervös	(–) unsicher
(+) gemütlich	(–) nervös	(–) reizbar	(–) isoliert

In das Basismodell von Showers (1992) fließt neben der kompartmentalisierten vs. integrativen Organisation auch die subjektive Wichtigkeit der Selbstaspekte ein. Das Modell sagt eine Interaktion zwischen der Organisation des Selbst und der relativen Wichtigkeit der Selbstaspekte vorher. Befunde zum Zusammenhang psychischen Wohlbefindens und der Selbstkonzeptstruktur bestätigen diese Annahme (Showers 1992): Personen mit kompartmentalisiertem Selbstkonzept, die positive Selbstaspekte als wichtig beurteilen, zeigen hohen Selbstwert und niedrige Depressivität. Personen mit kompartmentalisiertem Selbstkonzept, die dagegen negative Selbstaspekte als besonders wichtig beurteilen, haben einen niedrigeren Selbstwert und höhere Depressionswerte. Ein solches negativ kompartmentalisiertes Selbstkonzept konnte auch bei Personen mit psychischen und somatischen Erkrankungen nachgewiesen werden (vgl. Showers und Zeigler-Hill 2012; Vater et al. 2015).

Die bisherigen Ausführungen bezogen sich auf das Selbstkonzept, also das Bild, das Menschen von sich haben. Im Folgenden wird der Selbstwert, also die Bewertung dieses Bildes, vorgestellt. Da psychische Störungen häufig mit niedrigem Selbstwert einhergehen, wird dem Selbstwert in therapeutischen Interventionen eine zentrale Rolle zugemessen, auf die im Besonderen eingegangen werden soll.

12.3 Selbstwert

MERKE
Der Selbstwert ist als die Bewertung des Bildes von der eigenen Person definiert (Schütz und Sellin 2003).

Im deutschen Sprachraum wird für den englischen Begriff *self-esteem* häufig der Begriff „Selbstwertgefühl" verwendet, obwohl kein Gefühl im engeren Sinne gemeint ist. Um auf die habituelle selbstbezogene Haltung (vgl. Schütz 2003) zu verweisen, werden daher im Folgenden die Begriffe Selbstwert bzw. Selbstwertschätzung benutzt.

Selbstwertschätzung wird mit Selbstbeschreibungsfragebogen erfasst, in denen um die Zustimmung zu positiven oder negativen selbstbezogenen Aussagen gebeten wird. International sehr häufig eingesetzt wird die **Rosenberg-Skala** (Rosenberg 1965; dt. rev. Fassung: von Collani und Herzberg 2003), die die globale Selbstwertschätzung erfasst (z. B. „Alles in allem bin ich mit mir selbst zufrieden"). Die Unterscheidung einzelner Facetten der Selbstwertschätzung erfolgt z. B. mit der **Multidimensionalen Selbstwertskala** (MSWS; Schütz et al. 2016), die Emotionale Selbstwertschätzung, Soziale Selbstwertschätzung (Sicherheit im Kontakt, Umgang mit Kritik), Leistungsbezogene Selbstwertschätzung, Selbstwertschätzung Physische Attraktivität und Selbstwertschätzung Sportlichkeit differenziert.

Schütz (2003) und Kernis (2003) weisen darauf hin, dass die Berücksichtigung von Aspekten wie Selbstwertstabilität und Selbstwertquellen wichtig ist, um gesunden Selbstwert umfassend feststellen zu können.

12.3.1 Selbstwertstabilität

Menschen unterscheiden sich, unabhängig vom Selbstwertniveau, darin, inwieweit ihr Selbstwert über die Zeit hinweg stabil bleibt (Kernis und Goldman 2003) (➤ Abb. 12.2). Aus Mehrfachmessungen aktueller Selbstwertschätzung über einen bestimmten Zeitraum hinweg wird die intraindividuelle

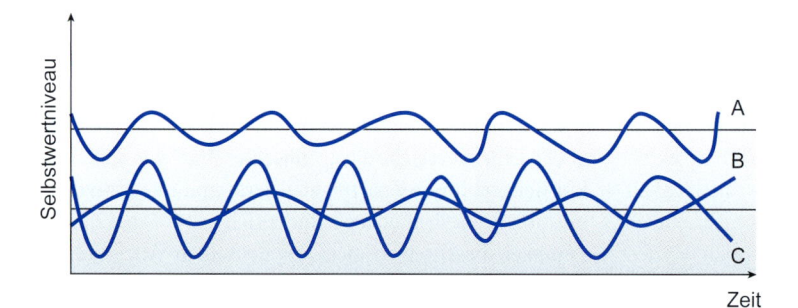

Abb. 12.2 Selbstwertschwankungen. Der Selbstwert der Personen A und B schwankt auf unterschiedlichem Niveau. A hat einen höheren Selbstwert als B. B und C haben im Mittel einen ähnlich hohen Selbstwertwert, wobei allerdings der Selbstwert von Person C instabiler und der von Person B relativ stabil ist.

Standardabweichung berechnet, die als Indikator der Selbstwertinstabilität genutzt wird. Ein stabiler Selbstwert ist gekennzeichnet durch positive Gedanken und Gefühle, durch Akzeptanz eigener Schwächen und durch eine höchstens moderat ausgeprägte Suche nach Bestätigung oder positiver Selbstdarstellung. Personen mit instabilem Selbstwert hingegen reagieren besonders sensibel auf evaluatives Feedback und neigen zu Ärger, Rechtfertigungsverhalten, Feindseligkeit und depressiven Symptomen (Kernis und Goldman 2003).

Neben den individuellen Unterschieden in der Stabilität des Selbstwerts zeigen neuere Befunde, dass Selbstwert sich auch im Lebensverlauf verändert. Während beim Übergang ins frühe Erwachsenenalter die Selbstwertschätzung im Mittel ansteigt (Wagner et al. 2013a), erreicht sie im mittleren Lebensalter ein relativ stabiles Niveau (Erol und Orth 2011). Für das hohe Erwachsenenalter hingegen sind die Befunde zur Entwicklung des Selbstwerts widersprüchlich: Einige Studien deuten auf eine Verringerung des Selbstwerts hin (Orth et al. 2010), während andere Studien Stabilität der Selbstwertschätzung im Erwachsenenalter zeigen (Wagner et al. 2013b).

12.3.2 Selbstwertkontingenzen

Selbstwertkontingenzen sind Faktoren, von denen die Selbstwertschätzung einer Person abhängt, d. h. mit denen sie ansteigt oder sinkt. Crocker und Wolfe (2001) nennen familiäre Unterstützung, Anerkennung durch andere, Wettbewerb, Aussehen, religiöse Orientierung, Erfolg und ethische Wertorientierung als wichtige Kontingenzen. Ist eine dieser Kontingenzen bei einer Person stark ausgeprägt, wirken sich Erfolge oder andere positive Ereignisse stark selbstwerterhöhend, Misserfolge hingegen stark selbstwertbelastend aus. Zudem sind einige der Bereiche problematischer als andere. So sind z. B. externe und variable Kontingenzen (z. B. Anerkennung durch andere) weniger adaptiv als andere. Als stabile Selbstwertquelle gilt eine grundsätzlich bejahende Haltung zu sich selbst, die vergleichsweise unabhängig von Erfolgen oder positiven Rückmeldungen ist. Studien zeigten, dass die Ausprägung von Selbstwertkontingenzen u. a. mit Fähigkeiten in sozialen Beziehungen, psychischer und physischer Gesundheit sowie Selbstregulation im Zusammenhang steht (Crocker und Nuer 2004).

12.3.3 Selbstwertregulation

MERKE
Selbstwertregulation wird definiert als Verhalten, das dem Ziel dient, Selbstwert zu schützen oder zu erhöhen (vgl. Schütz 2003).

Tab. 12.3 A-priori-Strategien und Post-hoc-Strategien zur Selbstwertregulation

A-priori-Strategien	Post-hoc-Strategien
• Verhinderung eines Misserfolgs durch Vermeidung der Situation • Vermeidung von Misserfolg durch Vorbereitung auf die Situation • Verringerung der Erwartungen, um bei Misserfolg weniger Enttäuschung zu erleben • Schaffen von Hindernissen (z. B. Nicht-Üben, Aufschieben dringender Dinge), die bei Misserfolgen statt fehlender Fähigkeiten zur Erklärung herangezogen werden können (self-handicapping)	• Selbstwertdienliche Zuschreibung der Misserfolgsursachen zu anderen Personen oder Ereignissen (statt zur eigenen Person) • Distanzierung der eigenen Person von anderer Person, wenn deren Leistung die eigene übertrifft • Betonung der Schwächen anderer Personen, um im direkten Vergleich besser abzuschneiden („Vergleich nach unten") • Aggression und Gewalt

Menschen halten ihren Selbstwert aufrecht, indem sie versuchen, Erfolge in für sie wichtigen Lebensbereichen zu erzielen. Mangelt es jedoch an Zeit, Energie oder Fähigkeit und ist der Selbstwert durch Misserfolge bedroht, ist die Entwicklung anderer Strategien zur Selbstwerterhöhung und zum Selbstwertschutz notwendig. Im Hinblick auf die Selbstwertregulation lassen sich A-priori-Strategien und Post-hoc-Strategien unterscheiden (Crocker und Park 2012; ➤ Tab. 12.3):
- **A-priori-Strategien** zielen auf die Vermeidung einer Selbstwertverringerung durch das Erleben eines möglichen Misserfolgs.
- **Post-hoc-Strategien** werden zur Wiederherstellung oder Aufrechterhaltung des Selbstwerts nach Selbstwertbedrohungen angewandt.

Das Modell weist einige Parallelen zu Carver und Scheiers (1981) Selbstregulationsmodell auf, in dessen Zentrum Annahmen zur zielführenden Regulation von Verhalten stehen. Während Annäherungsziele durch das Anstreben von positiven Ergebnissen gekennzeichnet sind, richten sich Vermeidungsziele auf das Nichteintreten negativer Ergebnisse. Beide Arten von Zielen können von außen vorgegeben, durch soziale Vergleiche generiert oder aber persönlich festgelegt sein. Auch wenn vor allem die Vermeidungsziele Ähnlichkeiten mit den von Crocker und Park postulierten A-priori-Strategien haben, beziehen sich Crocker und Park auf die Regulation des Selbstwerts im Zusammenhang mit Misserfolgen. Ferner bestehen Parallelen zum Modell der Emotionsregulation (Gross und Thompson 2007), das **antezedenzfokussierte** Emotionsregulationsstrategien (z. B. kognitive Neubewertung) von **reaktionsfokussierten Emotionsregulationsstrategien** (z. B. Unterdrückung des Emotionsausdrucks) unterscheidet. Allerdings bezieht sich Gross' Modell auf generelle Emotionsregulation, also Prozesse, die beeinflussen, wann welche Emotionen wie stark erlebt und zum Ausdruck gebracht werden. Zudem orientiert sich Gross am zeitlichen

Verlauf der Entstehung von Emotionen, nicht an den Phasen vor und nach Eintreten eines (möglichen) Misserfolgs.

Die Selbstwertregulation verhindert die Abwertung der eigenen Person bei Misserfolgen, indem der bedrohte Selbstwert durch den Einsatz von Selbstwertregulationsstrategien geschützt bzw. erhöht wird. Somit hat die Selbstwertregulation unmittelbare positive Konsequenzen. Mangelnde oder ungünstige Selbstwertregulation kann mit psychischen Störungen einhergehen. Werden z. B. verschiedene Misserfolge immer der eigenen Person zugeschrieben, entspricht dies einem depressiven Attributionsstil, der einen Risikofaktor im Hinblick auf die Entwicklung einer Depression darstellt sowie in vielen Lebensbereichen als maladaptiv anzusehen ist (Überblick in Peterson et al. 1993). Die Art und Weise, wie Menschen auf Selbstwertbedrohungen reagieren, kann aber auch weitere negative Konsequenzen haben. So kann die Abwertung anderer Personen oder aggressives Verhalten zulasten zwischenmenschlicher Beziehungen gehen. Die Vermeidung von Situationen und die Schaffung von Hindernissen können dazu führen, dass die Chancen, in einem Bereich erfolgreich zu sein, sinken. Weiterhin besteht eine Gefahr darin, dass Menschen zur Selbstwerterhöhung Aktivitäten verfolgen, die ein Risiko für ihre physische Gesundheit darstellen, z. B. der schädliche Gebrauch von Alkohol oder rücksichtsloses Autofahren (Überblick in Crocker und Park 2012).

Aus diesem Grund stellt sich die Frage, ob es adaptivere Möglichkeiten der Selbstwerterhöhung gibt. Einen Vorschlag hierfür lieferte Steele (1988) mit dem Konzept der **Selbstaffirmation,** dem Schutz positiver Aspekte des Selbst durch die Erarbeitung zentraler Werte der Person erreicht. Dadurch wird einerseits das Bedürfnis nach defensiver und aggressiver Selbstwertregulation minimiert, andererseits die Fähigkeit der Integration negativer Aspekte ins Selbstkonzept erhöht. Eine weitere Alternative ist der Aufbau nicht kontingenter Selbstwertschätzung. Diese Form des Selbstwerts ist weniger anfällig für Bedrohungen, da sie auf einer bedingungslosen positiven Wertschätzung der eigenen Person beruht (Rogers 1961).

12.4 Erleben und Verhalten bei unterschiedlichen Selbstwertausprägungen

Selbstwertschätzung spielt eine wichtige Rolle in der Informationsverarbeitung und der Selbstregulation. Sie gilt in vielen Kontexten als wichtiger und protektiver Faktor – sei es beim Umgang mit Belastungen oder beim Aufbau befriedigender Beziehungen – und wird daher oft als Indikator für psychische Gesundheit gewertet (Überblick in Leary und MacDonald 2012). Im Folgenden wird vor allem auf negative Aspekte niedriger Selbstwertschätzung eingegangen, da diese im klinischen Kontext besonders relevant sind, aber auch auf Schattenseiten positiven Selbstwerts hingewiesen.

12.4.1 Bei niedriger Selbstwertschätzung

Menschen mit niedriger Selbstwertschätzung sind sich häufig ihrer Stärken und Schwächen nicht bewusst. Deutliche Selbstablehnung steht in Zusammenhang mit depressiven Symptomen (➤ Kap. 12.5.1). Weiterhin besteht ein starker Zusammenhang zwischen geringem Selbstwert und den ängstlich-furchtsamen Persönlichkeitsstörungen (➤ Kap. 12.5.4). Menschen mit niedriger Selbstwertschätzung erleben häufig negative Emotionen und haben Schwierigkeiten im Leistungs- und Sozialbereich (Leary und MacDonald 2012). Dabei entsteht ein Teufelskreis aus negativen selbstbezogenen Haltungen und ungünstigen Konsequenzen. Zweifelt man an den eigenen Fähigkeiten, geht man mit Skepsis an eine Aufgabe heran und befürchtet zu versagen. Diese Befürchtungen machen Misserfolge wahrscheinlicher, da sie kognitive Kapazitäten beanspruchen und damit die Aufgabenbearbeitung beeinträchtigen (vgl. Schütz und Hoge 2007).

Auch im sozialen Bereich führen Selbstzweifel zu sich aufschaukelnden Problemen. Da es Menschen mit niedriger Selbstwertschätzung schwerfällt zu glauben, dass sie von anderen so akzeptiert oder geliebt werden, wie sie sind, führen die Selbstzweifel zu wiederholter Suche nach Bestätigung. Interaktionspartner können dieses andauernde Infragestellen ihrer Zuneigung oder ihrer Beziehungen aber als belastend empfinden, sodass das Verhalten die Beziehungen, derer man sich eigentlich versichern will, beeinträchtigen kann (Murray und Holmes 2000).

12.4.2 Bei hoher Selbstwertschätzung

Eine Vielzahl von Studien belegt, dass hohe Selbstwertschätzung mit vielen positiven Aspekten – wie z. B. Optimismus, Lebenszufriedenheit, emotionaler Stabilität und geringer Depressivität sowie weniger Stress und negativem Affekt nach Belastungen (Leary und MacDonald 2012) – verbunden ist. Menschen mit hoher Selbstwertschätzung zeigen nach anfänglichem Misserfolg Beharrlichkeit, was häufig zum Erfolg führt. Allerdings fällt es ihnen oft auch dann schwer aufzugeben, wenn es angezeigt wäre, weil ein Ziel objektiv gesehen nicht mehr erreichbar ist. Auch führt die Fokussierung auf die eigenen Stärken und gelassener Umgang mit Kritik zu Selbstüberschätzung. Eine Folge davon ist aber auch, dass Rückmeldungen weniger ernst genommen und so evtl. Lerngelegenheiten verpasst werden (Schütz 2003). Entgegen einer weit verbreiteten Meinung ist positiver Selbstwert nicht unbedingt mit positiver Bewertung anderer verbunden. Baumeister et al. (1996) berichten sogar von aggressivem und sozial unverträglichem Verhalten bei Personen mit hoher Selbstwertschätzung – vor allem, wenn positive Selbstbilder oder Überlegenheitsansprüche durch negative Rückmeldungen bedroht werden (Überblick in Schütz 2005).

Auch ist davon abzuraten, als präventive Maßnahme zu versuchen, Selbstwert flächendeckend zu stützen und ihn quasi unfundiert „aufzublasen". Wie empirische Studien zeigen, birgt einfaches Lob ohne Hinweise auf notwendige Verhaltensänderungen die Gefahr positiver Selbstüberhöhung und reduzierter Veränderungsmotivation (Forsyth et al. 2007; Schütz und Baumeister 2016).

12.5 Psychopathologie und Funktionsbeeinträchtigung

Praktisch alle psychischen Störungen und Probleme gehen mit Veränderungen des Selbstkonzepts oder Selbstwertverlusten einher. Empirische Befunde zeigen dies u. a. bei Depressionen, Ängsten und Zwängen, Essstörungen, Schizophrenie, Delinquenz, Alkohol- und Drogengebrauch, Suizidversuchen und Persönlichkeitsstörungen. Die Bedeutung von Selbstkonzept und Selbstwertschätzung bei psychischen Störungen soll im folgenden Abschnitt erläutert werden. Dafür werden fünf Störungsbilder herausgegriffen, bei denen ein besonders enger Zusammenhang mit Veränderungen im Selbstkonzept und im Selbstwert besteht.

12.5.1 Depression

Die Klassifikationssysteme ICD-10 (Kapitel F) und DSM-5 zur Diagnostik von psychischen Störungen führen Beeinträchtigungen des Selbstwerts explizit als diagnostisches Kriterium für Depressionen auf. Niedriger Selbstwert ist zudem ein zentraler Bestandteil der kognitiven Triade der Depression (Beck 1974) und der Theorie der erlernten Hilflosigkeit (Seligman 1975). Die beiden psychologischen Erklärungsmodelle verdeutlichen den Zusammenhang zwischen erniedrigter Selbstwertschätzung und depressiven Erkrankungen.

Beck (1974) geht davon aus, dass einer depressiven Erkrankung eine Veränderung basaler kognitiver Prozesse zugrunde liegt. Er postuliert in seiner kognitiven Theorie der Depression, dass die Entwicklung einer **negativen Sicht auf die Welt, die eigene Person und die Zukunft** (= **kognitive Triade**) depressive Symptome auslöst und aufrechterhält. Die Annahme, dass geringer Selbstwert nicht nur das Symptom einer Depression ist, sondern vielmehr einen prospektiven Risikofaktor für die Entstehung einer Depression darstellt, bestätigt die Metaanalyse von Sowislo und Orth (2013).

Im Modell der **erlernten Hilflosigkeit** (Seligman 1975) ist Depression eine Folge der Erfahrung fehlender Kontrolle über subjektiv bedeutsame Ereignisse und der sich daraus entwickelnden Erwartung zukünftiger Hilflosigkeit. Dabei ist es nicht objektiv mangelnde Kontrolle, sondern der subjektive Prozess kognitiver Verarbeitung von Erfahrung (internale, stabile und globale Ursachenzuschreibung), der zur Verfestigung des Erlebens von Kontrollverlust führt. Bei depressiven Patienten wird häufig ein Mangel an Selbstwertregulationsstrategien festgestellt. Selbstwertbelastungen werden dabei häufig nicht selbstwertdienlich auf die aktuellen Umstände attribuiert, sondern der eigenen Person zugeschrieben.

12.5.2 Essstörungen

Eine Berücksichtigung des Selbstkonzepts und des Selbstwerts findet sich außerdem in den diagnostischen Kriterien verschiedener Essstörungen. Bei der Anorexia nervosa und der Bulimia nervosa weisen Figur und Körpergewicht einen übermäßigen Stellenwert im Selbstkonzept der Betroffenen auf und haben einen übertriebenen Einfluss auf die Selbstbewertung. Bei der erstmals im DSM-5 genannten Binge-Eating-Störung wird ein gestörtes Selbstkonzept nicht explizit genannt, vielmehr werden Ekelgefühle gegenüber sich selbst, Deprimiertheit oder große Schuldgefühle nach dem übermäßigen Essen in den Kriterien zusammengefasst (APA 2013).

Im Rahmen verschiedener theoretischer Modelle von Essstörungen wird niedriger Selbstwert als Risiko- oder Ätiologiefaktor betont (Fairburn 2011). Darin wird eine tiefgreifende negative Sicht des eigenen Selbst angenommen, die bereits lange Zeit besteht und unabhängig von aktuellen Umständen, Leistungen und komorbiden Erkrankungen ist. Empirisch fanden sich Beeinträchtigungen im Selbstkonzept beim Vergleich von Patientinnen mit Essstörungen und gesunden Kontrollgruppen (Jacobi 1999). Darüber hinaus war bei bulimischen und anorektischen Patientinnen ein retrospektiv erhobener geringer Selbstwert ein Risikofaktor, der der Diagnose einer Essstörung voranging (Fairburn et al. 1997, 1999).

12.5.3 Borderline-Persönlichkeitsstörung

Eine weitere psychische Erkrankung bei der Beeinträchtigungen des Selbst als explizites diagnostisches Kriterium gelistet werden, ist die Borderline-Persönlichkeitsstörung (> Kap. 21.4). Die für die Borderline-PS spezifischen Funktionsbeeinträchtigungen des Selbst (Kriterium A) umfassen den Bereich der Identität (ausgeprägte und andauernde Instabilität des Selbstbildes, starke Selbstkritik) und der Selbststeuerung (Instabilität in Zielen, Werten und Planungen). In diesen Kriterien lassen sich enge Bezüge zu den bisher vorgestellten psychologischen Konstrukten feststellen. Im Problembereich der Identität berichten die meisten Patienten über ein tiefes Gefühl der Unsicherheit bzgl. ihres eigenen Selbstbildes, Unsicherheit darüber, wer sie wirklich sind, und eine stark negative Einschätzung und Einstellung zum eigenen Körper (Bohus 2002).

In dieser Aufzählung der Symptomatik werden Bezüge zu Aspekten des Selbstkonzepts, der Selbstkonzeptklarheit und der Selbstwertschätzung deutlich. Patientinnen mit Borderline-PS weisen einen besonders geringen Selbstwert und eine niedrigere Selbstkonzeptklarheit auf als Probandinnen einer gesunden Vergleichsgruppe (Schröder-Abé et al. 2007). Im Hinblick auf Selbstwertkontingenzen fällt auf, dass der Selbstwert der Patientinnen stärker als bei anderen Personen von der Anerkennung durch andere abhängt. Probleme und Schwierigkeiten in zwischenmenschlichen Beziehungen können so zu Selbstwertschwankungen beitragen (Roepke et al. 2011). Bezüglich der Selbstkonzeptstruktur zeigte eine eigene Studie bei den Patientinnen eine besonders stark kompartmentalisierte Organisation (Vater et al. 2015). Da hierbei einzelne Selbstkonzeptaspekte stark negativ oder stark positiv getönt sind, besteht die Gefahr, dass in Belastungssituationen vor allem negative Selbstaspekte zugänglich sind. Des Weiteren kann diese Selbstkonzeptorganisation zur ausgeprägten Reaktivität der Stimmung bei Borderline-Patienten beitragen.

12.5.4 Ängstlich-vermeidende und dependente Persönlichkeitsstörung

Die empirischen Befunde zu geringer Selbstwertschätzung bei Persönlichkeitsstörungen sind zumeist auf die eben vorgestellte Borderline-PS begrenzt. Nur sehr wenige Studien haben Veränderungen der Selbstwertschätzung und des Selbstkonzepts bei anderen Persönlichkeitsstörungen untersucht. Ein bedeutender Zusammenhang wurde zwischen geringer Selbstwertschätzung und der ängstlich-vermeidenden (vermeidend-selbstunsicheren) und dependenten PS gefunden (Überblick in Westen und Kegley-Heim 2003). Die ängstlich-vermeidende PS ist durch ausgeprägte Minderwertigkeitsgefühle, soziale Hemmung und Unzulänglichkeitsgefühle sowie Überempfindlichkeit gegenüber Zurückweisung und Kritik gekennzeichnet. Die dependente PS zeigt sich in überstarken Trennungsängsten, unterwürfigem und anklammerndem Verhalten, geringer Eigeninitiative und depressiver Grundstimmung.

12.5.5 Narzisstische Persönlichkeitsstörung

Im Unterschied zu den bisher genannten Störungen, die mit niedrigem Selbstwert verbunden sind, ist die narzisstische PS durch starke Selbstbezogenheit und Selbstüberschätzung gekennzeichnet. Zu den Diagnosekriterien einer narzisstischen PS gehören ein tiefgreifendes Muster erlebter Großartigkeit, attraktive Selbstinszenierung und Selbstüberschätzung, ein Bedürfnis nach Bewunderung und Verehrung, starke Kränkbarkeit und Überempfindlichkeit gegenüber Kritik sowie ein Mangel an Empathie.

Auch wenn einige Autoren kritisch hinterfragen, wie authentisch und stabil die narzisstisch überhöhte Selbstwertschätzung wirklich ist (Sedikides et al. 2004), besteht zumindest auf den ersten Blick eine Verbindung des klinischen und subklinischen Narzissmus mit hoher Selbstwertschätzung. Während jedoch hoher Selbstwert adaptiv ist, wirkt sich Narzissmus nicht nur in zwischenmenschlichen Beziehungen ungünstig aus (Kernis 2003). So regulieren Narzissten ihren Selbstwert häufig dadurch, dass sie Erfolge der eigenen Person zuschreiben, andere Personen abwerten und sich selbst durch Erinnerungsverzerrungen oder selbstwertdienliche Attributionen aufwerten (Rhodewalt 2012).

Klinische Relevanz gewinnt Narzissmus dann, wenn die Betroffenen Leidensdruck entwickeln, was häufig erst nach gravierenden Misserfolgen geschieht oder die Folge davon ist, dass sich Interaktionspartner, die unter dem egozentrischen, dominanten Interaktionsstil der Person leiden, sukzessive abwenden (Beck und Freeman 1999). Personen mit narzisstischer PS begeben sich meist erst dann in Behandlung, wenn Krisen die eigene Großartigkeit infrage stellen, sich Partnerprobleme, eine Depression oder eine andere Achse-I-Störung entwickeln. In diesem Fall können sie ihren Selbstwert nicht mehr stabilisieren. Sachse (2010) spricht gar von einem doppelten Selbstkonzept, wonach Personen mit narzisstischer PS neben einem positiven Selbstkonzept auch ein mehr oder weniger negatives Selbstkonzept aufweisen.

Entsprechend zeigen Forschungsergebnisse, dass Patienten mit narzisstischer PS über einen signifikant niedrigeren Selbstwert verfügen als gesunde Kontrollgruppen (Vater et al. 2013). Außerdem sind Personen mit narzisstischer PS nur schwer in der Lage, Diskrepanzen zwischen Real- und Ideal-Selbst zu tolerieren, und haben Schwierigkeiten, negative Rückmeldungen anzunehmen (Rhodewalt 2012).

In diesem Abschnitt wurden fünf Störungen vorgestellt, die eng mit Veränderungen des Selbstkonzepts, der Selbstwertschätzung und der Selbstwertregulation zusammenhängen. Die nächsten Abschnitte sind den therapeutischen Interventionen gewidmet. Dabei liegt der Fokus auf der kognitiven Verhaltenstherapie (KVT) und angrenzenden Therapierichtungen.

12.6 Funktionsbezogene, störungsübergreifende Therapieinterventionen

Zwar wird dem Inhalt und der Struktur des Selbstkonzepts, der Selbstwertregulation und der Selbstwertschätzung in vielen therapeutischen Richtungen hohe Bedeutung beigemessen, jedoch sind die theoretische Einbettung und die therapeutische Herangehensweise in den verschiedenen Therapieschulen recht unterschiedlich. Im Folgenden soll ein kurzer Überblick über den Stellenwert des Selbst in verschiedenen psychotherapeutischen Ansätzen gegeben werden.

Im Menschenbild der **Gesprächspsychotherapie** (Rogers 1961), auch klientenzentrierte oder personzentrierte Psychotherapie genannt, spielt das Selbst eine zentrale Rolle. Die Reflexion über sich und das Streben nach Selbstverwirklichung sind wichtige Elemente. Zwischen den Selbstwahrnehmungen und den Erfahrungen eines gesunden Menschen besteht Kongruenz. Erfahrungen, die inkongruent mit dem eigenen Selbstbild sind, werden als Bedrohung wahrgenommen, verleugnet oder verzerrt und resultieren in einer maladaptiven Anpassung. Durch Empathie, Kongruenz und positive Wertschätzung durch den Therapeuten soll der Patient auf seinem Weg zur Selbstverwirklichung als *fully functioning person* unterstützt werden. Dabei sollen eine grundsätzlich selbstbejahende Haltung aufgebaut und die Abhängigkeit von externen Selbstwertkontingenzen abgebaut werden.

Die **Emotionsfokussierte Therapie** (Greenberg und Johnson 1988) als evidenzbasiertes Verfahren zielt vordergründig auf die Fokussierung, Aktivierung und Veränderung emotionaler Prozesse auf der Basis einer empathischen therapeutischen Beziehung und angeleiteter Selbstexploration. Eine spezifische Methode dabei ist z. B. die Stuhltechnik des „Inneren Kritikers", in deren Rahmen der Therapeut den Patienten unterstützt, maladaptiv organisierte emotionale Schemata und dazugehörige Emotionen zum Ausdruck zu bringen und einen Zugang zu einer adaptiveren emotionalen Reaktion zu erlangen. Der „Innere Kritiker", der einen stark negativen Einfluss auf den Selbstwert ausübt, wird so verändert, was zu einer positiveren Selbstbewertung führt.

Der **Selbstmanagement-Ansatz** von Kanfer et al. (2011) kann als schulenübergreifendes und integratives Modell verstanden werden. Aus dem kognitiv-verhaltenstherapeutischen Bereich kommend, ist zielorientiertes Problemlösen der Kern dieses Ansatzes. Eine Grundannahme ist, dass Menschen nach Autonomie und Selbstverantwortung streben; das Ziel psychotherapeutischer Hilfe ist ein Leben ohne Beratung. Zwar sind in diesem Prinzip der „Hilfe zur Selbsthilfe" das Selbstkonzept und der Selbstwert nicht explizit verankert, jedoch spielen sie bei den Selbstmanagement-Fertigkeiten eine wichtige Rolle. Der Einsatz von Selbstbeobachtung zielt darauf ab, dass die Patienten sich einzelner Aspekte des Selbstkonzepts bewusst werden und somit einen Schritt in Richtung einer klaren Vorstellung von sich selbst gehen (Erhöhung der Selbstkonzeptklarheit). Eine Steigerung der Selbstwirksamkeit erfolgt in der Regel über die Verbesserung von Selbstkontrolle und Problemlösefertigkeiten.

In der **systemischen (Familien)-Therapie** werden interpersonelle Beziehungen und systemische Zusammenhänge als Grundlage für die Diagnose und Therapie von psychischen Problemen und zwischenmenschlichen Konflikten betrachtet. Dem Selbstwert wird insofern eine besondere Bedeutung zugeschrieben, als er als Schlüssel zu allen Phänomenen des geistigen und sozialen Lebens angesehen wird. Eine Person, die gelernt hat, sich selbst wertzuschätzen, kann die Probleme der eigenen Person und der Familie mit Respekt für den jeweils anderen lösen. Ziel der Therapie ist es daher u. a., Menschen bei der Entwicklung eines stabilen Selbstwerts zu helfen (Satir 2002).

Die **Psychologische Therapie** von Grawe (2000) nutzt unterschiedliche therapeutische Vorgehensweisen, deren Wirksamkeit empirisch erwiesen ist. Dabei wird besonderes Augenmerk auf die Selbstwertstärkung gelegt. Nach diesem Ansatz dienen Ziele, die ein Mensch im Laufe seines Lebens entwickelt, letztlich der Befriedigung von Grundbedürfnissen: dem Bedürfnis nach Bindung, nach Orientierung und Kontrolle, nach Selbstwerterhöhung und Selbstwertschutz, nach Lustgewinn und Unlustvermeidung. Der Ansatz geht davon aus, dass diese Grundbedürfnisse bei allen Menschen gegeben sind und ihre Verletzung oder dauerhafte Nichtbefriedigung zu Schädigungen der psychischen Gesundheit und des Wohlbefindens führt. Ziel der Therapie ist es, den Patienten die Bedürfnisbefriedigung in einer sich ständig wechselnden Umwelt zu ermöglichen. Veränderungen sollen durch therapeutische Interventionen aber lediglich angeregt werden. Es wird angenommen, dass der Patient in der Regel über entsprechende Potenziale verfügt, aber lernen muss, diese adäquat anzuwenden.

Der Einsatz **ressourcenorientierter Interventionen** wird seit einigen Jahren in der Psychotherapie verfolgt (Schaller und Schemmel 2013). Sowohl für die Bewältigung alltäglicher Aufgaben als auch zur Verbesserung der psychischen und physischen Gesundheit haben Ressourcen große Bedeutung. Das Anliegen der Therapie ist die Aktivierung personaler Ressourcen (Fähigkeiten, Fertigkeiten oder Eigenschaften einer Person, soziale Beziehungen, aber auch wirtschaftliche Güter), um einen konstruktiven Umgang mit Belastungen zu ermöglichen. So werden therapeutische Interventionen (z. B. das Ressourceninterview von Schiepek und Matschi 2013) eingesetzt, um den Fokus auf selbstwertstärkende Aspekte der Person zu lenken.

Die **Acceptance-and-Commitment-Therapie** (ACT; Hayes 2007) basiert auf dem ACT-Modell psychischen Leidens, in dem sechs Faktoren beschrieben sind. Einer dieser Faktoren ist das Selbst, definiert als Prozess Ich-bezogener Beschreibungen („ich bin schüchtern"). Durch die Interaktion mit den anderen Prozessfaktoren (z. B. die Verstrickung mit eigenen Gedanken und Gefühlen) kann das Selbst starr und unflexibel werden („ich kann nicht anders, ich bin schon immer schüchtern gewesen") und zu einer Einengung des Erlebens und Verhaltens führen (Eifert 2011). Die Therapie schließlich zielt darauf ab, die Perspektive des Beobachters einzunehmen und das Selbst als Raum zu verstehen, der für persönliche Erfahrungen bereitsteht. Die Beobachterperspektive soll dazu verhelfen, persönliches Erleben nicht von einem starren Standpunkt aus zu konstruieren und darauf zu reagieren, sondern Erfahrungen zu beobachten, ohne sie zu bewerten oder darauf zu reagieren (Eifert 2011).

Resümee

Funktionsbezogene, störungsübergreifende Therapieinterventionen

Zwar unterscheiden sich die genannten Therapieansätze hinsichtlich ihrer Menschenbilder sowie ihrer therapeutischen Interventionen, jedoch haben alle Ansätze als zentrales therapeutisches Thema die Entwicklung von Selbst und Selbstwert gemein. Man versteht die Selbstwerterhöhung als integralen Bestandteil einer allgemeinen Verbesserung, ohne dass in allen Ansätzen gezielt darauf hingearbeitet wird.

Es gibt allerdings weitere spezifische verhaltenstherapeutische Methoden, die zur Entwicklung des Selbstwerts eingesetzt werden können. Nach Jacob und Potreck-Rose (2004) zählen zu diesen selbstwertbezogenen Interventionen: kognitive Umstrukturierung, Training sozialer Kompetenzen und Aufbau angenehmer Aktivitäten. Diese in > Kap. 12.7 Abschnitt beschriebenen Methoden haben einen breiten Anwendungsbereich und können insofern störungsübergreifend eingesetzt werden.

12.7 Steigerung des Selbstwerts

Im Folgenden sollen konkrete verhaltenstherapeutische Interventionen erörtert werden, die der Förderung eines stabilen Selbstkonzepts und Selbstwerts dienlich sind. Die meisten der vorgestellten Interventionen können zu den Standardmethoden der Verhaltenstherapie gezählt werden (> Kap. 6). Weiterhin sind die beschriebenen Maßnahmen in den meisten Fällen Teil eines übergeordneten Behandlungskonzepts, z. B. bei Depression und Angststörungen. So dient kognitive Umstrukturierung der Veränderung negativer Selbstbilder und dysfunktionaler Kognitionen (Beck 1999). Im Training sozialer Kompetenzen werden Selbstvertrauen und Selbstsicherheit eingeübt. Einzelne Elemente der Interventionen zur Förderung von Selbstzuwendung, Selbstakzeptanz und Selbstvertrauen finden ebenfalls an vielen Stellen der therapeutischen Arbeit Verwendung. Eine Sonderrolle nimmt in diesem Abschnitt die Dialektisch-behaviorale Therapie (DBT) ein, da diese speziell zur Behandlung der Borderline-PS entwickelt wurde.

12.7.1 Kognitive Umstrukturierung

Mithilfe kognitiver Umstrukturierung sollen dysfunktionale Annahmen über die eigene Person identifiziert und überprüft werden, um neue, realitätsgerechtere und funktionalere Annahmen zu entwickeln und damit die Symptomatik zu reduzieren. Therapieansätze, die sich die Methode der kognitiven Umstrukturierung zunutze machen, werden im Folgenden vorgestellt.

Im kognitiven Therapiemodell nach Beck (1999) werden Grundannahmen, zentrale Annahmen und automatische Gedanken unterschieden (> Tab. 12.4). Das **kognitive Modell** geht davon aus, dass Annahmen und Gedanken die Sicht einer Person auf eine bestimmte Situation beeinflussen. Die Situation wiederum wirkt auf Gedanken, Gefühle und Verhalten zurück (Beck 1999).

Die Grundannahmen der meisten Menschen sind positiv („Ich bin wertvoll", „Ich bin liebenswert"). Entsprechend verfügen die meisten Menschen über einen hohen Selbstwert (Taylor und Brown 1988). Normalerweise kommt es nur in seltenen Fällen, z. B. bei Misserfolgen oder Belastungen, zu negativen Kognitionen („Ich schaffe das nie", „Ich bin nichts wert"). Bei psychischen Störungen hingegen werden negative Grundannahmen über einen längeren Zeitraum hin aktiviert und betreffen weitere Bereiche des hierarchisch strukturierten Selbstkonzepts. Das gilt z. B. für Patienten mit Depressionen oder Ängsten. Einen ständigen Wechsel zwischen positiven und negativen aktivierten Annahmen gibt es bei Patienten mit Borderline-PS.

Ziel der therapeutischen Arbeit ist es, eine dauerhafte Veränderung beeinträchtigender Grundannahmen zu erreichen. Dazu werden zunächst die automatischen Gedanken der Patienten identifiziert, indem zu ihrer Erfassung z. B. Protokolle

Tab. 12.4 Grundannahmen, zentrale Annahmen und automatische Gedanken im kognitiven Therapiemodell nach Beck (1999)

Kognitiver Aspekt	Merkmale	Beispiel
Grundannahmen	Situationsunabhängig und übergeneralisiert; von früher Kindheit an entwickelt, da jeder Mensch bestimmte Annahmen über sich selbst, andere Menschen und seine Umwelt entwickelt	„Ich bin nicht liebenswert."
Zentrale Annahmen	Regeln, Einstellungen oder Pläne, gemäß derer die Person mit ihren Grundannahmen umgeht	„Wenn ich immer alles perfekt mache, werde ich gemocht."
Automatische Gedanken	Konkrete Wörter oder Bilder, die einer Person in einer bestimmten Situation durch den Kopf gehen	„Ich mache nichts richtig."

eingesetzt werden. Wiederholt wird nach deren Bedeutung gefragt, um so zentrale Annahmen der Person abzuleiten. Im Verlauf der Therapie werden dann Vor- und Nachteile dieser Annahmen herausgearbeitet und ihr Realitätsgehalt getestet, um auf dieser Basis funktionalere Annahmen zu formulieren. Die neuen zentralen Annahmen müssen wiederholt angewendet werden, bevor revidierte Grundannahmen entstehen. Ziel ist die Aktivierung, Aufrechterhaltung und Entwicklung positiver Grundannahmen. Damit eng verknüpft ist die Veränderung negativer Selbstaspekte bzw. die Aufnahme positiver Selbstaspekte in ein bislang negativ getöntes Selbstkonzept. Stark kompartmentalisierte Selbstkonzeptstrukturen sollen zudem in eine integrativere Form verändert werden.

Auch der Fokus der **Rational-emotiven Therapie (RET)** (Ellis 2008) liegt auf der Veränderung dysfunktionaler Einstellungen und Gefühle (den sog. *irrational beliefs*), da diese den Menschen an der Erreichung grundlegender Ziele hindern. Dadurch wird auch an der Steigerung von Selbstwertschätzung und dem Potenzial zu Selbstverwirklichung gearbeitet. Die Aufgabe des Therapeuten besteht darin, auf irrationale Überzeugungen der Patienten hinzuweisen und alternative (realistischere) Überzeugungen zu erarbeiten. Das erfolgt durch die Disputation der irrationalen Annahmen – zugrunde liegende Überzeugungen, Bewertungen und Schlussfolgerungen werden hinterfragt, z. B. „Wenn ich einen Fehler gemacht habe, heißt das dann, dass ich ein wertloser Mensch bin?" Die Patienten lernen, objektiv Gegebenes und eigene Charakteristika zu akzeptieren bzw. Gefühle und Verhalten aktiv zu verändern und neues Verhalten zu erproben. Sie sollen sich dabei auch als selbstwirksam erleben. Der Disputation irrationaler Annahmen übergeordnet ist bei Ellis allerdings voraussetzungslose Selbstakzeptanz – als eine von drei grundlegenden Aspekten der Rational-emotiven Verhaltenstherapie. Damit spielte das Konzept der Akzeptanz schon bei Ellis eine wichtige Rolle.

Weiterhin findet sich der Aspekt dysfunktionaler Kognitionen über die eigene Person in der **Schematherapie** (Young et al. 2008). Betont wird hierbei die Bedeutung frühkindlich erworbener maladaptiver Schemata, die durch die Nichterfüllung wesentlicher Grundbedürfnisse des Menschen entstehen. Diese handlungsbestimmenden Schemata (z. B. Unzulänglichkeit, ungenügende Selbstkontrolle, Beachtung suchen), die mit den Grundannahmen von Beck vergleichbar sind, schränken die Lebensqualität und die Handlungskompetenz des Menschen ein. Ziel ist es, ein Verständnis der Schemaentwicklung zu erlangen und bestehende Schemata zu verändern. Dabei finden auch die Schemabewältigungsstile der Patienten Beachtung, die ein wesentlicher Grund für die andauernde Aufrechterhaltung der Schemata sein können.

Auch Fairburn (2011) schlägt ein Modul in der kognitivbehavioralem Behandlung von Essstörungen vor, das geringen Selbstwert in den Fokus der Therapie setzt. Die umfassende negative Selbstsicht der Patienten wird während der individualisierten Psychoedukation in das Störungsmodell mit aufgenommen. Die kognitiven Prozesse, welche die negative Selbstbewertung aufrechterhalten, werden herausgearbeitet (dysfunktionale Annahmen) und in Echtzeit korrigiert. Inhalt in diesem Modul kann auch sein, im lebensgeschichtlichen Rückblick zu explorieren, wie die negativen Selbstbewertungen entstanden sind. Schließlich unterstützt der Therapeut die Patientin in der Formulierung und Akzeptanz einer ausgewogenen Selbstbewertung.

Neben der Bearbeitung von dysfunktionalen Grundannahmen schlägt Zimmer (2005) eine Variante der kognitiven Umstrukturierung vor, um positive Selbstkonzeptanteile zu fördern. Die Aufmerksamkeit von Patienten wird schrittweise, aber systematisch auf spezifische positive Aspekte der eigenen Person gerichtet: Zunächst werden mithilfe von Selbstkonzeptfragebogen oder -interviews wünschenswerte, positive Selbstbeschreibungsdimensionen gesammelt. Anschließend werden konkrete Situationen exploriert, in denen der Patient sich bzw. sein Verhalten auf einer dieser Dimensionen als mindestens akzeptabel erlebt hat. Die vom Patienten gefundenen Selbstkonzeptaspekte und deren Bewertungen werden schriftlich festgehalten, und der Patient wird gebeten, sie mehrmals täglich zu lesen. So wird die Häufigkeit positiver selbstbezogener Gedanken erhöht.

Resümee

Kognitive Umstrukturierung

Maladaptive Grundannahmen, die zumeist die leistungsbezogene, soziale oder physische Facette des Selbstwerts betreffen, werden verändert, und die Patienten werden angeleitet, selbstwertdienliche Informationen zu beachten bzw. zu entwickeln. Das kann einerseits durch die gezielte Exploration positiver Selbstbeschreibungen (Zimmer 2005), andererseits auch durch die Veränderung negativer Grundannahmen (Beck 1999; Ellis 2008) erfolgen. Der kognitiven Therapie, welche die Bearbeitung von Grundannahmen einschließt, wird bei einer Vielzahl von Störungen eine hohe Wirksamkeit bestätigt (Hautzinger 2000).

12.7.2 Training sozialer Kompetenzen

Im therapeutischen Kontext werden Selbstsicherheit, Selbstvertrauen und sozial kompetentes Verhalten als eng miteinander verbundene Begriffe verwendet.

MERKE
Soziale Kompetenz wird definiert als die Fähigkeit, alltägliche Beziehungen zu anderen Personen (Freunde, Bekannte, Fremde) so zu gestalten, dass man ein hohes Maß an positiven und angenehmen Konsequenzen erfahren kann (Ullrich und de Muynck 2006).

Soziale Kompetenz ist damit eine wichtige Basis für gelingende Interaktionen und Beziehungen. Da die meisten klinisch relevanten Störungen langfristig Folgen für soziale Interaktion und Selbstwert haben, ist die Förderung von Selbstsicherheit in vielen Therapieplänen verankert.

Im Training sozialer Kompetenzen werden Verhalten und Einstellungen verändert, indem die Person soziale Situationen, die sie bislang vermieden hat, ohne negative Konsequenzen erfahren soll. Derartige Erfahrungen führen zu einer Veränderung des Selbstkonzepts sowie zur Erhöhung der Selbstwirksamkeit und des Selbstwerts. Meist wird das Training sozialer Kompetenzen in Gruppen durchgeführt und videografiert, um spontane Interaktionsprozesse und Videofeedback nutzen zu können. Zusätzliche Übungselemente wie Verhaltensproben oder Rollenspiele können auch in der Einzeltherapie eingesetzt werden.

Im **Assertiveness-Training-Programm** (ATP; Ullrich und de Muynck 2006) werden folgende Ziele verfolgt:
- Sich erlauben, eigene Ansprüche zu haben
- Sich trauen, diese zu äußern
- Die Fähigkeit erlernen, diese durchzusetzen

Im **Gruppentraining sozialer Kompetenzen** (GSK; Hinsch und Pfingsten 2007) wird die Therapie nach den Anforderungen der Situation eingeteilt: sein Recht durchsetzen (Erfüllen eigener Forderungen), Beziehungen (Aussprache und Verständnis von Gefühlen und Bedürfnissen) und um Sympathien werben (flexible Anpassung an die Situation).

Als gemeinsame Ziele dieser Trainings können der Erwerb neuer Kompetenzen, das Erleben neuer Erfahrungen und Bewältigungsmöglichkeiten gesehen werden. Außerdem kann eine Relativierung der meist negativen Selbsteinschätzungen der Patienten erfolgen, die durch die positiven Fremdeinschätzungen der anderen Gruppenmitglieder oder der Videosequenzen initialisiert wird.

---- **Resümee** ----

Training sozialer Kompetenzen

Patienten werden angeleitet, in verschiedenen Situationen ihre Ziele in kompetenter Weise optimal zu verwirklichen. Dabei erlernen sie, sich selbst und ihr Verhalten korrekt wahrzunehmen sowie neue Bewältigungskompetenzen zu erwerben. Diese neuen Erfahrungen und Möglichkeiten werden in das Selbstkonzept der Patienten eingebaut und bringen eine Erhöhung des Selbstwerts mit sich, da soziale Beziehungen eine wichtige Selbstwertkontingenz darstellen. Dabei werden besonders intensiv und direkt korrektive Erfahrungen herbeigeführt, die in vielen, wenn auch nicht allen Therapieansätzen eine solide Basis zur Verbesserung des Selbstwertes darstellen (Castonguay und Hill 2012).

12.7.3 Aufbau angenehmer Aktivitäten

Die Technik des Aktivitätsaufbaus als verhaltenstherapeutische Maßnahme kommt bei vielen Störungsgruppen zur Anwendung, z. B. bei der Depression (Hautzinger 1998). Der Einsatz dieser Methode ist dann indiziert, wenn Patienten ein vermindertes Aktivitäts- und Belastungsniveau aufzeigen. Insbesondere Patienten mit depressiven Störungen erleben oft einen Rückgang an positiver Verstärkung, was zu sozialem Rückzug, unsicherem Auftreten und Niedergeschlagenheit führt. Angenehme Aktivitäten werden definiert als vom Patienten positiv empfundene Aktivitäten, die aktiv initiiert werden oder spontan in Beruf, Freizeit oder Alltag auftreten. Durch den Aufbau angenehmer Aktivitäten werden positive Verstärker und eine positivere Stimmung geschaffen. So wird der Teufelskreis der Depression durchbrochen. Weiterhin wird durch Wochenpläne und Tagesprotokolle das Selbstbeobachtungsverhalten gefördert. Die rasche und verständliche Vermittlung der Therapiestrategien stellt einen Vorteil dieser Technik dar. bei Patienten mit Depressionen wurde eine gute Wirksamkeit festgestellt (Lawlor und Hopker 2001).

---- **Resümee** ----

Aufbau angenehmer Aktivitäten

Die Selbstwirksamkeit der Patienten wird erhöht, da sie durch die Protokollierung von Aktivitäten und Stimmung erkennen, dass sie selbst den Teufelskreis durchbrechen können. Weiterhin nimmt die gesteigerte Belastbarkeit im Selbstkonzept Einfluss: Patienten erleben sich in neuen sozialen Rollen und beziehen diese in ihr Selbstkonzept ein – Veränderungen in Selbstkonzeptstruktur und Selbstwert können resultieren. Eine Erhöhung des Selbstwerts kann außerdem durch den (Wieder-)Aufbau sozialer Kontakte eintreten, durch die sich die Patienten als sozial kompetenter wahrnehmen und die das physische und psychische Wohlergehen positiv beeinflussen (Wills 1985).

12.7.4 Förderung von Selbstzuwendung, Selbstakzeptanz, Selbstvertrauen

Potreck-Rose und Jacob (2012) stellen spezifische Interventionen zur Selbstwertsteigerung vor. Als die vier Säulen des Selbstwerts beschreiben sie:
1. **Selbstakzeptanz** (positive Einstellung zu sich selbst als Person – die Facette des emotionalen Selbstwerts)
2. **Selbstvertrauen** (positive Einstellung zu den eigenen Fähigkeiten und Leistungen – die Facetten des leistungsbezogenen Selbstwerts)

12.7 Steigerung des Selbstwerts

3. **Soziale Kompetenz** (Erleben von Kontaktfähigkeit)
4. **Soziales Netz** (Eingebundensein in positive soziale Beziehungen)

Während sich Selbstakzeptanz und Selbstvertrauen auf den subjektiven, intrapersonellen Aspekt des Selbstwerts beziehen, spiegeln soziale Kompetenz und soziales Netz seinen interpersonellen Aspekt wider. Die interpersonelle Dimension wird in therapeutischen Gruppenverfahren angesprochen (➤ Kap. 12.7.2). Der Schwerpunkt der von Potreck-Rose und Jacob (2012) vorgestellten Interventionen liegt auf der Förderung von Selbstakzeptanz und Selbstvertrauen und deren wichtigster Grundlage, der Selbstzuwendung.

Ein erster Schritt zur Entwicklung von Selbstvertrauen und Selbstakzeptanz ist nach Potreck-Rose und Jacob (2012) die **positive Selbstzuwendung.** Dazu gehört der achtsame Umgang mit sich selbst. Übungen zur Achtsamkeit zielen auf eine wertschätzende Wahrnehmung des Körpers, der Sinne, der Gefühle und der Bedürfnisse ab. Die einzelnen Schritte werden mithilfe des Akronyms **InSEL** am Beispiel der Sitzhaltung verdeutlicht (Jacob et al. 2006):

- Innehalten (**In**) meint die Zuwendung der inneren Aufmerksamkeit zu einem Aspekt der aktuellen Tätigkeit, z. B. der Wahrnehmung der Sitzposition.
- Dieser folgt die Bewertung der Situation (**S**), z. B. die Frage „Ist diese Sitzposition bequem für mich?"
- Anschließend wird mit Alternativen experimentiert (**E**), bequemere Sitzposition können ausprobiert und wieder verworfen werden.
- Im letzten Schritt wird versucht, eine gute Lösung zu finden (**L**); die positiv bewertete Alternative wird gewählt, also eine bequemere Sitzposition eingenommen.

Dieser achtsame Umgang mit sich selbst wird in alltäglichen Situationen (z. B. hastiges Essen, Frieren oder nächtliches Wachliegen) geübt und hat das Ziel, gewohnte Muster zu erkennen, zu bewerten und ggf. zu verändern.

Im zweiten Schritt wird die Förderung der **Selbstakzeptanz** vorgestellt. In Interventionen wie „Die sieben Lebensgebote" oder „Der Rollenkünstler" wird das Werte- und Normensystem differenziert. Bestehende Lebensregeln und Werte werden anhand von Protokollen und Arbeitsblättern identifiziert, auf ihre Funktionalität überprüft und „entrümpelt", um neuen Regeln Platz zu machen, die der jeweiligen Lebensphase der Person, ihren Wünschen und Zielen besser entsprechen. Gleichzeitig wird auf die Flexibilität des neuen Systems geachtet, sodass bei Änderungen der Lebensbedingungen die Diskrepanzen zwischen dem, was die Person tun möchte, und dem, was sie tatsächlich tut, verringert und die Voraussetzungen für selbstwertförderliche Aktivitäten geschaffen werden.

Die Förderung des **Selbstvertrauens**, des sozialen und leistungsbezogenen Selbstwerts wird im dritten Schritt mit Strategien zur Selbstregulation und Selbstkontrolle (Selbstmanagementansatz, Kanfer et al. 2011) vorgestellt. Interventionen zielen hierbei auf die Entwicklung eines stabilen und gesunden Selbstwerts durch die Reduzierung und Veränderung selbstwertschädlicher Verhaltensweisen (z. B. Prokrastination oder Unpünktlichkeit). Im Rahmen des Selbstmanagements wird dabei die Zielerreichung (Ziele festlegen, Schritte planen, Energieeinsatz festlegen, Selbstbelohnung planen, Ergebnis kontrollieren) fokussiert, womit das Vertrauen in die eigenen Fähigkeiten (Selbstwirksamkeit) erhöht und der adaptive Einsatz von Selbstwertregulationsstrategien geübt werden soll.

12.7.5 Dialektisch-behaviorale Therapie

Seit den 1980er-Jahren existiert für die Behandlung der Borderline-PS eine manualgestützte, kognitiv-behavioral orientierte Therapie, die Dialektisch-behaviorale Therapie (DBT; Linehan 1996). Neben klassischen kognitiven und verhaltenstherapeutischen Methoden werden in der DBT weitere Strategien aus anderen therapeutischen Schulen sowie fernöstliche Meditationstechniken eingesetzt (ausführlichere Darstellung ➤ Kap. 21.4). Empirisch hat sich gezeigt, dass DBT den Selbstwert, insbesondere die emotionale und soziale Selbstwertfacette, von Patientinnen mit Borderline-PS erhöht (Roepke et al. 2011).

Jacob et al. (2006) stellen ein Gruppentherapiemodul zur Stärkung des Selbstwerts bei Patienten mit Borderline-PS vor. Die ersten Sitzungen der sechs Module sind der Arbeit an dysfunktionalen Grundannahmen gewidmet. Ähnlich der in ➤ Kap. 12.7.1 beschriebenen kognitiven Umstrukturierung sollen die Auswirkungen negativer selbstbezogener Einstellungen erkannt und Alternativen erarbeitet werden. Dabei werden Diskrepanzen zwischen Selbst- und Fremdwahrnehmung, Argumente für und gegen die Aufrechterhaltung negativer Annahmen und alternative Verhaltensweisen gesammelt. Relevante Ereignisse und Gedanken werden in Hausaufgaben beobachtet und protokolliert, um so einen besseren Transfer in den Alltag zu ermöglichen. In den anschließenden Sitzungen zur Selbstzugewandtheit sollen positive Erfahrungen mit der eigenen Person unterstützt werden (vgl. InSEL-Technik, ➤ Kap. 12.7.4). Auf der Ebene der Kognitionen soll am Aufbau einer wertschätzenden Haltung gegenüber der eigenen Person gearbeitet werden. In Bezug auf das Verhalten sollen ein achtsam-freundlicher Umgang mit sich selbst gefördert und angenehme Aktivitäten aufgebaut werden. Im Rahmen des therapeutischen Settings werden dabei Gruppenprozesse genutzt, um Diskrepanzen zwischen Selbst- und Fremdwahrnehmung aufzuzeigen und den Erfahrungsaustausch mit anderen Teilnehmern zu fördern.

Jacob et al. (2006) argumentieren, dass dieses Modul nicht als störungsspezifisch anzusehen ist, sondern auch im Rahmen verhaltenstherapeutischer Interventionen bei anderen psychischen Störungen verwendet werden kann. In einer Pilotstudie zeigten sich größere Verbesserungen des Selbstwerts in der Interventionsgruppe als in der Kontrollgruppe

(Jacob et al. 2010). Jacob et al. (2006) berichten von einer sehr hohen Akzeptanz bei den Patienten.

12.8 Fazit

Selbstkonzept, Selbstwertschätzung und Selbstwertregulation spielen im menschlichen Erleben und Verhalten eine bedeutende Rolle. Die Wahrnehmung und die Bewertung der eigenen Person beeinflussen psychische wie physisches Wohlbefinden und das Interaktionsverhalten. Da ein Großteil der psychischen Erkrankungen mit Störungen des Selbstkonzepts und der Selbstwertregulation sowie einer Verminderungen des Selbstwerts einhergeht, setzen psychotherapeutische Interventionen häufig an der Erarbeitung einer gesunden Selbstwahrnehmung und eines gesunden Selbstwerts an.

Die Komplexität des „Selbst"-Phänomens zeigt sich in den verschiedenen Komponenten des Selbstkonzepts und des Selbstwerts. Aufseiten des Selbstkonzepts werden inhaltliche und strukturelle Aspekte unterschieden. So ist nicht nur der Grad der Differenzierung einzelner Selbstaspekte von Interesse, sondern auch deren Organisation. Auch aufseiten des Selbstwerts genügt es nicht, die Höhe der Selbstwertschätzung zu betrachten: Vielmehr gilt es neben den Facetten auch die Stabilität, die Quellen sowie die Strategien der Selbstwertregulation zu berücksichtigen.

Die wohl engste Verbindung mit Störungen des Selbstkonzepts, des Selbstwerts und der Selbstwertregulation findet man bei Depressionen, Essstörungen, Borderline-PS, vermeidend-selbstunsicheren, dependenten und narzisstischen PS. Die diagnostischen Kriterien der Depression beinhalten geringen Selbstwert und Gefühle der Wertlosigkeit. Zentrale Kriterien verschiedener Essstörungen sind der übertriebene Stellenwert, den Figur und Gewicht für das Selbstkonzept und die Selbstwertung haben. Instabilität des Selbstbilds und der Selbstwahrnehmung bis hin zur Selbstabwertung kennzeichnen die Borderline-PS. Zur narzisstischen PS gehören Selbstüberschätzung und problematische Strategien der Selbstwertregulation.

Auch wenn die Stärkung der Selbstwertschätzung in der Psychotherapie eine zentrale Rolle spielt, finden sich doch keine reinen störungsspezifischen verhaltenstherapeutischen Verfahren, die auf eine Stärkung und Stabilisierung des Selbstwerts ausgerichtet sind. In anderen therapeutischen Schulen wird der Selbstwert durch einen lösungs- und ressourcenorientierten Ansatz viel stärker betont, wobei auch hier kein störungsspezifischer Behandlungsansatz verfolgt wird. Im Hinblick auf die Verhaltenstherapie kann jedoch eine Berücksichtigung des Selbstkonzepts, des Selbstwerts und der Selbstwertregulation in den störungsübergreifenden Standardmethoden der kognitiven Umstrukturierung und des Trainings sozialer Kompetenzen festgestellt werden.

Da diese Methoden Bestandteile von Therapieverfahren mit guter Wirksamkeit sind (Überblick in Hautzinger 2000), ist es evtl. auch nicht notwendig, dass selbstwertbezogene Interventionen auf bestimmte Störungen zugeschnitten werden. So wurden in den letzten Jahren Interventionsmethoden vorgestellt, in denen dem Selbstwert bzw. dem Selbstkonzept in bestehenden verhaltenstherapeutischen Methoden eine zentrale Rolle beigemessen wird (teilweise in störungsspezifischer Form mit Manual). So schlägt Zimmer (2005) eine Variante der kognitiven Umstrukturierung vor, mit der ein positives Selbstkonzept gefördert werden soll. Fairburn (2011) präsentiert ein Modul zur Behandlung extrem geringen Selbstwerts im Rahmen der Therapie von Essstörungen. Potreck-Rose und Jacob (2012) stellen Interventionen zur Förderung von Selbstvertrauen und Selbstakzeptanz vor. Ein evaluiertes Gruppentherapiemodul zur Stärkung des Selbstwerts bei Patienten mit Borderline-Persönlichkeitsstörung wird von Jacob et al. (2006) berichtet.

LITERATURAUSWAHL
Baumeister RF, Smart L, Boden JM (1996). Relation of threatened egotism to violence and aggression: The dark side of high self-esteem. Psychol Rev103: 5–33.
Leary MR, Tangney TJ (2012). Handbook of Self- and Identity. 2nd ed. New York: Guilford.
Orth U, Trzesniewski KH, Robins RW (2010). Self-esteem development from young adulthood to old age: A cohort-sequential longitudinal study. J Pers Soc Psychol 98: 645–658.
Potreck-Rose F, Jacob G (2012). Selbstzuwendung, Selbstakzeptanz, Selbstwahrnehmung. Psychotherapeutische Interventionen zum Aufbau von Selbstwertgefühl. 9. A. Stuttgart: Klett-Cotta.
Roepke S, Schröder-Abé M, Schütz A, et al. (2011). Dialectic behavioral therapy has an impact on self-concept clarity and facets of self-esteem in women with borderline personality disorder. Clin Psychol Psychother 18: 148–158.
Schütz A (2005). Je selbstsicherer desto besser? Licht und Schatten positiver Selbstbewertung. Weinheim: Beltz.
Schütz A, Hoge L (2007). Positives Denken. Vorteile – Risiken – Alternativen. Eine kritische Bestandsaufnahme. Stuttgart: Kohlhammer.
Schütz A, Rentzsch K, Sellin I (2016). Die Multidimensionale Selbstwertskala (MSWS). 2. A. Göttingen: Hogrefe.
Sowisol JF, Orth U (2013). Does low self-esteem predict depression and anxiety? A meta-analysis of longitudinal studies. Psychol Bull 139: 213–240.
Vater A, Schröder-Abé M, Ritter K, et al. (2013). The Narcissistic Personality Inventory – a useful tool for assessing pathological narcissism? Evidence from patients with narcissistic personality disorder. J Pers Assess 95: 301–308.

KAPITEL 13

Alexandra Martin und Peter Henningsen

Körperbild und Körperbildintegration

Kernaussagen

- In einem umfassenden Sinne versteht man unter „Körperbild" alle psychischen Anteile der Körperrepräsentanz, also Wahrnehmungen, Einstellungen und Überzeugungen bzgl. des Körpers, sowie damit in Verbindung stehendes emotionales Erleben und Verhalten. Die neurobiologischen Korrelate der Körperrepräsentanz lassen sich in vielfältigen Arealen des zentralen Nervensystems vom Rückenmark bis zu kortikalen Arealen nachweisen.
- Körperbildstörungen können sich in Schwierigkeiten in einem oder mehreren der Körperbilddimensionen ausdrücken. Beispiele sind Unzufriedenheit mit dem eigenen Körper, fehlerhafte Wahrnehmung der äußerlich beobachtbaren Erscheinung, Vermeidung von sozialen Situationen aufgrund der körperlichen Erscheinung.
- Bei einigen psychischen Störungen – vor allem den Essstörungen und der körperdysmorphen Störung (KDS) – sind Körperbildstörungen zentrale Charakteristika. Eine Vielzahl von weiteren psychischen Störungen (z. B. psychotische Erkrankungen, Geschlechtsidentitätsstörungen) oder chronischen körperlichen Erkrankungen geht jedoch auch mit Veränderungen des Körperbildes und Körpererlebens einher.
- Zwischenzeitlich richten sich psychotherapeutische Interventionen gezielt auf die Veränderung eines ungünstigen Körperbilds.
- In der kognitiven Verhaltenstherapie (KVT) werden Video- oder Spiegelexpositionen eingesetzt, um dabei verzerrte Wahrnehmungsprozesse, Bewertungsvorgänge, körperbezogene negative Gefühle und vermeidendes Verhalten zu verändern.

13.1 Einleitung: Definitionen und Abgrenzungen

Im folgenden Kapitel geht es um die psychischen Funktionen des Körperbildes und der Körperbildintegration, ihre psychophysiologischen Grundlagen und um klinische Formen der Störung dieser Funktionen, vor allem soweit sie psychotherapeutisch von Belang sind.

Das Körperbild ist ein an der Grenze von psychischer und körperlicher Sphäre angesiedeltes Phänomen und als solches von unseren Vorstellungen vom Verhältnis von Körper und Geist oder auch vom Körper, den ich habe, und dem Leib, der ich bin, generell beeinflusst. Wichtige Vorläufer heutiger Konzepte sind z. B. Henry Heads (Head und Holmes 1911) Verständnis des „Körperschemas" als Positionsmodell des Körpers im Gehirn, Paul Schilders (1935) Versuch eines Konzepts vom „Körperbild", das psychoanalytische und neurowissenschaftliche Erkenntnisse der damaligen Zeit integriert, oder auch die Forschungen der gestaltpsychologisch bzw. anthropologisch ausgerichteten Neurologen Kurt Goldstein und Viktor von Weizsäcker. Während wir auf diese interessanten historischen Hintergründe hier nicht näher eingehen können, möchten wir wegen der notorischen Begriffsverwirrung versuchen, zur Einführung in diesen Bereich ein wenig terminologische Klarheit zu schaffen.

MERKE
„Körperbild" steht hier umfassend für alle Anteile der Körperrepräsentanz, die „psychisch" sind, also Wahrnehmungen, Einstellungen und Überzeugungen bzgl. des Körpers beschreiben.

Die Wahrnehmungen können visuell-exterozeptiv (Aussehen, Umfang etc.) oder somatosensorisch-interozeptiv (Körpergefühl, Körperbeschwerden etc.) sein; mit den Einstellungen und Überzeugungen sind emotionale Anteile verbunden. Das Körperbild in diesem Sinne ist prinzipiell bewusstseinsfähig, wenn auch nicht immer bewusst, und mit einem von der Umwelt abgegrenzten Gefühl der Meinhaftigkeit (*sense of ownership*, „mein" Körper) verbunden.

MERKE
„Körperrepräsentanz" meint übergreifend alle Systeme, die Informationen über den Körper in jenen Bereichen bereithalten, die wiederum für Erleben und Verhalten des Organismus insgesamt mit verantwortlich sind.

Das kann auf neurophysiologischer Ebene eine der somatotropen Kartierungen sensomotorischer oder viszeraler Funktionen im Gehirn sein, das kann aber genauso auf psychologischer Ebene das schon erwähnte Körperbild sein.

Wichtig ist, dass auch mit dem weit gefassten Begriff von Körperbild nicht alle Erlebensaspekte, die den Körper beteiligen, abgedeckt sind, weil unser gesamtes auf die Umwelt bezogenes Erleben und Handeln, vor allem in seinen motivationalen und emotionalen Anteilen, auch Körperwahrnehmungen enthält (z. B. die körperlichen Anteile von Freude oder Ärger, aber auch die Einfühlung in den Schmerz des anderen). Dies bleibt so aber in der Regel ungetrennter Teil des auf die Welt bzw. auf den anderen bezogenen Erlebens. „Körperbild" meint in Abgrenzung davon eine bestimmte Form der Fokussierung oder, mit den Worten von Conrad (zit. nach Röhricht et al. 2005), „Heraussonderung" körperbezogener Erlebensanteile aus dem Erlebenszusammenhang von Selbst und Welt.

Die hier verwendete weite Fassung des Begriffs „Körperbild", die ihn praktisch zu einem Synonym für „Körpererleben" macht, ist in der Literatur verbreitet, sie wird aber auch kritisiert, weil sie zu Verwechslungen mit einem engeren Verständnis desselben Begriffs führen kann (vgl. Röhricht et al. 2005). Im engeren Sinn meint „Körperbild" nur die visuell-„exterozeptive" Repräsentanz des Körpers, wie er uns in der Vorstellung, bei Selbstbetrachtung im Spiegel und anderen Medien erscheint.

Trotz dieses Verwechslungsrisikos ziehen wir den Begriff „Körperbild" (im weiteren Sinne verwendet) dem des Körpererlebens vor, weil er den Aspekt der Körperrepräsentanz und der „Heraussonderung" klarer umreißt. Wenn wir den Begriff im engeren Sinne meinen, werden wir darauf hinweisen.

Auch für den Begriff **„Körperschema"** lassen sich zwei ganz verschiedene Verwendungsformen finden:
- In der neurologischen oder auch philosophischen Tradition bezeichnet Körperschema in Abgrenzung zum Körperbild die nicht bewussten und nicht bewusstseinsfähigen Aspekte von Körperrepräsentanz, z. B. die propriozeptiven Informationen über die Stellung von Körperteilen im Raum, die Grundlage sensomotorischen Handelns sind und ständig dynamisch angepasst werden müssen (Gallagher 2005; de Vignemont 2006).
- In der psychopathologisch-psychotherapeutischen Tradition wird dagegen unter Körperschema ein Teilaspekt des bewusstseinsfähigen Körperbildes im engeren Sinn verstanden: die Vorstellungen und Wahrnehmungen von Körpergröße und Körperorientierung im Raum (Röhricht et al. 2005).

Dem Charakter dieses Buches entsprechend wird es im klinischen Teil des Kapitels vorwiegend um solche Aspekte von Körperbildstörungen gehen, die in einer Beziehung zu psychischen Störungen stehen. Die Körperbildstörungen, die auf neurologisch definierte Krankheitsbilder zurückgehen (z. B. Anosognosie und andere neuropsychologische Syndrome), werden hier nicht näher behandelt.

Körperrepräsentanz insgesamt, sei es i. S. bewussten Erlebens oder nicht bewusster Prozesse, ist ein komplexes Phänomen und als solches auch nicht einfach bestimmten Funktionen oder neuroanatomischen Strukturen zuzuordnen. Dies ist nicht überraschend, denn es geht um die neurobiologischen Korrelate von so unterschiedlichen Dingen wie
- der nicht bewussten Projektion von Körperbewegungen auf das angestrebte Ziel der Bewegung,
- der nicht bewussten Berechnung der Position von Körperteilen im Raum,
- der bewusstseinsfähigen Positionierung und Charakterisierung von Reizen auf der Haut und im Körper, dem damit zusammenhängenden sensorischen und affektiven Körpererleben,
- der bewusstseinsfähigen Wahrnehmung von Vorgängen im Körper, die auf Prozesse in inneren Organen, Muskeln und Gelenken hinweisen,
- des Bildes/Erlebens des eigenen Körpers im Hinblick auf Umfang, Beweglichkeit, Beschwerlichkeit bzw. Vitalität, Attraktivität, Emotionalität, Meinhaftigkeit, Normalität bzw. Krankheit etc.

Hinsichtlich der beteiligten neuralen Strukturen und Prozesse verweisen wir den interessierten Leser auf die weiterführende Literatur (Assaiante et al. 2014; Blanke et al. 2015).

13.2 Psychologische Dimensionen des Körperbildes

Das Körperbild setzt sich psychologisch aus mehreren Dimensionen zusammen:
- Die **kognitiv-affektive Dimension** umfasst sowohl eine affektive Reaktion (Zufriedenheit mit der äußeren Erscheinung) als auch körperbezogene Bewertungen (z. B. Bedeutung der äußeren Erscheinung).
- Die **Wahrnehmungskomponente** bezieht sich auf die Genauigkeit, mit der der Körper äußerlich wahrgenommen wird (z. B. im Hinblick auf Körperumfang, Symmetrie, Größe).
- Die **Verhaltenskomponente** bezieht sich auf Verhalten in Situationen, in denen eine Person sich selbst oder andere mit ihrer äußeren Erscheinung konfrontiert.

Körperbildstörungen können in Schwierigkeiten in einem oder mehreren dieser Bereiche bestehen. Entsprechend kann sich eine Körperbildstörung umfassend folgendermaßen äußern:
- Die Person ist unzufrieden mit ihrem Körper oder mit Teilen ihres Körpers (z. B. Figur, Hautreinheit, Größe der Nase).
- Die äußere Erscheinung ist für den eigenen Selbstwert übermäßig bedeutsam.

- Der subjektive Makel wird falsch wahrgenommen; es kommt z. B. zu einer Überschätzung des tatsächlichen Körperumfangs.
- In der Folge vermeidet die Person Situationen, in denen sie selbst oder andere Menschen besonders gut den Körper (und seinen wahrgenommenen Defekt/Makel) bemerken könnten, indem sie z. B. kaschierende Kleidung trägt, erheblichen Aufwand zum Maskieren des subjektiven Makels betreibt oder intensive Kontrollstrategien zur eigenen Abschätzung des Makels einsetzt.

Auf die störungsspezifischen Besonderheiten der Körperbildstörungen wird in ➤ Kap. 13.4 eingegangen. Übersichten zu den soziokulturellen, familiären, entwicklungsgeschichtlichen und interpersonellen Bedingungen der Ausbildung des Körperbildes finden sich bei Cash und Pruzinsky (2004).

13.3 Diagnostische Verfahren zur Erfassung des Körperbildes

Die diagnostische Erfassung des Körperbildes im engeren Sinn kann sich auf sprachlich vermittelte Verfahren stützen, also im Wesentlichen auf Fragebögen und Interviews, oder auf solche Verfahren, die das Körperbild zunächst nichtsprachlich abbilden, z. B. die Erfassung der räumlichen Ausdehnung des Körperbildes (von manchen auch als Körperschema bezeichnet, ➤ Kap. 13.1) per Spiegel-Videometrie.

Im weiteren Sinne gehört auch die diagnostische Erhebung von Körperbeschwerden z. B. mit Fragebögen und Interviews zur Erfassung des Körperbildes, darauf wird hier aber nicht näher eingegangen.

13.3.1 Beispiele für Fragebögen zu Einstellungen und Erleben

- **Fragebogen zum Körperbild** (FKB-20, Löwe und Clement 1996): soll die affektiven und kognitiven Aspekte des Körperbildes erfassen. Die 20 Items lassen sich den zwei Faktoren „Ablehnende Körperbewertung" und „Vitale Körperdynamik" zuordnen. Der FKB-20 wird mittlerweile in vielen Störungsbereichen und Kontexten eingesetzt, bei Essstörungen und Transsexualismus ebenso wie als Verlaufsinstrument in Psychotherapien.
- **Fragebogen zur Beurteilung des eigenen Körpers** (FBeK, Strauß und Richter-Appelt 1996): ein primär für Erwachsene konstruierter Fragebogen, der bewusste Einstellungen zum eigenen Körper differenziert abfragt. Er eignet sich für die klinische Diagnostik des Körpererlebens im Zusammenhang mit seelischen und körperlichen Störungen. Die 52 Items lassen sich einem 3- oder, revidiert, einem 4-Skalen-Modell (1. Attraktivität/Selbstvertrauen, 2. Akzentuierung des körperlichen Erscheinungsbildes, 3. Unsicherheit/Besorgnis, 4. körperlich-sexuelles Missempfinden) zuordnen. Normdaten liegen nach Geschlecht differenziert vor (bevölkerungsrepräsentative Stichprobe 14–95 Jahre) (Brähler et al. 2000).
- **Fragebogen zum Figurbewusstsein (FFB)** von Waadt et al. (1992): ein weit verbreitetes Messinstrument (34 Items), mit dem zahlreiche Aspekte der Unzufriedenheit mit der eigenen Figur erfasst werden können. Der FFB ist die deutsche Version des *Body Shape Questionnaire* (BSQ von Cooper et al. 1987, Evaluation der dt. Version Pook et al. 2002), dessen Konstruktion sich an der Diskriminationsfähigkeit von bulimischen und nichtbulimischen Frauen orientiert.
- Revidiertes **Appearance Schemas Inventory** (ASI-R, Cash et al. 2004): misst mit 20 Items kognitive Annahmen bzgl. des Körperbildes, die zwei Faktoren zuzuordnen sind: der subjektiven Wichtigkeit des Erscheinungsbildes (selbstevaluative Salienz) und dem Ausmaß der Investitionen in das Erscheinungsbild (motivationale Salienz). Eine deutsche Validierung liegt vor (Grocholewski et al. 2011).

13.3.2 Beispiele für diagnostische Interviews und Ratingverfahren

- **Erfassung von Körperbild und Körpererleben mit OPD-2:** Eine Körperbild-Liste (KB-L, Küchenhoff und Agarwalla 2013) ist ein ergänzendes Modul zur OPD-2 (Arbeitskreis OPD 2006). Unter Zuhilfenahme einer Checkliste wird in Abhängigkeit von der Integration der Persönlichkeitsstruktur ein Rating von Dimensionen wie „Körperselbstbild", „Körperidentität", „Affektive Besetzung der Körperlichkeit", „Differenzierung von Körperbild und Objekt" etc. vorgenommen. Grundlage des Ratings ist neben dem OPD-typischen Interview ein ergänzendes „körperbezogenes psychodynamisches Interview" (KPI).
- **Eating Disorder Examination** (EDE, dt. Fassung: Hilbert und Tuschen-Caffier 2006; Original: Fairburn und Cooper 1993): ein strukturiertes Interview zur Klassifikation und zur Erfassung der spezifischen Psychopathologie von Essstörungen bei Jugendlichen und Erwachsenen. Die 36 Items lassen sich den vier Subskalen *Restraint* (gezügeltes Essen), *Eating Concern* (essensbezogene Sorgen), *Weight Concern* (Gewichtssorgen) und *Shape Concern* (Figursorgen) zuordnen. Die *Shape Concern Scale* erfragt Korrelate von Figursorgen, z. B. die Abhängigkeit des Selbstwertgefühls von der Figur oder die Vermeidung des Entkleidens im Beisein anderer. Die *Weight Concern Scale* deckt Korrelate gewichtsbezogener Sorgen ab, z. B. die Relevanz des Gewichts für das Selbstwertgefühl.

- **Body Dysmorphic Disorder Examination** (BDDE, Rosen und Reiter 1996): ist sowohl geeignet, die Diagnosestellung einer KDS zu unterstützen als auch den Erkrankungsschweregrad zu erfassen. Es liegt als semistrukturiertes Interview und als Fragebogen zur Selbsteinschätzung (deutsche Version BDDE-SR: Reichhart 2007) vor. Im Rahmen des Interviews werden Informationen u. a. zu den spezifischen Problembereichen der äußeren Erscheinung, der Wahrnehmbarkeit des subjektiven äußerlichen Defekts und zur Wahnhaftigkeit der Einschätzung erhoben. In den 34 Items des Fragebogens werden Häufigkeit/Schwere von Einstellungen zum Körperbild und seine Verhaltensfolgen erfasst (z. B. Beschäftigung mit dem Aussehen, negative Bewertung des Aussehens, Selbstbewusstsein und Leidensdruck, Bedeutung der äußeren Erscheinung, Vermeidungsverhalten, Überprüfen und Kaschieren).

Zwei weitere Skalen zur Erfassung des Körperbildes im Rahmen von Essstörungen sind die Selbstbeurteilungsskala *Body Dissatisfaction* aus dem **Eating Disorder Inventory** (EDI-2) (Garner 1991, dt. Übersetzung Thiel et al. 1997) sowie ein Fremdrating zu „Körperschema und Schlankheitsideal" im **Strukturierten Inventar für Anorektische und Bulimische Essstörungen (SIAB)** von Fichter und Quadflieg (1999).

13.4 Klinische Störungen der Körperbildintegration

Bei bestimmten psychischen Störungen machen Änderungen des Körperbildes im engeren Sinne auch im Erleben des Patienten selbst einen zentralen Aspekt der Störung insgesamt aus, wie bei den Essstörungen und der KDS. Andere Störungsbilder werden eher konzeptuell mit Veränderungen von Körperbild und Körpererleben im weiteren Sinne in Verbindung gebracht, wie z. B. somatoforme Störungen und Störungen der Geschlechts- und Körperidentität. Darüber hinaus spielen Änderungen des Körperbildes im engeren Sinne bei vielen weiteren psychischen und psychosomatischen Störungen, aber auch bei körperlichen Erkrankungen und Behinderungen eine wichtige begleitende Rolle.

13.4.1 Essstörungen: Anorexia nervosa und Bulimia nervosa

Körperbildstörungen werden als zentrales klinisches Charakteristikum der **Anorexia nervosa** erachtet. Sie scheinen bereits vor Beginn der Essstörung aufzutreten und stellen im Verlauf einen wesentlichen Risikofaktor für das Wiederauftreten der Symptomatik dar. Entsprechend berücksichtigt das DSM-5 die „ausgeprägte Angst vor Gewichtszunahme" wie auch die Körperschemastörung als diagnostische Kriterien. Gezählt werden dazu: „*Störungen in der Wahrnehmung der eigenen Figur oder des Körpergewichts, übertriebener Einfluss des Körpergewichts oder der Figur auf die Selbstbewertung oder anhaltende fehlende Einsicht in Bezug auf den Schweregrad des gegenwärtigen geringen Körpergewichts*".

Dysfunktionale Grundannahmen über Figur und Gewicht stellen das zentrale kognitive Merkmal auch der **Bulimia nervosa** dar. Das DSM-5 definiert entsprechend, dass „*Figur und Körpergewicht […] einen übermäßigen Einfluss auf die Selbstbewertung*" haben.

Die **Wahrnehmungsstörung** wurde vorwiegend als Überschätzung des Körperumfangs konzeptualisiert – entweder den gesamten Körper oder einzelne Körperbereiche betreffend. Gemessen wird sie z. B. mittels Videoverzerrtechniken, wobei das wahrgenommene Selbstbild eingestellt werden soll und mit dem tatsächlichen Körperumfang verglichen wird. Auf ähnliche Weise lässt sich auch feststellen, inwiefern eine Diskrepanz des wahrgenommenen Körpers zum Idealbild besteht.

Aufgrund der umfangreichen Befundlage zur Wahrnehmungsstörung bei Anorexie und Bulimie führten Cash und Deagle (1997) eine Metaanalyse von insgesamt 66 Studien durch. Die Ergebnisse belegen, dass Essgestörte im Vergleich zu Kontrollprobanden ohne Essstörung über eine gestörte Körperwahrnehmung verfügen. Dies zeigte sich bei Studien mit Ganzkörpereinschätzung stärker ausgeprägt als bei Teilbereichseinschätzungen. Die körperbildbezogene Wahrnehmungsstörung scheint nicht generellen sensorisch-perzeptuellen Defiziten zu entspringen. Weiter wurde hier ermittelt, dass sich die Körperbildverzerrung anorektischer Patientinnen nichtsignifikant von der bulimischer Patientinnen unterschied.

> **MERKE**
> Eine Überschätzung des Körperumfangs scheint demgemäß bei der Mehrzahl, aber nicht bei allen Betroffenen mit Essstörungen vorzuliegen. Konsistent zeigen die Befunde, dass sich Selbst- und Idealkörperbild bei Essgestörten unterscheiden.

Zudem weist die Befundintegration von Cash und Deagle (1997) auf die Bedeutung der **körperbildbezogenen Einstellungen** hin. Es zeigte sich zum einen das stabile Ergebnis, dass die Unzufriedenheit mit dem eigenen Körper – als globales Maß oder die Einzelbereiche Figur und Gewicht betreffend – bei Essgestörten größer war als bei Nicht-Essgestörten. Dies ist bedeutsam, wenn berücksichtigt wird, dass Unzufriedenheit mit dem Körper und dem Gewicht insbesondere in westlichen Kulturen ein weit verbreitetes Phänomen in der Allgemeinbevölkerung darstellt. Zudem fiel diese körperbezogene Unzufriedenheit bei bulimischen Patientinnen stärker aus als bei anorektischen (jeweils im Vergleich zu nicht essgestörten Kontrollgruppen) aus. Allerdings ist zu beachten, dass gerade die Unzufriedenheit mit Figur und Gewicht bei anorektischen Patienten bei erneuter Gewichtszunahme deutlicher wird (Uher et al. 2005).

Untersuchungen zu den **neuronalen Korrelaten der Körperbildstörungen** bei Essstörungen erbrachten die Bestätigung, dass die Präsentation von körperbildbezogenen Reizen (z. B. Körperumrisszeichnungen) generell zu Aktivierungen in den mit Körperbildintegration assoziierten Arealen im temporookzipitalen Übergang und im Parietallappen führen. Dabei war die Aktivität in diesen Arealen bei Patienten mit Essstörungen signifikant geringer als bei den Kontrollen (Uher et al. 2005).

Zwischenzeitlich spricht eine Reihe an Befunden für die Relevanz von körperbezogenen **Aufmerksamkeitsprozessen** bei Essstörungen (Cordes et al. 2015). Selektive Aufmerksamkeitsverzerrungen für körper- und figurbezogene Stimuli werden ebenfalls der kognitiven Dimension eines gestörten Körperbildes zugeordnet – und können aufgrund ihres Zusammenhangs mit Körperunzufriedenheit auch an der Entwicklung von Essstörungen beteiligt sein.

13.4.2 Körperdysmorphe Störung

Gemäß den gängigen Klassifikationssystemen ist die körperdysmorphe Störung (KDS; DSM-5) bzw. dysmorphophobe Störung (ICD-10) diejenige psychische Störung, bei der eine umfassende Störung des Körperbildes am eindeutigsten als vorherrschendes Merkmal auftritt.

Zentrales Kriterium ist die übermäßige Beschäftigung mit einem wahrgenommenen Mangel oder einer Entstellung in der äußeren Erscheinung. Liegt tatsächlich eine körperliche Anomalie vor, so ist diese als leicht einzuschätzen und die Besorgnis der betroffenen Person stark übertrieben. Im Unterschied zu der weit verbreiteten leichten Unzufriedenheit mit der äußeren Erscheinung verursacht die Beschäftigung mit dem äußeren Makel im Rahmen der KDS starkes Leiden und beeinträchtigt das Funktionsniveau in sozialen oder wichtigen anderen Bereichen.

Prinzipiell kann sich der subjektive Makel auf jeden Bereich der körperlichen Erscheinung beziehen. Häufig bezieht er sich auf eher kleinere Körperbereiche, z. B. Haut (Falten, Narben, Flecken, Akne), Haare (Kopf- oder Körperbehaarung, z. B. als zu dünn oder zu ausgeprägt empfunden), Gesicht oder Zähne (Form, Größe, Symmetrie), einzelne Körperteile wie Brust, Bauch, Hände, Füße, Mund, Nase, Augen, Genitalien usw. (Kollei et al. 2013).

Dysfunktionale Überzeugungen kreisen um das eigene Aussehen bzw. seine Folgen (z. B. „meine Augen sind klein und hässlich"; „durch den [äußeren Makel] werden mich andere für minderwertig halten"). Die körperbezogenen Einstellungen sind oftmals sehr stark ausgeprägt und nehmen z. T. den Charakter überwertiger Ideen an, sodass es den Betroffenen schwerfällt, sich von ihnen zu distanzieren bzw. zu erkennen, dass ihre Bewertungen verzerrt sind. In extremer Ausprägung können die Überzeugungen wahnhaften Charakter annehmen.

Die Sorgen über die äußere Erscheinung werden in sozialen Situationen aktualisiert, in denen sich der Betroffene durch andere bewertet bzw. beobachtet fühlt und in denen seine Selbstaufmerksamkeit gesteigert ist. Die **affektiven Reaktionen** sind Schamgefühle, Ängste, Wut, Niedergeschlagenheit und Verzweiflung.

Die gestörte Körperwahrnehmung führt zu **Verhaltensweisen,** die den Alltag oftmals stark beeinträchtigen. Das Verhalten zielt darauf ab, die vermeintlichen Mängel zu verbergen oder zu kontrollieren – u. U. wird es zwanghaft ausgeführt und nimmt sehr viel Zeit in Anspruch. Häufige Beispiele sind (vgl. Phillips 2005):

- **Kontrolle:** Vergleich des eigenen Körperareals mit dem bei anderen Menschen; Abtasten des Körperareals; exzessive Spiegelbetrachtung zur Überprüfung des Makels
- **Rückversicherung:** Befragen von vertrauten Menschen oder Ärzten (plastische Chirurgen, Zahnärzte, Dermatologen) zum äußeren Makel
- **Kaschieren:** Abdecken des wahrgenommenen Defekts, z. B. durch Kleidung, Handschuhe, Polster; Verbergen durch bestimmte Körperhaltungen; intensives Pflegeverhalten, z. B. Kämmen, Haarentfernung, Make-up
- **Vermeidung:** von Situationen oder Handlungen, in denen der Makel Beachtung finden könnte

Eine der bei Menschen mit KDS am meisten verbreiteten Verhaltensstrategien ist die **exzessive Spiegelbetrachtung** *(mirror gazing)* (Veale und Riley 2001). Während ca. 80 % zur Überprüfung ihres Äußeren im Spiegel neigen, vermeiden die übrigen Betroffenen Spiegel oder andere reflektierende Flächen, z. B. auch, indem sie diese abhängen oder mit Tüchern bedecken.

In kognitiv-behavioralen Erklärungsmodellen der KDS ist die exzessive Spiegelkontrolle zentral an der Aufrechterhaltung der Besorgnis um das äußere Erscheinungsbild und damit an der Aufrechterhaltung der Störung beteiligt (Veale et al. 1996). Diese als Sicherheitsverhalten konzeptualisierte Strategie trägt zur Erhöhung der Selbstaufmerksamkeit und selektiven Aufmerksamkeitsausrichtung bei und führt ggf. zu einer verzerrten (z. B. „vergrößerten") Wahrnehmung des subjektiven Defekts.

Zur Körperbildstörung bei Essstörungen und KDS vgl. ➤ Box 13.1.

BOX 13.1
Körperbildstörung bei Essstörungen und körperdysmorpher Störung im Vergleich

Sowohl bei den Essstörungen als auch bei der KDS gehört die Körperbildstörung zu den zentralen Merkmalen. Inzwischen liegen Befunde zum direkten Vergleich von kognitiv-affektiven Körperbildaspekten bei KDS, Anorexia nervosa und Bulimia nervosa vor (Hrabosky et al. 2009; Kollei et al. 2012; Rosen und Ramirez 1998). Insgesamt zeigt sich eine ähnlich stark ausgeprägte Unzufriedenheit mit dem eigenen Körper bzw. Ablehnung des Körpers. Personen mit einer KDS messen ihrer äußeren Erscheinung allerdings anscheinend sogar eine noch größere Bedeutung im Leben bei und bewerteten sich aufgrund ihrer äußeren Erscheinung negativer als Personen mit Essstörungen. Auch die psychosoziale Beeinträchtigung aufgrund der Sorgen um das Aussehen zeigt sich bei KDS noch stärker ausgeprägt als bei den Essstörungen. Negative körperbezogene Emotionen wie Scham und Ekel waren wiederum in vergleichbarem Ausmaß vorhanden.

13.4.3 Somatoforme Störungen und dissoziative Störungen

Patienten, die anhaltend über (multiple) Körperbeschwerden und Schmerzen klagen, ohne dass sich ausreichende organpathologische Erklärungen für diese Beschwerden finden, leiden – auch wenn sie das selbst typischerweise nicht so erleben – an Störungen ihres Körperbildes im weiteren Sinne (Henningsen 1998). Damit ist die Tatsache gemeint, dass nach heutigem Verständnis weniger peripher-physiologische Dysfunktionen das Korrelat der Beschwerdewahrnehmungen der Patienten bilden als vielmehr Veränderungen in den zentralen Körperrepräsentanzen, die z. T. im Sinne von „Als-ob-Schleifen" (Damasio 1994) den Eindruck hervorrufen, als wären Muskeln, Gelenke und andere Organe des Körpers krankhaft verändert und damit Quelle von Beschwerden.

Die neurophysiologischen Korrelate dieser Körperrepräsentanz sind inzwischen relativ gut benennbar, z. B. das afferente homöostatische Prozessierungsnetzwerk (Mayer et al. 2006). Klinisch ist dieses Verständnis somatoformer Störungen gut geeignet, um sowohl den engen Zusammenhang mit Angst und Depression als auch den unmittelbaren Einfluss des (interpersonellen) Kontextes auf das Beschwerdeerleben verständlich zu machen und dieses als primäres Thema auch vonseiten der Psychotherapie in den Blick zu nehmen. Einige empirische Befunde deuten auch die Relevanz von Störungen des Körperbildes im engeren Sinne bei Patienten mit somatoformen Störungen an; so ist bei ihnen z. B. die Tendenz zur Aufmerksamkeit auf Körpervorgänge und die Interpretation von Körperwahrnehmungen verändert (> Kap. 28).

Dissoziative Störungen der Bewegung und Empfindung, also Konversionsstörungen, gehen auch in dem besagten Sinne mit Veränderungen des Körperbildes, insbesondere auch mit Veränderungen des Gefühls der willkürlichen Kontrolle über Körpervorgänge einher. Im Extrem korreliert die Tendenz zur somatoformen Dissoziation mit sog. Out-of-Body-Experiences, in denen der eigene Körper von außen wahrgenommen wird (Murray und Fox 2005).

13.4.4 Störungen der Geschlechts- und Körperidentität

Transsexualismus als die am stärksten ausgeprägte Form einer gestörten Geschlechtsidentität geht mit der Überzeugung einher, in einem Körper mit dem nach eigenem Erleben falschen Geschlecht zu leben.

Bei der *Body Integrity Identity Disorder* (vgl. Stirn et al. 2010) verspürt der Betroffene den anhaltenden, nicht wahnhaften Wunsch nach Amputation eines Körperteils, meist einer Extremität. Beide Arten von Störungen sind psychotherapeutisch nicht wesentlich veränderbar und werden heute als basale Störungen der körperlichen Identität aufgefasst (Löwe und Clement 1996; First 2005).

13.4.5 Andere psychische Störungen

Eine Vielzahl anderer psychischer Störungen geht mit Veränderungen von Körperbild und Körpererleben einher, ohne dass dies ein definierendes Merkmal dieser Störungen ist. Besondere differenzialdiagnostische Bedeutung haben dabei psychotische Ausformungen von einzelnen Störungsaspekten des Körperbildes und der Körperbildintegration.

Auch wenn die sog. **zönästhetische Schizophrenie** nicht in die internationalen Klassifikationssysteme aufgenommen wurde, ist die damit umrissene, sowohl auf Wahn wie auf Halluzinationen zurückgehende Störung von Körperwahrnehmung und Körperbild bei Schizophrenen ein besonders markantes Beispiel. Neuere Forschungen bestätigen dabei, dass es bei akut an Schizophrenie Erkrankten häufig zu Veränderungen sowohl im Sinne von körperlichen Beschwerden als auch in der Einschätzung der Körpergröße und Körpergrenzen kommt (Röhricht und Priebe 2002).

Weitere psychotische Ausformungen von Körperbildstörungen sind der **dysmorphophobe Wahn,** der sich von der KDS zentral durch die mangelnde, auch nur kurzfristige Korrigierbarkeit der Überzeugung von der Missgestaltung des infrage stehenden Körperteils unterscheidet, und die **psychotische Identitätsstörung,** die mit der unkorrigierbaren Überzeugung einhergeht, in Wirklichkeit ein anderes als das oberflächlich erkennbare Geschlecht zu haben. Im Unterschied dazu ist beim Patienten mit **Transsexualismus** die Unterscheidung von Wunsch und Realität in dieser Hinsicht erhalten.

Depressive Störungen gehen mit vielen körperlichen Beschwerden, zugleich mit negativer Körperbewertung und niedrigem Vitalitätserleben einher, weisen also auch ausgesprochene Störungen des Körpererlebens und Körperbildes auf.

13.4.6 Chronische körperliche Krankheiten

Das Erleben chronischer Krankheiten geht mehr oder weniger stark mit Veränderungen des Körpererlebens und Körperbildes einher. Besonders ausgeprägt sind solche Veränderungen bei Krankheiten, Verletzungen oder Behinderungen, die äußerlich sichtbar und damit potenziell stigmatisierend sind (z. B. Hauterkrankungen, Brustkrebs). Gerade diese Krankheiten machen aber auch deutlich, dass Veränderungen des Körperbildes eng verwoben sind mit anderen kognitiven, affektiven und interpersonellen Aspekten des Krankheitserlebens und der Krankheitsbewältigung (z. B. Progredienzangst oder sozialer Unterstützung).

13.5 Spezifische körperbildorientierte psychotherapeutische Ansätze

Grundsätzlich kann sich Psychotherapie jedweder Art auf das Körperbild und Körpererleben eines Patienten auswirken, auch wenn die Psychotherapie darauf nicht spezifisch abhebt, z. B. wenn sich das depressive Körpererleben normalisiert, nachdem mit psychotherapeutischen Mitteln ganz allgemein die Depressivität gebessert wurde. Umgekehrt können körperpsychotherapeutische Verfahren, die das Körpererleben und auch das Körperbild direkt modulieren, Auswirkungen in weiteren Störungsbereichen haben, z. B. wenn sich durch Körperpsychotherapie allgemein die Negativsymptome bei Schizophrenie bessern (Röhricht und Priebe 2006).

Hier geht es um explizit körperbildorientierte Psychotherapieansätze im störungsorientierten Sinn der Kongruenz von Problem, Behandlung und Ergebnismessung. Diese spezifischeren Ansätze sind besonders dann von Belang, wenn Veränderungen des Körperbildes im engeren Sinne einen zentralen Aspekt des Störungsbildes ausmachen. Für das weite und wichtige Feld der Körperpsychotherapie insgesamt sei z. B. auf das *Handbuch der Körperpsychotherapie* von Marlock und Weiss (2006) verwiesen.

13.5.1 Körperbildinterventionen in der KVT

Verschiedene Adaptationen des kognitiv-verhaltenstherapeutischen Vorgehens wurden zum spezifischen Umgang mit einem negativen Körperbild entwickelt. Diese zielen darauf ab, ungünstige körperbezogene **Wahrnehmungsprozesse** (z. B. selektive Beachtung von problematischen Körperarealen), **Einstellungen** (z. B. zum eigenen Körper, zum erlebten Makel, zur Bedeutung für den Selbstwert, zu den Konsequenzen) und resultierendes **Verhalten** (z. B. Vermeidung von öffentlichen Situationen, in denen andere Personen den Körper betrachten könnten) zu verändern.

> **MERKE**
> So werden Expositionstechniken eingesetzt, bei denen eine Person mit ihrer eigenen (problematisch erlebten) äußeren Erscheinung konfrontiert wird, um dabei verzerrte Wahrnehmungsprozesse, Bewertungsvorgänge, körperbezogene negative Gefühle und vermeidendes Verhalten zu verändern. Einsatz finden sie in Form von **Video-** oder **Spiegelexpositionen**.

Am Beispiel des Vorgehens von Tuschen-Caffier und Florin (2012) bei Bulimie soll verdeutlicht werden, wie diese Veränderungen des gestörten Körperbildes im Rahmen einer Spiegelexposition erreicht werden sollen. In mehreren Sitzungen wird entsprechend einer ansteigenden Schwierigkeitshierarchie graduiert vorgegangen: Zunächst wird der Patient aufgefordert, sich in Alltagskleidung, in figurbetonter Kleidung und dann im Gymnastikanzug in einem Ganzkörperspiegel zu betrachten. Durch gezielte Fragen lenkt der Therapeut die Aufmerksamkeit auf alle Körperbereiche von Kopf bis Fuß, d. h. auf die problematischen genauso wie die eher neutral erlebten Körperareale (Veränderung von selektiver Wahrnehmung). Der Patient wird aufgefordert, sein Äußeres

Tab. 13.1 Therapie des gestörten Körperbildes nach Rosen et al. (1995)

Module		Vorgehen
1	Störungsmodell und Ableitung der Behandlungsrationale	Identifikation entwicklungsgeschichtlicher, soziokultureller, familiärer Risikofaktoren der Körperbildstörung
2	Darstellung der individuellen Körperbildstörung und Rückmeldung	Personen beschreiben konkret äußere Makel, objektivere Rückmeldung des Erscheinungsbildes (z. B. Zeichnen des eigenen Körperumfangs, Vergleich mit Zeichnungen durch Beobachter)
3	Problemhierarchisierung	Systematische Beschreibung der problematischen Areale; Schulung zur möglichst objektiven Beschreibung
4	Selbstbeobachtung und kognitive Strategien	Körperbildtagebuch mit relevanten Situationen, Bewertungen, Konsequenzen (Stimmung und Verhalten); im Therapieverlauf Identifikation ungünstiger Bewertungen, Hinterfragen und Modifikation
5	Exposition	Aufsuchen vermiedener Situationen bei steigendem Schwierigkeitsgrad, Beispiele: figurbetonte Kleidung tragen, Gesicht im Gespräch nicht hinter Händen oder Haaren verbergen, Verzicht auf Make-up, näher bei anderen Menschen stehen
6	Reaktionsverhinderung	Verzicht auf körperbezogenes Kontrollieren (Beispiele: Wiegen, Spiegelbetrachtung, Körperumfangsmessung, andere Menschen um Rückversicherung fragen)
7	Rückfallverhinderung	Identifikation von Risikobedingungen und Planung von Bewältigungsstrategien

laut in allen Einzelheiten zu beschreiben und dabei möglichst neutral und objektiv zu sein, ohne zu bewerten (Instruktion z. B. *„Beschreiben Sie nun Ihre Ohren wie einem außenstehenden Maler, der Sie nicht sehen kann, aber ein Bild von Ihnen malen möchte"*). Dieses Vorgehen erlaubt die Identifikation und Veränderung ungünstiger Bewertungen. Die einzelne Exposition soll dabei von hinreichender Dauer sein, um eine Habituation körperbezogener Ängste zu ermöglichen, während ungünstiges körperbezogenes Verhalten (wie z. B. Kaschieren, Vermeidung) unterbunden wird (Reaktionsverhinderung).

Die Module der **kognitiv-verhaltenstherapeutischen Körperbildtherapie** von Rosen et al. (1995) sind überblickartig in ➤ Tab. 13.1 dargestellt. Sie findet in Gruppen mit 4–5 Patienten über 8 wöchentlich stattfindende Sitzungen (à 1 h) statt.

Die eingesetzten kognitiven Techniken richten sich dabei weniger auf die direkte Veränderung der ungünstigen Körperbildbewertungen (z. B. *„Die Brust ist lasch und formlos"*), sondern stärker auf **Kognitionen, die sich auf die Konsequenzen beziehen** (z. B.: *„Ich muss sie daher möglichst kaschieren, um nicht abgelehnt zu werden"*). Es werden speziell die ungünstigen Kognitionen adressiert, die zu Scham- und Unsicherheitsgefühlen im Kontakt mit anderen Menschen führen.

Ausgehend von den kognitiv-behavioralen Modellvorstellungen der KDS formulierten Veale und Riley (2001) einige spezifische Therapieaspekte, die zur **Reduktion des unangemessenen Spiegeleinsatzes** zum Tragen kommen. Ausgangspunkt bildet die Erfassung der Zeit bei „langen" Spiegelbetrachtungen und die Frequenz der „kurzen" Spiegelbetrachtungen. Das Ziel besteht in einer „gesunden" Verwendung von Spiegeln in Abhängigkeit der Tätigkeit (z. B. bestimmte Pflegehandlungen) und ohne dem Drang zur Benutzung eines Spiegels nachzugehen. Dabei kommt es also eher indirekt zu einer Reduktion der Zeit vor dem Spiegel und der Häufigkeit ihrer Verwendung.

An die von betroffenen Patienten mit ungünstiger Verwendung von Spiegeln richten sich Instruktionen, wie z. B.:
- Spiegel von hinreichender Größe nutzen, sodass der größte Teil des Körpers abgebildet wird.
- Die Aufmerksamkeit gezielt auf das (äußerlich beobachtbare) Spiegelbild lenken – und nicht auf ein inneres Abbild des eigenen Gemütszustands.
- Die Aufmerksamkeit gezielt auf das ganze Gesicht/den ganzen Körper lenken und weniger auf einen spezifischen Bereich.

Weitere Therapiemanuale, welche die Körperbildtherapie einbeziehen, finden sich z. B. zu Adipositas (Hilbert und Tuschen-Caffier 2010) sowie Anorexia und Bulimia nervosa (Vocks und Legenbauer 2010).

13.5.2 Evaluation der Körperbildtherapie

Oftmals finden körperbildbezogene Interventionen im Rahmen von breiter angelegten Behandlungsansätzen statt, sodass die Beurteilung ihrer Effektivität nicht einfach ist.

Jarry und Ip (2005) führten eine Metaanalyse zur Wirksamkeit in Studien durch, in denen kognitiv-behaviorale Körperbildtherapie den Schwerpunkt darstellte. Dabei wurden sowohl Studien an klinischen (KDS, Adipositas) als auch an nichtklinischen Gruppen eingeschlossen. Insgesamt 11 kontrollierte Studien erlaubten die Berechnung von „kontrollierten" Effektstärken. Die generelle Effektstärke lag für Körperbildmaße im großen Bereich ($d = 1{,}0$; 99 %-CI 0,8 bis 1,3). Besonders die Dimensionen „Körperzufriedenheit" und „Verhalten" wiesen Verbesserungen auf. Die Autoren differenzierten zusätzlich, auf welche Dimensionen der Körperbildstörung die Intervention fokussierte (Zielbereiche „nur Einstellung/Kognition", „Einstellung und Verhalten", „Einstellungen, Verhalten und Wahrnehmung"), und ermittelten, dass die Therapien mit allen drei Zielbereichen effektiver waren als die Programme, die sich nur auf ein oder zwei Bereiche konzentrierten. Gezeigt wurde zusätzlich, dass klinische Gruppen von dem Vorgehen stärker profitierten als nichtklinische Gruppen.

Zwei der in die Metaanalyse aufgenommenen Studien belegen die Wirksamkeit der Körperbildinterventionen bei **körperdysmorpher Störung** (Rosen et al. 1995; Veale et al. 1996). So ergab sich bei 82 % der behandelten Patienten eine klinisch bedeutsame Verbesserung der Symptomatik (Rosen et al. 1995). Zwischenzeitlich wurden weitere Belege für die Wirksamkeit bei diesem Störungsbild vorgelegt (vgl. Williams et al. 2006).

Anzumerken ist, dass keine einzige Studie aus der Metaanalyse mit **klinischen Essstörungspatienten** durchgeführt wurde. Dabei zeigten Tuschen-Caffier et al. (2001) bei Patientinnen mit **Bulimia nervosa** die Wirksamkeit der kognitiv-behavioralen Therapie der Körperbildstörung. Gerade auch für die Aufrechterhaltung der therapeutischen Erfolge scheint es wichtig zu sein, auch die bestehende Körperbildstörung zu behandeln (Fairburn et al. 1993; Wilson et al. 2002).

Hilbert und Tuschen-Caffier (2004) verglichen die kognitiv-behaviorale Körperbildtherapie mit Expositionsschwerpunkt mit der Körperbildtherapie mit kognitivem Schwerpunkt bei Patientinnen mit **Binge-Eating-Störung** und zeigen bei beiden Interventionen gleichermaßen eine Veränderung des Körperbildes anhand der Reduktion von automatischen Gedanken sowie Gewichts- und Figursorgen und eine Verbesserung der Körperzufriedenheit.

Im Bereich der **Anorexia nervosa** kommen überwiegend multimodale Therapieansätze zum Einsatz (vgl. AWMF

S3-Leitlinie „Diagnostik und Therapie der Essstörungen", DGPM 2010). Oftmals werden zur Korrektur der Körperschemastörung jedoch Videofeedback oder andere Interventionen eingesetzt. Unter eher experimentellen Bedingungen erwies sich der Einsatz als sinnvoll (Rushford und Ostermeyer 1997).

13.6 Ausblick

Zur Evaluation der Wirksamkeit von Körperbildinterventionen sind weitere kontrollierte Studien dringend erforderlich. Untersuchungen im Bereich der KDS wie auch der Essstörungen sollten längere Katamnesezeiträume zur Abschätzung der Aufrechterhaltung der Therapieerfolge berücksichtigen. Weiter müsste geklärt werden, welche therapeutischen Interventionen für die Wirksamkeit der Gesamttherapie zentral sind. Bislang wurde die Mehrzahl der beschriebenen psychotherapeutischen Interventionen bei Frauen überprüft, sodass die Evaluation auf Anwendungen bei weiteren Zielgruppen (Männer, Kinder) ausgedehnt werden sollte.

Die Relevanz von Körperbildstörungen bei medizinischen Erkrankungen (z. B. Krebserkrankungen, Hautkrankheiten oder HIV-Infektion, AIDS) bedarf weiterer Klärung. Wenn bei Betroffenen eine – in einem oder mehreren Bereichen – bestehende Körperbildstörung diagnostiziert wird, könnten körperbildorientierte psychotherapeutische Maßnahmen die medizinische Basisbehandlung sinnvoll ergänzen und damit zur Linderung des subjektiven Leidens sowie zur Verbesserung der Lebensqualität und der Adhärenz gegenüber indizierten medizinischen Maßnahmen beitragen.

LITERATURAUSWAHL

Cash TF, Deagle EA (1997). The nature and extent of body-image disturbances in anorexia nervosa and bulimia nervosa: a meta-analysis. Int J Eat Disord 22: 107–125.

Cash TF, Pruzinsky T (eds.) (2004). Body Image: A handbook of theory, research, and clinical

First MB (2005). Desire for amputation of a limb: paraphilia, psychosis, or a new type of identity disorder. Psychol Med 35: 919–928.

Gallagher S (2005). How the Body Shapes the Mind. New York: Oxford University Press.

Henningsen P (1998). Somatisierung und Affektregulation: Elemente eines interpersonellen Modells. In: Rudolf G, Henningsen P (Hrsg.). Somatoforme Störungen. Theoretisches Verständnis und therapeutische Praxis. Stuttgart: Schattauer, S. 185–198.

Hilbert A, Tuschen-Caffier B (2010). Essanfälle und Adipositas: Ein Manual zur kognitiv-behavioralen Therapie der Binge-Eating-Störung. Göttingen: Hogrefe.

Jarry JL, Ip K (2005). The effectiveness of stand-alone cognitive-behavioral therapy for body image: a meta-analysis. Body Image 2: 317–331.

Kollei I, Brunhoeber S, Rauh E, et al. (2012). Body image, emotions and thought control strategies in body dysmorphic disorder compared to eating disorders and healthy controls. J Psychosom Res 72: 321–327.

Rosen JC, Reiter J, Orosan P (1995). Cognitive-behavioral body image therapy for body dysmorphic disorder. J Consult Clin Psychol 63: 263–269.

Tuschen-Caffier B, Florin I (2012). Teufelskreis Bulimie: Ein Manual zur psychologischen Therapie. Göttingen: Hogrefe.

Vocks S, Legenbauer T (2010). Körperbildtherapie bei Anorexia und Bulimia nervosa: ein kognitiv-verhaltenstherapeutisches Behandlungsprogramm. Göttingen: Hogrefe.

KAPITEL 14

Matthias Weisbrod und Christoph Mundt

Desaktualisierung und Realitätskontrolle

Kernaussagen

- Der Desaktualisierungsbegriff greift die Beobachtung auf, dass in affektiv aufgeladenen Zuständen die Interpretation von Wahrnehmungen der Außen- und Innenwelt wesentlich durch die affektive Gestimmtheit beeinflusst sein kann. Die Desaktualisierungsfähigkeit bezeichnet in diesem Kontext die Fähigkeit, den Einfluss des Affekts einzugrenzen. Sie zeigt sich in der Fähigkeit, Kontrolle darüber auszuüben, welche Wahrnehmungen und Elemente des inneren Erlebens Zugang zum Bewusstsein erhalten und in welchem Ausmaß sie Urteile und Handlungen bestimmen. Desaktualisierungsfähigkeit stellt eine mit Aufmerksamkeitsprozessen überlappende, aber auch eine die Affektkontrolle berührende Konzeption dar. Darüber hinaus schließt sie die Steuerung der Aufrechterhaltung und Durchsetzungsfähigkeit langfristiger Strebungen ein. Die Störung der Desaktualisierung von sich aufdrängenden seelischen Inhalten und dem damit einhergehenden Verlust der Realitätskontrolle stellen bei Menschen mit Schizophrenie wichtige Psychotherapie-Fokusse dar.
- Von metapsychopathologischen Systemen kann die Komplexität dieser Konstrukte integriert und für psychotherapeutische Zwecke aufbereitet werden. Dieses Kapitel beschäftigt sich daher mit drei relevanten metapsychopathologischen Systemen, die sich zur Erläuterung der psychopathologischen Kernsymptomatik der schizophrenen Psychosen entwickelt haben: Das Vulnerabilitäts-Stress-Coping-Modell, das Autismus-Intentionalitäts-Modell und das strukturdynamische Kohärenzmodell, das den Desaktualisierungsbegriff geprägt und ausgearbeitet hat. Angewendet auf die hoch fokussierten Psychotherapietechniken stellen diese drei Systeme einen Gesamtkontext für das Verständnis der Psychopathologie des Patienten und die Therapieplanung her und beziehen diese wiederum auf die individuelle Entwicklungsgeschichte und die Gesamtpersönlichkeit.
- Das Vulnerabilitäts-Stress-Modell leistet einen wichtigen Beitrag zur Charakterisierung von Rückfallkonstellationen und stellt damit Ansatzpunkte für Präventionsmöglichkeiten zur Verfügung. Es ist besonders für die Anwendung auf chronisch-rezidivierende Krankheitsverläufe geeignet. Das Autismus-Intentionalitäts-Modell erschließt das Verständnis für die in entwicklungspsychologisch relevanten Umbrüchen stehenden jüngeren Patienten; daneben ist es hilfreich beim Umgang mit Residualverfassungen von Psychosekranken und ihrer Exposition gegenüber stark fordernden Rehabilitationssettings. Das Konzept der Desaktualisierung des strukturdynamischen Kohärenzmodells kann die Therapie produktiv-psychotischer Symptome leiten, zudem bietet die Auffassung produktiv-psychotischer Symptome als Enthemmungsphänomene bei Versagen der Desaktualisierungsfähigkeit zahlreiche Anknüpfungspunkte zu neurokognitiven Befunden. Desaktualisierungsfähigkeit kann als abstraktere übergreifende Konzeption für Konzentrationsfähigkeit und allgemeine Affektkontrolle aufgefasst werden – Konzepte, die sich auf der klinischen Ebene u. a. als Filterstörungen und auf der neurokognitiven Ebene als Störungen der Aufmerksamkeits- und der exekutiven Funktionen sowie der Organisation des Gedächtnisses wiederfinden.
- Die klinischen Konzepte der Desaktualisierung und Realitätskontrolle können damit eine Brücke schlagen von den neurokognitiven Detailfunktionsstörungen über die klinische Psychopathologie bis hin zu den lebensweltlich und im psychotherapeutischen Kontext relevanten Aspekten der Beziehungsgestaltung, der Nähe-Distanz-Regulierung und der Kohärenzbildung von Lebensthemen und Motivationssträngen, die den Patienten geprägt haben und Voraussetzung für die strukturelle Bindung von Affekten sind. Auch die psychotherapeutische Arbeit mit Patienten, die unter fortbestehenden Positivsymptomen leiden, braucht diese Brückenfunktion der metapsychopathologischen Systeme von der Neurokognition zur Gesamtpersönlichkeit, um klinische Situationen verstehen und die Aufnahmefähigkeit der Patienten für psychotherapeutische Interventionen beurteilen zu können.

14.1 Vorbemerkung

Zum vertieften Verständnis von Zielrichtungen und Wirkweisen der im Schizophrenie-Kapitel (➤ Kap. 22) dargestellten psychotherapeutischen Ansätze werden vor allem drei metapsychopathologische Systeme herangezogen:
- Das **Vulnerabilitäts-Stress-Coping-Modell** (Zubin und Spring 1977), das international als das bekannteste und am besten eingeführte gelten kann. Es ist besonders gut für die Anwendung auf chronisch-rezidivierende Krankheitsverläufe geeignet, weil es einen Beitrag zur Charakterisierung von Rückfallkonstellationen und Präventionsmöglichkeiten leistet.
- Das **Autismus-Intentionalitäts-Modell** (Bleuler 1911; Blankenburg 1971; Mundt 1985, 1991) fokussiert die Fähigkeit des Individuums, aktiv Sinnsetzungen und Zuschreibung von Bedeutungsstrukturen in der Auseinandersetzung mit der physischen Welt, vor allem aber mit dem Anderen in der sozialen Welt herzustellen. Dieses metapsychopathologische System eignet sich in besonderer Weise, Patienten mit Vorläufersyndromen und Früherkrankte zu verstehen, die unmittelbar vor oder in den entwicklungspsychologischen Aufgaben der Selbstentwicklung, der Generierung von Sekundärbeziehungen, der Entwicklung von psychosexueller und beruflicher Identität stehen. Dieser Entwicklungsphase entsprechen der Drang und die aktive Suche nach Sinn- und Bedeutungsstrukturen für das Selbst und die Welt, während Autoprotektion, Abschirmung und Rückzug wegen übermäßiger Beeindruckbarkeit durch emotionale Kontakte eher bei längerfristig Kranken in den Vordergrund rücken, wenn durch chronischen Verlauf oder häufige Rückfälle die Resilienz der Ich-Grenzen geschwächt ist.
- Das **metapsychopathologische System der strukturdynamischen Kohärenz** (Janzarik 1988) ist gegenüber den vorgenannten Modellen weniger bekannt, aber insofern heranzuziehen, als es als umfassendste Anthropologie für das Verständnis psychotischer Störungen die außerordentliche Variabilität der klinischen Erscheinungsformen schizophrener Psychosen erläutern kann. Für die Salutogenese-Aspekte psychotherapeutischen Vorgehens kann es vor allem Zusammenhänge zwischen affektdynamischer Befrachtung seelischer Inhalte und psychotischen Symptombildungen bzw. der Desaktualisierung erläutern – Zusammenhänge, die z. B. bei der Auflösung von Übertragungspsychosen nützlich sind. Außerdem hat es als einziges der drei Systeme einen elaborierten Desaktualisierungsbegriff hervorgebracht, der eine Fülle psycho- und pharmakotherapeutischer Einflüsse auf Entstehung und Remission psychotischer Symptome verstehbar macht. Aus diesen Gründen wird der Darstellung dieses metapsychopathologischen Systems mehr Raum zugestanden.

Alle drei metapsychopathologischen Systeme sind in ihren Aussagen über die komplexen psychotischen mentalen Dysfunktionen mit basalen neurokognitiven Symptomen kompatibel, die in unserer Sicht am umfassendsten vom strukturdynamischen Kohärenzmodell integriert werden.

RESÜMEE
Metapsychopathologische Systeme
- Das Vulnerabilitäts-Stress-Coping-Modell eignet sich für das vertiefte Verständnis chronisch-rezidivierender Krankheitsverläufe.
- Das Autismus-Intentionalitäts-Modell eignet sich zum Verständnis von Patienten mit Vorläufersyndromen in der Frühphase.
- Die Modell der strukturdynamischen Kohärenz eignet sich dazu, psycho- und pharmakotherapeutische Einflüsse auf Entstehung und Remission psychotischer Symptome zu verstehen.

14.2 Mentale Basisfunktionen und ihre Störungen, die die Realitätskontrolle beeinflussen

Im Folgenden werden Ansätze zu Auswirkungen ganz unterschiedlicher neurokognitiver Funktionen bzw. ihrer Störungen auf die Realitätskontrolle dargestellt.

14.2.1 Psychoanalytische Aussagen

Ältere klinische psychoanalytische Arbeiten bringen eine eingeschränkte Realitätskontrolle mit Selbst-Objekt-Konfusion, etwa im Übertragungswahn, mit dadurch verzerrten inneren und äußeren Perzepten in Zusammenhang (Selzer und Carsky 1993). Arlow (1985) hält die Konstituierung von Zeit und Sequenzialität für eine Voraussetzung für Kontingenzerfahrung, den Kern der Wirklichkeitsfindung, und nimmt an, dass die aktuelle Erfahrung ständig mit einer Matrix unbewusster Fantasien abgeglichen und in Bezug auf diese bewertet werde. Diese Vorstellung deckt sich weitgehend mit den Annahmen des strukturdynamischen Kohärenzmodells und der Funktion der Imagination, die mit Perzepten um Wahrnehmung und Bewusstwerdung konkurriert. Nach Arlow erhöht Ambiguität Schwierigkeiten der Realitätswahrnehmung ebenso wie Übertragungs- und Affektdruck. Das Unbewusste könne Wahrnehmungen schon in ihrer frühen Entstehungsphase prägen, im Wahn werde es zur Realität.

14.2.2 Realitätsverlust durch neurokognitive Basissymptome

Physische und soziale Wahrnehmungsprozesse schizophren psychotischer Patienten sind basal und vielfältig gestört. So ist z. B. die visuelle Verarbeitung in einem sehr frühen Stadium der Informationsverarbeitung beeinträchtigt. Dies trifft u. a. für das magnozelluläre System (M-System) zu, das insbesondere für Bewegungs-, Umrisswahrnehmung und Objektentfernung bedeutsam ist. So ist die Amplitude des ereigniskorrelierten Potenzials (EKP) P1 für Stimuli, die das M-System ansprechen, bei Menschen mit Schizophrenie im Vergleich zu gesunden Kontrollprobanden signifikant reduziert. Weiterhin konnte in Untersuchungen visueller Wahrnehmungen schizophrener Patienten mit und nach Umstellung ohne Prismen gezeigt werden, dass bei ihnen sowohl die primäre Adaptation als auch die Reorientierung schlechter funktioniert als bei gesunden Kontrollen, wodurch auch eine Beeinträchtigung von prozeduralem Lernen entsteht (Bigelow et al. 2006a).

Die primäre Wahrnehmung wird durch basale kognitive Prozesse beeinflusst. Die Störung kognitiver Funktionen bei Menschen mit Schizophrenie wurde bereits zu Beginn des letzten Jahrhunderts von Eugen Bleuler und auch von Emil Kraepelin erkannt. Heute wissen wir, dass mehr als 80 % der von einer schizophrenen Psychose Betroffenen kognitive Beeinträchtigungen von alltagspraktischer Bedeutung aufweisen (vgl. z. B. die Metaanalyse von Heinrichs und Zakzanis 1998). Diese Störungen betreffen in der Regel mehrere Domänen, bleiben im Verlauf der Erkrankung bestehen (Nuechterlein et al. 1992), sind bei der Ersterkrankung schon vorhanden (Bilder et al. 2000), gehen der Erkrankung voraus und sind bereits vor Erstmanifestation ein relevanter Prädiktor für im weiteren Verlauf zu beobachtende soziale Probleme (Cornblatt et. al. 1992). Hierzu passt die Beobachtung, dass die Störung der Alltagsbewältigung durch kognitive Defizite wesentlich durch deren Bedeutung für die soziale Kognition bedingt zu sein scheint (Vauth et al. 2005).

Für die Fähigkeit zur „sozialen Realitätskontrolle" ist beachtenswert, dass bei Menschen mit Schizophrenie die Wahrnehmung von Affekten gestört ist (Leppänen et al. 2008). Unterschiedliche Abstufungen von Freude können sie nur schwer erkennen, gleichzeitig neigen sie dazu, Gesichtsausdrücke als ängstlich oder traurig aufzufassen (Butler et al. 2009). Diese Probleme scheinen über Erkrankungsstadien hinweg stabil zu sein (Addington und Addington 1998).

In der Konsequenz ist die soziale „Realitätskontrolle" bei an Schizophrenie erkrankten Menschen beeinträchtigt. Dabei wird eine Zunahme der Störung unter erhöhter Komplexität und Ambiguität sowie für Bewegungsabläufe gegenüber statischer Ausdrucksgebung berichtet (Bigelow et al. 2006b). Guillem et al. (2003) haben mit einem *Reality Distortion Score* eine Beeinträchtigung der Hemmung für kognitive Interferenzen bei Menschen mit Schizophrenie gefunden, eine verminderte Integration von Wahrnehmungen in bestehendes Wissen, eine unangemessene Stimuluskategorisierung und eine weniger gute Kontextintegration der Perzepte. Dies führt zu unangemessenen Bindungs- und Einordnungspro-

Tab. 14.1 Übersicht der kognitiven Dysfunktionen und ihres Bezugs zur Realitätskontrolle

Teilstörung	Beeinträchtigte Realitätswahrnehmung	Psychotherapeutische Entsprechung
Selbst-Objekt-Differenzierung	Selbst- und Fremdwahrnehmung	Wahrnehmungsdifferenzierung
Beeinträchtigtes prozedurales Lernen	Zeiterleben, Kontingenzerfahrung	Prozedurales Lerntraining ohne Zeitdruck, Ambiguität und Affektdruck
Decodierung sozial relevanter Körpersignale	Empathie, Theory of Mind	Training sozialer Fertigkeiten
Mimischer und körperlicher Affektausdruck	Vermittlung der subjektiven Wirklichkeit	Training sozialer Fertigkeiten
Optische Wahrnehmung unter erschwerten Bedingungen	Orientierungs- und Adaptationsprobleme	Übung von Gestaltwahrnehmung
Flexibilität bei Wahl der Abstraktionsebenen	Konkretismus	Kognitives Training von Perspektivenwechsel
Erhöhte Ablenkbarkeit	Verlust des Aufmerksamkeitsfokus	Training von Daueraufmerksamkeit
Hemmung kognitiver Interferenzen	Stimuluskategorisierung, Kontextintegration, Wissensintegration, unangemessene Gedächtnisbindungen	Kognitives Training
Beeinträchtigtes Figur-Hintergrund-Perzept	Vorschneller Gestaltschluss zur Prävention von Desorganisation bei reduzierter kognitiver Hemmung	Metakognitives Training
Verminderte Integration bei Dual-Task- und Split-Brain-Aufgaben	Verpassen wichtiger sozialer Realitäten bei komplexen Kommunikationen, z. B. in Gruppen	Training sozialer Fertigkeiten
Beeinträchtigungen bei kognitiven Schnelligkeits- und Genauigkeitstests	Verpassen sozialer Schlüsselreize in komplexen Gruppensituationen	Kognitives Training und darauf aufbauend Training sozialer Fertigkeiten
Verminderte Leistung von Arbeitsgedächtnis und exekutiver Kontrolle	Überforderung durch Selbstmonitoring bei komplexen intentionalen Leistungen	Intentionalitätstraining, Training sozialer Fertigkeiten
Bestimmung der Selbstrelevanz von Wahrnehmungen	Katathyme und projektiv-paranoide Sinnsetzungen	Training von kognitiver Dezentrierung und Perspektivenwechsel

zessen des Wahrgenommenen in die Gedächtnisstrukturen und hat gravierende Auswirkungen auf die Wahrnehmungstiefe sozialer Prozesse hinsichtlich Komplexität, Schnelligkeit der Erfassung und Reagibilität, Angemessenheit der Bewertung und der Lernkonsequenz für Erfahrungs- und Kompetenzzuwachs. Menschen mit Schizophrenie weisen darüber hinaus für visuelle Wahrnehmung ein spezifisches *Perceptual-Closure*-Defizit auf, d. h., sie haben Schwierigkeiten, auf der Basis fragmentierter Wahrnehmungsinformationen auf die Gesamtgestalt zu schließen (Cavezian et al. 2007). Dies lässt sich auch neurophysiologisch im Sinne einer verminderten Ausprägung der *closure activity* abbilden (Doniger et al. 2002). Diese verminderte Sicherheit bei der Erkennung von Objekten trägt zu einer verminderten Realitätskontrolle bei.

Der damit verbundene zu frühe Gestaltschluss führt zu Fehlattribuierungen, die als Wahnwahrnehmung ins Bewusstsein gelangen können. Beitragen hierzu könnten sowohl die schlechte Figur-Hintergrund-Wahrnehmung als auch die verminderte Inhibition von unstimmigen Kognitionen. Diese Befunde zeigen eine ausgezeichnete Entsprechung zu den bei Wahnpatienten beobachteten Phänomenen des „voreiligen Schlussfolgerns" *(jumping to conclusions)*, eine kognitive Strategie, die selektiv zur Bestätigung und Aufrechterhaltung eines Wahns beitragen kann. Die Vermeidung dieser kognitiven Strategie ist ein wichtiges Ziel des Metakognitiven Trainings (vgl. ➤ Kap. 22).

Mit komplexen Untersuchungsmethoden konnten Boeker et al. (2006) zeigen, dass bei Gesunden ein effizientes Selbstmonitoring auf einer guten Funktion des Arbeitsgedächtnisses basiert, dass also quasi ein „Online-Monitoring" mit Manipulation der einkommenden Informationen erfolgt, die für die aktuelle Intentionalität gewissermaßen getrimmt werden. Da bei Menschen mit Schizophrenie Selbstmonitoring durch eine mögliche Schwächung des Arbeitsgedächtnisses nicht effizient ist, scheinen sie auf exekutive Kontrollfunktionen auszuweichen, die bei ihnen allerdings ebenfalls geschwächt sind. Überlastungen der exekutiven Kontrolle könnten **Ich-Störungen** hervrufen. Boeker et al. interpretieren ihre Befunde als Bestätigung für das Modell von Frith, der das Zusammenspiel von *forward modelling,* dem Entwurf einer Bewegung, und dem Abgleich der ausgeführten Bewegung mit dem Entwurf – *self-monitoring* – bei intentionalen Prozessen in der Schizophrenie gestört sieht. Boeker et al. haben, global gesehen, eine Beeinträchtigung von *self-directedness* und eine Überbetonung von *self-transcendency* bei schizophrenen Patienten festgestellt. Sie konstatieren eine gering ausgeprägte intentionale Entschlussfähigkeit für Sinnzuweisungen, die sie mit einem hohen Maß an Infragestellung des Selbst verbunden sehen.

➤ Tab. 14.1 fasst die berichteten kognitiven Dysfunktionen zusammen, aus denen sich in experimentellen Studien Beeinträchtigungen der Realitätswahrnehmung ergeben haben.

14.3 Metapsychopathologische Systeme

14.3.1 Das Vulnerabilitäts-Stress-Coping-Modell

Die von Zubin und Spring (1977) propagierte Sichtweise von der Entstehung der klinischen Symptomatik der Schizophrenie hat sich vor allem wegen ihrer Praktikabilität für die Rückfallprävention durchgesetzt. Das Modell geht von einem Vulnerabilitätsbegriff aus, der biologische, psychische und soziale Wirkfaktoren integriert und mit einem Schwelleneffekt arbeitet, ab dem eine klinische Symptomatik entsteht. In der pharmakologisch und biologisch geprägten Psychiatrie-Epoche der Entstehung des Modells war vor allem daran gedacht, dass durch antipsychotische Behandlung die Vulnerabilitätsschwelle zur Symptommanifestation gehoben wird, während psychosoziale Interventionen Stressoren vermeiden und deren Auswirkungen abbauen, die Vulnerabilitätsschwelle aber nicht wesentlich beeinflussen können. In diesem Modell wurden weder die Details der Vulnerabilität noch des Stresses präzise festgelegt.

> **MERKE**
> Zur Vulnerabilität zählen die genetische Ausstattung, aber auch spätere Einflüsse auf die Entwicklung, wie z. B. prä- und perinatale zerebrale Störungen, Traumatisierungen oder auch psychosoziale Fehlentwicklungen der Persönlichkeit. Zu Stressfaktoren gehören ausgeprägte emotionale Konflikte und hochgespannte Affekte, die die Wahrnehmungsfähigkeit beeinträchtigen und die Selbststeuerung mindern.

Klosterkötter (1988) hat zeigen können, dass von den klinisch oft unaufdringlichen Basissymptomen unter zunehmendem Affektdruck Übergangsreihen der Symptome bis zur voll ausgeprägten Psychose rekonstruierbar sind, etwa über uncharakteristische Geräuschwahrnehmungen zu sinngestalteten akustischen Halluzinationen mit elaborierten Wahninhalten. Er exemplifiziert damit einen möglichen Prozess des Zusammenwirkens von Vulnerabilität und Stress. Eine integrierte psycho- und pharmakotherapeutische Behandlung würde durch medikamentöse Senkung der Affektentzügelungsbereitschaft die Vulnerabilitätsschwelle gegenüber Stressoren erhöhen, durch kognitive Remediation die Störungen der basalen kognitiven Leistungen angehen, durch Psychotherapie die Steuerungsprozesse verbessern und im metakognitiven Training und den komplexeren Verfahren des sozialen Fertigkeitentrainings Kompensationsmöglichkeiten für fortbestehende Störungen der Kognition ermöglichen und die Affektkontrolle stärken.

14.3.2 Das Autismus-Intentionalitäts-Modell

Autismus war für Eugen Bleuler ein Grundsymptom der Schizophrenie im Sinne eines Rückzugs der Patienten auf privatweltliche Sinnsetzungen, etwa im Wahn, in Neologismen der Sprache oder durch Sinnsetzungen, die vom sozialen Anderen nicht geteilt und übernommen werden können. Mit der Entdeckung der Spiegelneuronensysteme für die Herstellung von Intersubjektivität rückte die Autismus-Hypothese der Schizophrenie wegen der klinisch so auffälligen Störungen der Intersubjektivität schizophrener Patienten wieder stärker in den Mittelpunkt des Interesses. Der unmittelbaren präreflexiven Co-Repräsentanz von Intentionen und mentalen Zuständen beobachteter Personen im Betrachter steht die bewusste gedankliche Rekonstruktion von motivationalen, intentionalen und Befindlichkeitsverfassungen von Interaktionspartnern aus der Lebenserfahrung gegenüber. Beide Bereiche sind bei Menschen, die an Schizophrenie leiden, geschwächt. Die Störung führt hin zu den vielfältigen Beeinträchtigungen ihrer Intersubjektivität.

Das aus der Philosophie stammende Konzept der Intentionalität stellt die Positivleistung zur Defizienz des Autismus dar.

MERKE
Intentionalität kennzeichnet die Fähigkeit, in der Abstimmung mit, manchmal auch im Gegensatz zu dem sozialen Anderen Sinnattribuierungen hervorzubringen, sei es bei der Sprachgenerierung oder generell bei der Selbstaktualisierung.

In den postakuten Erschöpfungs- und Residualsyndromen der Schizophrenie werden Ruhepositionen für die intentionalen Anstrengungen eingenommen. Intentionale Leistungen werden aufgrund der kognitiven Basisdefizite und der Integrationsschwächen für Kognitionen und Affektsteuerung von Menschen mit Schizophrenie unter erheblich erschwerten Bedingungen mit größerer Anstrengung hinsichtlich Konzentration, Gedächtnis und Hemmungsvermögen erbracht als von Gesunden. Diese Aspekte sind beim Umgang mit Residualverfassungen von Psychosekranken und bei ihrer Exposition gegenüber stark fordernden Rehabilitationssettings zu bedenken. Vertiefte Darstellungen des Intentionalitätskonzepts finden sich bei Mundt (1985, 1991) sowie Kaiser und Weisbrod (2007).

Das metapsychopathologische System Autismus-Intentionalität unterscheidet sich von den anderen beiden hier abgehandelten metapsychopathologischen Systemen auch dadurch, dass es sich auf die **Erste-Person-Perspektive,** das Subjekterleben, also die Erlebnissymptome konzentriert, während die beiden anderen metapsychopathologischen Systeme einen Objektivitätsanspruch und damit die **Dritte-Person-Perspektive** mit sich führen. Die aus der subjektiven Innensicht von Menschen mit einer schizophrenen Erkrankung rekonstruierten Prozesse der Verunsicherung durch Gleitendwerden der Sinnsetzungen lassen sich mit diesem System am besten ausfalten und in ihrer zerstörerischen Wirkung für die Intersubjektivität verstehen. Sie geben damit die Basis für eine tragfähige therapeutische Beziehung ab. Zudem scheinen Störungen des Subjekterlebens eine höhere Spezifität zu haben als andere Schizophreniesymptome.

RESÜMEE
- Das Autismus-Intentionalitätsmodell bezieht sich auf die Erste-Person-Perspektive und auf die Erlebnissymptome.
- Das Vulnerabilitäts-Stress-Coping-Modell und das Modell der strukturdynamischen Kohärenz beziehen sich auf die Dritte-Person-Perspektive.

14.3.3 Das strukturdynamische Kohärenzmodell: Desaktualisierung

Das Auftreten produktiver Phänomene in der akuten Psychose war zu Beginn der Entwicklung des strukturdynamischen Modells vorwiegend auf die affektdynamische Überstimulierung der entsprechenden Inhalte in Verbindung mit einer instabilen seelischen Struktur bezogen worden, die sich etwa durch die Neigung zu fluktuierenden Basissymptomen auszeichnet. Durch die affektdynamische Überstimulierung komme es zur Verselbstständigung des seelischen Inhalts; die Verbindung des seelischen Inhalts mit regulierenden Instanzen zur Kontextüberprüfung gehe verloren. Diese Sicht führte z. B. zu der Konsequenz, Halluzinationen nicht wie in den kategorialen Diagnosesystemen als Wahrnehmungsstörung, sondern als losgelöst leerlaufenden seelischen Inhalt zu betrachten. Infolge dieser Auffassung von Halluzinationen als Enthemmungsphänomenen stellt sich die Frage nach dem Hemmungsvermögen, der Desaktualisierungsfähigkeit.

Der später in das metapsychopathologische System der strukturdynamischen Kohärenz eingeführte Desaktualisierungsbegriff bezeichnet die Fähigkeit, die Affektdynamik des ganzen psychischen Felds von Wahrnehmungen der Außenwelt und der Innenwelt hinsichtlich seiner affektiven Akzentuierung einzugrenzen, zu moderieren und die Durchsetzungsfähigkeit einzelner Elemente zu Bewusstsein und Handeln zu kontrollieren. Desaktualisierungsfähigkeit stellt damit eine mit Aufmerksamkeitsprozessen überlappende aber auch eine die Affektkontrolle berührende Konzeption dar und schließt darüber hinausgehend die Steuerung der Durchsetzungsfähigkeit langfristiger Strebungen mit ein.

MERKE
Desaktualisierung bezeichnet die Fähigkeit, die Affektdynamik des ganzen psychischen Feldes von Wahrnehmungen der Außen- und Innenwelt hinsichtlich seiner affektiven Akzentuierung einzugrenzen, zu moderieren und die Durchsetzungsfähigkeit einzelner Elemente zu Bewusstsein und Handeln zu kontrollieren.

Desaktualisierungsfähigkeit kann für den psychotherapeutischen Dialog mit Bezug auf Selbstwahrnehmung und mentale Alltagsprozesse genutzt werden. Sie beinhaltet die Fähigkeit, sich die Kontexte übermäßig aufdrängender Wahrnehmungen zu vergegenwärtigen und zu bewerten. Sie kann sich äußern in der Versprachlichung des unmittelbar Erlebten, die zu einer Distanzierung führt, im gedanklichen „Zur-Seite-Legen", wie es in manchen Techniken der KVT (kognitiven Verhaltenstherapie) systematisch geübt wird und ist auch wesentlicher Bestandteil von Kreativtherapien.

Desaktualisierung wird auch benötigt, um den urtümlichen intuitiv impressiven Wahrnehmungsmodus, wie er bei Lockerung der Realitätskontrolle z. B. in der Wahnstimmung auftritt, zugunsten eines repräsentativen, gedanklich und durch die Lebenserfahrung kontrollierten indirekten Wahrnehmungsmodus zurückzudrängen. Der Steuerungsprozess zwischen den mehr intuitiven und mehr repräsentationalen Wahrnehmungsmodi ist als ein zentraler Psychopathologiebereich bei schizophrenen Psychosen gestört. Die Balance kann nicht nur durch Medikamente, sondern auch psychotherapeutisch durch Kontextmaßnahmen wie Beziehungsgestaltung, Stationsregeln oder Definition und Absichern der sozialen Rollen unterstützt werden, die Affektdruck mindern und kognitive wie affektive Strukturbildung und Reorientierung stärken.

Das strukturdynamische Kohärenzmodell sieht in diesem Sinne in der Rückgriffsmöglichkeit auf Erlebtes mit einer möglichst reichen Innenwelt und auf Vorerfahrungen, die schon einmal zu einer korrekten Einordnung z. B. ängstigender Situationen geführt haben, eine Stützung der Desaktualisierungsfähigkeit. Auch die entwicklungspsychologisch zunehmende Dehnung der Wege von einer Intention zur Umsetzung und zum Ziel mit einer zunehmenden Beweglichkeit der Innenwelt durch Abwägen, Hin- und Herwenden, dem gedanklichen „Probehandeln", baut Desaktualisierungsfähigkeit aus, weil damit der aktuelle Affektdruck kontrollier- und dosierbar gemacht wird. Die unmittelbar erlebte und gelebte Welt tritt an affektiver Wucht und Bedeutung zugunsten der Innenwelt zurück, die schließlich selbst zum mentalen Objekt mit Aktualisierungs- und Desaktualisierungsprozessen wird, z. B. bei Schameinbrüchen oder Entfremdungserlebnissen des Selbst, Konstellationen, die psychotische Symptome triggern können.

Janzarik (1983) gewichtete als Erklärungsmodell für die Pathogenese produktiver Symptome den Begriff der Desaktualisierung als Fähigkeit, irrelevante oder unerwünschte Wahrnehmungen zu moderieren und abzulegen, gegenüber der dynamischen Überstimulierung zunehmend stärker. Möglichkeiten der intendierten Aktualisierung hielt er anhand seiner klinischen Erfahrungen für begrenzt. Aus dieser Beobachtung entwickelte er den Begriff der **Autopraxis,** der das spontane Andrängen innerer Fantasien, Gedanken, spielerischer Assoziationen, aber auch heftiger, triebartiger Vorstellungen und Handlungsimpulse meint. Autopraxis stellt somit die „Knetmasse" in diesem metapsychopathologischen System dar, aus der durch Desaktualisierung intentionale Gerichtetheiten entstehen. Entscheidungen und Willensakte beruhen danach wesentlich auf Desaktualisierungsleistungen. Diese Vorstellung der Selbststeuerung ohne eine zentrale Willensinstanz fügt sich zu den Konzepten neurokognitiver Kontrollsysteme für Wahrnehmungsverarbeitung und Handlungsvorbereitungen (> Kap. 14.4.4). Die Basis für Aktualisierungen wird von Janzarik überwiegend in Antrieben gesehen. Eine gezielte Aktivierung des Feldes im Ganzen sei nur bedingt möglich, sie ereigne sich vielmehr als Folge nachlassender Autopraxis. In der Konsequenz wird der Willensbegriff von Janzarik (1991) damit weitgehend abgelehnt.

Das strukturdynamische Modell sieht die Einprägung von Gedächtnisinhalten wesentlich mit der dynamischen Befrachtung eines Inhalts verbunden, das selektive Einprägen wird mit der Desaktualisierung der nicht dazugehörigen Inhalte gleichgesetzt. Die langfristige Behaltensleistung werde durch die Verbindung dieser affektdynamisch befrachteten Inhalte mit weiteren Strukturelementen des Wertgefüges bewirkt, also durch Einordnen, durch final orientiertes, intentionales Verbinden. Stabile Desaktualisierungsleistungen werden somit an kohärente, in sich stimmige strukturelle Gerichtetheiten gebunden, die sowohl als kognitive wie auch als affektiv-motivationale Ordnungen vorstellbar sind. Der affektiven Befrachtung stellt Janzarik die Fähigkeit zur Vergessensleistung gegenüber, die in der Regel unbemerkt ablaufe und nur bei Versagen der Tilgungsleistung auffalle. Sie wird nicht als eigenständiger Prozess, sondern als Restrukturierungsleistung der kognitiven und affektiven Ordnung angesehen. Der literarisch anmutende Ausdruck für diesen Prozess – „kraftvoll herangelebte Situationen" – impliziert sowohl die aktive Intention als auch das dadurch gezielt herbeigeführte Sich-Aussetzen gegenüber einer prägenden und druckvollen Situation, die den Menschen dann ihrerseits weiterbewegt. Konsistenz und Kohärenz dieses sich über ganze Lebensepochen erstreckenden intentionalen Drängens und Getrieben-Werdens bewirkt Desaktualisierung, indem alte Inhalte verblassen und neue das affektive Engagement an sich binden.

Ein akutes Versagen der Desaktualisierung kann z. B. bei Intoxikationen, unter Drogen oder eben im Sinne eines Missverhältnisses von Aktivierung und Desaktualisierungsfähigkeit in akuten psychotischen Phasen zu produktiver Symptomatik führen. Desaktualisierungsfähigkeit verbraucht sich durch Dauerbeanspruchung zur Sicherung labil-spannungsvoller Strukturen und steht somit nur noch geschwächt zur Verfügung. Damit entstehen entwicklungspsychologisch ungünstige Bedingungen für die Bewältigung emotional stark beanspruchender Reifungsaufgaben. Umgekehrt stellt sich die Desaktualisierungsfähigkeit mit der Restitution der Kohärenz wieder ein.

14.4 Entsprechungen der Kognitionswissenschaften

14.4.1 Desaktualisierung, Filter- und Kontrollfunktionen

Der präfrontale Kortex spielt eine zentrale Rolle bei der Kontrolle sich aufdrängender erwünschter oder unerwünschter Impulse und Vorstellungen, der Unterdrückung in einer gegebenen Situation naheliegender, aber in ihren Konsequenzen ungünstiger Handlungen und des willentlich erzeugten Aufrufs von Gedanken. Diese übergeordnete Leistung wird durch Funktionen wie die exekutive Kontrolle einschließlich des Arbeitsgedächtnisses und durch Aufmerksamkeitsfunktionen gewährleistet.

14.4.2 Automatisierung als Teilaspekt der Desaktualisierung

Bereits gegen Ende des 19. Jh. unterschied William James (1890/1950) zwischen Aufmerksamkeit, die durch externe Stimuli erregt wird, und willentlich intendierter Aufmerksamkeitszuwendung zu Aspekten der Außenwelt und/oder der inneren Welt. Shiffrin und Schneider (1977) sowie Posner (1978) sind dieser Unterscheidung gefolgt und haben automatische von kontrollierten kognitiven Prozessen unterschieden: Sehr schnell ablaufende **automatische Prozesse** finden demnach nur beschränkt Eingang in das Bewusstsein, während **kontrolliert ablaufende Prozesse** bewusst werden und zu einer Modifikation des Gedächtnisses führen.

Eine erhebliche Reduktion des mentalen Aufwands kann durch den Übergang von kontrollierten zu automatisierten Prozessen (z. B. durch Üben) erzielt werden. Mit Automatisierung geht die Freisetzung von Kapazitätsbeschränkungen für attentive und Kontrollleistungen einher, was zu einer Erhöhung der Flexibilität und der Fähigkeit zur Bewältigung komplexerer Anforderungen führt. So geht z. B. die initiale Beanspruchung des dorsolateralen präfrontalen Kortexes und des Zingulums bei Experimenten, die geteilte Aufmerksamkeit erfordern, durch Üben zurück (Abdullaev und Posner 1997).

> **MERKE**
> Die klinisch bedeutsame Beobachtung, dass Desaktualisierungsleistungen durch Gewohnheitsrituale, Lebensrhythmen und eingeübte stabile kognitive und emotionale Reaktionsmuster gefestigt werden, die ihrerseits Ziele therapeutischer Interventionen darstellen können, findet im Übergang von kontrollierter zu automatischer Informationsverarbeitung eine empirische Entsprechung.

14.4.3 Reizabschirmung und -selektion (sensorisches Gating, Filterfunktion)

Zu der von Janzarik bei Schizophrenien angenommenen übermäßigen Aktualisierung von Inhalten des seelischen Feldes findet sich eine Entsprechung in dem von McGhie und Chapman (1961) formulierten Konzept, nach dem Patienten mit Schizophrenie nicht in der Lage sind, die Verarbeitung irrelevanter Stimuli in einem frühen Stadium der Informationsverarbeitung zu unterbrechen. Dieses *gating deficit* führt nach diesem Modell zur Überlastung der für die kontrollierte Verarbeitung zur Verfügung stehenden, in ihrer Kapazität begrenzten Ressourcen und wird als Auslöser für die Fragmentierung kognitiver Prozesse verantwortlich gemacht. Einen direkten Zusammenhang zwischen sensorischer Überflutung und schizophrenen Symptomen konnten z. B. Gottschalk et al. (1972) belegen, die bei psychisch gesunden Probanden durch ein Übermaß an sensorischer Stimulation produktive psychotische Symptome provozieren konnten.

Einen experimentellen Zugang zur Untersuchung der Filterstörung bieten die Präpulsinhibition (PPI) des Startle-Reflexes und das sog. Doppel-Click-Paradigma:

- Der **Startle-Reflex** (Schreckreflex) wird durch unerwartete erschreckende sensorische Stimuli ausgelöst, die zu einem rasch habituierenden Augenschluss und generalisierten Flexions- und Extensionsbewegungen führen. Geht der eigentlichen Reizung ein schwacher Warnreiz voraus, wird der Schreckreflex abgeschwächt. Wiederholt konnte nachgewiesen werden, dass die PPI bei Menschen mit Schizophrenie beeinträchtigt ist.
- Beim **Doppel-Click-Paradigma** werden Probanden mit zwei irrelevanten Klickgeräuschen konfrontiert, die in kurzem Abstand aufeinander folgen. Bei gesunden Probanden löst der erste Click eine kennzeichnende EKP-Komponente (P50) aus, die nach dem zweiten Klick nur noch abgeschwächt und bei repetitiver Präsentation abnehmend auftritt. Dies wird als Hinweis auf einen Filter zum Schutz der kapazitätsbegrenzten kontrollierten Verarbeitung angesehen. Bei an Schizophrenie erkrankten Menschen fällt diese Reduktion geringer aus (Adler et al. 1982), was als neurophysiologisches Korrelat des *gating deficit* aufgefasst wird.

Im Sinne des strukturdynamischen Kohärenzmodells wiederum können diese Befunde mit der Desaktualisierungsschwäche in Verbindung gebracht werden.

Bemerkenswert ist, dass die Filterstörungen nicht an akute Krankheitsphasen gebunden und auch bei gesunden Verwandten von Menschen mit Schizophrenie nachweisbar sind (Siegel et al. 1984). Hier bietet sich das Schlagen einer experimentell gestützten Brücke zwischen Desaktualisierungskonzept und Vulnerabilitäts-Stress-Coping-Modell an. Auch Knight et al. (1995) haben auf die Entlastungsfunktion für Wahrnehmungsfilterung, Aufmerksamkeitsfokussierung und

Arbeitsgedächtnis durch frühe Inhibition hingewiesen. Fällt die frühe Filterfunktion durch Schädigung des primären Hörkortex aus, führt dies zu einer Latenzreduktion der Wahrnehmungsverarbeitung von 20–40 ms in den EKP. Hinzu kommt bei Patienten mit Schizophrenie ein Habituierungsproblem bei der zu erwartenden Ablage unwichtiger neuer Reize, die bei ihrem ersten Auftreten vermehrte Aufmerksamkeit auf sich ziehen. Knight et al. sprechen von einem *„noisy internal milieu"*, das je nach Ausprägung zu Basissymptomen bis hin zur globalen Wahnstimmung in Beziehung steht.

14.4.4 Autopraxis und semantische Assoziation

Autopraxis bezeichnet im strukturdynamischen Modell das spontane Andrängen von Aktualisierungen ohne gezielte Selektion eines Inhalts, die eine intakte Desaktualisierung voraussetzen würde. Eine neurokognitive Entsprechung zur Autopraxis kann bei semantischen Assoziationen beobachtet werden. An der Herstellung von semantischen Bezügen zwischen Worten sind sowohl automatische als auch kontrollierte Prozesse beteiligt. Denkgestörte Patienten mit Schizophrenie haben Schwierigkeiten, die Aktivierung entfernter, zum Kontext nicht passender Assoziationen zu unterdrücken. Untersuchungen von Weisbrod et al. (1998) legen nahe, dass dafür eine Störung der linken Hemisphäre und der Interaktion beider Hemisphären verantwortlich ist. Assoziationen denkgestörter schizophrener Patienten werden stärker durch die konkrete Bedeutung des letzten Wortes eines Satzes als durch seinen metaphorischen Inhalt bestimmt, automatisch auftretende Assoziationen können demnach nicht zugunsten übergreifender Sinnzusammenhänge inhibiert und das Assoziationsfeld nicht den Erfordernissen gemäß eingegrenzt werden. Diese Störung der Inhibition bei schizophren Erkrankten, die für das formale Denken ebenso wie für das inhaltliche Erleben bedeutsam zu sein scheint, kann unschwer mit der von Janzarik beobachteten Desaktualisierungsschwäche in Verbindung gebracht werden.

> **MERKE**
> **Autopraxis** bezeichnet im strukturdynamischen Modell das spontane Andrängen von Aktualisierungen ohne gezielte Selektion eines Inhalts.

14.4.5 Exekutive Kontrolle

Eine weitere Entsprechung zum strukturdynamischen Modell findet sich bei der übergeordneten Kontrolle kognitiver Funktionen. Exekutive Kontrollfunktionen werden benötigt, wenn neue Handlungsplanungen entworfen und angemessene Handlungen aus Handlungsalternativen ausgewählt werden müssen.

> **MERKE**
> Eine zentrale exekutive Kontrollleistung stellt die Fähigkeit dar, spontan andrängende Reaktionen zugunsten angemessener Handlungen zu unterdrücken.

Zum Verständnis exekutiver Kontrollfunktionen scheint uns das von Norman und Shallice (1986) zur Klärung der Bedeutung von Aufmerksamkeitsprozessen bei der Ausführung von Handlungen entwickelte Modell besonders geeignet. Exekutive Kontrolle speist sich nach diesem Modell aus der Interaktion zweier grundlegender Systeme:

- Das **Contention Scheduling System** (CSS) verhindert bei einfachen und gut gelernten Handlungsabläufen Konflikte, indem es beim Auftreten konkurrierender Handlungsmöglichkeiten die Auswahl der am stärksten aktivierten sichert. Dabei bestimmen neben der Ausgangssituation auch Handlungsalternativen durch laterale Aktivierungs- und Hemmprozesse die Auswahl. Ist ein Handlungsablauf initiiert, bleibt er so lange aktiv, bis das Ziel erreicht ist oder der Ablauf durch die Aktivierung eines konkurrierenden Schemas unterbrochen wird. Das CSS ist geeignet, eingeübte und gut beherrschte Handlungen und Denkroutinen zu steuern.
- Ist die zu bewältigende Aufgabe jedoch neu oder komplex, wird ein zweites Kontrollsystem benötigt, das von Norman und Shallice als **Supervisory Attentional System** (SAS) bezeichnet wird. Das SAS hat Zugang zu spezifischeren Informationen, welche die interne und externe Umgebung sowie übergeordnete Ziele und Aufgaben repräsentieren. Es wird wirksam, indem es die Durchsetzungsfähigkeit unterschiedlicher Handlungsalternativen beeinflusst. Das SAS determiniert die Handlungen dabei nicht vollständig. Während für einen Entscheidungsprozess auf der Ebene des CSS keine Aufmerksamkeitszuwendung erforderlich ist, nimmt das SAS die prinzipiell limitierten Aufmerksamkeitsressourcen in Anspruch und weist somit ein wesentliches Charakteristikum eines kontrollierten Prozesses auf.

Die von Norman und Shallice entwickelten Vorstellungen zur Implementierung exekutiver Kontrolle kommen den Aussagen des strukturdynamischen Modells zu den Aktualisierungen im Wahrnehmungsfeld und deren Beeinflussung durch Desaktualisierung recht nahe. Norman und Shallice konstruieren ein „quantitatives Willenskonzept", das sich auf das Ausmaß von Aktivierung oder Inhibition stützt. Dabei kann das SAS im Entscheidungsprozess wesentlichen Einfluss auf die Gewichtung nehmen. Hier finden sich Entsprechungen zum Prozess der Desaktualisierung. Auch bezüglich des Willensbegriffs finden sich Übereinstimmungen: Janzarik lehnt den Willensbegriff ab, bei Norman und Shallice besitzt er keine Erklärungsfunktion, sondern verweist allenfalls auf unerklärt Antezedentes für die Aktivierung des SAS. Es werden allerdings auch Unterschiede deutlich: Norman und Shallice räumen, anders als Janzarik, einer globalen Aktualisierung eine wichtige Steuerungsfähigkeit ein, neurokognitive Willensforscher sprechen auch von gewichteter Stimulusvermehrung, die der Desaktualisierung durch Selektion wieder neue Entscheidungsmöglichkeiten eröffnet.

D'Esposito et al. (1995) haben ein Konzept vorgelegt, nach dem ein kortikales Netzwerk unter Einbeziehung des lateralen inferioren präfrontalen Kortex und des anterioren Zingulums exekutive Funktionen erfüllt. In diesem Modell werden explizit inhibitorische Prozesse als wesentlicher Bestandteil der exekutiven Kontrolle angesehen. Das Konzept stützt sich im Wesentlichen auf die Ergebnisse funktioneller Untersuchungen. Diese zeigen, dass das anteriore Zingulum aktiviert wird, wenn zur Lösung von Aufgaben Konflikte bewältigt werden müssen, also dann, wenn exekutive Kontrollfunktionen erforderlich sind. Auch für die Generierung von Worten, bei denen das SAS beansprucht wird, findet sich eine Aktivierung des anterioren Zingulums (Raichle 1994). Bei Untersuchungen zur Reaktionsunterdrückung fand sich weiterhin eine unmittelbare Korrelation zwischen schlechter Leistung und dem Ausmaß der Aktivierung des anterioren Zingulums. Dagegen fand sich im anterioren Zingulum keine Aktivierung, wenn die Instruktionen so gewählt waren, dass das CSS angesprochen wurde. Diese Befunde legen eine stärkere Gewichtung aktiv kontrollierender Einflüsse auf die Assoziations- und Handlungsabfolge nahe, als Janzarik sie im Rahmen des Desaktualisierungskonzepts einräumen würde, und unterstützen eher die Rolle einer aktiven Verstärkung, wie sie im Modell von Norman und Shallice berücksichtigt wird.

Ein häufig eingesetztes Untersuchungsverfahren zur Erfassung exekutiver Kontrollfunktionen stellt der 1935 vorgelegte **Stroop-Test** dar. Der Stroop-Test erfordert die Angabe der Farbe, in der ein Farbwort geschrieben ist. Das Farbwort kann von der Schriftfarbe abweichen. Da das Lesen eines Wortes und nicht die Benennung der Schriftfarbe eingeübt ist, ergibt sich bei Inkongruenz von Wortaussage und Schriftfarbe eine starke Interferenz zwischen dem automatisch ablaufenden Prozess und der geforderten Handlung. Diese Interferenz schlägt sich in längeren Zeiten für die Benennung nieder. Die Bewältigung dieser irritierenden Aufgabe erfordert den Einsatz exekutiver Kontrolle oder im Sinne des strukturdynamischen Modells eine ausgeprägte Desaktualisierungsleistung. Entsprechend findet sich bei bildgebenden Untersuchungen unter der Bedeutungsinkongruenz eine im Vergleich zur Bedeutungskongruenz oder Neutralität verstärkte Aktivierung im anterioren Zingulum (Pardo et al. 1990), die zudem mit der Anzahl der Fehler bei Bedeutungsinkongruenz korreliert. An Schizophrenie erkrankte Menschen weisen erhöhte Fehlerraten bei Bedeutungsinkongruenz auf (Hepp et al. 1996), die mit einer im Vergleich zu gesunden Probanden geringeren Aktivierung des anterioren Zingulums einhergeht (Carter et al. 1997).

14.4.6 Arbeitsgedächtnis und zentrale Exekutive

Baddeley und Mitarbeiter formulierten in den frühen 1970er-Jahren ein dreiteiliges Modell des Arbeitsgedächtnisses, das ebenfalls eine zentrale Exekutive *(central executive)* postuliert. Die zentrale Exekutive kontrolliert nach diesem Modell Hilfssysteme *(slave systems),* die Gedächtnisspuren aufrechterhalten und aktuelle Inhalte zu Repräsentanzen aus dem Langzeitgedächtnis in Beziehung setzen (Baddeley und Hitch 1974). Die Kapazität der zentralen Exekutive, Information zur Verfügung zu halten, ist begrenzt. In der Folge konnte gezeigt werden, dass im Präfrontallappen multiple, auf die Modalität des einkommenden Signals spezialisierte Arbeitsgedächtnisdomänen bestehen, die parallel arbeiten und sowohl untereinander als auch mit zahlreichen anderen Funktionen, z. B. Langzeitgedächtnisspeicher und Handlungskontrolle, vernetzt sind. Jedes dieser modalitätsspezifischen Module ist wiederum in ein Netzwerk eingebunden, das sensorische, Gedächtnis- und motorische Komponenten verknüpft. Die Funktion der zentralen Exekutive wäre demnach nicht auf eine zentrale anatomisch oder funktionell definierbare Struktur zu beziehen, sondern vielmehr in der Architektur miteinander interagierender neuronaler Verbände niedergelegt. Diese Sichtweise käme der Konzeption von Desaktualisierung als eines lebensgeschichtlich gewachsenen, wesentlich durch Ordnungsstrukturen getragenen, fortwährenden Entwicklungsprozesses nahe.

Bei Menschen mit Schizophrenie konnte eine veränderte Aktivierung des dorsolateralen präfrontalen Kortex belegt werden, die mit einer Störung des Arbeitsgedächtnisses einhergeht (Park und Holzman 1992). Cohen und Servan-Schreiber (1992) stellten einen direkten Bezug zwischen Arbeitsgedächtnis und exekutiven Kontrollfunktionen her und modulierten entsprechend die Bewältigung des Stroop-Tests in einem neuronalen Netzwerkmodell. Dabei nahmen sie an, dass der präfrontale Kortex u. a. die Aufgabe hat, Kontext verfügbar zu halten, der die Basis für ein der Situation angemessenes Verhalten bildet. Hierzu seien zwei unterschiedliche kognitive Funktionen vonnöten:

- die Bereitstellung von Information durch das Arbeitsgedächtnis und
- die Inhibition von naheliegenden, aber unangemessenen Reaktionen.

Bei vergleichsweise geringfügigen Störungen in denjenigen Strukturen des neuronalen Netzwerks, welche die Funktion des präfrontalen Kortex repräsentierten, fanden Cohen und Servan-Schreiber auf der „Verhaltensebene" nur dann Störungen, wenn zwischen dem Kontext und dem „Verhalten" eine zeitliche Verzögerung lag. Mit zunehmender Beeinträchtigung setzten sich die zwar falschen, aber naheliegenden Verhaltensschablonen durch. Die Art der Fehler war derjenigen, die bei Menschen mit Schizophrenie gefunden wird, qualitativ und quantitativ vergleichbar. Die Autoren stellten eine Verbindung mit schizophrenen Krankheitsverläufen her, bei denen zunächst Störungen des Arbeitsgedächtnisses, im weiteren Verlauf dann Störungen der Inhibition und mithin der exekutiven Kontrollfunktionen auftreten.

14.4.7 Gedächtnis im weiteren Sinne

Eine weitere Entsprechung zu der mit dem strukturdynamischen Modell angenommenen Wandlung der Innenwelt und ihrer Gerichtetheiten in der Psychose, die als Strukturverformung bezeichnet wird, findet sich in der Gedächtnisforschung. Starke Affekte, insbesondere Angst, begünstigen die Ausbildung überdauernder Gedächtnisspuren. Hamann et al. (1999) konnten zeigen, dass eine hohe Amygdala-Aktivierung zum Zeitpunkt der Encodierung mit besseren langfristigen Gedächtnisleistungen einhergeht. Neben der Einspeicherung impliziter emotionaler oder motivationaler Verstärker moduliert die Amygdala auch die Speicherung explizit deklarativer Gedächtnisinhalte, d. h. der kognitiv zugänglichen Kontextvariablen von Verstärkern.

Der Inhalt von unter starken Affekten entstandenen Erinnerungen ist auf die unter dem Einfluss des Affekts als zentral bewerteten Aspekte des Erlebten auf Kosten anderer, objektiv vielleicht bedeutsamerer Aspekte fokussiert. Das bedeutet, dass die überdauernden Erinnerungen und damit die innerpsychischen Bestände wesentlich durch die Ausprägung von Affekten während des Erlebens bestimmt werden, die im Fall der psychotischen Auslenkung zu dauerhaften Verschiebungen und Brüchen im Themen- und Wertegefüge führen können.

14.4.8 Wahn

Spitzer (1996) hat darauf hingewiesen, dass sich der Begriff der Strukturverformung mit dem Konzept dynamischer neuroplastischer Veränderungen zur Deckung bringen lässt. Er führt dies am Beispiel der Wahnbildung aus, die er als Deformation kortikaler Repräsentationssysteme auffasst. So ändern Dopamin und Noradrenalin z. B. das Signal-Rausch-Verhältnis der Informationsverarbeitung. Während geringes Rauschen insbesondere in „Fight-Flight"-Situationen Vorteile bietet, kann vermehrtes Rauschen nützlich sein, um zu neuen Gestaltbildungen zu kommen.

Wie Spitzer et al. (1995) anhand eines einfachen neuronalen Netzwerkmodells untermauert, spielt Rauschen eine prominente Rolle bei der Reorganisation neuronaler Netzwerke. Im Zustand erhöhter dopaminerger Aktivität, wie er bei Wahn angenommen wird, wird demnach Information mit einem erhöhten Signal-Rausch-Verhältnis verarbeitet. Umweltsignale werden verstärkt, treten in der Wahrnehmung überdeutlich hervor und werden subjektiv als bedeutsam erlebt. Alternative Hypothesen und Interpretationen von Ereignissen werden unterdrückt, daraus resultiert eine Einengung von Bewusstseinsinhalten, die schwer korrigierbar ist. Auf der Ebene der neuronalen Netzwerke behindert eine erhöhte Dopaminaktivität Veränderungen. Der Wahn ist in diesem Modell daher einer Modifizierung durch zusätzliche Informationen kaum zugänglich.

14.5 Therapeutische Konsequenzen

Eine Initialbeobachtung, von der sich die psychopathologische Systematisierung des Zusammenspiels von seelischer Dynamik und Struktur entwickelt hat, war ein Therapieeffekt, nämlich die Beobachtung, dass die durch Antipsychotika induzierte Rückführung seelischer Dynamik in der akuten paranoid-halluzinatorischen Psychose die Teilstruktur des Wertgefüges, die durch dynamische Überaktivierung losgelöst und eigenständig geworden war, wieder in die Kohärenz mit der Gesamtstruktur zurückfinden ließ (Janzarik 1995). Zur Desaktualisierung affektiv hoch befrachteter Themen kann nicht nur Medikation, sondern auch psychotherapeutische Arbeit einen wesentlichen Beitrag leisten, z. B. durch Nähe-Distanz-Regulierung, Fokusänderung, atmosphärische Maßnahmen und paradoxe Autonomiezuweisung.

Relevant erscheint uns darauf hinzuweisen, dass die Besserung der basalen kognitiven Leistungen eine wichtige Voraussetzung zur Stärkung von Desaktualisierung und Realitätskontrolle bildet. **Kognitive Remediation** entfaltet insbesondere durch gezielte Kombination von basalen Trainingsverfahren und Training sozialer Fertigkeiten Wirkungen auf die Alltagsfunktionen von Patienten. Eine nachhaltige und alltagsrelevante Besserung gelingt dann, wenn das Training in ein umfassendes aktivierendes Rehabilitationsprogramm eingebettet ist, also eine nach Janzarik „kraftvoll herangelebte Situation" therapeutisch vorgehalten wird. Das strukturdynamische Modell kann helfen, die Verbindung zwischen den Therapieebenen herzustellen und die Bedeutung der kognitiven Detailfunktionen in einem breiteren anthropologischen Rahmen konzeptuell zu verankern.

> **MERKE**
> Zur Desaktualisierung affektiv hoch befrachteter Themen leistet psychotherapeutische Arbeit einen wesentlichen Beitrag.

Da die Desaktualisierungsfähigkeit durch Strukturbildung und die Möglichkeit der Einordnung von aktuell Erfahrenem zunimmt, wäre in der **postremissiven Phase** akuter schizophrener Psychosen die psychotherapeutische Arbeit an einer Kohärenzbildung der Lebensthemen und Motivationsstränge, die den Patienten geprägt haben, außerordentlich wichtig. Eine solche bessere Integration widersprüchlicher und ambitendenter Themen würde einerseits die Desaktualisierungsfähigkeit weniger fordern, und sie andererseits durch die verbesserten Einordnungsmöglichkeiten des aktuell Erfahrenen und seine Abstützung auf die bereitliegende Struktur mit deren Richtungsvorgaben kräftigen. Als eine Pädagogik des Lernens von Lernen könnte das Erlernen von Affektbindung durch Desaktualisierung in ein psychoedukatives Programm für an Schizophrenie erkrankte Menschen eingebunden werden. Patienten könnten in der Wahrnehmung und im Verständnis von sachlich fundierten repräsentativen Vorgaben gestärkt und im Erlernen von Desaktualisierungstechniken von Unerwünschtem geschult und unterstützt werden (Mundt 1996).

Die verhaltenstherapeutischen Techniken, die sich weitgehend atheoretisch vor allem in der englischen Psychiatrie zur Zurückdrängung von Halluzinationen und Wahnerlebnissen etabliert haben, gehen mit modifizierten Techniken des sokratischen Dialogs genau diesen Weg. Auch das Metakognitive Training, das von Moritz verfügbar gemacht und dessen nachhaltige Wirkung überzeugend belegt wurde, übt Desaktualisierungstechniken anhand überprüfbarer und nachvollziehbarer Beispiele ein (> Kap. 22). Hier kann das strukturdynamische Modell zu einem vertieften Verständnis der Zielsetzungen und möglicher salutogenetischer Mechanismen beitragen.

Geht man von der Rezidivprophylaxe nach der Ersterkrankung zurück auf die prämorbide Verfassung von Personen, die ein hohes Risiko für eine schizophrene Erkrankung tragen, so stellt sich auch für **Früherkennung und Frühbehandlung** die Aufgabe, die strukturellen Gerichtetheiten zu harmonisieren, zu bündeln, überhaupt zu stärken und im Verein damit die Desaktualisierungsfähigkeit für Unerwünschtes zu unterstützen. In Anbetracht der zumeist bereits prämorbid deutlichen strukturellen und oft auch vitalen affektiven Schwäche ereignet sich die Exazerbation der manifesten Psychose in den seltensten Fällen ohne Vorboten. Aus strukturdynamischer Sicht ist in der Regel ein langer Weg „vergeblichen Ringens" um die Ausbildung fester Strukturen zu verfolgen, mit einerseits geringer Persönlichkeitsdynamik im Sinne einer Temperamentsvariante, andererseits geringer Desaktualisierungsfähigkeit. Werden gefährdete Personen mit stark fordernden Entwicklungsaufgaben konfrontiert, deren versuchte Bewältigung starke Affekte erzeugt, die strukturell eingebunden werden müssten oder ein belastbares Wertgefüge erforderten, tritt eine charakteristische Situation für Symptombildung ein. Hier würde sich also die für die Frühintervention häufig propagierte und auch praktizierte psychotherapeutische Intervention als Zielsetzung eine Unterstützung der Strukturbildung zusammen mit einem noch zu entwickelnden Desaktualisierungstraining anbieten, das es den gefährdeten Personen ermöglicht, Affekte strukturell zu binden.

Eine besondere therapeutische Herausforderung stellt die **Behandlung eines chronischen Wahns** dar, der Teil der Persönlichkeit und ihrer Weltanschauung geworden und einer alleinigen medikamentösen Behandlung oft nicht mehr zugänglich ist. Der Wahn ist selbst Struktur geworden, die Kohärenz der Sinnzusammenhänge herstellt und damit die Grundlage für die – verzerrte – Erfahrungs- und Beziehungsfähigkeit der Patienten bildet. Wahn kann aber auch Distanz zu Themen schaffen, deren Verarbeitung auf andere Art nicht gelingt. In solchen Fällen kann eine psychotherapeutische Bearbeitung des Wahns Patienten destabilisieren. Häufig können aber die mentalen Grundhaltungen außerhalb der eigentlichen Wahnfelder umstrukturiert werden, ohne dass der kognitive Widerstand der Wahnverteidigung geweckt wird. Wie andere psychische Symptome kann auch der Wahn auf bestimmte Traumata, unbewältigte Reifungsschritte, Ängste oder Sehnsüchte hinweisen.

> **MERKE**
> Beim chronischen Wahn können die mentalen Grundhaltungen außerhalb der eigentlichen Wahnfelder besser als die zentralen Wahnthemen umstrukturiert werden, weil hierbei der kognitive Widerstand der Wahnverteidigung nicht geweckt wird.

Hier eröffnet sich ein ganz neues Feld der Parallelisierung von Hypothesen des strukturdynamischen Modells mit Forschungen zu neuronaler Plastizität und zum Remapping kortikaler Repräsentationen. Die Begriffe Tilgung und Löschung, deren unauffälliges Wirken erst bei Versagen sichtbar wird, kommen hier in den Sinn. Eine Komponente der Unterstützung von Tilgungsprozessen, d. h. langfristig strukturell verankerten Desaktualisierungen, stellt, wie erwähnt, die „kraftvoll herangelebte Situation" dar. Tatsächlich scheint ein Remapping vor allem durch reichlich neu eingehenden Input in andere Bereiche und Nachlassen des Inputs in das zu überwachsende Netzwerkareal zustande zu kommen. Für die Überwindung des chronischen Wahns würde dies bedeuten, dass die Unterbrechung von dauerhafter und intensiver Beschäftigung mit der Wahnwelt notwendig wäre (eine häufige Nachexploration also kontraproduktiv wäre). Es sollte das Herangehen an neue Situationen und Erfahrungen angestrebt werden, also an intensive Eindrücke außerhalb des Wahnthemas, die positive, hedonische Tönung haben sollten.

Chronische Wahnbildungen, die Teil der Persönlichkeit, der Weltanschauung, der Lebensauffassung des Patienten geworden sind, stehen gewissermaßen außerhalb der Reichweite der Desaktualisierungsfähigkeit, weil die kognitiven Leistungen zur Absicherung der Wahnüberzeugungen eingesetzt werden. Die Techniken des sokratischen Dialogs und der Downward-Arrow-Methode versuchen, durch eine Infragestellung und die Konfrontation mit der Realität, die kontraintuitiv ist und nur auf der Basis einer guten therapeutischen Beziehung und eines Sich-Einlassens des Patienten auf kognitiv orientierte psychotherapeutische Arbeit gelingen kann, wieder kognitive Beweglichkeit in die Wahndynamik hineinzubringen. Wenn dies gelingt, kann Desaktualisierungsfähigkeit durch ein kognitives Dissonanzerleben sozusagen an den Rändern des Wahngebäudes, wo Problematisierungen noch am ehesten für den Patienten hinnehmbar sind, wiedererlebt und von da aus gestärkt und ausgeweitet werden. Die kognitive Beweglichkeit außerhalb des Wahnthemas mit Training von Perspektivenwechseln kann ebenfalls wesentlich zur Stärkung der Desaktualisierungsfähigkeit beitragen. Je vitaler neue Erlebnisfelder erschlossen werden können, umso eher kann die Wahnbildung an Bedeutung zurücksinken und in ihrer Gesamtheit affektiv desaktualisiert werden.

14.6 Schlussbemerkung

Die drei großen metapsychologischen Systeme, die sich zur Erläuterung der psychopathologischen Kernsymptomatik der schizophrenen Psychosen entwickelt haben, sind das Vulnerabilitäts-Stress-Modell, das Autismus-Intentionalitäts-Modell und das strukturdynamische Kohärenzmodell. Die drei Systeme machen Aussagen zu wichtigen mentalen Dysfunktionen schizophrener Psychosen auf einem Komplexitätsniveau, das die klinische Orientierung im Umgang mit den Patienten erleichtert und hilft, die heute hoch fokussierten Psychotherapietechniken in einen Gesamtkontext der Therapieplanung und der aktuellen Psychopathologie des Patienten zu stellen. Das Verständnis der mentalen Kerndysfunktionen erleichtert auch die Einschätzung dessen, was im aktuellen Moment vorrangig und was nachrangig ist, welche Dysfunktion weitere nach sich ziehen oder im Fall der Remission sich stabilisieren kann.

Die wesentlichen Störungsdomänen sind dabei das Zusammenspiel von geschwächter Ich-Struktur – geschwächt im Hinblick auf Bindung und Verarbeitung starker Affekte und stabile, festgefügte kognitive Schemata mit affektstarken Erlebnissen, wie sie gerade im Vor- und Frühstadium von schizophrenen Psychosen in der Adoleszenz und im frühen Erwachsenenalter zu bewältigen sind. Das Vulnerabilitäts-Stress-Modell thematisiert in besonders praktischer Weise die Selbstschutz- und Selbstmanagementperspektive für die Rückfallprävention, während das Autismus-Intentionalitäts-Modell vor allem die noch in entwicklungspsychologisch relevanten Umbrüchen stehenden jüngeren Patienten verstehen hilft. Das strukturdynamische Kohärenzmodell hat einen umfangreicheren, fast schon zu einer allgemeinen Anthropologie ausgebauten Begriffsapparat entwickelt, der sich überraschend gut mit Ergebnissen der experimentellen neurokognitiven Wissenschaften in Verbindung bringen lässt.

LITERATURAUSWAHL
Baddeley AD, Hitch GJ (1974). Working memory. In: Bower GH (ed.). Recent Advances in Learning and Motivation. Vol. VIII. New York: Academic Press, pp. 47–90.

Blankenburg W (1971). Der Verlust der natürlichen Selbstverständlichkeit. Stuttgart: Enke.

Cohen JD, Servan-Schreiber D (1992). Context, cortex and dopamine: a connectionist approach to behavior and biology in schizophrenia. Psychol Rev 99(1): 45–77.

Heinrichs RW, Zakzanis KK (1998). Neurocognitive deficit in schizophrenia: a quantitative review of the evidence. Neuropsychology 12: 426–445.

Janzarik W (1988). Strukturdynamische Grundlagen der Psychiatrie. Stuttgart: Enke.

Mundt C (1985). Das Apathiesyndrom der Schizophrenen. Eine psychopathologische und computertomographische Untersuchung. Berlin, Heidelberg, New York: Springer.

Mundt C (1991). Constituting reality – its decline and repair in the course of schizophrenic psychoses. The intentionality model. In: Marneros A, Andreasen NC, Tsuang MT (Hrsg.), Negative vs. Positive Schizophrenia. Berlin, Heidelberg: Springer, pp. 96–108.

Norman DA, Shallice T (1986). Attention to action: willed and automatic control of behavior. In: Davidson G, Schwartz E, Shapiro D (eds.). Consciousness and Self Regulation. New York: Plenum, pp. 1–18.

Nuechterlein KH, Dawson ME, Gitlin M, et al. (1992). Developmental processes in schizophrenic disorders: longitudinal studies of vulnerability and stress. Schizophr Bull 18: 387–425.

Zubin J, Spring B (1977). Vulnerability – a new view of schizophrenia. J Abnorm Psychol 86: 103–126.

KAPITEL 15

Bernhard Strauß und Sabine C. Herpertz

Bindung, Empathiefähigkeit, Intersubjektivität

Kernaussagen

- Bindung, Empathiefähigkeit und Intersubjektivität sind eng aufeinander bezogene entwicklungspsychologische Konstrukte, die sich sehr früh im Säuglings- und Kleinkindalter vor Ausbildung des sprachgebundenen kognitiven Verstehens ausbilden.
- Die Bindungstheorie beschreibt die Bedeutung früher Beziehungserfahrungen für die Entwicklung innerer Modelle des Selbst und des anderen in Form von affektiv-motivational-kognitiven Schemata. Aktuelle Ansätze schließen auch bedeutsame Beziehungen in der späteren Entwicklung ein.
- Bereits bei Kleinkindern können z. B. mit der Technik der „Fremden Situation" sichere Bindungsmuster von vermeidenden, ambivalenten und desorganisierten abgegrenzt werden.
- Die neurobiologische Forschung zu den Konzepten Bindung, Empathiefähigkeit und Intersubjektivität hat begonnen, die diesbezüglich vermittelnden Hirnnetzwerke zu klären, und deutliche Beziehungen zwischen dem elterlichen (Pflege-)Verhalten, Empathie und Bindung gezeigt. Insbesondere das Neuropeptid Oxytocin hat hier eine wichtige vermittelnde Funktion.
- Bei den diagnostischen Instrumenten zur Erhebung des Bindungsstils ist an erster Stelle das Adult Attachment Interview (AAI) zu nennen, das die aktuellen Repräsentationen von Bindungserfahrungen auf der Basis eines Narrativs erfasst.
- Nur bei einem geringen Anteil von psychiatrischen Patienten findet sich eine sicher-autonome Bindungsrepräsentation; allerdings konnten keine eindeutig störungsspezifischen Verteilungen von Bindungsmerkmalen festgestellt werden.
- Psychotherapie aktiviert u. U. das Bindungsverhaltenssystem des Patienten, sodass Bindungsmuster Einfluss auf die Qualität der sich entwickelnden therapeutischen Beziehung, Gegenübertragungsreaktionen und das Behandlungsergebnis nehmen können. Psychotherapie scheint das Ausmaß an Bindungssicherheit steigern und Bindungsangst reduzieren zu können.

15.1 Einleitung

Schon während des Zweiten Weltkriegs begann der englische Psychiater und Psychoanalytiker John Bowlby (1907–1990) mit der Konzeption der Bindungstheorie, die ein entwicklungspsychologisches Modell für die Entstehung sozialer Beziehungen und innerer Repräsentanzen von Bindungserfahrungen (kognitiv-affektiv-motivationale Schemata von Bindung) unterbreitet. Die Theorie geht davon aus, dass unterschiedliche Qualitäten der Bindung zwischen primären Bezugspersonen und einem Kind individuelle Unterschiede im Vertrauen gegenüber anderen sowie im Selbstvertrauen determinieren, ebenso wie die Bereitschaft, bei emotionaler Belastung um Hilfe zu bitten bzw. Hilfe zu geben. Die internalisierten Bindungserfahrungen beeinflussen sowohl bei Kindern als auch Erwachsenen die Fähigkeit, Affekte zu regulieren, Beziehungen aufzubauen und aufrechtzuerhalten.

Innerhalb der Entwicklungspsychologie spielt die Bindungstheorie, u. a. durch die bemerkenswerten Studien von Mary Ainsworth (1913–1999) bedingt, seit Langem eine wichtige Rolle. Erst in den späten 1980er-Jahren allerdings wurde die Theorie vermehrt auch in klinische Konzepte integriert (vgl. z. B. Cassidy und Shaver 2016; Strauß 2014). Seither erlebt die Bindungstheorie einen wahren Boom, was daran erkennbar ist, dass bindungstheoretische Aspekte innerhalb verschiedener psychotherapeutischer Schulen stärker beachtet werden und inzwischen eine gewaltige Zahl an Forschungsarbeiten zu Themen der klinischen Bindungsforschung vorliegt.

Die Theorie postuliert die Bedeutung früher Interaktionserfahrungen für die Bildung innerer Modelle des Selbst und anderer, die keineswegs nur als Repräsentationen im psychoanalytischen Sinn, sondern auch in Relation zu Konstrukten aus anderen theoretischen Richtungen wie Schemata, Skripten, Konzepten oder generalisierten Repräsentationen von Interaktionen (RIG, im Sinne von Daniel Stern) – also schulenübergreifend – zu verstehen sind. Die Annahmen der Bindungstheorie sind plausibel und klinisch relevant, weswegen sie vielen Forschern und Klinikern für ein besseres Verständnis von Psychopathologie und als konzeptueller Rahmen für die therapeutische Beziehung sehr brauchbar erscheinen. Die empirisch gut abgesicherte Bindungstheorie weist ferner deutliche Bezüge zu anderen Theorien auf, z. B. zur interpersonalen Theorie der Persönlichkeit, zu klinischen Theorien von Persönlichkeitsstörungen und psychodynamischen Theorien. Somit kann der Bindungstheorie eine integrative Bedeutung innerhalb entwicklungspsychopathologischer Theorien zukommen.

15.2 Begriffsklärungen

John Bowlbys auf evolutionsbiologischen Annahmen basierende Bindungstheorie postuliert ein primäres Bedürfnis nach Nähe (Bindung) zu einer Bindungsfigur, das von überlebenswichtiger Bedeutung ist. Ausgehend von den frühen Erfahrungen eines Kindes mit versorgenden (Bindungs-) Personen beschreibt die Theorie die Relevanz von Beziehungserfahrungen für die spätere Entwicklung und spätere Beziehungen, die Unterschiedlichkeit dieser Erfahrungen sowie die daraus resultierenden Verhaltensmuster und inneren Repräsentanzen.

15.2.1 Bindung

Eine gute primäre Bindungsbeziehung trägt dazu bei, dass ein Kind seine Welt, ausgehend von einer Basis emotionaler Sicherheit, explorieren kann (> Abb. 15.1). Die frühen Erfahrungen mit bindungsrelevanten Bezugspersonen werden internalisiert und in ein inneres Arbeitsmodell von Bindung *(inner working model)* integriert, das Erwartungen gegenüber Anderen, aber auch Bewertungen der eigenen Person umfasst. Störungen der frühen Bindung können zur Bildung unsicherer Bindungsrepräsentationen im späteren Leben führen, die wiederum die Vulnerabilität für die Entwicklung psychopathologischer Symptome erhöhen. In den letzten Jahren hat sich die Evidenz dafür gehäuft, dass die frühen Erfahrungen mit Bindungen tatsächlich in gewissem Maße prädiktiv für erwachsene Beziehungen sind (Grossmann und Grossmann 2012).

Trotz nachgewiesener Diskontinuitäten und Unterschiede geht die moderne Bindungsforschung zu Recht davon aus, dass in der späteren Entwicklung andere bedeutsame Beziehungen die Qualität einer Bindungsbeziehung erhalten, z. B. die Beziehung zu „Mentoren" im Berufsleben und Beziehungen zu Intimpartnern, auch wenn Bindungsbeziehungen jenseits der Kindheit naturgemäß den Charakter einer „zielkorrigierten Partnerschaft" haben (die aus der Kompetenz resultiert, Ziele und Handlungen der Bezugsperson zu beeinflussen und Kompromisse herzustellen). Um allerdings die Kriterien einer Bindungsbeziehung zu erfüllen, müssen verschiedene, den Grundkonzepten der Theorie abgeleitete Merkmale vorhanden sein: Eine Bindungsbeziehung wird an folgenden Faktoren deutlich:

1. Ausmaß an **Protest** und Stress, das im Fall von Trennung und Verlust erlebt wird
2. Nutzung des anderen als Ziel für die **Aufrechterhaltung von Nähe**
3. Nutzung des anderen (der im Moment der Aktivierung des Bindungssystems als stärker und weiser *[stronger and wiser]* erlebt wird) als **sicherer Hafen** und schützende Zuflucht in Zeiten von Belastung und
4. der Nutzung des anderen als **sichere Basis** für die Exploration der Umwelt

Die Arbeitsgruppe von Mary Ainsworth hat wesentlich dazu beigetragen, das Bindungsverhalten von Kindern in Abhängigkeit vom Verhalten der Bindungsperson zu beschreiben und damit Bowlbys Theorie zu untermauern:

> **MERKE**
> Bindungsfiguren, die positiv, sensitiv und vorhersagbar auf das Kind reagieren, wenn das Kind belastet ist, bieten diesem eine sichere Umgebung, die es ihm ermöglicht, die Wirksamkeit des Ausdrucks seiner Gefühle zu validieren und ein Gefühl der Kontrolle über die Umwelt zu entwickeln.

Kinder, die derartige Entwicklungsbedingungen aufweisen, entwickeln eher ein **sicheres** und ausgewogenes **Bindungsmuster,** das z. B. in der von Ainsworth u. a. entwickelten „fremden Situation" durch ein zwischen Bindung und Exploration ausgewogenes Verhalten charakterisiert ist (> Abb. 15.1):

„The balancing of the need for physical closeness to and psychological confidence in an attachment figure, with exploration is often called secure-base behaviour. Through such behaviour a sense of mastery and competency is achieved, new and extensive social relationships are developed, and a comfortab-

Abb. 15.1 Bindungs-Explorations-Balance: Das Bindungsverhaltenssystem ist bei Unbehagen, Stress und Leid aktiviert, bei Wohlbefinden das Explorationsverhaltenssystem

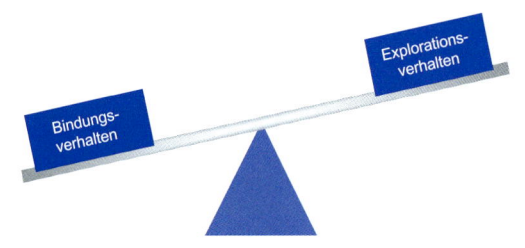

antagonistische Verhaltenssysteme: Bindung vs. Exploration

le and productive sense of personal autonomy and balance in relationships is achieved."

Hardy et al. (2004: 496)

Reagiert die Bindungsfigur zwar vorhersagbar, aber abweisend und unsensibel auf Belastungen und Ängste des Kindes, wird sich beim Kind zwar ein kausales Verständnis seiner Welt herstellen, es wird aber keine Vorstellung von der Bedeutung eigener Gefühle entwickeln. Solche Kinder werden vor allem den Ausdruck negativer Affekte verlernen bzw. – im späteren Leben – negative Gefühle mit falschen positiven Gefühlen überdecken. Personen mit dieser Erfahrung tendieren dazu, ihre Gefühle zu verbergen oder sie gar nicht mehr wahrzunehmen und Situationen stattdessen ausschließlich kognitiv zu bewerten. Das entsprechende Bindungsmuster wird seit Ainsworth' Untersuchungen als **vermeidend oder abweisend** bezeichnet.

Reagieren Bindungsfiguren überwiegend inkonsistent, verwickelt und unachtsam im Hinblick auf die Belastungen ihres Kindes, kann dieses keine Kontingenz bzgl. eigener affektiver Signale erlernen und wird seine Bedürftigkeit übermäßig zum Ausdruck bringen. Im späteren Leben entwickeln sich dann häufig Probleme mit Intimität, Schwierigkeiten mit Trennungen; die Personen erleben Furcht vor Zurückweisung aufgrund der Überzeugung, wenig Kontrolle über das eigene Leben und eigene Beziehungen zu haben. Das entsprechende Bindungsmuster wurde als **ängstlich-ambivalent** bzw. – im Erwachsenenalter – als **verstrickt** bezeichnet.

Kennzeichen aller drei genannten Strategien ist, dass sie in sich konsistent und kohärent sind und dem Kind bzw. später

Tab. 15.1 Charakteristika des Bindungsverhaltens von Kindern (in der fremden Situation) und entsprechender Bindungsrepräsentationen bei Erwachsenen (vgl. Strauß 2006)

Das Bindungsmuster kennzeichnendes kindliches Verhalten	Bindungsrepräsentationen Erwachsener
Sicher	**Sicher-autonom**
• Offene Kommunikation positiver und negativer Gefühle • Gestresst durch Trennung • Aktives Drängen nach Nähe und Kontakt • Bindungsperson ist sichere Basis • Balance zwischen Bindungs- und Explorationsverhalten • Suche nach Nähe • Vertrauen in die Unterstützung durch die Bindungsperson	• Offene, kohärente und konsistente Erzählung/Erinnerung • Leichter Zugang zu Erinnerungen • Fähigkeit zur Reflexion • Integration guter und schlechter Erfahrungen/Gefühle • Eher positive Sicht des Selbst und anderer • Vertrauen zu Bezugspersonen/Achtung von Bindungen (auch für die eigene Entwicklung) • Fähigkeit, Hilfe anzunehmen und zu geben
Vermeidend	**Unsicher-vermeidend (abweisend)**
• Umgeht schmerzvolle Zurückweisung durch Vermeidung • Keine offenen Anzeichen von Disstress • Ignoriert Bindungsperson bei Annäherung • Überaktivierung des Explorationsverhaltens auf Kosten des Bindungsverhaltens • Angst vor Zurückweisung • Ablenkung	• Kurze, inkohärente und unvollständige Erzählung/Erinnerung • Geringe Antwortbereitschaft und Erinnerungsfähigkeit • Idealisierung der Kindheit • Affektarmut, Überregulation des Affekts • Geringe Mentalisierungsfähigkeit • Negative Sicht anderer/Abwertung von Bindungen und Betonung von Unabhängigkeit • Abwertung von Hilfe
Ambivalent	**Unsicher-verwickelt (verstrickt)**
• Ausgeprägte Belastung und Affekte (Angst, Wut) • Misstrauisch • Keine Toleranz für Trennung • Schwer zu beruhigen • Verzweiflung im Umgang mit Belastung • Suche nach Kontakt und Nähe bei gleichzeitiger Abwendung von der Bindungsfigur • Überaktivierung des Bindungsverhaltenssystems zuungunsten der Exploration • Angst vor Verlust	• Inkohärente und inkonsistente Darstellung von Beziehungserfahrungen (ungeordnet, strukturlos, irrelevant, vage, weitschweifig etc.) • Aktuelle Verstrickung mit Bindungsperson und Überflutung von Erinnerungen • Affektreiche Darstellung vor allem mit Ärger, Ängstlichkeit (Unterregulation des Affekts) • Eingeschränkte Mentalisierung • Abhängigkeit von anderen, Mangel an Identität, Überbewertung von Bindungen
Desorganisiert	**Unverarbeitetes Trauma/Verlust**
• Keine durchgängige Strategie • Unvereinbare Verhaltensweisen und Widersprüche (Erstarren, Absencen, Stereotypien) • Keine Verarbeitungsstrategie bei Trennung • Gelegentlich Angst vor der Bindungsperson	• Erzählungen von nicht verarbeiteten traumatischen Erlebnissen auf verwirrende/desorganisierte Weise • Fehler in Beschreibungen • Brüche im Affekt • Sprachliche Abweichungen vom Gesamteindruck als Indikatoren für dissoziierte Gedächtnisinhalte

dem Jugendlichen/Erwachsenen als bestmögliche Strategie dienen, ihr Bindungsbedürfnis zu befriedigen. Man spricht deshalb auch von organisierten Strategien. Ein relativ kleiner Anteil der untersuchten Kinder zeigt in Experimenten wie der fremden Situation bizarre, unvereinbare Verhaltensweisen und Emotionen, für die als weitere Kategorie der Klassifikation von kindlichem Bindungsverhalten die **desorganisierte Bindung** eingeführt wurde.

➤ Tab. 15.1 stellt die bei Kindern identifizierten bindungsrelevanten Verhaltensmuster den Charakteristika von Bindungsrepräsentanzen bei Erwachsenen gegenüber, die sich aus überwiegend mit dem AAI durchgeführten Untersuchungen an Erwachsenen ergeben haben. Dieses Interview versucht, die kognitiv-emotionale Verarbeitung von Bindungserfahrungen bei Erwachsenen („*states of mind with respect to attachment*") durch eine sorgfältige Analyse der Inhalte und der Struktur bindungsbezogener Erinnerungen abzubilden.

Die Erwachsenenbindungsforschung hat maßgeblich dazu beigetragen, die Entwicklung innerer Arbeitsmodelle von Bindung („affektiv-motivational-kognitive Schemata") als Resultat früher Bindungserfahrungen ebenso wie die hohe Übereinstimmung zwischen der Qualität dieser Modelle oder Repräsentationen bei erwachsenen Bindungsfiguren und dem Bindungsverhalten von Kleinkindern zu bestätigen (➤ Tab. 15.1; ausführliche Übersichten bei Strauß 2014; Grossmann und Grossmann 2012).

Eine Reihe von Konzepten der Bindungstheorie ist für die Psychotherapie höchst relevant. So hat sich die klinische Bindungsforschung mit der Bedeutung von Bindungsaspekten für die Diagnostik und Therapie spezifischer Störungsbilder (z. B. Borderline-Persönlichkeitsstörung, dissoziative Störungen, Angststörungen), mit der Bedeutung von Bindungserfahrungen als Risiko- bzw. Schutzfaktor für die Entwicklung von Psychopathologie und mit dem Bezug der Theorie zu anderen klinischen, insbesondere zur psychoanalytischen Theorie befasst. Auf die Befunde zur Bedeutung von Bindungsmerkmalen in der Psychotherapie und für die therapeutische Beziehung (Strauß 2006) wird in ➤ Kap. 15.6 eingegangen.

15.2.2 Empathie

Der Begriff „Empathie" wird in der Regel synonym mit dem Begriff der „Einfühlung" gebraucht. Im allgemeinen Sprachgebrauch versteht man unter Empathie die Fähigkeit, sich in andere hineinzuversetzen. Der Empathiebegriff geht auf den deutschen Philosophen Theodor Lipps zurück, der die Fähigkeit von Menschen, Fremdseelisches richtig zu erkennen, mit einer „Einfühlungstheorie" erklärte. Er verstand unter Einfühlung einen Grundvorgang beim unmittelbaren Verstehen von Ausdruckserscheinungen. Einfühlung sei eine innere Handlung, eine imaginierte Nachahmung des Erlebens des anderen.

Nach Eckert (2007) war die sog. „Rudimententheorie" des englischen Arztes W. B. Carpenter aus dem Jahr 1874 ein Vorläufer von Lipps' Einfühlungstheorie. Nach Carpenter wird nicht nur jede Wahrnehmung, sondern bereits die Vorstellung eines Bewegungszustands im Wahrnehmenden oder Vorstellenden den Antrieb zu gleichen Bewegungen erregen. Dieses Phänomen ist als **Carpenter-Effekt** in die Psychologiegeschichte eingegangen und wird heute durch die neurobiologische Theorie der Spiegelneurone (➤ Kap. 15.3.1) untermauert. Für Wilhelm Dilthey (1833–1911) war Einfühlung ein Nacherleben, wobei der Vorgang des Einfühlens als ein interaktiver kreativer Prozess aufgefasst wurde, der auch das Erleben desjenigen, der sich einfühlt, verändern sollte. Diese Konzeption ist auch in den meisten modernen Empathie-Definitionen enthalten.

Bischof-Köhler hat sich im Rahmen entwicklungspsychologischer Forschung mit der Entwicklung von Empathie befasst; sie versteht unter Empathie „*… unmittelbar der Gefühlslage eines anderen teilhaftig zu werden und sie dadurch zu verstehen. Trotz dieser Teilhabe bleibt das Gefühl aber anschaulich dem anderen zugehörig. Darin unterscheidet sich Empathie von Gefühlsansteckung (z. B. bei Panik, Begeisterung oder ansteckendem Lachen), bei der die Stimmung des anderen vom Beobachter selbst Besitz ergreift und dabei ganz zu dessen eigenem Gefühl wird*" (Bischof-Köhler 1989: 26). Sie konnte experimentell nachweisen, dass diese Fähigkeit zur Empathie bereits bei Kleinkindern um die Mitte des 2. Lj. vorhanden ist, also schon deutlich vor dem sprachgebundenkognitiven Verstehen. Als ihre Grundlage wird die Wahrnehmung des Ausdrucksverhaltens des anderen (möglicherweise über Spiegelneurone, ➤ Kap. 15.3.1) und der Situation angesehen, in der dieser andere sich befindet. Im weiteren Entwicklungsverlauf (etwa ab dem 4. Lj.) bildet sich die Fähigkeit zur rationalen Perspektivübernahme auf der Basis einer *Theory of Mind* (ToM).

15.2.3 Intersubjektivität

Der Begriff „Intersubjektivität" wurde von Colwyn Trevarthen in die Entwicklungspsychologie eingeführt und spezifiziert. Trevarthen (1990) versteht darunter die angeborene Kapazität, über direkte Wahrnehmung der Subjektivität der Beteiligten (d. h. dem nach außen gerichteten Ausdruck von Bewusstheit und Intentionalität durch sichtbare Aktivitäten mit physischen Objekten) eine emotionale Verbindung mit anderen herzustellen. Trevarthen unterscheidet eine auf echte Interaktionen gerichtete **primäre Intersubjektivität** und von einer **sekundären Intersubjektivität,** die Elemente und Ereignisse der Außenwelt einbezieht.

Während Trevarthen in seinem Modell von einer angeborenen sozialen Kompetenz ausgeht und vermutet, dass ein Säugling in erster Linie emotionale Reaktionen von seinen Bezugspersonen erwartet und sucht, fokussiert die Theorie von Schaffer auf kognitive und Wahrnehmungsfaktoren und nimmt an, dass ein Säugling erst graduell von der sozialen Kompetenz der Bezugspersonen „angesteckt" wird, woraus sich dann seine Intersubjektivität entwickelt.

15.2.4 (Selbst-)Reflexivität

Bindung, Empathie(fähigkeit) und Intersubjektivität bezeichnen letztlich eng aufeinander bezogene entwicklungspsychologische Konstrukte. Es ist davon auszugehen, dass ein Säugling mit einem primären Bedürfnis nach Bindung zur Welt kommt und in Abhängigkeit von der Feinfühligkeit und Empathie der Bezugspersonen seine Fähigkeit zur Intersubjektivität (und Empathie) entwickelt bzw. ausformt. Aus den interaktiven Erfahrungen (insb. bis zum Ende des 1. Lj.) bildet sich ein inneres Arbeitsmodell von Bindung, das sich bei Kindern in bindungsrelevanten Situationen in qualitativ unterschiedlichem Verhalten äußert (➤ Tab. 15.1), im weiteren Entwicklungsverlauf modifiziert wird und im Jugend- und Erwachsenenalter als mentale Repräsentanz von Bindungserfahrungen weiterhin wirksam bleibt.

Eckert (2007) führt aus, dass die Bindungsforschung einen nicht unerheblichen Beitrag zur „Wiederentdeckung" der Empathie geleistet und die große Bedeutung der Empathie („Feinfühligkeit") der bindungsrelevanten Bezugsperson für die Entwicklung der überdauernden Bindungsmuster (inneres Arbeitsmodell) belegt habe. Die Weiterentwicklung des in der Tradition der Bindungsforschung sehr verhaltensnah konzipierten Merkmals der Feinfühligkeit führte zu dem Konzept der „metakognitiven Steuerung", das von Fonagy et al. (2004) aufgegriffen und unter dem Begriff „reflective functioning" ([Selbst-]**Reflexivität**) weiterentwickelt wurde. Die Erwachsenenbindungsforschung der letzten Jahre, insbesondere die Arbeiten der Arbeitsgruppe um Fonagy, haben gezeigt, dass eine organisierte, sichere Bindung eine wesentliche Basis für die Entwicklung reflexiver Funktionen darstellt. Darunter wird die Fähigkeit verstanden, sowohl die eigene Person *als auch die anderen* in Begriffen der Intentionalität bzw. des mentalen Befindens wahrzunehmen und zu verstehen. Im Idealfall gelingt eine korrekte Erfassung der Gefühle, Gedanken, Absichten, Wünsche und Meinungen und des Zusammenhangs mit dem daraus resultierenden Verhalten.

Diese Art der Reflexivität gilt als ein wesentlicher Bestandteil übergeordneter Konzepte wie Metakognition, Mentalisierungsfähigkeit bzw. der **Theory of Mind** (ToM). Die ToM, ein Gefüge aus Gedanken, Wünschen und Absichten, mit deren Hilfe das Verhalten einer Person vorhergesagt werden kann, wird verstanden als:

> „… *aktiver Ausdruck der Fähigkeit zur Selbstreflexivität, die verantwortlich ist für die Entwicklung eines Selbst, das denkt und fühlt, sowie mit der Selbstrepräsentation eng verbunden ist. Im Gegensatz zur Introspektion beinhaltet Selbstreflexivität auch die Fähigkeit, Sinn und Bedeutung herzustellen und auf diese Weise Verhalten zu regulieren."*
>
> Daudert et al. (2004: 102)

Fonagy hat das Modell entwickelt, wonach die Bindungssicherheit und ein daraus resultierendes „agentisches (auf Handlung ausgerichtetes) Selbst" die Grundlage bieten für die Entwicklung einer adäquaten und kohärenten Affektrepräsentation (➤ Kap. 7), für die Ausbildung adäquater, selektiver Mechanismen der Aufmerksamkeit, die eine effektive Kontrolle der Umwelt ermöglichen, und die Mentalisierungsfähigkeit. Diese drei Aspekte wiederum bilden die Basis für eine Funktion, die Fonagy et al. (2004) als „interpersonalen Interpretationsmechanismus" bezeichnen. Dieser Mechanismus wiederum steht in enger Beziehung zu dem Konstrukt des „epistemischen Vertrauens" *(epistemic trust)*, also des basalen Vertrauens in eine Bezugsperson als sichere Informationsquelle, das auch in therapeutischen Beziehungen eine große Rolle spielt (Fonagy und Allison 2014)

Die Arbeitsgruppe von Fonagy konnte u. a. zeigen, dass es einen deutlichen Zusammenhang zwischen der **Mentalisierungsfähigkeit** einer Bindungsfigur und der Bindungssicherheit eines Kindes gibt: Eltern, denen auf der Basis des Erwachsenenbindungsinterviews (AAI, ➤ Kap. 15.5) eine hohe Mentalisierungsfähigkeit bescheinigt wurde, hatten im Vergleich zu wenig selbstreflexiven Eltern eine 3- bis 4-fach erhöhte Wahrscheinlichkeit, sicher gebundene Kinder zu haben. Das Konzept der Mentalisierungsfähigkeit spielt sowohl in bindungstheoretischen Überlegungen zur Entstehung von psychischen Störungen eine große Rolle als auch im Zusammenhang mit Überlegungen zu den Zielstellungen psychotherapeutischer Behandlungen (*enhancement of meta-cognition and the bringing about of integration of un-mentalized internal working models [as] … a generic aspect of therapy"*). Die Selbstreflexivität steht im Übrigen in enger theoretischer Verbindung zu anderen Konstrukten, die in der Psychotherapieforschung eine wichtige Rolle spielen, etwa zum Konstrukt der „*psychological mindedness"* (McCallum und Piper 1997).

15.3 Neurobiologie von Bindung, Empathie und Intersubjektivität

15.3.1 Empathie vermittelnde Hirnnetzwerke

Die Neurowissenschaften haben sich inzwischen intensiv mit neurobiologischen Grundlagen von Bindung und Empathie beschäftigt. Hier ist zunächst auch eine genaue Definition von Begrifflichkeiten gefragt, wobei sich die nachfolgend verwandten Konstrukte mit den gleichnamigen Konstrukten aus der Psychologie und vor allem Entwicklungspsychologie nicht immer decken.

Decety und Moriguchi (2007) haben ein Modell der Empathie bestehend aus drei Facetten vorgelegt (➤ Abb. 15.2):

1. **Affektive Empathie** als affektive Reaktionen auf andere Menschen; sie entstammt *reflexiven Mentalisierungsprozessen* und schließt die richtige Erkennung emotionaler Zustände ein.
2. **Regulatorische Mechanismen,** die den Überblick darüber bewahren, ob der entstehende Affekt seine Quelle beim anderen oder bei einem selbst hat.
3. **Kognitive Empathie** als Fähigkeit, die Perspektive anderer Menschen einzunehmen. Kognitive Empathie gründet sich auf ToM-Funktionen und setzt die Fähigkeit zur *reflektiven Mentalisierung* affektiver und kognitiver Zustände anderer Menschen voraus.

Mit der Differenzierung in kognitive und emotionale Empathie werden zwei Prozesse beschrieben, die recht unabhängig voneinander ablaufen können. So kann ein Mensch über hohe kognitive Empathie bei verarmter emotionaler Empathie verfügen oder umgekehrt. Neurowissenschaftliche Befunde unterstreichen, dass es sich um distinkte Phänomene handelt, die auf unterschiedlichen neurokognitiven Netzwerken beruhen (zur Übersicht: Singer 2006). Dabei schließt Empathie als ein Mehr-Ebenen-Konstrukt, das von frühen ontogenetischen Erscheinungsformen **einfacher emotionaler Ansteckung** bis hin zu reifen und **komplexen Formen der Perspektivübernahme** reicht, höhere exekutive Funktionen, die Fähigkeit zum sprachlichen Austausch sowie o. g. unterschiedliche Mentalisierungsprozesse ein.

Evolutionär früh liegende Prozesse der affektiven Empathie werden in der sensomotorischen Rinde sowie in Arealen des Spiegelneuronensystems wie der ventralen prämotorischen Region im vorderen inferioren frontalen Gyrus und dem inferioren parietalen Lobulus sowie in der anterioren Insel und in der Amygdala prozessiert. Das **Spiegelneuronensystem** vermittelt entsprechend der emotionalen Simulationstheorie von Gallese und Goldman ein intuitives Verstehen sozialer Situationen, das automatisch, sozusagen reflexartig abläuft. Gallese (zur Übersicht: 2007) stellt dar, dass diese auf dem Spiegelneuronensystem beruhende besondere Dimension sozial-kognitiver Fähigkeiten eine verkörperte (engl. *embodied*) Fähigkeit ist, die es erlaubt, von der multimodalen Erfahrung des eigenen Körpers auf das Verstehen der Gefühle anderer zu schließen. Das Verstehen sensorischer Erfahrungen des Gegenübers beruht auf einer wechselseitigen Aktivierung somatosensorischer Hirnrindenareale; das bedeutet:

> **MERKE**
> Menschen aktivieren eigene motorische, sensorische sowie emotionale Repräsentationen, während sie die Mimik und die Handlungen ihres Gegenübers beobachten. Auf dem Wege der spiegelbildlichen Simulation der Mimik und Motorik des anderen kann eine Person zielsicher auf die Emotionen des Gegenübers schließen, weil im Sinne der James-Lange-Theorie (Gefühle sind Begleiterscheinungen oder gar Folge körperlicher Vorgänge) die eigene, den anderen simulierende Mimik und Gestik Rückwirkung auf das eigene Gefühl hat.

Entsprechend können Aktivierungen im Bereich des primären somatosensorischen Kortex einschließlich dem prämotorischen Areal im inferioren präfrontalen Kortex in Experimenten beobachtet werden, bei denen anderen Menschen Schmerzreize appliziert oder andere Menschen taktil berührt werden (Chen et al. 2008). Auch ist die anteriore Inselregion aktiviert, wenn ein Mensch einen anderen leiden sieht, z. B. weil ihm Schmerzen appliziert werden oder auch weil er emotional leidet (Übersicht: Singer 2006). Affektive Empathie, die keine kognitiven Funktionen benötigt, findet sich schon bei Primaten und entwickelt sich beim Kind bereits ab der 10. Lebenswoche in der frühen Interaktion mit der Mut-

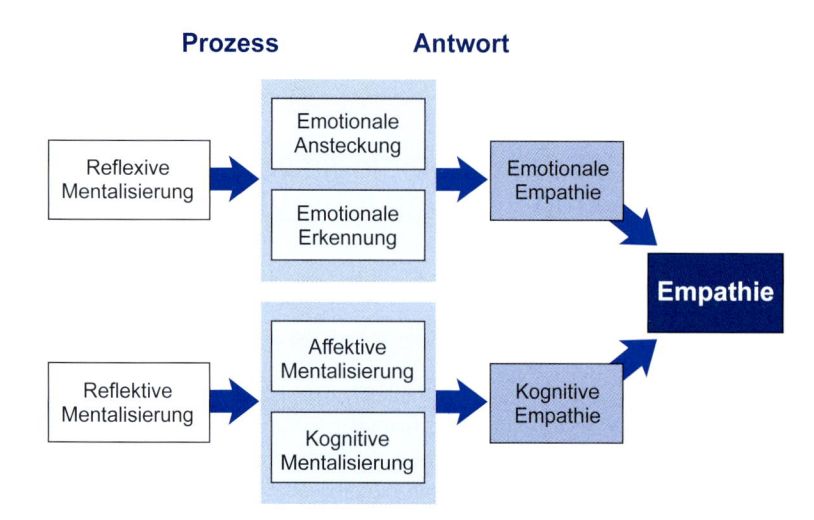

Abb. 15.2 Empathiemodell nach Decety und Moriguchi (2007)

ter bzw. den Eltern und ist in ihrem Ausprägungsgrad bis ins Erwachsenenalter von frühen Bindungserfahrungen abhängig.

Das Spiegelneuronensystem arbeitet im Laufe der Hirnentwicklung eng mit dem ventromedialen präfrontalen Kortex zusammen, der in fortgeschritteneren Entwicklungsphasen in Zusammenarbeit mit der Amygdala die Fähigkeit prozessiert, Gefühle anderer Menschen durch Perspektivübernahme (ToM) zu begreifen. Interessanterweise wiesen Erwachsene, die sich ein großes soziales Netzwerk aufgebaut hatten, eine stärkere funktionelle Konnektivität zwischen der medialen Amygdala und der ventromedialen präfrontalen Hirnrinde auf, was als Hinweis gewertet werden kann, dass dieses Netzwerk soziale Bindungsfähigkeit abbildet; ein solcher Zusammenhang konnte allerdings für das Spiegelneuronensystem nicht nachgewiesen werden. Auch wurde in dieser Studie ein signifikanter Zusammenhang zwischen dem Amygdalavolumen und der Größe des sozialen Netzwerkes berichtet. Somit scheint das kortikolimbische Netzwerk, das die Salienz sozialer Signale und die Nutzung dieser Signale für gelungene ToM-Funktionen vermittelt, mehr Bedeutung für die Größe und Komplexität des sozialen Netzwerkes einer Person zu haben als Verbindungen innerhalb der Hirnrinde.

Das intuitive, reflexartige Verstehen anderer setzt nicht zwangsläufig eine bewusste Metarepräsentation der Gefühle anderer voraus. Vielmehr lernt das Kind in seiner weiteren Entwicklung, zwischen eigenen Gefühlen und denen des anderen zu diskriminieren. Eine adäquate und ausreichende Fähigkeit zur **Diskrimination zwischen eigenen und fremden Gefühlen** verhindert eine Diffusion der Grenzen zwischen dem Selbst und dem Anderen und damit Ansteckungsphänomene, die zum unkontrollierbarem Mitleiden führen und ein eigentliches Mitleid, also ein tatsächliches emotionales Verweilen beim anderen, unmöglich macht. An dieser Diskriminationsfähigkeit ist u. a. das intakte Funktionieren des temporoparietalen Übergangs beteiligt.

Auch das Prozessieren von kognitiver Empathie schließt den temporoparietalen Übergang ein. Zudem sind der mediale Schläfenlappen einschließlich dem superioren temporalen Sulcus und damit Regionen beteiligt, die in die Beurteilung von Intentionen und Haltungen sowie Emotionen anderer involviert sind und so gesehen Mentalisierungsprozesse repräsentieren, die die Beurteilung von Emotionen ermöglichen. Die mediale temporale Lage dieser Areale stellt enge Beziehungen zwischen kognitiver Empathie und autobiografischem Gedächtnis her, weshalb die Entwicklung dieser Fähigkeit eng mit höheren kognitiven Lernprozessen des Kleinkindes assoziiert ist. Zudem ist kognitive Empathie stark an den Spracherwerb gebunden. Kinder, die bis zum Alter von 4,5 Jahren regelmäßig bezüglich ihrer Entwicklung von kognitiv-empathischen Fähigkeiten untersucht wurden, besaßen zum Katamneseende umso bessere ToM-Fähigkeiten, je größer ihr Sprachschatz in Bezug auf Befindlichkeitszustände im Alter von 2,5 Jahren gewesen war. Interessant war auch, dass Kinder mit hoher ToM-Fähigkeit im Kindesalter diejenigen waren, die bereits mit 10,5 Monaten ein hohes Maß an geteilter Aufmerksamkeit (gemessen anhand von Blickfolgebewegungen) besaßen.

Wendet man die Unterscheidung dieser drei Systeme auf psychische Störungen an, so findet sich eine mangelnde Fähigkeit zur kognitiven Empathie typischerweise bei Patienten mit **Borderline-Persönlichkeitsstörung,** die zudem im Sinne einer Hypermentalisierung (Beeney et al. 2015) keine ausreichende **Fremd-/Selbstdifferenzierung** aufweisen (Beeney et al. 2015). Inwiefern die Hypermentalisierung dem psychoanalytischen Konstrukt der projektiven Identifizierung zugrunde liegt, ist eine interessante Forschungsfrage für die Zukunft. Neurobiologisch findet sich bei Patienten mit Borderline-Persönlichkeitsstörung in verschiedenen Studien eine Unteraktivierung in Hirnarealen, wie sie der kognitiven Empathie unterliegen (zur Übersicht: Jeung und Herpertz 2014). Erhöhte neuronale Aktivierung im somatosensorischen Kortex sowie verstärkte mimische Aktivität bei der Betrachtung von Gesichtsemotionen anderer Menschen sind neurobiologische Belege für defizitäre regulatorische Fähigkeiten bzw. unzureichende Selbst-/Fremddifferenzierung.

Demgegenüber zeichnen sich Menschen mit **antisozialer Persönlichkeitsstörung** durch eine unbeeinträchtigte kognitive Empathie bei verarmter emotionaler Empathie aus. Befunde bei dieser Persönlichkeitsstörung oder Vorläuferstörungen im Kindes- und Jugendalter verweisen auf eine verminderte amygdalare Reagibilität bei der Betrachtung trauriger Mimik, wobei interessanterweise bei Instruktion zum Mitfühlen eine Aktivierung der Amygdala möglich erscheint (Meffert et al. 2013).

15.3.2 Elterliches Pflegeverhalten, Empathie und Bindung

In weitgehender Analogie zur Differenzierung zwischen emotionaler und kognitiver Empathie schließt elterliches Pflegeverhalten bei Menschen zwei Fähigkeiten ein:
1. Die Fähigkeit, kindliche Signale und Emotionen richtig wahrzunehmen, an ihnen Anteil zu nehmen und sie mit dem Kind zu teilen (entsprechend dem Konstrukt der emotionalen Empathie)
2. Die Fähigkeit, im Sinne der ToM bzw. der kognitiven Empathie die Perspektive des Kindes einzunehmen, seine Bedürfnisse zu verstehen oder auch zu prädizieren

Netzwerke im elterlichen Hirn

Diese beiden voneinander unabhängigen, wenn auch miteinander interagierenden elterlichen Fähigkeiten wurden durch funktionelle Bildgebungsstudien bestätigt. So wurde berichtet, dass während elterlichen Pflegeverhaltens sowohl das

Salienz- und Belohnungsnetzwerk
- Amygdala
- Hypothalamus
- Ventrales Striatum

Empathienetzwerk
- Anteriore Insel
- Anteriorer zingulärer Kortex

Spiegelneuronennetzwerk
- Inferiorer parietaler Lobulus
- Inferiorer frontaler Gyrus
- Supplementär-motorische Region

Mentalisierungsnetzwerk
- Superiorer temporaler Sulcus/Gyrus
- Precuneus
- Temporoparietaler Übergang
- Ventromedialer präfrontaler Kortex

Emotionsregulationsnetzwerk
- Frontopolarer Kortex
- Medialer orbitofrontaler Kortex

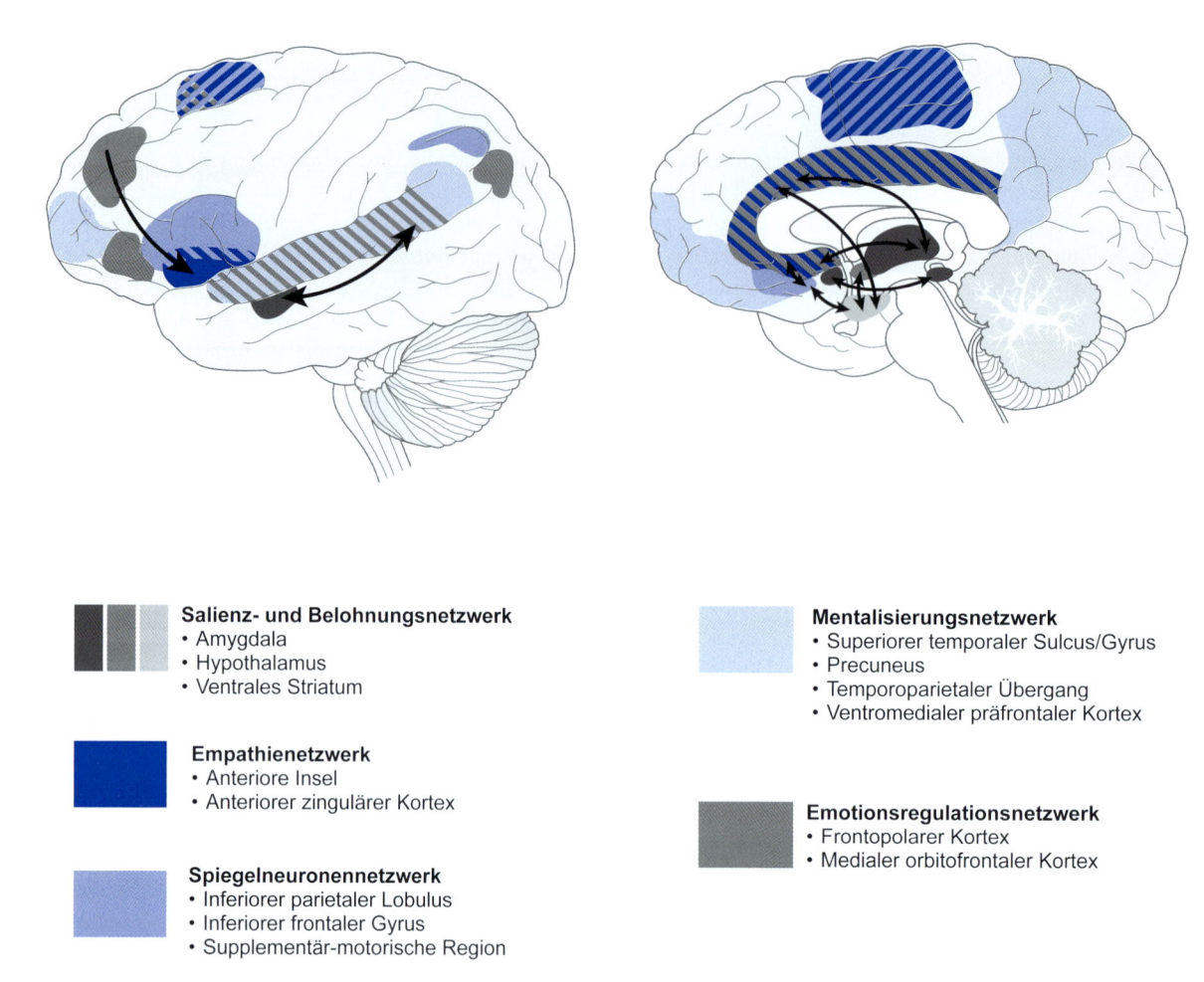

Abb. 15.3 Netzwerke im elterlichen Hirn (aus Feldman 2015)

phylogenetisch ältere **Emotionsnetzwerk,** bestehend aus paralimbischen insulären und zingulären Strukturen, aktiviert ist als auch das **Mentalisierungsnetzwerk,** das den medialen präfrontalen Kortex, den superioren temporären Sulcus, den Temporalpol und den temporoparietalen Übergang einschließt (Übersicht in Feldman 2015; ➤ Abb. 15.3.).

Das Analogon zum **emotionalen Empathienetzwerk** ermöglicht den Eltern, die Salienz kindlicher Signale zu erkennen, d. h. in einer komplexen Umwelt jederzeit für die Signale ihres Kindes erreichbar zu sein. In diesem Netzwerk sind des Weiteren solche Prozesse repräsentiert, die es den Eltern erlauben, intuitiv auf die Emotionen ihres Kindes zu reagieren bzw. mit dem Kind emotional mitzuschwingen, während das Mentalisierungs- bzw. das **kognitive Empathienetzwerk** die elterliche Fähigkeit vermitteln, vom Verhalten ihres Kindes auf seinen mentalen Zustand rückzuschließen und damit kindliche Bedürfnisse frühzeitig zu erkennen. Vergleicht man Hirnaktivierungen der Mutter mit denen des Vaters, so fällt auf, dass beide Geschlechter das Emotionsnetzwerk aktivieren, während sie an ihr Kind denken oder Bilder ihres Kindes sehen; Väter aktivieren allerdings zusätzlich – deutlicher als die Mütter – das Mentalisierungsnetzwerk.

Weitere zentrale Schlüsselregionen des elterlichen Gehirns sind das **Spiegelneuronensystem** mit dem inferioren frontalen Gyrus und dem inferioren parietalen Lobulus sowie die supplementär-motorische Region. So wurde eine Aktivierung des Spiegelneuronensystems z. B. in einer Untersuchung von Lenzi et al. (2009) berichtet, in der Mütter aufgefordert waren, die Mimik ihres eigenen Kindes gegenüber der eines fremden Kindes zu beobachten und zu imitieren. Erwartungsgemäß waren das Spiegelneuronensystem, aber auch limbische Regionen bei der Beschäftigung mit dem eigenen stärker aktiviert als bei der mit dem fremden Kind. Auch korrelierte die Aktivität der Inselregion mit der *Reflective-Functioning*-Fähigkeit der Mütter.

Zusätzlich zu empathischen Fähigkeiten bedarf gelungenes elterliches Verhalten der Motivation, mit dem Kind in Interaktion zu treten, und damit der Aktivierung des dopaminergen Belohnungssystems. Entsprechend berichtete Strathearn (2011) über Aktivierungen des ventralen Striatums und der ventralen tegmentalen Region, wenn Mütter das Gesicht ihres eigenen Kindes im Vergleich zu dem eines fremden Kindes betrachteten. Hierbei handelt es sich um Kernstrukturen des **Belohnungsnetzwerks,** das reich an dopaminergen Neuronen ist. Interessanterweise war nur die Betrachtung glücklicher, nicht aber die Betrachtung neutraler oder trauriger Mimiken ihres Kindes von einer Aktivierung nigrostriataler Hirnregionen begleitet. Schließlich erfordert die Interaktion mit dem eigenen Kind ein funktionierendes **Emotionsregulationsnetzwerk**, das im medialen orbitofrontalen sowie im frontopolaren Kortex repräsentiert ist. Ein detailliertes Bild des Hirnnetzwerks für elterliche Fürsorge bzw. elterliches Pflegeverhalten gibt der Übersichtsartikel von Feldman et al. (2015).

Eltern-Kind-Interaktion und Oxytocin

Das **Neuropeptid Oxytocin** übernimmt wichtige Aufgaben während der gelungenen Interaktion zwischen Eltern und Kind. Oxytocin wird während der Schwangerschaft, dann ausgelöst durch den Geburtsvorgang und das Stillen vermehrt im Wochenbett in den mütterlichen Blutkreislauf ausgeschüttet (zur Übersicht: Herpertz und Bertsch 2011). Oxytocin ist das entscheidende Hormon für den Milcheinschuss in die Brust. Verantwortlich für die gesteigerte Produktion, Ausschüttung und Verfügbarkeit von Oxytocin in Schwangerschaft und Wochenbett sind die erhöhten Östrogenspiegel.

> **MERKE**
> Das oxytocinerge System spielt eine zentrale Rolle in der Ausbildung der Bindung zwischen Eltern und Kind und ist sensibel für frühe Bindungserfahrungen und damit auch Unterschiede in der elterlichen Fürsorge.

Interessanterweise besteht eine signifikante Korrelation der Blutspiegel des Neugeborenen und seiner Eltern. So korrelieren sowohl die Oxytocin-Blutkonzentrationen bei Mutter und Kind wie auch die Höhe der Korrelationen der Oxytocinkonzentrationen von Mutter und Kind mit der Ausprägung an affektiver Synchronie zwischen beiden (Übersicht in Feldman et al. 2015). Ein ganz ähnlicher Zusammenhang fand sich zwischen väterlichen und kindlichen Oxytocinspiegeln während stimulierenden Pflegeverhaltens. Die Interaktion von stillenden Müttern mit ihrem Kind ist gegenüber der nichtstillender Mütter erleichtert, da das kindliche Massieren der mütterlichen Brüste zu pulsatiler Oxytocinfreisetzung mit höchsten Oxytocinspiegeln kurz nach dem Stillen führt. Zudem führt die Oxytocinausschüttung während des Stillens zu einer Absenkung des Stresshormons Kortisol und zur Reduktion von Noradrenalin.

Niedrige Oxytocinspiegel werden entsprechend im Urin, Blut und Liquor von vernachlässigten Kindern, bei Frauen mit Missbrauchserfahrungen in der Kindheit sowie bei Frauen mit postpartaler Depression (zur Übersicht: Feldman 2015) berichtet. Bei chronisch depressiven Müttern war ein erniedrigtes Oxytocin nicht nur bei ihnen selbst, sondern auch bei ihrem Kind und schließlich auch dem nichtdepressiven Vater des Kindes nachweisbar (zur Übersicht: Feldman 2015). Aus dieser Studie wurde zudem berichtet, dass die Kinder im Alter von 6 Jahren eine geringere Empathie und weniger soziales Interesse zeigten und bereits eine deutlich höhere Prävalenz an psychischen Erkrankungen, nämlich Angststörungen und oppositionelles Trotzverhalten, aufwiesen als die Kinder der nichtdepressiven Mütter. Auch mehren sich Befunde, die vermuten lassen, dass Oxytocin ein wichtiger Mediator der transgenerationalen Transmission kindlicher Missbrauchserfahrungen auf die nächste Generation ist. So berichteten Strathearn u. a. (Übersicht in Strathearn 2011), dass unsicher gebundene Mütter im Spiel mit ihren Kindern keinen Anstieg von Oxytocin zeigten, wie dies bei den sicher gebundenen Müttern zu beobachten war. Entsprechend war auch die neuronale Aktivität in der Hypothalamus-Hypophysen-Region der unsicher gebundenen Mütter signifikant geringer als bei den sicher gebundenen, wenn sie im MRT Bilder der Gesichter ihres eigenen Kindes im Vergleich zu Bildern von Gesichtern eines fremden Kindes gezeigt bekamen.

Mütter in **synchroner Interaktion** mit ihrem Kind zeigen im Vergleich zu einer Standard-Mutter-Kind-Interaktion eine höhere Aktivität im ventralen Striatum (sprich: dem Ncl. accumbens) sowie auch eine Zunahme der funktionellen Konnektivität zwischen dem Ncl. accumbens und dem medialen präfrontalen Kortex, wobei interessanterweise die Stärke der Aktivität im Ncl. accumbens mit dem mütterlichen Oxytocinblutspiegel positiv korreliert. Zusammenfassend kann man feststellen (vgl. auch ➤ Abb. 15.4):

- Oxytocin erleichtert die Mutter-Vater-Kind-Bindung über eine Aktivierung des Belohnungs- und Empathiesystems.
- Die Synchronie zwischen Mutter/Vater und Kind wird über die Oxytocinausschüttung vermittelt.
- Oxytocin interagiert sowohl mit dem Dopaminsystem als auch mit der Stressachse.
- Die frühe soziale Umwelt formt das sich entwickelnde Oxytocinsystem.

Vieles spricht dafür, dass an der Bedrohungshypersensitivität traumatisierter Menschen, ihrer mangelnden Erlebnisfähigkeit von sozialer Belohnung sowie schließlich ihrer defizitären emotionalen Empathie ein nachhaltig gestörtes Oxytocinsystem beteiligt sein könnte. Die sich u. a. in der frühen Interaktion entwickelnde Oxytocin-Rezeptordichte im Ncl. accumbens – so zeigen Befunde bei Nagern – entscheidet über die Fähigkeit zur sozialen Annäherung im späteren Leben.

Allerdings sind auch genetische Faktoren an interindividuell unterschiedlichen Effekten des Oxytocinsystems beteiligt. So konnte die Beteiligung des Oxytocin-Rezeptorgens an der Vulnerabilität gegenüber frühen Stresserfahrungen aufgezeigt werden. Während Träger des rs2254298 GG-Allels negative Auswirkungen der Depression ihrer Mutter im Alter von 6 Jahren zeigten, erwiesen sich A-Allel-Träger resili-

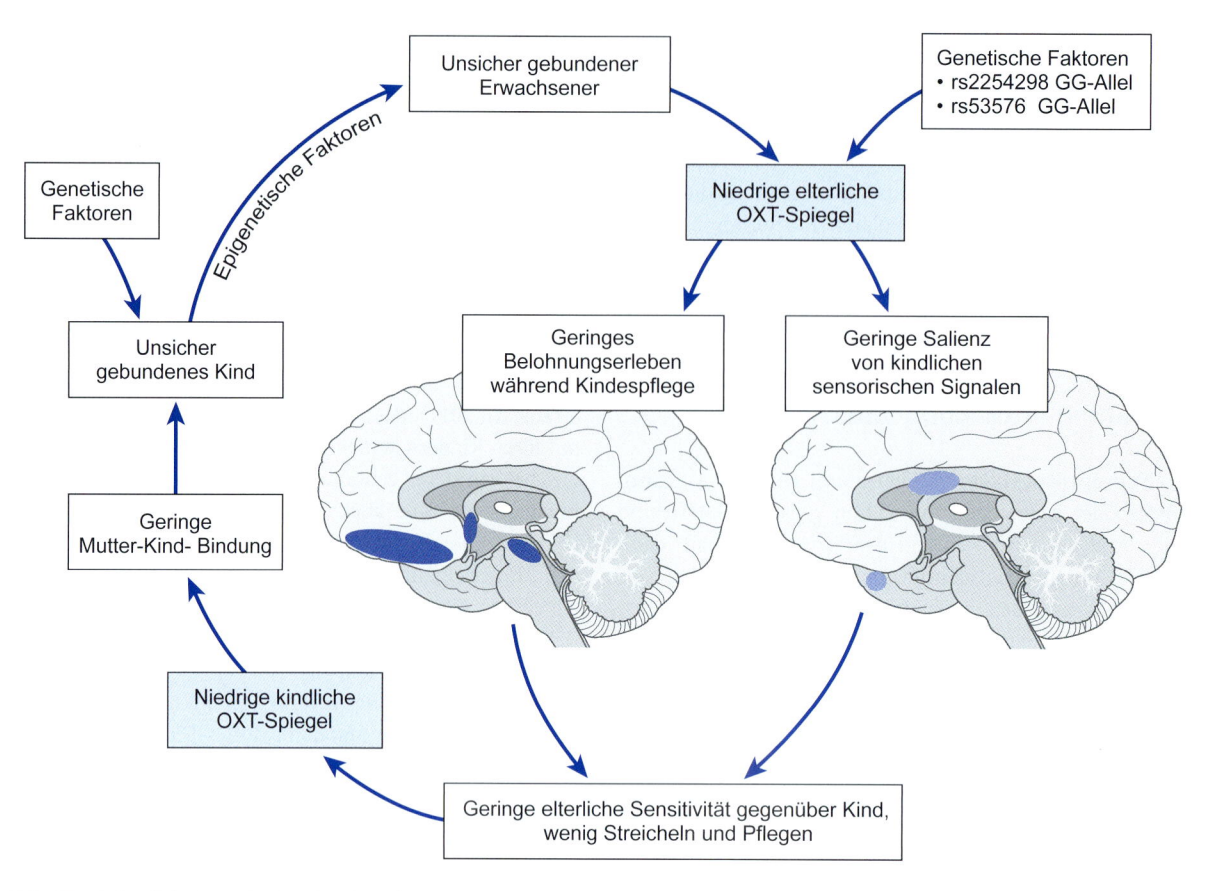

Abb. 15.4 Mütterliche Oxytocinspiegel und Bonding

ent gegenüber dieser frühen Stresserfahrung, d. h., sie entwickelten weder eine Emotionsregulationsstörung noch einen desorganisierten Bindungstyp (Übersicht in Feldman et al. 2015). Auch konnte für das Oxytocin-Rezeptorgen rs53576 ein modulierender Effekt auf die Vulnerabilität gegenüber frühen Traumatisierungseffekten nachgewiesen werden, in dem nur Träger des GG-Allels, nicht aber des AA/AG-Allels emotionale Dysregulation und desorganisiertes Bindungsverhalten nach elterlichem Missbrauch entwickelten (Bradley et al. 2011). Nach Erkenntnissen derselben Gruppe leiden Träger des rs53576 GG-Allels nicht nur häufiger unter negativen Konsequenzen aversiver Umwelterfahrungen, sondern profitieren auch stärker von positiven Umwelterfahrungen, d. h., die genetische Ausstattung beeinflusst die Stärke der Prägung durch die soziale Umwelt unabhängig davon, ob sie positiv oder negativ ist. Eine Schlussfolgerung aus diesem Befund könnte sein, dass bei Trägern dieses Allels die Genexpression durch epigenetische DNA-Methylierung stärker moduliert werden kann als bei Trägern des AA-Allels. Insgesamt gibt es zunehmend Hinweise, dass das Oxytocinsystem besonders sensitiv gegenüber epigenetischen Effekten ist und seine Aktivität durch frühes interaktionelles Verhalten in besonderer Weise geformt wird.

Die Ergebnisse aus Belastungsstudien weisen darauf hin, dass eine (meist intranasale) Oxytocingabe typische Funktionsbeeinträchtigungen im sozialen Kontext kompensieren kann. So wurde nachgewiesen, dass die Hypersensitivität gegenüber sozialen Bedrohungsreizen bei Patientinnen mit Borderline-Persönlichkeitsstörung nach Verabreichung von Oxytocin nicht mehr nachweisbar war und diese Normalisierung auf der Verhaltensebene auch mit einer Normalisierung der Amygdalaaktivität auf ärgerliche Gesichter einherging (zur Übersicht: Herpertz und Bertsch et al. 2015).

Oxytocin beeinflusst übrigens nicht nur die frühe Interaktion zwischen Eltern und Kindern sondern auch spätere Bindungen – sowohl im partnerschaftlichen Kontext als auch im sozialen Kontext im Allgemeinen. So wiesen Scheele et al. (2013) nach, dass Oxytocin bei Männern nicht nur die Einschätzung der Attraktivität der eigenen Partnerin erhöht (nicht aber die einer unbekannten Frau), sondern auch die neuronale Aktivität im Ncl. accumbens und damit im Belohnungssystem. Zudem konnte nach Gabe von Oxytocin eine Erhöhung der emotionalen Empathie, nicht aber der kognitiven Empathie nachgewiesen werden (Hurlemann et al. 2010).

Resümee

Es kann gefolgert werden, dass Oxytocin das Bindungsverhalten bei Menschen über die Modulation der folgenden Hirnnetzwerke beeinflusst:

- Oxytocin als Modulator des Salienznetzwerks im Sinne der Optimierung der automatisierten Verarbeitung emotionaler sozialer Reize,
- Oxytocin als Modulator des Belohnungsnetzwerks im Sinne der Zunahme von Belohnungserleben in der sozialen Interaktion und
- Oxytocin als Modulator des emotionalen Empathienetzwerks.

Bindungsstil und neurale Korrelate sozialer Interaktionen im Erwachsenenalter

Beim Erwachsenen konnten neurowissenschaftliche Befunde zeigen, dass sowohl Annäherungs- und Vermeidungsverhalten als auch die Fähigkeit zur Affektregulation mit dem **Bindungsstil** variieren (Übersicht in Vrticka und Vuilleumier 2012). So zeigten sicher gebundene Personen eine geringere Amygdalaaktivität gegenüber sozialen Bedrohungsreizen als ängstlich und vermeidend gebundene Personen. Vrticka und Vuilleumier (2012) untersuchten Personengruppen mit den drei Bindungstypen sicher, vermeidend und ängstlich, indem sie ihnen emotionale Gesichter im Sinne eines positiven oder negativen Feedbacks auf ihre Leistung in einer Denkaufgabe darboten: Bei sicher gebundenen Personen war die Aktivität des ventralen Striatums und der ventralen tegmentalen Region auf positives Feedback (repräsentiert durch ein lächelndes Gesicht) erhöht, nicht aber in der Personengruppe mit vermeidendem Bindungsstil. Umgekehrt zeigten Personen mit ängstlichem Bindungsstil eine erhöhte Amygdalaaktivität auf ärgerliche Gesichter, die negatives Feedback repräsentierten, sowie in einer anderen Studie eine Korrelation zwischen erhöhter Amygdalaaktivität und Bindungsunsicherheit bei der Präsentation von Sätzen beobachtet wurde, die negative bindungsbezogene Bedeutungen aufweisen (Übersicht in Vrticka und Vuilleumier 2012).

> **MERKE**
> Diese Ergebnisse legen nahe, dass in die Vermittlung von sozialer Belohnung und sozialer Bedrohung involvierte Hirnsysteme sich in ihrer Aktivität in Abhängigkeit vom erwachsenen Bindungsstil unterscheiden.

Andere Studien beschäftigten sich mit dem Zusammenhang von vermeidendem Bindungsstil mit aversiven sozialen Erfahrungen. So berichteten DeWall et al. (2011), dass ein vermeidender Bindungsstil mit einer geringeren Aktivität in der anterioren Inselregion und im dorsalen anterioren Zingulum in einem sozialen Ausschlussparadigma korrelierte. In einer großen repräsentativen Stichprobe schließlich fanden Schneider-Hassloff et al. (2015), dass in einer interaktiven Mentalisierungsaufgabe *(Prisoner's Dilemma Game)* ein vermeidender Bindungsstil positiv und ein ängstlicher Bindungsstil negativ mit der Aktivität in der rechten Amygdala, in mittelliniennahen präfrontalen Strukturen sowie im beidseitigen inferioren frontalen Gyrus assoziiert waren. Diese Daten wurden von den Autoren dahingehend interpretiert, dass vermeidend mehr als ängstlich gebundene Personen in einer Mentalisierungsaufgabe Hirnareale aktivieren, die in Emotionsregulation und kognitive Kontrolle involviert sind. Auch konnte für vermeidendes Bindungsverhalten gezeigt werden, dass es mit einem bevorzugten Rückgriff auf Unterdrückung von negativen Emotionen anstelle von wirksameren Regulationsmechanismen wie Neubewertung einhergeht (s. auch ➤ Kap. 10). So konnten Vrticka and Vuilleumier (2012) zeigen, dass Personen mit vermeidendem Bindungsstil eine höhere Aktivität im dorsolateralen präfrontalen Kortex und in der linken Amygdala während Neubewertung an den Tag legen, was auf einen wenig erfolgreichen Einsatz dieser Emotionsregulationsstrategie schließen lässt.

> **Resümee**
> Zusammenfassend legen die Befunde nahe, dass der individuelle Bindungsstil Einfluss auf Hirnsysteme nimmt, die an basalen interpersonellen Funktionen wie Annäherung und Vermeidung sowie Affektregulation beteiligt sind, indem er die Aktivität in zugrunde liegenden Netzwerken moduliert. Allerdings steht diese Forschung noch am Anfang und beruht bis heute häufig noch auf rein korrelativen Ergebnissen in recht kleinen Stichproben.

15.4 Entwicklungspsychopathologie: klinische Manifestationen von Bindungsunsicherheit und eingeschränkter Empathie/Intersubjektivität

In einem Lehrbuch zur störungsorientierten Psychotherapie wird ein Leser sich die Frage stellen, ob die hier beschriebenen Konstrukte in spezifischer Weise mit Merkmalen bestimmter psychischer Störungen verbunden sind. Die Antwort auf diese Frage ist ein relativ eindeutiges „Nein". Bezogen auf die Empathie z.B. beschreibt Eckert (2007) die Phänomenologie von Empathiestörungen in der Klinik zwar prototypisch anhand von Beispielen psychotherapeutischer Interaktionen mit Borderline-Patienten, die darin skizzierten Arten von Empathiestörungen (z.B. geschärfte Fremdwahrnehmung bei stark getrübter Selbstwahrnehmung, Probleme bei der Symbolisierung eigener Erfahrungen oder dem Erleben anderer) können aber sicher auch bei Patienten mit anderen Störungen (und vielleicht auch – nur seltener – bei Gesunden) auftreten.

Tab. 15.2 Ausgewählte Methoden zur Erfassung von Bindung, Empathiefähigkeit und Intersubjektivität

Methode	Autoren	
AAI (Adult Attachment Interview)	George, Main, Kaplan	Standardisiertes Interview zur Erfassung bindungsrelevanter Erinnerungen
AAP (Adult Attachment Projective)	George, West, Pettem	Semiprojektives Verfahren zur Erfassung der mentalen Repräsentation von Bindung auf der Basis von Bildmaterial
EBPR (Erwachsenenbindungs-Prototypen-Rating)	Strauß, Pilkonis, Lobo-Drost	Interviewmethode zur Erfassung von prototypischen Bindungsmustern (Prototypenvergleich)
RFS (Reflective Functioning Scale)	Fonagy, Target	Verfahren zur Auswertung von Detailfragen aus dem AAI zur Beurteilung selbstreflexiver Funktionen
CATS (Client Attachment to Therapist Scale)	Mallinckrodt	Fragebogen zur Erhebung bindungsrelevanter Einstellungen gegenüber einem Psychotherapeuten
BFKE (Bielefelder Fragebogen zu Klientenerwartungen)	Höger	Fragebogen zur Erhebung von Erwartungen gegenüber einem Psychotherapeuten vor Therapiebeginn
ECR-R (Experiences in close relationship questionnaire – revised)	Fraley, Waller	Fragebogen zur Einschätzung der Bindungsangst und -vermeidung in nahen Beziehungen
PMAP (Psychological Mindedness Assessment Procedure)	McCallum, Piper	Videogestütztes Verfahren zur Beurteilung unterschiedlicher Stufen von *Psychological Mindedness*
ES (Empathy Scale)	Persons, Burns	Fragebogen zur Beurteilung der erlebten Empathie (i. d. R. eines Therapeuten)
EQ (Empathie-Quotient)	Baron-Cohen	Fragebogen zur Beurteilung der Empathie bei gesunden Erwachsenen
IRI (Interpersonal Reactivity Index)	Davis	Fragebogen zur Beurteilung von vier Dimensionen der Empathie
SPK (Skalen psychischer Kompetenzen)	Huber, Klug, Wallerstein	Diagnostisches Interview zur Erfassung verschiedener psychischer Kompetenzen, u. a. Empathie

Seit entwicklungspsychopathologische Theorien im engeren Sinne zur Erklärung der Entstehung psychischer Störungen herangezogen werden, wird akzeptiert, dass es eine breite Palette von Risiko- und Schutzfaktoren für die Entwicklung von psychischen Symptomen und Störungen gibt.

Zu den hier beschriebenen Konstrukten und ihrem Zusammenhang mit psychischen Störungen lässt sich Folgendes sagen: In klinischen Stichproben liegt der Anteil der Patienten, die eine sicher-autonome Bindungsrepräsentation im Sinne des AAI aufweisen (➤ Tab. 15.1), im Mittel deutlich unter 20 % gegenüber deutlich mehr als 50 % in Stichproben Gesunder. In einer Reihe von Stichproben mit Borderline-Patienten liegt er bei 5 % und darunter. Speziell in Stichproben von Patienten mit Borderline-Persönlichkeitsstörungen ist auch der Anteil derer mit unaufgelösten bindungsrelevanten Traumatisierungen und Verlusten besonders hoch. Dieser Befund mag dahingehend interpretiert werden, dass mit zunehmender Beeinträchtigungsschwere auch mit einer ausgeprägteren Bindungsunsicherheit, schwerwiegenderen Störungen der Empathie (und Mentalisierungsfähigkeit) zu rechnen ist und/oder häufiger Traumatisierungen vorliegen. Angesichts der Annahme, dass Störungen der Bindungsentwicklung primär entweder durch Störungen in der Interaktion eines Individuums mit Bindungspersonen – wahrscheinlich je früher und intensiver, desto ausgeprägter (Braun und Bogerts 2000) – oder aber durch Traumatisierungen erfolgen, wäre dies bindungstheoretisch plausibel.

Die mittlerweile vorliegenden empirischen Studien zur Bindungsrepräsentation bei Erwachsenen mit unterschiedlichen psychischen Störungen (Zusammenfassungen bei Strauß 2008; Cassidy und Shaver 2016) deuten nicht auf störungsspezifische Verteilungen von Bindungsrepräsentationen bzw. -merkmalen. Die Mehrzahl der Patienten aus verschiedenen diagnostischen Gruppen wird den Studien zufolge als ambivalent/verstrickt – oft gekoppelt mit unverarbeiteten Traumatisierungen – klassifiziert. Bei Patienten mit somatoformen Störungen ist ein Überwiegen von unsicher-vermeidenden/abweisenden Bindungsrepräsentationen typisch. Ob die berichteten Verteilungen aber tatsächlich repräsentativ sind, ist insofern unklar, als z. B. zu erwarten ist, dass abweisend gebundene Personen quasi „naturgemäß" seltener Hilfe suchen.

Resümee

Zusammen genommen ist also zu vermuten, dass Menschen, die psychotherapeutische Hilfe suchen, mit hoher Wahrscheinlichkeit eine unsichere Bindung aufweisen und in diesem Zusammenhang auch in ihrer Empathiefähigkeit und ihrem „interpersonalen Interpretationsmechanismus" im Sinne von Fonagy u. a. beeinträchtigt sind. Die Konsequenz dieses Befunds ist, dass die hier beschriebenen, empirisch gut gesicherten Konstrukte grundsätzlich in der Psychotherapie eine bedeutende Rolle spielen und in der Diagnostik, im Therapieverlauf und bei der Bewertung von Behandlungsergebnissen berücksichtigt werden sollten.

15.5 Diagnostische Methoden zur Erfassung von Bindung, Empathie und Intersubjektivität

Angesichts der Zunahme der Forschung zu den hier diskutierten Konstrukten fokussieren Psychotherapeuten bei der Diagnostik und Indikationsstellung von Psychotherapien wahrscheinlich mehr denn je auf Bindungsmerkmale, Empathie und Intersubjektivität. Aus der Forschung zu dieser Thematik hat sich inzwischen auch eine Fülle von standardisierten, reliablen und validen diagnostischen Verfahren ergeben, die durchaus auch im klinischen Kontext anwendbar sind bzw. die klinische Diagnostik bereichern könnten.

➤ Tab. 15.2 fasst eine Reihe von Methoden zusammen, die für die Erfassung von Bindungsmerkmalen und damit verbundener Konstrukte entwickelt wurden. Anders als die genannten Fragebögen sind die Interviewverfahren naturgemäß sehr aufwendig und deshalb nur bedingt für den Einsatz im klinischen Alltag geeignet.

Die Erfassung von Bindungsmerkmalen bei Erwachsenen hat durch die Entwicklung des **Adult Attachment Interview (AAI)** einen wesentlichen Schub erhalten. Dieses halbstrukturierte Interview fokussiert primär auf die Erinnerung früher Bindungsbeziehungen, den Zugang zu bindungsrelevanten Gedanken und Gefühlen und die Beurteilung des Einflusses von Bindungserfahrungen auf die weitere Entwicklung. Das AAI erfasst somit die aktuelle Repräsentation von Bindungserfahrungen auf der Basis eines Narrativs, d. h. die aktuelle emotionale und kognitive Verarbeitung dieser Erfahrungen bei Erwachsenen. Einige Fragen des AAI lassen sich gut in klinische Interviews integrieren, so etwa die Frage nach Beschreibungen der primären Bindungspersonen mit Eigenschaftswörtern und damit verbundenen konkreten Erinnerungen, Fragen nach Reaktionen auf Trennungen und Verluste etc.

Im Zusammenhang mit der klinischen Bindungsforschung wurden inzwischen auch zahlreiche Fragebogenmethoden entwickelt, die im klinischen Kontext ökonomischer einsetzbar sind als Interviews. Grundsätzlich ist bei der Anwendung von Fragebögen allerdings zu bedenken, dass diese „nur" die bewussten Aspekte von Bindungserfahrungen erfassen können, was innerhalb der Bindungsforschung immer wieder zu Diskussionen über ihre Eignung Anlass gibt. Speziell im Hinblick auf die therapeutische Anwendung wurden Fragebogenmethoden entwickelt, die Bindungsaspekte in der Beziehung zum Therapeuten zum Inhalt haben.

Interessanterweise gibt es offensichtlich nur wenige Methoden, die Empathie bzw. Empathiefähigkeit bei Patienten direkt zu erfassen versuchen. **Empathieskalen** wurden in erster Linie benutzt, um damit die therapeutische Beziehung zu bewerten (z. B. mit der *Empathy Scale* von Persons und Burns). Empathie wird via Fremdbeurteilung auch innerhalb der *Skalen psychischer Kompetenzen* (SPK) erfasst, die außerdem auch „Bindung in Beziehungen" und „Gegenseitigkeit" messen.

15.6 Bedeutung der Konstrukte für die Psychotherapie

15.6.1 Therapeutische Beziehung

Gemessen an den Kriterien für eine Bindungsbeziehung (➤ Kap. 15.2.1) kann man annehmen, dass auch die therapeutische Beziehung häufig eine Bindungsbeziehung ist:

„*The client finds in the therapist someone who seems stronger and wiser than him- or herself. Thus, the client may interact with the clinician in ways that reflect expectations from other relationships.*"

Dozier und Bates (2004: 167)

Speziell die Bereitstellung einer sicheren Basis für die Exploration ist ein wesentliches, bindungsrelevantes Charakteristikum einer therapeutischen Beziehung. Mehrere Autoren vertreten die Auffassung, dass Patienten z. B. (aber keineswegs nur) zu Beginn einer Therapie (einer „fremden Situation") auf Verhaltensweisen zurückgreifen, die vom inneren Arbeitsmodell von Bindung bzw. den entsprechenden mentalen Zuständen *(states of mind)* abgeleitet sind, um mit unangenehmen Gefühlen fertig zu werden. Mallinckrodt (2000), einer der aktivsten Forscher auf dem Gebiet der Anwendung der Bindungstheorie im Kontext der therapeutischen Beziehung, entwickelte das **Modell der „sozialen Kompetenzen im interpersonalen Prozess" (SCIP).** Das Modell nimmt an, dass soziale Kompetenzen Fertigkeiten umfassen, die nötig sind, um zufriedenstellende und supportive Beziehungen zu entwickeln und aufrechtzuerhalten, sowie persönlichkeitsimmanente Eigenschaften, die diese Fertigkeiten steuern. Nach Mallinckrodt kann die Bindungstheorie auf der Basis früher Interaktionserfahrungen mit Bindungspersonen die Entwicklung sozialer Kompetenzen gut erklären. Diese wiederum wirken sich auf die soziale Unterstützung und die Qualität interpersonaler Beziehungen, den Umgang mit Belastungen, aber auch auf die psychotherapeutische Beziehung aus. Diese – so Mallinckrodt (2000) – trage dann Züge einer Bindungsbeziehung, wenn ein Patient dazu kommt, sich tatsächlich „*auf den interpersonalen Prozess einzulassen*".

Tab. 15.3 Ausgewählte, für die therapeutische Beziehung relevante Charakteristika von Personen mit autonomer, vermeidend-abweisender und verstrickter Bindung

Bindungsrepräsentation	Merkmale
Personen mit autonomer (sicherer) Bindung	• … sind kooperativer, engagierter • … werden positiver wahrgenommen • … suchen aktiver Hilfe • … Zusammenarbeit ist „vergnüglich" und „belohnend" • … profitieren mehr von Therapien • … entwickeln positivere/engere Arbeitsbeziehung • … fokussieren Probleme besser • … formulieren ähnliche Ziele wie ihre Therapeuten • … zeigen differenziertere Objektwahrnehmung
Personen mit abweisender Bindung	• … suchen seltener Hilfe • … neigen zur Bagatellisierung von Problemen • … sind weniger bereit, an interpersonalen Problemen zu arbeiten • … zeigen häufiger Autonomiewünsche • … lösen „unbehagliche", feindselige Reaktionen aus • … entwickeln weniger positive/kooperative Arbeitsbeziehung • … schätzen andere (in Gruppen) weniger freundlich und weniger dominant ein • … bewerten gruppenspezifische Wirkfaktoren als weniger hilfreich • … provozieren „dauernden Kampf um die Beziehung" • … entwickeln weniger Vertrauen
Personen mit verstrickter Bindung	• … sind eher fordernd • … übertreiben eher bei der Problembeschreibung • … beschäftigen ihr Gegenüber und testen Grenzen • … provozieren Feindseligkeit • … vergessen ihr Gegenüber • … entwickeln sehr starke Bindungen an Therapeuten • … werden am ehesten für eine Therapie indiziert • … wünschen sich intensivere und häufigere Kontakte

Die empirische Forschung zum Thema ist in erster Linie von der Frage bestimmt, wie internalisierte Schemata von Beziehungen sich im therapeutischen Kontext bemerkbar machen (angefangen von der Inanspruchnahme therapeutischer Hilfe über spezifische Beziehungsangebote und deren Bedeutung im Therapieprozess bis hin zu der Frage, ob und in welchem Maße auch die internalisierten Bindungserfahrungen auf Therapeutenseite für die therapeutische Allianz bedeutsam sind). Einige Autoren gehen so weit, einen Teil der „allgemeinen Wirkfaktoren" von Psychotherapie, die augenscheinlich für die Behandlungsergebnisse von größter Bedeutung sind, bindungstheoretisch zu erklären, etwa in dem Sinne, dass die Förderung des „sicheren Basisverhaltens" in Therapien unterschiedlicher theoretischer Ausrichtung implizit oder explizit gefördert würde (vgl. ➤ Kap. 4.4).

Bezüglich der **therapeutischen Allianz** liegen mittlerweile Metaanalysen vor (Diener und Monroe 2011; Bernecker et al. 2014), in denen sich relativ deutlich zeigt, dass Bindungssicherheit erwartungsgemäß auch mit einer positiveren Allianz verknüpft ist und dass bindungsunsichere Patienten eher Gefahr laufen, innerhalb der Therapiebeziehung Probleme und Brüche zu erleben. In der Metaanalyse von Bernecker et al., die immerhin 24 Studien umfasste, fand sich eine durchschnittliche Korrelation von Bindungsvermeidung mit der Qualität der Beziehung, die bei −.13 lag, die durchschnittliche Korrelation von Bindungsangst und Allianz lag bei −.12.

In einer Reihe von eigenen Studien konnte gezeigt werden, dass offensichtlich die unterschiedlich gearteten Narrative von erwachsenen Personen über ihre Bindungserfahrungen (wie sie z. B. im AAI generiert werden) beim Zuhörer qualitativ unterschiedliche Reaktionen auslösen, was man als Hinweis dafür werten kann, dass Personen mit unterschiedlichen Bindungsrepräsentationen auch **verschiedene Gegenübertragungsreaktionen** auslösen. Insbesondere abweisend/vermeidend Gebundene provozierten in unseren Untersuchungen eher negative Befindlichkeit, Feindseligkeit und allgemein negative Gegenübertragungsreaktionen (z. B. Martin et al. 2007). Wenn Therapeuten Narrative von vermeidenden Personen hörten, gaben sie an, diese ungern selbst behandeln zu wollen, was für die Versorgung dieser Gruppe vermutlich wichtige Implikationen hat (Strauß 2015). Eine Arbeitsgruppe aus Magdeburg hat kürzlich versucht, das experimentelle Paradigma unserer Gegenübertragungsstudien auch im neurobiologischen Kontext zu untersuchen und dabei gefunden, dass nach dem Anhören eines Narrativs einer vermeidenden Person eine verlängerte Aktivierung jenes zentralnervösen Netzwerks erfolgt, das soziale Aversion reflektiert (Amygdala, Insula, dorsaler anteriorer zingulärer Kortex). Diese Reaktion scheint sogar ausgeprägter bei Personen, die selbst eher unsicher gebunden sind (vgl. Krause et al. 2016).

➤ Tab. 15.3 fasst die empirischen Befunde zu ausgewählten Charakteristika von Personen mit autonomer, vermeidend-abweisender und verstrickter Bindung, die für die therapeutische Beziehung relevant sind, zusammen.

15.6.2 Behandlungssetting

Bindungsperspektiven in der Psychotherapie haben sich mittlerweile sowohl thematisch (z. B. die Frage, in welchem Kontext das Bindungssystem im Psychotherapieprozess aktiviert wird) als auch im Hinblick auf die Behandlungssettings stark erweitert. Es liegen Befunde zur Bedeutung von Bindungsmerkmalen in der **Familien- und Eltern-Kind-Therapie** vor (Cassidy und Shaver 2016).

Erwähnt sei das Buch *Attachment and Group Psychotherapy* (Marmarosh et al. 2013), das veranschaulicht, dass unterschiedlich gebundene Personen sich in **Gruppen,** in denen das Bindungssystem möglicherweise noch häufiger aktiviert wird, sehr unterschiedlich verhalten können. Beispielsweise seien – so Marmarosh et al. – verstrickte Gruppenmitglieder von der Bestätigung durch andere sehr abhängig, sie bräuchten die Gruppe als sicheres Objekt und Regulativ ihrer Emotionen, während vermeidende Gruppenmitglieder eher misstrauisch und entwertend wirken, mehr Unterstützung der Gruppenleitung bei der Exploration emotionaler Dysregulation und ein immer wieder beteuertes Sicherheitsgefühl benötigen. Die Autoren sehen in der Mischung unterschiedlich gebundener Personen insofern große Vorteile, als verstrickt Gebundene die Gruppe eher dazu antreiben, auch schmerzhafte Gefühle und Ängste zu explorieren, während die Vermeider manchmal dazu beitragen, sich nicht zu sehr auf ein Thema festzulegen. Sicher gebundene Gruppenmitglieder, auch wenn sie sich in therapeutischen Gruppen selten finden, wiederum können am ehesten modellhaft die Gefühle der anderen Mitglieder empathisch zum Ausdruck bringen, ebenso wie sie eher in der Lage sind, Erfahrungen von außerhalb mit dem Geschehen in der Gruppe zu verbinden.

15.6.3 Therapieprozess: Veränderung von Bindungsmerkmalen

Studien zur **Veränderung von Bindungsmerkmalen in der Psychotherapie** wurden kürzlich von Taylor et al. (2015) in einer Übersichtsarbeit zusammengefasst: In 14 Studien, die sich auf ganz unterschiedliche Stichproben, Störungsbilder und Therapiesettings beziehen und in denen auch sehr unterschiedliche Methoden zur Erfassung von Bindungsmerkmalen angewandt wurden, zeigte sich, dass im Therapieverlauf offensichtlich einheitlich eine Zunahme von Bindungssicherheit zu vermerken ist, wohingegen bindungsbezogene Angst abnimmt. Die Ergebnisse bzgl. Bindungsvermeidung scheinen nicht eindeutig zu sein. Immerhin spricht für die Stabilität des Gesamtbefunds, dass sich die beschriebenen Veränderungen über die unterschiedlichsten Studien hinweg einhellig zeigen.

Die Frage, ob Bindungsmerkmale tatsächlich auch von **prädiktiver Bedeutung** für die Behandlung sind, prüften Levy et al. (2011) in einer Metaanalyse von 14 Studien, in die insgesamt 1 467 Patienten eingeschlossen waren (darunter eine sehr große Stichprobe von Patienten in stationärer Psychotherapie). Hier zeigte sich ein deutlich positiver Zusammenhang zwischen Bindungssicherheit und Therapieerfolg (Effektstärke $d = .37$), ein negativer Zusammenhang zwischen Bindungsangst und Therapieerfolg ($d = -.46$) sowie kein eindeutiger Zusammenhang zwischen Bindungsvermeidung und Therapieerfolg ($d = -.01$).

Wenn die Konstrukte Bindungssicherheit, Empathie und Intersubjektivität im Kontext der therapeutischen Beziehung reflektiert werden, müssen diese naturgemäß auch auf die Person des Psychotherapeuten bezogen werden. Wenn Empathiefähigkeit als ein Resultat der Bindungs- und Mentalisierungsentwicklung angesehen wird, wird die Frage nach der Bindungsgeschichte bzw. der **Bindungsstil von Psychotherapeuten** naturgemäß interessant. Erst langsam sammeln sich hierzu Befunde der empirischen Forschung (vgl. Strauß 2006 und die Übersicht bei Eckert 2008). Was die Bindungsmerkmale des Therapeuten anbelangt, so liegen bisher nur wenige Studien vor, von denen die Mehrzahl allerdings darauf hinweist, dass Therapeuten eine ähnliche Verteilung von Bindungsmustern aufweisen wie die Normalbevölkerung. Einen Hinweis auf die Konsequenz unsicherer Bindung von Therapeuten gibt eine Untersuchung von Schauenburg et al. (2010): Danach ging eine ausgeprägte Bindungssicherheit bei Therapeuten mit einer besseren therapeutischen Beziehung und einem besseren Therapieergebnis insbesondere bei solchen Patienten einher, die schwerer gestört waren, d. h. komorbide Persönlichkeitsstörungen aufwiesen.

Im Hinblick auf die Bedeutung der Bindungserfahrungen auf Therapeutenseite kommt Eckert (2008) zu dem Schluss:

„Der Therapeut sollte ... in der Lage sein, dem Patienten eine ‚sichere Basis' im Sinne Bowlbys zu bieten. Das kann auch einem nicht sicher oder nur bedingt sicher gebundenen Therapeuten gelingen, solange sein eigenes Bindungssystem im Prinzip deaktiviert bleibt. Die zweite Bedingung, die ein nicht sicher oder nur bedingt sicher gebundener Therapeut erfüllen sollte, ist ein reflektierter und konstruktiver Umgang mit seinen Bindungsproblemen".

15.7 Therapeutische Interventionen

Bei der Frage nach therapeutischen Interventionen, die auf die Förderung von Empathiefähigkeit, Intersubjektivität und auf die Modifikation des inneren Arbeitsmodells von Bindung abzielen, fallen zunächst therapeutische Grundbedingungen bzw. -haltungen ein, die in unterschiedlichen Psychotherapierichtungen seit Langem bedeutsam sind. Empathie bzw. empathische Fertigkeiten als therapeutische Grundhaltung wurden besonders ausführlich innerhalb der **klientenzentrierten Therapietheorie** beschrieben (vgl. Eckert 2007).

Empathie ist danach ein komplexes Konstrukt, das viele unterschiedliche Aspekte einschließt. Deshalb schlagen Bohart et al. (2011) auch vor, drei Modalitäten zu unterscheiden:
1. Eingefühltsein *(empathic rapport)*,
2. Kommunikation des empathisch Verstandenen *(communicative attunement)* und

3. Auf die Person bezogene Empathie *(person empathy*, auch als *experience-near understanding of the client's world* oder *background empathy* bezeichnet)

Wie Eckert (2007) verdeutlicht, wurde Empathie in der klassischen Psychoanalyse lange Zeit nicht als ein wesentlicher Bestandteil des analytischen Prozesses angesehen. Das habe sich erst mit den Arbeiten von Kohut geändert. Der Empathiebegriff in modernen **psychoanalytischen bzw. psychodynamischen Theorien** unterscheidet sich nicht wesentlich von dem durch Rogers definierten. Krause (2011) sieht „*eine zentrale Voraussetzung*" für eine qualitativ gute Beziehung zwischen Psychotherapeut und Patient darin, „*dass der Therapeut den Patienten aus dessen Bezugsrahmen, den derselbe aber nicht notwendigerweise selbst kennen muss, heraus versteht. Dieser Verstehensvorgang schließt ein, sich selbst mit den Augen des Patienten sehen zu können, und dieses noch gar nicht ausformulierte innere Bild in Bezug auf die Kompatibilität mit dem Bezug auf die eigene Person zu prüfen. Dieser Vorgang ist schwerlich nur durch Nachdenken zu bewältigen, sondern setzt eine Teilhabe an der Gefühlswelt des Patienten und der mit ihr verbundenen Phantasien und Kognitionen voraus. Diesen Vorgang kann man Empathie nennen, wenn er gleichzeitig ein Wissen einschließt, dass die in mir entstandenen Gefühle vom anderen stammen, und dies ist mehr als ein definitorisches Erfordernis, dass das eigene Gefühl tatsächlich in systematischer und mir bekannter Weise mit der inneren Welt des anderen verknüpft ist*" (Krause 1997: 49 f.).

Auch in der **kognitiven Verhaltenstherapie** wird Empathie als wichtige instrumentelle Fertigkeit des Therapeuten angesehen, wobei hier Empathie eher konkretisiert wird in Form von Bestätigung, Zustimmung und Gewährenlassen.

Die speziellen empirischen Forschungsergebnisse zur Empathie sind bei Bohart et al. (2011) nachzulesen. Daran wird auch deutlich, dass die Psychotherapieforschung inzwischen klar belegt hat, dass Empathie zu den „empirisch hinreichend gesicherten" Aspekten einer therapeutisch wirksamen Beziehung gehört (Eckert 2007) und eine wichtige Voraussetzung für die Förderung der Empathiefähigkeit und Intersubjektivität aufseiten der Patienten darstellt.

Therapeutische Interventionen, die spezifischer auf theoretische Konstrukte aus der Bindungstheorie gerichtet sind, werden erst in jüngster Zeit spezifiziert:

„*Psychotherapy is a process through which clients divulge the most personal and vulnerable details of their life histories to an individual who is hopefully sensitive, nurturant, and caring. This interchange can be thought to parallel aspects of early interactions with an attachment figure. Ideally, the effective therapist's role is to provide the two functions of an attachment figure as conceptualized by Bowlby: that of a secure base and a safe haven.*"

Borelli und David (2004: 272)[1]

Bowlby selbst hat sich nur wenig dazu geäußert, wie bindungstheoretische Aspekte in der psychotherapeutischen Praxis zu berücksichtigen seien. In einem seiner späteren Aufsätze definierte er fünf **Aufgaben des Psychotherapeuten** (Bowlby 1988):

- Bereitstellung einer sicheren Basis für die Exploration
- Exploration aktueller Beziehungen
- Exploration der therapeutischen Beziehung
- Vergleich aktueller mit früheren Erfahrungen, um das innere Arbeitsmodell von Bindung zu modifizieren die Neugestaltung von Beziehungen

Es gibt mittlerweile eine reichhaltige Literatur zu diesem Thema, aus der auch Kliniker – z. B. bei der Lektüre von Falldarstellungen – Gewinn erzielen können, weswegen diese Konzepte auch zunehmend ihren Weg in die Aus- und Weiterbildung von Psychotherapeuten finden. Autoren wie z. B. Liotti (2002) weisen zu Recht darauf hin, dass die Annahmen der Bindungstheorie als sinnvolle Werkzeuge begriffen werden können, die dabei helfen, die therapeutische Arbeitsbeziehung durch eine Analyse bindungsbezogener „interpersonaler Schemata" zu analysieren und besser zu begreifen. Ein Ziel einer psychotherapeutischen Behandlung aus bindungstheoretischer Sicht, so Dozier und Bates (2004), ist die direkte oder indirekte Modifikation des mentalen Zustands eines Patienten. Wie Psychotherapeuten damit umgehen, wissen wir bislang vornehmlich aus Fallbeschreibungen. Eine der wenigen Studien, die sich mit großem Aufwand auf die Analyse von Interventionen im Zusammenhang mit bindungsrelevanten Äußerungen befassten, stammt von Hardy et al. (1999). Dieser Studie zufolge werden offensichtlich die Reaktionen der Therapeuten durch den Bindungsstil der Patienten mediiert: Auf Klienten mit verstrickter Bindung reagierten die Therapeuten vorwiegend mit Interventionen, die zur Reflexion anregen sollten, auf abweisend gebundene reagierten sie eher mit Interpretationen.

Es mag also sein, dass Therapeuten sich bislang weitgehend intuitiv auf das durch Bindungserfahrungen beeinflusste Beziehungsangebot von Patienten einstellen und dass auch vor diesem Hintergrund erklärbar ist, dass die Zusammenhänge zwischen Bindungsstil und therapeutischer Beziehung ebenso wenig eindeutig sind wie die Befunde zur prädiktiven Qualität von Bindungsstilen für den Behandlungserfolg. Die meisten Studien hierzu zeigen immerhin, dass das Ausmaß an Bindungssicherheit den Behandlungserfolg am besten vorhersagt. Dies ist auch vor dem Hintergrund der Annahme

---

[1] Übers. d. Autors: „Psychotherapie ist ein Prozess, in dessen Rahmen Klienten die persönlichsten und verletzlichsten Teile ihrer Lebensgeschichte gegenüber einem Individuum preisgeben, von dem sie hoffen, dass es sensitiv, fürsorglich und versorgend ist. Dieser Austausch ist in vielerlei Hinsicht mit frühen Interaktionen mit einer Bindungsfigur vergleichbar. Idealerweise ist die Rolle des effektiven Therapeuten damit verbunden, dass er die beiden wichtigen Funktionen einer Bindungsfigur übernimmt, wie sie Bowlby postuliert hat, die einer sicheren Basis und die eines sicheren Hafens."

von Bindungsforschern zu verstehen, dass eine autonome Bindung als die primäre Strategie verstanden werden kann, die auch im Fall einer unsicheren Bindung – als basale autonome Repräsentanz von Bindung – einen gewissen Einfluss hat (vgl. Dozier und Bates 2004: 170: *„treatment can capitalize on this underlying need for connectedness and coherence"*). Im Hinblick auf unsichere Bindungsmuster ist die Ergebnislage uneindeutig und wahrscheinlich von Patientenmerkmalen, aber auch vom Behandlungsansatz bzw. -setting abhängig.

Konzepte aus der Bindungstheorie sind für den klinischen Alltag äußerst nützlich, so z. B. das Konzept der sicheren Basis, die Interaktion der Motive Exploration und Bindung, das Konzept des Trennungsprotestes und – aufbauend auf den Untersuchungen der Arbeitsgruppe von Fonagy – das Konzept der Mentalisierung, das auch dazu beiträgt, neuere Modelle für die therapeutische Kompetenz (und „Sensitivität") zu entwickeln. Die von Fonagy und Bateman konzeptualisierte Mentalisierungsbasierte Therapie, die mit dem Fokus auf einer Erhöhung der Mentalisierungsfähigkeit speziell für Patienten mit Borderline-Persönlichkeitsstörung entwickelt wurde (> Kap. 24) geht davon aus, dass definitionsgemäß jede therapeutische Arbeit implizite Mentalisierung sein muss, dass Psychotherapie das Bindungsverhaltenssystem aktiviert und im günstigen Fall die Erfahrung einer sicheren Basis ermöglicht. Vor diesem Hintergrund, so Fonagy et al. (2004: 47), wird es möglich, dass ein Patient sich verstanden fühlt und Sicherheit empfindet und dass diese Sicherheit die „mentale Exploration" erleichtert: *„the exploration of the mind of the other to find oneself therein"*.

Die Bindungstheorie hat ein hohes Integrationspotenzial. In einem Sonderheft des *Journal of Psychotherapy Integration* (Ausgabe September 2011) wurde die Bindungstheorie sogar als entscheidende Grundlage einer Psychotherapieintegration „gefeiert". Fakt ist, dass in allen relevanten psychotherapeutischen Verfahren mittlerweile bindungstheoretische Überlegungen eine große Rolle spielen (vgl. Strauß und Schauenburg 2016). Dabei wird immer wieder darauf hingewiesen, dass Entwicklungsprozesse, speziell die Affekt- und Selbstregulation durch Spiegelung, wie sie für die Entwicklung einer sicheren Bindung maßgeblich und entscheidend sind, Parallelen zum Austausch in der therapeutischen Beziehung haben, in der im Idealfall das Bindungssystem und die Mentalisierung koaktiviert werden. Erst kürzlich hat Holmes (2013) für den Kontext der psychodynamischen Therapie beschrieben, dass Befunde aus der Säuglingsforschung (z. B. das Phänomen der partiell kontingenten Spiegelung) hervorragende Modelle für die Konzeptionalisierung des psychotherapeutischen Prozesses darstellen.

15.8 Zusammenfassung und Ausblick

Ausgangspunkt dieses Kapitels war eine Darstellung der Bindungstheorie, die in ihrer mentalistischen Erweiterung heute als wichtige entwicklungspsychologische Basis für die Entstehung von Empathie und Intersubjektivität gelten kann. Eine ganze Reihe von Befunden der klinischen Bindungsforschung hat bereits zu einem besseren Verständnis von Psychopathologie einerseits und der therapeutischen Beziehung und psychotherapeutischen Interventionen andererseits beigetragen. Gleichzeitig ist eine Intensivierung der Forschung zu den neurobiologischen Grundlagen von Bindung, Empathie und Intersubjektivität zu beobachten: Sie erlauben Hypothesen zu den Grundlagen der Konstrukte, die in der Psychotherapie so große Bedeutung gewonnen haben. Mittlerweile hat sich die Forschung auch zu einem genaueren Verständnis der neurobiologischen Basis von Bindung und ihrer entwicklungspsychologischen Verankerung geführt, wozu neuere Studien zur Bedeutung des Neuropeptids Oxytocin maßgeblich beitragen konnten.

LITERATURAUSWAHL

Bohart AC, Elliott R, Greenberg LS, Watson JC (2011). Empathy. In: Norcross JC (ed.). Psychotherapy Relationships that Work. 2nd ed. New York: Oxford University Press, pp. 89–108.

Cassidy J, Shaver PR (eds.) (2016). Handbook of Attachment. 3rd ed. New York: Guilford.

Dozier M, Bates BC (2004). Attachment state of mind and the treatment relationship. In: Atkinson L, Goldberg S (eds.). Attachment Issues in Psychopathology and Intervention. Mahwah NJ: Lawrence Erlbaum, pp. 167–180.

Feldman R (2015). Sensitive periods in human social development: new insights from research on oxytocin, synchrony, and high-risk parenting. Dev Psychopathol 27: 369–395.

Fonagy P, Allison E (2014). The role of mentalizing and epistemic trust in the therapeutic relationship. Psychother 51: 372–380.

Fonagy P, Gergely G, Jurist EL, Target M (2004). Affektregulation, Mentalisierung und die Entwicklung des Selbst. Stuttgart: Klett-Cotta.

Grossmann K, Grossmann KE (2012). Bindungen – das Gefüge psychischer Sicherheit. 4. A. Stuttgart: Klett-Cotta.

Mallinckrodt BA (2000). Attachment, social competencies, and the therapy process. Psychother Res 10: 239–266.

Singer T (2006). The neuronal basis and ontogeny of empathy and mind reading: review of literature and implications for future research. Neurosci Biobehav Rev 30: 855–863.

Vrticka P, Vuilleumier P (2012). Neuroscience of human social interactions and adult attachment style. Front Hum Neurosci 6: 212.

KAPITEL 16
Soziale Verträglichkeit, Impulskontrolle und Aggressivität

Katja Bertsch

Kernaussagen

- Soziale Verträglichkeit, Impulsivität und Aggressivität stellen überdauernde Persönlichkeitseigenschaften dar.
- Bei besonders starker Ausprägung, d. h. deutlichen Defiziten in sozialer Verträglichkeit und Impulskontrolle sowie erhöhter Aggressivität, erhalten diese Eigenschaften klinische Relevanz und können zu erheblichen individuellen Beeinträchtigungen und gesellschaftlichen Kosten führen.
- Die antisoziale oder dissoziale Persönlichkeitsstörung beinhaltet schwerwiegende und tiefgreifende Defizite in sozialer Verträglichkeit und Impulskontrolle sowie eine erhöhte reaktive und proaktive Aggressivität.
- Für die Entstehung von aggressivem, impulsivem und sozial unverträglichem Verhalten sind Umweltfaktoren ebenso von Bedeutung wie interindividuelle Unterschiede in der Sensitivität für soziale Bedrohungen und in der Fähigkeit zur Regulation von Emotionen.
- Zur Verbesserung der Wirksamkeit therapeutischer Interventionen könnte die Unterscheidung von Subtypen antisozialer Personengruppen beitragen.

16.1 Einleitung

Unser zwischenmenschliches Verhalten ist von sozialen Normen und Regeln geprägt. Allerdings gibt es sehr große interindividuelle Unterschiede in der Wahrnehmung und im Ausmaß der Beachtung sozialer Normen und Regeln, die ebenso zu zwischenmenschlichen wie intrapsychischen Konflikten führen können. Nicht ohne Grund beschäftigt sich die Psychologie schon seit Langem mit den Persönlichkeitseigenschaften „soziale Verträglichkeit", „Impulskontrolle" und „Aggressivität". In den letzten Jahren gibt es eine zunehmende Tendenz, auch psychische Störungen anhand von „normalen" Persönlichkeitseigenschaften zu konzeptualisieren – nicht zuletzt, um einigen Problemen polythetischer kategorialer Ansätze wie z. B. der diagnostischen Kookkurrenz oder/und der diagnostischen Heterogenität besser begegnen zu können. So umfasst z. B. das 2013 veröffentlichte *Diagnostic and Statistical Manual of Mental Disorders* (DSM-5; APA 2013) in Sektion III (Forschungskriterien) ein alternatives Modell für Persönlichkeitsstörungen, das eine Kombination dimensionaler und kategorialer Kriterien enthält. Nach diesem „Hybridmodell" werden Persönlichkeitsstörungen diagnostiziert anhand

A. der Beeinträchtigung im Funktionsniveau der Persönlichkeit – bestehend aus den Bereichen „Selbst" (Identität und Selbststeuerung) und „Interpersonell" (Empathie und Intimität) – und

B. des Vorliegens von maladaptiven Persönlichkeitseigenschaften – bestehend aus den fünf übergeordneten Domänen Antagonismus, Enthemmtheit, Verschlossenheit, Negative Affektivität und Psychotizismus (Zimmermann et al. 2013).

Da dieses Modell in den kommenden Jahren zunehmenden Einfluss in der Forschung und Praxis erlangen könnte, wird darauf Bezug genommen.

In diesem Kapitel werden zunächst die drei Persönlichkeitseigenschaften soziale Verträglichkeit, Impulskontrolle/Impulsivität und Aggressivität definiert und beschrieben. Im Anschluss werden psychische Störungen mit besonderen Defiziten in den Bereichen Verträglichkeit, Impulskontrolle und Aggressivität vorgestellt mit besonderem Fokus auf der antisozialen oder dissozialen Persönlichkeitsstörung. Nach einer kurzen Darstellung weiterer „sozialer" Störungen werden ätiologische und therapeutische Aspekte dargestellt.

16.1.1 Soziale Verträglichkeit

Soziale Verträglichkeit umfasst einen der breiten Persönlichkeitsfaktoren der umfassenden, faktorenanalytisch im 20. Jh. entwickelten Modelle der Persönlichkeit. So zählt Verträglichkeit zu den *Big Five*, den fünf breiten Persönlichkeitseigenschaften höherer Ordnung, die nach Costa und McCrae (1992) Extraversion, Verträglichkeit, Gewissenhaftigkeit, Emotionale Stabilität vs. Neurotizismus und Offenheit für neue Erfahrungen beinhalten. Obwohl nicht unumstritten, stellen die *Big Five* sicherlich das am weitesten verbreitete, einflussreichste und meistuntersuchte Persönlichkeitsmodell dar, das auch für die Neukonzeptionalisierung psychischer Störungen – und insbesondere von Persönlichkeitsstörungen – anhand von „normalen" Persönlichkeitseigenschaften von hoher Bedeutung ist. Auch in anderen Modellen, z. B. im HEXACO-Modell der Persönlichkeitsstruktur von Ashton und Lee (2007), wird Verträglichkeit konsistent als einer der Faktoren höherer Ordnung genannt.

Als sozial verträglich werden dabei Menschen bezeichnet, die mitfühlend, nett, bewundernd, herzlich, weichherzig, warm, großzügig, vertrauensvoll, hilfsbereit, nachsichtig, freundlich, kooperativ und feinfühlig sind. Für den klinischen Bereich besonders interessant erscheinen auch Adjektive mit negativer Ladung auf dem Faktor Verträglichkeit, z. B. kalt, unfreundlich, streitsüchtig, hartherzig, grausam, undankbar und knickrig.

> **MERKE**
> Nach Costa und McCrae (1992) setzt sich Verträglichkeit aus den Facetten Vertrauen, Freimütigkeit, Altruismus, Entgegenkommen, Bescheidenheit und Gutherzigkeit zusammen

Interessanterweise stimmen die negativen Pole der vier Faktoren Verträglichkeit, Extraversion, Gewissenhaftigkeit und Emotionale Stabilität (vs. Neurotizismus) des Big-Five-Modells mit den übergeordneten maladaptiven Domänen Antagonismus, Verschlossenheit, Enthemmtheit und Negative Affektivität des alternativen DSM-5 Modells für Persönlichkeitsstörungen überein (Zimmermann et al. 2013).

Gemessen werden interindividuelle Unterschiede in sozialer Verträglichkeit meist mithilfe von Fragebögen. Das am weitesten verbreitete Inventar stellt dabei das NEO-Persönlichkeitsinventar (NEO-PI-R) nach Costa und McCrae (Ostendorf und Angleitner 2004) dar, das Facetten der fünf Hauptfaktoren erfasst.

16.1.2 Impulskontrolle und Impulsivität

Impulsivität bezeichnet zum einen eine unzureichende Fähigkeit, Impulse und Triebe zu kontrollieren, und zum anderen eine unüberlegte, planlose, schnelle und heftige Reaktionsweise, ohne (ausreichende) Berücksichtigung möglicher Konsequenzen für die eigene und andere Personen (Buss und Plomin 1975). Impulsivität oder Verhaltenskontrolle findet sich in fast allen Persönlichkeitsmodellen wieder. Allerdings ist zu beachten, dass diese Modelle sich in ihrer Konzeptionalisierung von Impulsivität teilweise stark unterscheiden und darunter ein Sammelsurium unterschiedlicher Facetten fassen, die u. a. Sensationshunger, Risikobereitschaft, Kühnheit, Intoleranz gegenüber Langeweile, Unzuverlässigkeit oder Unordentlichkeit beinhalten.

> **MERKE**
> Neue Untersuchungen sprechen gegen ein einheitliches Konstrukt der Impulsivität und weisen auf mindestens fünf (teilweise zusammenhängende) Verhaltensfacetten hin (Stahl et al. 2013):
> - Stimulusinterferenz: attentionale Impulsivität; Unfähigkeit, aufgabenirrelevante Störungen zu unterdrücken
> - Proaktive Interferenz: kognitive Impulsivität; Unfähigkeit, ehemals relevante Informationen zu unterdrücken
> - Antwortinterferenz: motorische Impulsivität; Unfähigkeit, irrelevante Handlungstendenzen zu unterdrücken
> - Entscheidungsimpulsivität: Entscheidung auf Grundlage einer geringer Informationsmenge
> - Motivationale Impulsivität: Unfähigkeit, Belohnungen aufzuschieben

Impulsivität spielt auch eine große Rolle bei verschiedenen psychischen Störungen und erscheint dort als diagnostisches Kriterium. Darüber hinaus gibt es im DSM-5 eine ganze Sektion für sog. Impulskontrollstörungen, zu denen auch das „Wutsyndrom" (➤ Kap. 16.2) gehört. Im alternativen DSM-5-Modell für Persönlichkeitsstörungen wird Impulsivität als eine der vier Persönlichkeitsfacetten der übergeordneten Domäne „Enthemmung" genannt, zu der auch die Facetten rigider Perfektionismus, Unverantwortlichkeit und Ablenkbarkeit gehören, die den engen Zusammenhang dieser Domäne zur Impulskontrolle verdeutlichen.

Diagnostisch wird die überdauernde Fähigkeit zur Impulskontrolle (vs. Impulsivität) überwiegend mit Fragebögen erfasst. Häufig eingesetzt wird die *Barratt Impulsiveness Scale* (Patton et al. 1995), welche die drei Hauptfaktoren motorische und kognitive Impulsivität sowie mangelnde Planung misst. Alternativ können die *Eysenck Impulsiveness Scale* (Eysenck et al. 1985), die *Dickman Impulsiveness Scale* (Dickman 1990) oder die BIS/BAS-Skalen (Carver und White 1994) verwendet werden. Letztere basieren auf der neuropsychologischen Theorie nach Gray (1972), wonach interindividuelle Unterschiede mit zwei Dimensionen dem appetitiven behavioralen Annäherungssystem (BAS), assoziiert mit der Eigenschaft Impulsivität, und dem vermeidenden behavioralen Inhibitionssystem (BIS) eingeordnet werden können. Darüber hinaus kommen zur Messung der Impulsivität auch verschiedene Verhaltenstests zum Einsatz (Stahl et al. 2013), die interessanterweise nur wenig mit Fragebogenmaßen korrelieren und somit möglicherweise andere Facetten der Impulsivität erfassen (Reynold et al. 2006).

16.1.3 Aggressivität

Als Aggression wird jegliches Verhalten bezeichnet, das darauf abzielt, anderen Lebewesen gegen ihren Willen Schaden oder Verletzungen zuzufügen (Baron und Richardson 1994). Aggressives Verhalten beginnt häufig bereits in der frühen Kindheit und entwickelt sich dann oft in besonders problematischer Weise.

MERKE
Als Aggressivität wird die überdauernde Neigung zu aggressivem Verhalten im Sinne einer überdauernden Persönlichkeitseigenschaft bezeichnet, wobei häufig zwischen reaktiven und proaktiven sowie zwischen direkten und indirekten Formen aggressiven Verhaltens unterschieden wird.

- Als **reaktive Aggression** bezeichnet man, basierend auf der Frustrations-Aggressions-Hypothese (Berkowitz 1993) eine defensive Vergeltungsreaktion auf eine wahrgenommene Bedrohung, Provokation oder Frustration, die mit Gefühlen von Ärger und Wut einhergeht (Crick und Dodge 1996). Diese Form der Aggression hängt mit einer erhöhten Sensitivität für Bedrohungen, Stressoren, negative Bewertungen oder Zurückweisung, mit erhöhter Impulsivität und mit Defiziten in der Regulation von Emotionen, insbesondere von Ärger und Wut, zusammen.
- Demgegenüber stellt bei der **proaktiven** Form aggressives Verhalten ein Mittel zur Erreichung eines anderen Ziels (z. B. Erlangung eines Objekts oder Privilegs) dar. Proaktive Aggression lässt sich lerntheoretisch erklären (Bandura 1986) und scheint durch Verstärkungsprozesse erworben und aufrechterhalten zu werden.
- Als **direkt aggressiv** wird ein Verhalten bezeichnet, wenn die Schädigungsabsicht leicht erkennbar ist, wie z. B. bei körperlicher oder verbaler Aggression.
- Von **indirekter Aggression** (oder synonym Beziehungsaggression) spricht man, wenn es zu einer Schädigung ohne direkte Konfrontation mit dem Opfer kommt oder die Schädigungsabsicht dem Aggressor nicht direkt nachwiesen werden kann, z. B. bei sozialem Ausschluss oder Isolation oder dem Verbreiten von Gerüchten über andere Personen (Petermann und Petermann 2015).

Im alternativen DSM-5-Modell für Persönlichkeitsstörungen finden sich Facetten proaktiver Aggression in der Funktionsdomäne Antagonismus (Manipulationsneigung, Betrügerei, emotionale Kälte), während Facetten reaktiver Aggression in den Funktionsdomänen Enthemmung (Impulsivität) und Negative Affektivität (Hostilität) gefunden werden können. Ein positiver Zusammenhang zwischen erhöhter Aggressivität und reduzierter sozialer Verträglichkeit ist unschwer erkennbar. Daher wird z. B. im HEXACO-Modell (➤ Kap. 16.1.1) auch „Ärger", der wichtigste emotionale Vorläufer für aggressives Verhalten, als Gegenpol zu Verträglichkeit genannt. Darüber hinaus steht Impulsivität in engem Zusammenhang mit „reaktiver" Aggression, die daher auch gelegentlich als „impulsive" Form der Aggression bezeichnet wird (im Gegensatz zur proaktiven Aggression).

Zur Erfassung von Aggressivität liegen einige gut validierte Fragebögen vor. Häufig eingesetzt wird das *Aggression Questionnaire* (Buss und Warren 2000), das neben einem Gesamtwert die Subskalen körperliche und verbale Aggression, Ärger und Feindseligkeit enthält. Weitere, verbreitete Instrumente sind der Fragebogen zur Erfassung von Aggressivitätsfaktoren (Heubrock und Petermann 2008), der bereits bei Jugendlichen ab 15 Jahren eingesetzt werden kann und spontane Aggression, reaktive Aggression, Erregbarkeit, Selbstaggression und Aggressionshemmung misst. Mit den beiden Interviews *Life History of Aggression* (Coccaro et al. 1997) und *Overt Aggression Scale-Modified* (Coccaro et al. 1991) liegen gut validierte interviewbasierte Verfahren zur Erfassung der überdauernden Aggressivität (LHA) und des aktuellen aggressiven Verhaltens (OAS-M) vor. Die meisten Verhaltenstests zur Messung von Aggression stellen sog. Frustrations-Provokationsaufgaben dar, die fast nur in der Forschung zum Einsatz kommen, wie z. B. das *Taylor-Aggression Paradigm* oder das *Point Subtraction Aggression Paradigma*.

16.2 Soziale Störungen im Erwachsenenalter am Beispiel der antisozialen Persönlichkeitsstörung (APS)

Wie bereits beschrieben, stellen soziale Verträglichkeit, Impulsivität und Aggressivität überdauernde Persönlichkeitseigenschaften dar. Bei besonders starker Ausprägung, d. h. deutlichen Defiziten in sozialer Verträglichkeit und Impulskontrolle sowie erhöhter Aggressivität, erhalten diese Eigenschaften klinische Relevanz und verursachen teilweise erhebliche persönliche, interpersonelle und/oder gesellschaftliche Beeinträchtigungen und Kosten. ➤ Tab. 16.1 gibt eine Übersicht über die wichtigsten psychischen Störungen, die mit Defiziten in sozialer Verträglichkeit und Impulskontrolle sowie erhöhter Aggressivität assoziiert sind und verkürzt als „soziale Störungen" bezeichnet werden können. Die **antisoziale oder dissoziale Persönlichkeitsstörung** beinhaltet schwerwiegende und tiefgreifende Defizite in sozialer Verträglichkeit und Impulskontrolle sowie eine erhöhte Aggressivität. Aus diesem Grund soll diese Störung im Folgenden im Detail beschrieben werden. Dabei soll auch auf das Konzept der **Psychopathie** eingegangen werden. Darüber hinaus werden kurz die **Borderline-Persönlichkeitsstörung** sowie die *Intermittent Explosive Disorder* (dt. „Wutsyndrom") als weitere soziale Störungen im Erwachsenenalter vorgestellt und abgegrenzt. Soziale Störungen im Kindes- und Jugendalter werden in ➤ Kap. 16.2.2 vorgestellt, und in ➤ Kap. 16.2.3 wird auf ätiologische und therapeutische Aspekte eingegangen.

16.2.1 Diagnostische Kriterien und Prävalenz der antisozialen Persönlichkeitsstörung

Die **antisoziale oder dissoziale Persönlichkeitsstörung** (APS) beinhaltet schwerwiegende und tiefgreifende Defizite

Tab. 16.1 Differenzielle Typologie über die Lebenszeit

Kindheit und Adoleszenz	Erwachsenenalter
Störung mit oppositionellem Trotzverhalten • Beginn vor dem 8. Lj. • Bei 40 % komorbid mit ADHS	**Antisoziale Persönlichkeitsstörung (APS)** • Impulsivität • Aggressivität • Falschheit, Regelbrüche • Mangelnde Reue
Störungen des Sozialverhaltens (Conduct Disorder, CD) • Beginn in der Kindheit < 10. Lj. • Beginn in der Adoleszenz ≥ 10. Lj. • Präadoleszenter Beginn meist mit komorbider ADHS	**Psychopathie (PSY)** • Empathiemangel, „Kaltherzigkeit" (meist bereits in Kindheit) • Pathologische Furchtlosigkeit • Geringe Depressivität • Ausbeuterische Beziehungen • Instrumentelle und reaktive Aggression
Aufmerksamkeitsdefizit-/Hyperaktivitätsstörung (ADHS) • Mit ASP assoziiert ohne CD • 40 % delinquenter Adoleszenter mit BPS erfüllen ADHS Kriterien • 14 % entwickeln BPS • Jungen mit ADHS entwickeln häufiger BPS als Mädchen	**Borderline-Persönlichkeitsstörung (BPS)** • Hohe Emotionalität • Hypersensitivität für soziale Zurückweisungen • Hohe Ängstlichkeit • Hohe Depressivität • Reaktive Aggression
	„Wutsyndrom" (Intermittent Explosive Disorder, IED) Häufige, unangemessen heftige, distinkte impulsiv-aggressive Episoden

Tab. 16.2 Kriterien für eine antisoziale Persönlichkeitsstörung nach dem alternativen DSM-5-Modell für Persönlichkeitsstörungen (Sektion III Forschungskriterien; American Psychiatric Association 2013)

A. Mittel- oder schwergradige Beeinträchtigung im Funktionsniveau der Persönlichkeit, die sich durch typische Schwierigkeiten in mindestens zwei der folgenden Merkmalsbereiche manifestiert:
- **Identität:** Egozentrismus. Das Selbstvertrauen ist geprägt vom persönlichen Gewinn, Macht oder Vergnügen.
- **Selbststeuerung:** Die persönliche Zielsetzung orientiert sich an der eigenen Gratifikation. Abwesenheit von prosozialen inneren Maßstäben, verbunden mit dem Versagen, sich in Bezug auf gesetzmäßiges oder kulturell normatives ethisches Verhalten anzupassen.
- **Empathie:** Fehlendes Interesse für Gefühle, Bedürfnisse oder das Leiden von anderen; fehlende Reue nach der Verletzung oder Misshandlung anderer.
- **Nähe:** Unfähigkeit zu gegenseitig nahen Beziehungen, da Rücksichtslosigkeit ein primäres Mittel ist, um mit anderen in Beziehung zu treten, einschl. Betrug und Zwang, Gebrauch von Dominanz oder Einschüchterung, um andere unter Kontrolle zu halten.

B. Vorliegen von maladaptiven Persönlichkeitsmerkmalen in den folgenden Domänen:
- **Antagonismus,** der gekennzeichnet ist durch a) eine Neigung zur Manipulation, b) Rücksichtslosigkeit, c) emotionale Kälte, d) Feindseligkeit
- **Enthemmung,** die sich in a) mangelnder Verantwortung, b) Impulsivität und c) einer Neigung zu riskantem Verhalten ausdrückt

in sozialer Verträglichkeit und Impulskontrolle sowie eine erhöhte reaktive und proaktive Aggressivität. In der allgemeinen Bevölkerung hat die APS eine Prävalenz von etwa 1–4 % (Coid und Ullrich 2010); unter Gefängnisinsassen liegt sie jedoch bei ca. 21 (Frauen) bis 47 % (Männer; Fazel und Danesh 2002).

Die **ICD-10** versucht, für die Diagnose einer **dissozialen Persönlichkeitsstörung** (F60.2) einen Kompromiss zwischen gut beobachtbaren Verhaltensweisen einerseits und der Berücksichtigung affektiver und interpersoneller Persönlichkeitseigenschaften andererseits. Für die Diagnose einer dissozialen Persönlichkeitsstörung nach ICD-10 müssen drei der folgenden Kriterien erfüllt sein:
- Herzloses Unbeteiligtsein gegenüber den Gefühlen anderer
- Deutliche und andauernde verantwortungslose Haltung und Missachtung sozialer Normen, Regeln und Verpflichtungen
- Unfähigkeit zur Aufrechterhaltung dauerhafter Beziehungen, obwohl keine Schwierigkeit besteht, sie einzugehen
- Sehr geringe Frustrationstoleranz und niedrige Schwelle für aggressives (einschl. gewalttätiges) Verhalten
- Fehlendes Schuldbewusstsein oder Unfähigkeit, aus negativer Erfahrung (insb. Bestrafung) zu lernen
- Deutliche Neigung, andere zu beschuldigen oder plausible Rationalisierungen anzubieten für das Verhalten, durch das die Betreffenden in einen Konflikt mit der Gesellschaft geraten sind

Demgegenüber folgt das **alternative DSM-5-Modell** für Persönlichkeitsstörungen einem anderen konzeptuellen Ansatz, indem es Funktionsbeeinträchtigungen neben Persönlichkeitsmerkmalen formuliert (➤ Tab. 16.2).

Insgesamt kann eine größere Ähnlichkeit zum Psychopathie-Konstrukt nach Hare (➤ Kap. 16.2.2) festgestellt werden. Ob sich dieses ambitionierte Modell in der Forschung und Klinik bewähren wird, werden die kommenden Jahre zeigen.

16.2.2 Subtypen der antisozialen Persönlichkeitsstörung und komorbide Störungen

Bereits 1941 berichtete Karpman eine erhebliche Heterogenität unter psychiatrischen Patienten mit einer APS, der seinen Beobachtungen nach interindividuelle Unterschiede in Impulskontrolle und emotionalen Defiziten zugrunde zu liegen schienen.

16.2 Soziale Störungen im Erwachsenenalter am Beispiel der antisozialen Persönlichkeitsstörung (APS)

> **MERKE**
> Inzwischen wird von mindestens **zwei Subtypen** antisozialer Personen ausgegangen, die sich sowohl im Verhalten als auch neurobiologisch unterscheiden lassen (Blair 2013):
> - **Emotional hyperreagibler,** primär impulsiv- oder reaktiv-aggressiver Subtyp mit Schwierigkeiten im Entscheidungsverhalten
> - **Emotional hyporeagibler,** proaktiv- oder kaltblütig-aggressiver Subtyp mit mangelnder emotionaler Empathie

Bislang fanden die Bedeutung von Subtypen und komorbide Störungen allerdings nur wenig Beachtung. Im Hinblick auf komorbide Störungen liegen vor allem Untersuchungen zu antisozialen Personen mit hohen Psychopathie-Werten vor. Das Konstrukt der **Psychopathie** wurde von Hare auf der Basis der Arbeiten von Cleckley (1976) und von Untersuchungen in Haftanstalten und forensischen Kliniken entwickelt. Es stellt keine DSM- oder ICD-Diagnose dar, auch wenn seine Einflüsse auf die diagnostischen Kriterien im alternativen DSM-5-Modell durchaus sichtbar sind. Hare und Kollegen (z. B. Hare und Neumann 2008) gehen von zwei Psychopathie Faktoren aus, einem **interpersonell/affektiven Faktor** und einem **Faktor der sozialen Abweichung** (➤ Tab. 16.3), und berücksichtigen damit ähnlich wie die ICD-10 sowohl antisoziale Verhaltensweisen als auch affektive und interpersonelle Persönlichkeitseigenschaften. Einigen Autoren zufolge beinhaltet der interpersonell/affektive Faktor die Kernmerkmale der psychopathischen Persönlichkeit (Selbstsucht, ausbeuterisches Verhalten), die über die Lebenszeit eine besonders hohe Stabilität aufweisen, während der im zweiten Faktor erfasste chronisch instabile und antisoziale Lebensstil, der tendenziell mit zunehmendem Alter abnimmt, eher als dessen Konsequenz betrachtet wird (Cooke und Michie 2001).

Da Personen mit hohen Psychopathie-Werten bereits im Jugendalter die meisten gewalttätigen Verbrechen begehen, die höchste Rückfallquoten haben und die niedrigste Therapieansprechbarkeit zeigen (Gudonis et al. 2009), kann Psychopathie als besonders schwere Form der antisozialen Persönlichkeitsstörung beschrieben werden. Der Mangel an emotionaler Tiefe und die Defizite in der Bewertung der emotionalen Konsequenzen des eigenen Verhaltens sind bei diesen Personen besonders deutlich ausgeprägt (Cleckley 1941). Trotz der deutlichen Überlappungen zwischen APS und Psychopathie gibt es einige Hinweise auf distinkte zugrunde liegende psychobiologische Prozesse (➤ Kap. 16.2.3).

Auch in einer großangelegten forensischen Untersuchung zeigten sich **Subgruppen** antisozialer Straftäter mit und ohne Psychopathie (Poythress et al. 2010; repliziert durch Cox et al. 2013):
1. Psychopathen mit hohen Werten auf dem affektiv-interpersonellen Faktor
2. Psychopathen mit hohen Werten auf dem sozial devianten Faktor
3. „Ängstliche" Psychopathen
4. Antisoziale Straftäter ohne Psychopathie.

In einer Folgestudie untersuchten Magyar et al. (2011) den Zusammenhang zwischen Substanzmissbrauch und negativer Emotionalität sowie Impulsivität bei Straftätern. Ein positiver Zusammenhang konnte nur für antisoziale Straftäter ohne Psychopathie sowie nicht antisoziale Straftätern nachgewiesen werden, während dieser Zusammenhang bei den drei Gruppen mit Psychopathie nicht signifikant war. Darüber hinaus finden sich bei Straftätern der nicht psychopathischen Subgruppen während ihrer Zeit in Strafanstalten weniger (gewalttätige) Übertretungen als bei Straftätern mit Psychopathie (Lilienfeld et al. 1996). Insgesamt unterstreichen diese Ergebnisse die klinische Bedeutung von Subtypen antisozialer Personen, wobei insbesondere eine Unterscheidung zwischen Personen mit und ohne psychopathische Eigenschaften von erheblicher Relevanz zu sein scheint. Raine und Kollegen (z. B. Gao et al. 2010) führten darüber hinaus die Begriffe „erfolgreiche" und „nicht erfolgreiche" Psychopathen ein. Erstere bezeichnen Personen mit hohen psychopathischen Eigenschaften (emotionale Kälte, mangelnde Empathie und aggressives Verhalten in sozialen Beziehungen, z. B. am Arbeitsplatz) in der allgemeinen Gesellschaft, während Letztere sozial-unverträgliches, gewalttätiges, deviantes Verhalten zeigen.

Die häufigsten **komorbiden Störungen** von Personen mit APS stellen mit einer Prävalenz von 80–85 % Suchterkran-

Tab. 16.3 Merkmale der revidierten Psychopathie-Checkliste nach Hare (PCL-R, deutsche Version von Nedopil und Müller 2012)

Faktor 1: Interpersonell/affektiver Faktor
• Trickreich sprachgewandter Blender mit oberflächlichem Charme
• Erheblich gesteigertes Selbstwertgefühl
• Pathologisches Lügen (Pseudologie)
• Betrügerisch-manipulatives Verhalten
• Mangel an Gewissensbissen oder Schuldbewusstsein
• Oberflächliche Gefühle
• Gefühlskälte, Mangel an Empathie
• Mangelnde Bereitschaft und Fähigkeit, Verantwortung für eigenes Handeln zu übernehmen
Faktor 2: Antisozialer Lebensstil
• Stimulationsbedürfnis (Erlebnishunger), ständiges Gefühl der Langeweile
• Parasitärer Lebensstil
• Unzureichende Verhaltenskontrolle
• Frühe Verhaltensauffälligkeiten
• Fehlen von realistischen langfristigen Zielen
• Impulsivität
• Verantwortungslosigkeit
• Jugendkriminalität
• Missachtung von Weisungen und Auflagen
Weitere Merkmale:
• Promiskuität
• Viele kurzzeitige ehe(ähn)liche Beziehungen
• Polytrope Kriminalität

kungen (Chávez et al. 2010; Regier et al. 1990) sowie mit 34–54 % Angststörungen (Coid und Ullrich 2010) dar.

Interessanterweise zeigen antisoziale Straftäter mit Angststörungen – im Gegensatz zur allgemeinen Hemmung aggressiven Verhaltens durch Ängstlichkeit – eine stärker ausgeprägte antisoziale Symptomatik und verüben gewalttätigere Verbrechen als Straftäter ohne Angststörungen (Hodgins et al. 2010). Die häufigsten komorbiden Persönlichkeitsstörungen sind die paranoide, schizoide, selbstunsichere und **Borderline-Persönlichkeitsstörung** (Grant et al. 2008; Links und Eynan 2013). Mit Letzterer werden deutliche Überlappungen insbesondere in Bezug auf Impulsivität und Aggressivität diskutiert (diagnostische Kriterien für die Borderline-Persönlichkeitsstörung ➤ Kap. 24) beschrieben. Neuere Studien legen jedoch deutliche Unterschiede in der Ausgestaltung der Impulsivität nahe: Während sich antisoziale Personen vor allem durch erhöhten Reizhunger und verminderte Vorsätzlichkeit auszeichnen, zählen eine verminderte Fähigkeit, Impulse als Reaktion auf einen negativen Affekt aufzuschieben, und ein Mangel an Durchhaltevermögen zu den Eigenschaften von Borderline-Patienten (DeShong und Kurtz 2013). Impulsivität scheint weiterhin eine bedeutsame Ursache für aggressives Verhalten antisozialer Personen zu sein, während der Zusammenhang zwischen Borderline-Symptomen und Aggression besser durch Defizite in der Emotionsregulation und Ärger erklärt werden kann (Mancke et al. 2015; Scott et al. 2014; Weinstein et al. 2012).

Darüber hinaus werden Überlappungen zwischen psychopathischen und **narzisstischen Eigenschaften** diskutiert, die einigen Autoren zufolge zur „dunklen Triade", bestehend aus Machiavellismus, Narzissmus und Psychopathie (Paulhus und Williams 2002), gehören sollen. Trotz großer Überlappungen dieser Konstrukte, vor allem mit Hinblick auf einen negativen Zusammenhang mit sozialer Verträglichkeit, scheint die Korrelation zwischen Psychopathie und Narzissmus in einzelnen Subgruppen sehr unterschiedlich auszufallen (O'Boyle et al. 2015).

Das „**Wutsyndrom**" (engl. *intermittent explosive disorder*) weist mit der APS und der Borderline-Persönlichkeitsstörung eine Überlappung von etwa 10 % auf (Coccaro 2012). Personen mit dieser nach DSM-5 diagnostizierbaren chronischen Störung zeigen mehrere abgrenzbare und unverhältnismäßige Episoden aggressiver Ausbrüche, die ca. 30 Minuten andauern, meist Reaktionen auf geringfügige Provokationen durch vertraute Personen darstellen und zu schweren körperlichen Angriffen oder Zerstörungen von Eigentum führen. Diese Störung, die als klassische impulsiv-aggressive Störung gelten kann, wurde bislang primär in Nordamerika untersucht. Da die impulsiv-aggressiven Ausbrüche allerdings zu erheblichem persönlichem Leid, sozialen Beeinträchtigungen sowie finanziellen und juristischen Schwierigkeiten führen können, besteht ein zunehmendes Interesse an der Entwicklung und Evaluation neuer, spezifischer psychotherapeutischer und pharmakologischer Interventionen für diese Störung.

16.2.3 Ätiologie und Genese

Aktuellen Theorien zufolge kann von einer Vielzahl biologischer, psychosozialer und situativer Faktoren ausgegangen werden, die an Entstehung impulsiven und aggressiven Verhaltens beteiligt sind (z. B. allgemeines Aggressionsmodell von Anderson und Bushman 2002 zur Genese aggressiven Verhaltens).

Einige Wissenschaftlicher gehen davon aus, dass sozialverträgliches Verhalten im Laufe der Kindheit und Jugend erlernt wird. Potegal und Archer (2004) berichten z. B. bei Kindern im Alter zwischen 18 und 60 Monaten regelmäßige *temper tantrums* (trotzige Wutanfälle), die vielen der untersuchten Kinder bis zu ein- oder zweimal täglich auftraten. Mit der Verinnerlichung sozialer Regeln sollen im Allgemeinen ungehemmte Ausdrücke und -brüche von Wut und Ärger zurückgehen. Potegal und Kollegen (z. B. Potegal und Qiu 2010) konnten zudem zeigen, dass trotzige Wutanfälle im frühen Kindesalter die Entwicklung psychischer Störungen und aggressiven Verhaltens in der Kindheit und Jugend vorhersagen können. Die hohe zeitliche Stabilität interindividueller Unterschiede in sozialer Verträglichkeit konnte auch in anderen Studien bestätigt werden (z. B. Caspi 2000; Roberts et al. 2001). Obwohl die genauen Ursachen für diese Unterschiede noch weitgehend unklar sind, scheinen sowohl genetische als auch umweltbedingte Faktoren von substanzieller Bedeutung zu sein (z. B. Laursen et al. 2009), die das Erlernen sozialer Regeln, die Fähigkeit zur Regulation von Verhalten und Emotionen und Selbstkontrolle beeinflussen. Die meisten theoretischen Überlegungen und empirischen Untersuchungen beschäftigen sich mit Ursachen für sozial wenig verträgliches, d.h. impulsives, aggressives oder antisoziales Verhalten. Im Folgenden werden daher psychologische und neurobiologische Modelle zur Genese von Impulsivität und Aggressivität vorgestellt und wichtige ätiologische Faktoren diskutiert.

> **MERKE**
>
> Für die Entstehung (impulsiv; reaktiv) **aggressiven Verhaltens** wird modellübergreifend neben **Situations- oder Umweltvariablen** (z. B. aktuelle Provokationen, Frustrationen oder Stressoren) (genetisch bedingten) **interindividuellen Unterschieden** in der Sensitivität für soziale Bedrohungen sowie in der Fähigkeit zur Regulation von (negativen) Emotionen eine bedeutsame Rolle zugewiesen.

Informationsverarbeitungsmodell der Aggression

In ihrem **Informationsverarbeitungsmodell der Aggression** stellen Dodge und Crick (1990) dies im Rahmen von drei Bewertungs- und Entscheidungsprozessen dar, die 1. die Interpretation sozialer Hinweisreize, 2. die Verfügbarkeit von

Reaktionen und 3. die Evaluation der Reaktion umfassen (Crick und Dodge 1996). Untersuchungen haben gezeigt, dass hoch (reaktiv) aggressive Jugendliche und Erwachsene
1. soziale Hinweisreize wie z. B. Gesichtsausdrücke anderer Menschen häufig als aggressiv oder provozierend interpretieren und für Bedrohungsreize sensitiver sind,
2. über eine reduzierte Anzahl nicht aggressiver Verhaltensoptionen verfügen und
3. aggressives Verhalten als positiver oder dessen Konsequenzen als weniger negativ bewerten als wenig aggressive Personen (z. B. Crick und Dodge 1996; Dodge und Crick 1990).

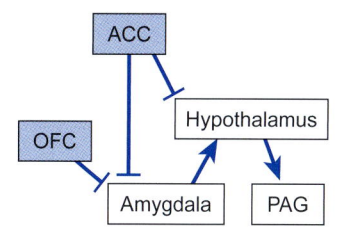

Abb. 16.1 Neurobiologische Korrelate aggressiven Verhaltens, basierend auf Blair et al. (2009). ACC: anteriorer zingulärer Kortex, OFC: orbitofrontaler Kortex, PAG: periaquäduktales Grau

Allgemeines Aggressionsmodell

Im Unterschied zu diesem kognitiven Ansatz versuchen Anderson und Bushman (2002) in ihrem **Allgemeinen Aggressionsmodell** mehrere spezifische Aggressionstheorien in einem breiten Modell zu integrieren. Die Autoren gehen davon aus, dass sowohl situative Faktoren als auch Personvariable den aktuellen internalen Zustand (insb. affektive und kognitive Prozesse sowie das allgemeine Anspannungsniveau) Einfluss darauf haben, wie sich eine Person in einer sozialen Interaktion verhält. Diese Prozesse führen zu automatischen sowie kontrollierten (Neu-)Bewertungs- und Entscheidungsprozessen, die dann in mehr oder weniger gut durchdachte oder impulsive Handlungen münden und darüber hinaus auch kommende soziale Interaktionen beeinflussen können. Somit können impulsiv-aggressive Verhaltensweisen, deren Konsequenzen und damit verbundene kognitive und affektive Bewertungsprozesse einen Einfluss auf die Wahrscheinlichkeit für mehr oder weniger sozial verträgliches bzw. impulsiv-aggressives Verhalten in zukünftigen sozialen Situationen nehmen. Als bedeutsame situative Faktoren gelten aggressive Hinweisreize, Frustration, soziale Zurückweisung und Provokation, wobei letztere die wichtigste singuläre Ursache für reaktive Aggression darstellt (Berkowitz 1993). Dass jegliche Art von Stress die Wahrscheinlichkeit für Aggressionen erhöhen kann, legen Experimente nahe, die höhere aggressive Reaktionen bei Probanden fanden, welche in einem überhitzten Zimmer sitzen (Anderson et al. 1996) oder ihre Hand in schmerzhaft kaltes Wasser halten (Berkowitz et al. 1981) mussten im Vergleich zu Kontrollprobanden ohne diese Interventionen. Auf der Personenseite werden Persönlichkeitseigenschaften, Meinungen und Einstellungen ebenso wie genetische Prädispositionen und Geschlechtsunterschiede genannt. Insbesondere sollen Personen mit hoher überdauernder Aggressivität sensibler gegenüber feindseligen Zuschreibungen und kognitiven Verzerrungen sein (van Honk et al. 2001) und lassen sich aus diesen Gründen leichter provozieren als Personen mit niedriger „Trait" Aggressivität (Cohen et al. 1998). Außerdem zeigen Männer im Allgemeinen mehr und häufiger aggressives Verhalten und gewalttätiges Verhalten als Frauen (Archer 2004). Dieser typische Geschlechtsunterschied wird jedoch durch Provokation quantitativ reduziert, das heißt, dass sich Frauen und Männer weniger stark in der Stärke (experimentell) provozierter Aggression unterscheiden als in nicht provozierten, aggressiven Handlungen (Archer 2004). Qualitativ zeigt sich jedoch über diese Bedingungen hinweg ein deutlicher Geschlechtsunterschied. So überwiegen bei Frauen Formen der indirekten und verbalen Aggression gegenüber direktem und körperlich aggressivem Verhalten (Bettencourt und Miller 1996; Oesterman et al. 1998).

Neurobiologische Modelle

In neurobiologischen Modellen (z. B. von Blair und Mitchell 2009) wird der emotionalen Verarbeitung mit den Facetten Emotionserkennung, -repräsentation und -regulation eine zentrale Rolle in der Genese von reaktiver Aggressivität zugeschrieben. Dabei nimmt die Amygdala eine bedeutsame Rolle in der Emotionsrepräsentation ein und ist auch an der Erkennung von Gesichtern beteiligt. An der Regulation von Emotionen sollen primär präfrontale Areale (insb. Der orbitofrontale, ventromediale und ventrolaterale präfrontale Kortex) involviert sein. Diese Regionen sollen tiefer gelegene Hirnstrukturen (Hypothalamus und periaquäduktales Grau) regulieren, welche die physiologischen Angriffs- oder Fluchtreaktionen steuern und die hormonellen und autonomen Antworten auf Stress über negative Feedbackschleifen regulieren (Blair und Mitchell 2009; > Abb. 16.1).

Neurochemisch besteht daher ein enger Zusammenhang zwischen Aggression und der Reaktivität der Hypothalamus-Hypophysen-Nebennierenrinden-Achse (HHNA) sowie der Ausschüttung ihres Endprodukts, des Stresshormons Kortisol, mit Geschlechtshormonen (Testosteron, Östrogen und Progesteron) und dem Serotoninsystem. So sollen gemäß der Triple-Imbalance-Theorie der Aggression (van Honk et al. 2010) niedrige Kortisol- und hohe Testosteronspiegel (d. h. ein erhöhtes Testosteron-Kortisol-Verhältnis) sowie eine verringerte zentrale Serotonintransmission zentrale neurophysiologische Korrelate von Aggression darstellen.

Entwicklungspsychologische Faktoren

Entwicklungspsychologisch wurde lange (z. B. im Rahmen der prominenten taxonomischen Theorie von Moffitt 1993) von zwei qualitativ unterschiedlichen Entwicklungstypen ausgegangen: einem relativ seltenen Subtyp mit frühem Beginn, lebenslanger Persistenz aggressiven und antisozialen Verhaltens sowie prominenten neurobio- und psychologischen Veränderungen und einem relativ häufigen Subtyp mit aggressiv-antisozialem Verhalten in der Adoleszenz und ohne neurobiologische Veränderungen.

Diese Theorie lässt sich aber aufgrund neuerer Forschungsergebnisse kaum halten (Fairchild et al. 2013). So finden sich kaum Indizien für einen auf die Adoleszenz begrenzten Subtyp aggressiv-antisozialen Verhaltens (ohne neurobiologische und persönlichkeitspsychologische Veränderungen), und die Unterschiede zwischen den beiden Subtypen scheinen eher quantitativer als qualitativer Natur zu sein. Darüber hinaus geht man inzwischen von einer weiteren häufigen Verlaufsform von Verhaltensstörungen aus, bei der das aggressiv-antisoziale Verhalten auf die Kindheit begrenzt ist, da die Diagnose einer Verhaltensstörung in der Kindheit weit häufiger ist als bisher angenommen, aber 50–70 % dieser Kinder aus ihren Schwierigkeiten in der Adoleszenz herauswachsen.

> **MERKE**
> Die bisherigen **empirischen Befunde** zu Prädiktoren von Aggressivität, Impulsivität und Antisozialität (d. h. mangelnder sozialer Verträglichkeit) fallen, wie vielleicht aufgrund der großen Heterogenität zu erwarten, inkonsistent aus. Wiederum scheinen insbesondere die An- oder Abwesenheit psychopathischer Eigenschaften, d. h. emotional-kalter, instrumenteller Aggressivität sowie komorbider Symptome wie Ängstlichkeit oder emotionale Instabilität, von großer Bedeutung zu sein (Blair 2013).

Genetische Faktoren

Zwillingsuntersuchungen konnten zeigen, dass erbliche Faktoren bis zu 50 % der Varianz aggressiv-antisozialen Verhaltens erklären (Ferguson 2010). Jedoch gibt es wohl kein einzelnes Gen für sozial verträgliches, wenig impulsiv-aggressives Verhalten (Craig und Halton 2009). Vielmehr scheinen viele einzelne Gene einen kleinen Effekt zu haben und/oder unter bestimmten Bedingungen die Wahrscheinlichkeit für aggressiv-antisoziales Verhalten („Suszeptibilität") zu erhöhen. Bisherige molekulargenetische Studien weisen vor allem auf einen Zusammenhang zwischen antisozialem Verhalten und Genen des Serotoninstoffwechsels hin. Insbesondere die Interaktion zwischen dem X-chromosomalen Monoaminoxidase-A-(MAOA-)Gen und Missbrauch oder Vernachlässigung in der Kindheit ist über Studien hinweg robust und replizierbar mit einem erhöhten Risiko für aggressiv-antisoziales Verhalten assoziiert (z. B. Fergusson et al. 2012). Welchen Einfluss Umweltfaktoren auf die individuelle neurobiologische Vulnerabilität für antisoziales Verhalten haben, ist bislang kaum untersucht. Weiterhin fehlen Studien zu genetischen Einflüssen in verschiedenen Entwicklungsstadien sowie bei der Entwicklung sozial verträglichen Verhaltens bei Mädchen und Frauen.

Neurobiologische Studien

Neurobiologische Studien (z. B. Fairchild et al. 2013; Glenn et al. 2013; Strüber et al. 2008) weisen insgesamt bei Personen mit antisozialem oder aggressivem Verhalten auf Reduktionen im Volumen, der Dicke und Faltung von Hirnregionen hin, die mit der Reagibilität auf oder der Sensitivität für und der Regulation von Emotionen assoziiert werden (Amygdala, Insula und orbitofrontaler Kortex). Darüber hinaus zeigen Personen mit antisozialem Verhalten Veränderungen in der funktionellen Aktivität von Regionen der Emotionserkennung und -regulation (Amygdala, anteriorer zingulärer Kortex und orbitofrontaler Kortex). Wie oben bereits angedeutet, fallen die Ergebnisse je nach Subtyp und/oder komorbider Störung unterschiedlich aus und bestätigen bisher die Annahme zweier Subtypen (Blair 2013):

- einen emotional hyporeagiblen (psychopathischen) Subtyp mit instrumentellem und impulsivem Verhalten sowie
- einen emotional hyperreagiblen (ängstlich, emotional labilen, impulsiv aggressiven) Subtyp.

Bei Letzterem könnten eine erhöhte bedrohungsassoziierte reaktive Aggression und Ängstlichkeit neben einer genetischen Vulnerabilität auf Traumata, Gewalt- und Vernachlässigungserlebnisse in der Kindheit und neurobiologisch eine erhöhte Amygdalareaktivität zurückzuführen sein. Beim emotional hyporeagiblen Typ könnten Defizite in emotionaler Empathie gekoppelt mit einer (möglicherweise genetisch und/oder durch pränatale Faktoren bedingten) reduzierten Amygdalareaktivität auf emotionale Signale anderer Menschen prädisponierend für eine erhöhte instrumentelle, kalte Aggressivität sein, während Defizite im Belohnungs- und Bestrafungslernen verbunden mit reduzierter ventromedialer präfrontaler und striataler Aktivierung zu einem erhöhten impulsiven, antisozialen und impulsiv-aggressiven Verhalten sowie einer erhöhten Reagibilität auf Provokationen führen könnte.

Im Hinblick auf **neurochemische Korrelate** impulsiven und aggressiven Verhaltens liegen die meisten Ergebnisse zum Serotoninsystem vor. Insgesamt weisen die Studienergebnisse auf eine (geringe) negative Korrelation zwischen der Funktionalität des Serotoninsystems und Aggression, Ärger sowie Feindseligkeit hin (Duke et al. 2013), wobei die deutlichsten Zusammenhänge sich in pharmakologischen Studien zeigten, die mittels Tryptophan-Depletion die Funktionalität des Serotoninsystems kurzfristig senken. Als zugrunde liegender Mechanismus des Einflusses von Serotonin auf impulsive Aggression werden neuronale Netzwerke vermutet, welche die Amygdala, den orbitofrontalen (und insb. den ventromedialen präfrontalen) Kortex sowie das Striatum umfassen (Rosell und Siever 2015). Neuere Studienergebnisse deuten allerdings darauf hin, dass es sich wahrscheinlich nicht um einen „einfachen" linearen negativen Zusammenhang zwischen der Funktionalität des zentralnervösen Serotoninsystems und impulsiv-aggressivem Verhalten handelt. Vielmehr scheinen überdauernde Eigenschaften wie Aggressivität, Impulsivität und Psychopathie sowie die Qualität des aggressiven Verhaltens (reaktiv vs. proaktiv, „normale" vs. pathologische Ausprägungen) entscheidende moderierende Variablen eines komplexen Beziehungsgefüges darzustellen (z. B. Rosell und Siever 2015).

Weitere komplexe Zusammenhänge bestehen zwischen Aggression und **Kortisol** sowie Testosteron. Sowohl überdauernd niedrige als auch akut hohe Kortisolwerte scheinen mit einer erhöhten Wahrscheinlichkeit für aggressive Reaktionen assoziiert zu sein. Zumindest im Tiermodell muss hierbei wieder zwischen verschiedenen Formen aggressiven Verhaltens unterschieden werden: So beschrieben Haller und Kollegen Nager mit einer Unterfunktion des Stresssystems als verstärkt proaktiv aggressiv, während eine erhöhte Verfügbarkeit von Kortikosteronen eher reaktive Aggression verstärken soll (Haller 2013). Trotz der prominenten Geschlechtsunterschiede liegen wenige empirische Belege für einen direkten Zusammenhang zwischen **Testosteron** und Aggression vor (Archer 2004). Allerdings könnte Testosteron sozial dominantes Verhalten sowie die Wahrnehmung von sozialen Bedrohungen steigern und somit die Wahrscheinlichkeit aggressiver Reaktionen erhöhen.

Weitere Befunde legen einen Zusammenhang mit der Funktion des **Dopaminsystems** im Sinne von Gen-Umwelt-Interaktionen nahe, die die Entwicklung aggressiver Neigungen beeinflussen könnten. Ebenso liegen Hinweise insbesondere aus tierexperimentellen Studien für einen Einfluss des **Arginin-Vasopressin-Systems** vor, wonach Vasopressin, mediiert über amygdaläre V1a- und/oder V1b-Rezeptoren, zu erhöhtem aggressivem Verhalten führen könnte (z. B. Rosell und Siever 2015).

Das Neuropeptid **Oxytocin** scheint bei Nagetieren die Reagibilität der Amygdala für bedrohliche Reize und aggressives Verhalten (ausgenommen: maternale Aggression zur Verteidigung des Nachwuchses) zu reduzieren (Bosch und Neumann 2012). Analog hierzu zeigte sich auch bei gesunden Männern und Patienten mit Borderline-Persönlichkeitsstörung eine Reduktion der Amygdala-Antwort auf bedrohliche Reize (z. B. Herpertz und Bertsch 2015). Über diese vielversprechende Reduktion der Bedrohungsreagibilität liegen jedoch auch Befunde zur Steigerung aggressiver Handlungen gegenüber fremden Gruppen („Outgroup") und Geschlechtsunterschiede vor, sodass von einem komplexen Zusammenhang zwischen Oxytocin und sozialem Verhalten ausgegangen werden muss.

Intelligenz und Entscheidungsverhalten

Bezüglich Veränderungen in Intelligenz und Entscheidungsverhalten konnten studienübergreifend niedrigere Intelligenzwerte bei Personen mit sozialen Störungen gefunden werden. Quantitativ scheinen Personen mit früh beginnenden Verhaltensstörungen die größten Abweichungen zu gesunden Probanden zu zeigen.

Die Vermutung von Defiziten im Belohnungs- und Bestrafungslernen konnte bei Personen mit sozialen Störungen insgesamt bestätigt werden. So waren Personen mit antisozialem Verhalten in Aufgaben weniger sensibel für potenzielle Verluste, aber sensibler für potenzielle Gewinne in persönlich oder emotional bedeutsamen Entscheidungsaufgaben. Allerdings unterschieden sie sich nicht von gesunden Probanden in „kalten", rationalen Entscheidungen, was gegen allgemeine Entscheidungsdefizite spricht. Darüber hinaus finden sich studienübergreifend bei Personen mit antisozialem Verhalten Beeinträchtigungen in der Erkennung von und der physiologischen Reaktivität auf emotionale Gesichtsausdrücke, wobei es sich eher um ein generelles als ein valenzspezifisches Defizit zu handeln scheint.

Umweltbedingte Einflüsse

Hinsichtlich der umweltbedingten Einflüsse deuten die Ergebnisse bisheriger Untersuchungen darauf hin, dass ungünstige Bedingungen wie z. B. Substanzmissbrauch oder Nikotinkonsum der Mutter in der Schwangerschaft, Erlebnisse von Gewalt, Missbrauch oder Vernachlässigung in der Kindheit in Interaktion mit einer genetischen Vulnerabilität die wichtigen umweltbedingten Risikofaktoren für die Entwicklung aggressiven und antisozialen Verhaltens darstellen (Fairchild et al. 2013; ➤ Abb. 16.2).

Ob ein Kind oder Jugendlicher mit Verhaltensstörung auch eine APS entwickelt, scheint eher von der Art des antisozialen Verhaltens abzuhängen als vom Zeitpunkt des Störungsbeginns. So deuten erste Ergebnisse darauf hin, dass das Brechen von Regeln im Jugendalter der beste individuelle Prädiktor für antisoziale Symptome im Erwachsenenalter ist – besser noch als aggressives Verhalten in der Kindheit.

Neben den o. g. Risikofaktoren wurde in Untersuchungen auch eine Reihe von **protektiven Faktoren** gefunden (Connell und Cook 2011): So scheint eine gute Beziehung zu einem Elternteil, geringe Aufmerksamkeitsdefizite, gute Bindung an die Schule und geringer Marihuanakonsum vor nachteiligen Effekten eines schwierigen psychosozialen Umfeldes auf antisoziales Verhalten im Jugendalter zu schützen. Diese protektiven Faktoren können neben den Erkenntnissen negativer Einflüsse wie z. B. rückzügiges maternales Verhalten, ein desorganisierter elterlicher Bindungsstil oder hoher Fernsehkonsum in Kindheit und Jugend eine wichtige Rolle in Präventions- und Interventionsprogrammen spielen.

Personenfaktoren

Neurobiologie	Neurochemie	Persönlichkeitseigenschaften
Orbitofrontaler Kortex **Anteriorer zingulärer Kortex** ↓ Regulation von Emotionen	Serotoninsystem ↓	Emotionsregulation ↓
	HHNA-Achse (Kortisol) ↑↓	Bedrohungssensitivität ↑
Amygdala Reagibilität auf und Evaluation von Emotionen ↑	HHG-Achse (Testosteron) ↑	Bedrohungsvermeidung ↓
		Defizite in Belohnungs- und Bestrafungslernen ↑
Hypothalamus Periaquäduktales grau ↑ Angriff oder Flucht	Vasopressinsystem ↑	Empathie ↓
	Dopaminsystem ↓	Impulsivität ↑
Situative Faktoren z.B. Frustration, Provokation, Bedrohung ↑		Aggressivität ↑
	Oxytocinsystem ↓	Männliches Geschlecht ↑

Umweltbedingte Einflüsse
z.B. Erlebnisse von Gewalt, Missbrauch oder Vernachlässigung in der Kindheit ↑

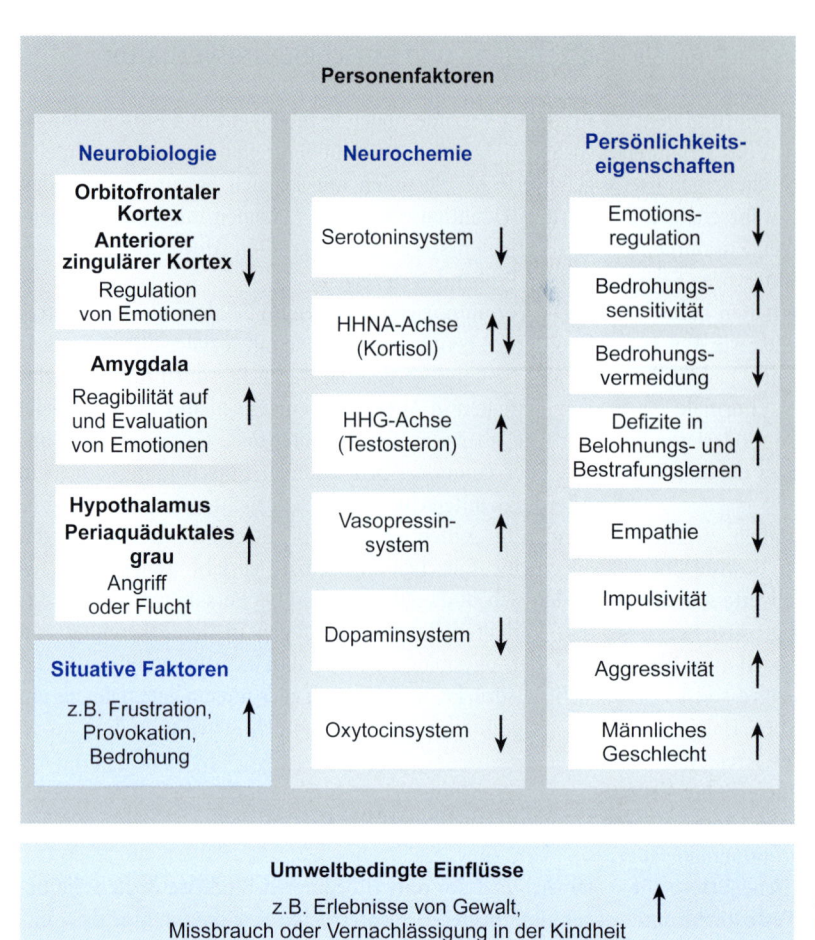

Abb. 16.2 Umweltbedingte Einflüsse (z. B. Erlebnisse von Gewalt, Missbrauch oder Vernachlässigung in der Kindheit)

16.2.4 Therapeutische Interventionen

Insgesamt ist sozial unverträgliches, impulsiv-aggressives Verhalten häufig deshalb nur schwer zu behandeln, weil die Betroffenen selten, sehr spät oder wegen anderer Problembereiche selbstständig eine Behandlung aufsuchen und psychotherapeutische Interventionen oft erst im Rahmen forensischer Maßnahmen stattfinden. Auch gibt es aktuell keine spezifische zugelassene psychopharmakologische Medikation zur Reduktion impulsiv-aggressiven Verhaltens.

> **MERKE**
> Im Allgemeinen berichten Therapeuten häufig von großen Schwierigkeiten bei der Gestaltung einer tragfähigen therapeutischen Beziehung und erleben Personen mit aggressivem, antisozialen und vor allem psychopathischen Eigenschaften als wenig kompliant und wenig offen. Auch liegen bisher nur wenige Studien vor, in denen die Wirksamkeit psychotherapeutischer Interventionen zur Reduktion antisozialen und/oder aggressiven Verhaltens empirisch untersucht wurde.

Trotz dieser Vorbehalte zeigen Überblicksarbeiten und Metaanalysen (z.B. McGuire 2014) insgesamt positive Effekte von Präventions- und Interventionsprogrammen zur Reduktion aggressiven, impulsiven und sozial unverträglichen Verhaltens bei Personen mit sozialen Störungen. Verbesserungen zeigten sich insbesondere in der emotionalen Selbststeuerung, in interpersonellen Fertigkeiten und im sozialen Problemlösen, während die Effekte hinsichtlich häuslicher Gewalt schwächer sind und die Ergebnisse in Bezug auf Interventionen im Strafvollzug heterogen ausfallen. Insgesamt scheinen frühe Präventions- und Interventionsprogramme, die nicht nur betroffene Kinder und Jugendliche, sondern auch deren soziales Umfeld (Eltern, Geschwister und „Peers") einbeziehen, besonders effektiv zu sein.

Aus therapeutischer Sicht könnten sich detailliertere Kenntnisse über spezifische Defizite bei Subgruppen aggressiver und/oder antisozialer Personen als hilfreich erweisen. Erschwert wird die Behandlung insbesondere bei **emotional hyporeagiblen Personen** durch deren oberflächlichen Affekt, Mangel an emotionaler Empathie und Neigung zu Manipulationen (Anderson und Kiehl 2014; Gudonis et al. 2009), und traditionelle Rehabilitationsstrategien zeigen nur moderate Effekte (Anderson und Kiehl 2014).

> **MERKE**
> Insgesamt gilt emotionale Hyporeagibilität als negativer Prädiktor für einen Therapieerfolg (Frick und Dickens 2006).

Schon bei 12- bis 18-Jährigen berichten Manders et al. (2013) nur bei Jugendlichen mit schweren und anhaltenden Verhaltensstörungen und einer niedrigen Disposition zur emotionalen Kälte über signifikante Reduktionen im antisozialen Verhalten nach einer multisystemischen Therapie. Diese umfasste ein umfangreiches Interventionsprogramm, das die Jugendlichen, ihre Familien und Peergruppen sowie öffentliche Einrichtungen involvierte. Mehr Hoffnung wird daher auf frühe, gezielte Interventionen gesetzt, die auf spezifische Subgruppen zugeschnitten sind. So zeigten sich Verhaltensverbesserungen z. B. bei emotional hyporeagiblen Kindern mit Verhaltensstörungen durch ein Elterntraining, das auf Belohnungsstrategien fokussierte, während sich disziplinarische Maßnahmen in dieser Gruppe als weitgehend ineffektiv erwiesen (Hawes und Dadds 2005). Ob die Entwicklung von Interventionen zur Erhöhung der defizitären amygdalären Reaktivität bei emotional hyporeagiblen Personen möglich und sinnvoll ist (Blair 2013), müssen zukünftige Studien zeigen.

Personen der **emotional hyperreagiblen Gruppe** könnten von Ansätzen profitieren, die zur Reduktion der Überreaktion auf soziale Bedrohungen sowie zur Verbesserung der Emotionsregulation, der Impulskontrolle und des Ärgermanagements beitragen (Gibbon et al. 2010). Erste ermutigende Ergebnisse zeigen sich hier u. a. bei Personen mit APS und komorbider Borderline-Persönlichkeitsstörung mit der dialektisch-behavioralen Therapie (Linehan 1993; Sakdalan et al. 2010; Shelton et al. 2011) ebenso wie mit mentalisierungsbasierten Ansätzen (Bateman und Fonagy 2008; McGauley et al. 2011). Obwohl bei Kindern und Jugendlichen erste Studien auf eine deutliche Reduktion des impulsiv-aggressiven Verhaltens in dieser Gruppe hinweisen (z. B. Manders et al. 2013), sind auch hier Weiterentwicklungen, Anpassungen und Evaluationen bestehender Therapieprogramme dringend erforderlich.

LITERATURAUSWAHL

Anderson NE, Kiehl KA (2014). Psychopathy: developmental perspectives and their implications for treatment. Restor Neurol Neurosci 32: 103–117.
Blair RJ (2013). The neurobiology of psychopathic traits in youths. Nature Reviews. Neuroscience 14(11): 786–799.
Fairchild G, van Goozen SHM, Calder AJ, Goodyer IM (2013). Research review: evaluating and reformulating the developmental taxonomic theory of antisocial behaviour. J Child Psychol Psychiatry 54: 924–940.
Ferguson CJ (2010). Genetic contributions to antisocial personality and behavior: a meta-analytic review from an evolutionary perspective. J Soc Psychol 150(2): 160–180.
Glenn AL, Johnson AK, Raine A (2013). Antisocial personality disorder: a current review. Curr Psychiatry Rep 15(12): 427.
McGauley G, Yakeley J, Williams A, Bateman A (2011). Attachment, mentalization and antisocial personality disorder: The possible contribution of mentalization-based treatment. Eur J Psychother Couns 13(4): 371–393.
McGuire J (2008). A review of effective interventions for reducing aggression and violence. Philos Trans R Soc B Biol Sci 363: 2577–2597.
Nedopil N, Müller JL (2012). Forensische Psychiatrie. 4. A. Stuttgart, New York: Thieme.
Petermann F, Petermann U (2015). Aggressionsdiagnostik. 2. vollständig überarb. A. Göttingen: Hogrefe.
Rosell DR, Siever LJ (2015). The neurobiology of aggression and violence. CNS Spectr 20: 254–279.
Zimmermann J, Benecke C, Bender DS, Skodol AE, Krueger RF, Leising D (2013). Persönlichkeitsdiagnostik im DSM-5. Psychotherapeut 58(5): 455–465.

KAPITEL 17

Franz Caspar

Selbstregulation

Kernaussagen

- Selbstregulation ist eine Perspektive, aus der das adaptive und maladaptive Funktionieren von Menschen betrachtet werden kann. Es geht um die Frage, wie ein Individuum es schafft oder eben nicht schafft, seine Bedürfnisse zu befriedigen oder – in der Terminologie von Grawes Konsistenztheorie (1998) – Konsistenz herzustellen und zu wahren. Wie wird laufend überprüft, ob die aktuelle Situation den eigenen Bedürfnissen/Zielen/Werten/Normen entspricht? Was wird eingesetzt, um Übereinstimmung zu erreichen? Wie wirken dabei bewusste, absichtsvolle und nichtbewusste, implizite, selbstorganisierte Regulation zusammen? Wo und wie können psychische Probleme als Konsequenzen maladaptiver Selbstregulation betrachtet werden?
- Selbstregulation setzt die explizite oder implizite Annahme voraus, dass man selber Einfluss auf das Geschehen und/oder dessen Verarbeitung hat (Kanfer und Hagerman 1981; Kanfer et al. 2012). Dass diese Annahme z. B. bei erlernter Hilflosigkeit oder dem präoperativen Denken von chronisch Depressiven (McCullough 2006) nicht selbstverständlich ist, muss berücksichtigt werden.

17.1 Begriffe

Selbstregulation wird hier verstanden als das Gesamt dessen, was ein Mensch bewusst oder nicht bewusst tut, um eine gute Übereinstimmung seiner Wahrnehmung der aktuellen Situation mit seinen Zielen (Bedürfnissen/Zielen/Werten/Normen) herzustellen (➤ Abb. 17.1).

Es gibt auch andere Definitionen, nach denen Selbstregulation nur die bewusst-absichtsvollen Teile umfasst (Baumeister et al. 2007b). Wir verwenden jedoch die weitere Definition. Abzugrenzen ist der ähnliche Begriff „Selbstkontrolle": Damit werden i. Allg. Prozesse bezeichnet, bei denen es darum geht, konkurrierende Handlungstendenzen im Griff zu behalten bzw. zu unterdrücken. Selbstkontrolle kann damit Teil von Selbstregulation sein, ist mit dieser aber nicht identisch (Carver und Scheier 1998). Andere Autoren wie Kanfer et al. (2012) verwenden „Selbstkontrolle" recht umfassend, ähnlich zu dem hier vertretenen Selbstregulationsbegriff, allerdings beschränkt auf Konfliktsituationen.

Ein weiterer verwandter Begriff ist „Selbstmanagement", wie er u. a. von Kanfer et al. (2012) verwendet wird: Selbstmanagement-Ansätze haben gemeinsam, „dass Klienten zu besserer Selbststeuerung angeleitet und möglichst aktiv zu einer eigenständigen Problembewältigung fähig werden. Wenn dieser systematische Lern- und Veränderungsprozess erfolgreich abläuft, sind Klienten (wieder) in der Lage, ihr Leben ohne externe professionelle Hilfe in Einklang mit ihren Zielen zu gestalten." Der Begriff „Selbstmanagement" schließt damit eine zusätzliche Bedeutung des „Selbst", nämlich den Gegensatz zu einer Abhängigkeit vom Therapeuten oder anderen ein.

> **MERKE**
> Selbstregulation ist eine Perspektive, aus der das ganze adaptive und maladaptive Funktionieren von Menschen gesehen werden kann. Wie schafft es ein Mensch (besser oder schlechter), seine Bedürfnisse zu befriedigen?
> „Selbstregulation" wird unterschiedlich definiert: Hier umfasst es bewusst-absichtsvolle und nichtbewusst-selbstorganisierte Regulation.

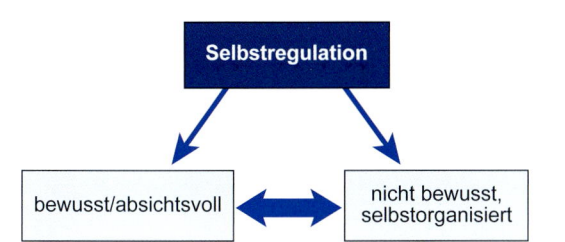

Abb. 17.1 Selbstregulation bestehend aus bewusst/absichtsvollen und selbstorganisierten Prozessen, die sich ergänzen und miteinander interagieren

17.2 Grundlagen

Selbstregulationsmodelle haben eine lange Tradition in der Psychologie und werden ebenfalls seit Langem klinisch genutzt. Ein älteres Modell ist das allgemein-psychologische Plankonzept von Miller et al. (1960), das diese entwickelten, um die Grenzen des Behaviorismus zu sprengen. Sie formulierten das **TOTE-Modell** (Test-Operate-Test-Exit). Danach testet ein Mensch, ob ein bestimmtes Ziel erreicht ist, wenn nicht, tut er etwas, das der Zielerreichung dienen soll, überprüft wieder, und wenn das Ziel erreicht ist, verlässt er diese Schleife der Handlungsregulation. Ziel und Handlung machen nach Miller et al. zusammen einen Plan aus. **Pläne** sind hierarchisch gegliedert: Zuoberst in einer Planhierarchie stehen Bedürfnisse, zuunterst Verhalten-in-Situationen. Pläne sind im Gegensatz zur umgangssprachlichen Bedeutung nach Miller et al. großenteils nicht bewusst; um diesen Unterschied hervorzuheben, schrieben sie Plan im Englischen mit großem „P". Wie bewusste und nicht bewusste Teile zusammenwirken, arbeiten sie allerdings nicht detailliert aus.

In besonderer Weise mit Selbstregulation sind im Weiteren v. a. die Namen Carver und Scheier sowie Baumeister verbunden. Erstere beziehen sich ausdrücklich auf Miller et al. und weiten das Konzept aus. Von ihnen stammt auch die klassische Abbildung, in der die „Grundschleife" der Selbstregulation beschrieben wird (➤ Abb. 17.2):

Ausgangspunkt sind Sollwerte eines Individuums. Das können Ziele, Motive, Standards, Bezugsgrößen u. Ä. sein. Ein Komparator vergleicht diese dann mit einem Istzustand (Input, Wahrnehmung). Stimmen Ist- und Sollwert hinreichend überein, dann erfolgen keine Handlungen. Wenn ein Sollwert nicht erfüllt ist, erzeugt das Individuum (jedenfalls im Prinzip) einen Output, eine Handlung, mit welcher der Ist- an den Sollwert angenähert werden soll. Das kann auch eine intrapsychische Handlung sein. In der Regel kann zumindest im zwischenmenschlichen Bereich, um den es hier ja vor allem geht, das Verhalten nicht direkt eine Veränderung bewirken; es kommt auch die Umwelt, das Verhalten anderer Personen, ins Spiel. Sie können sich begünstigend oder auch behindernd verhalten. Beides zusammen hat dann eine Wirkung, die wahrgenommen als Input aufgenommen wird, womit das System dann in die nächste Runde geht.

Ein Beispiel aus der technischen Welt ist das Funktionieren einer thermostatgesteuerten Heizung: Sollwert z. B. 22 °C, Wahrnehmung der aktuellen Temperatur 19 °C. Komparator stellt Differenz fest, Heizung wird eingeschaltet und heizt (Verhalten), strömt Wärme aus (Output). Die Umwelt (z. B. offenes Fenster/Sonneneinstrahlung) kühlt aus oder heizt zusätzlich auf. Daraus resultiert eine neue Raumtemperatur, die mehr oder weniger valide gemessen und dem Komparator gemeldet wird usw. Die Verwendung dieses einfachen Beispiels dient der Veranschaulichung der Basisprinzipien und soll nicht suggerieren, man könne Patienten wie Heizsysteme betrachten. Beim lebenden Menschen kommt wichtige Komplexität dazu, die im Folgenden in einzelnen Stichpunkten weiter beschrieben wird.

17.3 Klinische Anwendungen

Grawe und Dziewas (1978) haben das Konzept von Miller et al. (1960) ihrer **Vertikalen Verhaltensanalyse** (VVA) zugrunde gelegt, mit der sie Möglichkeiten zu einem differenzierteren und ganzheitlicheren Verständnis des Verhaltens und Erlebens von Patienten in der Therapiesituation schufen. Caspar (1985/2007) hat später dieses klinisch-psychotherapeutische Konzept namentlich um die Möglichkeiten eines systematischen Bezugs zwischen Plänen und *Emotionen* und der systematischen Analyse auch der therapierelevanten *Probleme* von Patienten erweitert. Weil damit deut-

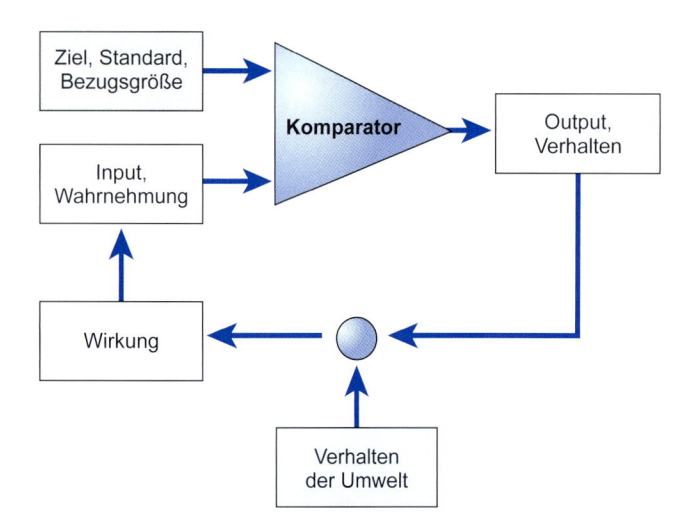

Abb. 17.2 Grundmodell der Selbstregulation nach Carver und Scheier (1998)

lich mehr als nur Verhalten analysiert wurde, wurde die VVA in **Plananalyse** umbenannt (s. auch ➤ Kap. 1, ➤ Kap. 3 und ➤ Kap. 11): „Plan" ganz im Sinne von Miller et al. (1960), also im Gegensatz zur Umgangssprache auch Nichtbewusstes umfassend. Kennzeichnend ist, dass Motive aus dem beobachteten und berichteten Verhalten und Erleben erschlossen werden, weil davon ausgegangen wird, dass Menschen nur über den im Selbstkonzept abgebildeten Teil ihres eigenen Funktionierens Auskunft geben können. Ein großer Teil des Funktionierens erfolgt nicht bewusst oder implizit und ist deshalb über Auskünfte weder in Fragebögen noch im Gespräch direkt zugänglich. Gerade um das Aufreißen alter, lebensgeschichtlich, oft schon vorsprachlich erworbener Wunden (z. B. ausgelacht oder kritisiert zu werden beim Zeigen von Bedürfnissen) zu vermeiden, werden teils aufwendige nichtbewusste Strategien bis hin zur Partner- und Berufswahl entwickelt (s. auch ➤ Kap. 3 und ➤ Kap. 4). Die fehlende Bewusstheit kann mit ein Grund für maladaptive Selbstregulation sein, deshalb ist es besonders wichtig, dass auch die impliziten, nichtbewussten „selbstorganisierten" Teile des Funktionierens einbezogen werden. Später hat Grawe (1998) seinen konsistenztheoretischen Ansatz, der ausdrücklich bewusste und implizite Strategien zum Herstellen und Aufrechterhalten von Konsistenz umfasst, stark auf Konzepte der Selbstregulation, namentlich von Powers (1973; stärkeres Gewicht auf dem Herstellen von Wahrnehmungen) sowie Carver und Scheier gestützt.

Eine andere wichtige Anwendung von Selbstregulationskonzepten findet sich bei Kanfer, in Deutsch am umfassendsten zugänglich durch Kanfer et al. (2012). Sein zentrales Thema ist **Selbstmanagement.** Wesentliche Elemente davon sind Selbstbeobachtung, Selbstinstruktionen, Zielklärung und -setzung, Selbstbewertung, Selbstverstärkung, Selbstkontrolle (➤ Kap. 17.4) – auch beim Selbstinstruktionsansatz, wie wir ihn hier verstehen, wichtige Themen. Kanfer et al. verstehen unter Selbstregulation allerdings nur die bewusste, kontrollierte Regulation und heben hervor, dass sie insbesondere einsetzt, wenn automatisierte Abläufe durch plötzliche Hindernisse bei der Verfolgung bisheriger Interessen, Unsicherheit der Person über den nächsten Schritt in der Verhaltenskette, Konflikte zwischen mehreren Verhaltensweisen oder Schwierigkeiten beim Erreichen eines angestrebten Zieles aufgrund fehlender Verhaltenskompetenzen unterbrochen werden. Das „Selbst" hat bei Kanfer noch eine zusätzliche Bedeutung: Er hebt das Befähigen des Patienten hervor, sein Schicksal möglichst bald und möglich konsequent unabhängig vom Therapeuten (wieder) selbst in die Hand zu nehmen. Der „Selbstmanagement"-Therapieansatz ist stark darauf ausgerichtet, dies zu begünstigen.

> **MERKE**
> - In der Selbstregulation vergleicht ein „Komparator" Ist- und Sollwerte.
> - Bei Abweichungen handelt ein Individuum, um festgestellte Diskrepanzen zu reduzieren.
> - Bei allen Elementen der Selbstregulation spielt die subjektive Wahrnehmung eine wichtige Rolle.
> - Es gibt auch klinische Ansätze, bei denen Selbstregulation eine bedeutende Rolle spielt.

17.4 Wichtige Themen beim Selbstregulationsansatz

17.4.1 Dual-Process-Modelle: bewusste/explizite/absichtsvolle vs. nichtbewusste/implizite/selbstorganisierte Steuerung

Die Begriffe „bewusst/explizit/absichtsvoll" und „nichtbewusst/implizit/selbstorganisiert" meinen Ähnliches. Präferenzen für den einen oder anderen Begriff ergeben sich aus den Konzepten, auf die sich einzelne Autoren als theoretischen Hintergrund beziehen. In diesem Beitrag werden i. Allg. die Begriffe „absichtsvoll" (als deutscher Begriff für engl. *deliberate*) vs. „selbstorganisiert" verwendet. Zentral ist dabei die Vorstellung, dass Selbstregulation nur zu verstehen ist, wenn man absichtsvolle und selbstorganisierte Prozesse und das Wechselspiel zwischen den beiden einschließt. Beide Arten der Steuerung haben ihre Vor- und Nachteile und ergänzen sich im Idealfall gut (Carver und Scheier 2002). Es gibt Aufgaben in der Selbstorganisation, die besser durch serielle und damit mehr Ressourcen bindende **absichtsvoll-bewusste Steuerung** und andere, die besser durch **selbstorganisierte Steuerung** erledigt werden. Jedes Element im Selbstregulationsprozess kann entweder bewusst/absichtsvoll oder selbstorganisiert gesteuert werden, ohne dass wir uns normalerweise für das eine oder andere bewusst entscheiden müssen, und normalerweise funktioniert dieses Wechselspiel gut.

Im klinischen Kontext beschäftigen wir uns aber gerade auch mit Fällen, bei denen die Zusammenarbeit der beiden Prozesse nicht gut funktioniert. So können selbstorganisierte Muster das Verhalten auch gegen bewusste Ziele bestimmen. Der Autor verhält sich i. Allg. sehr umweltbewusst. Es kommt aber immer wieder vor, dass er beim Zähneputzen das Wasser zu einem Zeitpunkt anstellt, zu dem er es gar nicht zum Spülen braucht. Warum er das tut, ist dem Bewusstsein nicht zugänglich. Er merkt es aber meist schnell und ist dann ohne Weiteres in der Lage, den Hahn zuzudrehen. Diese Fähigkeit, selbstorganisiertes Fehlverhalten festzustellen und bewusst auf alternatives, günstigeres Verhalten umzuschalten, fehlt typischerweise bei klinischen Problemen.

Noch ein etwas komplexeres nichtklinisches Beispiel (nach Norman 1981) für eine Entgleisung im Alltag: Ein Professor will am Abend nach einem anstrengenden Arbeitstag noch ins Theater gehen (absichtsvoll). Er stellt fest, dass er dazu nicht gut genug angezogen ist (Komparator stellt bewusst Abweichung Ist-/Sollwert fest). Er geht ins Schlafzimmer zum Kleiderschrank, um einen Anzug herauszuholen, nimmt dann aber einen Pyjama, legt sich ins Bett und schläft ein. Was ist passiert? Er hat sich in eine Umgebung begeben, die sehr stark mit einem Muster „ins Bett gehen und schlafen" assoziiert ist, und das Ins-Bett-Gehen muss normalerweise nicht bewusst gesteuert werden; es hat also unbemerkt ein Umschalten auf selbstorganisierte Steuerung stattgefunden, begünstigt wohl auch durch seine Müdigkeit. Warum hat der Komparator nicht gemeldet, dass das Ins-Bett-Gehen nicht mit dem Motiv des Theaterbesuchs vereinbar ist? Wir können nur spekulieren: Vielleicht war das Motiv doch nicht so stark, oder er war zu müde oder als zerstreuter Professor beim Zubettgehen und Einschlafen durch anderes vom eigentlich geplanten Theaterbesuch abgelenkt.

Klinische Beispiele für Probleme im Zusammenspiel der beiden Arten von Prozessen:

- Suizid: Menschen, bei denen Suizid nicht mit wichtigen bewussten Motiven vereinbar ist (Familie nicht belasten, Unvereinbarkeit mit Religion, …) können sich nur umbringen, wenn sie in einem weitgehend selbstorganisierten Zustand sind, wozu z. B. Schlafmangel oder der Einfluss einer besonderen Situation, akute Emotionen, aber auch das Sich-Abkoppeln von Kontakten beitragen kann.
- Depression ist bekanntlich bei vielen Patienten stark von Rumination geprägt, d. h. selbstorganisierten Prozessen, die zu unterbrechen Voraussetzung für erfolgreiche Therapie und Prävention ist. Die Wirkung von Mindfulness-Interventionen kann man so verstehen.
- Zwänge können dadurch aufrechterhalten werden, dass sie durch Konzentration auf konkrete Scheinprobleme helfen, den Komparator von der Beschäftigung mit wirklich wichtigen, aber bedrohlichen Inkonsistenzen abzuhalten (s. u.).
- Rückfälle in Substanzkonsum trotz soliden Wissens des Patienten samt unzweifelhafter Abstinenzmotivation können verstanden werden als Folge eines Umkippens in selbstorganisierende alte Muster usw.
- In der Therapie neu gelernte Verhaltensweisen können noch hölzern wirken und damit auch uneffektiv sein, solange sie noch bewusst, Schritt für Schritt gesteuert werden und solange Selbstorganisation noch nicht für stimmige, abgerundete Muster sorgt.

In der Psychotherapie dominiert eher das Bestreben, (maladaptive) selbstorganisierte Prozesse u. a. durch Bewusstmachen zu unterbrechen und durch bewusste Steuerung zu ersetzen. Interventionen gehen aber nicht immer in diese Richtung. Es gibt auch Menschen, die sich zu sehr bewusst zu steuern versuchen und dabei vor allem in der zwischenmenschlichen Interaktion unnatürlich wirken. Ein Nachteil von zu viel bewusster Steuerung ist ja auch, dass zu viele Informationsverarbeitungsressourcen gebunden werden, wodurch anderes, was für eine ganzheitlichere Sicht als Basis für eine erfolgreiche Bewältigung auch wichtig wäre, unbeachtet bleibt. Zu viel bewusste Steuerung ist auch ganz einfach sehr anstrengend und begünstigt damit gerade auch das Abkippen in maladaptive selbstorganisierte Zustände an anderer Stelle (s. Ego-Depletion, ➤ Kap. 17.4.9).

Bewusstmachen, Überführen in die absichtsvolle Regulation, ist ein zentrales Anliegen der psychodynamischen, in gewissem Ausmaß aber auch der meisten anderen psychotherapeutischen Ansätze: Der Vorteil der größeren Freiheitsgrade ist dabei offensichtlich. Für Menschen, die gelernt haben, dass die mit größerer Freiheit verbundene Verantwortungsübernahme zu Schwierigkeiten führt (z. B. durch besserwisserische, vorwurfsvolle, mit Schuldgefühlen arbeitende Eltern), ist das aber auch problematisch und kann zu Widerstand in einer Freiheitsgrade erhöhenden Therapie führen.

Nach einer ersten Phase, die auf Bewusstmachung und bewusste Selbstregulation hinarbeitet, wird dann in einer zweiten Phase vieles wieder in die Selbstorganisation delegiert. So sollte bei einem Training sozialer Kompetenzen das, was erst etwas hölzern und unnatürlich wirkt, so gut automatisiert und integriert werden, dass es wieder in die Selbstorganisation delegiert werden kann. Erst dann wirken z. B. Partygespräche locker, das Werben um einen neuen Partner authentisch, erst dann kann man auch damit rechnen, dass die Regulation nicht mehr zu viele Ressourcen besetzt und dass das Muster auch unter Stress, emotionaler Belastung und Erschöpfung zur Verfügung steht.

17.4.2 Selbstorganisation

Es war schon mehrfach von Selbstorganisation die Rede, ohne Erklärung, wie diese funktioniert. Als Alternative und in Ergänzung zu „klassischen", die bewusste, zentrale Steuerung hervorhebenden Modellen der Informationsverarbeitung und Handlungssteuerung wurden seit den 1980er-Jahren **konnektionistische oder neuronale Netzwerkmodelle** entwickelt (Rumelhart et al. 1986). Danach kann Erleben, Verhalten und insbesondere auch Lernen ohne eine bewusste, zentrale Steuerung funktionieren. In Anlehnung an das Funktionieren des zentralen Nervensystems (deshalb auch „neuronale Netzwerkansätze") wird angenommen, dass Informationen in sehr großen vernetzten Verbänden von Knoten repräsentiert und verarbeitet werden. Diese werden in den typischen konnektionistischen Modellen als subsymbolisch angesehen, d. h. Begriffe oder Objekte aus dem Alltag wie „Hund", „Beruf" etc. sind jeweils in einem größeren Muster von Knoten repräsentiert, von denen keiner allein eine „symbolische" Bedeutung (wie ein Alltagsbegriff) hat.

Konnektionistisches Lernen funktioniert so, dass nach dem **Prinzip der Spannungsminimierung** Netzwerke sich selbstorganisiert und ohne zentrale Steuerung so verändern, dass die Spannung minimiert wird. Spannung entsteht, wenn negativ miteinander verbundene Knoten gleichzeitig aktiviert sind. Spannung wird dann minimiert, wenn nur positiv in gut zusammenpassenden spannungsfreien Mustern miteinander verbundene Elemente gleichzeitig aktiviert werden. Solche Lernprozesse und darauf aufbauende Verhaltensproduktion können mathematisch genau modelliert werden, was für den Laien aber zu kompliziert ist. Dass das funktioniert, kann u. a. mit Programmen illustriert werden, die das richtige Aussprechen englischer Silben lernen, ohne dass ihnen eine einzige Regel beigebracht wurde. Erst „brabbelt" das Programm etwas wie ein Kleinkind, bekommt dann Rückmeldung, wie weit die (erst zufällige) Aussprache der richtigen Aussprache entspricht, und nähert sich dann durch Veränderung der Verbindungen, die parallel im ganzen System, ohne bewusste zentrale Steuerung, selbstorganisiert stattfinden kann, der erwünschten Aussprache an, bis es am Schluss einigermaßen nach korrektem Englisch klingt.

In der Weise wird, so kann man sich vorstellen, vom Menschen vieles gelernt, vorsprachlich, aber auch das ganze Leben lang, auch nach der Entwicklung sprachlicher, bewusster Lernfähigkeiten. Muster können sich entwickeln und, ohne dass Menschen sich dessen bewusst sind und das bewusst steuern könnten, Verhalten und Erleben prägen. Das hat die Psychoanalyse natürlich schon immer gesagt; man kann nun aber aufgrund neuerer Informationsverarbeitungsmodelle auch grundlegend besser verstehen, wie das funktionieren kann und wie es zu einigen Phänomenen kommt. Dazu gehören z. B. Wiederholungszwänge, Widerstand und vieles mehr, was traditionellen Informationsverarbeitungsmodellen (mit bewusster Verarbeitung, zentraler Steuerung etc.) schwerer zugänglich ist (Caspar et al. 1992).

Selbstorganisationsmodelle sind allerdings nicht zuletzt dann, wenn sie subsymbolisch sind, im Detail recht schwer zu verstehen. Das ist aber auch nicht nötig, weil man einiges aus ihnen auch *metaphernhaft* nutzen kann. Ein Beispiel dafür ist die sog. **Spannungslandschaft** (> Abb. 17.3). Sie stellt die Gesamtspannung aller Zustände dar, in die ein Individuum geraten kann.

Tiefer in der Spannungslandschaft bedeutet spannungsfreier, in der Logik der Modelle also besser. Die Wahrscheinlichkeit, in spannungsarmen Tälern zu landen und zu verharren, ist größer als auf spannungsreichen Hügeln. Aufs Ganze gesehen am geringsten ist die Spannung im „globalen Minimum". Eine Diskussion, ob die absolute Spannungsfreiheit wirklich ideal ist, ist obsolet, weil dieser Zustand ohnehin kaum erreicht wird.

Daneben gibt es „lokale Minima", bei denen die Talsohle eine hohe Spannung aufweisen kann. Sie sind aber im Vergleich zur *unmittelbaren* Umgebung (deshalb „lokal") spannungsärmer. Lokale Minima stehen für Muster, in denen Elemente wie Kognitionen, Emotionen, Verhalten, biologische Zustände und Umwelt gut zusammenpassen und die deswegen *in sich* keine Spannung aufweisen. Sie sind deshalb wahrscheinlicher und stabiler als die Umgebung. Lokale Minima können nicht ohne Erhöhung der Spannung verlassen werden.

Die klinische Relevanz ergibt sich daraus, dass auch psychische Störungen wie z. B. Depressionen beim Betroffenen als lokale Minima verstanden werden können. Depressive Muster mit allem, was dazugehört, passen gut zusammen und haben *in sich* wenig Spannung. Die Talsohle liegt aber hoch mit entsprechender Spannung, die etwa als „Leidensdruck" erlebt wird, weil zwischen dem depressiven Muster und anderen Teilen des Funktionierens hohe Spannung besteht. Dennoch ist es schwierig, ein depressives lokales Minimum zu verlassen, weil dazu erst die Spannung erhöht werden muss. Wohlmeinende Therapeuten, die etwa versuchen, wenigstens einzelne depressiogene Kognitionen durch positivere zu ersetzen, stören diese Muster und erhöhen die Spannung, was Patienten dann zu neutralisieren versuchen, etwa mit Bemerkungen wie „Das ist es ja gerade, dass ich mich darüber nicht mehr freuen kann".

Bemühungen des Therapeuten, Patienten spannungserhöhend „über den Hügelrand zu bewegen", wird Widerstand entgegengesetzt, wenn der Patient intuitiv davon ausgeht, dass die gespürte Spannungserhöhung anzeige, dass die Therapie auf dem falschen Wege sei. Ohne Bewusstheit würden selbstorganisierte Prozesse bewirken, dass wieder die relativ spannungsarme Talsohle aufgesucht wird. Eine Erklärung dieser Zusammenhänge kann helfen, eine bewusste Steuerung wiederherzustellen, nachdem der Patient begriffen, welche Streiche ihm hier die Selbstorganisation spielt. Patienten begreifen die Spannungslandschaft-Metapher erfahrungsgemäß gut, fühlen sich darin in der Regel gut verstanden und können sie zugunsten einer Unterbrechung maladaptiver Selbstorganisation nutzen.

Eine Möglichkeit, wie selbstorganisierte Prozesse entstehen können, u. a. von Kanfer et al. (2012) hervorgehoben, ist die Automatisierung vormals absichtsvoller Prozesse. Durch vielfaches Durchlaufen bewusster Prozesse werden Aufgaben

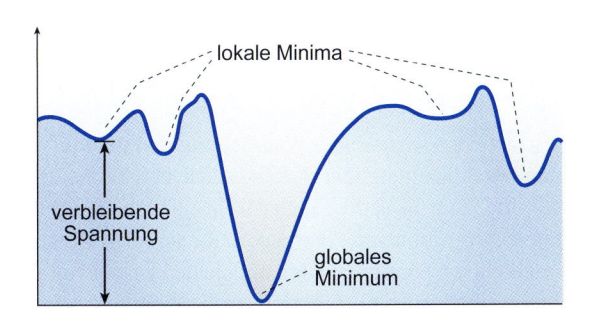

Abb. 17.3 Spannungslandschaft als metaphorische Darstellung möglicher Zustände in einem selbstorganisierenden System (nach Caspar et al. 1992). Erläuterung im Text

an automatisierte Steuerung delegiert, wodurch die Informationsverarbeitung entlastet wird. Ohne Automatisierung vormals bewusster Prozesse könnte niemand von uns den Alltag bewältigen. Zweifellos funktioniert ein Teil der Selbstorganisation so, und bei diesem Teil ist auch der Begriff „automatisiert" als Gegensatz zu bewusst gerechtfertigt.

Nicht alle selbstorganisierte Regulation beruht aber auf Automatisierung. Gerade bei früh, vorsprachlich entwickelten Mustern ist nicht plausibel, dass sie erst bewusst waren und dann automatisiert wurden; sie beruhen von Anfang an auf konnektionistischer Steuerung.

MERKE
- Die Abstimmung von bewusst-absichtsvollen und nichtbewusst-selbstorganisierten Prozessen ist aus Sicht von „Dual-Process"-Modellen für adaptives und maladaptives Verhalten und Erleben bedeutsam.
- Für das Verständnis von Selbstorganisation gibt es recht komplexe Modelle, die aber mithilfe von Metaphern gut nutzbar sind.

17.4.3 Selbstkontrolle

In ➤ Kap. 17.1 wurde der Begriff „Selbstkontrolle" schon als der Teil von Selbstregulation abgegrenzt, der es Menschen ermöglicht, bei konfligierenden Verhaltenstendenzen die zu wählen, die langfristig gesehen vorteilhafter ist. Selbstkontrolle setzt einen Konflikt voraus, wobei Kanfer zwischen zwei Arten nach der damit verbundenen Anforderung unterscheidet: eine erste Art von Konflikt, bei der, wenn die Entscheidung (z. B. einen Drink ablehnen) einmal gefallen ist, der Konflikt vorbei ist, und einer zweiten Art, bei dem die Versuchung bzw. die Anforderung, aversive Bedingungen auszuhalten, anhält (z. B. Rauchen aufgeben zugunsten langfristig besserer Voraussetzungen für die Gesundheit) (s. Kanfer et al. 2012).

Langfristige Konsequenzen sind weniger verhaltenswirksam als kurzfristige. Sie in der Vorstellung zu konkretisieren, „heiß zu machen" (Mischel 2015) ist ein Mittel, um langfristige gegenüber kurzfristigen Konsequenzen zu stärken (Bsp. Gesundheitsverhalten; der Autor malt sich, wenn am kalten Buffet ein Zusammenbruch der Selbstkontrolle droht, aus, wie er in der nächsten Klettersaison jedes überflüssige Gramm mühsam den Felsen hochziehen muss und wie gerade die 100 g an der Spitze des Körpergewichts das Erreichen des Gipfels verhindern).

Ausdauer ist ein wichtiger Faktor im Zusammenhang mit Selbstkontrolle, wie Cloninger mit seinem Temperamentsfaktor „Ausdauer" als etwas relativ Überdauerndes herausgearbeitet hat (Cloninger et al. 1998).

Ein wichtiger Aspekt von Selbstkontrolle ist in diesem Zusammenhang der Belohnungsaufschub. Die Fähigkeit dazu hat Mischel (2015) in seinen berühmten Experimenten mit Kindern untersucht: Sie konnten wählen zwischen *einem* Stück Schokolade (oder einem Marshmallow) sofort oder *zweien* später. Drei Erkenntnisse aus einer langen Reihe von Untersuchungen sind besonders bedeutsam:

1. Die Fähigkeit zu Belohnungsaufschub hat eine bedeutsame stabile Komponente, die mit Erfolg assoziiert ist: Kinder, die im Experiment auf das sofortige Schlecken zugunsten von mehr Süßigkeiten zu einem späteren Zeitpunkt verzichteten, waren über viele Jahrzehnte erfolgreicher im Leben. Mischel sieht das im Zusammenhang mit einer früh entwickelten Fähigkeit, sich zu konzentrieren und der Erfahrung, etwas über den Moment hinaus erreichen zu können. Es kann aber auch Variationen geben: Wer Süßigkeiten widerstehen kann, muss längst nicht gegenüber allen anderen Versuchungen gefeit sein.
2. Kinder, die in einer vaterlosen Familie aufwuchsen, entschieden sich seltener für einen Belohnungsaufschub. In Mischels Interpretation haben sie gelernt, dass man sich auf Versprechen nicht verlassen kann. Nach seiner Auffassung können aber auch Kinder, die wahrscheinlich genetisch schlechte Voraussetzungen für erfolgreiche Selbstkontrolle haben, diese lernen.
3. Kinder zeigten sich sehr erfinderisch, wenn es darum ging, der Versuchung zu widerstehen: Sie entwickelten u. a. sehr wirksame Ablenkungsstrategien. Diese Ressourcen haben, so kann man spekulieren, wohl auch Patienten, und das sollte in der Therapie genutzt werden.

Psychotherapie sollte nicht einseitig darauf ausgerichtet sein, Selbstkontrolle zu vergrößern. Selbstkontrolle ist nicht immer günstig, Handeln sollte eine adaptive Antwort auf die wahrgenommenen Wahrscheinlichkeiten in der jeweiligen Umgebung sein (McGuire und Kable 2013). Psychotherapie sollte aber Mittel einschließen, Selbstkontrolle zu fördern, wenn ein Mangel an Selbstkontrolle relevant zum klinischen Problem beiträgt.

17.4.4 Wahrnehmung

Der Komparator vergleicht nicht objektive, sondern wahrgenommene Ist-Zustände mit Sollwerten (vgl. ➤ Abb. 17.2). Bei der Wahrnehmung kann einiges an Verzerrung geschehen: Menschen entwickeln Ängste und Allergien, die ihre Wahrnehmung für das Eine schärfen und akzentuieren und auch Wahrnehmungen ohne reale Basis erzeugen, für anderes blinde Flecken entstehen lassen. So findet sich bei vielen Menschen ein hochsensibles Wahrnehmungssystem für Akzeptanz vs. Ablehnung (Leary 2004). Viele psychische Probleme sind mit Fehlentwicklungen in diesem Wahrnehmungssystem verbunden. Beispiele dafür sind das „paranoide" Achten von Sozialphobikern auf kleine Zeichen von Ablehnung bis hin zum nachträglichen Ruminieren nach eigentlich erfolgreich gemeisterten sozialen Situationen auf der Suche nach Zeichen von Kritik oder das in engen Beziehungen Bestätigung suchende Verhalten von Depressiven.

Hypersensitivität des „Soziometers" (der Einschätzung des eigenen interpersonalen Wertes für andere; Leary 2004) kann zu starken situationsabhängigen Schwankungen führen, wie wir sie etwa von Borderline-Patienten kennen.

Wo es zu bedeutsamen Verzerrungen kommt, tut sich ein weites Feld für Psychotherapie auf, vom Herausfordern von Wahrnehmungen in der kognitiven Therapie über das Herausarbeiten systemischer Einflüsse auf die Wahrnehmung bis hin zum Vermitteln korrektiver Erfahrungen in verschiedenen Therapieformen, z. B. sog. „Diskriminationsübungen" im CBASP-Ansatz (McCullough 2006).

17.4.5 Komparator

Der Komparator ist bei Carver und Scheier (1998) als simple Vergleichsfunktion konzipiert. Klinisch macht es Sinn, ihm eine größere Bedeutung zu geben. Er kann absichtsvoll eingesetzt werden, aber auch selbstorganisiert wirken, er kann öfter (kontinuierlich bzw. alle paar Sekunden beim Checken auf Zeichen von Ablehnung) oder sehr selten (alle paar Jahre, wenn eine nahestehende Person stirbt und man sich, dadurch ausgelöst, fragt, wie gesund man selbst eigentlich lebt) wirken; er kann auf feine Abweichungen von Sollwerten oder erst auf gröbere reagieren; er kann sich ganz einlullen (Abweichen von ethischen Normen, wenn damit ein großer Gewinn verbunden ist) oder ablenken lassen (Beschäftigen mit Details von Zwangshandlungen, um traumatische Bullying-Erinnerungen aus der Kindheit nicht hochkommen zu lassen). Ein Mittel, um Inkongruenzen zu „beseitigen", ist, den Komparator auszuschalten (wer versucht, durch Flucht aus einem Kriegsgebiet sein Leben zu retten, kann es sich nicht leisten, sich ständig die Bedürfnisse bewusst zu machen, die auf einer wochenlangen Odyssee verletzt werden).

Psychotherapeutisch relevant ist, wenn der Komparator zu oft oder zu selten „anspringt", um adaptiv zu sein, oder schon auf zu kleine oder erst auf zu große Abweichungen des Ist- vom Sollwert reagiert. Nicht selten wirkt Psychotherapie darauf hin, dass das Einschalten des Komparators nicht der Selbstorganisation überlassen bleibt. Ein Beispiel ist die explizite Frage: „Erreichen Sie mit ihrem Verhalten in Situation XY, dass Ihre wirklichen Bedürfnisse befriedigt werden?" Psychotherapie kann darauf hinarbeiten, dass Patienten der Vernachlässigung bestimmter Bedürfnisse gewahr werden und den Komparator nicht erst auf dem Sterbebett einschalten, wenn es zu spät ist.

17.4.6 Output/Verhalten und Wirkung

Zielgerichtetes Verhalten wird entwickelt (die Planung gehört auch dazu) und realisiert, wenn es darum geht, eine vom Komparator festgestellte Abweichung durch Veränderung des Istwertes zu reduzieren. Ein Individuum kann dabei Routinen zur Verfügung haben, die selbstorganisiert ohne Belastung der bewussten Informationsverarbeitung eingesetzt werden. Das ist im guten Fall ökonomisch; im schlechten Fall wird ungeeignetes Verhalten eingesetzt, das zu alten Mustern gehören kann, für die aktuelle Situation aber gänzlich maladaptiv ist, indem es zu keiner Lösung führt und/oder reich an negativen Nebenwirkungen ist. Wenn solche Muster so stark sind, dass der Betroffene es nicht schafft, sie durch adaptiveres Verhalten zu ersetzen und der Komparator deshalb anhaltend Alarm schlägt, ist das ein typischer Anlass für die Aufnahme einer Psychotherapie. Aufgabe des Therapeuten ist es dann, bewusst zu machen, was abläuft, die Dynamik des Hineingesogen-Werdens in maladaptive Muster (die man in der Spannungslandschaft als lokale Minima betrachten kann) nachvollziehbar zu machen und die Freiheitsgrade zu erhöhen.

Die ganz konkreten therapeutischen Konsequenzen können sehr unterschiedlich sein: Es kann indiziert sein, klärungsorientiert oder auch emotionsaktivierend an Faktoren zu arbeiten, die adaptiveres Verhalten verhindern. Es kann indiziert sein, z. B. mit einem Problemlösungsansatz an Defiziten in der Planung zu arbeiten, fehlende Kompetenzen aufzubauen usw. Die generelle Devise ist, Rigidität zu reduzieren und Flexibilität zu erhöhen, damit der Betroffene situationsadäquater und damit effizienter/adaptiver reagieren kann. Dazu gehört auch die Entwicklung von Zutrauen in die eigene Handlungskompetenz.

Die Schleife der Selbstregulation (> Abb. 17.2) wird dabei oft in einer bewusst oder (therapeutisch wichtig!) selbstorganisiert/implizit ablaufenden Planungsphase in einem *„antizipatorischen Zyklus"* (Kanfer et al. 2012) durchlaufen: Man stellt sich lediglich vor, wie man handeln könnte, welche Konsequenzen das hätte und was der Komparator dann melden würde. Typisch ist, dass dann Verhaltensoptionen ausgeschlossen werden, die zwar eine Annäherung in Bezug auf die Ziele bringen könnten, um die es ursprünglich ging, die aber wirklich oder vermeintlich nicht mit anderen Zielen/Normen vereinbar sind. Oft spielen antizipierte negative emotionale Konsequenzen (antizipiertes Bedauern, antizipierte Schuldgefühle) dabei eine wichtige Rolle, während antizipierte positive Emotionen adaptives Verhalten unterstützen können. Tendenziell führt Antizipation von Emotionen eher zu einer Aufrechterhaltung des Status quo, sofern dieser wenigstens einigermaßen akzeptabel ist (Baumeister et al. 2007a).

Menschen handeln/unterlassen eine Handlung eher, wenn sie davon ausgehen, dass ein Unterlassen/Ausführen der Handlung (z. B. Krebsvorsorge/ungeschützter Sex) zu starkem Bedauern in der Zukunft führen würde. Wenn sie als Folge stärkere positive Emotionen erwarten, sind sie auch eher bereit, Handlungen trotz Rückschlägen weiterzuführen (Baumeister et al. 2007a).

17.4.7 Umwelt/Verhalten anderer und die Wirkung

Verhalten von Menschen bringt vor allem im zwischenmenschlichen Kontext typischerweise *nicht direkt* eine Wirkung im Sinne der Selbstregulation hervor, die Wirkung *hängt auch vom Verhalten anderer ab*. Dieses kann unterstützend oder konterkarierend oder gar bestrafend ausfallen, in der Realität, aber auch in der Vorstellung in einem antizipatorischen Zyklus. Patienten übertragen oft selbstorganisiert frühe Beziehungserfahrungen auf die Gegenwart und lassen sich von oft sehr negativen expliziten oder impliziten Annahmen zum Verhalten anderer bestimmen. Hier stecken offensichtlich Ansatzpunkte für Psychotherapie. Probleme können aber natürlich auch ganz reale Reaktionen einzelner wichtiger Personen oder ganzer Systeme bereiten, die ihrerseits auf deren Interpretationen des Handelns des Patienten beruhen. Diese günstig zu beeinflussen kann einfach sein (z. B. wenn Patienten in Rollenspielen lernen, anderen erst Positives zu sagen, bevor sie Wünsche äußern und dabei Effekte feststellen, die sie nie für möglich gehalten hätten), aber auch sehr schwierig bis unmöglich, wenn z. B. Systeme stärker sind als die besten therapeutischen Interventionen.

In jedem Fall sollten Patienten, die das zu wenig tun, lernen, dem Einfluss anderer auf das Ergebnis des eigenen Handelns angemessen Rechnung zu tragen. Dieser Einfluss kann in vielfacher Weise groß sein, nicht zuletzt bei selbstorganisierten Prozessen, die ganz überwiegend durch Umweltreaktionen „trainiert" werden.

17.4.8 Sollwerte: Ziele, Motive, Werte, Normen

Wenn eine Ist-Soll-Diskrepanz nicht durch *Veränderung des Istzustands* verändert werden kann, liegt die Lösung vielleicht in einer *Veränderung des Sollwerts*. Das ist aber nicht so einfach: In diesem Teil der Selbstregulation versteckt sich eine eigene komplexe Welt (s. auch ➤ Kap. 11), aus der an dieser Stelle nur einige wichtige Aspekte erwähnt werden können. Grundsätzlich ist davon auszugehen, dass zu jeder Zeit eine Vielzahl von Zielen/Motiven/Werten/Normen aktiviert sein und Eingang in Ist-Soll-Vergleiche des Komparators finden kann. Dabei ist das genaue Verhältnis von z. B. Motiven zu Normen nicht primär relevant; wichtig ist, dass die Feststellung von Abweichungen sich auf unterschiedliche Arten von Sollwerten beziehen kann. Diese können untereinander auch in Konflikt stehen, was dann Gegenstand individueller Fallkonzeptionen (➤ Kap. 3) sein sollte.

Es gibt Menschen, die sehr enge Vorstellungen von Sollwerten für sich selber und andere haben. Dahinter können unterschiedliche Ursachen stehen, auch das ist im Einzelnen aus der individuellen Fallkonzeption zu erschließen: Es kann eine Folge von Ängstlichkeit sein, von „Regelsetzer"-Mentalität, wie sie für narzisstisch-zwanghafte Menschen typisch ist (Sachse et al. 2010), von Perfektionismus als Ablenker von fehlender wirklicher Bedürfnisbefriedigung etc. Ein Effekt ist so oder so, dass der Komparator dann häufiger Abweichungen der Ist- von den Sollwerten feststellt. Diese erzeugen in der Regel negative Emotionen und Versuche, durch eigenes Handeln eine Angleichung zu bewirken. Je nach Funktionieren des Individuums kann eine Ist-/Sollwert-Diskrepanz aber von diesem auch positiv oder zumindest ambivalent bewertet werden, wenn z. B. als Teil eines depressiven Musters die eigene Unzulänglichkeit belegt werden soll oder wenn selbstwertdienlich darauf hingewiesen werden kann, was andere alles schlecht machen.

Die Sollwerte können selber Gegenstand der Regulation werden, v. a., wenn die „normale" Schleife (➤ Abb. 17.2) wiederholt nicht zu einer Annäherung von Ist- und Sollwert führt. Dann kann über eine sekundäre Schleife eine Veränderung der Sollwerte vorgenommen werden (➤ Abb. 17.4):

Leichte Veränderungen von Sollwerten in nicht so wichtigen Bereichen können relativ leicht und oft selbstorganisiert erfolgen, während Veränderungen *zentraler* Sollwerte stärkere Eingriffe in das Funktionieren eines Individuums bedeuten. Sie gehören damit zur Akkommodation, die nach Piaget (1981) erst vorgenommen wird, wenn assimilative Prozesse nicht zur Problemlösung führen. Weil Motive oft in starken, früh erworbenen und deshalb bewusster Reflexion und Veränderung nicht unmittelbar zugänglichen Mustern verlinkt und mit dem Selbstkonzept verbunden sind, ist deren Veränderung ohne aufwendigere therapeutische Intervention schwierig, findet aber etwa in Lebenskrisen natürlich auch spontan statt.

Das Vermeiden der sekundären Schleife kann sogar so weit gehen, dass Menschen sich mit konkreten Problemen im Sinne der primären Schleife beschäftigen halten – konkrete Probleme binden Aufmerksamkeit – um sich nicht mit grundlegenderen und auch Unsicherheiten auslösenden Revisionen von Sollwerten beschäftigen zu müssen. Das kann dazu führen, dass sie erst kurz vor dem Tod und damit zu spät merken, dass sie sehr wenig im Sinne eigener Bedürfnisse gelebt haben.

Das Ablassen von Zielen, die verhaltensbestimmend waren, sich aber nicht realisieren lassen (z. B. berufliche Träume), oder dem Aufrechterhalten einer emotionalen Beziehung, die nicht oder nicht mehr erwidert wird, und umgekehrt das Sich-Engagieren für neue Ziele *(disengagement/engagement)* sind therapeutisch wichtige Themen, mit denen sich auch Carver und Scheier (1998) ausführlich beschäftigen, die hier aber nur erwähnt werden können.

Wichtig ist in diesem Zusammenhang die Feststellung, dass es grundlagenpsychologische Gründe gibt, warum das Verhältnis von Engagement und Disengagement asymmetrisch ist. Das heißt, es braucht mehr Negatives in der Bilanz von Gründen für vs. gegen das Verfolgen eines bestimmten Ziels, um davon abzulassen, und mehr Positives, um sich neu

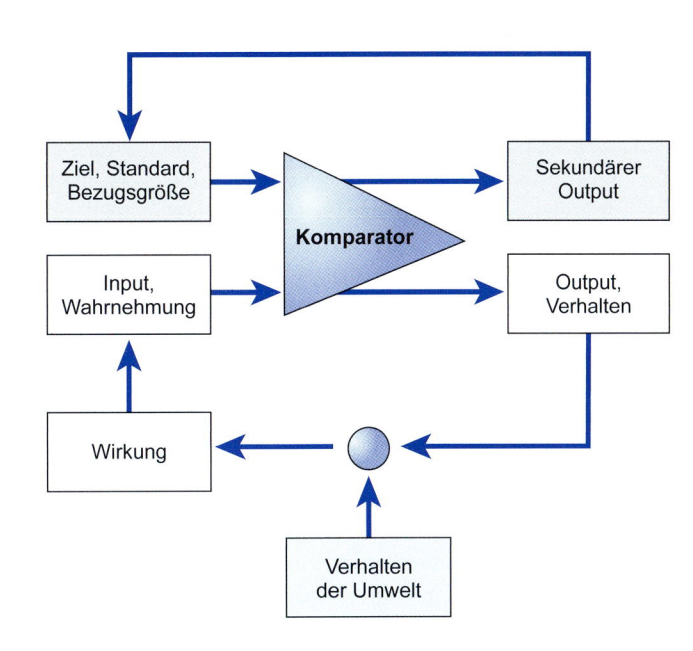

17.4 Wichtige Themen beim Selbstregulationsansatz

Abb. 17.4 Sekundäre Schleife mit Veränderung der Sollwerte (nach Carver und Scheier 1998)

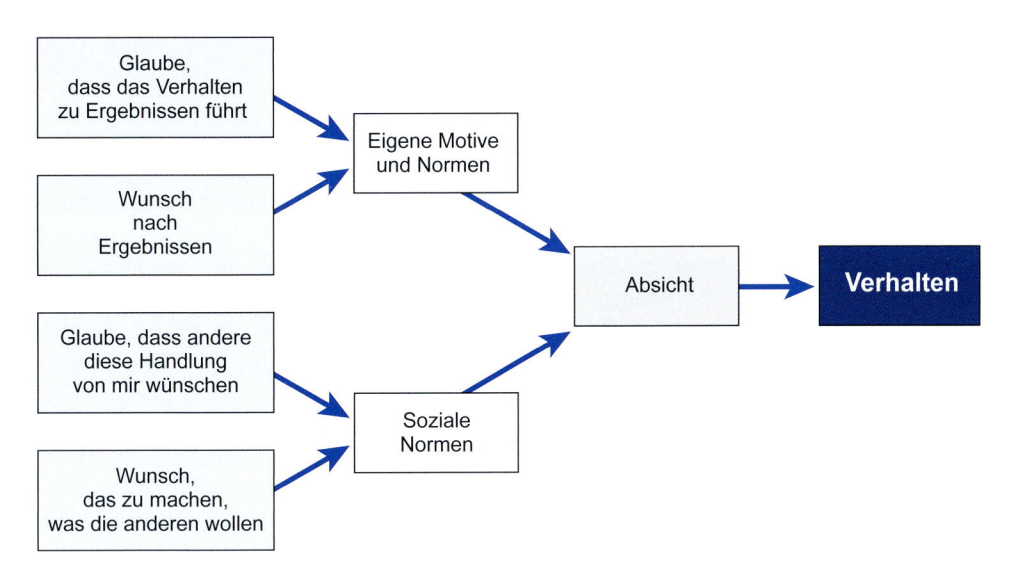

Abb. 17.5 Einbindung der Wünsche anderer in eigenes Handeln (nach Carver und Scheier 1998). Carver und Scheier heben soziale Normen hervor; in Therapien geht es oft auch um Familiennormen oder Normen in Beziehungen zu bestimmten anderen Menschen, die oft früh geprägt werden.

für etwas zu engagieren. Dieselbe Bilanz kann für ein Ablassen noch nicht ausreichen, während sie für ein neues Engagement nicht ausreichen würde. Wenn Patienten also Schwierigkeiten haben, von Unerreichbarem oder allzu Negativem abzulassen oder umgekehrt sich für ein naheliegendes neues Ziel zu engagieren, sollte das nicht einfach mit individueller Irrationalität erklärt werden.

Ein weiteres wichtiges Thema in Bezug auf Ziele/Motive ist die Übernahme von Wünschen anderer, die einerseits für erfolgreiche zwischenmenschliche Beziehungen essenziell, andererseits aber auch für viele Probleme mitverantwortlich ist. Wie man sich die Einbindung der Wünsche anderer grundsätzlich vorstellen kann, stellen Carver und Scheier (1998) dar (➤ Abb. 17.5):

Die Kästchen links unten eröffnen therapeutische Ansatzpunkte, wenn ein zu großes oder zu kleines Ausmaß der Wünsche anderer an Problemen maßgeblich beteiligt erscheint: Was glaube ich, wünschen sich andere von mir? Wie haben sie mir das vermittelt? Wünschen sie sich immer noch, was sie mir einmal vermittelt haben? Wünschen sich aktuelle Bezugspersonen wirklich dasselbe, was sich frühere Bezugspersonen (vielleicht) einmal gewünscht haben? Wie weit suche/vermeide ich Menschen aufgrund von Annahmen, was sie sich von mir wünschen? etc. Zum untersten Kästchen: Will ich wirklich das machen, was andere sich von mir wünschen? Welche Erwartungen habe ich? Was passiert, wenn ich das tue/nicht tue? etc.

17.4.9 Erschöpfung *(ego depletion)*

Ein besonderer und therapeutisch sehr relevanter Aspekt ist die Rolle, die Erschöpfung für das Verhältnis zwischen absichtsvoller und selbstorganisierter Steuerung spielen kann. Damit hat sich insbesondere Baumeister (2003) unter dem Begriff *ego depletion* beschäftigt. Er geht davon aus, dass für absichtsvolle, bewusste Steuerung, vor allem für einen Widerstand gegen Abgleiten in starke selbstorganisierte Muster, limitierte Ressourcen zur Verfügung stehen. Sozialphobiker berichten z. B., dass sie es schaffen, nicht in alte Vermeidungsmuster zu fallen, aber nur mit viel Anstrengung, und die können sie nur für limitierte Zeit mobilisieren. Ressourcen, die für Anstrengungen in *einem* Bereich aufgebraucht werden, so nimmt Baumeister an, stehen für *andere* Bereiche nicht zur Verfügung. Aber auch somatisch bedingte Erschöpfung wirkt zugunsten von selbstorganisierter und gegen absichtsvolle Steuerung: Nach einem anstrengenden Arbeitstag versagt eher die Selbstkontrolle in Bezug auf übermäßiges Trinken oder Essen. Schlafprobleme sind ein wichtiger Faktor für selbstorganisationsgesteuerte Suizide. Eine Patientin von mir hat sich einen Tag nach einem allergischen Schock mit Aufnahme als medizinischer Notfall und noch ziemlich erschöpft eher in leidvolle alte Muster ergeben und gegen ein Infragestellen derselben in der Sitzung auffällig Widerstand geleistet, während sie dazu sonst sehr stark bereit war.

Wenn in einer Therapie die absichtsvolle Regulation gefördert werden soll, ist es deshalb wichtig, darauf zu achten, wie viele Ressourcen der Patient überhaupt zu Verfügung hat, und Bemühungen um Übernahme in die absichtsvolle Regulation thematisch und zeitlich gut zu dosieren.

17.4.10 Kontrollierbare vs. unkontrollierbare Inkongruenz

Inkongruenz (Abweichen von Ist- und Sollwerten) ist dann schädlich für die psychische Gesundheit, wenn sie über längere Zeit in hohem Ausmaß unkontrollierbar ist, d. h. wenn die Mittel der Selbstregulation versagen und wichtige Bedürfnisse über längere Zeit massiv verletzt werden, namentlich auch das Bedürfnis, Kontrolle zu haben. Inkongruenz ist nicht an sich schlecht. Sie entsteht auch für gut funktionierende Menschen, z. B. wenn sich beim Übergang in neue Lebensphasen neue, nicht sofort zu bewältigende Aufgaben stellen.

Kontrollierbare Inkongruenz ist die Triebfeder für Anpassungen des eigenen Funktionierens, in Grawes (2004) Terminologie: die Entwicklung und Bahnung neuer neuronaler Muster, die längerfristig adaptiv sind und die selbstregulatorischen Fähigkeiten eines Menschen erweitern. Eine gute generelle Kompetenzerwartung („ich kenne die Lösung noch nicht, bin aber zuversichtlich, dass ich eine finde") ist wichtig, wenn es darum geht, Inkongruenz als kontrollierbar zu erleben. Vorübergehend kann auch die Zuversicht wichtig sein, dass eine Psychotherapie dabei hilft.

Der Eindruck **unkontrollierbarer Inkongruenz** kann zwar zu dem Leidensdruck führen, der zur Aufnahme einer Psychotherapie führt, paralysiert aber im Weiteren eher und trägt zum Sich-Ergeben in maladaptive selbstorganisierte Prozesse bei. Eine wichtige Aufgabe des Therapeuten ist es deshalb, Kontrollierbarkeit hervorzuheben, was nicht inkompatibel ist mit Akzeptanz dafür, dass nicht zu jeder Zeit alles kontrollierbar ist und sein muss. Subjektive Kontrollierbarkeit wird im guten Sinne gestärkt durch Ressourcenaktivierung beim Patienten, Vermitteln von Zuversicht und das Angebot einer unterstützenden, verlässlichen Therapiebeziehung.

Problematisch ist, wenn Menschen glauben, sehr stark von anderen abhängig zu sein (im Extrem: dependente, aber auch Borderline-Persönlichkeitsstörung), aber auch, wenn sie aus überstarkem Streben nach Autonomie und Angst vor Abhängigkeit und Bindung die Möglichkeiten in zwischenmenschlichen Beziehungen zu wenig nutzen und dadurch ihre Bedürfnisse nur teilweise befriedigen können.

17.4.11 Emotionsregulation

Starke negative Emotionen zu vermeiden und überhaupt Emotionen in Balance zu halten ist ein wichtiges Ziel (s. auch ▶ Kap. 10). Wie wichtig das Vermeiden (oder Herstellen) bestimmter Emotionen im individuellen Fall ist, sollte Thema der individuellen Fallkonzeption sein. Es gibt auch Ansätze (Emotionsfokussierte Therapie; Greenberg 2011), die das Funktionieren eines Menschen ganz aus der emotionalen Perspektive aufzäumen. Klärung, was sich in der Emotionsregulation meist selbstorganisiert, adaptiv und maladaptiv abspielt, ist aber ein zentrales Element vieler Therapieansätze, ebenso auch das Vermitteln adaptiver Strategien bis hin zum Skills Training in der Dialektisch-behavioralen Therapie bei Borderline-Störungen (Linehan 1996).

Vom Komparator festgestellte Inkongruenz führt generell zu negativen Emotionen, deren Qualität dann von der Art und dem Thema der Ist-Soll-Abweichung abhängt (z. B. Grenzüberschreitung → aggressive Gefühle). Primäre negative Gefühle (Greenberg 2011; Caspar 2007) unterstützen auch adaptives Handeln im Sinne der Selbstregulation (angemessener Ärger kann Selbstbehauptung unterstützen). Emotionen können in vielerlei Hinsicht Selbstregulation unterstützen, auch in ihrer Signalfunktion oder beim Bestimmen von Präferenzen zwischen rational kaum vergleichbaren Alternativen. Extreme Emotionen führen aber eher zu einem maladaptiven Abkippen in Selbstorganisation, sofern sie nicht therapeutisch genutzt werden können.

Die Umwandlung bedrohlicher negativer Gefühle in weniger bedrohliche sekundäre Emotionen (z. B. primäre Wut in sekundäre Scham), die sich bei Patienten oft findet, trägt zur

Verschleierung des Problems und zur Erschwerung adaptiven Verhaltens bei, woraus sich ein wichtiger therapeutischer Ansatzpunkt ergibt.

Wichtig ist, was oben schon erwähnt wurde: Es sind oft nicht wirklich (in der Gegenwart) erlebte Emotionen, die Verhalten und Erleben steuern, sondern im Sinne eines antizipativen Zyklus *erwartete* Emotionen. Auch hier ergeben sich therapeutische Ansatzpunkte.

MERKE
- Zu allen Teilen und beteiligten Aspekten bei der Selbstregulation gibt es eine Fülle von klinisch-psychotherapeutischen Hinweisen.
- Sie können Therapeuten unterschiedlicher Ansätze helfen, das Funktionieren der Selbstregulation beim einzelnen Patienten zu verstehen und schulübergreifend zu intervenieren, wofür ein besseres Funktionieren indiziert.

17.5 Fazit

Es gibt Ansätze wie den von Kanfer et al. (2012), die Selbstregulation (mit Betonung der absichtsvollen Selbstregulation) in den Vordergrund stellen. In diesem Kapitel wurde aber vor allem herausgearbeitet, dass Selbstregulation ein Teil menschlichen Funktionierens ist, der in *allen* Therapieansätzen eine Rolle spielt. Typischerweise konzentrieren verschiedene Ansätze sich aber auf bestimmte Teile der Selbstregulation, sodass sich für Anhänger jeden Ansatzes die Frage stellt, ob andere Aspekte noch besser berücksichtigt werden könnten.

Grundsätzlich ist davon auszugehen, dass adaptive Selbstregulation erlernbar ist, dass dem aber verschiedene Hindernisse im Weg stehen können. Für das Angehen dieser Hindernisse stellen verschiedene Therapieansätze unterschiedliche Mittel zur Verfügung. Ein nicht an Therapieschulen orientierter Überblick könnte ermutigen, im Sinne von Therapieintegration bei einer konsequenten Verfolgung der Selbstregulationsperspektive auch Interventionen einzusetzen, die nicht aus dem ursprünglich erlernten Therapieverfahren stammen.

Kanfer et al. (2012) weisen darauf hin, dass moderne Selbstregulationsmodelle von zunehmender Komplexität gekennzeichnet sind: Das zutreffende Abbilden komplexen menschlichen Funktionierens erfordert komplexe Modelle. Dies erinnert an Herrmanns (1979) **Komplexitätsargument,** wonach *mit zunehmender* Komplexität die *Richtigkeit* vielleicht *zu,* der *Nutzen* eines Ansatzes aber *tendenziell abnimmt.* In diesem Kapitel wurden viele Aspekte zurückgestellt, um die wichtigsten klarer herauszuarbeiten. Jedem Therapeuten ist aber unbenommen, die Aspekte hinzuzufügen, für deren Bedeutung er besondere Gründe sieht.

Ein Fallbeispiel vermag längst nicht alle Aspekte der Selbstregulation zu illustrieren, aber typische kognitiv-verhaltenstherapeutische Überlegungen dazu:

FALLBEISPIEL
„Für einen wegen Studienschwierigkeiten angemeldeten Studenten der Medizin ergab sich die grundlegende Problematik aus der Diskrepanz zwischen seinem Ziel ‚Examen mit Note 1 machen' und seinem realen Verhalten ‚Faulenzen/Nichtstun'. Wenn wir weitere diagnostisch bedeutsame Aspekte hier einmal ausklammern (z. B. intellektueller Fähigkeitsstand; soziale/materielle Lebenssituation), so stehen ihm für eine Lösung seiner Probleme ... vier ... Möglichkeiten offen:
1. Er könnte sein Ziel beibehalten, aber sein momentanes ‚Faulenzen' ändern, um mit gezielter Vorbereitung und Durchführung des Studiums seine angestrebte Examensnote doch noch zu erreichen.
2. Er könnte sein Nichtstun beibehalten und dafür sein Ziel ‚sehr gutes Examen' aufgeben (u. U. bis hin zum Verwerfen des Ziels ‚Examensabschluss'/‚Studium').
3. Er könnte Ziele und reales Verhalten einander annähern, indem er ein Stück weit auf ‚Faulenzen' verzichtet, um dadurch mehr Zeit für das Studium zu bekommen; umgekehrt könnte er sein Examensziel so weit ändern, dass er auch mit einem mittelmäßigen bis schlechten Abschluss zufrieden wäre.
4. Ihm stünde letztlich auch eine völlige Neu-Kalibrierung offen, indem er sowohl bisherige Ziele als auch bisheriges Verhalten in eine (u. U. radikal) neue Richtung ändert: Er könnte z. B. eine handwerkliche Lehre beginnen, ohne jede Ausbildung jobben, Gärtner werden, ins Kloster gehen, ‚aussteigen' und durch die Welt reisen und vieles mehr ..."
Aus: Kanfer et al. (2012: 43)

LITERATURAUSWAHL
Baumeister RF (2003). Ego depletion and self-regulation failure: a resource model of self-control. Alcoholism: Clin Exp Res 27(2): 281–284.
Carver CS, Scheier MF (1998). On the Self-regulation of Behavior. Cambridge: Cambridge University Press.
Carver CS, Scheier MF (2002). Control processes and self-organization as complementary principles underlying behavior. Pers Soc Psychol Rev 6(4): 304–315.
Caspar F (1989/2007). Beziehungen und Probleme verstehen. Eine Einführung in die psychotherapeutische Plananalyse. 3. überarb. A. Bern: Huber.
Caspar F, Rothenfluh T, Segal ZV (1992). The appeal of connectionism for clinical psychology. Clin Psychol Rev 12: 719–762.
Grawe K (1998). Psychologische Therapie. Göttingen: Hogrefe.
Kanfer FH, Reinecker H, Schmelzer D (2012). Selbstmanagement-Therapie. Ein Lehrbuch für die Klinische Praxis. 3. A. Berlin: Springer.
Miller GA, Galanter E, Pribram KA (1960). Plans and the Structure of Behavior. New York: Holt, Rinehart & Winston.
Mischel W (2015). Der Marshmallow-Test: Willensstärke, Belohnungsaufschub und die Entwicklung der Persönlichkeit. München: Siedler.
Vohs KD, Baumeister RF (2004). Understanding self-regulation: An introduction. In: Baumeister RF, Vohs KD (eds.). Handbook of Self-regulation: Research, theory, and applications. New York: Guilford, pp. 1–9.

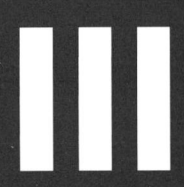

III Störungsorientierte Aspekte im psychotherapeutischen Vorgehen

18 Angststörungen ... 259

19 Zwangsstörungen ... 283

20 Posttraumatische Belastungsstörung, komplexe posttraumatische Belastungsstörung oder dissoziative Störung ... 303

21 Affektive Störungen ... 323

22 Schizophrenie ... 353

23 Persönlichkeitsstörungen ... 373

24 Borderline-Persönlichkeitsstörungen ... 395

25 Alkohol- und Nikotinabhängigkeit ... 413

26 Substanzungebundene Abhängigkeitserkrankungen (sog. Verhaltenssüchte) ... 439

27 Essstörungen und Adipositas ... 455

28 Somatoforme Störungen, somatische Belastungsstörung ... 473

29 Aufmerksamkeitsdefizit-/Hyperaktivitätsstörung (ADHS) im Erwachsenenalter ... 493

30 Autismus-Spektrum-Störungen im Erwachsenenalter ... 505

31 Schlafstörungen ... 515

KAPITEL 18

Ulrich Stangier, Claudia Subic-Wrana und Manfred E. Beutel

Angststörungen

Kernaussagen

- Das psychodynamische Störungsmodell begreift die **Angstentstehung** im Sinne der Konfliktpathologie, die sich vor dem Hintergrund einer unsicheren Bindung um Abhängigkeit und Autonomie zentriert. Symptomintensität und -bewältigung werden mit spezifischen Merkmalen der Persönlichkeitsstruktur in Zusammenhang gebracht. Aus traditioneller verhaltenstherapeutischer Sicht geht es um Mechanismen der klassischen und operanten Konditionierung, wobei neben einer einmaligen Assoziation mit einem aversiven Stimulus dispositionelle und biografische Faktoren sowie situative Kontextvariablen von Bedeutung sind. Kognitive Modelle stellen unrealistische Bewertungen von Bedrohungsreizen in den Mittelpunkt, die als kognitive Schemata wirksam werden, verbunden mit einer verstärkten Aufmerksamkeit für aversive Reize und maladaptivem Sicherheitsverhalten.
- Grundprinzip der kognitiv-verhaltenstherapeutischen Behandlung bei **Angststörungen** ist die Verhaltens- und Problemanalyse mit Erarbeitung eines individuellen Störungsmodells. Hieran schließt sich eine Kombination von Exposition und kognitiver Umstrukturierung an. Dabei werden entweder traditionelle Ansätze der Exposition mit dem Ziel der Habituation oder Verhaltensexperimente zur Überprüfung Angst auslösender Überzeugungen eingesetzt. Zusätzlich kommen Verfahren der kognitiven Umstrukturierung zur Anwendung.
- Psychodynamische Kurz- und Langzeittherapien bei Angststörungen kombinieren konfliktaufdeckende („deutende") und „stützende" Behandlungstechniken unter Nutzung von Übertragungsprozessen, wodurch Patienten mit unterschiedlichem Strukturniveau erfolgreich behandelt werden können.
- Für die einzelnen Angststörungen liegen störungsspezifische Interventionen bei beiden Therapieschulen vor.
- Bei der **Panikstörung** ohne Agoraphobie hat sich vor allem die kognitive Therapie nach Clark bewährt, die Verhaltensexperimente einsetzt, um angstbezogene Überzeugungen und Fehlinterpretationen von Körperreaktionen zu testen und nachfolgend zu korrigieren. Bei der Panikstörung mit Agoraphobie ist auch die kognitive Verhaltenstherapie (KVT) nach Barlow wirksam, die auf interozeptive Exposition abzielt. Wirksamkeitsnachweise liegen für die manualgeleitete panikfokussierte psychodynamische Psychotherapie vor, die über die Klärung der bewussten und unbewussten Bedeutung der Paniksymptome zentrale, unbewusste zwischenmenschliche Konflikte um Separation und Autonomie auch am Beispiel der therapeutischen Beziehung bearbeitet.
- Bei der kognitiven Behandlung **sozialer Phobien** werden vor der Durchführung von Verhaltensexperimenten Interventionen durchgeführt, die auf Veränderung der fehlerhaften Informationsverarbeitung abzielen. Dieser Ansatz ist im Einzelsetting herkömmlichen kognitiv-behavioralen Gruppentherapien und sozialem Kompetenztraining überlegen. Die manualisierte supportiv-expressive Therapie der sozialen Phobie identifiziert und bearbeitet maladaptive Beziehungsmuster und hat sich in einer aktuellen randomisierten klinischen Studie als längerfristig vergleichbar effektiv erwiesen wie KVT.
- Bei der **generalisierten Angststörung** haben sich Techniken der Veränderung der Sorgen und die Reduktion körperlicher Anspannung unter Einsatz der Sorgenexposition mit anschließender kognitiver Umstrukturierung in kontrollierten Studien als wirksam erwiesen. In psychodynamischen Therapien wird die Symptomatik vor dem Hintergrund des Konzepts des zentralen Beziehungskonfliktthemas – angelehnt an die supportiv-expressive Therapie von Luborsky – bearbeitet; hierzu liegen erste Evidenzdaten vor.

18.1 Einleitung

Angststörungen stellen neben den affektiven Störungen die häufigste Störungsgruppe in der psychotherapeutischen Praxis dar. Neben der Zwangsstörung und der posttraumatischen Belastungsstörung (PTSD), die in ➤ Kap. 19 bzw. ➤ Kap. 20 behandelt werden, gehören zu dieser Gruppe vor allem die soziale Phobie, die Agoraphobie, die Panikstörung und die generalisierte Angststörung (GAD). Auch in den aktuellen Behandlungsleitlinien (Bandelow et al. 2014) gilt die Verhaltenstherapie als die Behandlungsform mit der am besten dokumentierten Wirksamkeit. Darüber hinaus traten mit kognitiven Therapieansätzen Weiterentwicklungen der klassischen Verhaltenstherapie hinzu, die zu einer weiteren Verbesserung der Behandlungseffektivität führten.

Aufgrund der Wirksamkeitsnachweise der psychodynamischen Behandlungsmanuale in den letzten Jahren werden psychodynamische Behandlungen empfohlen, wenn eine KVT sich als nicht wirksam erweist, nicht verfügbar ist oder eine entsprechende Präferenz des informierten Patienten besteht. Sowohl die (kognitive) Verhaltenstherapie als auch die psychodynamische Therapie sind vom Wissenschaftlichen Beirat Psychotherapie als wirksame Verfahren bei Angststörungen anerkannt worden (www.wbpsychotherapie.de).

18.2 Diagnose und Symptomatik

18.2.1 Panikstörung und Agoraphobie

Die Panikstörung (ICD-10 F41.0) ist gekennzeichnet durch „wiederkehrende schwere Angstattacken (Panik), die sich nicht auf eine spezifische Situation oder besondere Umstände beschränken und deshalb auch nicht vorhersehbar sind". Die plötzlich eintretenden, sich rasch steigernden und meist nur Minuten andauernden Symptome äußern sich vor allem in Herzklopfen, Brustschmerz, Erstickungsgefühlen, Schwindel und Entfremdungsgefühlen (Depersonalisation oder Derealisation). Sie gehen einher mit der Furcht zu sterben, vor Kontrollverlust oder Angst, „wahnsinnig zu werden".

Die Betroffenen versuchen, fluchtartig den Ort zu verlassen und in Zukunft zu meiden (z.B. Alleinsein oder öffentliche Plätze). Weiterhin sind typische Merkmale von Panikstörungen eine anhaltende Besorgnis über das Auftreten weiterer Panikanfälle, Sorgen über die Bedeutung der Anfälle bzw. ihrer Konsequenzen oder eine deutliche Verhaltensänderung infolge der Attacken (z.B. Arztbesuche, Medikamenteneinnahme).

> **MERKE**
> Eine Panikstörung sollte darüber hinaus nur diagnostiziert werden, wenn mehrere Panikattacken innerhalb von 1 Monat auftreten und dazwischen angstfreie Zeiträume liegen. Zudem sollten die auslösenden Situationen nicht mit objektiver Gefahr verbunden und nicht bekannt oder vorhersagbar sein.

Agoraphobien bestehen in der Vermeidung von Orten, von denen eine Flucht schwierig oder peinlich sein oder an denen bei Panikanfällen Hilfe nicht erreichbar sein könnte, zumeist aufgrund der Angst, zu kollabieren und hilflos in der Öffentlichkeit liegen zu bleiben. Typische Situationen sind Menschenmengen, öffentliche Plätze (Kaufhäuser, öffentliche Verkehrsmittel, Brücken, Tunnel), Reisen mit weiter Entfernung von zu Hause oder Alleinreisen.

In Abhängigkeit von der Bedeutung der Situation ergeben sich aufgrund der Vermeidung erhebliche Beeinträchtigungen. Ausgeschlossen werden sollen Ängste aufgrund von Wahn oder Zwangsgedanken. In der Mehrzahl der Fälle liegt zusätzlich eine Panikstörung (F41.01) vor.

18.2.2 Soziale Phobie

Zentrales Kriterium für soziale Phobien ist nach ICD-10 (F40.1) die Furcht vor prüfender Betrachtung durch andere Menschen in verhältnismäßig kleinen Gruppen (nicht dagegen in Menschenmengen). Diese führt schließlich dazu, dass soziale Situationen vermieden werden. Im Zentrum der Störung steht die Befürchtung, dass eigene Verhaltensweisen oder Körpersymptome als peinlich oder demütigend erlebt werden. Soziale Phobien beziehen sich insbesondere häufig auf sichtbare Symptome wie Erröten, Zittern oder Schwitzen. Häufige Begleitsymptome sind das Vermeiden von Blickkontakt, Übelkeit oder Drang zum Wasserlassen. Nicht selten können sich die Angstsymptome bis hin zu Panikattacken verstärken. Zumeist gehen sie mit einem niedrigen Selbstwertgefühl und Furcht vor Kritik einher. Als Folge des Vermeidungsverhaltens kann in extremen Fällen eine soziale Isolation eintreten.

In der differenzialdiagnostischen Abgrenzung sind auf Wahn und Zwangsgedanken beruhende Ängste auszuschließen. Zudem sollten sich die Ängste auf bestimmte soziale Situationen beziehen, die in der Regel vermieden werden.

> **FALLBEISPIEL 1**
> Eine 35-jährige ledige Büroangestellte befürchtete, Grimassen zu ziehen oder ruckartige Bewegungen mit dem Kopf zu machen. Sowohl bei privaten Kontakten als auch am Arbeitsplatz löste die Anwesenheit anderer den Gedanken aus: „Ich werde mit dem Kopf ruckartige Bewegungen machen. Andere werden denken, ich habe eine neurologische Krankheit oder bin verrückt, und mich ab-

lehnen." Soweit sie konnte, vermied sie Kontaktsituationen und lebte sozial isoliert; lediglich zu einem Bruder hatte sie regelmäßigen Kontakt. Die Ängste traten erstmals auf, nachdem sie als Jugendliche in einer Disco Drogen zu sich genommen und dann, als jemand sie plötzlich von der Seite ansprach, den Kopf „ruckartig" gedreht hatte. Sie schämte sich und verließ sofort fluchtartig die Disco; auf spätere Nachfragen erklärte sie, ihr sei es wegen der Drogen nicht gut gegangen. Seitdem wuchsen die Ängste stetig an und überschatteten ihr Leben. Die Pat. stammte aus einer Aussiedlerfamilie mit fünf Kindern, die aufgrund sprachlicher und kultureller Unterschiede sehr isoliert war. Sie hatte noch niemals einen Partner gehabt und litt unter regelmäßigen depressiven Verstimmungen, ohne aber bislang professionelle Hilfe gesucht zu haben.

18.2.3 Generalisierte Angststörung

Die generalisierte Angststörung (*generalized anxiety disorder*, GAD) besteht nach Definition des ICD-10 (F41.1) in einer „generalisierten und anhaltenden Angst, die aber nicht auf bestimmte Situationen in der Umgebung beschränkt oder darin nur besonders betont ist". Diese Angst wurde deshalb auch als „frei flottierend" bezeichnet. Häufig befürchten die Betroffenen, sie selbst oder ein Angehöriger könnten erkranken oder verunglücken, oder sie äußern eine Vielzahl von anderen Sorgen und Vorahnungen. Die GAD ist verbunden mit einem hohen Anspannungsniveau, verschiedenen motorischen Beschwerden (körperliche Unruhe, Spannungskopfschmerz, Zittern) und Symptomen einer vegetativen Übererregbarkeit (Benommenheit, Schwitzen, Tachykardie oder Tachypnoe, Oberbauchbeschwerden, Schwindelgefühle, Mundtrockenheit etc.).

Die meisten Betroffenen geben an, sich auch bei geringfügigen Anlässen oder ständig, d. h. die meiste Zeit des Tages, zu sorgen. Dabei leiden sie besonders darunter, die Sorgen nicht kontrollieren zu können und sich davon überwältigt zu fühlen. Die Sorgen beziehen sich sehr häufig auch auf interpersonelle Beziehungen.

MERKE
Die große Bedeutung interpersoneller Probleme zeigt sich auch in der hohen Komorbidität zwischen GAD und sozialer Phobie sowie in gehäuft unsicheren Bindungen.

18.3 Epidemiologie

18.3.1 Panikstörung und Agoraphobie

In Deutschland wurden für die Panikstörung (mit und ohne Agoraphobie) 12-Monats-Prävalenzraten von 2,3 % gefunden, für Agoraphobien (ohne Panikstörung) lag die Häufigkeit bei 1,8 % (Goodwin et al. 2005). Generell treten Panikstörungen in epidemiologischen Studien etwas häufiger mit als ohne Agoraphobie auf. Umgekehrt ist Agoraphobie ungefähr doppelt so häufig mit Panikstörung assoziiert wie ohne. In der klinischen Praxis wird eine Agoraphobie ohne Panikstörung eher selten festgestellt. Deshalb ist ihr Status als eigenständige Störungskategorie umstritten, zumal in den meisten Fällen zumindest Panikattacken vorausgehen. Dementsprechend wurde die Agoraphobie im DSM-IV als eine Restkategorie aufgeführt; im DSM-5 wurden Panikstörung und Agoraphobie jedoch separat als eigenständige Störungen aufgenommen, um die implizite Hierarchie und die Probleme in der differenzialdiagnostischen Abgrenzung beider Störungen zu beseitigen. Zu berücksichtigen ist, dass sich eine Agoraphobie darüber hinaus auch nach Auftreten von körperlichen Erkrankungen (z. B. bei Vestibularerkrankungen, KHK, insb. bei Herzschrittmachern, Asthma) entwickeln kann, vor allem wenn diese zu einem Gefühl des Verlusts der Kontrolle über Alltagsaktivitäten führen.

Auch Panikattacken sind nicht ausschließlich mit Panikstörungen verbunden; insbesondere können sie im Zusammenhang mit sozialen Phobien oder spezifischen Phobien auftreten und sind dann an die jeweiligen angstauslösenden Situationen gebunden.

Obwohl Panikstörungen nicht so häufig vorkommen wie soziale Phobien und GAD, so sind sie doch in Bezug auf Schweregrad, Leidensdruck und psychosoziale Beeinträchtigung häufig schwerwiegender. Die Erstmanifestation wird in den Studien typischerweise im 20. bis 30. Lj. angegeben, wobei Panikattacken erstmals schon mit 10 Jahren auftreten können. Agoraphobien ohne Panikstörung zeigen hingegen eine etwas spätere Erstmanifestation. Der Verlauf ist in aller Regel chronisch, mit Phasen der Verstärkung und der Abnahme der Symptome.

Aufgrund der intensiven Körpersymptome nehmen Personen mit Panikstörungen das medizinische Versorgungssystem häufig in Anspruch. Panikattacken können auch ein Symptom von Schilddrüsenüberfunktion, Koffein- oder Stimulanzienabusus oder anderen Störungen sein. Darüber hinaus sind sie häufiger bei Erkrankungen des kardiovaskulären Systems (z. B. Tachykardien, Mitralklappenprolaps), der Atemwege (Asthma) und der Ohren (Morbus Menière) zu beobachten.

Während die Komorbiditätsrate in epidemiologischen Studien bei 50–60 % liegt, treten Panikstörungen im klinischen Setting noch seltener allein auf. Die häufigsten komorbiden Störungen sind Major Depression, bipolare Störung, andere Angststörungen und Alkoholmissbrauch. Insbesondere Depression stellt oftmals eine sekundäre Folge von Vermeidung und Rückzug und dem hieraus resultierenden Verstärkerverlust dar. Darüber hinaus gibt es auch Hinweise auf ein erhöhtes Suizidrisiko.

MERKE
Angesichts des oftmals chronischen Verlaufs wird die Panikstörung daher auch als Risikofaktor für die Entwicklung weiterer gravierender Störungen angesehen.

18.3.2 Soziale Phobie

Die soziale Phobie ist mit einer Lebenszeitprävalenz von 12,1 % und einer 12-Monats-Prävalenz von 7,1 % die häufigste aller Angststörungen und die dritthäufigste aller psychischen Störungen (Ruscio et al. 2008). Kohortenstudien sprechen dafür, dass die Prävalenz in den letzten 4 Jahrzehnten zugenommen hat (Heimberg et al. 2000). In epidemiologischen Studien sind Frauen in der Regel häufiger betroffen als Männer, in klinischen Studien hingegen ist das Geschlechterverhältnis ausgeglichen. Während die nichtgeneralisierte Form mit 55–79 % in epidemiologischen Studien deutlich häufiger vorkommt als die generalisierte Form, ist in klinischen Stichproben das Umgekehrte der Fall.

Die soziale Phobie beginnt durchschnittlich im Alter von 15 Jahren und stellt damit nach den einfachen Phobien die Angststörung mit der frühesten Erstmanifestation dar. Der Verlauf ist dabei meist chronisch und die Dauer lebenslang. Die Chronizität der sozialen Phobie ist somit deutlich höher als etwa die der Panikstörung.

Die soziale Phobie geht mit erheblichen Beeinträchtigungen im psychosozialen Funktionieren und in der Lebensqualität einher. So sind Patienten mit sozialer Phobie z. B. signifikant häufiger unverheiratet, arbeitslos oder erreichen ein niedrigeres Ausbildungsniveau (Keller 2003). Die Beeinträchtigung ist besonders stark bei der generalisierten Form der sozialen Phobie, vor allem wenn sie mit einer vermeidenden Persönlichkeitsstörung verbunden ist.

MERKE
Das Suizidrisiko ist bei Patienten mit sozialer Phobie höher als bei Patienten ohne soziale Phobie oder bei Patienten mit Panikstörung (Keller 2003). Das psychosoziale Funktionsniveau und die Lebensqualität sind deutlich stärker beeinträchtigt als generell angenommen.

Soziale Phobien treten in der Regel zusammen mit anderen psychischen Störungen auf. Die Komorbiditätsraten schwanken hierbei zwischen 69 und 92 %. Besonders häufig treten soziale Phobien mit depressiven Störungen, anderen Angststörungen (insb. Agoraphobie, GAD und Panikstörung) sowie Substanzmissbrauch bzw. -abhängigkeit (Fehm et al. 2005) auf. Da soziale Phobien aufgrund der frühen Erstmanifestation häufiger vor den komorbiden Störungen auftreten als umkehrt, geht man davon aus, dass die Störung einen Vulnerabilitätsfaktor für andere psychische Störungen darstellt.

MERKE
So wird geschätzt, dass eine frühe Behandlung der sozialen Phobie 17–26 % der Substanzabhängigkeiten verhindern könnte (Kessler 2003).

Darüber hinaus liegen bei sozialen Phobien häufig komorbide Persönlichkeitsstörungen vor, insbesondere eine vermeidend-ängstliche Persönlichkeitsstörung. Nicht zuletzt aufgrund der großen Überlappung hinsichtlich der diagnostischen Kriterien weist ein hoher Anteil der Patienten mit sozialen Angststörungen auch eine vermeidend-selbstunsichere Persönlichkeitsstörung auf (Alden et al. 2002). Komorbide Störungen verschlechtern die Prognose; dies gilt z. B. für Alkoholmissbrauch, Agoraphobie oder eine komorbide vermeidende Persönlichkeitsstörung, offenbar aber nicht für eine komorbide Depression (Keller 2003).

18.3.3 Generalisierte Angststörung

Neben der sozialen Phobie ist die GAD die häufigste Angststörung. Schätzungen für die Lebenszeitprävalenz der GAD reichen von 3,6 bis 5,1 % (Lieb et al. 2005). In Allgemeinarztpraxen macht sie 8 % der Patientenklientel aus und ist damit die häufigste Angsterkrankung in der Primärversorgung (Wittchen und Hoyer 2001). Die GAD scheint bei Frauen häufiger aufzutreten, allerdings haben nur wenige Studien Geschlechtsunterschiede untersucht.

Im Vergleich mit anderen Angststörungen beginnt die GAD später und selten vor dem 2. Lebensjahrzehnt. Am höchsten ist die Wahrscheinlichkeit einer Erstmanifestation ab dem 5. Lebensjahrzehnt (Lieb et al. 2005). Dabei scheint sie bei Frauen deutlich früher als bei Männern aufzutreten. Die psychosoziale Beeinträchtigung durch die GAD zeigt sich z. B. in erhöhter Arbeitsunfähigkeit, niedrigerem Beschäftigungsniveau und verringerter Lebensqualität und ist mit der von anderen Angst- und depressiven Störungen vergleichbar.

Ähnlich wie bei anderen Angststörungen ist die Komorbidität mit anderen psychischen Störungen sehr hoch; teilweise wurden bei über 90 % der Betroffenen komorbide Störungen festgestellt (Lieb et al. 2005). Am häufigsten sind Dysthymie, Major Depression, soziale Phobie und Panikstörung mit der GAD assoziiert.

Komorbidität ist gleichzeitig auch ein Prädiktor für einen schlechteren Verlauf und schlechtere Therapieergebnisse. Generell zeigen die epidemiologischen Studien, dass die GAD in der Primärversorgung häufiger identifiziert wird als soziale Phobien. Dennoch ist davon auszugehen, dass sie weitaus weniger häufig korrekt diagnostiziert wird.

18.4 Störungsmodelle

18.4.1 Psychoanalytische Konzepte

Angst und Angststörungen

Konzepte der Angst spielten in der psychoanalytischen Krankheitslehre eine wesentliche Rolle für das störungsübergreifende Verständnis psychischer Symptombildungen und

18.4 Störungsmodelle

für Angststörungen im engeren Sinne. Bereits 1895 beschrieb Freud klinisch umfassend zentrale Merkmale der „Angstneurose", die wir heute je nach Symptomausprägung und Verlauf als GAD bzw. Panikstörung einordnen würden. Diese unterschied er von der sog. Angsthysterie, die wir heute Phobien zuordnen würden. Drei Modelle prägen die störungsübergreifenden psychoanalytischen Konzepte von Angst:

- Freud sah in „der Angst das Grundphänomen und Hauptproblem der Neurose" (1926). Die sog. „Signalangst" markiert im Unterschied zur traumatischen Angstüberflutung (bei realer Bedrohung) einen inneren Konflikt, der trotz Abwehranstrengung nicht gelöst werden konnte. Freud postulierte, dass die neurotischen Symptome (z. B. eine Phobie) erzeugt werden, um von der inneren Gefahr (= Konfliktdruck) abzulenken, indem es den Konflikt unkenntlich macht (z. B. Paniksymptom) bzw. durch Vermeidung den inneren Konflikt deaktiviert. So könnte eine Somatisierung, die bevorzugt am Arbeitsplatz auftritt, durch die vom Arzt attestierte Arbeitsunfähigkeit der Vermeidung eines Rivalitätskonflikts mit Kollegen dienen.
- Die Entwicklung der Ich-Psychologie ermöglichte die differenzierte Beschreibung von Ich-Strukturen und -Funktionen wie Selbst- und Objektdifferenzierung, Impuls- und Affektregulation etc. (vgl. OPD, Arbeitskreis OPD 2006). Das klinisch zu beobachtende Kontinuum von diffusen Angstinhalten und -äußerungen zu zunehmend gerichteten Ängsten kann so mit dem Reife- und Entwicklungsgrad der Ich-Struktur in Zusammenhang gebracht werden.
- Die Bindungstheorie nach Bowlby (1975) sieht Bindung als Grundbedürfnis an. Die Nähe zur Bindungsfigur ist Garant für Schutz und Sicherheit. Entsprechend kommt es bei bindungsbezogenen Gefahren (z. B. Trennungswunsch oder reale Trennung) zur Angstentwicklung, die dazu motiviert, die Nähe zur Bindungsfigur wiederherzustellen. Werden von Anbeginn der Entwicklung mit den primären Bezugspersonen verunsichernde oder gar massiv angstauslösende Erfahrungen gemacht, verfestigen diese sich zu einem verinnerlichten Modell unsicher-ängstlicher oder unsicher-vermeidender Bindung, welche die Angstentwicklung in akuten Bindungskrisen begünstigen.

Vor dem Hintergrund des konzeptuell breiter angelegten Angstverständnisses wurde die operationale Definition distinkter Angststörungen von Psychoanalytikern nur zögerlich nachvollzogen und im Vergleich zur KVT weniger Studien durchgeführt. Psychoanalytische Theorien gehen davon aus, dass die Entstehung jeder Form von Angsterkrankung durch maladaptive (neurotische) Lösungen innerer oder zwischenmenschlicher Konflikte in Kindheit und Jugend begünstigt werden, die überdauern und bei belastenden, die maladaptive Konfliktlösung aktivierenden Lebenskonstellationen zur Dekompensation und Symptomentstehung führen können.

Zudem können die Angstsymptome durch „Ich-strukturelle" Störungen, d. h. die mangelnde Verfügbarkeit über basale psychische Funktionen (u. a. Fähigkeit zur Selbst- und Objektwahrnehmung, Steuerungsfähigkeit von Affekten und Impulsen, Introspektionsfähigkeit) begünstigt werden.

Panikstörung

Kindliche Traumata und intrapsychische Konflikte können zusammen mit einer dispositionellen Vulnerabilität zu einer verminderten Toleranz gegenüber negativen Affekten bzw. einer gesteigerten Trennungs- und Verlustangst beitragen. Viele Panikpatienten haben Schwierigkeiten, sich von wichtigen Beziehungspersonen abzugrenzen. Da sie sich von anderen abhängig fühlen, neigen sie dazu, Bestrebungen nach Eigenständigkeit zu verleugnen. Ärger wird als gefährlich angesehen und weitgehend aus dem Bewusstsein ausgeschlossen, da er Angst auslöst.

Paniksymptome verstärken das Abhängigkeitserleben von „wichtigen Anderen", da sich Patienten dann noch hilfloser fühlen und fürchten, die als unverzichtbar erlebten Beziehungen zu verlieren. Tatsächliche oder antizipierte Trennungen gehen daher häufig den Panikattacken voraus, bei genauer Analyse gehen ihnen Versuche des Patienten zu Selbstbehauptung in einer engen, auf Sicherheit angelegten Beziehung voraus. Der beschriebene Teufelskreis mündet in zunehmende Panikattacken ein, die neuerliche Verlustängste schüren und die Angsttoleranz vermindern.

Generalisierte Angststörung

Aus psychoanalytischer Sicht verweist eine anhaltende, generalisierte Beunruhigung, als Ausdrucksform der Angst auf ichstrukturelle Defizite im Sinne einer verminderten Fähigkeit, innere Ausgeglichenheit durch eine flexible Emotionsregulation herzustellen, d. h. es sind sicherheitsgebende Beziehungserfahrungen unzureichend internalisiert. Häufig liegen dem widersprüchliche und verunsichernde Beziehungserfahrungen mit Eltern, zugrunde. Auch wenn in Kindheit und Jugend, besonders in der Beziehung zu den Eltern oder anderen Vertrauenspersonen, emotionaler Missbrauch oder sexuelle bzw. körperliche Gewalterfahrungen erlebt werden, kommt es häufig zu massiven Beeinträchtigungen ich-struktureller Fähigkeiten, wie sie z. B. bei abhängigen- oder ängstlichen Persönlichkeitsstörungen zu beobachten sind. Die Vulnerabilität für Beunruhigung und Sorge ist erhöht, zugleich aber auch die Toleranz gegenüber solchen Zuständen vermindert. Daher zeichnet diese Menschen ein hohes Streben nach Sicherheit aus, das sich u. a. in einem Lebens- und Beziehungsarrangement ständiger räumlicher Nähe zu Bindungspersonen äußern kann. Als sog. „steuerndes Objekt" sollen diese Schutz und Sicherheit garantieren.

Bereits geringe Abweichungen (Reisen, Umzüge, berufliche Versetzung) können daher zu Symptombildungen führen, dies gilt umso mehr für kritische Lebensereignisse wie Verlust des Arbeitsplatzes oder des Partners.

Soziale Phobie

Aus psychodynamischer Sicht stellt sich der Teufelskreis der sozialen Phobie in seinen Grundzügen wie folgt dar: Zentral im Erleben des sozialphobischen Menschen ist der Wunsch nach Akzeptanz und Bestätigung bei gleichzeitig antizipierter Demütigung bzw. Beschämung durch das bedeutsame Gegenüber. Oftmals bemühen sich die Patienten, möglichst „perfekt" zu sein, um der gefürchteten Zurückweisung zu entgehen – ein Anspruch, der die ohnehin schon bestehende Anspannung, die Gefahr des Scheiterns und die damit verbundene Beschämung intensiviert.

Psychodynamische Modelle fokussieren vor dem Hintergrund der jeweiligen theoretischen Ausrichtung auf unterschiedliche Aspekte der Genese:

- Die Triebpsychologie hebt die Bedeutung von Aggression (Wunsch, den nach Aufmerksamkeit strebenden Rivalen zu vertreiben) und der sich daraus ableitenden Schuldgefühle hervor; überdies können bei einer Teilgruppe der Patienten (Erythrophobie) sexuelle Triebkonflikte eine Rolle spielen.
- Ich-psychologische Autoren befassen sich vor allem mit strukturell vulnerablen Sozialphobikern und betonen dementsprechend die Defizite in der Affektwahrnehmung und -steuerung sowie die unzureichende Differenzierung zwischen Selbst- und Objektrepräsentanzen.
- Aus selbstpsychologischer Sicht stehen das Fehlen an anerkennenden Introjekten (Internalisierung positiver Spiegelung durch primäre Bezugspersonen) und das daraus resultierende gestörte Selbstkonzept im Mittelpunkt der Betrachtungen, wobei besonders dem Affekt der Scham als entscheidende verhaltensmotivierende Variable enorme Bedeutung zukommt.
- Die objektbeziehungspsychologische Perspektive begreift soziale Angst als Ergebnis der Internalisierung früher negativer Beziehungserfahrungen (Beschämung, Zurückweisung und Entwertung).
- Aus bindungstheoretischer Sicht fehlt Sozialphobikern eine „sichere" Basis für die angstfreie Erkundung sozialer Situationen.

18.4.2 Konditionierungstheorien und „Preparedness"

Aus historischer Sicht sind Theorien zur klassischen und operanten Konditionierung traditionell die wichtigsten Modelle zur Erklärung der Entstehung von Angststörungen gewesen. Insbesondere die Zweifaktorentheorie von Mowrer (1960) hat sich als populärer Erklärungsansatz für die Entstehung von Phobien etabliert. Danach werden ursprünglich neutrale Reize aufgrund „traumatischer" Ereignisse mit einer Angstreaktion assoziiert (klassische Konditionierung). Die resultierende Vermeidungsreaktion wiederum wird durch den Abbau des Angstzustands negativ verstärkt (operante Konditionierung).

Experimentelle Tierstudien und retrospektive Berichte von Personen mit **Angststörungen** stützen zwar die Hypothese, dass direkte „traumatische" Konditionierung neben Modell-Lernen (d.h. Beobachtung eines Modells, das mit Angst reagiert) und der Vermittlung von bedrohlichen Informationen zum Erlernen von Angststörungen, insbesondere der Panikstörung und der sozialen Phobie, beitragen (Rachman 1978). Dennoch wäre es zu stark vereinfachend, Angststörungen lediglich durch eine einmalige Assoziation mit einem aversiven Stimulus zu erklären. Eine große Zahl dispositionaler und biografischer Faktoren (u.a. Erziehungsstil, Psychopathologie bei den Eltern), situativer Kontextvariablen (z.B. Intensität, Kontrollierbarkeit und Preparedness für den Stimulus) wie auch nach dem Ereignis auftretender Faktoren (z.B. Vermeidung) bestimmen den Einfluss einer aversiven Erfahrung (Rapee und Spence 2004). Darüber hinaus weist die Tatsache, dass Phobien sich auf eine Reihe spezifischer Objektklassen beziehen, darauf hin, dass die Konditionierbarkeit von Stimuli nicht durch Zufall, sondern aufgrund einer **genetisch gesteuerten „Prägung" (Preparedness)** vorbestimmt ist (Öhmann und Mineka 2001).

Bezogen auf **soziale Phobien** berichtet ein konstanter Anteil, bei Weitem aber nicht alle Betroffenen mit sozialen Phobien, von einer zentralen biografischen „traumatischen" Erfahrung, gedemütigt, ausgelacht oder gehänselt worden zu sein. Darüber hinaus gibt es auch Belege für eine Preparedness zu sozialphobischen Reaktionen. So zeigen Sozialphobiker in Laborexperimenten eine leichtere Konditionierbarkeit und höhere Löschungsresistenz auf Gesichtsstimuli mit negativem Emotionsausdruck. Auch die früh auftretende spontane Fremdenangst könnte als eine phylogenetisch vorgeprägte Variante der sozialen Angst interpretiert werden (Rapee und Spence 2004).

Bei **Panikstörungen** wird eine interozeptive Konditionierung von Panikreaktionen auf geringfügige körperliche Empfindungen und Angstsymptome als ätiologischer Faktor angenommen. Zusätzlich können auch die Erfahrung eigener körperlicher Krankheiten (z.B. Asthma) oder schwerwiegende Krankheiten und psychische Störungen bei Eltern und Verwandten (Bouton et al. 2001) im Sinne einer Konditionierung zur Entwicklung von Panikstörungen beitragen.

Bei der **GAD** findet man hingegen weniger Anhaltspunkte, dass Konditionierungsprozesse in der Ätiologie eine Rolle spielen. Eine mögliche Erklärung ist, dass negative Ereignisse weniger zu einer Assoziation mit singulären Hinweisreizen als zu einer Assoziation mit einer Vielzahl von Kontextreizen führen.

Auch wenn die neurobiologische Grundlagenforschung die Bedeutung von Konditionierungsprozessen unterstützt, hat die Weiterentwicklung der kognitiven Verhaltenstherapie (KVT) insgesamt sehr viel stärker von der Forschung zu den kognitiven Verarbeitungsprozessen profitiert.

18.4.3 Neurobiologische Modelle

Aus Platzgründen können wir im Hinblick auf die neurobiologischen Modelle der Angststörungen nur auf die einschlägigen Arbeiten verweisen.

Bei der **sozialen Phobie** weisen die Forschungsbefunde vor allem auf eine (Hyper-)Aktivität der Amygdala und präfrontaler kortikaler Areale sowie auf eine geringere Aktivität frontaler kortikaler Areale in sozialen Stresssituationen hin (Shin und Liberzon 2010). Obwohl KVT und medikamentöse Behandlung der sozialen Phobie wirksam sind, sind die neuronalen Substrate dieser Behandlungen und ihrer Effekte bisher wenig verstanden. Aufgrund der hypothetischen Bedeutung der Löschung von konditionierten Furchtreaktionen wird für die Verhaltenstherapie eine „Top-down"-Modulierung der Aktivität der Amygdala vermutet. Neuere Ergebnisse aus fMRT-Studien weisen darauf hin, dass KVT zu einer Verbesserung der Konnektivität zwischen frontalen und limbischen Hirnstrukturen führen könnte.

Auch nach erfolgreicher psychodynamischer Therapie von **Panikstörungen** kam es in einer fMRT-Untersuchung zu einer besseren Modulierung neuronaler Aktivierungsmuster des limbischen Systems durch den präfrontalen Kortex (Beutel et al. 2010a; Abbass et al. 2014). Die Befunde zu den neuronalen Effekten von KVT bei Panikstörung weisen darauf hin, dass eine erhöhte Aktivierung des inferioren frontalen Gyrus bei Furchtkonditionierung nach erfolgreicher Therapie normalisiert und die funktionale Konnektivität zwischen anteriorem Zingulum und Amygdala erhöht wird (Yang et al. 2014). Dieser Befund spricht dafür, dass Exposition nicht nur durch einfache Habituation zu erklären ist.

Gut belegt ist, dass Panikattacken durch spezifische Substanzen wie Koffein, Kohlendioxid u. a. ausgelöst werden können. Dies ist jedoch ebenso wenig spezifisch für die Panikstörung wie die zahlreichen Störungen in den neuronalen Regelkreisläufen der Amygdala und des orbitofrontalen Kortex. Daneben wird auch einer abnormen Aktivierung des Inselkortex eine wichtige Rolle in der Sensitivierung für Angst zugesprochen, welche die rasche Aufschaukelung katastrophisierender Fehlinterpretationen von Körperempfindungen zu Panikattacken erklären könnte (Yang et al. 2016). In Übereinstimmung mit der pharmakologischen Behandlung der Panikstörung mit SSRI und Benzodiazepinen fand sich darüber hinaus auch eine Reduktion der GABA-Konzentration im Kortex, einhergehend mit einer reduzierten Dichte von Benzodiazepin- sowie Serotonin-Rezeptoren (Roy-Byrne et al. 2006). Bezogen auf die neurobiologischen Effekte von KVT gibt es Hinweise, dass neben dem Präfrontalkortex und dem limbischen System für eine effektive Behandlung auch der anteriore zinguläre Kortex von Bedeutung ist.

In Bezug auf die **GAD** weisen erste Untersuchungsergebnisse auf ähnliche Dysfunktionen des frontolimbischen Systems hin wie bei sozialer Phobie und Panikstörung (Mochcovitch et al. 2014).

18.4.4 Kognitive Theorie

Die zentrale These kognitiver Erklärungsansätze nach Beck et al. (1985) lautet, dass aufgrund früherer negativer Erfahrungen ungünstige kognitive Schemata entstehen, die in der weiteren Entwicklung durch Belastungsfaktoren (z. B. Lebensereignisse) aktualisiert werden können. Diese **kognitiven Schemata** sind bei **Angststörungen** vor allem durch unrealistische Bewertungen von Bedrohungsreizen gekennzeichnet (Beck et al. 1985). Zusätzlich verhindert das Vermeidungsverhalten, dass diese dysfunktionalen Kognitionen korrigiert werden können. Die kognitiven Schemata zeigen sich in negativen Grundüberzeugungen (z. B. „Das Leben ist voller Gefahren"; „Jederzeit kann mich ein Schicksalsschlag heimsuchen") wie auch automatischen Gedanken (d. h. nicht bewussten Gedanken, die jedoch prinzipiell der Selbstbeobachtung zugänglich sind, z. B. „Mein Herz klopft merkwürdig, es könnte jetzt ein gefährlicher Herzinfarkt drohen").

Neuere kognitive Modelle beziehen sich, angeregt durch die Forschungsergebnisse der kognitiven Psychologie, vor allem auf die Rolle der Informationsverarbeitung (Mathews und MacLeod 2005). Die Grundannahme dieser Modelle ist, dass die dysfunktionalen Überzeugungen durch verzerrende Verarbeitungsprozesse aufrechterhalten werden, selbst wenn eine Konfrontation mit dem Bedrohungsreiz und das Ausbleiben der befürchteten Konsequenz erfolgt (Clark 1999). Dabei wird grundsätzlich drei Faktoren besondere Bedeutung zugewiesen:
1. einer selektiven Aufmerksamkeit für bedrohungsrelevante Stimuli,
2. einem erhöhten physiologischen Erregungsniveau und
3. kognitiven und verhaltensbezogenen protektiven Strategien, die der vermeintlichen Bedrohung entgegenwirken sollen (sog. Sicherheitsverhalten).

Kognitive Theorien zur **Panikstörung** (Clark 1999; Wells 2011) sehen den Ausgangspunkt für die Entwicklung der Störung in der Tendenz der Betroffenen, internale Hinweisreize wie Körperempfindungen (z. B. Herzklopfen oder Schwindel) in einer katastrophisierenden Weise als lebensbedrohliche Gefahr fehlzuinterpretieren. Diese kann vor dem Hintergrund von dispositionalen Faktoren wie einer übermäßigen Aufmerksamkeit für Körperempfindungen, insbesondere vegetativer Erregungsreaktionen, sowie negativen Überzeugungen hinsichtlich Kontrollverlust und Sicherheit entstehen.

MERKE
Von zentraler Bedeutung für die Ätiologie ist jedoch eine positive Rückkopplung zwischen Bewertung, Angst und körperlichen Empfindungen, welche die rasche Entwicklung einer intensiven Angstattacke erklärt.

Bei den **sozialen Phobien** konnte in einer Reihe von Experimenten gezeigt werden, dass die Fehler in der Informationsverarbeitung durch folgende Faktoren hervorgerufen werden:
1. eine extrem hohe Selbstaufmerksamkeit sowie eine selektiv negative Aufmerksamkeit für sozial bedrohliche Reize,
2. Sicherheitsverhalten und
3. bildhafte Vorstellungen des Selbst aus der Beobachterperspektive, die auf aversive frühere Erfahrungen des Patienten zurückgehen und seine negativen Grundüberzeugungen trotz positiver Erfahrungen stabilisieren (Clark und Wells 1995).

Obwohl auch bei Personen mit GAD eine erhöhte Aufmerksamkeit für bedrohungsrelevante Stimuli nachgewiesen wurde, ist die Verbindung zu spezifischen Auslösern weitaus weniger umschrieben. Nach Barlow (1988) wird der zugrunde liegende Angstaffekt durch einen Teufelskreislauf von Einengung der Aufmerksamkeit auf das Selbst, Sorgen und Vermeidung von Situationen, in denen negative Emotionen ausgelöst werden könnten, systematisch verstärkt. Die metakognitive Theorie von Wells (Fisher und Wells 2015) akzentuiert das Sich-Sorgen als Sicherheitsverhalten, indem einerseits eine unvorbereitete, schockartige Konfrontation mit einer Katastrophe vermieden wird. Andererseits werden die Sorgen auf der Metaebene zunehmend als unkontrollierbares, bedrohliches Problem wahrgenommen, das ebenfalls inadäquate Bewältigungsversuche (Vermeidung, Sicherheitsverhalten) zur Folge hat.

18.5 Störungsbezogene Diagnostik

Aufgrund der starken Verbreitung, der symptomatischen Überlappung und der hohen Komorbiditätsrate von Angststörungen ist die Diagnosestellung in der Praxis nicht immer einfach und macht eine sorgfältige störungsbezogene Diagnostik erforderlich. Die Genauigkeit der Diagnosestellung kann durch die Verwendung von strukturierten diagnostischen Interviews erhöht werden. Am häufigsten verbreitet sind das **Strukturierte Klinische Interview für DSM-IV-Achse I** (SKID-I, Wittchen et al. 1990) und das **Diagnostische Interview für psychische Störungen** (DIPS; Margraf et al. 1991). Zu berücksichtigen ist jedoch, dass die Beurteilung der Kriterien ein gewisses Maß an klinischer Erfahrung voraussetzt. Im DIPS werden auch über die reine Diagnosestellung hinausgehende Informationen erhoben, die in der Therapieplanung bzw. Indikationsstellung berücksichtigt werden können. Um die Schwere der Störung zu erfassen und darüber hinaus auch den Erfolg der störungsspezifischen Therapie zu evaluieren, sollten zusätzlich zu einer rein klassifikatorischen Diagnostik auch symptomspezifische Fragebögen eingesetzt werden. ➤ Tab. 18.1 gibt wichtige psychometrische Selbst- und Fremdbeurteilungsinstrumente bei Panikstörung, sozialer Phobie und GAD wieder.

Tab. 18.1 Fragebögen und Fremdbeurteilungsskalen zur Beurteilung von Angststörungen

Panikstörung und Agoraphobie	
Selbstbeurteilung	AKV (Fragebogen zu körperbezogenen Ängsten, Kognitionen und Vermeidung; Ehlers et al. 2001)
Soziale Phobie	
Selbstbeurteilung	Soziale Phobie-Inventar (SPIN; von Consbruch et al. 2016)
Fremdbeurteilung	Liebowitz-Soziale-Angst-Skala (LSAS; von Consbruch et al. 2016)
Generalisierte Angststörung	
Selbstbeurteilung	*Penn State Worry Questionnaire* (Worry Q, Stöber 1995)
Fremdbeurteilung	*Hamilton Anxiety Rating Scale* (HAMA, Hamilton 1959)

18.6 Grundprinzipien der Behandlung von Angststörungen

18.6.1 Verhaltensanalyse, Fallkonzeption und Beziehungsgestaltung

Nach Abklärung der Symptomatik und Diagnose schließt sich in der Regel eine Verhaltensanalyse oder kognitive Problemanalyse an, in der gezielte therapiebezogene Informationen erhoben werden. Bei Angststörungen werden aktuelle angstauslösende Situationen, spezifische Befürchtungen in Form von automatischen Gedanken und problematische Verhaltensweisen sowie deren Folgen exploriert (horizontale Verhaltensanalyse; ➤ Abb. 18.1 links). Besonderes Augenmerk wird hier auf die aufrechterhaltenden Mechanismen gelegt, die sich vor allem aus der Angstreduktion als negativem Verstärker von Vermeidungsverhalten ergeben. Zumeist lassen sich nur einzelne Bestandteile der Verhaltensanalyse aus der Erinnerung des Patienten an eine konkrete Situation rekonstruieren; die fehlenden Aspekte können oftmals nur durch hypothetische Schlussfolgerungen ergänzt werden (z. B. Gefühl der Anspannung → Welche Kognitionen könnten Erleben von Bedrohung erklären?).

18.6 Grundprinzipien der Behandlung von Angststörungen

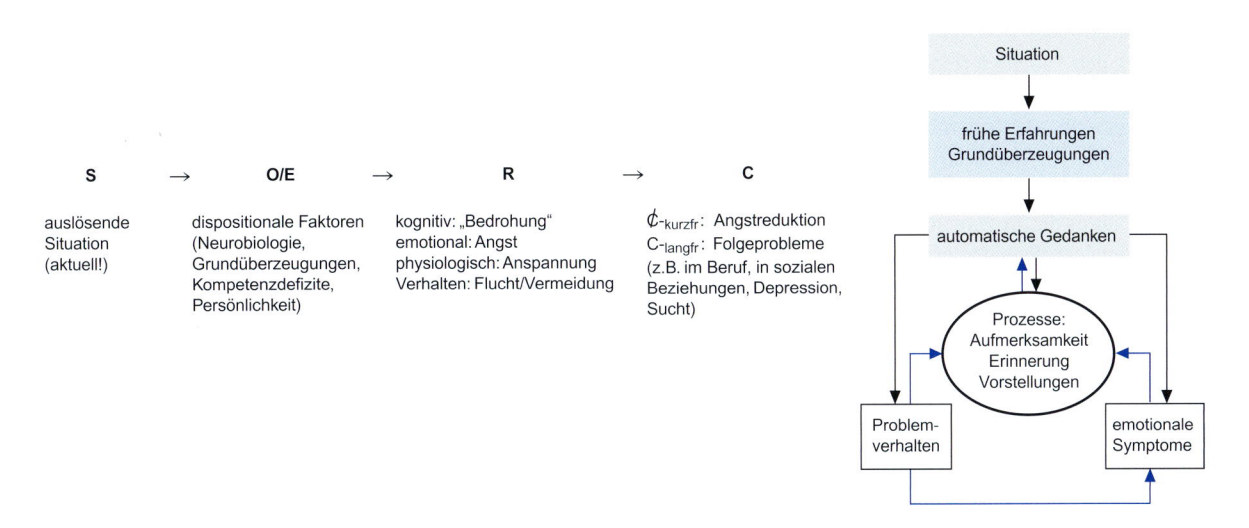

Abb. 18.1 Schema einer Verhaltensanalyse (links) und eines kognitiven Erklärungsmodells (rechts)

Um ein individuelles Erklärungsmodell zu den Ursachen der Störung aufzustellen, sollten neben den aktuellen Bedingungen für problematische Reaktionsmuster auch dispositionale biologische und kognitive Faktoren (Grundüberzeugungen, Kompetenzdefizite) ermittelt werden, die auf biografisch zurückliegende frühe Erfahrungen und daraus entstehende adaptive und maladaptive Strategien zurückgeführt werden können (Plananalyse, ➤ Abb. 18.1 links).

Im Rahmen einer kognitiven Fallkonzeption werden aufrechterhaltende Faktoren weniger durch operante Verstärkungsprozesse erklärt als durch kognitive **Prozesse** (d.h. Aufmerksamkeit, Erinnerungen, Vorstellungen; abzugrenzen von den Inhalten von Kognitionen!) sowie Sicherheitsverhalten (Fisher und Wells 2015). Diese werden ebenso wie die **Inhalte** automatischer Gedanken in detaillierter Form erfragt (➤ Box 18.1). Zu berücksichtigen ist, dass Kognitionen wie auch Sicherheitsverhalten oftmals nicht bewusst und in der Regel idiosynkratisch, d.h. in einer sehr individuellen Form und gelegentlich in einer nicht leicht nachvollziehbaren Logik, vorliegen. So versuchen manche Sozialphobiker, durch Schweigen nicht aufzufallen, während andere wiederum viel reden, um Dritten gegenüber ihre Angst vor Blamage zu verbergen. Für den Therapeuten ist es hierbei hilfreich, einerseits auf seine „klinische" Intuition und Erfahrung und sein klinisch-psychologisches Störungswissen zurückzugreifen, und sich andererseits in den Patienten empathisch hineinzuversetzen, um ein Modell der konkreten Verarbeitungsprozesse zu entwickeln (➤ Abb. 18.1 rechts). Unter Berücksichtigung der subjektiven Vorstellungen des Patienten zu seiner Störung formuliert der Therapeut ein vorläufiges Erklärungsmodell, das die Grundlage für einen Behandlungsplan darstellt. Erklärungsmodelle werden meist in grafischer Form aufgezeichnet und dienen Therapeut und Patient im weiteren Therapieverlauf als Orientierungshilfe für Interventionen.

BOX 18.1
Exploration von Angststörungen in der kognitiven Verhaltenstherapie

Kürzlich zurückliegende Episode von Angst:
- Wann haben Sie zuletzt diese Angst erlebt?
- Wann gab es zuletzt eine Situation, in der Sie Symptome von Anspannung/Angst erlebt haben?

Negative Gedanken:
- Welche Befürchtung hatten Sie?
- Was ist das Schlimmste, was Ihrer Erwartung nach passieren könnte?

Angstsymptome:
- Als Sie befürchteten, dass … (befürchtetes Ereignis/Symptom) eintreten könnte, was haben Sie in Ihrem Körper bemerkt?

Sicherheitsverhalten:
- Als Sie befürchteten, dass … eintreten würde, haben Sie etwas getan, um das zu verhindern?
- Was unternehmen Sie, um Ihre Symptome unter Kontrolle zu halten?

Vermeidungsverhalten:
- Welche Situationen sind Ihnen unangenehm? Vermeiden Sie diese Situationen?
- In welchen Bereichen Ihres Lebens fühlen Sie sich durch die Angst beeinträchtigt?

Exploration von Aufmerksamkeit, Vorstellungen, Erinnerungen:
- Als Sie befürchteten, dass … passieren würde, was geschah da mit Ihrer Aufmerksamkeit?
- Haben Sie sich auf sich selbst konzentriert?
- Hatten Sie bildhafte Vorstellungen davon, was passieren würde?
- Kamen Ihnen Erinnerungen in den Sinn?

Ein wesentlicher Bestandteil der kognitiv-behavioralen Behandlung ist der Aufbau einer vertrauensvollen therapeutischen Beziehung. Nach dem **Modell des „kooperativen Arbeitsbündnisses"** werden Therapeut und Patient sich ergänzende Aufgaben zugewiesen: Der Patient muss bereit sein, sein Problem mitzuteilen und sich um Verhaltensänderung zu bemühen, und der Therapeut trägt sein Störungs- und

Veränderungswissen bei (Kanfer et al. 1996). Es wird eine rationale, für den Patienten transparente Aufgabenteilung angestrebt, in der Erklärungsansätze für die Störung wie auch die Therapieziele besprochen werden. Dabei zeigt der Therapeut Empathie für die Belastung des Patienten und seine Hilflosigkeit, seine Ängste zu überwinden, und schafft so eine Vertrauensbasis für die gemeinsame Therapieplanung.

Die rationale Aufgabenteilung und Ressourcenaktivierung stellen für viele Patienten eine gute Basis dar, solange sie in der Lage sind, eine konstruktive Beziehung zum Therapeuten aufzunehmen. Jedoch werden nicht alle Patienten – das gilt vor allem für solche mit komorbiden Persönlichkeitsstörungen – auf ein solches Beziehungsangebot eingehen können. Eine Lösung dieses Problems bietet das von Grawe (1992) vertretene Modell der **komplementären Beziehungsgestaltung,** das besonders in solchen Therapien hilfreich ist, in denen destruktive Beziehungsmuster die Kooperation behindern. Grawe geht davon aus, dass das problematische Beziehungsverhalten auf ungünstige Strategien der Verfolgung übergeordneter Ziele bzw. Bedürfnisse des Patienten zurückgeht. Deshalb sollte der Therapeut Motive bzw. „Pläne" (Caspar 2007) auf einer unproblematischen Ebene befriedigen, hierdurch den instrumentellen Einsatz von Problemverhalten in der Therapiebeziehung überflüssig machen, und dem Patienten ermöglichen, sich auf eine Veränderung problematischer Strategien einzulassen (vgl. auch ➤ Kap. 4).

18.6.2 Psychodynamische Diagnostik

Bei der Behandlung von Patienten mit Angststörungen ist – wie auch bei anderen Patienten – aus psychodynamischer Sicht zunächst diagnostisch zu klären, ob die Angst überwiegend im Rahmen einer Konfliktpathologie oder im Rahmen einer Strukturpathologie (z. B. Borderline-Störung) auftritt.

Auch die manualisierten psychodynamischen Psychotherapien beruhen auf einer sehr genauen Exploration von körperlichen und psychischen Angstsymptomen und Vermeidungsverhalten. Um die unbewusste Bedeutung von Angstsymptomen aufzudecken, ist es wichtig, sehr genau die Umstände, Gefühle und Gedanken zu erheben, die Angstsymptomen vorausgehen oder sie begleiten.

Fokus der supportiv-expressiven Therapie (Luborsky 1995) sind maladaptive Beziehungsepisoden, die im sog. **Beziehungsepisodeninterview** (➤ Box 18.2) erhoben werden. Anhand mehrerer Beziehungsepisoden wird der **zentrale Beziehungskonflikt** aus den Episoden gewonnen. Er stellt eine generalisierende, möglichst nahe an der Sprache des Patienten formulierte Formel dar, die stets aus dem Wunsch (W) an das Objekt, der erwarteten oder erlebten Reaktion der Anderen (RO) und der Reaktion des Selbst (RS) besteht. Für die soziale Phobie könnte dieser z. B. lauten:

- *Wunsch (W):* „Ich will immer stark sein und keinerlei Fehler machen."
- *Reaktion der Anderen (RO):* „Wenn ich auch nur den kleinsten Fehler mache, „drehen die anderen mir sofort einen Strick draus und nutzen meine Schwäche aus."
- *Reaktion des Selbst (RS):* „Weil ich so beschämt bin, mache ich mich klein und halte mich zurück."

Im Sinne eines maladaptiven Beziehungszirkels führt letztlich der Wunsch nach völliger Unangreifbarkeit und Perfektion zu subjektiv befürchtetem Versagen und bestärkt so das eigene Rückzugsverhalten – motiviert durch die als „unvermeidlich" antizipierte Kritik des Gegenübers.

BOX 18.2
Beziehungsepisodeninterview: Instruktionen

„Bitte erzählen Sie mir Begebenheiten aus Ihrem Leben, in denen Sie mit einer anderen Person zu tun hatten. Jede Ihrer Erzählungen sollte eine konkrete Situation behandeln, die für Sie im Positiven wie im Negativen von Bedeutung gewesen ist. (…) Bei jeder Begebenheit sagen Sie bitte, wann und mit wem sie sich ereignete, was Sie sich von der anderen Person gewünscht haben, was die andere Person sagte oder tat, und was Sie selbst sagten oder taten."

Die **Operationalisierte Psychodynamische Diagnostik** (OPD 2, Arbeitskreis OPD 2006) erlaubt die Einschätzung, ob eine (Angst-)Symptomatik im Rahmen einer Konflikt- oder Strukturpathologie auftritt. Das reliable und valide Fremdbeurteilungssystem umfasst fünf Achsen: Krankheitserleben und Behandlungsvoraussetzungen; Beziehung; Konflikt; Struktur und Beschreibung psychischer und psychosomatischer Störungen (Erhebungsbogen s. www.opd-online.net/). Konflikt und Struktur werden hier als komplementäres Erklärungsmuster psychischer Störungen verstanden: Die Strukturdiagnostik beschreibt mit den Dimensionen Selbst- und Objektwahrnehmung, Regulierung des Selbst und des Objektbezugs, Kommunikation nach innen und außen und Bindung an innere und äußere Objekte eine Abstufung von gutem, mäßigem, geringem und desintegriertem Strukturniveau, auf dem sich innerseelische oder zwischenmenschliche Konflikte entfalten können. Rudolf und Grande (2006) unterscheiden eine überwiegend konfliktbedingte Störung (Typ I); eine überwiegend strukturbedingte Störung (Typ II) und eine konfliktbedingte Störung, die durch strukturelle Einschränkungen kompliziert wird (z. B. durch ein mangelhaft entwickeltes steuerndes Objekt) (Typ III).

18.6.3 Interventionstechniken

Kognitive Verhaltenstherapie

Nach dem traditionellen Konzept der Verhaltenstherapie ist die Grundlage für eine effektive Behandlung eine Kombination von Exposition und kognitiver Umstrukturierung.

Das Vorgehen bei der klassischen **Exposition** wird in der klassischen, lernpsychologischen Form durch Habituation und Löschung erklärt:

> **MERKE**
> Durch Auslösung der Angstreaktion und Unterlassung von Flucht oder von Vermeidung kommt es zu einem Abfall der Angsterregung, der bei wiederholter Exposition eine Löschung der Angstreaktion zur Folge hat.

In diesem Ansatz sind kognitive Faktoren vor allem bei der Motivierung des Patienten von Bedeutung: Abwägen der Folgen von Vermeidung, Vermittlung von Kontrolle über und Verantwortung für Ausmaß der Annäherung, Entwerfen einer Angstkurve mit/ohne Flucht oder Vermeidung. Zur Vorbereitung der konkreten Intervention werden angstauslösende Situationen identifiziert; anhand von Angstwerten (0–100) wird dann eine Hierarchie aufgestellt. In der Regel setzt die Therapie an der maximal angstauslösenden Situation an, die der Patient aufzusuchen bereit ist. Bei der therapeutenbegleiteten Durchführung in vivo prüft der Therapeut kontinuierlich das Angstniveau (z. B. durch Ratings von 0–100), um ggf. Ablenkungsstrategien des Patienten zu verhindern. Zentrale Voraussetzung für die Wirksamkeit von Exposition ist das Abwarten der Gewöhnung (z. B. auf ein Niveau < 25). In der Folge werden die in der Hierarchie verbleibenden stärker angstauslösenden Situationen aufgesucht; parallel hierzu wird der Patient immer stärker dazu motiviert, die angstauslösenden Situationen selbstständig aufzusuchen, um die Gewöhnung zu konsolidieren.

Zumeist wird die Exposition durch Methoden der **kognitiven Umstrukturierung** ergänzt, die teilweise in den Therapiephasen vor, teilweise aber auch begleitend zu oder nach den Konfrontationssitzungen eingesetzt werden. In der Regel werden durch **Tagebücher** automatische Gedanken identifiziert, die zur Auslösung von Angst beitragen, und durch die Technik des sokratischen Dialogs (Padesky 1993; Beck 1999) hinsichtlich ihrer Evidenz hinterfragt. Die Ableitung von angemesseneren, „rationaleren" Bewertungen wird in der Therapiesitzung eingeübt und der Patient angeregt, in angstauslösenden Situationen die Überprüfung im Sinne des sokratischen Dialogs selbstständig durchzuführen und im Gedankenprotokoll einzutragen. Im weiteren Therapieverlauf rücken dann neben situationsbezogenen automatischen Gedanken auch situationsübergreifende problematische Grundüberzeugungen in den Fokus der Bearbeitung durch verbale oder schriftliche Methoden (z. B. Profilvergleiche, Kontinua, Positivtagebuch, historische Überprüfung oder Vorurteilstechnik; s. Padesky 1994).

Trotz intensiver und prolongierter Exposition zeigen Angstpatienten jedoch oftmals keine Angstreduktion. Dies wird als Hinweis gewertet, dass die o. g. lernpsychologischen Erklärungen für die Wirkung von Exposition nicht ausreichen und kognitive Prozesse (Aufmerksamkeit, Erinnerung, Vorstellungen) eine zentrale Rolle in der Aufrechterhaltung der Angst spielen. Daher wird im Rahmen der kognitiven Therapie das **Verhaltensexperiment** als Methode zur Konfrontation mit angstauslösenden Situationen bevorzugt (Fisher und Wells 2015). Im Gegensatz zu klassischen Expositionsübungen wird die Konfrontation mit der Situation nicht zur Herbeiführung von Habituation eingesetzt, sondern dient zur Überprüfung und Korrektur der Überzeugung, dass eine Bedrohung evident ist. Eine Neubewertung und Angstreduktion wird erreicht, wenn korrigierende Informationen vermittelt (d. h. neue Erfahrungen ermöglicht) werden. Dies setzt voraus, dass verfälschende Informationsverarbeitungsprozesse (z. B. selektive Aufmerksamkeit, Sicherheitsverhalten, Erinnerungen, Vorstellungen) korrigiert werden. Hierzu werden im Vorfeld des Verhaltensexperiments ggf. Aufmerksamkeitstraining, Imaginationstechniken und andere Methoden eingesetzt, um eine angemessene Verarbeitung in der nachfolgenden Konfrontationsbehandlung zu gewährleisten.

> **MERKE**
> Das Vorgehen im Verhaltensexperiment umfasst folgende Schritte:
> - Befürchtungen eindeutig und operational definieren und in ein Protokoll eintragen
> - Kritische Situation (mit Therapeut oder allein) aufsuchen
> - Überprüfung der Befürchtung (z. B. kritisches Verhalten durchführen, Reaktionen anderer beobachten)
> - Ergebnis unmittelbar nach dem Verlassen der Situation in das Protokoll eintragen
> - Auswertung des Ergebnisses in der Therapiesitzung

Eine schriftliche Planung, Protokollierung und genaue Analyse des Verhaltensexperiments wird angestrebt, um etwaigen Verfälschungstendenzen und einer nachträglichen Umbewertung der erwartungsinkongruenten Erfahrungen entgegenzuwirken. Andererseits sollte der Therapeut vermeiden, den Patienten von der „richtigen" Bewertung zu überzeugen, sondern ihn im Sinne des „geleiteten Entdeckens" zur eigenständigen Analyse und Schlussfolgerung anregen.

Bei Patienten mit einem habituell erhöhten Anspannungsniveau (insb. bei GAD oder Panikstörung) kann die Einübung eines **Entspannungsverfahrens** zu Beginn der Therapie sinnvoll sein. Insbesondere hat sich die Angewandte Entspannung von Öst (1987) bewährt. Bei Patienten mit Angststörungen ist jedoch darauf zu achten, dass diese die Entspannungsübungen nicht in problematischen Situationen einsetzen, um einer Bedrohung durch Angstsymptome (z. B. bei Panikstörungen einer vermeintlichen „Herzattacke") entgegenzuwirken; dies würde im Sinne eines Sicherheitsverhaltens die dysfunktionalen Überzeugungen aufrechterhalten.

Bei Patienten mit sozialen Phobien wurden lange Zeit Defizite in sozialen Kompetenzen als wesentliche Ursache der Störung angesehen und zu ihrer Behandlung **soziales Kompetenztraining** eingesetzt. Obwohl diese Ausgangsannahme nicht bestätigt wurde, kann soziales Kompetenztraining im Einzelfall sinnvoll sein, wenn soziale Kompetenzdefizite festzustellen sind, etwa bei frühem Beginn der Störung, starkem

Generalisierungsgrad oder einer ängstlich-vermeidenden Persönlichkeitsstörung. Generell ist jedoch, ähnlich wie beim Entspannungstraining, zu vermeiden, dass Patienten Elemente des sozialen Kompetenztrainings als „Sicherheitsverhaltensweisen" einsetzen: So würde das Einüben von bestimmten Zielverhaltensweisen (etwa Blickkontakt halten) vom Patienten als Strategie eingesetzt werden, um eine vermeintliche Blamage zu verhindern.

Manche Patienten mit Angststörungen, vor allem mit komorbider rezidivierender Depression, verfolgen häufig starre Problemlösungsroutinen, die ihnen den Blick auf eine genaue Problem- und Zieldefinition ebenso erschweren wie auf alternative Lösungswege. Hier bietet es sich an, Elemente des **Problemlösetrainings** in die Behandlung aufzunehmen.

> **MERKE**
> Zu berücksichtigen ist, dass die kognitiv-behaviorale Behandlung von Angststörungen nicht, wie die Darstellung in Lehrbüchern häufig suggeriert, durch den Einsatz von spezifischen Techniken definiert wird. Vielmehr sollten Interventionen immer aus einer *individuellen* kognitiv-verhaltenstherapeutischen Fallkonzeption abgeleitet und an die Therapieziele angepasst werden (➤ Kap. 18.6.1).

Neuere Ansätze der KVT wie die **Acceptance-and-Commitment-Therapie** (Eifert 2011) sehen den zentralen Ansatzpunkt für Veränderungen eher in der Kontrolle und Vermeidung von Angst und negativen Gefühlen und weniger in der Veränderung von dysfunktionalen Überzeugungen. Ziel ist es nicht, negative Erlebnisweisen zu unterdrücken, sondern sie zu akzeptieren, sich von ihnen zu lösen und in Übereinstimmung mit persönlichen Werten (Commitment) zu handeln, um Veränderungen in Gang zu setzen.

Psychodynamische Therapie

Die psychodynamischen Psychotherapieverfahren sind aus der Psychoanalyse und ihren Weiterentwicklungen abgeleitet. Nach dem biopsychosozialen Modell menschlicher Entwicklung wirken genetische, epigenetische, psychische und Umweltfaktoren zusammen. Psychogenetisch haben die Beziehungserfahrungen aus der Kindheit und Jugend Gewicht. Dabei beeinflussen unbewusste, meist aus der Zeit vor dem Einsetzen der Sprachfähigkeit stammende und daher nur prozessual gespeicherte Erfahrungen und vorbewusste, d. h. in der bewussten Erinnerung verblasste oder zur Vermeidung innerer Konflikte aus der bewussten Erinnerung verdrängte Erfahrungen seelische Prozesse das menschliche Denken, Fühlen und Handeln zentral. Die verfestigten Erfahrungen mit zentralen Beziehungspersonen führen als sog. innere Repräsentanzen zu verinnerlichten und persönlichkeitstypischen Verhaltens- und Erlebensmustern mit vor- oder unbewussten konflikthaften motivationalen Themen; auch die der psychischen Struktur zuzurechnenden Funktionen und innerpsychischen Regulierungsprozesse werden weitgehend ohne bewusste Steuerung aktiviert.

> **MERKE**
> Kernmerkmale der Behandlung sind daher der Fokus auf Emotionen und Gefühlsausdruck, Exploration von Abwehr und Widerstand, Identifikation überdauernder Beziehungs- und Erlebensmuster, Betonung vergangener Erfahrungen, Fokus auf interpersonale Beziehungen und die therapeutische Beziehung sowie Exploration von Wünschen, Träumen und Fantasien (Hilsenroth 2007).

Die **supportiv-expressive Psychotherapie** wurde von Luborsky als psychoanalytische Fokaltherapie entwickelt, die an vielfältigen Krankheitsbildern störungsspezifisch adaptiert und geprüft wurde, z. B. für Depression, Bulimie, Sucht (Beutel et al. im Druck; Luborsky 1995), und ist auch für internetbasierte Therapien geeignet (Zwerenz et al. 2013). Sie geht von der Annahme aus, dass Schilderungen von Beziehungserfahrungen prototypische und charakteristische Subjekt-Objekt-Handlungsrelationen enthalten. Das Zentrale Beziehungskonfliktthema (ZBKT) greift Erleben und Verhalten des Patienten in zwischenmenschlichen Konfliktsituationen auf. Dabei wird angenommen, dass psychischen Symptomen ein zentraler Beziehungskonflikt zugrunde liegt, auf den die meist als Kurzzeittherapie angelegte Behandlung fokussiert wird. Er umfasst Konflikte in den aktuellen interpersonalen Beziehungen, in der Übertragung auf den Therapeuten und in früheren Beziehungen in Kindheit und Jugend. Wie bei anderen Kurzzeitpsychotherapien ist eine aktive therapeutische Haltung zur Erarbeitung, d. h. Bewusstmachung der verschiedenen Dimensionen des ZBKT erforderlich.

In den letzten Jahren wurden störungsbezogene Manuale zur Behandlung von Angststörungen entwickelt, empirisch validiert und in der neuen Reihe „Praxis der Psychodynamischen Psychotherapie" (Beutel et al. 2010b) für Psychotherapeuten veröffentlicht:

- für die Panikstörung/Agoraphobie (Milrod et al. 1997; Subic-Wrana et al. 2012)
- für die soziale Phobie (Leichsenring et al. 2015)
- für die generalisierte Angststörung (Leichsenring et al. 2014)

18.7 Störungsspezifische Behandlung von Angststörungen

18.7.1 Panikstörung und Agoraphobie

Kognitive Verhaltenstherapie

Ausgehend vom kognitivem Modell für Angststörungen nach Beck et al. (1985) stellt die kognitive Verhaltenstherapie den am besten evaluierten Therapieansatz bei Panikstörung

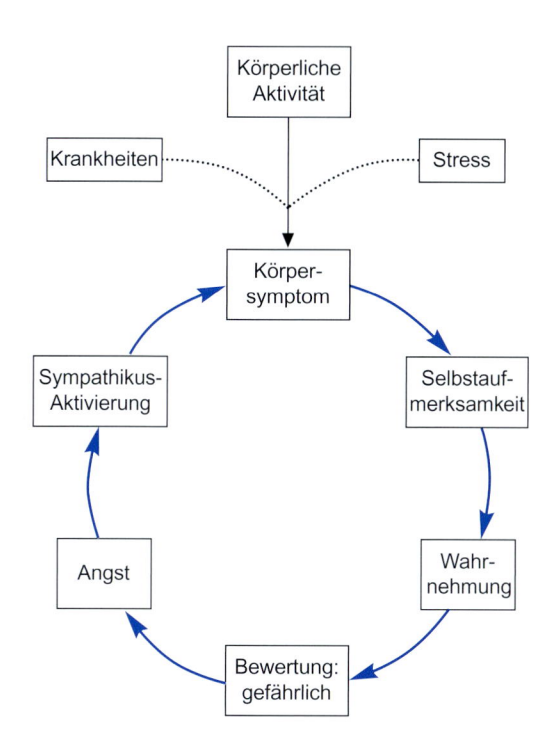

Abb. 18.2 Psychophysiologisches Modell der Panikstörung nach Clark (1986)

dar (Heinrichs et al. 2009). Grundlegende Behandlungsmethode ist die Überprüfung der dysfunktionalen automatischen Gedanken des Patienten. Die Kognitionen werden in der Exploration anhand von Selbstbeobachtungsprotokollen und in Verhaltensexperimenten identifiziert. Zum einen erfolgt die Überprüfung mithilfe von verbalen Methoden wie dem sokratischen Dialog, die gemeinsam mit sog. behavioralen Methoden in die Behandlung integriert werden, insbesondere in die Konfrontation des Patienten mit solchen Reizen, die Panik auslösen.

Unter den Weiterentwicklungen des Ansatzes von Beck haben sich zwei Varianten herausgebildet. In der kognitiven Therapie von Clark (1986) werden behaviorale Techniken konsequent unter der kognitiven Perspektive eingesetzt, d. h. die Reizkonfrontation wird primär als **Verhaltensexperiment** aufgefasst, um die angstbezogenen Überzeugungen zu testen. Primäres Ziel ist es, die Fehlinterpretationen körperlicher Empfindungen und Reaktionen als bedrohliche Anzeichen einer gefährlichen körperlichen Krise oder Krankheit zu korrigieren (➤ Abb. 18.2). Barlow (1988) hingegen zieht die traditionellen lerntheoretischen Konzepte der Exposition und Habituation heran und bezeichnet die gezielte Konfrontation mit den kritischen Körpersymptomen der Panikattacken als **interozeptive Exposition.**

In beiden Behandlungsansätzen spielt der **Hyperventilationstest** eine wichtige Rolle. Dabei wird der Patient zur Hyperventilation angeleitet (➤ Box 18.3), um die vegetativen Symptome von Panikattacken (Kribbeln, Zittern und Schwindel) auszulösen. Da diese Symptome in der Therapie auf nachvollziehbare Auslöser („Ursachen") zurückgeführt werden, kann der Patient ihre Bedrohlichkeit besser hinterfragen (bzw. sich an die Angst „gewöhnen"). Andere Techniken zur Induktion der körperlichen Symptome sind z. B. Übungen, die sich auf Angst vor einem Herzinfarkt beziehen (z. B. Kniebeugen oder Treppensteigen, um Herzklopfen oder Herzrasen hervorzurufen), oder die Drehstuhlübung (Schwindel); bei Angst vor Ersticken in engen Räumen kann der Patient ausprobieren, wie sein Körper reagiert, wenn er Fenster und Türen schließt und einen Luftreiniger versprüht. Stellt sich die Hyperventilation als möglicher Auslösefaktor für Panikstörungen heraus, sollte ein Atemtraining eingesetzt werden, um die Atmung zu normalisieren. Hierbei soll sich der Patient auf die Bauchatmung konzentrieren und im Rhythmus der Atmung beim Einatmen mitzählen und beim Ausatmen das Wort „entspannt" aussprechen. In einem weiteren Schritt leitet der Therapeut den Patienten an, die Atmung zu verlangsamen (ca. 6 Sekunden pro Atemzyklus). Die Übungen zielen darauf ab, ungünstige Atemgewohnheiten abzubauen, sollen jedoch nicht als Bewältigungstechnik eingesetzt werden, wenn der Patient Angst erlebt.

BOX 18.3
Hyperventilationstest

1. Exploration der Symptome
2. Einführung: diagnostische Maßnahme
3. Durchführung:
   – Aufrecht sitzen
   – 2 Minuten tiefe Brustatmung (1 Atemzug pro Sekunde); bei zu starker Angst vorzeitige Beendigung
   – 1 Minute Symptome wahrnehmen („nach innen horchen")
   – Normalisierung der Atmung (Instruktion: ca. 5 Sekunden pro Atemzug)
4. Auswertung: Erfassung der Symptome
5. Diskussion: Ähnlichkeiten und Unterschiede

Die Behandlung der Agoraphobie basiert primär auf der „klassischen" Exposition im Sinne einer **Konfrontation** mit angstauslösenden Situationen, die das Ziel verfolgt, eine Habituation zu erreichen. Es werden unterschiedliche Varianten im Vorgehen unterschieden:

- Bei der *massierten* Konfrontation (Flooding) wird der Patient motiviert, zunächst die am stärksten angstauslösende Situation und erst anschließend die weniger stark angstauslösenden Situationen aufzusuchen und zu bewältigen.
- In der *graduierten* Konfrontation wird bei einer geringeren Angstintensität begonnen und diese dann zunehmend gesteigert.
- Darüber hinaus wird zwischen *verteilter* Konfrontation (z. B. wöchentliche Termine) und *Intensiv*konfrontation (mehrere Stunden am Tag, an aufeinander folgenden Tagen) unterschieden.

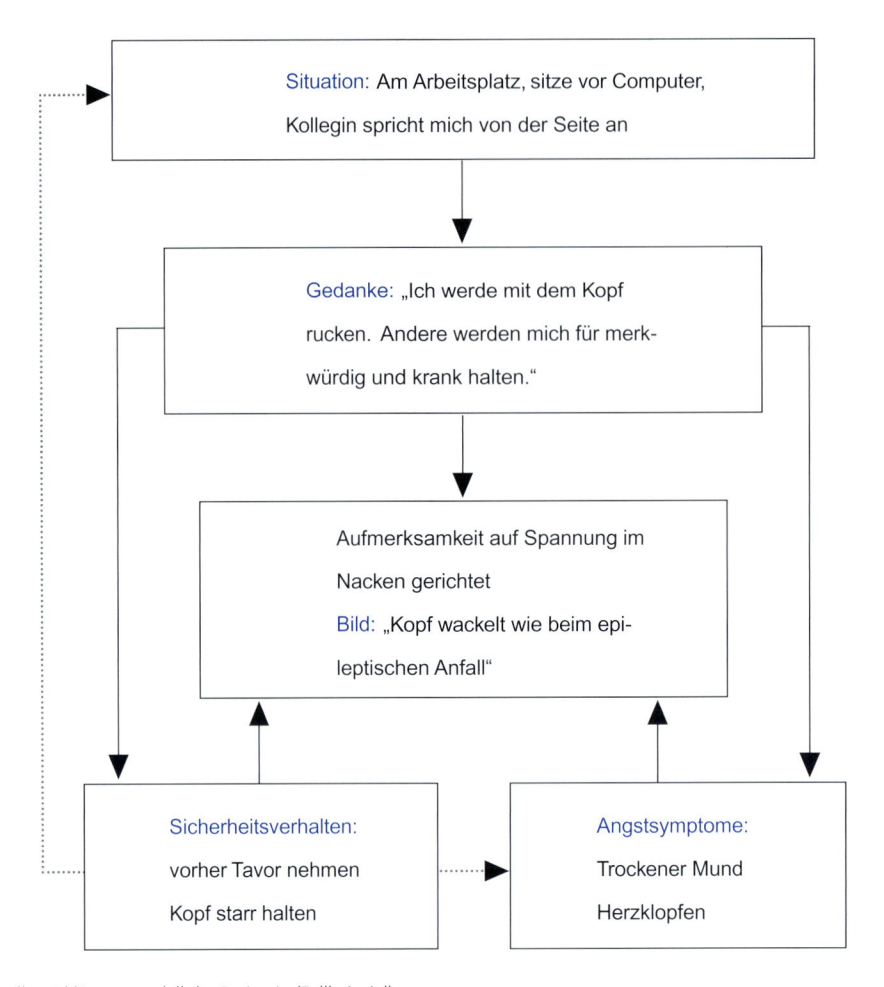

Abb. 18.3 Individuelles Erklärungsmodell der Patientin (Fallbeispiel)

Diese Durchführungsmodalitäten sind bezüglich der Effektivität weniger entscheidend, können jedoch im Hinblick auf Setting- (stationär vs. ambulant) und Klientenvariable (Flooding setzt eine hohe Veränderungsmotivation voraus) relevant sein.

Auch bei der „klassischen" Expositionsbehandlung sind kognitive Faktoren von größter Bedeutung (Hoffmann und Hofmann 2004). So sollten in der Vorbereitungsphase ausführlich die Erklärungen des Patienten für die Entstehung der Angst besprochen und ein angemessenes Erklärungsmodell entwickelt werden. Darüber hinaus vermittelt der Therapeut ein Therapierationale, das sich auf die ungünstigen Folgen von Vermeidung bzw. Flucht konzentrieren sollte. Der Patient sollte dazu angeregt werden, seine Erwartung, dass sich die Angst bei Unterlassen der Vermeidung immer weiter steigert, zu hinterfragen und zu erkennen, dass die Angst mit zunehmender Zeit nachlässt (➤ Abb. 18.3).

Erst wenn der Patient eine positive Erwartung hinsichtlich der Wirkung von Exposition entwickelt, werden die konkreten Schritte der Konfrontationsbehandlung geplant, indem eine Situationshierarchie mit Einschätzung der Angstintensität erstellt wird. Bei der Durchführung der Exposition sollte der Therapeut beim Aufsuchen der kritischen Situationen den Patienten kontinuierlich nach seinem Angstniveau fragen, um sicherzustellen, dass der Patient sich der Angst stellt und sie nicht durch kognitive Strategien (z. B. Ablenkung, Entspannungstechniken) vermeidet.

Für die Dauer der Exposition gilt als „goldene Regel", dass eine starke Angstreduktion im Sinne einer vollständigen Habituation eingetreten sein sollte. Dennoch weist eine Reihe von Therapiestudien darauf hin, dass das Erleben von Kontrolle über die Angst möglicherweise ein wichtiger Wirkfaktor für die Exposition ist als die Habituation. Im Hinblick auf die Behandlung von Panikstörung mit Agoraphobie wird zumeist empfohlen, zunächst die dysfunktionalen Kognitionen bezüglich der Panik und anschließend (soweit noch erforderlich) das agoraphobische Vermeidungsverhalten zu behandeln (Leahy et al. 2011).

Manualgeleitete psychodynamische Therapie

Am besten gesichert ist das **Manual von Milrod** et al. (1997). Das psychodynamische Modell der Panikstörung (Shear et al. 1993) stellt einen maladaptiv gelösten Abhängigkeits-

Autonomie-Konflikt in den Mittelpunkt, der in Verbindung mit einer neurophysiologischen Vulnerabilität im Sinne einer herabgesetzten Angstschwelle, aus ängstlichen Kindern, die sich von als unberechenbar erlebten Eltern abhängig fühlen und deshalb aversive Gefühle und Autonomiestrebungen unterdrücken, im Erwachsenenalter Panikpatienten werden lässt, wenn Wut und Ärger gegenüber einer Person, auf die sie sich angewiesen fühlen, nicht mehr abgewehrt werden können.

Zum angsterzeugenden Elternverhalten zählen z. B. erhöhte elterliche Ängstlichkeit, Unberechenbarkeit und Wutausbrüche sowie gekränkte Abwendung der Eltern, wenn das Kind aus ihrer Sicht etwas falsch gemacht hat. Das Selbsterleben als ängstlich und schwach erhöht die erlebte Abhängigkeit von den Eltern – und später den jeweils wichtigen Bezugspersonen – und beeinträchtigt Autonomiestrebungen (sich nichts zutrauen), wodurch wiederum das Abhängigkeitserleben verstärkt wird. Die erlebte existenzielle Abhängigkeit führt zur Unterdrückung aversiver Affekte – besonders von Ärger und Wut – unberechenbares, autoritatives oder kalt-abwertende Elternverhalten verstärkt zugleich den Ärger und die reaktiv dadurch hervorgerufene Angst („Wenn mein Vater/meine Mutter wüsste, wie wütend ich auf sie bin, wollten sie mit mir nichts mehr zu tun haben und auf mich allein gestellt müsste ich untergehen."). Im Dienste der Angstvermeidung fließt die verfügbare psychische Energie in hohem Maße in die Unterdrückung aggressiver Impulse und die Verbannung aggressiv getönter Fantasien und erlebten Ärgers aus dem Bewusstsein. Die zur Bewältigung dieser Angst eingesetzten Strategien können auch als Vermeidung bezeichnet werden. Das im Laufe der Entwicklung anwachsende Bündel bewusster und unbewusster Strategien und Haltungen dient dazu, Konflikten mit als unverzichtbar erlebten Anderen und den daran gekoppelten Gefühlen, Gedanken und Handlungstendenzen auszuweichen.

Der häufige Einsatz der Abwehrstrategien behindert die Autonomieentwicklung massiv – der spätere Patient bringt sich durch die Konfliktabwehr um die selbstwertstärkende Erfahrung, sich und seine Interessen erfolgreich vertreten zu haben – und verstärkt die neurophysiologische Irritierbarkeit zur „Dauerängstlichkeit". Wird diese durch aus der aktuellen Lebenssituation resultierende Belastungen verstärkt (z. B. typische Schwellensituationen wie Auszug aus dem Elternhaus, Aufnahme der Berufstätigkeit, aber auch Trennungen vom Lebenspartner oder Verlust der eigenen Gesundheit), so wird die Abwehr gegen Wut oder Ärger auslösende Wahrnehmungen, Gedanken und Fantasien brüchig. Milrod et al. (1997) verstehen den initialen Panikanfall als Resultat dieser Labilisierung der Abwehr – kann ein aggressiver Affekt, Handlungsimpuls, Gedanke oder Fantasie, die sich auf die oder den als unverzichtbar erlebten Anderen richtet, die Abwehr durchbrechen und – wenn auch nur kurzzeitig – ins Bewusstsein dringen, so löst dies massivste Angst aus, die den Panikanfall triggert.

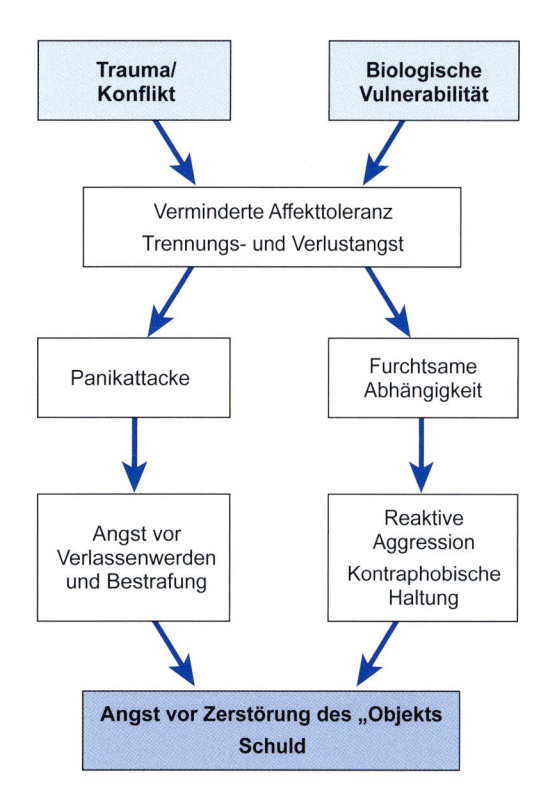

Abb. 18.4 Psychodynamisches Modell der Panikstörung (nach Milrod et al. 1997)

Der Auslöser der im Panikanfall erlebten Todesangst wird meist im Körper verortet (anstatt „Mein Herz rast, weil ich Angst habe" sagt der Patient: „Ich habe Angst, weil mein Herz rast") und dient so der Abwehr der Wahrnehmung der psychischen Quellen der Angst („Das Herzrasen hat begonnen, als ich mich so geärgert habe"). Die Angst vor einer erneuten Attacke beginnt nun die bewusste Wahrnehmung und das Denken des Patienten zu dominieren, die Fixierung auf die Beobachtung körpernaher Zeichen von Angstaktivierung und das dadurch ausgelöste katastrophisierende Denken, das die körperlichen Angstzeichen (z. B. erhöhter Puls, Übelkeit, Schwindel) wiederum verstärkt, verfestigt die mit der initialen Panikattacke einsetzende Konfliktabwehr. Die Einengung auf die „Angst vor der Angst" schließt aversive Gefühle und Gedanken aus dem Bewusstsein und verstärkt das Abhängigkeitserleben, um Autonomiethemen kreisende Konflikte (z. B. mit einem Elternteil oder dem Lebenspartner) geraten aus dem Fokus der Aufmerksamkeit.

Behandlungstechnisches Kernstück der als Kurzzeit- oder Langzeitbehandlung anwendbaren **panikfokussierten psychodynamischen Psychotherapie** (PFPP), die zum Aufbau einer tragfähigen Behandlungsbeziehung und zur Stimulation von Übertragungsmanifestationen möglichst mit einer Frequenz von 2 Sitzungen pro Woche durchgeführt werden sollte, ist die Exploration der Paniksymptomatik. Da der Panikanfall als Versagen der Abwehr aggressiver Gefühle, Handlungsimpulse, Gedanken und Fantasien verstanden wird, ist die Exploration der inneren und äußeren Situationen, in denen die Panikattacken entstehen und entstanden sind, der Schlüssel zum Bewusstmachen und Durcharbeiten der um Themen von Abhängigkeit und Autonomie kreisenden inneren und interpersonellen Konflikte und des mit ihnen verbundenen Erlebens von Wut, Ärger und Angst. Werden so die intrapsychischen und interpersonellen Entstehungsbedingungen des einzelnen Angstanfalls für den Patienten wahrnehmbar, kann die Fixierung auf eine körperlichen Ursache der Panikattacken gelöst und deren psychische Bedingtheit erlebt werden.

Die Exploration vergangener und gegenwärtiger Panikattacken ermöglicht die Identifikation der Beziehung, in der der Abhängigkeits-Autonomie-Konflikt momentan am virulentesten ist. Die explizite Nachfrage am Beginn jeder Sitzung, ob der Patient seit der letzten Stunde Panikattacken erlitten hat und – falls dies bejaht wird – deren sorgfältige Exploration (z. B. „Was kommt Ihnen in den Sinn, wenn Sie jetzt über die Panikattacke sprechen? Worüber könnten Sie sich Sorgen gemacht haben? Gab es etwas Besonderes, was diese Situation/diesen Tag von anderen unterschied?"; Subic-Wrana et al. 2012) ist zugleich Arbeit am Behandlungswiderstand des Patienten. Da die Panikattacke die für ihn bisher nicht gut bewältigbaren Konfliktthemen und daran geknüpfte Gefühle in sich birgt, tendiert er dazu, in symptomfreien Zeiten die Beschäftigung mit Panikanfällen und deren Auslösesituationen zu vermeiden.

➤ Box 18.4 gibt eine Übersicht über das therapeutische Vorgehen in einer Kurzzeittherapie mit 25 Sitzungen.

BOX 18.4
Vorgehen in einer Kurzzeittherapie der Panikstörung
1. Behandlung der akuten Panik: (etwa Sitzung 1–8)
   a. aktive Exploration der mit Paniksymptomen verbundenen Gedanken und Gefühle
   b. Herausarbeiten der Kernkonflikte
2. Behandlung der Panikvulnerabilität (Sitzung 9–16)
   a. Bearbeitung von Beziehungskonflikten in der Übertragung
3. Beendigung der Behandlung: (Sitzung 17–25)
   a. Aktivierung der typischen Trennungsprobleme in der Beziehung zum Therapeuten
   b. Durcharbeiten von damit verbundenem Ärger und Angst

Die Exploration der Panikattacken bildet das Kernstück der **ersten Behandlungsphase** (z. B. Stunde 1–8). Zu dieser Technik wird jedoch immer wieder zurückgekehrt, sobald der Patient auf die obligatorische Frage zu Beginn jeder Sitzung von einer Panikattacke berichtet. Es ist zu erwarten, dass sich in der ersten Phase der Behandlung aus der Exploration der Panikattacke die individuelle Ausprägung des maladaptiv gelösten Abhängigkeits-/Autonomiekonflikts ableiten lässt, das Bewusstwerden des den Panikanfällen zugrunde liegenden Konflikts und der damit einhergehenden widerstreitenden Gefühle führt oft bereits nach wenigen Behandlungsstunden zu einer deutlichen Minderung der Symptomatik. Im weiteren Behandlungsverlauf punktuell auftretende Panikattacken lohnen deshalb die Exploration, weil sie zum Verständnis bisher verborgener Facetten des Konflikts führen.

In der **zweiten Phase der Behandlung** (Stunde 9–16) steht die Vertiefung des Verständnisses der Konfliktdynamik im Mittelpunkt; da der Therapeut sehr schnell zu einer Person wird, auf die die Panikpatienten sich angewiesen fühlen – dies umso mehr, je erfolgreicher die Symptomatik in der ersten Behandlungsphase eingedämmt werden konnte – liegt es nahe, auf Manifestationen der Konfliktdynamik in der Übertragungsbeziehung zu achten (z. B. Zeichen unterdrückten Ärgers bei Unterbrechungen der Behandlung) und diese durchzuarbeiten. Dies dient der Minderung der Panikvulnerabilität – es wird erwartet, dass dadurch Autonomiewünsche, Ärger und Sexualität weniger innere Konflikte verursachen und damit nicht mehr symptomauslösend sind. In der **Endphase der Behandlung** (Stunde 17–24) wird das Abhängigkeits-Autonomie-Thema durch die drohende Trennung aktiviert. Es kann zu einer erneuten Intensivierung der Symptomatik kommen; das Explorieren der Panikattacken und das Durcharbeiten des damit in die Stunde gebrachten Materials stellt das Selbstbild des Patienten als schwach und auf Hilfe angewiesen infrage und untersucht die ihm zur Verfügung stehenden Fähigkeiten und Stärken, die ihm eine offensivere Bewältigung von Abhängigkeits-Autonomie-Konflikten möglich machen.

Empirische Wirksamkeitsnachweise

Kognitive Verhaltenstherapie

In Therapievergleichsstudien haben sowohl die kognitive Therapie von Clark als auch die kognitive Verhaltenstherapie von Barlow eine Überlegenheit gegenüber pharmakologischen Behandlungsansätzen gezeigt. In einer randomisierten Therapiestudie verglichen Clark et al. (1994) die Wirksamkeit der kognitiven Therapie (einschl. Konfrontation im Rahmen von Verhaltensexperimenten) mit dem Medikament Imipramin und Angewandter Entspannung bei Patienten mit Panikstörung *ohne* Agoraphobie. Sowohl nach Behandlungsende als auch zum 1-Jahres-Follow-up war die kognitive Therapie beiden Vergleichsbehandlungen deutlich überlegen.

In einer randomisierten, doppelblinden und placebokontrollierten Behandlungsstudie zu Panikstörungen *mit* Agoraphobie verglichen Barlow et al. (2000) Imipramin, KVT (einschl. interozeptive Konfrontation, kognitive Umstrukturierung und Atemtraining), die Kombination aus KVT plus Placebo sowie Placebo allein. Nach Behandlungsende waren Imipramin und KVT als Mono- wie auch als Kombinationstherapie Placebo gleichermaßen überlegen. Lediglich in der anschließenden Erhaltungsphase (monatliche Sitzungen über 6 Monate) war die Kombinationsbehandlung überlegen, während im 6-Monats-Follow-up allein die KVT gegenüber Placebo günstigere Ergebnisse zeigte. Tendenziell war KVT plus Placebo gegenüber KVT plus Imipramin überlegen.

Beide Studien sprechen deshalb nicht dafür, dass die medikamentöse Behandlung oder die Kombination von Medikamenten und KVT gegenüber der reinen KVT von Vorteil ist.

Darüber hinaus scheint die kognitive Therapie nach Clark vor allem bei Panikstörungen *ohne* Agoraphobie indiziert zu sein, während die KVT nach Barlow bei Panikstörungen *mit* Agoraphobie effektiv ist.

In einer Metaanalyse von Sánchez-Meca et al. (2010) wurde auf der Grundlage von 42 Studien die Effektivität von psychologischen Behandlungsansätzen bei Panikstörung mit und ohne Agoraphobie untersucht. Die Ergebnisse zeigen, dass die Kombination von Exposition, Entspannungstraining und Atemtraining die höchste Evidenz für die Wirksamkeit unter kontrollierten Bedingungen aufwies. Kognitive Therapie ohne diese Komponenten erwies sich als deutlich weniger effektiv. Darüber hinaus war die Berücksichtigung von Hausaufgaben und Boostersitzungen mit einem besseren Behandlungsergebnis verbunden. Insgesamt waren die Behandlungseffekte sehr viel günstiger bei Panikstörung mit als ohne Agoraphobie; die Komorbidität mit anderen psychischen Störungen (Depression, Persönlichkeitsstörungen) war allerdings mit einer schlechteren Behandlungsprognose verbunden.

Psychodynamische Therapie

Die RCT von Milrod et al. (2007) verglich die panikfokussierte psychodynamische Psychotherapie (PFPP) mit einer Kontrollgruppe („Applied Relaxation", AR). Es zeigte sich eine bessere Wirkung der PFPP gegenüber der Kontrollgruppe auf das Haupteffektivitätskriterium (*Panic Disorder Severity Scale*, PDSS). Auch die Response war in der PFPP-Gruppe signifikant höher. Die Fremdbeurteilungsskalen (HAMA und HAMD) zeigten keine signifikanten Unterschiede. Bei der Beurteilung der Studie galten als Einschränkung insbesondere die geringe Stichprobengröße und die im Vergleich zur PFPP-Gruppe hohe Dropout-Rate in der AR-Gruppe.

In einer weiteren Studie wurde PFPP mit KVT verglichen (Beutel et al. 2013). Als Haupteffektivitätskriterium diente ebenso wie bei Milrod et al. (2007) die PDSS. Bei Behandlungsende fand sich ein Trend für eine bessere Wirksamkeit der KVT ($p = 0,083$). Im Follow-up der Studie nach 6 Monaten wurden PFPP (n = 27) mit KVT (n = 14) erneut verglichen. Die Effektstärke für PFPP lag nach Adjustierung bei $d = 1,03$ und für KVT bei $d = 1,28$. Zwischen den beiden Verfahren bestand kein Unterschied.

Milrod et al. (2015) verglichen an zwei verschiedenen Studienzentren (Cornell Medical College, New York, und University of Pennsylvania in Philadelphia [Penn]) die Wirkung der PFPP mit KVT und *Affect Regulation Training* (ART). In beiden Zentren waren unter ART die meisten Drop-outs zu verzeichnen. Während sich in Cornell die mit der PDSS gemessene Reduktion der Paniksymptomatik zwischen den drei therapeutischen Ansätzen nicht signifikant unterschied, waren ART ($p = 0,025$) und KVT ($p = 0,009$) in Penn der PFPP überlegen.

18.7.2 Soziale Phobie

Kognitive Verhaltenstherapie

KVT gilt als der empirisch am besten abgesicherte psychologische Therapieansatz für soziale Phobien (Heinrichs et al. 2010). In der Regel umfasst die Behandlung eine Kombination aus kognitiver Umstrukturierung und Exposition. In der kognitiv-behavioralen Gruppentherapie von Heimberg (Heimberg und Becker 2002) werden in 12 wöchentlichen Sitzungen ein kognitiv-behaviorales Modell der sozialen Phobie sowie Techniken der Exposition, Hausaufgaben und kognitiver Umstrukturierung vermittelt. Ziel der ersten Sitzungen ist es, zentrale negative automatische Gedanken zu identifizieren und sie einer logischen Analyse und Disputation zu unterziehen. In den nachfolgenden Sitzungen führen die Therapeuten graduierte Exposition in Rollenspielen durch, in denen die Patienten ihre negativen Gedanken in der gefürchteten Situation mithilfe der erlernten Techniken überprüfen und verändern. Zusätzlich wird als Hausaufgabe gegeben, sich im Alltag mit kritischen Situationen zu konfrontieren und hierbei die Techniken der kognitiven Umstrukturierung einzusetzen.

Aufbauend auf dem kognitiven Modell entwickelten Clark und Wells (1995) ein kognitives Therapieprogramm, das die Basiselemente Exposition und kognitive Umstrukturierung integriert und zusätzliche Techniken enthält, die auf eine Veränderung der fehlerhaften Informationsverarbeitung abzielen. In Rollenspiel-Verhaltensexperimenten werden die erhöhte Selbstaufmerksamkeit, Sicherheitsverhalten und verzerrte Vorstellungen über die eigene Wirkung auf andere *vor* der Exposition korrigiert. Hierdurch wird es dem Patienten möglich, in nachfolgenden In-vivo-Verhaltensexperimenten eigene Überzeugungen in kritischen Situationen gezielter zu überprüfen. Darüber hinaus werden auch verzerrte Erwartungen (antizipatorische Verarbeitungsprozesse) vor und nachträgliche Umbewertungen nach kritischen sozialen Situationen mit Methoden der kognitiven Umstrukturierung bearbeitet.

> **MERKE**
> Ein besonders wichtiger Bestandteil der Therapie besteht in der Veränderung eines negativen Selbstbildes, das im Sinne von dysfunktionalen Grundüberzeugungen durch Verhaltensexperimente und verbale Methoden hinterfragt wird.

Tab. 18.2 Beispiel für ein Verhaltensexperiment-Protokoll

	Selbsteinschätzung nach Rollenspiel	Fremdeinschätzung durch Rollenspielpartner	Selbsteinschätzung nach Videofeedback
Selbstaufmerksamkeit (0–10)	5		
Sicherheitsverhalten (sich vorher ausdenken, was sie sagt)	2		
Anspannung (0–10)	7	3	5
„Merkwürdig aussehen" (0–10)	9	1	4
Kopfrucken	4	0	0

Bemerkung: Die Pat. wurde instruiert, mit einem unbekannten Rollenspielpartner ein Gespräch über die eigene Person (berufliche Ziele) zu beginnen. Hierbei sollte sie die Aufmerksamkeit ganz auf die Gesprächsinhalte richten (Reduktion der Selbstaufmerksamkeit) und sich nicht vorher überlegen, welche Themen einen guten Eindruck machen könnten. Der Rollenspielpartner (Ambulanzsekretärin) war die genaue Problematik der Pat. nicht bekannt. Beide gaben unmittelbar nach dem Rollenspiel zu den Aspekten ihre Beurteilung ab. Das Rollenspiel wurde auf Video aufgenommen. Die Pat. gab in der nächsten Sitzung nach dem Videofeedback eine erneute Selbsteinschätzung der Aspekte ab.

Im Gegensatz zum Behandlungsansatz von Heimberg wird die Therapie im Einzelsetting durchgeführt; das Vorgehen ist hinsichtlich der eingesetzten Techniken weniger stark festgelegt, sondern orientiert sich vielmehr flexibler an einer kognitiven Fallkonzeption. In einer Reihe von RCTs wurde eine signifikante Überlegenheit der kognitiven Therapie gegenüber einer Behandlung mit SSRI (Fluoxetin; Clark et al. 2003) und (traditioneller) Exposition plus Angewandte Entspannung (Clark et al. 2006) nachgewiesen, sowohl nach Behandlung als auch im Ein-Jahres-Follow-up. Darüber hinaus wurde in einer Studie von Stangier et al. (2003) belegt, dass die Einzeltherapie der Gruppentherapie signifikant überlegen war. In weiteren RCTs war dieser Behandlungsansatz auch signifikant wirksamer als Interpersonelle Psychotherapie (ITP, Stangier et al. 2011) und psychodynamische Kurzzeittherapie (Leichsenring et al. 2013). Der Therapieansatz ist in einem deutschsprachigen Manual erschienen (Stangier et al. 2016).

Verhaltenstherapeutische Behandlung (Fallbeispiel)

FALLBEISPIEL 1 (FORTS.)

Die Pat. (> Kap. 18.2.2) nahm jeden Tag vor Beginn der Arbeit regelmäßig Tabletten (Tavor) zur Entspannung, die sie sich „irgendwie" beschaffte. Vor besonders schwierigen Situationen (z. B. Versammlung mit Kolleginnen) trank sie zusätzlich Alkohol; hierzu hatte sie immer mindestens einen „Flachmann" bereit. In den kritischen Situationen versuchte sie, durch Anspannung der Muskulatur in Gesicht und Nacken und einer starren Körperhaltung das Rucken zu verhindern. Sie sprach (auch ohne Einfluss von Alkohol und Tabletten) sehr langsam und vermied es, durch Blickkontakt die Aufmerksamkeit anderer auf sich zu ziehen. Bereits vor solchen Situationen konzentrierte sie sich völlig auf lebhafte Vorstellungen, wie sie vor anderen den Kopf ruckartig dreht, „wie eine Epileptikerin".

Nach Ableitung eines individuellen Erklärungsmodells (> Abb. 18.3) der sozialen Phobie wurden zunächst Verhaltensexperimente durchgeführt, in denen die Patientin herausfinden sollte, ob ihr die hohe Selbstaufmerksamkeit und das Sicherheitsverhalten hilfreich sind. Zu diesem Zweck sollte sie vor den Therapiesitzungen keinen Alkohol und keine Tabletten zu sich nehmen. Zunächst wurde gemeinsam mit dem Therapeuten in Rollenspielen damit experimentiert, wie sich das Verstärken (auf Muskelspannung achten und die Muskeln fest anspannen) bzw. Unterlassen von Sicherheitsverhaltensweisen und Selbstaufmerksamkeit (sich auf den eigenen Bericht und Fragen des Gesprächspartners zu konzentrieren) auf die Angst auswirkten. Hierzu wurde eine Situation simuliert, in der die Patientin eine Unterhaltung über ihre beruflichen Vorstellungen führen sollte. Sie erlebte durch die Reduktion der Selbstaufmerksamkeit eine deutliche Angstreduktion. Im nächsten Verhaltensexperiment wurde ein Rollenspielpartner eingesetzt und das Rollenspiel auf Video aufgenommen. Anschließend bewertete sie ihre Angst, die Zuckungen und wie „merkwürdig" sie wirken würde (> Tab. 18.2).

FALLBEISPIEL 1 (FORTS.)

Zur Vorbereitung auf die In-vivo-Verhaltensexperimente wurde eine Angsthierarchie aufgestellt. Als Einstieg in die Exposition wurde die Aufgabe gewählt, in dem kleinen Café einen Kaffee zu bestellen, sich an einen Tisch in der Mitte zu setzen und die hereinkommenden Personen zu beobachten (Außenorientierung der Aufmerksamkeit). Die Patientin stand die Übungen zunächst nur unter großer Anspannung durch und konnte ihre hohe Selbstaufmerksamkeit kaum senken. Erst nach gezielten Aufmerksamkeitsübungen gelang es ihr, den Aufenthalt auszudehnen und festzustellen, dass andere Personen ihr kaum Beachtung schenkten. Im weiteren Verlauf wurde vereinbart, dass sie in einem Café absichtlich einmal eine Tasse umstößt, um die Aufmerksamkeit auf sich zu ziehen. Weiterhin zeigte in dem Café zunächst der Therapeut, dann die Patientin selbst absichtlich ein mehrmaliges Kopfrucken. Zu ihrer Verwunderung nahmen die anwesenden Personen in keiner der Situationen Notiz von ihr. Dabei erwies sich die schriftliche Festlegung der Erwartungen als große Hilfe, da sie im Anschluss an die Situationen dazu tendierte, andere Erklärungen zu suchen oder ihre Erwartungen abzuschwächen.

In der weiteren Therapie wurde mithilfe eines Positivtagebuchs und anderer Techniken (s. Stangier et al. 2016) ihr negatives Selbstbild bearbeitet. Als Grundüberzeugung formulierte sie: „Ich bin eine Außenseiterin; andere halten mich für psychisch krank." Mit der Methode der biografischen Überprüfung wurde einerseits deutlich, dass sie aufgrund ihrer Herkunft schon frühzeitig und unverschuldet in soziale Isolation geriet, andererseits jedoch soziale

Kontakte bis zum aktuellen Zeitpunkt konsequent vermied. In kleinen Schritten lernte sie, auf die Versuche anderer zur Kontaktaufnahme positiv zu reagieren. Die wichtigste Hilfe stellten Verhaltensexperimente dar, in denen sie ihre negativen Erwartungen hinsichtlich der Ablehnung anderer überprüfen und widerlegen konnte. Trotz bleibender Selbstunsicherheit gelang es der Patientin, ihre Isolation zu überwinden und schließlich einen engeren Kontakt zu einer Freundin aufzubauen, der ihr Selbstbewusstsein stärkte.

Psychodynamische Therapie

Die manualisierte psychodynamische Psychotherapie der sozialen Phobie (Leichsenring et al. 2015) arbeitet auf der Grundlage der **supportiv-expressiven Therapie** (SET; Luborsky 1995), deren Grundzüge zunächst dargestellt werden. Luborsky geht davon aus, dass psychodynamische Psychotherapien auf einem Kontinuum von supportiven und expressiven Interventionen arbeiten. Dabei dienen die supportiven Interventionen einer Stärkung der Ich-strukturellen Funktionen, während die expressiven Interventionen das Bewusstmachen und Durcharbeiten der für die Symptomatik relevanten Konfliktthemen zum Ziel haben. Als Kurzzeittherapie durchgeführt, erfordert die SET eine aktive Haltung des Therapeuten. Je schwerer die Störung des Patienten, desto mehr supportive Interventionen sollen durchgeführt werden. Supportive (stützende/entwicklungsfördernde) Elemente sind (vgl. Leichsenring et al. 2008):
- Vereinbarung eines bestimmten Behandlungsrahmens mit regelmäßigen Sitzungen
- Vereinbarung von Zielen (z. B. Symptome reduzieren, Konflikt verstehen)
- Aufbau einer hilfreichen Beziehung mit den beiden Dimensionen Unterstützung und Akzeptanz des Patienten durch den Therapeuten (Dimension 1) und Aufbau eines „Wir-Bündnisses" (Dimension 2). Beispiel für eine Dimension-1-Intervention bei Behandlungen der sozialen Phobie sind Äußerungen des Therapeuten, welche die Schwierigkeit, die soziale Vermeidung aufzugeben, anerkennen; Beispiele für Dimension-2-Interventionen sind Formulierungen, die das Gemeinsame der therapeutischen Arbeit betonen (z. B. „Wie wir in den letzten Sitzungen herausgefunden haben …") oder die Anerkennung der wachsenden Fähigkeit des Patienten, an seinen Problemen in derselben Weise zu arbeiten, wie es der Therapeut tut (z. B. „Diesmal haben Sie selbst herausgefunden, warum Ihnen andere so viel Angst machen. Sie haben es auf dieselbe Weise herausgefunden, wie wir es hier tun.").

Expressive (deutende) Interventionen richten sich auf eine oder mehrere Komponenten des Zentralen Beziehungskonfliktthemas (ZBKT), das sie im Zusammenhang mit verschiedenen Beziehungen bearbeiten. Sie verbessern das kognitive und emotionale Verständnis des Patienten bzgl. seiner Symptome („Durcharbeiten"). Gelingt es, ein Verständnis der Symptome zu erzielen (expressiver Aspekt), hat auch dies oft einen deutlichen supportiven Effekt (Luborsky 1995: 85), da sich Patienten ihren Symptomen und Problemen nicht mehr so stark ausgeliefert fühlen. Untersuchungen hinsichtlich der Gütekriterien zeigen, dass Veränderungen des ZBKT auf strukturelle Veränderungen deuten; die Genauigkeit der Formulierungen ist prädiktiv für Therapieerfolg (z. B. Crits-Cristoph et al. 1988).

In der Adaptation der SET auf die soziale Phobie (Leichsenring et al. 2008) hat die akzeptierend-haltgebende Beziehung zum Therapeuten eine spezifische Bedeutung:
- Sie bietet eine „sichere Basis" (Bowlby 1975), die zu Explorationsverhalten und damit Selbstexposition ermutigt.
- Die akzeptierende Haltung korrigiert die Erfahrung, in wichtigen Beziehungen beschämt worden zu sein.
- Sie kann durch beginnende Internalisierung eines haltgebenden und wertschätzenden Objekts zur Verbesserung von Selbstwertregulierung und Impulssteuerung beitragen.

Die SET bei der sozialen Phobie beinhaltet folgende spezifische Komponenten:
- Fokussierung auf die Scham als Leitaffekt
- Konfrontation mit überhöhten Selbstanforderungen
- Berücksichtigung der sozialen Einschränkungen des Patienten mit sozialer Phobie
- Beachtung der Gegenübertragung, um eine respektvolle Haltung des Therapeuten gegenüber dem Patienten zu sichern
- Exploration und Problematisierung von Suchtmitteln und Medikamenten zur Angstdämpfung
- Weitere Interventionen sind sog. **Präskriptionen,** die Patienten „verordnen" sich, sich nicht ständig selbst abzuwerten, und das sog. **Bühnenparadigma,** das den Patient aufgefordert, seine Erfahrungen wir eine Szene auf einer Bühne zu beschreiben und damit Distanz zu seinem selbstkritischen Erleben herzustellen. Die Arbeit an maladaptiver Wahrnehmung und Verhalten in Beziehungen, so wie sie von Luborsky (1995) in der Arbeit mit dem ZBKT operationalisiert worden ist, wird mit der Selbstexposition gegenüber gefürchteten sozialen Situationen im mittleren Teil der als Kurzzeittherapie konzipierten Behandlung kombiniert.

Die Kurzzeittherapie lässt sich wie folgt untergliedern:
- Im Rahmen der bis zu fünf probatorischen Sitzungen erfolgt das Beziehungsepisodeninterview, das die Grundlage für die Formulierung des ZBKT bildet. Das anschließende Paktgespräch dient der Information des Patienten über Erkrankung und die verschieden Phasen der SET, der Besprechung und schriftlichen Formulierung des ZBKT („persönliche Angstformel") und der Formulierung von Zielen. Die Notwendigkeit, sich während der Behandlung sozialen Situationen auszusetzen, um anschließend im

Gespräch mit dem Therapeuten die Hintergründe der sozialen Angst besser untersuchen zu können, wird besonders betont.
- In der Anfangsphase (Sitzung 1–8) besteht die Aufgabe des Therapeuten in der Etablierung einer guten therapeutischen Allianz durch supportive Interventionen. Der Patient wählt das Thema aus, und der Therapeut ermutigt, über Beziehungen zu anderen zu sprechen. Es erfolgt die Identifikation des ZBKT in den berichteten Erfahrungen mit anderen und die Verknüpfung der Symptome mit dem ZBKT.
- In der mittleren Phase (Sitzung 9–16) wird die Frequenz auf 2 Sitzungen pro Woche erhöht. Es erfolgt die Verfeinerung des ZBKT unter Bezugnahme auf verschiedene interpersonelle Beziehungen. Patienten werden in die Selbstexposition (selbstgesteuerte Konfrontation mit angstbesetzten sozialen Situationen) eingeführt. Eine Bilanzierung hinsichtlich der Ziele sollte zwischen Sitzung 13 und 15 erfolgen.
- In der Abschlussphase (Sitzung 17–22) wird das Therapieende thematisiert. Oft kehren die Symptome zurück. Hier erfolgen die Deutung der Symptome und die Bezugnahme auf das ZBKT. Wie in der Abschlussphase werden die Patienten ermutigt, die erlernten Reflexionsmöglichkeiten auch außerhalb und nach der Behandlung selbstständig anzuwenden.
- Die letzten Sitzungen erfolgen als Boostersitzungen (Sitzung 23–25) in 14-tägigem Abstand. Veränderungen im Hinblick auf die soziale Phobie werden supervidiert und unterstützt, Rückfälle als Reaktion auf den Verlust des Therapeuten gedeutet.

FALLBEISPIEL 2
Arbeit mit dem ZBKT in der Behandlung der sozialen Phobie

Herr A. (26) hatte im Studium, gefördert durch seinen Professor, einige durchgeführte Projekte erfolgreich an professionelle Anbieter verkaufen können – hier hatte er keine Schwierigkeiten, sich und seine Arbeit im direkten Kontakt zu präsentieren. In informellen Kontakten (z. B. beim Treffen mit Kommilitonen oder auf Partys) traten jedoch massive soziale Ängste auf, sodass Herr A. diese Situationen weitgehend mied, vereinsamte und auch keine Partnerin hatte.
Im Rahmen des Beziehungsepisodeninterviews konnte herausgearbeitet werden, dass sich Herr A. sehr wünschte, insbesondere auf Feiern im Mittelpunkt des Interesses zu stehen. Angelehnt an die geschilderten Beziehungsepisoden und die Wortwahl von Herrn A. wurde der Wunsch gemeinsam folgendermaßen formuliert: „Ich möchte ein Partylöwe sein" (WS). Die antizipierte Reaktion der anderen war: „Die anderen finden mich langweilig" (RO) und die Reaktion des Selbst „Ich geh' erst gar nicht hin" (RS).
Im Laufe der Therapie nahm sich Herr A. im Rahmen der Selbstexposition vor, nach einer Sportveranstaltung nicht wie üblich sofort nach Hause zu gehen, sondern sich den anderen Mitgliedern der Sportgruppe anzuschließen, die nach dem Training noch gemeinsam in eine Kneipe gingen. Für Herrn A. überraschend, suchte eine der Teilnehmerinnen Kontakt zu ihm, sie begann den Smalltalk mit Fragen nach seinem Studium. Als er in der Therapiestunde von seinen Erfahrungen berichtete, betonte er sein Bemühen um kurze und knappe Antworten – er habe seine Gesprächspartnerin nicht langweilen wollen (RO: „Die anderen finden mich langweilig"). Er sei völlig überrascht gewesen, als die Frau ihn in Reaktion auf seine „Einsilbigkeit" spontan gefragt habe: „Sag mal, hast du keine Lust, mit mir zu reden? Du bist so kurz angebunden und guckst so grimmig." Von sich aus sei er auch noch nie auf die Idee gekommen, dass seine Mimik abweisend sein könnte.
In der Behandlungsstunde konnte an der Diskrepanz zwischen der tatsächlichen Reaktion des Gegenübers (Interesse, das durch seine abweisende Reaktion entmutigt wird) und der antizipierten Reaktion („Ich langweile sie") gearbeitet werden. In der Folge konnte sich Herr A. an die Wut auf seinen älteren Bruder und dessen „partylöwenhaften" Auftritte erinnern. So wurde es letztlich durch Bearbeitung des ZBKT anhand aktuellen Materials („Exposition") möglich, einen Zugang zu nicht bewussten Gefühlen und projektiven Prozessen herzustellen. Das „Durcharbeiten" der in der Selbstexposition gemachten Erfahrungen trug wesentlich zur Minderung der sozialen Phobie von Herrn A. bei.

Empirische Wirksamkeitsnachweise

Kognitive Verhaltenstherapie

In einer Metaanalyse von Mayo-Wilson et al. (2014) waren KVT deutlich effektiver als angewandte Entspannung und soziales Kompetenztraining. Innerhalb der kognitiv-behavioralen Ansätze erbrachten die Studien zur Wirksamkeit des Behandlungsansatzes von Clark und Wells die höchsten Effektstärken (Clark et al. 2003, 2006: alle ES > 2,14). Am häufigsten untersucht, jedoch weniger effektiv waren das Gruppenprogramm von Heimberg sowie alleinige Exposition. Darüber hinaus war KVT in dieser Metaanalyse der psychodynamischen Therapie wie auch der IPT überlegen.

Diese Metaanalyse repliziert auch die Ergebnisse einer früheren Metaanalyse, die eine Überlegenheit von Einzel- über Gruppentherapie bei sozialen Phobien feststellte (Aderka 2009). Eine mögliche Erklärung für die Überlegenheit der Einzelbehandlung gegenüber der Gruppenbehandlung könnte darin liegen, dass in der Einzeltherapie genauer auf Aufmerksamkeitsprozesse und individuelles Sicherheitsverhalten eingegangen werden kann und die Patienten hierdurch stärker von Exposition bzw. Verhaltensexperimenten profitieren können. Darüber hinaus zeigen die Metaanalysen, dass Gruppentrainings für soziale Kompetenzen eine deutlich geringere Wirksamkeit zeigen als die hier vorgestellten Therapieansätze und im Gegensatz zur weiten Verbreitung vor allem im stationären Bereich nicht für soziale Phobien indiziert erscheinen.

Psychodynamische Therapie

In einer RCT fanden Bögels et al. (2014), dass psychodynamische Psychotherapie (N = 22) bei der Behandlung von Angststörungen gleich wirksam war wie KVT (N = 27); beide verbesserten sich deutlich gegenüber der Warteliste.

In der weltweit größten RCT wurden 495 Patienten mit sozialer Phobie entweder zu KVT nach dem Ansatz von Clark und Wells (N = 209), der beschriebenen manualisierten psychodynamischen Therapie (N = 207) und einer Wartelistenbedingung (N = 79) randomisiert (Leichsenring et al. 2013), deren psychodynamischem Behandlungsarm das hier vorgestellte Behandlungsmanual zugrunde lag. Die Hauptzielkriterien waren Response und Remission hinsichtlich der Liebowitz-Soziale-Angst-Skala (LSAS), deren Einschätzung durch gegenüber der Behandlungsbedingung verblindete Bewerter ausgeführt wurde. Response wurde definiert als eine Reduzierung der sozialphobischen Symptomatik in der LSAS um mindestens 31 %, Remission (keine klinisch auffälligen Symptome) durch einen Wert in der LSAS < 30. Die Effekte wurden unmittelbar nach Therapieende sowie nach 6, 12 und 24 Monate untersucht. Beide Therapien erwiesen sich hinsichtlich Response und Remission als der Wartegruppe signifikant überlegen. Damit ist die Wirksamkeit des verwendeten psychodynamischen Therapiekonzepts nach den Kriterien der evidenzbasierten Medizin belegt.

Unmittelbar nach Therapieende erwiesen sich psychodynamische Therapie und KVT im Hinblick auf Response sowie im Hinblick auf die Reduzierung der komorbiden depressiven Symptomatik statistisch als gleich wirksam (52 vs. 60 %). Bei den Raten für Remission und bei der Reduzierung interpersoneller Probleme erreichte die KVT etwas größere Effekte, die Unterschiede waren jedoch vom Betrag her klein. So betrug z. B. die Differenz bei den Remissionsraten 10 % (Leichsenring et al. 2013).

Die Katamnesedaten erschienen erst nach Abschluss der Leitlinie Angststörungen (Bandelow et al. 2014). Im Langzeitverlauf 6, 12 und 24 Monate nach Therapieende waren die Response- und Remissionsraten stabil bzw. nahmen noch zu; nach 6 Monaten konnten keinerlei Unterschiede in der Wirksamkeit zwischen psychodynamischer Therapie und KVT mehr gefunden werden (Leichsenring et al. 2014). Die Responseraten nach 2 Jahren lagen für beide Verfahren bei 70 %, die Remissionsraten bei 40 %.

Resümee

Aus diesen Ergebnissen kann geschlossen werden, dass sowohl die KVT als auch die psychodynamische Therapie wirksame Behandlungsoptionen für die soziale Phobie sind. Die KVT erreichte in manchen Bereichen positive Veränderungen etwas schneller, im Langzeitverlauf sind jedoch beide Therapieformen gleichermaßen wirksam.

18.7.3 Generalisierte Angststörung

Kognitive Verhaltenstherapie

Ein zentrales Merkmal bei Patienten mit GAD sind Sorgen und Gedankenketten, die um die Erwartung einer oder mehrerer bevorstehender Katastrophen kreisen (Barlow 1988). Diese führen zu einem Aufschaukelungsprozess von Aufmerksamkeitsverlagerung auf bedrohungsrelevante Reize, Erregungsanstieg und Zunahme der ängstlichen Erwartungshaltung. Dieser Prozess, der auch bei anderen Angststörungen zu finden ist, bezieht sich bei GAD jedoch auf weniger konkret umschriebene und oftmals sehr verschiedene Situationen.

Nach Borkovec et al. (1999) sind diese **Sorgen** als funktional im Sinne eines Problemlöseprozesses zu verstehen, bei dem mögliche Bedrohungen vorweggenommen werden und die Suche nach einem Ausweg eingeleitet wird. Dabei wird dieser Prozess nicht bis hin zur befürchteten Katastrophe „zu Ende gedacht", sondern an einem angsterzeugenden Punkt abgebrochen und wieder von vorn begonnen bzw. es wird zu einer neuen Sorge übergewechselt. Dabei bleiben die Sorgen auf einem relativ abstrakten Niveau: Unangenehme bildhafte Vorstellungen werden nicht zugelassen. Sorgen stellen damit eine Form der kognitiven Vermeidung dar. dar. Diese Sorgen werden direkt oder indirekt über die Verhinderung bildhafter Vorstellungen und über das Ausmaß der physiologischen Erregung reduziert. Die Folge ist eine kurzfristige Reduktion der Angst. Da sich die emotionale Verarbeitung eines Angstreizes in einem Verstärken der physiologischen Reaktion ausdrückt, geht die Arbeitsgruppe um Borkovec davon aus, dass Sorgen die emotionale Verarbeitung von angstbesetzten Themen verhindern. Somit wird durch die Sorgen langfristig die Angst aufrechterhalten, da eine Habituation verhindert wird.

Die wichtigsten Ansatzpunkte für die kognitiv-behaviorale Behandlung der GAD bestehen in der Veränderung der Sorgen und der Reduktion des hohen Niveaus körperlicher Anspannung. Borkovecs Vorgehen verbindet den traditionellen Ansatz von Beck zur Identifikation und Modifikation katastrophisierender Grundüberzeugungen mit **Entspannungstechniken** verbunden (Borkovec und Ruscio 2001). Als Entspannungstechnik wurde die Angewandte Entspannung nach Öst (1987) angewendet. Diese geht von einer ausführlichen Version der progressiven Muskelrelaxation mit 16 Muskelgruppen aus, die zunehmend verkürzt und schließlich an Hinweisreize (z. B. das Wort „ruhig" beim Ausatmen) gekoppelt wird. Entspannung wird dann im Sinne der systematischen Desensibilisierung zusätzlich mit der Vorstellung der Inhalte der Sorgen kombiniert.

Ein weiterer Behandlungsansatz, der spezifisch an der Auffassung von Sorgen als Vermeidungsverhalten ansetzt, wurde von Barlow et al. (1992) entwickelt. Zentrale Therapiekomponente ist die **Sorgenexposition:** Hierbei wird der Patient dazu angeleitet, sich die Inhalte der Sorgen konkret in ihren belastenden Aspekten konsequent vorzustellen, bis eine Habituation eintritt. Der Therapeut achtet darauf, dass der Patient die Vorstellung nicht vermeidet, keine Ablenkung einsetzt oder sich entspannt, sodass eine Habituation eintreten kann. Erst anschließend werden Techniken der kognitiven Umstrukturierung eingesetzt, um sich realistischere Ausgänge einer Situation vorzustellen. Zusätzlich wird der Patient dazu motiviert, vermeidende Situationen wieder aufzusuchen (Exposition in vivo). Der Therapieansatz wurde auch in Deutschland überprüft; erste positive Ergebnisse liegen in Linden et al. (2002) und Hoyer et al. (2009) vor. Ein an dem Ansatz der Arbeitsgruppe um Barlow orientiertes Manual liegt auch in deutscher Sprache vor (Becker und Margraf 2016; ➤ Abb. 18.5).

Ausgehend von dem Konzept der Metakognitionen konzentriert sich die Therapie von Wells (Fisher und Wells 2015) auf die Identifizierung und kognitive Umstrukturierung der Bewertung von Sorgen. Durch verbale Techniken des sokratischen Dialogs und mithilfe von Verhaltensexperimenten wird die Evidenz für und gegen die Überzeugungen zu Sorgen überprüft und verändert. Dabei werden auch die dysfunktionalen Strategien der Gedankenkontrolle (Gedankenunterdrückung, Ablenkung, kognitive Vermeidung) verändert. Der Therapieansatz von Wells wurde in einem Manual (Wells 1997) dargestellt (➤ Abb. 18.6), ist jedoch noch nicht in kontrollierten Studien überprüft worden.

Psychodynamische Therapie

Crits-Christoph et al. (1995) leiteten für die Behandlung der GAD mit der supportiv-expressiven Therapie nach Luborsky (1995) spezifische Therapieelemente ab, die von Leichsenring und Salzer (2014b) ins Deutsche adaptiert und als Manual publiziert wurden. Aufgrund ihrer unsicheren Bindung ist für Patienten mit GAD der Aufbau einer sicheren, hilfreichen Beziehung zur Ermöglichung einer „korrigierenden emotionalen Erfahrung" von besonderer Bedeutung. Dies bedeutet, dem Patienten einerseits Sicherheit zu geben, ihn andererseits aber nicht so binden, dass er Angst vor Verschlingung und Identitäts- oder Autonomieverlust bekommt. Maßgeblich ist vor allem auch die Bearbeitung von Rupturen in der therapeutischen Allianz, d. h. Enttäuschungen zu klären und Sicherheit wiederherzustellen.

Eine sichere Beziehung schließlich ermöglicht auch das Ausprobieren neuen Verhaltens. Der Therapeut ermutigt Patienten mit GAD konkret dazu, neues Verhalten auszuprobieren und die Vermeidung ängstigender Situationen aufzugeben. Spezifische Wirkfaktoren der SET bei GAD sind nach Leichsenring et al. (2014b): sichere Bindung, korrigierende emotionale Erfahrung und Förderung der Realitätsprüfung in Bezug auf die ängstliche Erwartung der Patienten.

Ein zentraler Beziehungskonflikt könnte für die GAD z. B. lauten (Leichsenring und Salzer 2014):
- Wunsch (W): „Ich wünsche mir jemanden, der mir uneingeschränkt Sicherheit gibt."
- Reaktion der Anderen (RO): „Die anderen sind unzuverlässig."
- Reaktion des Selbst (RS): „Ich habe immer Angst (mache mir Sorgen), dass etwas Schreckliches passiert."

Im Sinne eines maladaptiven Beziehungszirkels führt letztlich der Wunsch nach uneingeschränkter Sicherheit zwangsläufig zu der beschriebenen Enttäuschung, und die subjektiv erlebte Unzuverlässigkeit steigert und bestätigt in der bereits beschriebenen Weise die Sorge und damit wieder die Abhängigkeit vom steuernden Objekt.

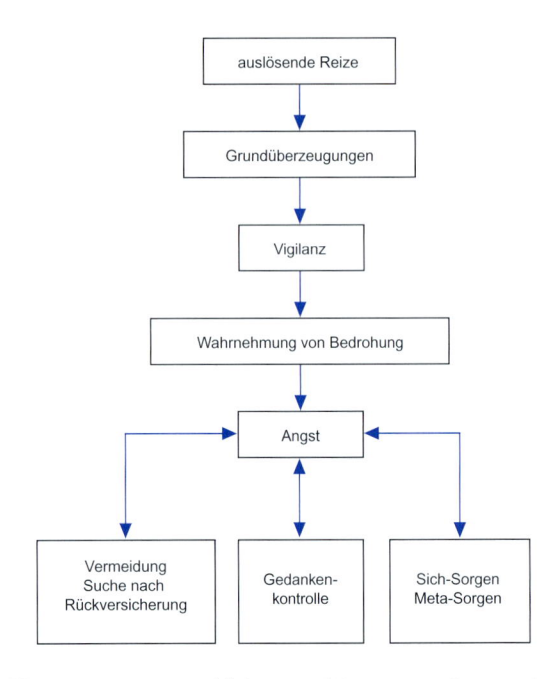

Abb. 18.5 Kognitives Modell der generalisierten Angststörung nach Becker und Margraf (2002: 82)

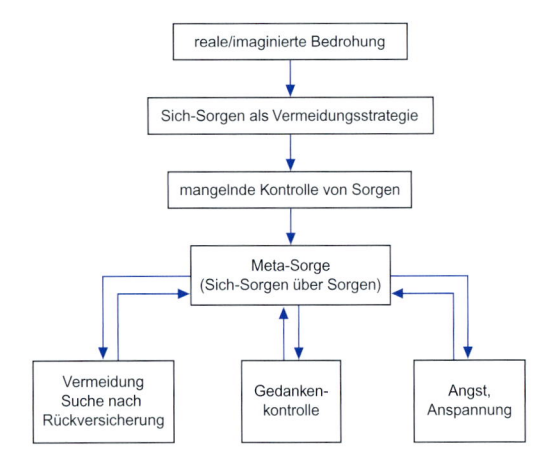

Abb. 18.6 Kognitives Modell der generalisierten Angststörung nach Wells (1997)

MERKE
In der psychodynamischen Psychotherapie kann der Prozess des Sich-Sorgens verstanden werden als Abwehrmechanismus, der die Patienten vor Fantasien oder Gefühlen schützt, die noch bedrohlicher sind als der Inhalt ihrer Sorgen (Leichsenring et al. 2014b). Hier ist es zentral, die Patienten auf den Abwehrcharakter des Sich-Sorgens aufmerksam zu machen und diesen durchzuarbeiten.

Da es sich meist um eine chronifizierte und Ich-syntone Form der Abwehr handelt, bieten sich hier die psychodynamischen Techniken der Widerstandsanalyse an mit den Schritten des Konfrontierens, Klärens, Deutens. Für manche Patienten kann es hilfreich sein, das Sich-Sorgen zunächst einmal Ich-dyston zu machen, indem sich der Therapeut auf die Seite der Abwehr stellt (vgl. Leichsenring und Salzer 2014b), z. B.: „Sie machen sich so viele Gedanken darüber, dass Ihren Kindern etwas zustoßen könnte. Damit wollen Sie sie vor etwas Schlimmem bewahren. Was kann daran schlecht sein?" Wenn die Patientin dann auf die sie beeinträchtigenden Seiten des Sich-Sorgens zu sprechen kommt (z. B. „Ich möchte auch mal an etwas anderes denken …"), hat der Therapeut einen „Fuß in der Tür" (Therapeut: „Ach so, das Sich-Sorgen hindert Sie auch daran, sich mit anderen Dingen zu beschäftigen … Was wäre denn, wenn Sie sich nicht so viele Sorgen machen? … Könnte es nicht auch sein, dass die Sorgen Sie davor bewahren, sich mit Dingen zu beschäftigen, die Ihnen vielleicht noch mehr Angst machen? … Fällt Ihnen dazu etwas ein?"). Durch Konfrontieren und Klarifizieren gelingt es allmählich, zu dem zu kommen, was die Patienten noch mehr fürchten, d. h. zur Deutung des Abgewehrten. Dies können z. B. die eigenen aggressiven und zerstörerischen Impulse sein oder auch eigene traumatisierende Erfahrungen (alle Zitate im Fallbeispiel nach Stagnier und Leichsenring 2008).

Empirische Wirksamkeitsnachweise

Kognitive Verhaltenstherapie

In den letzten Jahren ist eine zunehmende Zahl von RCTs zur psychologischen Behandlung der GAD, zumeist mit KVT, durchgeführt worden. Eine aktuelle Metaanalyse von Cuijpers et al. (2014) fand auf der Grundlage von 28 Studien einen großen Effekt (Hedges' $g = 0,84$) auf die Angstsymptomatik sowie auch auf die depressiven Symptome ($g = 0,71$). Auch wenn die Basis für Direktvergleiche gering war, so zeigte vor allem KVT sowohl kurz- als auch langfristig die höchsten Effektstärken und war darüber hinaus auch der Angewandten Entspannung signifikant überlegen.

Psychodynamische Therapie

In der von Leichsenring et al. (2009) durchgeführten RCT zur generalisierten Angststörung wurde die Wirksamkeit von SET über bis zu 30 Sitzungen mit KVT verglichen (eingeschlossen wurden insgesamt 57 Patienten). Für beide Behandlungsverfahren ließen sich beim 6-Monats- und 1-Jahres-Follow-up signifikante Besserungen bzgl. der primären und sekundären Zielparameter nachweisen. Für das primäre Zielkriterium (HAMA) wurden keine bedeutsamen Unterschiede zwischen den beiden Behandlungsverfahren gefunden; in Bezug auf sekundäre Messgrößen wie Sorgen oder Depressivität ergab sich hingegen eine Überlegenheit der KVT. Zusammenfassend belegt diese RCT die sehr gute Wirksamkeit der in diesem Manual dargestellten Behandlung. Darüber hinaus konnte gezeigt werden, dass die erzielten Behandlungsergebnisse dieser Kurzzeittherapie auch 1 Jahr nach Therapieende stabil sind.

18.8 Zusammenfassung und Ausblick

Traditionell liefern die Metaanalysen auf einer breiten Datenbasis hochwertige Evidenz für die Wirksamkeit der KVT bei den hier vorgestellten Angststörungen. Unter den Weiterentwicklungen der KVT zeigt insbesondere die Acceptance-and-Commitment-Therapie (ACT) vielversprechende Ergebnisse (vgl. die Metaanalyse von A-Tjak et al. 2015). Aber auch die erste Metaanalyse zur Wirksamkeit psychodynamischer Behandlungsansätze bei Angststörungen (Keefe et al. 2014) kam auf der Grundlage von 14 RCTs bei direktem Vergleich mit anderen aktiven Behandlungsansätzen zu dem Ergebnis, dass psychodynamische Therapien zum Abschluss der Behandlung und zur Katamnese gleich gut abschnitten. Zusammenfassend sind die Evidenzgrade für die verschiedenen Therapieansätze in ➤ Tab. 18.3 wiedergegeben.

Für die psychodynamische Therapie sind dennoch weitere Studien wünschenswert, um die bisher vorliegenden Ergebnisse abzusichern. Bislang gibt es nur wenige Anhaltspunkte für die wichtige Frage, welcher Patient von welcher Methode am meisten profitiert. Am Beispiel der Panikstörung fanden wir, dass Patienten von beiden Therapieverfahren schlechter profitierten, wenn sie Affekt implizit, d. h. über Körperwahrnehmungen oder Handlungsimpulse, repräsentierten und sich damit schwer taten, ihre Gefühle bewusst zu erleben und zu benennen. Dies könnte für einen stärker emotionsfokussierten Zugang sprechen. Die Psychotherapieforschung könnte auch klären, für welche Patienten eine kürzere Therapie ausreicht und für welche längeren Behandlungen erforderlich sind. Darüber hinaus sollten mehr Erkenntnisse über die Identifizierung von Nonrespondern und die Entwicklung von wirksamen Therapieverfahren für diese Patienten gesammelt werden.

Kosten-Nutzen-Analysen sind erforderlich, um zu prüfen, inwieweit sich die verschiedenen Therapieverfahren zur Behandlung von Angststörungen „auszahlen". Zunehmendes

Tab. 18.3 Übersicht über die Wirksamkeitsnachweise (Evidenzgrade) verschiedener Psychotherapieansätzen bei Panikstörung/Agoraphobie, sozialer Phobie und generalisierter Angststörung

Störung	Therapieansätze	Evidenzgrad	Outcome	Beurteilung
Panikstörung und Agoraphobie	KVT	Ia	Reduktion von Paniksymptomatik	Wirksam
	ACT	IIa		Möglicherweise wirksam
	PDT	IIa		Möglicherweise wirksam
Soziale Angststörung	KVT	Ia	Reduktion von sozialer Angstsymptomatik	Wirksam
	ACT	IIa		Möglicherweise wirksam
	PDT	Ib		Möglicherweise wirksam
Generalisierte Angststörung	KVT	Ia	Reduktion von Angstsymptomatik	Wirksam
	ACT	IIa		Möglicherweise wirksam
	PDT	IIa		Möglicherweise wirksam

ACT = Acceptance-and-Commitment-Therapie; KVT = kognitive Verhaltenstherapie; PDT = psychodynamische Therapie

wissenschaftliches und klinisches Interesse erfährt die Erforschung des Therapeutenfaktors.

Die Ergebnisse von Therapiestudien lassen sich nur valide interpretieren, wenn eine ausreichende Manualtreue nachgewiesen ist (Ablon und Jones 2002). Dies setzt jedoch voraus, dass die Vorgehensweisen eines Behandlungsansatzes in ausreichender Form operationalisiert sind. Fortschritte auf diesem Gebiet könnten wiederum auch eine bessere Umsetzung der erforschten Behandlungsmethoden in die Praxis gewährleisten.

Darüber hinaus fehlen Erkenntnisse darüber, wie sich therapeutische Kompetenzen unabhängig von technischen Aspekten erfassen lassen und welche Aspekte des Therapeutenverhaltens zum Behandlungserfolg beitragen.

Der häufigen Komorbidität von Angsterkrankungen Rechnung tragend, werden von beiden Therapieverfahren zunehmend störungsübergreifende (sog. transdiagnostische) Manuale konzipiert (z. B. Barlow et al. 2004; Leichsenring et al. 2014). Das Konzept zu den Wirkfaktoren der allgemeinen Psychotherapie von Grawe (Grawe et al. 1999) wäre z. B. ein geeignetes Modell, das relevante Dimensionen auch schulenübergreifend erfassen könnte.

Darüber hinaus könnte die Einbeziehung biologischer Untersuchungsmethoden wie z. B. bildgebender Verfahren hilfreich sein, um die Wirkweise der jeweiligen Psychotherapiemethode bei Angststörungen aufzuklären. Bislang wurden jedoch – bezogen auf die hier behandelten Angststörungen – vorwiegend Studien mit KVT durchgeführt (Brooks und Stein 2015). Die wenigen Daten legen nahe, dass sich die biologischen Veränderungen unter erfolgreicher verhaltenstherapeutischer Behandlung nicht von erfolgreichen psychopharmakologischen Behandlungsansätzen unterscheiden. In zukünftigen Studien sollte jedoch eine besser elaborierte psychologische Untersuchungsmethodik verwendet werden, um Therapieeffekte zu erfassen. Darüber hinaus wäre von großem Interesse, ob sich die Wirkfaktoren von psychodynamischen und verhaltenstherapeutischen Behandlungsansätzen unterscheiden.

LITERATURAUSWAHL

Abbass AA, Nowoweiski SJ, Bernier D, et al. (2014). Review of psychodynamic psychotherapy neuroimaging studies. Psychother Psychosom 83: 142–147.

Bandelow B, Lichte T, Rudolf S, Beutel ME (2014). S3-Leitlinie Angststörungen. Berlin: Springer.

Becker ES, Margraf J (2016). Generalisierte Angststörungen. Ein Therapieprogramm. Weinheim: Beltz.

Ehlers A, Margraf J, Chambless D (2001). Fragebogen zu körperbezogenen Ängsten, Kognitionen und Vermeidung. Göttingen: Hogrefe.

Heinrichs N, Alpers GW, Gerlach AL (2009). Evidenzbasierte Leitlinie zur Psychotherapie der Panikstörung und Agoraphobie. Göttingen: Hogrefe.

Heinrichs N, Stangier U, Gerlach AL, et al. (2010). Evidenzbasierte Leitlinie zur Psychotherapie der Sozialen Angststörung. Göttingen: Hogrefe.

Leichsenring F, Salzer S (2014b). Generalisierte Angststörung – Psychodynamische Therapie. Göttingen: Hogrefe.

Leichsenring F, Beutel ME, Salzer S, et al. (2015). Psychodynamische Therapie der Sozialen Phobie – Ein Behandlungsmanual auf der Grundlage der Supportiv-expressiven Therapie Luborskys. Göttingen: Hogrefe.

Stangier U, Clark D, Ginzburg D, Ehlers A (2016). Soziale Phobie. Fortschritte der Psychotherapie. Göttingen: Hogrefe.

Subic-Wrana C, Milrod B, Beutel ME (2012). PFPP – Panikfokussierte Psychodynamische Psychotherapie der Panikstörung. Praxis der Psychodynamischen Psychotherapie. Göttingen: Hogrefe.

KAPITEL 19

Christine Poppe und Ulrich Voderholzer

Zwangsstörungen

Kernaussagen

- Zwangssymptome werden mit einer katastrophisierenden Fehlbewertung von aufdringlichen Gedanken, Bildern oder Impulsen des Bewusstseinsstroms erklärt.
- Zwangshandlungen und Vermeidungsverhalten reduzieren kurzfristig die Anspannung, führen aber langfristig zu einer Aufrechterhaltung der Störung.
- Auf der neurobiologischen Ebene werden genetische und immunologische Faktoren, eine Dysbalance der frontostriatothalamischen Regelschleife sowie neuropsychologische Defizite vor allem im Bereich der exekutiven Funktionen diskutiert.
- Kognitive Verhaltenstherapie mit Exposition und Reaktionsmanagement gilt derzeit als die am besten untersuchte und wirksamste Psychotherapiemethode.
- Psychopharmaka in Form von hoch dosierten SSRIs oder Clomipramin sollten nur als Therapie der 2. Wahl und in Kombination mit einer Psychotherapie zum Einsatz kommen.

19.1 Einleitung

Zwangsstörungen sind schwerwiegende und oftmals chronisch verlaufende Erkrankungen. Aktuelle epidemiologische Untersuchungen gehen von einer höheren Prävalenz aus als lange angenommen. So werden die Lebenszeitprävalenz mit 2–5 % und die 1-Jahres-Prävalenz mit 0,7–3,6 % gemäß DSM-IV-Kriterien angegeben (Adam et al. 2012; Fineberg et al. 2013; Jacobi et al. 2014; Ruscio et al. 2010). Die Erkrankung beginnt häufig in der Kindheit oder Adoleszenz mit einem mittleren Erkrankungsalter von etwa 20 Jahren, selten nach dem 30. Lj. Im Erwachsenenalter sind Frauen etwas häufiger betroffen, im Kindesalter das männliche Geschlecht. Kulturelle Unterschiede lassen sich nicht in der Häufigkeit, allenfalls in der inhaltlichen Ausgestaltung von Zwangsstörungen ausmachen.

Zwangsstörungen gehen mit einem erheblichen Ausmaß an psychiatrischer Komorbidität einher. Auf Achse I handelt es sich dabei am häufigsten um andere Angststörungen (75,8 %), affektive Erkrankungen (63,3 %), Störungen der Impulskontrolle (55,9 %) und substanzbedingte Erkrankungen (38,6 %) (Ruscio et al. 2010). Angststörungen gehen der Zwangsstörung meist voraus, während sich depressive Erkrankungen erst im Verlauf entwickeln. In etwa der Hälfte der Fälle werden die Kriterien einer oder mehrerer Persönlichkeitsstörungen erfüllt. Dabei überwiegen Diagnosen aus dem Cluster C, vornehmlich Persönlichkeitsstörungen vom ängstlich-vermeidenden und zwanghaften Typ (Friborg et al. 2013). Der Einfluss einer komorbiden Störung auf das Behandlungsergebnis wird unterschiedlich beurteilt, erfordert aber auf jeden Fall eine individuelle Anpassung des therapeutischen Vorgehens.

Lebensqualität und soziales Funktionsniveaus werden insbesondere bzgl. der Zufriedenheit mit persönlichen Beziehungen und der Arbeitsfähigkeit als beeinträchtigt erlebt (Jacoby et al. 2014). Dies resultiert einerseits aus Schwierigkeiten, gewisse Alltagsaktivitäten aufgrund von Zwangsbefürchtungen überhaupt wahrnehmen zu können und andererseits aus dem enormen Zeitaufwand für Zwangshandlungen (Ruscio et al. 2010). Bei sehr frühem Beginn bleiben oft gewisse soziale und berufliche Entwicklungsschritte aus.

Der Langzeitverlauf von Zwangsstörungen wird mittlerweile günstiger eingeschätzt als vor der Einführung spezifischer Behandlungsmethoden (Skoog und Skoog 1999). Gemäß einer aktuellen Metaanalyse erreicht etwa die Hälfte der Patienten im Erwachsenenalter nach 5 Jahren eine Remission (Sharma et al. 2014). Über einen Beobachtungszeitraum von 30 Jahren fand sich in der Zürcher Kohortenstudie eine diagnostische Instabilität zwischen Zwangsstörungen, subklinischen Zwangssyndromen und dem Vorhandensein einzelner Zwangssymptome mit der Chance, auch noch nach einem längeren Verlauf zu remittieren (Fineberg et al. 2013). Als ungünstige Faktoren bzgl. Lebensqualität und Prognose werden früher Beginn, männliches Geschlecht, unbehandelte Krankheitsdauer, niedriges soziales Funktionsniveau, Symptomschwere, geringe Einsicht, das Vorliegen von Sammelzwängen und vor allem einer Depression betrachtet (Steketee et al. 2011; Thiel et al. 2013).

Die Versorgungssituation von Zwangspatienten ist immer noch unzureichend. 60–70 % der Zwangspatienten nehmen aufgrund von ausgeprägten Schamgefühlen bzgl. der Zwangsinhalte, der Angst vor Stigmatisierung, mangelndem Wissen über die Erkrankung und auch Unannehmlichkeiten, die mit einer Behandlung assoziiert sind (Garcia-Soriano et al. 2014), keine professionelle Hilfe in Anspruch (Schwartz et al. 2013). Selbst wenn die Betroffenen Hilfe aufsuchen, was mit einer durchschnittlichen Latenzzeit von 10 Jahren einhergeht, ist nicht davon auszugehen, dass die Erkrankung erkannt und leitliniengemäß behandelt wird (Schwartz et al. 2013; Külz et al. 2010a).

19.2 Krankheitsbild und Symptomatik

Klinisch zeigen sich Zwangsstörungen in wiederkehrenden Zwangsgedanken und Zwangshandlungen. Beide Phänomene können isoliert auftreten, sind jedoch meist kombiniert. Zwangssymptome werden häufig von vegetativer Anspannung begleitet. Emotional werden Angst, Anspannung, Ekel, Wut oder Ärger und Traurigkeit erlebt.

19.2.1 Zwangsgedanken

MERKE
Zwangsgedanken sind Ideen, Vorstellungen oder Impulse, die sich dem Betroffenen gegen seinen Willen aufdrängen und ihn stereotyp beschäftigen.

Inhaltlich können sie alltäglichen Gedanken und Befürchtungen ähneln, haben aber eine intensivere Qualität. Ebenso kann es sich um mehr oder weniger bizarre Gedanken handeln, die rational schwer nachvollziehbar sind. Am häufigsten sind Gedanken an Verschmutzung, pathologische Zweifel, körperliche Befürchtungen und ein übersteigertes Symmetriebedürfnis. Weitere Themen können Sexualität und Religion oder aggressive Themen sein.

Die Betroffenen erleben die Zwangsgedanken als quälend, sinnlos und nicht annehmbar. Sie versuchen meist erfolglos, Widerstand zu leisten oder die Gedanken zu unterdrücken. Zwangsgedanken, die als Impulse erlebt werden, werden nicht tatsächlich ausgeführt.

19.2.2 Zwangshandlungen

MERKE
Zwangshandlungen sind ursprünglich zweckgerichtete Handlungsweisen, wie etwa das Händewaschen, die in ritualisierter Form stereotyp wiederholt werden.

Sie werden weder als angenehm empfunden, noch dienen sie dazu eine sinnvolle Aufgabe zu erfüllen. Die Betroffenen setzen sie ein, um eine innere Anspannung zu reduzieren, einen vermeintlichen Schaden wieder gutzumachen oder ein Unheil in der Zukunft zu verhindern. Im Allgemeinen besteht eine prinzipielle Einsicht in die Unsinnigkeit dieser Handlungsweisen, weswegen die Betroffenen oft erfolglos versuchen, Widerstand zu leisten. Bei lange andauernden Zwangsstörungen kann der Widerstand nachlassen.

Am häufigsten kommen Kontrollzwänge, Wasch- und Putzzwänge, Zählzwänge und zwanghaftes Fragen vor. Weitere Zwangshandlungen sind Sammelzwänge sowie Symmetrie- und Ordnungszwänge.

19.3 Ätiologie

19.3.1 Psychodynamisches Verständnis

Psychodynamische Modelle von Zwangsstörungen gehen auf Freuds Modell der Abwehrneurosen zurück. Gemeinsam ist ihnen das Verständnis von Zwangssymptomen im Sinne der Angstregulation. Neuere Weiterentwicklungen differenzieren zwischen den zugrunde liegenden Ängsten, der Funktion dieser Abwehr und berücksichtigen die interpersonale Funktionalität, insbesondere Autonomie-Abhängigkeits-Konflikte (Csef 2002; Leichsenring et al. 2004).

19.3.2 Lerntheoretisches Verständnis

Das lerntheoretische Verständnis von Zwangsstörungen orientiert sich am Zwei-Faktoren-Modell nach Mowrer. Durch klassisches Konditionieren wird ein ursprünglich neutraler Reiz wie z. B. Schmutz durch die Kombination mit einer potenziell bedrohlichen Konfliktsituation (unkonditionierter Stimulus = UCS) zu einem konditionierten Stimulus (CS), der in der Zukunft genauso wie UCS Angst auslösen wird (konditionierte Reaktion = CR). Nach dem Prinzip der operanten Konditionierung lernt der Betroffene, dass Vermeidung oder das Ausführen von Zwangshandlungen die Angst reduziert. Das Nachlassen der Angst und/oder Anspannung entspricht einer negativen Verstärkung: Die Wahrscheinlichkeit für weiteres Vermeidungs- und Zwangsverhalten wird erhöht, und möglicherweise wird auf weitere Situationen generalisiert.

19.3.3 Kognitiv-behaviorales Modell

Das kognitiv-behaviorale Modell der Zwangsstörung (> Abb. 19.1) erklärt Zwangssymptome mit einer katastrophisierenden Fehlbewertung von aufdringlichen Gedanken, Bildern oder Impulsen des Bewusstseinsstroms (Intrusionen; Salkovskis 1999; Salkovskis et al. 1999).

Dabei handelt es sich um Gedanken wie z. B.: „Habe ich alle Geräte beim Verlassen der Wohnung ausgeschaltet?" Solche **Intrusionen** kommen bei etwa 90 % der gesunden Allgemeinbevölkerung wie auch bei anderen psychischen Erkrankungen vor (Morillo et al. 2007; Pleva und Wade 2006). Aufdringliche Gedanken unterscheiden sich bei Gesunden und Zwangserkrankten zwar nicht inhaltlich, wohl aber hinsichtlich der Häufigkeit ihres Auftretens und ihrer Bewertung.

Während Gesunde diesen Gedanken in der Regel keine weitere Beachtung schenken, verbinden Zwangserkrankte die aufdringlichen Gedanken mit einem übermäßigen Risiko, einer Gefahr für sich und andere, und fühlen sich für die Verhinderung dieses Risikos verantwortlich (Cougle et al. 2007). Sie erleben diese Gedanken mit innerer Unruhe, Angst und Anspannung. Dies führt zu dem Versuch, die Gedanken zu kontrollieren oder sich durch neutralisierende Verhaltensweisen zu beruhigen, die Verantwortlichkeit zu reduzieren oder ihr ganz zu entkommen. Dabei greifen die Betroffenen vermehrt auf dysfunktionale Gedankenkontrollstrategien zurück, indem sie versuchen, die Gedanken zu unterdrücken, sich für ihr Auftreten Vorwürfe machen oder sich in Sorgen verstricken (Abramowitz et al. 2003; Fergus und Wu 2010).

Neutralisieren kann sowohl auf der Verhaltensebene („offenes Verhalten") in Form von Zwangsritualen, Einholen von Rückversicherungen bei anderen oder Delegation der Verantwortung als auch auf der gedanklichen Ebene („verdecktes Verhalten") stattfinden. Letzteres geschieht durch gedankliches Argumentieren mit dem Zwang, Zählen oder die Bildung von neutralisierenden Gegengedanken. Die eingesetzten Bewältigungsstrategien verstärken sowohl die Auftretenswahrscheinlichkeit der Intrusionen als auch deren katastrophisierende Fehlbewertung und verhindern zudem eine angemessene emotionale Verarbeitung (Fergus und Wu 2010; Salkovskis et al. 2003).

> **MERKE**
> Durch die Vermeidung auslösender Situationen können die Betroffenen nicht mehr überprüfen, ob die befürchteten Konsequenzen tatsächlich eintreten oder nicht. Es kommt zu einer weiteren Verstärkung des Teufelskreises aus Angst und übermäßigen Kontrollen.

Von der Obsessive Compulsive Cognitions Work Group (2005) wurden drei Faktoren identifiziert, die für die zwanghafte Bewertung von Intrusionen bedeutsam sind:

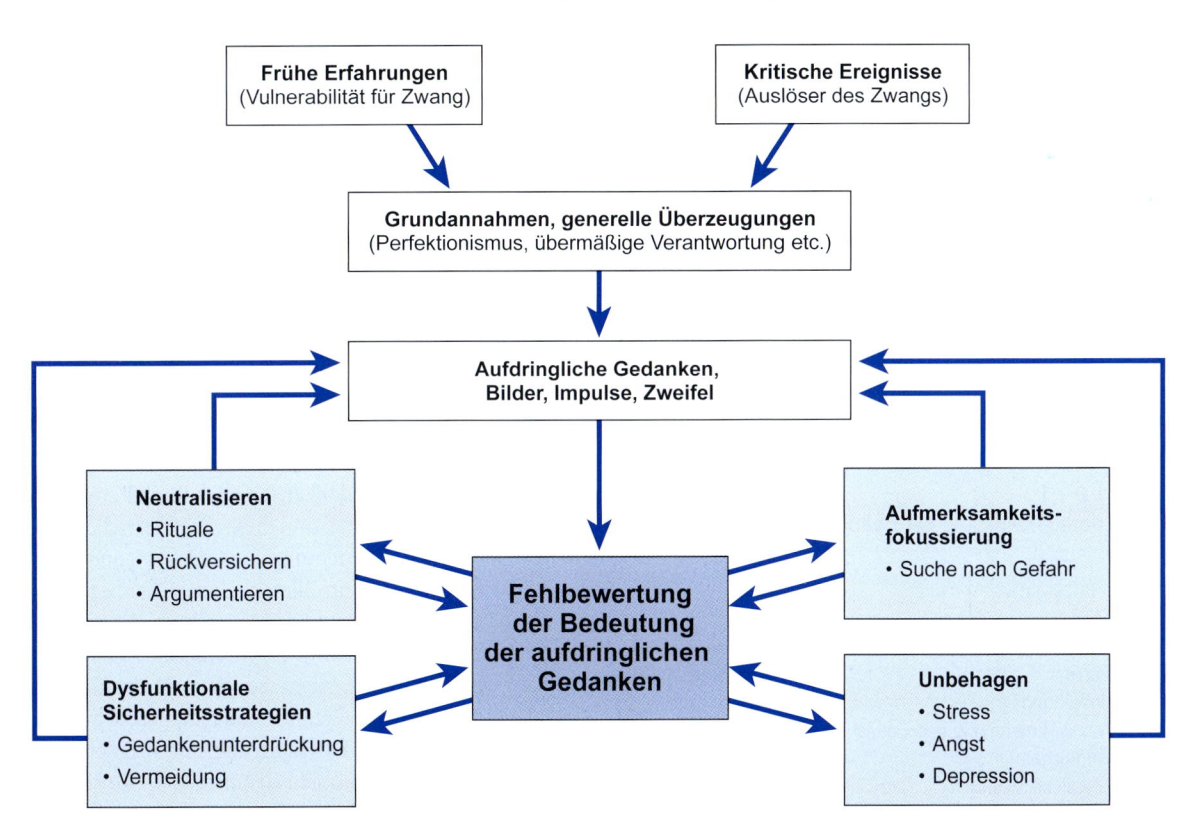

Abb. 19.1 Kognitiv-behaviorales Modell der Entstehung und Aufrechterhaltung von Zwangsstörungen (Salkovskis et al. 1999)

1. Verantwortlichkeit und Überschätzung von Gefahr
2. Perfektionismus und Intoleranz von Unsicherheit
3. Bedeutung und Kontrollierbarkeit von Gedanken

Als weiterer Faktor gelten Zweifel an der eigenen Wahrnehmung und dem Gedächtnis. Wiederholtes Kontrollieren verstärkt den Zweifel, da die Erinnerungen weniger detailliert und lebhaft abgespeichert werden (Moritz et al. 2010). Indem Gedanken eine hohe Wichtigkeit bekommen (bis hin zu magischem Charakter), werden sie zunehmend mit dem Handeln gleichgesetzt (Tolin et al. 2001).

Salkovskis (1999) beschreibt verschiedene Mechanismen für die Entwicklung eines gesteigerten Verantwortungsgefühls, für die erste empirische Belege vorliegen (Coles et al. 2015). Die Betroffenen mussten entweder zu früh ein Übermaß an Verantwortung übernehmen oder haben dies nie angemessen gelernt. Auslösend für die letztendliche Entstehung von Zwangsstörungen können kritische Lebensübergänge sein, in denen dem Betroffenen mehr Verantwortung abverlangt wird (z. B. Beginn einer Ausbildung oder Auszug aus dem Elternhaus).

Das kognitiv-behaviorale Modell der Zwangsstörung ist mittlerweile empirisch gut überprüft. Zwangspatienten fühlen sich in stärkerem Umfang verantwortlich als Patienten mit anderen Angststörungen oder gesunde Kontrollen (Cougle et al. 2007). Die Gleichsetzung von Gedanken und Handlungen ist nicht spezifisch für Zwangsstörungen, sondern kommt auch bei anderen Angststörungen vor und entspricht generell dem Bewertungsmuster von Menschen unter emotionaler Anspannung (Abramowitz et al. 2003). Verglichen mit Gesunden, Patienten mit Angststörungen oder Depressionen schätzen Zwangspatienten jedoch die Gefahr, dass ihnen oder anderen aufgrund ihrer Gedanken etwas Unangenehmes zustoßen könnte, höher ein und glauben, dies durch positive Gedanken kontrollieren zu können (Abramowitz et al. 2003; Morillo et al. 2007). Die Intoleranz von Unsicherheit gilt als transdiagnostischer Faktor in der Aufrechterhaltung von verschiedenen Angststörungen, von Zwangsstörungen und von Depressionen, der allgemein die Angstsensitivität und die Tendenz, sich zu sorgen erhöht (Mahoney und McEvoy 2012; Reuther et al. 2013). Eine Liste von dysfunktionalen Denkstilen bei Zwangsstörungen findet sich in ➤ Box 19.1.

BOX 19.1
Dysfunktionale Denkstile bei Zwangsstörungen

- Perfektionismus
- Überhöhte Verantwortung
- Kontrolle von Gedanken
- Gedanken-Handlungskonfusion
- Risikoaversion
- Angstvermeidung
- Zweifel an Wahrnehmung und Gedächtnis
- Schuld und Scham
- Rigide Moralvorstellungen
- Akzeptanz von Gedanken

19.3.4 Metakognitives Modell

In den letzten Jahren werden zunehmend ungünstige Metakognitionen im Störungsverständnis von Zwangserkrankungen diskutiert. Basierend auf dem **Self-Regulatory-Executive-Function-Modell** (S-REF-Modell) von Wells (2000) wird die Art des Denkens und nicht der Inhalt von Gedanken als entscheidend für die Entstehung und Aufrechterhaltung von Zwangsstörungen betrachtet (➤ Abb. 19.2). Wells unterscheidet drei interagierende gedankliche Abstraktionsebenen:

1. die Ebene der schnellen, automatischen Informationsverarbeitung,
2. die metakognitive Ebene, die Gedanken auf der ersten Ebene bewertet, kontrolliert und steuert und
3. die Ebene der grundlegenden Überzeugungen über sich selbst und die eigenen kognitiven Fähigkeiten.

Entscheidend für die Entstehung emotionaler Störungen ist seiner Ansicht nach die zweite Ebene. Hier sind dysfunktionale Metakognitionen bzgl. der Bedeutung und Kontrolle von Zwangsgedanken (z. B.: „Ich muss meine Gedanken zu 100 % kontrollieren") und der Wichtigkeit von Zwangsritualen (z. B.: „Ich kann nur mit dem Zwang sicher sein") angesiedelt. Die zweite Ebene wird durch übergeordnete Überzeugungen über die eigene Person und deren kognitive Fähigkeiten beeinflusst. Nicht nur die Verarbeitung von Gedanken, sondern auch die von spontan auftretenden Emotionen erfolgt unter dem Einfluss von Metakognitionen. Dadurch entwickeln Betroffene Anspannung, die sie aufgrund von ungeeigneten Bewältigungsstrategien (offene und verdeckte Rituale, Vermeidung, Sich-Sorgen und Grübeln) nicht adäquat beenden können. Zwangspatienten wählen als Kriterien für das Beenden von Ritualen multiple, subjektive Kriterien wie z. B.: „dass es sauber riecht" oder „dass es genau richtig ist" (Cougle et al. 2011; Wahl et al. 2008).

Wells nimmt des Weiteren zwei verschiedene Denkmodi an:

- Im **Objektmodus** werden Gedanken als Tatsachen und direktes Abbild der Realität betrachtet. So denken Zwangserkrankte z. B.: „Wenn ich etwas befürchte, dann wird es eintreten".
- Im **metakognitiven Modus** ist die Person sich hingegen bewusst, dass ihre Gedanken lediglich ihren Bewertungen der Realität entsprechen und diese nicht darstellen.

Metakognitionen zur Bedeutung von Gedanken und der Notwendigkeit, diese zu kontrollieren, sind nicht spezifisch für Zwangsstörungen, sondern können auch im Rahmen anderer Angststörungen vorkommen (Thompson-Hollands et al. 2013). Zwangspatienten geben jedoch mehr dysfunktionale Metakognitionen an als Gesunde und befinden sich in einem Zustand der ständigen Beschäftigung mit sich selbst („Ich kann meine Gedanken nicht ignorieren") (Moritz et al. 2010b). Das Ausmaß der Metakognitionen bzgl. der Bedeutung von Gedanken und Ritualen korrelierte in Studien mit

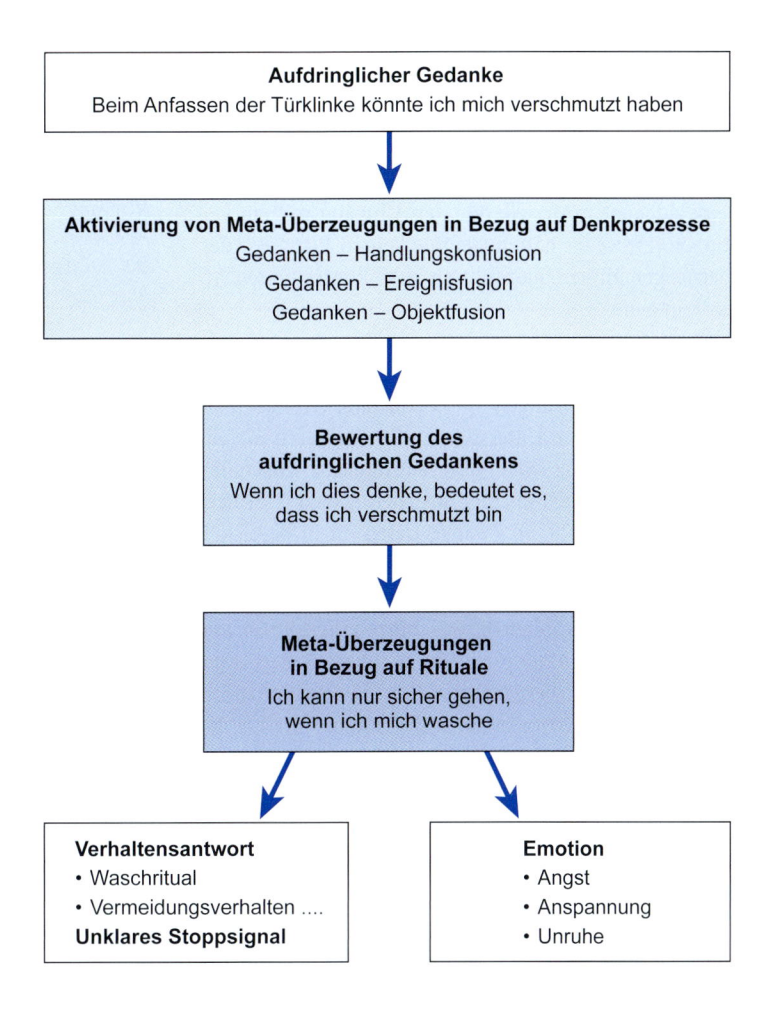

Abb. 19.2 Metakognitives Modell (Fisher und Wells 2005b)

Aufdringlicher Gedanke
Beim Anfassen der Türklinke könnte ich mich verschmutzt haben

↓

Aktivierung von Meta-Überzeugungen in Bezug auf Denkprozesse
Gedanken – Handlungskonfusion
Gedanken – Ereignisfusion
Gedanken – Objektfusion

↓

Bewertung des aufdringlichen Gedankens
Wenn ich dies denke, bedeutet es, dass ich verschmutzt bin

↓

Meta-Überzeugungen in Bezug auf Rituale
Ich kann nur sicher gehen, wenn ich mich wasche

↓

Verhaltensantwort
- Waschritual
- Vermeidungsverhalten ....
- **Unklares Stoppsignal**

Emotion
- Angst
- Anspannung
- Unruhe

---

der Schwere der Zwangssymptome (Myers et al. 2005, 2009; Solem et al. 2009). Diese Beziehung fand sich unabhängig von der Tendenz, sich zu sorgen, oder von zwanghaften Überzeugungen wie Verantwortlichkeit und Perfektionismus. Letztere werden eher als Epiphänomene denn als ursächlich betrachtet.

Funktionalität unter Berücksichtigung systemischer Aspekte

Die ausgeprägte Therapieambivalenz wird vielfach mit einer hohen Funktionalität der Symptomatik erklärt. Darunter werden die Störung aufrechterhaltende intrapsychische und interpersonelle Faktoren verstanden mit langfristig positiven Konsequenzen oder dem Wegfall negativer Konsequenzen. Basierend auf der Analyse der Funktion von Zwangssymptomen bei stationären Patienten (Külz et al. 2010b) haben Kulla et al. (2015) einen Fragebogen zur Erfassung von Funktionalitäten entwickelt. Dieser unterscheidet **intrapsychische** (Emotionsregulation, Zwang als Bestätigung, Schutz vor Verantwortungsübernahme, Zwang als Beschäftigung) und **interpersonelle Faktoren** (➤ Box 19.2). Plananalytische Fallkonzeptionen (Caspar 2007) sind ein besonders geeignetes Mittel zum Herausarbeiten und Darstellen von Funktionalität am Einzelfall.

BOX 19.2
Funktionalitäten von Zwangsstörungen

- **Intrapsychische Funktionalitäten:**
  - Emotionsregulation
  - Zwang als Bestätigung des Selbstwerts
  - Schutz vor Verantwortungsübernahme
  - Zwang als Beschäftigung
- **Interpersonelle Funktionalitäten:**
  - Autonomie-Abhängigkeitskonflikte
  - Regulation von Nähe und Distanz
  - Konfliktregulation
  - Abgrenzung von Anforderungen

Intrapsychisch dienen Zwangssymptome vor allem zur *Regulation von unangenehmen Emotionen* wie etwa Angst, Traurigkeit, Scham und Schuldgefühlen oder Ärger. Viele Zwangspatienten haben – im Sinne einer Alexithymie – große Schwierigkeiten, die eigenen Gefühle überhaupt wahrzunehmen, zu benennen und von diffusen Körpersensationen abzugrenzen (Robinson und Freeston 2014). Aus Angst, von starken Gefühlen überwältigt zu werden und in einen inakzeptablen Zustand zu geraten, versuchen Betroffene mithilfe des Zwangs, das Gefühl von Kontrolle wiederherzustellen (Wheaton et al. 2012). Lebensgeschichtlich betrachtet gab es oft keine adäquaten Modelle für den Umgang mit starken Emotionen. Entweder hatten Gefühle keinen Platz, wurden nicht ernst genommen oder führten zu unkontrollierten Affektäußerungen.

Bei vielen Zwangspatienten liegt eine ausgeprägte **Störung des Selbstwerterlebens** vor. Vor dem Hintergrund von unsicheren Bindungserfahrungen und Verlustängsten haben sie Angst, allein und ohne Unterstützung von anderen unvollständig, lebensunfähig oder verloren zu sein. Kontrollen schaffen dann Sicherheit in einer unsicheren Welt (Doron et al. 2007; Melli et al. 2015). Zwänge treten oft in Bereichen auf, die für die eigene Selbstwertstabilisierung als bedeutsam betrachtet werden, z. B. das berufliche Umfeld.

Zwangsstörungen können davor schützen, *Verantwortung für anstehende Entwicklungsschritte* zu übernehmen. Eine Erstmanifestation in Übergangsphasen wie beim Eintritt ins Berufsleben, beim Auszug aus dem Elternhaus oder bei der Gründung einer Familie ist häufig. Dabei können tatsächlich Defizite bzgl. emotionaler, sozialer oder Problemlösekompetenzen vorliegen.

Viele Zwangspatienten sind nicht mehr in eine berufliche Tätigkeit eingebunden, haben möglicherweise ihre Schul- und Berufsausbildung nicht abgeschlossen und leben sozial isoliert. Der Zwang kann dann dazu dienen, *leere Zeiten zu füllen* und von Langeweile abzulenken.

Die **interpersonelle Funktionalität** von Zwangsstörungen wird hauptsächlich in der Regulierung von *Autonomie-Abhängigkeits-Konflikten* gegenüber nahen Bezugspersonen gesehen. Expansive Selbstbehauptungswünsche dürfen aufgrund von Pflichterfüllung und der Angst, verlassen zu werden in einer Welt, der sich der Betroffene nicht gewachsen fühlt, nicht zugelassen werden. Das scheinbar prosoziale Verhalten des Zwangs dient als Abwehr aggressiver Impulse bei ambivalenten zwischenmenschlichen Empfindungen, die eine hohe moralische Instanz verbietet (Moritz et al. 2013). Der unterschwellig aggressive Interaktionsstil vieler Patienten schafft Distanz und sorgt für die Respektierung eigener Grenzen, verhindert aber gleichzeitig gefühlsbetonte, enge Beziehungen zu anderen.

Wichtige Bezugspersonen werden mit der Zeit unweigerlich in die Zwangssymptome einbezogen (Albert et al. 2010; Boeding et al. 2013). Anfänglich versuchen sie in guter Absicht, dem Betroffenen Erleichterung zu verschaffen, indem sie Kontrollen übernehmen, Rückversicherungen geben und im Extremfall das Leben um den Zwang herum organisieren. Mit der Zeit fühlt sich die Umgebung zunehmend belastet und in ihrer Autonomie beeinträchtigt, sodass an einem bestimmten Punkt die Unterstützung in feindliche Auseinandersetzungen umschlägt. Der Betroffene reagiert mit vermehrter Ängstlichkeit und Anspannung, die er durch weiteres Zwangsverhalten zu regulieren versucht.

> **MERKE**
> Funktional sichert die Einbindung von Bezugspersonen einerseits *Nähe und Bindung* und dient andererseits der *Konfliktregulation* in Familie und Partnerschaft. Konflikte bleiben ungelöst, solange sich alle um die Bewältigung des Zwangs bemühen. Das befürchtete Auseinanderbrechen von Familienstrukturen und das Risiko, verlassen zu werden, können so vermeintlich vermieden werden.

Ebenso können Zwangsstörungen dazu dienen, sich von den *Anforderungen der Umwelt abzugrenzen*.

Bestimmte Familiendynamiken und Erziehungsstile verursachen zwar nicht kausal die Entstehung von Zwangsstörungen, helfen aber im Einzelfall ihre Entwicklung zu verstehen und tragen zu deren Aufrechterhaltung bei. In Familienstudien wird ein von Überfürsorglichkeit und Ängstlichkeit geprägtes Klima beschrieben, in dem die Kinder wenig für unabhängiges und selbstsicheres Verhalten verstärkt werden (Barrett et al. 2002). Geringe soziale Unterstützung, Feindseligkeit, perfektionistische Leistungsansprüche und ein hohes Maß an elterlicher Kritik können in eine erhöhte Kritikempfindlichkeit münden (Steketee et al. 2007). Strenge und rigide Moralvorstellungen führen dazu, dass bestimmte Gefühle wie Ärger nicht gefühlt werden dürfen.

> **MERKE**
> Da Gefühle jedoch unvermeidbar sind, entwickeln die Kinder Schamgefühle, fühlen sich selbst unzulänglich und versuchen dies durch Zwangsverhalten zu bewältigen. Vor dem Hintergrund dieser Erfahrungen kann sich ein unsicherer Bindungsstil ausbilden, der den Umgang mit sich selbst, den eigenen Gefühlen und mit anderen beeinträchtigt (Doron et al. 2007).

19.3.5 Subgruppen von Zwangsstörungen

Zwangsstörungen zeigen klinisch ein sehr heterogenes Bild. Es gibt Hinweise auf Unterschiede in Bezug auf den Erkrankungsbeginn, das Ansprechen auf psychopharmakologische und psychotherapeutische Behandlungen, neurobiologische Korrelate wie auch die psychiatrische Komorbidität und mögliche Persönlichkeitsstile.

Bei der Einteilung in Subgruppen nach den dominierenden Zwangssymptomen konnten mittels Clusteranalyse fünf relevante **Dimensionen** identifiziert werden:
1. Aggressive Zwangsgedanken und Kontrollrituale
2. Kontaminationsgedanken und Waschrituale
3. Sammeln und Horten
4. Symmetrie
5. Aversive Zwangsgedanken und mentale Rituale (Abramovitz et al. 2003)

Sammeln und Horten

Mittlerweile mehren sich die Hinweise, die Dimension „Sammeln und Horten" als eigenständige Krankheitsentität zu betrachten, die sowohl isoliert als auch zusammen mit Zwangs- und anderen psychiatrischen Störungen vorkommen kann (Pertusa et al. 2010; DSM 5). Durch die Anhäufung von Gegenständen, die für andere keinen besonderen Wert haben, und die Unfähigkeit, diese wegzuwerfen, kann es in der persönlichen Umgebung zu einem riesigen Durcheinander bis hin zur **Vermüllung** kommen. Beeinträchtigungen im täglichen Leben, im Beruf und in Beziehungen sind die Folge. Aufgrund von Defiziten der Informationsverarbeitung haben die Betroffenen Schwierigkeiten, Entscheidungen zu treffen und Kategorien zu bilden. Dies wird zusätzlich durch hohe perfektionistische Ansprüche und die Intoleranz von Unsicherheit erschwert. Sie haben irrige Annahmen über die Bedeutung von Besitz und fühlen sich den Gegenständen emotional verbunden (Gordon et al. 2013; Pertusa et al. 2010).

Das Anschaffen selbst ist nicht stressbesetzt, sondern erst das Wegwerfen. Dabei wird eher Trauer als Angst erlebt. Es besteht in der Regel wenig Einsicht in die Irrationalität des Tuns. Sammelzwänge treten familiär gehäuft auf, beginnen schleichend bereits in der Jugend und werden im mittleren Lebensalter oftmals im Zusammenhang mit stressbesetzten Lebensereignissen und Beziehungsproblemen klinisch sichtbar (Tolin et al. 2010). Vor dem Hintergrund von schwierigen Kindheitserlebnissen und Bindungsunsicherheit kann das Sammeln als Ersatz für soziale Beziehungen betrachtet werden.

Zwangsstörung und zwanghafte Persönlichkeitsstörung

Das gleichzeitige Vorliegen einer Zwangsstörung mit einer zwanghaften Persönlichkeitsstörung wird von einigen Autoren in Anbetracht ausgeprägter funktioneller Beeinträchtigungen und häufig geringer Einsicht in die Irrationalität der Befürchtungen als **Ausdruck des Schweregrades** betrachtet (Coles et al. 2008; Lochner et al. 2011). Dabei besteht eine Assoziation zu den Zwangsdimensionen Sammeln und Horten, Symmetrie und Ordnung, Wiederholen und Zählen. Die Verbindung kann teilweise mit überlappenden diagnostischen Kriterien zwischen Zwangsstörungen und zwanghafter Persönlichkeitsstörung erklärt werden.

Affektive Motivation

Eine weitere Unterscheidung ist die affektive Motivation beim Ausführen von Zwangshandlungen. Das klassische kognitiv-behaviorale Modell erklärt diese in erster Linie mit dem Bedürfnis, Schaden zu verhindern. Etwa die Hälfte der Betroffenen kann jedoch keine konkreten Befürchtungen angeben (Summerfeldt 2004). Als Motivation für die Zwangsrituale wird in diesen Fällen ein **Gefühl der Unvollständigkeit** angenommen (Ecker et al. 2014; Summerfeldt 2004; Tolin et al. 2003). Darunter wird das quälende Gefühl verstanden, dass die eigenen Handlungen, Wahrnehmungen oder Erinnerungen als noch nicht abgeschlossen oder „nicht ganz richtig" erlebt werden. Aus einem inneren Drang heraus wird die Handlung wiederholt, bis sich das „richtige" Gefühl einstellt. Solche „Nicht-ganz-richtig"-Empfindungen werden als zwangsspezifische Form eines sensorischen Perfektionismus betrachtet, die auf der spezifischen Verarbeitung von taktilen, auditorischen oder visuellen Empfindungen beruhen (Summers et al. 2014).

Traumatische Erlebnisse

Zwangsstörungen werden auch nach **traumatischen Erlebnissen** im späteren Leben beobachtet. Die Zwangsinhalte können, müssen inhaltlich aber nicht mit dem Trauma in Zusammenhang stehen. Oft handelt es sich um Waschzwänge mit ausgeprägten Ekelgefühlen. Der Ekel bezieht sich anders als bei der PTBS (fremdbezogene Ekelgefühle) auf die eigene Person, die als schmutzig und unrein wahrgenommen wird (Real et al. 2011). Dissoziative Phänomene sind häufig mit traumatischen Erlebnissen verbunden.

Resümee

Zwangshandlungen werden eingesetzt, um eine innere Anspannung zu reduzieren oder einen vermeintlichen Schaden zu verhindern. Dies führt kurzfristig zu einem Spannungsabfall, langfristig jedoch zu einer Aufrechterhaltung der Problematik und zunehmendem Vermeidungsverhalten.

Ätiologisch spielen lerntheoretische Faktoren, die katastrophisierende Fehlbewertung von normalen aufdringlichen Gedanken, bestimmten Grundannahmen und Einstellungen sowie dysfunktionale Metakognitionen, welche die Art des Denkens und nicht den Inhalt betreffen, eine Rolle. Tiefenpsychologische Modelle verstehen Zwangsstörungen im Sinne der Angstregulation und der Konfliktabwehr. Intrapsychische und interpersonelle Funktionalitäten können zur Aufrechterhaltung beitragen.

19.3.6 Neurobiologische Erklärungsmodelle

Neurobiologische Ursachen

Studien weisen auf verschiedene neurobiologische Ursachen bei Zwangsstörungen hin. Gut belegt ist ein Zusammenhang mit bestimmten **Basalganglienerkrankungen** (z. B. ZNS-

Schädigungen nach Pallidumnekrosen oder infektiöse Schädigungen der Basalganglien nach Streptokokken-Infektionen im Kindesalter), bei denen gehäuft Zwangsstörungen zu beobachten sind. PET-Untersuchungen haben bei Zwangspatienten einen erhöhten Metabolismus v. a. im orbitofrontalen Kortex und Ncl. caudatus (Übersicht bei Karch und Pogarell 2011) sowie im Thalamus und anterioren zingulären Kortex gezeigt. Diese Bereiche sind Teil verschiedener frontostriatothalamischer Regelschleifen, die für den Menschen beim Erlernen neuer Gewohnheiten, der Ausführung von Handlungsroutinen und den exekutiven Funktionen von Bedeutung sind. Bei Zwangsstörungen wird davon ausgegangen, dass aufgrund einer Dysbalance die direkte exzitatorische Regelschleife gegenüber der indirekten inhibitorischen Regelschleife eine erhöhte Aktivität aufweist. Daraus folgt eine verminderte Filterfunktion der Basalganglien gegenüber kortikalen Informationen, was zu einer Verringerung der Flexibilität im Denken und Handeln führt und die automatisierten und stereotypen Verhaltensweisen innerhalb einer Zwangsstörung auslösen bzw. aufrechterhalten kann. Ahmari et al. (2013) unterstützen diese Befunde durch die Ergebnisse einer tierexperimentellen Studie an Mäusen, in der diese Hyperaktivität durch eine optogenetische Stimulationsmethode erzeugt wurde.

Auf Neurotransmitterebene kann bei Zwangsstörungen eine **Dysfunktion der serotonergen Neurotransmission** angenommen werden, die das selektive Ansprechen auf selektive Serotonin-Wiederaufnahmehemmer (SSRI) im Gegensatz zu noradrenergen Antidepressiva erklärt (Piccinelli et al. 1995). Auch Dopamin und der exzitatorische Neurotransmitter Glutamat scheinen eine Bedeutung bei Zwangserkrankungen zu haben: Im präfrontalen Kortex von Zwangspatienten konnte eine dopaminerge Überaktivität nachgewiesen werden, die auch mit der Hyperaktivität der frontostriatothalamischen Regelschleifen in Verbindung steht.

Ein genetischer Einfluss bei Zwangsstörungen ist belegt (4- bis 6-fach erhöhtes Risiko bei Verwandten ersten Grades, ebenfalls an einer Zwangsstörung zu leiden; Grabe et al. 2006) In longitudinalen Zwillingsstudien lassen sich genetische Faktoren bei Zwangsstörungen von Umwelteinflüssen wie Erziehung deutlich abgrenzen (Krebs et al. 2015). Bezüglich des Zusammenhangs mit bestimmten Genen ist die Datenlage noch inkonsistent, eine schwache Assoziation zeigt sich nach einer kürzlichen Metaanalyse und Replikationsstudie zwischen einer früh beginnenden Zwangsstörung und dem L_A-Allel des Serotonintransporters (Walitza et al. 2014).

Daneben werden immunologische Faktoren, insbesondere die Rolle der Anti-Basalganglien-Antikörper (AGBA), als mögliche Auslöser von Zwangsstörungen diskutiert. Pearlman et al. (2014) fassten in ihrer Metaanalyse die bisherigen Ergebnisse zusammen und fanden bei Zwangspatienten eine 5-fach erhöhte Odds-Ratio bei AGBA-Seropositivität. Allerdings war die Wahrscheinlichkeit für AGBA-Seropositivität damit nicht größer als bei anderen Störungen (Tourette-Syndrom, ADHS, PANDAS).

Neuropsychologische Befunde

Neuropsychologische Untersuchungen bei Patienten mit Zwangsstörungen weisen mehrheitlich auf Defizite der frontostriatalen Funktionen hin, also Defizite der Inhibition von kognitiven und Verhaltensprozessen sowie der Kontrolle und Überwachung von Aufgaben und Verhalten (Chamberlain et al. 2005; Melloni et al. 2012; Millet et al. 2013). In Verhaltensexperimenten zeigen die Betroffenen Schwierigkeiten, begonnene Handlungsmuster zu unterbrechen und die Aufmerksamkeit auf einen anderen Fokus zu richten (Set-Shifting; Übersichten bei Chamberlain et al. 2005, Külz et al. 2004). Es finden sich Auffälligkeiten in Tests des visuell-räumlichen und des verbalen Gedächtnisses, bei denen organisatorische bzw. semantische Fertigkeiten erforderlich sind, um das dargebotene Material (Rey-Osterrieth-Figur, verbale Listen) effektiv zu encodieren und später wieder zu erinnern (Moritz et al. 2002).

Das Zweifeln von Zwangspatienten könnte sich demnach durch den Abruf von unzureichend organisierten Informationen erklären. Verstärkt wird dieses Verhalten durch eine generell langsamere Verarbeitungsgeschwindigkeit und eine detailorientierte und wenig ganzheitliche Verarbeitung. Leopold und Backenstrass (2015) wiesen in ihrer Metaanalyse zudem Unterschiede zwischen Subgruppen von Zwangspatienten nach: Patienten mit Wasch- und Reinigungszwängen *(washer)* schnitten bei 8 von 10 neuropsychologischen Tests besser ab als Patienten mit Kontrollzwängen *(checker)*. Die exekutiven Dysfunktionen scheinen demnach bei Letzteren v. a. in den Bereichen Planung/Problemlösen und Inhibition deutlich stärker, im Bereich Set-Shifting mäßig stärker ausgeprägt zu sein. Diese Ergebnisse passen gut zu den klinischen Erfahrungen, dass *checker* tendenziell etwas weniger gut auf KVT mit Exposition ansprechen als *washer*.

Resümee

Zwangsstörungen gehen auch mit neurobiologischen Auffälligkeiten einher, wobei neben genetischen auch immunologische Faktoren diskutiert werden. Eine besondere Rolle spielen frontostriatothalamische Regelschleifen, wobei eine Dysbalance zwischen einer exzitatorischen und einer inhibitorischen Schleife vermutet wird. Auf Neurotransmitterebene gibt es Evidenz für Dysfunktionen in der serotonergen und dopaminergen Neurotransmission und Hinweise auf einen Einfluss des glutamatergen Systems.

Neuropsychologische Defizite, die sich v. a. in Bereichen der exekutiven Funktionen wie Inhibition, Set-Shifting und Flexibilität im Denken und Handeln zeigen, unterstützen dies.

19.4 Allgemeines zur Therapie

19.4.1 Therapeutische Haltung

Patienten mit Zwangsstörungen zeigen eine ausgeprägte Tendenz, ihre Schwierigkeiten zu verheimlichen. Wenn sie nach Jahren eine Therapie aufsuchen, sind sie meist demoralisiert und begegnen dem Therapeuten aufgrund ausgeprägter Schamgefühle und der Vorerfahrung von Kritik und Ablehnung mit Vorsicht. Der Therapeut sollte eine grundsätzlich wertschätzende Haltung und Interesse zeigen. Ein Patient fühlt sich verstanden, wenn er merkt, dass der Therapeut um die Erkrankung weiß und sich in die Erlebniswelt eines Zwangserkrankten einfühlen kann.

Der Therapeut verhält sich komplementär zu den wichtigsten Beziehungszielen des Patienten (> Kap. 4), u. a. um ihm möglichst viele selbstwertfördernde Wahrnehmungen zu ermöglichen. Bei Patienten mit Zwangsstörungen ist das Bedürfnis nach Kontrolle besonders stark ausgeprägt, dessen vermeintliche Bedrohung sich in Feindseligkeit und Aggression gegenüber der Umwelt zeigt. Eine andere Variante stellen Fügsamkeit und Überangepasstheit dar. Wichtig ist darum, das Vorgehen gegenüber dem Patienten strukturiert und transparent zu gestalten und ihn in Entscheidungen einzubeziehen. Dies ist auch in Anbetracht eines weitschweifigen Gesprächsstils hilfreich, mit dem viele Zwangspatienten versuchen, die Kontrolle über Emotionen und Inhalte zu sichern. Zu berücksichtigen sind auch die meist ausgeprägten sozialen Defizite.

Obwohl die Betroffenen von ihren Zwängen extrem gequält werden, zeigen sie gegenüber Veränderungen eine ausgeprägte Ambivalenz. Dies ist auch nachvollziehbar, da die Sicherheit des Zwangs ihnen vertraut ist, nicht aber die Unsicherheit einer Welt ohne den Zwang. Der Therapeut sollte diese positive Absicht des Zwangs anerkennen und den Patienten selbstständig entscheiden lassen, anstatt über das weitere Vorgehen zu verhandeln. Viele Zwangspatienten zeigen eine ausgeprägte Tendenz, den Therapeuten in das Zwangssystem einzubinden und Verantwortung an ihn zu delegieren. Der Therapeut kann diese Mechanismen auf einer Metaebene verdeutlichen und mit dem Patienten Alternativen entwickeln.

19.4.2 Inhaltliche Ziele

Generell zeigen Patienten mit Zwangsstörungen sowohl bzgl. ihrer Zwangssymptome als auch bzgl. ihrer Temperament- und Charaktereigenschaften Vermeidungstendenzen und Risikoscheue. Entsprechend gehört der Aufbau einer aktiveren Herangehensweise an Zwangssymptome und Probleme des Alltags zu den wichtigsten Zielen.

MERKE
Aufgrund der Eigendynamik von Zwangsstörungen ist ein störungsorientiertes Vorgehen erforderlich. Die aktuellen Behandlungsleitlinien empfehlen kognitive Verhaltenstherapie (KVT) mit Exposition als Verfahren der Wahl mit der höchsten empirischen Evidenz (Hohagen et al. 2015).

Weitere Ziele sind die Reduktion von Zwangsgedanken und -handlungen, der Abbau von Vermeidungsverhalten und die Entwicklung eines adäquaten Umgangs mit Angst und Anspannung.

Um die Betroffenen für die Behandlung zu motivieren und die Therapieerfolge langfristig aufrechtzuerhalten, bedarf es der Bearbeitung der Funktionalitäten unter Zuhilfenahme der entsprechenden therapeutischen Techniken (z. B. Selbstwertstabilisierung, emotionale und soziale Kompetenz, interpersonelle Funktionalität). Hierzu gehören auch die Aufrechterhaltung bzw. Wiederherstellung der sozialen, familiären und beruflichen Bezüge.

Da eine Vollremission selten zu erreichen ist, sollten Akzeptanz und bessere Bewältigung der Restsymptome sowie eine Verbesserung der subjektiven Lebensqualität im Fokus stehen. Die Vermittlung eines individuellen Störungsmodells dient als Grundlage des Erwerbs von Fertigkeiten zur Rückfallprophylaxe.

19.4.3 Diagnostik und Therapieplanung

Am Beginn steht eine ausführliche Diagnostik einschließlich Differenzialdiagnostik sowie Fragen zu Komorbidität und psychosozialer Situation. Die Einordnung des Zwangs in den biografischen Kontext mit der **Frage nach Auslösern** beim Erstauftreten kann einen wesentlichen Beitrag zum lerngeschichtlichen Verständnis der Störung liefern. Bedeutsam für die weitere Behandlung sind zudem die Erfassung von überdauernden Einstellungen, Schemata, relevanten Persönlichkeitsstilen und vorhandenen Ressourcen.

Eine detaillierte **Problemanalyse auf Symptomebene** dient dem Verständnis der individuellen Ausgestaltung der Zwangssymptomatik bzgl. Auslösern, Befürchtungen und Kriterien zur Beendigung der Rituale. Der Patient wird zur Selbstbeobachtung mithilfe von Verhaltensprotokollen angeleitet. Dies bringt ihn in eine aktive Rolle im therapeutischen Prozess. Fremdanamnese und Verhaltensbeobachtung in auslösenden Situationen können dies sinnvoll ergänzen.

Unter **funktionsanalytischen Gesichtspunkten** werden die Auswirkungen der Zwänge auf den Betroffenen und sein psychosoziales Umfeld betrachtet. Sichert der Zwang dem Betroffenen die Unterstützung der Familie oder schützt er ihn vor anstehenden Entwicklungsschritten, für die er sich nicht gewappnet fühlt? Benötigt er, bevor an den Zwängen etwas veränderbar ist, zuerst Alternativen, wie er diese Schwierigkeiten angehen kann, oder zumindest die Aussicht darauf?

Motivationsklärung und -aufbau spielen in Anbetracht der Ambivalenz von Anfang an eine große Rolle. Es gilt zu klären, weshalb der Patient gerade jetzt in Behandlung kommt, ob er selbst- oder fremdmotiviert ist.

Die **Therapieplanung** basiert auf einem mit dem Patienten entwickelten alternativen Störungsmodell, das die aufrechterhaltenden Faktoren individuell erklärt. Die notwendigen Behandlungsschritte bzgl. der Zwangssymptomatik wie auch der übrigen Problembereiche werden davon abgeleitet. Es ist individuell zu entscheiden, ob diese parallel oder nacheinander angegangen werden und in welcher Reihenfolge. Im Einzelfall und bei stark ausgeprägter Funktionalität kann es sinnvoll sein, zunächst „am Symptom vorbei" zu therapieren, um dem Patienten die notwendigen Kompetenzen zu vermitteln bzw. interpersonelle Verstrickungen zu klären.

19.4.4 Formaler Behandlungsrahmen

Der chronische Verlauf von Zwangsstörungen mit Zu- und Abnahme der Symptomatik erfordert meist eine langfristige psychiatrische und psychotherapeutische Betreuung der Betroffenen (Fineberg et al. 2013; Hohagen et al. 2015). Die Akutbehandlung sollte primär im ambulanten Rahmen begonnen werden, um dem Patienten die Möglichkeit zu geben, neue Bewältigungsstrategien direkt in seinem gewohnten Umfeld auszuprobieren.

Falls dies aufgrund des Schweregrads wegen der Gefahr von Verwahrlosung und Schwierigkeiten, einen normalen Tagesablauf aufrechtzuerhalten, nicht mehr möglich ist, sollte eine vorübergehende intensivierte **stationäre Behandlung** erwogen werden. Weitere Indikationen für eine stationäre Therapie sind Suizidalität, das Vorliegen komorbider psychiatrischer Störungen, unzureichendes Ansprechen auf eine ambulante Behandlung bzw. fehlende wohnortnahe Behandlungsmöglichkeiten.

Durch Übungen außerhalb des Therapiezimmers, in der häuslichen Umgebung des Patienten, kann eine Generalisierung des Therapieerfolgs erreicht werden. Es wird empfohlen, eine intensivierte Behandlung über einen Zeitraum von etwa 2 Jahren fortzusetzen und dann in Abhängigkeit vom Zustandsbild langsam auszuschleichen, mit der Option einer erneuten Intensivierung des Therapieangebots bei Bedarf.

_____ **Resümee** _____

Schamgefühlen, Vermeidungstendenzen und Ambivalenz kann mit einem strukturierten und transparenten Vorgehen und der Orientierung an Beziehungsmotiven begegnet werden. Wichtigste Therapieziele sind die Reduktion von Zwangssymptomen, der Abbau von Vermeidungsverhalten und die Entwicklung eines alternativen Umgangs mit Angst und Anspannung.

Als störungsorientiertes Verfahren der Wahl wird KVT mit Exposition und Reaktionsverhinderung empfohlen. Die Behandlung sollte primär ambulant beginnen und eine langfristige Perspektive berücksichtigen.

19.5 Spezifische Therapieverfahren

19.5.1 Psychoedukation

Patienten und Angehörigen werden systematisch und in klarer, verständlicher Sprache über die Erkrankung und ihre Behandlungsmöglichkeiten informiert. Psychoedukation wirkt Vorurteilen und Stigmatisierung entgegen und fördert zugleich den selbstverantwortlichen Umgang mit der Erkrankung. Der Austausch untereinander dient der emotionalen Entlastung und unterstützt den Einzelnen in der Krankheitsbewältigung und dem Entschluss zur Therapie. Inzwischen liegen verschiedene manualisierte Programme vor, die klinisch und in Studien bzgl. ihrer Anwendbarkeit überprüft wurden (Jónsson und Hougaard 2009). Psychoedukatives Vorgehen bei Zwangspatienten muss jedoch immer deren zwanghafte Tendenz berücksichtigen, alles bis ins letzte Detail verstehen zu wollen, was eine tiefere emotionale Auseinandersetzung behindern kann.

19.5.2 Kognitive Verhaltenstherapie

Von der Vorstellung ausgehend, dass Zwangsphänomene ihren Ursprung in der katastrophisierenden Fehlbewertung von normalen aufdringlichen Gedanken des Bewusstseinsstroms nehmen, fördert KVT die Auseinandersetzung mit dysfunktionalen Grundannahmen und Überzeugungen, die diesen Fehlinterpretationen zugrunde liegen. Im Sinne eines „geleiteten Entdeckens" werden Fragen und Gesprächstechniken so eingesetzt, dass es dem Patienten möglich wird, seine Probleme und die aufrechterhaltenden Bedingungen zu verstehen und eine neue, weniger belastende Sichtweise zu entwickeln, die er dann in Verhaltensexperimenten wie der Exposition überprüfen kann (Foa et al. 2005; Öst et al. 2015; Salkovskis 1999; Salkovskis et al. 1999).

Kognitive Techniken

Kognitive Techniken werden in der Behandlung von Zwangsstörungen in der Vor- und Nachbereitung der Exposition wie auch isoliert angewandt.

Strategien auf der Symptomebene fördern die emotionale Distanzierung von den Zwangsinhalten. Indem der Patient lernt, seine Zwangsbefürchtungen zu Ende zu denken für den Fall, dass er die Zwangshandlung unterlassen würde, kann er sich mit der Irrationalität seiner Befürchtungen auseinandersetzen und die Gefahr wieder realistischer einschätzen. Es erfolgt eine Verschiebung der Problemdefinition vom Inhalt der befürchteten Konsequenzen zu der Einsicht, dass das Problem darin besteht, wie der Patient aufdringliche Gedanken bewertet und darauf reagiert. Er soll erkennen, dass die bisherigen Bewältigungsversuche, die Angst zwar kurzfristig mindern, sie langfristig aber aufrechterhalten. Dem gleichen Ziel dient die Vermittlung von biologischen und psychologischen Modellen. Auch ein innerer „Dialog mit dem Zwang" kann dem Betroffenen emotionale Distanz verschaffen. Den zwanghaften Zielen werden eigene, persönlich wichtige Ziele gegenübergestellt.

Die Effektivität der beschriebenen Techniken ist häufig durch das Streben von Zwangspatienten eingeschränkt, 100-prozentige Sicherheit zu erreichen. Deshalb empfiehlt es sich, möglichst bald an einer Modifikation auf der Ebene der Grundannahmen anzusetzen. Die Einordnung dieser Grundannahmen in den biografischen Kontext schafft bei vielen Zwangspatienten Verständnis für die eigene Situation und erleichtert ihnen die Entwicklung eines flexibleren Umgangs damit.

Eine häufige dysfunktionale Grundannahme ist die Überschätzung der **persönlichen Verantwortung** (Salkovskis 1999; Salkovskis et al. 1999). Sie basiert auf der Vorstellung, dass man für ein Ereignis verantwortlich ist, sobald man es in irgendeiner Form beeinflussen kann. Eine derartige Beurteilung nach dem Alles-oder-nichts-Prinzip ist besonders problematisch, wenn sie im Nachhinein erfolgt. Durch Einbezug weiterer Einflussfaktoren kann der Patient feststellen, dass er nicht allein verantwortlich ist. Hierbei ist zu überprüfen, ob der Patient über die notwendigen Fertigkeiten im Umgang mit der jeweiligen Situation verfügt. Die Erwartung, einer Aufgabe nicht gewachsen zu sein, wie auch eingeschränkte Fertigkeiten verstärken das Verantwortungsgefühl und zwanghafte Verhaltensweisen. Gegebenenfalls benötigt der Patient entsprechende Unterstützung.

Das Streben nach **Perfektionismus** betrifft bei Zwangspatienten meist viele Lebensbereiche. Bevor an einer Lockerung perfektionistischer Ansprüche gearbeitet werden kann, ist es wichtig zu verstehen, welchen übergeordneten Zielen sie dienen:
- Im zwischenmenschlichen Bereich kann es dabei um den **Schutz vor Kritik und Ablehnung** gehen, verbunden mit dem Wunsch, von allen gemocht zu werden. Zwangspatienten erleben sich selbst mit großer Scham als eine Zumutung für andere, ziehen sich zurück und können so keine korrigierenden Erfahrungen machen.
- Perfektionismus kann bei Zwangspatienten auch dazu dienen, **Schuld zu vermeiden.** Falls durch ihre Unachtsamkeit ein Unglück geschehen würde, hätte im Leben nichts mehr eine Bedeutung, das Zusammensein mit anderen wäre ihnen unmöglich gemacht.

Die Vorstellung, ausgegrenzt und einsam zu sein, erleben sie als massive Bedrohung ihrer inneren Struktur und ihres Selbstwerterlebens. Im Gespräch mit dem Therapeuten können Betroffene erkennen, dass es unmöglich ist, von allen gleichermaßen geschätzt zu werden und dass jegliches Handeln das Risiko von Fehlern mit sich bringt. Perfektionistische Verhaltensweisen können in Bezug auf ihre **Kosten und Nutzen** analysiert werden. Anhand von Verhaltensexperimenten bei denen der Patient ausprobiert, definierte Aufgaben weniger perfekt auszuführen, kann er neue Erfahrungen machen und **alternative Standards** entwickeln, die Zwischentöne zulassen. Dies wird nur gelingen, wenn der Patient sich in der Therapie in seinem Selbstwerterleben gestützt fühlt (z. B. Erfolgstagebuch, eigene Stärken erkennen, Feedback einholen) und er motiviert wird, sein Vermeidungsverhalten aufzugeben, um neue Beziehungserfahrungen und selbstwertfördernde Tätigkeiten wie z. B. Hobbys auszuprobieren. Die Zielsetzung wird so von der Vermeidung von Fehlern zur Verwirklichung eigener Wünsche und Ziele verschoben.

Eine weitere problematische Grundannahme ist die **Intoleranz von Unsicherheit.** Rational geführte Diskussionen führen meist nicht weiter. Stattdessen ist es hilfreich, die positive Bedeutung des Zwangs anzuerkennen und die Situation mit der Frage umzudeuten, inwieweit Neutralisationen tatsächlich Sicherheit verschaffen, und dies anhand von Verhaltensexperimenten zu überprüfen.

Selbstinstruktionen, die eine neugierige Probierhaltung erzeugen, können den Selbstabwertungen, mit denen Zwangspatienten sich oft begegnen, eine freundliche, mitfühlende und verständnisvolle Haltung entgegensetzen.

Exposition mit Reaktionsverhinderung

In der Exposition geht es darum, einen neuen Umgang mit dem Zwangsverhalten und den Sicherheitsstrategien zu erlernen (Craske et al. 2014). Dazu wird auf der Basis der erarbeiteten Verhaltensanalyse eine Hierarchisierung der auslösenden Situationen nach dem Ausmaß der damit verbundenen Anspannung vorgenommen. Die Konfrontation mit den jeweiligen Situationen kann in vivo oder in sensu, massiert im Sinne eines Floodings oder graduiert erfolgen.

Grundlage der Exposition ist die Beobachtung, dass bestimmte Situationen und deren Bewertung beim Patienten Angst oder Anspannung hervorrufen, die durch das Zwangsverhalten wieder abgebaut werden.

> **MERKE**
> In der Exposition konfrontiert sich der Patient mit der gefürchteten Situation. Dabei wird er einen Spannungsanstieg verspüren und erfahren, dass nach einer gewissen Zeit die Anspannung auch ohne Ritual wieder nachlässt und die befürchteten Konsequenzen nicht eintreten. Je häufiger er das tut, umso mehr gewöhnt er sich an die Situation (Habituation).

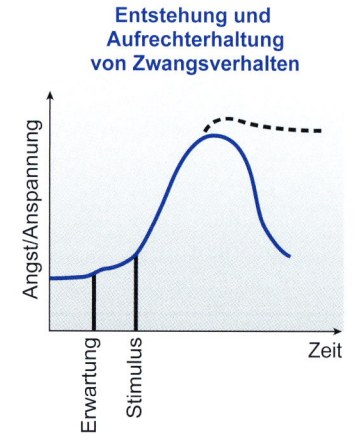

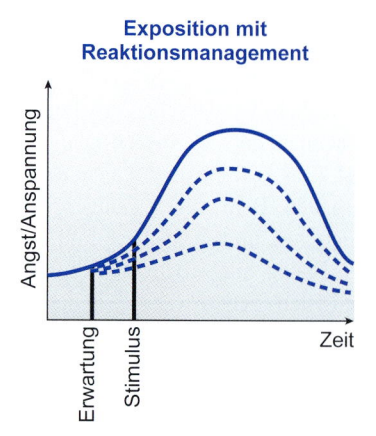

Abb. 19.3 Spannungskurvenverlauf

Dabei ist es wichtig, zunehmend Vermeidungsverhalten oder andere Sicherheitsstrategien wie Rückversicherungen abzubauen. Die Exposition kann nicht nur Angst und Anspannung hervorrufen, sondern auch Gefühle von Ekel, Trauer, Wut, Ärger oder Leere. Der Patient lernt, diese Gefühle wahrzunehmen und zu benennen. Dank neuer Bewältigungsstrategien im Umgang mit den emotionalen, kognitiven und physiologischen Reaktionen macht er die Erfahrung, dass er unangenehme Zustände entgegen seinen Erwartungen tolerieren kann und kommt so zu einer positiveren Beurteilung der eigenen Handlungsmöglichkeiten.

Durch die starke Gefühlsbeteiligung wird es im Sinne einer erweiterten Selbstexploration möglich, bislang unbewusste Konflikte, problematische Schemata oder aktuelle Problembereiche bewusst zu machen und zu bearbeiten. Entscheidend für das Gelingen sind eine stabile therapeutische Beziehung und dass der Patient das Therapierational verstanden hat. Vorab wird gemeinsam ein detailliertes Drehbuch erstellt, um Überraschungen zu vermeiden und etwaige Schwierigkeiten zu antizipieren.

Anfänglich sollte die Exposition in Therapeutenbegleitung stattfinden. Der Therapeut fungiert als Modell, ermutigt den Patienten und unterstützt den emotionalen Prozess. Dazu überwacht er fortlaufend den Spannungsverlauf und fokussiert ihn auf das Erleben im gegenwärtigen Moment (> Abb. 19.3).

> **MERKE**
> Viele Zwangspatienten setzen unbewusst subtile Meidungsstrategien ein oder delegieren die Verantwortung an den Therapeuten. Deswegen sollte immer wieder betont werden, dass die Verantwortung für die Situation beim Patienten selbst liegt und er seine eigenen Standards entwickeln muss.

Für den Anfang eignet sich die Wahl einer mittelschweren, realistisch herstellbaren und alltagsrelevanten Situation. Dabei sollte genügend Zeit für die Übung eingeplant werden, damit der Patient einen signifikanten Spannungsabfall erleben kann, was unterschiedlich lange dauern kann. Es werden mit ihm Strategien im Umgang mit der Restspannung für die Stunden nach der Exposition vereinbart (z. B. soziale Unterstützung, Therapeutenkontakt, Beschäftigung).

Im nächsten Schritt geht es darum, die Übungen im Selbstmanagement durchzuführen und auf weitere Situationen zu generalisieren. Gelegenheiten, die sich im Alltag ergeben, können als Chance für eine Exposition aufgegriffen werden. Besondere Bedeutung für den Transfer haben Expositionen im häuslichen Umfeld des Betroffenen. Oft wird erst vor Ort deutlich, wo und in welchem Umfang Alltagshandlungen zwangsbesetzt sind; zudem klärt die Beobachtung der häuslichen Situation vielfach lerngeschichtliche und funktionale Zusammenhänge auf.

Modifikationen der Therapie

Bei Zwangsgedanken

Die Behandlung zielt auf die Neubewertung von intrusiven Gedanken, Bildern und Vorstellungen (z. B.: „Es könnte mir ein schlimmer Fehler unterlaufen sein") und die Aufgabe von damit verbundenen Sicherheitsstrategien. Intrusive Gedanken und Ideen können durchaus der kreativen Problemlösung dienen, verlieren diesen Nutzen jedoch, wenn der Betroffene ihnen übermäßige Bedeutung zumisst und sich vornehmlich der Verhinderung eines vermeintlichen Risikos widmet und dadurch die Anforderungen der realen Situation aus den Augen verliert.

In einem ersten Schritt lernt der Patient, Zwangsgedanken anhand des begleitenden Affekts, des repetitiven Charakters und des Inhalts zu identifizieren und diese in Bezug auf Auslöser, Inhalt, begleitenden Affekt und Bewältigungsstrategien zu analysieren. Es wird unterschieden zwischen

- **sichtbaren Zwangshandlungen** zur Neutralisation (z. B. Vermeiden von Situationen, Kontrollieren, Wegschauen, Rückfragen stellen) oder/und

- **Zwangshandlungen auf gedanklicher Ebene** (z. B. Gegengedanken, Beten, Zählen, gedankliches Rekonstruieren). Viele Patienten setzen das Auftreten von aggressiven Gedanken mit der Annahme gleich, ein schlechter Mensch zu sein (Gedanken-Handlungs-Fusion). Daher löst bereits das **Aussprechen,** das Aufschreiben und Zu-Ende-Denken im Gespräch mit dem Therapeuten oft ausgeprägte Scham- und Schuldgefühle aus. Wenn der Patient erlebt, dass der Therapeut sich von seinen Zwangsgedanken nicht verunsichern lässt und ihm mit der gleichen Wertschätzung begegnet wie zuvor, kann dies einen wesentlichen Beitrag zur **Entmystifizierung** der Intrusionen darstellen.

Genauso kann die **Klärung der Entstehungsgeschichte** der Zwangsgedanken für Entlastung sorgen. Zwangsgedanken entstehen häufig in einer Situation tiefgreifender Verunsicherung, für die keine adäquaten Bewältigungsmöglichkeiten verfügbar sind. Inhaltlich laufen sie dem Wertesystem massiv entgegen. Die Mitteilung, dass Gesunde in solchen Situationen ähnliche Intrusionen erleben, und auch, dass Zwangsgedanken nicht in die Tat umgesetzt werden, ist von enormer Bedeutung **(Psychoedukation).** Intrusionen sind aber nicht nur lästig, sondern bei kreativen Aufgaben oder beim Problemlösen durchaus sinnvoll.

Offene und verdeckte Zwangshandlungen bzw. Vermeidungsverhalten stellen Ausgangspunkte für eine Exposition dar. Ziel dabei ist es nicht, sich an die Gedanken zu gewöhnen, sondern diese als ärgerliche und lästige Gedanken wahrzunehmen ohne ihnen weiter Beachtung zu schenken. Als effektiv haben sich auch Tonbandexpositionen erwiesen. Dabei werden die relevanten Zwangsgedanken und -bilder auf ein Endlostonband aufgenommen, das der Betroffene zunächst in Therapeutenbegleitung und später im Eigenmanagement anhört. Ziele sind die Neubewertung und das systematische Unterlassen von Neutralisation und Vermeidung und nicht die Gewöhnung an die Inhalte.

Bei Subgruppen

Wichtigster Bestandteil spezialisierter Programme zur Behandlung von krankhaftem **Sammeln und Horten** sind Expositionen bzgl. des Nicht-Anschaffens und Wegwerfens von Gegenständen (Steketee et al. 2010; Tolin et al. 2007). Den Betroffenen werden hierzu spezifische Strategien zur Entscheidungsfindung und Organisation der Aufbewahrung von Gegenständen sowie zum Problemlösen vermittelt. Mithilfe von kognitiven Interventionen werden Themen der „emotionalen Anhaftung" und die Folgen des Wegwerfens bearbeitet. Da Sammeln den gesamten Tagesablauf bestimmen kann, ist es notwendig, den Tagesablauf neu zu strukturieren und vermiedene Alltagsaktivitäten allmählich wieder aufzunehmen. Entscheidend für den Erfolg der Behandlung sind in Anbetracht des Ich-syntonen Charakters die beständige Förderung von Therapiemotivation und eine ausreichend lange und intensive Behandlung (Muroff et al. 2014).

Bei Patienten mit traumatischen Vorerlebnissen können in der Exposition **dissoziative Verhaltensweisen** auftreten. Aus Angst, emotional überflutet zu werden, können die Betroffenen sich nicht auf die Exposition einlassen. Dies verhindert eine anhaltende Lernerfahrung. Ratsam ist dann ein multimodales Vorgehen mit der zusätzlichen Vermittlung von antidissoziativen Strategien.

Selbsthilfe und internetbasierte Therapien

Dem Aufsuchen einer Psychotherapie können diverse Hürden entgegenstehen, z. B. mangelnde Verfügbarkeit von Therapieplätzen, zeitlicher und finanzieller Aufwand, Sprachprobleme, Scham und Angst vor Stigmatisierung. Selbsthilfeansätze können Wartezeiten überbrücken und bei motivierten Patienten einen ersten Schritt in Richtung Veränderung im Sinne eines Stufenmodells bzw. Stepped-Care-Ansatzes darstellen (Mataix-Cols und Marks 2006). Sie umfassen die Teilnahme an Selbsthilfegruppen, Bibliotherapie, Selbsthilfeprogrammen und internetbasierte Angebote. Bei komplexen und schwierigen Fällen bedarf es jedoch einer intensiveren Behandlung.

- **Selbsthilfegruppen** ermöglichen es, aus der sozialen Isolation herauszutreten, und ermutigen die Teilnehmer, dank Informationen und Modellwirkung Hilfe aufzusuchen.
- Unter **Bibliotherapie** wird die Beschäftigung mit Ratgebern und Manualen verstanden. Sie helfen bei der diagnostischen Einordnung und geben Betroffenen und Angehörigen konkrete Instruktionen im Umgang mit den Zwangssymptomen. Im deutschsprachigen Raum existieren verschiedene **computergestützte Selbsthilfeprogramme** wie z. B. *Talk to him* und *Chat with him* von Christoph Wölk oder das Anti-Zwangstraining *Brainy* (Wölk und Seebeck 2002).
- Das **Metakognitive Training** von Moritz et al. (2010a) leitet Patienten an, ungünstige Denkstile wie z. B. Perfektionismus zu erkennen, zu modifizieren und im Alltag zu überprüfen.
- **Internetbasierte Therapieprogramme** basieren in der Regel auf herkömmlichen kognitiv-verhaltenstherapeutischen Ansätzen und fokussieren primär die Exposition als entscheidendes Therapieelement. Eine therapeutische Unterstützung in Form von Telefon-Support (Andersson et al. 2011, 2012, 2014) oder Mailkontakt (Herbst et al. 2014) fördern Adhärenz und Nutzen. Eine größere Zahl von Studien zeigt günstige und anhaltende Effekte (Berger 2015). Die Vorteile der internetbasierten Therapie werden in ihrer einfachen Zugänglichkeit, der Kosteneffektivität durch die Einsparung von Therapiezeit und auch der therapeutischen Unterstützung der Exposition per Telefon oder Mail gesehen.

Resümee

Kognitive Verhaltenstherapie fördert die Auseinandersetzung mit der dysfunktionalen Bewertung von Intrusionen des Bewusstseinsstroms und den zugrunde liegenden Grundannahmen und Einstellungen. Störungsspezifische Methoden wie die Exposition mit Reaktionsverhinderung und bestimmte kognitive Techniken werden eingesetzt, um eine neue, weniger belastende Sichtweise zu entwickeln. Entscheidend für die Motivation und langfristige Prognose sind Klärung und Bearbeitung von Funktionalitäten und die soziale Reintegration. Psychoedukation und Selbsthilfe wirken entstigmatisierend und fördern die Krankheitsbewältigung. Internetbasierte Therapien mit Therapeutenkontakt stellen flexible Alternativen dar.

19.5.3 Metakognitive Therapie

Die metakognitive Therapie setzt nicht an den Inhalten von Zwangsbefürchtungen an, sondern an den metakognitiven Bewertungen von Intrusionen, Ritualen und Stoppkriterien. Mithilfe von Gedankenprotokollen werden die Patienten angeleitet, dysfunktionale Metakognitionen zu erkennen („Welche Bedeutung haben diese Gedanken für Sie?") und sich bewusst zu werden, dass sie, sobald sie die metakognitiven Überzeugungen aufgeben, die Zwangsgedanken als einfache mentale Ereignisse werten können.

Eine Modifikation der Metakognitionen wird durch **verbale Reattributionsstrategien** erreicht, die Dissonanz erzeugen und angenommene Mechanismen hinterfragen („Wie erklären Sie sich, dass Ihre Gedanken in Objekte übergehen können? Wie oft ist das schon passiert?"). Kurze 5-minütige Expositionen haben das Ziel, die Richtigkeit von Metakognitionen zu überprüfen. Wenn die befürchtete Katastrophe nicht eintritt, wird dies auf das Nichtzutreffen der Metakognition („Wenn ich dies denke, passiert es") attribuiert. Habituation spielt dabei keine Rolle.

Eine weitere Strategie ist die Einführung von **distanzierter Achtsamkeit.** Dabei lernen Patienten, mentale Prozesse distanziert zu beobachten und Gedanken vorbeiziehen zu lassen, ohne auf Rumination, Gedankenunterdrückung, Rituale oder Neutralisation zurückzugreifen. Maladaptive Bewältigungsstrategien wie Rituale oder Selbstbeobachtung werden einer Kosten-Nutzen-Analyse unterzogen und durch funktionale Strategien wie distanzierte Achtsamkeit ersetzt. Dazu gehört auch die Veränderung von internen Stoppkriterien.

MERKE

In ersten Therapiestudien sagen Veränderungen der Metakognitionen den Behandlungserfolg unabhängig von Verantwortlichkeit und Perfektionismus voraus (Fisher und Wells 2005b, 2008; Myers und Wells 2013; Solem et al. 2009). Der entscheidende Vorteil der metakognitiven Therapie liegt im Verzicht auf eine inhaltliche Auseinandersetzung mit den Zwangsbefürchtungen.

19.5.4 Achtsamkeitsbasierte Psychotherapie

Das Konzept der Achtsamkeit kommt ursprünglich aus der buddhistischen Tradition und meint das absichtsvolle, nichtwertende Gewahrwerden des gegenwärtigen Augenblicks. Achtsamkeit kann gefördert werden durch Mediation, achtsame Körperwahrnehmung, Yoga und informelle Übungen im Alltag.

Im Rahmen von Zwangsstörungen kann Achtsamkeit vielfältige Prozesse unterstützen (Fairfax 2008). Die Wahrnehmung wird von der Einengung auf zwangsrelevante Aspekte auf innere und äußere Prozesse ausgedehnt. Patienten erhalten so Zugang zu eigenen Gedanken, Gefühlen, Empfindungen, Bedürfnissen und Stresserleben.

Achtsamkeitsbasierte Ansätze versuchen nicht den Inhalt von Zwangsgedanken zu modifizieren, sondern setzen an der

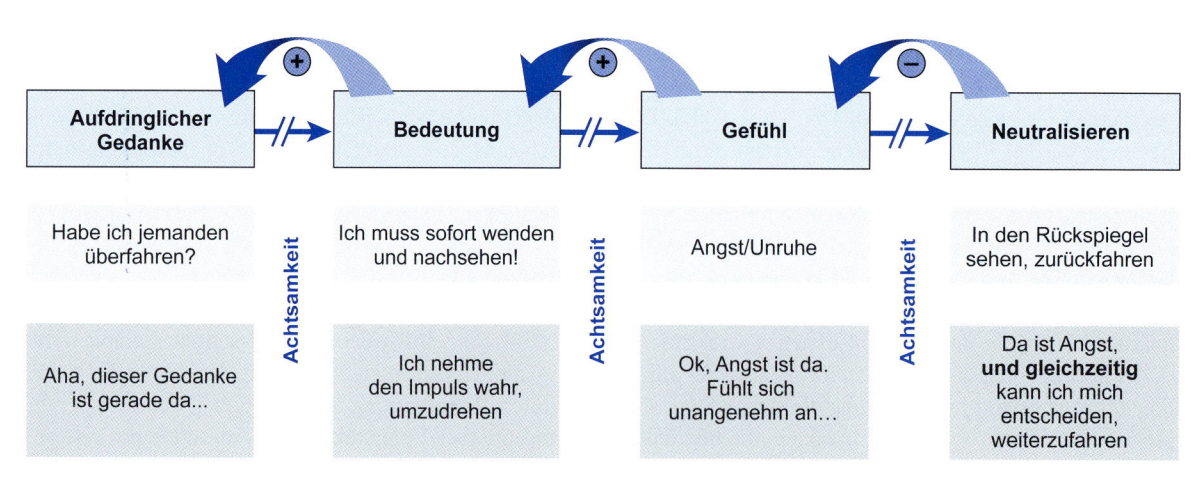

Abb. 19.4 Achtsamkeit zur Unterbrechung dysfunktionaler Reiz-Reaktions-Ketten (Fairfax 2008; Külz und Rose 2013)

Entwicklung einer offenen und akzeptierenden Haltung gegenüber den mentalen Prozessen im Sinne einer Disidentifikation an. Durch die Unterbrechung von starren **Reiz-Reaktions-Ketten** (> Abb. 19.4) entsteht ein Freiraum für die Entwicklung alternativer Verhaltensweisen im Umgang mit zwanghaften Intrusionen (z. B. Atemraum, Exposition, Fortfahren mit einer Handlung, Beschäftigung).

In der Exposition kann Achtsamkeit die Vermeidung von negativen emotionalen Zuständen verringern und dadurch die Habituation erleichtern. Achtsamkeit fördert eine freundliche und mitfühlende Haltung sich selbst und dem eigenen Erleben gegenüber. Dies kann dazu beitragen, selbstkritische Tendenzen abzuschwächen, den eigenen Selbstwert zu verbessern und die Einstellung gegenüber schambesetzten Zwangsinhalten zu normalisieren.

Ein 8-wöchiges achtsamkeitsbasiertes Gruppenprogramm hat sich in einer ersten Pilotstudie bewährt (Hertenstein et al. 2012). Klinisch eignen sich achtsamkeitsbasierte Ansätze zur Begleitung der Expositionstherapie, zur Generalisierung von Therapiefortschritten, in der Rückfallprophylaxe und insbesondere im Umgang mit Zwangsgedanken und Unvollständigkeitsgefühlen.

19.5.5 Acceptance-and-Commitment-Therapie (ACT)

Achtsamkeits- und akzeptanzbasierten Verfahren ist gemeinsam, dass die Betroffenen lernen sollen, Gedanken und Gefühle zu akzeptieren, sie nicht zu bewerten und in der Folge nicht zu neutralisieren (Eiffert und Forsyth 2005). Grundsätzlich ist das Hauptziel der ACT, den Patienten darin zu unterstützen, einem erfüllten, werteorientierten Leben näher zu kommen und weniger Energie in die Kontrolle von unangenehmen Gefühlen und Gedanken zu investieren. Rigides Denken und Verhalten, wie es bei Patienten mit Zwängen häufig vorkommt, soll zugunsten eines flexibleren Umgangs mit dem eigenen Erleben und der Umwelt verändert werden.

Ziel ist es, eine innere Freiheit zu erreichen, die es ermöglicht, das zu spüren und zu akzeptieren, was in dem Moment da ist, und sein Verhalten nach eigenen Werten auszurichten. Der ACT-Ansatz unterstützt letztlich die Ziele der Exposition und den Abbau von Vermeidungsverhalten.

Eine RCT belegt die Wirksamkeit von ACT als primärem Therapieverfahren bei Zwangsstörungen im Vergleich mit einer Kontrollgruppe (Twohig et al. 2010). Damit ist ACT neben KVT das einzige Therapieverfahren, für das eine positive Studie bei Zwangsstörungen vorliegt, Vergleichsstudien liegen aber noch nicht vor (Öst 2014).

Resümee

Die metakognitive Therapie setzt an der Bewertung von Intrusionen, Ritualen und Stoppkriterien unter Zuhilfenahme von Reattributionstechniken, Verhaltensexperimenten und distanzierter Achtsamkeit an. Der Patient soll Zwangsphänomene als einfache mentale Ereignisse erkennen. Achtsamkeitsbasierte Techniken fördern eine offene und akzeptierende Haltung gegenüber mentalen Prozessen, womit eine Disidentifikation von starren Reiz-Reaktions-Ketten erreicht werden soll.

19.5.6 Einbeziehung von Angehörigen

Angehörige sollten möglichst frühzeitig in die Behandlung einbezogen werden. Sie können wertvolle Informationen für die Therapieplanung liefern. Angehörige wollen in der Regel das Beste für den Betroffenen, geraten jedoch mit der Zeit in einen Zyklus aus feindlicher Ablehnung und Überforderung. Die Wertschätzung dieser Bemühungen sowie Informationen zum Krankheitsbild sollen für Entlastung von Schuld und Scham sorgen. Die Stärkung noch funktionierender Bereiche fördert die positive Erlebnisqualität mit dem Betroffenen und wirkt auch in gewisser Weise dem Zwang entgegen. Gleichzeitig sollten die Angehörigen ermutigt werden, die eigenen Grenzen zu wahren und sich ggf. selbst Hilfe zu suchen.

Einbindung in das Zwangssystem und interpersonelle Funktionalität erfordern Interventionen auf Störungs- und Beziehungsebene, wie sie in einem Ansatz zur partnerbasierten KVT beschrieben werden (Abramowitz et al. 2013; Belus et al. 2014).

Auf Störungsebene werden konkrete Strategien im Umgang mit Zwangssituationen erarbeitet. Statt sich einbinden zu lassen, die Ausführung der Zwangshandlung zu unterbrechen oder Kritik zu üben, was die Anspannung weiter verstärkt, werden Angehörige und Betroffene zu einem kommunikativen und problembewältigenden Vorgehen befähigt. Je nach Situation können partnerassistierte Expositionen zusätzlich sinnvoll sein.

Wenn Stressoren vorliegen, welche die Beziehung unabhängig von der Zwangsstörung belasten, kann die Vermittlung von kommunikativen und Problemlösetechniken zu einer Reduktion des allgemeinen Stresserlebens und somit indirekt auch der Zwänge beitragen. Interpersonelle Funktionalitäten wie Autonomie-Abhängigkeits-Konflikte lassen sich meist nur gemeinsam klären und bearbeiten. Viele Paare haben Schwierigkeiten im Umgang mit Intimität und haben es aufgrund der ständigen Beschäftigung mit dem Zwang versäumt, gemeinsame Vorstellungen von der Partnerschaft zu entwickeln und zu verwirklichen. Bindungsunsicherheit, kommunikative Defizite und fehlende Modelle begünstigen dies. Die therapeutische Unterstützung dieses Prozesses fördert die Überwindung der Zwänge und die partnerschaftliche Zufriedenheit (Belus et al. 2014).

Bei jungen Patienten kann es darum gehen, dass das familiäre System sie auf ihrem Weg in die Selbstständigkeit unterstützt.

Resümee

Angehörige können wertvolle diagnostische Hinweise geben und benötigen Unterstützung im Umgang mit konkreten Zwangssituationen. Interventionen auf Beziehungsebene können indirekt entlastend wirken.

19.6 Psychopharmakotherapie in Kombination mit Psychotherapie

Die pharmakologische Behandlung stellt bei Zwangsstörungen trotz vorhandener Wirksamkeitsnachweise außer bei einer schweren komorbiden Depression nur die Therapie der 2. Wahl dar. In der Akutbehandlung und mehr noch in der längerfristigen Behandlung erweist sich Psychotherapie bei Zwangsstörungen gegenüber einer Therapie mit Psychopharmaka als überlegen (Cuijpers et al. 2013; Hohagen et al. 2015). Nach den aktuellen S3-Leitlinien zur Behandlung von Zwangsstörungen sollte daher eine medikamentöse Monotherapie nur in folgenden Fällen eingesetzt werden:
- KVT wird vom Patienten abgelehnt oder kann wegen der Schwere der Symptomatik nicht eingesetzt werden.
- KVT ist wegen langer Wartezeiten oder mangelnder Ressourcen nicht verfügbar.
- Der Patient zeigt durch die Gabe von Medikamenten eine erhöhte Bereitschaft, sich auf psychotherapeutische Maßnahmen einzulassen.

Nach derzeitigem Wissensstand zählen **hoch dosierte selektive Serotonin-Wiederaufnahmehemmer (SSRIs) sowie Clomipramin** in der Behandlung einer Zwangsstörung zu den einzigen Medikamenten, die nachweislich wirksam sind (> Tab. 19.1). Aufgrund ihres besseren Nebenwirkungsprofils und ihrer niedrigeren Dropout-Rate sind von SSRIs Clomipramin vorzuziehen. Insgesamt kommt es nach 2–3 Monaten Behandlung mit einem SSRI zu einer Reduktion der Symptomatik um ca. 20–40 %; erste Verbesserungen der Symptomatik sind frühestens nach 4 Wochen zu erkennen. Das Wirkungsmaximum wird meist nach 6–8 Wochen erreicht. Eine erfolgreiche Pharmakotherapie sollte 1–2 Jahre fortgesetzt werden, bevor sie langsam ausgeschlichen werden kann.

Bei **Therapieresistenz** auf SSRI hat sich eine Dosiserhöhung (z. B. Sertralin 400 mg statt 200 mg) oder die Kombination eines SSRI mit Clomipramin bewährt. Auch eine Augmentationstherapie mit einem Antipsychotikum kann erwogen werden: In einer Metaanalyse von Dold et al. (2016) ergab sich eine signifikant höhere Wirksamkeit einer Augmentation von SRIs mit Antipsychotika gegenüber Placebo. Besonders Aripiprazol, Haloperidol und Risperidon waren in Studien signifikant wirksamer als Placebo, allerdings ist der Effekt insgesamt nur mäßig ausgeprägt. Wenn nach 6 Wochen keine Wirksamkeit eingetreten ist, sollte das Antipsychotikum wieder abgesetzt werden.

Interessant sind neuere Daten zu Amisulprid aus einer offenen Studie. Zu empfehlen sind **atypische Antipsychotika** bei Therapieresistenz insbesondere dann, wenn ausgeprägte magische Befürchtungen oder Tics vorliegen. Antipsychotika können zahlreiche Nebenwirkungen wie Müdigkeit, Gewichtszunahme sowie extrapyramidalmotorische Nebenwirkungen hervorrufen, weswegen nur bei klarer Therapieresistenz ein zeitlich begrenzter Versuch unternommen werden sollte. In Einzelfällen können atypische Antipsychotika, insbesondere Clozapin, Zwangssymptome neu induzieren oder eine bereits vorhandene Zwangssymptomatik verschlechtern, wobei dies meist bei Patienten mit Psychosen oder bipolaren Störungen beobachtet wurde (Schirmbeck et al. 2015).

Neue Entwicklungen im Bereich der Pharmakotherapie bei Zwängen sind v. a. der Einsatz von **antiglutamaterg wirkenden Substanzen** wie z. B. Memantin oder Riluzol. Bis-

Tab. 19.1 Medikamentöse Behandlung bei Zwangsstörungen (nach Voderholzer und Hohagen 2016)

Substanz	Substanzklasse	Höchstdosis	Kommentar
1. Wahl			
Fluvoxamin*	SSRI	300 mg (450 mg**)	Zahlreiche pharmakokinetische Interaktionen mit anderen Substanzen
Paroxetin*	SSRI	60 mg (100 mg**)	Im Vergleich zu anderen SSRI stärker sedierend, häufiger Gewichtszunahme
Fluoxetin*	SSRI	80 mg (120 mg**)	Pharmakokinetische Interaktionen, z. B. mit TZA
Sertralin*	SSRI	200 mg (400 mg**)	Höhere Dosierungen (400 mg) zeigen noch bessere Wirksamkeit (Ninan et al. 2006)
Citalopram	SSRI	40 mg	Geringes Interaktionspotenzial
Escitalopram*	SSRI	20 mg	Geringes Interaktionspotenzial
2. Wahl			
Clomipramin*	TZA	225 mg	Höhere Dropout-Raten, mehr Nebenwirkungen

* Für die Indikation Zwangsstörung in Deutschland zugelassen.
** In Einzelfällen (z. B. bei Patienten mit niedrigen Plasmaspiegeln oder bei ungenügendem Ansprechen bei guter Verträglichkeit) wurden höhere Dosierungen als die üblichen Maximaldosierungen eingesetzt (Koran et al. 2007).

lang gibt es außer Fallberichten und kleineren Studien mit unterschiedlichen Ergebnissen keine RCTs, die eine Wirksamkeit bei Zwangsstörungen belegen können (Pallanti et al. 2014). Eine gewisse Bedeutung für die Therapie könnte auch die Substanz **D-Cycloserin** erlangen. Cycloserin ist ein Antibiotikum aus der Tuberkulosebehandlung. Es gibt Hinweise auf eine Verstärkung der Wirkung von Angstexpositionen und Lernvorgängen, insbesondere eine Beschleunigung des Extinktionslernens. Präklinische Studien weisen darauf hin, dass die Wirkung der Substanz über eine Beeinflussung von NMDA-Rezeptoren in der Amygdala vermittelt wird.

Eine medikamentöse Behandlung von Zwangsstörungen sollte immer in Kombination mit einer Psychotherapie, im besten Fall zusammen mit KVT mit Exposition und Reaktionsverhinderung zum Einsatz kommen. Beim Vorliegen von Zwangsgedanken bzw. bei komorbiden depressiven Symptomen hat sich eine **Kombinationsbehandlung** in einer Studie gegenüber einer alleinigen Psychotherapie als wirksamer erwiesen (Hohagen et al. 1998). Foa et al. (2005) konnten dagegen keine höhere Wirksamkeit einer Kombinationsbehandlung aus hochintensiver Expositionstherapie und Clomipramin gegenüber einer alleinigen Expositionstherapie nachweisen, sodass die Datenlage zur Kombinationsbehandlung nicht konsistent ist.

SSRIs zeigen in der Behandlung von Zwängen einen dosisabhängigen Effekt, weswegen in Leitlinien empfohlen wird, bis zur höchsten zugelassenen Dosis zu steigern. Durch die Einnahme ist daher mit einer Vielzahl von unerwünschten Nebenwirkungen zu rechnen (z. B. Übelkeit, Schlafstörungen, Unruhe), die sich nachteilig auf die Compliance der Patienten auswirken. Gegen Psychopharmaka in der Behandlung von Zwängen ist zudem einzuwenden, dass die Medikamenteneinnahme begleitend zur Exposition keine Selbstwirksamkeitserfahrungen möglich macht bzw. Patient und Therapeut die Effekte nicht eindeutig einer der Therapieformen zuschreiben können. Deshalb ist es bei einer Kombinationstherapie von Vorteil, die beiden Verfahren sequenziell einzuführen.

In den letzten Jahren wurden darüber hinaus einige neue tierexperimentelle Studien über Anpassungsprozesse des Gehirns nach Gabe von SSRIs veröffentlicht. So konnte gezeigt werden, dass die Serotonintransporter-Bindung im ZNS bei jugendlichen Primaten, die in der Adoleszenz über 12 Monate Fluoxetin erhalten hatten, 1 Jahr nach Absetzen des Medikaments erhöht war (Shrestha et al. 2014), was als Hinweis auf gegenregulatorische Prozesse im ZNS gedeutet wird. Sollten ähnliche Prozesse auch beim Menschen stattfinden, wäre dies ein möglicher Hinweis für ungünstige Langzeitwirkungen einer Antidepressiva-Gabe.

Resümee

Psychopharmaka sind in der Behandlung von Zwangsstörungen nur als Therapie der 2. Wahl anzusehen und sollten immer in Kombination mit einer Psychotherapie zum Einsatz kommen. Eine Kombination mit hoch dosierten SSRIs oder mit Clomipramin hat sich v. a. beim Vorliegen von Zwangsgedanken und bei komorbider schwerer Depression als wirksamer als alleinige KVT herausgestellt.

19.7 Evidenz

Die Übersicht der Wirksamkeitsbefunde für Psychotherapie bei Zwangsstörungen beruht auf den S3-Leitlinien für Zwangsstörungen (Hohagen et al. 2015), verschiedenen systematischen Übersichtsarbeiten und Metaanalysen der Cochrane Collaboration (Suchzeitraum bei PubMed bis April 2015) sowie anderen bis April 2015 (PubMed-Suche April Woche 3, 2015) publizierten RCTs. Die Beurteilung der Qualität der Wirksamkeitsnachweise erfolgt anhand definierter und international gültiger Evidenzkriterien.

➤ Tab. 19.2 gibt einen Überblick über den Evidenzgrad der relevanten psychotherapeutischen Maßnahmen in der Behandlung von Zwangsstörungen.

Für analytische und tiefenpsychologisch fundierte Psychotherapie bzw. Gesprächspsychotherapie liegen keine Wirksamkeitsnachweise aus RCTs vor. Maina et al. (2010) haben in einer RCT die Wirksamkeit einer Kombination aus dynamischer Kurzzeittherapie und Psychopharmaka mit Psychopharmaka allein über einen Zeitraum von 12 Monaten bei Zwangspatienten mit komorbider Depression verglichen. Eine Kombinationsbehandlung brachte in Bezug auf die Y-BOCS-Werte und die *Hamilton Rating Scale of Depression* keine zusätzlichen Effekte. Eine Kombinationstherapie mit psychodynamischer Psychotherapie scheint nach dieser Studie keine Effekte in der Behandlung von Zwangsstörungen zu haben.

Erste kontrollierte Studien finden sich für die Wirksamkeit der *Inference Based Therapy* (O'Connor et al. 2005) und für den Einsatz von Kundalini-Yoga (Shannahoff-Khalsa et al. 1999), die jedoch nicht die Kriterien eines Evidenzgrades

Tab. 19.2 Wirksamkeitsnachweise relevanter Psychotherapien in der Behandlung von Zwangsstörungen (Hohagen et al. 2015)

Evidenzgrad	Therapieform	Sonstige Anmerkungen
Ia	Kognitive Therapie	
	Verhaltenstherapie	Einzel- und Gruppensetting
	Kognitive Verhaltenstherapie	Einzel- und Gruppensetting
IIa	Acceptance-and-Commitment-Therapie	Wirksamkeit gegenüber Entspannungsverfahren
	Medienbasierte KVT	

Ia und IIa erfüllen und somit nur mit IIIa („bislang keine ausreichenden Wirksamkeitsnachweise") eingestuft werden können. Im Folgenden werden diejenigen Psychotherapieansätze kurz dargestellt, für die empirische Wirksamkeitsnachweise mit einem Evidenzgrad von Ia bis IIa vorliegen.

Nach der früher strikten Trennung der **Kognitiven Therapie (KT)** und der **Verhaltenstherapie (VT)** hat sich heute die Behandlung der Zwangsstörung aus einer Kombination beider Verfahren, der **Kognitiven Verhaltenstherapie (KVT),** bewährt. In der KVT werden neben kognitiven Techniken wie kognitiven Umstrukturierungen vor allem Konfrontationsübungen (Expositionen mit Reaktionsverhinderung) eingesetzt, die sich in der Behandlung der Zwangsstörung als Therapie der 1. Wahl etablieren konnten. Gemäß den S3-Leitlinien (Hohagen et al. 2015) gibt es zwischen diesen drei Verfahren keine signifikanten Wirksamkeitsunterschiede (u. a. Rosa-Alcázar et al. 2008; Anholt 2008), sodass alle drei Verfahren gleichermaßen empfohlen werden.

Erst eine neuere RCT zeigt auf, dass Exposition mit Reaktionsverhinderung gegenüber einer rein kognitiven Therapie überlegen ist (McKay et al. 2015).

MERKE
Trotz der nachgewiesenen Wirksamkeit von KT, VT und KVT in einer Vielzahl von RCTs und Metaanalysen (u. a. Gava et al. 2007; Jónsson und Hougaard 2009; Hofman und Smits 2008) werden diese Verfahren in der Praxis nur bei weniger als der Hälfte der Patienten evidenzbasiert angewandt (Külz et al. 2010). Dies ist einerseits auf die Einstellung vieler Therapeuten in Bezug auf Konfrontationsverfahren im Allgemeinen und andererseits auf den damit verbundenen hohen Aufwand zurückzuführen.

KT, VT und KVT konnten sich in den bisherigen Studien sowohl gegenüber Wartelistenkontrollen als auch gegenüber Treatment as Usual (TAU), Entspannungstrainings und medikamentösen Therapien beweisen und können damit als wirksam mit dem Evidenzgrad Ia eingestuft werden. Als Outcome-Maße wurden bei den einbezogenen Studien die Y-BOCS-Werte nach der Behandlung herangezogen, wobei eine Reduktion von mindestens 10 Punkten bzw. eine Reduktion auf Werte < 14 als Erfolg zu bewerten sind (Fisher und Wells 2005a). Als weniger erfolgreich zeigen sich dagegen die Ergebnisse, wenn die klinische Signifikanz der Symptomreduktion betrachtet wird: In einer Zusammenschau verschiedener Studien (Übersicht bei Hohagen et al. 2015) erreichten 61 % der Patienten in der VT-Behandlung und 53 % in der KT-Behandlung das geforderte Kriterium, aber nur 25 bzw. 21 % waren nach der Behandlung vollständig symptomfrei. Daher sollte ein Fokus in Zukunft auf der Frage liegen, welche Veränderungen im KVT-Vorgehen die Ergebnisse auch in diesem Bereich verbessern können.

Eine Erweiterung der KVT, die als möglicherweise wirksam (IIa) eingestuft werden kann, ist die **Acceptance-and-Commitment-Therapie (ACT)** nach Hayes et al. (1999), die zur sog. Dritten Welle der VT gezählt wird. Twohig et al. (2010) verglichen die Wirksamkeit von ACT mit progressiver Muskelrelaxation, wobei mehr Patienten der ACT-Gruppe sowohl kurzfristig als auch nach 3 Monaten eine größere Symptomreduktion aufwiesen. Ost (2014) untersuchte in einer großen Metaanalyse von über 60 RCTs die Wirksamkeit von ACT über verschiedene Störungen hinweg und schätzte die ACT bei Zwangsstörungen als „vielleicht wirksam" ein, sodass hier noch weitere Studien notwendig sind. Kritisch diskutiert wird auch der Anspruch von ACT, wirklich Neues einzuführen.

Resümee
Zusammenfassend lässt sich festhalten, dass KVT mit Exposition und Reaktionsverhinderung, ergänzt durch kognitive Techniken, als die derzeit am besten untersuchte und wirksamste Methode gilt. Vor der Durchführung von Wirksamkeitsuntersuchungen zu anderen therapeutischen Verfahren ist es wünschenswert, dass diese wirksame Intervention sich auch in der Praxis etabliert und flächendeckend als Therapie der 1. Wahl angewendet wird. Daneben ist es möglich, Ergänzungen zur KVT, insbesondere für Patienten, die auf das herkömmliche Vorgehen nur wenig oder gar nicht ansprechen, auf ihre Wirksamkeit hin zu untersuchen. Dazu bedarf es weiterer RCTs. Das derzeit vielversprechendste Verfahren scheint dabei die ACT zu sein.

LITERATURAUSWAHL
Dold M, Aigner M, Lanzenberger R, Kasper S (2016). Antipsychotic augmentation of serotonin reuptake inhibitors in treatment-resistant obsessive compulsive disorder: an update meta-analysis of double-blind, randomized, placebo-controlled trials. Int J Neuropsychopharmacol 18(9); doi: 10.1093/ijnp/pyv047.

Fisher PL, Wells A (2005). Experimental modification of beliefs in obsessive-compulsive disorder: a test of the metacognitive model. Behav Res Ther 43: 821–829.

Hohagen F, Wahl-Kordon A, Lotz-Rambaldi B et al. (2015). S3-Leitlinie Zwangsstörungen. Berlin, Heidelberg: Springer.

Melloni M, Urbistondo C, Sedeno L, et al. (2012). The extended fronto-striatal model of obsessive-compulsive disorder: convergence from event-related potentials, neuorpsychology and neuroimaging. Front Hum Neurosci 6: 1–24.

Moritz S, Peters MJV, Larøi F, Lincoln TM (2010). Metacognitive beliefs in obsessive-compulsive patients: a comparison with healthy and schizophrenia participants. Cogn Neuropsychiatry 15: 531–548.

Ost LG, Havnen A, Hansen B, Kvale G (2015). Cognitive behavioral treatments of obsessive-compulsive disorder: a systematic review and meta-analysis of studies published 1993–2014. Clin Psychol Rev 40:156–169.

Pertusa A, Frost RO, Fullana MA, et al. (2010). Refining the diagnostic boundaries of compulsive hoarding: a critical review. Clin Psychol Rev 30: 371–386.

Robinson LJ, Freeston MH (2014). Emotion and internal experience in obsessive compulsive disorder: reviewing the role of alexithymia, anxiety sensitivity and distress tolerance. Clin Psychol Rev 34: 256–271.

Salkovskis PM (1999). Understanding and treating obsessive-compulsive disorder. Behav Res Ther 37: 29–52.

Schwartz C, Schlegl S, Kuelz AK, Voderholzer U (2013). Treatment-seeking in OCD community cases and psychological treatment actually provided to treatment-seeking patients: a systematic review. J Obsessive Compuls Relat Disord 2: 448–456.

Ulrich Frommberger und Britta Menne

KAPITEL 20
Posttraumatische Belastungsstörung, komplexe posttraumatische Belastungsstörung oder dissoziative Störung

Kernaussagen

- Die meisten Menschen verarbeiten ein belastendes Ereignis, ohne eine schwere psychische Störung zu entwickeln. Risikofaktoren tragen wesentlich zur Entwicklung einer akuten oder chronischen posttraumatischen Belastungsstörung (PTSD) nach einem belastenden Ereignis bei.
- In der Frühintervention stehen zunächst Beistand, Trost und die Sicherung einfacher Grundbedürfnisse im Vordergrund. Erst mit zeitlicher Verzögerung ist eine weitere Maßnahme indiziert. Mehrstündige verhaltenstherapeutische Interventionen in Einzelsitzungen sind bei Patienten mit ausgeprägter Symptomatik am besten evaluiert.
- Ein zentrales Element in der Therapie ist die gute therapeutische Beziehung. Eine ausreichende psychische Stabilität ist Voraussetzung für konfrontative Verfahren. Bis über ressourcenaktivierende Verfahren eine ausreichende Stabilität erreicht ist, kann manchmal eine lange Zeit verstreichen. Die traumafokussierten Verfahren unterscheiden sich in der Intensität der Konfrontation. Die Therapie umfasst häufig mehrere Phasen.
- Die Verarbeitung traumabezogener Gedächtnisinhalte ist gestört und wesentlicher Fokus der traumafokussierten Psychotherapie. Die fragmentierten Erinnerungen mit „Hier-und-Jetzt"-Charakter müssen in einen Kontext und ein Narrativ überführt werden. Eine zentrale Rolle spielen die „Elaborierung" des Gedächtnisses und die Diskriminierung von Auslösereizen.
- Das Trauma führt zu Veränderungen bis in biologische Systeme hinein. Diese geraten ins Ungleichgewicht, und die Rückkopplungssysteme sind dysfunktional. Durch eine geminderte Aktivität des präfrontalen Kortex kann die überaktive Amygdala nur unzureichend kontrolliert und gehemmt werden, was weitreichende Folgen für weitere Funktionskreise hat.
- Die Evaluation der Wirksamkeit bei der PTSD ergab die höchsten Effektstärken für KVT und EMDR sowie psychopharmakologisch für zwei SSRIs. Die traumafokussierte Psychotherapie ist Mittel der 1. Wahl. Eine Kombination mit SSRIs ist möglich, aber nur wenig untersucht. Eine Cochrane-Analyse zeigt keine besseren Ergebnisse für die Kombination als die Behandlung entweder mit Psycho- oder mit Pharmakotherapie allein.
- Die schwerwiegenden Langzeitfolgen kindlicher sexueller oder physischer Traumatisierung werden im Konzept der komplexen PTSD erfasst. Therapeutisch nehmen die Stabilisierung und die emotionale Selbstregulation einen besonders breiten Raum ein. Auch bei dissoziativen Symptomen steht neben der Integration die Verbesserung der affektiven und kognitiven Selbstregulation im Vordergrund.

20.1 Einführung

Der Begriff **Trauma** stammt aus der Medizin und bezeichnet eine Verletzung von Gewebe durch mechanische Gewalteinwirkung, d. h. eine Wunde. Während es bereits im Altertum Beschreibungen psychischer Folgen schwerer Traumata gab, wurden erst seit Ende des 19. Jh. Folgeerscheinungen von seelischen Traumatisierungen als medizinisches Problem wahrgenommen. Diese Entwicklung ist mit der Einführung des Begriffs „traumatische Neurose" durch Hermann Oppenheim (1889) verknüpft.

Die Erkenntnis, dass psychische Traumatisierungen die Anpassungsfähigkeit des Organismus überfordern können, formulierte Freud (1920) mit dem „Durchbruch des Reizschutzes".

Die bisher größte epidemiologische Studie zur posttraumatischen Belastungsstörung (hier mit der Abkürzung der amerikanischen Bezeichnung *posttraumatic stress disorder*, PTSD) in der US-amerikanischen Allgemeinbevölkerung fand ein traumatisches Ereignis bei 60,7 % der männlichen und 51,2 % der weiblichen Befragten. Es zeigte sich eine Lebenszeitprävalenz für PTSD von 7,8 % mit einer unterschiedlichen Geschlechtsverteilung von 10 % für Frauen und 5 % für Männer. Maercker et al. (2008) ermittelten eine

1-Monats-Prävalenz von 2,3 % für das Vollbild einer PTSD und 2,7 % für subsyndromale PTSD repräsentativ für die deutsche Bevölkerung. Es bestand eine Korrelation mit dem Alter, die wahrscheinlich auf Kriegstraumatisierungen zurückzuführen ist.

> **MERKE**
> Studienergebnisse zeigen, dass traumatische Ereignisse nicht außerhalb der normalen menschlichen Erfahrung liegen müssen, sondern dass sie häufig sind und psychische Reaktionen im Sinne der PTSD oft auftreten.

Die Prävalenzraten für PTSD sind je nach Art der Traumatisierung sehr unterschiedlich. So bedingen von der Natur verursachte Katastrophen eine geringere PTSD-Prävalenz als durch Menschen intentional herbeigeführte Traumatisierungen. Häufig und alltäglich auftretende Unfälle im Straßenverkehr, bei der Arbeit, im Haushalt oder beim Sport können sich traumatisierend auswirken, und es ist mit psychischen Beeinträchtigungen bei bis zu einem Drittel der Verletzten zu rechnen.

Inzwischen verdichten sich die Hinweise, dass die weit überwiegende Zahl psychiatrischer Patienten auch **frühe Traumatisierungen** erlebt hat und ein bedeutender Teil die Symptomkriterien einer PTSD und anderer Traumafolgestörungen erfüllt (Assion et al. 2009; Cutajar et al. 2010; Driessen et al. 2008; Felitti 2002; Jonas et al. 2011). Eine PTSD wird angesichts der akuteren komorbiden Störungen (z. B. Alkoholintoxikation, Major Depression, psychotische Episode) oft nicht erkannt. Sie könnte ein Faktor für die Chronifizierung und einen schlechteren Verlauf bei psychiatrischen Störungen sein. Viele frühe Belastungen kumulieren in ihrem Effekt und können neben psychischen auch zu schwerwiegenden somatischen Erkrankungen führen und mit verfrühtem Tod von bis zu 20 Jahren einhergehen (Brown et al. 2009).

Verlaufsuntersuchungen haben ergeben, dass die PTSD keine homogene Reaktionsform ist, sondern unterschiedliche Verläufe im Sinne von akuter, verzögerter, chronischer und intermittierender Form zeigen kann. Die PTSD stellt nur eine spezifische Reaktion auf Traumatisierungen dar. Bei der im stationären Bereich besonders wichtigen Borderline-Persönlichkeitsstörung oder auch bei dissoziativen Störungen wurden bei bis zu > 80 % der Betroffenen schwere, oft kindliche Traumatisierungen gefunden.

> **MERKE**
> Bei Traumaopfern sind verschiedene Verläufe posttraumatischer Reaktionen zu verzeichnen.

Die meisten Personen entwickeln keine längerfristigen Störungen, ein Teil nur eine partielle PTSD, d. h., nicht alle PTSD-Kriterien werden erfüllt. Der Beginn der Symptomatik kann verzögert erst nach Monaten oder Jahren auftreten, der Verlauf kann schwanken und zu unterschiedlichen Zeiten können die Ausprägung der Symptomatik und die Beeinträchtigung variieren. Daher ist deutlich, dass über das Trauma hinaus weitere Faktoren an der Entstehung und Aufrechterhaltung der PTSD beteiligt sind. Individuelle Einflüsse und Bedingungen spielen vor, während und nach dem Ereignis eine wichtige Rolle. Zudem sind nicht nur einzelne Faktoren zu berücksichtigen, sondern es muss ein komplexes, sich wechselseitig beeinflussendes Interaktionsgefüge der verschiedenen traumaspezifischen und individuellen biologischen, intrapsychischen, interaktionellen und sozialen Faktoren betrachtet werden. Dass das Erleben eines Traumas so intensiv sein kann, dass schwerwiegende, bleibende biologische Veränderungen folgen, ist durch die aktuelle Forschung belegt (Heim et al. 2013; Klengel et al. 2013).

> **MERKE**
> Die PTSD kann unter einer anderen Störung verborgen bleiben und nicht erkannt werden.

Bis Patienten über ihr Trauma berichten, die Diagnose einer posttraumatischen psychischen Störung gestellt und eine Therapie begonnen wird, vergehen oft Jahre, in denen sich vorbestehende Störungen daher oft verschlechtern und weitere psychische Störungen entwickeln; teilweise hat sich eine Somatisierung der Beschwerden eingestellt, und Symptome und Verhaltensweisen haben zu sozialen Konflikten geführt. Dies bedeutet, dass eine Traumatherapie die Chronifizierung der Störungen auf vielen Ebenen berücksichtigen muss.

Auf der anderen Seite ist aber evident, dass der größte Teil der Traumatisierten diese Erlebnisse ohne gravierende, klinisch bedeutsame Probleme bewältigt. Untersuchungen belegen, dass es den meisten Betroffenen gelingt, das Trauma und seine Folgeerscheinungen innerhalb von Tagen bis Wochen zu überwinden. Studien zur Resilienz untersuchen die Ressourcen, mit denen dies gelingt, z. B.:

- **Personale und prozessuale Faktoren:** Fähigkeit zur Selbst- und Emotionsregulation, internale Kontrollüberzeugungen, positives Selbstkonzept, hohe Sozialkompetenz, Problemlösefähigkeiten, Selbstwirksamkeitsüberzeugungen, Akzeptanz des Unveränderbaren, hohe Frustrationstoleranz,
- **Umweltfaktoren:** stabile emotional positive Beziehungen, soziale Unterstützung, um nur einige zu nennen.

20.2 Diagnostik und Klassifikation

Bei der Einordnung der Störungen auf Belastungen gehen die Klassifikationssysteme unterschiedliche Wege. Während die ICD-10 eine eigene Kategorie „Reaktionen auf schwere Belastungen und Anpassungsstörungen" verzeichnet, wurde die posttraumatische Belastungsstörung aufgrund der Symptomatik bis zum DSM-IV unter die Angsterkrankungen subsumiert.

> **MERKE**
> Im neuen DSM-5 (2013) gibt es ebenfalls eine eigene Kategorie für „Trauma- und belastungsbezogene Störungen".

20.2.1 ICD-10

Die *International Classification of Diseases* (ICD) der Weltgesundheitsorganisation (WHO) unterscheidet in ihrer aktuellen Version ICD-10 akute und chronische Folgen von Traumatisierungen. Durch akute außergewöhnliche Belastungen (Naturkatastrophe, Unfall, Gewalttat) ausgelöste psychische Reaktionen werden als **„Akute Belastungsreaktion (F43.0)"** klassifiziert. Kennzeichnend sind der unmittelbare Beginn innerhalb weniger Minuten nach dem traumatischen Ereignis und der vorübergehende Charakter der Beschwerden mit einer Zeitdauer von wenigen Tagen.

In Abhängigkeit von der Schwere der Traumatisierung, möglichen Vorbelastungen und den verfügbaren psychischen und sozialen Ressourcen entwickelt sich bei einem Teil der Betroffenen eine persistierende Symptomatik im Sinne einer **„Posttraumatischen Belastungsstörung (F43.1)"** die eine schlechtere Prognose zur Spontanremission hat und unbehandelt oft über Jahre hinweg chronifiziert fortbesteht. Für die Diagnose wird gefordert, dass ein außergewöhnlich bedrohliches traumatisches Ereignis, im Allgemeinen lebensbedrohlich und mit Verletzung einhergehend, tatsächlich erlebt (selbst bedroht oder verletzt bzw. als Zeuge beobachtet) wurde und dass dieses mit einer relevanten subjektiven Belastung einherging (Kriterium A). Die Symptomkriterien beschreiben eine für psychische Traumafolgen charakteristische Konstellation von drei Symptombereichen: Wiedererleben (Kriterium B), Vermeidungsverhalten (Kriterium C), erhöhtes psychophysiologisches Erregungsniveau oder Erinnerungslücken bzgl. des Traumas (Kriterium D).

Die ICD-10 gibt kein genaues Kriterium für die Mindestdauer des Vorliegens der PTSD-Symptomatik vor. Analog zur DSM-Klassifikation empfiehlt es sich, im Zeitraum bis zu 4 Wochen nach dem Ereignis die Diagnose einer „akuten Belastungsreaktion" zu stellen. Wenn die Beschwerden länger als 4 Wochen anhalten, sollte die Diagnose einer PTSD gestellt werden (➤ Box 20.1).

Psychische Belastungsreaktionen nach Stressoren, die nicht die Kriterien einer außergewöhnlichen oder katastrophalen Belastung erfüllen, werden als **„Anpassungsstörung (F43.2)"** klassifiziert. Kennzeichnend ist ein Beginn in engem zeitlichem Zusammenhang mit der psychosozialen Belastung. Das Beschwerdemuster ist unspezifisch und kann depressive Reaktionen, Angstsymptome, sozialen Rückzug und somatoforme Symptome umfassen, ohne die vollen Symptomkriterien anderer Störungen zu erfüllen. Die Beschwerdedauer ist definitionsgemäß auf maximal 6 Monate nach Ende der belastenden Situation beschränkt, was aber nicht unbedingt der klinischen Realität entspricht, da viele Anpassungsstörungen wesentlich länger dauern.

Schon seit Langem wurde in der Diskussion über sexuelle Gewalt und Misshandlung in der Kindheit kritisiert, dass deren Folgen durch die diagnostische Kategorie der PTSD nur unzureichend erfasst wird. Einmalige Traumatisierungen (Typ-I-Trauma) wie z. B. Unfälle, Naturkatastrophen oder Gewalttaten unterscheiden sich in ihrer Pathogenität und im Ausmaß der potenziellen psychischen Folgesymptome von Extremtraumatisierungen, die besonders schwerwiegend, wiederholt oder lang dauernd einwirken (Typ-II-Trauma). Als Langzeitfolgen von lebensgeschichtlich frühen, besonders schweren oder lang andauernden Traumatisierungen lassen sich körperliche Beschwerden unklarer Ätiologie, dissoziative Symptome, chronisches selbstschädigendes oder selbstverletzendes Verhalten sowie eine verzerrte kognitive und affektive Selbstwahrnehmung z. B. im Sinne von Schuld- und Schamgefühlen beschreiben.

Ergänzend zur Diagnose PTSD wurde daher die Diagnose **„Komplexe posttraumatische Belastungsstörung"** vorgeschlagen (Herman 1992). In der Diagnoseklassifikation ICD-10 der WHO findet sich neben der akuten Belastungsreaktion und der posttraumatischen Belastungsstörung die Kategorie **„Andauernde Persönlichkeitsänderung nach Extrembelastung (F62.0)"** mit einer Leitsymptomatik, die durch eine misstrauische Haltung der Welt gegenüber, durch sozialen Rückzug, Gefühle der Leere und Hoffnungslosigkeit und chronische Nervosität wie bei ständigem Bedrohtsein gekennzeichnet ist. Die Diagnose einer andauernden Persönlichkeitsänderung nach Extrembelastung ist ausschließlich auf die Folgen von Traumatisierungen im Erwachsenenalter anwendbar, wenn man davon ausgeht, dass Veränderungen der Persönlichkeit erst nach der Pubertät verlässlich eingeschätzt werden können.

20.2.2 DSM-5

2013 stellte die *American Psychiatric Association* (APA) das neue DSM-5 vor. Hier nähert sich die PTSD-Diagnose deutlich an die Komplexe PTSD der ICD-10 an, indem auch mehrere Ereignisse kumulieren können und die Symptomcluster durch eine Kategorie „Negative Veränderungen von Kognitionen und Stimmung" mit Hinzunahme von negativen Kognitionen bezogen auf die eigene Person, andere Personen oder die ganze Welt, Scham- und Schuldgefühle erweitert werden. Wut sowie riskantes oder selbstzerstörerisches Verhalten werden ebenfalls als Symptome einer PTSD aufgenommen. Zudem gibt es einen neuen Subtyp „mit dissoziativen Symptomen" und der Subtyp „mit verzögertem Beginn" wird klarer gefasst.

> **MERKE**
> Für die ICD-11, die wahrscheinlich 2017 erscheinen wird, ist eine Neufassung der PTSD wie auch der komplexen PTSD geplant, jedoch in anderer Weise als beim DSM-5 (Hecker und Maercker 2015). Danach soll die Diagnose einer komplexen PTSD alle Hauptsymptome der „klassischen" PTSD sowohl in voller wie in subsyndromaler Form sowie drei zusätzliche Symptomgruppen umfassen: die Probleme der Emotionsregulation, eines negativen Selbstbildes und der Beziehungsfähigkeit.

20.2.3 Diagnosekriterien nach ICD-10

BOX 20.1
Diagnosekriterien der posttraumatischen Belastungsstörung (F43.1)

A. Ereignis von außergewöhnlicher Bedrohung oder mit katastrophalem Ausmaß, das nahezu bei jedem tiefgreifende Verzweiflung auslösen würde. Hierzu gehören eine durch Naturereignisse oder von Menschen verursachte Katastrophe, eine Kampfhandlung, ein schwerer Unfall oder Zeuge des gewaltsamen Todes anderer oder selbst Opfer von Folterung, Terrorismus, Vergewaltigung oder anderer Verbrechen zu sein.
B. Anhaltende Erinnerungen oder Wiedererleben durch Nachhallerinnerungen, sich wiederholende Träume oder innere Bedrängnis in Situationen, die der Belastung ähneln oder mit ihr in Zusammenhang stehen.
C. Umstände, die der Belastung ähneln oder mit ihr im Zusammenhang stehen, werden tatsächlich oder möglichst vermieden. Dieses Verhalten bestand nicht vor dem belastenden Ereignis. Eine emotionale Abstumpfung tritt hinzu.
D. Entweder a) oder b):
   a. Teilweise oder vollständige Unfähigkeit, einige wichtige Aspekte der Belastung zu erinnern.
   b. Anhaltende Symptome einer erhöhten psychischen Sensitivität und Erregung (vor der Belastung nicht vorhanden):
      i. Ein- und Durchschlafstörungen
      ii. Reizbarkeit und Wutausbrüche
      iii. Konzentrationsschwierigkeiten
      iv. Hypervigilanz
      v. Erhöhte Schreckhaftigkeit
E. Die Störung (Symptome aus B, C und D) tritt in der Regel innerhalb von 6 Monaten nach dem traumatischen Ereignis auf.

20.3 Symptomatik

Bereits während oder kurz nach dem Trauma können intensive psychische Reaktionen auftreten. Die Betroffenen berichten über dissoziative Symptome wie Amnesie, Derealisation, Depersonalisation, Einengung der Wahrnehmung oder das Empfinden, sich selbst als gefühllos oder abwesend zu erleben.

> **MERKE**
> Ein hohes Ausmaß an Angst-, Depressions- und PTSD-Symptomen wenige Tage nach einem traumatischen Ereignis ist prädiktiv für die Entwicklung psychischer Störungen.

Kurze Zeit nach dem Trauma kann das Ereignis immer wieder in das Gedächtnis zurückkehren. Plötzlich und unkontrollierbar steht die Szene dem Patienten wieder vor Augen und ruft ähnliche psychische und körperliche Reaktionen hervor wie das Trauma selbst. Die eindringlichen, ungewollten Erinnerungen (Intrusionen) können so intensiv sein, dass Realität und Erinnerung für den Patienten kaum oder gar nicht mehr unterschieden werden können (sog. Flashbacks). Gedanken an das Ereignis, Erinnerungen an das eigene Verhalten, an mögliche Fehler oder unterlassene Handlungen führen zu psychophysiologischen Reaktionen und können z. B. intensive Schuldgefühle hervorrufen. Depressive Verstimmungen mit Selbstvorwürfen und einer Minderung des Selbstwertgefühls sind eine häufige Folge.

Belastende Erinnerungen an das Ereignis, Albträume und die gesteigerte psychophysiologische Erregung können die betroffene Person daran hindern, ein- und durchzuschlafen. Das Opfer erwacht schweißgebadet mit einer vegetativen Symptomatik ähnlich wie bei einer Panikattacke: Herzklopfen, Engegefühl in der Brust, Atembeschwerden, Zittern, starke innere Unruhe und Katastrophenphantasien oder konkreten Erinnerungen an das Trauma.

> **MERKE**
> Reize, die an das Trauma erinnern (z. B. das Martinshorn eines Feuerwehrwagens) rufen die psychophysiologischen Reaktionen wie beim Trauma hervor und verursachen wiederkehrend erhebliches Leiden.

Häufig ist das Grundgefühl persönlicher Sicherheit durch die traumatische Erfahrung nachhaltig verletzt. Die Betroffenen fühlen sich ihren belastenden Erinnerungen schutzlos ausgeliefert, erleben sich auf einmal in ihrer Verletzlichkeit und mit ihren Symptomen als „fremd" und der Gemeinschaft anderer nicht mehr zugehörig. Ihr Wertesystem kann nach dem Erlebnis von Gewalttaten nachhaltig gestört sein.

20.4 Ätiologie

Das Vorliegen eines Traumas ist die Conditio sine qua non für die Diagnose einer PTSD. Für die Entwicklung einer PTSD reichen jedoch die objektiven Parameter wie etwa die Verletzungsschwere nicht aus. Bei der Entscheidung, ob ein Ereignis subjektiv als traumatisch gewertet wird, sind verschiedene Faktoren zu berücksichtigen, z. B. objektive Faktoren wie die Intensität und Dauer des Ereignisses, der drohenden oder realen physischen Verletzung oder ob Verletzung oder Tod anderer Personen eingetreten sind. Von hoher Relevanz ist die subjektive Ebene, die kognitive und emotionale Reaktion auf das Ereignis, z. B. ob ein Ereignis als lebensbedrohlich gewertet wurde und ob Gefühle von Angst, Wut oder Hilflosigkeit auftraten. Der subjektiv erlebte Verlust von Kontrolle über das Geschehen scheint bei der Entwicklung einer PTSD von großer Bedeutung zu sein. Die Antizipation schlimmer Folgen für die eigene Gesundheit und Zukunft begünstigte in Studien die Entwicklung einer PTSD.

In Studien fanden sich verschiedene **Risikofaktoren,** die dazu beitragen, dass Patienten nach einem Trauma eine akute oder chronische PTSD entwickelten. Als Risikofaktoren wurden u. a. identifiziert:
- Weibliches Geschlecht
- Frühe Trennungserlebnisse in der Kindheit
- Psychische Vorerkrankungen
- Somatische Vorerkrankungen
- Erhöhte Werte für Neurotizismus
- Geringe familiäre und soziale Unterstützung

Zu beachten ist jedoch, dass trotz des Vorhandenseins einiger Risikofaktoren ein Traumatisierter keine PTSD entwickeln muss und dass andererseits auch prämorbid stabile Personen ohne Risikofaktoren nach einem schweren Trauma eine PTSD zeigen können.

Es konnten auch **protektive Faktoren** identifiziert werden, die vor der Entwicklung einer PTSD schützen, z. B. ein hohes Maß an Kohärenzgefühl oder Frustrationstoleranz sowie internale Kontrollüberzeugungen. Die Anerkennung als Traumaopfer (z. B. kurz nach der Traumatisierung erfolgte Besuche bei den Opfern durch Politiker sowie längerfristig die Wertschätzung als Mensch, der Schweres erlebt hat) ist ein weiterer protektiver Faktor, der die Rate chronifizierter Verläufe senkt.

Das zurzeit favorisierte Erklärungsmodell der Entstehung intrusiver Erinnerungen geht von einer gestörten Verarbeitung traumatischer Erlebnisse aus. Bereits Janet (1889) unterschied traumatische von normalen Erinnerungen. Die Existenz von multiplen Erinnerungssystemen ist mittlerweile in der Gedächtnisforschung gut dokumentiert. Besonders bedeutsam ist dabei die Unterscheidung in semantische (deklarative) und episodische Erinnerung. Im Bereich der Traumaforschung wurde diese Einteilung von Metcalfe und Jacobs (1996) aufgegriffen, um phänomenologische Unterschiede von traumatischen im Vergleich zu normalen Erinnerungen zu beschreiben. In der Terminologie von Brewin lassen sich verbal zugängliche Erinnerung (*verbal accessible memory,* VAM) von situationsabhängiger nichtverbaler Erinnerung (*situational accessible memory,* SAM) unterscheiden. Metcalfe und Jacobs sprechen von „*hot system versus cold system*", um die besondere emotionale Belastung der situationsabhängigen Erinnerung hervorzuheben (➤ Tab. 20.1).

MERKE
Erinnerungen erlangen offenbar dann traumatische Qualität, wenn ihre Integration in das semantische Gedächtnis fehlschlägt.

Die Folge sind separat registrierte sensorische Elemente der Erfahrung, die oft unabhängig von ihrem Kontext reaktiviert werden. Die Fragmentierung und Desorganisation des Gedächtnisses erschweren gleichzeitig die Kontextualisierung und weitere Verarbeitung der traumatischen Erfahrung. Diese Befunde stehen im Einklang mit den Ergebnissen neuropsychologischer Studien, die bei Patienten mit PTSD sowohl Defizite in der Verarbeitung traumaneutraler Informationen als auch eine verminderte Merkfähigkeit und verzögerte Verarbeitung traumabezogener Gedächtnisinhalte gefunden haben. Modifikationen und Erweiterungen des Konzepts legte Brewin (2011) vor.

Untersuchungen der letzten Jahre weisen auf eine **genetische Vulnerabilität,** u. a. aufgrund genetischer Polymorphismen in den hormonalen und Transmittersystemen hin. Frühe negative Bindungserfahrungen führten im Tierversuch zu überdauernden erhöhten Stressreaktionen. Meaney et al. (z. B. 2005) legten dazu zahlreiche und sehr wichtige Arbeiten vor.

Die Rückkopplungskreise zwischen Kortisol und Noradrenalin sind aufgrund von Defiziten von Rezeptoren der HPA-Achse gestört, und eine überschießende noradrenerge Antwort bei erneuter Stressbelastung konsolidiert die Erfahrungen im Gedächtnis. Die biologischen Systeme sind damit im Ungleichgewicht und die Rückkopplungssysteme der Stressregulation dysfunktional.

Eine Fülle von empirischen Befunden belegt **Veränderungen der autonom-vegetativen Regulation** bei PTSD-Patienten, typischerweise in Form einer erhöhten psychophysiologischen Reaktionsbereitschaft bzw. als ein bereits unter Ruhebedingungen erhöhtes Erregungsniveau. Regelhaft berichtete Befunde sind eine erhöhte physiologische Reaktion auf Schreckreize und andere belastende Stimuli sowie eine verminderte Habituation auf wiederholt dargebotene schreckhafte Stimuli. Individuelle Erinnerungsauslöser (Trigger) wie z. B.

Tab. 20.1 Charakteristika normaler und traumatischer Erinnerungen (modifiziert nach Metcalfe und Jacobs 1996)

„Normale" Erinnerung	„Traumatische" Erinnerung
Verblassen der Erinnerung mit der Zeit	Hypermnesie, Albträume, Intrusionen
Moderate Gefühlsbeteiligung	Exzessive emotionale Beteiligung
Biografisch eingebundene Erinnerung	Fragmentarische Erinnerungen
Episodische (narrative) Erinnerung	Hier-und-Jetzt-Erleben
Zeitlich und räumlich klar definiert	Verzerrtes Raum-Zeit-Gefühl
Emotional kaum triggerbar	Leicht triggerbar

das Anhören eines Traumaberichts gehen mit intensiven psychophysiologischen Reaktionen einher und gelten als besonders zuverlässige Indikatoren für das Vorliegen einer PTSD.

Die forensische Aussagefähigkeit psychophysiologischer Stressreaktionen zur Diagnosestellung einer PTSD ist jedoch dadurch eingeschränkt, dass je nach Stichprobe 20–30 % der untersuchten Probanden trotz vorliegender Symptomatik nicht mit einem autonom-vegetativen Arousal reagieren. Wahrscheinlich sind akute dissoziative Schutzmechanismen für die fehlende kardiovaskuläre Stressreaktion verantwortlich. Dissoziation reduziert die psychophysiologischen Reaktionen während einer Expositionsbehandlung und verhindert die Erfahrung der Habituation.

Eine Vielzahl von Hirnarealen und Funktionskreisen ist an der Verarbeitung traumatischer Erfahrungen beteiligt (Lanius et al. 2015). Neurotransmitter üben einen Einfluss auf die Funktion der Hirnareale aus; so geht etwa eine erhöhte noradrenerge Aktivierung der Amygdala mit einer erniedrigten Aktivität im präfrontalen Kortex einher. Die kritische Bewertung und Steuerung von Emotionen ist damit beeinträchtigt. Das für die Sprechfunktion wichtige Broca-Areal zeigte eine geringere Aktivität bei Erinnerungen an das Trauma und könnte auf die Sprachlosigkeit von Patienten bei Konfrontation mit dem Trauma hinweisen.

MERKE
Die Entwicklung und Aufrechterhaltung einer PTSD ist kein monokausales Geschehen, sondern ein vielfältiger, multikausaler Prozess mit wechselseitiger Beeinflussung. Prätraumatische Faktoren, eine biologische und psychische Vulnerabilität, psychosoziale Faktoren, Erleben und Eigenschaften des Traumas selbst sowie posttraumatische Faktoren beeinflussen die Verarbeitung des Traumas und die Entwicklung einer PTSD.

20.5 Allgemeines zur Therapie

MERKE
Zentrales Element der Traumatherapie ist ein guter Kontakt, eine tragfähige Beziehung zwischen Patient und Therapeut.

Traumatisierte Patienten äußern zu Beginn einer Therapie oft: „Ich will nicht mehr daran denken" oder „Sie können mir auch nicht helfen. Sie haben das ja nicht erlebt." Aus diesen Einstellungen resultiert eine hohe Abbruchquote, besonders in den ersten Therapiestunden, wenn deutlich wird, dass das Vermeidungsverhalten überwunden werden muss und der Bericht über das Trauma eine wichtige Rolle spielt. Zudem muss deutlich werden, dass der Therapeut die Einzelheiten des Traumas aushält und über Methoden zur Überwindung der Probleme verfügt.

Elemente des **Kontaktaufbaus** sind: sich den Problemen bzw. den Symptomen und der Geschichte behutsam nähern, ohne sie zu vermeiden; den Patienten mit Informationen über posttraumatische Reaktionen versorgen, die Befürchtungen des Patienten („Wenn ich das noch mal erzählen muss, dann werde ich verrückt") ernst nehmen und ihn gleichzeitig klar darin anleiten, was zu tun ist. Es müssen Vorschläge unterbreitet bzw. mit dem Patienten gemeinsam Lösungen erarbeitet und die Kontrollbedürfnisse des Patienten ernst genommen werden.

MERKE
Praktische Erfahrungen in der Arbeit mit Patienten und die Effektstärken der konfrontierenden Therapien haben gezeigt, dass eine Bearbeitung des Traumas notwendig ist, um sich davon zu befreien und dass das Trauma im Fokus der Arbeit stehen muss (Ehring et al. 2014).

Die Intensität der Bearbeitung und Konfrontation variiert jedoch. Vielfach versetzt die Erinnerung an das Trauma den Patienten so in Angst und Schrecken, dass er sich der Konfrontation nicht gewachsen fühlt und Erinnerungen und Reize vermeidet. Aus dieser klinischen Erkenntnis leiten sich die weiteren Maßnahmen ab. Die Wahrnehmung der Umgebung sowie die Sichtweise auf die Welt und die Menschen sind durch das Erlebnis des Traumas oft verzerrt. Daher muss eine realistischere Sichtweise gewonnen werden.

Ein weiteres Ziel der Therapie ist, die Bedeutung, die Interpretation des Traumas aufzuarbeiten. Die Überwindung der Vermeidung, sei sie kognitiv oder auf der Verhaltensebene angesiedelt, ist für die Therapie zentral. Sicher werden häufig nicht alle Ziele vollständig erreicht, und die Erinnerung bleibt in gewissem Maße belastend. Wichtig ist aber, den Patienten in die Lage zu versetzen, sein Leben in Selbstbestimmung und Selbstachtung zu führen.

Es hat sich bewährt, die Behandlung von Folgeerkrankungen psychischer Traumatisierungen schulenübergreifend in mehrere **Phasen** einzuteilen, z. B.:
- Diagnostik und Differenzialdiagnostik
- Stabilisierung
- Traumabearbeitung
- Wiederanknüpfungsphase/Reintegration

20.5.1 Stabilisierung

MERKE
Ziel der Stabilisierung ist es, dass der Patient wieder Kontrolle über sich und seine emotionalen Reaktionen gewinnt sowie aktive Möglichkeiten zur Selbstregulation und Selbstberuhigung kennen lernt.

Neben einer individuellen Analyse von Erinnerungsauslösung und der Erarbeitung von Strategien zur Beendigung von Flashbacks ist das Erlernen und Einüben von Techniken zur Distanzierung von belastenden Erinnerungsinhalten hilfreich, z. B. in Form von Imaginationsübungen. Der moderne therapeutische Einsatz von **Imaginationen** kommt aus der Hypnotherapie und wurde in Deutschland besonders durch Reddemann (2001, 2004) und Sachsse (2004) bekannt gemacht. Es handelt sich um die Arbeit mit positiven inneren Bildern zur Distanzierung von emotional belastenden Erinnerungsinhalten. Ziel ist es, sich nicht mehr ausgeliefert fühlen zu müssen und inneren Trost zu finden. Die Erfahrung, dass es gelingen kann, sich selbst zu beruhigen, fördert die Unabhängigkeit von Bezugspersonen und Therapeuten und wirkt damit regressiven Tendenzen in der Therapie entgegen.

> **MERKE**
> Ausreichende psychische Stabilität bzw. eine erfolgreich abgeschlossene Stabilisierungsphase sind Vorbedingungen einer tiefer greifenden Traumabearbeitung und gerade bei Patienten, die Opfer frühkindlicher Traumatisierungen geworden sind, oft die zunächst dringlichste psychotherapeutische Aufgabe.

20.5.2 Traumabearbeitung

Die Bearbeitung traumatischer Erinnerungen ist nur ein Baustein in der Behandlung traumatisierter Menschen. Wichtig ist zu prüfen, ob der gewählte Zeitpunkt für die Traumabearbeitung richtig ist und ob nicht andere Bedürfnisse und therapeutische Zielsetzungen im Vordergrund stehen.

Eine wohlgemeinte, aber ohne ausreichende Vorbereitung oder ohne ausreichende Kenntnis der Problematik des Patienten durchgeführte Traumatherapie kann zur Überschwemmung mit aversiven Reaktionen führen, wenn die Auseinandersetzung mit der traumatischen Erinnerung keine Verarbeitung und Integration ermöglicht. Patienten sollten gründlich darüber aufgeklärt werden, dass die Traumabearbeitung zu einer vorübergehenden Aktualisierung der belastenden Erinnerungen führen kann und dass auch andere traumatische Erinnerungen im Zuge der Bearbeitung wieder näher rücken können. Bei kumulativen Traumatisierungen ist es oft nicht möglich und auch nicht nötig, jedes einzelne Trauma zu bearbeiten. Serien von gleichartigen Traumatisierungen können zusammengefasst und anhand eines für die vielen wiederholten Traumatisierungen stellvertretenden Ereignisses behandelt werden. Als pragmatische Grundregel hat sich bewährt, zumindest das erste, das schlimmste und das letzte Trauma zu bearbeiten.

> **MERKE**
> Ein wichtiges Therapieelement ist die Aufklärung über Ursachen und Natur der posttraumatischen Symptomatik sowie die Vermittlung eines Krankheitsmodells. Bei den Expositionsverfahren steht die Überwindung des Vermeidungsverhaltens im Vordergrund. Es hat sich jedoch auch eine Reduktion von Intrusionen, Übererregung und dysfunktionalen Kognitionen bei erfolgreicher Exposition gezeigt.

Verhaltenstherapeutische Traumaexpositionsverfahren

Die wiederholte Konfrontation mit der Erinnerung an das Trauma führt u. a. zur Habituation, d. h. zur Gewöhnung an die angstauslösende Situation, sodass die traumatische Situation schließlich ohne schwerwiegende Angstreaktion erinnert werden kann.

> **MERKE**
> Der Erfolg der Expositionsbehandlung hängt entscheidend davon ab, ob eine Bewältigung der Angstsituation und eine Umstrukturierung der zugehörigen kognitiven Muster erreicht werden können. Daher muss der Patient das Paradigma der Habituation verstanden haben und sich auf diese – bisher vermiedene und bedrohliche – Situation einlassen, bevor die Exposition durchgeführt wird.

Exposition in sensu

Die **imaginäre Exposition** (in sensu) mit der traumatischen Erinnerung geschieht durch Imaginieren und Erzählen des Geschehens.

Dabei sind **Settingvariablen** zu beachten, die dazu beitragen, die subjektive Sicherheit des Patienten zu erhöhen und Störungen zu vermeiden: angenehmer Sitz, Temperatur, Lichtverhältnisse, kein Telefon oder andere Störungen, keine Auslösereize für traumatische Erinnerungen im Therapiezimmer. Da die Exposition längere Zeit in Anspruch nimmt, ist ausreichend Zeit einzuplanen, z. B. eine Doppelstunde mit 90 Minuten.

Bei der Durcharbeitung des traumatischen Erlebnisses sollten die Augen geschlossen sein. Manche Patienten bevorzugen es, zur Erhöhung ihrer Kontrolle die Augen offenzuhalten. Das ist in Ordnung; es sollte dann jedoch ein Punkt fixiert werden. Zur Erhöhung der affektiven Spannung sollte der Patient im Hier und Jetzt berichten („Ich bin jetzt in …"; „Ich spüre jetzt, wie …"). Das Ereignis ist in allen Sinnesqualitäten vorzustellen („Ich sehe, rieche, schmecke, höre, spüre").

> **MERKE**
> Der möglichst detaillierte Bericht wird sich im Laufe der Stunden verändern, da „vergessene" Inhalte nach und nach wieder auftauchen (Reize, Empfindungen, Gedanken, Gefühle, Befürchtungen) und der Therapeut zunehmend detailliert nachfragt.

Daher wird bei der ersten Expositionsübung dem Patienten das Ausmaß der Detailschilderung überlassen. Nach jeweils einigen Minuten der Schilderung wird das Ausmaß der Spannung/Angst anhand einer 10-stufigen Skala vom Patienten eingeschätzt. Wenn die Schilderung des Erlebnisses zu Ende ist, muss ggf. wieder von vorn begonnen werden, je nach der bisher verstrichenen Zeit und dem Ausmaß der Habituation. Bis zur Habituation und zum Abfallen der Angst können 30–45 Minuten vergehen, manchmal auch mehr. Während dieser Zeit müssen durch die Schilderung Angst und Spannung aufrechterhalten werden, um den Lernprozess in Gang zu setzen, dass die befürchtete Katastrophe nicht passiert, das Erlebnis Vergangenheit ist und aktuell nur noch in der Erinnerung besteht und trotz oder wegen der Konfrontation die Angst und Spannung wieder abnehmen. Sollten Angst und Spannung nicht ausreichend abnehmen, kann dies mithilfe von weiteren aktiven therapeutischen Interventionen (z. B. Atemtechniken) erreicht werden.

> **MERKE**
> Aktiv einzugreifen ist auch, wenn Angst und Anspannung als nicht mehr kontrollierbar erlebt werden oder sich dissoziative Symptome wie Depersonalisation oder Derealisation einstellen.

Beides gefährdet den Erfolg der Expositionsbehandlung. Daher muss der Patient zur Reorientierung stärker in die aktuelle Hier-und-Jetzt-Situation geholt werden. Die Augen können geöffnet werden, der Patient kann stärker auf seine gegenwärtigen sensorischen Wahrnehmungen („Spüren Sie den Stuhl, auf dem Sie sitzen?"; „Sehen Sie mich an") gelenkt werden, um dann die Exposition kontrollierter weiter bis zur Habituation durchzuführen. Einzelne, besonders wichtige Szenen des Geschehens (sog. „Hotspots") können so in der Imagination eingestellt und mehrfach durchgearbeitet werden (Foa et al. 2007).

> **MERKE**
> In der anschließenden Nachbesprechung können das Erleben, die Erwartungen und Befürchtungen sowie die neuen Erinnerungen oder Aspekte besprochen werden. Mithilfe der kognitiven Restrukturierung kann das Erlebte neu eingeordnet und bewertet werden.

Nach einigen Stunden Konfrontation mit immer dem gleichen traumatischen Erlebnis ist mit einer Abnahme der Belastung durch Intrusionen und Übererregbarkeit zu rechnen. Tonband- oder Videoaufzeichnungen der Exposition in sensu bzw. der Therapiestunde sollten als Hausaufgabe täglich wieder angehört bzw. angesehen werden, bis die Angstreaktion abgenommen hat.

Exposition in vivo

Wenn Vermeidungsverhalten hinsichtlich bestimmter mit dem Trauma assoziierter Orte oder Situationen besteht, wird eine Exposition in vivo durchgeführt, d. h., der Betreffende wird angeleitet, stufenweise an den angstbesetzten Ort zu gehen, um die Angst zu überwinden. Reale Gefahr und damit ein erhöhtes Risiko erneuter Traumatisierung sollten dabei nicht gegeben sein. Sofern möglich, begleitet der Therapeut den Patienten. In Begleitung ist es besser möglich, Unterschiede und Gemeinsamkeiten zwischen aktuellem und traumatischem Erlebnis herauszuarbeiten, die Wahrnehmungen und ihre Interpretation am realen Objekt zu prüfen und die Angst und das Vermeidungsverhalten zu kontrollieren.

Bearbeitung dysfunktionaler Kognitionen: kognitive Umstrukturierung

Ein weiteres Element der verhaltenstherapeutischen Traumatherapie ist die Bearbeitung sog. dysfunktionaler Kognitionen. Dabei steht die Veränderung von kognitiven Überzeugungen und der Interpretation des traumatischen Ereignisses und seiner Folgen im Vordergrund. Mehrere kognitive Bereiche können durch traumatische Ereignisse verändert werden:
- Vertrauen und Sicherheit
- Selbstachtung und Intimität
- Kontrolle
- Unbegründete Schuldgefühle und Selbstvorwürfe
- Übersteigerte Angst vor Wiederholung eines Traumas
- Grübeln
- Ärger (z. B. über Ungerechtigkeit) und Rachefantasien

Es geht darum, diese dysfunktionalen Kognitionen zu identifizieren, im therapeutischen Gespräch auf ihren Realitätsgehalt zu überprüfen und zu hinterfragen. Ein Ziel ist es, zu einer realistischen Einschätzung der eigenen Beteiligung an der Traumatisierung und der Bedrohung im Alltag zu gelangen. Ein weiteres Ziel ist die Modifizierung der durch das Trauma veränderten Sicht der eigenen Person und der Welt. Letztlich muss die traumatische Erfahrung in die vor dem Trauma bestehenden eigenen Überzeugungen integriert und das Erlebnis und die Folgen als Bestandteile der eigenen Biografie akzeptiert werden.

Eine zentrale Gesprächstechnik der kognitiven Umstrukturierung ist der **sokratische Dialog,** bei dem Einsichten dem Patienten nicht aufoktroyiert, sondern aus ihm heraus entwickelt werden. Ehlers (1999) weist darauf hin, dass bei der kognitiven Umstrukturierung dem Patienten nicht der Eindruck vermittelt werden soll, er habe bisher „falsch" gedacht oder gehandelt. Der Therapeut sollte daher auf der Grundlage einer flexiblen Haltung und von interessiertem Mitgefühl Verständnis für die problematischen Interpretationen und die Reaktionen des Patienten zeigen. Dabei sollte er zunächst versuchen, die innere Logik des Denkens und Verhaltens des Patienten zu verstehen. Die wertfreien Fragen und Erläuterungen des Therapeuten sollten es dem Patienten ermöglichen, die Zusammenhänge zwischen Gedanken und Gefühlen sowie seine problematischen Interpretationen des Traumas und dessen Konsequenzen „geleitet" zu entdecken.

> **MERKE**
> In einem abgestuften Prozess wird es dem Patienten ermöglicht, seine Hypothesen zu identifizieren, zu hinterfragen, zu testen und letztlich zu verändern.

Zur Methodik gehören nach Ehlers (1999):
- Sammeln und Hinterfragen der Belege für die Interpretation
- Suche nach anderen möglichen Interpretationen
- Kosten-Nutzen-Analyse für Überzeugungen und aufrechterhaltende Verhaltensweisen
- Protokollieren und Modifizieren automatischer Gedanken
- Verhaltensexperimente
- Imaginationsverfahren

Die dysfunktionalen Interpretationen sollten konkret ausformuliert und der Grad der Überzeugung eingeschätzt werden. Konkrete Fragen im sokratischen Dialog sind:
- „Was führt Sie dazu zu denken, dass …"
- „Woran können Sie feststellen, dass …"
- „Was wäre, wenn … passieren würde? Was wäre schlimm daran? Wie könnten Sie damit fertig werden?"
- „Wie würde jemand anderes darüber denken?"

Es hat sich gezeigt, dass die Bearbeitung dysfunktionaler Kognitionen auch ohne eine prolongierte Traumaexposition (Foa et al. 2007; engl. Manual) die Belastung durch posttraumatische Symptome erfolgreich bessern kann (Ehlers et al. 2005). Im „imaginativen Nacherleben" ist das Ausmaß der Konfrontation deutlich geringer. Eine Verknüpfung der Konfrontation in sensu und weiteren imaginativen Techniken wurde mit der *Imagery Rescripting and Reprocessing Therapy* (IRRT) entwickelt (Smucker und Köster 2015; Metaanalyse zu IRRT: Arntz 2012).

Resümee

Typischerweise umfasst eine manualisierte verhaltenstherapeutische Behandlung 9–15 Therapiesitzungen (Boos 2014; ➤ Box 20.2). Eine Wirksamkeit von KVT in dieser kurzen Zeit konnte auch bei der Behandlung von Patientinnen mit komplexer PTSD mittels *Cognitive Processing Therapy* (CPT; Resick et al.; dt. Manual König et al. 2012) oder *Skillstraining zur affektiven und interpersonellen Regulation* (STAIR) gezeigt werden (dt. Manual Cloitre et al. 2014), bei welcher der Exposition eine Skills-Phase vorgeschaltet wird.

BOX 20.2
Bausteine einer verhaltenstherapeutischen Behandlung von Traumafolgestörungen

- Ausreichend Zeit pro Sitzung (z. B. 90 min)
- Psychoedukation (Erklärungen, Krankheitskonzept, Schaubilder, Schriften, Bücher)
- Entspannungsverfahren (progressive Muskelrelaxation, Atemübungen)
- Bedingungsanalyse der Symptomentstehung und Aufrechterhaltung
- Hierarchisierung der Ängste
- Exposition in sensu (vorher ausführliche Erläuterung des Habituationsparadigmas und Risiko-Nutzen-Abwägung)
- Exposition in vivo (ohne sich in reale Gefahr zu begeben)
- Hausaufgaben (z. B. Protokolle über Gedanken, Wahrnehmungen, Gefühle bei Intrusionen; Abhören der Kassette der letzten Exposition in sensu)
- Bearbeitung dysfunktionaler Kognitionen (u. a. zu Schuld, Scham, Interpretationen des Traumas, Schemata zum Selbst und zur Welt) im sokratischen Dialog
- Copingstrategien (z. B. Affektkontrolle, Umgang mit Frustration und Wut, Ressourcenaktivierung, Alternativgedanken und -verhalten, Veränderung der Aufmerksamkeit, Achtsamkeit, Umgang mit Dissoziation)
- Rückfallprophylaxe (z. B. Frühwarnzeichen, Erdung, Umgang mit Stresssituationen im Alltag)

Traumabearbeitung mit der Bildschirmtechnik

Die aus hypnotherapeutischen Ansätzen entwickelte Screen-Technik ist eines der am weitesten verbreiteten Verfahren zur Traumaexposition und Traumasynthese. Eine traumatische Erinnerung wird, wie ein alter Film, gemeinsam von Patient und Therapeut auf einem imaginären Bildschirm (z. B. an der Wand) betrachtet. Diese Technik ermöglicht den kontrollierten Umgang mit Assoziation und Dissoziation, d. h., es lassen sich ganze Bereiche, etwa einzelne Sinnesqualitäten, aus dem beobachteten Geschehen ausklammern (Dissoziation), indem z. B. nur auf das, was zu sehen ist, fokussiert wird und der Ton und andere Sinnesqualitäten zunächst ausgeblendet werden. Im Verlauf der Arbeit können dann die anderen Sinneskanäle nach und nach assoziiert werden, um die Wahrnehmung des traumatischen Ereignisses zu komplettieren.

Während der Arbeit mit der Bildschirmtechnik ist oft ein „doppeltes Bewusstsein" vorhanden. Der Betreffende erlebt sich im Erinnerungsgeschehen, so wie es damals war, und ist gleichzeitig auch Zuschauer und Beobachter. Dieser doppelte Fokus erleichtert es, die emotionale Belastung durch die Exposition zu ertragen, und ermöglicht es, wieder Kontrolle über die belastende Erinnerung zu gewinnen.

> **MERKE**
> Die emotionale Belastung während der Exposition lässt sich durch vielfältige imaginäre Manipulationen der Bildschirmdarstellung steuern.

So kann z. B. der „Film" mit einer imaginären Fernbedienung nach Belieben angehalten und wieder gestartet werden, der Ablauf lässt sich beschleunigen oder wie in Zeitlupe betrachten, der Ton kann an- und ausgestellt werden, der Film in Schwarzweiß oder Farbe vorgestellt werden usw.

Ziel der Arbeit mit der Screen-Technik ist Entängstigung durch therapeutisch begleitetes Wiedererleben ohne Überschwemmung mit dem affektiven Gehalt des traumatischen Erlebnisses. Die entscheidenden Wirkmechanismen sind das Wiedergewinnen von Steuerungsfähigkeit während der Erinnerung und die dosierte Exposition. Empirische Studien zur Wirksamkeit der Behandlung mit der Screen-Technik liegen bisher nicht vor.

Eye Movement Desensitization and Reprocessing (EMDR)

EMDR ist eine relativ neue psychotherapeutische Technik, die davon ausgeht, dass ein uns allen innewohnendes Informationsverarbeitendes System (AIP) durch bilaterale Stimulation aktiviert werden kann und so explizit die Integration traumabezogener Erinnerungen und Symptome gefördert wird. Die ersten Ansätze der Begründerin des Verfahrens, Francine Shapiro, wurden inzwischen modifiziert, erweitert und zu einer detailliert beschriebenen, manualisierten psychotherapeutischen Behandlungstechnik (EMDR) ausgearbeitet (Hofmann 2014). Die EMDR-Behandlung wird als therapeutischer Baustein im Rahmen eines Gesamtbehandlungsplans zur Traumabearbeitung und -integration eingesetzt.

Während der EMDR-Therapie erlebt der Patient in einer haltgebenden therapeutischen Situation und innerhalb einer durch das EMDR-Behandlungsmanual vorgegebenen festen, mehrstufigen Struktur eine Konfrontation mit dem Trauma und gleichzeitig – vom Therapeuten induziert – bilaterale rhythmische Augenbewegungen. Diese Vorgehensweise führt oft erstaunlich rasch zu einer Abnahme der subjektiven Belastung durch die traumatische Erinnerung, vermutlich dadurch, dass zuvor weitgehend unverarbeitet gespeicherte kognitive, emotionale und körperliche Reaktionen auf das Trauma wiederbelebt, in einem Verarbeitungsprozess integriert und mit dem Trauma verbundene negative Kognitionen zugunsten positiver Gedanken umstrukturiert werden.

Die EMDR-Behandlung zeichnet sich durch hohe Wirksamkeit bei geringen Abbruchquoten aus und wird neben den verhaltenstherapeutischen Behandlungstechniken von den internationalen Fachgesellschaften als Methode der Wahl zur Behandlung der PTSD empfohlen. Ihre Wirkmechanismen sind noch nicht vollständig geklärt. Einige Studien weisen darauf hin, dass die Augenbewegungen zu einer Zunahme des Parasympathikotonus führen, andere sind der Auffassung, dass die Konnektivität von Hirnarealen, die für die Verarbeitung relevant sind, verbessert wird. Beides begünstigt wahrscheinlich die Verarbeitung traumatischer Erinnerungen. Die bilaterale Stimulation kann auch durch Töne oder alternierende Berührungen *(tapping)* erzeugt werden.

Psychodynamische Therapie

Für die Bewältigung aktueller Traumata wurde von Horowitz eine strukturierte psychodynamische Kurztherapie entwickelt. Der integrative psychodynamisch-kognitive Ansatz beruht auf einer Informationsverarbeitungstheorie, in deren Mittelpunkt die Verarbeitung konflikthafter Gedanken und Gefühle und die Veränderung der persönlichen Schemata stehen. Dabei wird Freuds ursprüngliche Konzeption einer energetischen Überlastung aufgrund des Traumas durch ein Konzept der Informationsüberlastung ersetzt. Horowitz betont die Wechselwirkung mit den unterschiedlichen prämorbiden Persönlichkeitsstilen und den daraus folgenden therapeutischen Konsequenzen.

In der einzigen kontrollierten Studie wurde nachgewiesen, dass die psychodynamische Therapie wirksamer war als die Kontrollen (Warteliste); im Vergleich zur Verhaltenstherapie oder EMDR hat sie sich in einer Metaanalyse jedoch als deutlich weniger wirksam erwiesen (van Etten und Taylor 1998). Aufgrund der geringen Anzahl kontrollierter Studien spielt die psychodynamische Therapie in den Reviews und Metaanalysen (vgl. Bradley et al. 2005; Watts et al. 2013) nur eine sehr untergeordnete Rolle und wird als Behandlungsform nicht an vorderer Stelle gesehen (NICE 2005). Die Studienlage sagt mangels Untersuchungen damit noch nicht viel über die reale Wirksamkeit aus und entspricht auch nicht der Versorgungsrealität in Deutschland. Es liegen jedoch nur spärliche Wirksamkeitsnachweise vor, die einer kritischen Überprüfung auch standhalten.

Traumabezogene psychodynamische Therapiemodelle in Deutschland wurden von Fischer, Riedesser, Reddemann und Sachsse entworfen.

Brief Eclectic Psychotherapy for PTSD (BEPP)

BEPP (Gersons et al. 2000) integriert kognitiv-verhaltenstherapeutische und psychodynamische Elemente sowie Konzepte der Trauertherapie. Die Therapie umfasst 16 Sitzungen und verläuft in fünf Phasen:
1. Psychoedukation
2. Exposition in sensu mit Imaginationsübungen und der Konfrontation mit den Erinnerungen
3. Schreiben: „Briefe" an Personen und Instanzen helfen, sich aggressiver und anderer Gefühle bewusst zu werden und diese auszudrücken.
4. Integration und Bedeutungszuschreibung: Das zentrale traumatische Ereignis wird in den Ablauf des gesamten Lebens gesetzt und im Zusammenhang mit seiner Bedeutung gesehen.
5. Abschiedsritual

Ziel der Behandlung ist die Reduktion der PTSD-Symptomatik, die Unterstützung der Patienten bei der Integration der traumatischen Erfahrung in ihre Biografie und letztlich die Wiedererlangung der Kontrolle über ihr eigenes Leben.

Narrative Expositionstherapie (NET)

Die NET wurde von Schauer, Neuner und Elbert (2006) aus Elementen der KVT und der *Testimony Therapy* entwickelt. Das Kernelement der NET ist die Einbettung eines möglichst detaillierten Traumanarrativs (mit seinen emotionalen, physiologischen und kognitiven Details) in ein biografisches Narrativ. Zusätzlich zu Psychoedukation wird ein – möglichst schriftlicher – Bericht über die eigene Biografie mit positiven und negativen Ereignissen erstellt. Dieser Bericht wird wiederholt gelesen und imaginiert, um so die implizit abgespeicherten, desintegrierten traumatischen Erlebnisse in das explizite Gedächtnis, die eigene Biografie zu integrieren.

Die NET wurde in Flüchtlingslagern und nach Katastrophen angewandt und evaluiert (Gwozdziewycz und Mehl-Madrona 2013). Gute Effektstärken konnten auch durch darin ausgebildete Flüchtlinge erzielt werden, was auf eine gute Dissemination der Methode auch unter schwierigen Umständen hinweist und vielleicht eine erfolgreiche Methode bei der Bewältigung hoher Zahlen traumatisierter Flüchtlinge sein könnte.

Achtsamkeitsbasierte Verfahren

Zunehmend werden achtsamkeitsbasierte Verfahren bei Traumatisierten auch in RCTs untersucht – mit teilweise positiven Ergebnissen (Lebensqualität, Symptome). Während Achtsamkeitsübungen integraler Bestandteil der DBT sind, werden Yoga, MBSR oder Metta-Meditation auch als alleiniger Therapieansatz versucht.

Es wird vermutet, dass Hyperarousal-Symptome eher auf Achtsamkeitsübungen ansprechen und mit bestimmten Funktionskreisen des Gehirns verbunden sind (Lanius et al. 2015). Die Studien werden methodisch kritisiert, und es sind weitere Daten notwendig, um sich ein klares Bild über ihre Bedeutung und Stellung innerhalb der anderen Therapieformen sowie ihre Wirksamkeit machen zu können (CADTH 2015).

20.5.3 Wiederanknüpfungsphase (Reintegration)

In dieser Behandlungsphase sind individuell sehr unterschiedliche Bedürfnisse zu berücksichtigen. Der Betroffene steht vor der Notwendigkeit, das traumatische Erlebnis, die erlittenen seelischen und körperlichen Verletzungen und Verluste in seine persönliche Biografie und Weltsicht zu integrieren. Was tatsächlich geschehen ist und was man sich gewünscht hätte, muss nebeneinander existieren können.

Reintegration hat Ähnlichkeit mit einem Trauerprozess und ist keine einfache Aufgabe. Es verwundert daher nicht, dass es nach erfolgreichem Abschluss der Traumabearbeitung zu existenziellen Krisen mit dem Gefühl von Sinnlosigkeit, Isoliertheit und Unverbundenheit mit anderen Menschen bis hin zur Suizidalität kommen kann.

> **MERKE**
> Die Reintegrationsphase ist eine Zeit der Verarbeitung des Schmerzes, der Wut und der Trauer. Hierzu gehört auch die Auseinandersetzung mit der Scham, zum Opfer geworden zu sein, und den dazu gehörigen Schuldgefühlen.

In dieser Phase sind die psychosozialen Folgen ein zentraler Fokus. Neben Angehörigenarbeit spielt auch die Wiederherstellung der Arbeitsfähigkeit eine bedeutende Rolle. Dabei ist es auch wichtig, dass es den Betroffenen gelingt, zusätzliche Unterstützungssysteme aufzubauen, auch wenn die therapeutische Beziehung vorrangig heilende Kraft sein kann. Die intensive Einzeltherapie kann das sensible Gleichgewicht der heimischen Beziehungen aufbrechen. Es besteht die Gefahr, dass der Patient einen weiteren Verlust erleidet. Durch gemeinsame Gespräche in Gegenwart der Partner und anderer Familienmitglieder können diese hilfreich in die Behandlung einbezogen werden.

Auch die Planung der konkreten nächsten Zukunft gehört in diesen Rahmen. Oft bringt die Traumatherapie eine Neuorientierung mit sich, die sich in einer Veränderung der persönlichen Pläne und Ziele niederschlägt. Ein subjektiv als sehr positiv bewertetes inneres Wachstum angesichts der Traumatisierung kann hier zugrunde liegen („seit dem Trauma lebe ich bewusster").

20.5.4 Pharmakotherapie

Derzeit gibt die Studienlage keine Information darüber, ob die Entwicklung einer PTSD durch medikamentöse Frühintervention verhindert werden kann. Die methodisch hochwertige RCT-Studie von Shalev et al. (2012) zeigte in Bezug auf die Verhinderung der Entwicklung einer PTSD für den SSRI Escitalopram keine bessere Wirkung als die Wartelistenkontrollgruppe. Im Cochrane-Review von Amos et al. (2014) ergaben sich Hinweise für die präventive Wirksamkeit von Hydrokortison. Angesichts der spärlichen Datenlage sind wir von allgemeingültigen, fundierten Behandlungsempfehlungen für die klinische Praxis aber noch weit davon entfernt.

> **MERKE**
> Auch wenn die wissenschaftliche Evidenz zur pharmakologischen Behandlung akuter Traumafolgestörungen unzureichend ist, können aufgrund des klinischen Bildes Psychopharmaka zur Symptomreduktion indiziert sein.

Indikationen können u. a. sein: schwere Angstzustände und anhaltende Schlafstörungen, anhaltende Übererregbarkeit,

psychomotorische Verlangsamung und Rückzug oder psychotische Dekompensation.
- Als Mittel der 1. Wahl bei Angst, Schlafstörungen und Übererregbarkeit sind **sedierende Antidepressiva** zu empfehlen (z. B. Mirtazapin, Trimipramin).
- Der Einsatz von **Benzodiazepinen** ist sehr kritisch abzuwägen! Als Mittel der 2. Wahl können z. B. bei massiver Angst, Rückzug oder Schlafstörungen kurzfristig (bis zu 1 Woche) in schweren Fällen Benzodiazepine gegeben werden.
Vom längeren Einsatz von Benzodiazepinen ist abzuraten, da Studien darauf hinweisen, dass es längerfristig zu einer Verschlechterung der Symptomatik einer PTSD oder Depression kommen kann. Zudem könnten Benzodiazepine bei Kombinationsbehandlung die Effekte einer Psychotherapie reduzieren. Ausnahme ist hier eine schwere komorbide Depression mit akuter Suizidalität, die eine kombinierte Therapie mit Antidepressiva und Benzodiazepinen erfordert.
- Für die Behandlung der eher seltenen akuten psychotischen Dekompensation nach traumatischem Erlebnis liegen keine Studien vor. Hilfsweise kann von den Studien bei PTSD bzw. chronifizierter psychotischer Symptomatik auf Behandlungsmöglichkeiten in der Akutintervention, vorzugsweise durch atypische **Antipsychotika,** geschlossen werden.

> **MERKE**
> Soweit möglich, sollte mit dem Einsatz von Psychopharmaka zugewartet werden (z. B. 24–48 h post Trauma). Erst wenn die nichtpharmakologischen Maßnahmen (inkl. Beachtung der persönlichen Bedürfnisse, Psychoedukation, Einbeziehung der Angehörigen) keine kurzfristige Besserung zeigen, sollte der Einsatz von Psychopharmaka für eine bestimmte Zielsymptomatik erwogen werden.

Wenn eine PTSD bereits besteht, gilt die psychotherapeutische Behandlung als Behandlung der ersten Wahl und erreicht ähnliche bis höhere Effektstärken wie eine pharmakologische Behandlung mit Serotonin-Wiederaufnahmehemmern (SSRI) (van Etten und Taylor 1998; Bradley et al. 2005). In einer Studie ergab sich im direkten Vergleich von SSRI (Paroxetin) und Verhaltenstherapie (VT; *prolonged exposure*) langfristig ein Vorteil zugunsten der VT (Frommberger et al. 2004).

Bei Patienten wie Therapeuten ist oft eine Zurückhaltung bis strikte Ablehnung jeglicher Medikation zu beobachten. Dies ist u. a. auf unerwünschte Arzneimittelwirkungen zurückzuführen, die bei den älteren Antidepressiva und Neuroleptika deutlich stärker waren als bei den neueren Antidepressiva und Antipsychotika. Diese neueren Substanzen ermöglichen auch den Verzicht auf Benzodiazepine, die längerfristig mit der Gefahr der Abhängigkeit behaftet sind.

Vermutlich ist die Kombination von Psychotherapie und Pharmakotherapie bei schweren Verlaufsformen eine effektive Form der Therapie, bietet die Pharmakotherapie doch manchmal erst die Grundlage dafür, sich mit den Traumafolgen auseinandersetzen zu können.

Für alle Symptombereiche, d. h. für wiederkehrende Erinnerungen, Vermeidungsverhalten und auch Übererregbarkeit, ist eine Symptomreduktion durch SSRI belegt.

> **MERKE**
> Der Cochrane-Review von Stein et al. (2006), die Leitlinien der australischen ACMPM (2007), von WFSBP (Bandelow et al. 2008), ISTSS (Forbes et al. 2009) und AWMF (2012) gehen von den SSRI als Mittel der 1. Wahl aus. In Deutschland sind für die Indikation PTSD allein die SSRIs Paroxetin und Sertralin zugelassen.

Aus klinischer Sicht sind auch bei der Pharmakotherapie eine ausführliche Aufklärung über das Krankheitsbild und die Symptome sowie eine supportive Gesprächsführung zur Sicherung der Compliance unerlässlich. Bis zum Eintreten eines Therapieerfolgs kann ein längerer Zeitraum verstreichen; das Medikament sollte erst gewechselt werden, wenn sich nach 8–12 Wochen kein ausreichender Behandlungserfolg eingestellt hat. Die Dauer der Medikamenteneinnahme sollte langfristig angelegt sein. Experten empfehlen – in Abhängigkeit von Ausmaß und Dauer der vorbestehenden PTSD-Symptomatik – eine Medikationsdauer von 12–24 Monaten.

20.5.5 Stationäre Traumatherapie

Viele Patienten, die eine der zahlreichen posttraumatischen psychischen Störungen (z. B. Depression, Angststörung, Substanzmissbrauch oder PTSD) entwickeln, können bei adäquater Therapie im ambulanten Rahmen ausreichend Hilfe erhalten. Dennoch bedarf ein Teil einer zusätzlichen stationären Therapie. Die Reaktion auf die Traumatisierung ist dann schwer ausgeprägt und verlangt nach einem multimodalen Therapieansatz, der über die Möglichkeiten und Grenzen einer einzelnen Therapieschule hinausgeht.

Die Therapie muss an die sehr komplexen Krankheitsbilder adaptiert werden, sodass genau zu prüfen ist, ob die an der „klassischen" PTSD evaluierten Therapieformen auch für die jeweilige „komplexere" PTSD-Form im Einzelfall geeignet sind. Die Unterscheidung zwischen den verschiedenen Traumafolgestörungen sollte deutlich sein, um Fehlern in der Therapie vorzubeugen.

Eine Zusammenstellung der bisher sehr wenigen Untersuchungen zur stationären Traumatherapie sowie inhaltliche und strukturelle Empfehlungen zur stationären Traumatherapie wurde erstmals von Frommberger und Keller (2007) publiziert. Vielfach ist eine Vernetzung ambulanter und stationärer Therapie mit manchmal jahrelangem Therapieprozess sowie Wechsel zwischen ambulanter und stationärer Therapie notwendig.

20.5.6 Weitere Therapieformen

Zusätzlich zu den Therapieformen, in denen zur Bearbeitung des Traumas das Gespräch im Vordergrund steht, entstanden Verfahren, in denen schriftliche Berichte über das Trauma verfasst werden. Diese können mehrfach überarbeitet und dann für sich selbst aufbewahrt oder aber z. B. Menschenrechtsorganisationen zur Bekämpfung von Verfolgung oder Folter übergeben werden (*Testimony*-Therapie). Vom Therapeuten angeleitetes Schreiben fand seine modernste Form als *Intherapy*, bei der der Patient und sein Therapeut über das Internet im Kontakt stehen. Manchen Vorbehalten zum Trotz zeigten erste Evaluationen eine gute Reduktion der PTSD-Symptomatik.

Eine Adaptation von Therapieformen auf traumaspezifische Belange wurde z. B. für das katathyme Bilderleben, für die Gestalttherapie nach Perls als integrative Traumatherapie und dialogische Exposition oder für Formen der Körpertherapie vorgelegt. Für die Gestalttherapie wurden in Studien positive Effekte gezeigt. Nonverbale Formen der Therapie wie Tanz- und Bewegungstherapie, Qi-Gong und Tai-Chi werden bei Traumatisierten in vielfältiger Weise eingesetzt und im stationären Setting von den Patienten auch sehr geschätzt. Eine Evaluation der Wirksamkeit in kontrollierten Studien steht hier noch aus. Ähnliches gilt für Formen der Kunsttherapie.

Zahlreiche Therapieformen sind in randomisierten kontrollierten Studien (RCTs) untersucht worden. Die als traumafokussiert eingestuften Psychotherapieverfahren haben sich in mehreren Metaanalysen im Vergleich zu Verfahren, die als nicht traumafokussiert betrachtet wurden, als effektiver erwiesen (Ehlers et al. 2010; Watts et al. 2013; Ehring et al. 2014) und werden in internationalen Leitlinien empfohlen. Dieser anerkannte und etablierte methodische Ansatz sowie seine Ergebnisse für die PTSD werden von Wampold et al. (2010) infrage gestellt. Zum einen werden die Aufteilung in traumafokussiert vs. nicht traumafokussiert bzw. die Kriterien dafür kritisch hinterfragt und als nicht einheitlich angewandt gesehen. Zum anderen wird ein anderer Ansatz mit „Bona-fide"-Therapien verfolgt, die Kriterien einer von den Autoren zusammengestellten allgemeinen Kriterienliste von Wirkfaktoren für Psychotherapien genügen. Auf Kontrollen wie in RCTs wird dabei verzichtet. Die Wirksamkeit der so definierten psychotherapeutischen Verfahren wird in der Metaanalyse von Benish et al. (2008) als für alle untersuchten Verfahren gleich errechnet. In Ehlers et al. (2010) wurde dieser Ansatz grundlegend und detailliert kritisiert und gefordert, dass Bona-fide-Behandlungen empirisch und theoretisch definiert werden sollten und nicht durch die Intention und Auffassung des Untersuchers, dass diese therapeutisch wirksam seien.

Diese Diskussion macht jedenfalls deutlich, dass viele Fragen zur Wirksamkeitsprüfung von Psychotherapien auf mehreren Ebenen noch unbeantwortet sind. Vorschläge dazu enthalten die o. g. Arbeiten von Ehlers et al. (2010), Wampold et al. (2010) und Watts et al. (2013).

Da dieses Thema nicht nur für die PTSD-Forschung, sondern generell von Bedeutung ist, sei auf die ausführliche Diskussion dieser Problematik in ➤ Kap. 43 verwiesen.

20.6 Behandlung akuter Traumafolgestörungen

Am Beispiel typischer Symptome bei Verkehrsunfallverletzten mit PTSD sollen die Art der Erinnerungen, die Auslösereize und das Vermeidungsverhalten veranschaulicht werden (nach Angenendt et al. 2013). Diese Patienten berichten über immer wiederkehrende Erinnerungen an den Unfall, vor allem wenn sie mit traumabezogenen Reizen konfrontiert werden. Dies können sein:

- Das Fahren derselben oder einer ähnlichen Strecke wie beim Unfall
- Ähnliche Wetterbedingungen (z. B. starker Wind oder Schnee) wie zum Zeitpunkt des Unfalls
- Autofahren zu der Jahreszeit, als der Unfall passierte
- Der Jahrestag des Unfalls
- Ein dem des Unfallgegners ähnliches Fahrzeug
- Medienberichte über Unfälle

Die Patienten leiden unter Albträumen, die Unfälle zum Thema haben. Im Straßenverkehr kann die Wahrnehmung dieser Patienten gestört sein. Entfernungen und Größen werden falsch eingeschätzt. So befürchten die Patienten z. B., der Abstand zu anderen Fahrzeugen sei viel geringer, als es tatsächlich der Fall ist. Daher erleben sie das Gefühl von Beinaheunfällen. Diese Ängste verstärken die Befürchtungen, die seit dem Trauma bestehen, und führen zu einer weiteren Steigerung der durch die PTSD bereits erhöhten psychophysiologischen Aktivierung. Insgesamt wird der Straßenverkehr subjektiv als viel bedrohlicher als vor dem Unfall eingeschätzt. Die Patienten sind beim Autofahren ängstlich und angespannt (vor allem auf Wegstrecken, die an den Unfall erinnern) und vermeiden das Autofahren womöglich ganz. Sie berichten von Schuldgefühlen und fragen sich immer wieder, warum sie gerade zu diesem Zeitpunkt Auto gefahren sind. Häufig wird in Form von Grübelzirkeln auch die Frage gestellt: „Warum gerade ich?"

20.6.1 Erstversorgung und Stabilisierung akut traumatisierter Patienten

Nach einem schweren traumatischen Ereignis (z. B. Eisenbahnkatastrophe) sind menschliche Unterstützung und Hilfe geboten. Vor jeglicher therapeutischer Intervention stehen daher zunächst Beistand und Trost als unterstützender Kontakt sowie zur Sicherung einfacher Grundbedürfnisse (z. B. Kleidung, Wärme, Nahrung) im Vordergrund. Der Vermittlung von Sicherheit, der Möglichkeit, Gefühle zuzulassen, und menschlicher Anteilnahme kommt bei der „psychischen Ersten Hilfe" hohe Bedeutung zu. Dazu gehören unmittelbar am Ort der Katastrophe auch einfache Formen der Kommunikation (z. B. sich mit Namen vorstellen; versichern, dass Hilfe geleistet wird, Abschirmen der Verletzten vor Neugierigen; vorsichtigen Körperkontakt halte, verbale Kommunikation aufnehmen, auch wenn der Verletzte nicht spricht).

Praktische Dinge müssen organisiert (z. B. Information der Familie) und erste Versuche unternommen werden, Ordnung im Chaos zu schaffen. Der Betroffene sollte Informationen über das Geschehene und Hilfsangebote erhalten, über die er möglichst viel Kontrolle und Entscheidung hat. Nur bei schwerer psychopathologischer Symptomatik ist eine schnelle, ggf. auch psychopharmakologische Intervention notwendig.

MERKE
Es ist auf ausreichenden Schlaf zu achten. Das Ausmaß dysfunktionaler Kognitionen (insbesondere Schuld- und Schamgefühle und ggf. massive irrationale Ängste) sollten auf ein realistisches Maß reduziert werden. Suizidalität ist aktiv abzuklären.

Die nächsten Schritte sind zu planen. Die Kontrolle über diese Schritte hilft auch bei der Strukturierung des Zeiterlebens und der gedanklichen Verarbeitung und unterstützt die Ressourcen und das Selbstbild.

20.6.2 Traumabearbeitung nach akuter Traumatisierung

Es wird versucht, die Entwicklung einer PTSD durch Intervention kurz nach einem Trauma zu verhindern. Die bisher vorliegenden wissenschaftlichen Daten zur Effizienz von Frühinterventionen („Debriefing") berichten zwar von einer subjektiv positiven Bewertung der Interventionen. Eine Verhinderung längerfristiger posttraumatischer Reaktionen durch Frühinterventionen konnte in Metaanalysen jedoch nicht nachgewiesen werden. Umfangreichere kontrollierte Studien weisen darauf hin, dass eine verhaltenstherapeutische Frühintervention für eine kleine Gruppe von Hochrisikopatienten hilfreich ist. Die Identifikation von Patienten mit einem hohen Risiko für PTSD nach einem Unfall ist z. B. mit dem Freiburger Screeningbogen möglich, der einen Cut-off definiert (Stieglitz et al. 2002).

Eine Indikation, bei jedem Betroffenen nach einer Traumatisierung sofort eine professionelle Traumabearbeitung durchzuführen, besteht damit nicht. Der größte Teil der von einem traumatischen Ereignis Betroffenen bedarf keiner professionellen Hilfe und bewältigt die Belastungen mit den ihnen bereits zur Verfügung stehenden Ressourcen. Das Risiko, an psychischen Folgestörungen zu erkranken, steigt mit dem Vorliegen von Risikofaktoren. Daher empfehlen die britischen NICE-Leitlinien (2005) ein abgestuftes Vorgehen.

MERKE
Bei fehlender oder leichter psychopathologischer Symptomatik sollte zunächst in einer Phase der Beobachtung die mögliche Entwicklung von Symptomen, z. B. einer PTSD, abgewartet werden. Erst wenn sich im Laufe der Wochen nach einem Ereignis PTSD-Symptome zeigen, wird eine Intervention mit KVT oder EMDR empfohlen.

Sollten sich sofort nach dem Trauma erhebliche Symptome einstellen, deren Intensität Leid verursacht, so wird eine sofortige Intervention mit KVT empfohlen. Wenn die Patienten eine nicht traumafokussierte Therapie bevorzugen, sollten sie darüber aufgeklärt werden, dass deren Wirksamkeit nicht empirisch belegt ist.

Die psychologischen Frühinterventionen mit kognitiv-behavioralem Vorgehen haben sich in mehreren Studien mit Gewaltopfern und Unfallverletzten als erfolgreich erwiesen. Die Reduktion der Symptome war auch nach einigen Monaten noch stabil.

Die manualisierten Interventionen umfassen:
- Informationen über die psychischen Folgen des Ereignisses
- Progressive Muskelrelaxation und Atemübungen
- Exposition in sensu
- Umgang mit Angst und dysfunktionalen Kognitionen
- Ggf. graduierte Exposition in vivo

Der Beginn dieser Interventionen variiert in den Studien. Während inzwischen weitgehend Einigkeit darüber besteht, die Intervention nicht in den ersten Tagen nach dem Trauma zu beginnen, existiert noch keine Klarheit über den optimalen Zeitpunkt der Frühintervention.

An psychophysiologischer Symptomatik ist eine größere Wachsamkeit im Verkehr zu beobachten, stärkere Irritabilität und verminderte Frustrationstoleranz bei problematischen Situationen sowie eine ausgeprägte Schreckhaftigkeit bei unerwarteten Vorkommnissen im Straßenverkehr. Außer der primären Traumatisierung durch das Ereignis selbst können die Reaktionen der sozialen Umgebung oder Institutionen zu einer weiteren (sekundären) Traumatisierung führen. Unverständnis, Ablehnung oder Beschuldigungen sowie sich widersprechende fachliche Beurteilungen der Beschwerden können das Opfer nach einem Trauma zusätzlich irritieren, die Symptomatik verstärken und auch den Heilungsprozess verzögern.

Eine persistierende Symptomatik führt zu komorbiden depressiven Verstimmungen und Leistungseinbußen. Alkohol oder beruhigende Medikamente reduzieren die beständig erhöhte Wachsamkeit und Angespanntheit. Die erhöhte Reizbarkeit belastet die Familie und die Situation am Arbeitsplatz. Körperliche Folgen des Traumas (z. B. Schmerzen) erinnern immer wieder an das Trauma und behindern eine normale Lebensführung. Langwierige rechtliche Auseinandersetzungen tragen zur Persistenz des Leidens bei. Studien belegen die Assoziation einer PTSD mit dem Auftreten von Somatisierungs-, Schmerz- und pseudoneurologischen Konversionssymptomen. Die funktionelle und soziale Einschränkung durch die PTSD im Alltag ist oft sehr ausgeprägt und zeigt erhebliche Auswirkungen auf Beruf und Familie.

Ein Manual zur Behandlung der akuten Belastungsstörung (*acute stress disorder*, ASD) legten Kröger et al. (2012) vor. In den letzten Jahren differenzierten sich die Ansätze für Frühinterventionen. Aktuell wird zumeist ein *Stepped-Care*-Ansatz bevorzugt, ist aber noch wenig untersucht (Angenendt 2014). Ein solcher Ansatz umfasst:
- Durchführung eines frühen Screenings auf ASD/PTSD-Symptomatik bzw. Abschätzung des PTSD-Risikos mittels Screeningfragebögen
- Phase der Beobachtung *(watchful waiting)*
- Bei entsprechender Symptomatik anschließende genauere Diagnostik
- Indikationsstellung für eine traumafokussierte Psychotherapie ggf. mit Pharmakotherapie

Nach Unfallereignissen ist eine enge Kooperation der verschiedenen Versorgungsstrukturen und der Kostenträger (d. h. von Therapeuten und D-Ärzten sowie Unfallversicherern) notwendig, um hier ein schnelles, gezieltes Vorgehen mit einer effizienten Behandlung zu ermöglichen.

20.7 Störungsorientierte Behandlung der Folgen komplexer Traumatisierungen

Zahlreiche Beobachtungen, vor allem aus der Begutachtung von Holocaust-Verfolgten, zeigen, dass schwerste und lang anhaltende Traumatisierungen häufiger als zuvor angenommen zu weitreichenden Persönlichkeitsänderungen mit depressiven Verstimmungen, Schlafstörungen, starkem Misstrauen und anderen Beziehungsstörungen sowie zu körperlichen Beschwerden wie z. B. Schmerzsyndromen führen können (von Baeyer et al. 1964). Die lange Zeit dominierende Lehrmeinung, dass psychische Traumafolgen eine letztlich auf persönliche Schwäche zurückzuführende Ausnahmeerscheinung seien, wurde durch diese Befunde endgültig widerlegt.

20.7.1 Symptomatik bei Patienten mit komplexen Traumafolgestörungen

Im Zuge der seit dem Ende der 1970er-Jahre in verstärktem Maße öffentlich geführten Diskussion über die Folgen von sexueller Gewalt und Misshandlung in der Kindheit wurde er-

Tab. 20.2 Häufige Symptome und zugeordnete klinische Diagnosen bei chronisch traumatisierten Patienten

Symptomatik	Klinische Diagnose
Intrusionen, Vermeidungsverhalten	Posttraumatische Belastungsstörung
Soziale Ängste, Phobien	Angststörungen
Suizidalität, Hoffnungslosigkeit	Depressive Störungen
Erschöpfung, Schmerzsyndrome, erhöhtes vegetatives Erregungsniveau	Somatoforme Störungen
Amnesien, Depersonalisation und Derealisation, Bewegungsstörungen, Anfälle	Dissoziative Störungen
Beziehungsstörungen, Misstrauen, Impulsivität, Selbstverletzungen, Scham- und Schuldgefühle	Persönlichkeitsstörungen
Alkohol- und Medikamentenmissbrauch	Suchterkrankungen
Wasch- und Reinigungszwänge	Zwangsstörungen

neut thematisiert, dass das Spektrum der traumaassoziierten Symptome weit über den eng eingegrenzten Bereich der „klassischen" PTSD hinausreicht und durch diese diagnostische Kategorie nur unzureichend diagnostisch erfasst wird (> Tab. 20.2). Als Langzeitfolgen von **schweren Kindheitstraumatisierungen** wurden körperliche Beschwerden unklarer Ätiologie, dissoziative Symptome, chronisches selbstschädigendes oder selbstverletzendes Verhalten und eine verzerrte kognitive und affektive Selbstwahrnehmung beschrieben. Diese Befunde gaben Anlass zu Studien, die zeigten, dass Traumatisierungen generell zu psychischen Erkrankungen disponieren (> Kap. 20.2.1). Zudem wurden in Studien bei stationären Patienten mit schweren psychischen Erkrankungen (z. B. schizophrene Psychosen oder Suchterkrankungen) hohe Raten an Kindheitstraumatisierungen gefunden.

Hinsichtlich der Frage der potenziellen Auswirkungen von Traumatisierungen bietet sich zur ersten Orientierung folgende Differenzierung an:
- **Typ-I-Trauma:** einmalige traumatische Ereignisse
- **Typ-II-Trauma:** lang dauernde und extreme Traumatisierungen

Typ-II-Traumatisierungen gehen in der Regel mit dem Erleben von extremer Hilflosigkeit und Demütigung einher, die zu einer tiefgreifenden Erschütterung existenzieller Grundannahmen über den Wert der eigenen Person und die Vertrauenswürdigkeit anderer Menschen führen. Entsprechend schwerer und weit umfassender sind die Folgen für die seelische Gesundheit bei Betroffenen (z. B. nach Folter oder langjährigem sexuellem Missbrauch).

Von der amerikanischen Traumaforscherin Judith Herman (1992) wurde daher die Bezeichnung **komplexe posttraumatische Belastungsstörung** vorgeschlagen. Das Konzept der komplexen PTSD wurde bisher nicht in das DSM aufgenommen.

Dagegen findet sich in der Diagnoseklassifikation ICD-10 der WHO die Kategorie **„andauernde Persönlichkeitsstörung nach Extrembelastung"** (F62.0) mit einer Leitsymptomatik, die durch unflexibles und unangepasstes Verhalten gekennzeichnet ist, sowie feindselige oder misstrauische Haltung gegenüber der Welt, sozialer Rückzug, Gefühle der Leere und Hoffnungslosigkeit, chronisches Gefühl von Nervosität wie bei ständigem Bedrohtsein sowie Entfremdung. Diese diagnostische Kategorie wurde eingeführt, um eine Grundlage für die gutachterliche Anerkennung der psychischen Folgen von Haft und Verfolgung zu schaffen. Die Diagnose einer andauernden Persönlichkeitsänderung nach Extrembelastung ist ausschließlich auf die Folgen von anhaltenden Traumatisierungen im Erwachsenenalter anwendbar.

Für die ICD-11, die voraussichtlich 2017 erscheinen wird, ist die Diagnose einer „komplexen PTSD" vorgeschlagen worden. Diese soll u. a. die F62.0 ersetzen und wird gegenüber der „klassischen" PTSD abgegrenzt (Hecker und Maercker 2015).

20.7.2 Grundlegende Behandlungsstrategien

Die Einteilung der Behandlung in die Phasen Stabilisierung, Traumabearbeitung und Reintegration erscheint für die Therapie komplex traumatisierter Patienten nur begrenzt sinnvoll. Häufig sind folgende Vorgehensweisen notwendig:
- Pendeln zwischen den idealtypischen Therapiephasen
- Integration von Elementen der Stabilisierung in die Traumabearbeitung
- Arbeit schon an einer Neuorientierung im Alltag auch bei noch nicht völlig abgeschlossener Bearbeitung traumatischer Erinnerungen

Gerade bei Patienten mit komplexer posttraumatischer Belastungsstörung kommt der Stabilisierungsphase – aufgrund der Defizite der Affektregulation und Selbstregulation – eine besonders große Bedeutung zu.

> **MERKE**
> Ein ganz wesentliches Element der Stabilisierung komplex traumatisierter Patienten ist die Anknüpfung an bereits vorhandene persönliche Fähigkeiten und Ressourcen, um diese auszubauen und zu fördern.

Ziel der ersten Therapieschritte ist es, wieder Kontrolle über die eigenen emotionalen Reaktionen zu gewinnen und ein Grundgefühl von persönlicher Sicherheit zu erlangen. Patienten mit komplexer PTSD sind oft zwischen den Extremen, zu viel zu fühlen (Intrusionen) oder zu wenig zu fühlen (Dissoziation), gefangen. Vorrangiges Ziel ist daher der Aufbau von Fähigkeiten zur **Affektregulation,** d. h. zur Fähigkeit, emotionale Erregung zu ertragen, ohne sich selbst zu verletzen, aggressiv zu werden oder zu dissoziieren. Solange diese Fähigkeit noch nicht in ausreichendem Maße vorhanden ist, läuft eine Bearbeitung von traumatischen Erinnerungen (z. B. im Rahmen einer Expositionsbehandlung) Gefahr, erfolglos zu bleiben oder dem Patienten sogar zu schaden. Auf der anderen Seite kann eine beständige Stabilität oft erst dann erreicht werden, wenn traumatische Erinnerungen, die – durch Auslöser getriggert – immer wieder zur Destabilisierung führen, bearbeitet worden sind.

In diesem Sinne kann es sinnvoll sein, eine Traumabearbeitung relativ frühzeitig mit dem Ziel der Stabilisierung durchzuführen, auch wenn die Voraussetzungen hinsichtlich der Fähigkeit zur Affektregulation noch nicht optimal sind. Hierfür empfehlen Sack et al. (2005) eine ressourcenaktivierende und -schonende Traumabearbeitungstechnik, die auch in inzwischen gut evaluierten traumafokussierten Therapieformen (➤ Kap. 20.8) Anwendung findet. Ein entscheidender Faktor ist dabei die Fähigkeit des Patienten, mit den traumatischen Erinnerungen und den Folgen umgehen zu können, um das Vermeidungsverhalten zu überwinden.

Patienten mit komplexen Traumafolgestörungen profitieren insgesamt eher von einer speziell auf ihre Problematik ausgerichteten Behandlung und weniger von ausschließlich symptom- oder ausschließlich konfliktorientierten Behandlungsansätzen. Spezifische Themen für die psychotherapeutische Behandlung sind der Verlust des Vertrauens in andere Menschen, Scham, Schuldgefühle und die fehlende Fähigkeit zur Selbstfürsorge bzw. autodestruktive Tendenzen.

20.7.3 Traumabearbeitung bei komplex traumatisierten Patienten

Um die mit der Aktivierung traumatischer Erinnerungen einhergehende Belastung dosierbar zu machen, kann die Traumabearbeitung bei Patienten mit komplexer PTSD nach dem Prinzip der fraktionierten Traumasynthese durchgeführt werden, d. h., die belastende Erinnerung wird nach und nach, anfangs für jede einzelne Sinnesqualität getrennt bearbeitet (➤ Box 20.3).

> **MERKE**
> Da bei frühkindlichen Traumatisierungen in den seltensten Fällen eine Traumabearbeitung in einer Sitzung vollständig abgeschlossen werden kann, müssen Teilaspekte des Traumas nach und nach bearbeitet werden.

> **BOX 20.3**
> **Besondere Merkmale der Traumabearbeitung bei Patienten mit komplexen Traumafolgestörungen**
> - Die Traumabearbeitung erfolgt zuerst mit Auslösesituationen und traumabezogenen Belastungen in der Gegenwart, danach erst mit zeitlich früher liegenden Traumatisierungen.
> - Distanzierungstechniken (z. B. Beobachterperspektive) werden zur Dosierung der Belastung gezielt eingesetzt.

- Es kann hilfreich sein, die Traumabearbeitung mit zur Phase der Traumatisierung gehörenden Persönlichkeitsanteilen (z. B. traumatisierter kindlicher Anteil) unter Einbeziehung von Techniken der sog. *Ego-State*-Therapie durchzuführen.
- Günstig ist, Traumabearbeitung mit Techniken zur Aktivierung von Ressourcen zu kombinieren, im Sinne eines Pendelns zwischen Ressourcenaktivierung und Aktualisierung der traumatischen Erinnerung.
- Erforderlich ist eine besonders sorgfältige Nachbearbeitung der Traumatherapie-Sitzungen (mit dem Ziel einer Integration der neu gewonnenen Information).

Bei Patienten mit komplexen Traumafolgestörungen wird die Traumabearbeitung in der Regel nicht mit der schlimmsten traumatischen Erinnerung begonnen. Es ist sinnvoll, zunächst mit einem weniger belastenden Trauma bzw. mit traumabezogenen Ängsten und Auslösesituationen in der Gegenwart zu beginnen, um die Patienten an die Behandlung zu gewöhnen und auch um als Therapeut Informationen über die Belastbarkeit des Patienten zu sammeln. Diese Vorgehensweise hat zudem den Vorteil, dass spezifische, die aktuelle Symptomatik unterhaltende unverarbeitete traumatische Erinnerungen durch Rückwärtsprojektion (Therapeut: „Auf welche traumatische Belastung lässt sich diese akute Problematik beziehen?") gezielt identifiziert und aufgearbeitet werden können. Die Steuerbarkeit der Traumaexposition kann durch die Einbeziehung von Distanzierungstechniken z. B. einer Beobachterperspektive erleichtert werden (Reddemann 2004).

Die Vereinbarung, während einer Traumatherapie-Sitzung nicht zwischen verschiedenen Traumaerinnerungen zu springen, d. h. bei einem Thema zu bleiben, und den assoziativen Verknüpfungen (sog. *affect bridging*) zu ähnlichen Traumaerlebnissen nicht zu folgen, kann sehr hilfreich sein, da die Fülle der Assoziationen schnell eine Überforderung darstellen kann. In diesem Fall sollte der Therapeut gemeinsam mit dem Patienten entscheiden, ob es therapeutisch förderlich ist, dem neu assoziierten Erinnerungsmaterial zu folgen oder ob der Verarbeitungsprozess außer Kontrolle zu geraten droht. Dann sollte auf das ursprüngliche Trauma refokussiert werden. Die Arbeit mit Affektbrücken ist dann für den Therapieprozess förderlich, wenn neues traumatisches Material erschlossen werden soll.

Das Ziel der Traumaarbeit ist, dem Patienten die eigene Geschichte zugänglich zu machen und ihm bei der Integration der belastenden Erinnerungsanteile behilflich zu sein.

20.7.4 Behandlung von Patienten mit dissoziativen Störungen

Symptomatik bei dissoziativen Störungen

Der Begriff Dissoziation wurde von Pierre Janet (1889) zur Kennzeichnung von Störungen der integrativen Funktionen des Bewusstseins eingeführt. Gemäß Definition im DSM ist Dissoziation durch Desintegration und Fragmentierung des Bewusstseins und anderer höherer psychischer Funktionen gekennzeichnet.

Dissoziative Symptome werden von Patienten typischerweise selten spontan berichtet und sind nur durch Beobachtung oder Nachfragen zu erfahren. Sie manifestieren sich häufig in Form von **Depersonalisation** und **Derealisation**, aber auch als **Amnesien** in Bezug auf lebensgeschichtliche Ereignisse, als stuporöse dissoziative Zustände oder als dissoziatives Weglaufen (Fugue).

Im Alltag können ausgeprägte dissoziative Reaktionen zu erheblichen Problemen führen, da sie weitgehend automatisiert auftreten, etwa wenn schon bei relativ geringer Belastung (Zeitdruck, Anforderungssituation) ein starkes Depersonalisationserleben in Form von „Neben-sich-Stehen" mit entsprechenden Konzentrations- und Aufmerksamkeitsstörungen auftritt (Gast 2000). Leichtere Formen von Dissoziation sind – z. B. in Form von Tagträumen, Gedankenabschweifen oder der sog. Autobahntrance – ein häufig zu beobachtendes Phänomen und nicht notwendigerweise als pathologisch anzusehen.

> **MERKE**
> Dissoziative Symptome lassen sich als Schutzmechanismen vor überfordernden Belastungen verstehen. Entsprechend finden sich dissoziative Symptome auch gehäuft nach schweren Belastungen.

Dissoziative Störungen (inkl. Depersonalisation und Derealisation) haben in der Bevölkerung eine Lebenszeitprävalenz zwischen 2 und 10 %.

Dissoziative Reaktionen unmittelbar im Kontext eines traumatischen Ereignisses – die peritraumatische Dissoziation – haben eine besondere prognostische Bedeutung. Die **peritraumatische Dissoziation** gilt als einer der am besten replizierten Risikofaktoren für die Entwicklung einer PTSD nach einem akuten traumatischen Ereignis, auch wenn die Befunde teilweise widersprüchlich sind. Zu den typischen Symptomen der peritraumatischen Dissoziation zählen Zeitverzerrung, emotionale Vertaubung, Derealisation und Depersonalisation. Diese im Zusammenhang mit akuten Traumatisierungen auftretenden dissoziativen Phänomene werden häufig auch als Unfallschock bezeichnet.

In Klinik und Praxis zeigen sich die Patienten zumeist nicht unter dem Label Dissoziation, sondern im Vordergrund stehen andere Syndrome wie Angstzustände, Depressionen oder gar psychotische Syndrome. Dem Therapeuten kommt die Aufgabe zu, differenzialdiagnostisch an die Möglichkeit einer dissoziativen Störung zu denken, gerade wenn biografische Ereignisse und Belastungen, chronische Krankheitsverläufe oder atypische psychopathologische Phänomene nicht ganz in die erwarteten Krankheitsbilder passen. Im Extremfall in der Akutpsychiatrie muss man dann z. B. die Diagnose einer schizoaffektiven Psychose revidieren und in diejenige einer schwer ausgeprägten Traumafolgestörung im

Sinne der PTSD mit schwerem dissoziativem Subtyp nach DSM-5 umwandeln.

Grundlegende Behandlungsstrategien bei dissoziativen Störungen

Analog zur Behandlung bei komplexen Traumafolgestörungen steht zu Beginn eine stabilisierende Behandlung mit dem Ziel der Verbesserung der Funktionsfähigkeit im Alltag. Im Alltag können ausgeprägte dissoziative Reaktionen zu erheblichen Problemen führen. An erster Stelle stehen daher Techniken zur **Verbesserung der Selbstregulationsfähigkeit.**

> **MERKE**
> Eine wichtige Rolle spielt das Identifizieren von traumatischen Auslösereizen und das Erkennen von traumaassoziierten, quasi „automatisch" ablaufenden emotionalen Reaktionsmustern.

Oft ist es so, als seien wichtige Informationen über emotionale Zusammenhänge für die Betroffenen nicht verfügbar oder nur sehr schwer zugänglich. Ziel ist es, die eigenen affektiven Reaktionen kennen und hinsichtlich ihrer Bedingungen verstehen zu lernen, um damit zu einer besseren Steuerbarkeit zu kommen. Im weiteren Therapieverlauf stehen das Kennenlernen dissoziierter Selbstanteile und ihrer Funktionen sowie die Etablierung einer funktionierenden inneren Kommunikation im Vordergrund.

Durch „Detoxifizierung" der traumatischen Erinnerungen einerseits und das Verfügbarmachen von zuvor dissoziierten Erinnerungsanteilen (Prinzip Assoziation) andererseits soll das Gesamtsystem entlastet werden. Bei Patienten mit dissoziativen Störungen liegen in aller Regel schwere Kindheitstraumatisierungen vor. Die dissoziative Symptomatik kann in diesem Zusammenhang als eine durch traumatische Erfahrungen erworbene Copingstrategie zum Schutz vor Reizüberforderung verstanden werden. Diese Copingstrategie wird auch in anderen, emotional belastenden Situationen automatisch angewandt und wird dann oft dysfunktional.

Dissoziative Patienten neigen aufgrund ihrer Symptomatik dazu, den thematischen Faden der Therapiesitzung zu verlieren. Die Traumabearbeitung kann dadurch auch ins Stocken geraten.

> **MERKE**
> Der Therapeut muss insgesamt mehr intervenieren und aktive Hilfestellung leisten, besonders wenn kognitive Verzerrungen und dysfunktionale Kognitionen wie z. B. Schuldgefühle eine Rolle spielen.

Es kann vorkommen, dass ganze Teile sehr belastender Traumatherapie-Sitzungen direkt im Anschluss dissoziativ „vergessen" werden. Dies ist ein Hinweis auf eine Überforderung des Patienten und seiner Verarbeitungsmöglichkeiten. Als Therapeut bekommt man dabei manchmal das Gefühl, dass in Bezug auf die Auseinandersetzung mit belastendem traumatischem Material starke phobische Reaktionen vorherrschen, die eine Verknüpfung und Integration von Erinnerungen erschweren. Die Überwindung dieser phobischen Reaktion bei gleichzeitiger Respektierung der persönlichen Belastbarkeitsgrenzen stellt erhebliche Anforderungen an die therapeutische Geschicklichkeit und Erfahrung.

Bei der Arbeit mit Patienten mit frühkindlichen Traumatisierungen macht man als Behandler regelmäßig die Erfahrung, dass Erinnerungsinhalte wie in einer Kinderperspektive, entsprechend dem Lebensalter zum Zeitpunkt der Traumatisierung, wiedererlebt werden. So können z. B. Hände von Erwachsenen riesengroß erscheinen, der eigene Körper kann wie der Körper eines Kindes empfunden und sogar visuell erlebt werden. Diese therapeutisch induzierte **Altersregression** erklärt sich aus der Art und Weise, wie traumatische Erinnerungen in unserem Gedächtnis gespeichert sind. Auch wenn keine dissoziative Identitätsstörung vorliegt, erscheint es oft so, als würde der Therapeut mit einem traumatisierten Kind arbeiten. Nicht selten sind diese kindlichen Innenanteile im Sinne von *ego states* wenig in die Gesamtpersönlichkeit integriert.

> **MERKE**
> Wichtig ist dann eine ausführliche Nachbesprechung der Traumatherapie-Sitzungen und die Aufklärung sowie Information des Patienten über die besonderen Eigenschaften traumatischer und dissoziierter Erinnerungen.

Bei Patienten mit dissoziativer Identitätsstörung oder ausgeprägter Identitätsunsicherheit ist es sinnvoll, die Traumabearbeitung explizit unter Einbeziehung von Persönlichkeitsanteilen durchzuführen. Eine wichtige Rolle nimmt die Erarbeitung einer zuverlässigen Kommunikationsstrategie ein, um Informationen aus dem gesamten Innensystem zu bekommen. Dies kann durch imaginative Techniken (z. B. Einberufung einer „inneren Konferenz am runden Tisch") oder durch schriftliche Fragen und Antworten erleichtert werden. Insgesamt sollten Therapeuten darauf achten, dass stets das Gesamtsystem angesprochen wird. Dabei kann es hilfreich sein, gemeinsam mit dem Patienten eine Landkarte des Innensystems zu erstellen. Interaktionsmuster, die die Aufspaltung der Persönlichkeit fördern oder als unabänderliche Tatsache erscheinen lassen, sind kontraproduktiv.

Dissoziative Persönlichkeitsanteile sind häufig in traumatischen Situationen durch Abspaltung von Bewusstseinsinhalten entstanden und tragen daher oft vorher noch nicht bewusst wahrgenommene traumatische Erinnerungsanteile.

> **MERKE**
> Ziel der Traumabearbeitung ist es daher, diese abgespalteten Anteile bewusst zu machen und in die Gesamtpersönlichkeit zu integrieren. Die Traumabearbeitung kann auch bei Patienten mit schweren dissoziativen Störungen zu einer erheblichen Entlastung und Symptombesserung führen.

Eine erfolgreiche Erarbeitung der zuvor – aufgrund amnestischer Lücken – manchmal nur fragmentarisch bekannten persönlichen (traumatischen) Lebensgeschichte ist für Patienten zudem oft ein wichtiger Schritt, sich ihre eigene Biografie anzueignen und sich selbst besser zu verstehen. Bei Patienten mit dissoziativen Störungen ist die traumazentrierte Psychotherapie mit dem Ziel einer Stabilisierung und Ressourcenaktivierung, gefolgt von der Bearbeitung und Integration der traumatischen Information, ein störungsspezifisches Vorgehen, das sich als effektive Behandlungsstrategie unabhängig von Therapieschulen bewährt hat.

Expertenempfehlungen für die Behandlung der dissoziativen Identitätsstörung bei Erwachsenen haben Gast und Wirtz (2014) zusammengestellt.

Setting

Untersuchungen zur Wirksamkeit traumatherapeutischer Behandlungen finden üblicherweise in ambulanten Studien statt. Die Interventionen erstrecken sich häufig über 8–12 Wochen, bei Expositionen werden 90 Minuten veranschlagt.

Folgt man diesem Muster in der Praxis, ist auch mit einem normalen Antrag bei den Kostenträgern über zunächst 20–25 Stunden ambulant die Durchführung einer gut evaluierten Traumatherapie machbar. Anerkannt sind in Deutschland Verfahren der psychodynamischen/psychoanalytischen Therapie (eigentlich entgegen der empirischen Befundlage, ➤ Kap. 20.8), Verhaltenstherapie und seit Kurzem die EMDR. Psychopharmakologisch sind zwei Substanzen für die Therapie der PTSD evaluiert und zugelassen: Paroxetin und Sertralin.

Bei der Entscheidung für oder gegen eine stationäre Behandlung können die folgenden Kriterien angelegt werden. Sie hinterfragen vor allem folgende Aspekte:
- Schweregrad der Traumafolgesymptomatik
- Schweregrad der häufig vorhandenen komorbiden Störungen auf Achse I und II
- Absprachefähigkeit, Suizidalität oder Fremdgefährdung
- Anhaltenden Täterkontakt
- Soziales Rückzugsverhalten
- Psychosoziale Unterstützung
- Bisherige Therapieresistenz
- Mögliche schädliche Einflussvariablen wie aktuelle Konflikte am Arbeitsplatz oder in der Familie, die einer Traumatherapie entgegenstehen

Je negativer diese Faktoren ausgeprägt sind, umso eher ist die Indikation für eine stationäre Traumatherapie zu stellen.

In den wenigen RCTs zur stationären Behandlung erweist sich die DBT-PTSD (➤ Kap. 20.8) als hoffnungsvoll. Andere Verfahren wurden z. T. mit Kontrollgruppen untersucht, jedoch mit geringerer Effektstärke. Die DBT-PTSD ist sehr aufwendig und wird in Deutschland derzeit nur von sehr wenigen Kliniken angeboten.

Die klinische Erfahrung favorisiert bei sehr schwer Traumatisierten mit erheblicher Traumafolgesymptomatik eine gestufte Therapie in Intervallen. Stationäre Aufenthalte zur Übung von Skills und Traumakonfrontation sollen mit ambulanten Therapien, in denen das Gelernte im Alltag gefestigt werden soll, abwechseln. Leider können Settings mit sehr wenigen Wochen stationären Aufenthalts sehr schwer Traumatisierten mit erheblicher Traumafolgesymptomatik nicht ausreichend helfen. Die Traumakonfrontation wird dann jeweils auf das andere Setting geschoben und erfolgt de facto oftmals nicht.

20.8 Wirksamkeitsnachweise traumatherapeutischer Behandlungen

Metaanalysen und Leitlinien (Bradley et al. 2005; ACPMH 2007; Bandelow et al. 2008; Forbes et al. 2009; AWMF 2012; Watts et al. 2013; Ehring et al. 2014) sehen die (traumafokussierte) Psychotherapie als Mittel der 1. Wahl in der Behandlung an – traumafokussiert deshalb, weil metaanalytisch die höchste Wirksamkeit dann gefunden wurde, wenn das Trauma im Mittelpunkt der therapeutischen Arbeit steht (Ehring et al. 2014). Die höchste Evidenz zeigte sich in den Studien zu Verfahren der KVT, Verhaltenstherapie nach dem Expositionsparadigma von Foa und der EMDR. Die Verfahren sind multimodal (➤ Kap. 20.5.2) und setzen auf Konfrontation wie auch auf kognitiv-emotionale Bearbeitung des Traumaerlebens.

In kontrollierten (z. B. gegen Warteliste) und randomisierten Studien zeigten sich hohe Effektstärken:
- Kognitive und Verhaltenstherapie (inkl. Expositionsparadigma) von $d = 1{,}26$–$1{,}53$, EMDR $d = 1{,}25$
- Über alle aktiven psychotherapeutischen Behandlungen $d = 1{,}11$
- In einzelnen Studien: *Brief Eclectic Psychotherapy* mit $d = 1{,}55$ und die *Narrative Expositionstherapie* (NET) mit $d = 0{,}65$ sowie die *Imagery Rescripting and Reprocessing Therapy* (IRRT) (in Kombination mit anderen Methoden) als wirksam (zit. nach Review von Frommberger et al. 2014)

Für psychodynamische Therapie, systemische, körperorientierte oder Hypnotherapie ist die Datenlage durch RCTs z. T. völlig unzureichend bzw. nicht vorhanden.

Für zahlreiche Psychopharmaka sind RCTs mit Placebokontrollen vorhanden.

MERKE
Während für die meisten Psychopharmaka nur mittlere Effektstärken gefunden wurden, sind die besten Wirksamkeitsnachweise für Sertralin und Paroxetin erbracht worden (Stein et al. 2006). Als Off-Label-Medikation wird bei guter Datenlage auch der SNRI Venlafaxin empfohlen. Regelmäßige Einnahme über mehrere Monate und ggf. höhere Dosierungen sind zu empfehlen.

In Metaanalysen ergeben sich höhere Effektstärken für alle Psychotherapien insgesamt als für alle Psychopharmaka (van Etten und Taylor 1998; Watts 2013).

Eine Kombination von Psychotherapie und Pharmakotherapie war in einem Cochrane-Review, der nur wenige RCTs umfasste, nicht wirksamer als die einzelnen Verfahren (Hetrick et al. 2010).

Noncompliance und Therapieresistenz sind sowohl bei Psychotherapien als auch bei Psychopharmaka bei mindestens einem Drittel der Patienten festzustellen. Zum weiteren Vorgehen fehlen kontrollierte Studien. Aus klinischer Erfahrung und wissenschaftlichen Daten wurde ein abgestuftes Prozedere vorgeschlagen (Wirtz und Frommberger 2009).

Stationäre Traumatherapie ist im Hinblick auf ihre Wirksamkeit selten unter kontrollierten Bedingungen untersucht worden. Eine RCT für eine Kombination von Dialektisch-behavioraler Therapie (DBT) mit Verhaltenstherapie nach dem Expositionsparadigma von Foa (PE) legte die Mannheimer Arbeitsgruppe vor (Steil et al. 2010). Die Effektstärken von Hedges' $g = 1{,}35$ gegen eine TAU-/Wartelisten-Kontrollgruppe bei der schwierigen Klientel früh sexuell traumatisierter Frauen mit noch PTSD im Erwachsenenalter sind sehr gut und hoffnungsvoll, lassen sie doch erwarten, dass diesen Patientinnen in ihrem oftmals viele Jahrzehnte anhaltenden, teilweise massiven Leiden wirksam geholfen werden kann.

LITERATURAUSWAHL

Amos T, Stein DJ, Ipser JC (2014). Pharmacological intervention for preventing posttraumatic stress disorder (PTSD). Cochrane Database Syst Rev 7: CD006239.

AWMF-Leitlinie 051/010 (2012). Posttraumatische Belastungsstörung. www.awmf.org/uploads/tx_szleitlinien/051-010l_S3_Posttraumatische_Belastungsstoerung_2012-abgelaufen.pdf.

Felitti V (2002). Belastungen in der Kindheit und Gesundheit im Erwachsenenalter: die Verwandlung von Gold in Blei. Z Psychosom Med Psychother 48: 359–369.

Foa E, Hembree E, Rothbaum B (2007). Prolonged Exposure Therapy for PTSD. New York: Oxford University Press.

Frommberger U, Angenendt J, Berger M (2014). Posttraumatische Belastungsstörung – eine diagnostische und therapeutische Herausforderung. Dtsch Ärztebl 111: 59–65.

Herman JL (1992). Complex PTSD: a syndrome in survivors of prolonged and repeated trauma. J Trauma Stress 5: 377–391.

Steil R, Krüger A, Dyer A, et al. (2010). Dialektisch Behaviorale Therapie zur Behandlung der Posttraumatischen Belastungsstörung mit schwerer Störung der Emotionsregulation nach sexualisierter Gewalt in Kindheit und Jugend. Trauma & Gewalt 2: 106–117.

Stein DJ, Ipser JC, Seedat S (2006). Pharmacotherapy for post traumatic stress disorder (PTSD). Cochrane Database Syst Rev 1: CD002795.

Von Baeyer W, Häfner H, Kisker KP (1964). Psychiatrie der Verfolgten. Psychopathologische und gutachterliche Erfahrungen an Opfern der nationalsozialistischen Verfolgten und vergleichbarer Extrembelastungen. Berlin, Göttingen, Heidelberg: Springer.

Watts B, Schnurr P, Mayo L, et al. (2013). Meta-analysis of the efficacy of treatments for posttraumatic stress disorder. J Clin Psychiatry 74: e541–550.

KAPITEL 21

Matthias Backenstrass, Knut Schnell und Elisabeth Schramm

Affektive Störungen

Kernaussagen

- Mit der diagnostischen Kategorie „Affektive Störungen" werden die unterschiedlichen klinischen Bilder depressiver und manischer Störungen zusammengefasst. Depressive Störungen, die als einzelne Episoden, rezidivierend oder mit chronischem Verlauf vorkommen, stellen neben den Angststörungen die häufigsten psychischen Erkrankungen dar.
- Nahezu alle etablierten psychotherapeutischen Ansätze unterscheiden zwischen Akut- und Erhaltungstherapie, wobei Letztere die Verhinderung weiterer Rückfälle zum Schwerpunkt hat. Darüber hinaus gibt es Modifikationen der empirisch validierten Verfahren für die Behandlung chronischer Depressionen.
  - Die kognitive Verhaltenstherapie (KVT) fokussiert auf dysfunktionale Kognitionen, diesen zugrunde liegende maladaptive Schemata und eine Vermehrung positiver Verstärker durch die systematische Planung von angenehmen Aktivitäten.
  - Die Metakognitive Therapie (MKT) basiert auf der Annahme, dass der Depression dysfunktionale Metakognitionen zugrunde liegen und strebt entsprechend deren Veränderung an.
  - Die Interpersonelle Psychotherapie (IPT) nach Klerman und Weissman hat die Bearbeitung interpersoneller Problembereiche zum Inhalt.
  - Im Rahmen psychodynamischer Therapien sollen der depressive Grundkonflikt Autonomie- vs. Abhängigkeitsstreben sowie seine mit zwischenmenschlichen Problemen einhergehenden Bewältigungsversuche bearbeitet werden.
  - Aufgrund der hohen ätiologischen Relevanz von Paarproblemen haben sich darüber hinaus paartherapeutische Ansätze etabliert.
- Allen Verfahren liegt ein strukturiertes Vorgehen zugrunde, das vor allem in der Akutphase der Störung durch stützende Interventionen geprägt ist und bei dem psychoedukative Elemente eine wesentliche Rolle spielen.
- In der Behandlung ambulanter Patienten mit leichten bis mittelgradig ausgeprägten depressiven Störungen liegt für diese Therapieverfahren starke Evidenz vor. Darüber hinaus legen erste kontrollierte Studien nahe, dass auch ambulante Patienten mit schweren nichtpsychotischen Depressionen erfolgreich mit KVT als Monotherapie behandelt werden können.
- Psychotherapeutische Ansätze wie die *Mindfulness-based Cognitive Therapy* (MBCT) oder die *Well-being Therapy* (WBT) sind schwerpunktmäßig zur Rückfallverhinderung nach erfolgreicher Akutbehandlung entwickelt worden. Wirksamkeitsnachweise liegen in erster Linie für Patienten mit rezidivierender Depression vor.
- Die Behandlung chronischer Depressionen stellt eine besondere Herausforderung dar. Hier haben KVT und IPT trotz Modifikationen ihre Überlegenheit gegenüber psychopharmakologischer Monotherapie nicht konsistent zeigen können. Mit dem *Cognitive Behavioral Analysis System of Psychotherapy* (CBASP) wurde jedoch ein integrativer Behandlungsansatz formuliert, dessen gute Wirksamkeit mit oder ohne begleitende Medikation unter Berücksichtigung kognitiv-verhaltenstherapeutischer und psychodynamischer Konzepte in mehreren Therapiestudien nachgewiesen wurde.
- Im Bereich der bipolaren affektiven Störungen haben psychotherapeutische Ansätze im letzten Jahrzehnt deutlich an Bedeutung gewonnen. Neben psychoedukativen und kognitiv-verhaltenstherapeutischen Konzeptionen sind hier die *Interpersonal and Social Rhythm Therapy* (IPSRT) sowie die *Family-focused Therapy* (FFT) zu nennen, deren Wirksamkeit in Kombination mit medikamentöser Behandlung durch kontrollierte Studien belegt ist.

21.1 Einführung

Affektive, insbesondere depressive Störungen stellen neben den Angststörungen die häufigsten psychischen Erkrankungen dar. Für die unipolare Depression wird unter Anwendung der Kriterien der operationalisierten Diagnostik eine 12-Monats-Prävalenz von 7,7 % berichtet. Die Häufigkeit der Dysthymie im selben Beobachtungszeitraum wird auf 2,0 % geschätzt. Die Wahrscheinlichkeit, im Laufe des Lebens an einer Depression zu erkranken, liegt für Frauen bei bis zu 26 % und für Männer bei bis zu 12 %. Bipolare Störungen sind wesentlich seltener. Für sie wird eine Lebenszeitprävalenz von 1–2 % geschätzt.

Affektive Störungen führen zu starken psychosozialen Beeinträchtigungen und gehen mit einem deutlich erhöhten Suizidrisiko einher. Durch die mit diesen Störungen verbundenen ökonomischen Kosten kommt ihnen große gesundheitspolitische Bedeutung zu.

Im Folgenden wird zunächst in aller Kürze in Symptomatik und Diagnostik der affektiven Störungen eingeführt, um danach Aspekte der Ätiologie der Störungen zu skizzieren. Der Schwerpunkt dieses Kapitel liegt aber auf den psychotherapeutischen Ansätzen im Bereich der affektiven Störungen. Hier werden zunächst die Ansätze zur Depressionsbehandlung von denen der Behandlung bipolarer Störungen abgegrenzt. Im Bereich der depressiven Störungen wird weiter in psychotherapeutische Ansätze zur Akut- und Erhaltungstherapie sowie Therapien zur Verhinderung von Rückfällen und chronischer Depression unterschieden. Mit diesem Vorgehen orientieren wir uns einerseits an der auf Frank et al. (1991b) zurückgehenden Verlaufsklassifikation depressiver Störungen und andererseits an aktuellen Konzepten zum „Staging" psychischer Störungen (Cosci und Fava 2013), die helfen sollen, die Aussagen über Behandlung, Verlauf und Prognose zu bündeln.

21.2 Symptomatik, Diagnostik und Klassifikation

In der **ICD-10** werden affektive Störungen in Abschnitt F3 gemeinsam nach der jeweiligen Symptomatologie, dem Schweregrad, der Krankheitsdauer und dem Verlauf gruppiert.

Im **DSM-5** (APA 2013, dt. 2015) werden die „Depressiven Störungen" in einem eigenen Unterkapitel getrennt von den „Bipolaren und verwandten Störungen" kategorisiert. Letztere werden zwischen den Kapiteln „Schizophrenie-Spektrum und andere psychotische Störungen" einerseits und den „Depressiven Störungen" andererseits eingeordnet, um deren Zwischenstellung hinsichtlich Symptomatik, Familiengeschichte und Genetik zu dokumentieren. Neben der Ausdifferenzierung der affektiven Störungen in zwei Unterkapitel ist eine weitere bedeutsame Entwicklung von DSM-IV nach DSM-5 in der diagnostischen Kategorie „Persistierende depressive Störung (Dysthymie)" zu sehen. In dieser Kategorie werden nun die chronischen depressiven Störungen zusammengefasst, wobei durch eine zusätzlich Spezifizierung kenntlich gemacht wird, ob es sich um eine reine Dysthymie oder um den chronischen Verlauf einer majoren Depression handelt (inkl. Mischtypen; s. weiter unten).

Unabhängig vom Diagnosesystem richtet sich die Diagnostik affektiver Störungen nach deskriptiven Merkmalen und verzichtet auf ätiopathogenetische Hypothesen, wie sie in älteren Diagnosekonzeptionen wie z. B. der Dichotomisierung in endogene vs. neurotische Depression Eingang gefunden hatten.

21.2.1 Depressive Episode und rezidivierende depressive Störung

Depressive Syndrome sind gekennzeichnet durch eine niedergedrückte Stimmung, Verlust von Interesse und Freude sowie reduzierten Antrieb einhergehend mit leichter Ermüdbarkeit. Weitere Symptome können Schlafstörungen, Appetitverlust, kognitive Beschwerden wie Konzentrations- und Aufmerksamkeitsstörungen, vermindertes Selbstwertgefühl und Schuldgefühle sowie Suizidgedanken oder gar Suizidhandlungen sein.

Neben diesen für die Diagnostik besonders bedeutsamen Symptomen klagen depressive Patienten häufig noch über weitere psychische Beschwerden, z. B. über Angstgefühle und Irritierbarkeit sowie körperliche Beschwerden wie Schmerzen. Ein somatisches Syndrom kann ergänzend diagnostiziert werden, wenn zusätzlich Symptome wie mangelnde Reagibilität, frühmorgendliches Erwachen, Morgentief, psychomotorische Hemmung oder Agitiertheit, deutlicher Appetitverlust meist einhergehend mit Gewichtsverlust oder deutlicher Libidoverlust beklagt werden.

Das Vorliegen von psychotischen Symptomen führt bei der Diagnostik depressiver Störungen zu einer weiteren zusätzlichen Subklassifizierung. Hier sind vor allem stimmungskongruente wahnhafte Symptome von Bedeutung. Diese haben typischerweise Schuld, Versündigung, Verarmung oder Strafe zum Inhalt. Liegen solche Symptome neben anderen Depressionssymptomen vor, führen sie zur Diagnose einer „depressiven Episode mit psychotischen Symptomen".

Beim erstmaligen Auftreten depressiver Symptome wird die Diagnose einer „depressiven Episode" mit der jeweiligen Schweregradbeurteilung vergeben. Kommt es nach Abklingen dieser Episode im weiteren Verlauf zu einer erneuten depressiven Störung, dann wird diese als „rezidivierende depressive Störung" diagnostiziert und die aktuelle Episode im

Hinblick auf den Schweregrad, das Vorliegen eines somatischen Syndroms sowie psychotischer Symptome beurteilt und diagnostisch eingeordnet.

21.2.2 Manische Episode und bipolare affektive Störung

Manische Syndrome sind durch gehobene expansive oder reizbare Stimmung sowie eine Steigerung in Ausmaß und Geschwindigkeit der körperlichen und psychischen Aktivität gekennzeichnet. Patienten beschreiben ihren Zustand häufig als euphorisch, großartig und beglückend. Ihre Stimmung kann jedoch in eine gereizte und aggressive Form umschlagen. Neben einer veränderten Stimmungslage sowie einem vermehrten Antrieb ist die Manie durch Rededrang, vermindertes Schlafbedürfnis, Größenideen und übertriebenen Optimismus gekennzeichnet. Übliche soziale Hemmungen gehen verloren.

Manische Patienten können ihre Aufmerksamkeit nicht mehr aufrechterhalten und sind stattdessen leicht ablenkbar. Ihre Selbsteinschätzung ist deutlich überhöht, Größenideen oder maßloser Optimismus werden sichtbar. Der gesteigerte Antrieb gepaart mit einem gesteigerten Selbstwertgefühl und Größenideen lässt manische Personen überspannte und undurchführbare Projekte beginnen, viel Geld ausgeben und neue Beziehungen oder sexuelle Kontakte eingehen. Das veränderte Verhalten führt nicht selten zu schweren familiären, finanziellen, beruflichen und sozialen Schäden.

Die **Hypomanie** gilt als leichtere Ausprägung der Manie. Entsprechend sind die aufgeführten Symptome gegenüber der Manie insgesamt weniger deutlich ausgestaltet. Die Symptomatik führt jedoch zu einer deutlichen Beeinträchtigung der beruflichen Leistungsfähigkeit oder der sozialen Aktivität, muss aber nicht zu einem Abbruch der Berufstätigkeit oder zu sozialer Ablehnung führen.

Die Manie dagegen ist schwer genug, um die berufliche und soziale Funktionsfähigkeit mehr oder weniger vollständig zu unterbrechen. Eine **Manie mit psychotischen Symptomen** stellt eine noch schwerere Form der Erkrankung dar. Selbstüberschätzung und Größenideen können sich bis zum wahnhaften Erleben steigern. Äußerungen von halluzinierten Stimmen können den Erkrankten in diesen Größenideen bestätigen. Es können sich aber auch Reizbarkeit und Misstrauen zu einem Verfolgungswahn entwickeln. Rededrang und Ideenflucht können dazu führen, dass die erkrankte Person nicht mehr verstanden wird. Ausgeprägte körperliche Aktivität und Erregung können in Aggression oder Gewalttätigkeit umschlagen.

Die ICD-10-Kategorie „manische Episode" ist per definitionem nur bei einmaligem Auftreten einer Hypomanie oder Manie zu vergeben. Etwas häufiger, aber immer noch vergleichsweise selten kommt es zu einem wiederholten Auftreten ausschließlich manischer oder hypomaner Episoden

(etwa 5 % der affektiven Störungen). Diese werden dann nach ICD-10 als „bipolare affektive Störungen" diagnostiziert. Wesentlich häufiger sind aber bipolare affektive Störungen durch das wiederholte (d. h. mindestens zweimalige) Auftreten von depressiven und manischen (hypomanen) Episoden gekennzeichnet. Neben der Klassifikation des Gesamtverlaufs der Erkrankung in der Kategorie „Bipolare affektive Störung" wird die aktuelle Episode in den entsprechenden Unterkategorien genauer diagnostiziert.

21.2.3 Dysthymie

Dysthymien zählen zu den anhaltenden affektiven Störungen. Patienten mit dieser Diagnose fühlen sich meist müde und depressiv, oft stellt monatelang alles eine Anstrengung für sie dar, und nichts können sie genießen. Obwohl sie in aller Regel die täglichen Anforderungen bewältigen können, schlafen die Betroffenen schlecht, fühlen sich unzulänglich, grübeln und beklagen sich.

Die Abgrenzung zu einer rezidivierenden depressiven Störung ergibt sich vor allem aus dem Schweregrad des vorliegenden Syndroms und dem doch deutlicher episodenhaften Verlauf der rezidivierenden Störung. Eine Dysthymie kann aber durchaus auch in Kombination mit einer depressiven Episode auftreten (> Kap. 21.6).

21.3 Ätiologie

Entstehung und Aufrechterhaltung der verschiedenen Formen von affektiven Störungen sind nur in einem multifaktoriellen biopsychosozialen Modell zu verstehen. Es ist davon auszugehen, dass im Sinne mehrerer „Schläge" („Hits") genetische Voraussetzungen, Stress bzw. Traumata in der frühen Entwicklung und die negativen Folgen depressiver Episoden selbst zu einer **Störung der Stressregulation** im Sinne des Diathese-Stress-Konzepts führen (Uher 2011). Dadurch kommt es im Anschluss an kritische Lebensereignisse oder auch spontan zum Verharren in einem depressiven Zustand, der als andauernde Stressreaktion zu verstehen ist (Holtzheimer und Mayberg 2011).

Als erster Faktor erhöht die **genetische Belastung** die Erkrankungswahrscheinlichkeit von Angehörigen 1. Grades sowohl bei unipolaren als auch bipolaren affektiven Störungen, wobei die unterschiedlichen Konkordanzraten bei eineiigen Zwillingen von 23–50 % für unipolare Depressionen und 40–70 % für bipolare Verläufe auf grundlegende Unterschiede der Ätiologie unipolar depressiver und bipolarer Erkrankungen hinweisen.

Einen weiteren ätiologischen Einfluss bildet die **Gen-Umwelt-Interaktion,** bei der genetische Voraussetzungen interindividuelle Unterschiede in der langfristigen pathologischen Wirkung von früh erfahrenem Stress bedingen, was offenbar besonders bei der Entstehung persistierender Depressionen relevant ist. Die Wirkung von Stressoren und traumatischen Erlebnissen in der Entwicklungsgeschichte vermittelt sich dabei offenbar sowohl durch das Lernen kognitiver und motivationaler Schemata als auch epigenetisch, d.h. über die langfristige Regulation der Genexpression durch DNA-Methylierung (Uher 2011).

Als langfristige Folgen dieser Prozesse sind **Alterationen der Neurotransmittersysteme** und neuroendokrinologische Veränderungen wie Hyperkortisolismus zu nennen, die mit strukturellen und funktionellen Beeinträchtigungen des Gehirns korrespondieren. Die lange Zeit führende Hypothese der reduzierten Neurotransmission durch Monoamine wie Serotonin, Noradrenalin und Dopamin, auf die schließlich auch die meisten Antidepressiva wirken, wurde inzwischen durch Annahmen zur Dysregulation der stressbedingten Kortisolantwort und des Immunsystems mit einem **Mangel an neurotrophen Faktoren** ergänzt (Uher 2011).

Aktuelle strukturelle Befunde aus großen Analysen belegen tatsächlich eine **strukturelle Beeinträchtigung des Nervensystems** im Verlauf von verschiedenen Depressionstypen, die das Bild einer episodisch remittierenden Erkrankung infrage stellen. Dabei sind Volumenminderungen des Hippocampus vor allem bei rezidivierenden Depressionen und nicht bei Ersterkrankten nachweisbar, während längere Verläufe mit frühem Beginn mit spezifischen Volumenreduktionen von Hippocampus und tendenziell der Amygdala und der Hemisphären assoziiert sind (s.a. Sektion II in diesem Buch). Die neurobiologischen Befunde werden ergänzt durch neuropsychologische Störungen affektiver Erkrankungen, wobei es beim gegenwärtigen Stand der Forschung noch offen ist, ob sie ätiologische Faktoren oder Folgen der Erkrankung darstellen.

Als **psychosoziale Prädispositionen** sind viele mögliche Faktoren diskutierbar, z.B. psychodynamisch begründete Konflikte und deren dysfunktionale Bewältigung, frühe traumatische Erfahrungen sowie lern- und kognitionstheoretisch erklärbare Störungen des Denkens und Handelns. Die Theorie der erlernten Hilflosigkeit z.B. nimmt ausgehend von Tierexperimenten an, dass bei einem Individuum Hilflosigkeit und in der Folge eine Depression entsteht, wenn die aversiven Erfahrungen wiederholt auftreten und dabei durch eigenes Verhalten nicht beeinflussbar sind. Dieser Ansatz wurde um attributionstheoretische Annahmen ergänzt, und es wird postuliert, dass bestimmte Attributionsstile (internal, stabil und global) das Risiko, an einer Depression zu erkranken, erhöhen. Von intuitiver klinischer Relevanz ist die Frage nach depressionsbegünstigenden Persönlichkeitsfaktoren wie z.B. im Konzept des Typus melancholicus (Kronmüller et al. 2005). Da die meisten psychotherapeutischen Ansätze spezifische Annahmen zur Ätiologie affektiver Störungen formuliert haben, werden diese in den folgenden Abschnitten zu den einzelnen Konzepten ausführlicher dargestellt.

Als Endstrecke der Depressionsentstehung bilden schließlich kritische Lebensereignisse wie z.B. der Tod eines Angehörigen, Verlust des Partners, Wohnortwechsel oder chronischer Stress letztlich die Auslöser affektiver Störungen. Daneben können auch physiologische Faktoren wie somatische Erkrankungen oder bestimmte Medikamente affektive Störungen auslösen oder das Erkrankungsrisiko erhöhen.

21.4 Psychotherapeutische Behandlungsansätze für die Akutbehandlung der Depression

Hier wird nun in die wichtigsten Behandlungskonzepte zur Psychotherapie der Depression eingeführt. Dabei wird kurz auf den jeweiligen theoretischen Hintergrund und auf das psychotherapeutische Vorgehen eingegangen. In einem abschließenden Abschnitt am Ende des Kapitels wird schließlich die Studienlage zur Wirksamkeit bzw. Evidenz der dargestellten Behandlungsverfahren zusammenfassend dargestellt.

21.4.1 Kognitive Verhaltenstherapie (KVT)

Die KVT zur Behandlung depressiver Störungen hat sich in den letzten 20 Jahren erheblich weiter entwickelt. Es gibt einerseits eine Differenzierung der psychotherapeutischen Angebote entsprechend dem eingangs erwähnten „Staging" der Depression – also in Abhängigkeit davon, ob Interventionen zur Akuttherapie, zur Erhaltungstherapie oder zur Vermeidung von Rückfällen eingesetzt werden (➤ Kap. 21.5). Andererseits gibt es unter dem Stichwort „Dritte Welle der KVT" Entwicklungen, die über die klassischen Ansätze der KVT hinausgehen. Darunter werden neuere Entwicklungen innerhalb der KVT verstanden, die neben der Veränderungsperspektive der klassischen KVT Konzepte der Akzeptanz, Achtsamkeit und Werteorientierung in das therapeutische Vorgehen integrieren (Überblick und kritische Bewertung z.B. bei Heidenreich und Michalak 2013). Sofern diese Erweiterungen störungsspezifische Annahmen und daraus abgeleitete Interventionen beinhalten (wie z.B. CBASP oder MBCT), werden sie in den folgenden Ausführungen berücksichtigt. Störungsübergreifende Ansätze wie z.B. die Acceptance-and-Commitment-Therapie (ACT) bleiben unberücksichtigt.

Die **klassische KVT** stellt im Bereich der Depressionsbehandlung die am häufigsten untersuchte psychosoziale Interventionsform dar. Sie basiert auf mindestens zwei voneinander unterscheidbaren Therapiebausteinen: der im engeren Sinne verhaltenstherapeutisch orientierten Aktivitätssteigerung (auch Aufbau positiver Aktivitäten oder Verhaltensaktivierung) und der Bearbeitung und Veränderung dysfunktionaler Kognitionen (dem im engeren Sinne kognitiven Therapiebaustein). In den aktuell zur Anwendung kommenden deutschsprachigen Therapiemanualen (z. B. Hautzinger 2013) werden diese Therapiebausteine weitestgehend kombiniert angewendet. Darüber hinaus gilt das Training sozialer Fertigkeiten als weiterer wichtiger – wenn auch störungsunspezifischer – Therapiebaustein in der Depressionstherapie. In einigen Therapiemanualen und Psychotherapiestudien werden zudem Problemlösetrainings zur Depressionsbehandlung eingesetzt und häufig als kognitiv-verhaltenstherapeutische Interventionsformen geführt, wobei Studien zur Wirksamkeit dieser Interventionsform in der Depressionsbehandlung sehr heterogene Befunde ergaben.

Obwohl, wie erwähnt, die verschiedenen Therapiebausteine in der KVT der Depression häufig kombiniert werden, wird der Aspekt der Aktivitätssteigerung im Wesentlichen mit dem Behandlungsansatz von Lewinsohn und die Veränderung dysfunktionaler Kognitionen mit der kognitiven Therapie von Beck (ergänzend auch mit der Theorie der erlernten Hilflosigkeit und ihrer attributionstheoretischen Erweiterung, ➤ Kap. 21.3) in Verbindung gebracht. Als wichtige Erweiterung dieser klassischen Ansätze ist die Metakognitive Therapie von Wells zu sehen, die auch für depressive Störungen spezifische Annahmen formuliert. Im Folgenden werden deshalb die Therapieansätze ausführlicher dargestellt.

Verhaltensaktivierung

Theoretischer Hintergrund

Der psychotherapeutische Ansatz zur Akutbehandlung depressiver Störungen mit dem Schwerpunkt auf Verhaltensaktivierung (z. B. Lewinsohn et al. 1984) basiert auf der **sozialen Lerntheorie** und der **Verstärkerverlust-Theorie.** In Anlehnung an die Verstärkerverlusttheorie wird angenommen, dass Depression infolge des Verlusts von positiver Verstärkung auftritt. Dem Extinktionsprinzip entsprechend führt der Verstärkermangel zu reduzierten Verhaltenshäufigkeiten und im Weiteren zu den typischen emotionalen, kognitiven und physiologischen Depressionssymptomen. Lewinsohn (1974) hat dieses Erklärungsmodell um den Aspekt des sozialen Lernens und um die Betonung reaktionskontingenter Verstärkung erweitert. Folgende Annahmen für die Entstehung und den Verlauf der Depression kennzeichnen das **Erklärungsmodell von Lewinsohn:**

- Eine geringe Rate an verhaltenskontingenter positiver Verstärkung und/oder ein Überwiegen aversiver Erfahrungen wirken auslösend und aufrechterhaltend für depressive Verhaltensweisen und Symptome.
- Die aktuelle Lebenssituation (insb. Belastungen wie z. B. eine Trennung vom Partner oder der Tod einer nahestehenden Person) beeinflusst nachhaltig die Verfügbarkeit positiver Verstärker bzw. kann hoch bestrafenden Charakter haben.
- Ein Defizit an instrumentellem Verhalten wie z. B. sozialen Fertigkeiten führt dazu, dass von der sozialen Umgebung unzureichende positive Verstärkung erzielt wird.
- Das depressive Verhalten wird kurzfristig durch kontingente positive Verstärkung aus der Umwelt aufrechterhalten (z. B. Hilfsangebote nahe stehender Personen).

In einer Reihe von Untersuchungen konnte tatsächlich aufgezeigt werden, dass depressive Patienten im Vergleich zu gesunden Kontrollprobanden und zu Patienten mit anderen psychiatrischen Erkrankungen von weniger angenehmen Aktivitäten berichten. Weiter konnte gezeigt werden, dass Depressive über weniger soziale Fertigkeiten verfügen als Kontrollpersonen. Es konnte aber bisher auf der Basis empirischer Ergebnisse nicht geklärt werden, ob der Verstärkerverlust als ursächlich, begleitend oder einer Depression nachfolgend anzusehen ist.

Therapeutisches Vorgehen

Vor dem Hintergrund des beschriebenen Erklärungsmodells entwickelten Lewinsohn et al. (1984) unter dem Titel *The Coping with Depression Course* ein Gruppenprogramm für depressive Patienten, das u. a. die langfristige Veränderung defizitärer Verstärkerbedingungen zum Ziel hat. Das Programm liegt in mehreren Varianten für unterschiedliche Zielgruppen vor (z. B. für depressive Jugendliche oder als Präventionsprogramm) und basiert schwerpunktmäßig auf dem Behandlungselement „Aufbau positiver Aktivitäten". Dies wird durch weitere Therapiebausteine wie z. B. Einführung und Einübung eines Entspannungsverfahrens ergänzt. Aktuell haben Martell et al. (2015) ein neues Behandlungsmanual vorgelegt, das ebenfalls schwerpunktmäßig auf der Verstärkerverlust-Theorie basiert. Im Gegensatz zum *Coping with Depression Course* wird die Verhaltensaktivierung durch psychotherapeutisches Problemlösen ergänzt, Therapiebausteine wie z. B. das Entspannungstraining werden jedoch nicht systematisch berücksichtigt.

Allen genannten Therapiemanualen ist gemeinsam, dass zunächst ein Störungsmodell entwickelt wird, das auf der sozialen Lerntheorie bzw. der Verstärkerverlust-Theorie basiert (➤ Box 21.1) und der Verstärkerverlust-Theorie. Die Verhaltensaktivierung findet dann über das Erstellen von Tages- und Wochenplänen statt, in denen zunächst die tatsächlich gezeigten Aktivitäten und die damit einhergehende Stimmung dokumentiert werden. Im weiteren Verlauf werden dann Wochenpläne mit Verhaltensaktiva erstellt und die Patienten dazu angehalten, die geplanten Aktivitäten auch tatsächlich umzusetzen. Kommt es bei der Umsetzung von Aktivitäten zu Problemen, schlagen Martell et al. (2015) vor, diese mit dem Problemlöse-Ansatz zu bearbeiten.

> **BOX 21.1**
> **Wesentliche Behandlungselemente der Verhaltensaktivierung**
> - Vermittlung eines Störungsmodells, das auf der Verstärkerverlust-Theorie basiert
> - Selbstbeobachtung und Protokollierung der Stimmung
> - Einführung von Tages- und Wochenplänen
> - Werteorientierte Auswahl und Umsetzung von Verhaltensaktiva

Kognitive Therapie (KT) nach Beck

Theoretischer Hintergrund

Neben der stärker verhaltenstherapeutisch ausgerichteten Depressionstherapie nach Lewinsohn stellt die kognitive Therapie (KT) nach Beck et al. (1979) die zweite tragende Säule der KVT der Depression dar. Die KT im allgemeinen wie auch im besonderen Fall der Depressionsbehandlung basiert auf der grundlegenden Annahme, dass Affekt und Verhalten eines Menschen weitgehend von der Art bestimmt sind, in der er die Welt strukturiert. Kognitionen gehen auf Einstellungen oder Schemata zurück, die aus vergangenen Erfahrungen entstanden sind. Das kognitive Modell der Depression basiert auf drei Annahmen: der kognitiven Triade, den Schemata und den kognitiven Fehlern:

- Unter dem Konzept der **kognitiven Triade** fasst Beck die negative Sichtweise Depressiver bzgl. des eigenen Selbst, der Umwelt und der Zukunft zusammen. Depressive beurteilen sich demnach selbst als fehlerhaft, unzulänglich, krank, wertlos oder benachteiligt. Ihre Umwelt interpretieren sie ebenfalls negativ, so als ob die belebte und unbelebte Welt außerordentlich viel von ihnen verlangen und ihnen unüberwindliche Hindernisse in den Weg legen würden. Die Zukunftserwartungen sind ähnlich negativ geprägt. Die depressive Person erwartet, dass ihre derzeitigen Schwierigkeiten und Leiden ewig weitergehen.
  Im kognitiven Modell der Depression werden die anderen Symptome als Folgen einer Aktivierung der negativen kognitiven Muster angenommen.
- **Schemata** sind stabile kognitive Verarbeitungsmuster, die aufgrund individueller Erfahrung gebildet werden. Sie können für längere Zeit inaktiv sein, aber durch bestimmte Umweltereignisse (z. B. spezifische Stress-Situationen) reaktiviert werden. Bei Depressiven wird nun die Interpretation einer bestimmten Situation dahingehend verzerrt, dass sie mit den vorherrschenden dysfunktionalen Schemata übereinstimmen.
- Schließlich kommt im theoretischen Ansatz von Beck der fehlerhaften Informationsverarbeitung (kognitive Fehler) besondere Bedeutung zu. Spezifische **kognitive Fehler** wie z. B. willkürliche Schlussfolgerungen, selektive Verallgemeinerung oder Übergeneralisierung führen zur Bestätigung und Aufrechterhaltung der negativen Konzepte.

Eine depressive Person könnte z. B., weil sich beim Kinobesuch niemand neben sie gesetzt hat, den Schluss ziehen: „Alle lehnen mich ab."

Das kognitive Modell der Depression stellt damit ein Diathese-Stress-Modell dar, bei dem sich aufgrund lebensgeschichtlicher Erfahrungen negative dysfunktionale Schemata bilden, die in Stress-Situationen (z. B. bei kritischen Lebensereignissen) aktiviert werden. Eine dysfunktionale Informationsverarbeitung mit automatisch ablaufenden Gedanken, die häufig kognitive Fehler beinhalten, führt zur Bestätigung der negativen Schemata und in der Folge zu einer lang anhaltenden dysphorischen Herabstimmung, die von anderen Depressionssymptomen begleitet ist.

In einer Vielzahl von Studien wurden die theoretischen Annahmen des kognitiven Depressionsmodells nach Beck untersucht. Während die eher deskriptiven Aspekte der Theorie (z. B. vermehrte negative Kognitionen über das eigene Selbst während einer depressiven Störung) durchgehend empirisch belegt werden konnten, gibt es für die vermuteten kausalen Zusammenhänge (z. B. dysfunktionale Schemata als Vulnerabilitätsfaktor) wenig empirische Belege.

Therapeutisches Vorgehen

Die KT der Depression wurde von Beck et al. (1979) ursprünglich als Einzelpsychotherapie entwickelt. Sie versteht sich als strukturierte problemzentrierte Kurzzeittherapie mit einem Umfang von 15–25 Sitzungen in wöchentlichem Abstand. Bei mittelschwer bis schwer depressiven Patienten empfehlen Beck et al., für einen Zeitraum von 4–5 Wochen zwei therapeutische Gespräche pro Woche anzubieten, um dann im weiteren Behandlungsverlauf die Frequenz für weitere 10–15 Wochen auf eine Sitzung pro Woche zu reduzieren.

Entsprechend den theoretischen Annahmen ist das primäre Ziel der Behandlung die Identifikation und Korrektur der dysfunktionalen Gedankenprozesse. Mithilfe der kognitiven Techniken soll der Patient lernen:

- seine negativen automatischen Gedanken zu kontrollieren,
- die Zusammenhänge zwischen Denken, Fühlen und Handeln zu erkennen,
- zu prüfen, was für oder gegen sein dysfunktionales automatisches Denken spricht,
- die dysfunktionalen Kognitionen durch ein stärker an der Realität orientiertes Verständnis zu ersetzen und
- die dysfunktionalen Überzeugungen (Schemata), die seine Erfahrungen strukturieren, zu erkennen und zu ändern.

Um diese Ziele zu erreichen, wird der Patient zunächst in das kognitive Modell eingeführt, damit er ein Verständnis für das therapeutische Vorgehen und die anstehenden Aufgaben entwickeln kann. Mit dem „Tagesprotokoll negativer Gedanken" lernt der Patient, seine negativen Gedanken zu erkennen, zu beobachten und zu dokumentieren. In einem weite-

Tab. 21.1 Tagesprotokoll negativer Gedanken nach Beck et al. (1979) mit Beispiel

	Situation	Gefühle	Automatische(r) Gedanke(n)	Rationale Antwort	Ergebnis
Datum	Beschreiben Sie: 1. das tatsächliche Ereignis, das zu unangenehmen Gefühlen führte, oder 2. die Gedankengänge, Tagträume oder Erinnerungen, die zu unangenehmen Gefühlen führten.	1. Benennen Sie das Gefühl (traurig, ängstlich, ärgerlich etc.). 2. Stufen Sie die Intensität des Gefühls auf einer Skala von 1–100 ein.	1. Notieren Sie den/die automatischen Gedanken, der/die den Gefühlen vorangingen. 2. Stufen Sie Ihren Glauben an diese(n) automatischen Gedanken von 0–100% ein.	1. Notieren Sie Ihre rationale Antwort auf den/die automatischen Gedanken. 2. Stufen Sie Ihren Glauben an die rationale Antwort von 0–100 ein.	1. Stufen Sie nochmals Ihren Glauben an den/die automatischen Gedanken von 0–100 ein. 2. Benennen Sie die sich jetzt ergebenden Gefühle und stufen Sie deren Intensität zwischen 1 und 100 ein.
	Bin allein zu Hause, denke an all die Dinge, die zu tun sind (Arbeit, Haushalt, Wohnung).	*Niedergeschlagen, erschöpft, hoffnungslos (90).*	*Wie soll ich das bloß alles schaffen? Es geht sicher alles schief.*	*Ich habe dies früher doch alles auch geschafft, habe dann alles der Reihe nach gemacht.*	*Noch etwas verzweifelt und niedergeschlagen (40).*

ren Schritt werden diese auf ihre Logik, Gültigkeit und Angemessenheit diskutiert und überprüft. Eine weitere Bewertung der negativen Gedanken wird im Hinblick auf deren Wert für die Entwicklung positiven Verhaltens im Gegensatz zur Aufrechterhaltung des problematischen Verhaltens vorgenommen. In > Tab. 21.1 ist beispielhaft ein typisches Tagesprotokoll mit einem Eintrag zur Veranschaulichung aufgeführt.

Die Bearbeitung und Modifikation dysfunktionaler Überzeugungen wird durch den Therapeuten über gelenktes Fragen in Gang gesetzt. Diese Vorgehensweise wird als sokratischer Dialog (> Kap. 6) bezeichnet und soll dem Patienten helfen, zu neuen, günstigeren Bewertungen und Einstellungen zu gelangen. Inhalt des sokratischen Dialogs sind somit nicht nur die negativen, automatischen Gedanken, sondern auch die diesen zugrunde liegenden dysfunktionalen Grundannahmen. Zur Realitätsprüfung der konkurrierenden Annahmen können Verhaltensexperimente eingeplant und durchgeführt werden.

Bei schwerer depressiven Patienten können auch verhaltensbezogene Techniken wie z. B. Aktivitätenplanung, Problemlösestrategien und Rollenspiele zur Steigerung assertiver Verhaltensweisen eingesetzt werden. Zentrale Bedeutung kommt schließlich den therapeutischen Hausaufgaben zu. Patienten sollen angehalten werden, zwischen den Therapiesitzungen am individuellen Therapieverlauf orientierte Hausaufgaben zu bearbeiten (z. B. Gedankenprotokoll führen), die in der jeweils folgenden Stunde besprochen und bearbeitet werden.

> **MERKE**
> Nach Beendigung der Therapie soll der Patient in der Lage sein, dysfunktionale Kognitionen zu erkennen, zu überprüfen und zu korrigieren sowie als Resultat daraus alternative Verhaltensmuster zu entwickeln.

Metakognitive Therapie nach Wells

Theoretischer Hintergrund

Obwohl die Metakognitive Therapie (MKT) von Wells (2011) ursprünglich zur Behandlung der generalisierten Angststörung entwickelt wurde, soll sie hier kurz dargestellt werden, da Wells störungsspezifische Ausarbeitungen seines Modells u. a. auch für die unipolare Depression vorgelegt hat. Die MKT basiert auf einem Selbstregulationsmodell, in dem das Zusammenspiel von kognitiven und metakognitiven Prozessen beschrieben wird.

Metakognitionen werden dabei verstanden als Annahmen und Überzeugungen in Bezug auf Kognitionen, kognitive Prozesse und Aufmerksamkeitslenkung. Die MKT geht nun davon aus, dass spezifische Metakognitionen zur Aufrechterhaltung psychischer Störungen wesentlich beitragen. Metakognitionen und die daraus folgenden dysfunktionalen problematischen Strategien werden mit dem Begriff „Kognitives Aufmerksamkeitssyndrom" (KAT) zusammengefasst. Im metakognitiven Modell der Depression wird **Grübelprozessen** eine zentrale Bedeutung beigemessen. Es wird davon ausgegangen, dass Grübeln zunächst positiv bewertet als Bewältigungsstrategie in Reaktion auf intrusive Gedanken, negative Stimmung oder Körpersymptome eingesetzt wird. Kommt es infolge persistierenden Grübelns zu negativen Konsequenzen (z. B. Aufrechterhaltung der traurigen Stimmung und sozialer Rückzug), verändert sich die Bewertung des Grübelns, und es wird selbst als unkontrollierbar erlebt. Negative Annahmen über das Grübeln tragen somit zur Aufrechterhaltung depressiven Grübelns und depressiver Symptomatik bei. Empirische Untersuchungen stützen diese theoretischen Annahmen zumindest partiell.

Therapeutisches Vorgehen

Bei der MKT handelt es sich um eine Kurzzeittherapie im Umfang von 8–10 Sitzungen (Einzeltherapie). Wichtige Behandlungskomponenten bei der Durchführung einer MKT sind die Entwicklung eines metakognitiven individuellen Störungsmodells, Achtsamkeitsübungen, Aufmerksamkeitstraining, Modifikation positiver und negativer Metakognitionen (➤ Box 21.2, in Anlehnung an Teismann und Hanning 2013). Bei der Behandlung von Patienten mit depressiven Störungen fokussiert das störungsspezifische metakognitive Vorgehen vor allem die Rumination. Es wird schwerpunktmäßig versucht, Grübelprozesse zu identifizieren, zu modifizieren und zu kontrollieren, z. B. mit losgelöster Achtsamkeit und Aufmerksamkeitsverschiebungen.

BOX 21.2
Zentrale Behandlungsbausteine der MKT
- Entwicklung eines metakognitiven Fallkonzepts (inkl. Sozialisation in Bezug auf metakognitives Modell)
- Losgelöste Achtsamkeit *(detached mindfulness)*
- Modifikation negativer Metakognitionen
- Modifikation positiver Metakognitionen
- Aufmerksamkeitstraining
- Modifikation dysfunktionaler Bewältigungsstrategien
- Festigung neuer Verarbeitungsroutinen

Psychoedukation

Theoretischer Hintergrund

Psychoedukative Behandlungselemente finden sich nicht nur in kognitiv-verhaltenstherapeutischen Ansätzen. Vor allem in der IPT (➤ Kap. 21.4.2) wird ebenfalls Wert darauf gelegt, den Betroffenen zu Therapiebeginn umfassende Informationen über ihre Erkrankung zu vermitteln.

Unter Psychoedukation werden *„systematische didaktisch-psychotherapeutische Interventionen zusammengefasst, die dazu geeignet sind, Patienten und ihre Angehörigen über die Krankheit und ihre Behandlung zu informieren, das Krankheitsverständnis und den selbstverantwortlichen Umgang mit der Krankheit zu fördern und sie bei der Krankheitsbewältigung zu unterstützen"* (Wiedemann et al. 2003: 790 f.).

Der Begriff „Psychoedukation" wird von manchen als unschön empfunden; er ist aber weniger mit dem deutschen Wort „Erziehung" als mit dem englischen *education* im Sinne von „Bildung" assoziiert. In der Praxis impliziert Psychoedukation auch keinen belehrenden Beziehungsstil. Psychoedukative Ansätze verfolgen das Ziel, in strukturierter und systematisierter Form Informationen über Erkrankungen an Betroffene weiterzugeben. Psychoedukation wird häufig in Gruppensettings angeboten, um Gruppenwirkfaktoren und instrumentelle Gruppenbedingungen wie z. B. Kohäsion oder Vertrauen zusätzlich zur Geltung zu bringen. Vor allem in stationären Settings haben zwischenzeitlich psychoedukative Gruppen für die verschiedensten psychischen Störungen enorm an Bedeutung gewonnen. In der ambulanten Praxis werden psychoedukative Elemente üblicherweise in Einzelsitzungen integriert.

Vorgehen

Psychoedukation der Depression beinhaltet – wie bei der Psychoedukation anderer psychischer Störungen – die Schulung der betroffenen Patienten in Bezug auf Symptomatik, Ätiologie, Therapie und Verlauf der Störung (zu den Zielen ➤ Box 21.3). Die Störungsspezifität berücksichtigt dabei natürlich die depressionsspezifische Psychopathologie, die entsprechenden Störungsmodelle und depressionsrelevanten Therapieansätze. Die Möglichkeiten einer medikamentösen Therapie inkl. spezifischer Wirkungs- und Nebenwirkungsprofile spielen dabei eine bedeutende Rolle. In ausschließlich psychoedukativ ausgerichteten Angeboten kommt psychotherapeutischen Ansätzen zur Selbstmodifikation eher untergeordnete Bedeutung zu, und betroffene Patienten werden zumeist in nur einer oder zwei Gruppensitzungen über diese Möglichkeiten informiert. Der Vorteil dieses Vorgehens ist darin zu sehen, dass entsprechend entwickelte Ansätze leicht auf die Psychoedukation von Angehörigen ausgedehnt werden können.

BOX 21.3
Ziele der störungsspezifischen Psychoedukation
- Umfassende Aufklärung über die Erkrankung und die Behandlungsmöglichkeiten
- Vermittlung von Kompetenzen im Umgang mit der Erkrankung/ dem Erkrankten
- Förderung von Compliance
- Emotionale Entlastung
- Verbesserung des subjektiven Befindens
- Vermittlung von Hoffnung
- Festigung neuer Verarbeitungsroutinen
- Empowerment

21.4.2 Interpersonelle Psychotherapie der Depression (IPT)

Theoretischer Hintergrund

Ein weiteres, durch eine Vielzahl von Studien (Cuijpers et al. 2011) abgesichertes Therapieverfahren stellt die IPT nach Klerman und Weissman dar (dt. Schramm 2010). Wie die KVT wurde die IPT ursprünglich zur Behandlung von ambulanten, unipolar depressiven Episoden entwickelt und fokussiert schwerpunktmäßig depressionsrelevante zwischenmenschliche Probleme.

Zwischenzeitlich wurde das Modell auf der Grundlage fortgesetzter Forschung und angesichts eines wachsenden Bedarfs im Gesundheitswesen aber auch auf die Behandlung depressiver Störungen über die gesamte Lebensspanne (z. B. Kinder und Jugendliche) sowie in verschiedenen Behandlungssettings (stationär, Gruppen- oder Paartherapie, per Telefon oder Internet) erweitert. IPT wurde außerdem erfolgreich modifiziert und für verschiedene andere psychische Erkrankungen wie bipolare Störungen evaluiert (> Kap. 21.8.3), Essstörungen, soziale Phobien und PTBS wie auch für die Anwendung in verschiedenen Kulturen evaluiert. Darüber hinaus wurde dieser schulenübergreifende Ansatz auf eine Vielzahl von Gesundheitsberufen (Psychiater, Psychologen, Pflegekräfte, Sozialarbeiter bis hin zu trainierten Laien-Gesundheitscoaches) ausgedehnt, welche die Lücke zwischen dem wachsenden Bedarf und dem mangelnden Zugang zu psychischer Gesundheitsversorgung verringern sollen.

Vom Namen her bezieht sich die IPT auf die interpersonelle Schule Sullivans, die konzeptionelle Basis ist aber wesentlich weiter gefasst. Besonders kennzeichnend für die IPT ist die Orientierung an empirischen Befunden zur Entstehung und Aufrechterhaltung depressiver Störungen. So orientiert sich der Ansatz z. B. an Befunden aus der Life-Event- sowie Social-Support-Forschung, die auf die Bedeutung sozialer Netze und enger zwischenmenschlicher Beziehungen zur Bewältigung kritischer Lebensereignisse hingewiesen haben. Die Anerkennung der zentralen Bedeutung von zwischenmenschlichen Beziehungen für die Gesundheit, Stressbewältigung und Resilienz hat sich zwischenzeitlich umfassend etabliert.

> **MERKE**
> Wichtig für die IPT ist dabei der beobachtete Zusammenhang zwischen einem **dysfunktionalen Umgang mit zwischenmenschlichen Belastungen** und der Entwicklung einer depressiven Störung. Eine Depression wird deshalb unabhängig von ihrer komplexen Entstehung immer auch in ihrem aktuellen psychosozialen Kontext betrachtet, z. B. im Rahmen eines aktuellen interpersonellen Konflikts.

Die depressiven Symptome entwickeln sich im Zusammenspiel von zwischenmenschlichem Stress, unzureichender sozialer Unterstützung und psychischer Vulnerabilität, z. B. im Rahmen eines unsicheren Bindungsstils. Die IPT basiert damit auf der Annahme, dass das Erfassen, Bearbeiten und Verändern dieser Zusammenhänge depressionslindernd wirkt und prophylaktische Wirkung hat.

Neben der Bedeutung zwischenmenschlicher und sozialer Konstellationen für die Depressionsentstehung werden aber auch **Prozesse der Symptombildung und Persönlichkeitsfaktoren** als wichtig erachtet. Vor dem Hintergrund der kurzen Behandlungsdauer und des problemorientierten Vorgehens werden in der IPT jedoch vor allem die Ebene der Symptomentwicklung und die interpersonellen Problembereiche fokussiert. Persönlichkeitseigenschaften als situationsüberdauernde Merkmale sind dagegen im kurztherapeutischen Prozess nicht ausdrücklich Gegenstand der Bearbeitung, sondern werden lediglich im Rahmen einer längeren Erhaltungstherapie thematisiert.

In der IPT kommen neben eigenen spezifischen Behandlungselementen auch Strategien und Techniken anderer Therapierichtungen zum Einsatz, ohne dass sich die Methode auf deren theoretischen Grundlagen stützt und sich ideologisch mit der jeweiligen Schule identifiziert. Eine ausführlichere Beschreibung der Vorläufer, Entwicklung und theoretischen Konzepte der IPT findet sich bei Schramm (2010). Kritisiert wurde die IPT wegen ihres partiell atheoretischen Ansatzes und der sich teilweise widersprechenden Annahmen (z. B. die Zuschreibung einer Krankenrolle nach dem medizinischen Modell bei gleichzeitiger Fokussierung psychosozialer Stressoren und mangelnder Bewältigungsmöglichkeiten).

Durchführung

Die IPT ist ursprünglich als Kurzzeit-Einzeltherapie im Umfang von ca. 12–20 Sitzungen konzipiert und liegt in manualisierter Form vor (Schramm 2010). Sie orientiert sich grundsätzlich am medizinischen Krankheitsmodell, kann mit oder ohne medikamentöse Begleitbehandlung durchgeführt werden und legt den Behandlungsschwerpunkt im Hier und Jetzt auf die Bearbeitung aktueller Probleme. Der Behandlungsablauf war zunächst in drei Abschnitte gegliedert, die jeweils störungsorientiert unterschiedliche Ziele verfolgen (z. B. akute Entlastung und Hoffnungsvermittlung in der ersten Behandlungsphase), wird aufgrund der Datenlage (hohe Rückfallgefahr bei rezidivierenden Depressionen) seit einiger Zeit aber durch eine 4. Therapiephase ergänzt (Schramm 2010):

- Die **1. Phase** der Behandlung, die sich im ambulanten Rahmen bis zur ca. 3. Therapiesitzung erstreckt, dient der systematischen Erhebung der Symptomatik, damit für den depressiven Patienten erkennbar wird, dass es sich um eine Erkrankung handelt, die als Depression bezeichnet wird. Der Therapeut informiert den Patienten ausführlich über die Erkrankung und ihre Behandlungsmöglichkeiten, mit dem Ziel, ihn dadurch ggf. von Selbstvorwürfen zu entlasten und Hoffnung zu vermitteln. Zur Unterstützung wird dem Patienten unter Einbeziehung einer Bezugsperson die sog. Krankenrolle zugeteilt. Ergänzend werden alle wichtigen zwischenmenschlichen Beziehungen exploriert, um die depressive Störung in einen interpersonellen Kontext stellen zu können.
- In der **2. Phase** der Behandlung, die sich ca. von der 4. bis zur 13. Therapiesitzung erstreckt, einigen sich Patient und Therapeut zunächst auf einen Behandlungsfokus, der dann im weiteren Verlauf bearbeitet wird. Dieser Behandlungsfokus ist inhaltlich auf einen von vier bzw. fünf Bereichen interpersoneller Belastung ausgerichtet, die empi-

risch am häufigsten in Verbindung mit Depressionen gefunden wurden (> Box 21.4). In den letzten Jahren wurde die Evidenz für einen fünften Fokus „Arbeitsstress" (Schramm und Berger 2013) deutlich, bei dem zusätzliche Strategien aus dem Bereich der Achtsamkeit und Verhältnisprävention eingesetzt werden. Der zu bearbeitende Problembereich sollte in engem Zusammenhang zur Entstehung der aktuellen depressiven Episode stehen. Je nach gewähltem Fokus sollen nun der Verlust einer Bezugsperson angemessen betrauert werden, Konflikte oder Rollenwechsel erkannt und gelöst oder soziale Defizite bearbeitet werden, mit dem Ziel, soziale Unterstützung zugänglich zu machen. Bei arbeitsrollenbezogenem Stress (Burnout-Erleben, Konflikte oder Veränderungen am Arbeitsplatz, Orientierungslosigkeit beim Finden einer Arbeitsrolle) soll in erster Linie wieder eine gesunde Balance zwischen Leistungs- und Beziehungswerten hergestellt werden. In dieser Phase ist die Akutsymptomatik häufig bereits teilweise abgeklungen, und die Krankenrolle kann nach und nach zurückgenommen werden, sodass der Patient bestärkt wird, aktiv an seiner Genesung mitzuarbeiten. Das therapeutische Vorgehen ist in erster Linie unterstützend und ermutigend und hat nach einer emotionalen Klärungsphase die angemessene Bewältigung des Problembereichs zum Ziel.

- In der **Beendigungsphase,** die dann ungefähr zur 14. Therapiesitzung einsetzt, werden das Therapieende und die Zeit danach vorbereitet. Es erfolgt eine Zusammenfassung der therapeutischen Fortschritte und das emotionale Begreifen dieser Therapiephase als Abschiedsprozess.
- In der **Erhaltungsphase** (ca. 17.–30. Sitzung) liegt der Fokus darauf, die Remission beizubehalten, indem nun über alle fünf Foki hinweg mit rückfallprophylaktischen Strategien gearbeitet wird.

BOX 21.4
Die fünf zentralen Bereiche/Themen der IPT (2. Behandlungsphase)
- Komplizierte Trauer
- Ungelöste zwischenmenschliche Auseinandersetzungen und Konflikte
- Nicht bewältigte Rollenwechsel und -übergänge
- Interpersonelle Defizite, die in Einsamkeit resultieren
- Arbeitsstress

Die in der IPT eingesetzten Therapietechniken sind größtenteils anderen Therapieformen entlehnt und z. T. modifiziert. Im Vergleich zu anderen Psychotherapieformen wie z. B. der KVT ist sie weniger technik- als vielmehr strategieorientiert. Im ersten Therapieabschnitt kommen hauptsächlich explorative, psychoedukative und Symptombewältigungstechniken zur Anwendung (wie z. B. Ermutigung, Ratschläge und positive Rückmeldung). In den beiden letzten Phasen der Behandlung stehen vorwiegend die Förderung von Einsicht, emotionales Lernen und zwischenmenschliche Problemlösung (z. B. Ausweitung eines Themas, Klärung, Ausdrücken und Akzeptieren negativer Gefühlszustände, Kommunikationsanalyse) im Vordergrund.

21.4.3 Psychodynamische und psychoanalytisch orientierte Therapieansätze

Theoretischer Hintergrund

Unter psychodynamischer Psychotherapie wird eine Behandlungsform verstanden, die sich an der psychoanalytischen Theorie und den daraus abgeleiteten Behandlungstechniken orientiert. Von der klassischen psychoanalytischen Behandlungsmethode, die sich über mehrere 100 h bei mehrmaligen wöchentlichen Sitzungen erstreckt, unterscheidet sie sich durch die niedrigere Anzahl und Frequenz der Therapiesitzungen sowie durch ihre inhaltliche Schwerpunktsetzung. Im deutschen Sprachraum hat sich für die psychodynamische Psychotherapie auch der Begriff der „tiefenpsychologisch fundierten Psychotherapie" etabliert. Beide Therapieverfahren, also sowohl die psychodynamische Psychotherapie als auch die klassische Psychoanalyse, basieren somit – trotz unterschiedlicher behandlungstechnischer Aspekte – auf denselben theoretischen Annahmen, die im Folgenden kurz skizziert werden sollen (ausführlichere Darstellungen z. B. bei Schauenburg 2007).

Die psychoanalytische Theoriebildung zur Pathogenese der Depression geht auf eine in Freuds *Trauer und Melancholie* (1917) dargestellte Hypothese zurück, wonach Verlust und Ablösung von engen Bindungen vor allem dann zu verlängerter Trauer und Depression führen können, wenn der trauernde Mensch ambivalent aggressiv oder schuldhaft an die verlorene Person gebunden bleibt. Durch Verinnerlichung der enttäuschenden „bösen" Anteile des verlorenen Objekts und deren Bekämpfung im Selbst werden autoaggressive und selbstbeschuldigende Züge depressiver Personen verständlich. Diese Kernhypothese erfuhr im Verlauf der Weiterentwicklung der psychoanalytischen Theorie Modifikationen und Ergänzungen, die in das gegenwärtig vorherrschende Modell vom **depressiven Grundkonflikt und seinen Bewältigungsmechanismen** münden: Frühe Verlust-, Verunsicherungs- oder Enttäuschungserlebnisse (hier z. B. auch frühe Beziehungserfahrungen zu den Eltern, die als vernachlässigend oder überwiegend bestrafend erlebt wurden) führen zu einem verunsicherten Selbstwertgefühl und einer überstarken Bedürftigkeit nach Zuwendung oder Bestätigung durch „ideale" Andere. Dem Wunsch nach Zuwendung steht aber, wegen der als bedrohlich oder belastend erlebten Angewiesenheit auf andere, ein Gefühl von (wütendem) Aufbegehren oder Distanzierung entgegen.

Dies kann innerlich jedoch nicht erlebt oder ausgedrückt werden, weil damit die Beziehung bedroht und ein Verlust an

Sicherheit die Folge wäre. Der Verlust aber ist für den Betreffenden unerträglich. Die Angst vor Verlust kann aber auch aus der subjektiv erlebten Unsicherheit erwachsen, den eigenen Idealen und Ansprüchen nicht gerecht zu werden. Aus dieser Konfliktkonstellation (verborgene Abhängigkeit und nicht realisierbare Individualisierungswünsche) entsteht die depressive Vulnerabilität.

> **MERKE**
> Die **depressive Vulnerabilität** ergibt sich aber nicht nur aus dem Grundkonflikt, sondern auch aus den damit einhergehenden Bewältigungsversuchen. Die zumeist misslungenen Bewältigungsversuche werden in einer Vielzahl schwieriger Interaktionsmuster sichtbar.

Allen Bewältigungsversuchen ist gemeinsam, dass sie in Bezugspersonen Ärger, Kritik und Distanzierung hervorrufen können, die dem Betroffenen das Grundgefühl der Minderwertigkeit bestätigen. Ob es nun zu einer Depression kommt, hängt von der Schwere des Auslösers, der Bindungsunsicherheit und der damit verknüpften Bewältigungsmechanismen ab.

In der psychoanalytischen Literatur und darüber hinaus gibt es eine Reihe von Typisierungsversuchen der Persönlichkeit depressiver Patienten (z. B. Blatt und Zuroff 1992), die vor dem Hintergrund des depressiven Grundkonflikts als eine Typisierung möglicher **Bewältigungsstile** dieses Konflikts verstanden werden können. Blatt und Zuroff (1992) z. B. unterscheiden einen **anaklitischen,** d. h. anklammernden, offen abhängigen von einem **introjektiven,** d. h. durch hohe Selbstanforderungen geprägten und selbstkritischen Typ. Diese Unterscheidung ist einerseits behandlungsrelevant, da Betroffene z. B. auf Behandlungsangebote unterschiedlich reagieren (anaklitische Depression auf aktive und strukturierte Kurzzeittherapie, introjektive Depression auf längerfristig angelegte Psychotherapie), andererseits stellt sie eine der wenigen Konzeptualisierungen dar, die durch empirische Forschung untermauert werden. Auch die Operationalisierte Psychodynamische Diagnostik (Arbeitskreis OPD 2006) erlaubt eine empiriegestützte Einordnung des Grundkonflikts und seiner Bewältigungsversuche. So würden z. B. anaklitische Patienten auf der Konfliktachse dem passiven Verarbeitungsmodus des Individuations-Abhängigkeits- oder des Versorgungs-Autarkie-Konflikts zugeordnet.

Durchführung

Psychodynamische Psychotherapie versteht sich als Kurzzeittherapie, wobei darunter eine Dauer von 50 h mit meist wöchentlichen Terminen zu verstehen ist (z. B. im Kontext der deutschen Richtlinien-Psychotherapie). Im Gegensatz dazu umfasst die klassische Analyse gemäß den Richtlinien einen zeitlichen Umfang von 300 h mit einer Sitzungsfrequenz von 3 h/Woche. In der psychodynamischen Psychotherapie wird nicht im klassischen analytischen Setting gearbeitet, sondern Patient und Therapeut sprechen sitzend miteinander.

Ziel der psychodynamischen Psychotherapie und der Psychoanalyse ist die **Bearbeitung des depressiven Grundkonflikts und seiner Bewältigungsmuster.** Da sich – wie dargestellt – die Bewältigung des Konflikts vor allem in interaktionellen Eigenarten der Patienten spiegelt, sollen vor allem die problematischen Beziehungskonstellationen zum Gegenstand der Behandlung werden. Dabei ist die genaue Betrachtung von **Übertragungs- und Gegenübertragungskonstellationen** hilfreich, um diese Muster zu verstehen, zu bearbeiten und ggf. zu überwinden.

Vor allem in der Akutphase der Depressionsbehandlung spielen aber zunächst unterstützende Interventionen eine bedeutende Rolle. Hierzu zählt die Weitergabe von Informationen über die Störung oder auch Hinweise zur aktiven Bewältigung der depressiven Symptomatik wie z. B. die Aufnahme sportlicher oder sozialer Aktivitäten. Nach Abklingen der akuten Symptome sollte die Bearbeitung der problematischen Interaktionsmuster in den Vordergrund rücken, wobei die Bestimmung eines Behandlungsfokus hilfreich sein kann, auch wenn dieser vor allem dem Therapeuten als innere Richtschnur dient und nicht ausführlich kommuniziert wird.

Das weitere Vorgehen ist inhaltlich von der Fokusbildung bzw. dem Verarbeitungsmodus des Grundkonflikts des Patienten abhängig: Bei einem Patienten mit eher regressiven Verarbeitungsmechanismen kann eine Fokussierung auf Selbstaktualisierung, Ambivalenzerleben und Trennungsschuld sinnvoll sein, bei einem Patienten mit autonomer Verarbeitungsform spielen die hohe Selbstanforderung und die vordergründige Ablehnung von Bindung und Abhängigkeit eine Rolle (vgl. Schauenburg 2007).

Resümee

Das therapeutische Vorgehen zielt auf die Einsicht der Patienten ab und bedient sich häufig der **Interpretation** als Intervention. Die psychodynamische Psychotherapie fokussiert insgesamt eher etwas stärker auf die aktuellen Beziehungsmuster außerhalb und arbeitet eher selten mit der Übertragungsgestaltung innerhalb der therapeutischen Beziehung. Die klassische Psychoanalyse dagegen basiert auch in der Depressionsbehandlung stärker auf der Bearbeitung von Übertragung, Gegenübertragung, Widerstand, Regression und der Inszenierung präverbaler Erfahrungen.

21.4.4 Paar- und Familientherapie

Spätestens seit Mitte der 1970er-Jahre wurde z. B. durch die Arbeiten von Weissman und Paykel (1974) auf die Bedeutung der partnerschaftlichen und familiären Beziehungen für

Entstehung, Aufrechterhaltung und Verlauf depressiver Störungen aufmerksam gemacht. Weitere Untersuchungen konnten diese Befunde bestätigen und differenzieren (im Überblick z. B. Backenstrass 1998). Vor diesem Hintergrund wurden von Vertretern der unterschiedlichen Therapierichtungen paar- und familientherapeutische Konzepte zur Depressionsbehandlung entwickelt, die teilweise in manualisierter Form vorliegen (z. B. Beach et al. 1990).

Vor allem in den kognitiv-verhaltenstherapeutischen Therapiekonzepten wird von einer wechselseitigen Beeinflussung von partnerschaftlicher Zufriedenheit und Depression ausgegangen und dies bei der Entwicklung eines Störungsmodells entsprechend berücksichtigt. Die zur Anwendung kommenden Interventionen stammen einerseits aus den bereits dargestellten Ansätzen zur psychotherapeutischen Depressionsbehandlung (z. B. Psychoedukation) und andererseits aus paar- sowie familientherapeutischen Ansätzen zur Verbesserung der Partnerschaftsqualität bzw. der familiären Beziehungen. Im paartherapeutischen Behandlungsmanual von Beach et al. (1990) z. B. wird neben dem Aufbau gemeinsamer positiver Aktivitäten ein verhaltenstherapeutisches Kommunikationstraining durchgeführt.

Differenzielle Indikation

Wenn nun Aspekte der Paar- und Familiendynamik einen Einfluss auf Entstehung und Verlauf depressiver Störungen haben und erste Wirksamkeitsnachweise für die Mehrpersonen-Psychotherapien vorliegen, stellt sich die Frage, wann von diesen Behandlungsstrategien im Hinblick auf eine günstigere Prognose Gebrauch gemacht werden sollte.

Neben eher allgemeineren Überlegungen zu einem integrativen Ansatz von unterschiedlichen Therapiemodi liegen zwischenzeitlich für den Bereich der Depressionsbehandlung differenzielle Indikationsempfehlungen vor. So wird für die Akutphase prinzipiell eine angehörigenorientierte Behandlung empfohlen, mit dem Ziel, Patienten und Angehörige zu stützen, zu führen, zu informieren und interpersonelle Konflikte zu deeskalieren. Im weiteren Verlauf der Behandlung, sowohl bei Verbesserung der Symptomatik als auch bei einer Chronifizierung der Störung, sollte dann eine Paar- oder Familientherapie durchgeführt werden, wenn bereits vor der Depression anhaltend offene oder verdeckte Konflikte bestanden. Gibt es keine Hinweise auf solche Konflikte, ist eine Einzeltherapie vorzuziehen.

Neben den eher auf klinische Erfahrungen und theoretischen Überlegungen beruhenden Indikationskriterien lassen sich auch aus Wirksamkeitsstudien (▶ Kap. 21.7) sozusagen empiriegeleitet Empfehlungen ableiten. So legen die Ergebnisse von Beach und O'Leary (1992) nahe, dass Patienten mit niedriger Ehezufriedenheit und zugleich weniger depressiogenen Kognitionen eher mit Paartherapie und Patienten aus ehezufriedenen Paaren eher einzelpsychotherapeutisch behandelt werden sollten. Vor dem Hintergrund einer genauen Durchsicht der verfügbaren Literatur entwickelten Prince und Jacobson (1995) ein Indikationsprofil mit vier Variablen: Von einer Paartherapie profitieren Patienten mit beeinträchtigter Ehequalität, jüngere Paare, emotional engagierte Paare und Paare, die bzgl. ihrer Vorstellungen nicht allzu polarisiert sind.

Resümee

Zusammenfassend ist festzustellen, dass Probleme in partnerschaftlichen und familiären Beziehungen zur Entstehung, Aufrechterhaltung und Rückfallgefährdung beitragen und deshalb entsprechende Interventionsansätze von besonderer Bedeutung sind. Für paartherapeutische Behandlungsansätze im Bereich depressiver Störungen konnte gezeigt werden, dass sie effektiv sind und im Gegensatz zu einem individualtherapeutischen Vorgehen nicht nur die Depressivität, sondern auch eine vorhandene Eheproblematik positiv beeinflussen können. Empirische Befunde ermöglichen erste differenzielle Indikationsempfehlungen, deren Validität in prospektiven Studien aber noch zu überprüfen ist.

21.5 Psychotherapie zur Rückfallverhinderung bei unipolarer Depression

Depressive Störungen gehen mit einem hohen Rückfallrisiko einher. So konnte z. B. in der *Collaborative Depression Study*, einer prospektiven Langzeitstudie zum Verlauf der Depression, festgestellt werden, dass nach 2 Jahren 25–40 %, nach 5 Jahren 60 %, nach 10 Jahren 75 % und nach 15 Jahren 85 % der Patienten einen Rückfall erlitten hatten (Keller und Boland 1998). Trotz der guten Wirksamkeit der oben dargestellten psychotherapeutischen Verfahren in der Akutbehandlung zeigte sich auch in einer Reihe kontrollierter Psychotherapiestudien, dass es im weiteren Verlauf zu einer relativ hohen Rückfallrate kam. So berichten Shea et al. (1992), dass im 18-Monats-Intervall über verschiedene Behandlungsbedingungen (KVT, IPT, Antidepressiva) hinweg Rückfallraten von 65–80 % beobachtet wurden.

Untersuchungen zu möglichen **Risikofaktoren** für eine erneute depressive Episode verweisen auf Rezidive in der Vorgeschichte, Fortbestehen von Residualsymptomatik und Komorbidität mit psychischen und körperlichen Erkrankungen als prognostisch ungünstige Faktoren. Vor dem Hintergrund dieser Befundlage wurden in den letzten Jahren viele Anstrengungen unternommen, um das Rückfall- und Wiedererkrankungsrisiko bei von einer Depression remittierten Patienten zu reduzieren. Im Folgenden soll überblicksartig über die Modifikationen der unter dem Aspekt der Akutbehandlung dargestellten Therapiekonzeptionen berichtet und kurz auf den empirischen Stand der Forschung eingegangen werden.

21.5.1 Kognitiv-verhaltenstherapeutische Ansätze

KVT als Akutbehandlung geht nach Beendigung der Therapie gegenüber der Standardbehandlung *(treatment as usual)* und auch gegenüber einer rein medikamentösen Therapie – sofern diese ebenfalls beendet wird – im weiteren Verlauf mit weniger Rückfällen einher (Cuijpers et al. 2013b).

Eine Strategie zum längerfristigen Erhalten des Therapieerfolgs durch eine KVT besteht im **Angebot von Erhaltungssitzungen** in größerem zeitlichem Abstand. In einer Studie von Hollon et al. (2005) z. B. wurden Patienten mit schweren Depressionen nach einer erfolgreichen kognitiven oder medikamentös-antidepressiven Therapie nach 1 Jahr erneut untersucht. Die Patienten mit medikamentöser Behandlung wurden entweder mit dem ursprünglichen Medikament im Sinne einer Erhaltungstherapie weiterbehandelt oder einer Placebobedingung zugeteilt. Die Patienten mit KVT konnten im Untersuchungszeitraum maximal drei Erhaltungssitzungen in Anspruch nehmen. Es zeigte sich, dass Patienten in der Placebobedingung die höchste Rückfallrate (76 %) und damit eine signifikant höhere Quote aufwiesen als die Patienten in der KVT-Bedingung (31 %). Der Unterschied zur Medikamentenbedingung (47 %) war nicht signifikant.

Eine weitere Strategie ist in der **Behandlung von Risikopatienten** zu sehen, also z. B. Patienten, die auf eine medikamentöse Therapie ansprechen, aber nicht voll remittieren. So untersuchten Paykel et al. (1999) teilremittierte depressive Patienten nach einer antidepressiven medikamentösen Behandlung. Die Patienten erhielten entweder eine KVT (plus Fortführung der Medikation) im Umfang von 16 Sitzungen (plus 2 Erhaltungssitzungen) oder wurden unter Routinebedingungen weiterbehandelt. Die zusätzliche KVT konnte die Rückfallquote in einem Zeitintervall von insgesamt 68 Wochen von 47 auf 29 % reduzieren.

Zunehmend von Bedeutung in der Aufrechterhaltung von Psychotherapieerfolgen – vor allem innerhalb von KVT-Ansätzen – wird der Einsatz von **internet- und auf weiteren modernen Kommunikationsmitteln basierenden Interventionen.** So kommen z. B. SMS-Hinweise oder expertengeleitete Chatrooms zum Einsatz. Auch wenn die Effekte dieser Interventionen eher klein sind, leisten sie einen wichtigen Beitrag zur Aufrechterhaltung von Therapieerfolgen (z. B. Kordy et al. 2016).

Continuation-Phase Cognitive Therapy (C-CT)

Die Idee, nach einer erfolgreichen KVT-Akutbehandlung und Remission der Depression durch eine vertiefende Fortführung der Therapie die Rückfallwahrscheinlichkeit zu reduzieren, wurde mit dem Ansatz der C-CT konsequent von der Arbeitsgruppe um Robin Jarrett verfolgt (z. B. Jarrett et al. 2001).

Die C-CT basiert auf der Hypothese, dass es vor allem bei jenen Patienten zu Rückfällen kommt, die in der Akutbehandlung zentrale kognitive Kompetenzen nicht ausreichend oder nur unvollständig erlernt haben und sie deshalb zur Bewältigung von kritischen, potenziell depressionsauslösenden Situationen nicht einsetzen können. Ziel der C-CT ist es deshalb, eine Generalisierung der in der Akutbehandlung erlernten Fähigkeiten über Situationen, Reaktionen und Zeit zu erreichen.

Die therapeutischen Techniken, die in der C-CT zum Einsatz kommen, entsprechen vollständig der KVT, wobei Verhaltensexperimenten im Sinne von Belastungstests besondere Bedeutung zukommt. Die C-CT ist, wie die anderen hier vorgestellten Konzeptionen, als Kurzzeittherapie entwickelt und läuft über 10 Sitzungen, die zunächst im Abstand von 2 Wochen, später nur noch einmal im Monat stattfinden, sodass die Gesamttherapiedauer ca. 8 Monate beträgt.

> **EVIDENZ**
> Jarrett et al. (2001) haben gezeigt, dass die C-CT das Rückfallrisiko nach einer Akutbehandlung mit KVT signifikant zu senken vermag (10 % bei KVT plus C-CT vs. 31 % bei KVT allein).

Auch nach 24 Monaten war die Überlegenheit der Erhaltungstherapie nachweisbar (Rückfallraten von 37 % für C-CT plus KVT vs. 67 % für KVT allein). In einer weiteren Studie verglichen Jarrett et al. (2013) die Wirksamkeit von C-CT gegenüber einer medikamentösen Behandlung mit einem SSRI und einem medikamentösen Placebo. Auf diese drei Studienarme wurden depressive Patienten nach einer Akut-KVT randomisiert, wenn sie von dieser Therapie profitiert haben, aber nicht voll remittiert waren („Risikopatienten"). Während der 8-monatigen Behandlung mit C-CT oder SSRI erlitten rund 18 % der Patienten beider Therapiearme einen Rückfall und damit signifikant weniger als in der Placebogruppe (33 %). 24 Monate nach Beendigung der Behandlungen unterschieden sich die drei Gruppen in Bezug auf die Rückfallhäufigkeiten nicht mehr signifikant voneinander, wenngleich in der Placebogruppe etwas mehr als 10 % Rückfälle zu beobachten waren. Die Autoren schließen, dass ein Teil der Risikopatienten möglicherweise alternative längerfristige Behandlungsangebote benötigt.

Mindfulness-based Cognitive Therapy (MBCT)

Auch die MBCT hat sich aus der klassischen KVT entwickelt und wird aufgrund ihrer Integration von achtsamkeitsbasierten Konzepten und Übungen zu der „Dritten Welle" der KVT gezählt.

Es handelt sich dabei um einen gruppentherapeutischen Ansatz zur Rückfallprävention bei rezidivierender unipolarer Depression und basiert auf dem Modell der kognitiven Vulnerabilität und Reaktivität von Teasdale (zum aktuellen Forschungsstand s. Pfeiffer et al. 2015). Die Schulung von Achtsamkeit im Rahmen der MBCT zielt auf eine Veränderung des Umgangs mit ruminativen bzw. Grübelgedanken und schwierigen Gefühlen.

Das Behandlungsprogramm umfasst 8 Sitzungen von 2,5-stündiger Dauer, die im wöchentlichen Abstand stattfinden. Es liegt in manualisierter Form vor (Segal et al. 2008) und beinhaltet neben psychoedukativen und klassisch kognitiven Interventionen verschiedene Übungen zur Achtsamkeit, Sitzmeditationen und Körperübungen (z. B. Body Scan). Beim Body-Scan z. B. werden Patienten angeleitet, im Rhythmus der Atmung die Empfindungen in einzelnen Körperteilen bewusst wahrzunehmen. Durch solche u. ä. Meditationsübungen trainiert der Patient eine achtsame Einstellung, um zu einer nicht wertenden, bewussten und auf das aktuelle Erleben bezogenen Aufmerksamkeit zu gelangen. Dadurch soll erreicht werden, dass negative Gedanken und Gefühle als mentale Ereignisse wahrgenommen und somit eher akzeptiert werden und nicht festgehalten oder verdrängt werden müssen.

Eine Metaanalyse (Piet und Hougaard 2011) gibt an, dass MBCT im Durchschnitt das Rückfallrisiko bei Patienten mit drei oder mehr Episoden um 43 % im Vergleich zu einer TAU-Gruppe reduziert, während bei Patienten mit nur zwei Episoden keine Risikoreduzierung beobachtet wurde. Eine neue großangelegte Studie (Kuyken et al. 2015) legt nahe, dass MBCT bei gleichzeitigem Absetzen der Medikation eine gleichwertige Alternative zur Erhaltungsmedikation über einen Beobachtungszeitraum von 2 Jahren darstellt. Bei Patienten mit frühen Traumatisierungen ist sogar mit einem größeren Benefit in der Rückfallprophylaxe des MBCT-Trainings im Vergleich zur Erhaltungsmedikation zu rechnen. Keine zusätzlichen Effekte in Bezug auf die Rückfallverhinderung wurden ermittelt, wenn MBCT ergänzend zur medikamentösen Erhaltungstherapie im Sinne eines „Add-on" angeboten wurde (Huijbers et al. 2015), wobei jedoch methodische Probleme (geringe Stichprobengröße, Selektionseffekte) die Interpretierbarkeit dieses Befunds einschränken. Van Aalderen et al. (2015) konnten zeigen, dass MBCT auch bei depressiven Patienten in der Akutphase erfolgreich und nachhaltig eingesetzt werden kann. In einer „Dismantling"-Studie (Williams et al. 2014) erwies sich MBCT verglichen mit kognitiver Psychoedukation (ohne Meditationstraining) und Standardbehandlung allerdings nur bei Patienten mit erhöhter Vulnerabilität im Rahmen früher Traumatisierungen als überlegen. Bei der Gesamtgruppe der remittierten Patienten mit rezidivierender Depression zeigten sich keine Unterschiede zwischen den drei Bedingungen.

Resümee

Diese Arbeiten legen den Schluss nahe, dass MBCT vor allem für Hochrisikopatienten mit erhöhter Vulnerabilität im Rahmen einer höheren Anzahl von Episoden, anhaltenden Residualsymptomen oder frühen Traumatisierungen besonders wirksam ist.

Well-being Therapy (WBT)

Auf die Bedeutung von Residualsymptomatik als ungünstigem Prognosefaktor für den weiteren Verlauf einer Depression wurde bereits weiter oben hingewiesen. Die Arbeitsgruppe um Fava hat versucht, an dieser Stelle durch Entwicklung eines eher ressourcen- und auf positive Entwicklung orientierten Ansatzes anzusetzen. Die WBT basiert auf dem von Ryff und Singer (Fava et al. 1998) entwickelten Modell zum psychologischen Wohlbefinden. Nach diesem Modell spielen die Bereiche Autonomie, persönliches Wachstum, Kontrollierbarkeit der Umwelt, Sinnhaftigkeit des Lebens, positive Beziehungen zu anderen und Selbstakzeptanz eine fundamentale Rolle zur Erlangung und Aufrechterhaltung psychologischen Wohlbefindens.

In der WBT sollen nun Momente des Wohlbefindens mithilfe eines strukturierten Tagebuchs identifiziert werden. Im nächsten Schritt sollen jene Gedanken beobachtet und identifiziert werden, die zu einer Unterbrechung des Wohlbefindens führen. Diese werden mit Methoden der kognitiven Therapie bearbeitet und sollen im Rahmen der Umstrukturierung durch alternative Gedanken ersetzt werden. Ziel des Vorgehens ist, dass der Patient in jedem der genannten Bereiche von einem beeinträchtigten zu einem möglichst guten Niveau gelangt. Die Nähe zur kognitiven Therapie sensu Beck wird bereits in dieser kurzen Beschreibung deutlich; der Unterschied liegt weniger in den verwendeten therapeutischen Techniken als in den inhaltlichen Foki.

Auch die WBT ist als Kurzzeittherapie konzipiert, die mit 8 Einzelsitzungen in wöchentlichem Abstand durchgeführt wird. Aufgrund der Nähe zur KVT kann sie direkt im Anschluss an eine solche eingesetzt werden.

Inzwischen liegen mehrere Untersuchungen vor, in denen der Beitrag der WBT zur Rückfallprävention nach einer medikamentösen Akutbehandlung nachgewiesen wurde. So zeigten z. B. Fava et al. (1998), dass die WBT in Kombination mit KVT im Vergleich zu medikamentöser Monotherapie sowohl die Residualsymptomatik als auch die Rückfallrate nach 2 Jahren signifikant senkte (25 vs. 80 %). In einer weiteren Untersuchung konnten Fava et al. (2004) auch erste Hinweise für die Langzeitwirkung der WBT ermitteln: Nach 6 Jahren war die Rückfallrate in der Gruppe von Patienten mit Routineversorgung signifikant höher (90 %) als in der mit KVT und WBT (40 %) behandelten Gruppe. Trotz dieser insgesamt positiven Resultate stehen hier weitere Wirksamkeitsstudien von unabhängigen Forschergruppen noch aus.

Resümee

Zusammenfassend kann festgestellt werden, dass in den letzten Jahren innerhalb der KVT einige Anstrengungen unternommen wurden, um das Rückfall- und Wiedererkrankungsrisiko depressiver Patienten zu reduzieren. Dies hat zu zusätzlichen, durchaus unterscheidbaren Interventionen geführt.

In einer Studie von Stangier et al. (2013) wurden die verschiedenen, gerade dargestellten Ansätze in ein Gesamtbehandlungsmodell integriert und gegen die Wirksamkeit einer Psychoedukationsgruppe getestet. Wider Erwarten unterschieden sich die beiden Gruppen im Hinblick auf die Anzahl der Rückfälle im Zeitraum von 8 Behandlungsmonaten und einem weiteren Jahr Follow-up nicht signifikant voneinander. Es ergab sich jedoch ein signifikanter Interaktionseffekt dahingehend, dass Patienten mit mehr als vier Vorepisoden von der erweiterten KVT im Vergleich zur Psychoedukation profitierten. Die Interpretation dieser Ergebnisse ist laut Autoren, dass die Hochrisikopatienten womöglich eine intensivere Behandlung benötigen.

21.5.2 Interpersonelle Erhaltungstherapie (IPT-M)

Vor dem Hintergrund nicht zufriedenstellender Langzeiteffekte wurde eine Modifikation der IPT als Erhaltungstherapie (IPT-Maintenance, IPT-M) entwickelt und empirisch überprüft. Einen wirksamen Rückfallschutz nach der Akutbehandlung bieten weitere wöchentliche IPT-Sitzungen über die Dauer von 6 Monaten als Fortsetzungstherapie oder monatliche IPT-Sitzungen für weitere 3 Jahre als Erhaltungstherapie (Frank et al. 1990, 2007).

Die Erhaltungsform der IPT (IPT-M) ist der Akut-IPT ähnlich, indem der Fokus weiterhin auf dem Zusammenhang zwischen interpersonellen Ereignissen und der Stimmung sowie der sozialen Leistungsfähigkeit liegt. Das Hauptziel der IPT-M besteht jedoch darin, den Remissionszustand zu erhalten oder eine erneute depressive Episode zu verhindern, indem die Vulnerabilität für zukünftige Episoden reduziert wird. Über einen längeren Zeitraum können nun Probleme aus allen vier bzw. fünf Problemfoki besprochen werden. Die Problembereiche reflektieren meist entweder die über die akute Phase hinaus fortbestehenden Schwierigkeiten oder solche Probleme, die sich als Konsequenz der Remission ergeben.

In einer ersten Studie zur IPT-M von Frank et al. (1990) wurden 128 Patienten, die nach einer Akutbehandlung remittiert waren, für eine von folgenden fünf Therapiebedingungen randomisiert: 1) IPT-M allein, 2) IPT-M plus Medikamentenplacebo, 3) IPT-M plus Imipramin, 4) Imipramin plus Clinical Management (CM) und 5) Medikamentenplacebo plus CM. Am erfolgreichsten hinsichtlich der Länge der phasenfreien Zeit schnitten die Bedingungen „IPT-M plus Imipramin" und „Imipramin plus CM" ab, wobei zu berücksichtigen ist, dass Imipramin in einer hohen Dosis von 150–300 mg verabreicht wurde. „IPT-M allein" und „IPT plus Placebo" waren signifikant wirksamer als „Placebo plus CM". Eine anschließende Auswertung der Prozessforschungsergebnisse zeigte, dass bei einer hohen Qualität der IPT-M die Effekte denen der Medikation gleichkamen (Frank et al. 1991a). Eine Folgeuntersuchung (Frank et al. 2007) erbrachte, dass monatliche IPT-Erhaltungssitzungen über einen 2-jährigen Zeitraum als Phasenprophylaxe durchaus genügen. Dies galt allerdings nur für die Gruppe von Patienten, die in der Akutphase mit alleiniger IPT zur Remission gelangten, nicht für diejenigen, die dazu zusätzliche Medikation benötigten. Die Verdichtung auf wöchentliche oder 14-tägige Erhaltungssitzungen konnte die phasenprophylaktische Wirkung überraschenderweise nicht steigern.

In einer weiteren kontrollierten Therapiestudie mit depressiven Patienten höheren Lebensalters (> 60 J.) war die kombinierte Behandlung „IPT-M plus Nortriptylin" (20 % Rückfallrate) einer alleinigen Pharmakotherapie (43 % Rückfallrate) und einer alleinigen IPT-M (64 % Rückfallrate) überlegen (Reynolds et al. 1999). Weniger erfolgreich war die IPT-M bei depressiven Patienten > 70 Jahre, die zusätzlich an ausgeprägten körperlichen Begleiterkrankungen sowie unter stärkerer kognitiver Einschränkung litten (Reynolds et al. 2006).

Resümee

Zusammenfassend ist festzustellen, dass auch im Bereich der IPT zur Verbesserung der Wirksamkeit eine modifizierte Form zur Rückfallverhinderung entwickelt wurde, die sich eng an das ursprüngliche Konzept anlehnt, aber den zeitlichen Rahmen deutlich über das Angebot der Akutbehandlung ausdehnt. Somit kann insgesamt geschlossen werden, dass zur Verhinderung depressiver Rückfälle nach erfolgreicher Akuttherapie das jeweilige therapeutische Angebot über die ursprüngliche Dauer verlängert werden sollte. Kosten-Nutzen-Rechnungen bestätigen ein solches Vorgehen auch aus ökonomischer Sicht.

21.6 Psychotherapie der chronischen Depression

Obwohl mit den bisher dargestellten psychotherapeutischen Verfahren und den Möglichkeiten der Pharmakotherapie effektive Behandlungen zur Therapie akuter depressiver Störungen vorliegen, kommt es neben depressiven Rückfällen bei bis zu einem Drittel der betroffenen Patienten zur Chronifizierung ihrer Symptomatik. Die meisten Fälle entwickeln bereits vor dem 21. Lj. chronisch depressive Symptome (sog. *early onset*). Von einer chronischen Depression spricht man definitionsgemäß dann, wenn die Beschwerden länger als 2 Jahre anhalten. Wie weiter oben bereits dargestellt, wird diesem Chronifizierungskriterium bei der Diagnose der Dysthymia in der ICD-10 Rechnung getragen. Allerdings ist bei einem episodisch hinzutretenden („Double Depression") oder anhaltend ausgeprägten depressiven Syndrom die chronische Depression im ICD-10 prinzipiell nicht abbildbar (zu den Verlaufstypen ➤ Abb. 21.1). Im DSM-5 dagegen werden die verschiedenen Verlaufsformen der chronischen Depression erstmals unter der Überschrift „persistierende depressive Störung" (APA 2015) zusammengefasst. Chronische Depressionen sind nicht nur häufige und besonders einschränkende Erkrankungen, sondern gelten aufgrund ihrer Hartnäckigkeit, ausgeprägter Komorbidität mit anderen psychischen und physischen Störungen, dem meist frühen Beginn sowie der hohen Rate an Frühtraumatisierungen als schwierig zu behandeln. Klinisch ist in diesem Zusammenhang die Abgrenzung von therapieresistenten, inadäquat vorbehandelten und bisher unbehandelten chronisch-depressiven Störungsbildern relevant. Über die Definition einer behandlungsresistenten Depression besteht allerdings bisher nur wenig Konsens. Als minimale Voraussetzung gilt ein vierwöchiger, ausreichend hoch dosierter Behandlungsversuch mit einem Antidepressivum.

Zur psychotherapeutischen Behandlung chronischer Depressionen stehen schwerpunktmäßig die KVT, die IPT-D und das speziell für chronische Depressionen entwickelte *Cognitive Behavioral Analysis System of Psychotherapy*

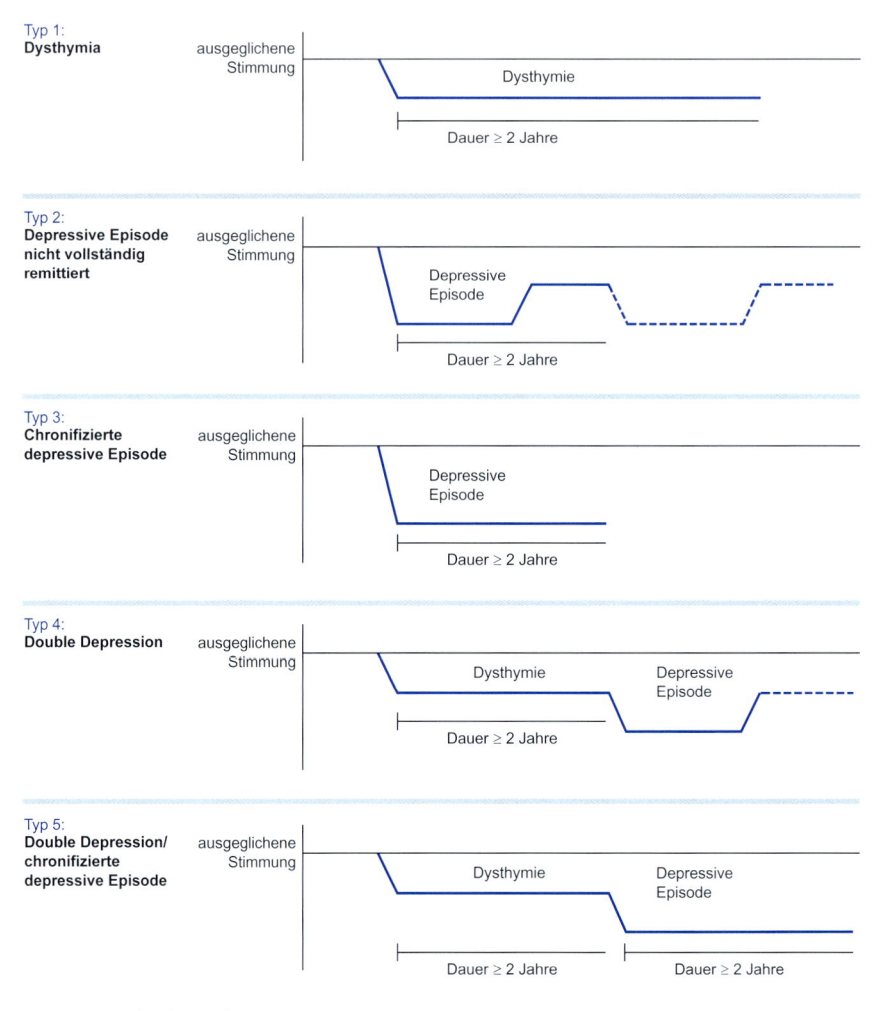

Abb. 21.1 Verlaufsmuster/Formen der chronischen Depression

(CBASP) im Fokus der weiteren Ausführungen. Neben der Darstellung des therapeutischen Vorgehens und – im Falle von CBASP – des Störungsmodells werden im Folgenden auch Ergebnisse von Wirksamkeitsstudien berichtet. Eine abschließende Bewertung der Evidenz der jeweiligen Behandlungsverfahren folgt am Ende. Psychodynamische Psychotherapie und klassisch psychoanalytische Ansätze werden hier nicht weiter ausgeführt. Dies hat zwei Gründe: Erstens ist das im Abschnitt „Psychodynamische und psychoanalytisch orientierte Therapieansätze" entwickelte psychoanalytische Störungsmodell (depressiver Grundkonflikt und misslungene Bewältigungsversuche) ohne Modifikationen auf die psychoanalytische Behandlung chronischer Depressionen übertragbar, und zweitens liegen unseres Wissens keine weiteren empirischen Befunde für die Wirksamkeit des psychoanalytischen Behandlungsansatzes bei Patienten mit chronischer Depression vor. Nichtsdestotrotz sehen auch Vertreter der Psychoanalyse die Behandlung der chronifizierten und behandlungsresistenten Depression als besondere Herausforderung der Psychotherapie im Allgemeinen und der Psychoanalyse im Besonderen an.

21.6.1 KVT bei chronischer Depression

Während in einer Vielzahl von Studien die Wirksamkeit der KVT bei der akuten Depression nachgewiesen werden konnte, existieren im Bereich der chronischen Depression inkl. Dysthymie nur vereinzelt und vorwiegend ältere systematische Untersuchungen. In einem Review von Markowitz (1994) konnten 7 Studien identifiziert werden, bei denen insgesamt 116 Patienten mit Dysthymia oder Double Depression behandelt wurden. Die über alle Studien gemittelte Responderrate lag bei 41 %. Insgesamt war aber das methodische Niveau bei den Studien dieses Reviews gravierend eingeschränkt (heterogene Messinstrumente, zumeist keine Kontrollgruppen, keine Überprüfung der Adhärenz, und die meisten Studien berichteten die Arbeit einzelner Therapeuten), sodass sich nur eingeschränkte Schlussfolgerungen ziehen lassen.

Es bleibt somit festzuhalten, dass sich die hohe Effektivität dieser Verfahren, wie sie in der Behandlung akut depressiver Störungen nachgewiesen werden konnte (➤ Kap. 21.7), durch die bisher vorgelegten Studien zur Wirksamkeit kognitiv-verhaltenstherapeutischer Behandlungsansätze bei chronischer Depression nicht bestätigen ließen. Dabei ist jedoch zu berücksichtigen, dass die Studienlage insgesamt sehr unbefriedigend ist, da in nahezu allen Studien Modifikationen von Standard-KVT eingesetzt wurden, die meisten Studien nicht genügend statistische Power aufwiesen, überwiegend dysthyme Patienten einschlossen und insgesamt nur eine kurze Behandlungsdauer erlaubten.

Ungeachtet dieser Einschränkungen lässt sich feststellen, dass bei Dysthymien eine medikamentöse Therapie der KVT überlegen war. Eine Kombinationsbehandlung aus KVT und Antidepressiva ließ sich gegenüber einer alleinigen medikamentösen Therapie nicht durchgehend als überlegen ausweisen. Es ist zu vermuten, dass der begrenzte Therapieerfolg der KVT in den bisher vorgelegten Studien im Bereich der chronischen Depression in einer zu kurzen Therapiedauer und dem Einschluss von primär dysthymen Patienten begründet liegt (vgl. Schramm et al. 2015).

In einer neueren hochqualitativen Studie von Hollon et al. (2014) an 452 Patienten mit chronischer oder wiederkehrender Depression bewirkte eine unmodifizierte KVT in der Gruppe der chronisch schwer depressiven Patienten auch in Kombination mit Pharmakotherapie keinen zusätzlichen Effekt gegenüber einer medikamentösen Monotherapie. Allerdings ist der direkte Vergleich zu anderen Therapiestudien vor dem Hintergrund eines außergewöhnlich langen Behandlungszeitraums von bis zu 42 Monaten und einem weitgehend liberalen Medikationsalgorithmus erschwert.

21.6.2 IPT bei chronischer Depression (IPT-D)

Auch für die IPT wurde eine Modifizierung des ursprünglich für Patienten mit einer akuten Depression entwickelten Vorgehens (➤ Kap. 21.4.2) vorgeschlagen. Da es sich ja um eine chronische Erkrankung handelt, kann die Symptomatik in den meisten Fällen nicht – wie bei einer akuten Depression – in Zusammenhang mit einem gerade zurückliegenden kritischen Lebensereignis oder kritischen Lebensumständen gebracht werden. Markowitz (2003) schlägt deshalb vor, die Psychotherapie selbst als Rollenwechsel bzw. -übergang vom Zustand der chronischen Erkrankung hin zu einem sich gerade entwickelnden gesunden Zustand zu konzipieren. Dieses Vorgehen sei einem Behandlungsplan vorzuziehen, bei dem die chronische Symptomatik schwerpunktmäßig in Verbindung mit interpersonellen Defiziten (dem 4. Problembereich der Standard-IPT) gebracht wird.

Auch wenn die Fokussierung auf interpersonelle Defizite inhaltlich häufig gerechtfertigt erscheint, würde dies eher das Selbstverständnis der Patienten als Menschen mit einer Charakterstörung („das ist schon immer so bei mir") stärken und die Einführung des medizinischen Modells erschweren. Da chronisch depressive Patienten eher passiv sind, ein ausgeprägtes Vermeidungsverhalten zeigen und sich mit stärkeren Affekten unbehaglich fühlen, muss sich der IPT-D-Therapeut ausführlicher als in der Standard-IPT um die Bearbeitung von Gefühlen kümmern.

Auch für die IPT-D ist eine Behandlungsdauer von ca. 16 wöchentlichen Therapiesitzungen vorgesehen. Eine weitere Therapiephase zur Aufrechterhaltung des Erreichten sollte aber eingeplant werden und kann aus monatlich vereinbarten Therapiesitzungen bestehen (Markowitz 2003).

Zur Überprüfung der Wirksamkeit der IPT bei dysthymen Patienten wurden bisher zwei randomisierte kontrollierte Studien (RCTs) und eine randomisierte Pilotstudie durchgeführt, die jedoch alle methodische Schwächen aufwiesen (unzureichende Fallzahlen, unzureichend trainierte Therapeuten, Begrenzung auf „reine" Dysthymie, keine Follow-up-Daten, längerer Einsatz der Medikation im Vergleich zur Psychotherapie etc.):

- Markowitz et al. (2005) untersuchten die Wirksamkeit der IPT-D in einem vierarmigen Forschungsdesign. Beim Vergleich der Responderraten ergaben sich folgende Werte: Sertralin 58 %, IPT-D/Sertralin 57 %, IPT-D 35 % und Supportive Psychotherapie 31 %. Die Remissionsrate für die Kombinationstherapie lag bei 52 %. Die übrigen Behandlungsgruppen zeigten geringere Remissionsraten, wobei der Unterschied zwischen allen vier Gruppen statistisch signifikant war (Sertralin 42 %, IPT-D 22 % und SPT 12 %). Obwohl sich in Bezug auf die Remissionsraten eine leichte Überlegenheit der Kombinationstherapie gegenüber den Monotherapien zeigte, sehen die Autoren angesichts der eingeschränkten Effektivität der IPT-D in alleiniger Applikation ihre Studie als einen „… *unsuccessful attempt to stretch the IPT treatment model from its established approach to depression as an acute illness to a chronic illness model*" (Markowitz et al. 2005: 172).
- Sehr ähnliche Ergebnisse wurden in einer großen Effectiveness-Therapiestudie von Browne et al. (2002) ermittelt, die jedoch nicht die IPT-D zur Behandlung dysthymer Patienten, sondern die Standard-IPT zum Einsatz brachten. In dieser Studie war IPT einer Pharmakotherapie mit einem SSRI unterlegen und brachte als Kombinationstherapie keine zusätzlichen Effekte.

Resümee

Für die Behandlung dysthymer Patienten mit IPT kann festgehalten werden, dass eine zeitlich auf 10–18 Sitzungen begrenzte Therapie in den bisher durchgeführten Studien zwar zu einer signifikanten Symptomverbesserung führte, im Vergleich zu einer Monotherapie mit antidepressiver Medikation aber deutlich weniger effektiv war.

Die Kombination von IPT und Antidepressiva scheint im Erfolgskriterium „Remission" einer alleinigen medikamentösen Behandlung überlegen zu sein und zu weniger Kosten im Gesundheitssystem zu führen. Eine Responderrate von 35 % unter einer IPT-Monotherapie ist aber sicherlich nicht zufriedenstellend.

Stationär behandelte Patienten mit chronischer Major Depression profitierten allerdings von einem intensiven Therapieprogramm mit IPT (15 Einzel- und 8 Gruppensitzungen) plus Medikation signifikant mehr als von einer psychiatrischen Standardbehandlung (Schramm et al. 2007) mit hohen Responderraten von 71 % in der IPT-Bedingung und 38 % in der Standardbedingung. Bei ambulanten chronisch depressiven Patienten mit frühem Beginn schnitt die IPT in einer randomisierten Pilotstudie im Vergleich zum CBASP jedoch bei den Remissionsraten und der selbstbeurteilten Depressivität signifikant schlechter ab (Schramm et al. 2011).

21.6.3 Cognitive Behavioral Analysis System of Psychotherapy (CBASP) bei chronischer Depression

Wie die Ausführungen zur KVT und IPT im Kontext der Behandlung chronischer Depressionen gezeigt haben, erscheint die Wirksamkeit dieser Therapieverfahren trotz der vorgeschlagenen Modifikationen nur eingeschränkt gegeben. Dies mag einerseits auf die zeitliche Begrenzung der in den Studien angebotenen Therapien zurückzuführen sein, könnte aber auch an den Besonderheiten der Patienten mit chronischer Depression liegen, wie sie auch von Vertretern der bisher genannten Therapierichtungen angedeutet werden. Auf der Basis jahrelanger Erfahrung in der psychotherapeutischen Arbeit mit chronisch Depressiven hat James P. McCullough Jr. eine Therapieform entwickelt, die er selbst als *Cognitive Behavioral Analysis System of Psychotherapy* (CBASP) bezeichnete (McCullough et al. 2015). Der Ansatz versteht sich als ein integratives Therapieverfahren, das kognitiv-verhaltenstherapeutische, interpersonelle und auch psychodynamische Aspekte (insb. Übertragungsphänomene) berücksichtigt. Da CBASP das einzige spezifisch auf chronische Depressionen zugeschnittene Verfahren und im Hinblick auf ätiologie- und therapietheoretische Aspekte sehr fundiert ausgearbeitet ist, soll es im Folgenden etwas ausführlicher dargestellt werden.

CBASP geht von der ätiologischen Annahme aus, dass die chronische Depression eine Folge misslungener Bewältigungsversuche darstellt, die zu einer kognitiv-emotional-verhaltensbezogenen Entkopplung der betroffenen Person von ihrer Umwelt geführt hat. Damit ist gemeint, dass der chronisch depressive Patient nicht von den Umgebungskontingenzen oder Rückmeldungen seiner Umwelt beeinflusst wird. Oder umgekehrt: Es fehlt ihm ein Bewusstsein für die Tatsache, dass das eigene Verhalten spezifische Konsequenzen in der Umwelt hat.

Zu dieser Entkopplung der Wahrnehmung von der Umwelt kommt es entweder durch frühe Traumatisierungen, die dazu führen, dass das Kind in seiner kognitiv-emotionalen Entwicklung auf einem – im Sinne der Theorie von Piaget – präoperatorischen Funktionsniveau stagniert. In diesem Fall liegt eine chronische Depression mit frühem Beginn (vor dem 21. Lj.; *early onset*) vor. Bei der chronischen Depression mit spätem Beginn *(late onset)* dagegen wird das „erwachsene" operative Denken durch das längere Andauern eines depressiven Affekts in Richtung präoperatorisches Funktionsniveau verändert.

Patienten beider Depressionstypen lassen sich trotz des unterschiedlichen Beginns der Problematik durch folgende **Merkmale** kennzeichnen:
- Globales und prälogisches Denken
- Denkprozesse, die kaum durch die Denkweise und Logik ihrer Gesprächspartner beeinflusst werden
- Überwiegend monologisierende verbale Kommunikation
- Unfähigkeit zu authentischer Empathie
- Starke Ich-Zentrierung
- Unter Stress wenig affektive Kontrolle

McCulloughs Annahmen werden in weiten Teilen durch die empirische Überprüfung der psychopathologischen Merkmale chronisch depressiver Patienten gestützt, wobei zum gegenwärtigen Zeitpunkt noch offen bleiben muss, inwieweit ihnen im Sinne ätiologischer Faktoren Verlaufsrelevanz zukommt (z. B. Brockmeyer et al. 2015).

Vor dem Hintergrund dieser Patientencharakteristika verfolgt CBASP das **Ziel,** Betroffene schrittweise dazu anzuhalten, in formal operativer Weise zu denken und zu handeln. Dies bedeutet:
- Dem Patienten helfen, sich eine neue Sichtweise der wahrgenommenen Funktionalität anzueignen
- Dem Patienten vermitteln, mit anderen empathisch in Beziehung zu treten
- Dem Patienten helfen, sich die Verhaltensfertigkeiten anzueignen, die man benötigt, um Beziehungen einzugehen

Um diese Ziele erreichen zu können, entwickelte McCullough spezifische therapeutische Techniken wie die Situationsanalyse und die interpersonelle Diskriminationsübung.

CBASP-spezifische therapeutische Techniken

Situationsanalyse (SA)

Die SA als zentrale Behandlungstechnik hat zum Ziel, dass der Patient sein **präoperatorisches Denken und Handeln** überwindet und erkennt, dass sein Verhalten interpersonelle Konsequenzen hat. Bei der Durchführung der SA spielt negative Verstärkung als Lern- und Motivationsprinzip eine bedeutende Rolle, indem durch Verschärfen der Problematik im Rahmen der therapeutischen Sitzung zunächst eine Erhöhung des Leidensdrucks angestrebt wird, um dann im Verlauf der SA eine Erleichterung durch angemessenes Problemlösen zu erreichen. Die SA besteht aus zwei Hauptphasen, der Erhebungs- oder Explorationsphase *(elicitation phase)* und der Lösungsphase *(remediation phase)*. Beide Phasen unterteilen sich in mehrere Schritte. Der Therapeut strukturiert dabei den psychotherapeutischen Prozess durch folgende Vorgaben:
- **Explorationsphase:**
  – Beschreiben Sie bitte, was in der Situation passiert ist. (Situationsbeschreibung)
  – Beschreiben Sie bitte Ihre Bewertung dessen, was geschah. (Interpretation der Situation)
  – Beschreiben Sie bitte, was Sie in der Situation gemacht, wie Sie sich in der Situation verhalten haben. (Verhalten in der Situation)
  – Beschreiben Sie bitte, wie die Situation für Sie ausgegangen ist. (Tatsächliches Ergebnis der Situation)
  – Beschreiben Sie bitte, welches Ergebnis Sie sich gewünscht hätten. (Erwünschtes Ergebnis der Situation)
  – Haben Sie in dieser Situation erreicht oder bekommen, was Sie wollten? Warum, warum nicht? (Vergleich des tatsächlichen mit dem erwünschten Ergebnis)
- **Lösungsphase:**
  – Inwieweit trägt jede einzelne Interpretation dazu bei, dass Sie Ihr erwünschtes Ergebnis erreichen? (Revision irrelevanter und unzutreffender Interpretationen)
  – Wenn Sie die Situation mit Ihrer revidierten Interpretation interpretiert hätten, inwiefern hätten Sie sich anders verhalten? (Veränderung unangemessenen Verhaltens)
  – Was haben Sie in der heutigen SA gelernt? (Umsetzung und Zusammenfassung der Lernprozesse in der SA)
  – Wie lässt sich das, was Sie heute gelernt haben, auf ähnliche Situationen übertragen? (Generalisierung und Übertragung auf den Alltag)

Interpersonelle Diskriminationsübung (IDÜ)

Die Bedeutung der IDÜ geht von den negativen, häufig auch traumatischen zwischenmenschlichen Erfahrungen chronisch depressiver Patienten aus. Die negativen Beziehungserfahrungen werden von chronisch Depressiven häufig auch in die therapeutische Beziehung im Sinne von **Übertragungsphänomenen** eingebracht. Patienten erwarten – zumeist nicht bewusst –, dass sich ihr Therapeut in bestimmten Situationen genauso verhält, wie dies frühere wichtige Bezugspersonen getan haben, also z. B. zurückweisend, bestrafend oder ablehnend reagiert. Um auf solche Übertragungsmomente vorbereitet zu sein, erarbeitet der Therapeut gemeinsam mit dem Patienten bereits in der 2. Therapiesitzung eine **„Liste prägender Bezugspersonen"**. Auf dieser Liste werden jene Personen zusammengetragen, die einen maßgeblichen Einfluss auf das Leben des Patienten genommen haben. Der Therapeut stellt zu den einzelnen Personen der Liste z. B. Fragen wie „Berichten Sie bitte, wie diese Person Sie beeinflusst und dazu beigetragen hat, dass Sie der Mensch geworden sind, der Sie heute sind."

Anhand der so gewonnenen Informationen formuliert der Therapeut nach Ende der zweiten Therapiesitzung **Übertragungshypothesen,** wobei es sich als sinnvoll erwiesen hat, diese den häufig relevanten Kategorien „Nähe und Intimität", „Scheitern und Versagen", „Emotionale Bedürfnisse" und „Ausdruck eines negativen Affekts" zuzuordnen. So könnte eine Übertragungshypothese aus der Kategorie „Scheitern und Versagen" lauten: „Wenn ich einen Fehler mache oder falsch handle, dann wird mich mein Therapeut verspotten und mir das Gefühl geben, dumm und unfähig zu sein." Mithilfe der Übertragungshypothesen lassen sich nun problematische Situationen in der therapeutischen Beziehung antizipieren. Die Aufgabe des Therapeuten im CBASP ist es jetzt, vor dem Hintergrund der erarbeiteten Hypothesen mögliche Übertragungsprobleme „proaktiv" anzusprechen. Das therapeutische Prozedere, das dabei durchlaufen wird, ist die IDÜ. Fragen wie z. B. „Wie hätte Ihre Mutter reagiert, wenn Sie ihr von Ihrem Fehler erzählt hätten?" dienen dazu, die früheren Erfahrungen und Beziehungserwartungen zu aktualisieren. Der Therapeut fordert dann den Patienten auf, die negativen Erfahrungen aus der Vergangenheit seinem tatsächlichen Verhalten gegenüberzustellen. Der Patient erfährt im Rahmen der IDÜ also keine Deutung wie beim psychoanalytischen Vorgehen, sondern eine explizite Differenzierung zwischen prägenden Bezugspersonen und dem Therapeuten; er lernt somit, dass zwischen ihm und dem Therapeuten eine neue interpersonelle Realität existiert.

MERKE
Wenn die persönlichen Reaktionen des Therapeuten auf den Patienten als Diskriminationskriterien dienen, um die Qualität der therapeutischen Beziehung mit früheren dysfunktionalen Beziehungen zu vergleichen, werden diese persönlichen Reaktionen wichtiger Bestandteil des psychotherapeutischen Vorgehens. Entsprechend empfiehlt das CBASP ein **kontrolliert-persönliches Einbringen** (disciplined personal involvement) **des Therapeuten.** Weitere Bedeutung erhält das persönliche Einbringen des Therapeuten (Äußern persönlicher Gefühle und Reaktionen) für das Ziel, dass der Patient lernen kann, wie man mit anderen empathisch umgeht.

Neben der SA und der IDÜ können im CBASP z. B. verhaltenstherapeutische Methoden zum Aufbau sozialer Kompetenzen eingesetzt werden, wenn im Rahmen der SA Verhaltensdefizite des Patienten deutlich wurden. Während die SA als Kernelement des CBASP die meisten therapeutischen Sitzungen bestimmt, werden IDÜ nur dann durchgeführt, wenn sich vor dem Hintergrund der Übertragungshypothesen und der analysierten Situationen Gelegenheit dafür bietet.

Wirksamkeitsnachweis

In einer RCT, bei der 681 chronisch depressiven Patienten in 12 Studienzentren behandelt wurden, konnte die Effektivität von CBASP nachgewiesen werden (Keller et al. 2000). In allen drei Therapiearmen (CBASP-Monotherapie, Nefazodon-Monotherapie und deren Kombination) zeigten die Patienten im Verlauf von 12 Behandlungswochen signifikante Verbesserungen in den Werten einer Depressionsskala, wobei die Kombinationsbehandlungsgruppe die größte Symptomreduktion aufwies. Die Responserate in der Intention-to-Treat-Analyse betrug in der Nefazodon- wie auch in der CBASP-Gruppe 48 % im Vergleich zu 73 % in der Kombinationsgruppe. Die Remissionsraten – und diese werden aufgrund ihres prognostischen Wertes bzgl. des Langzeitverlaufs als das wichtigste Behandlungsergebnis angesehen – lagen für CBASP bei 33 %, für SSRI bei 29 % und für die Kombinationstherapie bei 48 %.

Damit ergab sich in der Studie von Keller et al. (2000) eine deutliche Überlegenheit der Kombinationsbehandlung gegenüber den Monotherapien, und die Responderraten lagen für alle untersuchten Therapieangebote über den weiter oben berichteten Studienergebnissen für andere Psychotherapieverfahren. Patienten mit einer Vorgeschichte früher Traumatisierungen (körperlicher oder sexueller Missbrauch, früher Elternverlust, familiäre und soziale Vernachlässigung) profitierten besonders von CBASP. In dieser Gruppe war die medikamentöse Bedingung deutlich weniger wirksam, während die Kombinationstherapie nur marginal besser abschnitt als eine alleinige CBASP-Therapie (vgl. McCullough et al. 2015).

Neben der Akutbehandlung wurde die Studie durch eine Fortsetzungs- (4 Mon.) und eine Erhaltungsphase (1 Jahr) weitergeführt. Darüber hinaus war für die Nonresponder in den beiden Monotherapien ein sog. Crossover vorgesehen: Nonresponder im CBASP konnten auf die medikamentöse Therapie überwechseln und umgekehrt. Hier zeigte sich, dass die jeweils andere Monotherapie für die Nonresponder als effektive Behandlung eingesetzt werden konnte (Schatzberg et al. 2005).

Eine weitere umfassende Studie (REVAMP-Studie) wurde unter Leitung von Kocsis et al. (2009) ebenfalls multizentrisch durchgeführt. Dabei wurden bei chronisch depressiven Pharmakotherapie-Nonrespondern drei Bedingungen miteinander verglichen, und zwar 12 Wochen Pharmakotherapie (durchgeführt nach einem Algorithmus) entweder augmentiert mit CBASP, unspezifischer supportiver Psychotherapie oder mit fortgesetzter optimierter Medikation. Von den 808 anfänglich eingeschlossenen Patienten waren 491 partielle oder komplette Medikations-Nonresponder. Obwohl 37,5 % dieser Patienten in der Augmentierungsphase schließlich ganz oder teilweise auf die Behandlung ansprachen, konnte keine der beiden Psychotherapieformen im Vergleich zu einem alleinigen flexiblen pharmakotherapeutischen Prozedere den Behandlungserfolg steigern. Allerdings ist auch hier wieder auf die sehr geringe Psychotherapiedosis (durchschnittliche Sitzungszahl von 12,5 beim CBASP) hinzuweisen. Unter diesen Bedingungen war das CBASP bei Nonrespondern nicht optimal erfolgreich.

Der Vorteil verlängerter Behandlungszeiten bei dieser Patientengruppe wird auch von einer aktuellen Studie (Wiersma et al. 2014) unterstrichen, bei der CBASP erst nach 1 Jahr einen additiven Effekt zur Standardbehandlung aufwies, und bestätigte sich ebenfalls in einer kürzlich publizierten Studie, welche die Wirksamkeit des CBASP im Vergleich zu Escitalopram bei chronisch depressiven Patienten untersuchte (Schramm et al. 2015). Beide Behandlungsformen erwiesen sich als vergleichbar wirksam und zeigten nach

28-wöchiger Behandlung im Vergleich zum Behandlungserfolg nach 8 Wochen eine deutliche Steigerung der Responseraten (CBASP von 6,9 auf 68,4 %; Escitalopram von 26,7 auf 60 %) und der Remissionsraten (CBASP von 3,4 auf 36,8 %; Escitalopram von 16,7 auf 50 %). Darüber hinaus profitierten initiale Nonresponder (Patienten, bei denen sich die depressive Symptomatik in den ersten 8 Wochen um < 20 % verbessert hatte) nach 28 Wochen von einer Augmentierung mit der jeweils anderen Behandlungsform (Ansprechrate: 45 %, Remissionsrate: 30 %).

Im stationären Setting erwies sich das CBASP bei 3-monatiger Therapiedauer in einer offenen Pilotstudie als wirkungsvolles und vielversprechendes Konzept für chronisch depressive therapieresistente Patienten (Brakemeier et al. 2015). Bei ambulanten chronisch depressiven Patienten mit frühem Beginn zeigte das CBASP gegenüber der IPT Vorteile bei den Remissionsraten und den selbstbeurteilten Depressionswerten (➤ Kap. 21.6.2; Schramm et al. 2011).

Resümee

Zusammenfassend bleibt festzustellen, dass mit CBASP ein integratives Psychotherapieverfahren vorliegt, das speziell für Patienten mit chronischer Depression entwickelt wurde. Es ist ätiologie- und therapietheoretisch fundiert ausgearbeitet, unterscheidet sich von anderen psychotherapeutischen Verfahren und konnte seine Effektivität vor allem bei früh traumatisierten chronisch depressiven Patienten, bei längerer Behandlungsdauer und in Kombination mit einer Pharmakotherapie nachweisen.

21.7 Empirische Wirksamkeitsnachweise für psychotherapeutische Verfahren bei unipolarer Depression

21.7.1 Zusammenfassende Bewertung

Der zusammenfassenden Bewertung der Wirksamkeitsbefunde sei vorangestellt, dass insgesamt die Wirksamkeit psychotherapeutischer Behandlungsansätze bei depressiven Störungen mit mehr als 400 Studien als empirisch überprüft gelten kann (Cuijpers 2015). Gleichwohl konnte in einer aktuellen Publikation gezeigt werden, dass – ähnlich wie bei der Bewertung psychopharmakologischer Interventionen – das Ausmaß der Wirksamkeit (in Effektstärken) bei der Berücksichtigung von nichtpublizierten RCTs geringer ausfällt als in älteren Metaanalysen vermutet (Driessen et al. 2015; s. a. Cuijpers et al. 2010a).

Tab. 21.2 Wirksamkeitsnachweise für verschiedene Psychotherapien bei unipolarer depressiver Störung

Evidenzgrad	Evidenzbasis	Wirksamkeit in Therapiephasen
Ia	Kognitive Verhaltenstherapie (KVT)	Akutbehandlung
Ia	Verhaltensaktivierung	
IIa	Metakognitive Therapie (MKT)	
Ia	Interpersonelle Therapie der Depression (IPT)	
IIb	Psychoanalytische Langzeittherapie	
Ia	Psychodynamische Kurzzeittherapie	
Ib	Paar- und Familientherapie	
Ia	KVT	Rückfallprophylaxe
Ib	IPT-M	
Ia	Mindfulness-based Cognitive Therapy (MBCT)	
IIb	Well-being Therapy	
IIa	KVT	Chronische Depression
Ib	IPT-D	
Ib	CBASP	

Entsprechend den bisherigen Ausführungen gliedert sich die Bewertung der Wirksamkeitsnachweise psychotherapeutischer Verfahren bei unipolarer Depression an den dargestellten Therapiephasen (➤ Tab. 21.2). Sie basiert schwerpunktmäßig auf der aktuell in 2. Auflage publizierten S3-Leitlinie/Nationale VersorgungsLeitlinie Unipolare Depression (DGPPN 2015), welche die Empfehlungen zur psychotherapeutischen Akutbehandlung von dem Schweregrad der depressiven Störung abhängig macht. So wird in der S3-Leitlinie empfohlen, eine akute schwere Depression mit einer Kombination von Pharmako- und Psychotherapie zu behandeln. Leichte und mittelgradige depressive Störungen können den Leitlinien entsprechend auch mit alleiniger, evidenzbasierter Psychotherapie behandelt werden. Auf zusätzlich berücksichtigte Metaanalysen oder noch nicht in den Leitlinien berücksichtigte Einzelstudien wird in den weiteren Ausführungen verwiesen. Zielkriterium bei der Bewertung der Wirksamkeit psychotherapeutischer Behandlungsverfahren ist in aller Regel die Symptomschwere nach Beendigung der jeweiligen Therapie wie sie anhand von Selbstbeurteilungsinstrumenten (z. B. Beck-Depressions-Inventar, BDI) oder Experteneinschätzungen (z. B. anhand der Hamilton Depression Rating Scale, HRSD) vorgenommen wird. Ergänzend wird in Bezug auf die Langzeitwirkung die prozentuale Häufigkeit von Rückfällen berücksichtigt. Die Beurteilung der Qualität der Wirksamkeitsnachweise erfolgt anhand definierter und international gültiger Evidenzkriterien (DGPPN 2015), adaptiert nach Evidenzklassifikation der kanadischen *Agency for Health Care Policy and Research* (vgl. ➤ Kap. 24).

21.7.2 Bewertung von Verfahren mit höherem Evidenzgrad

Im Folgenden wird auf diejenigen Psychotherapieansätze, für die empirische Wirksamkeitsnachweise mit einem Evidenzgrad IIa oder höher vorliegen, ausführlicher eingegangen.

Akutbehandlung

Die **kognitive Verhaltenstherapie (KVT)** stellt die am häufigsten untersuchte psychotherapeutische Methode im Bereich der Akuttherapie der Depression bei Erwachsenen dar:

- Wie in einer Metaanalyse von Cuijpers et al. (2013a) auf der Basis von immerhin 115 Primärstudien gezeigt werden konnte, ist KVT Kontrollgruppen wie Standardbehandlung oder Wartelistenkontrollen signifikant überlegen. In Kombination mit Pharmakotherapie war die KVT gegenüber der „reinen" medikamentösen Behandlung effektiver.
- In Studien zur Akutbehandlung, die KVT allein gegen eine medikamentöse Therapie allein testen, ergeben sich in der metaanalytischen Verrechnung keine statistisch bedeutsamen Unterschiede bzgl. der Symptomreduktion.
- Auch der Vergleich zu anderen psychotherapeutischen Ansätzen ergibt keine durchgängige Überlegenheit der KVT (Cuijpers et al. 2013a). So haben aktuell Lemmens et al. (2015) gefunden, dass sich KVT und IPT in ihrer Wirksamkeit nicht signifikant unterscheiden (beide jedoch gegenüber der Wartelistenkontrollgruppe).

Damit wird in Ansätzen die in älteren Metaanalysen ermittelte Überlegenheit der KVT gegenüber anderen Behandlungsansätzen etwas relativiert, zum einen aufgrund eines von Cuijpers et al. (2013a) vermuteten Publikationsbias, zum anderen wegen des Vergleichs mit „Non-bona-fide-Therapien" (keine therapeutische Beziehung, kein Glaube des Therapeuten an den Therapieerfolg etc.), bei deren Ausschluss sich die Effektstärken deutlich reduzieren (Wampold et al. 2002), und schließlich wegen unterschiedlicher Studienqualitäten mit kleineren Effekten bei qualitativ besseren Studien.

Vergleicht man ergänzend die Wirksamkeit der KVT mit Bezug auf das Publikationsjahr der jeweiligen Studie, nimmt – wie eine aktuelle Metaanalyse von Johnsen und Friborg (2015) zeigt – die Wirkung der KVT über die Jahre hinweg statistisch signifikant ab, d.h., KVT ist in älteren Studien effektiver als in neueren (berücksichtigte Studien 1977–2014). KVT ist sowohl im einzel- und gruppentherapeutischen Setting als auch als internetbasierte Therapie wirksam (z.B. van Ballegooijen et al. 2014; ➤ Kap. 37).

Eine von Cuijpers et al. (2013c) durchgeführte Meta-Regressionsanalyse legt nahe, dass eine höhere „Therapiedosis" im Sinne von zwei Therapiesitzungen pro Woche bessere Effekte bei der KVT ergibt.

Im Vergleich zu medikamentös antidepressiver Behandlung, die nach der Akuttherapie beendet wird, erleiden nach einer erfolgreichen KVT signifikant weniger Patienten einen depressiven Rückfall (Cuijpers et al. 2013b). Wird eine erfolgreiche KVT beendet, im Vergleich dazu die Behandlung mit Antidepressiva jedoch fortgesetzt, ergibt sich – wie in der Metaanalyse von Cuijpers et al. (2013b) ebenfalls gezeigt – kein Unterschied in den Rückfallraten über 6–18 Monate (s. auch Clarke et al. 2015).

Resümee

Die Wirksamkeit der KVT kann somit im Sinne eines Evidenzgrades Ia (➤ Tab. 21.2) bewertet werden.

Die Wirksamkeit der **Verhaltensaktivierung** als zentraler Therapieansatz zur Akutbehandlung der Depression kann ebenfalls als empirisch gesichert gelten. In einer Metaanalyse von Cuijpers et al. (2007) konnte unter Einschluss von 16 Primärstudien eine große Effektstärke im Vergleich zu verschiedenen Kontrollbedingungen ermittelt werden (im Sinne besserer Wirksamkeit). Im Vergleich zu anderen psychologischen Interventionen erwies sich die Verhaltensaktivierung als gleich effektiv. In einer RCT von Dimidjian et al. (2006), bei der das oben erwähnte Therapiemanual von Martell et al. (2015) zur Anwendung kam, war die Verhaltensaktivierung von der Tendenz her bei depressiven Patienten mit schwererem Störungsgrad sowohl der kognitiven Therapie als auch der Behandlung mit einem Serotonin-Wiederaufnahmehemmer überlegen. Wie sowohl die Studie von Dimidjian et al. (2006) als auch die Metaanalyse von Cuijpers et al. (2007) zeigen, blieben die über Verhaltensaktivierung erreichten Therapieerfolge in den untersuchten Follow-up-Zeiträumen weitestgehend erhalten.

Die empirische Evidenz der **Metakognitiven Therapie (MKT)** nach Wells (2011) lässt sich bisher lediglich vor dem Hintergrund einer RCT sowie mehrerer Einzelstudien bewerten. In der randomisierten kontrollierten Pilotstudie von Jordan et al. (2014) – einer von den Entwicklern der MKT unabhängigen Arbeitsgruppe – war die MKT in der Behandlung von Patienten mit einer Major Depression genauso wirksam wie KVT. Ergänzt wird dieser Befund durch Einzelfallanalysen und Studien der Arbeitsgruppe um Wells, die eine Überlegenheit von MKT gegenüber Wartelistenkontrollgruppen und tendenziell auch gegenüber KVT nahelegen. Kritisch ist jedoch anzumerken, dass es sich bei dem RCT von Jordan et al. (2014) um eine Studie ohne ausreichende statistische Power handelt, sodass kleine bis mittlere Effekte bzgl. möglicher Unterschiede zwischen KVT und MKT nicht identifiziert werden konnten (Evidenzgrad IIa, ➤ Tab. 21.2).

Ausgehend von den insgesamt positiven Ergebnissen in der Akutbehandlung erster Untersuchungen der **Interpersonellen Psychotherapie der Depression (IPT)** wurden in der Folge weitere Wirksamkeitsstudien durchgeführt, sodass mit der Metaanalyse von Cuijpers et al. (2011) der Wirksamkeitsnachweis gegenüber Placebo- bzw. Kontrollbedingungen (i. S. eines Evidenzgrades Ia, ➤ Tab. 21.2) und einer Gleichwertigkeit gegenüber KVT als erbracht gelten kann. Die bereits weiter oben erwähnten Modifikationen der IPT für Subgruppen von Patienten mit depressiven Störungen konnten in weiteren Wirksamkeitsstudien erfolgreich angewendet werden: bei depressiven jugendlichen und älteren Patienten, bei postpartalen Depressionen, bei Patienten anderer Kulturzugehörigkeit und im stationären Setting (Überblick bei Schramm 2010).

Resümee

Die **IPT-M** war in mindestens zwei RCTs in Bezug auf das Kriterium Rückfallverhinderung vor allem in Kombination mit einem Antidepressivum wirksamer als die jeweiligen Einzelkomponenten (Antidepressivum und IPT-M allein) und einer Placebobehandlung überlegen (Evidenzgrad Ib). Als weniger wirksam erwies sich die **IPT-D** im Vergleich zu SSRI bei Dysthymie (➤ Kap. 21.6.2) und in der Kombination wirksamer als alleinige Medikation oder Psychotherapie (sowohl akut als auch in der Erhaltungsphase).

Für die **psychoanalytische Langzeittherapie** (Evidenzgrad IIb) der Depression ist weiterhin ein Mangel an Wirksamkeitsnachweisen festzustellen, während für die **psychodynamische Kurzzeittherapie** in den letzten Jahren mehrere Studien zur Wirksamkeitsprüfung durchgeführt wurden. So wurde kürzlich in einer großen randomisierten klinischen Studie der Nachweis für die Vergleichbarkeit der Wirkung von Kurzzeittherapien (16 Sitzungen) mit psychodynamischer Therapie und KVT auf schwere und mittelschwere depressive Episoden erbracht (Driessen et al. 2013). Allerdings wies diese Studie erhebliche methodische Mängel auf (z. B. keine verblindete Randomisierung und kein verblindetes Outcome-Rating). In einer aktuellen Metaanalyse (Driessen et al. 2015) war die psychodynamische Kurzzeittherapie bei Therapieende verschiedenen Kontrollbedingungen (Warteliste, Standardbehandlung u. a.) signifikant überlegen.

Resümee

Wenn psychodynamische Kurzzeittherapie als Einzeltherapie angeboten wurde, ergab sich kein signifikanter Unterschied zu anderen Psychotherapieverfahren (u. a. KVT). Diese Effekte wurden für Follow-up-Analysen bestätigt (Driessen et al. 2015), sodass bei der psychodynamischen Kurzzeittherapie insgesamt von einem Evidenzgrad Ia ausgegangen werden kann.

Insgesamt ist die Datenlage zur Wirksamkeit von **paar- und familientherapeutischen Ansätzen** noch spärlich. Zudem war die Qualität der vorgelegten Studien, wie Barbato und D'Avanzo (2008) in ihrer Metaanalyse unter Einschluss von 8 Primärstudien anmerken, häufig eingeschränkt (z. B. geringe Fallzahlen). Darüber hinaus muss bei der Wirksamkeitsbeurteilung berücksichtigt werden, dass es sich eher um heterogene Behandlungsansätze (z. T. auf KVT- oder IPT-basierend, systemisch oder psychodynamisch) handelt. Die verfügbaren Studien weisen jedoch darauf hin, dass insbesondere Paartherapie wirksamer ist als eine Kontrollbedingung und dass sie sich in ihrer Wirksamkeit nicht von einer Einzeltherapie mit demselben Behandlungsansatz (z. B. KVT oder IPT) unterscheidet. In Bezug auf die Aufrechterhaltung des Therapieerfolgs bzw. einer rückfallprophylaktischen Wirkung kann zum gegenwärtigen Forschungsstand keine Aussage getroffen werden.

In einer aktuellen Metaanalyse von Clarke et al. (2015) wurden insgesamt 7 RCTs identifiziert, in denen die Wirksamkeit von **Mindfulness-based Cognitive Therapy (MBCT)** als Behandlungsansatz für depressive Patienten nach Remission untersucht wurde.

Resümee

Unter weiterer Berücksichtigung der Studie von Kuyken et al. (2015; ➤ Kap. 21.5.1) kann somit festgestellt werden, dass die MBCT bei besonders vulnerablen Personen (mit > 2 Episoden in der Vorgeschichte und frühen Traumatisierungen) wirksam bzgl. der Verhinderung weiterer Rückfälle ist (Evidenzgrad Ia). Zu berücksichtigen ist dabei, dass es sich bei den Studienpatienten um Personen handelt, bei denen zur Akuttherapie eine Behandlung mit Antidepressiva vorgenommen wurde.

Eine aktuelle Studie von Huijbers et al. (2015) legt nahe, dass MBCT als „Add-on" zu einer medikamentösen Erhaltungstherapie keinen zusätzlichen Nutzen bringt. Erwähnt sei hier jedoch, dass ersten Studienergebnissen zufolge MBCT auch erfolgreich in der Akuttherapie der Depression mit Nachhaltigkeit in Bezug auf Rückfallverhinderung eingesetzt werden kann (van Aalderen et al. 2015). Weniger erfolgreich scheint jedoch die Anwendung von MBCT in der Behandlung der chronischen Depression (Michalak et al. 2015) zu sein.

Chronische Depression

Die Wirksamkeitseinschätzung im Sinne der Evidenzkriterien psychotherapeutischer Behandlungen bei **chronischer Depression** ist vor dem Hintergrund der gegenwärtigen empirischen Datenbasis nur eingeschränkt möglich. Das liegt einerseits an der Heterogenität der Verlaufstypen (➤ Abb. 21.1): So werden in einigen Wirksamkeitsstudien nur Patienten mit einer Dysthymie eingeschlossen, in anderen dagegen Patienten mit „reiner" Dysthymie ausgeschlossen. Darüber hinaus liegen insgesamt bisher nur wenige Studien für die einzelnen psychotherapeutischen Modelle vor, und schließlich haben vor allem ältere Studien erhebliche methodische Mängel wie z. B. kleine Stichprobengrößen oder angesichts der Störungsdauer sehr kurze Behandlungsdauern. In einem Review von Craighead und Dunlop (2014) wird vor diesem Hintergrund für die chronische Depression eine initiale Kombinationstherapie aus antidepressiver Medikation und Psychotherapie empfohlen (s. a. DGPPN 2015). Insgesamt ist die Wirksamkeit psychotherapeutischer Interventionen bei chronischen Verlaufsformen jedoch schwächer und das Ansprechen auf die Therapie langsamer als bei akut episodischen Depressionen (Cuijpers et al. 2010b).

---------- Resümee ----------

Kognitive Verhaltenstherapie (KVT) bei chronischer Depression ist weniger wirksam als eine Behandlung mit Antidepressiva.

Dies geht aus den zitierten Metaanalysen und Reviews hervor und wird durch eine aktuelle RCT von Hollon et al. (2014) bestätigt, in der klassische KVT bei chronisch depressiven Patienten keine zusätzliche Wirkung zu einer antidepressiven Medikation erbrachte.

Weiter oben wurde ausführlicher auf die Studienlage bzgl. der **Interpersonellen Psychotherapie der (chronischen) Depression (IPT-D)** eingegangen. Ähnlich wie bei der KVT liegen hier nur wenig aussagekräftige Studien vor. IPT-D erwies sich als gleich wirksam wie ein supportives Behandlungsangebot, das als Kontrollbedingung in die RCT eingeführt wurde (Markowitz et al. 2005), und erbrachte gegenüber einer medikamentösen Therapie keine zusätzlichen Effekte, wobei zu berücksichtigen ist, dass diese Studie aufgrund methodischer Probleme nur eingeschränkt interpretierbar ist. In einem intensiven stationären Behandlungsangebot war die IPT einer psychiatrischen Standardbehandlung jedoch überlegen (Schramm et al. 2007).

---------- Resümee ----------

Insgesamt kann also davon ausgegangen werden, dass IPT eine effektive Psychotherapiemethode bei chronischer Major Depression darstellt (i. S. Evidenzgrad Ib).

Das **Cognitive Behavioral Analysis System of Psychotherapy (CBASP)** ist das bisher einzige speziell zur Behandlung der chronischen Depression entwickelte Therapieverfahren. In ➤ Kap. 21.6.3 wurde aufgrund der Aktualität ein ausführlicher Überblick über die vorliegenden Wirksamkeitsnachweise gegeben.

---------- Resümee ----------

Vor dem Hintergrund der dargestellten Studienlage ist deshalb davon auszugehen, dass CBASP bei chronischer Depression und insbesondere bei Patienten mit frühen Traumatisierungen wirksam ist (i. S. von Evidenzgrad Ib).

Im Vergleich der aufgeführten Psychotherapiemodelle untereinander legt eine aktuelle Netzwerk-Metaanalyse (Kriston et al. 2014) die Überlegenheit von CBASP gegenüber IPT und KVT nahe.

21.8 Psychotherapie bei bipolaren, affektiven Störungen

Die Behandlung von Patienten mit bipolaren Störungen ist traditionell psychopharmakologisch ausgerichtet. Die Einführung von Lithium in den 1960er- und von Antikonvulsiva in den 1980er-Jahren hat die Versorgung der betroffenen Patienten deutlich verbessert. Trotz guter Therapieresponse auf diese Behandlungsmöglichkeiten leidet jedoch ein großer Teil der bipolar erkrankten Patienten unter gravierenden psychiatrischen sowie psychosozialen Beeinträchtigungen; zudem ist die Rückfallquote hoch.

Vor dem Hintergrund der zwar verbesserten, aber weiter nicht zufriedenstellenden Behandlungssituation und begünstigt durch die Aktualität biopsychosozialer Störungsmodelle wurden vor allem in den letzten 25 Jahren vermehrt psychotherapeutische Interventionsformen erarbeitet, klinisch erprobt und in ersten Studien im Hinblick auf ihre Wirksamkeit überprüft. Während bei der Behandlung unipolarer Depressionen ohne psychotische Symptome psychotherapeutische Behandlungsformen zumindest für leichte bis mittlere Schweregrade als Monotherapie durchaus erfolgreich Anwendung finden, werden im Bereich der bipolaren Störungen psychotherapeutische Behandlungsansätze durchweg als Kombinationstherapien konzeptualisiert.

21.8.1 Ansatzpunkte für psychotherapeutische Behandlungen

Unabhängig von der Art des jeweiligen psychotherapeutischen Verfahrens gibt es mehrere Themenbereiche, deren Bearbeitung im Rahmen einer psychotherapeutischen Zusatzbehandlung bipolarer Störungen von besonderer Relevanz ist. Hier sind folgende Aspekte zu nennen:
- Bewältigung der häufig verheerenden Auswirkungen manischer Krankheitsepisoden
- Bewältigung anderer psychosozialer Belastungsfaktoren
- Bewältigung von Residualsymptomen
- Tendenz zur Verleugnung der Erkrankung
- Fehlende Mitarbeitsbereitschaft bei der pharmakologischen Behandlung (Medikamenten-Noncompliance)
- Hohe Rückfallwahrscheinlichkeit
- Erkennen von und Umgang mit Frühwarnzeichen

- Ungünstiger Lebenswandel
- Erhöhte Suizidgefahr

MERKE
Die Durchführung sowohl der Psychotherapie als auch der Pharmakotherapie richtet sich nach dem jeweiligen Krankheitsstadium.

Entsprechend wird zwischen Akut- und Erhaltungstherapie sowie Rückfallprävention (Rezidivprophylaxe) unterschieden. Die ineinander übergehenden Behandlungsphasen verfolgen unterschiedliche Ziele und benötigen deshalb jeweils andere Strategien:
- In der **Akutphase** steht das Abklingen der Symptomatik im Vordergrund, die therapeutische Beziehung sollte hier aufgebaut und der Patient unterstützt werden.
- In der Phase der **Erhaltungstherapie** werden umfassendere, strukturierte und bewältigungsorientierte Interventionen möglich, die eine weitere Stabilisierung des Zustands fördern sollen.
- In der Phase der **Rezidivprophylaxe** kann je nach Akzeptanz psychotherapeutisch intensiver gearbeitet werden (z. B. aufdeckende oder einsichtsorientierte Interventionen, Aufbau von funktionalen Kommunikations- und Interaktionsfertigkeiten).

Die Bedeutung der genannten Problembereiche wird durch eine Vielzahl klinischer Erfahrungen und empirischer Untersuchungen gestützt. So kommt es relativ häufig vor, dass betroffene Patienten vor allem bei Erkrankungsbeginn ihre Störung und die damit zusammenhängenden Folgen verleugnen. Die Leugnung ist zwar vor dem Hintergrund der oftmals von Patienten und Angehörigen traumatisch erlebten Ereignisse nachvollziehbar, sie hat jedoch häufig ungünstige Auswirkungen. Neben einer erschwerten Bewältigung der Krankheit und ihren Folgen führt sie nicht selten zu einer verminderten Medikamentencompliance. Hier haben Studien gezeigt, dass sich sowohl in der Behandlung mit traditionellen als auch neueren Psychopharmaka eine Noncompliance-Rate von bis zu 60 % ergibt (Goodwin und Jamison 2007). Neben einer reduzierten Bereitschaft zur Mitarbeit bzgl. der Pharmakotherapie können Drogen- und Alkoholmissbrauch den Krankheitsverlauf weiter komplizieren. Schaffer et al. (2015) zeigen in einer aktuellen Metaanalyse, dass das Suizidrisiko bei Patienten mit bipolaren Störungen um das 10- bis 30-Fache höher liegt als in der Allgemeinbevölkerung.

Weitere Bedeutung erhalten psychotherapeutische Ansätze hinsichtlich der Bewältigung kritischer Lebensereignisse und psychosozialer Belastungen. Aufgrund der Auswirkungen der Erkrankung auf die Paar- und Familiensysteme kann die Einbeziehung von Familienmitgliedern in die psychotherapeutische Behandlung nicht nur für die Krankheitsverarbeitung, sondern auch für die Reduzierung des Rückfallrisikos wichtig sein. So konnten Studien aus dem Bereich der Expressed-Emotion-Forschung zeigen, dass ein hohes Maß an Kritik, Feindseligkeit oder emotionalem Überengagement eines Angehörigen (meist der Partner oder Eltern) mit einer ungünstigeren Prognose für den bipolar erkrankten Patienten einhergeht. Vor dem Hintergrund der hier skizzierten Aspekte ist es nicht verwunderlich, dass psychotherapeutische Interventionen für Patienten mit bipolaren Störungen psychoedukativ, kognitiv, interpersonell und familientherapeutisch ausgerichtet sind.

21.8.2 Psychoedukative und kognitiv-verhaltenstherapeutische Ansätze

Psychoedukative Interventionen (➤ Kap. 21.4.1) spielen bei allen systematisierten Behandlungsansätzen im Bereich der bipolaren Störungen eine wichtige Rolle. Es variiert jedoch, in welchem Setting psychoedukativ gearbeitet wird (Einzel-, Gruppen-, Paar- oder Familiensetting) und welche zusätzlichen Interventionen jenseits einer Informationsweitergabe im engeren Sinne integriert werden. Speziell die Abgrenzung psychoedukativer von kognitiv-verhaltenstherapeutischen Ansätzen ist nur eingeschränkt möglich, da in Letzteren eine adäquate und individualisierte Informationsweitergabe neben kognitiv-verhaltenstherapeutischen Methoden wie z. B. Aktivitätsaufbau und Problemlösestrategien immer eine sehr große Rolle spielt.

Zur Veranschaulichung eines psychoedukativen Behandlungsprogramms für Patienten mit bipolaren Störungen sind in ➤ Tab. 21.3 Struktur und Inhalte des Ansatzes von Schaub et al. (2004) im Überblick dargestellt. Es ist zu sehen,

Tab. 21.3 Überblick über Struktur und Inhalte des psychoedukativen Therapieprogramms für bipolare Störungen von Schaub et al. (2004)

Sitzung	Themen
1	Einführung und Überblick
2	Erklärungsmodell der bipolaren Störung
3	Medikamentöse Behandlung
4	Nebenwirkungen der Medikamente
5	Depression: Symptome und Bewältigungsmöglichkeiten
6	Depression: Aktivitätenaufbau
7	Depression: Veränderung depressiver Gedanken
8	Depression: Vorbeugen von Rückfällen
9	Manie: Symptome und Bewältigungsmöglichkeiten
10	Manie: Vorbeugen von Rückfällen, Erhöhen der Belastbarkeit
11	Gesunde Lebensführung: regelmäßiger Lebensrhythmus ohne Alkohol und Drogen
12	Gesunde Lebensführung: Life Chart-Methode
13	Gesunde Lebensführung: Zielerreichungs- und Kommunikationsstrategien
14	Rückblick und Feedback

dass neben der Weitergabe von Informationen bzgl. einer medikamentösen Therapie (inkl. Wirkungen und Nebenwirkungen) auch kognitiv-verhaltenstherapeutische Interventionstechniken für den Bereich depressiver sowie manischer Episoden angesprochen werden. Eine wichtige Rolle spielen auch Interventionen, die Patienten zu einer gesünderen Lebensführung anleiten sollen. Mit diesem Angebot werden folgende **Ziele** verfolgt:

- Förderung der Krankheitseinsicht, Erarbeitung eines funktionalen Krankheitskonzepts
- Rückfallprävention durch Erarbeitung von Frühwarnsymptomen und Krisenplan
- Verbesserung der Behandlungscompliance
- Steigerung der Selbstverantwortlichkeit im Umgang mit der Störung
- Erhöhung der allgemeinen Belastbarkeit und Stressmanagement
- Etablierung eines regelmäßigen Lebensrhythmus
- Vorbeugung gegen Drogen- und Alkoholmissbrauch sowie suizidales Verhalten

Kognitiv-verhaltenstherapeutische Behandlungsansätze im engeren Sinne setzen im Prinzip viele der Interventionen aus dem Manual von Schaub et al. (2004) ein, erarbeiten aber in sehr viel individualisierter Form das Vorgehen und die Therapieziele.

21.8.3 Interpersonal and Social Rhythm Therapy (IPSRT)

Theoretischer Hintergrund

Die IPSRT ist ein speziell zur Behandlung von Patienten mit bipolaren Störungen entwickelter Psychotherapieansatz (Frank 2005). Konzeptuell verankert ist sie in der IPT (➤ Kap. 21.4.2), der psychochronobiologischen Theorie affektiver Störungen und im Instabilitätsmodell von Goodwin und Jamison (2007).

Vor dem Hintergrund dieser theoretischen Modelle wird angenommen, dass **soziale Zeitgeber** – das können soziale Beziehungen, soziale Anforderungen oder bestimmte Aufgaben sein – auf die Stabilität zirkadianer und biologischer Rhythmen (z. B. Schlaf-Wach-Rhythmus) stabilisierend Einfluss nehmen. Fällt nun ein solcher sozialer Zeitgeber weg, z. B. dadurch dass eine nahestehende Person stirbt oder der Partner sich trennt, kann es bei Patienten mit einer Vulnerabilität für affektive Störungen zu einer Dysregulation biologischer Rhythmen und in der Folge zu einer affektiven Episode kommen. Aber nicht nur der Verlust eines sozialen Zeitgebers, sondern auch das Auftreten eines „**Zeitstörers**" (z. B. eine Flugreise über mehrere Zeitzonen) kann zu einer Dysregulation und ihren Folgen führen. Kritische Lebensereignisse können schnell Zeitstörer werden oder zu einem Verlust von Zeitgebern führen. Entsprechend lässt sich die im Modell von Goodwin und Jamison (2007) unterstrichene Bedeutung von kritischen Lebensereignissen sehr gut in die Theorie der IPSRT integrieren. Die Arbeitsgruppe um Frank hat sowohl zur klinischen Anwendung als auch zur wissenschaftlichen Überprüfung ihrer Hypothesen die *Social Rhythm Metric* entwickelt, anhand derer Zusammenhänge zwischen sozialen und zirkadianen Rhythmen gezeigt werden konnten (Frank 2005).

Vor dem Hintergrund dieser theoretischen Annahmen fokussiert die IPSRT auf folgende Aspekte:

- Zusammenhang von kritischen Lebensereignissen und Stimmung
- Bedeutung der Aufrechterhaltung regelmäßiger Tagesrhythmen
- Identifikation und Bewältigung von potenziellen Gefahrenquellen für die Dysregulation von Rhythmen, mit dem besonderen Fokus auf interpersonellen Triggern
- Unterstützung beim Trauern des Verlusts eines gesunden Selbst
- Identifikation und Bewältigung affektiver Symptome

Die Bearbeitung dieser Bereiche dient vor allem dem Ziel, Rückfälle einer bipolaren Störung zu verhindern. Zur Erreichung dieses Ziels werden explizit kognitiv-verhaltenstherapeutische Behandlungskomponenten wie z. B. Selbstmonitoring und Problemlösestrategien mit IPT-Komponenten (z. B. Lösung interpersoneller Probleme, da dies „Zeitstörer" sein können) und psychoedukativen Interventionen (insb. zur Erhöhung der Medikamentencompliance) integriert.

Durchführung

Die IPSRT ist als Einzeltherapie konzipiert. Die therapeutischen Sitzungen erstrecken sich in zunächst wöchentlichen, dann 14-tägigen und schließlich monatlichen Abständen über einen Zeitraum von insgesamt 3 Jahren. Das therapeutische Vorgehen ist strukturiert und manualgeleitet (Frank 2005) und lässt sich in vier Phasen mit bestimmten Themenschwerpunkte und therapeutischen Interventionen untergliedern (➤ Tab. 21.4):

1. Die **initiale Phase** kann bereits im Akutstadium der Erkrankung beginnen, aber auch später in subsyndromalen oder euthymen Phasen. In dieser Behandlungsphase finden die Sitzungen wöchentlich im zeitlichen Umfang von 45 min statt. Je nach Schwere der akuten Episode und der Dauer bis zum Abklingen der Symptomatik kann sich die Initialphase über mehrere Wochen bis zu mehreren Monaten ausdehnen. Die zu bearbeitenden Themen und Aufgaben für diese Therapiephase sind ➤ Tab. 21.4 zu entnehmen.

2. In der **Zwischenphase** steht zunächst die Stabilisierung der zirkadianen und sozialen Rhythmen im Vordergrund. Unter Heranziehung der Selbstbeobachtung mittels SRM-Technik können Unregelmäßigkeiten identifiziert und

Tab. 21.4 Überblick über die phasenspezifischen Inhalte der *Interpersonal and Social Rhythm Therapy* (IPSRT) für bipolare Störungen

Phase	Themen/Aufgaben
Initialphase • Dauer: mehrere Wochen bis Monate • Sitzungsfrequenz: wöchentlich	• Detaillierte Erhebung der Krankengeschichte • Erhebung des interpersonellen Bezugssystems • Identifikation von und Festlegung auf interpersonellen Problembereich • Psychoedukation des Patienten • Einführung und Einübung in die *Social Rhythm Metric* (SRM)
Zwischenphase • Dauer: mehrere Monate • Sitzungsfrequenz: wöchentlich	• Stabilisierung der täglichen Rhythmen • Gleichgewicht zwischen Spontaneität und Stabilität herstellen • Bearbeitung des interpersonellen Problembereichs (wie bei der IPT) • Erkennen und Bewältigung affektiver Symptome
Präventionsphase • Dauer: 2 und mehr Jahre • Sitzungsfrequenz: monatlich	• Schwerpunktmäßig Vorbeugung von Rückfällen • Vertiefung der bisherigen Inhalte • Insbesondere Aufrechterhaltung zirkadianer und sozialer Rhythmen • Steigerung des Vertrauens in die Selbstregulationsfähigkeiten durch funktionale Anwendung der IPSRT-Techniken
Abschlussphase • Dauer: 4–6 Monate • Sitzungsfrequenz: monatlich	• Verabschiedung • Zusammenfassung der Therapieerfolge • Zusammenfassung der gegebenen Vulnerabilitäten • Besprechung des Vorgehens bei Rückfall

mit dem Patienten besprochen werden. Die Bearbeitung des interpersonellen Problembereichs mit den Strategien der IPT ist in dieser Phase von besonderer Bedeutung.

3. Die **Präventionsphase** ist zur Vermeidung von Rückfällen im engeren Sinne konzipiert. Die Therapiefrequenz wird gegenüber den vorherigen Phasen reduziert, sodass der Patient die Möglichkeit hat, die erlernten Techniken zwischen den einzelnen Sitzungen eigenverantwortlich einzusetzen. Damit wird nicht zuletzt angestrebt, das Vertrauen in die Selbstregulationsfähigkeiten zu steigern.

4. In einer **abschließenden Phase** wird die Behandlung bewusst beendet. Neben der Verabschiedung werden vor allem die Therapieerfolge und gegebene Vulnerabilitäten zusammenfassend besprochen, und der Patient wird nochmals ermutigt, seine neu erlernten Fertigkeiten einzusetzen. Diese Phase dauert ca. 4–6 Monate. In vereinzelten Fällen kann die Behandlung auch auf unbegrenzte Zeit mit geringerer Sitzungsfrequenz fortgesetzt werden.

21.8.4 Familienbezogene Interventionen

Die Einbeziehung von Familienmitgliedern in die Behandlung bipolarer Patienten wurde schon früh realisiert (Überblick: Reinares et al. 2014). Van Gent und Zwart (1991) untersuchten z. B., ob ein psychoedukatives Angebot für die Partner bipolarer Patienten zu einem besseren Therapieerfolg führt. Die Studie ergab, dass Angehörige nach Teilnahme an dem Psychoedukationsprogramm mehr über die Erkrankung wussten, sozial engagierter waren und sich weniger belastet fühlten. Die Medikamentencompliance der Patienten konnte durch diese Intervention jedoch nicht positiv beeinflusst werden. Clarkin et al. (1998) haben dagegen gefunden, dass ein psychoedukatives Angebot für Patienten und Partner auch die Medikamentencompliance günstig beeinflusst.

Von der Arbeitsgruppe um Miklowitz wurde vor dem Hintergrund dieser positiven Ergebnisse und der erfolgreichen Anwendung familienorientierter Ansätze in der Schizophreniebehandlung ein verhaltenstherapeutisch basierter familienorientierter Behandlungsansatz entwickelt, der zwischenzeitlich mehrfach evaluiert wurde und im Folgenden kurz vorgestellt wird.

Family-focused Therapy (FFT)

Die FFT ist ein manualbasiertes Interventionsprogramm im Umfang von 21 Therapiesitzungen, die sich über 9 Monate erstrecken – zwölf davon in wöchentlicher, sechs in 14-tägiger und die restlichen drei in monatlicher Abfolge (Miklowitz und Goldstein 1997). Die FFT besteht aus drei konsekutiven Therapiemodulen:
- Psychoedukation (7 Sitzungen)
- Kommunikationstraining (7–10 Sitzungen) und
- Problemlösetraining (4–5 Sitzungen)

Alle nahestehenden Familienmitglieder (Partner, Eltern, Geschwister) werden in die Behandlung eingebunden. Im **Psychoedukationsmodul** bekommen Patienten und ihre Angehörigen Informationen zu Erkrankung, Symptomatik, Ätiologie und Möglichkeiten der Rückfallverhinderung (z. B. kontinuierliche Medikamenteneinnahme). Im **Kommunikationstraining** lernen die Familienmitglieder (u. a. durch Rollenspiele und Übungen) Fertigkeiten wie z. B. aktiv zuzuhören sowie positives und negatives Feedback zu geben. Das sich anschließende **Problemlösetraining** entspricht dem klassischen kognitiv-verhaltenstherapeutischen Vorgehen mit Identifikation des Problems, Entwicklung und Bewertung von Lösungsmöglichkeiten, Planung und Umsetzung der Lösungen sowie abschließender Bewertung. Mit diesem Vorgehen verfolgt die FFT die Ziele, das *family functioning* zu verbessern (z. B. die *expressed emotions* positiv zu beeinflussen, vgl. auch ➤ Kap. 22) und die Medikamentencompliance zu erhöhen, um so das Risiko und die Schwere von Rückfällen zu mindern.

21.8.5 Weitere Entwicklungen

Neben den aufgeführten und in RCTs geprüften psychotherapeutischen Ansätzen wird derzeit untersucht, inwieweit die zur Rückfallprophylaxe unipolarer Depressionen entwickelte **MBCT** (➤ Kap. 21.5.1) erfolgreich auch bei Patienten mit bipolarer affektiver Störung anwendbar ist. In einer Studie von Williams et al. (2008), in der MBCT bei uni- und bipolar depressiven Patienten eingesetzt wurde, hatte sich gezeigt, dass die MBCT zugeteilten bipolaren Patienten weniger Depressionssymptome und weniger Angst am Ende der Behandlung aufwiesen als die bipolaren Patienten, die auf eine Warteliste randomisiert wurden.

Vor allem im Bereich der Behandlung von Jugendlichen mit bipolaren Störungen wird darüber hinaus aktuell geprüft, inwieweit in einen psychoedukativen Ansatz integrierte Therapiebausteine der **Dialektisch-behavioralen Therapie (DBT)** helfen können, depressive Symptome zu reduzieren und eine bessere affektive Kontrolle zu erreichen.

Vor dem Hintergrund kognitiver Defizite bei Patienten mit bipolaren Störungen und damit zusammenhängenden psychosozialen Funktionsstörungen ist ein weiterer Behandlungsansatz in einem intensiven **kognitiven Training** (kognitive Remediation) zu sehen. Hauptfokus dieses Ansatzes ist in der Verbesserung der kognitiven Leistungsfähigkeit und damit in einer höheren – zumeist arbeitsbezogenen – Funktionalität zu sehen. Ob diese Behandlungsstrategie auch helfen kann, die Rückfallwahrscheinlichkeit zu reduzieren, muss in weiteren Untersuchungen geklärt werden.

21.8.6 Empirische Wirksamkeitsnachweise für psychotherapeutische Verfahren bei bipolar affektiven Störungen

Die zusammenfassende Bewertung der Wirksamkeitsnachweise psychotherapeutischer Verfahren bei bipolar affektiven Störungen basiert schwerpunktmäßig auf der 2014 letztmalig aktualisierten S3-Leitlinie zur Diagnostik und Therapie Bipolarer Störungen (DGBS und DGPPN 2012). Werden aktuelle Reviews oder Interventionsstudien zusätzlich berücksichtigt, so wird auf diese im Folgenden hingewiesen. Wie weiter oben bereits erwähnt, werden psychotherapeutische Interventionen immer als zusätzliche Behandlungsstrategie zur Pharmakotherapie eingesetzt und entsprechend in Wirksamkeitsstudien überprüft. In ➤ Tab. 21.5 sind die Bewertungen zusammenfassend aufgelistet. Die Beurteilung der Qualität der Wirksamkeitsnachweise erfolgt auch hier bei den bipolaren Störungen anhand definierter und international gültiger Evidenzkriterien (DGBS und DGPPN 2012) in Anlehnung an die Evidenzklassifikation der kanadischen *Agency for Health Care Policy and Research* (AHCPR, ➤ Kap. 24).

Tab. 21.5 Wirksamkeitsnachweise für verschiedene Psychotherapien bei bipolar affektiven Störungen

Evidenzgrad	Evidenzbasis	Wirksamkeit in Therapiephase
IIa	KVT	Akuttherapie Bipolare Depression
IIa	IPRST	
IIa	FFT	
Ia	Psychoedukation	Rückfallprophylaxe
IIa (unter Vorbehalt)	KVT	
IIa	IPRST	
IIa	FFT	

Akuttherapie

Zur **Akuttherapie der Manie** liegen bisher keine Studien vor, die einen zusätzlichen Effekt psychotherapeutischer Interventionen nahelegen (im Fall der Akuttherapie der Hypomanie erreicht der Evidenzgrad für die beschriebenen Psychotherapiemodelle ebenfalls nicht Stufe IIa).

Miklowitz et al. (2007a, b) untersuchten im Kontext des *Systematic Treatment Enhancement Programs for Bipolar Disorder* (STEP-BD) die Wirksamkeit intensiver Psychotherapie im Vergleich zu einer kurzen Psychoedukation als Kontrollbedingung. Die jeweiligen Therapien wurden bereits in der Phase der **Akutbehandlung bipolarer Depressionen** begonnen. Die intensiveren Psychotherapien (**KVT, IPRST** und **FFT**) führten gegenüber der kurzen Psychoedukation zu schnelleren Remissionen und höheren Genesungsraten (Miklowitz et al. 2007a). Da unseres Wissens keine weiteren Wirksamkeitsstudien zur Akuttherapie der bipolaren Depression vorliegen, können die in der Studie von Miklowitz et al. (2007a, b) untersuchten Therapiemodelle als möglicherweise wirksam (i. S. von Evidenzgrad IIa) eingeschätzt werden (vgl. auch DGBS und DGPPN 2012). In einer randomisierten kontrollierten Pilotstudie konnten Swartz et al. (2012) zeigen, dass sich **IPRST** in der Akutbehandlung bei unmedizierten Patienten mit Bipolar-II-Depression nicht von einer medikamentösen Therapie mit Quetiapin unterscheidet. Insgesamt bleibt jedoch festzuhalten, dass weitere Studien zur Wirksamkeit von Psychotherapie in der Akutbehandlung bipolarer Depression mit ausreichender Stichprobengröße dringend notwendig sind.

Phasenprophylaxe

Die Studienlage zur Wirksamkeit psychotherapeutischer Behandlungen (in Kombination mit medikamentöser Therapie) als Phasenprophylaxe ist umfangreicher. Als Zielkriterien der Studien werden in aller Regel die Anzahl an Rückfällen oder die Zeit bis zu einem Rückfall oder auch die Zeitdauer ohne affektive Episode im Untersuchungszeitraum untersucht.

Die systematische Wirksamkeitsbewertung der S3-Leitlinie (DGBS und DGPPN 2012) basiert bzgl. rein **psychoedukativer Behandlungsansätze** auf drei RCTs. Bond und Anderson (2015) konnten für ihre Metaanalyse insgesamt 16 RCTs identifizieren, wobei ein Teil neueren Datums ist und deshalb in der Leitlinie nicht berücksichtigt werden konnte, während andere Studien wegen methodischer Mängel in der Leitlinie keine Berücksichtigung fanden. Entsprechend den Ergebnissen von Bond und Anderson (2015) ist Psychoedukation gegenüber Kontrollbedingungen (z. B. TAU, Entspannungsgruppe) in Bezug auf die Reduktion von (hypo-)manischen und depressiven Rückfällen zusammengenommen signifikant überlegen. Psychoedukation in der Gruppe, nicht jedoch im Einzelsetting war den Kontrollbedingungen überlegen, wobei sich ein tendenzieller Zusammenhang zwischen der Anzahl an Psychoedukationsstunden und dem Ausmaß der Rückfallverhinderung zeigte. Wurde die Art des Rückfalls genauer analysiert, ergab sich ein signifikanter positiver Effekt auf die Verhinderung (hypo-)manischer Episoden, jedoch nicht für depressive Rückfälle. Die Wirksamkeit in Bezug auf die Verhinderung von depressiven Rückfällen zeigte sich lediglich in der Analyse, in der Psychoedukation im Gruppensetting untersucht wurde. Die Anzahl der Studien reichte nicht aus, um Vergleiche von Psychoedukation mit anderen aktiven psychotherapeutischen Behandlungsangeboten anzustellen. In den beiden vorliegenden Einzelstudien ergaben sich keine signifikanten Unterschiede zwischen Psychoedukation und KVT (vgl. Bond und Anderson 2015; Miziou et al. 2015).

Resümee
Obwohl insgesamt weitere Studien dringend erforderlich sind, kann die Evidenz für die Wirksamkeit psychoedukativer Behandlungsansätze auf Grad Ia eingeschätzt werden (➤ Tab. 21.5).

Die Studienlage in Bezug auf die Wirksamkeit **kognitiv-verhaltenstherapeutischer Ansätze (KVT)** auf das Kriterium Rückfallprophylaxe umfasst insgesamt 5 RCTs in der S3-Leitlinie (DBBS, DGPPN 2012). Ein aktueller systematischer Review von Miziou et al. (2015) identifizierte insgesamt 14 Studien, wobei – wie bereits im Fall von Psychoedukation – ein Teil der Studien wegen methodischer Mängel in der Leitlinie keine Berücksichtigung fand. Die in den Leitlinien berücksichtigten Studien zeigen keinen eindeutigen Vorteil der KVT gegenüber Kontrollbedingungen wie Warteliste oder Standardbehandlung (in 2 Studien ist KVT überlegen, in 3 Studien dagegen nicht). Studien, die in der Leitlinie noch nicht berücksichtigt werden konnten, ergeben keine Überlegenheit eines verhaltenstherapeutischen Gruppenprogramms gegenüber der Standardbehandlung (Gomes et al. 2011) und auch nicht gegenüber einer supportiven Psychotherapie (Meyer und Hautzinger 2012), wobei in der letztgenannten Studie Patienten beider Behandlungsgruppen eine minimale Psychoedukation sowie ein Stimmungsmonitoring bekamen. González Isasi et al. (2014) untersuchten ein kombiniertes Therapieprogramm (KVT und Psychoedukation) im Vergleich zu einer psychiatrischen Standardbehandlung bei besonders belasteten bipolaren Patienten (hohe Episodenanzahl trotz medikamentöser Behandlung, Residualsymptomatik außerhalb der Episoden etc.). Die Studienergebnisse zeigten weniger Symptombelastung (Depression, Ängstlichkeit, Manie) im Follow-up bei den Patienten der Experimentalgruppe, es wurden jedoch keine Rückfallzahlen berichtet.

Resümee
Zum gegenwärtigen Zeitpunkt liegt unseres Wissens keine metaanalytische Verrechnung der divergierenden Studienergebnisse vor, sodass eine eindeutige Bewertung der Wirksamkeit von KVT als Rückfallprophylaxe zum gegenwärtigen Stand der Forschung zusammenfassend nur unter Vorbehalt möglich erscheint (vgl. ➤ Tab. 21.5).

Zur Wirksamkeitseinschätzung der **IPSRT** zur **Rückfallprophylaxe** liegt bisher eine RCT von Frank et al. (2005) vor, die bereits Eingang in die Evaluation der S3-Leitlinie gefunden hat (DGBS und DGPPN 2012; vgl. auch Reinares et al. 2014). Die IPRST hat insbesondere jenen Patienten einen zusätzlichen Nutzen im Sinne einer Rückfallprophylaxe gebracht, die bereits in der Akutbehandlung IPSRT in Anspruch nehmen konnten (Evidenzgrad IIa). Zur valideren Evidenzeinschätzung sind jedoch dringend weitere Wirksamkeitsstudien vonnöten.

Auch in Bezug auf die in ➤ Kap. 21.8.4 dargestellte **Family-focused Therapy (FFT)** wurden die beiden vorliegenden Wirksamkeitsstudien zur Bewertung der rückfallprophylaktischen Bedeutung bereits in der S3-Leitlinien berücksichtigt (DGBS und DGPPN 2012). Vor dem Hintergrund der Tatsache, dass die beiden Studien nicht von unabhängigen Arbeitsgruppen vorgelegt wurden sowie der Feststellung, dass keine Unterschiede bzgl. der Anzahl von Patienten mit Rückfällen ermittelt wurden, wird der Evidenzgrad als IIa eingeschätzt.

Insgesamt zeigt die kritische Bewertung der Wirksamkeitsnachweise, dass pro Therapiemodell dringend mehrere Studien vonnöten sind, um nicht vorschnell empirisch nicht fundierte Empfehlungen abzuleiten.

LITERATURAUSWAHL

Bond K, Anderson IM (2015). Psychoeducation for relapse prevention in bipolar disorder: a systematic review of efficacy in randomized controlled trials. Bipolar Disord 17: 349–362.

Clarke K, Mayo-Wilson E, Kenny J, Pilling S (2015). Can non-pharmacological interventions prevent relapse in adults who have recovered from depression? A systematic review and meta-analysis of randomised controlled trials. Clin Psychol Rev 39: 58–70.

Cuijpers P (2015). Psychotherapies for adult depression: recent developments. Curr Opin Psychiatry 28: 24–29.

DGBS, DGPPN (Hrsg.) (2012). S3-Leitlinie zur Diagnostik und Therapie Bipolarer Störungen, Langversion 1.8 (letzte Anpassung 2014). www.leitlinie-bipolar.de/downloads/ (letzter Zugriff: 22.3.2016).

DGPPN (Hrsg.) (2015). S3-Leitlinie/Nationale Versorgungsleitlinie Unipolare Depression, Langfassung (2. Auflage, Version 1). www.depression.versorgungsleitlinien.de (letzter Zugriff: 22.3.2016).

Driessen E, Hegelmaier LM, Abbass AA, et al. (2015). The efficacy of short-term psychodynamic psychotherapy for depression: a meta-analysis update. Clin Psychol Rev 42: 1–15.

Johnsen TJ, Friborg O (2015). The effects of cognitive behavioral therapy as an anti-depressive treatment is falling: a meta-analysis. Psychol Bull 141: 747–768.

Kriston L, von Wolff A, Westphal A, et al. (2014). Efficacy and acceptability of acute treatments for persistent depressive disorder: a network meta-analysis. Depress Anxiety 31: 621–630.

Miziou S, Tsitsipa E, Moysidou S, et al. (2015). Psychosocial treatment and interventions for bipolar disorder: a systematic review. Ann Gen Psychiatry 14: 19.

KAPITEL 22

Stephanie Mehl, Tania Marie Lincoln, Daniela Roesch-Ely, Steffen Moritz

Schizophrenie

Kernaussagen

- Obwohl vielen Patienten mit schizophrenen Störungen noch immer selten psychotherapeutische Verfahren zur Behandlung angeboten werden, ist deren Wirksamkeit inzwischen sehr gut belegt.
- Insbesondere kognitive Verhaltenstherapie zur Veränderung von Positivsymptomatik (KVT-S, CBTp) hat sich in inzwischen fast 50 randomisierten kontrollierten Studien (RCTs) und Metaanalysen in Bezug auf die Verbesserung von Positiv-, Negativ- und Gesamtsymptomatik, Depression sowie das soziale Funktionsniveau als wirksam erwiesen (Evidenzgrad Ia).
- Weiterhin hat verhaltenstherapeutische Familienbetreuung seine Wirksamkeit in Bezug auf die Verringerung von stationären Wiederaufnahmen und die Reduktion des Rückfallrisikos sowie in Bezug auf die Gesamtsymptomatik und das soziale Funktionsniveau unter Beweis gestellt (Evidenzgrad Ia).
- Im Bereich der kognitiven Remediation hat sich das Gruppentraining „Metakognitives Training" in Bezug auf Positivsymptomatik als wirksam erwiesen (Evidenzgrad Ia).
- Nichtsdestotrotz erreichen die vorgestellten psychotherapeutischen Verfahren noch nicht alle Patientengruppen, sodass weitere Psychotherapiewirksamkeitsstudien vonnöten sind. Auch ist die Implementierung der Therapien in die stationäre und ambulante Versorgung noch nicht zufriedenstellend.

22.1 Einleitende Bemerkungen

Die Analyse der Entstehungs- und aufrechterhaltenden Bedingungen von Schizophrenie führte in den letzten Jahrzehnten immer wieder zu neuen Befunden. Diese waren stets auch für die Psychotherapie der Schizophrenie interessant, da sich aus ihnen häufig neue Ansatzpunkte für psychotherapeutische Interventionen ergaben, die in die Behandlung von Schizophrenie integriert und evaluiert wurden.

Psychoanalytische Psychotherapien wurden bereits vor Einführung der antipsychotischen Medikation in den 1950er-Jahren, basierend auf Manualen von Fromm-Reichmann (1960) und Sullivan (1947), praktiziert. Im Rahmen der Psychiatrie-Reformen und der Verlagerung der Behandlung von Patienten mit Schizophrenie in den ambulanten Bereich wurden psychoedukative Interventionen und familientherapeutische Interventionen immer wichtiger. Ein Grund dafür bestand darin, dass in Familien von Patienten mit Schizophrenie eine erhöhte Auftretenswahrscheinlichkeit sog. Expressed Emotions (Vaughn und Leff 1976) wie Kritik, Feindseligkeit, emotionales Überengagement nachgewiesen werden konnte, die mit der Rückfallwahrscheinlichkeit von Patienten mit Schizophrenie in Zusammenhang stehen. Ziel der Fertigkeitentrainings bestand darin, den Erfolg beruflicher Rehabilitation von Patienten mit Schizophrenie durch Trainingsverfahren zu unterstützen. Die Trainingsverfahren zielten auf die Verbesserung der bei Patienten mit Schizophrenie bestehenden neuropsychologischen Defizite in Gedächtnis, Aufmerksamkeits- und exekutiven Funktionsbereichen (Heinrichs und Zakzanis 1998; Aleman et al. 1999). Spätere Weiterentwicklungen umfassten ebenfalls sozial-kognitive Defizite, z. B. Emotionserkennung, soziale Wahrnehmung, Theory of Mind und soziale Kompetenz.

Mit großem Erfolg werden seit 20 Jahren auch kognitiv-verhaltenstherapeutische Interventionen aus der Angst- und Depressionsbehandlung in die Behandlung von Wahn und Halluzinationen integriert. KVT setzt direkt an Wahn und Halluzinationen an (KVT-S/CBTp: Fowler et al. 1995; Kingdon und Turkington 2005). Nach dem Aufbau einer tragfähigen therapeutischen Beziehung, der Vermittlung von entstigmatisierender und entpathologisierender Informationen über Wahn und Halluzinationen und den zugrunde liegenden psychologischen Prozessen erfolgt die direkte Arbeit an Wahn und Halluzinationen durch kognitive und behaviorale Interventionen. Komorbide Ängste und Depressionen werden ebenfalls in den Fokus genommen und verändert. Abschließend erfolgt eine individuelle Rückfallprophylaxe, bei der auch Familienmitglieder involviert werden können.

Obwohl die oben beschriebenen psychotherapeutischen Ansätze schon lange vorliegen und zum überwiegenden Teil gut evaluiert sind, machen Patienten in der Praxis mit psychotischen Störungen oft die Erfahrung, dass ihnen lediglich eine pharmakologische Behandlung ihrer Symptome angeboten wird. Dies ist problematisch, da die Responderrate für die medikamentöse Behandlung in Metaanalysen nur bei 40 % liegt (Leucht et al. 2009) und ein großer Teil der Patienten die eingenommene Menge der Psychopharmaka reduziert oder die Einnahme unterbricht. Somit ist es begrüßenswert, dass psychotherapeutischen Ansätzen für Patienten mit Schizophrenie in der stationären und ambulanten Behandlung ein immer breiterer Raum eingeräumt wird.

Das Ziel des Kapitels besteht darin, über die Wirksamkeit verschiedener psychotherapeutischer Ansätze zur Behandlung von Patienten mit Schizophrenie zu informieren und die Ansätze genauer vorzustellen.

22.2 Wirksamkeit psychotherapeutischer Interventionen bei schizophrenen Störungen

Die zusammenfassende Darstellung der Wirksamkeitsbefunde für Psychotherapie bei Schizophrenie und anderen psychotischen Störungen erfolgt anhand von definierten und international gültigen Evidenzkriterien (NICE-Leitlinien; NICE 2014) sowie den S3-Leitlinien Schizophrenie der DGPPN (Gaebel et al. 2009; Falkai et al. im Druck). Zusätzlich wurden im Zeitraum von 2014 bis Juli 2015 publizierte Metaanalysen und randomisierte kontrollierte Studien (RCTs) oder Prä-Post-Studien zu Rate gezogen, insbesondere, da die NICE-Leitlinien bei der Revision 2014 nicht in allen Bereichen überarbeitet und einige Empfehlungen seit 2009 nicht verändert wurden. Insgesamt erwiesen sich drei Therapieform als wirksam (KVT, verhaltenstherapeutische Familienbetreuung und metakognitives Training) sowie eine Form als möglicherweise wirksam (kognitive Remediation), die nachfolgend vorgestellt werden.

22.2.1 Wirksamkeitsnachweise

➤ Tab. 22.1 sind Angaben über die zugrunde liegenden Kriterien für die Einordnung der Evidenz zu entnehmen. ➤ Tab. 22.2 bildet den Evidenzgrad von Psychotherapien bei schizophrenen Störungen ab, deren Wirksamkeit bisher überprüft wurde. Weiterhin fasst die Tabelle die Outcome-Maße zusammen, die durch die Interventionen erfolgreich verändert wurden.

22.2.2 Kognitive Verhaltenstherapie (KVT)

Kognitive Verhaltenstherapie bei Positivsymptomatik schizophrener Störungen (KVT-S) im Einzelsetting wird sowohl von der NICE-Expertenkommission als auch den S3-Behandlungsleitlinien empfohlen (Gaebel et al. 2009; NICE 2014). Jedoch stammen die Empfehlungen der NICE-Exper-

Tab. 22.1 Evidenzkriterien für empirische Studien, klassifiziert nach den Evidenzgraden der kanadischen *Agency for Health Care Policy and Research* (AHCPR 1992) sowie der Deutschen Gesellschaft für Psychiatrie, Psychotherapie, Psychosomatik und Neurologie (DGPPN: Falkai et al. im Druck)

Evidenzgrad (AHCPR)	Evidenzgrad (DGPPN)	Evidenzbasis	Beurteilung
Ia	A	Metaanalyse(n) von mehreren randomisierten kontrollierten Studien (RCTs)	(I) wirksam
Ib	A	Mindestens zwei RCTs aus unabhängigen Gruppen und mit ähnlichem Studiendesign	
IIa	B	Eine RCT oder Einzelstudienbefunde, wenn zwar mehrere Studien verfügbar, aber nicht poolbar sind, oder gepoolte Studieneffekte vorhanden sind ohne statistische Signifikanz, jedoch von zumindest moderater Größe	(II) möglicherweise wirksam
IIb	B	Serie von gut angelegten quasiexperimentellen Studien (Effectiveness-Studien, prospektive Kohortenstudien, Fall-Kontroll-Studien, experimentelle Einzelfallstudien)	
III	B	RCTs ohne ausreichende Wirksamkeitsnachweise (Surrogatvariable, nichtsignifikante Post-Gruppenunterschiede), nichtexperimentelle oder deskriptive Studien (Ein-Gruppen-Prä-Post-Vergleiche, Korrelationsstudien)	(III) und (IV) bislang ohne ausreichende Nachweise
IV	C	Unsystematische Einzelfallstudien, Kasuistiken, Experten-, Konsenskonferenzen, klinische Erfahrung	
	Good Clinical Practice	Standard in der Behandlung, der im Konsens erreicht wurde und bei dem keine experimentelle wissenschaftliche Erforschung möglich oder angestrebt ist	

Tab. 22.2 Evidenzgrad* verschiedener störungsspezifischer Interventionen für Patienten mit Schizophrenie und Angaben zur Wirksamkeit

Evidenzgrad	Evidenzbasis	Wirksamkeit auf
Ia** A***	KVT als Einzeltherapie bei Psychosen (CBT-P/KVT-S) in allen Erkrankungsphasen Mindestens 16 Sitzungen	• Gesamtsymptomatik • Positivsymptomatik • Negativsymptomatik • Allgemeines soziales Funktionsniveau • Gesamtsymptomatik • Depression, Wahn und Halluzinationen
Ia** A***	KVT als Einzeltherapie für Personen mit erhöhtem Psychoserisiko	• Geringere Übergangsrate zu einer psychotischen Störung • Geringere subklinische Symptomatik
Ia** A***	Familientherapien unter Einbezug des Patienten	• Rückfallrisiko • Stationäre Wiederaufnahme • Gesamtsymptomatik • Soziales Funktionsniveau • Medikamentencompliance • Ausmaß an Kritik, emotionalem Überengagement und Feindseligkeit in der Familie
Ia	Metakognitives Training im Gruppensetting	• Positivsymptomatik
IIa C***	Kognitive Remediation	• Schlussfolgern und Problemlösen • Soziales und berufliches Funktionsniveau
IIa** C***	Psychoedukation in Kombination mit kognitiv-verhaltenstherapeutischen Interventionen zur Rückfallprävention	Möglicherweise auf Rückfallwahrscheinlichkeit, stationäre Wiederaufnahme, Medikamentenadhärenz und Länge des Krankenhausaufenthalts

* Bewertung des Evidenzgrades nach der Klassifikation der Evidenzgrade der kanadischen *Agency for Health Care Policy and Research* (AHCPR 1992)
** Empfehlung des *National Institute for Health and Clinical Excellence* (NICE 2014)
*** Empfehlung der Deutschen Gesellschaft für Psychiatrie, Psychotherapie, Psychosomatik und Nervenheilkunde (DPPPPN; Gaebel et al. 2009)

tenkommission im Bereich KVT-S noch aus dem Jahr 2009. Es wurden damals 19 RCTs identifiziert, in denen KVT-S mit Standardbehandlung (psychiatrische Kurzkontakte und Medikation) verglichen wurden; 14 RCTs verglichen KVT-S mit anderen psychologischen Behandlungsmethoden. Die Kommission gelangte 2009 zu der Einschätzung, dass sich KVT-S im Einzelsetting bis 18 Monate nach Beendigung der Therapie positiv auf die stationäre Wiederaufnahme sowie die Dauer von stationären Aufenthalten auswirkt. Auch die Gesamtsymptomschwere reduzierte sich bis zu 12 Monaten nach der Behandlung. Die Empfehlungen der S3-Leitlinienkommission aus dem Jahr 2009 sind ähnlich: KVT-S wird bei behandlungsresistenter Schizophrenie sowie bei trotz antipsychotischer Medikation persistierender Symptomatik die höchste Empfehlungsstärke (A) ausgesprochen, auch in der Rückfallprävention erreicht KVT-S die höchste Empfehlungsstärke.

Neuere Metaanalysen (Turner et al. 2014) unterstützen die Empfehlung der Expertenkommission. Die Verbesserung entspricht etwa einem kleinen bis mittleren Effekt in Bezug auf die Positivsymptomatik, das allgemeine soziale Funktionsniveau sowie die Stimmung der Patienten. Weiterhin konnten kleine bis mittlere Effekte auf die Reduktion der Depressionssymptome belegt werden. Erste Hinweise auf eine ausgeprägtere Wirksamkeit von KVT-S im ambulanten Bereich, wenn die Behandlung über 20 Sitzungen hinausgeht, ergeben sich aus der Metaanalyse von Sarin et al. (2011). Zu ähnlichen Ergebnissen kommt auch die NICE-Expertenkommission, die mindestens 16 Sitzungen KVT-S empfiehlt. Im Bereich der Positivsymptomatik ist ein kleiner, aber stabiler Effekt auf akustische Halluzinationen zu verzeichnen (van der Gaag et al. 2014), allerdings ist die Wirkung von KVT-S auf die Wahnsymptomatik eher gering (Mehl et al. 2015). KVT-S erwies sich auch bei Patienten, die die Einnahme einer zusätzlichen Medikation ablehnten, in Bezug auf die Positivsymptomatik als wirksam (Morrison et al. 2014). Somit kann KVT-S auch diesem Patientenkreis als mögliche Alternative angeboten werden (Morrison et al. 2014). Studien, die KVT-S und antipsychotische Medikation direkt miteinander vergleichen, stehen jedoch noch aus.

Im Bereich der **Prodromalsymptomatik** identifizierte die NICE-Expertenkommission 2014 insgesamt 5 RCTs, die KVT-S mit supportiver Therapie verglichen. Innerhalb des Follow-up-Zeitraums konnte eine Überlegenheit von KVT-S nachgewiesen werden, die etwa einem mittleren Effekt entspricht. KVT-S führt somit zu einer geringeren Rate an Übergängen in eine mögliche Psychose, jedoch nicht zu weniger Positiv- oder Negativsymptomatik, geringerer Depression, verbessertem psychosozialem Funktionsniveau oder erhöhter Lebensqualität. In Bezug auf die Ergebnisse sollte allerdings darauf hingewiesen werden, dass in einer der fünf Studien (van der Gaag et al. 2012) Daten über die Symptomatik nur für Patienten berichtet wurden, die keine Psychose entwickelten. Auch die S3-Leitlinienkommission empfiehlt KVT-S in der Prodromalphase und weist der Therapie den höchsten Empfehlungsgrad A zu. In neueren Metaanalysen wurden insgesamt 7 RCTs identifiziert, die eine Überlegenheit von KVT-S in Bezug auf eine geringere Übergangsrate in eine mögliche Psychose zeigen, aber auch auf eine Reduktion von subklinischen Symptomen hindeuten (Stafford et al. 2013; Hutton und Taylor 2014).

22.2.3 Familieninterventionen

Im Rahmen einer Analyse der Wirksamkeit von **Familieninterventionen für Patienten mit Schizophrenie** identifizierte die NICE-Expertenkommission 2009 26 RCTs, in denen verhaltenstherapeutische Familienbetreuung mit Standardbehandlung verglichen wurde; 7 der 26 Studien wurden mit stationären Patienten durchgeführt. Metaanalysen der Expertenkommission wiesen auf robuste Effekte von Familieninterventionen im Vergleich zur Standardbehandlung hin: Familieninterventionen senkten das Rückfallrisiko über 12 Monate nach der Behandlung, reduzierten die Anzahl der Krankenhausaufenthalte sowie die Symptomstärke in einem Zeitraum von bis zu 24 Monate nach der Behandlung. Zudem gab es Hinweise auf eine mögliche Verbesserung des sozialen Funktionsniveaus sowie einen Zuwachs an Wissen über die Erkrankung. Darüber hinaus empfiehlt die NICE-Expertenkommission die Arbeit mit einer einzigen Familie, da diese trotz ähnlicher Effekte von Gruppentherapien, bei denen mehrere Familien anwesend sind, für die Familien besser tolerierbar ist und eine geringere Abbrecherquote aufweist. Auch die S3-Leitlinienkommission empfiehlt Familientherapie uneingeschränkt und spricht ihr die Empfehlungsstärke A zu; psychoedukativen Angehörigengruppen spricht sie in diesem Zusammenhang den niedrigsten Evidenzgrad C zu. Psychoedukative Angehörigengruppen werden zusätzlich zu Familienbetreuung empfohlen, aber nicht als alleinige Maßnahme oder als Ersatz für die Familienbetreuung.

Ein Cochrane-Review (Pharoah et al. 2010) identifizierte insgesamt 53 RCTs, in denen Familieninterventionen mit Standardbehandlung verglichen wurden. Familieninterventionen wirkten sich positiv auf die Rückfallhäufigkeit, die Anzahl der Krankenhausaufenthalte, Medikamentencompliance und soziales Funktionsniveau aus und verbesserten ferner ungünstige Kommunikationsstile in der Familie (Expressed Emotions: Vaughn und Leff 1976). Somit entspricht dieses Ergebnis der NICE-Empfehlung.

22.2.4 Kognitive Rehabilitationsbehandlung

Bei **kognitiver Rehabilitationsbehandlung** (kognitive Remediation, CR) sind die Empfehlungen der Kommissionen nicht konsistent. Die NICE-Expertenkommission identifizierte 2009 10 RCTs, die CR mit Standardbehandlung verglichen und 9 RCTs, in denen CR im Vergleich zu anderen psychologischen Interventionen untersucht wurde. Was die Veränderung neuropsychologischer Defizite betrifft, liegen Hinweise auf eine positive Wirkung von CR auf schlussfolgerndes Denken und Problemlösen vor, die vor allem zwei Studien zu entnehmen sind (Hogarty et al. 2004; Penades et al. 2006). Die NICE-Expertenkommission weist darauf hin, dass CR auch das soziale Funktionsniveau der Patienten verbessern kann, jedoch nur, wenn vor der Therapie ein individuelles Fallkonzept über bestehende neuropsychologische Defizite und Ressourcen erstellt wurde.

Eine positive Wirkung von CR auf die Symptomatik ist nach Einschätzung der NICE-Expertenkommission fraglich, auch zeigt CR als alleinige Intervention keine positiven Effekte auf Rückfallraten oder Lebensqualität. Die S3-Leitlinienkommission spricht CR ebenfalls den niedrigsten Empfehlungsgrad C zu. Sie weist jedoch auf die Wirksamkeit von CR bei bestehenden neuropsychologischen Defiziten hin, ohne CR jedoch für einen breiten Einsatz zu empfehlen. Darüber hinaus weist sie darauf hin, dass CR in ein individualisiertes rehabilitatives Programm eingebettet werden sollte, in dem auch für die Rehabilitation notwendige soziale Fertigkeiten trainiert werden. Weitere Metaanalysen belegen zwar einen positiven Effekt auf die Gesamtkognition sowie das soziale und globale Funktionsniveau (Wykes et al. 2011; Turner et al. 2014), aber auch in diesen Analysen waren die Effekte auf die Symptomatik klein und nicht stabil.

22.2.5 Psychodynamische und psychoanalytische Therapien

Die NICE-Expertenkommission identifizierte vier RCTs, in denen **psychodynamische und psychoanalytische Therapien** mit einer anderen Therapieform verglichen wurden. Da keine Effekte auf die Symptomatik, das Funktionsniveau oder die Lebensqualität nachweisbar waren, werden diese Verfahren von der NICE-Expertenkommission auch nicht empfohlen. Auch die S3-Leitlinienkommission weist darauf hin, dass psychodynamische und psychoanalytische Verfahren wegen der zu geringen Anzahl von Studien nicht für alle Patienten empfohlen werden.

Zu einer gleichlautenden Einschätzung gelangen die Experten im Hinblick auf Gesprächstherapie und andere Psychotherapien. Jedoch werden im deutschsprachigen Raum aktuell neue Manuale für eine psychodynamische Psychosentherapie vorbereitet, deren Evaluation noch aussteht (Lempa et al. 2013). Diese würde möglicherweise zu einer anderslautenden Empfehlung hinsichtlich psychodynamischer Therapien bei Patienten mit Psychosen führen.

22.2.6 Supportive Therapie

Bei der Überprüfung **supportiver Therapie** im Jahr 2009 identifizierte das NICE-Institut 17 RCTs, die diese Therapieform mit einer Standardbehandlung verglichen. Allerdings konnte kein Effekt auf Symptomatik, Funktionsfähigkeit oder Lebensqualität nachgewiesen werden. Die Expertenkommission gibt jedoch zu bedenken, dass supportive Therapieverfahren in den RCTs stets als nichtwirksame Vergleichsbedingung eingesetzt und somit in ihrer Effektivität möglicherweise unterschätzt wurden. In einer aktuellen Metaanalyse deutet sich sogar an, dass supportive Therapie einen signifikant geringeren Effekt aufweist als alle anderen psychologischen Interventionen bei Schizophrenie (Turner et al. 2014).

22.2.7 Psychoedukation

Die NICE-Expertenkommission identifizierte 2009 insgesamt acht RCTs, in denen **Psychoedukation** mit einer Standardbehandlung verglichen wurde. Es ließen sich keine positiven Effekte auf Symptomatik, Funktionsniveau oder Lebensqualität nachweisen. Allerdings gab die Kommission zu bedenken, dass die Form der Psychoedukation in den Studien häufig unklar war, und vermutete ein hohes Maß an Überlappung zwischen Psychoedukation, verhaltenstherapeutischer Familienbetreuung, in der häufig psychoedukative Anteile enthalten sind, sowie Standardbehandlung, bei der Psychoedukation über die wichtigsten Symptome der Schizophrenie häufig ebenfalls integriert ist.

Die S3-Leitlinienkommission der DGPPN bewertete Psychoedukation in Form reiner Informationsvermittlung mit dem niedrigsten Evidenzgrad *Good Clinical Practice* und empfiehlt diese nur in Kombination mit kognitiv-verhaltenstherapeutischen Interventionen zur Rückfallprävention. In einem systematischen Review identifizierten Xia et al. (2011) 44 RCTs, die Psychoedukation mit Standardbehandlung verglichen, und konnten Effekte von Psychoedukation auf Rückfallwahrscheinlichkeit, stationäre Wiederaufnahme, Medikamentencompliance und Krankenhausverweildauer nachweisen. Sie weisen jedoch auch auf methodische Probleme der Studien hin und vermuten, dass der tatsächliche Effekt kleiner sein könnte. Lincoln et al. (2007) konnten in einer Metaanalyse zeigen, dass psychoedukative Interventionen nur dann effektiv waren, wenn Angehörige in die Behandlung einbezogen wurden, wobei auch hier einschränkend zu sagen ist, dass die meisten psychoedukativen Familieninterventionen auch weitere Komponenten (z. B. Fertigkeitentrainings) enthielten.

Insgesamt empfiehlt es sich daher, psychoedukative Elemente eher in Form eines Bausteins im Rahmen einer Familientherapie oder einer KVT zu integrieren.

22.2.8 Soziale Kompetenztrainings

In 10 RCTs wurden **soziale Kompetenztrainings** mit einer Standardbehandlung verglichen. Die Expertenkommission gelangte 2009 zu der Einschätzung, dass sie weder das Funktionsniveau noch die Lebensqualität verbessern. Es konnten zwar kleine Effekte auf die Negativsymptomatik nachgewiesen werden, diese waren jedoch nur auf eine Studie zurückzuführen, die viele methodische Probleme aufwies und somit nicht verlässlich ist. Die S3-Leitliniengruppe bewertet soziale Kompetenztrainings zwar mit der Empfehlungsstärke B, empfiehlt das Training aber nur bei bestehenden sozialen Kompetenzproblemen als zusätzliche langfristige Maßnahme und weist auf die Wichtigkeit des Alltagstransfers hin.

22.2.9 Metakognitives Training (MKT)

Das **metakognitive Training (MKT)** nimmt eine Zwischenstellung zwischen Psychoedukation, kognitiver Remediation und KVT ein (Moritz und Woodward 2007). Es ist als Gruppenversion oder als individuelle Therapie einsetzbar (MKT+: Moritz et al. 2011). In aktuellen RCTs erwies sich MKT im Gruppensetting hinsichtlich der Reduktion von Positivsymptomatik als effektiv (Favrod et al. 2014; Kuokkanen et al. 2014). Die Effekte für das Einzelsetting sind stärker (Erawati et al. 2014; So et al. 2015), aber die Befundlage ist hier noch nicht stabil genug, um eine abschließende Beurteilung vorzunehmen (Moritz et al. 2014). Für die schizophrene Positivsymptomatik kommen zwei Metaanalysen zu dem Schluss, dass MKT zu einer Reduktion im schwachen bis mittleren Effekte führt (Jiang et al. 2015; Eichner 2015). Bei der Metaanalyse von van Osterhout et al. (2016) wird die Signifikanz für die Positivsymptomatik nur knapp verfehlt *(d = .26, p = .054)*. Allerdings wurden in dieser Metaanalyse wichtige Studien nicht berücksichtigt (Moritz et al. 2016). Auf Basis der letzten Metaanalyse, die die meisten Studien berücksichtigt, kann für die Gruppenversion der Empfehlungsgrad Ia ausgesprochen werden.

Resümee

Insgesamt ist festzustellen, dass die deutlichste Evidenz und eindeutigste Leitlinienempfehlung aktuell für individuelle kognitiv-verhaltenstherapeutische Interventionen sowie die verhaltenstherapeutische Familienbetreuung vorliegen, die in ➤ Kap. 22.3 bzw. ➤ Kap. 22.4 näher beschrieben werden.

Das metakognitive Training kann aufgrund einiger RCTs ebenfalls als wirksam eingeschätzt werden und wird in der Gruppenvariante beschrieben (> Kap. 22.5.2).

Die Beschreibung der verschiedenen Fertigkeitentrainings, die der kognitiven Rehabilitation zuzuordnen sind, würde insgesamt den Rahmen des Kapitels sprengen, daher werden diese nur angedeutet (> Kap. 22.5; detaillierte Beschreibung in Exner und Lincoln 2012).

Da die Evidenz zur psychoedukativen Behandlung uneindeutig ist, werden lediglich in andere Ansätze integrierte psychoedukative Interventionen wie die Rückfallprävention im Rahmen der KVT sowie psychoedukative Interventionen im Rahmen der kognitiv-verhaltenstherapeutischen Familienbetreuung beschrieben.

Neuere Ansätze fokussieren weniger stark auf der Veränderung von Symptomen wie Wahn und Halluzinationen, sondern benennen als Ziele der Therapie die Reduktion von Stress und Belastungen (Chadwick 2006) sowie die Akzeptanz von Symptomen (Morris et al. 2013).

Im folgenden Abschnitt werden die bisher eingesetzten und evaluierten Therapieelemente dargestellt, die auf publizierten Manualen (Fowler et al. 1995; Chadwick et al. 1996; Kingdon und Turkington 2005) und insbesondere auf dem ersten deutschsprachigen Manual (Lincoln 2014) sowie umfangreichen Materialien für die Durchführung der Intervention (Mehl und Lincoln 2014) basieren. Zusätzlich wird im vorliegenden Kapitel das psychoedukative Vorgehen in der KVT vorgestellt; eine detaillierte Darstellung findet sich bei Bäuml et al. (2010) sowie Conradt et al. (2003).

22.3 Kognitive Verhaltenstherapie

22.3.1 Zielsetzung der kognitiven Verhaltenstherapie

Im Unterschied zu klassischen Ansätzen der Schizophreniebehandlung, die im deutschsprachigen Raum ebenfalls als kognitive Verhaltenstherapie bezeichnet werden (Familientherapie, Psychoedukation, Fertigkeitentrainings), stehen bei der *Cognitive Behavioural Therapy* für positive Symptome psychotischer Störungen (CBTp bzw. KVT-S) insbesondere Wahn und Halluzinationen im Fokus der Behandlung und werden durch gezielte Interventionen direkt verändert. Dies geschieht vor allem durch den Aufbau von Verständnis für die Entstehung der Psychose, durch Entlastung des Patienten durch eine entpathologisierende Haltung des Therapeuten und die Vermittlung von Hoffnung. Ein weiterer Unterschied besteht darin, dass eine individuelle Problemanalyse erstellt wird und sich die Zieldefinition für die Therapie eng an den Bedürfnissen und der Sichtweise des Patienten orientiert.

Im Wesentlichen besteht die **KVT-S** aus dem Aufbau einer stabilen und vertrauensvollen Therapiebeziehung und der Entwicklung eines gemeinsamen Verständnisses darüber, wie die Probleme des Patienten entstanden sein könnten und aufrechterhalten werden. Die Probleme, die im Rahmen der Therapie betrachtet werden, können belastende Symptome sein oder ganz andere Aspekte, z. B. soziale Probleme oder geringer Selbstwert. Weiterhin werden kognitive und behaviorale Interventionen aus der Angst- und Depressionsbehandlung eingesetzt, um dysfunktionale Überzeugungen oder ungünstiges Verhalten zu verändern, die in Zusammenhang mit Wahn, Halluzinationen oder anderen Problemen stehen. Schließlich erfolgt eine gezielte Rückfallprophylaxe, in deren Rahmen die Fähigkeiten des Patienten verbessert werden, wiederauftretende Symptome oder ihre Vorboten zu erkennen sowie rechtzeitig und adäquat darauf zu reagieren.

22.3.2 Aufbau einer positiven therapeutischen Beziehung

Viele Patienten mit einer schizophrenen Störung kommen zunächst nicht unbedingt in die erste Therapiesitzung, um etwas gegen störende Symptome wie Wahn und Halluzinationen zu unternehmen. Ihre Hauptprobleme sind häufig eher sozialer Natur. Sie haben z. B. den Eindruck, verfolgt zu werden oder die Verfolger als Stimmen zu hören; sie haben Angst um sich und auch um ihre Angehörigen. Ihr soziales Umfeld hegt daran Zweifel, versucht sie davon zu überzeugen, dass sie nicht verfolgt werden, oder ist der Ansicht, dass sie verrückt oder psychisch krank sind. Häufig sind sie in Bezug auf die Aufnahme einer Psychotherapie eher skeptisch, nehmen den Termin aufgrund des Drängens ihrer Angehörigen wahr oder haben bereits negative Erfahrungen mit dem Gesundheitswesen gemacht, z. B. dass ihnen nicht geglaubt wird oder ihre Probleme als Symptome einer psychischen Erkrankung angesehen oder nicht ernst genommen werden. Die Konfrontation mit der Diagnose Schizophrenie ist häufig mit Stigmatisierung, großer Angst vor dem weiteren Verlauf oder Rückfällen und sehr viel Unsicherheit verbunden, oder die Diagnose passt nicht zu den Erfahrungen des Patienten und wird abgelehnt.

> **MERKE**
> Für den Aufbau einer förderlichen therapeutischen Beziehung ist es wichtig, zunächst das persönliche Anliegen des Patienten für die Therapie zu erfragen. Weiterhin ist es in der ersten Phase sehr wichtig, dem Patienten aktiv zuzuhören, sich in seine Situation hineinzuversetzen und nachzuvollziehen, wie er zu seinen Überzeugungen gelangt ist.

Der Therapeut sollte sich durch die Erzählungen des Patienten ein detailliertes Bild von dessen Erlebniswelt machen können. In Bezug auf die bestehenden Wahnüberzeugungen kann der Therapeut offene Fragen stellen, Interesse zeigen und versuchen, die Hintergründe und Schlussfolgerungen des Patienten zu verstehen. Zusätzlich sollte der Therapeut möglichst häufig verbal oder nonverbal signalisieren, dass er der Sichtweise des Patienten Verständnis entgegenbringt und diese nachvollziehen kann. Zu diesem Zweck kann er versuchen, sich vorzustellen, die (wahnhaften) Erlebnisse des Patienten seien real oder würden sogar ihm selbst passieren, und sich zu überlegen, wie er selbst darauf reagieren würde. Gelingt es ihm, die wahnhaften Überzeugungen vor dem Hintergrund der Erlebnisse und Erfahrungen des Patienten nachzuvollziehen, werden sie ihm zunehmend weniger bizarr oder unverständlich vorkommen.

> **MERKE**
> Der Therapeut sollte bei der Exploration von Wahnüberzeugungen immer auch die Möglichkeit in Betracht ziehen, dass mindestens einige Erlebnisse des Patienten nicht unbedingt Teil der Störung, sondern tatsächlich wahr sein könnten.

Einige Personen werden tatsächlich zu Unrecht verfolgt, einige Personen wie Nachbarn/Ehepartner/Chefs könnten tatsächlich die Dinge gesagt haben, die der Patient ihnen zuschreibt.

Weiterhin sollte der Therapeut Verständnis und Empathie für die mit den Erlebnissen und Erfahrungen verbundenen Emotionen und Bewertungen äußern und sie positiv validieren, indem er z. B. sagt: „Frau T., ich kann gut nachvollziehen, dass Sie die Klingelschilder ausgetauscht haben, nachdem Sie bemerkt haben, dass in der WG über Ihnen ständig die Mieter wechselten, und dass Sie, als Sie das Trampeln der Personen über Ihnen hörten, irgendwann dachten, die Wohnung könnte eine Wohnung sein, die dem Verfassungsschutz dazu dient, andere Leute zu observieren."

In Bezug auf die Psychose und der mit ihr verbundenen Symptomen wie Stimmenhören empfiehlt es sich, gegenüber diesen Symptomen eine **entpathologisierende und entstigmatisierende Haltung** einzunehmen und sie als Teil des normalen menschlichen Erlebens aufzufassen. Dazu ist es günstig, sich als Therapeut vor Augen zu führen, dass psychosenahe Symptome auch in der Allgemeinbevölkerung nachweisbar sind, und diesen Umstand Patienten bei der Schilderung der Symptome auch zu vermitteln.

Viele Patienten fühlen sich durch die Diagnose Schizophrenie stigmatisiert. Es empfiehlt sich, zu Beginn der Behandlung zu fragen, wie der Patient zu seiner Diagnose steht und wie er sie bezeichnet, und die gewünschte Bezeichnung zu verwenden.

Es erleichtert den Aufbau einer positiven therapeutischen Beziehung auch, wenn der Therapeut möglichst Befürchtungen eines misstrauischen oder paranoiden Patienten von sich aus anspricht und ihm Angebote macht, die ihm das Aufbauen von Vertrauen erleichtern. So kann er bei einem Patienten mit Verfolgungswahn nachfragen, ob er befürchtet, dass auch er als Therapeut an seiner Verfolgung mitarbeitet. Sollte dies der Fall sein, kann der Therapeut zunächst signalisieren, dass er das nicht tun würde, da er im Gesundheitswesen arbeitet und es sein Ziel ist, Menschen zu helfen, dass es aber vor dem Hintergrund der Vorerfahrungen des Patienten nachvollziehbar ist, wenn dieser ihm nicht glauben kann. Er kann in einem weiteren Schritt nachfragen, ob er etwas tun kann, um dem Patienten die Befürchtung zu nehmen. Häufig ist es auch hilfreich, wenn der Therapeut mehr Informationen über sich preisgibt, als er dies in anderen Therapien bei anderen psychischen Störungen üblicherweise praktizieren würde.

Auch ausgeprägte Negativsymptome wie Affektverflachung, geringe Motivation oder starke Beeinträchtigungen der Konzentrationsfähigkeit können den Beziehungsaufbau erschweren. Diese Einschränkungen sollte der Therapeut vorsichtig ansprechen und gemeinsam mit dem Patienten nach Lösungen suchen, die z. B. darin bestehen können, häufige Pausen und Zusammenfassungen in den Therapieablauf zu integrieren, einen Teil der Therapie während eines Spaziergangs durchzuführen, weil der Patient unter starker Anspannung leidet oder zunächst kurze und häufigere Sitzungen durchzuführen. Bei Patienten mit Sprachverarmung ist es z. B. ratsam, ihnen viel Zeit zu lassen, um sich an die neue Situation zu gewöhnen und jede sprachliche Äußerung positiv zu verstärken, oder sich (zunächst) auf Themen zu konzentrieren, über die zu sprechen dem Patienten leichter fällt.

22.3.3 Entwicklung eines individuellen Problemmodells

Die gemeinsame Entwicklung eines **individuellen Erklärungs- oder Problemmodells,** das über die Entwicklung und Aufrechterhaltung der Probleme des Patienten informiert, ist eine wichtige Grundlage für die psychologische Einordnung der Erfahrungen des Patienten und bereitet auf die zur Erreichung der Therapieziele notwendigen Schritte vor. Ein individualisiertes Problemmodell ist für viele Patienten leichter zu akzeptieren als allgemeine Vulnerabilitäts-Stress-Modelle, da es mit den persönlichen Erfahrungen des Patienten besser in Einklang zu bringen und weniger stigmatisierend ist.

Das Problemmodell kann sich entweder auf bestimmte **Symptome** (Wahn, Halluzinationen, Depression, Angst, Negativsymptomatik) oder auf den **Stress und die Belastung** durch die Symptome beziehen. **Andere häufige Probleme** von Patienten mit Psychosen, auf die sich das Erklärungsmodell ebenfalls beziehen kann oder die in das Modell integriert werden könnten, sind z. B. Probleme mit Freunden oder Familienangehörigen, Probleme in Schule, Studium oder Ausbildung, soziale Ängste, geringer Selbstwert, negative Stimmung, Grübeln und Sorgen oder Probleme in der Alltagsplanung.

Aus den Informationen der Diagnostikphase sollte für das wichtigste Problem des Patienten ein gemeinsames Erklärungsmodell entwickelt werden. Wichtige Prinzipien der Vermittlung und gemeinsamen Entwicklung eines Problemmodells bestehen darin, dass das Modell für den Patienten möglichst plausibel ist. Ferner sollte es eigene Erfahrungen und auch eigene Erklärungsmodelle des Patienten für seine Probleme oder die Symptome der Psychose aufnehmen und diesen möglichst nicht widersprechen. Schließlich sollte es zu den erarbeiteten Therapiezielen gut passen.

MERKE
Wenn Wahnsymptome im Vordergrund des Erlebens und des Leidensdrucks des Patienten stehen, kann das Erklärungsmodell anhand psychologischer Mechanismen vermitteln, wie psychotische Symptome entstehen oder aufrechterhalten werden.

Die Modelle lehnen sich an kognitionstheoretische Modelle wie das von Garety et al. (2013) und Freeman (2007) an. Es sind Weiterentwicklungen klassischer Vulnerabilitäts-Stress-Modelle (Nuechterlein und Dawson 1984), die im Wesentlichen auf der Ausweitung genetischer/biologischer Vulnerabilität auf den Bereich der **kognitiven und emotionalen Vulnerabilität** basieren (Überblick bei Freeman 2007; Garety und Freeman 2013; Lincoln 2014). In den Modellen wird postuliert, dass eine Interaktion zwischen **genetischer Vulnerabilität und belastenden Lebenserfahrungen** (Traumatisierung, interpersonelle negative Erfahrungen) bei der Konfrontation mit weiteren belastenden Lebensereignissen oder täglichen Stressoren eine Überlastungsreaktion des Informationsverarbeitungssystems auslöst. Diese führt zum Auftreten ungewöhnlicher Sinneswahrnehmungen (z. B. ungewöhnliche Erfahrungen wie Halluzinationen), die nicht als normale Stressreaktion bewertet („Ich bin völlig fertig; kein Wunder, dass ich so komische Sachen höre"), sondern external und personal attribuiert werden („Irgendwas passiert hier; ich glaube, meine Nachbarn stecken dahinter"). **Dysfunktionale Selbst- und Fremdschemata, andere emotionale Probleme** (Grübeln, Schlafprobleme, negative Emotionen, Probleme in der Emotionsregulation) und auch **kognitive Verzerrungen** (voreiliges Schlussfolgern, Probleme in der Theory of Mind, einseitiger Attributionsstil, inflexible Urteilsbildung) vermitteln diesen Bewertungsprozess.

Denselben Faktoren wird auch eine wichtige Rolle bei der Aufrechterhaltung der Symptome zugeschrieben. Zusätzliche aufrechterhaltende Faktoren sind, dass der Patient immer mehr Aufmerksamkeit auf die Bedrohung richtet, Sicherheitsverhaltensweisen zeigt (z. B. auf den Boden sehen, wenn er Menschen trifft), positive Metakognitionen in Bezug auf die Wahnüberzeugung entwickelt („so schütze ich mich") und sich sozial zurückzieht. ➤ Abb. 22.1 verdeutlicht diesen Prozess grafisch.

Die Modelle werden in adaptierter Form (➤ Abb. 22.1) als Arbeitsmodelle eingeführt, die über plausible alternative

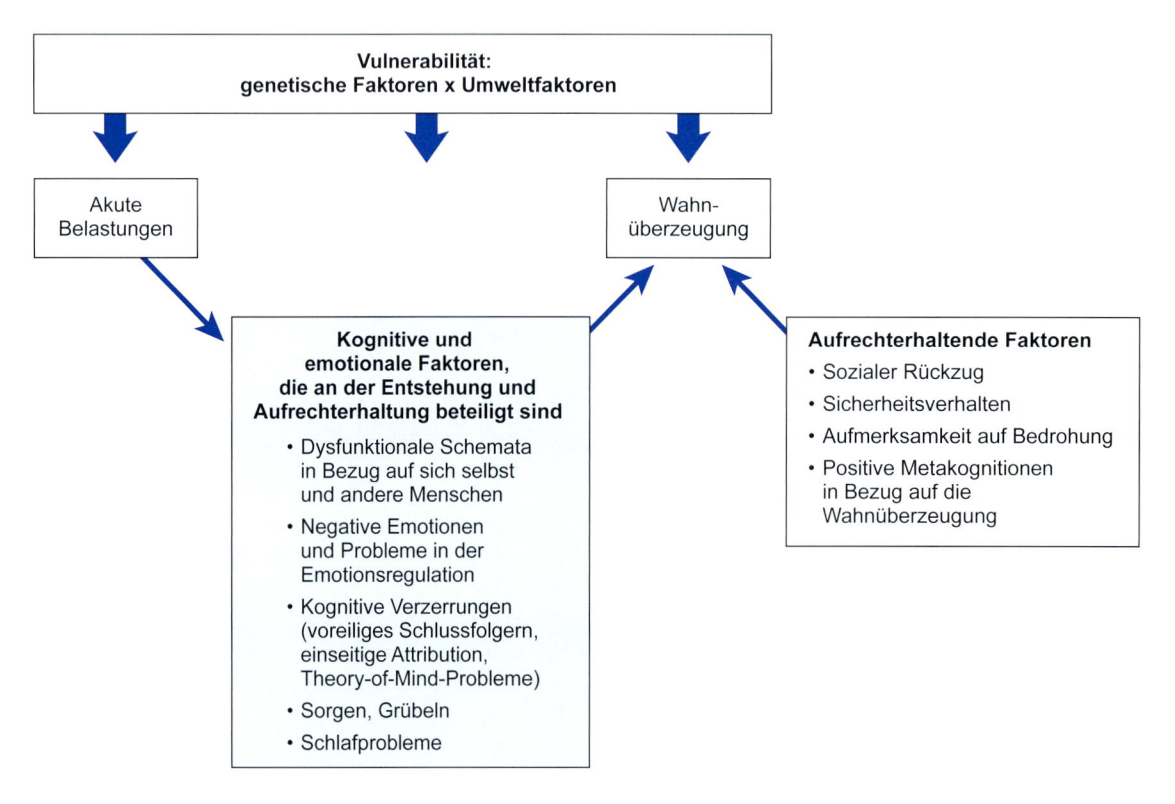

Abb. 22.1 Prototypisches Problemmodell (Quelle: Lincoln 2014)

Erklärungen für einige der Erfahrungen des Patienten informieren sollen. Es wird bei der gemeinsamen Erarbeitung der Modelle darauf hingewiesen, dass die Sichtweise des Patienten zunächst plausibel und richtig ist, dass es aber eine alternative Erklärung geben könnte, die ebenfalls richtig oder falsch sein kann.

Ziel der weiteren Therapie ist es, gemeinsam die beiden Modelle zu überprüfen. Wie bereits bei der Exploration der Symptomatik ist auch bei der Erarbeitung der Modelle eine offene Haltung des Therapeuten wichtig. Der Therapeut sollte nicht das Ziel im Hinterkopf haben, den Patienten von der Richtigkeit des alternativen Modells zu überzeugen, sondern sich vornehmen, mit dem Patienten **gemeinsam die Gültigkeit beider Erklärungsmodelle zu prüfen.** Weiterhin sollte er „sein Modell" so flexibel handhaben, dass Anregungen oder Korrekturen des Patienten darin Platz finden.

22.3.4 Erarbeitung individueller Therapieziele

Bei der Erarbeitung von Therapiezielen mit Patienten mit Schizophrenie ist zu beachten, dass viele Patienten nicht mehr daran glauben, jemals in ihrem Leben allgemein übliche normale Lebensziele (z. B. unabhängig von den Eltern zu leben, einen Beruf auszuüben oder eine Familie zu gründen) erreichen zu können. Aus diesem Grund ist die Erarbeitung von motivierenden Therapiezielen eine sehr wichtige Phase in der Therapie.

Der Therapeut sollte versuchen, dem Patienten **zu vermitteln, dass das Erreichen wichtiger Lebensziele trotz der schizophrenen Störung für ihn möglich sein kann,** vielleicht nicht sofort, aber evtl. über einen längeren Zeitraum (➤ Box 22.1). In der Therapie kann z. B. erarbeitet werden, dass der Versuch, sich diesen Zielen anzunähern, besser ist als ganz aufzugeben. Hinsichtlich seiner inneren Haltung sollte der Therapeut davon ausgehen, dass **allgemeine Lebensziele grundsätzlich für den Patienten erreichbar** und im Rahmen des Möglichen sind, auch wenn sie vielleicht im nächsten Jahr nicht (aber möglicherweise in den nächsten Jahren) realisierbar sind.

BOX 22.1
Erarbeitung individueller Therapieziele

Für die Erarbeitung von motivierenden Therapiezielen kann der Therapeut z. B. die folgenden Fragen verwenden:
- „Wie sollte Ihr Leben sein, damit es erfüllt ist?"
- „Was möchten Sie haben?", „Wie soll es Ihnen gehen?", „Was möchten Sie machen?"
- „Wenn eine Fee auftauchen würde, die Ihnen einen Wunsch erfüllt, was würden Sie sich dann wünschen?"
- „Was würden Sie sich für ein erfülltes Leben wünschen?", „Wie würden Sie sich fühlen, was würden Sie machen, wenn Ihr Leben erfüllt wäre?"

Manche Patienten nennen, wenn sie nach persönlichen Therapiezielen gefragt werden, auch eher kleinschrittige, „vernünftige" Ziele (z. B. „meine Medikation regelmäßig einnehmen"), die ggf. weniger dazu geeignet sind, einen starken motivationalen Antrieb zu entwickeln. In einem solchen Fall empfiehlt es sich, noch einmal nachzuhaken, was der Patient mit diesem Ziel verbindet (wieder mehr unternehmen können etc.). So kann der Therapeut z. B. die folgende Formulierung wählen: „Was würden Sie denn anders machen, wenn dieses Ziel eingetreten ist?" Ähnliches gilt für Vermeidungsziele (z. B. „nicht wieder rückfällig werden").

Wenn der Patient sich wünscht, seine soziale Umwelt zu verändern (z. B. dass die Verfolger von ihm ablassen), sollte der Therapeut Verständnis äußern, aber sein Bedauern darüber ausdrücken, dass eine Therapie dies nicht leisten kann. Er kann z. B. anbieten, stattdessen andere Ziele in den Fokus zu nehmen. Als ein mögliches Ziel kann z. B. angestrebt werden, trotz Verfolgung gut zu leben.

Ausgehend von den motivierenden Lebenszielen des Patienten sollte erarbeitet werden, welche Zwischenschritte dafür notwendig sind. Wenn sich Patienten, die in einem Wohnheim wohnen und aktuell Probleme mit der Tagesstruktur haben, eine eigene Wohnung wünschen, besteht ein erstes Zwischenziel z. B. darin, jeden Tag selbstständig aufzustehen. Weitere Ziele könnten darin bestehen, an der eigenen Konzentration zu arbeiten, einer bezahlten Tätigkeit nachzugehen und dann langfristig eine eigene Wohnung für sich zu suchen.

22.3.5 Interventionen bei akustischen Halluzinationen

Ziel der Interventionen bei akustischen und anderen Halluzinationen ist zunächst die **Verbesserung der wahrgenommenen Kontrolle über die Halluzinationen.** Die Interventionen werden wie folgt unterteilt:
1. Interventionen zur Verbesserung von Copingstrategien in Bezug auf Halluzinationen,
2. Interventionen zur Reduktion der aufrechterhaltenden Bedingungen von Halluzinationen (Reduktion von sozialem Rückzug, Sicherheitsverhaltensweisen und Stress),
3. Fokussierungsstrategien und
4. Veränderung von (meta-)kognitiven Überzeugungen über die Halluzinationen.

Die Ansätze basieren auf der Annahme, dass die Symptome in einem Kontext auftreten, der durch bestimmte situative Bedingungen, bestimmte Wahrnehmungen, Gedanken, Verhaltensweisen oder Reaktionen begünstigt wird. Daher ist in einem ersten Schritt eine individuelle Problemanalyse der Situationen notwendig, in denen Halluzinationen auftreten, um auslösende und aufrechterhaltende Bedingungen herauszuarbeiten. Dies erfolgt über Stimmenprotokolle, die ebenfalls **Copingstrategien** erfassen, die viele Patienten bereits erfolgreich einsetzen, um die Belastung durch die Stimmen zu reduzieren. Bei der Auswertung der Protokolle sollten bisher eingesetzte Copingstrategien positiv validiert werden, jedoch auch kritisch hinsichtlich kurz- und längerfristiger Folgen diskutiert werden (z. B. sich den ganzen Tag ins Bett zu legen). Bei Bedarf sollten auch alternative Strategien ausprobiert werden. Günstige Strategien erhöhen langfristig das Kontrollempfinden des Patienten, z. B. Ablenkungsstrategien (von hoher Zahl immer 7 abziehen, Gegenstände laut benennen), Musik oder Hörbücher hören, Singen, Atementspannung, progressive Muskelentspannung, jemanden anrufen, einen Film ansehen etc.

Wenn der Patient mit den Stimmen spricht oder über bestimmte Sachverhalte streitet, empfehlen sich **Begrenzungsstrategien,** welche die Kommunikation mit den Stimmen nur auf bestimmte Zeiten limitieren. Auch **Selbstinstruktionen,** die der Patient bei belastenden Situationen mit den Stimmen einsetzen kann, sind hilfreich. Diese werden z. B. auf einer Karteikarte notiert und in belastenden Situationen gelesen. Bei Angst vor den Stimmen werden **graduierte Expositionsstrategien** eingesetzt (Haddock und Slade 1996), mit deren Hilfe Patienten an die physikalischen Eigenschaften der Stimme, typische Aussagen der Stimme und die durch die Stimmen evozierten Emotionen habituieren. Die Veränderung von mit den Stimmen assoziierten (Meta-)Kognitionen erfolgt analog der Veränderung von mit Wahnüberzeugungen assoziierten Kognitionen.

22.3.6 Interventionen bei Wahnüberzeugungen

Eine Veränderung von Wahn ist nicht immer notwendig, aber immer dann indiziert, wenn der Patient durch den Wahn in seiner Lebensführung deutlich beeinträchtigt ist und von seiner Seite der Wunsch besteht, Stress und Belastung durch die Wahnüberzeugung zu reduzieren. Alternativ ist die Veränderung einer Wahnüberzeugung wichtig, wenn die Gefahr einer Selbst- oder Fremdgefährdung besteht. Eine wichtige Voraussetzung ist, **Klarheit über die motivationale Basis für eine Veränderung der Wahnüberzeugungen** durch den Patienten zu haben.

Häufig hindert die wahnhafte Überzeugung den Patienten an der Realisierung wichtiger Lebensziele (Partnerschaft, allein wohnen, Beruf oder Aufgabe im Leben finden). Daher ist es günstig, die kritische Beschäftigung mit der Wahnüberzeugung aus den individuellen Therapiezielen abzuleiten und zu erkennen, dass die Wahnüberzeugung im Hinblick auf wichtige Lebensziele nicht hilfreich (dysfunktional) ist. Auf diese Weise kann der Patient motiviert werden, die wahnhafte Überzeugung aktiv zu überprüfen und zu hinterfragen.

Bei der Veränderung von Wahnüberzeugungen sollte stets beachtet werden, dass das Ziel nicht darin bestehen sollte, den Patienten davon zu überzeugen, dass er mit seiner wahnhaften Überzeugung daneben liegt, sondern den mit der Wahnüberzeugung verbundenen **Stress zu reduzieren.** Somit sollte der Therapeut bei der Überprüfung der Wahnüberzeugungen eine offene, interessierte und empathische Haltung einnehmen und nicht versuchen, den Patienten davon zu überzeugen, dass er mit seiner Wahnüberzeugung falsch liegt, sondern ihm helfen herauszufinden, was in seiner aktuellen Situation die für ihn beste Denkweise sein könnte.

Ein erster Schritt in Bezug auf die Veränderung von Wahnüberzeugungen kann darin bestehen, zunächst die vom Patienten eingesetzten **Copingstrategien mithilfe von Selbstbeobachtungsprotokollen zu erfassen,** positiv zu validieren und bei Bedarf zu optimieren oder zu ergänzen. Einige Copingstrategien haben langfristig ungünstige Folgen, weil sie eine permanente Bedrohungssituation signalisieren (wenn der Patient z. B. im Bus aus Angst vor Verfolgung auf den Boden schaut). In einem solchen Fall werden alternative Verhaltensweisen erarbeitet, praktisch trainiert (z. B. im Bus den Blick über die anderen Passagiere schweifen lassen) und evaluiert.

In einem nächsten Schritt vermittelt der Therapeut dem Patienten, dass es neben der persönlichen Erklärung des Patienten für die wahnhafte Überzeugung noch eine **alternative oder ergänzende Erklärungsmöglichkeit** gibt, die darin besteht, dass bei dem Patienten **typische psychologische Denkmechanismen und Denkverzerrungen wirksam** waren, welche die Entstehung einer wahnhaften Überzeugung begünstigt haben. Diese werden mithilfe des in ➤ Kap. 22.3.3 vorgestellten Erklärungsmodells vermittelt. Der Therapeut betont dabei stets, dass man nicht wissen kann, welche Erklärung die richtige ist, dass es in der Therapie aber nun darum geht, dies herauszufinden. Zusätzlich kann in der Therapie abgewogen werden, welche Erklärung für den Patienten besser ist, weil sie z. B. weniger Stress verursacht, auch wenn vielleicht nicht unbedingt herausgefunden werden kann, welche Überzeugung die richtige ist.

Wenn Therapeut und Patient sich bereits darauf verständigt haben, dass die **Überzeugungen eine Hypothese sind, die wahr, teilweise wahr oder auch nicht wahr sein kann,** untersuchen sie gemeinsam die **positiven und negativen Konsequenzen, welche die Beibehaltung oder Aufgabe der wahnhaften Überzeugung** haben könnte. Dabei besteht z. B. für einen Patienten mit Verfolgungswahn im Falle des tatsächlichen Wahrheitsgehalts der Wahninhalte einerseits die Gefahr, ein naives Opfer der „Verschwörer" zu werden. Andererseits hat im Falle, dass seine Befürchtungen nicht gerechtfertigt sind, ein Festhalten an den Wahninhalten Konflikte und andere negative Konsequenzen zur Folge.

Diese Konsequenzen können mit einer **Vier-Felder-Tafel** erarbeitet werden. Die Identifikation möglicher Konsequenzen der Beibehaltung oder Aufgabe der wahnhaften Überzeugung hilft dem Patienten, sich mit den Wahninhalten auseinanderzusetzen. Dem Therapeuten liefert sie die Möglichkeit, die **motivationale Lage** des Patienten und die Funktion des

Wahns einzuschätzen. Dabei erscheint die Infragestellung von Wahnüberzeugungen wenig vielversprechend, wenn es für den Patienten wenig zu gewinnen, aber viel zu verlieren gibt, was insbesondere bei Größenwahnüberzeugungen der Fall sein kann. In diesen Fällen ist es hilfreicher, an anderen Bereichen anzusetzen, die evtl. als ursächlich für die Wahnüberzeugung ausgemacht werden können (z. B. Arbeit am Selbstwert).

Wenn der Patient dafür offen ist, kann der Therapeut ferner zu der direkteren Infragestellung der Wahnvorstellung übergehen. Von den beschriebenen Techniken der **kognitiven Umstrukturierung** kommt hierbei vor allem dem Sammeln und Untersuchen von Beweisen eine wichtige Rolle zu, wie der Beispieldialog in > Box 22.2 veranschaulicht. Auch kann der Patient ermutigt werden, gezielt falsifizierende Informationen zu suchen, um die eigene Überzeugung in Frage zu stellen. In jedem Fall bietet es sich an, mit Überzeugungen zu beginnen, die eher in jüngerer Zeit entstanden sind und noch etwas weniger verfestigt erscheinen.

BOX 22.2
Belastende Gedanken mit der Pro-und-Kontra-Liste überprüfen

Th: Herr N., Sie haben mir geschildert, dass Sie sich in Ihrer Wohnung sehr ängstlich fühlten, als Sie bemerkt haben, dass das Klingelschild in der Wohnung über Ihnen immer wieder verändert wurde, immer neue Leute einzogen und Sie in der Öffentlichkeit verfolgt wurden. Sie hatten den Eindruck, dass das Agenten des Bundesnachrichtendienstes sein könnten, die Sie überwachen sollten. Wir haben ja erarbeitet, dass Sie aufgrund Ihrer Vorgeschichte im Moment schneller als andere Personen annehmen, dass der BND hinter bestimmten Dingen steckt.
Ich würde mir mit Ihnen gern in einem nächsten Schritt ansehen, welche Argumente eigentlich generell für die Verfolgung durch den BND sprechen und welche Argumente dagegen sprechen. Wie überzeugt sind Sie denn im Moment, dass der BND Sie aktuell verfolgt? Können Sie auf einer Skala zwischen 0 und 100 % angeben, wie sehr Sie im Moment davon überzeugt sind?

Pat: *Also bestimmt zu 80 %.*

Th: Okay. Als nächstes würde ich mit Ihnen gern genau überprüfen, welche Hinweise Sie dafür haben, dass Sie vom BND verfolgt werden. Wir können dazu ein Arbeitsblatt benutzen, auf dem wir in die eine Spalte die Dinge eintragen, die dafür sprechen, in die andere Spalte werden Hinweise eingetragen, die Sie daran zweifeln lassen. Ist das okay, wenn wir das machen?

Pat: *Ja, das ist okay.*

Th: Welche Hinweise fallen Ihnen denn ein, die dafür sprechen?

Pat: *Gestern bin ich nach Hause gekommen, da hatte ich wieder den Eindruck, dass mich auf dem Weg nach Hause alle Leute anstarren.*

Th: Okay. Wenn ich Sie fragen darf: Haben Sie denn wirklich alle angestarrt oder nur manche der Leute, die Sie gesehen haben?

Pat: *Hm, na ja, alle nicht. Aber viele schon.*

Th: Wie viele haben Sie denn gesehen?

Pat: *Ich habe mir die gar nicht so richtig angesehen. Ich hatte so große Angst, wissen Sie …*

Th: Das kann ich verstehen, das klingt unheimlich. Ich frage mich aber, ob es möglich ist, dass Sie so viel Angst hatten, dass Sie gar nicht genau hingeschaut haben, wie viele Leute Sie auf Ihrem Heimweg wirklich angestarrt haben, und einige Personen Sie auch nicht angestarrt haben?

Pat: *Ja, das ist schon möglich. Ich habe die ganze Zeit auf den Boden gesehen, da bemerkt man nicht alles.*

(Therapeut und Patient sammeln weiter Hinweise für die Verfolgung, diese werden so genau wie möglich in die Tabelle aufgenommen).

Th: Wenn Sie sich jetzt die Spalte ansehen, in der die Hinweise stehen, die für die Verfolgung sprechen, fehlt denn da noch etwas, oder haben wir alles aufgenommen?

Pat: *Das müsste wirklich alles sein.*

Th: Sie können ja auch zu Hause noch einmal darüber nachdenken. Vielleicht fällt Ihnen noch etwas ein. Als nächstes würde ich gern mit Ihnen zusammen überlegen, ob es auch irgendwelche Dinge gibt, die Sie vielleicht auch daran zweifeln lassen, dass Sie vom BND verfolgt werden, die dagegen sprechen?

Pat: *Ja, also manchmal sagt ja meine Mutter, ich bilde mir das alles nur ein, das sei alles nur die Psychose.*

Th: Das klingt ja ein bisschen hart. Meint Ihre Mutter denn damit, dass Sie vielleicht übervorsichtig sind? Wir haben ja schon darüber gesprochen, dass man besonders aufmerksam auf Dinge achtet, die einem wichtig sind und mit denen man sich besonders beschäftigt. Meint Ihre Mutter vielleicht, dass Sie, weil Sie sehr mit der Verfolgung beschäftigt sind, auch eher verdächtige Dinge in Ihrer Umgebung bemerken? Dass Sie vielleicht eher merken, wenn jemand Sie anstarrt, und andere Menschen, die ganz ahnungslos sind, das nicht bemerken würden?

Pat: *Ja, das kann schon sein. Als ich einmal dachte, BND-Agenten sind im Bus, da sind mir immer mehr Personen in dem Bus aufgefallen, die eigenartig aussahen, und das hat mir sehr viel Angst gemacht.*

Th: Sollen wir das dann in die andere Spalte eintragen, die Spalte, in der Hinweise stehen, die gegen eine Verfolgung sprechen? Wir könnten eintragen: „Ich nehme mehr Hinweise für eine Verfolgung wahr als andere Leute." Ist das in Ordnung?

Pat: *Ja, das können wir machen.*

(Therapeut und Patient sammeln weiter alternative Erklärungen für das Anstarren. Am Ende wird erneut die Überzeugungsstärke des Patienten erfragt.)

Wenn der Patient die Wahnüberzeugung nicht hinterfragen möchte, kann ein alternatives Therapieziel z. B. darin bestehen, sich generell weniger mit der Wahnüberzeugung zu beschäftigen, sie als Tatsache zu akzeptieren und nicht mehr über sie zu grübeln. Weiterhin kann herausgearbeitet werden, dass Wahnüberzeugungen beim Patienten nur dann auftreten, wenn er unter Stress und Belastungen leidet. Eine solche Erkenntnis kann ebenfalls zu einer **größeren Distanz** in Bezug auf die Wahnüberzeugung führen.

Alternativen zur klassischen kognitiven Umstrukturierung bieten zudem Interventionen, die – geprägt durch Verfahren der sog. **„dritten Welle der KVT"** – eher auf die gedanklichen Prozesse im Rahmen eines Wahns fokussiert sind als auf die Inhalte (Chadwick 2006; Morris et al. 2013) und die in ➤ Kap. 22.3.10 genauer beschrieben werden.

22.3.7 Interventionen bei Negativsymptomatik

Patienten mit ausgeprägter **Negativsymptomatik** haben häufig den Eindruck, dass Ihre Schwierigkeiten eine Folge davon sind, dass sie selbst sich zu wenig bemühen oder sich „nur zusammenreißen müssten", damit wieder alles wie vorher wäre. Häufig versuchen die Betroffenen auch selbst, sich zu motivieren, und scheitern daran, da viele Alltagsaktivitäten ihnen sehr viel schwerer fallen als vor dem Beginn der Erkrankung. In der Folge leiden sie unter starken Schuldgefühlen und geringem Selbstwert.

Es ist daher zunächst wichtig zu betonen, dass die Negativsymptomatik, der innere oder äußere Rückzug des Patienten zunächst eine **nachvollziehbare und sinnvolle Reaktion** darstellt, um sich vor weiteren Überlastungen zu schützen und sich nicht zu überfordern. Zu diesen Belastungen gehören chronische Stressoren genauso wie der durch lange Krankenhausaufenthalte oder beeinträchtigende Symptome wie Wahn und Halluzinationen entstandene Verlust positiver Verstärkungserlebnisse. Der Therapeut gesteht dem Patienten daher zunächst die Zeit zur Erholung zu, signalisiert ihm, dass es sein gutes Recht ist, sich zurückzuziehen, und versucht, ihm seine **Schuldgefühle zu nehmen.**

Nach einer Phase der **Validierung** werden zunächst **Interventionen zur Erhöhung der Motivation** eingesetzt. Zu diesem Zweck werden attraktive langfristige Lebensziele herausgearbeitet, von denen der Patient häufig annimmt, dass er sie mit den aktuell begrenzten Mitteln nicht mehr realisieren kann (➤ Kap. 22.3.4). Der Therapeut arbeitet in einem nächsten Schritt kurz- und mittelfristige Ziele heraus, die den Patienten seinen langfristigen Zielen näher bringen könnten. Wenn der Patient als Ziel z. B. angibt, eine Freundin zu finden, wird dieses Ziel angenommen. Kurzfristige Ziele in diese Richtung sind dann relativ konkret und bestehen z. B. darin, eine feste Tagesstruktur zu etablieren, mehr Körperpflege zu betreiben und wieder aktiver zu werden. Da Patienten mit Negativsymptomatik Probleme haben können, die mit dem Erreichen der Ziele verbundenen positiven Emotionen zu antizipieren, sollte der Therapeut mit dem Patienten trainieren, sich das Erreichen der **Ziele** detailliert unter Einsatz von Imaginationstechniken und verschiedenen Sinnesmodalitäten **vorzustellen.**

In einem nächsten Schritt werden die Entstehungs- und aufrechterhaltenden Bedingungen der Negativsymptomatik in spezifischen Situationen mithilfe von **individuellen Problemanalysen** herausgearbeitet. Zu diesem Zweck werden Situationen ausgewählt, in denen der Patient sich nicht im Einklang mit den kurz- und langfristigen Zielen verhalten hat. Häufig treten bei Patienten mit Negativsymptomatik typische dysfunktionale automatische Gedanken auf, die z. B. ihre geringen Erwartungen an Freude oder Erfolg oder Zweifel an den eigenen Fähigkeiten zum Ausdruck bringen (z. B.: Ich schaffe das nicht/Das macht mir sowieso keinen Spaß/Mir fällt sowieso nichts ein, worüber ich reden könnte; s. Beck et al. 2008). Weitere aufrechterhaltende Faktoren sind z. B. bestehende neuropsychologische Defizite des Patienten, Mangel an Beschäftigungsmöglichkeiten und Tagesstruktur, ungewollte Nebenwirkungen der Medikation oder auch paranoider Wahn und negative Überzeugungen gegenüber anderen Menschen, die den Patienten daran hindern, seinen Alltag aktiver zu gestalten. Mit dem Patienten kann erarbeitet werden, dass seine ungünstigen Annahmen dazu führen, dass er sich der Situation nicht aussetzt und keine korrigierenden Erfahrungen macht, sodass seine dysfunktionalen Annahmen immer wieder bestätigt werden.

Insbesondere bei Patienten mit Negativsymptomatik sollten in einem nächsten Schritt **Verhaltensexperimente** eingesetzt werden, um die ungünstigen Annahmen zu überprüfen. So kann z. B. mithilfe von Verhaltensexperimenten die häufig bestehende Annahme überprüft werden, dass sich „Aufstehen nicht lohnt", wie das Beispiel in ➤ Box 22.3 verdeutlicht.

BOX 22.3
Verhaltensexperiment bei Negativsymptomatik
- **Meine Annahme:** Ob ich aufstehe oder nicht, ist doch egal. Meine Stimmung bleibt gleich, ich kann sie nicht beeinflussen.
- **Hypothese:** Meine Stimmung bleibt gleich, auch wenn ich aus dem Bett aufstehe und mir einen Kaffee koche.
- **Test:**
  - Ich bewerte meine Stimmung auf einer Skala von 0–10.
  - Ich stehe auf und koche mir einen Kaffee und trinke ihn auf dem Balkon (außer wenn es regnet, dann am Tisch). Danach bewerte ich erneut meine Stimmung auf einer Skala von 0–10.
- **Ausgang 1:** Die Bewertung meiner Stimmung bleibt genau gleich → Die Annahme stimmt.
- **Ausgang 2:** Die Bewertung meiner Stimmung verbessert sich → Aufstehen und Kaffeetrinken beeinflussen meine Stimmung positiv = ich habe ein bisschen Kontrolle über meine Stimmung.

Besonders wichtig ist es, im Vorfeld mit dem Patienten die Annahme in eine überprüfbare Hypothese umzuformulieren, die möglichen Ausgänge des Experiments und ihre Implikationen zu besprechen und im Nachhinein das Experiment gut auszuwerten, sodass ein Lernerfolg sichergestellt wird.

Weitere Schritte der Veränderung von Negativsymptomatik lehnen sich an die für die Depressionstherapie entwickelten Techniken zum **Aufbau positiver Aktivitäten** und zur **Veränderung von dysfunktionalen Kognitionen** an (Hautzinger 2013). Therapeut und Patient wählen positive Aktivitäten aus, die der Patient allein oder bei schwerer Negativsymptomatik mit Unterstützung des Therapeuten ausführt. Er beobachtet mithilfe von Selbstbeobachtungsprotokollen seine Stimmung und versucht nachzuvollziehen, welchen Einfluss positive Aktivitäten darauf haben. Weiterhin kann er mithilfe der Protokolle den möglicherweise positiven Einfluss einer regelmäßigen Tagesstruktur mit festen Aufstehzeiten und regelmäßigen Mahlzeiten auf seine Stimmung testen. Der Patient wird angeleitet, positive Aktivitäten, aber auch regelmäßige Pflichten sowie Aktivitäten mit anderen Menschen nach und nach in seinen Alltag zu integrieren, sich dabei aber nicht zu überfordern.

Abhängig vom Ergebnis der Problemanalyse kann es auch wichtig sein, an **weiteren spezifischen Problembereichen** zu arbeiten. Hierzu zählen z. B. stark ausgeprägtes Grübelverhalten, Bewegungsmangel, geringe soziale Fertigkeiten, Probleme mit neuropsychologischen Defiziten, komorbide Angststörungen oder andere psychische Störungen, Probleme in der Familie oder in der Arbeitssituation oder der Umgang mit der Medikation, die ebenfalls mit kognitiv-verhaltenstherapeutischen Standardmethoden verändert werden können.

22.3.8 Veränderung dysfunktionaler Grundüberzeugungen/Schemata

Basierend auf Erkenntnissen über einen sehr geringen und instabilen Selbstwert bei Patienten mit Wahnüberzeugungen, die sich im Vergleich zu anderen Menschen als minderwertig sehen, ist die Verbesserung von Selbstwert und Selbstakzeptanz ein wichtiger Bestandteil der Therapie. Die Entstehung ungünstiger Selbstkonzepte kann man am besten anhand der Lebensgeschichte der Patienten nachvollziehen. Mithilfe der **Pfeil-Abwärts-Technik** können weitere dysfunktionale Überzeugungen exploriert werden. Die Methoden der kognitiven Umstrukturierung von Grundüberzeugungen basieren auf bekannten Strategien aus der Behandlung von Depression und Persönlichkeitsstörungen: **Herausarbeiten der dysfunktionalen Annahmen, Disputation, sokratische Gesprächsführung, Herausarbeiten der Implikationen der Überzeugung und Realitätsprüfung.** Eine genaue Beschreibung der eingesetzten Techniken ist Lincoln (2014) zu entnehmen.

22.3.9 Rückfallprophylaxe

Die Rückfallprophylaxe verfolgt das Ziel, den Patienten auf ein **mögliches Wiederauftreten psychotischer Symptome vorzubereiten.** Parallel dazu wird ihm vermittelt, dass er in einem begrenzten Rahmen auch eine gewisse **Kontrolle über den weiteren Verlauf** seiner Krankheit ausüben kann. Zu diesem Zweck ist es notwendig, dem Patienten zu helfen, erste Anzeichen oder Symptome einer möglichen weiteren psychotischen Episode frühzeitig zu erkennen:

- Zunächst werden **typische Gedanken, Emotionen und Verhaltensweisen im Vorfeld der letzten psychotischen Episode** exploriert und dabei auch Informationen von Angehörigen berücksichtigt, die sich manchmal genauer erinnern oder die Ereignisse aus ihrer persönlichen Perspektive schildern können. Auf diese Weise wird das **Bewusstsein für persönliche Frühwarnsignale und mögliche Stressoren,** die zu Warnsignalen führen können, **verbessert** und der Patient in die Lage versetzt, in Zukunft Signale möglichst frühzeitig zu erkennen und typische Stressoren funktionaler zu bewältigen.
- Gleichzeitig ist wichtig, katastrophisierende Bewertungen von Rückfällen oder dem Auftreten von Frühwarnsignalen zu vermeiden, da dies zu einer übermäßigen Angst vor Rückfällen oder einem Fatalismus („ich kann sowieso nichts machen") führen kann.

Bei der Rückfallprophylaxe sollte der Therapeut daher die richtige Balance zwischen einer Sensibilisierung für Rückfälle auf der einen Seite und der Verhinderung von übermäßiger Angst vor Rückfällen auf der anderen Seite finden. Die Kernbotschaft sollte lauten, dass es zu Rückfällen kommen kann, und zugleich, dass ein Rückfall keine Katastrophe ist, da manche Rückfälle aufgrund von erhöhter Stressbelastung nicht immer verhindert werden können. Dennoch kann der Patient seine Wahrscheinlichkeit, einen weiteren Rückfall zu erleben, reduzieren, indem er ein gutes Gespür für Anzeichen seiner persönlichen Überforderung entwickelt und Strategien erlernt, besser mit diesen Anzeichen umzugehen.

Mithilfe des Therapeuten wird in einem nächsten Schritt ein **persönlicher Krisenplan** entwickelt, der Maßnahmen enthält, die der Patient bei auftretenden Warnsignalen einsetzen kann. An dieser Stelle sollte der Therapeut betonen, dass nicht nur Patienten mit Schizophrenie auf Frühwarnsignale achten müssen, sondern dass es im Prinzip für viele Menschen wichtig ist, darauf zu achten, dass sie ihre psychische und körperliche Gesundheit erhalten und bei Anzeichen für zu viel Stress gegensteuern. Die Gegenmaßnahmen reichen von positiven Aktivitäten, Stressreduktion, sozialer Unterstützung, Bedarfsmedikation, Sport bis hin zu der Vereinbarung eines Therapie- oder Arzttermins oder dem Aufsuchen einer Klinik. Die Gegenmaßnahmen sollten an die Intensität der Frühwarnsignale angepasst werden (Arbeitsblätter, die hier eingesetzt werden, sind den gängigen Manualen zu entnehmen; Conradt et al. 2003; Bäuml et al. 2010).

In dieser Phase der Therapie erfolgt auch häufig eine **Auseinandersetzung mit der antipsychotischen Medikation**, da viele Patienten mit ungenügendem Vorwissen über die Medikation in die Therapie kommen. Es ist daher wichtig, Patienten über die rückfallprophylaktische Wirkung der Medikation (Leucht et al. 2012) aufzuklären (ausführliche Arbeitsblätter in Mehl und Lincoln 2014). Häufig sind Patienten trotz ausführlicher Aufklärung weiterhin in Bezug auf die Medikation ambivalent eingestellt. In diesem Fall sollten die individuell durch den Patienten wahrgenommenen Vor- und Nachteile der Medikation einander in einer Pro-und-Kontra-Liste gegenübergestellt und gegeneinander abgewogen werden. Weiterhin kann es sinnvoll sein, mögliche Gegenmaßnahmen gegen Nebenwirkungen zu vermitteln, die dem Patienten dabei helfen können, diese zu lindern.

Es empfiehlt sich, die letzten Therapiesitzungen in größeren zeitlichen Abständen anzusetzen, um die **Therapie schrittweise zu beenden**. Auf diese Weise hat der Therapeut die Möglichkeit, den Patienten weiterhin in der selbstständigen Anwendung der Strategien aus der Therapie zu unterstützen, letzte Fragen zu klären und in Krisen weiterhin Unterstützung zu leisten. Auch ist es wichtig, die hilfreichsten Strategien noch einmal zu wiederholen und deren selbstständigen Einsatz über die Therapie hinaus zu planen, um die emotionale Stabilität des Patienten langfristig sicherzustellen.

22.3.10 Ausblick auf Weiterentwicklungen der KVT bei Schizophrenie

In den letzten Jahren wurden im Bereich der KVT Interventionen entwickelt, die der sog. „dritten Welle" der Verhaltenstherapie zuzurechnen sind (Hayes et al. 1999). Gemeinsam ist den Therapieansätzen, dass dysfunktionale automatische Gedanken nicht mehr direkt kognitiv umstrukturiert, sondern den Patienten zunächst Strategien zum verbesserten Umgang damit vermittelt werden. Häufig wird dies mit der Technik der Achtsamkeit erreicht, einer bestimmten Form der Aufmerksamkeit, die bewusst auf den aktuellen Moment gerichtet, aber nicht bewertend ist (Kabat-Zinn und Kappen 2013). Die Therapieansätze sind in ➤ Tab. 22.3 zusammengestellt.

Chadwick (2006) kombinierte in der sog. **Person-based Cognitive Therapy** Techniken der *Mindfulness-based Therapy* (Segal et al. 2002) und Elemente der Gesprächspsychotherapie nach Rogers. Neben klassischen kognitiven Techniken zur Veränderung dysfunktionaler Bewertungen (ABC-Schema) werden mit den Patienten Achtsamkeitstechniken trainiert, um weniger dysfunktional auf störende und belastende Symptome (Stimmen) zu reagieren. Zusätzlich werden schematherapeutische Interventionen wie Dialoge mit leeren Stühlen eingesetzt, um z. B. dysfunktionale Muster des Patienten in seiner Interaktion mit den Stimmen zu identifizieren und sein Selbstbewusstsein gegenüber den Stimmen sowie seine Beziehung zu ihnen zu verbessern. Weitere Interventionen konzentrieren sich auf den negativen Selbstwert des Patienten. Ziel ist, dass der Patient metakognitives Wissen darüber erwirbt, in welchen Situationen negative Selbstschemata aktiviert werden und welche Anzeichen es für diese Aktivierung gibt. Daran anschließend werden Möglichkeiten erarbeitet, wie der Patient positiven Selbstschemata mehr Raum in seinem Leben geben kann.

Tab. 22.3 Interventionen der „dritten Welle" der KVT bei Schizophrenie

Therapieansätze	Interventionen	Wirksamkeitsstudien
Person-based Cognitive Therapy (Chadwick 2006) Als Gruppen- und Einzeltherapie (16 Sitzungen)	• Kognitive Techniken zur Veränderung dysfunktionaler Bewertungen • Training von Achtsamkeit • Stuhlinterventionen	Pilotstudie mit 9 Gruppen (Dannahy et al. 2011)
Acceptance-and-Commitment-Therapie (Hayes et al. 1999) Als Gruppentherapie (4 Sitzungen)	• Vermittlung einer erhöhten Toleranz und akzeptierenden Haltung gegenüber störenden Symptomen • Achtsamkeitstraining • Lebensziele trotz störender Symptome erreichen	Pilotstudie und RCT (Bach und Hayes 2002; Gaudiano und Herbert 2006)
Compassion Focused Therapy (CFT; Gilbert 2010)	• Kognitiv-verhaltenstherapeutische Techniken, Imaginationsübungen und Stuhlinterventionen zur Reduktion von Scham, Selbstkritik • Veränderung von überkritischen Selbstdialogen	Studie zur Durchführbarkeit von CFT (Braehler et al. 2013)

Ziel der sog. **Acceptance-and-Commitment-Therapie** (ACT; Hayes et al. 1999) ist es, dem Patienten eine höhere Toleranz und eine akzeptierende Haltung für die Symptomatik zu vermitteln. Dies erfolgt durch Meditationsübungen, in denen der Patient erprobt, auf dysfunktionale Gedanken nicht emotional zu reagieren, sondern diese „an sich vorbeiziehen zu lassen". Zusätzlich werden die Lebensziele des Patienten thematisiert, und der Patient wird motiviert, diese trotz störender Symptome und belastender Gedanken zu realisieren.

Die Grundidee des **Compassionate Mind Training** (Gilbert 2010) besteht darin, die Beziehung des Patienten zu sich selbst zu verbessern, indem Scham und Selbstkritik reduziert werden. Dem Patienten werden Techniken vermittelt, um mehr Mitgefühl für sich selbst zu entwickeln, sensibler mit sich selbst umzugehen und eigene Bedürfnisse besser wahrzunehmen und zu realisieren. Zu diesem Zweck werden auch klassische kognitiv-verhaltenstherapeutische Techniken angewendet (z. B. der sokratische Dialog), aber auch imaginative Interventionen eingesetzt (z. B. wird durch imaginative Verfahren das Bild des „inneren Kritikers" positiv verändert).

Resümee

Insgesamt lässt sich festhalten, dass die dargestellten Therapien generell vielversprechende neue Ansätze für Patienten mit Schizophrenie darstellen können, insbesondere für Patientenpopulationen, bei denen aktuelle kognitiv-verhaltenstherapeutische Interventionen nicht immer hinreichend wirksam sind. Ein weiterer Vorteil ist, dass die Interventionen eher transdiagnostisch angelegt sind und somit möglicherweise bessere Behandlungsmöglichkeiten für komorbide Störungen bieten.

22.4 Verhaltenstherapeutische Familienbetreuung

Verkürzte Verweildauern in der Psychiatrie haben zu einer **verstärkten Belastung der Familien** von Patienten mit Schizophrenie geführt, die die Betreuung der Patienten häufig übernommen haben. Typische mit der Betreuung verbundene Probleme betreffen den Umstand, dass ein meist erwachsenes Familienmitglied gezwungen ist, wieder zu Hause zu wohnen und häufig nicht in der Lage ist, etwas zum Lebensunterhalt beizutragen oder selbstständig zu leben. Häufig weisen die Betroffenen entweder aufgrund von Positiv- oder Negativsymptomatik ein auffälliges Sozialverhalten auf, haben z. B. starke Angst vor anderen Menschen und ziehen sich zurück oder sind aufgrund von Negativsymptomatik nicht zu motivieren, die in der Familie oder im Haushalt anfallenden Aufgaben zu erledigen.

Gleichzeitig sind für Patienten mit Schizophrenie ihre Familien häufig eine sehr **wichtige Ressource.** Daher ist es günstig, als übergeordnetes Ziel die Förderung der Ressourcen und des Selbsthilfepotenzials der Familie im Blick zu behalten (Hahlweg et al. 2006).

Es gibt eine Reihe unterschiedlicher psychoedukativ ausgerichteter Familienprogramme für Schizophrenie. Die **psychoedukativ-verhaltenstherapeutische Familienbetreuung** nach Falloon et al. (1984) ist ein an die Bedürfnisse von Menschen mit Schizophrenie angepasstes Familienprogramm, das die Vermittlung von psychoedukativer Information über Schizophrenie und die antipsychotische Medikation, aber auch eine Analyse familiärer Konflikte und Belastungen sowie ein Kommunikations- und Problemlösetraining beinhaltet.

Voraussetzung für eine Familienintervention ist, dass der Patient bei seinen Angehörigen wohnt und/oder diese ihn eng begleiten. Indiziert ist sie insbesondere bei Hinweisen auf familiäre Konflikte und Belastungen, allerdings sollten sowohl die Familienmitglieder als auch der Patient zur Teilnahme an einer gemeinsamen Therapie bereit sein. Der Patient sollte zudem möglichst bereits weit genug remittiert sein, um an einer ambulanten Therapie konzentriert mitarbeiten zu können, weshalb die Familienbetreuung üblicherweise im Rahmen der ambulanten Nachversorgung durchgeführt wird.

Um eine Übertragung des in der Therapie erlernten Verhaltens in das häusliche Leben zu erleichtern und dem Therapeuten einen guten Eindruck von der familiären Situation zu verschaffen, sollten dabei möglichst viele Sitzungen direkt im Haushalt der Familie abgehalten werden. Die Dauer einer typischen familientherapeutischen Intervention liegt bei etwa 25 Sitzungen überwiegend während eines Jahres. Für die gesamte Therapie wird jedoch ein längerer Zeitraum (ca. 2 Jahre) eingeplant, um den längerfristigen Genesungsprozess angemessen zu begleiten. Auch über diese Zeit hinaus sollte die Durchführung weiterer Sitzungen, z. B. in Krisenfällen, angeboten werden. Auch kann die Familienbetreuung bei Bedarf mit kognitiv-verhaltenstherapeutischer Einzeltherapie oder weiteren Trainingsverfahren kombiniert werden. Eine detaillierte Beschreibung des Vorgehens bei der Familienbetreuung nach Falloon findet sich bei Hahlweg et al. (2006).

22.4.1 Psychoedukative Phase

In einer ersten diagnostischen Phase werden zunächst die Entwicklung der Schizophrenie, bestehende familiäre Probleme sowie Kommunikationsdefizite und Stärken/Ressourcen des Patienten und der wichtigsten Familienangehörigen in Einzelgesprächen exploriert. Auch Frühwarnzeichen für das Auftreten psychotischer Episoden des Patienten werden ermittelt und spezifische Therapieziele für jeden Beteiligten festgelegt.

Anschließend wird wichtiges **Grundwissen über die Diagnose Schizophrenie und ihre Behandlung** vermittelt. Das übergeordnete Ziel dieser meist mehrere Sitzungen umfassenden psychoedukativen Phase ist es, den Betroffenen und ihren Angehörigen das Rational für die Kombination von medikamentöser und psychologischer Therapie in Form von Familienbetreuung zu erklären, Missverständnisse und Vorurteile gegenüber der Schizophrenie, die zu Selbststigmatisierung und Schuldgefühlen führen können, abzubauen und Selbstmanagementfähigkeiten im Umgang mit der Störung zu fördern.

Wichtige Inhalte der Psychoedukation sind weiterhin die **Vermittlung von Störungswissen** anhand eines **Vulnerabilitäts-Stress-Modells,** die die Patienten zum Experten ihres individuellen Störungsbildes machen sollen. Vor allem bei ersterkrankten Patienten wird die Möglichkeit eines günstigen Verlaufs betont, um den Patienten und ihren Angehörigen Hoffnung zu vermitteln, ohne das Thema Rückfall auszuklammern. Ähnlich wie bei der kognitiv-verhaltenstherapeutischen Einzeltherapie wird erläutert, dass Rückfälle möglich sind und wie ihnen vorgebeugt werden kann. Auch hier ist das Thematisieren der Medikation wichtig. Ihre Vor- und Nachteile, der Umgang mit Nebenwirkungen sowie die Gefahren eines abrupten eigenmächtigen Absetzens der Medikation werden besprochen.

22.4.2 Kommunikationstraining

Die folgenden etwa 3–4 Sitzungen umfassen die Vermittlung von **Kommunikationsfertigkeiten,** die eine konstruktive Lösung von Problemen in der Familie ermöglichen sollten.

Zunächst thematisiert der Therapeut den angemessenen **Ausdruck negativer und positiver Emotionen** und stellt die entsprechenden verbalen und nonverbalen Kommunikationsregeln mithilfe von Schaubildern und Handzetteln vor. Auch die Technik des Feedbacks als konstruktiver Hinweis auf eine erwünschte Verhaltensänderung wird besprochen. Zu diesem Zweck werden praktische Übungen in Form von Rollenspielen eingesetzt, in denen konkrete Situationen aus dem Familienleben aufgegriffen und anhand klarer Strukturen und Regeln und Lernzielen modifiziert werden. Viele Familienmitglieder scheuen sich etwas, bei Rollenspielen mitzuwirken; in diesem Fall sollte der Therapeut auf die Möglichkeit des Trainings neuer Verhaltensweisen hinweisen und das Mitwirken positiv validieren.

Meist beginnt das Kommunikationstraining mit der Übung, **positive Gefühle auszudrücken,** da dies als am wenigsten bedrohlich und oft sogar als belohnend erlebt wird und somit die Motivation zum weiteren gemeinsamen Training erhöht. Hierzu äußern die Familienangehörigen mithilfe einiger kurzer und einfacher Regeln (➤ Box 22.4) nacheinander positive Gefühle gegenüber den anderen Familienmitgliedern, wobei jeder mindestens einmal die Rolle des Sprechers und des Empfängers einnimmt.

BOX 22.4
Kommunikationsregeln nach Hahlweg et al. (2006)
- **Allgemein:**
  – Den Gesprächspartner ansehen
  – Ich-Form verwenden, wenn man über sich selbst spricht
- **Aktives Zuhören:**
  – Aufnehmend zuhören (Nicken, bestätigende verbale Äußerungen)
  – Gehörtes zurückmelden, zusammenfassen
  – Bei Unklarheiten nachfragen
- **Positive Emotionen äußern:**
  – Genau beschreiben, was mir gefallen hat
  – Beschreiben, wie ich mich dabei gefühlt habe
- **Wünsche äußern:**
  – Blickkontakt mit Gesprächspartner aufnehmen
  – Klar formulieren, worum ich bitte
  – Sagen, wie ich mich dabei fühlen würde
- **Negative Gefühle ansprechen/Feedback äußern:**
  – Genau beschreiben, was mir missfallen hat
  – Beschreiben, was ich gedacht und wie ich mich gefühlt habe
  – Einen Vorschlag machen, wie die andere Person das in Zukunft vermeiden kann/was meine Wünsche an die Person sind

Während der Rollenspiele setzt der Therapeut verhaltenstherapeutische Techniken ein, um das erwünschte Kommunikationsverhalten zu verstärken (➤ Box 22.5). Alle Übungen werden durch Hausaufgaben vertieft.

BOX 22.5
Verhaltenstherapeutische Rollenspieltechniken nach Hahlweg et al. (2006)
- **Coaching** (gezielte Hilfestellung):
  – Direkte Instruktionen („Fragen Sie Ihren Sohn, welche konkrete Situation er meint")
  – Kurze Hinweise während Übung (lauter sprechen, Blickkontakt)
- **Soufflieren:**
  – Mit leiser Stimme sprechen, um Gesprächsfluss nicht zu unterbrechen
  – Ziel: Hinweise sollen aufgegriffen und selbst umgesetzt werden
- **Verstärken:**
  – Kopfnicken, „gut" sagen
- **Abbrechen:**
  – Therapeut sagt z. B. „Schnitt" oder „Stopp" bei ungünstigen Verläufen
  – Therapeut gibt erneut spezifische Instruktionen
- **Modeling:**
  – Therapeut demonstriert das Verhalten, spielt es vor
- **Shaping:**
  – Therapeut ermuntert Angehörige, eine spezifische positive Rückmeldung zu geben oder gibt sie selbst
  – Therapeut verstärkt positive Verhaltensaspekte in zusammenfassender Form, baut so angestrebte Konsequenz auf

In der nächsten Sitzung wird **das Äußern von Wünschen** an andere Familienmitglieder trainiert. Hintergrund ist, dass Familienmitglieder häufig den Wunsch hegen, dass ein anderes

Familienmitglied sein Verhalten ändert, aber den Wunsch gerade gegenüber dem Patienten nicht äußern, um ihn nicht zu überlasten. Eine häufige Folge ist, dass sich der Wunsch in Form von Forderungen bzw. Anschuldigungen äußert, was zu Reaktanz und Nichterfüllung des Wunsches führt. Der Therapeut zeigt zunächst anhand von Beispielen die Wirkung negativer Wunschäußerungen auf und übt dann eine konstruktive Form des Bittens ein, welche die im vorherigen Überblick aufgeführten Kommunikationsregeln beinhaltet.

Auch das spezifische **Ausdrücken negativer Gefühle/ Feedback** wird trainiert. Insbesondere vor dem Hintergrund der im Abschnitt zu Erklärungsmodellen beschriebenen Dimension „Kritik" des Expressed-Emotion-Konzepts kommt der Thematisierung negativer Emotionen eine wichtige Bedeutung zu. Im Training wird geübt, diese **negativen Gefühle** angemessen auszudrücken, sodass sie nicht in einen Eskalationszirkel münden, der dem Familienklima schaden kann. Dabei ist besonders wichtig, dass in Rollenspielen trainiert wird, sicherzustellen, dass die Äußerungen des Sprechers tatsächlich richtig verstanden wurden. Weiterhin sollte darauf geachtet werden, impulsive Reaktionen wie Gegenkritik oder Rechtfertigung zu vermeiden und stattdessen Zuhörerfertigkeiten zu trainieren.

22.4.3 Problemlösetraining

Ab der 7./8. Sitzung erfolgt das Training eines strukturierten Herangehens an die häufig komplexen Probleme der Familie. Die Familienangehörigen lernen, gemeinsame Probleme anhand eines konkreten Lösungsschemas zu besprechen und zu lösen. Dabei wird der Familie vermittelt, dass für die meisten Konflikte Lösungen gefunden werden können, die allen Beteiligten so gut wie möglich gerecht werden.

Das Problemlösetraining beinhaltet sechs Schritte, die von der Problemdefinition bis zur Umsetzung der Lösungsmöglichkeiten (ins Handeln) und deren abschließender Evaluation reichen (> Box 22.6).

BOX 22.6
Problemlösetraining

- **1. Schritt:**
  Genaue Problemdefinition: Jedes Familienmitglied beschreibt die für ihn/sie wichtigen Aspekte des Problems. Am Ende wird das Gesagte zu einer gemeinsamen Problemdefinition zusammengefasst und schriftlich festgehalten.
- **2. Schritt:**
  Gemeinsames Sammeln von möglichst vielen Lösungsmöglichkeiten ohne Bewertung: Dieser Schritt soll dazu motivieren, unbelastet von der befürchteten Abwertung durch die anderen Familienmitglieder neue Ideen auszusprechen.
- **3. Schritt:**
  Diskussion der Lösungsmöglichkeiten: Dabei kann sich jedes Familienmitglied kurz zu jedem Vorschlag äußern, aus seiner Sicht die Vor- und Nachteile des jeweiligen Vorschlags benennen und den Lösungsvorschlag anhand von Plus-und Minus-Punkten bewerten.
- **4. Schritt:**
  Auswahl der besten Lösungsmöglichkeit: Dabei kommen nur Vorschläge infrage, die von keinem Familienmitglied völlig abgelehnt werden und die meisten Pluspunkte erhalten haben.
- **5. Schritt:**
  Erarbeiten von Möglichkeiten der Umsetzung: Dabei wird auch festgelegt, wer welche Aufgabe übernimmt und was noch im Vorfeld zu klären ist. Weiterhin wird der Umgang mit konkreten möglichen Hindernissen besprochen, bevor mit der Durchführung begonnen werden kann. Eine genaue Operationalisierung des geplanten Lösungsweges ist eine sehr wichtige Voraussetzung für den Erfolg. Sie wird schriftlich festgehalten.
- **6. Schritt:**
  Nachbesprechung des Umsetzungserfolgs und Evaluation: Rückblickend wird betrachtet, inwieweit die geplanten Schritte geklappt und zur Lösung des Problems beigetragen haben. Bei Bedarf wird das Vorgehen wiederholt.

Typische Probleme, die im Problemlösetraining angegangen werden, sind häufig Probleme der Familie im Umgang mit dem Patienten und seinen Symptomen, aber auch individuelle Schwierigkeiten wie Paarkonflikte, andere Belastungen oder der Umgang mit Stigmatisierung.

Für das Problemlösetraining hat es sich als hilfreich erwiesen, zunächst möglichst eng umgrenzte Probleme zu diskutieren. Das Erlernen der Problemlösestruktur kann anhand eines kleinen und gut überschaubaren Problems eher gelingen und im Anschluss für komplexere Probleme eingesetzt werden. Im Verlauf des Problemlösetrainings versucht der Therapeut, so früh wie möglich die Gesprächsleitung an die Familienmitglieder zu delegieren und ihre aktive Beteiligung zu stärken.

Mit zunächst engmaschigen Therapiesitzungen und einem allmählichen Ausschleichen dieser sollte die Familie am Ende in der Lage sein, Problemlösesitzungen eigenständig und eigenverantwortlich durzuführen.

22.5 Fertigkeitentrainings

Ziel der Fertigkeitentrainings ist es, den Erfolg beruflicher Rehabilitation von Patienten mit Schizophrenie durch Trainingsverfahren zu unterstützen. Die Trainingsverfahren zielen auf die Verbesserung der bei Patienten mit Schizophrenie bestehenden neuropsychologischen Defizite in Gedächtnis, Aufmerksamkeits- und exekutiven Funktionsbereich (Heinrichs und Zakzanis 1998; Aleman et al. 1999). Spätere Weiterentwicklungen umfassen zudem sozial-kognitive Defizite, z. B. Emotionserkennung, soziale Wahrnehmung, Theory of Mind und soziale Kompetenz, zu diesen Weiterentwicklungen kann auch das metakognitive Training gerechnet werden. Soziale Kompetenztrainings konzentrieren sich besonders auf soziale Fertigkeiten und deren Training in der Gruppe.

Da eine genauere Beschreibung der verschiedenen Fertigkeitentrainings den Rahmen des Kapitels sprengen würde (Details s. Exner und Lincoln 2012), werden hier nur die in Deutschland am häufigsten eingesetzten Fertigkeitentrainings kurz geschildert, wobei dem inzwischen weit verbreiteten und recht gut evaluierten metakognitiven Training etwas mehr Raum zugestanden wird.

22.5.1 Kognitive Remediation

Neuropsychologische Defizite behindern den beruflichen Rehabilitationserfolg in stärkerem Maße als psychische Symptome (Reichenberg et al. 2014). Ziel der kognitiven Remediation ist daher eine langfristige Verbesserung der neuropsychologischen Fähigkeiten unter besonderer Berücksichtigung der Bereiche, in denen die Patienten kontinuierliche Leistungsprobleme zeigen.

Es gibt eine Vielzahl unterschiedlicher Trainingsprogramme, sodass *die* kognitive Remediation eigentlich nicht richtig definiert werden kann. Somit sind auch die vielversprechenden Metaanalysen nur bedingt auf einzelne Programme übertragbar.

Eines der über Jahrzehnte ständig weiterentwickelten Trainings ist das **Integrierte Psychologische Therapieprogramm (IPT)** (Roder et al. 2008), das in einer Gruppe durchgeführt wird und zunächst basale neuropsychologische, aber auch sozial-kognitive Fertigkeiten trainiert.

- Das Modul **Kognitive Differenzierung** trainiert Bildung von verbalen Kategorien, Hierarchisierung von Kategorien und Konzentration durch verschiedene Gruppenübungen (Karten sortieren, Begriffshierarchien erstellen, Worte definieren, Synonyme bilden).
- Im Modul **Soziale Wahrnehmung** wird mithilfe von Abbildungen sozialer Interaktionssituationen die soziale Wahrnehmung trainiert, indem die Bilder mit Titeln belegt und beschrieben und die Situationen adäquat bewertet werden sollen.
- Das Modul **Verbale Kommunikation** trainiert ebendiese durch das Nachsprechen vorgegebener Sätze, Entwicklung eigener Fragen zu diesen Sätzen, Interviewübungen und das Training freier Gespräche.
- Im Modul **Soziale Fertigkeiten** werden Übungen zu verschiedenen Alltagssituationen durchgeführt und Fertigkeiten wie Kontaktaufnahme oder Bewerbungssituationen trainiert.
- Das Modul **Interaktionelles Problemlösen** trainiert strukturiertes Problemlösen in der Gruppe.

Eine Weiterentwicklung des IPT ist das sog. **Integrierte Neurokognitive Therapieprogramm** (Roder und Müller 2013), in dem noch stärker sozial-kognitive Fertigkeiten trainiert werden.

Das am häufigsten eingesetzte Programm zum Aufbau kognitiver Leistungen durch praktische Übung ist das in deutschen psychiatrischen Kliniken relativ verbreitete Programm **CogPack** (Marker 1987), das ein individuelles Training am PC erlaubt. Neuere Programme sind z. B. das aus 30 Übungen bestehende **myBraintraining**® (BBG Entertainment GmbH), mit dem verschiedene Leistungsbereiche (Aufmerksamkeit, Gedächtnis und exekutive Funktionen) trainiert werden.

22.5.2 Metakognitives Training

Das metakognitive Training (Moritz et al. 2013) besteht in einer Synthese aus Elementen der KVT-S, Psychoedukation und kognitiver Remediation für Patienten mit Schizophrenie. Der Begriff Metakognition bezeichnet die Betrachtung des eigenen Denkens auf einer übergeordneten Ebene („Denken über das Denken").

Das MKT befasst sich mit der **Beurteilung und Reflexion menschlicher Fehlannahmen, kognitiver Defizite und Verzerrungen,** die bei Patienten mit Schizophrenie, aber auch bei gesunden Personen auftreten können.

In aktuellen kognitionspsychologischen Modellen wird angenommen, dass bei Patienten mit Schizophrenie kognitive Verzerrungen bestehen, die an der Entstehung und Aufrechterhaltung von Wahn und Halluzinationen beteiligt sind (➤ Kap. 22.3.3).

Metakognitives Training setzt sich zum Ziel, Patienten mit Schizophrenie in Form einer Gruppentherapie zunächst metakognitive Informationen über diese kognitiven Verzerrungen zu vermitteln. Da den Patienten die Verzerrungen häufig nicht bewusst sind, werden ihnen zunächst neutrale Beispiele von Verzerrungen im Alltag nahegebracht. Informationen über die Tendenz, voreilige Schlussfolgerungen zu treffen, werden z. B. durch Informationen über Verschwörungstheorien in der Gesellschaft vermittelt. Auf diese Weise soll es Patienten mit Schizophrenie leichter fallen, eigene Neigungen zu kognitiven Verzerrungen zu erkennen und in der Folge auch zu verändern. Im Zentrum jedes Moduls stehen Übungen, die typische „Denkfallen" aufdecken. Indem die Teilnehmer in diese tappen, soll ihnen die Fehlbarkeit der menschlichen Kognition vor Augen geführt werden, ohne zu kränken oder zu stigmatisieren. Ein wichtiges Element stellt das Säen von Zweifel dar.

Anschließend trainieren Patienten, etwaige eigene **kognitive Verzerrungen spielerisch zu verändern.** Sie trainieren z. B., weniger voreilige Schlussfolgerungen zu treffen oder für belastende Situationen im Alltag eine ausgewogenere Ursachenzuschreibung vorzunehmen, Emotionen und Verhalten anderer Menschen in sozialen Situationen besser erkennen und interpretieren zu können oder mögliche frühzeitige Festlegungen zu vermeiden und offen für neue Informationen zu bleiben. Das Trainingsprogramm ist als manualisiertes Gruppenprogramm online in 33 Sprachen erhältlich (kostenloser Download unter www.uke.de/mct).

Die MKT-Module sind ➤ Tab. 22.4 zu entnehmen und werden im Folgenden kurz zusammengefasst. Sie können außerdem im MKT-Manual (www.uke.de/mkt) nachgelesen werden.

- **Modul 1** beschäftigt sich mit dem **einseitigen Attributionsstil** mit dem Ziel, den Patienten zu vermitteln, dass Ereignisse häufig auf mehrere Ursachen zurückführbar sind. Zudem wird in der Gruppe diskutiert, inwiefern verschiedene Zuschreibungsstile Bewertungen und das Selbstwertgefühl beeinflussen können.
- Die **Module 2 und 7** thematisieren **voreiliges Schlussfolgern** sowie die **Tendenz zur mangelnden Berücksichtigung widersprechender Informationen.** Vor allem wird der Fokus auf Situationen mit folgenschweren Resultaten gerichtet.
- In den **Modulen 4 und 6** zur **Emotionserkennung und Einfühlungsvermögen** wird u. a. vermittelt, dass es ohne weitere Informationen oder Nachfragen oft schwer ist, die Gedanken oder Gefühle anderer Menschen in sozialen Situationen richtig einzuschätzen. Auch hier werden die Patienten angeleitet, bei nicht ausreichender Evidenz ihre Urteilssicherheit abzuschwächen.
- **Modul 5** behandelt das Thema **Gedächtnis.** Es wird der sog. *False-Memory*-Effekt vorgestellt und dabei einerseits betont, dass die Fehlbarkeit ein grundsätzliches Phänomen unseres Gedächtnisses ist, da jeder Abruf einer Erinnerung diese verändern kann. Hier geht es weniger um das Vermeiden von Fehlern (Irren ist menschlich und nicht schizophreniespezifisch), sondern die Abschwächung von Urteilssicherheit.
- In **Modul 8** werden **dysfunktionale Denkstile** diskutiert, die zur Entstehung und Aufrechterhaltung von Depression und einem geringen Selbstwertgefühl beitragen.

Neue Module des MKT (Zusatzmodule I und II), die ebenfalls kostenlos verfügbar sind (www.uke.de/mkt), vertiefen das in Modul 8 bereits besprochene Thema Selbstwert und den Umgang mit Stigmatisierung (u. a. wird thematisiert, in welchen Situationen es günstig ist, über die eigene Erkrankung zu sprechen; zudem wird die Art und Weise thematisiert).

In allen Modulen wird mittels eines dialektischen Ansatzes versucht, die kognitiven Verzerrungen nicht nur sichtbarer zu machen, sondern sie zu einem gewissen Grad zu normalisieren und auch ihre Vorteile zu betonen. Dieser Aspekt ist von großer Bedeutung, da Normalisierung nachweislich

Tab. 22.4 Module des Metakognitiven Trainings

Modul		Zielkriterien	Lernziele
1	Zuschreibungsstil	Externale und personale Verzerrung des Zuschreibungsstils Monokausale Verzerrung des Zuschreibungsstils	• Persönliche und soziale Folgen von Attributionsverzerrungen • Ursachenbewertung für Ereignisse: möglichst viele Faktoren in die Beurteilung einer Situation einbeziehen
2, 7	Voreiliges Schlussfolgern I und II	Voreiliges Schlussfolgern, Tendenz zur mangelnden Berücksichtigung widersprechender Informationen	• Erarbeitung der Konsequenzen voreiligen Schlussfolgerns • Training, ausgewogenere Entscheidungen zu treffen und viele Informationen zu berücksichtigen
3	Korrigierbarkeit	Entscheidungen oder Festlegungen trotz Gegeninformationen beibehalten, Gegeninformationen ausblenden	• Konsequenzen von früher Festlegung und Ignorieren von neuen Informationen werden erarbeitet • Neue Informationen einbeziehen und Entscheidungen oder Festlegungen verändern/anpassen
4, 6	Einfühlung I und Einfühlung II	Emotionen erkennen Theory of Mind Soziales Funktionsniveau	• Emotionserkennung anhand von Mimik und Zusatzinformationen • Möglichst viele Informationen heranziehen, um Emotionen zu erkennen und soziale Situationen korrekt zu interpretieren • Perspektivwechsel trainieren
5	Gedächtnis	Hohe Urteilssicherheit bei Fehlerinnerungen	• Informationen über Fehlerinnerungen vermitteln • Gedächtnistraining
8	Selbstwert und Stimmung	Vermindertes Selbstwertgefühl, dysfunktionale Schemata, Depression	• Informationen über typische depressive Denkstile werden vermittelt • Strategien gegen Depression und negative Schemata werden vermittelt

das Engagement des Patienten für die psychotherapeutische Behandlung erhöht.

Eine Weiterentwicklung des MKT stellt das **„MKT+ – individualisiertes metakognitives Therapieprogramm für Menschen mit Psychose"** dar (Moritz et al. 2011). Es verbindet das MKT mit Elementen aus der KVT und fokussiert auf individuelle Probleme und kognitive Verzerrungen des Patienten. Das MKT+ ermöglicht so eine intensivere Bearbeitung der wichtigsten Themen des Patienten. Darüber hinaus wurden neben den Inhalten des Gruppentrainings Module zur Anamneseerhebung, Problem- und Zieldefinition, zur Entwicklung eines individuellen Störungsmodells und zur Rückfallprophylaxe integriert.

22.6 Fazit

Die störungsspezifische psychotherapeutische Behandlung der Schizophrenie umfasst viele verschiedene Facetten. Die individualisierte kognitive Verhaltenstherapie kann an die häufig sehr heterogene Problemlage der Patienten angepasst werden; auch geringe Krankheitseinsicht, ausgeprägte neuropsychologische Defizite oder geringe Behandlungsmotivation stehen einer erfolgreichen Behandlung nicht im Wege (Lincoln et al. 2014). Familiäre Belastungen und Probleme sowie die erhöhte Rückfallwahrscheinlichkeit, die möglicherweise mit diesen Belastungen in Zusammenhang steht, kann durch eine kognitiv-verhaltenstherapeutische Familienbetreuung verbessert werden. Weiterhin können verschiedene Fertigkeitentrainings dazu dienen, Fertigkeiten zu erlernen, die bei der Bewältigung der Erkrankung helfen können, die berufliche Rehabilitation zu verbessern oder dem Wiederauftreten von Symptomen entgegenzuwirken.

Die sehr deutliche Evidenzlage der vorgestellten therapeutischen Ansätze steht der noch geringen Implementierung der Therapien im ambulanten und stationären Bereich entgegen (Bechdolf und Klingberg 2014). Noch immer herrscht dort das Vorurteil, dass Psychotherapie bei Patienten mit Schizophrenie nicht indiziert ist, und viele Patienten berichten noch immer, dass sie von ambulanten Psychotherapeuten abgewiesen werden, da diese sich die Behandlung nicht zutrauen. Nur etwa 1 % der Patienten mit Schizophrenie werden durch einen ambulanten Psychotherapeuten behandelt (Görgen 2005). Es ist zu hoffen, dass nach Anpassung der Richtlinien des Gemeinsamen Bundesausschusses an den aktuellen Forschungsstand am 16.10.2014, die Psychotherapie bei Patienten mit Schizophrenie in allen Erkrankungsphasen empfehlen, Patienten mit Schizophrenie die Gelegenheit erhalten, eine leitlinienkonforme Behandlung in Anspruch zu nehmen.

Bei der Fülle von RCTs, die insbesondere die Wirksamkeit kognitiver Verhaltenstherapie überprüft haben, stellt sich die Frage, ob noch weitere Studien notwendig sind oder sich alle Bemühungen nun nicht auf die Implementierung in der klinischen Praxis richten sollten. Obwohl die Implementierung im Sinne der Leitlinienempfehlungen vorangetrieben werden muss, sind wir gleichzeitig noch weit von Therapien mit vollends zufriedenstellender Effektivität entfernt. Selbst in der KVT gelingt eine klinisch relevante Symptomverbesserung aktuell nur bei etwa der Hälfte der behandelten Patienten (Lincoln et al. 2012). Neuere Ansätze konzentrieren sich daher auf die Erforschung von Therapieansätzen, die noch stärker auf die auslösenden und aufrechterhaltenden Faktoren spezifischer Symptome, wie Wahn, Halluzinationen oder Negativsymptomatik zugeschnitten sind. Für die Behandlung von Wahn zeigen sich diesbezüglich ermutigende Ergebnisse im Vergleich zum bisherigen Vorgehen (Mehl et al. 2015).

Vor dem Hintergrund begrenzter Ressourcen im Gesundheitssystem ist ferner relevant, dass zukünftig genauer bestimmt werden kann, welchen Umfang kognitive Verhaltenstherapie haben und welche Interventionen sie beinhalten sollte, um ihre möglichst effektive Anwendung zu gewährleisten.

Somit erscheint es uns wichtig, in weiteren Therapiewirksamkeitsstudien die optimale theoriegeleitete Zusammenstellung von Interventionen und Formaten für verschiedene Symptomcluster zu bestimmen, um so möglichst allen Patienten eine optimale psychotherapeutische Behandlung anbieten zu können.

LITERATURAUSWAHL
Gaebel W, Falkai P, Weinmann S, Wobrock T (2009). Praxisleitlinien in Psychiatrie und Psychotherapie. Behandlungsleitlinie Schizophrenie. Darmstadt: Steinkopff.
Hutton P, Taylor PJ (2014). Cognitive behavioural therapy for psychosis prevention: a systematic review and meta-analysis. Psychol Med 44(3): 449–468.
Jiang J, Zhang L, Zhu Z, Li W, Li C (2015). Metacognitive training for schizophrenia: A systematic review and meta-analysis. Shanghai Arch Psychiatry 27(3): 149–157.
Mehl S, Werner D, Lincoln TM (2015). Does Cognitive Behaviour Therapy for Psychosis (CBTp) show a sustainable effect on delusions? A meta-analysis. Front Psychol Oct 6; 6: 1450.
NICE (2014). Psychosis and Schizophrenia in Adults: Treatment and management [CG 178]. London: National Institute for Health and Clinical Excellence.
Pharoah F, Mari J, Rathbone J, Wong W (2010). Family interventions for schizophrenia. Cochrane Database Syst Rev 12: CD000088.
Turner DT, van der Gaag M, Karyotaki E, Cuijpers P (2014). Psychological interventions for psychosis: a meta-analysis of comparative outcome studies. Am J Psychiatry 171(5): 523–538.
Van der Gaag M, Valmaggia LR, Smit F (2014). The effects of individually tailored formulation-based cognitive behavioural therapy in auditory hallucinations and delusions: a meta-analysis. Schizophr Res 156(1): 30–37.
Wykes T, Huddy V, Cellard C, McGurk SR, Czobor P (2011). A meta-analysis of cognitive remediation for schizophrenia: methodology and effect sizes. Am J Psychiatry 168(5): 472–485.
Xia J, Merinder LB, Belgamwar MR (2011). Psychoeducation for schizophrenia. Cochrane Database Syst Rev 6: CD002831.

KAPITEL 23
Persönlichkeitsstörungen

Kernaussagen

- Die Persönlichkeitsstörungen stellen eine Gruppe von psychischen Störungen dar, die entwicklungsbedingt mit einer gewissen Heritabilität bereits in der späten Kindheit und Jugend in Erscheinung treten.
- Persönlichkeitsstörungen fallen weniger durch psychopathologische Symptome als vielmehr durch ein verändertes Erleben des Selbst und der sozialen Interaktionen auf.
- Betroffen sind Kognitionen, Affektivität, Impulskontrolle und Beziehungsgestaltung.
- Es werden drei Cluster der Persönlichkeitsstörungen mit insgesamt zehn Störungen definiert: die sonderbar exzentrischen (Cluster A), die dramatisch emotionalen (Cluster B) und die ängstlich vermeidenden (Cluster C).
- In der Allgemeinbevölkerung sind ca. 10 % von einer Persönlichkeitsstörung betroffen.
- Die Psychotherapie ist die Behandlung der ersten Wahl bei den Persönlichkeitsstörungen. Psychopharmakotherapie ist zur Behandlung von Komorbiditäten und zur gezielten Kupierung einzelner Symptome (z. B. Unruhezustände, Ängste, Schlafstörungen) indiziert.
- Die Gestaltung der therapeutischen Beziehung ist in der Psychotherapie von Patienten mit Persönlichkeitsstörungen von besonderer Bedeutung.

23.1 Einführung
Stephan Doering und Rainer Sachse

23.1.1 Definition

Bei den Persönlichkeitsstörungen (PS) handelt es sich um eine Gruppe von psychischen Störungen, die entsprechend den Forschungskriterien der ICD-10 (Dilling et al. 2006) charakterisiert sind (➤ Tab. 23.1).

Auf der Basis dieser allgemeinen Kriterien enthält die ICD-10 zehn spezifische Persönlichkeitsstörungen: die paranoide, schizoide, dissoziale, emotional instabile (vom impulsiven und vom Borderline-Typ), histrionische, anankastische, ängstlich (vermeidende), abhängige (asthenische) sowie im Anhang die narzisstische und die passiv-aggressive (negativistische) PS. Das DSM-5 (Falkai und Wittchen 2015) enthält darüber hinaus die schizotypische PS, die in der ICD-10 den schizophrenen Erkrankungen zugeordnet ist.

Tab. 23.1 Allgemeine diagnostische Kriterien der Persönlichkeitsstörungen nach ICD-10 (Dilling et al. 2006)

G1	Die charakteristischen und dauerhaften inneren Erfahrungs- und Verhaltensmuster der Betroffenen weichen insgesamt deutlich von kulturell erwarteten und akzeptierten Vorgaben („Normen") ab. Diese Abweichung äußert sich in mehr als einem der folgenden Bereiche: – Kognition (d. h. Wahrnehmung und Interpretation von Dingen, Menschen und Ereignissen; Einstellungen und Vorstellungen von sich und anderen) – Affektivität (Variationsbreite, Intensität und Angemessenheit der emotionalen Ansprechbarkeit und Reaktion) – Impulskontrolle und Bedürfnisbefriedigung – Art des Umgangs mit anderen und die Handhabung zwischenmenschlicher Beziehungen
G2	Die Abweichung ist so ausgeprägt, dass das daraus resultierende Verhalten in vielen persönlichen und sozialen Situationen unflexibel, unangepasst oder auch auf andere Weise unzweckmäßig ist (nicht begrenzt auf einen speziellen „triggernden Stimulus" oder eine bestimmte Situation)
G3	Persönlicher Leidensdruck, nachteiliger Einfluss auf die soziale Umwelt oder beides sind deutlich dem unter G2 beschriebenen Verhalten zuzuschreiben
G4	Nachweis, dass die Abweichung stabil, von langer Dauer ist und im späten Kindesalter oder der Adoleszenz begonnen hat
G5	Die Abweichung kann nicht durch eine andere psychische Störung einschließlich einer organischen Erkrankung erklärt werden

23.1.2 Epidemiologie und Ätiologie

Die Persönlichkeitsstörungen stellen insgesamt eine häufige Störungsgruppe dar, die Prävalenzzahlen liegen zwischen 6,7 (Lenzenweger 1999) und 14,6 % (Zimmermann und Coryell 1989); in Deutschland wurde eine Prävalenz von 9,4 % gefunden (Maier et al. 1992). Die Häufigkeit von Persönlichkeitsstörungen bei psychiatrischen Patienten liegt bei 39,5 % (Loranger et al. 1994).

Zur Entstehung der Persönlichkeitsstörungen liegt eine Vielzahl von Studien vor, wobei zusammenfassend von einer multifaktoriellen Ätiologie ausgegangen werden kann, bei der biologische und psychosoziale Faktoren in komplexer Weise interagieren (Doering 2009). In einer Zwillingsstudie wurden Konkordanzraten für monozygote (92 Paare) und dizygote (129 Paare) Zwillinge verglichen und eine hohe Erblichkeit von 0,60 für alle Persönlichkeitsstörungen gefunden, wobei die verschiedenen Persönlichkeitsstörungen eine unterschiedlich starke Heritabilität aufwiesen, die von 0,28 bei der selbstunsicher-vermeidenden bis zu 0,79 bei der narzisstischen reichten (Torgersen et al. 2000). Hinsichtlich dieser Untersuchung ist einschränkend festzuhalten, dass es sich um eine kleine Stichprobe handelte, die zunächst nur vorläufige Schlüsse zulässt, und häufige Komorbiditäten mit Achse-1-Störungen nicht berücksichtigte. Man geht ohnehin nicht davon aus, dass die Persönlichkeitsstörung an sich, sondern vielmehr einzelne zugrunde liegende Persönlichkeitszüge vererbt werden (Skodol et al. 2002).

Auf neurobiologischer Ebene lassen sich vielfältige Veränderungen nachweisen, wobei ganz überwiegend Patienten mit Borderline-PS untersucht wurden (➤ Kap. 24.3). Unter den psychosozialen Faktoren wurden insbesondere kindlicher Missbrauch, Misshandlung und Vernachlässigung als ätiologisch relevante Faktoren identifiziert (Zanarini 2000; Johnson et al. 2006).

23.1.3 Diagnostik

In der Diagnostik von Persönlichkeitsstörungen lassen sich kategoriale und dimensionale Herangehensweisen unterscheiden. Während Letztere eine Reihe von Persönlichkeitszügen (z. B. Extraversion, Gewissenhaftigkeit etc.) in ihrer jeweiligen Ausprägung erfassen, zielen Erstere auf die eindeutige Zuordnung eines Patienten zu einer oder mehreren Kategorien (z. B. paranoide, zwanghafte PS).

Es hat sich gezeigt, dass für eine valide Erfassung der Persönlichkeitsstörungen eine **Interviewdiagnostik** der Selbstbeurteilung mithilfe von Fragebögen überlegen ist. Die am besten etablierten Interviewverfahren leiten sich von den ICD-10- und DSM-IV-Klassifikationen ab: Das Strukturierte Klinische Interview für DSM-IV (SKID-II, Fydrich et al. 1997) erfasst die einzelnen diagnostischen Items aller DSM-IV-Persönlichkeitsstörungen, während von der *International Personality Disorder Examination* (IPDE, Loranger et al. 1994) eine ICD-10- und eine DSM-IV-Version vorliegt. Darüber hinaus gibt es für die Diagnostik einzelner Persönlichkeitsstörungen spezifische Instrumente, die in den nachfolgenden Abschnitten aufgeführt sind.

23.1.4 Therapie

Als Behandlung der 1. Wahl wird für die Persönlichkeitsstörungen die Psychotherapie angesehen, wobei diese je nach Indikation mit einer pharmakologischen Behandlung kombiniert wird. Letztere zielt in erster Linie auf die Achse-I-Komorbidität, wird aber auch zur Behandlung bestimmter Kernmerkmale bzw. Symptomcluster (z. B. Hemmung/Ängstlichkeit, Impulsivität) der PS selbst eingesetzt (Herpertz et al. 2007). Für einige Persönlichkeitsstörungen existieren manualisierte Therapieansätze im Sinne störungsspezifischer Psychotherapie, die z. T. auch schon mit Erfolg evaluiert wurden.

Es wird heute davon ausgegangen, dass es sich bei den Persönlichkeitsstörungen allgemein um Beziehungs- und Interaktionsstörungen handelt (Fiedler 1994). Daraus resultiert, dass Therapeuten davon ausgehen müssen, dass die Patienten ihre Störungen in der Therapie nicht nur thematisieren, sondern „agieren":

> **MERKE**
> Patienten gestalten auch die Beziehung zum Therapeuten bereits nach ihren dysfunktionalen Interaktionsmustern, worauf ein Therapeut durch bestimmte Arten der Beziehungsgestaltung konstruktiv reagieren muss.

Wesentliche therapeutische Ziele sind die Erarbeitung von Problemeinsicht und Änderungsmotivation, die Bearbeitung dysfunktionaler Schemata und die Entwicklung alternativen Interaktionsverhaltens.

Persönlichkeitsstörungen sind meist Ich-synton, d. h., die Patienten haben keine Vorstellung davon, dass sie ungünstige Schemata und ungünstiges Interaktionsverhalten aufweisen und dass dies hohe Kosten erzeugt. Damit haben die Patienten zu Therapiebeginn aber auch keinen Arbeitsauftrag im Hinblick auf Aspekte der Persönlichkeitsstörung. Dieses Problembewusstsein und damit der Arbeitsauftrag der Psychotherapie müssen im Therapieprozess erst geschaffen werden: Dazu sind konfrontative Interventionen des Therapeuten erforderlich, Interventionen, die den Patienten darauf aufmerksam machen, wie er handelt, warum er so handelt und welche (interaktionellen) Kosten sein Handeln verursacht. Erst wenn der Patient ein solches Problembewusstsein entwickelt, bildet sich auch eine Änderungsmotivation im Hinblick auf die Persönlichkeitsstörung. Viele Patienten kommen wegen einer Symptomstörung (z. B. Angst oder Depression) in Behandlung und wünschen keine Behandlung ihrer Persönlichkeitsprobleme – dennoch ist zu berücksichtigen, dass diese die Behandlung komorbider Symptomstörungen komplizieren können.

Hat der Patient eine Änderungsmotivation aufgebaut und einen Arbeitsauftrag entwickelt, wird von kognitiv-behavioralen Therapeuten an den dysfunktionalen Schemata des Patienten gearbeitet: Hier kann man alle zur Verfügung stehenden kognitiven Techniken einsetzen; bewährt hat sich vor allem das „Ein-Personen-Rollenspiel" (Sachse 2006). Psychodynamische Therapeuten würden anstelle von dysfunktionalen Schemata eher von Beziehungs- oder Übertragungsmustern sprechen und diese nicht im Rollenspiel, sondern in der verbalen Interaktion, z. T. unter Einbeziehung von Deutungen, bearbeiten.

23.2 Cluster-A-Persönlichkeitsstörungen: paranoide, schizoide und schizotypische Persönlichkeitsstörung

Stephan Doering und Rainer Sachse

Kernaussagen

- Patienten mit Cluster-A-Persönlichkeitsstörungen erleben diese meist als Ich-synton, d. h., sie haben oft keine Krankheitseinsicht. Aufgrund ihres ausgeprägten Misstrauens und/oder ihrer Vermeidung von tiefergehenden zwischenmenschlichen Beziehungen kommen sie relativ selten in Behandlung und wenn, dann überwiegend aufgrund einer komorbiden Störung.
- Das Misstrauen und die Vermeidung von Nähe machen die Gestaltung der therapeutischen Beziehung bei diesen Patienten besonders schwierig. Ein behutsames Vorgehen ist unerlässlich, um die Patienten nicht zu kränken oder zu ängstigen; zugleich muss der Therapeut paranoides und vermeidendes Verhalten des Patienten ertragen und damit umgehen können.
- Es gibt sowohl verhaltenstherapeutische als auch psychodynamische Therapieansätze, jedoch bislang keine empirische Evidenz für die Wirksamkeit dieser Methoden.

Im Cluster A werden Personen mit Persönlichkeitsstörungen zusammengefasst, die durch sonderbares und exzentrisches Verhalten auffallen.

23.2.1 Die paranoide Persönlichkeitsstörung

Einleitung

Die paranoide PS ist eine Störung, bei der die Betroffenen Distanz halten, sich nur schwer auf Beziehungen einlassen und Interaktionspartnern mit großem Misstrauen begegnen (Bernstein et al. 1993). Millon (1996) weist auf die Angst des paranoiden Menschen vor dem Verlust von Kontrolle und Selbstbestimmung hin, auf interpersonaler Ebene betont Benjamin (2003) den zugrunde liegenden Wunsch nach Bestätigung und Verständnis durch das Gegenüber. In der Allgemeinbevölkerung wird eine Prävalenz von 0,5–2,5 % angegeben (Bernstein et al. 1993; Torgersen et al. 2001), bei psychiatrischen Patienten finden sich 2,4 % mit paranoider PS (Loranger et al. 1994).

Diagnostik

Die diagnostischen Kriterien nach ICD-10 sind > Box 23.1 zu entnehmen.

BOX 23.1
Diagnostische Kriterien der paranoiden Persönlichkeitsstörung nach ICD-10 (Dilling et al. 2006)

Mindestens vier der folgenden Eigenschaften oder Verhaltensweisen müssen vorliegen:
- Übertriebene Empfindlichkeit auf Rückschläge und Zurücksetzungen
- Neigung, dauerhaft Groll zu hegen, d. h., Beleidigungen, Verletzungen oder Missachtungen werden nicht vergeben
- Misstrauen und eine anhaltende Tendenz, Erlebtes zu verdrehen, indem neutrale oder freundliche Handlungen anderer als feindlich oder verächtlich missdeutet werden
- Streitsüchtiges und beharrliches, situationsunangemessenes Bestehen auf eigenen Rechten
- Häufiges ungerechtfertigtes Misstrauen gegenüber der sexuellen Treue des Ehe- oder Sexualpartners
- Ständige Selbstbezogenheit, besonders in Verbindung mit starker Überheblichkeit
- Häufige Beschäftigung mit unbegründeten Gedanken an „Verschwörungen" als Erklärungen für Ereignisse in der näheren Umgebung des Patienten oder der Welt im Allgemeinen

Symptomatik

Nach dem **Modell der doppelten Handlungsregulation** (Sachse 1999, 2001, 2004a; Sachse et al. 2010, 2014) zeichnen sich Persönlichkeitsstörungen durch psychologische Funktionscharakteristika aus, die sich für die paranoide PS folgendermaßen konkretisieren: Das zentrale Beziehungsmotiv von Personen mit paranoider PS ist die **Verteidigung des eige-**

nen Territoriums und die Unverletzlichkeit eigener Grenzen.** Man kann aufgrund biografischer Analysen annehmen, dass Personen mit paranoider Persönlichkeitsstörung in ihrer Biografie massive Grenzverletzungserfahrungen gemacht haben: Bezugspersonen haben massiv kontrolliert, bestraft, abgewertet. Es gibt ein starkes Bedürfnis danach, dass
- Grenzen von anderen respektiert, geachtet und nicht überschritten werden,
- eigene Territorien von anderen als solche beachtet und geachtet werden,
- man eigene Territorien definieren kann und dass diese Definitionen nicht infrage gestellt werden.

Patienten mit paranoider PS weisen in der Regel negative Selbst- und Beziehungsschemata[1] auf (➤ Box 23.2).

BOX 23.2
Zentrale Schemata bei Patienten mit paranoiden Persönlichkeitsstörung

Zentrales Schema: „Meine Grenzen werden nicht respektiert."
Annahmen:
- Jeder überschreitet meine Grenzen.
- Keiner achtet meine Grenzen.
- Andere wollen meine Grenzen nicht beachten.
- Andere versuchen, mir zu schaden und mich auszunutzen.
- Andere wollen mich schädigen.

Die Person nimmt infolgedessen an, dass sie sich in besonderer Weise schützen muss:
- Wenn ich mich nicht verteidige, werde ich ausgenutzt.
- Wenn ich nicht ständig aufpasse, werde ich geschädigt.
- Ich muss immer wachsam sein, aufpassen, um nicht beeinträchtigt zu werden.
- Ich muss immer kampfbereit sein, um Versuche, meine Grenzen zu überschreiten usw., von Anfang an im Keim zu ersticken.

Wichtige interaktionelle Ziele auf der Beziehungsebene:
- Sei wachsam, aufmerksam, beachte alles!
- Vertraue keinem!
- Denk immer daran, andere können dich beeinträchtigen, hintergehen, benutzen, ausnutzen, schädigen!
- Halte andere auf Distanz!
- Gib so wenig wie möglich von dir preis!
- Lass dir nichts gefallen!
- Wehre dich schon bei Kleinigkeiten, zeige keine Schwäche!
- Wehre dich sofort heftig, lass nicht zu, dass andere Oberhand gewinnen!

Ätiologie

Es bestehen nur spärliche empirische Hinweise auf ätiologische Faktoren der paranoiden PS. Kendler et al. (1984) berichteten von einem erhöhten Vorkommen der paranoiden PS bei Angehörigen von schizophrenen und wahnhaften Patienten. Johnson et al. (2006) fanden ein signifikant häufigeres Auftreten der paranoiden PS bei Menschen, die einem vernachlässigenden und feindseligen („aversiven") elterlichen Beziehungsstil ausgesetzt waren.

Allgemeines zur Therapie

Patienten mit paranoider PS kommen nur sehr selten in Behandlung, da sie zum einen das Problem in ihrer Umwelt und nicht bei sich selbst sehen und zum anderen jedem Behandler gegenüber ein starkes krankheitsbedingtes Misstrauen entwickeln. Beginnen sie doch einmal eine Psychotherapie, so kommt es häufig zu Therapieabbrüchen (Chambless et al. 1992). Herpertz und Wenning (2003a) empfehlen, „*den Patienten dort abzuholen, wo er steht*", und weniger auf eine Persönlichkeitsveränderung als vielmehr auf eine Reduktion des Misstrauens und eine Verbesserung der sozialen Kompetenzen abzuzielen.

In diesem Sinne erkannte Fiedler (2003) als schulenübergreifende psychotherapeutische Herangehensweise ein „*psychosoziales Konfliktmanagement*", das den Patienten bei der „*Beeinflussung oder Beseitigung psychosozialer Konflikte oder Stressoren*" unterstützt. Dabei ist der therapeutischen Beziehung mit einer Balance zwischen Neutralität den verzerrten Ansichten des Patienten gegenüber und Sorge und Verständnis für die Lage des Patienten besonderes Augenmerk zu schenken (Herpertz und Wenning 2003a).

Das erste wichtige Ziel der Behandlung liegt nach Millon (1996) darin, das Misstrauen des Patienten zu überwinden, indem ihm die korrigierende emotionale Erfahrung ermöglicht wird, dass er seine Ängste teilen kann, ohne die erwartete Beschämung oder aggressive Entwertung durch den Therapeuten zu erleben. Dabei muss sich der Therapeut darüber klar sein, dass der Patient überempfindlich gegenüber jeglicher Kritik ist und gleichzeitig dem Therapeuten sehr kritisch gegenübersteht (Benjamin 2003).

Spezifische Behandlungsansätze

Es gibt keine manualisierten störungsspezifischen Therapiekonzepte für die paranoide PS und auch keine spezifischen empirischen Therapiestudien. Allerdings konnte in einer kontrollierten Vergleichsstudie gezeigt werden, dass stationäre und teilstationäre psychotherapeutische Behandlung einer ambulanten Bedingung überlegen war, wobei in der untersuchten Stichprobe von 57 Patienten mit Cluster-A-Persönlichkeitsstörungen 86 % eine paranoide PS hatten (Bartak et al. 2011). Es handelt sich also bei den folgenden Empfehlungen um Expertenmeinungen ohne empirische Evidenz aus RCTs.

---
[1] **Selbstschemata** beziehen sich auf Aspekte des Selbst, z. B. auf Eigenschaften der eigenen Person, Kompetenz, Leistungsfähigkeit, Attraktivität. **Beziehungsschemata** beinhalten Annahmen darüber, wie man in Beziehungen behandelt wird oder was man in Beziehungen zu erwarten hat.

Aus **psychodynamischer Sicht** wird neben der Etablierung eines therapeutischen Arbeitsbündnisses der Umgang mit den meist sehr aggressiven und zerstörerischen Übertragungen der Patienten in den Vordergrund gestellt. Dabei sollte nicht konfrontativ vorgegangen und von (vorzeitigen) Übertragungsdeutungen Abstand genommen werden, da dies den Patienten in seiner paranoiden Haltung bestätigt. Vielmehr sollte versucht werden, die Projektionen des Patienten zunächst anzunehmen (Containing) und eher eine akzeptierende und stützende Haltung einzunehmen. Erst nach Etablierung einer tragfähigen therapeutischen Beziehung ist dann eine Identifikation und behutsame Bearbeitung der maladaptiven Beziehungsmuster in der Therapeut-Patient-Beziehung möglich (> Box 23.3).

BOX 23.3
Behandlungsgrundsätze bei paranoider Persönlichkeitsstörung aus psychodynamischer Sicht nach Wöller et al. (2002a)

- Aufbau eines therapeutischen Arbeitsbündnisses
- Größtmögliche Offenheit zum Abbau des Misstrauens
- „Containing" der Projektionen des Patienten
- Stützende und selbstwertstabilisierende Interventionen haben Vorrang vor Konfrontationen
- Respektvoll-akzeptierende Haltung ohne übermäßige Freundlichkeit
- Identifikation maladaptiver Muster erst bei stabiler Therapeut-Patient-Beziehung
- Keine latent feindseligen, vorwurfsvollen oder kränkenden Äußerungen

Von **kognitiv-behavioraler Seite** wird betont, dass das Therapieziel nicht die Modifikation der paranoiden Ansichten des Patienten sein sollte, sondern vielmehr seine Angst vor Kritik verringert und seine soziale Kompetenz bzw. Eigeneffizienz in Problemsituationen gesteigert werden (Beck et al. 1999; Turkat 1996). Als Methoden werden kognitiv-verhaltenstherapeutische Standardinterventionen wie Angstbewältigungstraining, soziales Kompetenztraining und Selbstsicherheitstraining empfohlen. Besonderes Augenmerk wird auch hier der Entwicklung der Therapeut-Patient-Beziehung geschenkt, welche die Voraussetzung für eine Modifikation der dysfunktionalen zwischenmenschlichen Verhaltensweisen des Patienten darstellt (Beck et al. 1999; Turkat 1996).

> Die Explizierung der dysfunktionalen Schemata ist bei Patienten mit paranoider PS deutlich schwieriger als bei anderen Persönlichkeitsstörungen und sollte erst deutlich später erfolgen. Der Therapeut sollte hier immer „an der Kante des Möglichen" arbeiten, also Schemata oder Schemaaspekte versuchsweise verbalisieren und explizieren und testen, ob der Patient sie schon akzeptieren kann oder sie noch vermeidet.

Empirische Wirksamkeitsbefunde

Es liegen bislang keine randomisierten kontrollierten Wirksamkeitsstudien zur Behandlung der paranoiden PS vor (Evidenzgrad IV). In der oben erwähnten Vergleichsstudie von Bartak et al. (2011) konnte allerdings gezeigt werden, dass ein nicht manualisiertes, aber auf Persönlichkeitsstörungen im Allgemeinen zugeschnittenes stationäres und auch teilstationäres Setting einer ambulanten Psychotherapie überlegen ist. Dies deutet darauf hin, dass Patienten mit paranoider PS von solchen intensiven Settings profitieren können.

--- **Resümee** ---

RCTs mit störungsspezifischer Manualisierung der eingesetzten Methode sind notwendig, um einen endgültigen Wirksamkeitsnachweis zu führen.

23.2.2 Die schizoide Persönlichkeitsstörung

Einleitung

Die schizoide PS ist eine Störung, bei der die Betroffenen in extremer Weise Distanz zu Interaktionspartnern halten und nur sehr schwer Kontakt aufnehmen (Herpertz und Wenning 2003b). Sie zeichnen sich durch eine Unfähigkeit aus, die angenehmen Seiten des Lebens zu genießen (Millon 1996) und erscheinen so, als hätten sie weder Wünsche noch Ängste in Bezug auf andere Menschen (Benjamin 2003). Bei einer Prävalenz von 0,5–1,7 % in der Allgemeinbevölkerung (Torgersen et al. 2001) kommen die Betroffenen nur selten in Behandlung. Dies zeigt die geringe Zahl von 1,8 % unter ambulanten und stationären Psychiatriepatienten (Loranger et al. 1994).

Diagnostik

Die diagnostischen Kriterien für die schizoide PS finden sich in > Box 23.4.

BOX 23.4
Diagnostische Kriterien der schizoiden Persönlichkeitsstörung nach ICD-10 (Dilling et al. 2006)

Mindestens vier der folgenden Eigenschaften oder Verhaltensweisen müssen vorliegen:
- Wenn überhaupt, dann bereiten nur wenige Tätigkeiten Freude
- Emotionale Kühle, Distanziertheit oder abgeflachter Affekt
- Reduzierte Fähigkeit, warme, zärtliche Gefühle für andere oder Ärger auszudrücken
- Erscheint gleichgültig und indifferent gegenüber Lob und Kritik von anderen
- Wenig Interesse an sexuellen Erfahrungen mit einem anderen Menschen (unter Berücksichtigung des Alters)

- Fast immer Bevorzugung von Aktivitäten, die alleine durchzuführen sind
- Übermäßige Inanspruchnahme durch Fantasien und Introvertiertheit
- Hat keine oder wünscht keine engen Freunde oder vertrauensvollen Beziehungen (oder höchstens eine)
- Deutlich mangelhaftes Gespür für geltende soziale Normen und Konventionen; wenn sie nicht befolgt werden, geschieht das unabsichtlich

Symptomatik

Personen mit schizoider PS haben in ihrer Biografie Erfahrungen gemacht, dass sie so gut wie keine positiven Beziehungssignale von Interaktionspartnern erhalten haben, somit sind entsprechend viele zentrale Beziehungsmotive frustriert (➤ Box 23.5). Daher haben Patienten mit schizoider PS ein starkes Bedürfnis nach **Anerkennung**: ein Motiv, positiv gesehen, positiv definiert und als Person geschätzt zu werden (Sachse 2013).

BOX 23.5
Zentrale Schemata bei Patienten mit schizoider Persönlichkeitsstörung

Zentrales Schema: „Beziehungen bringen nichts."
Annahmen:
- In Beziehungen erhält man keine Anerkennung, keine Zuwendung.
- In Beziehungen bin ich anderen nicht wichtig, kann ich im Leben anderer keine Rolle spielen.
- Beziehungen sind nicht verlässlich; Beziehungen sind allenfalls Zweckbündnisse.
- In Beziehungen hilft einem niemand, man kann sich auf niemanden wirklich verlassen.
- Beziehungen sind insgesamt kalt, unfreundlich, anstrengend, unerfreulich, nutzlos.

Daraus leiten die Patienten weitere Annahmen ab, z. B.:
- Man kann sich nur auf sich selbst verlassen.
- Allein kommt man am besten klar.
- Vermeide Beziehungen, denn sie sind kahl, leer und kalt.
- In Beziehungen fühlt man sich unwohl, verlassen, allein.
- Bleib allein und kümmere dich um Dich selbst.

Ätiologie

Bislang liegen nur sehr wenige empirische Untersuchungen zur Entstehung der schizoiden PS vor. Ein biologischer Zusammenhang zu schizophrenen Erkrankungen konnte nicht hergestellt werden (Herpertz und Wenning 2003b). Johnson et al. (2006) fanden, dass eine elterliche Vernachlässigung einen signifikanten Risikofaktor für die Entstehung einer schizoiden PS darstellt. In einer weiteren Untersuchung konnte gezeigt werden, dass pränatale Unterernährung mit einem erhöhten Auftreten der schizoiden PS assoziiert ist (Hoek et al. 1996).

Allgemeines zur Therapie

Patienten mit schizoider PS vermeiden es im Allgemeinen, überhaupt eine Therapie in Anspruch zu nehmen, tun sie es dennoch, so stellt nicht selten eine Achse-I-Störung, z. B. eine Depression oder soziale Phobie, den Anlass dar. In einem solchen Fall sollte sich die Behandlung zunächst auf die aktuelle Störung beschränken, was die Entstehung einer tragfähigen therapeutischen Beziehung ermöglicht. Diese kann evtl. später dazu genutzt werden, soziale Anpassung und dysfunktionale Beziehungsmuster zu fokussieren.

> **MERKE**
> Die größte Gefahr in der Therapie besteht darin, den Patienten durch eine zu schnelle und intensive Beziehungsaufnahme zu ängstigen und einen Therapieabbruch zu provozieren.

Wöller et al. (2002b) empfehlen, das „Distanzbedürfnis des Patienten zu respektieren", indem „Therapietermine eher kurz gehalten werden" und dem Patienten die Möglichkeit gelassen wird, „Therapiestunden vorzeitig zu beenden". Der Therapeut sollte nur bescheidene Erwartungen an den Patienten richten, in Kauf nehmen, dass er ihn trotz aller Empathiebemühungen oft nicht „erreichen" kann und dass er auch nach langer Therapie vermutlich immer noch kein reiches Sozialleben führen wird (Millon und Davis 2000).

Spezifische Behandlungsansätze

Es existieren bislang weder störungsspezifische Therapiemanuale noch empirische Untersuchungen zur Behandlung der schizoiden PS, sodass hier nur Expertenmeinungen ohne empirische Evidenz wiedergegeben werden können.

Herpertz und Wenning (2003b: 69) weisen auf die Bedeutung **psychoedukativer Strategien** im Rahmen einer „*ressourcenorientierten und stützenden Informations- und Motivierungsphase*" hin:
- Gemeinsames Erarbeiten der Funktionalität und Dysfunktionalität der Isolation des Patienten: Sinnhaftigkeit und Schutz vs. mangelnde Unterstützung
- Analyse des individuellen Feedbackkreislaufs, bestehend aus geringen sozialen Interaktionen, eingeschränkten sozialen Fertigkeiten, Misserfolgen bei versuchter Kontaktaufnahme und folgendem verstärktem Rückzug
- Verdeutlichung des Wertes zwischenmenschlicher Beziehungen
- Besprechung von Möglichkeiten, die Umweltbedingungen den eigenen Möglichkeiten anzupassen

Aus **psychodynamischer Sicht** wurde empfohlen auf „*eindringende Fragen und weitreichende Deutungen*" zu verzichten, um die „*emotionale Neuerfahrung, dass eine Beziehung möglich ist, ohne verletzend oder zerstörend zu sein*", nicht zu gefährden (Wöller et al. 2002b). Auf der Übertragungsebene ist bei einer gelingenden Psychotherapie mit der Entstehung von intensiven Sehnsüchten nach Abhängigkeit und Verschmelzung mit dem Therapeuten zu rechnen, die dann behutsam gedeutet werden müssen, um nicht heftige Enttäuschungsreaktionen beim Patienten hervorzurufen.

Kognitiv-behaviorale Therapieansätze fokussieren dysfunktionale Einstellungen und Gedanken mit dem Ziel einer kognitiven Umstrukturierung und Verbesserung sozialer Fertigkeiten unter Einbeziehung von Wahrnehmungsübungen. Der Kernpunkt des komplementären Handelns von Therapeuten bei Patienten mit schizoider PS besteht darin, *in hohem Maße zugewandt zu sein*: dem Patienten sehr viel Empathie, Respekt, Akzeptanz entgegenzubringen und ein hohes Ausmaß an Interesse, Zuwendung, Aufmerksamkeit zu realisieren.

Besonders wichtig ist aber, dass der Patient die Erfahrung macht, dass *der Therapeut sich intensiv um ein Verstehen des Patienten bemüht;* dass er versucht, sich in das Erleben und die Verarbeitungen des Patienten hineinzuversetzen. Und der Patient sollte auch die Erfahrung machen, dass der Therapeut ihn *wirklich versteht.* Dazu ist es wichtig, dass der Therapeut viel von dem, was er versteht, verbalisiert und expliziert; dass er dem Patienten *aktiv* signalisiert, dass er versteht, was die Autonomie für den Patienten bedeutet, wie es ihm mit der Entscheidung geht, in welchen Konflikten und Dilemmata der Patient steckt. Verstehen und Verständnis bringen wahrscheinlich am meisten Beziehungskredit. Auf diese Weise gewinnt der Patient allmählich Vertrauen zum Therapeuten; gibt langsam einen Teil seiner Autonomie auf, lässt sich auf den Therapeuten ein und lässt sich von ihm helfen.

Empirische Wirksamkeitsbefunde

Es liegen bislang keine Wirksamkeitsstudien zur Behandlung der schizoiden PS vor (Evidenzgrad IV).

23.2.3 Die schizotypische Persönlichkeitsstörung

Einleitung

Personen mit schizotypischer PS (auch schizotype Störung genannt) erscheinen oft skurril, seltsam und bizarr. Sie weisen magisches Denken auf und zeigen kognitive Auffälligkeiten. Die Übergänge zu paranoidem Erleben sind fließend. Das Misstrauen der Betroffenen und ihre Andersartigkeit führen oft zu zwischenmenschlichen Problemen. In Beziehungen besteht die Angst vor Angriff und Unterwerfung, gegen die sich schizotypische Patienten mit „feinseligem Rückzug" und magischen Vorstellungen zu schützen versuchen (Benjamin 2003). In den wenigen bislang vorliegenden epidemiologischen Untersuchungen fand sich eine Prävalenz der schizotypischen PS von 0–5,1 % (Torgersen et al. 2006); in der Allgemeinbevölkerung wird eine Häufigkeit von ca. 3 % angenommen (Saß et al. 1996).

Diagnostik

Aufgrund einer Vielzahl von biologischen Befunden, die eine Zugehörigkeit der schizotypischen PS zum schizophrenen Spektrum nahelegen, ist diese Störung in der ICD-10 dem entsprechenden Kapitel F2 (ICD-10: F21) und nicht den Persönlichkeitsstörungen zugeordnet. Im DSM-5 (Falkai und Wittchen 2015) ist sie dagegen in den Cluster-A-Persönlichkeitsstörungen enthalten, daher werden in ➤ Box 23.6 die diagnostischen Kriterien des DSM-5 wiedergegeben.

BOX 23.6
Diagnostische Kriterien der schizotypischen Persönlichkeitsstörung nach DSM-5 (Falkai und Wittchen 2015)

Ein tiefgreifendes Muster sozialer und zwischenmenschlicher Defizite, das durch akutes Unbehagen in und mangelnde Fähigkeit zu engen Beziehungen gekennzeichnet ist. Weiterhin treten Verzerrungen der Wahrnehmung oder des Denkens und eigentümliches Verhalten auf. Der Beginn liegt im frühen Erwachsenenalter und das Muster zeigt sich in verschiedenen Situationen. Mindestens fünf der folgenden Kriterien müssen erfüllt sein:
- Beziehungsideen (jedoch kein Beziehungswahn)
- Seltsame Überzeugungen oder magische Denkinhalte, die das Verhalten beeinflussen und nicht mit den Normen der jeweiligen subkulturellen Gruppe übereinstimmen (z. B. Aberglaube, Glaube an Hellseherei, Telepathie oder an den „sechsten Sinn"; bei Kindern und Jugendlichen bizarre Fantasien und Beschäftigungen)
- Ungewöhnliche Wahrnehmungserfahrungen einschließlich körperbezogener Illusionen
- Seltsame Denk- und Sprechweise (z. B. vage, umständlich, metaphorisch, übergenau, stereotyp)
- Argwohn und paranoide Vorstellungen
- Inadäquater und eingeschränkter Affekt
- Verhalten oder äußere Erscheinung sind seltsam, exzentrisch oder merkwürdig
- Mangel an engen Freunden oder Vertrauten außer Verwandten ersten Grades
- Ausgeprägte soziale Angst, die nicht mit zunehmender Vertrautheit abnimmt und eher mit paranoiden Befürchtungen als mit negativer Selbstbeurteilung zusammenhängt

Symptomatik

Im Vordergrund der Symptomatik steht zum einen das sozial unangepasste, seltsame und gelegentlich bizarre Auftreten der Betroffenen im Zusammenhang mit starken sozialen Ängsten. Ähnlich den schizoiden Patienten bestehen meist wenige bis keine engeren zwischenmenschlichen Kontakte. Dieser Symptomatik dürften – möglicherweise biologisch bedingte – Störungen des Wahrnehmens und Denkens zugrunde liegen. Die Patienten neigen zu sensitivem Beziehungserleben, das paranoide Züge annehmen kann. Darüber hinaus findet sich eine vage und stereotype Sprechweise mit z. T. ungewöhnlicher bis skurriler Ausdrucksform. Häufig werden esoterische, magische oder andere überwertige Ideen und Überzeugungen vertreten.

Ätiologie

Viele Forschungsergebnisse weisen darauf hin, dass bei der schizotypischen PS Defizite in der Informationsverarbeitung eine zentrale Rolle spielen und sie eher als Schizophrenie-Spektrumstörung interpretierbar ist denn als Persönlichkeitsstörung (Parnas et al. 2005).

Fiedler (2003) versteht die schizotypische PS im Sinne eines Vulnerabilitäts-Stress-Modells als Reaktion auf und Bewältigungsversuch zum Schutz vor Belastungen. Im Sinne Millons (1996) führt Fiedler drei prototypische Auffälligkeiten als Ausdruck erhöhter Vulnerabilität an: Depersonalisationsangst, kognitive und körperliche Irritationen sowie Verhaltensdefizite und sozialer Rückzug.

Allgemeines zur Therapie

Aufgrund der ausgeprägten Probleme der Patienten mit schizotypischer PS, zwischenmenschliche Beziehungen einzugehen, stellt der Aufbau einer tragfähigen Therapeut-Patient-Beziehung – ebenso wie bei den anderen Cluster-A-Persönlichkeitsstörungen – eine der wichtigsten Aufgaben dar. Die Patienten benötigen ein klar strukturiertes und transparentes Therapiesetting und profitieren von einer klaren und einfachen Kommunikation, wohingegen abstrakte, ironische oder vage Aussagen sie eher destabilisieren: „The concrete is to be preferred over the poetic" (Millon und Davis 2000: 367). Ähnlich wie bei schizoiden Patienten sollte das Distanzbedürfnis respektiert und ein zu schnelles und intensives Entstehen von Nähe vermieden werden. Darüber hinaus dürfen in der Behandlung die oft bestehenden Denkstörungen des Patienten nicht außer Acht gelassen werden (Benjamin 2003).

Die Behandlung sollte im Wesentlichen auf stützende und psychoedukative Elemente bauen. Therapieziele sind dabei das Erkennen und Beachten persönlicher Grenzen und das In-Beziehung-Treten zur Lebenswelt (Fiedler 2003).

Spezifische Behandlungsansätze

Es liegen bislang keine empirischen Untersuchungen zur Psychotherapie der schizotypischen PS vor. Empfehlungen können daher nur ohne empirische Evidenz auf dem Niveau der Expertenmeinung abgegeben werden. Einige kontrollierte Therapiestudien liefern Hinweise auf die Wirksamkeit **niedrigdosierter Antipsychotika** in der Behandlung der schizotypischen PS (Maier et al. 1999). Koenigsberg et al. (2003) demonstrierten in einer placebokontrollierten Doppelblindstudie eine Verbesserung hinsichtlich der Positiv- und Negativsymptomatik unter geringen Dosen Risperidon; in einer unkontrollierten Pilotstudie an 11 Patienten mit schizotypischer PS wiesen Keshavan et al. (2004) die Wirksamkeit von niedrigdosiertem Olanzapin auf die depressive und psychotische Symptomatik nach (Evidenzgrad II, möglicherweise wirksam).

MERKE
Im Allgemeinen kommt eine kombinierte pharmakologische und psychotherapeutische Behandlung der schizotypischen PS zur Anwendung.

Psychodynamische Therapieansätze werden aufgrund ihrer eher weniger strukturierenden therapeutischen Haltung nur in modifizierter Form unter Einbeziehung stützender Elemente und einer klaren und transparenten Therapiestrategie empfohlen.

Von **kognitiv-behavioraler Seite** wurden neben sozialem Kompetenztraining und Angstbewältigung die Bearbeitung automatischer Gedanken (➤ Box 23.7) und die Steigerung des Vertrauens in das eigene Urteilsvermögen in der Behandlung von Patienten mit schizotypischer PS eingesetzt (Beck et al. 1999; Turkat 1996). Die Patienten werden systematisch dazu angeleitet, ihre Beurteilung der Umgebung zu überprüfen. Turkat (1996) empfahl als Hausaufgabe, deskriptive Analysen sozialer Situationen schriftlich festzuhalten, um die eigene Beurteilung anschließend einer Überprüfung zu unterziehen.

BOX 23.7
Typische automatische Gedanken von Patienten mit schizotypischer Persönlichkeitsstörung nach Beck et al. (1999)
- Beobachtet die Person mich?
- Ich weiß, was er denkt.
- Ich habe das Gefühl, dass etwas Schlimmes passieren wird.
- Ich weiß, dass sie mich nicht mögen werden.
- Ich spüre den Teufel in ihr.
- Ich bin ein Nichts.
- Bin ich tot?

Bedingt durch die Nähe der schizotypischen PS zu schizophrenen Erkrankungen lassen sich viele der kognitiv-behavioralen Therapiestrategien hier nur begrenzt einsetzen. Therapeutisch wichtig ist:
- Stabilisierung der Patienten zu stabilisieren
- Vermittlung von sozialen Regeln und sozialen Kompetenzen

- Aktive Hilfe bei der Strukturierung ihres Alltags aktiv
- Vermittlung von Wahrnehmungsfertigkeiten durch entsprechende Trainings

Wichtig ist auch, das „magische Denken" der Patienten *nicht* anzutasten, denn man muss davon ausgehen, dass die Patienten dies als Kompensationsstrategie benötigen: Wenn man einlaufende Informationen über Situationen und insbesondere soziale Situationen nicht adäquat verarbeiten kann, dann kann man diese Situationen auch nicht verstehen und erlebt die Welt als chaotisch und unberechenbar. Und diesen hoch aversiven und beängstigenden Zustand kann man dadurch kontrollieren, dass man annimmt, telepathische Fähigkeiten zu haben, über hypnotische Kräfte zu verfügen, Kontakt zum Jenseits zu haben, Informationen von Außerirdischen zu bekommen usw.

> **MERKE**
> Das „magische Denken" muss man somit als eine Kompensationsstrategie auffassen, welche die Patienten dringend benötigen und die man ihnen deshalb auch therapeutisch nicht nehmen darf!

Empirische Wirksamkeitsbefunde

Es liegen bislang keine Wirksamkeitsstudien zur psychotherapeutischen Behandlung der schizotypischen PS vor (Evidenzgrad IV). Erste Hinweise auf die symptomatische Wirksamkeit von Risperidon und Olanzapin liegen vor (Evidenzgrad II, möglicherweise wirksam).

23.3 Cluster-B-Persönlichkeitsstörungen: histrionische und narzisstische Persönlichkeitsstörung

Stephan Doering und Rainer Sachse

Kernaussagen

- Menschen mit histrionischer und narzisstischer Persönlichkeitsstörung fallen durch ihr extrovertiertes Verhalten auf. Die Störung kann Ich-dyston sein und mit beträchtlichem Leidensdruck einhergehen – insbesondere dann, wenn es den Betroffenen nicht gelingt, ihre Bedürfnisse nach Aufmerksamkeit, Zuwendung und Anerkennung zu befriedigen. Stabilere und im Leben erfolgreiche Patienten können über lange Zeit ohne Krankheitsbewusstsein leben, wobei in der Regel die Umwelt unter ihrem rivalisierenden oder entwertenden Verhalten leidet.
- In der Behandlung kommt es darauf an, das störbare Selbstwertgefühl der Patienten nicht außer Acht zu lassen, um Therapieabbrüche zu vermeiden.
- Es ist damit zu rechnen, dass dysfunktionale Beziehungsmuster schnell in der therapeutischen Beziehung aktiviert werden, wo sie zum einen toleriert werden müssen, zum anderen aber auch die Möglichkeit zur psychotherapeutischen Bearbeitung bieten.
- Es gibt spezifische psychodynamische und verhaltenstherapeutische Ansätze, jedoch bislang keine empirische Evidenz für die Wirksamkeit der Behandlungen.

Menschen mit diesen Störungen erscheinen oft als instabil, dramatisch und launisch und zeichnen sich durch geringe soziale Verträglichkeit, meist hohe Stressreagibilität und geringes soziales Funktionsniveau aus. Die ebenfalls diesem Cluster zugehörige antisoziale PS wird in ➤ Kap. 12 und die Borderline-PS in ➤ Kap. 24 dargestellt.

23.3.1 Die histrionische Persönlichkeitsstörung

Patienten mit histrionischer PS gelten als egozentrisch, dramatisch in ihrer Selbstdarstellung und Affektivität sowie auf äußere Attraktivität und verführerisches Verhalten sehr bedacht. Dabei sind sie gleichzeitig in hohem Maße auf Schutz, Unterstützung und Wertschätzung durch andere angewiesen (Millon 1996). Die Prävalenz in der Allgemeinbevölkerung beträgt ca. 2–3 %, bei psychiatrischen Patienten finden sich 4,3–7,1 % (Loranger et al. 1994) bzw. dem DSM-IV zufolge sogar 10–15 % (Saß et al. 1996). Aus diesen Zahlen wird ersichtlich, dass sich Patienten mit histrionischer PS relativ häufig in Behandlung begeben, allerdings meist nicht aufgrund ihrer Persönlichkeitszüge, sondern wegen depressiver oder dissoziativer Störungen, insbesondere dann, wenn es ihnen nicht mehr gelingt, durch extrovertiertes und verführerisches Verhalten Aufmerksamkeit, Anerkennung und Zuwendung zu gewinnen.

Diagnostik

Die diagnostischen Kriterien der histrionischen PS sind ➤ Box 23.8 zu entnehmen.

> **BOX 23.8**
> **Diagnostische Kriterien der histrionischen Persönlichkeitsstörung nach ICD-10 (Dilling et al. 2006)**
>
> Mindestens vier der folgenden Eigenschaften oder Verhaltensweisen müssen vorliegen:
> - Dramatische Selbstdarstellung, theatralisches Auftreten oder übertriebener Ausdruck von Gefühlen
> - Suggestibilität, leichte Beeinflussbarkeit durch andere Personen oder durch äußere Umstände
> - Oberflächliche, labile Affekte

- Ständige Suche nach aufregenden Erlebnissen und Aktivitäten, in denen die betreffende Person im Mittelpunkt der Aufmerksamkeit steht
- Unangemessen verführerisch in Erscheinung und Verhalten
- Übermäßige Beschäftigung damit, äußerlich attraktiv zu erscheinen

Symptomatik

Die Patienten zeichnen sich durch den Wunsch nach Aufmerksamkeit und Zuwendung sowie das Bedürfnis, im Mittelpunkt zu stehen, aus. Ihr Verhalten und ihre Selbstdarstellung erscheinen dabei nicht selten unecht, gekünstelt, exhibitionistisch, sexualisiert und dramatisiert (> Box 23.9). Je nach Alter der Betroffenen und den Erwartungen der kulturellen Umgebung kann dieses Verhalten sozial erfolgreich sein; meist kommt es jedoch im mittleren oder höheren Lebensalter zum Ausbleiben der Anerkennung durch die Umwelt, was in depressive Krisen mündet (Sachse 2002, 2013; Sachse et al. 2012).

BOX 23.9
Zentrale Schemata bei Patienten mit histrionischer Persönlichkeitsstörung

Zentrale Schemata: „Ich bin nicht wichtig" oder „Ich habe anderen nichts zu bieten" oder „In Beziehungen wird man nicht ernst genommen"
Interaktionelle Ziele:
- Versuche, Missachtung und fehlende Aufmerksamkeit zu vermeiden!
- Mach Dich wichtig!
- Sei die Wichtigste!
- Erlange Aufmerksamkeit (um jeden Preis)!

Intransparente Strategien:
- Positive Strategien wie: unterhaltsam sein, interessant sein, attraktiv sein, sexy sein, erotische Ausstrahlung haben
- Negative Strategien wie: Symptome produzieren, Kontrolle ausüben, jammern und klagen, bedürftig und „arm dran" sein

Ätiologie

Obwohl die histrionische PS offenbar eine relative hohe genetische Disposition aufweist (die Heritabilitätsrate beträgt nach Torgersen et al. [2000] .67), existieren keine empirisch wirklich abgesicherten Befunde zu neurobiologischen Faktoren in der Genese der Erkrankung. Umso umfassender ist die Literatur zu psychosozialen Erklärungsansätzen.

- Schulenübergreifend wird eine **Selbstwertproblematik** in den Mittelpunkt der Ätiologie gestellt, die in Zusammenhang mit der frühen Geschlechtsrolle steht.
- Die psychoanalytische Theorie nimmt an, dass ein Liebesentzug oder ein realer Verlust der frühen Mutter zu einer Hinwendung der Tochter zum Vater führt, den die Tochter mit allen Mitteln für sich einzunehmen versucht, um einen weiteren Liebesverlust zu verhindern. Dazu setzt sie ein weiblich verführerisches Verhalten ein, das – wenn es beim Vater ein Echo hervorruft – weiterhin zur Sicherung von Zuwendung eingesetzt wird (Hoffmann 1979).
- Kognitiv-behavioral orientierte Autoren sehen die Verstärkung Aufmerksamkeit suchenden Verhaltens und elterliche Rollenmodelle als ätiologische Faktoren an, welche die Entwicklung eines stabilen Selbstkonzepts verhindern (Millon und Everly 1985), was sich später in dem nach Beck und Freeman (1999: 193) charakteristischen kognitiven Schema äußert: „Ich bin unzulänglich und unfähig, das Leben auf eigene Faust zu bewältigen" und „Es ist notwendig, geliebt zu werden (von allen Leuten zu jeder Zeit)".

Allgemeines zur Therapie

Häufig steht bei Patienten mit histrionischer PS zunächst die **Behandlung der Achse-I-Störung** im Vordergrund.

Sollte darüber hinaus im Rahmen einer gemeinsamen Behandlungsplanung mit dem Patienten der Wunsch nach einer Bearbeitung der Persönlichkeitszüge mit den daraus resultierenden Problemen des Selbstwerterlebens und der Beziehungsgestaltung entstehen, so lassen sich als übergeordnete Behandlungsziele die **Entwicklung eines stabilen Selbstbildes und eines autonomen Lebensentwurfs** nennen (Herpertz und Wenning 2003c). Voraussetzung für die Erreichung dieses Ziels dürfte es sein, die „*durch ständige Rollenroutine und Rollenverfangenheit bedingte aktive Negation von Bewusstheit zu thematisieren und zu überwinden*" (Fiedler 2003: 248).

In Beziehungen, so auch in der therapeutischen, nehmen histrionische Patienten oft eine zugleich fordernde und abhängige Position ein („*demanding dependency*"; Benjamin 2003). Schulenübergreifend wurde auf die Gefahr hingewiesen, dass der Therapeut in der Beziehung zum Patienten die Rolle eines Erlösers oder omnipotenten Helfers einnimmt (Beck et al. 1999; Fiedler 2003). Zu einem solchen Agieren mit fatalen Folgen für die Behandlung kann er vom Patienten verführt oder aber gedrängt werden. Allen (1991: 161) formulierte das Dilemma aus der Patientenperspektive: „*Entweder Sie geben mir alles, oder ich breche die Behandlung ab; wenn Sie mir aber alles geben, wird es uns zerstören!*"

Spezifische Behandlungsansätze

Es gibt bisher keine empirischen Untersuchungen zur Behandlung der histrionischen PS, allerdings wurden verschiedene Behandlungsansätze in z. T. detaillierter Form ausgearbeitet. Diesen kommt bislang nur der Evidenzgrad der Expertenmeinung ohne empirische Evidenz zu.

Die psychodynamische Schule kann auf eine lange Tradition zurückblicken, gilt doch die Behandlung der „Hysterie" seit Freud als eine der zentralen Indikationen der Psychoanalyse. Eckhardt-Henn und Hoffmann (2000) fassen in ihrer Übersichtsarbeit die **Therapiethemen der psychodynamischen Behandlung** der histrionischen PS zusammen:
- Agierendes Verhalten (überwiegend unbewusste Motivation)
- Die spezifische Emotionalität: Para- und Hyperemotionalität
- Übertragung und Gegenübertragung
- Die spezifische Wahrnehmung der Umgebung („Objektwelt"): hysterischer Stil
- Gestörte Selbstwahrnehmung

Der differenzierteste Behandlungsansatz für die histrionische PS stammt von Horowitz (1997; Horowitz et al. 2001), wobei es sich um eine **„dynamische Kurzzeitpsychotherapie"** handelt, die neben psychodynamischen auch kognitive Elemente enthält. Horowitz (1997) unterscheidet die folgenden drei Therapiephasen:
1. **Psychische Stabilisierung**
2. Bearbeitung von **Kommunikationsstrategien und Abwehrmechanismen**
3. Konsolidierung von **Identität und Beziehungen**

Beck et al. (1999: 192) räumen ein, dass *„die Art des dysfunktionalen Denkstils histrionischer Patienten dazu (führt), dass sie mit einem Lebensansatz zur Sitzung kommen, der dem systematischen, strukturierten Wesen der kognitiven Therapie genau entgegengesetzt ist"*, was eine kognitiv-verhaltenstherapeutische Behandlung dieser Patienten erschwere. In ihrem **kognitiven Ansatz** empfehlen die Autoren zunächst die Einführung eines Zeitplans und inhaltlichen Rahmens mit klar definierten Therapiezielen. Im Weiteren stehen die Identifizierung von Gedanken und Gefühlen sowie die Bearbeitung dysfunktionaler automatischer Gedanken im Mittelpunkt. In der fortgeschrittenen Therapiephase sind dann die Konsolidierung von Identität, Selbstgefühl und Selbstbehauptung sowie die Bearbeitung der problematischen zwischenmenschlichen Beziehungen möglich.

In seinem **integrativen Ansatz** zur Psychotherapie der histrionischen PS schlägt Fiedler (2003) drei Fokusgruppen vor:
1. **Auswahl therapeutischer Ansatzpunkte** mit
   a. Aufbau eines stabilen Selbstwertgefühls und Verhaltenskontrolle
   b. Reflexion und Erprobung dauerhafter Beziehungen im Privatleben und Beruf und
   c. Reflexion und Erproben von Möglichkeiten, etwas allein zu unternehmen oder sogar allein zu leben
2. **Analyse und Begründung persönlicher Rollen** mit
   a. Insuffizienz integrativer Prozesse und Entwicklungsmöglichkeiten und
   b. interaktionellen Konflikten
3. **Krisenmanagement** mit
   a. Fokusbildung: konkrete Krisen
   b. Akzeptanz persönlicher Stile
   c. Motivanalyse
   d. Sinnsuche und Sinnsetzung

Nach Sachse (2004a) bedeutet komplementäres Handeln des Therapeuten zur Motivebene des histrionischen Patienten, dass der Therapeut dem Patienten *besondere* Aufmerksamkeit entgegenbringt: Der Therapeut hört dem Patienten (deutlich erkennbar) sehr aufmerksam zu, macht deutlich, dass er sich für den Patienten und alle Inhalte interessiert, dass er sich sehr darum bemüht, den Patienten zu verstehen. Vor allem aber nimmt er den Patienten *ernst*: sein Leiden, sein Erleben, seine Dramatik usw. In der Anfangsphase sollte der Therapeut Konfrontationen und vor allem alles vermeiden, was als Ignorieren oder Nicht-Ernstnehmen des Patienten verstanden werden kann.

Empirische Wirksamkeitsbefunde

Es liegen bislang keine Wirksamkeitsstudien zur psychotherapeutischen Behandlung der histrionischen PS vor (Evidenzgrad IV).

23.3.2 Die narzisstische Persönlichkeitsstörung

Patienten mit narzisstischer Persönlichkeitsstörung sind beherrscht von Größenideen, zeigen nach außen ein übermäßiges Selbstbewusstsein und verlangen ein gesteigertes Maß an Bewunderung von anderen Menschen. Sie zeigen sich anderen Menschen gegenüber wenig empathisch und arrogant, dabei sind sie bereit, andere Menschen auszunutzen, um ihre eigenen Ziele zu erreichen. Hinter dieser Haltung steht die Bedrohung durch Schwäche und Abhängigkeit (Millon 1996), die in dem Moment eintreten können, wenn die Bestätigung und Bewunderung durch andere ausbleibt („*ever present threat of a fall from grace*"; Benjamin 2003). Die Prävalenz der narzisstischen PS in der Allgemeinbevölkerung liegt bei ca. 0,8 % (Torgersen et al. 2001), in klinischen Populationen finden sich je nach Stichprobe 1–16 %, wobei z. B. im forensischen oder Suchtbereich besonders hohe Zahlen beobachtet werden (Ronningstam 2005).

Diagnostik

Die ICD-10 enthält im Anhang vorläufige diagnostische Kriterien für die narzisstische Persönlichkeitsstörung (> Box 23.10).

BOX 23.10
Diagnostische Kriterien der narzisstischen Persönlichkeitsstörung nach ICD-10 (Dilling et al. 2006)

Mindestens fünf der folgenden Eigenschaften oder Verhaltensweisen müssen vorliegen:
- Größengefühl in Bezug auf die eigene Bedeutung (z. B. die Betroffenen übertreiben ihre Leistungen und Talente, erwarten, ohne angemessene Leistungen, als überlegen angesehen zu werden)
- Beschäftigung mit Fantasien über unbegrenzten Erfolg, Macht, Brillanz, Schönheit oder idealer Liebe
- Überzeugung, „besonders" und einmalig zu sein und nur von anderen besonderen Menschen oder solchen mit hohem Status (oder von entsprechenden Institutionen) verstanden zu werden oder mit diesen zusammen sein zu können
- Bedürfnis nach übermäßiger Bewunderung
- Anspruchshaltung; unbegründete Erwartungen besonders günstiger Behandlung oder automatische Erfüllung der Erwartungen
- Ausnutzung von zwischenmenschlichen Beziehungen, Vorteilsnahme gegenüber anderen, um eigene Ziele zu erreichen
- Mangel an Empathie; Ablehnung, Gefühle und Bedürfnisse anderer anzuerkennen oder sich mit ihnen zu identifizieren
- Häufiger Neid auf andere oder Überzeugung, andere seien auf die Betroffenen neidisch
- Arrogante, hochmütige Verhaltensweisen und Attitüden

Mit dem **Narzissmusinventar** (Deneke und Hilgenstock 1989) liegt ein validiertes Selbstbeurteilungsinstrument zur Erfassung narzisstischer Persönlichkeitszüge vor. Dieser Fragebogen gestattet zwar keine Diagnose einer narzisstischen PS, liefert jedoch valide Hinweise auf eine narzisstische Problematik. Das Instrument enthält 163 Items, die vier Skalen zugeordnet werden: bedrohtes Selbst, „klassisch" narzisstisches Selbst, Ideal-Selbst und hypochondrisches Selbst. Die Bearbeitung des relativ langen Fragebogens dauert 30–45 Minuten.

Symptomatik

Menschen mit einer narzisstischen PS fallen durch ihre Überheblichkeit und ihr Anspruchsdenken auf, das dazu führt, dass sie andere Menschen entwerten und ihnen kühl und unempathisch begegnen. Im Rahmen ihres Strebens nach Bewunderung, Macht und Erfolg neigen sie zu beträchtlicher Selbstinszenierung und sind bereit, andere für ihre eigenen Zwecke auszunutzen, wobei sie kaum Schuldgefühle entwickeln (➤ Box 23.11). Die Partnerschaften von Patienten mit narzisstischer PS verlaufen meist nach zweierlei Mustern: Entweder wird ein unterlegener Partner gesucht, der als ständige und zuverlässige Quelle von Anerkennung und Bewunderung „genutzt" werden kann, oder es wird ein „bedeutender" Partner gewählt, dessen Macht und Erfolg den narzisstischen Partner aufwertet (Sachse 2002, 2004b, 2013, 2014; Sachse et al. 2011b).

Meist kommen diese Patienten nicht aufgrund ihrer Persönlichkeitszüge in Behandlung, da unter diesen überwiegend die Mitwelt und weniger die Betroffenen zu leiden haben, sondern vielmehr wegen einer depressiven Dekompensation, die u. U. mit ausgeprägter Suizidalität einhergehen kann.

BOX 23.11
Zentrale Schemata bei Patienten mit narzisstischer Persönlichkeitsstörung

Zentrale Beziehungs- oder Interaktionsmotive:
- Motiv nach Anerkennung: das Motiv, positives Feedback über die eigene Person zu erhalten, als Person anerkannt zu werden, in positiven Eigenschaften wahrgenommen zu werden
- Motiv nach Autonomie: das Motiv, eigene Entscheidungen über das eigene Leben treffen zu können, von anderen Personen unabhängig zu bleiben

Schemata wie: „Ich bin nicht okay" oder „Ich bin ein Versager" oder „In Beziehungen wird man abgewertet", „Meine Autonomie wird eingeschränkt"

Interaktionelle Ziele wie:
- Vermeide Abwertung und Kritik!
- Sei erfolgreich, um Anerkennung zu erhalten!
- Sei der Beste!
- Vermeide es, abhängig zu sein!

Strategien:
- Viel leisten, Erfolge sammeln, Statussymbole sammeln („symbolische Selbstergänzungen")
- Leistungen und Erfolge deutlich sichtbar machen und Anerkennung einfordern
- Von anderen einen „VIP-Status" einfordern, Sonderbehandlung erwarten, Sonderrechte für sich reklamieren
- Soziale Regeln bestimmen, wie man mit ihnen umzugehen hat; „Regelverletzer" werden bestraft
- Autonom bleiben, eigene Territorien definieren, sich nicht völlig auf Beziehungen einlassen
- Nur Personen vertrauen, die nicht bedrohlich (z. B. nicht kritisierend) sind

Ätiologie

Torgersen et al. (2000) zufolge weist die narzisstische PS mit .79 die höchste Heritabilität aller Persönlichkeitsstörungen auf. Allerdings liegen bis heute keine empirischen Untersuchungen zu neurobiologischen Zusammenhängen vor.

Es gibt zwei grundlegend verschiedene Annahmen zur Rolle psychosozialer Faktoren in der Entstehung der narzisstischen PS: kindliche Frustration und Vernachlässigung auf der einen und Bewunderung, Idealisierung und Verwöhnung des Kindes durch die Eltern auf der anderen Seite.

Insbesondere psychoanalytische Autoren fokussieren auf die **frustrierenden kindlichen Erfahrungen.** Kohut (1973, 1979) sieht als wesentlichen Faktor in der Entwicklung der narzisstischen PS ein *„Versagen der mütterlichen Empathie"* und in der Folge einen gestörten psychischen Entwicklungsprozess, der auf einer kindlichen Stufe der Grandiosität verhaftet bleibt.

Kernberg (2006) geht von einer **biologischen Disposition** zur narzisstischen PS aus, die im Zusammenwirken mit einem kalten und zurückweisenden, aber auch bewundernden elterlichen Beziehungsstil zur Ausbildung eines grandiosen Selbst führt. Dabei kommt es charakteristischerweise durch Spaltungsabwehr zu einer Separation von positiven und negativen Anteilen in der Wahrnehmung des Selbst und der anderen Menschen, wobei die positiven, idealen Anteile dem grandiosen Selbst und die negativen Anteile den anderen zugeschrieben werden.

Für beide Anschauungen gibt es auch bereits empirische Belege: Johnson et al. (1999, 2006) fanden in einer prospektiven Untersuchung eine signifikante Häufung narzisstischer PS bei Personen, die in ihrer Kindheit elterlicher Vernachlässigung und Gleichgültigkeit ausgesetzt waren. Ramsey et al. (1996) fanden sowohl einen permissiven als auch einen autoritären elterlichen Beziehungsstil als Prädiktor narzisstischer Persönlichkeitszüge.

Allgemeines zur Therapie

Fiedler (2003) weist auf die Bedeutung der Komorbidität bei der Therapieplanung mit narzisstischen Patienten hin. Achse-I-Störungen, aber auch komorbide Persönlichkeitsstörungen verlangen ein anderes therapeutisches Vorgehen, insbesondere was die Therapiezielformulierung angeht. Besonderes Augenmerk sollte auf das Vorliegen **antisozialer Tendenzen** gelegt werden, die nach Auffassung einiger Autoren ab einem bestimmten Ausmaß ein kuratives psychotherapeutisches Vorgehen stark infrage stellen (z. B. Kernberg 2006).

Vielfach wurde die Bedeutung der therapeutischen Beziehung in der Behandlung von narzisstischen Patienten betont, wobei einerseits ein hohes Maß an Empathie, Behutsamkeit und Takt gefordert ist, um den Patienten nicht zu kränken und möglicherweise sogar einen Therapieabbruch zu provozieren. Auf der anderen Seite besteht die Gefahr, dass der Therapeut vom Patienten dazu bewegt wird, ihn zu bewundern anstatt maladaptive Verhaltensmuster und Problembereiche zu fokussieren (Horowitz et al. 2001).

> **MERKE**
>
> Menges (1999) wies in diesem Zusammenhang auf die Bedeutung einer Balance zwischen Wertschätzung und kritischen Rückmeldungen hin. Ein Zuviel an Aufwertung des narzisstischen Patienten durch den Therapeuten kann sich als Bärendienst erweisen, wenn es nämlich dazu führt, dass der Patient seine Selbstüberhöhung lediglich wieder installiert und festigt, ohne sich darüber hinaus infrage zu stellen (Millon und Davis 2000).

Spezifische Behandlungsansätze

Es wurden bislang keine manualisierten Therapieansätze und keine kontrollierten Therapiestudien zur Behandlung der narzisstischen PS publiziert. Dennoch existiert eine umfangreiche theoretische und klinische Literatur zu diesem Thema, die vor allem von Autoren mit psychodynamischer Ausrichtung stammt. Die beiden wegweisenden **psychoanalytischen Konzeptualisierungen** der Therapie der narzisstischen PS stammen von Kohut (1973, 1979) und Kernberg (1978, 1985, 2006; Clarkin et al. 2001). Diesen Ansätzen ist gemeinsam, dass sie bislang keine empirische Evidenz aufweisen und daher nur als Expertenmeinungen zu gelten haben.

Kohut betont die Bedeutung der Empathie des Therapeuten, die durch eine korrigierende Beziehungserfahrung eine Nachreifung des infantilen grandiosen Selbst ermöglichen soll. Dabei bedient sich Kohut der idealisierenden Übertragung des Patienten, die jedoch zunächst nicht gedeutet wird. Vielmehr übernimmt der Therapeut eine sog. **Selbstobjekt-Funktion,** indem er zulässt, dass der Patient die respektvoll-akzeptierende Haltung des Therapeuten als Quelle der Stabilisierung und Aufwertung des Selbst für sich nutzt.

Die von Kernberg entwickelte Übertragungsfokussierte Psychotherapie (TFP, s. auch > Kap. 24) zielt von Beginn an auf Klärung, Konfrontation und Deutung der Übertragung, wobei insbesondere negative Übertragungsaspekte wie Neid, Wut, Hass und Aggression thematisiert werden. Im Gegensatz zu Kohuts Vorgehen wird der Patient nicht durch zeitweilige Übernahme einer Selbstobjekt-Funktion stabilisiert, vielmehr werden **widersprüchliche Selbst- und Objektwahrnehmungen** – und in diesem Zusammenhang auch das pathologische grandiose Selbst – aufgegriffen und im Hier und Jetzt der therapeutischen Beziehung gedeutet. Auf diese Weise werden eine Überwindung der durch Spaltungsabwehr beeinträchtigten Selbst- und Objektwahrnehmung und eine Integration der inneren Bilder vom Selbst und den anderen gefördert. Ziel der Behandlung ist die Entwicklung einer stabilen und realitätsgerechten Identität mit funktionierender Selbstwertsteuerung und empathischem Umgang mit anderen.

Auch von **kognitiv-behavioraler Seite** wurden Therapieansätze zur Behandlung der narzisstischen PS entwickelt. Nach Sachse (2004b) bedeutet **komplementäres Handeln zur Motivebene** bei Patienten mit narzisstischer PS:

- Der Therapeut vermeidet unbedingt, den Patienten defizitär zu definieren: Der Patient hat kein Problem, sondern er will sich „weiterentwickeln", und das ist völlig O. K. Der Patient hat ganz „normale" Anliegen, und es ist völlig in Ordnung, ja sehr klug, damit einen Experten zu betrauen.
- Der Therapeut nimmt die Leistungen, Erfolge usw. des Patienten deutlich wahr und konnotiert sie deutlich positiv.

- Der Therapeut nimmt immer wahr, dass die „Probleme" des Patienten, verglichen mit den Erfolgen des Patienten, im Grunde marginal sind.
- Der Therapeut zeigt sich als kompetent, als jemand, den der Patient als „Peer" anerkennen kann.
- Der Therapeut respektiert die Autonomie des Patienten, macht ihm also immer nur *Angebote* und keine Vorschriften.

Beck et al. (1999) betonen zunächst die Bedeutung einer sorgfältigen Therapiezielformulierung und die Etablierung einer tragfähigen therapeutischen Beziehung. Als die drei wesentlichen Zielbereiche ihrer kognitiven Therapie nennen die Autoren Großartigkeit, Überempfindlichkeit gegenüber der Einschätzung anderer und fehlendes Einfühlungsvermögen. Die Behandlungsinterventionen zielen dabei auf die Steigerung der Verantwortung für das eigene Verhalten, den Abbau kognitiver Verzerrungen und des dysfunktionalen Affekts sowie die Formulierung neuer Einstellungen.

Ein **schematherapeutischer Ansatz** wurde von Dieckmann (2011) vorgelegt. Er verbindet psychodynamische, verständnisbezogene Momente mit mehr strukturierten, aktiven und direktiven Techniken aus der KVT. Bei dieser Therapieform wird in der therapeutischen Beziehung stärker als in kognitiven Therapien die Manifestation früh erlernter Schemata fokussiert.

Ein schulenübergreifender Therapieansatz für die narzisstische PS, der in erster Linie auf Suizidalität und Mangel an Empathiefähigkeit fokussiert, stammt von Menges (1999). Die Autorin formuliert zunächst eine therapeutische Grundhaltung, die auf Empathie, Transparenz und Grenzsetzung basiert, bevor sie einen Therapieablauf in fünf Schritten konzeptualisiert.

Empirische Wirksamkeitsbefunde

Es liegen bislang keine Wirksamkeitsstudien zur psychotherapeutischen Behandlung der narzisstischen PS vor (Evidenzgrad IV).

LITERATURAUSWAHL
Beck AT, Freeman A, Pretzer J, et al. (1999). Kognitive Therapie der Persönlichkeitsstörungen. 4. A. Weinheim: Beltz.
Benjamin LS (2003). Interpersonal Diagnosis and Treatment of Personality Disorders. 2nd ed. New York: Guilford.
Clarkin JF, Yeomans FE, Kernberg OF (2001). Psychotherapie der Borderline-Persönlichkeit. Stuttgart: Schattauer.
Dieckmann E (2011). Die Narzisstische Persönlichkeitsstörung mit Schematherapie behandeln. Stuttgart: Klett-Cotta.
Fiedler P (2003). Integrative Psychotherapie bei Persönlichkeitsstörungen. 2. A. Bern: Hogrefe.
Horowitz MJ, Marmar C, Krupnick J, et al. (2001). Personality Styles and Brief Psychotherapy. 3rd ed. New York: Aronson.
Johnson JG, Cohen P, Chen H, et al. (2006). Parenting behaviors associated with risk for offspring personality disorder during adulthood. Arch Gen Psychiatry 63: 579–587.
Millon T, Davis R (2000). Personality Disorders in Modern Life. New York: Wiley.
Sachse R (2013). Persönlichkeitsstörungen: Leitfaden für eine psychologische Psychotherapie, 2. überarb. u. erw. A. Göttingen: Hogrefe.
Torgersen S, Kringlen E, Kramer V (2001). The prevalence of personality disorders in a community sample. Arch Gen Psychiatry 58: 590–596.

23.4 Cluster-C-Persönlichkeitsstörungen: ängstlich-vermeidende, dependente und zwanghafte Persönlichkeitsstörung
Babette Renneberg

Kernaussagen

- Persönlichkeitsstörungen werden vorwiegend Ich-synton erlebt, d. h., das eigene Erleben und Verhalten wird als nicht störend, zur eigenen Person passend und damit als nicht veränderungswürdig erlebt. Deshalb besteht vonseiten des Patienten zunächst selten ein Auftrag für die Behandlung der PS, sondern nur der begleitenden Achse-I-Störungen, auf die zunächst häufig zu fokussieren ist. Eine Ausnahme bildet neben der Borderline-PS die ängstlich-vermeidende PS.
- Persönlichkeitsstörungen stellen Beziehungs- und Interaktionsstörungen dar. Daraus resultiert, dass die Störungen u. a. in der therapeutischen Beziehung erlebbar werden.
- Für die Behandlung von Patienten mit Persönlichkeitsstörungen ist es zunächst vordringliches Ziel, eine tragfähige therapeutische Beziehung aufzubauen. Dies gelingt häufig durch ein komplementäres Handeln zur Motivebene, d. h. die wesentlichen Beziehungsmotive des Klienten werden herausgearbeitet und befriedigt, ohne sich in das Beziehungssystem verstricken zu lassen. Diese Therapiephase kann z. T. viele Therapiestunden beanspruchen. Erst vor diesem Hintergrund aber werden konfrontative Interventionen möglich und können dann verhaltensändernd wirken.
- Bei der Vermittlung von PS-Diagnosen haben sich psychoedukative Techniken bewährt, die möglichst wertfrei auf die Stärken und Schwächen bestimmter Persönlichkeitsstile eingehen und Rückmeldungen über die Sinnhaftigkeit maladaptiver Verhaltensmuster einschließen.

- Ist Änderungsmotivation aufgebaut, so fokussieren kognitiv-behaviorale Therapeuten auf die Identifikation und Veränderung dysfunktionaler Schemata. Diese wurden gewöhnlich in der frühen Kindheit als recht umfassende Schemata gebildet, befinden sich bei Patienten mit Persönlichkeitsstörungen auf einer dem Bewusstsein schwer zugänglichen Ebene der Kognition und sind mit starken emotionalen Empfindungen gekoppelt. Sie werden u. a. durch Ein-Personen-Rollenspiele, durch Exposition in interaktiven Rollenspielen oder auch durch gestalttherapeutische Techniken aktualisiert. Bei nicht zu übersehenden Parallelen in der Konzeptbildung und im therapeutischen Vorgehen beschäftigen sich psychodynamische Therapeuten anstelle von dysfunktionalen Schemata eher mit Beziehungs- oder Übertragungsmustern und bearbeiten diese in der verbalen Interaktion unter Nutzung der Gegenübertragung und z. T. unter Einbeziehung von Deutungen.
- Bei Persönlichkeitsstörungen, die mit gravierenden zwischenmenschlichen Problemen einhergehen, besteht eine schulenübergreifende Herangehensweise in der Bearbeitung von Kommunikationsstrategien einschließlich eines psychosozialen Konfliktmanagements. Bei Menschen mit sozialer Ängstlichkeit sind übende Verfahren zum Aufbau sozialer Fertigkeiten und zur Stärkung des Selbstwertgefühls einzuschließen.
- Evidenzbasierte psychotherapeutische Therapietechniken liegen nur für die selbstunsichere sowie ansatzweise für die zwanghafte PS vor.

23.4.1 Einleitung

Die ängstlich-vermeidende (im DSM-5 als vermeidend-selbstunsichere PS bezeichnet), die abhängige (DSM-5: dependente) und die anankastische (DSM-5: zwanghafte) PS werden häufig koprävalent zu Achse-I-Störungen diagnostiziert. Die Patienten kommen selten wegen der Probleme, die direkt mit der Persönlichkeitsstörung in Verbindung stehen, in psychotherapeutische Behandlung. Häufige Anlässe für eine Behandlung sind dagegen Depressionen oder Angststörungen.

Patienten mit ängstlich-vermeidender PS haben dabei die stärksten Ich-dystonen Anteile; beispielhaft seien berufliche Einschränkungen durch große Selbstunsicherheit und Ängstlichkeit in Sozialkontakten genannt.

Wie auch bei anderen Persönlichkeitsstörungen beziehen sich die diagnostischen Kriterien dieser drei PS, die früher in der DSM-Klassifikation als Cluster C zusammengefasst wurden, auf Erlebens- und Verhaltensweisen der Betroffenen in der Interaktion mit anderen und können daher als **interpersonelle Interaktionsstörungen** betrachtet werden. Für die ängstlich-vermeidende PS liegen die meisten empirischen Studien vor, die einerseits das Störungsmodell und andererseits die Wirksamkeit psychotherapeutischer Interventionen prüfen und weiterentwickeln. Aufgrund der deutlich umfangreicheren Studien- und Befundlage wird daher im Folgenden auf die ängstlich-vermeidende PS ausführlicher eingegangen. Zwischenmenschliche Interaktionen von Personen mit ängstlicher PS werden von unterschiedlichen Motiven der Handelnden gesteuert, wobei diese Motive jeweils von der individuellen Lebensgeschichte, der Sicht der eigenen Person und der Interpretation von Ereignissen und Handlungen anderer abhängig sind. In psychotherapeutischen Interventionen werden die Kernmotive des interaktionellen Verhaltens sowohl in der therapeutischen Beziehung als auch im Alltag der Patientinnen und Patienten berücksichtigt. Damit erscheinen die ängstlichen PS nicht als unabänderliche, schrullige Eigenarten der Betroffenen, sondern als besondere Muster der Interpretation zwischenmenschlicher Beziehungen und dazu gehörender Interaktionen (Renneberg und Fydrich 2003, vgl. auch ➤ Kap. 1). Diese führen jedoch häufig zu Problemen und Schwierigkeiten in Beziehungen mit anderen und gehen daher auch mit individuellem Leid oder mit deutlichen Problemen und Belastungen der Mitmenschen einher. Als Beispiel sei das übermäßige Nachfragen dependenter Persönlichkeiten genannt, das von anderen schnell als anstrengend wahrgenommen wird. Die Qualität der therapeutischen Beziehung ist bei der Behandlung von ängstlichen PS von großer Wichtigkeit. So geht eine gute therapeutische Allianz in den ersten Sitzungen mit besseren Therapieergebnissen für die ängstlich-vermeidende PS einher (Strauss et al. 2006).

Grundsätzlich gilt auch für die Cluster-C-Persönlichkeitsstörungen, dass die Diagnose so transparent wie möglich kommuniziert werden sollte. Dabei werden die betreffenden Kriterien möglichst verhaltensnah wiedergegeben und die Schilderung der Patienten aufgenommen. Neben den Schwächen und Problemen sollten immer auch die Ressourcen Bestandteil der Diagnostik sein.

23.4.2 Kognitive Erklärungsmodelle

Kognitive Ansätze zur Erklärung der ängstlichen PS betonen die Ausbildung von jeweils **charakteristischen Schemata und Grundannahmen,** die das Selbstbild und das Bild anderer prägen und vor deren Hintergrund entstandene Motive das Handeln und die Verhaltensweisen der Personen bestimmen. Eine charakteristische Grundannahme bei der zwanghaften PS ist z. B.: „Fehler müssen unbedingt vermieden werden" (Beck et al. 2004).

In einer Weiterentwicklung von Becks Ansatz beschreiben Young et al. (2005) das Vorgehen innerhalb der **Schematherapie.** Dabei wird von folgenden Annahmen ausgegangen:

- Schemata, die aufgrund ungünstiger Kindheitserlebnisse früh entstanden sind, stellen die zentrale Ursache für die Entwicklung von Persönlichkeitsstörungen dar.
- Diese Schemata wurden in der frühen Kindheit gebildet und befinden sich auf einer tiefen, dem Bewusstsein schwer zugänglichen Kognitionsebene.
- Die Schemata gelten bedingungslos; sie sind umfassend und stark mit negativen emotionalen Empfindungen gekoppelt.
- Sie werden als dauerhafte, sich selbst erhaltende Persönlichkeitszüge verstanden, die maßgeblich das alltägliche Erleben, Verhalten und die Beziehungen zu anderen Menschen beeinflussen.

Ein Beispiel für ein frühes maladaptives Schema der ängstlichen PS ist „Abhängigkeit/Inkompetenz". In diesem Modell wäre ein Beispiel für Sich-dem-Schema-Fügen: „Bittet wichtige Bezugspersonen, alle finanziellen Entscheidungen zu treffen". Ein Beispiel für Vermeidung: „Vermeidet es, sich neuen Herausforderungen zu stellen" (Young et al. 2005: 72). Die Autoren führen aus, dass viele der in den diagnostischen Kriterien beschriebenen Verhaltensweisen Schemabewältigungsversuche darstellen. Das konkrete therapeutische Vorgehen beinhaltet neben der Identifizierung der frühen maladaptiven Schemata auch deren Veränderung. Der Ansatz enthält auch gestalttherapeutische Elemente (Young et al. 2005).

23.4.3 Die ängstlich-vermeidende Persönlichkeitsstörung

Die ängstlich-vermeidende PS ist eine der am häufigsten vorkommenden Persönlichkeitsstörungen und geht mit großen funktionalen Beeinträchtigungen der Betroffenen einher. Die Lebenszeitprävalenz in der Allgemeinbevölkerung wird auf 1,7 % geschätzt. Im klinischen Kontext erfüllen ca. 14,7 % der Patienten auch die Kriterien für eine ängstlich-vermeidende PS. Die Merkmale von Patienten mit einer ängstlich-vermeidenden PS ähneln sehr denen von Patienten mit stark ausgeprägten generalisierten sozialen Phobien.

(> Abb. 23.1). In einer Metaanalyse kommen die Autoren zu dem Schluss, dass bei 46 % der Patienten mit einer sozialen Angststörung gleichzeitig auch eine ängstlich-vermeidende PS vorliegt (Friborg et al. 2013). Im Vergleich zu Personen mit sozialer Phobie haben Personen mit ängstlich-vermeidender PS jedoch neben einem sehr negativen Selbstbild auch zusätzlich Defizite in sozialen Kompetenzen (Chambless et al. 2008).

Symptomatik

Jenseits der in den Klassifikationssystemen festgehaltenen Kriterien sind drei Bereiche für die ängstlich-vermeidende PS charakteristisch:
1. Ein sehr negatives Selbstbild
2. Extreme Angst vor Kritik
3. Ebenso stark ausgeprägte Angst vor Zurückweisung

Hauptmerkmal der Patienten ist eine große **Selbstunsicherheit,** die zur Vermeidung vieler sozialer Situationen führt. Die Betroffenen halten sich für sozial ungeschickt, unattraktiv und dumm. Auch in nahen persönlichen Beziehungen verhalten sie sich gehemmt und zurückhaltend. Die Personen leben häufig sehr zurückgezogen und haben nur wenige Sozialkontakte. Der Leidensdruck wird meist dann besonders groß, wenn sie (z. B. aus beruflichen Gründen) mit anderen Menschen in Kontakt treten müssen. Sie befürchten, abgelehnt zu werden, und vermeiden diese Situationen häufig. Die Symptomatik beginnt in der Regel bereits in der Kindheit oder Adoleszenz. Einschränkungen durch die Symptomatik bestehen in fast allen sozialen Situationen, in denen Interaktionen mit anderen gefordert sind.

In sehr schweren Fällen mit ausgeprägter Symptomatik und sehr schwachem Selbstwertgefühl der Patienten sollte in jedem Fall die aktuelle **Suizidalität** abgeklärt werden.

Patienten mit ängstlich-vermeidender PS haben aber auch **Stärken:** Hier sind ihre Fähigkeit zu Selbstkritik, ihre ausgeprägte Sensibilität und auch ihre von anderen häufig als höflich wahrgenommene Zurückhaltung zu nennen (Schmitz et al. 2001).

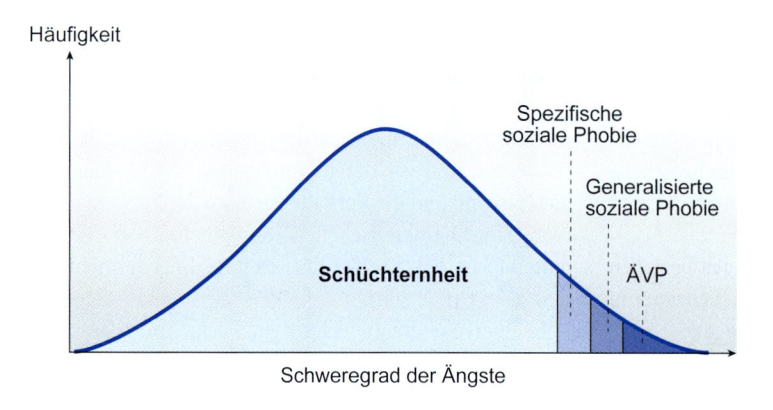

Abb. 23.1 Dimensionale Konzepte sozialer Ängste und ängstlich-vermeidender Persönlichkeitsstörung (ÄVP)

Denk-, Erlebens- und Verhaltensmuster

Aus kognitiver Sicht werden die typischen Denk- und Verhaltensmuster von Personen mit ängstlich-vermeidender PS folgendermaßen beschrieben: Die Betroffenen sehen sich selbst als verletzbar, unfähig, sozial ungeschickt und minderwertig. Andere sind in ihrer Wahrnehmung kritisch, demütigend, überlegen und kompetent (Beck et al. 2004). Die Autoren beschreiben als vorherrschende Merkmale von Personen mit ängstlich-vermeidender PS eine kognitive, verhaltensmäßige und emotionale Vermeidung, die in der tief verankerten Überzeugung begründet ist, dass unangenehme Gefühle und Gedanken nicht auszuhalten, sondern überwältigend sind.

Die charakteristischen Schemata haben sich in der Regel schon in der Kindheit und Adoleszenz entwickelt, bestehen aus Erinnerungen, Emotionen, Kognitionen und Körperempfindungen, beziehen sich auf den Betroffenen selbst sowie auf seine Kontakte zu anderen Menschen und sind stark dysfunktional (Young et al. 2005). Aus diesen Schemata resultieren die charakteristischen Verhaltensweisen der Vermeidung und des sozialen Rückzugs. Diese Verhaltensweisen führen häufig zu massiven Einschränkungen im beruflichen, aber auch im Privatleben (z. B. bei der Partnersuche).

Ätiologie

Wie bei allen psychischen Störungen geht man auch bzgl. der Entstehung der ängstlich-vermeidenden PS von einem Zusammenwirken von genetischen und Umweltfaktoren aus. Angaben zum Anteil der genetischen Faktoren schwanken zwischen 37,3 (Kendler et al. 2008) und 64 % (Gjerde et al. 2012). Unterschiede im Temperament bei Kindern und in der Entwicklung von sozialen Phobien im Jugend- und Erwachsenenalter geben Hinweise darauf, dass eine Disposition zur **Verhaltenshemmung** (*behavioral inhibition*; Tendenz, auf neue Situationen eher gehemmt, scheu und zurückhaltend zu reagieren, bei gleichzeitiger hoher autonomer Erregung) ein Risiko für die Entwicklung einer sozialen Angststörung und auch für die Entwicklung einer ängstlich-vermeidenden PS darstellt. Gleichzeitig ist ebenso deutlich nachgewiesen, dass nicht alle gehemmten und schüchternen Kinder chronisch andauerndes soziales Vermeidungsverhalten entwickeln. Bisher wird die Interaktion zwischen Disposition und sozialen Entwicklungsfaktoren jedoch vor allem theoretisch formuliert, empirische Studien hierzu fehlen weitestgehend.

Neben lerntheoretischen Erklärungen kann für solch ausgeprägte Angst vor Zurückweisung und Ablehnung auch das Konzept der **Preparedness** herangezogen werden. Preparedness ist eine evolutionär bedingte, biologisch verankerte Tendenz, Angst vor aggressiven, kritischen oder ablehnenden Personen zu zeigen.

Im Rahmen eines **biopsychosozialen Störungsmodells** sind zur Erklärung der Aufrechterhaltung und Entstehung der Symptomatik folgende Faktoren heranzuziehen:
- Biologisch bedingte Vulnerabilität (Amygdala-Dysfunktionen, Neurotransmitter, *behavioral inhibition, biological preparedness*)
- Psychologisch bedingte Vulnerabilität in Form von Grundüberzeugungen (dysfunktionale Kognitionen, Schemata)
- Kompetenzdefizite
- Kritischer und distanzierter Erziehungsstil
- Spezifische, als belastend erlebte Lebensereignisse in Kindheit und Adoleszenz (z. B. Erfahrung von öffentlicher Kritik oder Ablehnung)

Ein Überblick zur Ätiologie findet sich in Weinbrecht et al. (2016).

Psychotherapie

Für die störungsspezifische Behandlung der ängstlich-vermeidenden PS liegen einzel- und gruppentherapeutische Ansätze vor. Gruppentherapeutische Ansätze bieten den Vorteil, dass das Setting bereits Exposition zu einer gefürchteten Situation darstellt (sich in einer Gruppe von Menschen aufzuhalten und mit den anderen zu sprechen), und z. B. in Rollenspielen Verhaltensweisen aufbauen und alternative Strategien üben zu können. In einzeltherapeutischen Settings können dagegen die kognitiven Interventionen zur Bearbeitung dysfunktionaler Grundannahmen und Kognitionen gut umgesetzt werden. Im Mittelpunkt der Behandlung aus kognitiv-verhaltenstherapeutischer Sicht stehen in jedem Fall die große Selbstunsicherheit und Angst in sozialen Situationen.

> **MERKE**
> Gerade bei diesen äußerst sensibel auf Kritik reagierenden Patienten ist eine nichtwertende Haltung für die therapeutische Beziehung von besonderer Wichtigkeit. Ein transparentes Vorgehen, gepaart mit einer nichtwertenden, freundlichen Haltung, ist Voraussetzung für den Aufbau einer vertrauensvollen Beziehung.

Kognitiv-behaviorale Verfahren und Psychoedukation

Die ersten verhaltenstherapeutischen Interventionen der ängstlich-vermeidenden PS umfassten Entspannungsverfahren, systematische Desensibilisierung, Exposition in vivo und Rollenspiele zum Aufbau sozialer Fertigkeiten und zur Stärkung des Selbstwerts (Renneberg et al. 1990; Alden 1989).

In aktuellen Studien werden die systematische Desensibilisierung und Entspannungsverfahren nicht eingesetzt. Die

Rollenspiele stellen dagegen weiterhin einen zentralen Bestandteil der kognitiv-verhaltenstherapeutischen Ansätze dar. Es werden individuell schwierige Situationen ausgewählt und mit den anderen Gruppenteilnehmern gespielt; dabei werden Lösungsmöglichkeiten diskutiert, im Rollenspiel ausprobiert, mehrfach geübt und ggf. modifiziert. Kognitive Therapietechniken werden in die Rollenspiele integriert; so werden negative Kognitionen ermittelt und deren hinderlicher Charakter herausgearbeitet. Im Anschluss daran werden alternative, förderliche Gedanken erarbeitet.

Je nach Art der Problematik geht es bei der Durchführung von Rollenspielen auch um das **Training sozialer Fertigkeiten.** Dabei werden günstige und ungünstige Formen der sozialen Interaktion diskutiert und günstigere Gesprächs- und Verhaltenssequenzen geübt. Hier hat sich der Einsatz von Videoaufnahmen zum Verhaltens- und Selbstwertaufbau bewährt, insbesondere dann, wenn die Instruktion lautet, auf Dinge zu achten, die positiv an der eigenen Person gesehen werden, und diese zu verbalisieren (Renneberg und Fydrich, im Druck). Unterschiede zur Behandlung der sozialen Angststörung liegen zum einen darin, dass zunächst ein Absinken des allgemeinen Anspannungsniveaus angestrebt wird und dass oft auch soziale Kompetenzen eingeübt werden.

> **MERKE**
> **Inhalte der kognitiven Verhaltenstherapie (KVT)**
> - **Kognitive Techniken:**
>   – Negative Gedanken identifizieren
>   – Hinderlichen Charakter der Gedanken herausarbeiten
>   – Förderliche Gedanken erarbeiten
> - **Verhaltenstherapeutische Techniken zur Reduktion der Ängste und zum Training sozialer Fertigkeiten:**
>   – Rollenspiele und konkrete Übungen, z. B. Verhaltensexperimente
>   – Einsatz von Videoaufnahmen zur Rückmeldung
>   – Positive und negative Verstärker in Form von Feedback
>   – Modell-Lernen in der Gruppe

Durch die Weiterentwicklung des kognitiven Modells der sozialen Angststörungen (Clark und Wells 1995) und die kognitiven Ansätze zur Behandlung der Persönlichkeitsstörungen wurde der Fokus auch in der Behandlung mehr auf kognitive Strategien gelegt. Diese Strategien umfassen ein individuell angepasstes Erklärungs- und Störungsmodell, die Identifikation von Grundannahmen und die Entwicklung von hilfreicheren Kognitionen und Annahmen. Weiterhin spielen „Verhaltensexperimente" zur Veränderung von Sicherheitsverhalten in aktuellen kognitiv-verhaltenstherapeutischen Ansätzen eine wichtige Rolle. Emmelkamp et al. (2006) haben das kognitiv-verhaltenstherapeutische Vorgehen mit dem Fokus auf Verhaltensexperimenten sehr erfolgreich bei Patienten mit ängstlich-vermeidender PS eingesetzt. Sie berichten hohe Effektstärken bzgl. der Veränderung der Symptomatik und eine Rate von 91 % Remission hinsichtlich der diagnostischen Kriterien.

Schematherapie

Als Weiterentwicklung der kognitiv-behavioralen Ansätze versteht sich die Schematherapie, die ursprünglich als störungsübergreifender Therapieansatz entwickelt wurde. In der Schematherapie werden dysfunktionale maladaptive Schemata (Lebensthemen) identifiziert und bearbeitet. Eine zweite Annahme ist die der unterschiedlichen Schemamodi (Eltern-, Kind- und Bewältigungsmodi). **Schemamodi** sind momentane Zustände, die aus Kognitionen, Emotionen und Verhaltensweisen bestehen, die aus unbefriedigten Grundbedürfnissen entstanden sind und sich als Copingstil entwickelt haben (Jacob und Arntz 2011). Die Schematherapie wurde für Persönlichkeitsstörungen weiterentwickelt und in einer großen Studie mit über 300 Patienten mit der Diagnose des ängstlichen Clusters (Bamelis et al. 2014) auf ihre Wirksamkeit überprüft.

Psychodynamische Ansätze

Psychodynamische Ansätze fokussieren häufig nicht spezifisch auf eine Persönlichkeitsstörung und auch nicht auf Symptome, sondern eher auf zugrunde liegende Konflikte und die Persönlichkeitsstruktur.

Die **Interpersonelle Psychotherapie** der ängstlich-vermeidenden PS wurde von Benjamin (1996) beschrieben, wobei der Fokus auf der Beziehungsarbeit liegt. Benjamin beschreibt fünf wichtige therapeutische Interventionen der IPT bei ängstlich-vermeidenden PS:

> **MERKE**
> **Inhalte der Interpersonellen Psychotherapie (IPT)**
> 1. Therapeutische Zusammenarbeit fördern
> 2. Erkennen dysfunktionaler Verhaltensmuster
> 3. Blockieren maladaptiver Verhaltensmuster
> 4. Förderung des Willens, maladaptive Verhaltensmuster aufzugeben
> 5. Erleichterung neuer Lernerfahrungen

Die Befunde zur Wirksamkeit der therapeutischen Ansätze sind in ➤ Tab. 23.2 zusammengefasst.

23.4.4 Die dependente (abhängige) Persönlichkeitsstörung

Die dependente Persönlichkeitsstörung gibt nur in Ausnahmefällen Anlass für eine psychotherapeutische Behandlung. In der Regel wird die dependente PS als komorbide Störung diagnostiziert, z. B. bei Depression, Angststörungen oder Sucht. Die Diagnose wird deutlich häufiger bei Frauen als bei Männern vergeben (Bornstein 1998, 2005). Eine neue Untersuchung betont jedoch eine Zunahme dependenter Persönlichkeitsstile auch bei Männern (Berk und Rhodes 2005).

Prävalenzangaben in der Allgemeinbevölkerung für die dependente PS liegen im Median bei ca. 0,7 % (Torgersen 2009).

Symptomatik

Charakteristisches Merkmal der Betroffenen ist ihre Unfähigkeit, Entscheidungen eigenständig, d. h. ohne Nachfragen und Rückversicherung durch andere zu treffen. Die Personen verhalten sich oft unterwürfig. Sie richten sich nach anderen und scheuen Konflikte und Auseinandersetzungen. Auch bestehen große Ängste, Bezugspersonen zu verlieren; den Betroffenen erscheint es unmöglich, allein zu leben.

Charakteristische Denkmuster von Personen mit einer dependenten PS lauten: „Ich bin hilflos, wenn ich auf mich allein gestellt bin", „Das Schlimmste für mich wäre, verlassen zu werden" oder „Ich bin allein nicht fähig, Entscheidungen zu fällen". Im klinischen Alltag führen diese Denkmuster oft zu einem Verhalten, das durch ständiges Nachfragen bei den Behandelnden charakterisiert ist. Häufig zeigen die Betroffenen auch große Selbstunsicherheit (Darcy et al. 2005). Daher kommt es häufiger vor, dass eine dependente und eine ängstlich-vermeidende PS koprävalent auftreten.

Die spezifischen Interaktionsmuster, die sich aus den charakteristischen Denk- und Verhaltensmustern von Personen mit dependenter PS ergeben, führen aufseiten der Interaktionspartner oft zu negativen Reaktionen, weil diese die Geduld verlieren, immer wieder erklären, antworten oder entscheiden zu müssen. Gleichzeitig ist davon auszugehen, dass Personen mit einer dependenten PS Konflikte unbedingt vermeiden wollen, sich oft sozial erwünscht verhalten und es allen (auch den Behandelnden) recht machen wollen. Eine verhaltensnahe Kommunikation der Diagnose kann z. B. folgende Sätze enthalten: „Es fällt Ihnen schwer, Dinge allein zu tun oder damit zu beginnen, etwas zu tun."

Stärken der Patienten mit dependenter PS sind ihre Zuverlässigkeit und Loyalität, ihre Hilfsbereitschaft und Rücksichtnahme (Schmitz et al. 2001).

Ätiologie

Neben der Ausprägung charakteristischer Grundannahmen der dependenten PS werden für die Ätiologie der Störung ein überbehütender und autoritärer Erziehungsstil sowie eine stark ausgeprägte Geschlechtsrollensozialisation angeführt. Dieser Erziehungsstil ist auch für die Entwicklung von Angststörungen beschrieben worden (Chorpita und Barlow 1998).

In der norwegischen Zwillingsstudie (Gjerde et al. 2012) wurde für dependente Persönlichkeitszüge auch eine hohe Erblichkeitsrate (.66) berichtet.

Psychotherapie

Wie erwähnt, kommen die Patienten mit dependenter PS häufig nur dann in Therapie, wenn das soziale Netzwerk nicht mehr funktioniert oder die Achse-I-Störung im Vordergrund steht. Daher sollte im Fokus der Behandlung die Achse-I-Symptomatik stehen. Spezifische Probleme neben der Hauptsymptomatik der Achse-I-Störung stellen Schwierigkeiten dar, das Alleinsein zu ertragen. Häufig können sich die Betroffenen deshalb auch nicht aus schädigenden Beziehungen lösen.

> **MERKE**
> Die dependente PS wird im einzeltherapeutischen Setting behandelt. Von Beginn der Therapie an ist es wichtig, auf eine langsame Steigerung der Eigenständigkeit der Patienten zu achten und schon zu Beginn der Gespräche bereits das Ende der Therapie zu thematisieren.

Therapeutische Beziehung

Da die Betroffenen sehr stark auf der Suche nach Hilfe und Unterstützung sind, ist der Beziehungsaufbau zunächst leicht, sie sind allzu bereit zu vertrauen und erwarten Rat von den Behandelnden. Die Problematik liegt häufig eher darin, dass Therapeuten zu viel Verantwortung übernehmen und die Patienten zu wenig anleiten, eigenständig zu arbeiten.

Kognitiv-behaviorale Veränderungsstrategien und Psychoedukation

Das psychotherapeutische Vorgehen aus kognitiv-verhaltenstherapeutischer Sicht hat als einen Schwerpunkt die Psychoedukation über die charakteristischen Verhaltens- und Denkmuster von Personen mit dependenten Persönlichkeitszügen und -störungen (Schmitz et al. 2001). Für den Aufbau von selbstständigerem und entscheidungsfreudigerem Verhalten ist es erforderlich, in kleinen Schritten vorzugehen, Modelle vorzugeben und alternative Verhaltensweisen oft zu wiederholen. Dabei liegt ein Hauptaugenmerk auf dem Transfer in den Alltag, d. h. dass kleine Übungen als Hausaufgaben gegeben und besprochen und die Übungen auch selbst von den Patienten generiert werden.

Die therapeutische Grundhaltung ist bei diesem graduierten Vorgehen positiv und wertschätzend. Unbedingt sollten Rückmeldungen von Veränderungen gegeben und die erwünschten Veränderungen zur Stärkung der Eigenständigkeit positiv verstärkt werden. Die empirische Wirksamkeit der Studien ist in ➤ Tab. 23.2 zusammengefasst.

> **MERKE**
> Im Fokus der Behandlung sollte bei Patienten mit dependenter PS die vorliegende Achse-I-Störung stehen.

23.4.5 Die zwanghafte (anankastische) Persönlichkeitsstörung

Im Vergleich zu anderen Persönlichkeitsstörungen kommt die zwanghafte PS in der Allgemeinbevölkerung vergleichsweise häufig vor. Die Prävalenz wird studienübergreifend mit einem Median von ca. 2 % angegeben (Torgersen 2009). Differenzialdiagnostisch ist im klinischen Kontext häufiger die Abgrenzung zur Zwangsstörung zu klären. Bei der zwanghaften Persönlichkeit ist zu bedenken, dass typische Charakterzüge in bestimmten Kontexten adaptiv und funktional sein können (z. B. Verlässlichkeit und Gewissenhaftigkeit im Rahmen einer entsprechenden beruflichen Tätigkeit), während andere Verhaltensweisen zu interpersonellen Problemen führen können (z. B. übermäßiges Kontrollbedürfnis).

Symptomatik

Patienten, welche die Kriterien für eine zwanghafte PS erfüllen, gelten als rigide, gewissenhaft, perfektionistisch, an Regeln und Normen orientiert und in hohem Maße sicherheitsbedürftig. Sie haben Angst davor, die eigenen Gefühle wahrzunehmen und mitzuteilen; damit wirken sie auf andere distanziert. Neben extremen Ansprüchen an die eigene Leistung und die Leistung anderer äußert sich die Störung in konkreten Verhaltensweisen wie der Erstellung akribischer Listen und dem Verlieren in Details, sodass Aufgaben tatsächlich nicht fertiggestellt werden. Auch hinsichtlich moralischer Werte haben diese Personen strenge und sehr rigide Anschauungen.

Beck et al. (2004) haben automatische Gedanken und Grundannahmen formuliert, die Patienten mit zwanghafter Persönlichkeitsstörung charakterisieren, z. B.: „Ich darf keine Fehler machen, sonst tauge ich nichts" oder „Wenn man einen Fehler macht, verdient man Kritik."

Ätiologie

Zur Überprüfung der Annahmen des kognitiven Modells liegen nur sehr wenige Studien vor. In einer Analogstichprobe von Studierenden mit zwanghaften Persönlichkeitszügen (die mit dem *Personality Disorder Questionnaire* [PDQ] diagnostiziert wurden) fanden Gallagher et al. (2003), dass die Fähigkeit, Unsicherheit zu tolerieren, besonders wenig ausgeprägt war und dass Personen mit zwanghaften Persönlichkeitszügen sehr viel Information suchten. Die Heredität der zwanghaften PS wird zusammenfassend mit .60 angegeben (Torgersen 2009).

Psychotherapie

Die zwanghafte PS zählt zu den Persönlichkeitsstörungen mit hohen Ich-syntonen Anteilen, d. h. die Betroffenen kommen sehr selten oder nie wegen ihrer zwanghaften Persönlichkeit zur Therapie. Auch geht es in der Behandlung nur sehr begrenzt darum, den persönlichen Stil der Betroffenen grundlegend zu ändern (Fiedler und Herpertz 2016).

> **MERKE**
> Im Fokus der Behandlung sollten die koprävalenten Achse-I-Störungen stehen. Das so aufgebaute Vertrauensverhältnis kann dann ggf. für die Bearbeitung der maladaptiven Persönlichkeitszüge genutzt werden.

Therapeutische Beziehung

Viele Patienten mit zwanghafter PS haben Angst, sich auf eine Psychotherapie einzulassen: Sie fürchten Veränderung ebenso wie zu große emotionale Nähe und Kontrollverlust. Auch hier spiegeln sich die charakteristischen Verhaltens- und Denkmuster in der therapeutischen Beziehung, d. h., dass zwanghafte Patienten auch in der Therapie alles richtig machen wollen. Gleichzeitig neigen sie zu Intellektualisierung und Rationalisierung, was z. B. durch die detailreiche Schilderung belangloser Themen untermauert wird, die sie für sehr wichtig halten. Diese Patienten haben besondere Schwierigkeiten, ihre Gefühle offen auszudrücken und ihre Beziehungsmuster zu hinterfragen. Diese Verhaltensmuster können gerade in der Psychotherapie zu besonderen Schwierigkeiten führen. Strauß et al. (2006) fanden auch für Patienten mit zwanghafter PS, dass eine gute Qualität der therapeutischen Beziehung zu Beginn mit einem besseren Therapieergebnis einherging.

Psychoedukation

Auch für die zwanghafte PS liegen Ausführungen zu einem psychoedukativen Vorgehen in Gruppen vor (Schmitz et al. 2001). Zunächst wird ein Störungsmodell vermittelt, um die typischen Denk- und Verhaltensmuster zu vermitteln; dabei werden Beispiele aus der Arbeit als Schlüsselbereich bezeichnet. Konkrete Übungen beinhalten Rollenspiele und Gruppendiskussionen zu Kompetenzen und Problemen, die mit einem zwanghaften Persönlichkeitsstil einhergehen, sowie Übungen zum Genuss- und Entspannungstraining. Ähnlich wie in der kognitiven Therapie nach Beck et al. (2004) werden irrationale Einstellungen kritisch reflektiert und in der Gruppe diskutiert.

23.4.6 Empirische Befunde zur Wirksamkeit der psychotherapeutischen Ansätze

In > Tab. 23.2 sind die Wirksamkeitsnachweise für die drei Störungen des ängstlichen Clusters dargestellt; Studien mit Evidenzgrad III und höher sind nur im Text erwähnt.

Die beste empirische Evidenz liegt für die Wirksamkeit **kognitiv-verhaltenstherapeutischer Ansätze** bei der ängstlich-vermeidenden PS vor (Evidenzgrad Ib). In allen Studien zeigten sich deutliche Verbesserungen hinsichtlich Selbstunsicherheit, Angst vor negativer Bewertung, Vermeidung und Depressivität (Alden 1989; Barber et al. 1997; Emmelkamp 2006; Renneberg et al. 1990; Stravynski et al. 1994). Hinsichtlich der klinischen Signifikanz der Ergebnisse ergaben sich ebenfalls deutliche Verbesserungen, allerdings erreichten die Teilnehmenden nur selten das Niveau von gesunden Vergleichspersonen.

Eine weitergehende Studie zur Wirksamkeit der kognitiv-behavioralen Verfahren zeigte, dass sich je nach interpersonellen Problemen (erfasst mit dem Inventar Interpersoneller Probleme, IIP), die im Mittelpunkt standen, unterschiedliche Therapieergebnisse für Patienten mit ängstlich-vermeidender PS ergaben (Alden und Capreol 1993). Patienten mit ängstlich-vermeidender PS und Patienten mit eher dependentem interpersonellem Verhalten profitierten mehr von einem kognitiv-verhaltenstherapeutischen Vorgehen, bei dem Selbstsicherheit und die Entwicklung enger Beziehungen gefördert wurden, während bei den Personen, bei denen vor allem Vermeidung und emotionale Distanz im Mittelpunkt standen, In-vivo-Exposition sozialer Situationen besser war. In einer vergleichenden Studie war der kognitiv-verhaltenstherapeutische Ansatz der IPT für depressive Patienten mit ängstlich-vermeidender PS überlegen (Barber und Muenz 1996).

In einer großen Therapiestudie mit 323 Patienten untersuchten Bamelis et al. (2014) die Wirksamkeit der **Schematherapie** für Cluster-C-Persönlichkeitsstörungen. Die Autoren berichten eine Überlegenheit der Schematherapie gegenüber einem klärungsorientierten Ansatz (Sachse 2013). Über 80 % der Patienten erfüllten nach Ende der Therapie nicht mehr die Kriterien für eine Persönlichkeitsstörung. Positive Ergebnisse zeigten sich in dieser Studie zur Schematherapie auch für Patienten mit dependenter und zwanghafter PS.

Der Einfluss einer dependenten PS auf den Therapieerfolg von Achse-I-Störungen wurde hinsichtlich der kognitiv-verhaltenstherapeutischen Behandlung von Agoraphobie und Panik untersucht. Interessanterweise waren dependente Persönlichkeitszüge mit einem geringfügig besseren Therapieerfolg hinsichtlich der Angstsymptomatik assoziiert (Chambless et al. 1992). Es liegen keine systematischen Studien vor, in denen die psychotherapeutische Behandlung der dependenten PS per se evaluiert wurde. Weitere Publikationen gehen über klinische Beschreibungen und Fallberichte (Beck et al. 2004; Young et al. 2005) nicht hinaus.

Zur spezifischen Behandlung der zwanghaften PS berichten Barber et al. (1997) über 14 Patienten, die im Durchschnitt 50 Sitzungen supportiv-expressive **dynamische Psychotherapie** in Anlehnung an Luborsky (1984) erhielten, wobei sich deutliche positive Therapieeffekte erzielen ließen: Nach Therapieende erfüllten 85 % der Patienten die diagnostischen Kriterien der zwanghaften PS nicht mehr. In den Therapien wurde der zentrale Konflikt in der Beziehungsgestaltung *(core conflictual relationship theme)* herausgearbeitet und mit konkreten Zielvorgaben bearbeitet. In der Studie von Strauss et al. (2006) wurden 16 Patienten über 52 wöchentliche Sitzungen mit kognitiver Einzeltherapie nach Beck behandelt. Auch hier konnte eine signifikante Verbesserung der Symptomatik erzielt werden.

In zwei weiteren Studien wurden Cluster-C-PS behandelt. Winston et al. (1994) behandelten Cluster-C-Patienten in einer randomisierten Studie mit *Brief Adaptational Psychotherapy* und *short-term dynamic psychotherapy*, wobei sich in beiden Gruppen deutliche Besserungen ergaben, die auch nach 1,5 Jahren noch stabil vorhanden waren. In einer randomisierten Vergleichsstudie von Svartberg et al. (2004) wurden Cluster-C-Patienten über 40 Sitzungen mit psychodynamischer Therapie und kognitiver Therapie nach Beck et al. (2004) behandelt. Die Patienten beider Gruppen zeigten signifikante Verbesserungen, ohne dass signifikante Gruppenunterschiede aufgetreten wären; die Veränderungen waren über einen Follow-up-Zeitraum von 2 Jahren konstant.

Für die zwanghafte PS lässt sich zusammenfassen, dass es Hinweise auf die Wirksamkeit sowohl der psychodynami-

Tab. 23.2 Wirksamkeitsnachweise bei Cluster-C-Persönlichkeitsstörungen

Evidenzgrad	Evidenzbasis	Wirksamkeit hinsichtlich
Ib	KVT für ängstlich-vermeidende PS	Reduktion von Selbstunsicherheit, Angst vor negativer Bewertung, Vermeidung, Depressivität
IIa	Schematherapie für ängstlich-vermeidende PS, zwanghafte PS, dependente PS	Symptomreduktion
IIb	KVT – Fokus auf Selbstsicherheit und die Entwicklung enger Beziehungen	Weniger dependentes interpersonelles Verhalten
IIb	KVT – Fokus auf In-vivo-Exposition sozialer Situationen	Weniger Vermeidung und emotionale Distanz
IIb	Psychodynamische Therapie für ängstlich-vermeidende PS, zwanghafte PS, dependente PS	Verbesserung der Symptomatik Veränderung von Beziehungsgestaltung

schen als auch der kognitiven Ansätze und der Schematherapie gibt, dass die Ergebnisse der vorliegenden Studien aufgrund der geringen Fallzahl und des Fehlens spezifischer RCTs aber als vorläufig angesehen werden müssen.

LITERATURAUSWAHL

Bamelis LL, Evers SM, Spinhoven P, Arntz A (2014). Results of a multicenter randomized controlled trial of the clinical effectiveness of schema therapy for personality disorders. Am J Psychiatry 171(3): 305–322.

Beck AT, Freemann A, Davis DD et al. (2004). Cognitive Therapy of Personality Disorders. New York: Guilford.

Emmelkamp PM, Benner A, Kuipers A, et al. (2006). Comparison of brief dynamic and cognitive-behavioural therapies in avoidant personality disorder. Br J Psychiatry 189: 60–64.

Fiedler P, Herpertz S (2016). Persönlichkeitsstörungen. 7. A. Weinheim: Beltz.

Friborg O, Martinussen M, Kaiser S, et al. (2013). Comorbidity of personality disorders in anxiety disorders: a meta-analysis of 30 years of research. J Affect Disord 145(2): 143–155.

Renneberg B, Goldstein AJ, Phillips D, Chambless DL (1990). Intensive behavioral group treatment for avoidant personality disorder. Behav Ther 21: 363–377.

Strauss JL, Hayes AM, Johnson SL, et al. (2006). Early alliance, alliance ruptures, and symptom change in a nonrandomized trial of cognitive therapy for avoidant and obsessive-compulsive personality disorders. J Consult Clin Psychol 74(2): 337–345.

Weinbrecht A, Schulze l, Boettcher J, Renneberg B (2016). Avoidant personality disorder: a current review, current psychiatry reports. 18(3): 1–8.

Young JE, Klosko JS, Weishaar ME (2005). Schematherapie. Paderborn: Junfermann.

KAPITEL 24

Sabine C. Herpertz, Gerd Rudolf und Klaus Lieb

Borderline-Persönlichkeitsstörungen

Kernaussagen

- Die Affektregulationsstörung gilt als zentrales Merkmal der Borderline-Persönlichkeitsstörung (BPS) und steht in engem Zusammenhang mit drastischen Verhaltensweisen, vor allem mit Selbstverletzungen, aber auch Fremdaggressivität. Daneben imponieren eine instabile Beziehungsgestaltung, Impulsivität sowie eine Störung der Identität.
- Die Mehrzahl der BPS-Patienten weist in ihrer Biografie erhebliche psychosoziale Belastungsfaktoren, häufig auch konkrete Traumatisierungen auf.
- Die Herstellung einer vertrauensvollen Therapeut-Patient-Beziehung unter Beachtung eines realistischen Beziehungsangebots ist erstes Therapieziel unabhängig von der gewählten Therapiemethode.
- Unabhängig von der Methode sind folgende Richtlinien in der Therapie der BPS-allgemein anerkannt:
  - Strukturierter Behandlungsrahmen mit klaren Vereinbarungen.
  - Explizite, häufig hierarchisierte Therapieziele.
  - Selbstgefährdendem und therapieschädigendem Verhalten wird Priorität in der Zielhierarchie eingeräumt.
  - Symptome der affektiven Dysregulation müssen behandelt werden.
  - Dissoziation in der Therapie ist durch entsprechende Interventionen so weit wie möglich zu verhindern.
- Eine Vielzahl von Psychotherapien kommt in der Behandlung der BPS zum Einsatz:
  - Dialektisch-behaviorale Therapie (DBT) als schulenübergreifende, vorwiegend kognitiv-verhaltenstherapeutische Psychotherapie.
  - Bei der Schemafokussierten Therapie (SFT) werden mithilfe des Schema- und Modusmodells Kernschemata aufgedeckt und Patienten in einer schätzenden therapeutischen Beziehung befähigt, frustrierte Kernbedürfnisse im Modus des gesunden Erwachsenen adaptiv zu leben.
  - Die Mentalisierungsbasierte Therapie (MBT) zielt auf die Verbesserung der Fähigkeit, eigenes Verhalten und das anderer auf intrapsychische Prozesse wie Gefühle, Gedanken, Überzeugungen und Wünsche zurückzuführen.
  - Die Übertragungsfokussierte Psychotherapie (*Transference-focused Psychotherapy,* TFP) hat zum Ziel, unbewusst wirksame Objektbeziehungen bewusst zu machen und auf diesem Wege den Realitätsbezug zu verbessern.
  - Die Strukturbezogene Psychotherapie lehnt sich an die Operationalisierte Psychodynamische Diagnostik an und zielt auf die Entwicklung eines kohärenten Selbst ab.
  - Basierend auf vorliegenden Wirksamkeitsstudien können zwei Therapien (DBT und MBT) als wirksam und 14 weitere Therapieformen als möglicherweise wirksam beurteilt werden.

24.1 Einleitung

Die Borderline-Persönlichkeitsstörung (BPS) zählt mit einer Prävalenz von 1,5–3 % in der Allgemeinbevölkerung zu den häufigsten Persönlichkeitsstörungen. Aufgrund der vielfältigen Symptomatik mit selbstschädigendem Verhalten wie Selbstverletzungen und suizidalen Handlungen, aber auch aggressiven Impulsdurchbrüchen und instabilen zwischenmenschlichen Beziehungen führen die Betroffenen oft ein chaotisches Leben. Ihr zutiefst negatives Selbstbild und die mangelnde Fähigkeit, Nähe in Beziehungen zufriedenstellend zu gestalten, führen zu häufigen zwischenmenschlichen Missverständnissen und verstärken die sich stetig wiederholende Erfahrung dieser Patienten, von anderen zurückgewiesen zu werden. Der Störung der Affektregulation und Interaktionsproblemen kommt im Verständnis der Symptomatik eine zentrale Bedeutung zu. Die BPS wird in klinischen Populationen bei Frauen drei- bis viermal häufiger diagnostiziert als bei Männern; in Feldstudien dagegen ließ sich eine weibliche Dominanz nicht nachweisen.

24.2 Klinisches Bild

Bislang galten Persönlichkeitsstörungen als stabil und wenig veränderbar über die Zeit. Entgegen dieser tradierten Annahme weisen Verlaufsstudien auf eine hohe Remissionsrate von 80 % nach 10 Jahren und sehr geringer Rückfallrate hin (Gunderson et al. 2011).

Die **Affektregulationsstörung** (vgl. ➤ Kap. 10) gilt als zentrales Merkmal der BPS und steht in engem Zusammenhang mit maladaptiven, z. T. drastischen Verhaltensweisen (➤ Abb. 24.1). Die Patienten reagieren bereits auf geringe Auslöser mit heftigen negativen Gefühlen wie Angst, Verzweiflung, Wut, Selbstverachtung oder Schuld-/Schamgefühlen. Neben der niedrigen Auslöseschwelle für emotionale Reaktionen und der starken Intensität der Gefühle geht die Rückbildung zu einem ausgeglichenen emotionalen Niveau langsamer vonstatten. Die Patienten beschreiben die Intensität ihrer Gefühle als „rasch anwachsend, raumeinnehmend", sodass zielgerichtetes, logisches Denken nicht mehr möglich sei. Sie haben Schwierigkeiten, Gefühlsqualitäten zu unterscheiden und zu benennen, empfinden ein „Gefühlschaos" und können sich nicht von Emotionen distanzieren. Anstelle differenzierter Emotionen erleben die Patienten häufig lang anhaltende Episoden **aversiver innerer Anspannung.** Typische zwischenmenschliche Auslöser für negative Gefühle sind erlebte oder vermutete Zurückweisungen wie z. B. Kritik oder Konfrontation durch andere. Emotionale Anspannung kann aber auch durch Erinnerungen an traumatisierende Erfahrungen recht unvermittelt ausgelöst werden. BPS-Patienten berichten über Zustände innerer Leere, in denen sie sich „wie abgestorben oder innerlich tot" empfinden. Im Rahmen solcher Zustände, aber auch ausgelöst durch Wut, Angst oder Verzweiflung geraten die Patienten in gedankliche Teufelskreise von Selbstverachtung und typischen kognitiven Schemata (z. B. „Ich bin böse, ich mache alles falsch, ich sollte lieber gar nicht da sein"). Diese können in dissoziative Zustände übergehen, in denen die Patienten sich „wie in Trance" erleben und in denen die Schmerzempfindung fehlt.

Menschen mit BPS zeigen eine **instabile Beziehungsgestaltung** mit anklammerndem, einengend-kontrollierendem Verhalten in Verbindung mit starken Ängsten, verlassen zu werden. Dieses konfliktträchtige, nahe Beziehungen besonders belastende Verhalten wird durch eine Neigung zu heftigen Gefühlen wie z. B. starker Eifersucht noch zusätzlich verstärkt.

In engem Zusammenhang mit der Emotionsregulationsstörung stehen impulsive, selbstschädigende Verhaltensweisen wie **Selbstverletzungen** oder **parasuizidale Handlungen.** Die durch Dissoziation aufgehobene Schmerzempfindung kehrt nach dem Schneiden zurück, die Patienten „spüren sich wieder", sie fühlen sich kurzzeitig ruhig und entspannt, und negative Emotionen nehmen ab. Aus lerntheoretischer Sicht kann man hier von einer negativen Verstärkung sprechen, indem der aversive Zustand der inneren Anspannung durch die Handlung beendet wird.

Die hohe **Impulsivität** von Borderline-Patienten, die mit der Anzahl von Suizidversuchen korreliert und somit für die weitere Prognose wichtig ist, kann sich in ganz unterschiedlichen Verhaltensweisen äußern: Hierzu zählen neben Selbstverletzungen bulimisches Essverhalten, episodischer Drogen- und Alkoholabusus, High-Risk-Verhalten, übermäßiges Geldausgeben, sexuelle Promiskuität und aggressive Durchbrüche. Selbstschädigendes Verhalten, das im Zusammenhang mit quälenden Spannungszuständen und dissoziativen Erlebnisweisen auftritt, ist von solchem zu unterscheiden, das auf die Manipulation anderer ausgerichtet ist.

Auch wenn bei einigen Borderline-Patienten Ängstlichkeit, Angespanntheit und Misstrauen im zwischenmenschlichen Kontakt verhaltenswirksam wird, so sind nicht wenige Patienten in ihrem sozialen Auftreten vordergründig kompetent und selbstbewusst und neigen zur Selbstüberforderung. Hierdurch kann es – für Außenstehende häufig überraschend – zu plötzlichen krisenhaften Einbrüchen kommen, zumal wenn die mangelnde Fähigkeit zur Nähe-/Distanz-Regulation hiervon berührt wird.

Borderline-Patienten weisen eine ausgeprägte Unsicherheit in Bezug auf die eigene Identität auf. Auf der Suche nach Zugehörigkeit schließen sie sich wechselnden Bezugsgruppen an und suchen nicht selten Identität in einer spezifischen Krankenrolle. Das eigene Selbstbild, aber auch Ziele und Planungen verändern sich abrupt und wenig begründet, was die Entwicklung zukunftsorientierter Perspektiven und eines, auch in krisenhaften Zuspitzungen tragenden Lebensentwurfs verhindert. Im Kontext typischer Grundannahmen über sich selbst empfinden sich Menschen mit BPS als nicht liebenswert, verachtenswert oder gar böse und entwickeln entweder die selbstschützende Strategie, nahe zwischen-

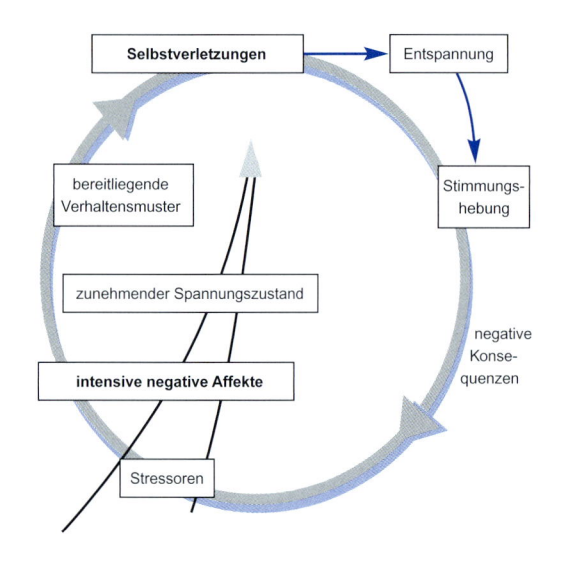

Abb. 24.1 Affektive Dysregulation, Selbstverletzungsverhalten und negative Verstärkung

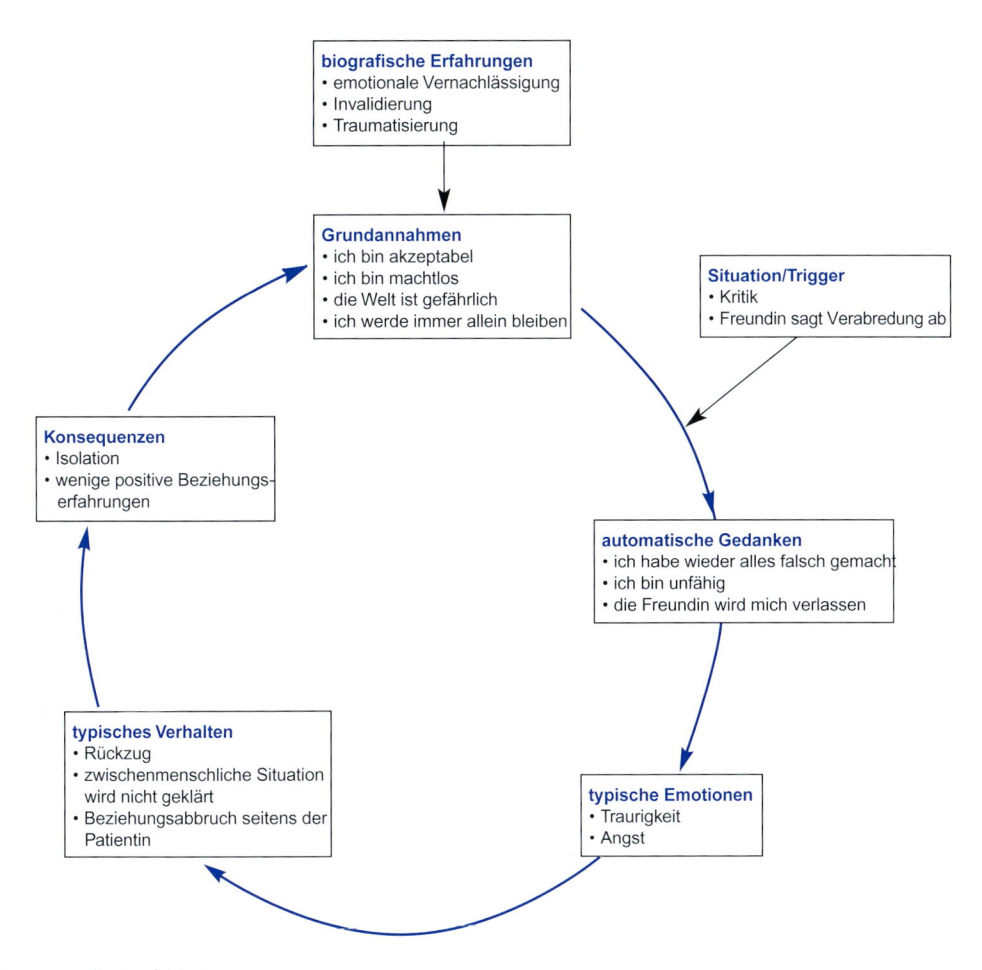

Abb. 24.2 Interpersoneller Teufelskreis

menschliche Beziehungen zu meiden, oder sie entwickeln eine hohe Sensibilität und Angst gegenüber Situationen, die Ablehnung oder Trennung beinhalten könnten. Es droht, dass sich die Wahrnehmung zwischenmenschlicher Situationen so gestaltet, dass die dysfunktionalen Überzeugungen bestätigt werden. Dabei kann der Zusammenhang zwischen eigenem und fremdem Verhalten einerseits und innerpsychischen Aspekten wie Gefühlen, Erwartungen und Überzeugungen andererseits von den Betroffenen kaum hergestellt werden, d. h., sie verfügen über eine mangelnde Fähigkeit zur Mentalisierung.

Das Denken von Patienten mit BPS weist verschiedene Besonderheiten auf. Nach Beck et al. (2004) lassen sich **stabile dysfunktionale Grundannahmen** beschreiben, die z. B. lauten: „Die Welt ist gefährlich und feindselig. Ich bin machtlos und verletzlich. Ich bin von Natur aus inakzeptabel" (➤ Abb. 24.2). Daneben gibt es auch traumaassoziierte Schemata wie z. B. „Ich bin schuld". Darüber hinaus weisen Borderline-Patienten kognitive Verzerrungen in Form des dichotomen Denkens auf, d. h., sie bewerten Ereignisse im Sinne sich gegenseitig ausschließender Kategorien wie „gut oder böse", „Erfolg oder Misserfolg" oder „vertrauenswürdig oder hinterlistig", anstatt sie auf einem Kontinuum einzuordnen. Auch das Schwarz-Weiß-Denken interagiert mit Emotionen und Verhalten. Extreme Situationsbewertungen ziehen extreme emotionale Reaktionen und extremes Handeln nach sich. Nicht wenige Patienten weisen Flashbacks auf (szenisches Wiedererleben von traumatischen Ereignissen), mehr als 25 % erfüllen komorbide die Kriterien einer posttraumatische Belastungsstörung (PTBS). Weiterhin kann die kognitive Funktionsfähigkeit von Borderline-Patienten durch Pseudohalluzinationen verändert sein, vor allem in Form von Stimmenhören wichtiger Bezugspersonen.

Patienten mit BPS weisen eine ausgeprägte Komorbidität mit anderen, vor allem der ängstlich-vermeidenden, narzisstischen und paranoiden Persönlichkeitsstörung auf, was die Notwendigkeit therapeutischer Anpassungen impliziert. Dasselbe gilt für das gleichzeitige Vorhandensein von Angststörungen, Essstörungen, somatoformen Störungen sowie Substanzabusus und Aufmerksamkeitsdefizit-/Hyperaktivitätsstörung (ADHS), wobei Letzteres mit ausgeprägter Impulsivität einhergeht.

24.3 Ätiologie

Ätiopathologisch wird ein neurobehaviorales Entstehungsmodell postuliert. Als zentrale neurobiologische Grundlage wird eine **Dysfunktion in kortikolimbischen Regelkreisen** angenommen, die in hohem Maß in die Affektregulation involviert sind (s. auch ➤ Kap. 7.8.2). Eine kürzlich erschiene Metaanalyse von Schulze et al. (2016) liefert überzeugende empirische Evidenz für dieses neurobiologische Modell mit dem Nachweis einer Hyperreagibilität der Amygdala und verminderter Aktivität in präfrontalen Arealen mit Betonung dorsolateraler, ventromedialer (einschl. anteriorem Zingulum) und orbitofrontaler Areale. Strukturelle Auffälligkeiten bestanden in einer hippokampalen und amygdalaren Volumenreduktion. Hieran könnten genetische, psychosoziale sowie Wechselwirkungen beider beteiligt sein. Im Hinblick auf genetische Daten liegt nur eine Familienstudie von Torgersen (2000) vor, wonach 69 % der Varianz durch genetische Faktoren zu erklären seien; die Ergebnisse sind nur mit Vorsicht interpretierbar, da die Komorbidität mit anderen psychiatrischen Störungen keine Berücksichtigung fand. Befunde zu speziellen Kandidatengenen stehen bei der BPS noch aus.

Die Affektregulationsstörung wird auch unter dem Aspekt einer traumaassoziierten Erkrankung diskutiert und geht mit einer erhöhten Basisaktivität und einer verringerten Feedback-Sensitivität der Hypothalamus-Hypophysen-Achse einher. Dieses Störungsprofil unterscheidet sich von dem bei der PTBS. Interessant sind Hinweise auf eine zentrale Schmerzverarbeitungsstörung mit erhöhter Aktivität in dorsolateralen präfrontalen Arealen und verminderter Aktivität in der Amygdala (Schmahl et al. 2006), was nahelegt, dass Schmerz in Form von Selbstverletzungsverhalten von Betroffenen als Affektregulationsstrategie benutzt wird. Eine ähnliche Funktion könnte, zumindest bei Frauen, auch fremdaggressivem Verhalten zukommen.

Weitere Grundlagenforschung auf diesem Gebiet zielt auf die Auswirkungen der unterschiedlichen Transmitterfunktionen auf Persönlichkeitseigenschaften. So weisen emotional hochreagible Menschen eine hohe noradrenerge Aktivität auf, während starker Rückzug mit einer geringeren Aktivität dieses Transmitters einhergeht. Bei impulsiven persönlichkeitsgestörten Patienten mit auto- oder fremdaggressiven Verhaltensweisen konnte in mehreren klinischen Studien eine verminderte serotonerge Aktivität gefunden werden. Schließlich zeigen neuere Studien Hinweise auf eine Unterfunktion des zentralen oxytocinergen Systems, das z. B. am erhöhten Bedrohungserleben und mangelnder Empathie beteiligt sein könnte (Herpertz und Bertsch 2015).

Die Biografie von Patienten mit BPS ist häufig von **schwerwiegenden psychosozialen Belastungsfaktoren** wie Gewalterfahrungen, emotionaler Vernachlässigung und Gleichgültigkeit sowie sexuellem Missbrauch geprägt. Dies gilt zumindest für Patienten, die eine stationäre Therapie benötigten und in bis zu 80 % der Fälle eine schwere Traumatisierung berichteten. Traumatisierende Erlebnisse über einen längeren Zeitraum führen bei Kindern zu Defiziten in der Emotionsregulation und Verhaltenskontrolle sowie zu einem erhöhten Bedrohungserleben und Beeinträchtigungen von metakognitiven Prozessen, v. a. Mentalisierung. Bei Borderline-Patientinnen korrelierte der Schweregrad des kindlichen sexuellen Missbrauchs zudem signifikant mit dem Schweregrad von Affektdysregulation, Impulsivität, instabilen zwischenmenschlichen Beziehungen und psychosozialer Desintegration. Schließlich werden die Familieninteraktionen von Borderline-Patienten häufig als desorganisiert, chaotisch, konfliktreich und feindselig beschrieben. Die Folge ist eine erschwerte Entwicklung langfristiger Zielorientierungen und moralischer Normen, die durch Beobachtung, Identifikation und Internalisierung elterlichen Verhaltens gelernt werden.

24.4 Allgemeines zur Therapie

24.4.1 Therapeutische Haltung

Die Gestaltung der therapeutischen Beziehung ist bestimmt von der zuverlässigen Einhaltung eines **realistischen Beziehungsangebots,** das eine sorgfältige Reflexion von Nähe und Distanz voraussetzt. Die Gesprächsführung ist **aktiv und direkt.** Eigene Emotionen des Therapeuten werden in adäquater Form eingebracht, um ein Modell für eine gelungene Emotionsregulation anzubieten. Eine ausgesprochen empathische und fördernde Kommunikation unterscheidet sich sowohl von der traditionellen verhaltenstherapeutischen „Coaching"-Haltung als auch von der eher rezeptiven oder konfrontierenden psychoanalytischen Haltung und schließt folgende Aspekte ein:

- Aufmerksames, zugewandtes, vorurteilsfreies Zuhören und Wahrnehmen
- Bedingungslose Anerkennung des Leidens des Patienten und gleichzeitige Forderung nach Veränderung, Entwicklung und Verantwortungsübernahme
- Ressourcenorientierte Vorgehensweise
- Fortgesetztes Bemühen, heftige, qualitativ diffuse und damit häufig nicht kommunizierbare Affekte des Patienten versuchsweise in Worte zu fassen, diese Versuche kritisch mit dem Erleben des Patienten abzugleichen und zu korrigieren, bis größtmögliche Übereinstimmung hergestellt ist
- Gedanken lesen: Versuchsweise werden Gedanken formuliert, die vom Patienten nicht verbalisiert werden.
- Vom Patienten als widersprüchlich und unvereinbar erlebte Selbstanteile werden wertfrei analysiert und schrittweise integriert.

- Nachhaltige Anerkennung traumatisierender Beziehungserfahrungen
- Sachlicher, ruhiger Umgang mit selbstschädigendem Verhalten
- Die Anwendung spezifischer Behandlungstechniken wird stets im Hinblick auf die Auswirkungen auf die therapeutische Beziehung reflektiert.

Psychodynamisch betrachtet übernimmt der Therapeut Hilfs-Ich-Funktionen, eine Vorgehensweise, der in der **Mentalisierungsbasierten Therapie** und der strukturbezogenen Psychotherapie der zentrale therapeutische Stellenwert zukommt. Zudem ist die therapeutische Beziehung in besonderer Weise eine zwischenmenschliche Situation, in der sich pathologische Beziehungsmuster manifestieren und damit sichtbar und bearbeitbar werden. Verhaltenstherapeutische Ansätze nutzen die therapeutische Beziehung zur detaillierten Analyse typischer Verhaltensweisen, verbunden mit der Erprobung und Verstärkung neuer Verhaltensstile. In der **Dialektisch-behavioralen Therapie** (DBT) ist die dialektische therapeutische Haltung zwischen „Akzeptanz und Veränderung", „Standfestigkeit und mitfühlender Flexibilität" und „wohlwollendem Fordern und Versorgen" namengebend und damit die Orientierung an einem Gleichgewicht zwischen festen, Halt gebenden Strukturen und flexibler, empathischer Herangehensweise.

24.4.2 Inhaltliche Ziele

Borderline-Patienten leiden unter ihren plötzlichen, unvorhersehbaren Stimmungsschwankungen und den als quälend empfundenen dissoziativen Zuständen. Obwohl sie die selbstschädigenden Verhaltensweisen als wirksame Strategien zur Spannungsreduktion und zur Beendigung von Dissoziationen erleben, sind sie üblicherweise hochmotiviert, andere Möglichkeiten der Spannungsabfuhr zu erlernen. Sie kommen also gewöhnlich nicht wegen einer Achse-I-Störung in stationäre Behandlung, sondern es geht ihnen um die Veränderung ihrer persönlichkeitsbedingten Verhaltens-, Gefühls- und Denkweisen. Demzufolge ist – auch bei komorbiden Erkrankungen wie Essstörungen, Zwangsstörungen oder Suchterkrankungen – die Persönlichkeitsstörung Fokus der Behandlung, auch wenn komorbide Störungen in der individuellen Therapie zusätzlich Berücksichtigung finden sollten.

Vor allem eine zusätzlich vorliegende PTBS erfordert z. B. kognitiv-verhaltenstherapeutische Ansätze zum Abbau von Intrusionen durch Revision des Traumagedächtnisses, Veränderungen der Interpretationen des Traumas und Abbau von dysfunktionalem und Vermeidungsverhalten; in leicht modifizierter Form sind Expositionstechniken (z. B. in die DBT integriert) sehr wirksam (Bohus et al. 2013). Schließlich sollte auch eine komorbide Suchterkrankung (Drogen- oder Alkoholabusus und -missbrauch) Behandlungsfokus werden.

Ein für diese Patientengruppe sinnvolles Behandlungskonzept muss also der vielschichtigen Symptomatik gerecht werden. Es ist Aufgabe des Therapeuten, zu Beginn der Therapie die oft zahlreichen Symptome zu identifizieren, eine Übereinstimmung in der Auswahl der Ziele mit dem Patienten zu finden und schließlich gemeinsam eine **Zielhierarchie** zu erstelle. Eine solche Zielhierarchie sollte auch vorhandene psychosoziale Probleme unter konkreter Entwicklung von Problemlösungen und nicht selten auch Beratung und sozialarbeiterischer Anleitung einschließen.

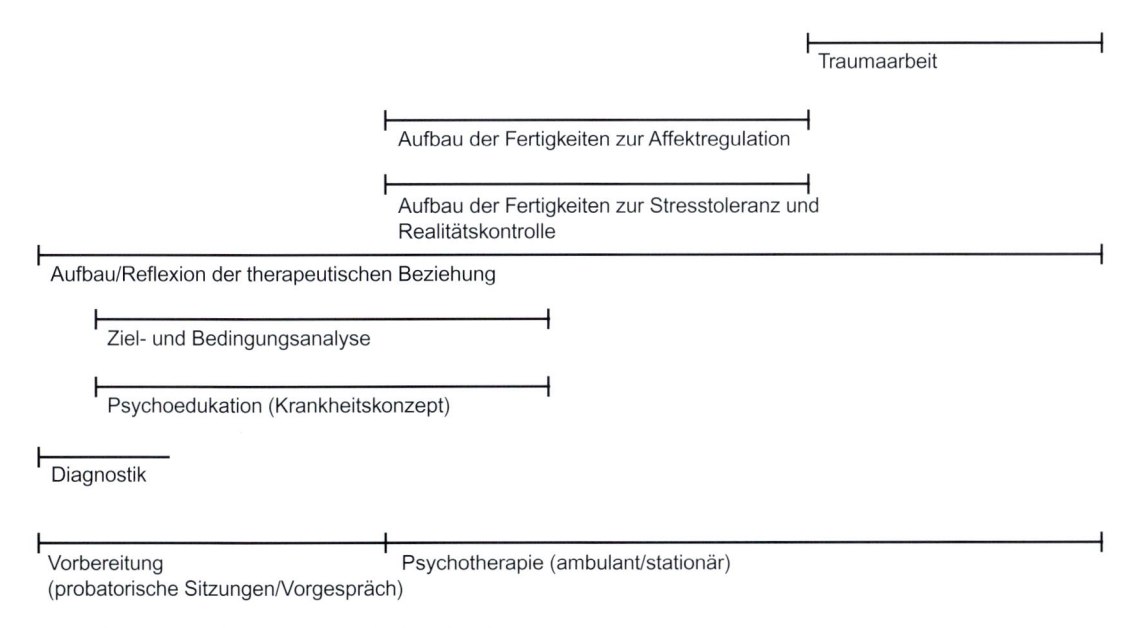

Abb. 24.3 Psychotherapeutische Interventionen im Therapieverlauf

> **MERKE**
> Sowohl in der verhaltenstherapeutischen Psychotherapie als auch bei den Vertretern tiefenpsychologisch orientierter Therapieschulen besteht Einigkeit darüber, dass sich eine Psychotherapie für Borderline-Patienten an hierarchisch strukturierten Zielen orientieren soll, die in Abhängigkeit vom Gefährdungsgrad der vorherrschenden Verhaltensweisen aufgestellt werden.

So besteht das erste Therapieziel in der Reduktion suizidaler und selbstschädigender Verhaltensweisen. Es folgen therapieschädigende Verhaltensweisen und schließlich emotional weniger hoch besetzte Themen, die aber die Lebensqualität nachhaltig beeinflussen können. Die **Verbesserung der Emotionsregulation** und die Entwicklung von Strategien zur Realitätswahrnehmung sind thematische Schwerpunkte in frühen Behandlungsstadien. Dissoziation, die therapeutisches Lernen verhindert, sollte durch entsprechende Techniken reduziert werden. Wenn der Patient in einem fortgeschrittenen Stadium der Behandlung Fertigkeiten zur Gefühlswahrnehmung und -steuerung erlernt hat und weniger von heftigen Emotionen überflutet wird, kann die Verarbeitung bedeutsamer traumatischer Beziehungserfahrungen erfolgen (➤ Abb. 24.3). Aufgrund der mangelnden Fähigkeit, sich selbst einzuschätzen, und wegen des Mangels dauerhafter Lebensperspektiven liegt ein weiteres Ziel in der Entwicklung eines **stabileren Ich-Gefühls** verbunden mit einer Steigerung des Selbstwertgefühls. Borderline-Patienten empfinden ein ausgeprägtes Gefühl der Andersartigkeit, das z. T. mit einer Unsicherheit bzgl. der eigenen Identität einhergeht. Dies führt zu einer mangelhaften psychosozialen Einbindung mit sozialem Rückzug und Einsamkeit. Die Probleme in zwischenmenschlichen Kontakten werden durch Schwierigkeiten in der Nähe-Distanz-Regulation in Beziehungen noch verstärkt.

Aufgrund der vielschichtigen Symptomatik, die Aspekte des Selbstbildes, des Verhaltens und der Emotionalität wie auch der Impulskontrolle umfasst, sowie der komplexen Therapieziele sind derzeit **modular aufgebaute,** z. T. aus unterschiedlichen Verfahren und Therapieprogrammen entnommene Interventionen in Erprobung (➤ Kap. 7). Beim individuellen Patienten werden die Interventionen abhängig von den vorherrschenden Problemfehlern zusammengestellt. Übereinkunft besteht darin, dass **Flexibilität** ein entscheidender Aspekt einer wirksamen Therapie ist.

24.4.3 Formaler Behandlungsrahmen

Gewöhnlich erfordert eine wirksame Therapie der BPS einen **längeren zeitlichen Rahmen,** der bei voller Ausprägung kaum unter 1 Jahr, häufiger bei 2 Jahren liegen wird. Die bisher bei Borderline-Patienten eingesetzten Therapiemethoden umfassen gewöhnlich Einzel- und Gruppentherapie, zuweilen ergänzt durch Paar- oder Familientherapie. Die Entscheidung, ob eine ambulante Therapie gewählt wird oder aber aufgrund von schweren Problemen auf der Verhaltensebene eine stationäre Therapie mit hochfrequenten gruppen- und einzeltherapeutischen Angeboten angezeigt ist, hängt von der individuellen Situation des Patienten und vom Schweregrad der Symptomatik ab. Im Falle des stationären Aufenthalts ist von Anfang an auf eine zeitliche Begrenzung zu achten, und mögliche schädliche Auswirkungen auf bestehende soziale Beziehungen sind durch entsprechende Vereinbarungen zu regelmäßigen sozialen Aktivitäten außerhalb der Klinik zu minimieren.

In Anbetracht der chaotischen inneren Verfassung von Borderline-Patienten mit abrupten Stimmungswechseln in Verbindung mit unüberlegten impulsiven Verhaltensweisen liegen die Vorteile eines gut strukturierten, Halt gebenden therapeutischen Angebots auf der Hand. Es sollte ein Behandlungsrahmen mit festen Regeln und verpflichtenden Therapieveranstaltungen festgelegt werden. Gleichzeitig muss eine geeignete Psychotherapie ausreichend flexibel sein, um den individuellen Bedürfnissen gerecht zu werden. Vereinbarungen, aber auch spezifische Absprachen bzgl. Therapiedauer, Maßnahmen bei schwerwiegenden selbst- oder fremdschädigenden Verhaltensweisen oder auch Gewichtsgrenzen und die daraus entspringenden Konsequenzen sollten in Form eines (schriftlichen) **Behandlungsvertrags** gemeinsam mit dem Patienten festgelegt werden. Zur besseren Übertragung der in der Therapie erlernten neuen Verhaltensweisen in den Alltag kann es für einige Patienten von Vorteil sein, Intervalltherapien anzubieten oder stationäre und teilstationäre Settings miteinander zu verbinden.

> **MERKE**
> Unabhängig von der angewandten spezifischen Therapiemethode sind folgende allgemeine Richtlinien zu beachten:
> - Strukturierter Behandlungsrahmen mit klaren Vereinbarungen
> - Explizite Therapieziele
> - Fokus auf die Herstellung und kontinuierliche Reflexion einer verlässlichen positiven therapeutischen Beziehung
> - Therapeut erkennt das Leiden und das Erleben des Patienten stets an und fordert gleichzeitig Verantwortungsübernahme und Veränderung.
> - Selbstgefährdendem und therapieschädigendem Verhalten wird Priorität in der Zielhierarchie eingeräumt.
> - Symptome der affektiven Dysregulation müssen behandelt werden.
> - Dissoziation in der Therapie ist durch entsprechende Interventionen so weit wie möglich zu verhindern.

24.5 Spezifische Behandlungsansätze

24.5.1 Psychoedukation

Bei der BPS gehören Informationen über die Störung und den erwarteten Verlauf der Behandlung inzwischen zu den allgemeinen Prinzipien psychotherapeutischen Vorgehens.

Deshalb soll die Psychoedukation als unabhängiger Therapieansatz vorgestellt werden, wohl wissend, dass er integraler Bestandteil kognitiv-behavioraler Therapien ist. Um zu verhindern, dass sich die Patienten durch das vom Therapeuten formulierte Therapieziel, bestimmte Verhaltensweisen zu verändern, abgelehnt oder nicht ernst genommen fühlen, sollte zu Beginn die Funktion einzelner Symptome als Überlebensstrategie herausgearbeitet werden. So stellen z. B. dissoziative Mechanismen Möglichkeiten dar, unerträglichen realen Situationen zu entfliehen, die in traumatisierenden Situationen hilfreich waren, aber im Hier und Jetzt wenig konstruktiv sind.

Ähnliches gilt für Selbstverletzungen, die für Borderline-Patienten eine wirksame, wenn auch wenig konstruktive Möglichkeit darstellen, innere Anspannung zu verringern, besonders in einem Behandlungsstadium, in dem ihnen noch kaum alternative Fertigkeiten zum Spannungsabbau zur Verfügung stehen. Eine wichtige psychoedukative Strategie besteht in der Rückmeldung über die **Sinnhaftigkeit** maladaptiver Verhaltensmuster. Würde eine Borderline-Patientin keinen positiven Effekt nach dem Schneiden verspüren, würde sie sich nicht selbst verletzen. Es hat sich bewährt, **ressourcenorientiert** zu arbeiten, d. h. konstruktives Verhalten und sinnvolle Einstellungen hervorzuheben und zu validieren. Darüber hinaus werden die auffälligen Beziehungs- und Verhaltensmuster zusammen mit dem Patienten in einen biografischen Zusammenhang eingeordnet. Erst wenn die Gründe über das Zustandekommen bestimmter Persönlichkeits- und Verhaltensstile klar sind, also die auffälligen Muster in einen Sinnzusammenhang gebracht werden konnten und die Patienten sich angenommen und verstanden fühlen, besteht die Möglichkeit der Veränderung.

Die Aufklärung über die Diagnose ist bei Borderline-Patienten erfahrungsgemäß weniger problematisch als bei den anderen Persönlichkeitsstörungen, da Erstere sich fremd und als Außenseiter der Gesellschaft fühlen und deshalb oft erleichtert sind zu erfahren, dass sie mit ihren Problemen nicht allein sind. Als besonders hilfreich hat sich hier der Ansatz problematischer Persönlichkeits- und Verhaltensstile erwiesen (Schmitz et al. 2001), der in Anlehnung an dimensionale Konzepte der Persönlichkeitspsychologie wertneutral jeder Persönlichkeitsstörung einen spezifischen Verhaltensstil zuordnet. Die Borderline-Persönlichkeitsstörung wird als **sprunghafter Persönlichkeitsstil** beschrieben, sodass sowohl ein ressourcen- als auch problemorientierter Zugang möglich ist. Dies erleichtert die Auseinandersetzung mit dem eigenen Persönlichkeits- und Kommunikationsstil, seiner Entwicklung und seinen (z. T. dysfunktionalen) Auswirkungen. Die Aufklärung über die Störung schließt die Darstellung der Zusammenhänge zwischen Affektdysregulation und selbstschädigendem Verhalten sowie des Wechselspiels zwischen dichotomem Denken und Stimmungsschwankungen ein, wobei der Verweis auf bekannte neurobiologische Grundlagen der Affektdysregulation entlastend wirken kann.

Psychoedukation bezieht schließlich auch Informationen über die Behandlung, den Behandlungsrahmen und die Analyse etwaiger früherer Behandlungsabbrüche ein.

> **MERKE**
> - Psychoedukative Interventionen beziehen sich auf die Herausarbeitung der Stärken und Schwächen des Persönlichkeitsstils und auf die Bereitstellung von Modellen zur Entstehung und Aufrechterhaltung der Störung.
> - Therapeutische Interventionen werden vor dem Hintergrund dieser Modelle erklärt und erfahren dadurch eine hohe Transparenz.
> - Psychoedukation macht den Patienten zum Experten seiner Störung, schafft Vertrauen und fördert die Selbstverantwortlichkeit.

24.5.2 Dialektisch-behaviorale Therapie (DBT)

Die DBT wurde in den 1980er-Jahren von Linehan als ambulante Therapieform für chronisch suizidale Borderline-Patientinnen entwickelt (Linehan et al. 1991). Die Weiterentwicklung der DBT für den stationären Bereich sowie die Implementierung und Multiplizierung im deutschen Sprachraum ist Bohus und seiner Arbeitsgruppe zu verdanken (vgl. Bohus 2002). Es handelt sich um ein **störungsspezifisches, kognitiv-verhaltenstherapeutisches Verfahren,** das Techniken unterschiedlicher Therapieschulen sowie Aspekte der Zen-Philosophie integriert.

Wie schon die Bezeichnung dieser Therapieform nahelegt, nimmt der Therapeut eine dialektische Grundhaltung ein, indem er davon ausgeht, dass widersprüchliche Muster im Denken, Fühlen und Handeln des Patienten ihre Berechtigung haben. Die Spannung, die aus solchen Widersprüchen entsteht, macht sich die DBT als Kraft zur Veränderung zunutze, indem z. B. die Gefühle und Probleme empathisch validiert werden, gleichzeitig aber auf Veränderung und die Erprobung neuer Verhaltensfertigkeiten gedrängt wird. Es ist diese **dialektische Haltung des Therapeuten** mit seiner bedingungslosen Akzeptanz, welche die Patienten in der Behandlung hält und ihre Motivation fördert.

Formal setzt sich die ambulante DBT aus vier Behandlungsmodulen zusammen: Neben der Einzeltherapie (1–2 h/Wo. über 2 Jahre) nehmen die Patienten an einem Fertigkeitentraining in der Gruppe teil (1–2 h/Wo.), wobei ein optimaler Austausch zwischen Einzeltherapeut und Fertigkeitentrainer mithilfe einer regelmäßigen Supervision erfolgt. In Krisensituationen steht der Einzeltherapeut im Rahmen einer Telefonberatung zur Verfügung.

Die Wahl des Behandlungsfokus orientiert sich an den jeweils vom Patienten berichteten Problembereichen, ist jedoch **hierarchisch organisiert** (> Kap. 24.4.2). Es können drei Therapiephasen unterschieden werden:

- In der **Vorbereitungsphase** kommen in erster Linie psychoedukative Strategien zur Anwendung, wobei eine Aufklärung über Diagnose sowie Therapieangebot erfolgt und gemeinsam mit dem Patienten die Behandlungsziele erarbeitet werden.
- In der **ersten Therapiephase** geht es um die Bearbeitung schwerer Probleme auf der Verhaltensebene wie Selbstschädigung und Suizidalität. Auch hier orientiert sich der Therapeut an den jeweils aktivierten Problembereichen. Mittels „Wochenprotokollen" werden die wichtigsten funktionalen und dysfunktionalen Verhaltensmuster im Selbstmanagement aufgezeichnet. Der Therapeut erarbeitet dann hochauflösende Verhaltens- und Bedingungsanalysen der zentralen Problembereiche und entwickelt zusammen mit dem Patienten alternative Verhaltens- und Erlebensmöglichkeiten. Im Zentrum der therapeutischen Aufmerksamkeit steht jeweils die Affektregulation des Patienten, also die auslösenden und aktivierenden Parameter von funktionalen oder dysfunktionalen Emotionen sowie deren Umsetzung in Handlungsimpulse.
- In der **zweiten Therapiephase** können schließlich traumabezogene Interventionen zur Anwendung kommen.

Das Fertigkeitentraining

Linehan definiert Fertigkeiten (Skills) als kognitive, emotionale und handlungsbezogene Reaktionen, die sowohl kurz- als auch langfristig zu einem Maximum an positiven und einem Minimum an negativen Ergebnissen führen. Der Begriff „Fertigkeiten" wird in der DBT synonym mit „Fähigkeiten" gebraucht. Die zu erlernenden Verhaltensfertigkeiten sind in die fünf Module Stresstoleranz, Gefühlsregulation, zwischenmenschliche Fertigkeiten, Achtsamkeit und Selbstwert eingeteilt (Bohus et al. 2014).

Die Inhalte der Module gliedern sich wie folgt:
- **Fertigkeiten zur Stresstoleranz:** Diese Fertigkeiten fördern die Fähigkeit, Hochstressphasen und Zustände von intensiver Anspannung und Ohnmacht zu bewältigen, ohne auf dysfunktionale Verhaltensmuster wie Selbstverletzungen zurückzugreifen. Wir gehen davon aus, dass unter diesen Bedingungen die kognitiven Funktionen stark eingeengt bzw. eingeschränkt sind und daher rational gesteuerte Problembewältigung kaum möglich ist. Starke sensorische Reize, Aktivierung motorischer Muster oder *information overload* sind hilfreich, um die aversive Anspannung oder dissoziative Phänomene zu reduzieren. Diese Fertigkeiten sollten nur so lange praktiziert werden, bis eine ausreichende Spannungsreduktion eingetreten ist. Dann sollten sich die Patienten den Ursachen ihres Spannungsanstiegs zuwenden, um daraus zukünftig präventive Techniken abzuleiten. Die Patienten werden dazu angehalten, zwei bis drei der wirksamsten Stresstoleranzfertigkeiten in einem Notfallkoffer permanent bei sich zu führen.
- **Fertigkeiten zur Emotionsmodulation:** Die Patienten lernen, welche Grundgefühle es gibt, woran man diese identifizieren kann und wie sich Gefühle regulieren lassen. Die Identifikation wird über eine Schulung der Achtsamkeit für emotionsspezifische Prozesse trainiert. Durch diese gelenkte Wahrnehmung wird Distanz zur Emotion erzeugt. Darüber werden bislang als unbeherrschbar empfundene Emotionen für die Patienten regulierbarer. Auch lernen die Patienten, ihre Emotionen abzuschwächen, indem sie kognitive Manöver einsetzen, Körperhaltungen modulieren oder ihren physiologischen Erregungszustand etwa durch Atemübungen herunterregeln.
- **Fertigkeiten zur Verbesserung der inneren Achtsamkeit:** Das Grundprinzip besteht darin, unter Ausschaltung von Bewertungsprozessen die gesamte Aufmerksamkeit auf einen einzigen Fokus zu konzentrieren. Im täglichen Üben entwickelt sich dadurch Kompetenz, von aktivierten emotionalen oder kognitiven Prozessen zu abstrahieren und diese als kreative Leistungen des Gehirns mit wenig Aussagekraft über reale Bedingungen zu erkennen. Die Relativierung von aktivierten affektiven Schemata ist eine Grundvoraussetzung jeder verhaltenstherapeutischen Intervention.
- **Zwischenmenschliche Fertigkeiten:** Dieses Modul hat große Ähnlichkeit mit anderen Trainingsmanualen zum Erlernen von sozialer Kompetenz. Borderline-Patienten mangelt es jedoch meist nicht an sozialer Kompetenz im engeren Sinne, sondern an Umgangsformen mit störenden Gedanken und Gefühlen während sozialer Interaktionen. Es werden wirkungsvolle Strategien zur Zielerreichung in zwischenmenschlichen Situationen sowie zum Umgang mit Beziehungen vermittelt. Großer Wert wird auch auf Aspekte der Selbstachtung im Umgang mit anderen Menschen gelegt.
- **Selbstwert:** Aufgrund der ausgeprägten Selbstzweifel und eines sehr niedrigen Selbstwertgefühls hat es sich als hilfreich erwiesen, spezifische Fertigkeiten zum Aufbau von Selbstwert in die DBT zu integrieren, die auf eine sorgfältige Balance zwischen einer Validierung der etablierten, auch negativen Grundannahmen und der Aneignung neuer Sichtweisen zielt.

Das Fertigkeitentraining ist als kognitiv-verhaltenstherapeutische Gruppentherapie zu verstehen und vorrangig als **psychoedukatives Sozialtraining** konzipiert. Damit wird explizit kein gruppendynamischer bzw. interpersoneller Ansatz verfolgt. Die Entwicklung, Reflexion und Analyse einer Gruppendynamik wird stattdessen aktiv unterbunden, was zur Entlastung und Reduktion sozialphobischer Befürchtungen führt. Das Fertigkeitentraining nutzt gezielt gruppentherapeutische Wirkfaktoren, allen voran Anregungs- und Feedback-, Problemlöse- sowie Solidarisierungs- und Stützungsfunktionen.

MERKE
Voraussetzung für die zweite Therapiephase ist die willensgesteuerte Kontrolle über dysfunktionale Verhaltensmuster, auch unter Belastung. Auch in dieser zweiten Behandlungsphase orientiert sich der Therapeut an den zentralen emotionalen Problembereichen wie z. B. Ekel, Scham und Selbsthass, aber auch sozialphobische Aspekte sind sehr häufig. Da nun nicht mehr die expressiven Verhaltensmuster im Vordergrund stehen, sondern Vermeidungsverhalten den Alltag der Patienten bestimmt, müssen auch die Methoden der Verhaltens- und Bedingungsanalysen entsprechend abgestimmt werden.

Im **zweiten Behandlungsstadium** stehen traumaassoziierte Symptome im Fokus. Hilfreich sind hierbei imaginative Techniken wie z. B. die Vorstellung eines „Sicheren inneren Ortes" oder „Inneren Helfers" oder spezielle kognitive Übungen zur Kontrolle von Intrusionen. Darüber hinaus sollten Auslöser oder Situationen herausgearbeitet und (falls möglich) konsequent vermieden werden, die traumatische Erinnerungen hervorrufen, um eine unkontrollierte Exposition zu verhindern. Traumatische Erinnerungen sind eng mit dysfunktionalen kognitiven Grundannahmen verbunden. Diese werden mithilfe von Gefühlsprotokollen herausgearbeitet und mittels kognitiver Umstrukturierung verändert.

Traumaassoziierte Schemata sind Zustände, welche die Kognitionen, das emotionale Erleben sowie sensorisches Empfinden und Verhalten betreffen und durch spezifische Situationen ausgelöst werden können. Wenn das Schema aktiviert ist, zeigen die Patienten schemakonformes Verhalten, z. B. in Form von ausgeprägten Schamgefühlen und Zusammenbruch des Selbstwertgefühls bei Kritik. Darüber hinaus wird die Aktivierung des Schemas aber auch häufig vermieden, z. B. durch angepasstes, devotes Verhalten aus der Bemühung heraus, jeglicher Kritik aus dem Weg zu gehen. Das Erleben von eigener Aggressivität und Kontrollverlust führt ebenfalls zur Aktivierung des Schemas. Diese Eigenschaften sind mit dem schlecht integrierten Selbstbild der Borderline-Patienten nicht vereinbar und werden dem Täter zugeschrieben bzw. abgewehrt. Die mangelnde Fähigkeit, in zwischenmenschlichen Situationen Ärger zu äußern, hängt mit diesem Aspekt zusammen.

Schließlich besteht noch die Möglichkeit der Aktivierung **kompensatorischer Schemata** wie z. B. hoher Kompetenz und Leistungsbereitschaft, die zur Vermeidung der traumaassoziierten Schemata dienen. Zunächst müssen diese Schemata herausgearbeitet werden (Schemaidentifikation). Über Verhaltensanalysen und Gefühlsprotokolle werden auslösende Situationen im Hier und Jetzt (z. B. Verhaltensweisen) herausgearbeitet und die dazugehörigen dysfunktionalen inneren Grundannahmen identifiziert. Die Patienten werden darüber aufgeklärt, dass ihre inneren Annahmen mit biografischen Erfahrungen zusammenhängen und in einem früheren Kontext möglicherweise sinnvoll oder sogar überlebensnotwendig waren, aber nicht unbedingt der aktuellen Realität entsprechen müssen. Zur Stabilisierung und Aufrechterhaltung dieser Grundannahmen trägt die Tatsache bei, dass mit dieser Annahme übereinstimmende Wahrnehmungen als stimmig empfunden und somit akzeptiert werden, während konträre Informationen ignoriert und entwertet werden. Daher können Borderline-Patienten Lob nur schwer aushalten, suchen im Gegensatz dazu aber bei Situationen des Scheiterns unverzüglich die Schuld bei sich, mit der Folge der permanenten Bestätigung ihres negativen Selbstbildes.

Nachdem die kognitiven Grundannahmen detailliert mit dem Patienten herausgearbeitet wurden (z. B. „Ich bin schlecht und selbst schuld an dem, was mir passiert ist."), werden die daraus folgenden automatisierten Gedanken identifiziert (z. B. „Ich darf nicht meine Meinung sagen, ich darf mich nicht wehren, ich darf mich nicht sexuell verweigern."). Auch hier hat sich die Technik der **kognitiven Umstrukturierung** bewährt. Regelmäßige schriftliche Hausaufgaben und Rollenspiele dienen zur Festigung der veränderten inneren Überzeugungen. So können die automatisierten Schemata langsam modifiziert werden, und es kann sich ein angemessenes Selbstbild entwickeln (z. B. „Ich bin ein Mensch mit positiven und negativen Seiten und genauso viel wert wie andere auch").

Auch kommen Methoden der **Traumaexposition** mit dem Ziel zur Anwendung, über Habituation auf wiederholte Konfrontation mit dem Trauma eine Abnahme der physiologischen und emotionalen Erregung zu erreichen. Hilfreich ist hier der Einsatz von Skills zur Emotionsregulation (z. B. aufrechte Körperhaltung zum Abbau von Scham). Dissoziative Zustände, die korrigierende Lernerfahrungen verhindern, sollten sofort durchbrochen werden. Wirksam sind hier starke sensorische Reize wie Kälte, laute Geräusche, unangenehme Gerüche oder Muskelaktivierung. Manchmal ist es sinnvoll, die Therapie im Gehen durchzuführen oder bei beginnender Dissoziation die Körperhaltung zu verändern. Foa und Rothbaum (1998) entwickelten hierzu die Methode des **imaginativen Nacherlebens.** Der Patient wird aufgefordert, das traumatische Erlebnis in der Ich-Form und im Präsens zu beschreiben. Hierbei muss durch den Therapeuten fortwährend Kontakt zur Realität gehalten werden, z. B. über Skalierung der inneren Anspannung. Die DBT hat inzwischen für BPS-Patienten, die auch an einer posttraumatischen Belastungsstörung leiden, die DBT-PTBS entwickelt. Diese Methode integriert Expositionsverfahren mit der Bearbeitung von Schuld und Scham sowie Körpertherapie (Bohus et al. 2013).

Fallbeispiel

Die 34-jährige Patientin beginnt eine stationäre Psychotherapie aufgrund einer aktuellen Verstärkung der Selbstschädigung. Bei schon seit der Adoleszenz bestehendem Selbstverletzungsverhalten schneidet sie sich täglich im Rahmen von häufig auftretenden dissoziativen Zuständen. Sie schläft kaum noch, hat Albträume und auch tagsüber Flashbacks. Auslöser für die Zuspitzung der Symptomatik war eine Reaktualisierung traumatischer biografischer Erfahrungen durch die Konfrontation mit dem sexuellen Missbrauch eines Kindes im Rahmen ihrer Arbeit als Erzieherin. Die Patientin entwickelte starke Schuldgefühle in Verbindung mit der Überzeugung, nicht genug auf das Mädchen geachtet zu haben. Bei Aufnahme berichtete sie über chronische suizidale Gedanken; sie sehe die Therapie als ihre letzte Chance an.

In der Vorbereitungsphase wurde die Patientin über die Diagnose aufgeklärt, und es wurden gemeinsam Therapieziele formuliert. Behandlungsvertrag und Non-Suizid-Vertrag wurden besprochen. In der ersten Therapiephase, die der Stabilisierung diente, standen die Reduktion der suizidalen Gedanken und der Abbau des selbstverletzenden Verhaltens im Vordergrund. Die Patientin erlernte im Fertigkeitentraining alternative Möglichkeiten zur Spannungsregulation und zum Umgang mit Gefühlen. Sie wurde angehalten, ihr Befinden und die eingesetzten neuen Fertigkeiten über Fertigkeitenprotokolle und Tagebuchkarten regelmäßig zu protokollieren. Die Einzelgespräche dienten – neben der Festigung der erlernten Skills – mithilfe von Verhaltensanalysen und Gefühlsprotokollen der Entwicklung eines besseren Verständnisses der Zusammenhänge von äußeren Auslösern, Gefühlen, kognitiven inneren Annahmen und Verhalten. Wichtig war eine stetige Validierung der situationsadäquaten Wahrnehmungen und Gefühle der Patientin, um eine stabile therapeutische Beziehung aufzubauen und so die Motivation zur Veränderung zu schaffen. Die spezifischen kognitiven Schemata („Ich bin an allem schuld. Ich bin wertlos und habe es nicht verdient") wurden mithilfe von Gefühlsprotokollen identifiziert und mittels kognitiver Umstrukturierung beginnend verändert. Darüber hinaus wurden Auslöser identifiziert und von der Patientin konsequent gemieden. Die Patientin profitierte gut von imaginativen Techniken wie „Innerer Helfer" und „Sicherer innerer Ort". So war es möglich, die intrusiven Erinnerungen zu besprechen. Die Folge war eine Abnahme der Flashbacks.

Nach 10 Wochen stationärer Therapie hatte die Patientin eine ausreichende Stabilität erreicht, konnte einzelne positive Seiten ihrer Persönlichkeit annehmen, verletzte sich nur noch selten und war nicht mehr suizidal. Darüber hinaus beherrschte sie Strategien, um dissoziative Zustände zu verhindern, und effektive Skills zur Realitätskontrolle, um das Zurückfallen in traumatische Erinnerungen zu vermeiden.

In der nachfolgenden ambulanten Therapie über 2 Jahre stand die Thematisierung des sexuellen Missbrauchs durch den Stiefvater und der damit verbundenen erheblichen Auswirkungen auf das Selbstbild und den Selbstwert der Patientin im Vordergrund. Ziel war es, die Gewissheit zu entwickeln und zu erfahren, dass die traumatischen Erinnerungen der Vergangenheit angehören. Im Schutz einer stabilen therapeutischen Beziehung konnten Verlustängste thematisiert werden. Der Patientin gelang es allmählich, Vertrauen in Beziehungen aufzubauen und die Annahme zu realisieren, dass sie wie jeder andere auch ein Mensch mit Stärken und Schwächen ist, aber durchaus liebenswert und beziehungsfähig.

Resümee

DBT

- Die DBT ist eine schulenübergreifende, kognitiv-verhaltenstherapeutisch orientierte Psychotherapie, deren Wirksamkeit empirisch nachgewiesen ist.
- Sie liegt in manualisierter Form vor, ist hierarchisch nach Therapiezielen strukturiert und gliedert sich in drei Behandlungsphasen:
  – In der ersten Phase, die der Stabilisierung dient, wird auf der Basis neu erlernter Fertigkeiten zur Reduktion innerer Anspannung und zum Umgang mit schwierigen Gefühlen ein Abbau der Selbstschädigung und Suizidalität angestrebt. Mithilfe von Verhaltensanalysen und Gefühlsprotokollen werden Situationen im Hier und Jetzt analysiert und die daraus folgenden kognitiven inneren Annahmen identifiziert und umstrukturiert.
  – In der zweiten Phase erfolgen die Verbesserung von Symptomen, die im Rahmen des posttraumatischen Stresssyndroms auftreten, und die Revision traumaassoziierter Schemata.
  – Die letzte Phase dient der Erprobung des Gelernten im Alltag.
- Patienten mit komorbider komplexer PTBS erhalten zusätzlich Expositionsübungen, Körpertherapie und auf die Veränderung von Scham- und Schuldgefühle gerichtete Interventionen.

24.5.3 Schemafokussierte Therapie (SFT)

Spezifische, in Interaktionen besonders mit frühen wichtigen Bezugspersonen erworbene Grundannahmen und eine ausgesprochene Neigung zu dichotomem Denken sowie ein schwacher Identitätssinn sind die Quelle sich selbst verstärkender kognitiv-interpersoneller Kreisläufe. Therapeutisch zu behandelnde Problembereiche sind damit vorzugsweise die Grundannahmen, das dichotome Denken, die Verbesserung von Emotions- und Verhaltenskontrolle sowie die Stärkung des Identitätssinns.

Im Mittelpunkt psychotherapeutischer Interventionen stehen die Identifizierung und Veränderung der Grundannahmen im Sinne der quasi-experimentellen Überprüfung ihrer Validität. Die speziell im Hier und Jetzt ansetzenden Techniken der von Beck beschriebenen kognitiven Therapie der Persönlichkeitsstörungen wurde durch Arntz (2003) um die Bearbeitung traumatischer und invalidierender biografischer Erfahrungen ergänzt (Beck et al. 2004). Der erstmals von Young et al. (2003) formulierten **Schemafokussierten Psychotherapie** bzw. kurz Schematherapie folgend zielt sie auf eine Abschwächung der frühen nichtadaptiven Schemata, die sich in der frühen Lebensgeschichte ausbildende Ordnungssysteme darstellen und sich in Kognitionen, Emotionen und Wahrnehmungen manifestieren. Bei der Borderline-Persönlichkeitsstörung dominiert das **Misshandlungs-/Verlassenheitsschema,** das **Aggressivitäts-/Impulsivitätsschema** oder das **Schuld-/Bestrafungsschema.** Während diese Schemata als stabile Eigenschaften aufgefasst werden, prägen Schemamodi als Bewältigungsmechanismen den aktuellen Zustand und machen verständlich, warum ein Patient in konkreten Situationen im Sinne eines kindlichen Modus, eines maladaptiven Bewältigungsmodus, eines dysfunktionalen Elternmodus oder aber im Modus des gesunden Erwachsenen handelt, um aktivierte Schemata zu bewältigen.

Auf der Basis einer akzeptierenden, validierenden und tröstenden therapeutischen Haltung, die eine „begrenzte Nachbeelterung" ermöglicht, können schwierige Gefühle bearbeitet und die dazugehörigen kognitiven Annahmen identifiziert werden. Die SFT umfasst sowohl emotionsaktivierende als auch metakognitive Techniken und schließt in integrativer Weise neben Interventionen der KVT solche aus der humanistischen Therapie, der Gestalttherapie und der psychodynamischen Therapie ein. Somit besteht das Haupttherapieziel in der **Aufklärung und Veränderung der zugrunde liegenden Schemata,** was z. B. mithilfe von täglichen Gefühlsprotokollen, in die der Patient Emotionen, Gedanken und Verhalten notiert, erfolgen kann. Darüber hinaus werden diese Schemata mit biografischen Erfahrungen in Zusammenhang gebracht, damit die Patienten verstehen, wie sich bestimmte innere Annahmen aus ihren lebensgeschichtlichen Erfahrungen entwickelt haben. Dies erfolgt in drei Schritten: Im ersten Schritt zielt der Therapeut darauf, die Erfahrungen aus der Perspektive des Kindes unter Einsatz von imaginativen Techniken zu betrachten. Im zweiten Schritt klären Fragen an den Patienten dessen Bedürfnisse, Interpretationen und Handlungsimpulse auf, um im dritten Schritt gesunde Erwachsenenanteile zu aktivieren.

So konnte z. B. mit einer BPS-Patientin erarbeitet werden, dass sie sich immer dann hinter eine arrogant-zynische Fassade zurückzog, wenn sie sich unsicher und ängstlich fühlte. Dies führte im Hier und Jetzt wiederum zu aggressivem Verhalten anderer ihr gegenüber, sodass noch mehr schwierige Gefühle entstanden. Es wurde deutlich, dass die Patientin diese Haltung früher immer dann zeigte, wenn die Mutter sie durch Beschimpfungen verletzt hatte. Weinen oder das Äußern von Wut zogen damals noch mehr Demütigungen nach sich, sodass die arrogant-zynische Haltung als ein Schutz vor noch mehr Verletzungen verstanden werden konnte.

Das **bildhafte Wiedererleben und Umschreiben** traumatischer biografischer Erinnerungen, bei dem der Therapeut metaphorisch in die Szene einsteigt, um traumatisierende Bezugspersonen zu konfrontieren und den Patienten vor Invalidierung und Verletzungen zu schützen, ist eine hochwirksame Technik zur Veränderung emotionaler Kernschemata.

Neben den schon erwähnten Techniken kommen bei der SFT auch Strategien aus der Gestalttherapie wie z. B. „Leerer Stuhl" zur Anwendung. Symbolisch werden z. B. misshandelnde Personen auf diesen Stuhl gesetzt und zunächst vom Therapeuten, im Weiteren auch vom Patienten konfrontiert und weggeschickt. Dies fördert den Abbau der Schuld-/Selbstbestrafungsschemata, sodass es den Patienten gelingt, sich gegenüber diesen Bezugspersonen besser abzugrenzen.

Resümee

SFT

- Der schemafokussierte Ansatz zielt auf die Veränderung der zugrunde liegenden Kernschemata von Borderline-Patienten.
- Mithilfe des Schema- und Modusmodells wird der Patient im Rahmen einer schützenden therapeutischen Beziehung mit „begrenzter Nachbeelterung" schrittweise befähigt, frustrierte Kernbedürfnisse im Modus des gesunden Erwachsenen adaptiv zu leben.

24.5.4 Strukturbezogene Psychotherapie

Struktur: Die Verfügbarkeit über regulierende Funktionen

Strukturbezogene Psychotherapie versteht sich als Modifikation tiefenpsychologischen und analytischen Vorgehens bei psychischen Störungen, die nicht durch das Wirken neurotisch unbewusster Konfliktspannungen erklärt werden können, sondern bei denen basale strukturelle Funktionen vulnerabel oder nicht verfügbar sind (Rudolf 2013). Speziell Borderline-Persönlichkeitsstörungen sind durch ausgeprägte strukturelle Defizite gekennzeichnet. Im Vordergrund stehen Störungen der affektiven Selbstregulierung und des Selbstverständnisses sowie Probleme der Lebensorientierung und der Beziehungsgestaltung. Eine strukturelle Vulnerabilität oder Defizienz führt dazu, dass Alltagsbelastungen oder altersspezifische Entwicklungsaufgaben (Verselbstständigung aus der Elternfamilie, Entwicklung eigener Zielvorstellungen, Übernahme schulischer oder beruflicher Eigenverantwortung, Beziehungsaufnahme, Beziehungskonflikte, Trennungen in Partnerschaften) geeignet sind, nicht ertragbare Affektspannungen oder Affektleere, Gefühle der Verlorenheit oder der unerträglichen Anspannung auszulösen und dysfunktionales Verhalten (z. B. Selbstverletzung oder destruktives Agieren in Beziehungen) in Gang zu setzen.

Das Konzept der **strukturellen Funktionen,** bezogen auf die Achse „Struktur" der operationalisierten psychodynamischen Diagnostik (OPD) (AG OPD 2006) beschreibt eine Dimension der Persönlichkeit, die bei vielen psychischen Störungen als Einschränkung des strukturellen Funktionsniveaus (in der Abstufung gut, mäßig, gering und desintegriertes Niveau) von Bedeutung sein kann. Bei der BPS stehen strukturelle Einschränkungen und ihre psychosozialen Folgen ganz im Vordergrund.

MERKE

Die Berücksichtigung des strukturellen Funktionsniveaus bei psychischen Störungen ist vor allem psychotherapeutisch relevant, da sie in der Konsequenz eine Modifikation des psychodynamischen Vorgehens von einem mehr aufdeckend-verstehenden hin zu einem mehr entwicklungsfördernd-übenden Ansatz erfordert.

Die grundlegende Entwicklung struktureller Funktionen erfolgt nach den Erfahrungen der Entwicklungspsychologie und Bindungsforschung in sehr frühen Lebensabschnitten, in denen der Säugling in einer sehr spezifischen Beziehungsgestaltung nicht nur vital versorgt, sondern emotional gehalten, animiert und reguliert wird, sodass nach und nach die Fähigkeit des Affektaustausches, der – zunächst gemeinsamen – Affektregulierung und schließlich des Affektverständnisses und der Empathie heranreifen. Unter dem Einfluss lebensgeschichtlich früher familiärer Belastungen oder gar Traumatisierungen des Kindes kommt es zu Störungen der strukturellen Entwicklung.

Phänomenologie

Strukturelle Störungen und damit auch Persönlichkeitsstörungen stellen sich zuallererst als Beziehungsstörungen dar. Hier zeigt die OPD-Beziehungsachse dysfunktionale Muster aggressiven Verhaltens, des Misstrauens und Sich-Abschottens. Sie unterscheiden sich deutlich von typisch neurotischen Mustern, die das hilflose Sich-Anklammern und unaggressive Unterordnen betonen. Die OPD-Konfliktachse lässt beim Vorliegen struktureller Störungen häufig einander überschneidende, unklar bleibende Konfliktmuster erkennen, die es schwer machen, sich für einen vorherrschenden Konflikt zu entscheiden.

Auf der Strukturachse der OPD lassen sich Einschränkungen folgender struktureller Funktionen beschreiben:
- **Selbstwahrnehmung** (Selbstreflexion, Affektdifferenzierung, Identität)
- **Objektwahrnehmung** (Selbst-Objekt-Differenzierung, ganzheitliche Objektwahrnehmung, realistisches Objekterleben)
- **Selbstregulierung** (Impulssteuerung, Affekttoleranz, Selbstwertregulierung)
- **Beziehungsregulierung** (Beziehung schützen, Interessenausgleich, Antizipation)
- **Kommunikation nach innen** (Affekterleben, Fantasien nutzen, Körperselbst)
- **Kommunikation mit anderen** (emotionaler Kontakt, Affektausdruck, Empathie)
- **Innere Bindung** (Internalisierung, Introjekte nutzen, variable Bindungen)
- **Bindung an äußere Objekte** (Bindungsfähigkeit, Hilfe annehmen, Bindungen lösen)

Die spezielle therapeutische Haltung

Über eine allgemeine therapeutische Einstellung hinaus (vgl. ➤ Kap. 24.4.1) spielt in der strukturbezogenen Psychotherapie der Aufbau einer speziellen therapeutischen Haltung als Voraussetzung für geeignete therapeutische Interventionen eine besondere Rolle – dies umso mehr, als sich die Haltung und Interventionstechnik dieser psychodynamischen Therapie deutlich von der gängigen psychoanalytisch-tiefenpsychologischen Vorgehensweise unterscheidet. So ist es den Patienten oft nicht möglich, die psychoanalytisch angebotene Situation des Nachdenkens über sich therapeutisch zu nutzen. Vielmehr gestalten sie häufig die therapeutische Beziehung schwierig, indem sie alles, was gesagt wird und erst recht das Schweigen des Therapeuten auf sich beziehen oder als gegen sich gerichtet empfinden.

Die Notwendigkeit, statt einer entgegennehmenden eine eher aktive, unterstützende therapeutische Haltung einzunehmen, liegt auf der Hand. Eine solche Haltung dient nicht nur der Schonung des Patienten oder der Vermeidung von Beziehungsschwierigkeiten, sondern ist spezifisch auf die eingeschränkte strukturelle Entwicklung des Patienten ausgerichtet. Die Befunde der Säuglingsbeobachtungen der frühen Mutter-Kind-Beziehung haben verdeutlicht, auf welche Weise einfühlsame Betreuungspersonen ein Baby oder Kleinkind „halten", wie die Unlustaffekte des Kindes gemeinsam mit dem Erwachsenen reguliert werden, wie beide in gemeinsame Freudeaffekte eintauchen, wie die Mutter nonverbal übertreibend die Affekte des Babys „markiert" und ständig verbalisierend die vermutete innere Befindlichkeit des Kindes benennt und kommentiert. Vergleichbar einer einfühlsamen Mutterfigur bietet sich der Therapeut als haltende Umwelt an und stellt sich als entwicklungsförderndes Objekt zur Verfügung.

Die beschriebene Haltung stellt sich nicht von selbst ein. Es ist eine aktive Leistung des Therapeuten, sie aufzubauen, zumal der Patient primär häufig nicht in der Lage ist, ein halbwegs freundliches und interessantes Beziehungsangebot zu machen. Vielmehr ist sein nicht selten eher abweisendes, misstrauisches und entwertendes Verhalten geeignet, das Gegenüber auf Distanz zu bringen. Hier ist es hilfreich, eine Einstellung zu finden, die das abweisende Wesen des Patienten nicht persönlich nimmt (und nicht als Übertragungsangebot versteht), sondern sie als Ausdruck von Unbeholfenheit und Selbstschutz versteht, wie sie vielleicht einem unsicheren Jugendlichen oder einem Kind aus schwierigen Verhältnissen gemäß ist. Der diagnostische Blick auf die eingeschränkten Entwicklungsbedingungen des Patienten und die diagnostische Aufmerksamkeit für die dennoch von ihm ausgebildeten Fähigkeiten, Interessen und Überlebensstrategien können entscheidend dazu beitragen, eine interessierte und respektvolle Einstellung zum Patienten zu entwickeln.

Therapeutische Zielsetzung

Die aktuellen Empfehlungen der strukturbezogenen Psychotherapie (Rudolf 2013) des *mentalization-based treatment* (Bateman und Fonagy 2006) (➤ Kap. 24.5.4) betonen die Bedeutung dieser therapeutischen Haltung. Im Unterschied zu den genannten älteren früheren Analytikern verzichten sie jedoch auf das psychoanalytische Durcharbeiten speziell von regressiven Zuständen und Übertragungsfantasien und betonen die Notwendigkeit, dem Patienten aktiv jene strukturellen Skills zu vermitteln, die bei ihm vulnerabel oder defizitär entwickelt sind.

In der strukturbezogenen Psychotherapie sind vor allem Aspekte des Affekterlebens und der Affektregulierung zu nennen, ferner die empathische Einfühlung in die innere Welt des Gegenübers als Voraussetzung für das Gelingen kommunikativen Verstehens und reziproker Gemeinsamkeit. Nicht zuletzt geht es hier um die innere Speicherung positiver Beziehungserfahrungen als Voraussetzungen für die Fähigkeit zur Selbstberuhigung und die Fähigkeit, sich von anderen helfen zu lassen. Therapieziel ist damit zugleich eine wachsende Kohärenz des Selbst, das nunmehr authentisch seine eigenen Interessen zu vertreten vermag und zugleich in der Lage ist, die berechtigten Interessen anderer wahrzunehmen und angemessen zu berücksichtigen; die letztgenannte Kompetenz ist eine Voraussetzung speziell für jedes ethische Verhalten.

Das therapeutische Handeln

Mit dieser Art der therapeutischen Beziehungsgestaltung, in der der Therapeut sich als Selbstobjekt für den Patienten zur Verfügung stellt, ist die Voraussetzung für die therapeutische Arbeit im eigentlichen Sinne geschaffen.

Sie unterscheidet sich von der auf Deutung der Übertragung ausgerichteten psychodynamischen Therapie dadurch, dass sie das Verhalten des Patienten nicht intentional (als Ausdruck unbewusster Wünsche), sondern als Entwicklungsdefizitphänomen sui generis, nämlich als Folge beeinträchtigter Persönlichkeitsentwicklung, versteht. Strukturbezogene Psychotherapie, speziell in der Behandlung von BPS, erfordert zumindest zu Beginn eine größere verbale Aktivität des Therapeuten, der die Situation des Patienten stellvertretend für diesen klären und in Sprache fassen muss.

Vorübergehend kann es sein, dass der Therapeut eine Hilfs-Ich-Funktion für den Patienten übernehmen muss, dort wo diesem bestimmte strukturelle Aspekte (z. B. solche der Affektwahrnehmung, des Affektverständnisses, der Sorge für die eigene Gesundheit und Zukunft) nicht zur Verfügung stehen. Die therapeutische Technik der Spiegelung und der Antwort sind dafür besonders geeignet: In der **Spiegelung** stellt der Therapeut dem Patienten seine Wahrnehmung, vor allem auch der positiven Aspekte, zur Verfügung. Die **Antwort** beinhaltet Aspekte der emotionalen Resonanz des Therapeuten auf das Verhalten des Patienten (z. B. das Erleben von Besorgtheit, emotionaler Anteilnahme, aber auch Interesse oder Freude).

In der therapeutischen Arbeit spielt das emotionale Erleben des Patienten eine zentrale Rolle. So wird der Therapeut mit dem Patienten zusammen aktiv dessen Affektsystem erkunden:

- Wie kann der Patient Affekte in sich entstehen lassen? (Affekterleben)
- Wie gut kann er seine Affekte selbst reflexiv unterscheiden? (Affektdifferenzierung)
- Kann er sie zulassen und aushalten? (Affekttoleranz)
- Wie kann er sie steuern? (Affektregulierung)
- Wie kann er seine affektive Situation zum Ausdruck bringen und anderen deutlich machen? (affektive Kommunikation)
- Wie kann er sich in die affektive Situation anderer einfühlen? (Empathie)
- Wie kann er sich von Affekten anderer berühren lassen und sie verstehen? (Affektverständnis)

Bei all diesen Fragen geht es primär darum, dass der Patient eine verbesserte Selbstwahrnehmung für sein Verhalten und Erleben bekommt und das für ihn typische Verhalten und Erleben als Muster sehen lernt. Im zweiten Schritt kann er daran gehen, dieses Muster zu verändern. Der Therapeut kann dieses Bemühen unterstützen, indem er die vorhandenen Affekte des Patienten benennt und in ihren Einzelaspekten klarifiziert.

Fehlende Affekte kann er an Fremdbeispielen aufzeigen; bei ängstlich vermiedenen Affekten wird er ermutigen und auf die Nützlichkeit von erlebten Affekten hinweisen, die geeignet sind, dem eigenen Handeln eine Richtung zu geben. Angesichts heftig anflutender und erfahrungsgemäß überwältigender Affekte versucht der Therapeut, mit dem Patienten zusammen neue innere und äußere Bewältigungsstrategien zu entwerfen; dabei gilt es zunächst, geeignete äußere Hilfsstrukturen aufzubauen, ehe diese äußere Unterstützung verinnerlicht und zur Funktion der Selbstberuhigung genutzt werden kann. Damit wird zugleich die Funktion der Internalisierung hilfreicher Objekte gefördert. Widersprüchliche Emotionen und Impulse müssen als notwendigerweise zu ertragende Belastungserfahrungen kennengelernt und toleriert werden. Auf der anderen Seite können angedeutete positive Affekte verstärkend aufgegriffen werden, was im Hinblick auf die bei Borderline-Patienten fehlende affektive Erfahrung von Freude und ruhiger Zufriedenheit besonders wichtig ist.

Alle therapeutischen Zielsetzungen, die hier in Bezug auf Affekte aufgelistet sind, lassen sich auch unter dem Aspekt der Internalisierung und Selbstreflexion beschreiben: Es geht für den Patienten darum, positive Beziehungserfahrungen innerlich zu bewahren und sich mit ihrer Hilfe selbst beruhigen zu können; und es geht darum, psychische Innenvorgänge und unterschiedliche Selbstaspekte kennen und nutzen zu lernen.

Alle diese Ansätze sind geeignet, den Patienten Empathie anderer erfahren zu lassen als Voraussetzung dafür, dass er mit sich selber verständnisvoll wohlwollend umzugehen lernt und diese Einstellung auch in seine Beziehungen zu anderen einfügen kann.

Ein zentrales therapeutisches Ziel ist es dabei stets, dass der Patient letzten Endes Verantwortung für sich und sein Handeln übernimmt. Das bedeutet auch, dass er nicht in der Rolle des Opfers (seiner früheren schwierigen Verhältnisse) stehen bleibt und ebenso wenig zerstörerisch rächend mit sich und anderen verfahren muss. Dort, wo das der Fall ist, muss der Therapeut vorübergehend eine äußere Struktur zur Verfügung stellen, die z. B. in Form von Verabredungen, Regeln und Verträgen einem destruktiven und selbstzerstörerischen Agieren entgegensteht und die Fortführung der therapeutischen Arbeit sicherstellt.

Fokusfindung und Therapieevaluation

Die manualisierte Beschreibung des therapeutischen Vorgehens in der strukturbezogenen Psychotherapie empfiehlt eine Abfolge von Schritten, die auch im System OPD-2 angewendet wird (AG OPD 2006).

- Die standardisierte psychodynamische Diagnostik nach OPD erlaubt eine Einschätzung des dysfunktionalen Beziehungsverhaltens, der vorherrschenden unbewussten Konflikte und des globalen Strukturniveaus (gut, mäßig, gering, desintegriert).
- Auf dieser Grundlage wird das relative Gewicht von konfliktbedingten und strukturbedingten Störungsanteilen eingeschätzt, wobei Letzteres im Fall der BPS dominiert.
- Aus einer Liste der strukturellen Funktionen werden vom Therapeuten jene drei wichtigsten Problembereiche als Fokusse ausgewählt, welche die Störung des Patienten begründen und aufrechterhalten. Einen vierten Fokus bildet das dysfunktionale Beziehungsmuster; ggf. kann als fünfter ein Konfliktfokus einbezogen werden.
- Der Therapeut versucht, mit dem Patienten einen Konsens darüber herzustellen, dass die genannten Fokusprobleme gemeinsam bearbeitet werden sollen.
- Der Therapeut macht einen Vorschlag für ein Setting, das der aktuellen Situation des Patienten am ehesten gerecht wird (stationär, teilstationär, ambulante Kurztherapie zur Krisenintervention, ambulante Langzeittherapie; evtl. soziale oder medikamentöse Unterstützung).
- Der Therapeut erarbeitet sich, bezogen auf den individuellen Patienten, eine therapeutische Haltung und eine therapeutische Vorgehensweise.
- Am Ende eines Behandlungsabschnitts bzw. bei Therapieende nimmt der Therapeut eine Einschätzung darüber vor, inwieweit eine therapeutische Veränderung (Umstrukturierung) in den einzelnen Fokuspunkten möglich geworden ist. Er kann sich dabei z. B. der 7-stufigen Heidelberger Umstrukturierungsskala (Rudolf et al. 2000) bedienen, die es ihm zu beschreiben erlaubt, inwieweit der Patient Zugang zu seinen Problemen gefunden hat, sich verantwortlich mit ihnen auseinandersetzt und – im Idealfall – eine Neuorientierung erreichen konnte.

Das beschriebene Vorgehen erlaubt eine zugleich individualisierte und dennoch strukturierte, durch Instrumente (OPD, Therapiemanual, Umstrukturierungsskala) gestützte Vorgehensweise. In dieser und in abgewandelter Form findet das Vorgehen vor allem in psychodynamisch orientierten Praxen und Kliniken Anwendung. Eine Studie an stationären Patienten der Heidelberger Psychosomatischen Klinik (Rudolf et al. 2004) erbrachte bei Patienten mit schweren Persönlichkeitsstörungen ähnlich gute Behandlungsergebnisse in einer 3-monatigen Therapie und 9-monatigen Nachuntersuchung, wie sie bei Depressionen, Ängsten, Essstörungen und somatoformen Störungen gefunden werden konnten. Hierbei handelt es sich um einen klinischen Erfahrungsbericht, nicht um eine kontrollierte Studie.

Resümee

Strukturbezogene Psychotherapie

- Es handelt sich um ein in weiten Ansätzen manualisiertes psychodynamisches Vorgehen, das begrifflich an die Operationalisierte Psychodynamische Diagnostik (OPD-Strukturachse) angelehnt ist und seine therapeutische Haltung und Zielsetzung aus entwicklungspsychologischen Erfahrungen ableitet.
- Im Gegensatz zu herkömmlichen psychodynamischen Verfahren wird auf die bevorzugte Bearbeitung der Übertragungsbeziehung und auf die Deutung als bevorzugte Technik verzichtet.
- Der Therapeut stellt sich als entwicklungsförderndes Gegenüber zur Verfügung, das dem Patienten spiegelnd und antwortend das affektive Erleben klären und seine Affekte regulieren hilft.
- Therapeutisches Fernziel ist die Entwicklung eines kohärenten Selbst, das mit den eigenen Intentionen und den berechtigten Interessen anderer Menschen verantwortlich umgehen kann.

24.5.5 Mentalisierungsbasierte Therapie (MBT)

Die MBT ist eine störungsspezifische Psychotherapie. Sie liegt in Form eines ausgearbeiteten Therapiemanuals vor und basiert auf einem psychodynamischen Verstehenshintergrund der Persönlichkeitsstörungen (Bateman und Fonagy 2006). Die Autoren davon aus, dass Borderline-Patienten keine stabilen handlungsfähigen Selbstrepräsentanzen aufweisen und die eigenen innerpsychischen Zustände nicht symbolisieren können, was sich in einer ausgeprägten Identitätsunsicherheit zeigt. Aufgrund von traumatischen biografischen Erfahrungen verfügen Borderline-Patienten nur über eine unzureichende Fähigkeit zur Mentalisierung, d. h., es gelingt ihnen kaum, eigenes oder fremdes Verhalten auf innerpsychische Aspekte wie Gefühle, Gedanken, Überzeugungen und Wünsche zurückzuführen. Traumatisierung oder Vernachlässigung in der Kindheit führen zu einer **mangelhaften Identitätsentwicklung** mit schlecht ausgebildeten Selbst- und Objektrepräsentanzen (d. h. Vorstellungen von sich selbst oder einem wichtigen anderen) und einer mangelhaften Fähigkeit zur Mentalisierung oder Reflexion. Die Folge ist ein inkohärentes negatives Selbstbild, das auch als *alien self* bezeichnet wurde.

Hauptziel der Therapie ist die Entwicklung eines stabilen Selbstbildes durch Verbesserung der Mentalisierungsfähigkeit. Der Therapeut versucht herauszufinden, weshalb der Patient eine bestimmte Aussage macht oder z. B. welches eigene Verhalten den augenblicklichen Zustand des Patienten erklären könnte. Indem der Therapeut eine „mentalisierende Haltung" einnimmt, hilft er dem Patienten, in Situationen starker emotionaler Anspannung eigenes oder fremdes Verhalten mit Gedanken, Gefühlen und Einstellungen in Verbindung zu bringen und zu erklären. Hierbei geht es mehr um **Erklärungen** nach dem „gesunden Menschenverstand" als um genetische Deutungen oder komplexe unbewusste Aspekte. Darüber hinaus werden die externen oder internen Auslöser (Trigger) im Hier und Jetzt unter Berücksichtigung der damit verbundenen biografischen Erinnerungen thematisiert; Letztere aber sind nicht der primäre Fokus der Therapie.

Der Therapeut nimmt eine aktive und unterstützende Haltung ein. Es ist seine fortwährende Aufgabe, Emotionen des Patienten zu benennen und mit inneren Einstellungen in Verbindung zu bringen. Dies führt zu einer verbesserten Fähigkeit zur Emotionsregulation. Wesentliche Voraussetzung ist eine gute und zuverlässige therapeutische Beziehung, denn nach Bowlby (1988) wird die Entwicklung der Fähigkeit zur Mentalisierung im Rahmen einer sicheren Bindung erleichtert. Die Begründer der MBT weisen der Verbesserung der Mentalisierungsfähigkeit auch in anderen Therapieansätzen eine zentrale Bedeutung zu und halten sie für den entscheidenden Wirkfaktor.

Resümee

MBT

- Die MBT als manualisierte Psychotherapieform bei der BPS zielt auf die mangelnde Fähigkeit von Borderline-Patienten, eigenes Verhalten und das anderer auf intrapsychische Prozesse wie Gefühle, Gedanken, Überzeugungen und Wünsche zurückzuführen.
- Affektregulation und adaptives Verhalten werden in der sicheren Bindung zum Therapeuten gefördert, indem dieser sich in den Patienten einfühlt, die Emotionen des Patienten benennt und mit inneren Einstellungen in Verbindung bringt.

24.5.6 Übertragungsfokussierte Psychotherapie (Transference-focused Psychotherapy, TFP)

Die Übertragungsfokussierte Psychotherapie (Clarkin et al. 2006) liegt in Form eines Therapiemanuals vor und ist eine Weiterentwicklung der von Kernberg (1995) formulierten psychodynamischen Psychotherapie für Borderline-Patienten. Das Konzept der TFP basiert auf einem objektbeziehungstheoretischen psychodynamischen Verständnis der Borderline-Persönlichkeitsstörung. Der Schwerpunkt der TFP liegt in der **dyadischen Bearbeitung von Übertragungs- und Gegenübertragungsprozessen.**

Kernberg fasst alle Persönlichkeitsstörungen, bei denen Identitätsdiffusion und primitive Abwehrmechanismen bei erhaltener Realitätsprüfung vorliegen, unter dem Begriff der Borderline-Persönlichkeitsorganisation zusammen. Ausgangspunkt ist die Vorstellung, dass die Schwierigkeiten dieser Patienten als im Hier und Jetzt erfolgte unbewusste Wiederholungen von pathologischen internalisierten Beziehungen aus der Vergangenheit zu verstehen sind. Hierdurch bleiben unbewusste Konflikte in Form von Objektbeziehungen in die Persönlichkeit eingebettet und werden in immer wiederkehrenden Beziehungsmustern wiederholt (Wiederholungszwang). Nach dieser Vorstellung werden vom Patienten nicht integrierbare, widersprüchliche Selbst- und Objektrepräsentanzen durch Idealisierung oder Entwertung voneinander abgetrennt (primitiver Abwehrmechanismus der Spaltung) und auf die eigene Person oder andere übertragen.

Bei gesunden Personen sind die internalisierten Objektbeziehungen relativ stabil und umfassen sowohl negative als auch positive Aspekte. Auf der phänomenologischen Ebene zeigt sich die Spaltung in dichotomen Mustern im Denken, Fühlen und Handeln der Borderline-Patienten. Ziel der Therapie ist es, die zentralen Bereiche der internalisierten Objektbeziehungen zu verändern, die zu den dysfunktionalen Verhaltensweisen führen. So können primitive, abgespaltene, wenig integrierte Objektbeziehungen in eine reifere, integriertere und flexiblere Form überführt werden. Dies erfolgt durch die Arbeit an Übertragung und Widerstand mithilfe von Klärung, Konfrontation und Deutung.

- **Klärung:** Die Wahrnehmung und das Erleben werden im Detail erfragt.
- **Konfrontation:** Der Patient wird mit Aspekten konfrontiert, die widersprüchlich oder konflikthaft erscheinen.
- **Deutung:** Unbewusste Reaktualisierungen früherer Beziehungserfahrungen werden in der therapeutischen Beziehung bewusst gemacht.

Dabei haben diese Interventionen ganz überwiegend Situationen im Hier und Jetzt zum Inhalt und werden zu Ereignissen in der Vergangenheit in Beziehung gesetzt, damit dem Patienten seine Tendenz erkennbar wird, fehlangepasste Verhaltensmuster aus früheren Beziehungen zu wiederholen. Die Behandlungsmethode der Deutung, die nach dem TFP-Konzept bei Patienten mit schweren Persönlichkeitsstörungen in metaphorischer Form erfolgen sollte, ermöglicht die Integration und Internalisierung abgespaltener Anteile. Zu Beginn der Therapie sind Borderline-Patienten nicht in der Lage, sich selbst und andere mit widersprüchlichen, ambivalenten Anteilen wahrzunehmen. Es ist das Ziel der TFP, gegensätzliche Pole zu integrieren, also eine internalisierte Vorstellung von wichtigen Bezugspersonen zu erlangen, um befriedigende stabile Beziehungen führen zu können.

In der konkreten Therapiedurchführung stellt die TFP – ähnlich wie die DBT (➤ Kap. 24.5.2) – eine Hierarchie der Therapieziele in Abhängigkeit von der Gefährlichkeit der Verhaltensweisen auf. Zunächst wird eigen- oder fremdgefährdendes Verhalten durch konsequente Klärung und Konfrontation bearbeitet, gefolgt von unterschiedlichen therapieschädigenden Verhaltensweisen bis hin zu agierendem Verhalten während oder zwischen den Stunden. Negative Übertragungen werden konsequent thematisiert und bilden neben Spaltungsprozessen den therapeutischen Fokus.

Resümee

TFP

- Vor dem Hintergrund eines strukturierten Behandlungsrahmens werden negative Übertragungen als Reaktualisierungen früherer Beziehungen zusammen mit Spaltungsvorgängen im Hier und Jetzt gedeutet.
- Ziel ist es, unbewusst wirksame Objektbeziehungen bewusst zu machen und auf diesem Wege den Realitätsbezug von Borderline-Patienten zu verbessern.
- Die therapeutische Haltung ist aktiv und konfrontativ, schließt aber die Einbeziehung supportiver Techniken nicht aus.

24.6 Empirische Wirksamkeitsnachweise

Die zusammenfassende Darstellung der Wirksamkeitsbefunde für Psychotherapie bei der Borderline-Persönlichkeitsstörung (BPS) basiert auf einem systematischen Review mit einer Metaanalyse der Cochrane Collaboration (Suchzeitraum bis Oktober/November 2010; Stoffers et al. 2012), den S2-Leitlinien Persönlichkeitsstörungen der AWMF (genauer Suchzeitraum nicht definiert, Einschluss von bis 2007 publizierten Studien) sowie neueren, bis Oktober 2014 (MEDLINE-Suche Oktober KW 1 2014) publizierten randomisierten kontrollierten Studien. Die Beurteilung der Qualität der Wirksamkeitsnachweise erfolgt anhand definierter und international gültiger Evidenzkriterien. ➤ Tab. 24.1 gibt einen Überblick über den Evidenzgrad von Psychotherapien zur Behandlung der BPS, deren Wirksamkeit bisher getestet wurde sowie die Outcomemaße, die die Therapie signifikant veränderte.

Eine gegenüber den S2-Leitlinien z. T. abweichende Beurteilung des Evidenzgrades der Wirksamkeit einzelner Therapieformen ergibt sich daraus, dass inzwischen neue Studien veröffentlicht und hier berücksichtigt werden. Bis 2014 wurden insgesamt 32 randomisierte kontrollierte Psychotherapiestudien publiziert, die den Einschlusskriterien des Cochrane-Reviews entsprechen.

> **BEWERTUNG**
>
> Auf der Basis dieser Studien können zwei Therapien (die DBT und die MBT) als wirksam und 14 weitere Therapieformen als möglicherweise wirksam beurteilt werden.

Im Folgenden werden diejenigen Psychotherapieansätze kurz dargestellt, für die empirische Wirksamkeitsnachweise mit einem Evidenzgrad von IIa oder höher vorliegen.

Die **Dialektisch-behaviorale Therapie (DBT)** nach Marsha Linehan (1993) wurde in mittlerweile sechs RCTs verschiedener Arbeitsgruppen (Carter et al. 2010; Feigenbaum et al. 2012; Koons et al. 2001; Linehan et al. 1991, 1994; van den Bosch et al. 2005) gegen *treatment as usual* (TAU) sowie in je einer Studie gegen Leitlinienbehandlung (McMain 2010), Behandlung durch Experten in der Borderline-Therapie (Linehan et al. 2006) und Gesprächspsychotherapie (Turner 2000) getestet (Stoffers et al. 2012). Da metaanalytische Evidenz zu den Therapieeffekten vorliegt (➤ Tab. 24.1), kann die DBT inzwischen mit einem Evidenzgrad Ia (S2-Leitlinie von 2009: Evidenzgrad Ib) als zur Behandlung der BPS wirksam eingeschätzt werden. Die sog. „**DBT-PTSD**" stellt eine wesentliche Weiterentwicklung der DBT zur Behandlung von posttraumatischen Belastungsstörungen mit schwerer Störung der Emotionsregulation (wie z. B. BPS) nach sexualisierter Gewalt in der Kindheit und Jugend dar. Sie wurde bislang in einem RCT untersucht (Bohus et al.

24.6 Empirische Wirksamkeitsnachweise

Tab. 24.1 Wirksamkeitsnachweise für verschiedene Psychotherapien bei BPS (nach Stoffers et al. 2012 und aktualisiert)

Evidenz-grad	Evidenzbasis	Wirksamkeit auf
Ia	Dialektisch-behaviorale Therapie (DBT)	Ärger, Parasuizidalität, allgemeines Funktionsniveau Dissoziation
Ib	DBT Mentalisierungsbasierte Therapie – ambulantes Setting (MBT-out)	Depressivität, allgemeine Psychopathologie
IIa	DBT	Suizidalität, Angst
	DBT-PTSD	BPS-Gesamtschweregrad, Depressivität, Angst
	DBT-Skillstraining	BPS-Gesamtschweregrad, Ärger, affektive Instabilität, Impulsivität, Dissoziationen, Depressivität, Angst
	MBT, ambulantes Setting	Suizidalität, Parasuizidalität, interpersonelle Schwierigkeiten, allgemeine Psychopathologie, allgemeines Funktionsniveau
	MBT, tagesklinisches Setting	Suizidalität, Parasuizidalität, interpersonelle Schwierigkeiten, Depressivität
	Übertragungsfokussierte Therapie (TFP)	BPS-Gesamtschweregrad, Therapieadhärenz
	Schemafokussierte Therapie (SFT)	TFP überlegen hinsichtlich BPS-Gesamtschweregrad
	SFT-Gruppentherapie (SFT-G)	Affektive Instabilität, Impulsivität, interpersonelle Schwierigkeiten, Dissoziationen, allgemeine Psychopathologie, allgemeines Funktionsniveau
	IPT-BPD	Affektive Instabilität, Impulsivität, interpersonelle Schwierigkeiten
	STEPPS	Interpersonelle Probleme, Dissoziation, allgemeines Funktionsniveau
	STEPPS-IT	Allgemeine Psychopathologie
	Acceptance-and-Commitment-Therapie – Gruppe (ACT-G)	BPS-Gesamtschweregrad, affektive Instabilität, Suizidalität, Parasuizidalität, Angst
	Emotion Regulation Group (ERG)	BPS-Gesamtschweregrad, affektive Instabilität, Impulsivität, Parasuizidalität, Depressivität, Angst
	Manualgestützte kognitive Therapie (MACT)	Suizidalität, Parasuizidalität

2013). Auch hier finden sich positive Effekte auf wesentliche Outcomeparameter, ebenso wie für das alleinige **Skills-Gruppentraining,** das in einer aktuellen Studie von Linehan et al. (2015) im Vergleich zur Standard-DBT (bestehend aus Einzel- und Gruppentherapie) überraschend gut abschnitt.

Zur **Mentalisierungsbasierten Therapie (MBT)** (Bateman und Fonagy 2006) liegen derzeit drei RCTs (Bateman und Fonagy 1999, 2009; Jørgensen et al. 2013) vor, wovon eine durch eine von den Therapieentwicklern unabhängige Forschergruppe durchgeführt wurde. Die metaanalytisch gepoolten Daten der beiden im ambulanten Setting durchgeführten Studien (Jørgensen et al. 2013) weisen auf moderate, statistisch nicht signifikante Effekte bzgl. Depressivität und allgemeiner Psychopathologie hin, entsprechend einem Evidenzgrad von Ib. Für die tagesklinische Behandlung ergeben sich aus dem verbleibenden RCT (Bateman und Fonagy 1999) ebenfalls signifikante Effekte i. S. des Evidenzgrades IIa (➤ Tab. 24.1).

Die **Übertragungsfokussierte Psychotherapie (Transference-Focused Psychotherapy, TFP)**(Clarkin et al. 2006) wurde bislang ebenfalls in einer RCT untersucht, wobei sie mit der versorgungsnahen Behandlung durch niedergelassene Expertentherapeuten verglichen wurde (Doering et al. 2010). Es zeigten sich deutliche Effekte hinsichtlich des BPS-Gesamtschweregrades sowie der Therapieadhärenz der Patienten i. S. eines Evidenzgrades IIa (➤ Tab. 24.1).

Zur ebenfalls prominenten **Schemafokussierten Therapie (SFT;** Young et al. 2003) liegen bislang mehrere RCTs mit jedoch unterschiedlichen Settings und Vergleichsgruppen vor: Zur Standard-SFT liegt keine kontrollierte Studie vor, jedoch wurde sie mit der bereits erwähnte TFP (Giesen-Bloo et al. 2006) verglichen. Dabei erwies sich die SFT in Bezug auf den BPS-Gesamtschweregrad als überlegen. Eine SFT-orientierte Gruppenbehandlung (SFT-G) wurde ebenfalls in einem RCT untersucht (Farrell et al. 2009). Auch hier zeigten sich positive Effekte (➤ Tab. 24.1), die jedoch aufgrund methodischer Mängel (Bewertung der Behandlungseffekte durch Therapeuten) mit Vorsicht zu interpretieren sind. Obwohl für die SFT mehrere RCTs vorliegen, ist der Evidenzgrad nicht höher als IIa, da die Studien nicht gepoolt werden konnten.

Weitere positive Befunde liegen aus jeweils einzelnen RCTs für eine speziell zur Behandlung der BPS adaptierte Form der **Interpersonellen Psychotherapie (IPT) vor** (Bellino et al. 2010) (IIa, ➤ Tab. 24.1).

Weitere BPS-Einzeltherapien, die bislang in einzelnen RCTs untersucht wurden, sind zum einen die **Dynamic Deconstructive Psychotherapy (DDP),** die durch den Therapieentwickler an einer Stichprobe von BPS-Patienten mit komorbider Suchtproblematik untersucht wurde (Gregory et al. 2008). Hier zeigten sich jedoch keinerlei signifikante Effekte, sodass die Wirksamkeit bislang als nicht ausreichend nachgewiesen gelten muss. Hierfür sind replikative Studien, insbesondere durch von den Therapieentwicklern unabhängige Forschergruppen notwendig. Dasselbe gilt für die **kognitive Verhaltenstherapie (KVT)** der BPS (Davidson et al. 2006)

Weiterhin haben **Gruppenprogramme,** die ergänzend oder nachfolgend zu Einzeltherapien durchgeführt werden können, vor allem in den letzten Jahren verstärkt Beachtung erfahren. Größtenteils liegen jedoch jeweils nur einzelne kontrollierte RCTs, meist aus der Arbeitsgruppe des Therapieentwicklers, vor:

- Einzig das **STEPPS-Programm (Systems Training for Emotional Predictability and Problem Solving)** (Blum et al. 2002) wurde bislang von verschiedenen Forschergruppen untersucht (z. B. Bos et al. 2010). Sowohl für die Standardform (STEPPS) als auch eine um ein Einzelcoaching angereicherte Form (STEPPS + IT) fanden sich positive Effekte (IIa, ➤ Tab. 24.1).
- Eine neuere randomisierte Studie von Morton et al. (2012) untersuchte die ansonsten vorwiegend als Einzeltherapie verbreitete **Acceptance-and-Commitment-Therapie (ACT)** (Hayes et al. 1999) in einem Gruppenformat (ACT-G). Auch hier fanden sich z. T. sehr große, positive Effekte für die ACT-G (IIa, ➤ Tab. 24.1).
- Eine eher eklektische Form der Gruppentherapie ist die **Emotion-Regulation Group (ERG),** welche die Emotionsregulation fokussiert und hierfür insbesondere Elemente sowohl der ACT als auch der DBT integriert; die ERG war bereits von Gratz und Gunderson (2006) untersucht worden, auch hier mit teils sehr großen positiven Effekten. Jedoch sei auch hier auf die Notwendigkeit replikativer Studien verwiesen.
- Zuletzt sei ein Ansatz stark psychoedukativer Prägung genannt. Bei der **Manualgestützten kognitiven Therapie (MACT)** handelt es sich um Einzelsitzungen, die jeweils mithilfe eines Selbsthilfebuchs vorzubereiten sind und die einzelne Kapitel daraus behandeln. Dabei werden Techniken der DBT und KVT vermittelt.

Resümee

Zusammenfassend lässt sich festhalten, dass erfreulich viele Ansätze durch methodisch recht hochwertige Studien untersucht und hieraus Belege für deren Wirksamkeit beobachtet werden konnten. Jedoch wurden die Studien, wie im Bereich der meist sehr aufwendigen und langwierigen Psychotherapieforschung üblich, häufig an eher kleinen Stichproben durchgeführt. Hieraus resultiert eine in der Regel unzureichende Teststärke, gleichzeitig jedoch auch die Gefahr der Effektüberschätzung. Umso dringlicher ist der Bedarf an replikativen Studien, insbesondere durch unabhängige Forschergruppen.

Die in den letzten Jahren zu beobachtende Tendenz der Publikation immer neuer Therapieansätze erscheint insofern verfrüht, als erste positive Studienbefunde zunächst bestätigt und vielversprechende Interventionen weiterverfolgt werden sollten – dies auch im Sinne eines ethisch vertretbaren, „schonenden Umgangs" mit behandlungsbedürftigen Patienten und letztlich auch den finanziellen Ressourcen.

LITERATURAUSWAHL

Arntz A (2003). Cognitive therapy of borderline personality disorder. In: Beck AT, Freeman A, Davis DD (eds.). Cognitive Therapy of Personality Disorders. 2nd ed. New York, London, Guilford, pp. 187–215.

Bateman A, Fonagy P (2006). Mentalization Based Treatment: A practical guide. Oxford: Oxford University Press.

Blum N, Bartels N, St. John D, Pfohl B (2002). STEPPS: Systems Training for Emotional Predictability and Problem Solving: Group Treatment for Borderline Personality Disorder. Coralville, IA: Blum's Books.

Bohus M (2002). Borderline-Störung. Göttingen: Hogrefe.

Bohus M, Wolf-Arehult M, Kienast T (2014). Interaktives Skillstraining für Borderline-Patienten. Das Therapeutenmanual inklusive Keycard zum Freischalten der Software „Interaktives Skillstraining für Borderline-Patienten". Stuttgart: Schattauer.

Clarkin JF, Yeomans FE, Kernberg OF (2006). Psychotherapy for Borderline Personality. Focusing on object relations. Arlington: American Psychiatric Publishing.

Kernberg OF (1995). Psychotherapeutic treatment of borderline patients. Psychother Psychosom Med Psychol 45(3–4): 73–82.

Linehan MM (1993). Cognitive-behavioral treatment of borderline personality disorder. 1st ed. New York: Guilford.

Stoffers JM, Völlm BA, Rücker G, et al. (2012). Psychological therapies for people with borderline personality disorder. Cochrane Database Syst Rev 8: CD005652.

Young JE, Klosko JS, Weishaar ME (2003). Schema Therapy. A Practitioner's Guide. New York: Guilford.

KAPITEL 25

Sabine Löber, Anette Stiegler und Anil Batra

Alkohol- und Nikotinabhängigkeit

Kernaussagen

- Störungen durch psychotrope Substanzen (insbesondere Alkohol und Nikotin) gehören in Deutschland zu den häufigsten psychischen Störungen. Weniger als 10 % der Betroffenen befinden sich jedoch in Behandlung.
- Bei der Entwicklung einer Suchterkrankung spielen individuelle (z. B. genetische) und umweltbezogene Faktoren ebenso eine Rolle wie spezifische Substanzwirkungen.
- Im Verlauf der Erkrankung scheinen auf der Grundlage neuronaler Sensitivierungsprozesse reizabhängige konditionierte affektive, kognitive und psychophysiologische Reaktionen entscheidend zum Auftreten von Rückfällen beizutragen. Die wahrgenommene Verfügbarkeit von Bewältigungsstrategien kann diese Prozesse beeinflussen.
- Ein wertfreies, empathisches und dennoch direktives und veränderungsorientiertes therapeutisches Beziehungsangebot ist bei Suchtpatienten ein entscheidender Wirkfaktor der Therapie.
- Hochwertige Wirksamkeitsnachweise liegen für den Ansatz der motivierenden Gesprächsführung zur Förderung der Abstinenzmotivation sowie für kognitiv-verhaltenstherapeutische Ansätze zur Stabilisierung von Abstinenz und Rückfallbewältigung bzw. -verhinderung vor. Begleitend werden zur Überwindung der Entzugssymptomatik medikamentöse Hilfen (z. B. Benzodiazepine und Clomethiazol bei Alkoholentzugssyndrom bzw. Nikotin, Vareniclin oder Bupropion in der Nikotinentwöhnung) eingesetzt. Die auf unterschiedliche Wirkmechanismen zurückgehenden Anticraving-Substanzen sollten gewöhnlich mit Psychotherapie bzw. psychosozialen Interventionen kombiniert werden. Empirische Evidenz für die Überlegenheit der Kombinationsbehandlung steht noch aus.

25.1 Einleitung

Störungen durch psychotrope Substanzen (insbesondere Alkohol) gehören in Deutschland mit den Angststörungen und affektiven Erkrankungen zu den häufigsten psychischen Störungen. Die Zahl der alkoholabhängigen Erwachsenen im Alter zwischen 18 und 64 Jahren wird in Deutschland auf ca. 1,8 Mio. geschätzt; bei 1,6 Mio. Erwachsenen kann man von einem Alkoholmissbrauch (DSM-IV) ausgehen (Pabst et al. 2013). Alkoholbezogene Erkrankungen verursachen in Deutschland einen volkswirtschaftlichen Schaden, der pro Jahr auf ca. 26,7 Mrd. € geschätzt wird (Deutsche Hauptstelle für Suchtfragen e. V. 2014).

Die Punktprävalenz der Raucher in Deutschland beträgt 24,6 % der Bevölkerung ab dem 15. Lj. (Statistisches Bundesamt 2014), eine Tabakabhängigkeit weisen etwa 50–60 % der regelmäßigen Raucher auf (Hughes et al. 2006), entsprechend einer Zahl von 8–10 Mio. Menschen in Deutschland. Insgesamt zeigt sich ein leichter Rückgang der Raucherquoten. Noch immer rauchen Männer mehr als Frauen (29 vs. 20,3 ‰; Statistisches Bundesamt 2014). Der Tabakkonsum ist die weltweit wichtigste vermeidbare Gesundheitsgefahr für den Menschen. Neben einer signifikanten Lebenszeitverkürzung um ca. 10 Jahre (Doll et al. 2004) sind somatische Komorbiditäten wie Herz-Kreislauf-Erkrankungen oder ein erhöhtes kanzerogenes Risiko mit dem Tabakrauchen verbunden. Über 110 000 Menschen sterben jährlich in Deutschland an den Folgen des Tabakkonsums, die Gesamtmortalität erhöht sich um weitere 6 % bei kombiniertem Tabak- und Alkoholkonsum (DKFZ 2009; Mons 2011). Auch das Passivrauchen ist nachweislich schädlich (Howrylak et al. 2014; US-Department of Health and Human Services 2014).

MERKE
Alkohol- und Nikotinabhängigkeit sind die mit Abstand wichtigsten Suchterkrankungen.

Dieses Kapitel konzentriert sich deshalb auf diese beiden Suchterkrankungen; grundlegende Prinzipien der Entwicklung von Abhängigkeitserkrankungen, der diagnostischen Klassifikation und zentrale Behandlungskonzepte sind jedoch auch auf andere Abhängigkeitserkrankungen übertragbar.

Bei Abhängigkeitserkrankungen handelt es sich um chronisch rezidivierende Erkrankungen. Aufgrund langfristiger adaptiver neurobiologischer Veränderungen kommt es zu Dysfunktionen der Intentionalität und des Willens. Als Beeinträchtigung des Willens verstanden, erfordert Sucht somit neben einer medizinischen Akutbehandlung eine störungsorientierte psychotherapeutische Behandlung des Patienten.

25.2 Diagnostik und Klassifikation

In der aktuellen Version der *International Classification of Diseases* (ICD-10), Kapitel V (F) (Dilling et al. 2010; WHO 2004) werden „Psychische und Verhaltensstörungen durch psychotrope Substanzen" aufgeführt. Die Kategorie **„schädlicher Gebrauch"** definiert ein Konsumverhalten, das zu einer Gesundheitsschädigung körperlicher oder psychischer Art führt. Beim **Abhängigkeitssyndrom** handelt es sich demgegenüber um eine Gruppe von Verhaltens-, kognitiven und körperlichen Phänomenen, die sich nach wiederholtem Substanzgebrauch entwickeln.

Typischerweise …
- besteht ein starker Wunsch, die Substanz einzunehmen;
- liegen Schwierigkeiten vor, den Konsum zu kontrollieren;
- besteht ein anhaltender Substanzgebrauch trotz schädlicher Folgen;
- wird dem Substanzgebrauch Vorrang vor anderen Aktivitäten und Verpflichtungen gegeben;
- entwickelt sich eine Toleranzerhöhung und manchmal ein körperliches Entzugssyndrom (Dilling et al. 2010).

Waren während des letzten Jahres mindestens drei der Abhängigkeitskriterien gleichzeitig vorhanden, kann die Diagnose eines „Abhängigkeitssyndroms" gestellt werden. Im DSM 5 (Falkai und Wittchen 2015) wurde die bislang übliche Unterscheidung zwischen „Missbrauch" und „Abhängigkeit" aufgegeben. Im Kapitel „Störungen im Zusammenhang mit psychotropen Substanzen" kann nun stattdessen im Bereich der „Störungen durch Substanzkonsum" aus der Anzahl der erfüllten Kriterien ein Schweregrad („leicht", „mittel" und „schwer") ermittelt werden. Ob eine ähnliche Entwicklung bei der Revision der ICD-10 erfolgt, steht infrage.

25.2.1 Diagnostik Alkohol

Verschiedene **Screeningverfahren** stehen zur Verfügung, um möglichst frühzeitig riskante Trinkverhaltensmuster aufzudecken. So können der *Alcohol Use Disorder Identification Test* (AUDIT; Babor et al. 1992) und der *Lübecker Alkoholabhängigkeits- und Missbrauchs-Screening-Test* (LAST; Rumpf et al. 2001) in der primärärztlichen Versorgung eingesetzt werden und erste Hinweise auf eine Abhängigkeitsproblematik liefern. Ferner ist der CAGE ein kurzes, international anerkanntes Screeningverfahren zur Erfassung von Alkoholmissbrauch und -abhängigkeit. Hier werden dem Patienten vier Fragen gestellt, deren Beantwortung mit „ja" einen Verdacht auf ein Alkoholproblem bestätigen kann.

Auch indirekte Verfahren, insbesondere **typische Laborparameter,** können als Hinweise auf einen längerfristigen Alkoholmissbrauch herangezogen werden:
- Gamma-Glutamyltransferase (GGT)
- Transaminasen (ALAT, ASAT)
- Mittleres Erythrozyten-Zellvolumen (MCV)
- Carbohydrate-Deficient-Transferrin (CDT)

Kürzlich zurückliegender Alkoholkonsum lässt sich durch den Nachweis von Ethylglucoronid (EtG) im Urin ermitteln.

Nach positivem Screening ist zur Absicherung der Diagnose der Einsatz standardisierter Interviewverfahren unverzichtbar. So hat sich die Durchführung des Strukturierten Klinischen Interviews für DSM-IV, Achse 1 (SKID-1) bewährt (Wittchen et al. 1997). Zur weiteren Erfassung der Psychopathologie stehen darüber hinaus zahlreiche **Fragebogenverfahren** zur Verfügung:
- *Alcohol Dependence Scale* (ADS; Skinner und Allen 1982): Informationen zur Schwere der Abhängigkeit
- *Obsessive Compulsive Drinking Scale* (OCDS-G; Mann und Ackermann 2000)
- *Alcohol Craving Questionnaire* (ACQ; Preuss et al. 2000): Einschätzung des Alkoholverlangens
- SOCRATES (Miller und Tonigan 1996): Einschätzung der Therapiemotivation

25.2.2 Diagnostik Tabak

Die wesentlichen Empfehlungen zur Anamnese und Dokumentation des missbräuchlichen oder abhängigen Tabakkonsums sind in drei deutschsprachigen Behandlungsempfehlungen bzw. -leitlinien (AdkÄ 2010; Andreas et al. 2014; Batra et al. 2015) und der international bedeutsamsten Referenz, der US-amerikanischen Behandlungsleitlinie von Fiore et al. (2008) zusammengefasst: In der Anamnese soll der aktuelle Rauchstatus erfasst werden. Dabei sind neben der Erfassung der konsumierten Zigarettenzahl pro Tag auch das Alter bei Rauchbeginn, die Rauchdauer, Anzahl und Vorgehen bei bisherigen Aufhörversuchen und das Vorliegen tabakassoziierter gesundheitlicher Erkrankungen und Beschwerden notwendig. Das Vorliegen einer *Tabak*abhängigkeit (ICD-10 F17.2) entsprechend der ICD-10-Kriterien der WHO (Dilling et al. 2010) scheint im Hinblick auf die zur Abhängigkeit führenden Faktoren besser geeignet zu sein als der im DSM-IV verwendete Begriff der *Nikotin*abhängigkeit. Der Fagerström-Test für Zigarettenabhängigkeit (FTCD, ehemals als Fagerström-Test für Nikotinabhängigkeit bezeichnet, Heatherton et al. 1991; Fagerström 1978; Fagerström und Schneider 1989) erfasst die Abhängigkeitsstärke

und zeigt gute Korrelationsergebnisse mit der zu erwartenden Entzugssymptomatik und dem Grad der Aufhörwahrscheinlichkeit ernst gemeinter Entwöhnungsversuche (Batra 2000). Als weitere alternative Diagnoseinstrumente (die jedoch nicht in einer validierten deutschen Version vorliegen) für eine Nikotin- bzw. Tabakabhängigkeit und deren Schweregrad eignen sich:
- *Nicotine Dependence Syndrome Scale* (NDSS; Shiffman et al. 2004)
- *Heaviness of Smoking Index* (HSI; Heatherton et al. 1989)
- *Cigarette Dependence Scale* (CDS; Etter et al. 2003; Etter 2005, 2008)
- *Wisconsin Inventory of Smoking Dependence Motives* (WISDM-68; Piper et al. 2004)

Die Bestimmung des Gehalts an Kohlenmonoxid (CO) in der Ausatemluft korreliert mit der Intensität des Konsums und kann daher neben dem diagnostischen Einsatz auch der Motivations- und Erfolgskontrolle dienen. Der Nachweis von Nikotin und Cotinin in Serum, Urin oder Speichel ist zur Abstinenzsicherung geeignet, sofern keine nikotinhaltigen Produkte verwendet werden.

25.3 Symptomatik

Die Diagnosekriterien verdeutlichen bereits, dass sich die Abhängigkeit von psychotropen Substanzen in einer Vielzahl von Verhaltenssymptomen widerspiegelt, indem der Substanzkonsum Vorrang vor anderen Aktivitäten hat, das Verlangen nach der Substanz als unwiderstehlich erlebt wird und beim Konsum selbst häufig ein Kontrollverlust zu beobachten ist. Im Folgenden geben wir einen Überblick über die affektiven und kognitiven Beeinträchtigungen.

25.3.1 Affektivität

Wirkung von Alkohol

Die **psychotropen Wirkungen von Alkohol** bestehen in der Beeinflussung von Stimmung, Wahrnehmung und Antrieb. Die Vermittlung angenehmer Emotionen als auch die positive Beeinflussung negativer Empfindungen spielen hierbei eine wichtige Rolle.

> **MERKE**
> Im Verlauf der Entwicklung einer Abhängigkeit entsteht häufig eine Affektregulationsstörung.

Entsprechend werden die Konfrontation mit negativen Gefühlen (z. B. Ärger, Frust), aber auch angenehme Gefühle von den Patienten als die häufigsten Rückfallsituationen berichtet.

Der Konsum von Alkohol stimuliert die Dopaminausschüttung z. B. im Nucleus accumbens (Grace 2000). Hierdurch wird der Konsum verstärkt, und scheinbar werden das oft als unwiderstehlich erlebte Verlangen nach der Substanz und zielgerichtete Verhaltensweisen, um die Substanz zu erlangen, auf diese Weise initiiert. Das „Lernen durch Belohnung", also durch die positive Verstärkung des Substanzkonsums aufgrund seiner psychotropen Wirkung, spielt eine wichtige Rolle bei der Entwicklung einer psychischen Abhängigkeit.

Wirkung von Nikotin

Auch Nikotin ist eine psychotrop wirksame Substanz, die damit den Eigenschaften anderer suchterzeugender Substanzen ähnelt.

> **MERKE**
> Nikotin hat eine bivalentes Wirkspektrum: Raucher erleben – je nach Dosis, Kontext und Inhalationstechnik – eine Antriebssteigerung und Verbesserung der Vigilanz oder eine Beruhigung, aber auch eine gewünschte Appetitminderung sowie Reduktion von Angst und depressiver Verstimmung und wiederholen bzw. intensivieren den Konsum aus diesem Grund.

Nikotin greift u. a. in das dopaminerge, serotonerge und noradrenerge Neurotransmittersystem und in die Verfügbarkeit der Betaendorphine ein und führt über einen partiellen Agonismus an nikotinergen Acetylcholinrezeptoren vom alpha-4beta2-Subtyp zu einer Vermehrung des Rezeptors und im Zusammenhang damit zu einem Auftreten von Entzugssymptomen bei einem Abstinenzversuch (Benwell et al. 1989; Perry et al. 1999; Heinz et al. 2012).

Bei regelmäßigem Substanzkonsum entwickelt sich also infolge neuronaler Adaptationsprozesse eine **physische Abhängigkeit,** die durch körperliche Entzugserscheinungen bei Unterbrechung oder Beendigung des Substanzkonsums und Toleranzentwicklung (Gewöhnung) gekennzeichnet ist. Nach Absetzen von Alkohol oder Nikotin bildet sich ein Entzugssyndrom aus. Die Angst vor Entzugssymptomen motiviert oftmals das Konsumverhalten, das wiederum durch die Beendigung der charakteristischen Entzugserscheinungen operant verstärkt wird. Die Entzugssymptomatik beim Rauchstopp ist an sich ungefährlich, wird aber von den Betroffenen als unangenehm bis stark beeinträchtigend erlebt. Entzugssymptome gehören zu den am häufigsten genannten Faktoren für die Verhinderung oder Unterbrechung eines Rauchstoppversuchs. Sie erschweren den Entwöhnungsprozess und führen zu frühen Rückfällen. Daher ist auch die medikamentöse Unterstützung in der Frühphase der Raucherentwöhnung sinnvoll und empfehlenswert.

> **MERKE**
> Charakteristische Symptome des Nikotinentzugs sind Schlafstörungen, depressive oder ängstliche Symptome, Unruhe, Reizbarkeit und Konzentrationsstörungen.

Eine **psychische Abhängigkeit** entwickelt sich durch die funktionelle Bedeutsamkeit des Tabakkonsums. So kann der Konsum von Tabak bzw. Nikotin zur Bewältigung unangenehmer Situationen und Gegensteuerung bei aversiven Emotionen wie z. B. Stress und Überforderung, Wut, Ängstlichkeit, Trauer oder Frust eingesetzt werden. Gleichzeitig dient das Rauchen nicht selten der Gewichtskontrolle durch die Appetitzüglung (Heinz et al. 2012). Das Rauchen unterliegt als schnell wirksamer primärer Verstärkungsmechanismus, dessen Dosis oder Frequenz im Sinne einer Reaktionsgeneralisierung immer häufiger eingesetzt wird, um befriedigende Effekte zu erzielen. Im lerntheoretischen Sinne ergibt sich im Hinblick auf die **operante Konditionierung** eine kurzfristige positive Konsequenz, die langfristigen negativen Konsequenzen (z. B. schwere körperliche Erkrankungen oder Lebenszeitverkürzung) treten zunächst in den Hintergrund. Der positive Belohnungseffekt ergibt sich einerseits durch eine unmittelbare angenehme Wirkung (C+) und den Wegfall unangenehmer Bedingungen (Entfernung von C–). Zwar haben auch negative Konsequenzen Auswirkungen auf die Steuerung des Verhaltens (z. B. unangenehme Symptome wie Husten oder schlechter Körpergeruch bzw. die finanzielle Belastung), doch sind sie angesichts des subjektiven Erlebens einer positiven Bilanz kaum verhaltenssteuernd wirksam. Eine begleitende **klassische Konditionierung,** d. h. eine Kopplung des Rauchens an neutrale Stimuli, löst Craving und Verhaltensautomatismen in den entsprechenden Situationen aus.

> **MERKE**
> **Einstieg in den Tabakkonsum**
>
> Der Raucheinstieg bei Kindern und Jugendlichen erfolgt oft durch Beobachten des Verhaltens anderer, z. B. der Eltern oder befreundeter Raucher, bestimmter Vorbilder oder Stars in Film und Fernsehen (Modell-Lernen). Durch die Bewertung des Rauchens als „angesagt" oder „cool" bewirken also auch sekundäre Effekte wie soziale Anerkennung oder positive Assoziationen in Verbindung mit dem Rauchen, die teilweise auch durch die Werbung vermittelt werden (Sportlichkeit, Extravaganz etc.), den Einstieg in ein regelmäßiges Tabakkonsumverhalten.

Bei regelmäßigem Rauchen erlangen dann primäre Effekte des Rauchens eine größere Bedeutung. Beim Rauchen sind positive Verstärkerwirkungen zu verzeichnen, wie z. B. die Steigerung von Konzentration, Aufmerksamkeit und Wachheit, aber auch eine negative Verstärkerwirkung wie das Nachlassen von unangenehmen Entzugssymptomen oder aggressiven Emotionen. Dazu tragen neben den neurobiologischen Prozessen auch nichtnikotinbezogene Reize wie behaviorale Komponenten (typische Hand-Mund-Bewegung oder das Ein- und Ausatmen) des Rauchens, der Akt des Rauchens mit Rückzug aus unangenehmen oder anstrengenden Situationen oder auch bestimmte soziale Interaktionen bei. Das Rauchen erlangt folglich hohe psychologische Relevanz. Rasch lernen Raucher, dass die Zigarette unangenehme Situationen und Gefühlszustände nicht nur reduziert, sondern auch gänzliche Vermeidung möglich ist. Das Rauchen wird zum festen Ritual, das zu bestimmten Situationen gewohnheitsgemäß Einzug in die Tagesstruktur findet und in das Kompensations- und Bewältigungsrepertoire des Rauchers aufgenommen wird. Das Rauchen erhält eine komplexe funktionale Bedeutung.

Gerade bei starken Rauchern sind bestimmte Situationen und Gefühlszustände fest an das Rauchen geknüpft. Lerntheoretisch gesprochen werden unkonditionierte zu konditionierten Stimuli. Die Konditionierung erfolgt dabei aufgrund der biologischen Wirkungsweise von Nikotin schnell und effektiv. So können auch relevante Schlüsselreize unabhängig von Nikotinspiegel im Blut ein Rauchverlangen auslösen. Es stellt sich ein *unbewusstes* Rauchverhalten ein; der Raucher denkt nicht mehr im Einzelnen darüber nach, warum er in welcher Situation zur Zigarette greift.

Gleichzeitig sind Erwartungen an die Wirkung der Zigarette geknüpft, die häufig funktional sind und den Rauchstopp zusätzlich erschweren. **Erwartungshaltungen** können z. B. Bezug auf die Wirkung der Zigarette nehmen oder den Rauchstopp entwerten bzw. die Fähigkeit zur Abstinenz infrage stellen. Gleichzeitig wird die Entwicklung von funktionalen Strategien im Hinblick auf einen gesunden Umgang mit Konflikten, aggressiven Gefühlen oder Umgang mit Stresssituationen vernachlässigt, was die Abstinenz zusätzlich erschwert. Bei abstinenten Rauchern können Schlüsselreize auch noch Monate nach dem Rauchausstieg Craving auslösen und einen Rückfall bedingen, selbst wenn die Entzugssymptome schon länger erfolgreich bewältigt wurden.

Lerntheoretische Rückfallmodelle betonen die Bedeutung **konditionierter affektiver Reaktionen.** So können Stimulusbedingungen einer Trink- oder Rauchsituation (z. B. Umgebungsvariablen, aber auch Gefühlszustände) an die jeweilige Substanzwirkung konditioniert werden. Nach häufigerer Assoziation können diese Stimuli selbst eine Reihe von physiologischen, emotionalen und motivationalen Reaktionen hervorrufen (Drummond et al. 1990). Man spricht in diesem Zusammenhang von **Reizreagibilität** *(cue reactivity).* Diese Reaktionen fördern den erneuten Substanzkonsum, der aufgrund der spezifischen Wirkung des Alkohols bzw. der Zigarette auf die konditionierten Reaktionen positiv oder negativ verstärkt wird. Neurobiologische Forschungsergebnisse bzgl. der Art der konditionierten Reaktionen und der beteiligten neuronalen Prozesse legen nahe, dass es hierbei unterschiedliche Mechanismen gibt, die zu Alkohol- oder Rauchverlangen zu und zum Rückfall führen. In der aktuellen Forschung

konzentriert sich dabei das Interesse insbesondere auf zwei unterschiedliche Wege:
- Ehemals neutrale Reize erwerben über Prozesse des assoziativen Lernens eine Anreizfunktion und können somit Verlangen nach den stimulierenden und angenehmen Effekten der Substanz auslösen (Robinson und Berridge 2000). Man spricht in diesem Zusammenhang von **Reward-Craving.** Mittlerweile liegen auch im Humanbereich die Ergebnisse einiger bildgebender Untersuchungen vor (z. B. Grüsser et al. 2004), die dafür sprechen, dass Abhängige bei Präsentation alkoholbezogener Stimuli Sensitivierungsprozesse im mesolimbisch-mesokortikalen dopaminergen System zeigen und dass diese Veränderungen bei Patienten mit berichtetem Alkoholverlangen und der Rückfallhäufigkeit assoziiert sind. Die Unterscheidung zwischen der Anreizwirkung *(Wanting)* und der angenehmen Wirkung des Alkohols *(Liking)* kann erklären, warum Verlangen nach Alkohol auch dann besteht, wenn keine angenehmen Empfindungen durch den Substanzkonsum mehr berichtet werden (Heinz 1999).
- Demgegenüber könnten Alkoholverlangen und Rückfälle auch aufgrund der negativ verstärkenden Wirkung des Alkohols entstehen, indem negative Gefühle oder Entzugssymptome durch den Konsum von Alkohol oder Tabak beendet werden. **Relief-Craving** kann auch nach längerer Abstinenz durch konditionierte Stimuli hervorgerufen werden. In der Vermittlung dieser Prozesse scheinen GABAerge/glutamaterge Regulationsprozesse eine wichtige Rolle zu spielen (Mann et al. 2014).

25.3.2 Kognitionen und Selbstbild

> **MERKE**
> **Dysfunktionale Kognitionen** in Bezug auf den Umgang mit dem Suchtmittel sind häufig und oftmals Folge des Auftretens von scheinbar unvorhersehbarem und unkontrollierbarem Alkohol- oder Rauchverlangen, Erleben (konditionierter) physischer und emotionaler Reaktionen bei Konfrontation mit substanzassoziierten Reizen und wiederholten Rückfällen. Diese tragen auch zur **Beeinträchtigung der Selbstwirksamkeitsüberzeugung** und zu einem **negativen Selbstbild** bei.

Marlatt und Gordon (1985) entwickelten in Erweiterung der sozialen Lerntheorie auf dem Hintergrund von Banduras Selbstwirksamkeitskonzept (Bandura 1977) das **sozialkognitive Rückfallmodell.** Dieses Modell prägt bis heute entscheidende Bestandteile verhaltenstherapeutischer Behandlungskonzepte.

In individuellen rückfallgefährlichen Situationen, z. B. unter emotionaler Belastung, wird nach Marlatt und Gordon (1985) das individuelle Rückfallrisiko von den verfügbaren Bewältigungsstrategien und den situationsbezogenen Selbstwirksamkeitserwartungen bestimmt. Die **Selbstwirksamkeitserwartung** wird hierbei definiert als „ … *the conviction that one can successfully execute the behavior required to produce the outcomes*" (Bandura 1977: 193). Eine erfolgreiche Bewältigung rückfallgefährlicher Situationen steigert die Zuversicht, künftige kritische Situationen ebenfalls abstinent bewältigen zu können. Es handelt sich um einen interaktiven Prozess, in dem die erfolgreiche Anwendung von Bewältigungsstrategien die Wahrscheinlichkeit für die zukünftige erfolgreiche Bewältigung kritischer Situationen erhöht. Demgegenüber resultieren aus erneutem Substanzkonsum häufig Verunsicherung, Schuld- und Schamgefühle und eine Verminderung der Selbstwirksamkeitsüberzeugung. Diese als **Abstinenzverletzungseffekt** bezeichnete Reaktion erhöht die Wahrscheinlichkeit für die Fortsetzung des Substanzkonsums und trägt oftmals zu einem negativen Selbstbild bei.

Verschiedene empirische Untersuchungen unterstützen zentrale Annahmen dieses Modells und unterstreichen neben der Bedeutung konditionierter affektiver Reaktionen den Einfluss dysfunktionaler Kognitionen. So konnten z. B. Cooney et al. (1987) bei alkoholabhängigen Patienten eine Verringerung der Selbstwirksamkeitserwartung bei Konfrontation mit alkoholassoziierten Reizen nachweisen. Auch konnte gezeigt werden, dass Raucher und alkoholabhängige Patienten bei Konfrontation mit kritischen Situationen eine Beeinträchtigung ihrer Bewältigungsreaktionen zeigen (z. B. Abrams et al. 1991). Situationsspezifische Selbstwirksamkeitserwartungen erwiesen sich in mehreren Untersuchungen als prognostisch relevante Prädiktoren für das Rückfallgeschehen nach einer Behandlung (z. B. Rist und Watzl 1983). Ferner besteht nach Greeley et al. (1992) eine negative Korrelation zwischen Selbstwirksamkeitserwartung und Alkoholverlangen.

Von großer Bedeutung für die Aufrechterhaltung abhängigen Verhaltens scheinen ferner Beeinträchtigungen kognitiver Funktionen zu sein, die selbstgesteuertes und zielgerichtetes Verhalten ermöglichen und automatisierte Reaktionen überschreiben. So gehen Everitt und Kollegen (Everitt und Robbins 2005; Everitt et al. 2008) davon aus, dass es im Verlauf der Abhängigkeitsentwicklung zu einem Übergang von voluntären genussgesteuerten Gewohnheiten zu stark automatisiertem, habituellem und zwanghaftem Verhalten kommt, das durch einen Verlust von Kontrolle gekennzeichnet ist. Zu diesen Prozessen kognitiver Kontrolle gehören z. B. die Steuerung von Aufmerksamkeit, das Abwägen von Handlungsalternativen oder die Inhibition nichtadäquater Verhaltensreaktionen. In einer Vielzahl von Untersuchungen konnte nachgewiesen werden, dass Binge Drinking und chronischer Alkoholkonsum zu einer Beeinträchtigung der kognitiven Funktionen führt (z. B. Czapla et al. 2015; Loeber et al. 2009b), wobei der präfrontale Kortex besonders betroffen zu sein scheint. Beeinträchtigt sind hierbei neben Gedächtnisprozessen insbesondere kognitive Fähigkeiten, die sich auf Entscheidungsstrategien und Handlungssteuerung beziehen (z. B. Glass et al. 2009; Noël et al. 2007).

Neben der beschriebenen Funktionalität des Konsums stellt bei Tabakkonsumenten die kognitive Rechtfertigung des ambivalent erlebten Verhaltens durch Ausbildung einer spezifischen und individuellen Raucheridentität und die Integration dieses Verhaltens in das eigene Selbstbild und den Lebensstil eine weitere aufrechterhaltende und dissonanzreduzierende Bedingung dar, deren Festigung sich aus lerntheoretischer Sicht ebenfalls über kontinuierliche oder intermittierende Verstärkungsprozesse erklären lässt.

Dies geht mit dem Phänomen der **kognitiven Dissonanz** einher: Erlaubniserteilende Gedanken werden Teil von Denkschemata, die einen fortgesetzten Rauchkonsum trotz der bekannten möglichen Nachteile gestatten, indem letztere negiert und die Effekte des Rauchens/Konsums positiviert werden. Die Spannungsreduktion bedingt ein Aufschieben des Aufhörzeitpunkts und damit eine kurzfristige Entlastung. Auch die unmittelbaren Effekte psychotroper Substanzen reduzieren die mit einer kognitiven Dissonanz einhergehenden Stresssymptome bzw. innere Anspannungsstärke, was im Sinne der operanten Verstärkung eine weitere Verfestigung des Verhaltens bedingt.

Infolge dieser Modelle wird die therapeutische Bearbeitung sowohl der konditionierten Reaktionen als auch der kognitiven Prozesse zu einem wichtigen Bestimmungsstück der Therapie substanzbezogener Störungen.

25.3.3 Komorbidität

> **MERKE**
> Neben der Patientengruppe mit einer primären Suchterkrankung entwickelt eine Reihe von Patienten mit anderen psychischen Erkrankungen oftmals im Sinne einer zu Beginn zunächst evtl. hilfreich erlebten Symptomentlastung eine sekundäre Suchterkrankung.

Dies ist insbesondere bei Patienten mit Angst- und Zwangserkrankungen, Aufmerksamkeitsdefizit/Hyperaktivitätsstörung (ADHS), Essstörungen und depressiven Störungen zu beobachten (Mann et al. 2004a). Komorbide Persönlichkeitsanteile wie Selbstunsicherheit, Borderline-Persönlichkeitsstörung und antisozialer Persönlichkeitsstörung sind ebenfalls häufig. Daneben kommt es bei einigen Patienten im Verlauf einer Suchterkrankung zum Auftreten weiterer psychischer Störungen. Häufig zu beobachten sind insbesondere depressive Erkrankungen; bei einigen Patienten tritt eine substanzinduzierte psychotische Störung auf.

Auch die Raucherprävalenzen sind daher bei psychischen Erkrankungen erhöht. Besonders häufig findet sich eine Komorbidität mit anderen Suchterkrankungen. Ca. 70–80 % der Patienten mit einer Erkrankung aus dem schizophrenen Formenkreis rauchen. Auch bei affektiven Störungen bzw. Angsterkrankungen ist das Risiko für einen Tabakkonsum etwa verdoppelt (Rüther et al. 2014).

Gleichzeitig liegen Hinweise dafür vor, dass komorbide psychisch kranke Raucher ein erhöhtes Morbiditäts- und Mortalitätsrisiko aufweisen. Bei Suchtkranken sind dafür synergistische Effekte eines kombinierten Substanz- und Tabakkonsums zugrunde liegend (Bien und Burge 1990).

Bei Vorliegen einer psychischen Krankheit kann der Konsum von Tabak als Selbstmedikation verstanden werden, den schizophrene oder affektiv erkrankte Patienten zur Verbesserung kognitiver Defizite oder zur Bewältigung negativer Affekte, im Falle komorbider Suchterkrankungen auch zur Kupierung unangenehmer Entzugserscheinungen einsetzen (Jacobsen et al. 2004; Rüther et al. 2014). Trotz vergleichbarer Motivationsraten zur Entwöhnung von Tabak liegen die Abstinenzraten in der Gruppe psychisch Kranker deutlich unter denen der Allgemeinbevölkerung (Hall und Prochaska 2009).

25.4 Ätiologie

Zur Erklärung der Entstehung und Aufrechterhaltung von substanzbezogenen Störungen wurden von verschiedenen Fachrichtungen (z. B. Medizin, Psychologie und Soziologie) Modelle entwickelt. Ein multikonditionales Bedingungsmodell, das **spezifische Substanzwirkungen** (Toleranz, physische und psychische Abhängigkeit), **individuelle Faktoren** (genetische Belastung, Lerngeschichte) und **Umweltbedingungen** in Rechnung stellt, wird der Komplexität der Abhängigkeitsentwicklung am ehesten gerecht (Feuerlein et al. 1998).

So wird der initiale Gebrauch einer Substanz von einer Reihe von Faktoren beeinflusst. Hierzu gehören Kosten und Verfügbarkeit der Substanz, Verhalten sozialer Bezugsgruppen, Beobachtung positiver Konsequenzen des Gebrauchs, Erwartungen an die Wirkung der Substanz, individuelle Einstellungen, aber auch Gesetze und kulturelle Traditionen.

Die Eigenschaften abhängig machender Substanzen wirken sich beim fortgesetzten Konsum aus. Entscheidende Merkmale dieser Substanzen sind deren unmittelbare psychotrope Wirkung, die Entwicklung psychischer und physischer Abhängigkeit und die Toleranzentwicklung.

25.4.1 Alkohol

Missbrauch und Abhängigkeit von Alkohol und anderen Substanzen werden überzufällig häufig bei Mitgliedern derselben Familie beobachtet. Eine Reihe von Studien belegt, dass genetische Faktoren zur Entwicklung einer Alkoholabhängigkeit beitragen (z. B. Maier 1996). So erbrachten empirische Studien deutlich höhere Konkordanzraten für die Prävalenz des Alkoholismus bei homo- wie bei heterozygoten

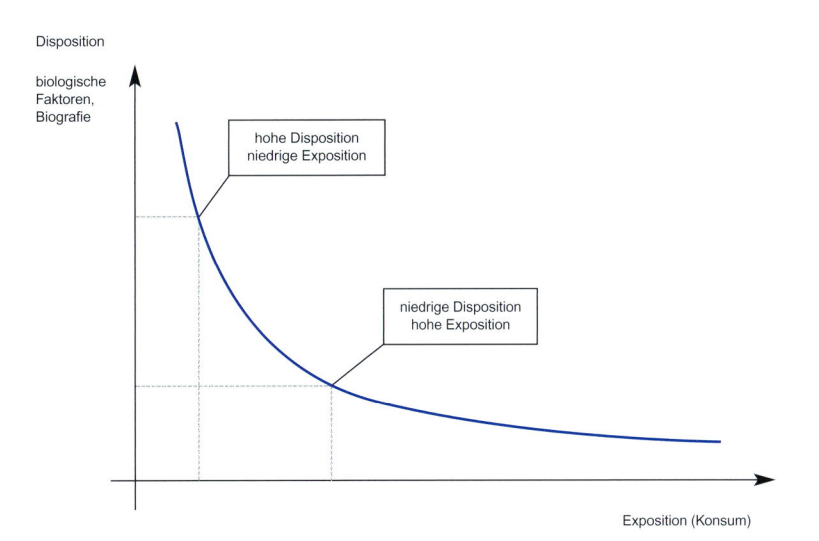

Abb. 25.1 Das Dispositions-Expositions-Modell der Suchtentwicklung (nach Mann 2003)

Zwillingen. Ausgehend von spezifischen Untersuchungen zur Lokalisation von Genen und Genkonstellationen gibt es vier klar umschriebene polymorphe Genorte, die wahrscheinlich die Prävalenz des Alkoholismus beeinflussen (Mann et al. 2004b). Drei dieser Genorte codieren Isoenzyme, die den oxidativen Alkohol- und Acetaldehydabbau übernehmen. Ein vierter Genort ist das A1-Allel des D2-Rezeptor-Locus. Dies bestätigt die Beobachtung, dass eine Unempfindlichkeit gegenüber aversiven Effekten des Alkohols ein begünstigender Faktor für die Entwicklung einer Alkoholabhängigkeit darstellt (Schuckit 1998). Weitere – höchstwahrscheinlich genetisch bedingte – Faktoren, die eine Abhängigkeitsentwicklung beeinflussen, betreffen Dysfunktionen in gewissen Regelsystemen (z. B. im Hypothalamus-Hypophysen-Nebennierenrinden-System), Minderaktivitäten im endogenen Opiathaushalt sowie im dopaminergen (➤ Kap. 25.3.1) und serotonergen System, die durch Zufuhr von Alkohol ausgeglichen werden sollen. Nach der Dopamindefizit-Hypothese liegt bei einigen Menschen eine verminderte Ansprechbarkeit des mesolimbischen dopaminergen Belohnungssystems vor, die durch den Substanzkonsum kompensiert werden könnte (Gianoulakis 1996). Somit würde hier eine besondere Gefährdung für die Entwicklung einer Substanzabhängigkeit liegen.

Das Zusammenspiel individueller Faktoren und Eigenschaften psychotroper Substanzen bei der Entwicklung einer Alkoholabhängigkeit verdeutlicht ➤ Abb. 25.1.

MERKE
Bei der gegebenen Suchtpotenz von Alkohol muss bei einer hohen Disposition zur Entwicklung einer Abhängigkeit (z. B. durch eine genetische Vorbelastung) nur eine geringe Exposition des Alkohols hinzukommen. Umgekehrt erfordern niedrige dispositionelle Faktoren höhere Konsummengen und eine längere Exposition zur Ausbildung einer Abhängigkeit (Mann et al. 1995).

25.4.2 Tabak

Rauchen stimuliert die Freisetzung von Botenstoffen im Gehirn, u. a. Dopamin, Acetylcholin, Noradrenalin und Serotonin. In geringen Dosen kommt es im Rahmen einer cholinerg-katecholaminergen Aktivierung zu Anregung, Leistungssteigerung und Aktivierung. Die beruhigende und entspannende Wirkung des Nikotins setzt bei höherer Dosierung aufgrund einer cholinergen Blockade und Beta-Endorphin-Freisetzung ein. Zudem scheint regelmäßiges Rauchen die Aktivität der Enzyme Monoaminoxigenase A und B zu vermindern und hierüber – wie Nikotin mit seiner Wirkung auf das serotonerge System – eine antidepressive Wirkung auszuüben (Heinz et al. 2012). Vor allem junge Frauen scheinen den Tabakkonsum zu nutzen, um Symptome wie Angst und Depression zu lindern (Patton et al. 1998).

MERKE
Die Tabakentwöhnung kann daher auch zur depressiven Stimmung oder einer behandlungsbedürftigen depressiven Episode führen (Rüther et al. 2014).

Dabei ist die diagnostische Unterscheidung zwischen depressiver Symptomatik und Symptomen des Tabakentzugs eine Herausforderung, da sich Überschneidungen im Bereich der Symptomatik wie Reizbarkeit, Irritierbarkeit, Ängstlichkeit oder gedrückter Stimmung als Konsequenz der verminderten Stimulation des zentralen Belohnungssystems (Epping-Jordan et al. 1998) zeigen. Bei depressiven Rauchern sind Selbstwirksamkeitserleben und Abstinenzerwartungshaltung geringer ausgeprägt, was zusätzlichen Einfluss nimmt.

Durch das Rauchen kommt es zu einer Desensibilisierung von Nikotinrezeptoren und infolgedessen zu einer dosisabhängigen Rezeptorvermehrung im Gehirn, was besonders bei stark konsumierenden Rauchern eine Rolle spielt. Der

Schweregrad der Entzugssymptome ist umso stärker ausgeprägt, je höher der Nikotinkonsum gewesen ist.

Die Reagibilität des zentralen Belohnungssystems auf Nikotin, die Veränderung der Rezeptordichte und die affektive Modulation durch den Tabakkonsum stellen wichtige Erklärungen dafür dar, warum im Falle einer bestehenden Abhängigkeit die reine Vorsatzbildung zum Rauchstopp für den Einzelnen häufig nicht ausreicht, um Abstinenz zu erreichen und aufrechtzuerhalten.

Zur Erklärung der ausgeprägten Assoziation zwischen **Schizophrenie** und starkem Rauchkonsum gibt es verschiedene Ansätze. Zum einen ist der Versuch einer Selbstmedikation mit Tabak bzw. Nikotin zur Reduktion einer Negativsymptomatik denkbar (Dalack und Meador-Woodruff 1996). Nikotin wirkt dabei stimulierend auf die Dopaminausschüttung, aber auch über eine durch das Nikotin vermittelte Dämpfung emotionaler Übererregtheit (Neuwirth et al. 1995). Nikotin wirkt zudem auf nikotinerge Acetylcholinrezeptoren (Harris et al. 2004; Leonard et al. 1998), die Einfluss auf kognitive Prozesse nehmen und kognitive Defizite mildern können. Schließlich bedingt der Tabakrauch eine indirekte Reduktion antipsychotikabedingter Nebenwirkungen über eine beschleunigte Metabolisierung zahlreicher Pharmaka.

Die Entstehung eines regelmäßigen bzw. exzessiven Konsums und die Abstinenzfähigkeit bzw. das Auftreten von Entzugssymptomen sowie die Funktionalität des Tabakkonsums sind genetisch beeinflusst (z. B. Cheng et al. 2000; Kendler et al. 1993; Fu et al. 2007). Die teilweise noch divergenten Befunde bedürfen weiterer Untersuchungen.

25.4.3 Alkohol und Tabakkonsum in Kombination

Alkohol und Tabak haben synergistische Effekte sowohl bzgl. der Abhängigkeitsentwicklung als auch im Hinblick auf die Entstehung von Folgeschäden (z. B. Romberger und Grant 2004). Gemeinsam aktivieren sie das dopaminerg mesolimbische Belohnungssystem bzw. das System zur Belohnungsankündigung, das über die VTA *(ventral tegmental area)* zum Nucleus accumbens projiziert, dort eine Dopaminfreisetzung induziert und somit eine zentrale Rolle im Belohnungssystem einnimmt (Pierce und Kumaresan 2006). Alkohol und Nikotin verstärken sich dabei in potenter Weise gegenseitig und bedingen eine Dopaminfreisetzung im mesolimbischen System. Auch die belohnenden Effekte potenzieren sich jeweils und fördern den kombinierten Gebrauch. Zumindest ein Teil der verstärkenden Alkoholwirkung wird wahrscheinlich über die Interaktion mit den nikotinergen Acetylcholinrezeptoren in der VTA vermittelt. Umgekehrt steigert ein Alkoholkonsum wahrscheinlich die verstärkenden Effekte des Nikotins. Weitere Belohnungseffekte kommen durch analgetische bzw. antinozizeptive Effekte zustande (Campbell et al. 2006). Pharmakologische Interaktionen zwischen Alkohol und Tabak nehmen außerdem Einfluss auf Metabolisierungs- und Rezeptoraktivierungsprozesse (z. B. Howard et al. 2003).

Resümee

Substanzbezogene Störungen entwickeln sich im Wechselspiel individueller und umgebungsbezogener Faktoren und substanzbedingter Wirkungen. Der Konsum rückt zunehmend in den Lebensmittelpunkt des Betroffenen, führt zu einer Vernachlässigung anderer Aktivitäten und wird schließlich trotz eindeutig negativer Folgeerscheinungen fortgesetzt. Das Verlangen nach der Substanz wird oftmals als übermächtig erlebt, und Patienten erleben einen Kontroll- und Willensverlust über den Konsum. Konditionierte affektive, kognitive und physiologische Reaktionen entstehen infolge neuronaler Sensitivierungsprozesse und tragen auch in Abstinenzphasen zum Auftreten von Verlangen und Rückfällen bei.

25.5 Allgemeine Therapierichtlinien

25.5.1 Therapeutische Haltung

Die Gestaltung der therapeutischen Beziehung bei der Behandlung von Suchtpatienten ist ein entscheidender Wirkfaktor der Therapie. Hierbei ist in den vergangenen beiden Jahrzehnten ein wichtiger Einstellungswandel zu beobachten.

> **MERKE**
> Wurde in früheren Konzepten häufig eine ausreichende Veränderungsmotivation des Patienten zur Voraussetzung der Aufnahme einer Therapie gemacht, so hat sich in modernen Konzepten die Ansicht durchgesetzt, dass es Aufgabe der Therapie ist, die Motivation zur Veränderung und zur Aufrechterhaltung einer abstinenten Lebensweise aufzubauen.

Dies geht mit einer therapeutischen Haltung einher, die sich an den Prinzipien der Motivierenden Gesprächsführung nach Miller und Rollnick (2005) orientiert. Die Gesprächsführung ist klientenzentriert und dennoch direktiv und verfolgt das Ziel, eine rasche, intrinsisch motivierte Veränderung des Trinkverhaltens eines Patienten anzuregen.

Die folgenden Prinzipien prägen hierbei das therapeutische Beziehungsangebot (weiterführende Fallbeispiele und klinische Dialoge s. Miller und Rollnick 2005; Mann und Brück 2006):

- **Empathie ausdrücken:** offene Fragen, aktives, reflektierendes und vorurteilsfreies Zuhören ohne negative Bewertungen
- **Diskrepanzen entwickeln:** wertfreie Betrachtung der Vorteile des gegenwärtigen Verhaltens und Erarbeitung negativer Konsequenzen, Aufdeckung von Diskrepanzen zu kurz- oder langfristigen Zielen (z. B. „Sie wollen in der Familie ein gutes Vorbild sein, andererseits wollen Sie nicht auf das Rauchen verzichten, weil es Ihnen bei der Stressbewältigung im Alltag hilfreich scheint")
- **Beweisführungen vermeiden:** ausdrücklicher Verzicht auf Überzeugung durch Beweise und Konfrontationen (z. B. nicht: „Ihre Laborwerte weisen eindeutig darauf hin, dass Sie ein Alkoholproblem haben"), stattdessen Entwicklung von Diskrepanzen und Betonung der Entscheidungsfreiheit des Patienten
- **Widerstand aufnehmen:** reflektieren, den Fokus verschieben, zustimmen mit einer Wendung
- **Selbstwirksamkeit und Zuversicht fördern:** Exploration bereits gelungener Verhaltensänderungen, Erarbeitung von Stärken und Ressourcen (z. B. „Warum glauben Sie, dass Sie mit dem Trinken aufhören könnten, wenn Sie sich dazu entschließen würden?"; „Sie sind schon sehr bemüht, etwas zu an Ihrem Rauchverhalten zu ändern. Welche Ihrer Fähigkeiten könnten Ihnen jetzt dabei helfen, mit dem Rauchen aufzuhören?")

Die Prinzipien der Motivierenden Gesprächsführung haben sich in einer Vielzahl von Anwendungsbereichen als geeignet erwiesen (➤ Kap. 25.6.2). Sie reichen von Kurzinterventionen in der hausärztlichen Praxis (Diehl und Mann 2005) bis hin zum Motivationssteigerungsansatz (MET; Miller 1992) als eigenständige therapeutische Behandlung. Bei der Motivierenden Gesprächsführung handelt es sich jedoch weniger um eine spezielle therapeutische Technik als vielmehr um die Einnahme einer grundlegenden therapeutischen Haltung. Das gegenwärtige Verhalten des Betroffenen wird als seine zurzeit beste Lösung im Umgang mit bestimmten Auslösesituationen verstanden. Ohne negative Bewertungen wird der Betroffene in seinen Veränderungsbemühungen unterstützt. Die Verhaltenstherapie nutzt diese therapeutische Haltung zur Identifizierung kritischer Rückfallsituationen und unterstützt den Patienten bei der Aktivierung seiner Ressourcen und beim Erwerb neuer Fertigkeiten zur Bewältigung dieser Situationen.

25.5.2 Inhaltliche Ziele

Alkohol

Viele alkoholabhängige Patienten, die sich zu einer Veränderung ihres Trinkverhaltens entschließen, nennen als Behandlungsziel „kontrolliertes Trinken". Dies geschieht meist vor dem Hintergrund des Wunsches, bei bestimmten Gelegenheiten (z. B. Geburtstage, Silvester) auch in Zukunft Alkohol zu konsumieren oder auf den Alkohol als Genussmittel nicht vollständig verzichten zu wollen. Einige Patienten können sich auch mit der Vorstellung, nie mehr in ihrem Leben Alkohol zu trinken, nicht abfinden.

Auch wenn von einigen Therapeuten eine andere Meinung vertreten wird und spezielle Kurse zum Erlernen des „kontrollierten Trinkens" angeboten werden, spricht heute die empirische Evidenz eindeutig dagegen, dass alkoholabhängige Patienten ein unproblematisches Trinkverhalten etablieren könnten (Petry 2002). Studien, die über positive Ergebnisse von Programmen zum „kontrollierten Trinken" bei abhängigen Patienten berichten, unterliegen erheblichen methodischen Mängeln. So ergeben differenzierte Aufschlüsselungen z. B., dass die therapeutischen Erfolge auf den Anteil abstinenter Patienten in diesen Untersuchungen zurückzuführen sind und nicht auf den Anteil von Patienten, denen es gelungen wäre, ein unproblematisches Trinkverhalten zu etablieren. Für Patienten mit schwerer Alkoholabhängigkeit bedeutet dies, dass aufgrund der gegenwärtig vorliegenden Behandlungsstrategien Abstinenz das Behandlungsziel mit den höchsten Erfolgsaussichten darstellt. Dies ist insbesondere im Zusammenhang mit den neurobiologischen Veränderungen zu sehen, die im Verlauf der Entwicklung einer Abhängigkeit entstehen (Suchtgedächtnis) und bislang als irreversibel zu betrachten sind. Sie scheinen zu bewirken, dass nach erneutem Konsum Verlangen und Kontrollverlust erneut auftreten und nach relativ kurzer Zeit zum fortgesetzten Konsum führen.

> **MERKE**
> Somit ist aufgrund einer sorgfältigen Beurteilung der zurzeit vorliegenden Forschungsbefunde für alkoholabhängige Patienten Abstinenz als einziges wichtigstes Therapieziel zu empfehlen.

Demgegenüber haben sich Programme zum kontrollierten Trinken bei Patienten mit riskantem und schädlichem Alkoholgebrauch bewährt (z. B. Rist 2002b).

Nikotin

Inhaltliche Ziele der Ausstiegsberatung bei Rauchern sind neben der Unterstützung zum reflektierten Umgang und Analyse der Abhängigkeitsproblematik die Erreichung einer Veränderungs- und Abstinenzmotivation, die auch die funktionale Bedingungsanalyse des bisherigen Tabakkonsumverhaltens berücksichtigen sollte.

Wichtige Therapieschritte sind im Detail:
- Zu Beginn einer Therapie bei Abhängigkeitserkrankungen ist zunächst eine Übereinstimmung der Ziele von Patient und Therapeut zu finden.
- Daran schließt sich die Erstellung einer Hierarchie von Unterzielen zur Erreichung der Abstinenz an.

- In der verhaltenstherapeutischen Behandlung leitet sich diese insbesondere aus der Analyse spezifischer Auslösesituationen für Verlangen und Konsumverhalten bzw. aus der Analyse der den Substanzkonsum aufrechterhaltenden Faktoren ab (SORCK-Modell). Hieraus kann sich z. B. ergeben, dass der Fokus der Behandlung auf die Vermittlung von Strategien zur Emotionsregulation zu legen ist, auf die Vermittlung sozialer Kompetenzen oder auch den Aufbau eines positiven Selbstbildes. Entsprechend kommen hier Verfahren und Techniken zum Einsatz, wie sie sich auch bei der Behandlung anderer Störungen, z. B. der Borderline-Persönlichkeitsstörung, bewährt haben.
- Unabhängig von diesen speziellen Inhalten sollte in der ersten Therapiephase mit allen Patienten thematisiert werden, wie sie mit plötzlich auftretendem Verlangen umgehen können.
- Die weiteren Maßnahmen zur Stabilisierung der Abstinenz beinhalten z. B. den Besuch von Selbsthilfegruppen oder auch die Unterstützung durch Beratungsstellen bei der Lösung sozialer Probleme.
- Wichtig ist ferner, den Patienten Strategien zu vermitteln, wie sie auch nach Abschluss der Therapie mit Rückschlägen und evtl. auftretenden Rückfällen umgehen können.

MERKE
Dies bedeutet, dass in Übereinstimmung mit grundsätzlichen psychotherapeutischen Ansätzen Selbstregulation und Selbstmanagement bereits in allen Phasen der Therapie von großer Bedeutung sind, aber vor allem in der letzten Therapiephase im Zentrum der Behandlung stehen (Kanfer et al. 2005).

Diese Aspekte sind bei vielen Patienten wichtig, um zunächst durch eine ausreichende Stabilisierung und Sicherung der Abstinenz die Rahmenbedingungen für die Bearbeitung der zugrunde liegenden Problematik zu schaffen. Diese kann dann in späteren Therapiephasen begonnen werden.

25.5.3 Formaler Behandlungsrahmen

Alkohol

Der formale Behandlungsrahmen richtet sich stark nach der individuellen Symptomatik des Patienten. Bei den meisten alkoholabhängigen Patienten, die eine Behandlung aufsuchen, liegt auch eine körperliche Abhängigkeit vor. Dies macht eine Entgiftungsbehandlung erforderlich. Unter „körperlicher Entgiftung" ist hierbei das abrupte Absetzen von Alkohol inkl. der Behandlung möglicherweise auftretender Entzugserscheinungen zu verstehen.

Das **Alkoholentzugssyndrom** (ICD-10: F10.3) ist gekennzeichnet durch eine vegetative Überstimulation, bei der Tremor, Hyperhidrose, Tachykardie, Hypertonie sowie eine psychische Symptomatik mit Nervosität und Irritabilität, Schlaflosigkeit, Substanz-Craving, Konzentrationsminderung, psychomotorischer Unruhe und ängstlicher Affekt im Vordergrund stehen. Die Symptome beginnen in der Regel 6–8 Stunden nach dem letzten Konsum und klingen nach anfänglicher Intensivierung meist nach 24–48 Stunden ab. Das **Delirium tremens** (ICD-10: F10.4) ist die wichtigste und gefährlichste Komplikation des Alkoholentzugssyndroms und entwickelt sich bei ca. 5 % der unbehandelten Patienten mit einfachem Entzugssyndrom. Es ist charakterisiert durch Agitiertheit und vegetative Irritabilität, Temperaturerhöhung, Tachykardie, persistierende visuelle und akustische Halluzinationen und Desorientierung. Todesfälle durch ein Delirium tremens sind durch frühzeitige Diagnostizierung und intensives pharmakologisches Management heute selten; durch die Einführung von Clomethiazol (Distraneurin®) konnte die Letalität von 30 % auf rund 0,5 % gesenkt werden.

Zur Vermeidung von Komplikationen im Entzug und zur Sicherung des Überlebens ist bei der Behandlung alkoholabhängiger Patienten deshalb zunächst sorgsam abzuwägen, ob ein Entzugssyndrom auftreten wird und ob eine Behandlung im stationären Rahmen erforderlich ist. Bei einem Drittel bis zur Hälfte der Patienten ist eine pharmakologische Behandlung der vegetativen Entzugserscheinungen notwendig; der beste Prädiktor ist hierbei der Verlauf früherer Entgiftungen (zum weiteren Vorgehen bei der pharmakologischen Behandlung des Entzugssyndroms s. z. B. Mann et al. 2006). Für die Gestaltung der Rahmenbedingungen ist es insbesondere von Bedeutung, die Patienten in eine kompetente und ruhige Umgebung zu bringen, Zuwendung und Hilfe anzubieten und eine normale Flüssigkeits- und Nahrungszufuhr zu gewährleisten.

MERKE
Das Vorliegen eines Delirium tremens ist eine lebensbedrohliche Situation und erfordert immer die sofortige Krankenhauseinweisung; die Patienten sind in aller Regel intensivpflichtig.

Eine Sonderstellung im Rahmen der Entgiftungsbehandlung nimmt die **qualifizierte Entzugsbehandlung** ein, die sich über einen Zeitraum von ca. 3 Wochen erstreckt und sowohl stationär als auch teilstationär erfolgen kann. Ausgehend von den schlechten Prognosen nach rein körperlicher Entgiftung (z. B. Wieser und Kunad 1965, bestätigt in einer aktuelleren Untersuchung von Fleischmann 2001) wurde 1991 bereits der Gedanke formuliert: „Keine Entgiftung ohne psychotherapeutische Begleitung" (Mann und Stetter 1991). In diesem Sinne wird bei der qualifizierten Entzugsbehandlung die sensible Phase der Entgiftung genutzt, um die Patienten zur Durchführung einer weiteren, längerfristigen Therapie (z. B. einer ambulanten oder stationären Rehabilitationsbehandlung) zu motivieren.

> **MERKE**
> Die qualifizierte Entzugsbehandlung nimmt eine wichtige Stellung ein, um Patienten in das Versorgungssystem für Suchtkranke zu integrieren.

Die Effektivität dieses Ansatzes wurde in einer Reihe von Untersuchungen nachgewiesen (z. B. Loeber et al. 2009a; zusammenfassend Mann 2002).

Die formalen Rahmenbedingungen und die Dauer der weiteren Behandlung sollten in Abhängigkeit von der individuellen Situation des Betroffenen und der Schwere der Symptomatik bestimmt werden. Die qualifizierte Entzugsbehandlung kann für eine Reihe von Patienten zusammen mit einer weiterführenden ambulanten Therapie oder auch der regelmäßigen Teilnahme an Selbsthilfegruppen bereits eine ausreichende Stabilisierung gewährleisten. Verschiedene Untersuchungen konnten Abstinenzraten zwischen 30 und 45 % nach 6–12 Monaten zeigen (Mann 2002).

Demgegenüber ist für schwerer abhängige Patienten eine längerfristige Entwöhnungsbehandlung zu empfehlen. Eine **stationäre oder teilstationäre Behandlung** bietet ein strukturiertes Behandlungssetting mit hochfrequenten Gruppen- und Einzelsitzungen. Kombiniert werden hierbei in der Regel verschiedene Behandlungsansätze. Neben psychoedukativen und kognitiv-verhaltenstherapeutischen oder in einigen Einrichtungen tiefenpsychologischen Ansätzen werden in der Regel auch ergotherapeutische Maßnahmen (z. B. zum Training der Alltagsbewältigung oder Freizeitgestaltung) angeboten. Hinzu kommt meist auch ein sozialarbeiterisches Angebot zur Unterstützung z. B. bei der Bewältigung finanzieller und beruflicher Schwierigkeiten. Die stationäre Behandlung bietet somit insbesondere Patienten mit einer langjährigen Abhängigkeit und erheblichen negativen Auswirkungen im sozialen Bereich geeignete Rahmenbedingungen zur Erlangung und Stabilisierung ihrer Abstinenz. Eine teilstationäre Behandlung eignet sich demgegenüber insbesondere für sozial integrierte Patienten, bei denen der Chronifizierungsprozess der Alkoholabhängigkeit noch nicht stark fortgeschritten ist und potenzielle Bewältigungsressourcen zur Verfügung stehen. Sie bietet eine größere Alltagsnähe und einen höheren Realitätsbezug, da erworbene Strategien durch die tägliche Heimkehr in das gewohnte Umfeld erprobt werden können.

> **MERKE**
> Durch die Kombination von stationärer und teilstationärer Behandlung kann die für Suchtpatienten oftmals notwendige Unterstützung beim Übergang in den Alltag gewährleistet werden.

Eine wichtige Bedeutung haben bei diesem Übergang jedoch auch eine **ambulante Weiterbehandlung** und der Besuch von **Selbsthilfegruppen**. Die ambulante Behandlung, ob bei einem niedergelassenen Psychotherapeuten oder auch einer Suchtberatungsstelle, bietet Unterstützung bei der Übertragung des Gelernten in die Alltagsrealität und die weitere Bearbeitung individueller Probleme im Rahmen von Einzelgesprächen. Eine ambulante Therapie kann somit eine sinnvolle Ergänzung nach Abschluss einer vorausgegangenen Behandlung sein.

Tabak

Bei der Tabakentwöhnung handelt es sich um eine bislang von den Krankenkassen nicht als Behandlungsleistung anerkannte Maßnahme. Vielmehr wird die Unterstützung des Rauchstopps als Präventionsleistung gesehen und als solche bezuschusst. Folglich müssen aufhörwillige Raucher zum einen für die Behandlungskosten selbst aufkommen, zum anderen existiert neben den medizinisch-psychotherapeutischen Behandlungsmaßnahmen ein breites Spektrum an zweifelhaften bis unseriösen Angeboten. Die Unterscheidung ist für den Laien eine Herausforderung.

Eine aktive Beratung und Informationsvermittlung zum Rauchstopp und ein Angebot zu konkreten Hilfen und Ansatzmöglichkeiten sollten alle rauchenden Patienten erhalten. Tabakentwöhnungsmaßnahmen können unmittelbar im stationären Rahmen begonnen werden, z. B. präoperativ oder nach Feststellung einer relevanten Diagnose. Am häufigsten sind jedoch selbstinitiierte Aufhörversuche, die Wahrnehmung unspezifischer Beratungsangebote (Internet, Telefon, Selbsthilfemanuale) sowie in Einzelfällen die Wahrnehmung ambulanter Gruppen- oder Einzelbehandlungen. In den aktuellen Behandlungsleitlinien wird die Einbettung von Beratungsleistungen sowohl in den stationären als auch ambulanten Behandlungsalltag empfohlen (Batra et al. 2015).

> **Resümee**
>
> Durch eine vorurteilsfreie, empathische und unterstützende Grundhaltung werden Suchtpatienten darin unterstützt, Diskrepanzen zwischen ihrem aktuellen Verhalten und kurz- bzw. langfristigen Zielen zu entwickeln und die Ambivalenz gegenüber einer Veränderung zugunsten einer Abstinenzmotivation abzubauen. Gemeinsam werden, ausgehend von kritischen Rückfallsituationen, Therapieinhalte erarbeitet, die es dem Patienten erlauben, eine zufriedene Abstinenz zu erreichen. Dieses Ziel ist bei verschiedenen Patienten nur durch die Kombination unterschiedlicher therapeutischer Maßnahmen zu erreichen. Entsprechend ist ein effektives Gesamtkonzept suchtspezifischer Versorgung durch eine Anpassung an die individuellen Bedürfnisse des Patienten gekennzeichnet. Erreicht werden kann dies durch differenzierte und leicht zugängliche Einrichtungen und Versorgungsangebote sowie einen flexiblen Übergang zwischen den verschiedenen Versorgungsformen.

25.6 Spezifische Behandlungsansätze

25.6.1 Psychoedukation

Grundlegender Bestandteil bei der Behandlung abhängiger Patienten ist die Aufklärung des Patienten über die Abhängigkeitsdiagnose, möglicherweise bestehende körperliche und psychische Folgeerkrankungen und eine Beratung hinsichtlich des Therapieziels der Abstinenz. Entsprechend bildet die Psychoedukation unabhängig von der jeweiligen Schulenzugehörigkeit in nahezu allen Therapieformen und -einrichtungen einen integralen Bestandteil der Therapie. Die Vermittlung dieser Inhalte sollte insbesondere unter Anwendung der Prinzipien der Motivierenden Gesprächsführung geschehen. Auf diese Weise lässt sich eine Übereinstimmung zwischen Patient und Therapeut hinsichtlich des bestehenden Veränderungsbedarfs und Therapieziels erreichen, die wichtige Grundlagen des therapeutischen Prozesses bilden. Viele Patienten lehnen das Etikett der Abhängigkeit zunächst ab, reagieren mit Widerstand (z. B. in Form von Bagatellisieren oder Externalisieren) auf angesprochene Probleme und lehnen das empfohlene Therapieziel ab. Gerade deshalb ist es wichtig, dem Patienten nicht mit Konfrontation und Beweisführungen zu begegnen, sondern durch eine empathische und unterstützende Grundhaltung die vom Patienten geäußerten Probleme aufzugreifen und einen Zusammenhang zu seinem Konsumverhalten herzustellen. Die Entwicklung von Diskrepanzen zwischen dem aktuellen Verhalten und angestrebten kurz- bzw. langfristigen Zielen trägt zur Stärkung der Veränderungsmotivation bei.

In kognitiv-verhaltenstherapeutischen Therapien bildet die Psychoedukation darüber hinaus die Grundlage für das Verständnis des therapeutischen Vorgehens. Die Aufklärung des Patienten über die Entstehung und den Verlauf von Abhängigkeitserkrankungen, z. B. auch die Vermittlung von Wissensinhalten zu neurobiologischen Veränderungen („Suchtgedächtnis"), erlauben die Ableitung verschiedener psychotherapeutischer wie auch pharmakologischer Interventionen. Die Psychoedukation leistet damit die kognitive Vorbereitung auf verschiedene therapeutische Techniken.

Resümee

Unabhängig von verschiedenen therapeutischen Schulen bildet die Aufklärung des Patienten über seine Erkrankung, deren Entstehungsbedingungen und Verlauf die Grundlage für die Vereinbarung therapeutischer Ziele und die Ableitung therapeutischer Interventionen. Durch diese Wissensvermittlung wird der Patient in die Lage versetzt, eigenverantwortlich zu handeln und zu entscheiden. Somit dient die Psychoedukation letztlich der Ausbildung der Selbstmanagementfähigkeiten des Patienten. Als alleinige therapeutische Komponente ist die Wirksamkeit der Psychoedukation jedoch begrenzt.

25.6.2 Motivierende Gesprächsführung und Ansätze der Motivationssteigerung

Wie in > Kap. 25.5.1 bereits ausgeführt, prägen die Prinzipien der Motivierenden Gesprächsführung vor allem die therapeutische Haltung und dienen der Gestaltung der Therapeut-Patient-Beziehung. Im Vordergrund steht der Gedanke, die therapeutische Haltung und das therapeutische Handeln auf das Fortschreiten der Veränderungsbereitschaft eines Patienten abzustimmen. Aufbauend auf den Arbeiten von Karl Rogers und Milton Erickson beschrieb Miller (1983) die oben erläuterten Prinzipien der Motivierenden Gesprächsführung.

Motivationale Techniken sind in vielen Bereichen der Medizin bzw. Gesundheitsfürsorge von Bedeutung, u. a. auch als ein wichtiger Baustein in der therapeutischen Begleitung von aufhörwilligen Rauchern und wirksame Maßnahmen, um die Rauchprävalenz zu senken. Einfache motivationale Techniken wie an den Raucher gerichtete, sich mit dem Ausstieg befassende Fragen verhelfen zum Einstieg in weiterführende, abstinenzfokussierende und motivierende Interventionen.

- Haben Sie schon einmal darüber nachgedacht, das Rauchen einzustellen?
- Haben Sie schon einmal darüber nachgedacht, Ihr Rauchverhalten zu verändern?
- Welche Unterstützung würden Sie dafür benötigen?
- Könnten Sie sich den Rauchstopp vorstellen, wenn ich Ihnen ein konkretes Angebot für eine Entwöhnungshilfe mache?
- Wie wichtig wäre es Ihnen, im Moment mit dem Rauchen aufzuhören und wie zuversichtlich wären Sie, diesen Schritt umzusetzen (Visuelle Analogskala)?

Eine weitere motivationale Technik ist das nach Fiore et al. (2008) beschriebene **5R-Schema:**

- **R**elevance: Aufzeigen der individuelle Relevanz von Gesundheitsbefunden
- **R**isks: Benennung der Risiken
- **R**ewards: Ausarbeitung der Vorteile des Rauchstopps
- **R**oadblocks: Erörterung möglicher Hindernisse und Schwierigkeiten des Rauchstopps
- **R**epetition: Wiederholung der Intervention in den Folgekontakten

In Rauchersprechstunden könnten auch Kosten-Nutzen-Analysen (z. B. die 7er-Likert-Skala) angewandt werden, bei der Raucher angeben sollen, wie stark sie subjektiven Äußerungen zustimmen, die sich auf den Nutzen und die Kosten des Rauchens beziehen (DKFZ 2003).

Die motivierende Gesprächsführung nach Miller und Rollnick wird, den aktuellen Leitlinien der AWMF (Batra et al. 2015) folgend, in der Raucherberatung empfohlen. Angestrebte Ziele sind die Erarbeitung von langfristigen Vorteilen der Tabakabstinenz im Hinblick auf die kurzfristigen Probleme des Rauchstopps und der Entzugssymptomatik sowie die belohnenden, positiven Affekte des Rauchens als kurzfristige Verstärkung. Die vom Raucher erwarteten Nachteile sollten dabei thematisiert werden und Beachtung finden, z. B. Befürchtungen im Hinblick auf Entzugssymptome, Angst vor einer Gewichtszunahme, Verlust einer, wenn auch dysfunktionalen Möglichkeit zum Umgang mit aversiven Gefühlen oder Stresssituationen. Diese Aspekte sollten gezielt den zu erwartenden nachteiligen Konsequenzen (z. B. Gesundheitsgefahren, finanzielle Aspekte und auch die Abhängigkeit von einer Substanz) gegenübergestellt werden und durch Förderung von Diskrepanz die Entscheidung zum Rauchverzicht begünstigen. Für die motivierende Gesprächsführung im Rahmen der Tabakabstinenz zeigen sich moderate Effekte (RR = 1,27; CI = 1,14 bis 1,42; 5–10 %, Lai et al. 2010), der strukturierten Einzel- oder Gruppentherapie ist sie unterlegen. Eine Eignung scheint vor allem für noch nicht zum Rauchstopp bereite Personen mit eher geringer Schwere der Tabakabhängigkeit zu bestehen.

Über eine reine Gesprächsführungstechnik hinausgehend wurden jedoch auch verschiedene Anwendungsformen der Prinzipien der Motivierenden Gesprächsführung entwickelt. So besteht der **„Drinker's Check-up"** (Miller und Sovereign 1989), der z. B. in der hausärztlichen Praxis angewendet werden kann, aus einer 2-stündigen strukturierten Befunderhebung, gefolgt von einer 1-stündigen Feedbacksitzung auf der Grundlage der genannten Prinzipien. Empirisch konnte gezeigt werden (Miller et al. 1993), dass diese Intervention bei Alkoholkonsumenten, die bereits ausgeprägte alkoholbezogene Probleme aufweisen, hinsichtlich der Reduktion des Alkoholkonsums effektiver ist als eine konfrontative Methode. Darüber hinaus kann die Motivation in einer weiterführenden Behandlung deutlich gesteigert werden (Bien et al. 1993).

Eine weitere therapeutische Anwendung ist die **Motivational Enhancement Therapy** (MET; Miller et al. 1992). Dieser Ansatz wurde im Rahmen von Project MATCH, einer der umfangreichsten Therapiestudien, entwickelt und evaluiert. Es handelt sich hierbei um vier ambulante Einzelsitzungen, bei denen in manualisierter Form unter Anwendung der Prinzipien der Motivierenden Gesprächsführung spezielle Inhalte bearbeitet werden. Dieser Ansatz hat sich bei Personen mit Alkoholmissbrauch oder Alkoholabhängigkeit als ebenso effektiv erwiesen wie eine kognitiv-verhaltenstherapeutische Behandlung und eine Behandlung in Anlehnung an das Zwölf-Stufen-Konzept der Anonymen Alkoholiker (je 12 Sitzungen) (Project MATCH Research Group 1998).

> **MERKE**
> Die Anwendung der Prinzipien der Motivierenden Gesprächsführung im Rahmen von Einzelgesprächen und Gruppentherapien, aber auch bei der Gestaltung einzelner Gruppeninhalte sind zentrale Bestandteile der **qualifizierten Entzugsbehandlung.**

So gibt es z. B. auch Therapiegruppen mit dem Ziel der Stärkung der Veränderungsmotivation, dem Aufbau persönlicher Stärken und der Nutzung zufriedener Lebensbereiche als Ressourcen für den Veränderungsprozess (ausführliche Beschreibung dieser Therapiegruppen s. Mann et al. 2006).

Empirische Studien belegen, dass im Vergleich zur traditionellen Entgiftung die qualifizierte Entzugsbehandlung mit einer Steigerung der Inanspruchnahme weiterführender Behandlungen verbunden ist. Während sich nur 6 % aller Alkoholabhängigen in einer Suchtabteilung eines psychiatrischen Krankenhauses in Behandlung begeben und nur 3 % den Weg in eine Suchtfachklinik finden (Mann 2002), berichten Mann und Stetter (2002), dass 46 % der behandelten Patienten 8 Monate nach Abschluss der qualifizierten Entzugsbehandlung eine ambulante oder stationäre Rehabilitationsmaßnahme angetreten hatten.

Resümee

Mit der Entwicklung der Prinzipien der Motivierenden Gesprächsführung und dem Fortschreiten der Erkenntnis, dass Gesprächsführungsstrategien und therapeutische Techniken auf die Veränderungsbereitschaft eines Patienten abgestimmt werden müssen, hat sich allmählich ein grundlegender Wandel des therapeutischen Umgangs mit Suchtpatienten vollzogen. Ansätze zur Steigerung der Veränderungsmotivation wurden für verschiedene Bereiche entwickelt und konnten ihre Effektivität unter Beweis stellen. Sie haben ihre Berechtigung im Rahmen von umfangreicheren Interventionen für abhängige Patienten und haben sich als Kurzintervention bei Problemtrinkern besonders bewährt.

25.6.3 Kognitiv-verhaltenstherapeutische Psychotherapie

Aus kognitiv-verhaltenstherapeutischer Sicht wird menschliches Verhalten als in bestimmte Situationen und Umgebungsfaktoren eingebettet betrachtet, die über Erwartungen und Kognitionen des Individuums das Verhalten beeinflussen. Das Verhalten wird weiterhin über dessen Konsequenzen gesteuert. Abhängigkeit wird als gelerntes Verhalten betrachtet, bei dem als vorausgehende Bedingungen externe und interne Faktoren, die den Alkoholkonsum initiieren, eine Rolle spielen. Hierzu gehören z. B. Emotionen (Ärger, Niedergeschlagenheit) ebenso wie physiologische Reaktionen (z. B. konditionierte Entzugssymptome) und soziale Faktoren (sozialer Druck). Die physiologische Wirkung der Substanz, ihre direkte Beeinflussung von Stimmung, Wahrnehmung und Antrieb, stellen einen den Konsum verstärkenden Faktor dar. Darüber hinaus können weitere positive Verstärker, z. B. eine positive Bewertung des Konsums durch das Umfeld des Betroffenen, von Bedeutung sein.

Eine **funktionale Analyse des Trinkverhaltens** stellt im Rahmen der kognitiv-verhaltenstherapeutischen Behandlung eine Abbildung dieser Zusammenhänge her und bildet die Grundlage für die weitere Therapieplanung.

> **MERKE**
> Abhängigkeit wird dabei als erlerntes Verhalten definiert, das durch entsprechende Maßnahmen gelöscht oder zumindest verändert werden kann.

Im Rahmen von Ansätzen zur **Rückfallprophylaxe** bzw. zum **Rückfallmanagement** werden deshalb verschiedene Interventionen miteinander kombiniert, die sich zum einen auf die dem Konsum vorausgehenden (Reiz-)Bedingungen konzentrieren, zum anderen jedoch auch aufrechterhaltende Faktoren berücksichtigen. Im Folgenden sollen einige dieser Ansätze beschrieben werden.

Alkoholentwöhnung: Rückfallprophylaxe und Rückfallmanagement

Das in ➤ Kap. 25.3.2 dargestellte sozialkognitive Rückfallmodell von Marlatt und Gordon (1985) bildet den Hintergrund verschiedener Maßnahmen im Rahmen der Rückfallprophylaxe und des Rückfallmanagements. Ziel dieser Maßnahmen ist es, den Betroffenen für rückfallkritische Situationen zu sensibilisieren, ihm Bewältigungsstrategien zum Umgang mit diesen Situationen zu vermitteln und ihn auch auf einen etwaigen Rückfall und dessen möglichst schnelle Beendigung vorzubereiten.

Verfahren zum Aufbau von Selbstkontrolle und Selbstmanagement

Verschiedene Methoden und Techniken können den Betroffenen darin unterstützen, ein höheres Maß an Kontrolle über sein Suchtmittelverlangen oder den Konsum zu erlangen. Strategien der Selbstkontrolle und des Selbstmanagements sind auch wichtig zur Bewältigung eines Rückfalls. Viele Patienten reagieren nach erneut begonnenem Konsum mit Selbstvorwürfen, Schuld- und Schamgefühlen oder auch mit Bagatellisierungen. Die meisten dieser Reaktionen sind für das Problemverhalten als dysfunktional zu betrachten, da sie oftmals zu einer Fortsetzung des Konsums beitragen. Zum Rückfallmanagement gehört deshalb im Rahmen der Therapie die Planung von kognitiven und Verhaltensstrategien für den Fall, dass ein Rückfall eintritt. Der Patient soll durch diese Strategien in die Lage versetzt werden, den Substanzkonsum möglichst rasch zu beenden und ggf. suchtmedizinische Unterstützung in Anspruch zu nehmen.

Strategien zur Erhöhung von Selbstkontrolle bzw. Selbstmanagement umfassen z. B. die Dokumentation des Alkoholkonsums in Form eines Tagebuchs, den Abschluss von Verhaltensverträgen, die Einübung von Verhaltensweisen, die inkompatibel mit dem Problemverhalten sind, sowie die Selbstbelohnung beim Erreichen von Zielen und Zwischenzielen. Hier kommen sowohl verhaltensbezogene als auch kognitive Strategien zum Einsatz, und die Bearbeitung dysfunktionaler Gedanken ist oftmals ein entscheidender Zwischenschritt.

In jüngster Zeit wurden auch computergestützte Trainings entwickelt, um automatische Aufmerksamkeitsprozesse und automatisierte Verhaltenstendenzen zu bearbeiten. So werden im Rahmen des **Alkohol-Vermeidungstrainings** (z. B. Eberl et al. 2013) Bilder von alkoholischen und nichtalkoholischen Getränken am Bildschirm in unterschiedlichem Format (d. h. Quer- bzw. Hochformat) präsentiert. Die Patienten bekommen die Instruktion, Bilder im Querformat mithilfe eines Joysticks zu vermeiden (die Bilder werden optisch verkleinert) und Bilder im Hochformat durch den Joystick zu sich heranzuholen. Dabei werden Bilder alkoholischer Getränke systematisch im Querformat präsentiert und Bilder nichtalkoholischer Getränke im Hochformat. Eine Trainingssitzung umfasste 200 Durchgänge und dauerte ca. 15 Minuten. Insgesamt absolvierten die Patienten 12 Sitzungen. Die Ergebnisse verschiedener Untersuchungen (z. B. Eberl et al. 2013) bestätigen die Wirksamkeit dieses Trainings sowohl im Hinblick auf die Veränderung des alkoholassoziierten Annäherungsverhaltens als auch die Rückfallraten im ersten Jahr nach Behandlung. Die Replikation dieser Ergebnisse in unterschiedlichen Stichproben hinreichender Größe und die Ermittlung von Wirkmechanismen (z. B. Wiers et al. 2015; Gladwin et al. 2015) weisen darauf hin, dass das Alkohol-Vermeidungstraining eine effektive und ökonomische Intervention im Rahmen der Rückfallprophylaxe alkoholabhängiger Patienten sein kann.

Verfahren zur Veränderung bestehender Konditionierungsprozesse

Die Veränderung von Stimulusbedingungen, die Suchtmittelverlangen auslösen oder dem Konsum vorausgehen, ist bei einigen Patienten durch die eher kognitiv orientierten Verfahren zum Aufbau von Selbstkontrolle und Selbstmanagement aufgrund bestehender Konditionierungsprozesse nicht ausreichend. Bestimmte Reize, z. B. der Geruch von Alkohol oder bestimmte Umgebungsreize, lösen trotz der festen Absicht des Patienten, nichts zu trinken, starkes Verlangen oder teilweise auch körperlich erlebte konditionierte Entzugserscheinungen aus. Das Auftreten dieser Reaktionen wird von den meisten Patienten als sehr verunsichernd oder auch bedrohlich erlebt.

Frühe Ansätze, die auf dem Prinzip der Dekonditionierung beruhten, haben Alkohol mit aversiven (z. B. elektrischen) Stimuli zu koppeln versucht, um die positive Assoziation mit Alkohol durch eine aversive Reaktion (z. B. Angst, Ekel) zu ersetzen. So wurde in den 1940er-Jahren in den USA eine chemische **Aversionsbehandlung** durchgeführt, die auf dem Prinzip der klassischen Konditionierung beruhte. Über einen Zeitraum von 7–10 Tagen wurden den Patienten gleichzeitig Alkohol und Brechmittel mit dem Ziel verabreicht, bei genügend starker Konditionierung bereits durch den bloßen Anblick von Alkohol Ekel zu erregen (Wolpe 1969). In der aktuellen Behandlung von Abhängigkeit spielen diese Ansätze kaum noch eine Rolle. Allerdings konnten Ehrenreich et al. (2002) zeigen, dass bei schwer alkoholkranken Patienten ein biopsychosoziales Gesamtkonzept, in das auch eine pharmakologische Aversionstherapie mit dem Wirkstoff Disulfiram eingebettet ist, mit guten Therapieerfolgen verbunden ist. Die Aversionstherapie sieht hierbei die Verabreichung eines Pharmakons vor, das durch die Hemmung der Acetaldehyd-Dehydrogenase eine Alkoholunverträglichkeit induziert.

In Anlehnung an die Behandlung von Angst- und Zwangserkrankungen wird von einigen Autoren in jüngerer Zeit auch die Durchführung einer **Expositionsbehandlung** bei alkoholabhängigen Patienten für sinnvoll erachtet. Durch die Konfrontation des Patienten mit Alkohol und/oder rückfallkritischen Situationen kann Verlangen nach dem Suchtmittel provoziert und auftretende konditionierte Reaktionen gelöscht bzw. bearbeitet werden. Entsprechend formulieren Monti und Rohsenow (2003) drei Hauptziele für die Durchführung einer Expositionsbehandlung bei alkoholabhängigen Patienten:

- Der Patient soll lernen, kritische Situationen für einen Rückfall zu identifizieren, die zu erhöhtem Verlangen nach Alkohol führen (alkoholspezifische Reize).
- Der Patient wird im Rahmen der Behandlung diesen Reizen ausgesetzt, bis das Verlangen nach Alkohol abnimmt.
- Der Patient lernt und übt Bewältigungsstrategien zum Umgang mit Alkoholverlangen in diesen rückfallkritischen Situationen.

Das konkrete Vorgehen in einer Expositionssitzung sieht in der Regel vor, dass der Patient zu Beginn der Sitzung mit seinem bevorzugten alkoholischen Getränk konfrontiert wird. In Anwesenheit des Therapeuten öffnet der Patient z. B. eine Bierflasche, riecht an der geöffneten Flasche, schenkt sich ein Glas Bier ein, riecht wieder daran etc. Während dieses Vorgehens berichtet der Patient dem Therapeuten, wie sich das Verlangen nach Alkohol entwickelt. Durch die Imagination weiterer persönlich relevanter Reize (z. B. Umgebungsreize oder Stimmungen) kann die Konfrontation weiter verstärkt werden. Der Patient hat die Aufgabe, das Verlangen auszuhalten und zu beobachten, wie es sich entwickelt. Berichtet der Patient einen Rückgang des Verlangens, exploriert der Therapeut die möglichen Ursachen. Viele Patienten wenden hier unaufgefordert bereits bestimmte Bewältigungsstrategien an. Der Patient wird in der Entwicklung verschiedener Bewältigungsstrategien zum Umgang mit dem Verlangen und deren Erprobung im weiteren Verlauf der Sitzung unterstützt. Die Sitzung endet, wenn das Verlangen wieder abgefallen ist. In späteren Sitzungen kann der Schwierigkeitsgrad durch das Bearbeiten einer individuellen Hierarchie kritischer Rückfallsituationen weiter gesteigert werden. Das Aufsuchen kritischer Situationen auch in vivo und die Berücksichtigung grundsätzlicher lerntheoretischer Prinzipien sind wichtig, um die Stabilität und Generalisierung der Extinktion zu gewährleisten. Es werden 6–10 Sitzungen in individualisierter Form durchgeführt.

In verschiedenen Untersuchungen wurde die Effektivität der Reizexpositionsbehandlung bei Alkoholabhängigkeit bestätigt (Übersicht s. Conklin und Tiffany 2002). In eigenen Untersuchungen konnten wir zeigen, dass die Reizexpositionsbehandlung zu einer Abnahme reizabhängiger neuronaler Aktivierungen im Bereich des Belohnungssystems führt (Vollstädt-Klein et al. 2011). Hinsichtlich der Reduktion der Anzahl schwerer Trinktage und der Abstinenzdauer konnten vergleichbare Ergebnisse wie durch eine kognitiv-behaviorale Behandlung nachgewiesen werden; unsere Ergebnisse deuten jedoch auch darauf hin, dass die Expositionsbehandlung insbesondere für Patienten geeignet zu sein scheint, bei denen eine schwere Abhängigkeit und ein ausgeprägtes reizabhängiges Verlangen vorliegt (Loeber et al. 2006).

Soziales Kompetenztraining

Defizite in der Gestaltung zwischenmenschlicher Kontakte oder in der Erreichung von bestimmten Gesprächszielen sind für viele Suchtpatienten Auslösesituationen für Substanzkonsum zur Bewältigung von Frustration oder Niedergeschlagenheit. Auch trägt das Umfeld oftmals entscheidend zur Aufrechterhaltung des Konsums bei und Defizite im Aufbau neuer befriedigender Kontakte erschweren das Erreichen einer zufriedenen Abstinenz. Befriedigende soziale Kontakte können ferner eine Quelle positiven Erlebens sein. Entsprechend liegt das Ziel beim sozialen Kompetenztraining auf der Einübung funktionalen, erfolgreichen Verhaltens in zwischenmenschlichen Interaktionen (Hinsch und Pfingsten 2002). Bei Suchtpatienten ist ein wichtiges Unterziel hierbei auch der Aufbau von Kompetenzen zur Ablehnung einer Einladung zu einem alkoholischen Getränk.

Soziales Kompetenztraining kann sowohl in der Einzel- als auch in der Gruppentherapie angewendet werden. Hierbei hat sich insbesondere die Behandlung in Gruppen bewährt, da entsprechende Situationen im Rollenspiel geübt werden können und der Betroffene seine eigene Wahrnehmung im Vergleich zu anderen Personen erfahren kann. Das Gruppentraining sozialer Kompetenzen von Hinsch und Pfingsten (2002) sieht z. B. zunächst Übungen zur Diskrimination verschiedener Verhaltensweisen (z. B. aggressives vs. sozial kompetentes Verhalten) vor, gibt dem Patienten einen Leitfaden für sozial kompetentes Verhalten an die Hand und Übungssituationen verschiedener Schwierigkeitsgrade zur Einübung dieser Verhaltensweisen. Bei Suchtpatienten ist es insbesondere wichtig, einen Zusammenhang zwischen Defiziten in sozialen Situationen, dem Auftreten von negativen Gefühlen und von Alkoholverlangen zur Bewältigung dieser Gefühle herzustellen. Dies erhöht die Transparenz der Behandlungsziele und die Akzeptanz der Übungen.

Paar- und Familientherapie

Ähnlich wie Defizite in sozialen Beziehungen im Allgemeinen wirken sich auch Spannungen und Konflikte in der Beziehung und/oder im Familiensystem auf das Suchtverhalten abhängiger Patienten aus. Gleichzeitig sind bei fast allen Familien durch die Abhängigkeit eines Familienmitglieds Veränderungen in den Rollendefinitionen und Verschiebungen im gesamten Familiensystem zu beobachten. Entsprechend ist bei der Betrachtung auslösender und aufrechterhaltender Bedingungen im Rahmen eines kognitiv-verhaltenstherapeutischen Störungskonzepts und der Ableitung entsprechender Interventionen auch die Berücksichtigung von Aspekten einer paar- oder familientherapeutischen Behandlung sinnvoll.

Im Rahmen einer (verhaltenstherapeutischen) Paar- bzw. Familientherapie werden insbesondere dysfunktionale Interaktionsmuster aufgedeckt und Möglichkeiten einer alternativen Beziehungsgestaltung erarbeitet. Dabei ist ein solcher Behandlungsansatz allerdings nur sinnvoll durchführbar, wenn die Angehörigen bereit sind, aktiv im Therapieprozess mitzuarbeiten. Neben grundlegenden verhaltenstherapeutischen Techniken sind auch therapeutische Interventionen aus anderen Schulen, insbesondere aus der systemischen Therapie zu integrieren.

FALLBEISPIEL
Die 45-jährige Pat. beginnt aufgrund einer seit ca. dem 18. Lj. bestehenden Alkoholabhängigkeit eine teilstationäre qualifizierte Entzugsbehandlung. Sie berichtet über eine stationäre Langzeittherapie im Alter von 30 Jahren mit einer anschließenden mehrjährigen Abstinenzphase. Aufgrund beruflicher und familiärer Probleme sei es zu einem Rückfall gekommen. Seitdem habe sie zahlreiche Entgiftungen und eine weitere mehrmonatige Langzeittherapie absolviert, sei jedoch innerhalb kurzer Zeit immer wieder rückfällig geworden. Aktuell berichtet sie aufgrund der bestehenden Arbeitslosigkeit über erhebliche Probleme mit der Tagesplanung und -gestaltung und ausgeprägte partnerschaftliche Konflikte. Der Konsum von Alkohol würde ihr einerseits die Langeweile vertreiben, darüber hinaus jedoch insbesondere den Umgang mit unangenehmen grüblerischen Gedanken erleichtern. Bei Beziehungskonflikten erlebe sie ausgeprägtes Verlangen nach Alkohol, um Gefühle der Niedergeschlagenheit und der Angst, verlassen zu werden, zu dämpfen. Die Pat. beschreibt sich als sehr unsicher und zurückhaltend. Sie habe ein geringes Selbstwertgefühl und strebe nach Anerkennung und Zuneigung. Neben dem Abhängigkeitssyndrom (ICD-10: F10.2) sind die Kriterien für eine abhängige Persönlichkeitsstörung (ICD-10: F60.7) erfüllt.
Gemeinsam mit der Pat. wurde vereinbart, im Rahmen des teilstationären Aufenthalts eine Entgiftung durchzuführen und eine Stabilisierung der Abstinenz anzustreben. Hierzu gehörten der Erwerb von Kompetenzen im Umgang mit rückfallkritischen Situationen, die Bearbeitung dysfunktionaler Kognitionen in Bezug auf die Beziehungsgestaltung und der Erwerb sozial kompetenten Verhaltens beim Durchsetzen eigener Bedürfnisse.
In der Folge nahm die Pat. motiviert und durch die Aufnahme in die teilstationäre Behandlung deutlich entlastet an den verschiedenen therapeutischen Gruppenangeboten teil. Nach Abschluss der Entgiftung konnte mit der Pat. im Rahmen der Psychoedukation und der Gruppentherapien unter Berücksichtigung der lebensgeschichtlichen Entwicklung ein Modell der Entstehung und Entwicklung ihrer Abhängigkeit entwickelt werden. Im Suchtkompetenztraining standen das Verständnis rückfallgefährlicher Situationen und die Entwicklung von Selbstkontrolltechniken und Strategien zum Umgang mit Alkoholverlangen im Mittelpunkt. Wichtig war hier insbesondere auch der Erwerb von Entspannungstechniken und alternativer Möglichkeiten positiven Erlebens. So wurden verstärkt auch in Einzelgesprächen ein Aktivitätsaufbau und Elemente eines Genusstrainings durchgeführt. Die Pat. lernte zunehmend selbstständig, eine Tagesplanung durchzuführen. Hierzu gehörte auch der Aufbau sozialer Kontakte; spezifische Verhaltensweisen wurden mit der Pat. im Rollenspiel eingeübt. Trotz enormer Fortschritte erlebte die Pat. aufgrund ihrer konflikthaften Beziehung im Verlauf der Therapie aber auch deutliche Krisen; an einem Wochenende kam es zum Rückfall. Diese Krisen verdeutlichten immer wieder, dass eine Interaktion von Abhängigkeitserkrankung und Persönlichkeitsstörung bestand, die dazu führte, dass die Pat., sich in ihrer Beziehung nicht abgrenzen konnte, eigene Bedürfnisse nicht einforderte und durch ihre Unzufriedenheit mit dieser Situation immer wieder heftiges Verlangen nach Alkohol auftrat. Im weiteren Verlauf der Therapie wurden deshalb dysfunktionale Gedanken in Bezug auf ihre Beziehungsgestaltung bearbeitet und Auswirkungen auf das Selbstbild und das Selbstwertgefühl der Pat. thematisiert. Hierdurch kam es allmählich zu einer Stabilisierung der Pat., und die teilstationäre Behandlung wurde nach einer Dauer von 3 Monaten beendet. Die Pat. besucht weiterhin Selbsthilfegruppen und hat eine ambulante Therapie begonnen, um die erreichte Veränderung zu stabilisieren und noch bestehende Defizite zu bearbeiten.

Wichtige Elemente der Tabakentwöhnung

Die psychotherapeutische Behandlung der Tabakabhängigkeit hat vor allem für verhaltenstherapeutische Elemente einen hohen Empfehlungsgrad. Die bestehenden Entwöhnungsprogramme werden, auch aus ökonomischen Gründen, häufig in Gruppen durchgeführt:

- Deutschsprachige Entwöhnungsangebote sind z. B. das Programm „Nichtraucher in 6 Wochen" mit Selbsthilfe- und Therapeutenmanualen (Batra und Buchkremer 2013, 2004). Langfristige Abstinenzquoten lagen bei 31 % nach 12 Monaten (Batra et al. 2008).
- Das Rauchfrei-Programm des Instituts für Therapieforschung München erfolgt ebenfalls als Gruppenprogramm und erfüllt ebenfalls die in den Leitlinien der AWMF formulierten Kriterien. Es vereint kognitive emotionale Therapieelemente, Motivationsförderung und Einstellungsänderung.
- Von den Landesärztekammern wird ein ärztliches Qualifikationsprogramm zur Durchführung der Tabakentwöhnung angeboten, das die beiden zitierten Gruppentherapieprogramme als mögliche evidenzbasierte Angebote benennt.

Die verhaltenstherapeutische Vorgehensweise kann als dreischrittiges Vorgehen beschrieben werden:
1. Abstinenzvorbereitung
2. Konsumbeendigung und
3. Abstinenzstabilisierung

Die Selbstbeobachtungsphase zu Beginn der Intervention dient der Analyse und des Verständnisses des eigenen Rauchverhaltens. Im nächsten Schritt werden rückfallgefährliche Situationen identifiziert und schließlich die Beendigung des Tabakkonsums gezielt vorbereitet, in den meisten Fällen anhand der Schluss-Punkt-Methode, die den vollständigen Rauchstopp ab einem bestimmten Aufhörtermin vorsieht. Selbstbelohnung, soziale Kontrakte zur Abstinenzvereinbarung und die Vermittlung von Copingstrategien sind wichtige Elemente dieser ersten Abstinenzphase. Eine Beratung bzgl. des Einsatzes einer medikamentösen Unterstützung zur Kupierung der Entzugssymptomatik nach dem Rauchstopp sollte angeboten werden, wenn dies aufgrund der Schwere der Entzugssymptomatik angezeigt erscheint (s. u.).

In Abhängigkeit von der individuellen Funktionalität des Tabakkonsums sollte der Aufbau von Alternativverhaltensweisen zum Stressabbau, zur Entspannung oder Konzentrationsförderung erarbeitet werden. Auch psychotherapeutische Techniken zum Umgang mit sozialen Ängsten oder Unsicherheit bzw. depressiven Kognitionen sind ggf. notwendig. Weiter empfiehlt sich eine allgemeine Empfehlung für Möglichkeiten der Gewichtsreduktion wie gesunde und ausgewogene Ernährung und regelmäßige körperliche Betätigung.

Kognitive Therapiestrategien wie der Umgang mit erlaubniserteilenden Gedanken, Identifikation und Auflösung kognitiver Dissonanz, Situationsanalysen und Einsatz von Problemlösetechniken ergänzen die Programme. Soziales Kompetenztraining und Ablehnungstraining finden sowohl in der einzel- als auch in der gruppentherapeutischen Behandlung Anwendung und dienen der Vorbereitung rückfallgefährlicher Situationen.

MERKE
Der Rauchausstieg sollte von therapeutischer Seite über einen längeren Zeitraum begleitet werden, um mit dem Patienten gemeinsam die verschiedenen Phasen und insbesondere die herausfordernde Zeit nach dem Rauchausstieg, das Management der Entzugssymptomatik und auch die Phase nach Abklingen der ersten Entzugssymptome zu begleiten.

Zusammengefasst sind im Hinblick auf ihre Wirksamkeit gut belegte verhaltenstherapeutische Techniken und Therapiekomponenten das Problemlösetraining, die Vermittlung praktischer Fähigkeiten zur Bewältigung der Abstinenz und soziale Unterstützung (Fiore et al. 2008).

Kognitiv-verhaltenstherapeutische Elemente in der Tabakentwöhnung beinhalten u. a.:
- das Erlernen von Selbstkontrollstrategien
- die Entwicklung von Rauchalternativen
- die Diskussion von Gedanken und Einstellungen zum Rauchen und deren Veränderungen

Dabei sollte das Augenmerk neben dem Gelingen des Rauchstopps und der Bewältigung der Entzugssymptomatik auch auf ergänzenden Strategien wie dem Umgang mit negativen Gefühlen und zwischenmenschlichen Konflikten, Entspannungsübungen oder Ablehnungstraining gerichtet werden. Besonders ist zudem auf die individuelle Funktionalität des Rauchkonsums zu achten. Dabei kann auf einfache Situationsanalysen zurückgegriffen werden, indem Teilnehmer z. B. ihren täglichen Zigarettenkonsum als Tagesprotokoll in Verbindung mit der entsprechenden Rauchsituation fixieren. Eine Erweiterung der Übung kann zur Darstellung der Funktionalität des Rauchens herangezogen werden, indem auslösende und nachfolgende Bedingungen ergänzt werden, z. B. typische Gefühle, Reaktionen und Verhaltensweisen anderer Personen. So soll das Rauchverhalten als eine Funktionskette erarbeitet und verdeutlicht werden. Diese enthält dabei die vermuteten Zusammenhänge und aufrechterhalten Bedingungen zwischen auslösender Situation, dem Rauchen und der nachfolgenden Konsequenz. Dabei soll der aufhörwillige Raucher i. S. einer **Funktionsanalyse** nachvollziehen können, welche äußeren Ereignisse, Gefühle, Gedanken oder Empfindungen in seinem persönlichen Fall das Rauchen beeinflussen und welche Folgen der Konsum bedingt. Gleichzeitig kann erarbeitet werden, dass Rauchverlangen nicht zu jedem Zeitpunkt am Tag gleich stark vorhanden ist und sich bestimmte Schlüsselsituationen identifizieren lassen, die für die spätere Rückfallprophylaxe von erheblicher Bedeutung sind.

Die psychologische **Modellerarbeitung** zur Entstehung der Tabakabhängigkeit dient dem Raucher zum Verständnis, dass es für den erfolgreichen Rauchstopp häufig nicht genügt, nur den Konsum einzustellen. Es ergeben sich weitere wichtige Ansatzpunkte der Therapie wie die Kontrolle bestimmter auslösender Bedingungen, Entwicklung von Rauchalternativen, um bestimmte Gefühlszustände oder Emotionen erreichen zu können. Dies spiegelt sich vor allem in Stimulus- und Reaktionskontrolle wieder.

Zudem können individuelle Bewältigungsstrategien erarbeitet werden, die um die Rolle und Beeinflussung von Gedanken und Gefühlen erweitert werden sollten. Auch rückfallkritische Situationen sollten auf diese Weise bearbeitet werden. Ein **Rückfall** wird von den Rauchern häufig als unkontrollierbare, automatisch oder zwangsläufig eingetretene Situation erlebt. Oft können keine Ursachen für den Rückfall genannt werden. Hier hilft die Verhaltensanalyse, um den zwischen auslösender Situation und Konsum der Zigarette liegenden Prozess zu analysieren, der sich durch therapeutische Bearbeitung und Übungen identifizieren lässt.

Entscheidend ist zu vermitteln, dass eine Kontrolle über das eigene Verhalten möglich ist. Mithilfe der **Verhaltensanalyse** können Faktoren identifiziert werden, die eine Situation zur Risikosituation werden lassen, und Ansatzpunkte für alternative Reaktionsweisen für die Zukunft entwickelt werden.

In der **Rückfallprävention** ist die Erarbeitung von Rauchalternativen wichtig. Sie können eingesetzt werden, um Alternativen für die gewünschte kurzfristige Wirkung des Rauchens (z. B. Stressabbau oder Entspannung) zu erreichen bzw. zu verdeutlichen, dass durch das Nichtrauchen darauf nicht zwingend verzichtet werden muss. Die Identifizierung rückfallkritischer Situationen ermöglicht die Erarbeitung neuer und gesünderer Bewältigungsstrategien. Der Raucher soll für rückfallkritische Situationen sensibilisiert werden und diese antizipieren und aktiv beeinflussen lernen. Mögliche Ansätze sind dabei die Vermeidung typischer Auslöser, die Erstellung eines Notfallplans, die Prüfung ungünstiger Kognitionen und Korrektur derselben sowie die Erarbeitung typischer auslösender Bedingungen eines **Rückfalls,** auch direkt nach dem erneuten Konsum, um von der Erfahrung profitieren zu können.

In der **individualisierten Tabakentwöhnung** dient die erste Phase der Behandlung der Abstinenzvorbereitung. Hierbei soll Änderungsmotivation und Selbstwirksamkeitserwartung gefördert und ein Veränderungsplan entwickelt werden. Mittels psychoedukativer Elemente wird ein Verständnis über das Wesen der Abhängigkeit vermittelt und die Therapierationale erläutert. Die Technik der Selbstbeobachtung dient dazu, sich bewusst mit dem bisherigen Rauchverhalten und dessen Funktionalitäten auseinanderzusetzen und Risikosituationen identifizieren und antizipieren zu können.

Im Tabakentwöhnungsprozess zeigen Raucher unterschiedliche Ausprägungen von **Entzugssymptomen oder affektiven Begleiterscheinungen.** Gerade bei stark oder häufig auftretenden Entzugserscheinungen ist das Rückfallrisiko als erhöht anzusehen. Mitverursacht wird dies durch emotionale Symptomatik mit Depressivität oder Reizbarkeit, aber auch durch unangenehme physiologische Begleiterscheinungen wie Schlafstörungen oder eine Appetitsteigerung. **Craving** ist als kognitive Komponente im Rahmen der Entzugssymptomatik mit dem Verlangen nach der Substanz verknüpft. Dies kann unterschiedliche Schweregradausprägungen erreichen. Teilweise leiden Raucher unter einem als unstillbar erlebten Verlangen nach der Zigarette. Die Gedanken kreisen einzig um die Substanz. In der Regel lässt das Craving bei Tabakabhängigkeit im Laufe der Zeit nach, allerdings kann es auch noch Wochen und Monaten nach dem Rauchstopp fortbestehen und vor allem durch bestimmte interne oder externe Schlüsselreize ausgelöst werden, die früher eng mit dem Rauchen verknüpft waren. Dies kann im Einzelfall als unangenehm oder gar frustrierend erlebt werden.

Negative und aversive Emotionen treten bei Rauchern und auch bei Nichtrauchern auf. Gerade **negative Gefühle** scheinen häufig ein Motiv für den Tabakkonsum zu sein. Oft ist das Rauchen zur Strategie geworden, um mit negativen Gefühlen umgehen zu können. Gleichzeitig scheinen mehr psychisch erkrankte Menschen unter den Rauchern zu sein als unter den Nichtrauchern. Eine frühzeitige Adressierung ernst zu nehmender depressiver oder anderer Symptome ist z. T. auch in gesonderter Begleitbehandlung notwendig. Negative Affekte reduzieren die Abstinenzerwartungen und erhöhen das Rückfallrisiko, selbst wenn keine psychische Erkrankung vorliegt. Im Tabakentwöhnungsprozess sollten daher **Strategien zur Emotionsregulation** und ein Modell zur Entstehung von Gefühlen erarbeitet werden

Das Training sozialer Fertigkeiten ist gerade im Hinblick auf die Funktionalitäten des Rauchens als Akt im sozialen Beziehungsgefüge bedeutsam. So erleichtert es Kommunikation, hilft, Gemeinsamkeit zu schaffen oder Nähe und Distanz zu regulieren. Andererseits kann das Rauchen Ursprung von **zwischenmenschlichen Konflikten** sein, insbesondere wenn andere nicht konsumieren.

Umgekehrt kann gerade **soziale Unterstützung** den Rauchstopp entscheidend und positiv beeinflussen. Mithilfe des Trainingsmoduls sollen Denkanstöße vermittelt werden, das Verhalten in zwischenmenschlichen Konfliktsituationen zu verbessern oder Konflikte zufriedenstellend lösen zu können, ohne zur Zigarette greifen zu müssen. Es ist sinnvoll, die Situation darauf zu beschränken, die im Zusammenhang mit Konsum oder dem Abstinenzwunsch stehen, und Lösungsansätze unter dieser Fragestellung zu entwickeln.

Resümee

Die kognitiv-verhaltenstherapeutische Behandlung von Suchterkrankungen orientiert sich an den in einer funktionalen Verhaltensanalyse identifizierten auslösenden und aufrechterhaltenden Faktoren für Suchtmittelverlangen und Substanzkonsum. Im Mittelpunkt der Behandlung stehen Rückfallprophylaxe und Rückfallmanagement. Verschiedene kognitiv-verhaltenstherapeutische Techniken und auch Ansätze aus anderen Therapieschulen werden kombiniert, um dem Patienten Strategien zur abstinenten Bewältigung kritischer Situationen zu vermitteln. Für verschiedene dieser Behandlungsmodule liegen evaluierte Therapiemanuale vor (z. B. zur Expositionsbehandlung: Mann et al. 2006; zum sozialen Kompetenztraining: Hinsch und Pfingsten 2002). Diese Module werden in eine kognitiv-verhaltenstherapeutische Therapieplanung integriert.

Andere verwandte Verfahren

Psychodynamisch und hypnotherapeutisch orientierte Behandlungsangebote konnten in der Tabakentwöhnung bislang keine ausreichende Evidenzbasierung in kontrollierten Studien darlegen (Barnes et al. 2010). Allerdings zeigten sich zuletzt erste Hinweise auf eine Effektivität der Hypnotherapie, sodass in der aktuellen S3-Leitlinie (Batra et al. 2015) auch aufgrund der häufigen Patientenpräferenz der Einsatz von hypnotherapeutischer Behandlung zur Tabakentwöhnung einen Empfehlungsgrad 0 erhalten hat. Die Hypnotherapie bedient sich im Unterschied zur Verhaltenstherapie der Suggestion, bspw. durch die Induktion von Trancezuständen, in denen Vorstellungen oder Bilder vom Zielzustand hervorgerufen werden. Es entsteht in der Fantasie, ein Bild der eigenen Personen als Nichtraucher, die Identität des Rauchers ändert sich hin zum Nichtraucher. Die Technik der Selbstverbalisation wird eingesetzt, um das Selbstbild zu verändern und zu stärken. Die veränderte Haltung gegenüber der Zigarette wird dadurch unbewusst eingeübt und Fähigkeiten zur Selbsthypnose vermittelt.

25.6.4 Kognitive Therapieverfahren

In der kognitiven Therapie, die wesentlich von Ellis (1962) und Beck (1976) geprägt wurde, stehen kognitive Prozesse im Mittelpunkt des Störungsmodells und der Therapie. So werden im Rahmen früher lebensgeschichtlicher Erfahrungen entstandene dysfunktionale Grundannahmen oder Schemata aufgrund ihrer verhaltenssteuernden Konsequenzen für das Auftreten bestimmter Störungssymptome verantwortlich gemacht. Entsprechend ist das Ziel der Therapie, diese dysfunktionalen Grundannahmen und unangemessenen Denkmuster (z. B. Schwarz-Weiß-Denken, Generalisieren) zu hinterfragen, zu relativieren und zu verändern.

Beck et al. (1993) übertrugen die kognitive Therapie explizit auf den Bereich substanzbezogener Störungen. Im kognitiven Störungsmodell führen in speziellen Auslöse- oder Belastungssituationen spezifische Grundannahmen (z. B. „Ich bin nicht liebenswert") zu unangenehmen Gefühlen (z. B. Angst, Dysphorie), die wiederum zu Auslösern suchtspezifischer Grundannahmen werden (z. B. „Wenn ich Alkohol trinke, gehöre ich dazu"). Diese suchtspezifischen Annahmen werden zum Auslöser für Suchtmittelverlangen und antizipatorische Gedanken bzgl. des Konsums.

> **MERKE**
> Ziele der kognitiven Therapie bei substanzbezogenen Störungen sind die Aufdeckung des Zusammenhangs zwischen emotionaler Belastung und der Einnahme von Suchtmitteln zur Erleichterung, die Vermittlung von Strategien zur Reduktion von Verlangen und zur Stärkung der Selbstkontrolle sowie eine Verbesserung der Regulation von Craving induzierenden Emotionen.

Die Intensität und Häufigkeit, mit der Suchtmittelverlangen auftritt, soll also durch eine Neubewertung der zugrunde liegenden Grundannahmen reduziert werden. Hierbei geht es sowohl um die Modifikation von suchtspezifischen Grundannahmen als auch von Denkweisen, die zu unangemessener emotionaler Belastung führen.

Verschiedene kognitive Techniken werden zur Identifizierung und Modifikation von Grundannahmen eingesetzt. Hierzu gehören z. B. ein Gedankentagebuch oder die Spaltentechnik, bei der spezifische Auslösesituationen beschrieben, automatische Gedanken und resultierende Gefühle notiert und gemeinsam mit dem Therapeuten alternative, hilfreiche Gedanken erarbeitet werden. Der sokratische Dialog, die Analyse und Bewertung kurz- und langfristiger Vor- und Nachteile des Konsums und Vorstellungsübungen sind bei der Modifikation und Einübung neuer Denk- und Verhaltensmuster hilfreich.

Resümee
Im Zentrum der kognitiven Psychotherapie steht die Analyse und Neubewertung dysfunktionaler Grundannahmen, die zu unangemessener emotionaler Belastung und zu Suchtmittelverlangen führen. Zur Veränderung dieser Grundannahmen stehen verschiedene Techniken zur Verfügung. Kognitive Therapieverfahren und Techniken haben auch in der verhaltenstherapeutischen Behandlung einen wichtigen Stellenwert erlangt, da in modernen Störungskonzepten berücksichtigt wird, dass bestimmte Auslösesituationen nicht per se verhaltenssteuernde Konsequenzen haben, sondern immer auch Wahrnehmungs- und Bewertungsprozesse des Patienten eine Rolle spielen.

25.6.5 Alkoholismusspezifische Psychotherapie

Die alkoholismusspezifische Psychotherapie ist ein ambulantes manualisiertes Therapieverfahren (Mann und Brück 2006) über 25 Einzelsitzungen, das vor dem Hintergrund der Ergebnisse von Project MATCH entwickelt wurde.

Beim Project MATCH handelt es sich um eine der umfangreichsten Therapiestudien im Bereich der Alkoholismusforschung, die mit dem Ziel durchgeführt wurde, die optimale Zuweisung von homogenen Patientengruppen zu verschiedenen Therapieverfahren anhand a priori formulierter Indikationskriterien zu überprüfen. 1 726 Patienten, die die Kriterien einer Alkoholabhängigkeit oder eines Alkoholmissbrauchs erfüllten, wurden zu drei verschiedenen Therapieverfahren randomisiert: 1) kognitive Verhaltenstherapie zum Aufbau von Bewältigungsfähigkeiten für rückfallkritische Situationen, 2) Motivationssteigerungsansatz (MET) und 3) eine an das Zwölf-Schritte-Programm der Anonymen Alkoholiker angelehnte Therapie (TSF). Die Ergebnisse zeigten für alle drei Therapieverfahren signifikante Verbesserungen des Trinkverhaltens (Project MATCH Research Group 1998). Im Katamnesezeitraum konnte ein hoch signifikanter Anstieg der Anzahl abstinenter Tage und ein deutlicher Rückgang der an Trinktagen konsumierten Alkoholmengen nachgewiesen werden. Entgegen den Hypothesen zeigten sich jedoch vergleichbar gute Ergebnisse für die drei spezifischen Psychotherapieverfahren, und es fanden sich kaum Anhaltspunkte dafür, dass die Behandlungseffektivität durch die Anpassung der Behandlung an spezifische Merkmale der Patienten gesteigert werden kann.

Vor dem Hintergrund dieser Ergebnisse wurde die „Alkoholismusspezifische Psychotherapie (ASP)" *(Combined Behavioral Intervention)* entwickelt, bei der wesentliche Elemente aus den drei empirisch bewährten Therapieverfahren zusammengeführt wurden, um eine State-of-the-Art-Behandlung der ambulanten psychotherapeutischen Behandlung alkoholabhängiger Patienten zu etablieren (The COMBINE Study Research Group 2003). Die alkoholismusspezifische Psychotherapie ist stark verhaltenstherapeutisch orientiert und in vier Behandlungsphasen gegliedert:

- Im Zentrum von **Phase 1** stehen unter Anwendung der Prinzipien der Motivierenden Gesprächsführung der Aufbau einer tragfähigen therapeutischen Beziehung und die Stärkung der Veränderungsmotivation des Betroffenen. Nach Möglichkeit wird eine wichtige, die Abstinenz unterstützende Person aus dem Umfeld des Patienten in die Therapie eingebunden. Ferner wird der Patient ermutigt, Selbsthilfegruppen zu besuchen.
- Ist der Patient zu einer Selbstverpflichtung hinsichtlich der beabsichtigten Veränderung bereit, wird in **Phase 2** aufgrund einer funktionalen Analyse des Trinkverhaltens des Patienten ein Veränderungs- und Behandlungsplan entwickelt. Gemeinsam wählen Patient und Therapeut aufgrund dieser Analyse verschiedene verhaltenstherapeutische Module aus, die den Schwerpunkt der Behandlung bilden sollen. Ferner werden Stärken und Ressourcen des Patienten für den Veränderungsprozess erarbeitet.
- In **Phase 3** steht das Fertigkeitentraining im Mittelpunkt der Behandlung. Hier werden nacheinander oder auch parallel die aufgrund des Veränderungs- und Behandlungsplans ausgewählten Module bearbeitet. In diesen Modulen werden z. B. Strategien zum Umgang mit Suchtmittelverlangen vermittelt, soziale Kompetenzen aufgebaut oder auch spezielle Fertigkeiten, z. B. zur Arbeitssuche, trainiert.
- In **Phase 4** steht die Aufrechterhaltung der erzielten Veränderung im Mittelpunkt. Hierzu werden in größeren Abständen sog. Check-up-Sitzungen durchgeführt, in denen eine Rückschau der Behandlungsfortschritte erfolgt und die Abstinenzmotivation und die Selbstverpflichtung zur Veränderung erneuert werden.

Resümee

Vor dem Hintergrund der Ergebnisse von Project MATCH wurde die alkoholismusspezifische Psychotherapie entwickelt, in der die bewährtesten Elemente der drei in MATCH geprüften Therapieverfahren zusammengeführt werden. Die Prinzipien der motivierenden Gesprächsführung sind die Grundlage für die Gestaltung der therapeutischen Beziehung und die Förderung der Veränderungsmotivation des Patienten. Den Schwerpunkt der Behandlung bilden empirisch bewährte Behandlungsmodule, die aufgrund einer funktionalen Verhaltensanalyse von Patient und Therapeut gemeinsam ausgewählt werden.

25.6.6 Psychoanalytische und tiefenpsychologische Behandlungsansätze

Wurde in triebpsychologischen Theorien zur Suchtentwicklung Abhängigkeit noch auf eine Störung der Triebentwicklung zurückgeführt, bei der das Streben nach Lust im Vordergrund steht, so führte der Wandel der psychoanalytischen Theoriebildung von der klassischen Triebtheorie zur Ich-Psychologie bzw. zur Objektbeziehungstheorie zu einem veränderten Verständnis von Suchterkrankungen und deren Behandlung. In neueren psychoanalytischen Theorien stehen insbesondere die Ich-strukturellen Defizite von Abhängigen im Vordergrund (Scherbaum 1999). So wird die Ansicht vertreten, dass bei Abhängigen Defizite in der Affektregulation, Frustrationstoleranz und Impulssteuerung aufgrund in der Kindheit nicht erlernter wesentlicher Ich-Funktionen bestehen und zur Überwältigung mit undifferenzierten aversiven Gefühlen führen. In diesem Zusammenhang wird der Suchtmittelkonsum als eine verfehlte Selbstmedikation betrachtet. Ziele einer psychodynamischen Therapie sind entsprechend der Ausgleich Ich-struktureller Defizite, die Entwicklung von Fähigkeiten der Affektdifferenzierung und -tolerierung und die Nachreifung der Persönlichkeit.

Demgegenüber werden Patienten beschrieben, bei denen vielmehr ein „selbstzerstörerischer" Prozess als der Versuch einer Selbstheilung im Vordergrund zu stehen scheint. In der psychoanalytischen Theorie liegen bei diesen Patienten eine basale Störung der Identität und ein Mangel an Urvertrauen vor, der dazu führt, dass der Selbsterhaltungstrieb und der Überlebenswille gestört sind. In der psychoanalytischen Terminologie handelt es sich hierbei um Störungen auf dem Borderline-Niveau, auch wenn Unterschiede zu den typischen Borderline-Erkrankungen vorliegen. Insbesondere diese letztgenannte Patientengruppe verdeutlicht, dass im Mittelpunkt der psychoanalytisch orientierten Therapie nicht nur das Erlangen der Abstinenz, sondern eine grundlegende Strukturveränderung steht (Rost 2004).

Als grundlegend für den therapeutischen Prozess bei abhängigen Patienten werden in der psychoanalytisch orientierten Therapie eine tragfähige Arbeitsbeziehung und eine Grundhaltung betrachtet, die durch eine zuverlässige, begrenzte und empathische Zuwendung geprägt ist. Die psychoanalytisch-interaktionelle Methode (Heigl-Evers 1978) ist ein Beispiel für die Abwandlung und Modifikation der Verfahren der klassischen Psychoanalyse, um rationalen Prinzipien der Behandlung gerecht zu werden. Sie wurde zur Behandlung von Patienten mit Ich-strukturellen Störungen

(z. B. auch im Rahmen einer Borderline-Persönlichkeitsstörung) konzipiert.

Nach Dieckmann (2003) sind die wesentlichen Schritte dieser Behandlung bei abhängigen Patienten folgendermaßen zu beschreiben:
- Ausgehend von seinen Lebenserfahrungen äußert sich der Patient gegenüber dem Therapeuten (**Szene und Übertragung**).
- Der Therapeut bemüht sich um eine sensible Wahrnehmung seiner Reaktionen und Impulse (**Therapeutenwahrnehmung, Gegenübertragungsreaktion und Handlungsimpuls**). Die Analyse dieser Reaktionen und Impulse gibt einen Einblick in die Beziehungsgestaltung des Betroffenen (Gegenübertragungsanalyse).
- Der Therapeut tritt dem Patienten empathisch und wertschätzend gegenüber (**Empathie** – „Du bist verstanden").
- Zur Vorbereitung einer Antwort wird nun vom Therapeuten das Verständnis vertieft, z. B. durch eine Klarifizierung des Affekts („Wenn ich Sie recht verstanden habe …") (**Vorbereitung der „Antwort"**).
- Die Antwort entspricht nun der Reaktion eines reiferen Ichs auf unangemessen veränderte Erlebens- und Reaktionsweisen eines konflikthaften oder defizitären Ichs. Der Therapeut stellt somit seine reiferen Ich-Funktionen selektiv in den Dienst des Patienten, indem er sich als Modell nutzen lässt (**„Antwort"**).

Resümee

Aktuelle psychoanalytisch orientierte Theorien führen Suchterkrankungen insbesondere auf Ich-strukturelle Defizite zurück und betrachten den Substanzkonsum als Selbstheilungsversuch. In der psychoanalytisch orientierten Behandlung wird der Patient durch die Transparenz des therapeutischen Prozesses, das Anbieten eines therapeutischen Hilfs-Ichs und die Benennung von Gefühlen durch den Therapeuten im Aufbau von Kompetenzen zur Affektdifferenzierung und -regulation unterstützt. Hierbei besteht jedoch in der Regel die Notwendigkeit einer grundlegenden Strukturveränderung, und es handelt sich um einen langfristigen Prozess. In der gegenwärtigen Suchttherapie und Suchtforschung spielt die psychoanalytisch orientierte Behandlung eine eher untergeordnete Rolle.

25.6.7 Kombination von Psychotherapie und Pharmakotherapie

Alkoholabhängigkeit

Anticraving-Therapie

Die Ergebnisse einer Reihe von Untersuchungen und Metaanalysen (z. B. Mann 2004; O'Malley et al. 1992; Srisurapanont und Jarusuraisin 2005) zeigen, dass durch den Einsatz von sog. Anticraving-Substanzen das Verlangen nach Alkohol verringert, die Abstinenzrate erhöht und die Trinkhäufigkeit reduziert werden kann. Bisher haben sich insbesondere zwei Substanzen bewährt. In Deutschland zugelassen sind in dieser Indikation die Wirkstoffe Acamprosat (z. B. Campral®) und Naltrexon (z. B. Adepend®). Seit 2014 ist auch Nalmefen (z. B. Selincro®) für Erwachsene mit mindestens hohem Risikoniveau (> 60 g reiner Alkohol pro Tag für Männer und > 40 g für Frauen), die keine körperlichen Entzugssymptome haben und bei denen keine sofortige Entgiftung erforderlich ist, zugelassen.

Acamprosat ist ein Calcium-bis-acetyl-homotaurinat. Bei chronischem Alkoholkonsum kommt es im Sinne einer Gegenregulation gegen die akute hemmende Wirkung des Alkohols auf die exzitatorische glutamaterge Neurotransmission zu einer generell erhöhten Aktivität des glutamatergen Systems. Acamprosat bindet an den NMDA-Rezeptor und hemmt so die gesteigerte Exzitabilität (Spanagel und Mann 2005).

Demgegenüber ist **Naltrexon** ein μ-Opiat-Rezeptorantagonist, der die endorphinvermittelten subjektiv angenehmen und positiv verstärkenden Effekte von Alkohol zu hemmen scheint (Kiefer 2004). Der alkoholantagonistische Effekt von Naltrexon konnte tierexperimentell nachgewiesen werden (Froehlich et al. 1990), und mehrere placebokontrollierte Studien bestätigen diesen Effekt auch beim Menschen (z. B. Anton et al. 1999).

Auch **Nalmefen** ist ein Opiat-Rezeptorantagonist, soll jedoch vom Patienten punktuell eingenommen werden, wenn er das Bedürfnis verspürt, Alkohol zu trinken. Es konnte gezeigt werden, dass dies zur Reduktion des Alkoholkonsums führt (van den Brink et al. 2014).

> **MERKE**
> Der Beginn einer pharmakologischen Behandlung empfiehlt sich nach Abschluss einer Entgiftungsbehandlung bei Patienten, die zur Abstinenz motiviert sind.

Aufgrund des insbesondere in den ersten 12 Monaten erhöhten Rückfallrisikos sollte die pharmakologische Therapie über diesen Zeitraum durchgeführt und auch bei zeitlich begrenzten Rückfällen nicht unterbrochen werden, da diese einen langfristigen Behandlungserfolg noch nicht infrage stellen. Da die genannten Substanzen an unterschiedlichen Neurotransmittern wirken, könnten neurobiologisch begründete Merkmale Subgruppen definieren, für die differenzielle Indikationen für diese Medikamente bestehen (Mann et al. 2006). Die Ergebnisse von Project Predict (Rist et al. 2005) weisen darauf hin, dass insbesondere Patienten mit erhöhter reizabhängiger Aktivierung im Belohnungssystem im Hinblick auf die Rückfallraten von einer Behandlung mit Naltrexon profitieren. Eine weitere Möglichkeit stellt eine Kombinationsbehandlung mit beiden Präparaten dar. Kiefer et al. (2003)

konnten zeigen, dass diese Kombinationsbehandlung gegenüber der Monotherapie mit einer weiteren Steigerung der Abstinenzrate verbunden ist.

Kombinationsbehandlung

Somit ist heute bei alkoholabhängigen Patienten eine Kombinationsbehandlung aus Psychotherapie und Pharmakotherapie möglich. Dabei ist man bislang davon ausgegangen, dass die Behandlung mit Anticraving-Substanzen dann besonders wirksam ist, wenn begleitend psychotherapeutische bzw. psychosoziale Maßnahmen durchgeführt werden (O'Malley et al. 1992). So betonten z. B. auch Robinson und Berridge (2000) die grundlegende Bedeutung verhaltenstherapeutischer Behandlungen, da ihrer Ansicht nach die pharmakologische Therapie nicht in der Lage ist, die den Sensitivierungsprozessen zugrunde liegenden neuronalen Veränderungen (➤ Kap. 25.3.1) rückgängig zu machen. Da Sensitivierungsprozesse den Autoren zufolge jedoch durch psychologische und Umgebungsfaktoren moduliert werden, schlagen sie vor, *„that behavioral/cognitive mechanisms may be employed to gate the output of the sensitized neural systems mediating core motivational processes, thus preventing their expression in behavior"* (Robinson und Berridge 2000: S109).

> **BEWERTUNG**
> Demgegenüber zeigen die Ergebnisse der groß angelegten COMBINE-Studie mit 1 383 abstinenten alkoholabhängigen Patienten, in der die Effektivität der Kombination von psychotherapeutischen und psychopharmakologischen Interventionen untersucht wurde, dass eine pharmakologische Behandlung, eine kognitiv-verhaltenstherapeutische Behandlung und die Kombination von pharmakologischer und psychotherapeutischer Behandlung gleich wirksam sind. Für die psychotherapeutische Behandlung galt dies jedoch nur bei gleichzeitiger Verabreichung von Placebos und einer Kurzintervention zur Förderung der Medikamentencompliance (Anton et al. 2006).

Neben der Verabreichung von Anticraving-Substanzen werden aktuell weitere pharmakologische Behandlungsstrategien geprüft. Eine interessante Entwicklung ist hierbei der Gabe sogenannter **„Cognitive Enhancer",** also von Substanzen, welche die im Rahmen von psychotherapeutischen Interventionen induzierten Lernprozesse verbessern könnten. Eine erste sehr interessante Studie aus dem Bereich der Alkoholabhängigkeit verdeutlicht, dass die Gabe von D-Cycloserin, einem partialen NMDA-Rezeptoragonisten, die Wirkung von Reizexpositionssitzungen zur Löschung konditionierter appetitiver Reaktionen verstärkt (Kiefer et al. 2015). Hieraus ergeben sich neue Möglichkeiten der Kombination pharmakologischer und psychotherapeutischer Behandlungsstrategien.

Tabakentwöhnung

Pharmakologische Behandlung

Die medikamentöse Behandlung der Tabakabhängigkeit verfolgt einen etwas anderen Schwerpunkt als die Anticraving-Therapie bei der Alkoholabhängigkeit. Die medikamentöse Begleitbehandlung in stellt vielmehr den meisten Fällen eine sinnvolle Ergänzung eines Aufhörwunsches dar (Fiore et al. 2008; AkdÄ 2010; Batra et al. 2015), die der Linderung der Entzugssymptome unmittelbar nach dem Rauchausstieg und damit der Verminderung neuerlicher Rückfälle dient und hierdurch zugleich die Voraussetzung für eine psychotherapeutisch zu begleitende Verhaltensänderung schafft.

> **BEWERTUNG**
> Durch eine medikamentöse Unterstützung der Tabakentwöhnung kann die Aufhörrate nach 1 Jahr in etwa verdoppelt werden. Eine Verbindung von medikamentösen und nichtmedikamentösen Behandlungsansätzen erbrachte die besten langfristigen Abstinenzquoten (Stead und Lancaster 2012).

In Deutschland sind zur Tabakentwöhnung Nikotinersatzpräparate, das Antidepressivum Bupropion sowie Vareniclin zugelassen.

Die **Nikotinersatzpräparate** sind aktuell als Pflaster, Kaugummi, Lutschtablette, Mundspray und Inhalator zugelassen und erhältlich. Die Dosierung sollte dabei dem Zigarettenkonsum vor dem Rauchstopp angepasst werden. Der Wirkeintritt ist verzögert im Vergleich zur Zigarette (ca. 20 Sekunden vs. 20 Minuten), da der Zigarettenrauch inhaliert wird und Nikotinersatzpräparate langsam anfluten. Die belohnenden Eigenschaften sind daher reduziert; gleichzeitig ist auch das Abhängigkeitspotenzial sehr gering. Die Behandlung mit Nikotinersatzpräparaten sollte ausreichend lange (ca. 8–12 Wochen) mit schrittweiser Reduktion erfolgen. Eine Behandlungsdauer von 6 Monaten sollte in der Regel nicht überschritten werden, im Einzelfall kann eine Ausdehnung des Behandlungszeitraums aber sinnvoll sein.

Von Vorteil ist das geringe Nebenwirkungsrisiko: Selten treten Hautreizungen oder Reizungen der Schleimhäute, Magenschmerzen oder ein Singultus auf (Mills et al. 2010).

> **BEWERTUNG**
> In der aktuellen S3-Leitlinie (Batra et al. 2015) wird der Einsatz von Nikotinersatztherapien in Form von Kaugummi, Inhaler, Lutschtablette, Nasalspray, Mundspray und Pflaster empfohlen (Empfehlungsgrad A).

Das Antidepressivum **Bupropion** ist ein selektiver Noradrenalin- und Dopamin-Wiederaufnahmehemmer und kann sowohl die Entzugssymptomatik als auch die Gewichtszunahme nach dem Rauchstopp positiv beeinflussen. Bupropion ist zur Behandlung der Tabakabhängigkeit zugelassen und nichtkompetitiver Hemmer des Alpha3/Beta2- und des Alpha4/Beta2-Nikotinrezeptors. Die erreichten Abstinenzraten sind mit der Nikotinersatztherapie in etwa vergleichbar. Das Präparat muss aufdosiert werden. Nebenwirkungen sind ebenso zu beachten wie mögliche Kontraindikationen (z. B. Schwangerschaft, bekannt erniedrigte Krampfschwelle, bipolare Störung). Weiterhin besteht ein Interaktionsrisiko mit CYP2D6-metabolisierenden Pharmaka. Die Anwendungsdauer umfasst etwa 7–12 Wochen. Der Rauchstopp ist nach Abschluss der Aufdosierungsphase am Ende der ersten Woche sinnvoll. Fallberichte zu Suizidalität und Induktion psychiatrischer Symptome machen die Empfehlung über die Aufklärung dieser Symptomatik und die Überwachung des Patienten notwendig.

BEWERTUNG
Die S3-Leitlinie (Batra et al. 2015) empfiehlt den Einsatz von Bupropion unter Beachtung von und nach Aufklärung über mögliche Risiken, wenn eine leitliniengerecht durchgeführte medikamentöse Behandlung mit einer Nikotinersatztherapie nicht ausreichend wirksam war (Empfehlungsgrad A).

Vareniclin ist ebenfalls für die Tabakentwöhnung zugelassen und wirkt als selektiver partieller Alpha-4/Beta-2-Rezeptor-Agonist. Durch einen partiellen Agonismus werden Entzugssymptome verhindert und auch die belohnenden Wirkeffekte von Nikotin vermindert. Die Aufdosierung erfolgt in drei Schritten innerhalb von 1 Woche, der Rauchstopp wird ebenfalls nach der Eindosierungsphase empfohlen.

BEWERTUNG
Vareniclin zeigt in den Zulassungsstudien unter den bislang verfügbaren Substanzen die beste Wirksamkeit. Es sind jedoch psychiatrische und kardiovaskuläre Nebenwirkungen beschrieben, die entsprechend berücksichtigt werden sollten.

Psychopharmakologische Behandlung bei Rauchstopp und psychiatrischer Komorbidität

Der Tabakkonsum beeinflusst das Cytochrom-P450-Metabolisierungssystem der Leber und somit die Metabolisierung vieler Psychopharmaka. Durch einen Rauchstopp können die Serumspiegel von Medikamenten folglich verändert sein, teilweise sind toxische Effekte und schwere Nebenwirkungen möglich. Dies gilt insbesondere für Antipsychotika wie **Clozapin** oder **Olanzapin.** Das Rauchen ist z. B. klinisch wichtiger Induktor des Isoenzyms 1A2 der Typ 450-Enzymgruppe bei Clozapin. Ein Rauchstopp bedingt erhöhte Clozapin-Plasmaspiegel. Rauchende Patienten benötigen um 50–67 % höhere Tagesdosen als Nichtraucher, um gleiche Wirkspiegel zu erreichen (Haslemo et al. 2006).

MERKE
Bei einem Rauchstopp ist daher eine ärztlich-psychiatrische Begleitbehandlung dieser Patientengruppe notwendig; regelmäßige Spiegelkontrollen und Dosisanpassungen sind vorzunehmen. Der Patient muss darüber im Vorfeld aufgeklärt werden (van der Weide et al. 2003).

Ein Rauchstopp kann bestehende psychische Symptome verschlechtern (Rüther et al. 2014). Sofern keine akuten Hinderungsgründe wie akute Suizidalität oder schwere psychotische Symptome dagegen sprechen, sollte jedoch jedem psychiatrischen Patienten ein Rauchstopp empfohlen und entsprechende Hilfe angeboten werden. Hier sollten sowohl psychotherapeutische als auch medikamentöse Unterstützungsmaßnahmen zum Einsatz kommen.

Selbsthilfe

Angeleitete Selbsthilfe bietet z. B. das Programm „Nichtraucher in 6 Wochen" (Batra und Buchkremer 2015). Des Weiteren sind über Institutionen wie die Bundeszentrale für gesundheitliche Aufklärung oder die Deutsche Krebshilfe kostenlose Materialien beziehbar. Selbsthilfemanuale sind außerdem im Buchhandel erhältlich. Die Effekte sind geringer als in Gruppentherapien oder im Hinblick auf medikamentöse Behandlungsstrategien. Der Zugang ist allerdings auch niederschwelliger.

Weitere Zugangswege bieten **neue Medien** wie z. B. das Internet. Es werden bereits onlinebasierte Entwöhnungshilfen angeboten. Allgemeine tabak- und alkoholbezogene internetbasierte Ausstiegshilfen wie „rauchfrei-info" oder „Change your drinking – Kenn dein Limit" konnten in ihrer Wirksamkeit bestätigt werden (Tensil 2009, 2013). Im Vergleich zu einer Standardberatung gelten internetbasierte Programme bei geringeren Kosten allgemein als wirkungsvoll, wobei sie eine fundierte psychotherapeutische Behandlung nicht ersetzen können, sondern mehr beratenden Charakter haben. Sie scheinen vor allem für aufhörwillige Raucher geeignet zu sein. Auch die Rauchberatung über Handy oder Smartphone stellt eine neuere Entwicklung dar. Bislang liegen allerdings hierzu nur begrenzte Daten vor; Wirksamkeit und Effektivität müssen noch nachgewiesen werden (Civljak et al. 2010).

Ergänzend werden in Deutschland überregional **Telefonberatungen** angeboten, z. B. durch die Bundeszentrale für gesundheitliche Aufklärung (BZgA) oder das Deutsche Krebsforschungszentrum. Auch hier werden die Prinzipien der motivierenden Gesprächsführung und Elemente der KVT angewandt. Die Zugangsschwelle ist niedriger, eine anonyme Beratung ist möglich. Die Telefonberatung stellt somit eine für eine bestimmte Rauchergruppe gut geeignete und auch effektive Alternative zu gruppentherapeutischen Angeboten dar (RR 1,37; CI 1,26 bis 1,50; Stead et al. 2013).

25.6.8 Wirksamkeitsnachweise und Ausblick

Auch wenn der Ansatz der Evidenzbasierung therapeutischen Handelns im Bereich der Behandlung von Abhängigkeitserkrankungen ein noch eher junger Ansatz ist, wurden in den vergangenen Jahren von verschiedenen Forschergruppen Metaanalysen bzw. Reviews erstellt (Übersicht z. B. in Loeber und Mann 2006). Die nachfolgende zusammenfassende Darstellung der Wirksamkeitsbefunde für Psychotherapie bei Abhängigkeitserkrankungen basiert auf der kürzlich erschienenen S3-Leitlinie „Screening, Diagnose und Behandlung alkoholbezogener Störungen" (Mann et al. 2015). ➤ Tab. 25.1 gibt die Empfehlungen der S3-Leitlinie wieder. Die Beurteilung der Qualität der Wirksamkeitsnachweise erfolgt anhand definierter und international gültiger Evidenzkriterien, adaptiert nach Evidenzklassifikation der kanadischen AHCPR (AHCPR 1992).

Aufgrund der Forschungslage sind somit zurzeit insbesondere die motivationalen Interventionen und die kognitiv-verhaltenstherapeutische Therapie als Verfahren mit nachgewiesener Evidenz in der psychotherapeutischen Behandlung der Alkoholabhängigkeit zu betrachten. Für die Verbesserung der therapeutischen Qualität der Behandlung Abhängigkeitskranker ergeben sich verschiedene Ansatzpunkte. Zum einen ist kritisch anzumerken, dass viele der als evidenzbasiert zu betrachtenden Verfahren in Deutschland in der Versorgungspraxis nur eine untergeordnete Rolle spielen (Rist 2002a). Wichtig ist insofern das Bestreben, Leitlinien für die Behandlung alkoholabhängiger Patienten zu etablieren. Ferner erscheint, trotz enttäuschender Ergebnisse in der Vergangenheit, der Ansatz der Zuordnung von Patienten mit bestimmten Merkmalen zu spezifischen Therapieansätzen aufgrund der fortschreitenden Erkenntnisse zu den neurobiologischen Grundlagen zur Entstehung von Abhängigkeitserkrankungen und Rückfällen als vielversprechend. Hierbei haben auch die pharmakologische und die Kombination pharmakologischer und psychotherapeutischer Interventionen eine wichtige Bedeutung.

Nichtsdestotrotz liegt ein erheblicher Mangel in der aktuellen Versorgung Suchtkranker nicht etwa im Fehlen adäquater Behandlungsmöglichkeiten, sondern in der geringen Inanspruchnahme und dem Zugang zu suchtmedizinischer Versorgung. So befinden sich weniger als 10 % der betroffenen Personen in Behandlung (Rumpf und Meyer 2000). 6 % der Alkoholabhängigen werden in einer suchtmedizinischen Abteilung eines psychiatrischen Krankenhauses behandelt, und nur 3 % der Patienten absolvieren eine Behandlung in einer Suchtfachklinik (John et al. 1996). Angesichts des Chronifizierungscharakters von Suchterkrankungen sind aber gerade die möglichst frühzeitige Behandlung und die Prävention des Fortschreitens der Erkrankung von großer Bedeutung. Die Entwicklung geeigneter Präventionsansätze und die Verbesserung des Zugangs zum Behandlungssystem für Menschen mit Alkoholproblemen sind somit entscheidende Ansätze der Gesundheitsfürsorge.

Die Empfehlungen zur Tabakentwöhnung sind der aktuellen Leitlinie „Screening, Diagnostik und Behandlung des schädlichen und abhängigen Tabakkonsums" (Batra et al. 2015) entnommen (➤ Tab. 25.2):

Verhaltenstherapeutisch fundierte Interventionen sind im Rahmen von RCTs und Metaanalysen auf dem Niveau systematischer Cochrane-Reviews untersucht worden. Unklarer ist die Evidenzlage für andere psychotherapeutische Verfahren, einzelne Wirkkomponenten bzw. differenzielle Indikationen in Abhängigkeit von individuellen Merkmalen des Rauchers wie Geschlecht, Alter und Komorbidität sowie für Settingvariable oder andere Interventionstechniken wie Akupunktur. Gruppenangebote werden von aufhörwilligen Rauchern im Vergleich zu alternativen Ansätzen wie Akupunktur oder Hypnose seltener bevorzugt (Marques-Vidal et al. 2011). Dennoch sind verhaltenstherapeutische Interventionen geeignete Behandlungsansätze; alternativ können hypnotherapeutische Maßnahmen empfohlen werden.

Tab. 25.1 Empfehlungen der S3-Leitlinie in der Behandlung der Alkoholabhängigkeit

Evidenzgrad	Evidenzbasis
Ia	Motivationale Interventionen
	Kognitive Verhaltenstherapie
Ib	Verhaltenstherapie
	Paartherapie
	Psychodynamische Kurzzeittherapie
Ib/IIb	Kontingenzmanagement

Tab. 25.2 Empfehlungen der S3-Leitlinie zur Behandlung der Tabakabhängigkeit

Evidenzgrad	Evidenzbasis
Ia	Kurzberatung
	Selbsthilfematerialien
	Verhaltenstherapeutische Gruppen- und Einzelinterventionen
	Nikotinersatztherapie
	Bupropion
	Vareniclin
	Telefonische Beratung
	Kombination von Beratung und Medikation
	Verhaltenstherapie bzw. Intensivberatung und Nikotinersatztherapie
Ia/Ib	Motivational Interviewing
Ib	Internetbasierte und Mobile Selbsthilfeprogramme
	Hypnotherapie

Resümee

Für die Unterstützung der Tabakentwöhnung stehen zahlreiche evidenzbasierte Verfahren zur Verfügung. Dabei haben sich verhaltenstherapeutisch orientierte Gruppen- oder Einzelbehandlungen in Kombination mit medikamentöser Unterstützung als am wirksamsten erwiesen. Alternativ kommen zudem bevölkerungsweit verfügbare niederschwellig angesiedelte Angebote in Betracht, die auch die Möglichkeit zur anonymen Beratung bieten, z. B. in Form von telefon- oder internetbasierter Beratung oder im Rahmen der Selbsthilfe.

LITERATURAUSWAHL

Batra A, Hoch E, Mann K, Petersen KU (2015). S3-Leitlinie. Screening, Diagnose und Behandlung des schädlichen und abhängigen Tabakkonsums. Heidelberg: Springer.

Doll R, Peto R, Boreham J, Sutherland I (2004). Mortality in relation to smoking: 50 years observations on male British doctors. BMJ 328: 1519.

Falkai P, Wittchen H-U (Hrsg.) (2015). Diagnostisches und statistisches Manual psychischer Störungen DSM-5. 1. A. Göttingen: Hogrefe.

Loeber S, Kiefer F, Wagner F, Mann K, Croissant B (2009). Behandlungserfolg nach Qualifiziertem Alkoholentzug: Welchen Einfluss haben motivationale Interventionen? Eine Vergleichsstudie. Nervenarzt 80: 1085–1092.

Loeber S, Duka T, Welzel H, et al. (2009). Impairment of cognitive abilities and decision making after chronic use of alcohol: the impact of multiple detoxifications. Alcohol Alcohol 44: 372–381.

Mann K (2004). Pharmacotherapy of alcohol dependence: a review of the clinical data. CNS Drugs 18: 485–504.

Mann K, Brück R (2006). Alkoholismusspezifische Psychotherapie. Köln: Deutscher Ärzteverlag.

Mann K, Vollstädt-Klein S, Reinhard I, et al. (2014). Predicting naltrexone response in alcohol-dependent patients: the contribution of functional magnetic resonance imaging. Alcohol Clin Exp Res 38: 2754–2762.

Rüther T, Bobes J, De Hert M, et al. (2014). EPA guidance on tobacco dependence and strategies for smoking cessation in people with mental illness. Eur Psychiatry 29: 65–82.

The COMBINE Study Research Group (2003). Testing combined pharmacotherapies and behavioral interventions in alcohol dependence: rationale and methods. Alcohol Clin Exp Res 27: 1107–1122.

KAPITEL 26
Klaus Wölfling und Manfred E. Beutel
Substanzungebundene Abhängigkeitserkrankungen (sog. Verhaltenssüchte)

Kernaussagen

- Verhaltenssüchte teilen eine Vielzahl von Merkmalen mit den klassischen substanzgebundenen Abhängigkeitserkrankungen. Wesentliche Merkmale sind unwiderstehliches Verlangen nach der Handlung, Kontrollverlust sowie aus dem Verhalten resultierende signifikante psychosoziale Lebensbeeinträchtigungen.
- Allein das exzessiv und automatisiert ausgeführte Verhalten verursacht die Abhängigkeitsentwicklung – eine Zufuhr psychoaktiver Substanzen ist dazu nicht notwendig.
- Zu den in der Bevölkerung am häufigsten suchtartig entgleitenden Verhaltensweisen zählen die exzessive PC- und Internetnutzung (mit dem Schwerpunkt Online-Computerspiele), pathologisches Glücksspielen, pathologisches Kaufen, exzessiv betriebenes Sexualverhalten und auch exzessives Arbeiten oder exzessives Sporttreiben.
- Für die Internetsucht (hier vor allem für die Online-Computerspielsucht) und die Glücksspielsucht liegen bislang hinreichend belastbare Studienergebnisse vor; zu beiden Formen der Verhaltenssucht existieren Behandlungsansätze mit ersten Wirksamkeitsnachweisen auf der Basis metaanalytischer Untersuchungen.
- Psychotherapeutische Behandlungen sollten vorrangig mittels kognitiv-behavioraler Verfahren auf eine Abstinenz/Aufgabe des (Glücksspiel- oder Online-Computerspiel-)Verhaltens abzielen; gleichzeitig sollten vor allem bei der Internetsucht das Wiedererlernen alternativer Verhaltensweisen sowie die (Wieder-)Aufnahme (realer) sozialer Kontakte gefördert werden.
- Insgesamt muss für die Verhaltenssüchte eine noch sehr geringe Evidenzlage zur Wirksamkeit von Therapieprogrammen konstatiert werden: Es besteht noch Forschungsbedarf zur Wirksamkeit und Effektivität von psychotherapeutischen Behandlungsangeboten.

26.1 Einleitung

In der bisherigen Beschreibung und Behandlung der Abhängigkeitserkrankungen wurde der Suchtbegriff bisher auf die Abhängigkeit von psychoaktiven Substanzen wie z. B. Nikotin, Alkohol oder illegale Drogen bezogen. In jüngster Zeit kam es in Expertenkreisen zu einer grundlegenden Veränderung in Richtung eines für die Verhaltensexzesse offeneren, also weiter gefassten Suchtbegriffs. Wie empirische und auch klinische Beobachtungen zeigen, können Menschen aber auch Verhaltensweisen an den Tag legen, die sinnvoll unter dem diagnostischen Label **Verhaltenssucht** zu fassen sind, da sie – **exzessiv betrieben – zu signifikanten psychosozialen Lebensbeeinträchtigungen** führen (Grüsser und Thalemann 2006; Mann 2014), welche den Symptomen klassischer Suchterkrankungen ähneln. Dazu werden Verhaltensweisen gezählt wie exzessiv betriebenes Glücksspiel oder Sexualverhalten, der exzessive Konsum von pornografischem Material, exzessiver PC- und Internetgebrauch, Einkaufen und (Online-)Computerspielen inkl. anderer Formen der genannten Verhaltensexzesse, die online durchgeführt werden (Holden 2001; Petry 2006). Shaffer (1996) beschrieb dieses Phänomen zunächst als Prozess-Sucht. Albrecht et al. (2007) etablierten im deutschsprachigen Raum einen nicht substanzassoziierten Suchtbegriff und beschreiben hiermit eine Handlung, die eine ursprünglich angenehme unproblematische Tätigkeit im Verlauf einer Krankheitsentwicklung in unangepasste wiederkehrende Verhaltensmuster verändert.

Ätiologisch können Verhaltenssüchte so gesehen als dysfunktional erlernte Verhaltensweisen verstanden werden, wobei das Lernen vor dem Hintergrund biologischer und genetischer Bedingungen erfolgt. Vor diesem Hintergrund wird in vielen psychotherapeutischen Ansätzen postuliert, dass typische Merkmale oder Symptome der substanzungebundenen Abhängigkeitserkrankungen auch wieder modifiziert – also auch „wieder verlernt" – werden können (Grüsser et al. 2007; Grüsser-Sinopoli und Thalemann 2006; Wölfling et al. 2013).

> **MERKE**
> Am treffendsten lassen sich substanzungebundene Abhängigkeitserkrankungen (sog. Verhaltenssüchte) definieren als unwiderstehliches Verlangen, das durch schwer zu kontrollierende Impulse oder Anreize hervorgerufen wird und in einer pathologischen Handlung resultiert. Dabei ist vor allem von Bedeutung, in welcher Intensität und Dauer das Verhalten auftritt und inwieweit dieses Verhalten zu deutlichen psychosozialen Lebensbeeinträchtigungen bei den Betroffenen führt (Grüsser-Sinopoli und Thalemann 2006; Grant et al. 2010; vgl. Mann 2014).

Verhaltenssüchte sind grundsätzlich als **chronische Erkrankungen** zu verstehen. Merkmal einer chronischen Erkrankung ist, dass diese auch zu späteren Zeitpunkten überraschend wieder auftreten kann, auch wenn die betroffene Person sich subjektiv geheilt fühlt. Dies gilt auch, wenn Betroffene lange Abstinenzzeiträume etablieren konnten. So ist die Wahrscheinlichkeit für Rückfälle, hervorgerufen durch biografierelevante auslösende Situationen, die im Suchtgedächtnis repräsentiert sind, deutlich erhöht (Mann 2014).

Viele diagnostische Kriterien der Verhaltenssucht weisen Parallelen zu den Symptomen der Substanzabhängigkeiten auf. Dazu zählen insbesondere die diagnostischen Kriterien Toleranzentwicklung (Grant et al. 2010) und Entzugssymptome (Rosenthal und Lesieur 1992). Positive Gefühlszustände nehmen mit anhaltender pathologischer Nutzung ab, gleichzeitig wird das Verhalten jedoch weiter intensiviert. Dieses Phänomen repräsentiert im Fall der substanzungebundenen Abhängigkeitserkrankungen die Toleranzentwicklung. Die Entzugssymptome sind häufig durch eine dysphorische Stimmung bei Nutzungsverhinderung repräsentiert (Albrecht et al. 2007; Mann 2014).

In einem lerntheoretisch orientierten Modell zur Entstehung und Aufrechterhaltung von Verhaltenssüchten sind drei Gruppen von psychologischen Lernmechanismen beteiligt:
- **Klassische Konditionierung** (Reiz-Reaktions-Lernen)
- **Operante Konditionierung** (Modell-Lernen)
- **Lernprozesse im Einklang mit Belohnungssensitivierung, Suchtgedächtnis, Toleranzentwicklung und neurobiologischen Korrelaten**

Das jeweilige der spezifischen Verhaltenssucht zugrunde liegende Nutzungsverhalten löst bei den Betroffenen während der Handlung bestimmte Gefühle und körpereigene physiologische Effekte aus. Dazu zählen angenehme Wirkungen wie z. B. eine beruhigende, intrapsychische Spannungsreduktion – wobei parallel stressassoziierte unangenehme Gefühle verdrängt werden.

> **MERKE**
> Im Verlauf einer Abhängigkeitsentwicklung erfolgt dann durch das Reiz-Reaktions-Lernen eine **enge Kopplung zwischen positiv erlebten Emotionen** (Entspannung) **und suchtassoziierten Hinweisreizen** (z. B. Anblick eines Spielautomaten, Startbildschirm eines Online-Computerspiels), die das exzessive Verhalten repräsentieren.

Die Palette der Hinweisreize kann dabei individualspezifisch sehr verschieden sein. Das Suchtverlangen auslösende Reize können dabei intern (z. B. als ein [möglicherweise selbstabwertender] Gedanke) oder extern (z. B. Töne, akustische Signale eines Spielautomaten) auftreten.

Für die **operante Konditionierung** wird angenommen, dass die *positiv (belohnenden) bzw. negativ verstärkenden Suchtmitteleffekte die Auftrittswahrscheinlichkeit* des spezifischen Verhaltens, das im Rahmen der Suchtentstehung exzessiv betrieben wird, *erhöhen*. Bei der Glücksspielsucht gilt z. B. das Gewinnen von Geld als (generalisierter) Verstärker (vgl. Meyer und Bachmann 2000). Von negativer Verstärkung wird ausgegangen, wenn z. B. Zustände der Anspannung und Entzugserscheinungen infolge des Spielens gelindert werden. Dazu kommt, dass bei den meisten im Sinne einer Verhaltenssucht exzessiv ausgeführten Tätigkeiten die belohnende Wirkung nicht objektiv vorhersehbar ist und somit eine **intermittierende Verstärkungswirkung** auftritt (besonders eindrücklich ist dies am Spielautomaten ersichtlich, wo Gewinne und Verluste für den Spieler nicht vorhersehbar auftreten.)

> **MERKE**
> Durch intermittierende Verstärkung erlerntes Verhalten gilt als besonders **löschungsresistent.**

Bei der Entwicklung eines verhaltensspezifischen Suchtgedächtnisses sind Neurotransmitter, vor allem der Botenstoff Dopamin, und das körpereigene Belohnungssystem beteiligt. Durch besonders belohnende und gleichzeitig erregende Verhaltensmomente (z. B. das Erlangen eines neuen Levels im Online-Computerspiel, ein Geldgewinn am Roulettetisch) wird Dopamin freigesetzt – subjektiv als Lustempfinden wahrnehmbar.

> **MERKE**
> Bei fortgesetztem exzessivem Spielkonsum wird schrittweise das **dopaminerge Belohnungssystem** gegenüber verhaltenssuchtspezifischen Hinweisreizen sensitiviert.

Das führt dazu, dass derartige Reize bevorzugt aufgesucht und als gewünscht und gewollt wahrgenommen werden und eine erhöhte Aufmerksamkeitszuwendung hin zu verhaltenssuchtrelevanten Reizen zu verzeichnen ist. Durch die permanente Überstimulation des Belohnungssystems wird das System „unempfindlicher" gegenüber den ursprünglichen erregenden Verhaltensmomenten, sodass das spezifische Verhalten zunehmend intensiviert werden muss, um den gleichen „Kick" zu erlangen. So entstehen bleibende Veränderungen im dopaminergen Belohnungssystem: Verstärker, die als Konsequenz eines bestimmten Verhaltens auftreten, erhöhen die Auftretenswahrscheinlichkeit dieses Verhaltens (Grüsser und Wölfling 2003; Grüsser-Sinopoli und Thalemann 2006).

Tab. 26.1 Überblick über Anerkennung und Wirksamkeit der Behandlung

Verhaltenssüchte	Anerkannte Diagnose		Wirksamkeitsnachweise von Behandlungsansätzen
	ICD-10	DSM-5	
Internetsucht	Keine Diagnose	Bislang nur Anerkennung als Forschungsdiagnose für die Subform *Internet Gaming Disorder*	Für die Subform von Internetsucht *(Internet Gaming Disorder)* auf metaanalytischer Basis vorhanden; für andere Formen der Internetsucht bislang nicht gegeben
Glücksspielsucht	Als **pathologisches Glücksspiel**/Impulskontrollstörung (F63.0)	Als **Gambling Disorder** im Cluster *Substance-related and Addictive Disorders*	Für das pathologische Glücksspielen liegen Wirksamkeitsnachweise für KVT und *Motivational Interviewing* vor
Weitere Verhaltenssüchte (Kaufsucht, Sportsucht, [Online-]Sexsucht)	**Für alle Formen:** bislang keine Anerkennung als psychische Störung in ICD-10 oder DSM-5		**Für alle Formen:** bislang keine Wirksamkeitsnachweise für Behandlungsansätze

> **MERKE**
> - Der belohnende Effekt von übermäßig durchgeführten Verhaltensweisen (wie z. B. des exzessiven Glücksspielens) entsteht aus körpereigenen biochemischen Veränderungen im Gehirn.
> - Im Verlauf der Suchtentwicklung kommt es zu einer Sensitivierung des körpereigenen Belohnungssystems, sodass verhaltenssuchtspezifische Hinweisreize bevorzugt wahrgenommen werden.
> - Bei der Entstehung von Verhaltenssucht wird von bleibenden Veränderungen im körpereigenen dopaminergen Belohnungssystem ausgegangen.
> - Durch die exzessive Handlungsausübung und begleitende Lernprozesse im Verlauf einer Abhängigkeitsentwicklung reagiert der Betroffene auf kortikaler Ebene zunehmend sensibel und reagibel auf bestimmte Reize; die mit der Verhaltensweise in Verbindung stehen.

Aufgrund der insgesamt noch relativ geringen Publikationsdichte von spezifischen Therapieprogrammen für alle Verhaltenssüchte wird in diesem Kapitel ausführlicher auf die Behandlung der Internet- und Computerspielsucht sowie der Glücksspielsucht fokussiert, da diese bisher am besten evaluiert sind (➤ Tab. 26.1). Ebenso werden erste Wirksamkeitsnachweise von Therapiekonzepten zur Behandlung der Internetsucht und der Glücksspielsucht (pathologisches Glücksspiel) sowie der Kaufsucht berichtet.

Aufgrund der aktuell noch sehr gering ausgeprägten Evidenzdichte zu Entstehung, Krankheitsbild, Verbreitung und auch Behandlungsansätzen bei anderen Verhaltenssüchten werden in diesem Kapitel weitere Verhaltenssüchte nur kursorisch gestreift.

26.2 Internetsucht

26.2.1 Krankheitsbild, Diagnostik, Epidemiologie und Komorbidität

Internetsucht wird in der internationalen Forschungsliteratur als internetbezogene Störung beschrieben, die hauptsächlich durch die Subtypen der Online-Computerspielsucht, der Sucht nach Sozialen-Netzwerk-Seiten, der Online-Sexsucht, der Online-Kaufsucht und der Online-Glücksspielsucht repräsentiert wird. Die höchste Publikationsdichte von medizinisch-psychologischen Studienergebnissen und dokumentierten Behandlungsansätzen findet sich beim Subtyp Online-Computerspielsucht. Folgerichtig wurde als erste internetbezogene psychische Störung die Online-Computerspielsucht *(Internet Gaming Disorder,* IGD), als Forschungsdiagnose in die Sektion III des DSM-5 (DSM-5, APA 2013) aufgenommen.

Aufgrund des bisherigen Fehlens von empirisch hinreichend belegten Ergebnissen zu Epidemiologie, Ätiologie und evidenzbasierten Behandlungsansätzen der verschiedenen anderen Subtypen der Internetsucht entschlossen sich die Experten der APA, zunächst nur die IGD in das DSM-5 als Forschungsdiagnose aufzunehmen. Diese Entscheidung wurde von dem Aufruf begleitet, die Forschung und die Entwicklung von Behandlungsmöglichkeiten der IGD sowie der weiteren Subformen der Internetsucht international voranzutreiben. Für die Forschungsdiagnose IGD wurde ein konservatives Zeitfenster (12 Monate) für die Erfüllung von fünf oder mehr diagnostischen Kriterien (➤ Box 26.1) gewählt, um exzessives – nur problematisches – Spielverhalten (z. B. während der Semester- oder Schulferien) von krankheitswertigem Suchtverhalten abzugrenzen.

> **BOX 26.1**
> **Diagnosekriterien der Internet Gaming Disorder**
>
> (als Forschungsdiagnose im Anhang des DSM-5 publiziert, APA 2013)
> Die Störung soll diagnostiziert werden, wenn die anhaltende und wiederkehrende Nutzung des Internets, um sich mit Spielen (meist mit anderen Spielern) zu beschäftigen, bei Betroffenen zu klinisch signifikanten Beeinträchtigungen oder Leiden führt, wobei bezogen auf 12 Monate mindestens fünf der folgenden Merkmale vorliegen sollten:
> - **Gedankliche Eingenommenheit:** Betroffene denken ständig über frühere Aktivitäten in Online-Spielen nach oder antizipieren kognitiv zukünftiges Spielverhalten. Die Online-Spiele werden im Verlauf zur einzigen und dominierenden Aktivität des Alltags.

- **Entzugssymptomatik:** Entzugssymptome treten bei Betroffenen typischerweise als vermehrte Ängstlichkeit oder dysphorische Stimmungslage, Schlafstörungen, verstärkte innere Unruhe, Aggressivität oder Gereiztheit auf. Verstärkte motorische Aktivität und Zittern werden beschrieben, weitere dezidierte körperliche Entzugssymptome jedoch nicht.
- **Toleranzentwicklung:** zunehmende Investition an Spiel- und Beschäftigungszeiten mit dem Online-Spielen, um einen gewünschten belohnenden Effekt zu erzielen.
- **Erfolglose Abstinenzversuche:** Betroffene geben dem Drang nach, weiter spielen zu müssen, obwohl sie geplant hatten, den Spielkonsum zu beenden.
- **Verlust des Interesses an früheren Hobbys und Beschäftigungen**
- **Exzessive Nutzung von internetbezogenen Computerspielen trotz bewusster psychosozialer Probleme**
- **Lügen über das tatsächliche Ausmaß des Internetcomputerspiels:** Täuschen von Familienmitgliedern, Therapeuten oder anderen nahen Bezugspersonen (Peergroup) in Bezug auf das wirkliche Ausmaß des Online-Spielens.
- **Emotionsregulative Aspekte:** der Versuch von Betroffenen, Gefühle von Ohnmacht, Schuld oder Ängstlichkeit zu lindern, zu verdrängen bzw. positiv gefärbte Stimmungslagen wie Euphorie zu erzeugen.
- **Gefährdung von wichtigen Beziehungen, Arbeits- oder Ausbildungsstelle aufgrund der Teilnahme an Internetspielen:** Betroffenen droht die Kündigung, die Aufkündigung der Partnerschaft oder z. B. die Exmatrikulation.

In der Regel nimmt die problematische Internetanwendung im Leben des Betroffenen schon einen breiten Raum ein, bevor er das Hilfesystem in Anspruch nimmt. Beutel et al. (2011) stellten durch eine Untersuchung zur Charakterisierung der Inanspruchnehmer des ambulanten Versorgungssystems z. B. fest, dass die Nutzungszeit pro Wochentag im Durchschnitt bei 8 h und an einem Wochenendtag bei 11 h liegt. Andere Aktivitäten scheinen bei den meisten Patienten demnach vollkommen zum Erliegen zu kommen bzw. zu verschwinden. Erloschene Freizeitaktivitäten und Interessen zu explorieren und zu reaktivieren ist also ein wichtiger Bestandteil des therapeutischen Interventionsbereichs. Sinnvoll und notwendig kann es auch sein, vollkommen neue Aktivitäten zu entwickeln. Um dabei Interessensgebiete ausfindig zu machen, die bei dem Patienten in der Vergangenheit positiv besetzt waren, ist eine ausführliche biografische Anamnese empfehlenswert. Anschließend sollte der Patient bei der Etablierung dieser Interessen unterstützt werden.

Innerhalb der letzten Jahre ist die Zahl an Behandlungsangeboten für Betroffene von Internetsucht angestiegen, was nicht zuletzt an den vergleichsweise hohen Prävalenzen dieses Störungsbildes liegt (vgl. z. B. Müller et al. 2013a; Rumpf et al. 2013; Wölfling und Müller 2010). Für Deutschland berichten Rumpf et al. (2011) im Ergebnis einer repräsentativen epidemiologischen Untersuchung, dass 1 % der 14- bis 64-jährigen Deutschen als internetabhängig gilt. Zusätzlich ergab die repräsentative Untersuchung, die rund 15 000 Personen einschloss, bei 4,6 % der telefonisch Befragten Symptome eines problematischen Internetkonsums. Die Verbreitung der Internetabhängigkeit ist in der Gruppe der 14- bis 24-Jährigen am größten; hier zeigten sogar 2,4 % ein abhängiges Internetnutzungsverhalten und 13,6 % ein problematisches Konsummuster.

Darüber hinaus suchen vermehrt Menschen das medizinische Versorgungssystem auf, die Symptome von exzessivem Internetnutzungsverhalten schildern. Insbesondere berichten ostasiatische Länder über im Vergleich zu europäischen Ländern oder den USA deutlich erhöhte Punktprävalenzen von 8–13 % (Chou et al. 2005). In Südkorea beispielsweise etablierte das Gesundheitsministerium insgesamt 140 auf Internetsucht spezialisierte Beratungsstellen sowie ein spezialisiertes stationäres Behandlungsprogramm in ca. 100 Kliniken (Kim 2008).

Ein erstes Behandlungsangebot für Betroffene mit Internet- bzw. Online-Computerspielsucht, das sich über psychosoziale Beratung, psychotherapeutische Ambulanzen sowie stationäre Einrichtungen und Rehabilitationskliniken erstreckt, wurde auch in Deutschland eingeführt (vgl. z. B. Petersen et al. 2010). Nichtsdestotrotz stellte sich in der Untersuchung von Petersen et al. (2010) heraus, dass sich die Einrichtungen in ihrer nosologischen Definition des Störungsbildes sowie in der Diagnostik und Durchführung des spezifischen Behandlungsangebots erheblich unterscheiden. Somit existiert bisher weder ein klarer Konsens über die nosologische Einordnung der Internetsucht noch ein standardisierter und bewährter Behandlungsansatz.

Ein evidenzbasiertes Therapieangebot, das sich auf die Behandlung von Internetsucht spezialisiert, steht psychotherapeutischen Behandlern bisher nicht zur Verfügung. Dennoch wurden erste Behandlungsmanuale für den deutschsprachigen Raum veröffentlicht, die auf die Beratung sowie die ambulante und stationäre Psychotherapie eingehen (z. B. Schuhler und Vogelgesang 2012; Wölfling et al. 2013). Eine erste empirische Untersuchung der Wirksamkeit eines Therapiemanuals zur ambulanten Behandlung von Internetsucht wurde von Wölfling et al. (2013) publiziert. Die Daten dieser Pilotstudie weisen auf eine gute Wirksamkeit des therapeutischen Vorgehens hin (Wölfling et al. 2012a, b). Bisher lassen sich keine Befunde von randomisierten kontrollierten Studien (RCTs) in Deutschland finden, wenngleich solche Studien aktuell durchgeführt werden (Jäger et al. 2012).

In zahlreichen Studien wurde eine sehr **hohe Komorbiditätsrate** des Störungsbildes Internet- und Computerspielsucht mit anderen psychischer Störungen gefunden (vgl. z. B. Ko et al. 2012). Unabhängig vom Alter der Betroffenen wird deutlich, dass vor allem depressive Störungen sowie jegliche Formen von Angststörungen (z. B. soziale Phobie) mit Internetsucht einhergehen (z. B. Bernardi und Pallanti 2009; Kim et al. 2006; Bischof et al. 2013). Weitere Störungen wie das ADHS wurden insbesondere im Jugendalter mit Internetsucht in Verbindung gebracht (vgl. z. B. Carli et al. 2012). Weiterhin wird in einigen Studien eine Assoziation mit substanzgebundenen Süchten genannt (z. B. Ko et al. 2008). Auch in Bezug auf Persönlichkeitsstörungen wurde ein Zusammenhang mit Internetsucht gefunden (Black et al. 1999; Bernardi und Pallanti 2009).

In der klinischen Diagnostik sollte aus diesem Grund ein besonderes Augenmerk auf die Abklärung komorbider Syndrome gelegt werden, bevor eine endgültige Indikationsstellung stattfindet. Eine weitere Folgerung aus der hohen Komorbiditätsrate ist die Empfehlung, im klinischen Arbeiten die Wirkzusammenhänge zwischen Internetsucht und komorbiden psychischen Störungen zu erfassen. Auch die zeitliche Abfolge der Entstehung psychischer Störungen sollte genauer untersucht werden. So kann in einigen Fällen vermutet werden, dass eine andere psychische Störung der übermäßigen Internetnutzung zugrunde liegt und der hohe Internetkonsum eher als Folge dieser Störung angesehen werden kann. Insbesondere in Fällen einer stark entwickelten sozialen Phobie, einer generalisierten Angststörung oder einer schizoiden Persönlichkeitsstörung sollte dieser Zusammenhang in Betracht gezogen werden. Hier könnte das Internet die Möglichkeit bieten, sozialen Kontakt durch die Anonymität der virtuellen Welt zu erleichtern und somit den z. T. als bedrohlich oder beängstigend erachteten Beziehungsaufbau im Face-to-face-Kontakt aktiv zu vermeiden. Patienten mit einer sekundär bedingten exzessiven Internetnutzung berichten oftmals keine oder eher gering ausgeprägte Symptome wie z. B. ein starkes Verlangen, Entzugssymptome (z. B. Gereiztheit, depressive Verstimmung) oder Kontrollverlust, die zentrale diagnostische Kriterien für die Abklärung von Internetsucht sind.

―――――― **Resümee** ――――――
- Die Komorbiditätsrate bei Internet- und Computerspielsucht ist hoch; typisch sind vor allem affektive Störungen, Angststörungen (sehr häufig soziale Phobie), teilweise auch substanzgebundene Abhängigkeitserkrankungen.
- In der klinischen Diagnostik sollte deshalb besonderes Augenmerk auf die Abklärung möglicher komorbider Störungen gelegt werden.
- Die zeitliche Abfolge, in der sich die komorbid vorliegende Störung entwickelt, kann dabei äußerst wichtig für die Therapie sein. So kann eine exzessive Internetnutzung zu sozialem Rückzug führen, sie kann allerdings auch Folge einer Angststörung sein.

Bei stark ausgeprägten komorbiden Störungen wie z. B. einer schwerwiegenden Depression ist eine ambulante psychotherapeutische Behandlung meist nicht mehr indiziert. Vielmehr wird hier eine stationäre Überweisung oder eine entsprechende medikamentöse Einstellung des Patienten empfohlen. Erste Studien hierzu können vielversprechende Befunde in Bezug auf den Einsatz von selektiven Serotonin-Wiederaufnahmehemmern (SSRIs) vorweisen (z. B. Han et al. 2010).

Bei einer begleitenden Substanzabhängigkeit sollte erst diese behandelt und die Therapie der exzessiven Internetnutzung erst nach Stabilisierung des Patienten erwogen werden (vgl. z. B. Wölfling et al. 2013).

26.2.2 Therapieplanung

Zentral in der Therapie der Internetsucht ist die Identifikation von auslösenden Situationen, Gedanken und Gefühlen (z. B. Young 2007; Orzack et al. 2006). Häufig zeigt sich dabei, dass bei den Betroffenen eine relativ eingeschränkte Wahrnehmungsfähigkeit für die eigenen Gedanken und Gefühle besteht. Dies mag einerseits einen Effekt der Störung darstellen, kann andererseits aber auch ein vorbestehender Risikofaktor für Internetsucht sein (z. B. wurden bei Patienten mit Internetsucht verminderte Werte im Bereich der emotionalen Intelligenz nachgewiesen, Beranuy et al. 2009). Um die Wahrnehmung der eigenen intrapsychischen Zustände zu schulen, können dabei in bestimmten Fällen Techniken der Emotionsdiskrimination zum Einsatz kommen. Die Verwendung von therapeutischen Hilfsmitteln wie etwa dem Gefühlsstern (Stavemann 2010: 28) ist insbesondere bei Kindern und Jugendlichen ratsam. Aufbauend darauf sollte ein Schwerpunkt auf die Identifizierung von Faktoren gelegt werden, die zum Verlangen nach dem Internetkonsum beitragen.

Motivationsaufbau

Hinsichtlich des therapeutischen Vorgehens zeigen klinische Erfahrungen, dass die Internetsucht durch eine hohe Ambivalenz gegenüber der Änderungsbereitschaft gekennzeichnet ist. Diese starke Ambivalenz kann auch in anderen Abhängigkeitserkrankungen gut beobachtet werden und erfordert deshalb eine verstärkte Fokussierung auf den Motivationsaufbau zum Anfang einer Behandlung.

Hier hat sich die **Motivierende Gesprächsführung** (Motivational Interviewing) nach Miller und Rollnick (1999) als beste Gesprächstechnik bewährt. Im Rahmen dieser Technik werden die aktuellen sowie möglicherweise zukünftigen Ambivalenzen des Patienten gezielt aufgegriffen und in diesem Zusammenhang auch das Selbstwirksamkeitserleben des Patienten gefördert. Zusätzlich werden z. B. Kosten-Nutzen-Analysen als motivationsfördernde Maßnahmen durchgeführt. Hierbei wird in einem Vierfelderschema festgehalten, welche positiven oder auch negativen Effekte eine Veränderung (Abstinenz) bzw. die Beibehaltung des Problemverhaltens für den Betroffenen mit sich bringen könnte. Unterstützend können Imaginationsübungen angewendet werden, die dem Patienten helfen sollen, sich sein weiteres Leben in beiden Fällen (einer Beibehaltung der suchtartigen Internetnutzung bzw. einer Abstinenz vom suchtartigen Verhalten) möglichst detailliert vorzustellen.

Zielanalyse

Es empfiehlt sich deshalb, an einem frühen Punkt der Intervention eindeutige Ziele mit dem Patienten festzulegen und erste Strategien zu erarbeiten, die zum Erreichen des Ziels wichtig sind. Anfangs sollte hier besonderes Gewicht auf die Definition von gut erreichbaren proximalen Zielen gelegt werden. Bei distalen bzw. Metazielen ist darauf zu achten, dass diese gemeinsam mit dem Patienten in Teilziele untergliedert werden, um Fortschritte besser sichtbar zu machen und so wiederum die Selbstwirksamkeitserwartung des Patienten zu steigern.

Zu Beginn einer Behandlung besteht bei Patienten nicht selten der Wunsch nach einer kontrollierten Nutzung anstatt einer vollständigen Aufgabe des Nutzungsverhaltens. In jedem Fall sollte dieser Wunsch kritisch hinterfragt werden. Erfahrungsgemäß ist die **Abstinenz** von der problematisch genutzten Internetanwendung als übergeordnetes Therapieziel zu bevorzugen. Eine ausführliche Analyse des (lebensgeschichtlichen) Nutzungsverhaltens ermöglicht es, diese Anwendung zu identifizieren. In den meisten Fällen bezieht sich das Suchtverhalten auf mehr oder weniger gut abgrenzbare Einzelanwendungen wie etwa Online-Computerspiele, soziale Netzwerke, pornografische Angebote oder bestimmte Rechercheplattformen und nur selten auf das Internet als Ganzes, sodass eine unkontrollierte Nutzung unterschiedlichster Internetangebote besteht.

Für die besten Therapieergebnisse sollte die Abstinenz von der als problematisch identifizierten Applikation angestrebt werden. In diesem Zusammenhang sollten auch jene Internetanwendungen thematisiert werden, die einer kontrollierten Nutzung zu unterliegen scheinen, bei denen allerdings auch das Potenzial zu einer suchtartigen Entgleisung besteht. Um die Kontrolle aufrechtzuerhalten, sollten an dieser Stelle individuelle Strategien diskutiert und etabliert werden. In der Regel ist eine undifferenzierte Abstinenz vom Internet also nicht nötig (abgesehen davon ist ein solches Ziel auch höchst unrealistisch, da die alltäglichen Lebensbereiche wie Schule und Beruf vom Internet durchdrungen sind). Nichtsdestotrotz kann eine vorübergehende Abstinenz, die im Rahmen der Therapie erreicht wird, von Vorteil sein, um den Aufbau alternativer Verhaltensweisen sowie deren Integration in den Alltag zu erleichtern.

Resümee

Das Suchtverhalten bezieht sich meist auf relativ gut abgrenzbare Einzelanwendungen (z. B. Online-Computerspiele) und nur selten auf das Internet als Ganzes, sodass eine unkontrollierte Nutzung unterschiedlichster Internetangebote besteht. Im Rahmen der Therapie sollte daher die Abstinenz von der als problematisch identifizierten Applikation angestrebt werden.
- Als besonders hilfreich haben sich Verhaltensprotokolle erwiesen, die der Betroffene über einen längeren Zeitraum (z. B. 2 Wochen) ausfüllt.
- Durch die angeleitete Beobachtung des beim Patienten automatisiert ablaufenden Verhaltens werden aktuell auslösende externe und interne Bedingungen der PC-Nutzung deutlich.
- Beteiligte Emotionen, suchtspezifische Kognitionen, Erlaubnis erteilende Gedanken, körperliche Sensationen und das Verlangen nach der PC-Nutzung sollen identifiziert werden.
- In Einzel- und Gruppengesprächen sollen die im Arbeitsblatt protokollierten individuellen Merkmale des Suchtverhaltens miteinander in Beziehung gebracht werden, um Suchtverlangen und -verhalten für den Patienten fassbarer und damit besser steuerbar zu machen.

Verhaltensanalysen

Um die angeleitete Selbstbeobachtung zu fördern, führen die Patienten über eine Woche ein „Wochenprotokoll" über ihr erlebtes Verlangen online zu sein sowie ihr konkretes Onlineverhalten. Durch die Beobachtung und Protokollierung des bisher automatisiert ablaufenden Verhaltens werden die aktuell auslösenden externen und internen Bedingungen der dysfunktionalen PC-Nutzung sowie der damit verbundenen suchtspezifischen Grundannahmen und Erlaubnis erteilenden Gedanken identifiziert. Durch Auswertung dieser Protokolle (> Abb. 26.1) kann ein Modell zum individuellen Bedingungsgefüge erstellt werden, das die Manifestation des Problemverhaltens ganz oder zumindest in Teilen erklärt (vgl. Wölfling et al. 2013).

Über die Einnahme einer Meta-Perspektive soll eine Distanzierung vom eigenen Erleben und damit eine Stärkung der Selbststeuerungsfähigkeit erreicht werden. Weiterhin können über die Beobachtung, dass Situationen auftreten, in denen die Patienten zwar starkes Verlangen verspüren, jedoch das dysfunktionale Verhalten unterbinden können, die Selbstwirksamkeitserwartung der Patienten gestärkt und hilfreiche Strategien zum Umgang mit Verlangen identifiziert werden. Allein schon die Aufgabe, ihr Onlineverhalten zu protokollieren, führt nach Berichten der Patienten häufig schon zu einer deutlichen Reduktion der Internetnutzung. Anschließend sollten Strategien des kognitiven Umstrukturierens angewandt werden, um dysfunktionale Gedanken (z. B. „Außerhalb des Internets bin ich nichts wert") und Erwartungen („Nur im Internet werde ich von anderen wahrgenommen und respektiert") bzgl. des Internetgebrauchs in funktionale Annahmen und Reaktionen zu überführen.

Manche Autoren (z. B. Young 2007) empfehlen, an diesem Punkt der Therapie auch Techniken zur Emotionsregulation einzuführen und anzuwenden. Bewährt haben sich auch Stressbewältigungstrainings und das Erlernen von funktionalem Copingverhalten. Diese Verhaltensanalysen, die

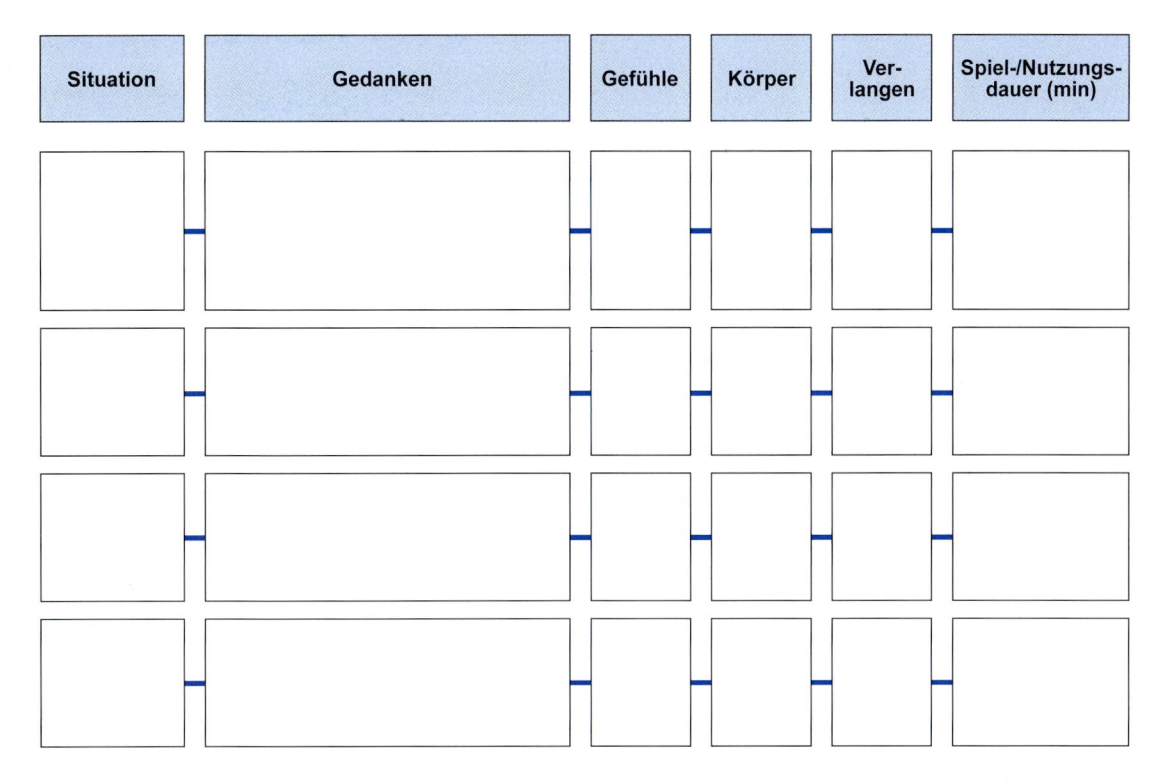

Situation	Gedanken	Gefühle	Körper	Ver-langen	Spiel-/Nutzungs-dauer (min)

Abb. 26.1 Beispiel eines Wochenprotokolls zur angeleiteten Selbstbeobachtung des Internetnutzungsverhaltens und seiner aufrechterhaltenden Bedingungen (aus: Wölfling et al. 2013)

typischerweise auf dem in der Therapie bewährten SORKC-Schema (Kanfer und Phillips 1970) beruhen, bilden die Grundlage, um Strategien zur Rückfallprophylaxe zu entwerfen, machen andererseits aber auch das Wesen des Störungsbildes für den Patienten besser greifbar (vgl. Wölfling et al. 2013).

Psychoedukation

Psychoedukative Elemente haben dabei einen zusätzlich unterstützenden, positiven Effekt (z. B. Young 2007; King et al. 2012). Die vermittelten Kenntnisse zum Störungsbild können ein tiefergehendes Verständnis der basalen Wirkmechanismen schaffen und zugleich ein Bewusstsein für den Stellenwert des Problemverhaltens als ernst zu nehmende Krankheit etablieren, sodass die Ich-Syntonie des Problemverhaltens sinkt. Das Störungsbild der Internetsucht kann bei Patienten besonders durch die Darstellung neurobiologischer Regelkreise (z. B. Dysregulation im dopaminergen System) an Plastizität gewinnen. Mithilfe der psychoedukativen Grundlagen und in Kombination mit den Informationen aus der strukturierten Verhaltensanalyse kann ein individuelles Störungsmodell für den Betroffenen entwickelt werden.

Einbindung des sozialen Umfelds

Insbesondere bei der Therapie von Kindern und Jugendlichen ist darüber hinaus die Einbindung des familiären Systems zu empfehlen (Du et al. 2010). Durch die Vermittlung von Wissen hinsichtlich internetsüchtigen Verhaltens kann einerseits die pädagogische Kompetenz der Eltern erhöht und die Medienerziehung verbessert werden (vgl. z. B. Kammerl et al. 2012; Kalaitzaki und Birtchnell 2014). Andererseits finden sich häufig hoch dysfunktionale familiäre Kommunikationsmuster (z. B. häufige Konflikte) in Familien mit einem betroffenen Jugendlichen (z. B. Liu und Kuo 2007; Yen et al. 2007). Um die vorliegende Kommunikationsstörung zu bearbeiten, kann im Einzelfall eine Intervention, die das gesamte Familiensystem einschließt, hilfreich und notwendig sein. Ein stabiles und informiertes soziales Umfeld stellt eine wichtige Voraussetzung dar, um u. a. den Transfer der therapeutischen Techniken in den Alltag des Patienten zu unterstützen.

> **MERKE**
> Ein weiterer Aspekt, der Interventionsangebote mit Einbeziehung der Angehörigen wünschenswert macht, ist das bzgl. der Internetsucht noch nicht systematisch untersuchte Phänomen co-abhängigen Verhaltens seitens der Eltern (vgl. Wölfling et al. 2013).

Naheliegend ist dabei, dass sich auch systemische Ansätze als wirkungsvolle Maßnahmen bei Internetsucht erweisen könnten (z. B. Eidenbenz 2013). Bisher wurde die Wirksamkeit solcher Beratungsangebote allerdings noch nicht systematisch überprüft.

Expositionsbehandlung

Wie die Erfahrungen aus der Behandlung anderer (substanzgebundener) Abhängigkeitserkrankungen gezeigt haben (vgl. z. B. Hautzinger 1997; Lindenmeyer 2004), können bestimmte **Expositionstechniken** den therapeutischen Effekt bei Internetsucht verstärken (vgl. z. B. Wölfling und Müller 2008; King et al. 2012). Im Rahmen der Expositionsbehandlung wird der Patient stufenweise kontrolliert mit Situationen konfrontiert, die das Verlangen nach der Ausführung des problematischen Verhaltens in der Vergangenheit steigern. Auf einer niederschwelligen Ebene ist dieses Verfahren in sensu (z. B. durch die Imagination, eine Webseite zu öffnen) im späteren Verlauf der Therapie auch in vivo (z. B. tatsächliches Öffnen der Webseite) durchführbar. Die Exposition sollte unter therapeutischer Anleitung und Begleitung stattfinden. Währenddessen schätzt der Patient auf einer Skala (z. B. von 0 bis 100) ein, wie stark sich das Suchtverlangen verändert, und schildert seine aufkommenden Gedanken und Gefühle.

Wichtig ist, dass während der gesamten Expositionssituation zum einen verhindert wird, dass das Problemverhalten ausgeführt wird, und zum anderen soll die Situation nicht vorzeitig verlassen werden, solange das aufkommende Verlangen noch stark ausgeprägt und nicht zurückgegangen ist. Bewusst zu erleben, dass in der Situation ein Verlangen ausgelöst wird, dass es ansteigt und im Verlauf sukzessive schwächer wird, ist Hintergrund der Expositionsbehandlung. Auch soll so die im Laufe der Erkrankung erlernte Reiz-Reaktions-Verbindung (auslösender Reiz → gesteigertes Nutzungsverlangen → Ausführung des Problemverhaltens) abgeschwächt werden (vgl. Wölfling et al. 2013).

Unterstützende therapeutische Techniken

Internetsucht tritt häufig im Zusammenhang mit erhöhter Introversion, sozialer Unsicherheit und sozialer Ängstlichkeit auf (Wölfling et al. 2011; Müller et al. 2013a; Ng und Wiemer-Hastings 2005). Weitere therapeutische Techniken können eingesetzt werden, um eine derartige Problematik im Hintergrund zu modifizieren, damit sich der Betroffene in realen Interaktionssituationen wieder sicherer fühlt. Im Rahmen von **sozialen Kompetenztrainings** und **Selbstsicherheitstrainings** kann z. B. eine indikative Behandlung von sozialer Unsicherheit stattfinden, die ein aufrechterhaltender Faktor für Internetsucht sein kann.

Auch Techniken zur therapeutischen Bearbeitung von Prokrastinationstendenzen können hilfreich sein, da bei Internetsucht empirisch nachgewiesen häufig Defizite im Bereich des Zeitmanagements, der Selbstregulation und der Zielplanungskompetenz (z. B. Du et al. 2010) bestehen.

26.2.3 Etablierte Behandlungsansätze

➤ Abb. 26.2 gibt einen Überblick über die verschiedenen Phasen eines verhaltenstherapeutischen Kurzzeit-Gruppen-

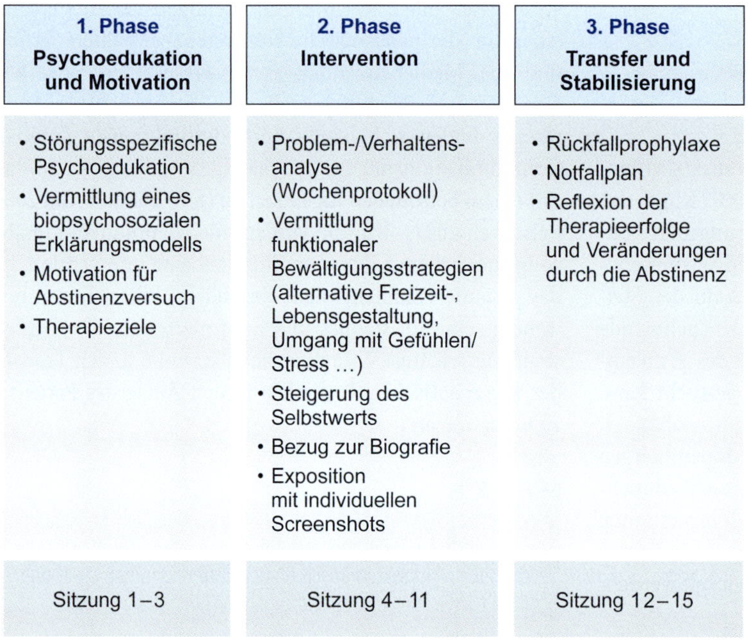

1. Phase Psychoedukation und Motivation	2. Phase Intervention	3. Phase Transfer und Stabilisierung
• Störungsspezifische Psychoedukation • Vermittlung eines biopsychosozialen Erklärungsmodells • Motivation für Abstinenzversuch • Therapieziele	• Problem-/Verhaltensanalyse (Wochenprotokoll) • Vermittlung funktionaler Bewältigungsstrategien (alternative Freizeit-, Lebensgestaltung, Umgang mit Gefühlen/Stress …) • Steigerung des Selbstwerts • Bezug zur Biografie • Exposition mit individuellen Screenshots	• Rückfallprophylaxe • Notfallplan • Reflexion der Therapieerfolge und Veränderungen durch die Abstinenz
Sitzung 1–3	Sitzung 4–11	Sitzung 12–15

Abb. 26.2 Übersicht über ein ambulantes verhaltenstherapeutisches Kurzzeit-Gruppentherapieprogramm zur Behandlung der Computerspiel- und Internetsucht mit unterschiedlichen Phasen der therapeutischen Veränderung (vgl. Wölfling et al. 2013)

therapieprogramms zur Behandlung der Computerspiel- und Internetsucht.

26.2.4 Evidenz für die Wirksamkeit der Behandlungsansätze

Methodisch gut angelegte Wirksamkeitsstudien zur Therapie des noch sehr jungen Störungsbildes der Online-Computerspielsucht, das als Forschungsdiagnose *(Internet Gaming Disorder)* in das DSM-5 aufgenommen wurde, sind bisher sowohl national als auch international rar.

Nichtsdestotrotz erweist es sich als lohnenswert, bisher veröffentlichte Studien zu diesem Thema aufzugreifen, um hier auf methodische und inhaltliche Problemstellungen aufmerksam zu machen. Durch das Zusammenfassen der bisherigen Befunde können so Therapieansätze und Interventionsmöglichkeiten identifiziert werden, die sich als wirksam herausgestellt haben und für die Konzeption evidenzbasierter Wirksamkeitsstudien hilfreich sind.

Auch die breiter gefasste Bezeichnung der Verhaltenssucht, die Internetsucht als Sammelbegriff für internetbezogene Verhaltenssüchte einschließt, wird aktuell im Hinblick auf ihre Aufnahme als psychische Störung in die ICD-11 international diskutiert. Aufgrund der wachsenden Evidenz und Anerkennung der Verhaltenssucht als psychische Störung sollte als gemeinsames Ziel von Politik und Wissenschaft der Ausbau von fundierten Behandlungsangeboten sein.

Die zu entwickelnden Interventionen sollten von professionellem Personal in einem adäquaten zeitlichen Rahmen durchführbar sein. Bisher entwickelte Behandlungsprogramme stützen sich auf anerkannte Techniken der Therapie substanzgebundener Süchte sowie vermehrt auf Programme zur Behandlung von pathologischem Glücksspiel. Dies lässt sich mit den vielen gemeinsamen nosologischen Eigenschaften der beiden Verhaltenssüchte erklären wie z. B. den damit verbundenen klinischen Symptomen sowie vergleichbaren Auslösern und aufrechterhaltenden Faktoren.

Hierbei ist anzumerken, dass durchaus auch Unterschiede im therapeutischen Arbeiten ausgeführt werden – z. B. hinsichtlich der im Fokus stehenden maladaptiven Kognitionen (Delfabbro und King 2015). Gleichzeitig kann aus der Literatur entnommen werden, dass sich größtenteils ein Konsens zur Empfehlung der kognitiven Verhaltenstherapie herausgebildet hat (vgl. van Rooij et al. 2012; Young 2007; Delfabbro und King 2015). Im Sinne des kognitiv-verhaltenstherapeutischen Ansatzes wird die Abhängigkeitserkrankung insbesondere durch dysfunktionale Überzeugungen, welche das spezifische Suchtverhalten ständig reaktivieren, aufrechterhalten. Ziel ist das Erkennen, Hinterfragen und Verändern der fehlerhaften Überzeugungen, um dann adäquatere Handlungsweisen zu erarbeiten, sodass schließlich schädliche Auswirkungen des Suchtverhaltens verringert bzw. aus dem Weg geräumt werden.

Im Folgenden werden zwei Metaanalysen vorgestellt, die mehrere Ansätze zur Behandlung von Internetsucht untersucht haben und das Ziel einer Generalisierbarkeit der Befunde verfolgen. Eine nach den CONSORT-Leitlinien durchgeführte systematische Literaturrecherche prüfte acht Studien, die sich in den Behandlungsansätzen für Internet- bzw. Computerspielsucht unterschieden, auf ihre methodische Qualität (King et al. 2011). Keine der acht Interventionsstudien erfüllte die Qualitätsstandards klinischer Studien in vollem Umfang. Eine einzige Studie wurde dem Qualitätskriterium eines randomisierten kontrollierten Designs gerecht. In nur der Hälfte der Studien wurden die Behandlungsergebnisse mit den Ergebnissen einer Kontrollgruppe verglichen. Nur zwei der acht Studien führten eine Katamnese der Teilnehmer durch, sodass längerfristige Effekte der Behandlung kaum beforscht sind. Ein weiterer Mangel der Studien ist das Fehlen einer Fremdanamnese durch nahestehende Personen oder unabhängige Therapeuten, sodass die Ergebnisse der Studien ausschließlich auf Selbstaussagen der Patienten beruhen und somit möglicherweise verfälscht sein könnten. Zusätzlich wurde die fehlende Vergleichbarkeit der Studien aufgrund des Einsatzes unterschiedlicher Diagnoseverfahren hervorgehoben. Als weitere Kritikpunkte an den in der Metaanalyse untersuchten Studien sind zu erwähnen: die fehlende Benennung klarer Ein- und Ausschlusskriterien für die Teilnahme, eine unzureichende statistische Auswertung der Behandlungseffekte sowie das Fehlen einer ausführlichen Beschreibung des therapeutischen Vorgehens bzw. der Inhalte des Therapieprogramms. Aufgrund dieser Heterogenität und verbesserungswürdigen Qualität der Studien kann keine definitive Aussage über die Wirksamkeit bestimmter Therapiekonzepte getroffen werden.

Eine aktuellere Metaanalyse untersuchte die kurz- und längerfristige Wirksamkeit unterschiedlicher (psychologischer und pharmakologischer) Therapiekonzepte zur Behandlung von Internetsucht anhand von 16 Interventionsstudien (Winkler et al. 2013). Es werden robuste Effekte sowohl für Pharmakotherapie (untersucht wurden: Escitalopram, Bupropion, Methylphenidat) als auch für Psychotherapie (über die Therapieformen hinweg) berichtet, wenngleich diese Befunde als vorläufig bezeichnet werden müssen, da auch hier die der Metaanalyse zugrunde liegenden Studien methodische Mängel aufweisen.

Tab. 26.2 Wirksamkeit verschiedener Therapieansätze zur Behandlung von Internetsucht und Computerspielsucht

Evidenzgrad	Therapieansatz	Metaanalyse
IIa (möglicherweise wirksam)	Kognitive Verhaltenstherapie	Winkler et al. (2013)
	Andere psychologische Interventionsformen (Acceptance-and-Commitment-Therapie, multimodales Therapieprogramm, Realitätstherapie)	
	Pharmakotherapie	

Im Vergleich von KVT mit anderen psychologischen Interventionsformen (➤ Tab. 26.2) konnte eine stärkere Reduzierung der Online-Nutzungszeiten sowie eine stärkere Verringerung der Depressivität der Teilnehmenden bei KVT gefunden werden. Auch wenn Pharmakotherapie und Verhaltenstherapie nicht direkt verglichen wurden, erwiesen sich beide Therapiearten als ähnlich wirksam. Die Einzeltherapie erreichte zwar etwas höhere Wirksamkeitseffekte als das Gruppensetting, doch sollte beachtet werden, dass ein Gruppensetting bei der Verbesserung von klinischen Symptomen wie sozialer Ängstlichkeit, die oft mit Internetsucht assoziiert ist, unterstützend wirken kann.

26.3 Pathologisches Glücksspiel (Glücksspielsucht)

26.3.1 Krankheitsbild, Diagnostik, Epidemiologie und Komorbiditäten

Das pathologische Glücksspiel wurde zum ersten Mal in der dritten revidierten Fassung des DSM als psychische Störung (DSM-III, APA 1980) in der Kategorie der Impulskontrollstörungen eingeschlossen. Seither wurde diese Einordnung sowohl aus wissenschaftlicher als auch aus klinischer und therapeutischer Perspektive stark kritisiert (vgl. z. B. Lesieur 1988). Bereits vor dem Einschluss in das DSM-III wurde das pathologische Glücksspiel oftmals im Sprachgebrauch der Allgemeinbevölkerung und auch von ärztlicher und psychologischer Seite als „Glücksspielsucht" oder „Spielsucht" bezeichnet. Diese Bezeichnung nimmt die implizite Annahme auf, dass das pathologische Glücksspiel in klinisch-phänomenologischer Hinsicht eher den klassischen Suchterkrankungen (substanzgebundene Abhängigkeitserkrankungen wie z. B. Alkoholabhängigkeit) bzw. substanzungebundenen Abhängigkeitserkrankungen (sog. Verhaltenssüchte) gleicht. Dieser Annahme folgend wurde die im Englischen als *gambling disorder* neu benannte Störung in der 5. Revision des DSM dem Kapitel der substanzgebundenen und verwandten Suchterkrankungen *(substance-related and addictive disorders)* zugeordnet (APA 2013, ➤ Box 26.2). Der in dieser Neupositionierung festgelegte Cut-off an erfüllten Kriterien wurde von fünf auf vier Kriterien gesenkt, da aktuelle Forschungsarbeiten eine höhere diagnostische Genauigkeit bei einem Cut-off von vier Kriterien nachweisen konnten (Petry et al. 2013).

BOX 26.2
Diagnosekriterien des pathologischen Glücksspielens in Anlehnung an das DSM-5 (APA 2013)

Die Störung soll diagnostiziert werden:
A. Wenn anhaltende und wiederkehrende Nutzung von Glücksspielen bei Betroffenen zu klinisch signifikanten Beeinträchtigungen oder Leiden führt, wobei bezogen auf 12 Monate mindestens vier der folgenden Merkmale vorliegen sollten:
   a. Steigerung der finanziellen Spieleinsätze, um die gewünschte Erregung zu erreichen
   b. Innere Unruhe, Aggressivität oder Gereiztheit bei dem Versuch, das Glücksspielverhalten zu kontrollieren, einzuschränken oder einzustellen
   c. Wiederholte erfolglose Versuche, das Glücksspielverhalten zu kontrollieren, einzuschränken oder einzustellen
   d. Gedankliche Eingenommenheit in Bezug auf das Glücksspielen (z. B. wiederkehrende Gedanken an vergangene Glücksspielerfahrungen, Verhinderung oder Planung der nächsten Glücksspielepisode, Nachdenken über Möglichkeiten zur Beschaffung von Geld für das Glücksspiel)
   e. Vermehrtes Glücksspielverhalten bei negativen Gefühlen (z. B. Hilflosigkeit, Schuldgefühlen, Sorge/Ängstlichkeit, Traurigkeit)
   f. Nach finanziellem Verlust durch das Glücksspielen Rückkehr an einem anderen Tag, um die Verluste auszugleichen (sog. „chasing losses", den Verlusten hinterherjagen)
   g. Belügen anderer, um das Ausmaß der Verstrickung in das Glücksspiel zu verheimlichen
   h. Gefährdung oder Verlust von wichtigen Beziehungen, der Arbeits- oder Ausbildungsstelle oder einer Karrieremöglichkeit aufgrund des Glücksspiels
   i. Verlassen auf finanzielle Unterstützung durch andere, um die finanzielle Notlage, die durch das Glücksspiel entstanden ist, zu überwinden
B. Wenn das Glücksspielverhalten nicht besser durch eine manische Episode erklärt werden kann

Die Prävalenz der allgemeinen Nutzung von Glücksspielen wurde in der deutschen Bevölkerung anhand repräsentativer Studien untersucht. So zeigte sich in einer Studie, dass 71,5 % der Befragten bisher mindestens einmal Glücksspiele genutzt hatten, 49,4 % davon innerhalb der letzten 12 Monate (Bühringer et al. 2007). Unter den verschiedenen Glücksspielangeboten wies Lotto die höchste Nutzungsrate (60,3 % Zustimmung) auf. Danach folgten mit absteigender Attraktivität andere Lotterien, Sportwetten, Casinospiele, Geldspielautomaten und illegales Glücksspiel. Ein besonders hohes Risiko für Glücksspielsucht wird hierbei Internetkartenspielen (7 %) und dem sog. „kleinen Spiel" in Casinos (6,7 %), d. h. der Nutzung von Glücksspielautomaten, zugeschrieben. Laut Studie beträgt das Risiko für pathologisches Glücksspielen in der deutschen Gesamtbevölkerung 0,2 %. In anderen bevölkerungsrepräsentativen Studien wurden Prävalenzen von 0,2–0,5 % für pathologisches und 0,3–0,6 % für problematisches Glücksspiel in Deutschland nachgewiesen. Diese Daten sind mit internationalen Befunden vergleichbar (BzGA 2008).

Die groß angelegte PAGE-Studie (N = 15.023; Meyer et al. 2011) schätzte die Prävalenz für pathologisches Glücksspiel im Erwachsenenalter auf 1 % und im Jugendalter auf 1,5 %. Das Glücksspielsuchtrisiko war besonders hoch bei Pferde- und anderen Sportwetten, Poker, dem „kleinen Spiel" im Casino, Geldspielautomaten in Spielhallen oder Gastronomiebetrieben und bei privatem oder illegalem Glücksspiel. Der stärkste Zusammenhang mit der Diagnose „pathologisches Glücksspiel" wurde für die Nutzung von Geldspielautomaten in Spielhallen oder Gastronomiebetrieben gefunden. Eine aktuellere repräsentative Studie von Müller et al. (2014) berichtete eine Prävalenz von 1,7 % im Jugendalter (12–19 Jahre), während weitere 3,5 % der Jugendlichen als gefährdete Glücksspielnutzende identifiziert wurden. Zudem betonten die Autoren die Verschiebung des Glücksspiels auf Online-Glücksspielangebote wie z. B. Internet-Casinos, -Poker und -Sportwetten.

Komorbiditäten

Am häufigsten fanden sich in der PAGE-Studie bei pathologischen Glücksspielern substanzgebundene Abhängigkeitserkrankungen (89,8 %) als Begleiterkrankungen. Diese verteilten sich wie folgt:
- Die Tabakabhängigkeit (78,2 %) wurde bei pathologischen Glücksspielern am häufigsten identifiziert.
- Alkoholassoziierte Störungen (einschl. Alkoholmissbrauch und Alkoholabhängigkeit) lagen häufig vor (54,9 %).
- Fast ein Viertel der untersuchten pathologischen Glücksspieler (22,5 %) zeigte Störungen im Zusammenhang mit illegalem Substanzkonsum.
- Auch komorbide affektive Störungen waren nicht selten: 57,2 % der pathologischen Glücksspieler der untersuchten Grundgesamtheit wiesen eine unipolare depressive Störung auf; bipolare Störungen (inkl. Hypomanie) traten hingegen nur bei 7,5 % auf.
- Ferner wurden Angststörungen (37,1 %), Panikattacken (23,8 %), posttraumatische Belastungsstörungen (15,5 %) und soziale Phobien (13,4 %) identifiziert.
- Die antisoziale Persönlichkeitsstörung (12 %) stellt den höchsten Anteil von komorbid auftretenden Persönlichkeitsstörungen, gefolgt von der zwanghaften Persönlichkeitsstörung (11,9 %).

Insgesamt lässt sich feststellen, dass die Beschwerdelast durch komorbid auftretende psychische Störungen bei pathologischen Glücksspielern sehr hoch ist. Dieser Umstand sollte bei der Indikationsprüfung und auch in der Therapieplanung unbedingt berücksichtigt werden.

Resümee

- Die Prävalenz von pathologischem Glücksspiel in der Allgemeinbevölkerung beträgt im Erwachsenenalter ca. 1 %, im Jugendalter ca. 1,5 %.
- Die Rate an Begleit- und Zweiterkrankungen bei pathologischem Glücksspiel ist hoch: 90 % der pathologischen Glücksspieler zeigen z. B. eine zusätzliche substanzgebundene Abhängigkeitserkrankung.
- Weitere häufig auftretende Komorbiditäten bei pathologischen Glücksspielern sind affektive Störungen und die antisoziale Persönlichkeitsstörung.

26.3.2 Etablierte Behandlungsansätze

Analog zur Therapie substanzgebundener Suchterkrankungen verfolgen gängige **kognitiv-behaviorale Therapieprogramme** für pathologische Glücksspieler im Allgemeinen folgende Ziele: Abstinenzerreichung, umfassende Rückfallprävention und langfristige Stabilisierung der Glücksspielabstinenz:
- Im **ambulanten Setting** findet die Therapie meist in Form von Gruppensitzungen mit begleitenden Einzelgesprächen statt. Ähnlich wie bei der Therapie der Internetsucht werden unterschiedliche kognitiv strukturierende Module wie z. B. Problemlösetrainings (inkl. Geld- und Schuldenmanagement), Aufbau alternativer Verhaltensmuster und Fertigkeiten, Training sozialer Fertigkeiten und konkretes Rückfallprophylaxe-Training angewendet. Eine zentrale Rolle in vielen therapeutischen Programmen spielt auch hier die Expositionsbehandlung (Smith et al. 2015).
- Sofern eine ambulante Therapie nicht aussichtsreich erscheint oder bereits wiederholt erfolglos durchlaufen wurde, ist eine **stationäre Therapie** indiziert, genau wie bei einer hohen Komorbiditätsrate. Die dort stattfindende hochfrequente Betreuung bietet einen besonders guten Rahmen für Patienten mit mangelndem Problembewusstsein oder gering ausgeprägter Veränderungsbereitschaft. Auch für Patienten mit einer gering ausgeprägten Fähigkeit zur regelmäßigen Teilnahme, aktiven Mitarbeit und Einhaltung des Behandlungsplans ist dieses Setting ausgelegt. Darüber hinaus können auch äußere Faktoren wie z. B. eine instabile private Situation (keine stabile Wohnsituation, Geldsorgen, Arbeitslosigkeit etc.) bzw. ein mangelndes soziales Netz oder sogar destabilisierende soziale Kontakte eine stationäre Behandlung indizieren. Da der Patient im Falle einer stationären Behandlung über mehrere Wochen in einer Klinik untergebracht ist, sollte dem Ende der Therapie sowie dem Übergang in das gewohnte häusliche Umfeld besondere Aufmerksamkeit beigemessen werden.

In der Literatur finden sich mehrere Belege für die erfolgreiche Anwendung verschiedener therapeutischer Methoden zur Behandlung von pathologischem Glücksspiel, u. a. einige Behandlungsmanuale, die spezifische Techniken aus unterschiedlichen Therapieschulen zusammenführen. Zur Behandlung von pathologischem Glücksspiel werden psychoanalytische, tiefenpsychologische und verhaltenstherapeutische Ansätze eingesetzt. Auch Verfahren wie die motivierende Gesprächsführung, die sich in der Behandlung substanzgebundener Süchte als wirksam erwiesen haben, finden ebenso Anwendung wie pharmakologische Therapieansätze wie z. B. der Einsatz von SSRIs oder Opioid-Antagonisten (van den Brink 2012), für die jedoch bisher kein eindeutiger Wirksamkeitsnachweis erbracht werden konnte (Bartley et al. 2013).

Resümee

- Für die Behandlung von pathologischem Glücksspiel werden überwiegend verhaltenstherapeutische Ansätze eingesetzt.
- Die Behandlung im ambulanten Setting findet meist in Form von Gruppensitzungen mit begleitenden Einzelgesprächen statt.
- Eine stationäre Therapie kann sinnvoll und notwendig sein, wenn eine ambulante Therapie nicht aussichtsreich erscheint (z. B. bei geringer Motivation), die Schwere der Störung eine intensivere Behandlung notwendig macht (z. B. bei vielen Komorbiditäten) oder eine ambulante Maßnahme bereits wiederholt erfolglos durchlaufen wurde.

Tab. 26.3 Wirksamkeit verschiedener Therapieansätze zur Behandlung von Glücksspielsucht (pathologischem Glücksspiel)

Evidenzgrad	Therapieansatz	Metaanalyse
Ia (wirksam)	Kognitive Verhaltenstherapie	Cowlishaw et al. (2012)
Ib (wirksam)	Andere psychologische Interventionsformen	
IIb (möglicherweise wirksam)	Pharmakotherapie	Bartley et al. (2013), van den Brink (2012)

26.3.3 Evidenz für die Wirksamkeit der Behandlungsansätze (➤ Tab. 26.3)

Eine Metaanalyse von Pallesen et al. (2005) untersuchte die kurz- und längerfristigen Effekte von psychotherapeutischen Ansätzen zur Behandlung von pathologischem Glücksspiel anhand von 22 Interventionsstudien. Dabei fanden sich robuste kurz- und langfristige Behandlungseffekte, wobei ein Großteil der untersuchten Studien einen kognitiv-verhaltenstherapeutischen Ansatz verfolgte. Weitere Vorgehensweisen bezogen sich auf multimodale Therapieansätze sowie einzelne Techniken der Verhaltenstherapie wie z. B. die Expositionstherapie (in sensu bzw. in vivo). Gleichzeitig bemängelten die Autoren die Heterogenität der untersuchten Studien in Bezug auf die verwendeten Diagnoseinstrumente sowie die Nutzung dichotomer Outcomevariablen (Erfolg/Misserfolg) als einzige Beurteilung des Therapieerfolgs.

In einer neueren Metaanalyse der Cochrane Collaboration wurde die Wirksamkeit mehrerer Therapieschulen in Bezug auf die Behandlung von pathologischem und problematischem Glücksspiel untersucht (Cowlishaw et al. 2012). Insgesamt handelt es sich um 14 RCTs mit einer Gesamtanzahl von 1 245 behandelten Patienten. Auch hier bilden kognitiv-behaviorale Therapieprogramme die Mehrheit (n = 14); weiterhin waren in die Evaluation Techniken der motivationalen Gesprächsführung (n = 4) eingeschlossen, zwei Interventionsstudien, die beide Ansätze integrierten, sowie eine Studie, die das (an das ursprüngliche Programm der Anonymen Alkoholiker angelehnte) 12-Stufen Programm von *Gamblers Anonymous* überprüfte. In der Metaanalyse fand sich insgesamt eine Überlegenheit der KVT gegenüber den anderen untersuchten Therapieformen. Eine definitive Aussage ist aufgrund der geringen Anzahl von Studien, die einen anderen Therapieansatz verfolgen, allerdings nicht möglich.

In einer weiteren Metaanalyse wurde anhand von fünf RCTs die kurzfristige Wirksamkeit von **motivierender Gesprächsführung** als Methode zur Behandlung von pathologischem Glücksspiel festgestellt (Yakovenko et al. 2015). Eine langfristige Wirksamkeit konnte für die Länge der Abstinenz, nicht jedoch für die Höhe des für das Glücksspiel ausgegebenen Geldes nachgewiesen werden. Die Autoren schließen daraus, dass die Methode der motivierenden Gesprächsführung hauptsächlich kurzfristig wirksam ist, wobei langfristige Effekte aufgrund der wenigen Follow-up-Messungen nicht definitiv nachweisbar waren. Insgesamt kamen die Autoren beider genannter Metaanalysen zu dem Ergebnis, dass andere psychologische Interventionsformen[1] in der Behandlung der Glücksspielsucht als wirksam einzuschätzen sind.

Im Bereich der **pharmakotherapeutischen Ansätze** prüften mehrere Studien die Wirksamkeit von Opiat-Antagonisten, Glutamat-Agonisten, Antidepressiva, Stimmungsstabilisatoren oder atypischen Antipsychotika in Bezug auf das Ausmaß des Spielverlangens bzw. die Dauer der Abstinenz. In einem Übersichtsartikel (van den Brink 2012) wurden **Opiat-Antagonisten** (Naltrexon, Nalmefen) als aussichtsreichste pharmakotherapeutische Behandlung ausgewiesen, die als tägliche Medikation oder aber als Bedarfsmedikation für rückfallgefährdende Situationen angewendet werden kann. Eine Metaanalyse konnte anhand von 14 randomisierten placebokontrollierten Studien (n = 1 024) zeigen, dass Opiat-Antagonisten einen signifikanten, jedoch geringen Mehrwert im Vergleich zu Placebo besitzen (Bartley et al. 2013). Metaanalytisch war demnach eine tendenzielle Wirksamkeit für die pharmakotherapeutische Behandlung von pathologischem Glücksspiel durch Opiat-Antagonisten (Naltrexon, Nalmefen) nachweisbar.

---

[1] Andere psychologische Interventionsformen meint hier: motivationale Gesprächsführung und das 12-Stufen-Programm der Gamblers Anonymous

26.4 Weitere Verhaltenssüchte: Kaufsucht, Sport- und (Online-)Sexsucht

26.4.1 Krankheitsbild, Diagnostik, Epidemiologie und Komorbiditäten

Zur Konzeptklärung der **Kaufsucht** soll hier exemplarisch eine Übersichtsartikel von Kellett und Bolton (2009) dienen, die ein kognitiv-behaviorales Modell für das Phänomen der Kaufsucht und seine relevanten Mechanismen in vier Phasen vorstellen:

- **Phase 1** umfasst die individuelle Vorgeschichte des Patienten. Hierzu zählen erste Erfahrungen mit dem Kaufen. Diese können das Suchen nach Anerkennung oder ein menschliches Selbstverständnis für den Erwerb von Gütern sein. Diese ersten Verhaltensschemata beziehen sich häufig auf den frühen familiären Kontext.
- In **Phase 2** werden erste Trigger des Verhaltens etabliert. Hier werden interne kognitive und externe umweltbezogene Trigger unterschieden. Interne Faktoren können depressive Verstimmungen, Ängstlichkeit oder eine ungünstige Selbstwahrnehmung sein. Externe Faktoren sind z. B. Werbe-Cues, die Interaktion mit Ladenbediensteten oder auch soziale Anerkennung.
- **Phase 3** ist durch ein Zusammenwirken von Aufmerksamkeit, Verhalten und Emotionen geprägt. Die Aufmerksamkeit in Kaufsituationen ist besonders durch die verminderte Selbstregulation und Absorption in Kaufsituationen zu beschreiben. Auf der Verhaltensebene sind die Betroffenen häufig unorganisiert und einsam. Auf emotionaler Ebene fühlen sie sich durch das Kaufen anderen Personen näher und erfahren so für den Moment des Konsumaktes eine psychische und emotionale Erleichterung.
- **Phase 4** setzt sich mit der Phase nach dem Kauf selbst auseinander und lässt sich in drei Teile untergliedern: Auf der *kognitiven Ebene* ist besonders die Selbstregulation von Bedeutung (Kellett und Bolton 2009). Die Lernerfahrung, dass der Kaufakt selbst positive Gefühle hervorrufen kann, führt zur kompletten Ausschaltung des Selbstregulationsmechanismus in der Kaufsituation (Faber und Vohs 2004). Dies resultiert in verschiedenen negativen Emotionen wie Schuldgefühlen, Scham, Bedauern und Verzweiflung. Auf der *Verhaltensebene* ist die Folge, dass Betroffene ihre Einkäufe verstecken, verleugnen oder ignorieren. Dies führt wiederum zu verstärktem Kaufverhalten, das durch depressive Verstimmungen oder eine unangenehme Selbstwahrnehmung – analog zu Phase 2 – hervorgerufen wird. Diese Verbindung markiert den Beginn eines Teufelskreises, der sich im Verlauf der Krankheit weiter auf der Verhaltensebene etablieren kann.

Eine Gemeinsamkeit der Kaufsucht mit anderen Verhaltenssüchten ist die Schwierigkeit, dass man dem Kaufen im normalen Leben nicht komplett entsagen kann. Dies stellt z. B. eine deutliche Parallele zur Internetsucht dar. Häufig finden sich bei den verschiedenen Verhaltenssüchten vergleichbare Lebensprobleme und damit verbundene behaviorale Mechanismen, die häufig in rückfallgefährdenden Momenten resultieren.

Beim Krankheitsbild der **Sexsucht** lassen sich Symptome auf der Verhaltensebene (aktive Umsetzung und daraus entstehende Kontexte) und auf kognitiv-emotionaler Ebene (Art der Auseinandersetzung und Erleben) unterscheiden. Aus der klinischen und diagnostischen Praxis sind viele Parallelen zum Verhalten bei substanzungebundenen Süchten erkennbar. So berichten z. B. Patienten von Toleranzentwicklung und Entzugserscheinungen bei Abstinenzversuchen vom Pornografiekonsum bzw. der sexuellen Aktivität. Aktuell ist eine diagnostische Einordnung nur nach F52.8 „Sonstige sexuelle Funktionsstörung" oder als F63.8 „Sonstige Impulskontrollstörung" möglich. Nach aktuellem Forschungsstand reicht das Konzept der Impulskontrollstörungen nicht aus, um Sexsucht umfassend zu erklären. Auch die Tatsache, dass in der Behandlung von Sexsucht meist Verfahrensweisen angewandt werden, die den bei Abhängigkeitserkrankungen genutzten sehr ähnlich sind, spricht für diese Einordnung. Gegenargumente betreffen vor allem die fehlende Toleranzsteigerung und fehlende Entzugserscheinungen. Es wird postuliert, dass **Sex- oder Pornografiesucht** auf drei wesentlichen Faktoren basiert: motivationale Belohnung, Affektregulation und Verhaltensunsicherheiten. Die Hypersexualität wird häufig von anderen Störungen oder schädlichem Verhalten begleitet (Inescu et al. 2012).

Suchtartiges Sportverhalten ist laut Kleinert (2014) das Ergebnis eines komplexen Entwicklungsprozesses und erreicht dann klinische Relevanz, wenn die persönliche Entwicklung langfristig oder maßgeblich beeinträchtigt wird (z. B. durch Verletzungen oder Körperbildstörungen).

Resümee

- Eine phasenhafte Entwicklung, wie am Beispiel für die Kaufsucht skizziert, ist auch für weitere Verhaltenssüchte typisch.
- Das Zusammenspiel von positiven Emotionen, reduzierten Selbstregulationsmechanismen und Schulderleben über das zuvor ausgeführte exzessive Verhalten führt zur Etablierung von Teufelskreisen, die das Verhalten verstärken und in negative psychische Abwärtsspiralen münden können.
- Gesicherte Ätiologiemodelle und klare diagnostische Leitlinien aus den internationalen Klassifikationssystemen zu den weiteren Verhaltenssüchten (Kauf-, Sport- und [Online-]Sexsucht) existieren bislang nicht.

- Insgesamt hält in der Forschungsliteratur der Diskurs darüber an, ob die genannten weiteren Verhaltenssüchte am besten als Suchterkrankungen oder nicht etwa besser als Zwangsspektrumstörungen oder Störungen der Impulskontrolle definiert werden.
- Eine Gemeinsamkeit der weiteren Verhaltenssüchte stellt die Schwierigkeit dar, dass die Betroffenen dem problematischen Verhalten (Kaufen, Sporttreiben und Sexualität) im Normalfall nicht komplett entsagen können.

Prävalenzen

Die Prävalenzen sind zwischen den genannten Verhaltenssüchten unterschiedlich gut, zumeist jedoch nicht hinreichend untersucht. Die Prävalenz der Kaufsucht wird in der westlichen Bevölkerung auf 10 % geschätzt (Sussman et al. 2011). Prävalenzschätzungen zur Sportsucht unterliegen aufgrund einer uneinheitlichen Diagnostik insgesamt bisher sehr starken Schwankungen. Im Bereich der Sexsucht ermittelten Kinsey et al. (1948) mit dem Diagnostik-Instrument TSO bei 7,6 % der Männer < 30 Jahren einen Gesamtscore von ≥ 7, den Kinsey als einen möglicherweise relevanten diagnostischen Schwellenwert ansieht. Spätere Untersuchungen lieferten ähnliche Ergebnisse. Zum Phänomen der Sportsucht liegt bislang keine gesicherte Datenbasis vor.

Komorbiditäten

Für **suchtartiges Kaufverhalten** bestehen laut Müller und Voth (2014) Komorbiditäten vor allem mit affektiven Störungen, Angststörungen und Binge-Eating, wobei 90 % der untersuchten Personen die diagnostischen Kriterien für eine Achse-I-Störung erfüllten und etwa 30 % der Patienten eine Binge-Eating-Störung in der Lebensspanne aufweisen. Welche Erkrankung primär aufgetreten sei, ließe sich, so die Autoren, allerdings nicht definitiv sagen, da die Studien bisher nur im Querschnittsdesign angelegt waren.

Angesichts der begrenzten Datenlage zu **Komorbiditäten bei Sexsucht** lassen sich keine gesicherten Aussagen treffen. Punktprävalenzen zeigen als Hauptkomorbiditäten der Sexsucht vor allem affektive Störungen (Depression, [Hypo-]Manie und bipolare Störungen), Angststörungen, andere Abhängigkeiten, Paraphilien und ADHS (Berner und Schmidt 2014). Paraphilien sind in der Regel Ich-synton, was zur Folge hat, dass sich Betroffene nicht als krank erleben bzw. mehr unter dem Kontext der Sexsucht leiden als an ihr selbst.

Bei der Betrachtung von **suchtartigem Bewegungs- und Sportverhalten** ist nach Kleinert (2014) die Berücksichtigung von Komorbidität obligat. Als häufigste Begleiterkrankung benennt Kleinert Essstörungen, insbesondere Anorexia nervosa bzw. Anorexia athletica. Die differenzialdiagnostische Untersuchung wird oft durch eine Trias aus krankhafter Sportaktivität, Körperbildstörung und Essstörung erschwert. Komorbide Substanzabhängigkeiten werden häufig durch die Zufuhr von Stimulanzien wie Koffein, Amphetaminen und/oder Kokain entwickelt (Kleinert 2014).

26.4.2 Therapieplanung

Das Konzept zur **Behandlung der Kaufsucht** konzentriert sich zu Beginn der Therapie auf mit dem Kaufverhalten verbundene Emotionen und Kognitionen. Das Selbstkonzept und biografische Einflussfaktoren werden erst später thematisiert. Primärziel der psychotherapeutischen Intervention ist das Unterbrechen des kaufsüchtigen Verhaltens. Hierzu ist es jedoch gleichermaßen notwendig, den Einfluss eigener Persönlichkeitsanteile zu reflektieren und somit das Erlernen des kontrollierten Umgangs zu erleichtern. Das Identifizieren und Vereinbaren von Therapiezielen gestaltet sich häufig schwierig, da die Operationalisierung eines normalen und angemessenen Kaufverhaltens oft schwierig ist. Hintergrund ist, dass dieses unabhängig vom familiären, beruflichen oder finanziellen Hintergrund der Betroffenen zu betrachten ist (Müller und Voth 2014).

Bei der **Therapie von hypersexuellen Störungen** ist zentral, nicht ausschließlich die Störung zu behandeln, sondern auch an assoziierten Themenbereichen wie z. B. den Beziehungsfertigkeiten, dem Wissen über Sexualität oder der Selbstregulation zu arbeiten (Beier 2005; Briken und Basdekis-Josza 2010). In ersten Beratungsgesprächen können eine Annäherung ans Hilfesystem und erste Auseinandersetzungen mit dem exzessiven Verhalten und den damit einhergehenden Kontexten stattfinden. Veränderungsmotivation und erste Hypothesen zur Funktionalität des **exzessiven Sexualverhaltens** können entstehen und geprüft werden. Wegen der Heterogenität und Komplexität des Verhaltens empfehlen erfahrene Kliniker einen Behandlungsansatz, der KVT, Rückfallvermeidungstherapie, psychodynamisch orientierte Verfahren und ggf. pharmakotherapeutische Bestandteilen umfasst (vgl. Wainberg et al. 2006):

- In einer ersten Therapiephase geht es um die „**Symptomkontrolle**": Neben einer differenzierten Diagnostik spielen hier die erweiterte Sexualanamnese und die psychiatrische Anamnese sowie Zielformulierungen und Stimuluskontrolle eine zentrale Rolle.
- Die zweite Therapiephase „**Rückfallvermeidung**" setzt sich zusammen aus Skills-Training, Stress- und Ärgermanagement sowie dem Training von sozialen Kompetenzen und der Auseinandersetzung mit Rückfällen.
- Abschließend wird in der dritten Phase über die Arbeit an Beziehungen und mit interpersonalen Diskriminationsübungen an der „**Affektregulation**" gearbeitet. Unterstützend können Selbsthilfegruppen genutzt werden.

26.4.3 Evidenz für die Wirksamkeit der Behandlungsansätze (> Tab. 26.4)

Bezogen auf die Kaufsucht gibt es erste Belege aus drei randomisierten kontrollierten Psychotherapiestudien, dass sich die Verhaltenstherapie zur Behandlung dieser psychischen Störung eignet (Mitchell et al. 2006, 2008, 2013c). Die Ergebnisse zeigen, dass eine verhaltenstherapeutisch basierte Intervention den Kontrollbedingungen (Wartelistenkontrollgruppe bzw. Wartelistenkontrollgruppe plus telefonbasierte Selbsthilfe) jeweils überlegen war. Die Krankheitsdauer ist bei der Kaufsucht mit durchschnittlich 10 Jahren als mittellang zu bezeichnen. In den Gruppen, die die Therapiebedingung erhielten, konnten ca. 66 % der Patienten signifikant profitieren. Bei ca. 50 % der Patienten war sogar eine Normalisierung des Kaufverhaltens feststellbar. Gleichzeitig ist zu anzumerken, dass die genannten Studien eher Pilotcharakter haben, da sie mit vergleichsweise geringen Stichprobengrößen durchgeführt wurden (Müller und Voth 2014). Die beschriebenen Studien basieren auf dem von Mitchell et al. (2006) entwickeltem Studiendesign und dem entsprechendem Behandlungskonzept.

Weitere RCTs zur psychotherapeutischen Intervention bei Kaufsucht liegen derzeit nicht vor. Es wurden zwar viele Studien zur Behandlung der Kaufsucht durchgeführt, zumeist aber nicht im RCT-Design (Damon 1988; vgl. Black 2007). Gleichzeitig sei an dieser Stelle auf zwei pharmakologische Studien mit placebokontrolliertem Doppelblinddesign (z. B. Black et al. 2000; Ninan et al. 2000) hingewiesen. Beide Studien untersuchten die pharmakotherapeutischen Effekte von Fluvoxamin, einem SSRI, der vor allem in der Behandlung von Zwangsstörungen eingesetzt wird. In den Studien war jedoch beim Vergleich von Interventions- und Placebogruppe keine signifikante Verbesserung durch das Verum nachweisbar (Black et al. 2000; Ninan et al. 2000).

Mitchell et al. (2006) verglichen im ersten Interventions-Wartelistenkontrollen-Design zur Überprüfung der Wirksamkeit von Verhaltenstherapie bei der Behandlung von Kaufsucht die beiden genannten Gruppen. Am Ende der Behandlung zeigte sich in relevanten Bereichen eine signifikante Verbesserung innerhalb der Interventionsgruppe, z. B. eine Reduktion der Episoden des pathologischen Kaufens sowie der für das Kaufen aufgewandten Zeit. Zusätzlich konnten die Scores auf der *Yale-Brown Obsessive Compulsive Scale – Shopping Version* (YBOCS-SV; Monahan et al. 1996) und der *Compulsive Buying Scale* (CBS; Faber und O'Guinn 1992) reduziert werden. Die langfristige Effektivität der Behandlung wurde nach 6 Monaten katamnestisch überprüft (Mitchell et al. 2006).

Die Wirksamkeit einer 12-wöchigen kognitiv-behavioralen Therapie, die speziell für die Behandlung von Kaufsucht entwickelt worden war, wurde in einem Interventions-Wartekontroll-Design untersucht (Müller et al. 2008). Eine Follow-up-Messung fand nach 6 Monaten statt. Nach Abschluss der Therapie zeigten sich signifikante Unterschiede zwischen den beiden Gruppen hinsichtlich mehrerer Fragebogenmaße zum Kaufverhalten. Die positiven Effekte der Therapie waren auch zum Follow-up-Zeitpunkt weiterhin beobachtbar (Müller et al. 2008).

Müller et al. (2013c) verglichen eine kognitiv-behaviorale Interventionsgruppe mit einer Wartelistenkontrollgruppe und einer anderen psychologischen Intervention (hier: telefonbasierte Selbsthilfegruppe). Dabei war die kognitiv-behaviorale Behandlung den anderen beiden Kontrollbedingungen signifikant überlegen, wenngleich auch die telefonbasierte Selbsthilfegruppe profitieren konnte und sich bzgl. der CBS auch nach der Behandlung bis zur Follow-up-Messung sogar noch weiter verbessern konnte (Müller et al. 2013c).

Tab. 26.4 Wirksamkeit verschiedener Therapieansätze zur Behandlung von weiteren Verhaltenssüchten

Evidenzgrad	Therapieansatz	Studie
IIa	Kognitive Verhaltenstherapie	Mitchell et al. (2006); Müller et al. (2008, 2013c)
III	Andere psychologische Interventionsformen	Müller et al. (2013c)
III	Pharmakotherapie	Black et al. (2000); Ninan et al. (2000)

Resümee

Bislang liegen keine RCTs zur psychotherapeutischen Intervention bei den Verhaltenssüchten Sport-, Arbeits-, Sex- und Pornografiesucht bzw. Hypersexualität vor. Es existieren jedoch vereinzelt Fallstudien, die sich dem Thema nähern.

LITERATURAUSWAHL

Beier KM (2005). Paraphilien und Sexualdelinquenz. In: Beier KM, Bosinski H, Loewit K (Hrsg). Sexualmedizin. 2. A. München: Elsevier Urban & Fischer, S. 437–553.

Beutel ME, Hoch C, Wölfling K, Müller KW (2011). Klinische Merkmale der Computerspiel-und Internetsucht am Beispiel der Inanspruchnehmer einer Spielsuchtambulanz. Z Psychosom Med Psychother 57(1): 77–90.

Cowlishaw S, Merkouris S, Dowling N, et al. (2012). Psychological therapies for pathological and problem gambling. Cochrane Database Syst Rev 11: CD00893.

Grüsser SM, Poppelreuter S, Heinz A, et al. (2007). Verhaltenssucht. Nervenarzt 78(9): 997–1002.

Grüsser-Sinopoli SM, Thalemann CN (2006). Verhaltenssucht: Diagnostik, Therapie, Forschung. Bern: Huber.

Mann K (Hrsg.) (2014). Verhaltenssüchte: Grundlagen, Diagnostik, Therapie, Prävention. Heidelberg: Springer.

Müller A, Müller U, Silbermann A, et al. (2008). A randomized, controlled trial of group cognitive-behavioral therapy for compulsive buying disorder: posttreatment and 6-month follow-up results. J Clin Psychiatry 69(7): 1–478.

Müller A, Voth EM (2014). Suchtartiges Kaufverhalten. In: Bilke-Hentsch O, Wölfling K, Batra A (Hrsg.) (2014). Praxisbuch Verhaltenssucht: Praxisbuch Verhaltenssucht: Symptomatik, Diagnostik und Therapie bei Kindern, Jugendlichen und Erwachsenen. Stuttgart: Thieme, S. 127–139.

Rumpf HJ, Vermulst AA, Bischof A, et al. (2014). Occurrence of internet addiction in a general population sample: a latent class analysis. Eur Addict Res 20(4): 159–166.

Wölfling K, Jo C, Bengesser I, et al. (2013). Computerspiel- und Internetsucht. Ein kognitiv-behaviorales Behandlungsmanual. Stuttgart: Kohlhammer.

KAPITEL 27

Martina de Zwaan und Almut Zeeck

Essstörungen und Adipositas

Kernaussagen

- Psychotherapeutische Verfahren gelten als Therapie der Wahl bei allen Essstörungen. Wesentliche Bereiche der Symptomatik bei Anorexia nervosa (AN) und Bulimia nervosa (BN) sind Ich-synton (niedriges Gewicht, restriktives Essverhalten), die Veränderungsmotivation ist daher ambivalent bis nicht vorhanden. Das sollte über den gesamten Behandlungsprozess im Auge behalten werden.
- Der Therapeut sollte eine empathische, wertfreie, nicht vorwurfsvolle und nicht drohende Haltung einnehmen; Machtkämpfe sind zu vermeiden.
- In der Therapie der BN und Binge-Eating-Störung (BES) liegt die meiste Evidenz für kognitiv-behaviorale Therapieansätze vor.
- Bei der Therapie der AN hat sich kein psychotherapeutisches Verfahren einem anderen als überlegen erwiesen, die Anzahl der verfügbaren Therapiestudien ist aber noch gering. Es ist von einer längeren Therapiedauer (oft Jahre) auszugehen.
- Vor und während der Behandlung der AN und BN muss das Ausmaß der körperlichen Gefährdung überprüft werden, und es müssen, unabhängig vom therapeutischen Verfahren, störungsorientierte therapeutische Elemente angeboten werden, die eine Normalisierung von Essverhalten und Gewicht zum Ziel haben.
- Die BES ist im klinischen Alltag häufig mit Adipositas assoziiert. Ein Sistieren der Essanfälle ist allerdings nicht mit einer nennenswerten Gewichtsreduktion assoziiert.
- Zur Gewichtsreduktion bei Adipositas eignet sich eine Kombination von Ernährungsumstellung, Bewegungssteigerung und verhaltenstherapeutischen Verfahren. Der Gewichtsverlust ist in der Regel gering; Rückfälle sind häufig. Sowohl Arzt als auch Therapeut müssen ihre Erwartungen entsprechend anpassen.

27.1 Diagnostik und Klassifikation

Im DSM-5 (APA 2013) werden die Essstörungen im Kapitel „Fütter- und Essstörungen" zusammengefasst, die durch eine anhaltende Störung des Essverhaltens oder zugehöriger Verhaltensweisen gekennzeichnet sind, die zu einer veränderten Nahrungsaufnahme führen und in bedeutendem Maße die körperliche Gesundheit oder psychosoziale Funktionsfähigkeit beeinträchtigen. Für folgende Störungen liegen derzeit diagnostische Kriterien vor: Pica, Ruminationsstörung, Störung mit vermeidender/restriktiver Nahrungsaufnahme, Anorexia nervosa (AN), Bulimia nervosa (BN) und Binge-Eating-Störung (BES). Bereits 1959 wurde von Stunkard eine Untergruppe übergewichtiger Patientinnen beschrieben, die durch wiederholte Episoden von Essanfällen ohne gegenregulatorische Maßnahmen gekennzeichnet waren. Mittlerweile wurde die BES dank umfassender, vieljähriger Forschungsarbeiten im amerikanischen Klassifikationssystem für psychische Erkrankungen (DSM-5) als eigenständige Diagnose aufgenommen (APA 2013). Insgesamt ist davon auszugehen, dass die ICD-11 den Änderungen, die im DSM-5 gegenüber dem DSM-IV durchgeführt wurden, folgen wird.

Das DSM-5 definiert noch „Andere näher bezeichnete Fütter- oder Essstörungen". Als Beispiele werden in dieser Kategorie genannt: atypische Anorexia nervosa (z. B. das Körpergewicht liegt im Normalbereich), atypische Bulimia nervosa mit Essanfällen von geringer Häufigkeit und begrenzter Dauer, Binge-Eating-Störung mit Essanfällen von geringer Häufigkeit und/oder begrenzter Dauer, Purging-Störung (wiederkehrendes Purging-Verhalten ohne Auftreten von Essanfällen) und das Night-Eating-Syndrom (Stunkard et al. 1955; Allison et al. 2010). Subsyndromale (im ICD-10 „atypische") Essstörungen sind in der klinischen Praxis häufig, gehen aber oft ebenfalls mit ausgeprägtem Leidensdruck und psychosozialer Beeinträchtigung einher und bedürfen einer Behandlung.

Die Adipositas wurde nicht als psychische Störung ins DSM-5 aufgenommen. Es gibt allerdings stabile Zusammenhänge zwischen Adipositas und verschiedenen psychischen Störungen (z. B. BES, depressive und bipolare Störungen, Schizophrenie).

Die Lebenszeitprävalenz bei Erwachsenen in der Allgemeinbevölkerung liegt für die AN bei Frauen bei 0,9 % und

Tab. 27.1 Instrumente bzw. Fragebögen zur Messung der essstörungsspezifischen Psychopathologie

Instrument	Autoren	Beschreibung
Eating Disorder Examination (EDE)* Interview und Selbstbeurteilung	Fairburn und Cooper (1993) Fairburn und Beglin (1994) Dt. Version*: Hilbert und Tuschen-Caffier (2016)	Diagnosen nach DSM-5 4 Subskalen + Gesamtskala: • Gezügeltes Essen • Essensbezogene Sorgen • Gewichtsbezogene Sorgen • Figurbezogene Sorgen Ab einem Alter von 14 Jahren einsetzbar
Münchner Eating Disorder Fragebogen (ED-Quest) Selbstbeurteilung	Fichter et al. (2015)**	**Frühere und derzeitige Essstörungsdiagnosen nach DSM-5/ICD-10 3 Subskalen:** • Überbewertung von Figur und Gewicht • Essattacken und Erbrechen • Gegensteuernde Maßnahmen

* frei verfügbar unter www.dgvt-verlag.de/ unter Buchprogramm, E-Books

bei Männern bei 0,3 %. Die entsprechenden Prävalenzen für die BN liegen zwischen 0,9 und 1,5 % bei Frauen und bei 0,1–0,5 % bei Männern (Smink et al. 2012).

In der Allgemeinbevölkerung stellt die BES die häufigste Essstörung dar. Die Ergebnisse einer weltweit in 14 Ländern durchgeführten epidemiologischen Untersuchung (Kessler et al. 2013) ergaben eine durchschnittliche Lebenszeitprävalenz der BES von 1,9 % (von 0,2 % in Rumänien bis 4,7 % in Brasilien). Frauen hatten ein höheres Risiko, an einer BES (OR 2,4) zu erkranken, als Männer. Personen mit BES waren im Vergleich zu Personen ohne Lebenszeitdiagnose einer Essstörung häufiger übergewichtig oder adipös.

Die Mortalität, ausgedrückt als standardisierte Mortalitätsrate (SMR), ist bei allen Essstörungen erhöht. Dies trifft vor allem für die AN zu (Arcelus et al. 2011; Keshaviah et al. 2014), die mit 5,86 eine der höchsten SMR aller psychischen Störungen aufweist und mit der von Suchterkrankungen vergleichbar ist. Die SMR ist auch nach 20-jähriger Beobachtungszeit noch erhöht. Suizide machen 20 % der Todesfälle aus. Als Prädiktoren für die Mortalität gelten die bulimische Form der AN, höheres Alter bei Erstvorstellung, Alkoholabusus und andere komorbide psychische Störungen sowie ein geringerer BMI bei der Erstvorstellung (Allen et al. 2013). Die BES hat mit 2,29 die zweithöchste SMR aller Essstörungen, was wahrscheinlich auf die Assoziation mit Übergewicht und Adipositas zurückzuführen ist.

Es liegen zwei gut validierte strukturierte Interviews bzw. Fragebögen vor, die sowohl eine diagnostische Zuordnung ermöglichen als auch essstörungstypische psychopathologische Phänomene und Symptome komorbider Störungen erheben. Beide Instrumente (➤ Tab. 27.1) eignen sich sehr gut für Verlaufserhebungen.

27.2 Klinisches Bild

Bei Essstörungen lassen sich Auffälligkeiten auf körperlicher, psychischer (Verhalten, emotionales Erleben, Kognitionen) und sozialer Ebene feststellen.

- **Selbstwertgefühl:** Bei Essstörungen besteht in der Regel ein schlechtes Selbstwertgefühl und ein tiefgreifendes Gefühl von Ineffektivität und eigener Insuffizienz sowie eine übermäßige Abhängigkeit der Selbstbewertung von Figur und Körpergewicht. Eine Selbsteinschätzung als „zu dick" ist bei gesunden jungen Frauen in der westlichen Welt zwar häufig, aber die Selbstwertregulation erfolgt nicht allein durch den Versuch, Gewicht und Figur zu beeinflussen.
- **Einschränken der Kalorienzufuhr:** Patientinnen mit AN und auch mit BN schränken ihre Kalorienzufuhr deutlich ein bzw. versuchen es. Es werden hochkalorische Speisen, Mahlzeitenbestandteile oder ganze Mahlzeiten ausgelassen und Nahrungsmittel gekaut und ausgespuckt. Die Patientinnen ernähren sich in ihrem eigenen Erleben „gesund" von Obst und Gemüse und entwickeln Essensrituale, die den Charakter einer Zwangssymptomatik annehmen können. Das Gewicht wird ständig überprüft durch häufiges Wiegen, Messen von Körperumfängen, Ertasten von hervorstehenden Knochen oder Überprüfen der Dicke von Hautfalten *(body checking)*. Alternativ wird die Beschäftigung mit dem Gewicht auch vermieden. Die Einschränkung der Kalorienzufuhr führt zur ständigen Beschäftigung mit Nahrung, Kochen für andere, in manchen Fällen zum Horten von Nahrungsmitteln.
- **Gewicht:** Neben dem aktuellen Gewicht ist die Schnelligkeit der Gewichtsabnahme von Bedeutung. Fehlbewertungen bei Selbstangaben durch die Patientin, durch den Konsum größerer Flüssigkeitsmengen vor dem Wiegen

und durch Ödembildung (z. B. nach Absetzen von Laxanzien) müssen berücksichtigt werden. Patientinnen sollten ohne Schuhe mit geeichten Instrumenten gewogen und gemessen werden. Bei Beginn der Essstörung vor oder in der Adoleszenz kann das Längenwachstum zurückbleiben. Bei AN ist bei einem BMI < 13 kg/m² die Mortalität erhöht, bei einem BMI < 15 kg/m² soll bei Erwachsenen eine stationäre Behandlung erwogen werden. Für Kinder und Jugendliche wird empfohlen, BMI-Perzentiltabellen zu verwenden.

> **MERKE**
> Eine stationäre Behandlung wird bei einem BMI < 15 kg/m² bzw. bei Kindern und Jugendlichen bei einem Unterschreiten der 3. BMI-Perzentile empfohlen; als Kriterium für Untergewicht gilt ein Unterschreiten der 10. BMI-Perzentile (Herpertz-Dahlmann 2015).

- **Essanfälle:** Als Essanfall wird die Aufnahme einer objektiv großen Nahrungsmenge bezeichnet, in der Regel innerhalb einer umschriebenen Zeitspanne, die mit dem Gefühl des Kontrollverlustes einhergeht (objektiver Essanfall). Essanfälle finden meist heimlich statt. Bei länger bestehenden Essstörungen werden die Essanfälle oder die Gelegenheit dazu im Voraus geplant. Einige Patientinnen beschreiben ein ausgeprägtes „Craving" und nehmen selbst Ungenießbares oder verdorbene Lebensmittel zu sich, wenn nichts anderes verfügbar ist. Während der Essanfälle kommt es zu einer exzessiven Zuführung von meist kalorienreichen, „verbotenen" Nahrungsmitteln (4 000–10 000 KJ). Manche Patienten empfinden jedoch bereits die Einnahme einer normalen Hauptmahlzeit als einen Essanfall (subjektiver Essanfall).
- **Gegensteuernde Maßnahmen:** Hier handelt es sich um ein Spektrum zielorientierter Verhaltensweisen, um aufgenommene Nahrung oder Flüssigkeit rasch wieder aus dem Organismus zu entfernen. Selbst herbeigeführtes Erbrechen erfolgt in der Regel durch Auslösen des Würgereflexes oft nach Trinken großer Flüssigkeitsmengen. Bei manchen Patientinnen reicht das Beugen über die Toilette und Druckausübung auf den Magen aus. Andere erleben das Erbrechen als sehr quälend. Das Erbrechen bewirkt eine unmittelbare Erleichterung des körperlichen Unbehagens und eine Reduktion der Angst vor einer Gewichtszunahme, es können aber auch Schuldgefühle folgen und Maßnahmen der Selbstbestrafung (Ritzen, Schneiden). Andere gegensteuernde Maßnahmen sind striktes Fasten zwischen den Essanfällen, exzessives Sporttreiben mit dem klaren Ziel der Gewichtsabnahme und das Einnehmen von Laxanzien oder Diuretika. Laxanzien erzeugen rasch eine Toleranz und müssen daher gesteigert werden, um den gewünschten Effekt auf die Darmtätigkeit zu erzielen. Die Einnahme von Schilddrüsenpräparaten dient der Erhöhung des Grundumsatzes. Manche Patientinnen setzen sich Kälte oder Hitze aus, Typ-1-Diabetikerinnen unterdosieren Insulin, um den renalen Verlust von Glukose zu induzieren.

Als Kernsymptomatik auch der BES gelten wiederholte Episoden von objektiven Essanfällen, ohne regelmäßiges, für die Bulimie typisches kompensatorisches Verhalten. Die Betroffenen sind daher häufig übergewichtig oder adipös, obwohl das keine Voraussetzung für die Diagnose darstellt. Die Essanfälle sind bei Patienten mit BES mit 600–3 000 kcal in der Regel kleiner als bei bulimischen Patienten und durch das Fehlen kompensatorischer Maßnahmen schlechter abgrenzbar. Sie können sich auch als kontinuierlich über den Tag verteilte Nahrungsaufnahme ohne feste Mahlzeiten manifestieren. Oft kommen die Essanfälle vermehrt abends vor.

Personen mit BN und BES schämen sich in der Regel ihrer Essprobleme und versuchen, ihre Symptome zu verbergen. Sie können hervorgerufen werden durch bestimmte negative Gefühlszustände wie Angst, Depression, Wut oder Enttäuschung (z. B. aufgrund einer Gewichtszunahme) oder durch unstrukturierte Zeiteinteilung, Langeweile und Einsamkeit. Im DSM-5 wird für die Diagnosen BN und BES eine Frequenz der Essanfälle und des unangemessenen Kompensationsverhaltens von im Durchschnitt mindestens einmal pro Woche über einen Zeitraum von 3 Monaten gefordert.

Bei allen Essstörungen kann es zu einem sozialen Rückzug kommen, nicht nur aufgrund interpersoneller Probleme und von Schamgefühlen, sondern auch, weil die Beschäftigung mit Essen und Gewicht das Alltagserleben dominiert.

27.2.1 Körperliche Konsequenzen

Die körperlichen Folgen der Starvation bzw. des Erbrechens oder Laxanzien-/Diuretikaabusus sind zusammenfassend in ➤ Tab. 27.2 aufgeführt.

Ein hypogonadotroper Hypogonadismus mit primärer oder sekundärer Amenorrhö, eine Hyperkortisolämie und eine Hypoleptinämie sind neben der Mangelernährung als Hauptverursacher einer Knochendichteminderung zu nennen. Darüber hinaus scheint ein enger Zusammenhang zwischen niedrigem Leptinspiegel und körperlicher Hyperaktivität zu bestehen. Patientinnen mit sehr niedrigen Leptinspiegeln zeigen das höchste Ausmaß an Unruhe.

In den meisten Fällen sind die körperlichen Folgesymptome mit Gewichtszunahme reversibel. Ausnahmen stellen die Auswirkungen auf die **Knochendichte** dar. Bei Patientinnen mit einem chronisch niedrigen Gewicht kann es zu einer jährlichen Einbuße der Knochendichte von bis zu 10 % kommen (Zipfel et al. 2001). Es liegen nur wenige Untersuchungen zur medikamentösen Therapie der verminderten Knochendichte vor. Weder orale Östrogene, Kalzium-Vitamin-D$_3$-Präparate noch Biphosphonate dürften die Knochendichteminderung aufhalten oder verbessern, solange eine Gewichtszunahme ausbleibt. Eine neuere Studie ver-

Tab. 27.2 Objektive Befunde als Folge der Starvation bzw. des Erbrechens oder Laxanzien-/Diuretikaabusus (mod. nach Karwautz et al. 2014)

Starvation	Erbrechen, Medikamente
Hypothermie	Läsionen an der Rückseite der Finger (Kallusbildung, „Russell"-Zeichen) durch Selbstauslösung des Erbrechens
Haarausfall	Schmelzdefekte der Zähne mit erhöhter Temperaturempfindlichkeit und Kariesentwicklung, bedingt durch den sauren Mageninhalt und säurehaltige Speisen
Brüchige Haare und Nägel	Schmerzlose Hypertrophie der Speicheldrüsen, die den Patienten ein typisches „Blasengel"-Gesicht bzw. ein „mumpsartiges" Aussehen verleiht und oft mit einer Erhöhung der Serumamylase einhergeht
Lanugobehaarung u. a. im Gesicht und am Rücken	Petechien im Gesicht bei Druckerhöhung durch Erbrechen
Bradykardie	Mundwinkelrhagaden
Hypotonie	Ulzera der Mundschleimhaut
Kalte, zyanotische Hände und Füße	Ösophagitis (Kardiainsuffizienz, Reflux)
Gelbliche Haut, vor allem Handflächen (bei hohem Karottenkonsum)	Hämatemesis durch Verletzungen der Schleimhaut
Low-T_3-Syndrom (erniedrigte fT_3-Werten bei normalen fT_4- und TSH-Werten)	Ödeme (infolge einer Gegenregulation des Renin-Angiotensin-Aldosteron-Systems bei Flüssigkeitsverlust)
Ödeme	
Eine in den meisten, aber nicht allen Fällen reversible zerebrale Atrophie (Pseudoatrophie) mit Erweiterung der Liquorräume und Reduktion der grauen und weißen Substanz	
Hyperaktivität	
Osteopenie bis Osteoporose	

weist auf Erfolge der transdermalen Östrogenapplikation bei Adoleszenten (Misra und Klibanski 2011). Bei jugendlichen Patienten mit chronischer AN ist häufig das Körperlängenwachstum beeinträchtigt.

Das sog. Low-T_3-Syndrom stellt eine normale Anpassung des Körpers an die Unterernährung dar und sollte nicht durch Hormonsubstitution behandelt werden (**cave:** auch Missbrauch von Schilddrüsenpräparaten, um den Grundumsatz zu erhöhen und damit zur Gewichtsreduktion beizutragen; de Zwaan und Herpertz-Dahlmann 2015).

Das Gewicht von Personen mit BN liegt typischerweise im Bereich des Normal- oder Übergewichts. Unregelmäßigkeiten in der Menstruation oder Amenorrhö kommen auch bei Frauen mit BN häufig vor; ob derartige Störungen auf Gewichtsschwankungen, Mangelernährung oder emotionale Belastungen zurückzuführen sind, ist unklar. Aus dem kompensatorischen Verhalten können Störungen im Flüssigkeits- und Elektrolythaushalt resultieren (Hypokaliämie, hypochlorämische Alkalose, Hypomagnesiämie, Volumenmangel), die Muskelschwäche, Tetanie, epileptische Anfälle, kardiale Arrhythmien und Nierenschäden nach sich ziehen können. Bei Patientinnen, die ihr Hungergefühl durch das Trinken großer Flüssigkeitsmengen zu unterdrücken versuchen, können ferner Hyponatriämien beobachtet werden.

MERKE
Besondere Beachtung ist der **Hypokaliämie** zu schenken, die zu lebensbedrohlichen Herzrhythmusstörungen und langfristig zu irreversiblen Nierenschäden führen kann. Dabei scheint es auf die Schnelligkeit des Kaliumabfalls anzukommen. Obwohl viele Patienten an niedrige Kaliumspiegel adaptiert sind, müssen trotzdem regelmäßige Laborkontrollen und ggf. eine Substitutionsbehandlung durchgeführt werden. Besonders gefährdet sind Patienten mit AN vom bulimischen Typ.

Eine besondere Form der kompensatorischen Verhaltensweisen stellt das **Insulin-Purging** bei Patienten mit Diabetes mellitus Typ 1 dar. Die Betroffenen unterdosieren Insulin bewusst, um Glukose und damit Kalorien nicht in die Zellen aufzunehmen, sondern über die Nierenschwelle auszuscheiden („Erbrechen über die Niere", „Diabulimics"). Auch Mädchen und Frauen ohne andere Symptome einer Essstörung regulieren häufig ihr Gewicht durch das Unterdosieren oder Weglassen von Insulin. Gerade bei Mädchen mit Typ-1-Diabetes können subsyndromale, also atypische Essstörungen eine potenziell große Gefahr für die Stoffwechsellage darstellen, frühzeitig zu Sekundärkomplikationen des Diabetes führen und sollten daher frühzeitig und konsequent behandelt werden (de Zwaan 2004; Young et al. 2013).

MERKE
Die medizinische Diagnostik dient der Behandlung von körperlichen Komplikationen (z. B. Hypokaliämie), der Gefahrenabwehr und der differenzialdiagnostischen Abklärung.

27.2.2 Psychische Komorbidität

Essstörungen treten häufig zusammen mit anderen psychischen Störungen auf, wobei sich immer die Frage nach dem Zusammenhang zwischen den Störungen stellt (z. B. Folge der Mangelernährung, serotonerge Dysfunktion, Sexualhormonmangel während der Hirnentwicklung in der Adoleszenz) und ob es eine reziproke Beeinflussung geben kann.

Zu den häufigsten komorbiden Störungen zählen:
- Affektive Störungen (AN, BN)
- Angst- und Zwangsstörungen (AN, aber auch BN)
- Substanzmissbrauch und -abhängigkeit (bulimischer Typus der AN, BN)
- Bestimmte Persönlichkeitszüge oder -störungen (zwanghaft und ängstlich-vermeidend bei AN, Borderline bei BN) (s. auch Herpertz-Dahlmann et al. 2001; Godt 2008; Root et al. 2010; Fribourg et al. 2014).

Selbstverständlich kann sich die Komorbidität erheblich auf die Therapieplanung auswirken. Patientinnen mit hoher Impulsivität sind schwerer in Behandlungsprogramme für Essstörungen zu integrieren, vor allem wenn die Programme auf die Bedürfnisse von Patientinnen mit AN und Cluster-C-Persönlichkeitsstörungen ausgerichtet sind. Eine komorbide Borderline-Persönlichkeitsstörung scheint allerdings die Ergebnisse der Essstörungsbehandlung (Symptomreduktion) nicht unbedingt zu verschlechtern, evtl. ist mehr Zeit notwendig. Was allerdings bleibt, ist das erheblich schlechtere psychosoziale Funktionsniveau von komorbiden Patientinnen.

MERKE
Komorbide psychische Störungen sind bei Essstörungen eher die Regel als die Ausnahme.

27.3 Psychotherapie

Folgende allgemeine Therapierichtlinien werden in den deutschen Leitlinien (AWMF S3-Leitlinie 2010–2015) empfohlen:
- Betroffenen mit Essstörungen soll frühzeitig eine Behandlung angeboten werden, um eine Chronifizierung zu vermeiden.
- Es sollte berücksichtigt werden, dass die Betroffenen einer Veränderung ihres Gewichts und Essverhaltens meist ambivalent gegenüberstehen und sie daher aktiv für eine Behandlung motiviert werden müssen. Das sollte über den gesamten Behandlungsprozess im Auge behalten werden.
- Ambulante, teilstationäre und stationäre Behandlungen sollten in Einrichtungen oder bei Therapeuten erfolgen, die Erfahrung in der Therapie mit Essstörungen haben und spezifische Konzepte anbieten.
- Psychoedukative Maßnahmen sollten eingesetzt werden (de Zwaan und Herpertz-Dahlmann 2015).
- Der Therapie müssen eine somatische und eine intensive psychopathologische Untersuchung vorausgehen.

Teile der Psychoedukation, die Informationen über die Erkrankung sowie deren Behandlungsmöglichkeiten beinhalten, sollten auch Informationen zu den multifaktoriellen Entstehungsmechanismen anbieten (Trace et al. 2013; Boraska et al. 2014). Wichtig ist, bei den Patientinnen und ihren Angehörigen zu einer Abnahme von Schuldgefühlen und zur Entstigmatisierung beizutragen (Maier et al. 2014).

27.3.1 Therapeutische Haltung und Motivation

Die Therapiemotivation der Patientinnen ist insbesondere zu Beginn der Behandlung häufig ambivalent. Vor allem Patientinnen mit AN sehen ihre Erkrankung nicht als Problem, sondern begreifen sie als Lösung ihres Problems. Die Erkrankung bzw. Teile der Symptomatik sind Ich-synton. Dies betrifft bei der AN den Gewichtsverlust und bei der BN das restriktive Essverhalten. Es gibt aber auch Patientinnen, die stark unter ihrer Erkrankung leiden (vor allem bei längerem Verlauf). Sie erkennen deren selbstschädigende Seiten, sehen aber keine Möglichkeit, ihr Verhalten zu verändern. Häufig findet man bei Patientinnen mit Essstörungen typische Verhaltensweisen und interaktionelle Muster, die den Aufbau eines tragfähigen Arbeitsbündnisses erschweren:
- Negierung und Nicht-Wahrnehmung der Ernsthaftigkeit der Symptomatik
- Andere in Sicherheit wiegen, Anpassung, „Unterwerfung", „Charme" oder starke Betonung der eigenen Autonomie und Selbstbestimmung
- Ausreden finden, Verhandeln, Lügen
- Vermeiden emotionaler Inhalte bzw. emotionales Erleben ist ganz abgespalten und wird nur bei der Thematisierung von Essen und Gewicht deutlich
- Versuch, den Druck der Umgebung bzgl. der Nahrungsaufnahme möglichst gering zu halten

Eine Therapie kann nur dann wirkungsvoll sein, wenn die Betroffenen mit einem ausreichend großen Anteil zu einer Veränderung bereit sind. Daher ist es besonders wichtig, als Therapeut eine empathische, wertfreie, nicht vorwurfsvolle und nicht drohende Haltung einzunehmen. Transparenz und Ehrlichkeit sind von großer Bedeutung. In der Regel sollte die therapeutische Haltung eine gewisse Gelassenheit gegenüber der Symptomatik zum Ausdruck bringen, bei gleichzeitigem Ernstnehmen der Gefährdung durch die Erkrankung (> Box 27.1). Ausnahmen sind akute körperliche oder psychische Gefährdungssituationen. Bei unzureichender Einsichtsfähigkeit ist in seltenen Fällen auch eine Zwangsbehandlung in Erwägung zu ziehen. Die Essstörung besteht zum Zeitpunkt der Aufnahme einer Behandlung zumeist bereits seit Monaten oder Jahren.

> **BOX 27.1**
> **Therapeutische Haltung**
>
> Die therapeutische Haltung ist in der Therapie der Essstörungen wichtig. Therapeuten sollten:
> - Die Ich-Nähe (Ich-Syntonizität) von Gewicht und Selbstkontrolle berücksichtigen
> - Anerkennen, dass Veränderung schwer ist
> - Entpathologisieren und nicht verurteilen
> - Eine zu frühe Interpretation oder Deutung der Störung vermeiden
> - Einen Machtkampf vermeiden („shoulder-to-shoulder", nicht „head-to-head"; „Tanzen statt Ringen")
>
> Zu vermeiden ist (außer bei Gefährdung):
> - Argumentieren, Dozieren, Überreden
> - Autoritätsrolle einnehmen
> - Ratschläge geben, ohne vorher das Einverständnis einzuholen
> - Anordnen, Warnen, Drohen
> - Moralisieren, Kritisieren, Predigen, Urteilen

Das Einbeziehen von Angehörigen in die Therapie sollte frühzeitig erwogen werden (bei Kindern und Adoleszenten verpflichtend). Angehörige oder Partner können die Essstörung ungewollt aufrechterhalten, z. B. über eine vermehrte Aufmerksamkeit oder eine Unterstützung des pathologischen Essverhaltens.

Das Arbeiten an der Motivation und Ambivalenz ist eine zentrale Aufgabe in der Therapie und sollte über den gesamten Behandlungsprozess im Auge behalten werden. Man kann sich auch therapeutischer Techniken wie dem Notieren der Vor- und Nachteile („good things and less good things") der Essstörung bzw. einer Veränderung (Spaltentechnik) bedienen oder, vor allem bei jüngeren Patientinnen, Briefe an die Anorexie als Freundin und als Feindin schreiben lassen.

27.3.2 Anorexia nervosa

Vorrangiges Ziel der Therapie von Patientinnen mit AN ist die Normalisierung von Essverhalten und Gewicht und die Arbeit an den damit verbundenen psychischen Symptomen und Schwierigkeiten. Schon die Pionierin der Essstörungstherapie Hilde Bruch hielt 1980 fest, dass *„eine Patientin die hungert, keine sinnvolle therapeutische Arbeit leisten kann."*

- Es sollten klare Vereinbarungen („Verträge") zwischen der Patientin und dem Behandler bzw. Behandlungsteam hinsichtlich Zielgewicht und wöchentlicher Gewichtszunahme getroffen werden. Im ambulanten Setting ist – nach einer kurzen Einstiegsphase – die Vorgabe einer wöchentlichen Gewichtszunahme von 200–500 g angemessen, und es ist sinnvoll, ein minimales Gewicht zu vereinbaren, bei dessen Unterschreiten die ambulante Psychotherapie nicht weitergeführt werden kann.
- Im stationären Rahmen ist eine Gewichtszunahme von 500 g bis maximal 1 000 g pro Woche ein realistisches Ziel. Dieses Ziel sollte im Durchschnitt erreicht werden, wobei Phasen der Stagnation vorkommen können. Es ist eine weitgehende Gewichtsrestitution anzustreben, da die Gefahr von Rückfällen größer ist, wenn Patientinnen untergewichtig entlassen werden. Patientinnen sollten regelmäßig (1–2×/Woche) morgens ungefähr um die gleiche Zeit in leichter Bekleidung gewogen werden. Um im Rahmen der Behandlung der AN angemessen Nahrung zuzuführen, ist für den therapeutischen Alltag die Orientierung am Körpergewicht am besten geeignet.

Strukturierte Essenspläne, durch Therapeuten oder Pflegepersonal begleitete Nahrungsaufnahme, regelmäßiges Wiegen sowie eine Diskussion der Gewichtskurve, die oft die Ängste und inneren Widerstände widerspiegelt, können die Patientinnen dabei unterstützen, ihr restriktives und selektives Essverhalten zu reduzieren. Die Behandler müssen eine einerseits klare, aber auch flexible, die Ängste der Patientinnen berücksichtigende Haltung einnehmen. Wenn eine ausreichende Ernährung nicht möglich ist, kann zusätzlich eine hochkalorische Substitutionsernährung angeboten werden.

Invasivere Methoden wie z. B. das Anlegen einer PEG (perkutane endoskopische Gastrostomie mit eingelegter Ernährungssonde zur Substitutionsernährung) und Ernährung unter Zwang sollten nur nach Ausschöpfung aller anderen Maßnahmen erfolgen. Eine **Zwangsbehandlung** gegen den Willen der Patientin kann bei starkem Untergewicht und einem schlechten Allgemeinzustand medizinisch und ethisch notwendig sein, wenn die Patientin krankheitsbedingt nicht ausreichend für sich sorgen kann und nicht mehr einwilligungsfähig ist. Ziel der Zwangsbehandlung ist nicht das Erreichen eines definierten Gewichts, sondern die Fortsetzung der Therapie ohne Zwang. Sie ersetzt nicht die Psychotherapie, schließt sie jedoch auch nicht aus (Thiel und Paul 2007). In der Behandlung von Kindern und Jugendlichen wird z. T. regelhaft mit Magensonden gearbeitet, nicht aber im Erwachsenenbereich. Entscheidend sind hier eine Aufklärung über die Notwendigkeit der Maßnahme, die auch als entlastend erlebt werden kann, sowie eine therapeutische Begleitung.

Es gibt in der Behandlung der AN keinen Hinweis auf die Überlegenheit eines bestimmten Psychotherapieverfahrens gegenüber einem anderen, allerdings liegen auch nur wenige hochwertige Studien vor. In der Studie mit der bislang größten Fallzahl haben sich im ambulanten Rahmen sowohl spezialisierte kognitive Verhaltenstherapie (KVT) als auch psychodynamische Fokaltherapie als wirksam erwiesen, aber auch eine Therapie bei erfahrenen niedergelassenen Psychotherapeuten zeigte vergleichbare Effekte (Zipfel et al. 2014; Friederich et al. 2014; Schauenburg et al. 2009; McIntosh et al. 2006). In der Therapie von Adoleszenten kann aufgrund der vorliegenden Studien ein familienbasierter Therapieansatz empfohlen werden („Maudsley-Modell"; Couturier et al. 2013; Lock et al. 2010; Fisher et al. 2010). Die Wirksamkeit einer Psychotherapie sollte kontinuierlich anhand eines Gewichtsmonitorings überprüft und immer von regelmäßigen

Kontrollen des körperlichen Zustands der Patientinnen (z. B. durch den Hausarzt) begleitet werden. Fast immer sind in der Therapie mehrere Behandler beteiligt (Psychotherapeut, Hausarzt, ggf. Ökotrophologe, Köpertherapeut), was eine Abstimmung erforderlich macht.

Der Symptomatik kann eine bedeutsame Funktion bei der **Regulation innerpsychischer und interpersoneller Prozesse** zukommen, die in der Therapie geprüft werden sollten. Einige bedeutsame Aspekte sind:
- Vermeiden von Erwachsenwerden und Sexualität
- Regulation und Vermeidung der Wahrnehmung schwieriger Emotionen (z. B. Ärger, Traurigkeit, Einsamkeit)
- Bemühen um ein Gefühl der Kontrolle und der Kompetenz (bei gleichzeitigem Empfinden von Ohnmacht und Insuffizienz)
- Abgrenzung und Suche nach Identität
- Erreichen von Autonomie, ohne sich von der Ursprungsfamilie trennen zu müssen
- Anklage, ohne wirklich anzuklagen
- Beachtung und Zuwendung bekommen, ohne Schuldgefühle und Eingeständnis der eigenen Bedürftigkeit
- Gewinn von Aufmerksamkeit ohne offene Konkurrenz bzw. Rivalität

Obwohl Psychotherapie als Therapie der Wahl gilt, muss einschränkend insbesondere bei erwachsenen AN-Patienten betont werden, dass die Gesamtheilungsraten mit 30–40 % unbefriedigend sind (Carter et al. 2011). Unbefriedigende Therapieverläufe können bei Therapeuten zu Hilflosigkeit, Frustration oder Gefühlen von Ärger führen. Wichtig ist: Auch „schwierige Patientinnen" können ihre Krankheit langfristig oft bewältigen. Teilweise ist eine Essstörungsidentität entstanden. Die Patientinnen haben starke Angst vor Veränderung und sind nicht in der Lage, die Störung in wenigen Wochen oder Monaten aufzugeben. In manchen Fällen ist es daher günstiger, kleine Teilziele zu formulieren, die realistisch erreicht werden können (Hay et al. 2012; Paul und Thiel 2015).

> **MERKE**
> Die Ziele in der Behandlung der AN sind:
> - Die Wiederherstellung und das Halten eines für Alter und Größe angemessenen Körpergewichts
> - Eine Normalisierung des Essverhaltens
> - Die Behandlung körperlicher Folgen von Essverhalten und Untergewicht
> - Die Beeinflussung der dem Störungsbild zugrunde liegenden Schwierigkeiten auf emotionaler, kognitiver und interpersoneller Ebene
> - Eine Förderung der sozialen Integration, die oft mit dem Nachholen „verpasster" Entwicklungsschritte verbunden ist

Patientinnen mit AN haben häufig rigide und unflexible Denkmuster – nicht nur in Bezug auf das Essen, die Figur und das Gewicht. Einschränkungen zeigen sich vor allem im Bereich des Wechsels von eingeübten Reiz-Reaktions-Mustern *(set shifting)* und der integrativen, holistischen Informationsverarbeitung *(central coherence)*.

Kognitives Remediationstraining (kognitives Flexibilitätstraining; KRT) ist ein adjuvantes Übungsprogramm, das auf das für Patientinnen mit AN typische neuropsychologische Profil zugeschnitten wurde. Ziel ist es, über eine Verbesserung der kognitiven Flexibilität die Therapieadhärenz und das Ansprechen auf die Regelbehandlung zu verbessern (Tchanturia et al. 2014; Dahlgren und Ro 2014). Das Training weist eine gute Akzeptanz und Durchführbarkeit auf. Die Verbesserung der neurokognitiven Funktionen ist belegt. In zwei Studien wurden zudem eine Reduktion der Therapieabbruchrate und eine Verbesserung der Effektivität der begleitenden Essstörungstherapie beobachtet. Eine auch langfristig nachhaltige Verbesserung der Essstörungssymptomatik wurde bisher in nur einer Studie nachgewiesen.

> **MERKE**
> **Kognitives Remediationstraining (KRT)** wurde als adjuvante Therapiemethode bei AN konzipiert und sollte nicht als alleinige Behandlung eingesetzt werden. Die bisher durchgeführten kontrollierten Studien weisen auf eine Verbesserung der kognitiven Flexibilität und des Ansprechens auf die Regelbehandlung sowie auf eine Reduktion von vorzeitigen Therapieabbrüchen hin.

Eines der wichtigsten Erfolgskriterien in der Behandlung der AN ist die **Gewichtszunahme.** Bislang fehlen evidenzbasierte Daten, die klare ernährungswissenschaftliche Empfehlungen im Hinblick auf die Kalorienmenge und das Verhältnis von Fetten, Proteinen und Kohlenhydraten der Nahrung für eine optimale und erfolgreiche Ernährungstherapie ermöglichen würden. In den letzten Jahren mehren sich die Hinweise, dass es bei vielen anorektischen Patientinnen während und kurz nach erfolgreicher Gewichtszunahme zu einem biologisch bedingten **Hypermetabolismus** kommen kann, der die Gewichtszunahme deutlich erschwert. Der Energiebedarf kann sehr hoch sein und während der Gewichtszunahme überproportional ansteigen (z. B. 3 600 kcal/Tag), wobei restriktive AN-Patientinnen mehr Kalorien zu benötigen scheinen als bulimische AN-Patientinnen (Marzola et al. 2013). Exzessiver Sport erhöht den Kalorienbedarf noch zusätzlich.

Auch nach erfolgreicher Gewichtsrehabilitation bleibt der Energiebedarf noch für eine Zeit erhöht, was die hohe Rückfallrate gerade nach Entlassung aus einem kontrollierten stationären Setting mit erklären könnte. Diese Ergebnisse werfen einige Fragen auf (Haas und Boschmann 2015):
- Bestehen massive Ängste vor Gewichtszunahme und Autonomieverlust, oder wird Patientinnen mit stagnierendem Gewichtsverlauf zu Unrecht mangelnde „Compliance" unterstellt?
- Wird den Patientinnen während der Therapie genug Energie bereitgestellt, um eine kontinuierliche Gewichtszunahme von 500–1 000 g pro Woche über den gesamten Behandlungsverlauf zu ermöglichen?

> **MERKE**
> Durch einen Hypermetabolismus während der Gewichtszunahme ist der Energiebedarf anorektischer Patientinnen oft überproportional hoch. Dadurch kann eine Gewichtszunahme deutlich erschwert und ein früher Rückfall – z. B. nach Entlassung aus der Klinik – gebahnt werden. Obwohl die größere Zahl der Patientinnen aus anderen Gründen nicht zunimmt (massive Angst vor Zunahme, Autonomieproblematik mit Schummeln etc.), muss darauf geachtet werden, dass Patientinnen mit stagnierendem Gewichtsverlauf genug Nahrung zur Verfügung gestellt wird.

27.3.3 Bulimia nervosa

Patienten mit BN stellen eine sehr heterogene Gruppe dar, die neben Personen mit leichter, vorübergehender Symptomatik auch Menschen mit schweren Persönlichkeitsstörungen umfasst (Godt 2008; Cassin und von Ranson 2005). Der Anteil an Patientinnen mit einer Persönlichkeitsstörung wird mit ca. einem Drittel angegeben, wobei der Anteil der Borderline-Persönlichkeitsstörung bei 10 % zu liegen scheint.

In der Therapie erwachsener Patientinnen mit BN liegt bei Weitem die meiste Evidenz für störungsorientierte kognitiv-verhaltenstherapeutische Ansätze vor (AWMF S3-Leitlinie 2010–2015; Herpertz et al. 2011), es gibt aber auch Hinweise auf die Wirksamkeit von interpersoneller und psychodynamischer Psychotherapie (Leichsenring et al. 2015; Agras et al. 2000). Ein wenig strukturiertes psychoanalytisches Vorgehen hat sich im Hinblick auf eine Reduktion der bulimischen Symptomatik im Vergleich mit KVT hingegen als signifikant unterlegen erwiesen (Poulsen et al. 2014). Mit KVT können 4-Wochen-Remissionsraten von 40–50 % erwartet werden, die auch langfristig gehalten werden können. Ein weiterer, nicht unerheblicher Prozentsatz der Patientinnen zeigt eine deutliche Besserung der Symptomatik (Fichter et al. 2004; Steinhausen und Weber 2009).

Die **KVT** für BN liegt in manualisierter Form vor (z. B. Fairburn 2012; Jacobi et al. 2004) und fokussiert vor allem auf die aufrechterhaltenden Bedingungen, während interpersonelle und psychodynamische Ansätze stärker auf zugrunde liegende psychische Problembereiche wie interpersonelle Schwierigkeiten, Affektregulation und das Selbsterleben fokussieren. Es handelt sich bei KVT-Manualen meist um „Therapiepakete", die eine Vielzahl unterschiedlicher Techniken beinhalten: Selbstbeobachtung des Essverhaltens sowie von Gedanken und Gefühlen, die mit dem pathologischen Essverhalten in Zusammenhang stehen, Informationsvermittlung, Einhalten vorgeschriebener Mahlzeiten, Stimuluskontrolle, Aufbau von Alternativverhalten, Selbstsicherheitstraining, Erlernen von Problemlösestrategien, Exposition von verbotenen Nahrungsmitteln, kognitives Umstrukturieren, das vor allem die Angst vor Gewichtszunahme, die Einstellung zum eigenen Körper, Perfektionismus und Selbstwertgefühl zum Inhalt hat, sowie Methoden zur Rückfallprophylaxe.

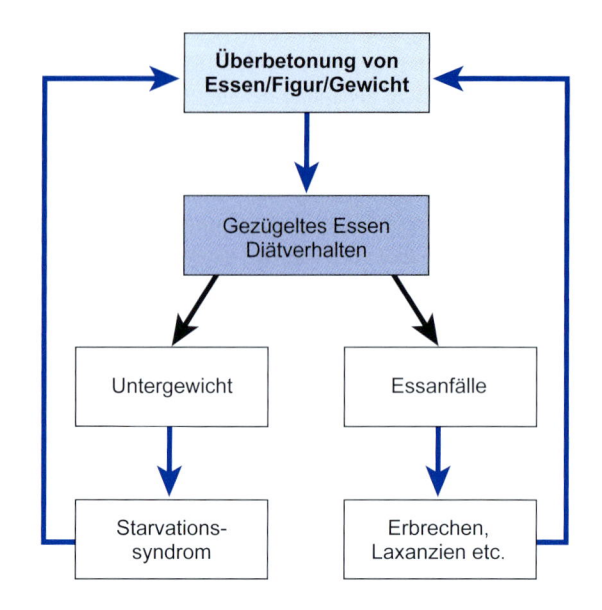

Abb. 27.1 Das „transdiagnostische" kognitiv-behaviorales Modell der AN und BN (Fairburn et al. 2003)

Das dieser Behandlung zugrunde liegende kognitiv-behaviorale Modell gilt als weitgehend empirisch überprüft (> Abb. 27.1). Als zentrale dysfunktionale Einstellung wird die Abhängigkeit des Selbstwerts von Gewicht und Figur sowie die Wichtigkeit der Kontrolle über die Nahrungsaufnahme gesehen. Dies führt zu rigidem Diäthalten und strikten Diätregeln, die unmöglich eingehalten werden können. Durch den dauernden Hungerzustand, aber auch durch den ständigen Wunsch nach kontrollierter Nahrungsaufnahme, auch wenn sie nicht gelingt, werden Essanfälle begünstigt, die wiederum kompensatorisches Verhalten und das Streben nach striktem Diäthalten zur Folge haben.

Der negativen Bewertung des eigenen Körpers liegt in der Regel eine grundlegende Selbstwertproblematik zugrunde. Bei einigen Patientinnen steht jedoch weniger eine Überbewertung von Figur und Gewicht im Vordergrund, sondern die Unfähigkeit mit emotionalen Zuständen bzw. Affekten umzugehen oder interpersonelle Probleme. Eine Verminderung der rigiden Diätregeln wird bei Patienten, welche bedrohliche innere Zustände und Affekte nicht regulieren können, nicht ausreichen, um Essanfälle zu reduzieren. Neben Essanfällen zeigen manche Patienten auch selbstverletzendes Verhalten oder Substanzmissbrauch, z. B. im Rahmen einer Borderline-Persönlichkeitsstörung. Die Therapie muss dann an die speziellen Bedürfnisse dieser Patientengruppe angepasst werden, meist wird eine Hierarchisierung der Therapieziele nötig. Verhaltensweisen, welche die Patientin selbst schädigen oder die Therapie gefährden, sollen zuerst adressiert werden. Suizidalität, dissoziative Zustände oder schwere Selbstverletzungen verunmöglichen eine Arbeit an der Essstörung und gehen mit einer Selbstgefährdung einher. Der Essstörung kommt dann oft eine regulierende Funktion zu. Eine Arbeit an ihr wird erst möglich, wenn selbstgefährdende Verhaltensweisen in der Therapie reduziert werden konnten. An zweiter Stelle stehen Gefährdungen der Therapie durch Untergewicht und Mangelernährung. Mangelernährung behindert Lernprozesse und den Zugang zu emotionalem Erleben und restriktives Essverhalten fördert Essanfälle (Schweiger und Sipos 2011).

In psychodynamischen Ansätzen oder der Interpersonellen Psychotherapie steht die Arbeit an den Zusammenhängen zwischen der Emotions- und Selbstwertregulation oder zwischenmenschlichen Schwierigkeiten mit der Essstörungssymptomatik im Vordergrund. Interpersonelle Probleme sind oft wesentlich an der Entstehung und Aufrechterhaltung von Essstörungen beteiligt. Eine Lösung der interpersonellen Probleme, die aktuell störungsrelevant sind, kann zu einer Verbesserung der Essstörungssymptomatik führen. In der IPT zählen zu den störungsrelevanten psychosozialen Risikofaktoren z. B. Verlusterlebnisse, interpersonelle Konflikte, Veränderungen in den Lebensbedingungen oder Mangel an sozialer Unterstützung.

MERKE
Bei vielen Patientinnen werden Essanfälle vor allem durch das oft extrem restriktive Essverhalten ausgelöst, bei anderen steht das Essverhalten ganz im Dienste der Emotionsregulation oder deutet auf interpersonelle Probleme hin. Der alleinige Fokus auf einen dieser Bereiche wird der Komplexität des Bedingungsgefüges unterschiedlicher auslösender und aufrechterhaltender Faktoren nicht gerecht.

Bei BN ist der zusätzliche Effekt von **Expositions- und Reaktionsverhinderungstechniken** zu KVT schon länger bekannt. Analog zur Behandlung von Zwangsstörungen bzw. in Anlehnung an ein Angstmodell (Essen löst Angst aus, die durch Erbrechen reduziert wird) kann diese Therapietechnik bei BN angewendet werden. Die Patientinnen werden instruiert, unterschiedliche (gemiedene) Nahrungsmittel bis zu dem Punkt zu konsumieren, an dem sie sich unwohl fühlen und den Drang zu erbrechen verspüren. Gleichzeitig werden sie gebeten, das Gefühl des Unwohlseins über längere Zeit (bis zu mehreren Stunden) zu tolerieren, ohne zu erbrechen. Ziel ist eine Habituation. Währenddessen werden die aufkommenden (dysfunktionalen) Gedanken und Gefühle exploriert, hinterfragt und ggf. korrigiert (Jacobi et al. 2004; McIntosh et al. 2011).

27.3.4 Binge-Eating-Störung

Als Therapie der 1. Wahl zur Behandlung der BES gilt die Psychotherapie. Strukturierte Kurzzeitinterventionen wurden in der Vergangenheit hauptsächlich von erfolgreichen Behandlungskonzepten für BN abgeleitet und an das Störungsbild der BES adaptiert. Die **KVT** verfügt über die sichersten Wirksamkeitsbelege bei erwachsenen Patientinnen mit BES und sollte nach der Empfehlung der Deutschen S3-Leitlinien als Therapie der Wahl angeboten werden.

Es liegt begrenzte Evidenz vor, dass **IPT, dialektisch-behaviorale Therapie** (DVT) und **psychodynamische Therapie** wirksam sind. Die bisherige Erfahrung hat gezeigt, dass die psychotherapeutische Behandlung einer BES die Essstörungssymptomatik und die psychische Befindlichkeit verbessert und einer weiteren Gewichtszunahme entgegenwirkt (Wilson et al. 2010; Hilbert et al. 2012). Gleichwohl resultiert ein Sistieren der BES nicht unbedingt in einer substanziellen Gewichtsreduktion, sodass wahrscheinlich andere Faktoren wie z. B. ein hyperkalorisches Ernährungsverhalten auch zwischen den Episoden von Essanfällen das Körpergewicht entscheidend beeinflussen.

Interessanterweise konnte in konventionellen behavioralen Gewichtsreduktionsprogrammen mit erheblicher kalorischer Einschränkung nicht nur eine deutliche Gewichtsabnahme, sondern auch entgegen ursprünglicher Annahmen eine relevante Reduktion der Essanfälle beobachtet werden (Munsch et al. 2012; Berkman et al. 2015). Dies lässt sich u. a. vor dem Hintergrund verstehen, dass sich einige der in Gewichtsreduktionsprogrammen eingeführten Verhaltenselemente (z. B. regelmäßige Mahlzeiten, Eliminierung chaotischen Essverhaltens, Stimuluskontrolle etc.) mit Behandlungselementen einer KVT überschneiden. Die Frage, ob bei komorbider Adipositas einem simultanen (z. B. Kombination von essstörungsbezogener KVT und Gewichtsreduktionsmaßnahmen) oder einem sukzessiven Vorgehen der Vorzug zu geben ist, kann zum jetzigen Zeitpunkt nicht eindeutig beantwortet werden.

Die Ergebnisse von kombinierten Therapiestudien (KVT und Medikament) konnten keinen zusätzlichen Effekt der Medikation für die Reduktion der Essanfälle nachweisen, und KVT war der alleinigen medikamentösen Therapie in der Regel signifikant überlegen (Grilo et al. 2012). Es gibt jedoch Hinweise darauf, dass Medikamente die Gewichtsreduktion unterstützen können und einen positiven Effekt auf Depression und die essstörungsspezifische Psychopathologie aufweisen. Dazu gehören Antidepressiva der 2. Generation (SSRIs, SNRIs) sowie Topiramat und Lisdexamphetamin. Es muss jedoch bedacht werden, dass kein Medikament zur Behandlung der BES zugelassen ist und Topiramat und Lisdexamphetamin mit teils erheblichen Nebenwirkungen einhergehen können.

27.4 Evidenzbasierte Wirksamkeitsbefunde

Ein Meilenstein in Deutschland ist die Publikation der Deutschen S3-Leitlinie im Dezember 2010, die von allen relevanten Fachgesellschaften (DGPM, DKPM, DÄVT, DGKJP, DGPPN, DGPs und DGVM) entwickelt wurde und bis 12.12.2015 gültig war. Sie wird zurzeit überarbeitet und Ende 2016/Anfang 2017 zur Verfügung stehen.

In der Therapie der Essstörungen gilt die Psychotherapie als Behandlung der ersten Wahl für die Reduktion der essstörungsspezifischen Psychopathologie. Bei Bulimia nervosa (BN) und Binge-Eating-Störung (BES) sind pharmakotherapeutische Ansätze wirksam, der Psychotherapie jedoch unterlegen. In der Behandlung der Anorexia nervosa (AN) ist kein Medikament wirksam, um eine Gewichtszunahme zu beschleunigen oder zu erleichtern (deVos et al. 2014; Dold et al. 2015). Eine Kombination von Pharmako- und Psychotherapie scheint das Ergebnis bezüglich der Essstörungssymptomatik bei den meisten Betroffenen gegenüber alleiniger Psychotherapie nicht zu verbessern. Nur zur Behandlung der BN ist ein Medikament (Fluoxetin) in Deutschland zugelassen, allerdings nur in Kombination mit Psychotherapie (de Zwaan und Svitek 2015).

27.4.1 Anorexia nervosa im Erwachsenenalter (➤ Tab. 27.3)

Die Zusammenfassung der Studienlage bei Anorexia nervosa (AN) basiert auf der Deutschen S3-Leitlinie, einem Cochrane-Review von Hay et al. (2015) sowie aktuellen Übersichtsarbeiten von Treasure et al. (2010, 2015) und Zipfel et al. (2015). Die folgende Übersicht bezieht sich auf das ambulante Setting.

MERKE
Während stationäre Langzeitbehandlung früher üblich war, wird heute eine ambulante Therapie als zentral angesehen, die bei körperlicher Gefährdung und stagnierendem Verlauf durch stationäre oder tagesklinische Behandlungsabschnitte ergänzt werden kann.

Zu einem direkten Vergleich ambulanter und stationärer Behandlung liegt kaum Evidenz vor (Hay et al. 2015). Die Behandlung der AN ist komplex und beinhaltet praktisch immer ein multimodales (z. B. Psychotherapie, Ernährungsmanagement, medizinische Behandlung) und multidisziplinäres Vorgehen (Psychotherapeut, Facharzt, evtl. Ernährungsberater, Sozialdienst). Psychotherapie wird bei Erwachsenen und älteren Adoleszenten in der Regel im Einzelsetting angeboten, während bei Kindern und Jugendlichen familienbasierte Ansätze im Vordergrund stehen. Da die AN meist im Jugendalter beginnt, müssen die Besonderheiten dieser Entwicklungspha-

Tab. 27.3 Wirksamkeitsnachweise für verschiedene Psychotherapien bei AN im Erwachsenenalter

Evidenzgrad	Evidenzbasis	Wirksamkeit auf
Ia	–	–
Ib	–	–
IIa	Psychodynamische Fokaltherapie (PFT)	Gewicht, Essstörungspathologie
	Kognitive Verhaltenstherapie – „enhanced" (CBT-E) (liegt auch als stationäres Programm vor)	Gewicht, Essstörungspathologie, Depressivität
	Maudsley Model of Anorexia Nervosa Treatment for Adults (MANTRA)	Gewicht, Essstörungspathologie, allgemeine Psychopathologie, Gesamtbeeinträchtigung, Zufriedenheit mit der Therapie
	Spezialisiertes supportives klinisches Management (SSCM)	Gewicht, Funktionsniveau, Essstörungspathologie, Depressivität, Körperfettanteil
	SSCM modifiziert für chronische AN (≥ 7 Jahre Krankheitsdauer)	Essstörungssymptome, Depressivität, soziale Integration, Lebensqualität
	Kognitives Remediationstraining (KRT)	Verbesserung rigider neurokognitiver Funktionen, Reduktion der Abbruchsrate, bessere Effektivität der Essstörungstherapie
IIb	Interpersonelle Psychotherapie (IPT)	Essstörungspathologie, Gewicht, Funktionsniveau, Depressivität, Körperfettanteil
	Kognitiv-analytische Therapie (CAT)	Gewicht, Essstörungspathologie
	Kognitive Verhaltenstherapie (KVT)	Essstörungspathologie, Gewicht, Funktionsniveau, Depressivität, Körperfettanteil
	KVT modifiziert für chronische AN (≥ 7 Jahre Krankheitsdauer)	Essstörungssymptome, Depressivität, soziale Integration, Lebensqualität
	KVT als Rückfallprophylaxe nach stationärer Therapie	Gewicht, Essstörungspathologie
	Analytische Fokaltherapie	Gewicht, Essstörungspathologie
	Kognitive Therapie (KT)	Gewicht, Essstörungspathologie, Depressivität
	Verhaltenstherapie (VT)	Essstörungspathologie, Gewicht
	Familientherapie (FT)	Gewicht, Essstörungspathologie

se (Pubertät, Adoleszenz) in der Therapie berücksichtigt werden (Herpertz-Dahlmann 2015).

Kriterien für die Berücksichtigung von Studien waren für diese Übersicht eine Fallzahl pro Arm von N > 10 sowie ein randomisiertes Design (nicht berücksichtigt wurden daher folgende Studien, die in den Cochrane-Review eingeschlossen waren: Bachar et al. 1999; Bergh et al. 2002; Channon et al. 1989). Ebenfalls nicht berücksichtigt wurden Studien, die einzelne Elemente aus komplexen stationären Programmen untersuchten. Im Gegensatz zum Cochrane-Review wurden dafür Studien aufgeführt, die ambulante psychotherapeutische Interventionen bei langfristigem Verlauf der AN (Touyz et al. 2013) oder im Anschluss an eine stationäre Therapie (Pike et al. 2003) untersuchten. Bei älteren Studien von eingeschränkter methodischer Qualität wurde z. T. ein „Downgrading" vorgenommen (z. B. bei fehlenden Angaben über Abbrecher, Fehlen einer Intention-to-Treat-Analyse oder einer unzureichenden Beschreibung des Vorgehens). Erst jüngere Studien wurden mit hinreichend großen Fallzahlen und mit hoher methodischer Qualität durchgeführt (z. B. Schmidt et al. 2015; Zipfel et al. 2014; Touyz et al. 2013; s. auch Hay et al. 2015), sodass ihre Ergebnisse aussagekräftiger sind als die früheren Forschungsarbeiten.

Zu bedenken ist bei allen Studien zur Behandlung der AN, dass aus ethischen Gründen keine Vergleiche mit unbehandelten Kontrollgruppen durchgeführt wurden. Effekte sind immer auf den Vergleich mit anderen „aktiven Therapien" bezogen (anderes Verfahren oder „treatment as usual", TAU).

Resümee

Insgesamt hat bei der Behandlung der AN bislang kein spezialisiertes therapeutisches Verfahren seine Überlegenheit gegenüber einem anderen unter Beweis stellen können.

Auch spezialisiertes supportives klinisches Management (SSCM), das eigentlich als Kontrollbedingung zu spezialisierten psychotherapeutischen Ansätzen konzipiert war, erwies sich im kurzfristigen Verlauf als ebenso wirksam wie andere Interventionen.

Im Folgenden findet sich eine kurze Darstellung derjenigen psychotherapeutischen Ansätze zur Behandlung von erwachsenen Patienten mit Anorexia nervosa, für die die klarsten Wirksamkeitsbelege vorliegen (s. auch Zipfel et al. 2015).

Specialist Supportive Clinical Management (SSCM)

SSCM sollte von erfahrenen Therapeuten durchgeführt werden und umfasst 20–30 Sitzungen. Im Vordergrund des Ansatzes, der auf keinem spezifischen ätiologischen Modell basiert, stehen supportive und psychoedukative Elemente sowie ein kontinuierliches Monitoring der körperlichen Situation. Eine Veränderung des Essverhaltens sowie eine Gewichtszunahme werden aktiv gefördert, ebenso eine tragfähige therapeutische Allianz. Weitere Therapieinhalte können von den Patienten selber mitbestimmt werden (McIntosh 2006; Schmidt et al. 2015).

SSCM wurde in zwei Studien untersucht und eigentlich als Kontrollbedingung konzipiert. Es erwies sich in der Studie von McIntosh et al. (2005) am Ende der Therapie im Vergleich zu einer interpersonellen Therapie und in der Completer-Analyse auch im Vergleich mit KVT jedoch als überlegen. In einer Katamnese 6–7 Jahre nach Ende der Behandlung kehrte sich das Ergebnis jedoch um: Die Patienten der SSCM-Bedingung zeigten im Durchschnitt eine erneute Verschlechterung ihrer Essstörungssymptome, während die Patienten der IPT-Bedingung das beste Ergebnis erzielten. Ob die Effekte noch auf die ursprüngliche Behandlung zurückzuführen sind, ist allerdings fraglich.

In der Studie von Schmidt et al. (2015) erwies sich SSCM erneut als effektiv, nur in einer Subgruppenanalyse besonders beeinträchtigter Patienten war SSCM im Vergleich zu MANTRA unterlegen.

Maudsley Model of Anorexia Treatment for Adults (MANTRA)

MANTRA (Schmidt et al. 2014) stützt sich auf ein empirisch basiertes ätiologisches Modell.

> **MERKE**
> Es wird davon ausgegangen, dass **ängstlich-vermeidende und zwanghaft-rigide Persönlichkeitszüge** eine bedeutsame Rolle bei der Aufrechterhaltung der AN spielen.

Die Therapie setzt an vier Faktoren an:
1. An einem inflexiblen, am Detail haftenden Denkstil, der auch die Angst beinhaltet, Fehler zu machen
2. An Einschränkungen im Bereich sozialer und emotionaler Fähigkeiten (Vermeiden emotionaler Erfahrungen, Schwierigkeiten im Ausdruck und in der Regulation von Emotionen)
3. An der Überzeugung, dass die AN im Leben hilfreich ist
4. An einer Verstärkung des Verhaltens durch ungünstige Reaktionen anderer (vermehrte Aufmerksamkeit und Zuwendung, Kritik, Wegschauen oder Gewöhnung an die Symptomatik)

Die Therapie umfasst 20–30 Sitzungen und orientiert sich an einem klar strukturierten Manual, das verschiedene flexibel einsetzbare Module beinhaltet. Es wird ferner ein „Workbook" eingesetzt, das von Patienten und Therapeuten gemeinsam erarbeitet wurde. Am Anfang steht die Erstellung eines Bedingungsmodells der Problematik, an der auch Angehörige mitwirken. Sie beinhaltet die klinischen Symptome,

Persönlichkeitszüge und auch die neuropsychologischen Charakteristika der Patientin. Ziel ist neben der Arbeit an der Motivation zur Veränderung des Essverhaltens und Gewichts eine Verbesserung von kognitiven und emotionalen Fertigkeiten sowie der sozialen Integration. Es liegt eine aktuelle Studie vor (Schmidt et al. 2014), in der MANTRA mit SSCM verglichen wurde.

Psychodynamische Fokaltherapie (PFT)

Die auf einem psychodynamischen Ätiologiemodell basierende psychodynamische Fokaltherapie für AN (Friederich et al. 2014; Zipfel et al. 2014) umfasst 40 Sitzungen. Zu Beginn erfolgt eine an der OPD-2 orientierte Fokusformulierung, bei der maladaptive Beziehungsmuster, zentrale Konflikte (z. B. Individuations-/Abhängigkeitskonflikt) und mögliche strukturelle Defizite (z. B. im Bereich der Selbstwert- und Emotionsregulation) erfasst werden. In einem „Paktgespräch" werden Rahmenbedingungen vereinbart, die u. a. ein Zielgewicht und regelmäßige Wiegetermine sowie ein Familiengespräch beinhalten. Das Vorgehen ist grob in drei Phasen gegliedert:

- Zunächst geht es um den Aufbau einer tragfähigen therapeutischen Allianz, die Thematisierung des z. T. Ich-syntonen anorektischen Verhaltens und das Selbstwerterleben.
- In der mittleren Behandlungsphase verschiebt sich der Fokus auf maladaptive interaktionelle Muster und strukturelle Defizite sowie deren Zusammenhang mit dem gestörten Essverhalten.
- Die abschließende Therapiephase fokussiert auf den Transfer von Veränderungen in den Alltag sowie die Thematisierung des Abschieds.

Die PFT wurde bislang in einer Studie evaluiert, die aber eine vergleichsweise hohe Fallzahl beinhaltete und mit KVT-E sowie einer TAU-Bedingung verglichen wurde. Insgesamt war am Behandlungsende kein Wirksamkeitsunterschied feststellbar. Ein Jahr nach Abschluss der Therapie fanden sich in der PFT-Bedingung signifikant höhere Remissionsraten als unter TAU.

Kognitive Verhaltenstherapie (KVT) und „enhanced" KVT (CBT-E)

Das Vorgehen in der kognitiv-behavioralen Therapie für AN (Pike et al. 2003) basiert auf einem kognitiv-behavioralen Ätiologiemodell und ist an Empfehlungen von Garner et al. 1997 orientiert (s. Pike et al. 2003). Es fokussiert auf bewusste Überzeugungen und Annahmen, die maladaptives Verhalten aufrechterhalten, und beinhaltet Hausaufgaben sowie ein Selbstmonitoring. Drei Therapiephasen werden unterschieden:

- Die erste dient dem Aufbau einer tragfähigen therapeutischen Beziehung, der Exploration zentraler Symptome und der Psychoedukation und beinhaltet eine Ernährungsberatung.
- In der zweiten Phase stehen eine Gewichtsveränderung und die Normalisierung des Essverhaltens im Vordergrund.
- Der abschließende Abschnitt dient der Rückfallprophylaxe.

Als Intervention nach einer stationären Therapie war eine KVT mit 50 Sitzungen einem reinen Ernährungsmanagement (ebenfalls 50 Sitzungen) signifikant überlegen, was den Zeitpunkt und den Prozentsatz an Rückfällen anbelangt. In einer weiteren Studie (McIntosh et al. 2005) mit einer Fallzahl von < 20 Patienten zeigten sich positive Veränderungen im Behandlungsverlauf, die aber geringer ausfielen als unter Behandlung mit SSCM.

CBT-E (*cognitive-behavioral therapy – enhanced*; Fairburn 2012) ist ein Verfahren, das vor dem Hintergrund des „transdiagnostischen Modells" entwickelt wurde. Es liegt in einer kurzen (20 Sitzungen) und einer längeren Form (40 Sitzungen) vor und umfasst vier Phasen (Psychoedukation, Symptommonitoring, kognitive Strategien und Verhaltensexperimente, Rückfallprophylaxe). Mithilfe von verschiedenen Modulen kann eine Reihe von Problembereichen adressiert werden, z. B. maladaptiver Perfektionismus, interpersonelle Probleme oder Affekttoleranz. Ziel ist bei untergewichtigen Patientinnen das Erreichen eines angemessenen Gewichts und eine Normalisierung des Essverhaltens. In einer großen Studie war CBT-E wirksam (Zipfel et al. 2014). Die Effekte waren mit denen einer TAU-Bedingung und eines psychodynamischen Vorgehens (PFT) vergleichbar (s. o.).

Sonstige

- Die **kognitiv-analytische Therapie (CAT)** kombiniert Elemente aus der kognitiven und der psychodynamischen Fokaltherapie (Ryle 1990); sie wurde in zwei Studien mit kleiner Fallzahl (< 20 pro Arm) untersucht.
- Die **Interpersonelle Psychotherapie (IPT)** wurde zunächst für die Bulimia nervosa und später für die AN adaptiert (s. McIntosh et al. 2005); es liegt eine Studie mit ebenfalls vergleichsweise kleiner Fallzahl (N = 21) vor (McIntosh et al. 2005).
- Die **psychoanalytische Fokaltherapie** (Dare und Crowther 1995) basiert auf psychoanalytischen Konzepten (nichtdirektive Haltung des Therapeuten, Exploration der Bedeutung der Symptome im Kontext biografischer Erfahrungen und in Beziehungen zu anderen, einschließlich zu der zum Therapeuten); sie in einer Studie mit ebenfalls kleiner Fallzahl (12 Patienten beendeten die Therapie) ebenso wie ein **familientherapeutischer Ansatz** (FT: die Erkrankung wird als ein Problem adressiert,

das die gesamte Familie betrifft, und diese aktiv in den Veränderungsprozess einbezogen; Eisler et al. 1997) effektiver (Gewichtszunahme) als eine Kontrollbedingung und CAT (Dare et al. 2001).
- Die **kognitive Therapie für AN (KT)** und die **Verhaltenstherapie (VT)** stellen Adaptationen dieser Verfahren für die Behandlung der AN dar. Bei der VT wird versucht, die Nahrungsmenge und das Gewicht mithilfe eines täglichen Monitorings zu erhöhen (Treasure et al. 1995), während in der kognitiven Therapie (Serfaty et al. 1999) eine Reduktion essensbezogener Ängste und Schuldgefühle sowie dysfunktionaler Kognitionen im Vordergrund steht. Auf die Wirksamkeit der Verfahren gibt es Hinweise aus jeweils einer kleineren Studie (Treasure et al. 1995; Serfaty et al. 1999).
- Touyz et al. (2013) passten **KVT- und SSCM-Manuale an die Bedürfnisse von Patienten mit einem sehr langwierigen Verlauf der Erkrankung** an, mit dem Ziel, neben einer körperlichen Stabilisierung vor allem eine Verbesserung der Lebensqualität, der Stimmungslage und der sozialen Integration zu erreichen. Es zeigten sich positive Veränderungen im Therapieverlauf, aber kein Unterschied zwischen den Verfahren.

27.4.2 Bulimia nervosa (➤ Tab. 27.4)

Im Vergleich zur AN liegt zur Behandlung der BN eine größere Anzahl an RCTs vor. Allerdings wurden in den letzten Jahren weniger Studien mit geringerer Fallzahl zur Therapie der BN durchgeführt. Dementsprechend liegt die Veröffentlichung systematischer Reviews auch schon einige Jahre zurück (Deutsche AWMF S3-Leitlinien, Hay et al. 2009; Treasure et al. 2010). Die letzte Zusammenfassung der Therapieliteratur zur BN findet sich in den australischen Praxisleitlinien (Hay et al. 2014). Die Literatur zu internetbasierter Therapie (zumeist Selbsthilfe) wurde von Hay und Claudino (2015) zusammengefasst.

In der Therapie der BN liegt die bei Weitem umfangreichste Evidenz für die kognitive Verhaltenstherapie (**KVT**; *cognitive behavioral therapy,* **CBT**) vor, wobei zuletzt vor allem die von Fairburn entwickelte *„enhanced"* Version (**CBT-E**) Anwendung fand, die auf einem transdiagnostischen Modell von Essstörungen basiert. Die 4 Phasen der Therapie wurden bereits kurz in ➤ Kap. 27.4.1 beschrieben. Die Techniken und Methoden der CBT-E werden daher hier vorrangig dargestellt. Eine erweiterte Version von CBT-E *(broad version;* **CBT-Eb**) befasst sich mit zusätzlichen zentralen aufrechterhaltenden Faktoren und beinhaltet zusätzliche Module zu interpersonellen Defiziten, Perfektionismus und geringem Selbstwertgefühl, die bei Bedarf ergänzt werden können. CBT-Eb hat sich bei Patienten mit komorbider Persönlichkeitsstörung und anderen komplexeren Psychopathologien gegenüber CBT-E als überlegen erwiesen (Fairburn et al. 2009).

Studien, die mit dem transdiagnostischen CBT-E-Ansatz durchgeführt werden, schließen in der Regel eine diagnostisch breitere Gruppe ein, die neben Patienten mit den vollen Kriterien einer BN auch Patienten mit BES und Patienten mit subsyndromalen oder nicht näher bezeichneten Essstörungen einschließt.

CBT-E war der **interpersonellen Psychotherapie (IPT)** vor allem am Behandlungsende überlegen (Fairburn et al. 2015), während sich im Langzeitverlauf geringe bis keine Unterschiede in der Wirksamkeit mehr ergaben. Patienten müssen über den verzögerten Wirkungseintritt der IPT informiert werden. Die IPT bei Essstörungen geht von der Annahme aus, dass interpersonelle Probleme wesentlich an der

Tab. 27.4 Wirksamkeitsnachweise für verschiedene Psychotherapien bei BN

Evidenzgrad	Evidenzbasis	Wirksamkeit auf
Ia	Kognitive Verhaltenstherapie für BN (KVT-BN), „enhanced" KVT (CBT-E) und erweiterte CBT-E (CBT-Eb)	Essanfälle, kompensatorische Maßnahmen, Essstörungspathologie, allgemeine Psychopathologie, Selbstwert, Perfektionismus, interpersonelle Defizite
Ib	Interpersonelle Psychotherapie (IPT) – modifiziert für Essstörungen	Essanfälle, kompensatorische Maßnahmen, Essstörungspathologie, allgemeine Psychopathologie, interpersonelle Probleme
IIa	Dialektisch-behaviorale Therapie – modifiziert für Essstörungen	Essanfälle, kompensatorische Maßnahmen, Essstörungspathologie, allgemeine Psychopathologie
	Integrative kognitiv-affektive Therapie (ICAT)	Essanfälle, kompensatorische Maßnahmen, Essstörungspathologie, allgemeine Psychopathologie
	Angeleitete Selbsthilfe, auf KVT basierend (auch als E-Mental-Health Angebot)	Essanfälle, kompensatorische Maßnahmen, Essstörungspathologie, allgemeine Psychopathologie
	Psychodynamische Fokaltherapie *(short-term focal psychotherapy),* (supportiv-expressive Therapie)	Essanfälle, kompensatorische Maßnahmen, Essstörungspathologie
	Analytische Langzeittherapie	Essanfälle, kompensatorische Maßnahmen Essstörungspathologie, allgemeine Psychopathologie (der KVT aber signifikant unterlegen)

Entstehung und Aufrechterhaltung von Essstörungen beteiligt sind und dass eine Lösung jener Probleme, die aktuell störungsrelevant sind, zu einer Verbesserung der Essstörungssymptome führt. Der Schwerpunkt der Behandlung liegt auf der Bearbeitung von potenziellen Problemen in vier interpersonellen Bereichen:
- Rollenwechsel und -übergänge
- Interpersonelle Auseinandersetzungen
- Soziale/interpersonelle Defizite und Trauer
- Gestörte interpersonale Beziehungen und soziale Rollen

Spezifische Techniken zur Veränderung des Essverhaltens (z. B. Selbstbeobachtung, Informationsvermittlung) sind dabei nicht Bestandteil der Behandlung. Die IPT liegt als Einzeltherapie und im Gruppenformat vor. Als spezifisches Therapieverfahren wurde die IPT nach den kognitiv-verhaltenstherapeutischen Verfahren am häufigsten (d. h. an der größten Anzahl von Patientinnen) untersucht.

Der **integrativen kognitiv-affektiven Therapie (ICAT)** liegt das Modell der Selbstdiskrepanz-Theorie zugrunde. Bei Patientinnen mit BN wurde empirisch eine erhebliche Diskrepanz zwischen Real-Selbst und Ideal-Selbst gefunden, die für negative Emotionen und Essstörungssymptome verantwortlich gemacht wird. ICAT war in allen Ergebnisparametern ebenso effektiv wie CBT-E (Wonderlich et al. 2014).

27.4.3 Binge-Eating-Störung (> Tab. 27.5)

Die BES ist die häufigste Essstörung, wird aber erst seit 1994 im DSM-Klassifikationssystem erwähnt. Daher liegt die Studienlage hinter der zur BN zurück. Es wurden vor allem Therapiemanuale, die sich bei der BN bewährt haben, für die BES adaptiert. Neben der Metaanalyse von Vocks et al. (2010), die im Rahmen der deutschen Leitlinie erstellt wurde, basieren die Wirksamkeitsbelege auf zwei Übersichtsarbeiten (McElroy et al. 2015; Amianto et al. 2015), der aktuellen australischen Leitlinie (Hay et al. 2014) und einem Bericht der amerikanischen *Agency for Healthcare Research and Quality* (AHRC; Berkman et al. 2015).

Wie bei der BN liegt bei der BES die meiste Evidenz für eine störungsorientierte kognitiv-verhaltenstherapeutische Psychotherapie (**CBT** und **CBT-E**) vor.

KVT-basierte angeleitete **Selbsthilfeansätze** scheinen ähnlich effektiv zu sein wie Face-to-face-KVT. Im Vergleich zur BN profitieren Patienten mit BES mehr von angeleiteten Selbsthilfeansätzen (Beintner et al. 2014).

Auch für die essstörungsspezifische Variante der **IPT** liegt Evidenz zur Wirksamkeit bei BES vor. Im Gegensatz zur BN ist die IPT bei BES sowohl kurz- als auch langfristig genauso effektiv wie die KVT.

Die Remissionsraten für Essanfälle sind generell höher als bei BN und liegen für KVT und IPT bei 60 %. Gruppen und Einzeltherapien scheinen eine vergleichbare Wirksamkeit zu haben.

Behaviorale Gewichtsreduktionsprogramme können kurzfristig nicht nur das Gewicht, sondern auch die Anzahl der Essanfälle verringern. Der Gewichtsverlust kann in der Regel langfristig nicht gehalten werden, und die Langzeiterfolge bzgl. der Essanfälle sind geringer als bei anderen Therapieansätzen (KVT und IPT).

Die Evidenz für **DVT** und **psychodynamische Therapie** ist spärlich und basiert auf jeweils einer vergleichsweise kleinen Studie.

27.5 Stationäre und teilstationäre Behandlung

Eine stationäre Therapie spielt bei der Behandlung der AN eine größere Rolle als bei der Therapie der anderen Essstörungen. Stationäre Programme haben den Vorteil der Überwachungsmöglichkeit bei starker körperlicher Gefährdung

Tab. 27.5 Wirksamkeitsnachweise für verschiedene Psychotherapien bei BES

Evidenzgrad	Evidenzbasis	Wirksamkeit auf
Ia	Kognitiv-behaviorale Therapien: CBT und CBT-E	Essanfälle, Essstörungspathologie, allgemeine Psychopathologie, Gewichtsstabilisierung (aber keine nachhaltige Gewichtsreduktion)
Ib	Interpersonelle Psychotherapie (IPT) – modifiziert für Essstörungen	Essanfälle, Essstörungspathologie, allgemeine Psychopathologie, interpersonelle Probleme Gewichtsstabilisierung (aber keine nachhaltige Gewichtsreduktion)
	Behaviorale Gewichtsreduktionsprogramme	Essanfälle, Gewichtsreduktion, Essstörungspathologie (aber Verschlechterung im Langzeitverlauf)
	Angeleitete Selbsthilfe, auf KVT basierend (auch als E-Mental-Health-Angebot)	Essanfälle, Essstörungspathologie, allgemeine Psychopathologie, Gewichtsstabilisierung
IIa	Dialektisch-behaviorale Therapie (DBT) – modifiziert für Essstörungen	Essanfälle, Essstörungspathologie
	Psychodynamische Psychotherapie	Essanfälle, Essstörungspathologie, allgemeine Psychopathologie

und der kontinuierlichen Anwesenheit einer professionellen Helferperson. Die konkrete Arbeit am Essverhalten, die als zentrales Element stationärer Anorexiebehandlung angesehen werden kann, beinhaltet die Einhaltung einer Mahlzeitenstruktur, die Vorgabe von Essensmengen und begleitetes Essen sowie übende Elemente (bezogen auf Essrituale und Nahrungsauswahl sowie zunehmend eigenständigeren Umgang mit dem Essen). Klare Vereinbarungen („Verträge") zwischen der Patientin und dem Behandlungsteam hinsichtlich Zielgewicht und wöchentlicher Gewichtszunahme sollten getroffen werden.

Bei stationärer Behandlung ist eine weitgehende Gewichtsrestitution anzustreben (bei Erwachsenen: BMI zwischen 18 und 20 kg/m^2; bei Kindern und Jugendlichen: die 25. BMI-Altersperzentile, mindestens aber die 10. BMI-Altersperzentile).

Eine Phase der Gewichtsstabilisierung vor Entlassung (Halten des Zielgewichts über einen Zeitraum von 2–4 Wochen) hat sich bewährt und ist mit einer niedrigeren Rehospitalisierungsrate verbunden.

Folgende Kriterien sprechen für eine stationäre Behandlung:

- **Hoher Krankheitsschweregrad der Essstörung:**
  - Rapider oder anhaltender Gewichtsverlust (> 20 % über 6 Monate)
  - Gravierendes Untergewicht (BMI < 15 kg/m^2 bzw. bei Kindern und Jugendlichen unterhalb der 3. Altersperzentile)
  - Schwere bulimische Symptomatik (z. B. Laxanzien-/Diuretikaabusus, schwere Essanfälle mit Erbrechen) oder exzessiver Bewegungsdrang, die ambulant nicht beherrscht werden können
  - Geringe Krankheitseinsicht, geringe Motivation
  - Ausgeprägte Chronifizierung, sehr chaotisches Essverhalten
- **Unzureichende Veränderung im ambulanten Setting:**
  - Fehlender Erfolg einer ambulanter Behandlung
  - Anhaltender Gewichtsverlust oder unzureichende Gewichtszunahme über 3 Monate (bei Kindern und Jugendlichen früher) trotz ambulanter oder tagesklinischer Behandlung
  - Überforderung im ambulanten Setting, da dieses zu wenig strukturierte Vorgaben bieten kann (Mahlzeitenstruktur, Essensmengen, Rückmeldungen zum Essverhalten, Motivationsbildung)
  - Fehlen einer ausreichenden ambulanten Behandlungsmöglichkeit am Wohnort der Patientin
- **Probleme im sozialen Umfeld:** soziale oder familiäre Einflussfaktoren, die einen Gesundungsprozess stark behindern (z. B. soziale Isolation, problematische familiäre Situation, unzureichende soziale Unterstützung)
- **Psychische und physische Komorbidität:**
  - Ausgeprägte psychische Komorbidität (z. B. Selbstverletzung, Suizidalität)
  - Körperliche Gefährdung oder Komplikationen (z. B. Typ-1-Diabetes, Schwangerschaft)
  - Notwendigkeit der Behandlung durch ein multiprofessionelles Team mit krankenhaustypischen Heilmethoden (stationäre Intensivtherapie)

Patientinnen mit BN oder BES müssen nur in seltenen Fällen (vor allem bei Vorliegen gravierender Komorbidität oder massiv entgleistem Essverhalten) in einer Klinik behandelt werden. Bei der BN-Behandlung ist dabei eine Therapie in einer spezialisierten Tagesklinik langfristig einer stationären Behandlung sogar überlegen (Zeeck et al. 2009a, b).

27.6 Selbsthilfe

Für einige Patientinnen und Patienten mit BN und BES kann die Teilnahme an einem evidenzbasierten Selbsthilfeprogramm, das mit Anleitung erfolgt („angeleitete Selbsthilfe") und auf Elementen der KVT beruht, eine ausreichende Therapie darstellen (Berkman et al. 2015; Beintner et al. 2014; Perkins et al. 2006). Vor allem bei der BES scheinen keine wesentlich schlechteren Therapieergebnisse gegenüber der traditionellen Einzeltherapie vorzuliegen. Therapien mit therapeutischer Begleitung weisen stärkere Effekte auf als unbegleitete Therapien. Fällt das Ausmaß des therapeutischen Kontakts unter ein gewisses Minimum, geht dies auch mit höheren Abbruchraten einher.

Wenn es nach wenigen Wochen zu keinem Therapieerfolg kommt, sind jedoch intensivere psychotherapeutische Ansätze notwendig. Bei Jugendlichen erwies sich eine therapeutisch geleitete kognitiv-verhaltenstherapeutische Selbsthilfegruppe im Vergleich mit einer familientherapeutischen Maßnahme als genauso wirksam, aber deutlich kostengünstiger (Schmidt et al. 2007). Auch auf kognitiv-behavioralen Strategien beruhende internetbasierte interaktive Therapieformen haben sich bei BN, BES, subsyndromalen Essstörungen und bei Risikopopulationen als wirksam erwiesen (Bauer und Moessner 2013; Melioli et al. 2016).

In der Therapieforschung wird, nicht zuletzt aus ökonomischen Gründen, in den letzten Jahren ein stufenweises Vorgehen bei der Behandlung psychischer Störungen propagiert. Die therapeutische Rationale für Selbsthilfe ist, dass in vielen Fällen spezifische und teure psychotherapeutische Behandlung nicht notwendig sei und man außerdem Betroffene erreichen könne, die sonst keine Therapie in Anspruch nehmen würden (Wagner et al. 2013).

Bisher ist die Effektivität nur weniger Manuale empirisch überprüft worden, zwei davon liegen auch in deutscher Version vor (Schmidt und Treasure 2000; Fairburn 2004). Die Unterstützung bei angeleiteter Selbsthilfe kann evtl. auch von Nicht-Fachleuten in nicht auf die Therapie von Essstörungen spezialisierten Settings durchgeführt werden, wobei die Effektivität dieser Maßnahme nicht klar ist (Banasiak et al. 2005).

> **Resümee**
>
> Die Nutzung moderner Medien und sozialer Medien bietet sich also auch in der Behandlung von Essstörungen an. Internetbasierte Ansätze mit Anleitung über E-Mail scheinen vergleichbar effektiv zu sein wie die Arbeit an einem Buch mit Anleitung im persönlichen Kontakt. Auch bei anorektischen Patientinnen ist die Akzeptanz von internetbasierter Selbsthilfe hoch und könnte eine hilfreiche Therapieoption zur Rückfallprophylaxe darstellen (Fichter et al. 2012). Unklar bleibt, wie eine Finanzierung in der Regelversorgung übernommen werden könnte.

27.7 Gesamtbehandlungsplan

Die psychotherapeutische Versorgung findet in allen beteiligten Behandlungssektoren statt. Es werden in der Regel – vor allem in Deutschland – sowohl ambulante als auch (teil-)stationäre Leistungen erbracht, und es ist erforderlich, dass Vor- und Nachsorge adäquat sind. Der Übergang von einer Klinikbehandlung in die ambulante Situation bedarf besonderer Aufmerksamkeit, da Rückfälle häufig sind. Die Gründe dafür liegen u. a. in einem Mangel an effektiven Nachbehandlungsmöglichkeiten und notwendig werdenden Therapeutenwechseln. Der Übergang in die ambulante Weiterbehandlung ist oft wegen langer Wartezeiten nicht zeitnah gewährleistet. Eine ambulante Weiterbehandlung sollte sich aber möglichst direkt anschließen. Günstig ist auch eine stufenweise Entlassung („Step-down") über einen tagesklinischen Abschnitt am Ende der Therapie. In der Behandlung adoleszenter Patientinnen mit einer AN war eine kurze stationäre Aufnahme mit anschließender tagesklinischer Therapie ebenso wirksam wie eine rein vollstationäre Behandlung (Herpertz-Dahlmann et al. 2014).

Wichtig ist zu berücksichtigen, dass die Therapien von Essstörungen meistens über mehrere Jahre verlaufen. Die Antizipation von Rückfällen und die Erstellung eines „Gesamtbehandlungsplans", der das Angebot einer Wiederaufnahme einschließen kann, sind nötig – ebenso eine Aufklärung der Patienten und Angehörigen („Enttäuschungsprophylaxe"). Günstig sind Angebote der Kliniken, die den Übergang in die ambulante Situation erleichtern, z. B. poststationäre Gruppen oder internetbasierte Hilfe (Fichter et al. 2012). Es bedarf einer optimalen Kommunikation zwischen den beteiligten Behandlern, um Schnittstellenprobleme bzw. Brüche im System zu verhindern.

27.8 Adipositas

Repräsentative Daten zum aktuellen Stand von Adipositas bei Erwachsenen in Deutschland liefert die von 2008 bis 2011 durchgeführte „Studie zur Gesundheit Erwachsener in Deutschland" (DEGS1) des Robert Koch-Instituts (RKI), in der 7 116 Personen im Alter zwischen 18 und 79 Jahren untersucht wurden. Demnach beträgt die Prävalenz der Adipositas (BMI $\geq 30\,\text{kg/m}^2$) bei Männern 23,3 % und bei Frauen 23,9 % (Kurth 2012).

Der moderne inaktive Lebensstil mit hohem passivem Medienkonsum, Bewegungsmangel und der hohen Verfügbarkeit energiedichter Speisen und Getränke spielt die entscheidende Rolle in der Entstehung und vor allem der raschen Zunahme der Adipositasprävalenz. Die ständige Verfügbarkeit von Nahrungsmitteln vornehmlich in den westlichen Industrienationen, aber auch Schwellenländern fördert deren Konsum, wobei die aufgenommene Nahrungsmenge mit der Portionsgröße unabhängig vom Geschmack steigt.

Genetische Faktoren erhöhen die Vulnerabilität. Eine vorwiegend psychische Genese ist bei einer Subgruppe adipöser Menschen zu finden, bei denen die Nahrungsaufnahme neben der Sättigung auch der Regulation negativer Affekte dient.

In Deutschland sind die gerade 2013 neu überarbeiteten S3-Leitlinien zur „Prävention und Therapie der Adipositas" unter der Federführung der Deutschen Adipositas-Gesellschaft (DAG 2014) und die bis Ende 2015 gültigen Leitlinien zur „Chirurgie der Adipositas" unter Federführung der Deutschen Gesellschaft für Allgemein- und Viszeralchirurgie e. V. (DGAV 2010) verfügbar.

Eine Gewichtssenkung wirkt sich bei adipösen Menschen positiv auf die meisten somatischen und psychischen Komorbiditäten aus. Wesentliche Komponenten jeder Behandlung der Adipositas sind:
- Ernährungsumstellung
- Bewegungssteigerung
- Verhaltensmodifikation (heute oft als „Lifestyle-Änderung" bezeichnet)
- Chirurgische Interventionen bei extremer Adipositas

Da sich keine Diätstrategie als überlegen erwiesen hat, empfehlen die neuen Leitlinien je nach Vorliebe der Patienten Ernährungsformen, die über einen ausreichenden Zeitraum zu einem Energiedefizit führen und keine Gesundheitsschäden hervorrufen. Extrem einseitige Ernährungsformen (z. B. totales Fasten oder Crash-Diäten) sind wegen hoher medizinischer Risiken und fehlendem Langzeiterfolg nicht ratsam. Explizit empfohlen wird der Verzicht auf Fastfood, Alkohol und zuckerhaltige Softdrinks.

Da es sich meist um ein chronisches Problem handelt, ist zudem eine langfristige Betreuung unverzichtbar (de Zwaan 2013). Auch wenn Adipositas in der Regel nicht heilbar ist, kann mit adäquaten Maßnahmen eine signifikante Senkung der Begleitrisiken erreicht werden. Lebensstilveränderungen müssen zudem in das tägliche Leben integriert werden können.

Die Leitlinien empfehlen, dass die Therapieziele realistisch sein und an individuelle Bedingungen angepasst werden sollten. Folgende Ziele innerhalb von 6–12 Monaten hinsichtlich der Gewichtsabnahme sollten angestrebt werden.
- BMI 25–35 kg/m^2: > 5 % des Ausgangsgewichts
- BMI > 35 kg/m^2: > 10 % des Ausgangsgewichts

Mittels Ernährungs- und Bewegungstherapie kann bei adipösen Erwachsenen ein Gewichtsverlust von durchschnittlich 3–5 kg erzielt werden (Jain 2005). Allerdings haben nach 5 Jahren mindestens 85 % der Betroffenen ihr altes Gewicht wieder erreicht (Ayyad und Andersen 2000). Tsai und Wadden (2005) kommen in einem Übersichtsartikel zu dem Ergebnis, dass die Evidenz für die meisten kommerziellen Gewichtsreduktionsprogramme (einschl. WeightWatchers) unbefriedigend ist. Es liegen zudem nur sehr wenige kontrollierte Studien zu Langzeitergebnissen und Kosteneffizienz vor.

Psychotherapie ist eine wichtige Säule der Behandlung von Adipositas. Primär kommen verhaltenstherapeutische Ansätze zur Anwendung, die verschiedene Elemente enthalten sollen (Teufel et al. 2011):
- Selbstbeobachtung von Verhalten und Fortschritt (Körpergewicht, Essmenge, Bewegung)
- Einübung eines flexibel kontrollierten Ess- und Bewegungsverhaltens (im Gegensatz zur rigiden Verhaltenskontrolle)
- Stimuluskontrolle
- Kognitive Umstrukturierung (Modifizierung dysfunktionaler Gedankenmuster)
- Zielvereinbarungen
- Problemlösetraining/Konfliktlösetraining
- Soziales Kompetenztraining/Selbstbehauptungstraining
- Verstärkerstrategien (z. B. Belohnung von Veränderungen)
- Rückfallprävention
- Strategien zum Umgang mit wieder ansteigendem Gewicht
- Soziale Unterstützung

Vor allem die Motivationsphase und Initiierung von Veränderung sowie die Phase der Aufrechterhaltung stellen für Betroffene wie Behandler die größte Herausforderung dar (Teufel et al. 2011). Die Übergänge zur Verhaltenstherapie der Adipositas als psychotherapeutische Intervention sind fließend, mit einer Verschiebung des Fokus auf die Psychopathologie und die Funktionalität von Essen und Gewicht und der aus ihr abzuleitenden dysfunktionalen, mit einer positiven Energiebilanz einhergehenden Kognitionen und Verhaltensweisen (Becker et al. 2007).

Es wurden zahlreiche Theorien zur Psychogenese des Übergewichts (tiefenpsychologisch, lerntheoretisch etc.) entwickelt, bis heute existieren jedoch keine schlüssigen Hinweise für eine ausschließlich psychische Verursachung von Übergewicht und Adipositas. Unabhängig von der Ausrichtung des Psychotherapieverfahrens gilt, dass in der Ursachenforschung die Bedeutung psychischer Faktoren für die Pathogenese der Adipositas im Verlauf der letzten Jahrzehnte stark relativiert wurde (Herpertz 2008; Herpertz und de Zwaan 2008). Dies schließt nicht aus, dass im Einzelfall psychische Faktoren eine große Rolle in der Genese von Übergewicht und Adipositas spielen können (Mühlhans und de Zwaan 2008; de Wit et al. 2010; Gariepy et al. 2010). So kann eine Binge-Eating-Symptomatik Ausdruck einer Affektregulationsstörung sein und dem Versuch dienen, dysphorische Stimmungen wenigstens passager zu neutralisieren. Bei (sexuell) traumatisierten Patientinnen kann die Adipositas auch einen protektiven Charakter gegenüber Sexualität einnehmen.

Eingedenk der geringen Erfolgsrate konservativer Behandlungsmaßnahmen können auch die Krankheitsbewältigung und die Verbesserung der Lebensqualität in den Mittelpunkt therapeutischer Überlegungen rücken. Diskriminierung bis hin zur offenen Stigmatisierung, permanentes und langfristig erfolgloses Diäthalten und die Tatsache, nicht den gesellschaftlichen Gewichtsstandards zu entsprechen, kann als außerordentlich belastend erlebt werden. Gesellschaftliche Vorurteile und Diskriminierung gegenüber adipösen Menschen machen auch vor Psychotherapeuten nicht halt (Hilbert et al. 2013). Monokausale Erklärungen („Willensschwäche") sowohl vonseiten des Therapeuten als auch des Patientin sind nicht zielführend und entmutigen den Patienten. Gerade im Hinblick auf die Selbstwirksamkeit als wesentliche Determinante des Selbstwerterlebens des Patienten ist eine therapeutische Haltung gefordert, die weniger eine Gewichtsabnahme als vielmehr eine Gewichtsstabilisierung favorisiert (Herpertz und de Zwaan 2008).

MERKE

Jeder Therapeut muss überprüfen, ob das adipöse Körpergewicht eines Patienten Einfluss auf die Therapeut-Patient-Beziehung hat oder – in psychoanalytischer Terminologie – den Übertragung-Gegenübertragungs-Prozess beeinflusst.

LITERATURAUSWAHL

AWMF Leitlinien zur Therapie der Essstörungen. www.awmf.org/leitlinien/aktuelle-leitlinien/ll-liste/deutsche-gesellschaft-fuer-psychosomatische-medizin-und-aerztliche-psychotherapie.html, 2010–2015.

Berkman ND, Brownley KA, Peat CM, et al. (2015). Management and Outcomes of Binge-Eating Disorder [Internet]. Rockville (MD): AHRQ Comparative Effectiveness Reviews. Agency for Healthcare Research and Quality (US); Dec. Report No.: 15(16)-EHC030-EF.

Couturier J, Kimber M, Szatmari P (2013). Efficacy of family-based treatment for adolescents with eating disorders: a systematic review and meta-analysis. Int J Eat Disord 46: 3–11.

Deutsche Adipositas Gesellschaft (DAG) (2014). Interdisziplinäre Leitlinie der Qualität S3 zur „Prävention und Therapie der Adipositas". AWMF-Register Nr. 050/001 Version 2.0 www.awmf.org/leitlinien/.

Fairburn CG, Cooper Z, Shafran R (2003). Cognitive behaviour therapy for eating disorders: a "transdiagnostic" theory and treatment. Behav Res Ther 41: 509–528.

Friederich H-C, Herzog W, Wild B, et al. (2014). Anorexia nervosa. Fokale psychodynamische Psychotherapie. Göttingen: Hogrefe.

Hay PJ, Touyz S, Sud R (2012). Treatment for severe and enduring anorexia nervosa: a review. Aust N Z J Psychiatry 46: 1136–1144.

Hay P, Chinn D, Forbes D, et al. (2014). Royal Australian and new Zealand College of Psychiatrists clinical practice guidelines for the treatment of eating disorders. Aust N Z J Psychiatry 48: 977–1008.

Herpertz-Dahlmann B, Schwarte R, Krei M, et al. (2014). Day-patient treatment after short inpatient care versus continued inpatient treatment in adolescents with anorexia nervosa (ANDI): a multicentre, randomised, open-label, non-inferiority trial. Lancet 383: 1222–1229.

McIntosh VV, Jordan J, Luty SE, et al. (2006). Specialist supportive clinical management for anorexia nervosa. Int J Eat Disord 39: 625–632.

Zeeck A, Weber S, Sandholz A, et al. (2009a). Inpatient versus day clinic treatment for bulimia nervosa: a randomized clinical trial. Psychother Psychosom 78: 152–160.

Zipfel S, Wild B, Groß G, et al. (2014). Focal psychodynamic therapy, cognitive behaviour therapy, and optimised treatment as usual in outpatients with anorexia nervosa (ANTOP study): randomised controlled trial. Lancet 383: 127–137.

Zipfel S, Giel KE, Bulik CM, et al. (2015). Anorexia nervosa: aetiology, assessment, and treatment. Lancet Psychiatry 2: 1099–1111.

KAPITEL 28

Peter Henningsen und Alexandra Martin

Somatoforme Störungen, somatische Belastungsstörung

Kernaussagen

- Somatoforme Störungen treten bei bis zu 25 % aller Patienten in der Primärversorgung und auch häufig in der fachsomatischen Versorgung auf. Die drei wichtigsten Typen von Beschwerden sind Schmerzen aller Lokalisationen, Funktionsstörungen einzelner Körperorgane und Erschöpfungsbeschwerden. Gleichzeitiges Auftreten von Angst- und depressiven Störungen ist sehr häufig.
- Psychodynamisch-interpersonelle Ätiologiemodelle heben auf eine frühe Beeinträchtigung der Körperbeziehung und der Affektdifferenzierung als Dispositionsfaktor ab. Kognitiv-behaviorale Modelle betonen die Bedeutung der somatosensorischen Verstärkung (Amplifikation). Beide heben auch die maladaptive Bedeutung der subjektiven Krankheitsmodelle der Patienten und des damit zusammenhängenden Krankheitsverhaltens hervor.
- Die Klassifikation somatoformer Störungen ist unübersichtlich und mangelhaft; besonders problematisch für die Verständigung ist die Parallelklassifikation derselben Patienten als funktionelle Syndrome in der somatischen Medizin. Welche Auswirkungen die Einführung der Kategorie der „somatischen Belastungsstörung" im DSM-5 haben wird, ist noch ebenso wenig abzusehen wie die der entsprechenden neuen Kategorie in ICD-11 ab 2017.
- Die allgemeinen Handlungsempfehlungen für Hausärzte und die Ziele der Psychotherapie in der Initialphase gelten schulenübergreifend. Besonders wichtig sind: aktive Haltung des Therapeuten, Legitimation der Beschwerden und Hilfe bei der Bewältigung. Die speziellen verhaltenstherapeutischen Aspekte in der Psychotherapie somatoformer Störungen heben auf Verhaltensanalyse, Entspannungsübungen, Biofeedback, Aufmerksamkeitslenkung sowie kognitive und Verhaltenstechniken ab.
Die speziellen psychodynamischen Aspekte fokussieren auf die aktive Haltung des selektiv authentischen Therapeuten, die Unterstützung bei der Affektdifferenzierung und die Bearbeitung der mit den Körperbeschwerden verbundenen Beziehungsepisoden.

28.1 Einleitung

Somatoforme Störungen sind durch anhaltende beeinträchtigende Körperbeschwerden charakterisiert, für die sich nach angemessener Untersuchung keine ausreichende organische Erklärung im Sinne der strukturellen Organpathologie finden lässt. Diese Störungen sind auf allen Gebieten des Gesundheitswesens häufig anzutreffen, führen zu einer überproportionalen, dysfunktionalen und besonders kostenintensiven Inanspruchnahme desselben und gehen, insbesondere bei schwereren Verläufen, gehäuft mit Angst-, depressiven und Persönlichkeitsstörungen einher.

Weltweit klagen die Betroffenen am häufigsten über Schmerzen unterschiedlicher Lokalisation; es folgen organbezogene Funktionsstörungen wie Herz- und Darmbeschwerden oder Schwindel sowie Erschöpfungssymptome. Der Umgang mit Patienten mit somatoformen Störungen gilt traditionell als schwierig, weil sie häufig trotz gegenteiliger Versicherung der Ärzte auf einer organischen Ursache ihrer Beschwerden beharren und psychotherapeutische Hilfe zumindest initial ablehnen. Im Beharren auf organischen Erklärungen geht es vor allem darum, als legitim Kranker anerkannt zu werden mit Körperbeschwerden, die in unserem dichotomen System der Krankheitsklassifikation in das Niemandsland zwischen klar organischen und klar psychischen Störungen fallen (vgl. für eine umfassende Darstellung auch Creed et al. 2011).

> **MERKE**
> Die Erfahrungen der letzten Jahre haben gezeigt, dass **störungsorientierte Handlungsstrategien** auf allen Versorgungsebenen schulenübergreifend entgegen früherer Ansichten durchaus befriedigende Ergebnisse in der Behandlung somatoformer Störungen erzielen können.

28.2 Epidemiologie

In zwei deutschen Bevölkerungsuntersuchungen der 1990er-Jahre (dem bundesweiten Zusatzsurvey „Psychische Störungen" und im Rahmen der TACOS-Studie) sind somatoforme Störungen als zweithäufigste Störungen (1-Monats-Prävalenz 7,5 %) nach Angststörungen und vor affektiven Störungen bzw. als dritthäufigste (Lebenszeitprävalenz 12,9 %) nach Suchtstörungen und Angststörungen zentral repräsentiert (Meyer et al. 2000; Wittchen et al. 1999)[1]. Auch Jugendliche sind schon in erheblichem Ausmaß von unklaren körperlichen Beschwerden betroffen, insbesondere von der undifferenzierten somatoformen Störung (Lieb et al. 2002).

Wesentlich häufiger als in der Allgemeinbevölkerung kommen somatoforme Störungen im medizinischen Versorgungssystem vor (Creed und Barsky 2004). In einer internationalen Studie der WHO hatten insgesamt ca. 24 % aller Primärversorgungspatienten mindestens eine somatoforme Störung, wobei ein Viertel die Kriterien von mehr als einer somatoformen Störung erfüllte (Janca et al. 1999).

Auch in der somatischen Spezialversorgung finden sich – in variabler Ausprägung je nach Fachgebiet – hohe Raten organisch unerklärter Körperbeschwerden, die allerdings dort meist als funktionelle Syndrome und weniger als somatoforme Störungen diagnostiziert werden (Wessely et al. 1999). So fand sich in einer Studie von Reid et al. (2001) unter denjenigen Patienten, die häufiger somatische Spezialambulanzen aufsuchten, eine breite Spanne organisch nicht erklärter bzw. somatoformer Beschwerden. Sie reichte von einem Fall organisch unerklärter Beschwerden unter 62 Untersuchungen in der dermatologischen Ambulanz bis hin zu 20 Fällen bei 40 Untersuchungen in der Neurologie und 32 bei 59 Untersuchungen in der Gastroenterologie.

Die Zahl organisch unerklärter Körperbeschwerden ist linear mit der Häufigkeit von Angst- und depressiven Störungen korreliert (Kisely et al. 1997): Bei Somatisierungsstörungen, der schwersten Kategorie somatoformer Störungen, liegt z. B. je nach Studie in 44–100 % der Fälle gleichzeitig eine depressive Störung vor, meist eine Major Depression, etwas niedrigere Raten gelten für gleichzeitig vorliegende Panikstörungen (Ebel und Podoll 1998; Fink et al. 1999; Rief et al. 1996).

Im Hinblick auf gleichzeitig vorliegende Persönlichkeitsstörungen ist eine ähnlich lineare Häufigkeitskorrelation mit der Schwere somatoformer Störungen anzunehmen, aber nicht in der gleichen Weise belegt.

28.3 Ätiologische Modelle somatoformer Störungen

Die Ätiologie hinsichtlich Disposition und Auslösung somatoformer Störungen ist wie bei den meisten psychischen Störungen genauso multifaktoriell zu verstehen wie die Aufrechterhaltung der Störung. Nicht nur individuelle genetische, biografische und psychobiologische Faktoren spielen hier eine Rolle, sondern auch übergeordnete kulturelle Einflüsse auf Wahrnehmungs- und Äußerungsformen von Disstress sowie soziale und sozialpolitische Faktoren wie sekundärer Krankheitsgewinn/Gratifikation von Krankheitsverhalten, Therapeutenverhalten und Trends der Medikalisierung sozialer Phänomene wie z. B. Arbeitsplatzabbau über Berentung wegen chronischer Rückenschmerzen.

Die Psychotherapie somatoformer Störungen ist vor diesem allgemeinen Hintergrund auf spezifische heuristische Modelle angewiesen, die nicht unbedingt alle ätiologischen Faktoren berücksichtigen, die aber das eigene diagnostische und therapeutische Handeln so anleiten sollen, dass es mit wissenschaftlichen Befunden zumindest nicht im Widerspruch steht, und die damit auch eine überprüfbare Grundlage für die Evaluation der therapeutischen Strategie bilden.

28.3.1 Klassisches psychodynamisches Modell

In der psychodynamischen Tradition wurden somatoforme Störungen in der Nachfolge von Franz Alexander lange Zeit als über Sympathikus- und Parasympathikusaktivierungen vermittelte psychophysiologische Folgen unverarbeiteter intrapsychischer Affektspannungen angesehen und damit als nichtsymbolischer Ausdruck dahinter liegender, meist unbewusster psychischer Konflikte. Dieses intrapersonal angelegte heuristische Modell hatte den Vorteil, somatoforme Störungen als sog. vegetative Neurosen prinzipiell den gleichen Behandlungsstrategien zugänglich zu machen wie andere, z. B. durch Angst- oder depressive Symptome manifeste Neurosen. Das Modell ließ sich aber psychophysiologisch, trotz der Prima-facie-Evidenz, die es aus der Psychophysiologie normaler Affekte bezieht, bei den entsprechenden Patienten mit chronischen Körperbeschwerden nicht bestätigen.

Auch die mit dem Modell implizierte Annahme, dass körperliche Beschwerden im Sinne einer „Somatisierung" statt psychischer Beschwerden auftreten, wird empirisch angesichts der engen linear positiven Korrelation zwischen somatoformen, Angst- und depressiven Beschwerden nicht bestätigt. In Bezug auf den **psychotherapeutischen Umgang** erschwerte das Modell die ohnehin nicht einfache initiale Arbeitsbeziehung zum „somatisierenden" Patienten. Der Grund dafür war die explizit psychogene Ätiologiehypothese und, damit verbunden, die eher implizit bleibende Annah-

---

[1] Niedrigere (12-Monats-)Prävalenzraten von 3,5–4,9 % fanden sich mit veränderter Methodik in neueren Bevölkerungsstudien in Deutschland und zusammenfassend für Europa (Wittchen et al. 2011; Jacobi et al. 2015).

me, dass Klagen über Körperbeschwerden des nicht „introspektiven" Patienten vom „Eigentlichen" – der Arbeit an den zugrunde liegenden psychischen Konflikten – abhalte. Zum Teil dürften die von vielen Autoren beschriebenen negativen Gegenübertragungsgefühle (Ohnmacht, Wut), die Patienten mit somatoformen Störungen auslösen, durch die Anwendung dieses heuristischen Modells mit induziert gewesen sein (Henningsen 1998).

28.3.2 Interpersonell angelegtes Modell

Inzwischen hat sich zur Erklärung der Disposition zu somatoformen Störungen unter psychodynamischen Gesichtspunkten ein eher interpersonell angelegtes Modell als nützlich erwiesen, das von einer **Körperbeziehungsstörung,** also von maladaptiven Körperumgangserfahrungen in der frühen Mutter-Kind-Beziehung oder auch später ausgeht. Es geht hier um die frühe Beelterung des Kindes, dessen körperlich-emotionale Erfahrungen (Hunger, Müdigkeit, Schmerzen, Fieber etc.) einer angemessenen handelnden Antwort bedürfen, damit das Baby sein emotionales Gleichgewicht zurückgewinnt und sich beruhigt und getröstet fühlt. In diesen frühen Erfahrungen des Beruhigt-, Getröstet- und Befriedigt-Werdens lernt das Kind, sich mithilfe der anderen zu beruhigen und schließlich auch zu verstehen, wobei diese Vorgänge zugleich körperlich und emotional sind.

Die Beeinträchtigung der frühen Versorgungsstruktur, d. h. die emotionale Vernachlässigung oder Zurückweisung des Kindes durch die überforderten/kranken/fehlenden Betreuungspersonen, kann tiefe Spuren der Störbarkeit in der Persönlichkeit hinterlassen. Auch Situationen der schweren körperlichen Erkrankung und eingreifender medizinischer Maßnahmen können geeignet sein, den Entwicklungsprozess des emotionalen und körperlichen Selbstverständnisses zu stören (Rudolf 2004; Rudolf und Henningsen 2003, 2006). Als **Folgen der frühen Störungen** sind folgende Beobachtungen anzuführen:
- Körperlich-emotionale Abläufe können in der Wahrnehmung nicht daraufhin differenziert werden, was primär körperliche Missempfindung und was primär affektiver Spannungszustand ist.
- Sie können nicht durch eigenes adäquates Handeln beruhigt werden (Hilflosigkeit); sie können nicht durch Unterstützung anderer gebessert werden (fehlendes/inadäquates Hilfesuchverhalten).
- Sie veranlassen zu inadäquaten Denkanstrengungen (somatische Krankheitsüberzeugung), die ihrerseits Angst auslösen (katastrophisierende Bewertungen) und eine verstärkte Selbstaufmerksamkeit und Rückzug aus der Objektwelt beinhalten.

Ergebnisse der Bindungsforschung bestätigen diese Annahmen, insofern sich bei Patienten mit somatoformen Störungen gehäuft unsichere Bindungsmuster nachweisen lassen (Waller et al. 2004). Psychobiologisch werden somatoforme Störungen in diesem Zusammenhang eher als Störungen des „Körpers im Kopf", also der sensorischen in Verbindung mit der affektiven und kognitiven Körperrepräsentanz, konzeptualisiert – erste Ergebnisse funktioneller Bildgebung des Gehirns bei somatoformen Störungen unterstützen dieses Konzept (vgl. ▶ Kap. 12 zur Körperbildintegration).

Resümee

Dieses heuristische Modell erleichtert es psychodynamisch orientierten Behandlern, die Körperbeschwerden und die daran geknüpften Beziehungserfahrungen im Gesundheitswesen als primäres Material der Therapie von Anfang an ernst zu nehmen und Themen wie psychische Konflikte, so vorhanden, eher vorsichtig, tangential einzuführen (▶ Kap. 28.7.4). In seiner relativen Allgemeinheit kann es gut an die spezifischen Bedingungen des Einzelfalls, insbesondere an die jeweiligen konflikthaften, strukturell vulnerablen oder traumatisch gestörten Persönlichkeitsbedingungen angepasst werden.

Wichtig ist die Einordnung der **Affektivität** von Patienten mit somatoformen Störungen. Hier sind im Wesentlichen zwei Ebenen zu unterscheiden:
- Auf der situativen „Oberfläche" eines Erstgesprächs manifestieren sich negative Affekte in der Regel, wenn es um Erfahrungen mit Symptomen und Behandlern geht. Eine scheinbare Affektlosigkeit tritt im Gespräch dann auf, wenn der Patient sich in die „Psycho-Ecke" gedrängt fühlt und „normalisierende" Angaben macht, um nicht den „Verdacht" zu stärken, seine Beschwerden könnten etwas mit seiner Lebenssituation zu tun haben. Derselbe Patient kann wenig später, wenn er sich ernst genommen fühlt, sehr wohl über Belastungen und damit verbundene Affekte sprechen, ist also nicht generell „alexithym".
- Entsprechend dem soeben skizzierten ätiologischen Modell kann es bei ausgeprägteren somatoformen Störungen entwicklungsbedingt trotzdem vorkommen, dass unabhängig von der situativen Oberfläche eine situationsunabhängige Schwäche in der Differenzierungsfähigkeit von Affekten vorliegt. Diese wird dann auch jenseits der initialen Phase einer Behandlung erkennbar und bedarf spezieller therapeutischer Interventionen, die auf die Nachreifung dieser Fähigkeiten ausgerichtet sind.

28.3.3 Somatosensorische Verstärkung

In der kognitiven Verhaltenstherapie sind die kognitiven Modelle besonders bedeutsam: In ihnen werden kognitive und perzeptuelle Prozesse für die Entstehung und Aufrechterhaltung der somatoformen Störungen betont. Eine besondere Rolle wird dem Aufschaukelungsprozess aus Fokussierung der Aufmerksamkeit auf körperliche Vorgänge, verstärkter Wahrnehmung von Körpermissempfindungen und dem damit erhöhten Risiko zur Fehlbewertung von Körpermissempfindungen beigemessen.

Der amerikanische Psychiater Arthur Barsky beschreibt dieses Modell am Beispiel der Hypochondrie unter der Bezeichnung **somatosensorische Verstärkung** (*somatosensory amplification*; Barsky und Wyshak 1990). In der Tat ist es eine Besonderheit von Personen mit somatoformen Störungen, dass sie dazu neigen, alltägliche Körpermissempfindungen gehäuft wahrzunehmen und tendenziell in einer „katastrophisierenden" Art und Weise zu bewerten. Dies konnte im Vergleich zu Personen mit (anderen) psychischen Störungen sowie zu Gesunden belegt werden (Rief et al. 1998). Der Grund für die erhöhte Körperbeobachtung kann in einem zu restriktiven Konzept von Gesundsein liegen. Für viele Patienten mit somatoformen Störungen ist Gesundsein gleichbedeutend mit „keine körperlichen Missempfindungen haben". Dies ist jedoch ein Trugschluss, da Körpermissempfindungen genuiner Bestandteil des menschlichen Lebens sind und deshalb Patienten mit somatoformen Störungen durch die Therapie auch wieder lernen müssen, Körpermissempfindungen zu tolerieren.

Von Rief et al. (1998) konnte auch belegt werden, dass viele Patienten mit somatoformen Störungen nicht nur symptomspezifische negative Kognitionen, sondern oftmals ein globales negatives Selbstkonzept im Sinne von „schwach, wenig belastbar, anfällig sein" aufweisen.

MERKE
In Therapieverlaufsstudien hat sich herausgestellt, dass dieses negative Selbstkonzept einen gewissen Prädiktor dafür darstellt, ob Therapieerfolge gehalten werden können. Deshalb scheint es von besonderer Bedeutung, in der Behandlung auch dieses allgemeine negative Selbstkonzept zu verändern.

28.3.4 Subjektive Krankheitsmodelle

Ein weiteres kognitives Problem bei Patienten mit somatoformen Störungen stellen die subjektiven Krankheitsmodelle dar. Früher wurde oftmals vermutet, dass Patienten mit Somatisierungssyndrom ein rigides, rein organisch geprägtes Erklärungsmodell für ihre Beschwerden haben. Tatsächlich konnte mehrfach gezeigt werden, dass die Betroffenen mehrheitlich organmedizinisch-biologische Ursachen für ihre Körperbeschwerden annehmen. Allerdings wurde auch gezeigt, dass Patienten mit somatoformen Störungen oftmals auch psychosoziale Faktoren für ihre Symptome verantwortlich machen – besonders bei komorbider Depressivität (Duddu et al. 2006; Henningsen et al. 2005; Martin et al. 2007). Die Besonderheit scheint also vielmehr darin zu liegen, dass Patienten mit somatoformen Störungen in Krisensituationen nur katastrophisierende Bewertungsprozesse zur Verfügung haben und dass ihnen die nötige Flexibilität fehlt, andere Bewertungsmuster zu aktivieren.

MERKE
Nach Sensky et al. (1996) müssen Patienten mit somatoformen Störungen in der Behandlung wieder den vermehrten Gebrauch von normalisierenden Bewertungsmustern lernen, anstatt dass der Therapeut versucht, gegen das organische Krankheitsmodell zu arbeiten.

28.3.5 Krankheitsverhalten

Im Modell zur somatosensorischen Verstärkung (> Kap. 28.3.3) werden Verhaltensaspekte der Patienten zu wenig berücksichtigt. Für umfassendere Erklärungsmodelle spielen diese jedoch eine große Rolle. Pilowsky (1997) spricht in diesem Zusammenhang von abnormem Krankheitsverhalten *(abnormal illness behavior)*. Mit diesem Konzept wird die Annahme verbunden, dass Menschen sehr unterschiedliche Verhaltensweisen im Umgang mit körperlichen Beschwerden erlernen. Während die eine Person bei Bauchschmerzen einfach abwartet, ggf. erhöhte Selbstbeobachtung entwickelt, setzt die andere Person bei gleicher Symptomatik „Hausmittel" ein, während die dritte Person direkt zum Arzt geht.

MERKE
Alle Verhaltensweisen, die im Umgang mit der Erkrankung dysfunktional sind und eher zu einer Chronifizierung beitragen, werden als **abnormes Krankheitsverhalten** bezeichnet.

Naheliegendes Beispiel ist ausgeprägtes **Schonverhalten** als Reaktion auf die Symptomatik, wobei das Schonverhalten u. U. zu einem schlechten körperlichen Trainingszustand führt, sodass sich die Wahrscheinlichkeit von zusätzlichen Körpermissempfindungen erhöht und ein Teufelskreis entsteht. Oftmals sind diese Krankheitsverhaltensweisen von Patienten mit somatoformen Störungen jedoch subtiler und/oder individueller. In einer Arbeit von Rief et al. (2003) wurde gefunden, dass verschiedene Subphänomene von Krankheitsverhalten wie Suche nach Bestätigung für Diagnosen, Einnahme von Medikamenten, erhöhtes Schonverhalten, erhöhte Selbstbeobachtung u. a. untereinander nur mittelmäßig korrelieren. Dies bestätigt, dass die verschiedenen Facetten von Krankheitsverhalten individuell sehr unterschiedlich ausgeprägt sein können. Damit verbunden sind auch individuell unterschiedliche Bedürfnisse der Patienten, die wegen Krankheit Hilfe suchen.

Die Ausbildung ungünstigen Krankheitsverhaltens kann durch **Verstärkungslernen** (z. B. Schmerzabnahme bei Einstellung körperlicher Aktivität = negative Verstärkung; Aufmerksamkeit oder Trost bei verbalen Schmerzäußerungen = positive Verstärkung) begünstigt werden. Zugleich gibt es Hinweise auf die Bedeutung von **Modell-Lernen.** Berichtet wurde, dass bereits Kinder eine erhöhte Anzahl schulischer Fehltage, Krankheitstage und Arztbesuche aufweisen, wenn Eltern unter somatoformen Beschwerden leiden (Livingston et al. 1995).

28.4 Neurobiologie und Psychophysiologie somatoformer Störungen

Somatoforme Symptome sind im Erleben, aber auch im Hinblick auf die zugrunde liegenden Prozesse natürlich nicht rein „psychologische" Phänomene, sondern gehen grundsätzlich auch mit neurobiologischen bzw. psychophysiologischen Veränderungen einher. Dabei bleibt zunächst allerdings offen, welche erklärende Rolle diese Veränderungen haben, d. h. ob sie Ursache, Korrelat oder Folge der erlebten Beschwerden sind. Es ist hier nicht der Ort für einen umfassenderen Überblick zu den heutigen neurobiologischen Konzepten und Befunden, doch seien zumindest die Bereiche genannt, die in dieser Forschung derzeit relevant sind (Henningsen 2003; Rief und Barsky 2005):

- Zentrale Veränderungen im Sinne von Sensitivierungsprozessen in den neuralen Arealen, die für die Körperrepräsentanz verantwortlich sind, spielen eine besonders wichtige Rolle (s. dazu ausführlich ➤ Kap. 12).
- Zunehmende Bedeutung gewinnt die Erkenntnis, dass die Wahrnehmung von Körperbeschwerden nicht nur vom peripheren Input und seiner zentralen Verarbeitung abhängt, sondern genauso von Vorerfahrung und daraus gespeister Erwartung. In diesem Zusammenhang wird das Gehirn auch als eine *predictive coding machine* bezeichnet, die Vorhersageirrtümer minimieren will und in diesem Kontext auch Körperwahrnehmungen generieren kann (vgl. Edwards et al. 2012).
- Veränderungen der Hypothalamus-Hypophysen-Nebennierenrinden-Achse einschließlich der Rückwirkungen von Stresshormonen auf zentrale Prozesse z. B. der Gedächtnisbildung werden ebenso wie Veränderungen des Immunsystems immer wieder diskutiert, hier ist aber die spezifische erklärende Rolle besonders unklar.
- Darüber hinaus sind je nach spezifischem Symptom weitere pathophysiologische Hypothesen relevant, z. B. zur Hypersensitivität beim Reizdarmsyndrom auch auf Ebene des intestinalen Nervensystems.

28.5 Diagnostik, Klassifikation, Differenzialdiagnostik

28.5.1 ICD-10

Die problematischste Gruppe unter den Personen mit somatoformen Störungen stellt jene mit multiplen chronischen körperlichen Symptomen dar. Diese Untergruppe hat gleichzeitig die ungünstigste Prognose (Kroenke und Mangelsdorff 1989). Die ICD-10 schlägt als Hauptdiagnose für Personen mit multiplen körperlichen Beschwerden die **Somatisierungsstörung** vor.

Auch bei der **somatoformen autonomen Funktionsstörung** können multiple Beschwerden vorliegen, jedoch stehen im Vordergrund Körpersymptome, die vom Betreffenden auf Störungen von autonom innervierten Organen wie z. B. Herz oder Darm zurückgeführt werden. Die somatoforme autonome Funktionsstörung wurde in der ICD-10 als Begriff eingeführt, ohne dass wesentliche Forschungsergebnisse hierzu vorliegen würden.

Die ICD-10 führt weitere Diagnosen auf, bei denen jedoch Einzelsymptome mehr im Vordergrund stehen. Ein Beispiel hierfür ist die anhaltende **somatoforme Schmerzstörung.** Da die Kriterien für die Somatisierungsstörung in der ICD-10 sehr streng gefasst sind und dieses Störungsbild somit extrem selten ist, obwohl die klinische Bedeutung multipler körperlicher Beschwerden sehr hoch ist, müssen viele Patienten unter der Restkategorie „**Undifferenzierte somatoforme Störung**" kategorisiert werden. Des Weiteren trennt die ICD-10 von den somatoformen Störungen (F45) die „**Dissoziativen Störungen (Konversionsstörungen)**" (F44) ab. Obwohl manche Unterschiede zwischen somatoformen Störungen im engeren Sinne und Konversions-/dissoziativen Störungen bestehen mögen, ist unklar, ob diese strenge Differenzierung sinnvoll ist.

Auch bei der **hypochondrischen Störung** sind oftmals Körpersymptome der erstgenannte Grund für Arztbesuche; trotzdem gibt es einen gravierenden Unterschied zu den vorgenannten Störungsbildern. Mit den Patienten ist relativ schnell zu bearbeiten, dass das Hauptproblem weniger die Körpersymptome sind, sondern vielmehr die ausgeprägte Angst vor einer schweren körperlichen Erkrankung. Da die Angst bei der Hypochondrie eine große Rolle spielt, wurde die Hypochondrie oftmals auch als Bindeglied zwischen Angststörungen und somatoformen Störungen gesehen.

Als eine Untergruppe der Hypochondrie fasst die ICD-10 zusätzlich die sog. **körperdysmorphe Störung** (Dysmorphophobie) auf, die im DSM als eigene Diagnose geführt wird. Bei diesem Störungsbild empfinden Betroffene bestimmte Körperteile als dermaßen fehlgestaltet, dass sie sich deswegen schämen, die Öffentlichkeit meiden, ihren sozialen Verpflichtungen nicht mehr nachkommen etc. Die Diagnose ist nur dann gerechtfertigt, wenn die Beurteilung des vermeintlichen Makels von den Personen der Umgebung nicht geteilt wird. Inhalt der körperdysmorphen Überzeugungen sind oftmals vermeintliche Verunstaltungen der Haare, der Nase, bei Frauen ausgeprägte Unzufriedenheit mit der Brust etc. Wenn auch in diesem Kapitel weniger auf die körperdysmorphen Störungen eingegangen werden soll, sei an dieser Stelle doch darauf hingewiesen, dass hierfür gerade in neuerer Zeit einige vielversprechende Behandlungsansätze entwickelt wurden (s. auch ➤ Kap. 12).

Die ICD-10 führt im Kapitel „Andere neurotische Störungen" (F48) noch die **Neurasthenie** auf, die inhaltlich eine große Überlappung mit den somatoformen Störungen zeigt.

Hauptmerkmal stellt jedoch die erhöhte Erschöpfbarkeit dar. Dieses Konzept kann gewissermaßen als historischer Vorläufer des Chronic-Fatigue-Syndroms gesehen werden, das in einigen angloamerikanischen Ländern zurzeit häufig als Konzept verwendet wird.

Parallel zu den Kategorien somatoformer Störungen, die den psychischen Störungen zugerechnet werden, gibt es in der somatischen Medizin für organisch nicht ausreichend erklärbare Körperbeschwerden noch eine Reihe sog. **funktioneller somatischer Syndromdiagnosen,** so z. B. die Fibromyalgie (ICD-10 M79.0) in der Rheumatologie, das Reizdarmsyndrom (K58) in der Gastroenterologie, die Pelvipathie (N94) in der Gynäkologie etc. Diese funktionellsomatischen Syndromdiagnosen enthalten keine Aussage zum Schweregrad der Störung und beschreiben auch nicht die neben den Beschwerden auffälligen Kognitionen wie eine mögliche organische Ursachenüberzeugung und weitere Krankheitsverhaltensmerkmale der Patienten. Die einzelnen funktionellen somatischen Syndrome überlappen sich allerdings sehr stark, sodass die Aufteilung zumindest teilweise als Artefakt der spezialisierten somatischen Versorgung anzusehen ist (Wessely et al. 1999).

Bei den ebenfalls verwandten **umweltbezogenen Körperbeschwerden,** die teils als Multiple-Chemical-Sensitivity-Syndrom (MCS, Syn.: *idiopathic environmental illness*) zusammengefasst werden, und teils als spezifischere (z. B. amalgam- oder elektrosmogbezogene) Beschwerden imponieren, treten typischerweise neben organisch (toxikologisch) nicht ausreichend erklärbaren Körper- auch psychische Beschwerden wie Konzentrations- und Merkfähigkeitsstörungen auf; die Lokalisierung der Beschwerdeursache durch den Betroffenen in der Umwelt statt im Körper führt häufig zu ausgedehntem Vermeidungsverhalten.

28.5.2 DSM-5

Im DSM-5 wurde 2013 statt der „somatoformen Störungen" die neue Kategorie **„Somatische Belastungsstörung"** *(somatic symptom disorder)* eingeführt (Falkai und Wittchen [Hrsg.] 2015). Zwei wesentliche Neuerungen dieser Kategorie sind der Verzicht auf das Kriterium der mangelnden organischen Erklärbarkeit der Beschwerden und die Aufnahme psychobehavioraler „Positivkriterien". Neben belastenden oder erheblich einschränkenden Körperbeschwerden als A-Kriterium sind für die Vergabe demnach als B-Kriterien das Vorliegen exzessiver Gedanken, Gefühle (insb. Ängste) oder Verhaltensweisen bzgl. der somatischen Symptome und damit einhergehender Gesundheitssorgen gefordert.

Die Kategorie der „somatischen Belastungsstörung" wurde von Anfang an als zugleich überinklusiv und unterdifferenziert und hinsichtlich der psychobehavioralen Kriterien als empirisch unausgewogen begründet kritisiert (vgl. Rief und Martin 2014). Ob und wie sie sich in der klinischen Praxis durchsetzt, bleibt ebenso abzuwarten wie die endgültige Fassung der entsprechenden neuen Kategorie in der ICD-11, die 2017 erscheinen soll und in der derzeit als Ersatz für die Kategorie der somatoformen Störungen die Kategorie einer *bodily distress disorder* vorgesehen ist.

Nur wenn somatoforme Körperbeschwerden zeitlich nachweisbar mit Beginn einer depressiven oder Angststörung aufgetreten sind und mit dieser ggf. auch sistieren, braucht keine eigenständige somatoforme Störung diagnostiziert zu werden. In allen übrigen Fällen sollten ggf. mehrere Diagnosen gestellt werden. Von Begriffen wie „larvierter" oder „maskierter" Depression sollte grundsätzlich abgesehen werden, da sie uneindeutig sind und uneinheitlich verwendet werden.

28.5.3 Psychometrische Instrumente

Zur Status- und Verlaufsdiagnostik bei somatoformen Störungen bietet sich der Einsatz verschiedener psychometrischer Instrumente an:

- Als einziges direkt am Konzept der somatoformen Störungen validiertes Verfahren gilt zurzeit das **Screening für somatoforme Störungen** (SOMS), das eine Statusdiagnostik und in einer modifizierten Form auch eine Verlaufsdiagnostik zur Messung von Therapieeffekten erlaubt (Rief und Hiller 2008).
- Ein ökonomisches, jedoch weniger umfassendes Verfahren ist die **Unterskala PHQ-15** des *Patient Health Questionnaire,* die das Vorhandensein der 15 häufigsten Körperbeschwerden in der Primärversorgung erfasst (Kroenke et al. 2002) und auch im DSM-5 als Instrument zur Erfassung des Schweregrads einer somatischen Belastungsstörung vorgeschlagen wird.
- Bei hypochondrischen Syndromen hat sich der **Whiteley-Index** durchgesetzt, der mit 14 Items angenehm kurz ist, jedoch schwer zwischen Hypochondrie und anderen körperbezogenen Ängsten diskriminieren kann (dt. Fassung Hiller und Rief 2004).
- Des Weiteren liegen auch Verfahren vor, die einzelne Merkmale von Patienten mit somatoformen Störungen näher erfassen und z. B. katastrophisierende Kognitionen (Fragebogen zu Körper und Gesundheit; Hiller et al. 1997) oder Krankheitsverhalten (*Scale for the Assessment of Illness Behavior;* Rief et al. 2003) quantifizierbar machen.
- Ein erster Fragebogen zur Erfassung der psychobehavioralen B-Kriterien der somatischen Belastungsstörung wurde von Toussaint et al. (2016) unter dem Kürzel **SSD-12** vorgelegt.
- Mithilfe der **Schmerzempfindungsskala (SES)** (Geissner 1996) beurteilen die Personen ihren Schmerz auf der Basis einer vorgegebenen Adjektivliste. Hieraus lassen sich Informationen für die beiden Globalfaktoren „sensorisches" und „affektives" Schmerzerleben (sowie für weiter differenzierte Einzeldimensionen) gewinnen.

28.6 Allgemeine Handlungsempfehlungen zum Umgang mit Patienten mit somatoformen Störungen

Wie bereits in der Einleitung ausgeführt, besteht die besondere Herausforderung im Umgang mit Patienten mit somatoformen Störungen im Aufbau einer tragfähigen therapeutischen Beziehung (➤ Kap. 4). Diese Aufgabe stellt sich für den Hausarzt, den Facharzt und den psychotherapeutisch Tätigen gleichermaßen. Da oftmals bei den Patienten frustrane Behandlungsvorerfahrungen vorliegen, sind sie leicht misstrauisch.

> **MERKE**
> Therapeutisch bedeutet dies, dass der Behandler sich in der Anfangsphase aktiv um eine tragfähige Beziehung bemühen muss, Interpretationen der dysfunktionalen Kommunikationsmuster der Patienten unterlassen sollte und dysfunktionale Interaktionen umgehen muss.

Die 2012 erschienene AWMF-S3-Leitlinie Reg.-Nr. 051–001 zum „Umgang mit Patienten mit nicht-spezifischen, funktionellen und somatoformen Körperbeschwerden" fasst auf der Basis einer umfassenden Evidenzsammlung und Konsensbildung wichtige Handlungsempfehlungen für alle Versorgungsebenen von der hausärztlichen bis zur psychotherapeutischen Versorgung dieser Patientengruppe zusammen (Hausteiner-Wiehle et al. 2013; als besonders praxisnaher Extrakt der Leitlinie s. Hausteiner-Wiehle und Henningsen 2015).

Auf einige der Prinzipien soll hier kurz eingegangen werden:

- **Glaubhaftigkeit und Legitimität der Beschwerden bestätigen:** Viele Patienten mit somatoformen Störungen haben wiederholt die Erfahrung gemacht, dass ihnen ihre Beschwerden nicht geglaubt werden, obwohl sie selbst die Beschwerden intensiv wahrnehmen. Falls ein Somatisierungspatient den Eindruck hat, dass sein Behandler ihm die Beschwerden nicht glaubt, ist die therapeutische Interaktion zu Ende, bevor sie überhaupt begonnen hat.
- **Frühe psychosomatische Information:** Gerade im hausärztlichen Bereich sollte frühzeitig darauf hingewiesen werden, dass zwar alle notwendigen Untersuchungen veranlasst werden, als wahrscheinlichstes Ergebnis jedoch damit zu rechnen ist, dass keine organische Erklärung für die Beschwerden gefunden wird. Je später Patienten darüber informiert werden, dass sie psychosomatische Zusammenhänge zur Erklärung der Beschwerden heranziehen müssen, desto schwerer wird ihnen dieser Schritt fallen. Dies soll keine Aufforderung zur Einführung spekulativer psychosomatischer Zusammenhänge an dieser Stelle bedeuten, sondern die Hauptaussage sollte die geringe Wahrscheinlichkeit organischer Erklärungen für die Beschwerden sein.
- **Vollständige Exploration der Symptomatik und der Anamnese:** Gerade bei klagsamen Patienten verfallen viele Behandler auf den Fehler, die Exploration der Symptomatik, der Anamnese und der Vorbehandlungen „abkürzen" zu wollen. Kennt der Behandler jedoch nicht die Gesamtsymptomatik, kann der Patient ihm und seinen Ratschlägen nicht vertrauen, da der Patient zu Recht davon ausgeht, dass dem Behandler wesentliche Informationen für eine korrekte Behandlung fehlen. Andere Patienten stellen wiederum Einzelsymptome in den Vordergrund (z. B. die Bauchschmerzen oder Schwindelattacken), und erst durch näheres Nachfragen wird deutlich, dass es sich um ein multiples Somatisierungssyndrom handelt. Beide Beispiele machen deutlich, dass eine ausführliche Exploration aktiv vom Behandler ausgehen muss, da sonst zu einem späteren Zeitpunkt Behandlungskrisen oder Behandlungsfehler auftreten.
- **Zeitkontingente, nicht symptomkontingente Terminplanung:** Gerade für die Patienten, die oftmals unerwartet beim Arzt erscheinen und um dringende Behandlung nachsuchen, ist es sinnvoll, frühzeitig ein festes Zeitmuster für die Arztbesuche zu installieren. Dabei wird am Anfang die gleiche Häufigkeit gewählt, die der Patient bisher für Arztbesuche benötigte. Allerdings werden die Zeitpunkte von vornherein durch den Arzt festgelegt, und der Patient wird instruiert, in den Zeiten zwischen den Arztbesuchen selbst zu versuchen, mit den Beschwerden zurechtzukommen. Ist ein festes Zeitmuster installiert, kann der Behandler die Zeitspanne zwischen den Arztbesuchen systematisch verlängern. Als allgemeine Richtschnur gilt, dass die Patienten mit somatoformen Störungen nur noch alle 4–6 Wochen zum Arzt gehen.
- **Rückversicherungswünsche hypochondrischer Patienten:** Viele Patienten mit Hypochondrie fragen ihre Therapeuten, Angehörigen, Freunde oder Arbeitskollegen wiederholt, ob sie denn wirklich keinen Krebs oder eine andere schlimme Erkrankung haben. Die Umwelt wird bei einem solchen Verhalten somit eingesetzt, um eigene Ängste zu beruhigen. Wenn die Personen aus der Umgebung diese Funktion jedoch übernehmen, werden die betroffenen Patienten kaum lernen, ihre Krankheitsängste selbst zu bewältigen. Für das Gesamtverständnis ist es u. U. hilfreich, sich zu verdeutlichen, dass gelegentliche hypochondrische Ängste für alle Menschen „normal" sind. Das Besondere bei hypochondrischen Patienten ist, dass sie sich bei diesen Krankheitsängsten nicht selbst beruhigen können und deshalb die Personen der Umgebung zur Beruhigung einsetzen. Ziel muss es jedoch sein, dass hypochondrische Patienten sich in solchen Krisensituationen wieder selbst zu beruhigen lernen.
- **Beachtung von Informations- und Gedächtnisverzerrungen:** Die meisten Patienten mit somatoformen Störungen haben bereits zahlreiche, oftmals auch widersprechende medizinische und therapeutische Informatio-

nen erhalten. Obwohl viele dieser Informationen eigentlich dazu gedacht waren, den Patienten in der Bewältigung seiner Symptomatik zu unterstützen, wird dieses Ziel oftmals verfehlt. Grund dafür kann sein, dass die Patienten die dargebotenen Informationen etwas verändern, bis sie in ihr bestehendes Gesamtbild passen. Die Aussage „Krebs ist bei Ihnen ganz unwahrscheinlich" kann z. B. sukzessive modifiziert werden in „Es besteht eine geringe Wahrscheinlichkeit, dass ich Krebs habe" bis hin zu „Der Arzt wollte mir damit eigentlich sagen, dass ich Krebs habe, hat sich aber nicht getraut, es offen anzusprechen".

Um solche Gedankengänge entweder zu verhindern oder wenigstens transparent zu machen, ist es notwendig, dass der Behandler immer wieder nachfragt und den Patienten zusammenfassen lässt, was die bisherige Information für ihn bedeutet. Aus diesem Grund geben auch manche Hypochondrie-Experten (z. B. Salkovskis) ihren Patienten immer wieder die Aufgabe, Protokolle der einzelnen Sitzungen zu schreiben, in denen die für die Patienten wesentlichen Punkte festgehalten werden.

28.7 Psychotherapeutische Ansätze

Die hohe Bedeutung der ärztlichen Primärversorgung für die Chronifizierungsverhütung und die Behandlung somatoformer Störungen hat auch Konsequenzen für die fachpsychotherapeutische Versorgung. Mehr als bei anderen psychischen Störungen sind hier die Zusammenarbeit und Beratung des Psychotherapeuten mit dem Hausarzt und anderen somatischen Mitbehandlern gefragt, um somatische und psychotherapeutische Interventionen abzustimmen, ggf. unnötige oder selbstschädigende somatische Diagnostik und Therapie zu verhindern und dem Hausarzt Handlungsempfehlungen im Sinne des weiter oben Besprochenen zu übermitteln.

Darüber hinaus vermittelt dieses Vorgehen auch dem Patienten, dass entgegen seiner Erfahrung der „Beziehungsstörung im Gesundheitswesen" ein wertschätzender Umgang der verschiedenen Behandler untereinander und mit ihm möglich ist.

28.7.1 Ziele in der Psychotherapie somatoformer Störungen

Folgende Ziele sind in der Psychotherapie somatoformer Störungen wichtig:
- Körperliche Missempfindungen von Krankheitszeichen unterscheiden lernen, realistisches Bild von körperlicher Gesundheit entwickeln
- Das somatische Erklärungsmodell in psychosomatischer Richtung erweitern
- Psychische Begriffe wie Belastung oder Stress im Krankheitsverständnis einführen
- Mit körperlichen und psychischen Belastungsgrenzen verantwortlich umgehen lernen
- Die Aufmerksamkeit für Körpervorgänge reduzieren; Interesse an der Umwelt fördern
- Bestmögliche Lebensqualität erreichen, auch bei Fortbestehen der Symptomatik
- Chronifizierung und Selbstschädigung verhindern durch repetitive Diagnostik und riskante Therapien

> **MERKE**
>
> Es ist wichtig zu realisieren, dass diese symptombezogenen Ziele nicht nur in verhaltenstherapeutischer, sondern auch in psychodynamischer Perspektive von primärer Wichtigkeit sind, nicht nur wegen ihrer immanenten Bedeutung, sondern auch weil die gemeinsame Orientierung von Behandler und Patient auf diese Ziele ein wichtiges Mittel in der Erarbeitung eines tragfähigen Arbeitsbündnisses darstellt.

Weitere, nicht mehr unmittelbar symptombezogene Ziele können im Therapieverlauf mit dem Patienten natürlich vereinbart werden, wenn sie sich als relevant und realistisch herauskristallisieren.

28.7.2 Zur Bedeutung der psychotherapeutischen Initialphase

Die psychotherapeutische Initialphase ist im Umgang mit Patienten mit somatoformen Störungen von zentraler Bedeutung, da die Betroffenen typischerweise nicht primär und nicht aus eigener Motivation fachpsychotherapeutische Hilfe suchen. Das Ausmaß an positiver Erwartung oder Misstrauen, mit dem sie dem Psychotherapeuten begegnen, und die Stärke der Befürchtung, in ihren körperlichen Beschwerden nicht ernst genommen und als „Spinner" oder „Simulant" abgestempelt zu werden, hängt daher sehr stark davon ab, wie gut die Überweisung zum Psychotherapeuten vorbereitet wurde.

Erfassung der Motivation und Erwartung

Sobald bekannt ist, dass das Leitsymptom des Patienten aus somatoformen Körperbeschwerden besteht, ist es in jedem Fall hilfreich, als Psychotherapeut von einer hohen Wahrscheinlichkeit auszugehen, dass der Patient fremdmotiviert und misstrauisch zum psychotherapeutischen Erstkontakt erscheint. Durch frühzeitige Erfassung der Motivation und Erwartung des Patienten lässt sich dann immerhin mit ihm ein Einverständnis darüber erzielen, dass er tatsächlich von einer organischen Genese seiner Beschwerden überzeugt und entsprechend fremdmotiviert ist: „Ich komme nur her, weil die Chirurgen das verlangen, bevor sie auf mein Drängen hin eine weitere Laparoskopie machen."

Bei gleichzeitiger Zurückhaltung des Therapeuten hinsichtlich eigener Ursachenannahmen („Ich weiß auch nicht, woher Ihre Beschwerden kommen. Ich weiß nur, dass die Kollegen bei angemessener Untersuchung keine Hinweise auf eine ernsthafte körperliche Erkrankung gefunden haben.") kann von diesem Einverständnis ausgehend eine erste Exploration der Beschwerden, ihrer Entstehungsumstände und Folgen mitsamt den daran geknüpften Erfahrungen im Gesundheitswesen, mit Angehörigen etc. erfolgen.

„Eintrittstickets"

In Fällen, in denen sich zeigt, dass die körperlichen Beschwerden nur ein „Eintrittsticket" darstellen, hinter dem der Patient selbst aber psychosoziale Zusammenhänge vermutet bzw. diesen gegenüber auf Nachfrage offen ist, kann rascher mit den schulenspezifisch typischen Mitteln auf diese psychosozialen Zusammenhänge fokussiert werden – ein solcher Patient hat zwar möglicherweise formal eine somatoforme Diagnose, ist aber im psychotherapeutischen Umgang nicht grundsätzlich anders zu behandeln als „typische Psychotherapiepatienten" mit psychischen und/oder Beziehungssymptomen. Umgekehrt kann ein Patient, der formal z. B. eine Panikstörung hat, der die damit einhergehenden Herzbeschwerden aber mit persistierender organischer Ursachenüberzeugung als Ausdruck eines drohenden Herzinfarkts interpretiert und ein entsprechend auf Kardiologie und Notambulanzen fixiertes Krankheitsverhalten an den Tag legt, der gleichen, vorsichtig von den Beschwerden ausgehenden Explorationsweise bedürfen wie ein „typisch somatoformer Patient". Mit anderen Worten:

> **MERKE**
> Für die Wahl des initialen Vorgehens ist das Erklärungsmodell, das der Patient von seinen Beschwerden hat, besonders wichtig.

Für die Exploration der Beschwerden und ihres Kontextes wird bei Patienten mit ausgeprägteren somatoformen Störungen teilweise mehr als ein Gesprächstermin benötigt. Das gezeigte Interesse, die paraphrasierende Wiedergabe des Verstandenen, die aktive zeitliche und kontextuelle Einordnung durch den Untersucher trägt aufseiten des Patienten zu einem Gefühl des Ernstgenommen-Werdens bei. Psychosoziale Faktoren lassen sich unter dem Aspekt der Auswirkung der Beschwerden auf die verschiedenen Lebensbereiche sehr viel leichter besprechen als unter dem Aspekt möglicher psychosozialer Ursachen der Beschwerden – diese „psychogene" Perspektive sollte am Anfang sogar aktiv vermieden werden, da sie initial häufig als Infragestellung der Beschwerden erlebt wird und „normative" oder „alexithyme" Antworten des Patienten hervorrufen kann („Privat und beruflich ist bei mir alles in Ordnung").

Beschwerdenbewältigung statt Heilung

In diesem Zusammenhang ist es wichtig, von Untersucherseite schon im Erstgespräch den Akzent auf Beschwerdenbewältigung statt auf Heilung zu legen. Erstens verführt die Heilungsaussicht zu kontraproduktiven Ursachendebatten (dann bedeutet Psychotherapie „automatisch" psychogene Ursache). Zweitens und entscheidend geht es darum, die Wiederholung der im Vorfeld bei Arztbesuchen von Patienten mit somatoformen Störungen sich regelmäßig abspielenden Hoffnungs-Enttäuschungs-Abfolgen von vornherein zu vermeiden, indem der Erwartung auf rasche, durchgreifende Besserung angesichts der meist bereits chronifizierten Beschwerden aktiv entgegengetreten wird. Das kann für den Patienten einerseits enttäuschend sein, andererseits wird mit der Aussicht auf langsame, graduelle Verbesserungen aber auch ein Ernstnehmen der Schwere der Symptomatik vermittelt.

Informieren

In einem weiteren Schritt – bei bereits stabilerem therapeutischem Arbeitsbündnis – ist das Anbieten eines positiven Erklärungsmodells für die Beschwerden wichtig, das an die Stelle des bisher vom Patienten oft gehörten „Sie haben nichts" tritt. Hierzu sollten ihm möglichst individuelle, auf seine Leitsymptome zugeschnittene Informationen über psychophysische Zusammenhänge (z. B. über den Zusammenhang von Anspannung und Schmerz oder von Dekonditionierung und Erschöpfung) vermittelt werden, die durch Beispiele und Verhaltensexperimente unterlegt werden können. Aus den Informationen sollte hervorgehen, dass die entsprechenden Zirkel sowohl durch somatische als auch durch psychosoziale Faktoren negativ und positiv beeinflusst werden können.

Die langsame Hinführung des Patienten zu solchen **„Sowohl-als-auch"-Modellen,** weg von dem mehr oder weniger rigiden „Entweder-oder-Modell" (entweder legitime organische Krankheit oder „illegitime" psychische Störung), entspricht einer Erweiterung seines Erklärungsmodells von „organisch" zu „psychosomatisch" und ist ein wichtiges eigenständiges Ziel der Initialphase, da erst auf dieser Grundlage ein stabiles Verständnis für den Sinn psychotherapeutischer Maßnahmen bei primär körperlichen Beschwerden entsteht.

Setting

Eine besondere Schwierigkeit der Initialphase kann – je nach Ausprägung des Erklärungsmodells des Patienten, aber auch je nach Setting – erfahrungsgemäß die Verabredung zu weiteren Gesprächen darstellen, da dies bereits eine Aushandlung über das Ziel der Gespräche voraussetzt. Hier hat es sich als sinnvoll erwiesen, nicht gleich eine Psychotherapie im Wortsinn, sondern zunächst weitere „Gespräche über die Beschwerden und Möglichkeiten zur Beschwerdelinderung" o. Ä. zu vereinbaren.

Niedergelassene Psychotherapeuten benötigen teilweise mehr als die von der Krankenkasse zugestandene Anzahl an probatorischen Sitzungen, bis das Erklärungsmodell so erweitert und die Motivation zur Psychotherapie so stabil ist, dass diese explizit und längerfristig verabredet werden kann. Gelegentlich – das gilt insbesondere für psychodynamisch orientierte Kollegen – ist es daher sinnvoll, zunächst einen Antrag auf Kurzzeitpsychotherapie zu stellen und diesen primär mit der Erweiterung des Erklärungsmodells, Beschwerdelinderung und Motivationsentwicklung zu begründen.

28.7.3 Spezielles verhaltenstherapeutisches Vorgehen

An dieser Stelle sollen einige Eckpunkte des verhaltenstherapeutischen Vorgehens bei somatoformen Störungen näher beschrieben werden. Der interessierte Leser sei auch auf ausführlichere Darstellungen des Behandlungsansatzes verwiesen (Rief und Hiller 2011).

Auch beim verhaltenstherapeutischen Vorgehen ist der Aufbau einer konstruktiven therapeutischen Beziehung zwingende Voraussetzung für eine erfolgreiche Therapie. Wie bereits weiter oben ausgeführt, ist dies bei Patienten mit somatoformen Störungen oftmals eine besondere Herausforderung. Deshalb sollen bereits die Explorationsphase sowie die Erarbeitung einer Verhaltens- und Bedingungsanalyse vonseiten des Therapeuten durch eine aktive Beziehungsgestaltung gekennzeichnet sein. Positive Rückmeldungen geben, Ressourcen der Patienten betonen, eigene Bewältigungsversuche anerkennen, Verständnis für das Leiden durch die Einschränkungen infolge der Symptomatik zeigen und andere Verhaltensweisen der Therapeuten sind nur einige Beispiele, wie die Beziehung bereits früh im diagnostischen und therapeutischen Prozess gestaltet werden kann.

Zieldefinition

Die Frage der Definition von realistischen Therapiezielen spielt bei Personen mit somatoformen Störungen, vor allem in der chronifizierten Verlaufsform, eine besondere Rolle. Viele Patienten schwanken zwischen den beiden Extremen der Demoralisierung („Mir kann eh keiner helfen; die Behandlung bei Ihnen wird mir auch nichts nützen") und völliger Heilserwartung („Ich will gesund werden und nie wieder körperliche Beschwerden haben"). Gelingt es dem Therapeuten nicht, positive und realisierbare Ziele gemeinsam mit den Patienten abzuleiten, ist die Wahrscheinlichkeit eines wenig erfolgreichen Therapieverlaufs hoch.

Aus diesem Grund sollte bei Personen mit chronischen somatoformen Störungen zu Beginn der Behandlung die ausführliche **Erstellung einer Zielhierarchie** erfolgen. Hierzu ist es notwendig, übergeordnete Lebensziele in erreichbare Unterziele für die nächsten Wochen oder Monate weiterzuentwickeln. Der Therapeut muss darauf achten, dass bei den Zielen möglichst verschiedene Erlebens- und Verhaltensebenen angesprochen werden, genauso wie möglichst die verschiedenen durch die Symptomatik beeinflussten Lebensbereiche aufgegriffen werden sollten (z. B. Ziele für die Arbeitssituation, Ziele für die häusliche Situation, Ziele für das Symptommanagement etc.).

Je unklarer Patienten in ihren spontanen Zieläußerungen sind, desto wichtiger ist es, aus der Zieldefinition Kriterien der kleinsten positiven Veränderung abzuleiten. An diesen minimalen Veränderungszielen kann der Patient selbst erkennen, dass er sich in die richtige Richtung entwickelt.

Symptomtagebuch, Verhaltensanalyse

Der Einsatz von Symptomtagebüchern ist in der Therapie der somatoformen Störungen hilfreich, da viele Patienten zu Beginn berichten, dass ihre Beschwerden – insbesondere bei Schmerzsymptomen – immer gleich ausgeprägt seien. Durch die systematische Selbstbeobachtung und Protokollierung in Symptomtagebüchern wird verdeutlicht, dass es wenigstens leichte Variationen bei den Beschwerden gibt und dass es auch äußere oder innere Einflüsse gibt, die bislang z. T. zu wenig berücksichtigt wurden. Die situativen Einflüsse stellen einen wichtigen Beitrag bei der Definition der Verhaltens- und Bedingungsanalyse dar.

Weitere Aspekte, die für die Behandlung relevant sind, sind Beeinträchtigungen durch die Beschwerden, persönliche Reaktionen auf die Beschwerden (Verhaltens- und physiologische Ebene), kognitive und emotionale Prozesse, Verhalten der Umgebung. Im Gegensatz z. B. zur verhaltenstherapeutischen Angstbehandlung sollten diese Problemkomponenten jedoch noch nicht zu früh zu komplexen psychophysiologischen Erklärungsmodellen zusammengestellt werden. In Einzelfällen kann dies zwar erfolgen, jedoch muss bei Patienten mit somatoformen Störungen verstärkt beachtet werden, dass diese zu Beginn u. U. einem psychologischen Störungsmodell ablehnend gegenüberstehen und dass ein solches Modell deshalb erst schrittweise eingeführt werden sollte.

Stress und Entspannung

Stress als eine mögliche Einflusskomponente auf die Symptomintensität kann von vielen Patienten als erster, eher psychosomatischer Erklärungsansatz am leichtesten akzeptiert werden. Unter Umständen gibt bereits das Symptomtagebuch Anhaltspunkte, welche externen Einflüsse und Belastungsfaktoren eher zu einer Symptomreduktion beitragen und welche eher mit einer Symptomintensivierung oder Reduktion der Toleranz gegenüber Beschwerden einhergehen. Viele Patienten können sehr gut benennen, welche körperlichen Erscheinungen sich unter Stressbedingungen bei ihnen einstellen. Im Gegenzug kann Stress nicht nur die Intensität von körperlichen Beschwerden verändern, sondern körperliche Beschwerden stellen selbst wiederum einen Stressfaktor dar. Dieser Aufschaukelungsprozess kann demonstriert werden.

Aus diesem „Teilmodell" werden entsprechende Interventionen (z. B. Entspannungstechniken) als Bewältigungsstrategien abgeleitet. Bei Somatisierungs- und Schmerzpatienten stellt das Erlernen einer Entspannungstechnik immer noch einen zentralen Therapiebaustein dar, auf den nicht verzichtet werden sollte. Bei der Durchführung von Entspannungsverfahren ist zu beachten, dass zu Beginn die gezielte Aufmerksamkeitslenkung auf körperliche Vorgänge nicht von allen Patienten positiv erlebt wird, da es zu einer Verstärkung der körperlichen Empfindungen kommt. Eine therapeutische Nachbesprechung zur Differenzierung von positivem Körpererleben und körperlichen Missempfindungen kann in diesen Fällen sinnvoll sein.

Biofeedback

Biofeedbackmethoden sind par excellence dazu geeignet, Patienten mit somatoformen Störungen den engen Zusammenhang zwischen psychologischen Einflussbedingungen und körperlichen Reaktionen sichtbar zu machen. Unter verschiedenen psychologischen Einflüssen wie Entspannung, kognitiver Belastung, emotionaler Belastung etc. werden psychophysiologische Ableitungen vorgenommen und die Reaktionen des Körpers auf solche veränderten Umgebungsbedingungen mit den Patienten besprochen. In einer kontrollierten Therapiestudie von Nanke und Rief (2003) konnte bei 50 Patienten mit somatoformen Störungen nachgewiesen werden, dass gerade die Biofeedback-Technik besonders geeignet ist, um katastrophisierende Bewertungen für Körpermissempfindungen zu reduzieren und normalisierende Erklärungen leichter akzeptieren und einsetzen zu können.

Aufmerksamkeitslenkung

Über verschiedene Verhaltensexperimente kann den Betroffenen verdeutlicht werden, dass und wie die Fokussierung der Aufmerksamkeit auf körpereigene Prozesse dazu beiträgt, dass Beschwerden intensiver wahrgenommen werden und ablenkende Bedingungen weniger wirken. Obwohl es sich hierbei bereits um ein ausgeprägtes psychologisches Erklärungsmodell handelt, ist es für viele Patienten mit somatoformen Störungen gut akzeptabel, da sie den Prozess der Aufmerksamkeitsfokussierung bei sich selbst wahrnehmen und somit bestätigen können. In diesem Kontext sollten mit den Patienten folgende Aspekte erarbeitet werden:

- Aufmerksamkeit ist wie ein Scheinwerfer. Der Fokus der Aufmerksamkeit wird stark ausgeleuchtet, intensiver und relevanter wahrgenommen, während Aspekte außerhalb des Aufmerksamkeitsfokus kaum wahrgenommen werden.
- Viele Prozesse (vor allem Körperprozesse) stehen nicht im Fokus der Aufmerksamkeit und werden deshalb oftmals nicht bewusst wahrgenommen. Richtet sich jedoch die Aufmerksamkeit darauf, können deutlich mehr Körpermissempfindungen wahrgenommen werden.
- Aufmerksamkeit ist lenkbar. Menschen sind nicht nur „Opfer" einer unbewussten Aufmerksamkeitslenkung, sondern können selbst den Aufmerksamkeitsfokus verändern.

Sind diese Aspekte ausreichend deutlich geworden, kann daraus eine entsprechende Intervention abgeleitet werden. Nachdem ein Problem der bisherigen Störungskonstellation darin liegt, dass Patienten ihre Aufmerksamkeit zu stark auf innere Prozesse richten, liegt der Schwerpunkt der Intervention konsequent darin, die Aufmerksamkeit wieder nach „außen" zu lenken, Umgebungsreize wahrzunehmen und damit wieder verbessert am allgemeinen Leben teilnehmen zu können.

> **MERKE**
> In der Regel reicht es hierzu nicht aus, Patienten einfach darauf hinzuweisen, ihre Aufmerksamkeit stärker nach außen zu richten, sondern es muss eine Anleitung zur verbesserten externen Wahrnehmung erfolgen (z. B. „Wahrnehmungsspaziergang"). Dieser Therapieansatz soll somit nicht nur ein einfaches Ablenkungstraining sein, sondern auch die Fähigkeit schulen, Umgebungsbedingungen bewusst aufzunehmen.

Der kognitive Ansatz

Die automatischen Gedanken, die bei Personen mit chronischen Somatisierungs- oder Schmerzsyndromen ausgelöst werden, sind oftmals durch Resignation geprägt, katastrophisierend oder in anderer Weise dysfunktional. Deshalb ist es Ziel der kognitiven Therapie, die allgemeinen Einstellungen zu den Beschwerden sowie die spezifischen, situationsabhängigen automatischen Gedanken zu modifizieren. Auch hier wird zu Beginn über Verhaltensexperimente oder Beispiele demonstriert, wie eng der Zusammenhang zwischen individuellen Einstellungen und subjektivem Beschwerdeerleben ist, wie individuell unterschiedlich Kognitionen bei gleichen Beschwerden sein können und dass diese internen Bewertungsprozesse auch veränderbar sind.

Die klassische Strategie zur Veränderung von Kognitionen ist der sog. **sokratische Dialog.** Im Umgang mit hypochondrischen Kognitionen z. B. wird der Patient angeleitet, seine zentrale Befürchtung bzw. Annahme selbst zu identifizieren (z. B. „Mein Kopfschmerz ist so stark; ich habe bestimmt einen Tumor") und den Grad der Überzeugung einzuschätzen (z. B. auf einer Skala von 0–100 %). Anschließend wird der Patient aufgefordert, Argumente für und gegen die Gültigkeit seiner Überzeugung zu finden. Der genauen Erfragung der Argumente *für* die bisherige Sicht und Bewertung der Beschwerden ist dabei genug Zeit einzuräumen, bevor durch geleitetes Fragen auch die Argumente gegen die Befürchtung erhoben werden („Gibt es Beobachtungen oder Informationen, die nicht mit der Überzeugung übereinstimmen?"). Es ist nicht zu erwarten, dass sich hypochondrische Kognitionen sofort von 100 auf 0 verändern, sondern eher graduelle Veränderungen stattfinden. Daher sind weitere Verhaltensexperimente abzuleiten, um den Patienten darin zu unterstützen, seine Befürchtungen bzw. Überzeugungen weiter zu hinterfragen.

Verhaltenstechniken

Aus lerntheoretischer Sicht geht es im Umgang mit dysfunktionalem Krankheitsverhalten um:
- die Identifikation des individuellen Krankheitsverhaltens, seiner Auslösebedingungen und aufrechterhaltenden Konsequenzen,
- die Veränderung der aufrechterhaltenden Bedingungen durch Entzug positiver Verstärker und Entkopplung der Verhaltensweisen (z. B. Arztbesuche, Medikamenteneinnahme) von Stimulus- und Verstärkungsbedingungen und
- den systematischen Aufbau des gewünschten Verhaltens, u. a. durch Einsatz positiver Verstärker.

Auf Verhaltensebene ist es wichtig, dem Patienten z. B. den Aufschaukelungsprozess zwischen einer Bewertung der Symptome als Krankheitszeichen, der Aktivierung von Schonverhalten, der Reduktion der körperlichen Belastbarkeit und der erhöhten Wahrscheinlichkeit von Körpermissempfindungen deutlich zu machen. Gerade bei Personen mit multiplen somatoformen Beschwerden findet sich oftmals ein ausgeprägtes **generalisiertes Schonverhalten,** das sich negativ auf die körperliche Belastbarkeit und Beschwerdentoleranz auswirkt.

> **MERKE**
> Zur Veranschaulichung ist es wichtig, zwischen den kurzfristigen positiven Konsequenzen des Schonverhaltens (die für die Patienten in aller Regel die Motivation zur Durchführung desselben darstellen) und den langfristigen negativen Konsequenzen von Schonverhalten zu unterscheiden.

Aus diesen Vorbereitungen leitet sich als Konsequenz ein gestuftes Aktivierungsprogramm ab. In diesem Zusammenhang sollten die Patienten unbedingt bereits im Vorfeld darauf hingewiesen werden, dass eine Aktivitätssteigerung kurzfristig (vorübergehend) zu einer Symptomerhöhung, langfristig jedoch zu einer Besserung führen wird.

Ein leicht abgewandelter Ansatz zur Modifizierung der Verhaltenskomponenten bei somatoformen Störungen lehnt sich an das Expositionsprinzip bei Angsterkrankungen an. Hierbei wird den Betroffenen vermittelt, dass es durch den bisherigen Umgang mit Beschwerden sowie der inneren Vermeidungshaltung zu einer Sensibilisierung der zentralnervösen Wahrnehmungsprozesse für Körpermissempfindungen kommt. Um den neuronalen Prozessen ein „Wiedererlernen" der Filterfunktion bei nicht bedrohlichen körperlichen Missempfindungen zu ermöglichen, wird deshalb als Logik abgeleitet, dass der Betroffene in Zukunft Körpermissempfindungen nicht vermeidet, sondern sich diesen aktiv stellt. Aus dem „Opfer" körperlicher Missempfindungen soll also ein selbststeuernder Provokateur von Körpermissempfindungen werden.

Eine weitere wichtige Komponente auf Verhaltensebene ist die Realisierung eines **adäquaten Inanspruchnahmeverhaltens.** Wie auch bei anderen chronifizierten Erkrankungen kann oftmals nicht mehr davon ausgegangen werden, dass Patienten selbst eine sinnvolle kognitive Repräsentation davon haben, was „normales" Krankheitsverhalten ist. Deshalb soll auch hier der Patient in den Mittelpunkt zukünftiger Entscheidungsprozesse gestellt werden, und es sollen genaue Richtlinien mit ihm besprochen werden, mit welchen Beschwerden er in Zukunft wann zum Arzt gehen will.

Die bisherigen Ausführungen zu verhaltenstherapeutischen Interventionen bei somatoformen Störungen orientieren sich eng an der Hauptsymptomatik. Je nach individueller Problemanalyse sind jedoch häufig darüber hinausgehende Interventionen angezeigt:
- Bei chronischen Beschwerden verändern sich oftmals die **Kommunikationsmuster** zu den nahen Angehörigen, sodass es notwendig wird, im Rahmen der Psychotherapie die Kommunikation wieder in eine Richtung zu verändern, wo Angehörige nicht verstärkend auf das Krankheitsgeschehen einwirken und Patienten auch nicht „entmündigt" werden, sondern Angehörige den Genesungsprozess konstruktiv unterstützen. Kommunikationstrainings sowie soziale Kompetenztrainings können in solchen Fällen angezeigt sein.
- Bei der hohen Rate an Personen mit traumatischen Lebenserfahrungen ist weiterhin oftmals eine Therapie zur **Bewältigung der Traumafolgen** indiziert.
- Als weiteres Beispiel individueller Problemkonstellationen seien auch die **Schwierigkeiten am Arbeitsplatz** genannt, die durch die Symptomatik begründet sind und

bis hin zu Anträgen auf Zeitrente führen können. Motivationsanalysen, Ausschaltung beruflicher Konfliktkonstellationen sowie ein berufliches Belastungstraining können in solchen Fällen indiziert sein.
- Auch sei abschließend nochmals darauf hingewiesen, dass für viele Somatisierungs- und Schmerzbetroffene Körpererleben generalisiert als negative Erfahrung beschrieben wird. In diesen Fällen kann es notwendig sein, verschiedene Interventionen zu realisieren, die positive Körpererlebnisse provozieren.

Ergänzende Behandlung ausgeprägter Krankheitsängste

In der Behandlung der Hypochondrie sind gewisse Besonderheiten zu beachten. Da die Hypochondrie häufiger einen fluktuierenden Verlauf nimmt und weniger chronisch-persistierend ist als die Somatisierungsstörung, bieten sich zusätzliche Chancen für eine erfolgreiche Behandlung. So kann bereits frühzeitig mit den Patienten als Alternative zum bisherigen Vorgehen ein neues Störungsmodell erarbeitet werden, in dem Angst eine zentrale Rolle spielt. Auf kognitiver Ebene dominieren in aller Regel katastrophisierende Bewertungen, sodass hypochondrische Patienten motiviert werden müssen, sich wieder vermehrt Körpermissempfindungen zu stellen und alternative Bewertungen zu entwickeln.

Viele hypochondrische Patienten zeigen ein ausgesprochenes Bedürfnis nach Rückversicherung über die Unbedenklichkeit der körperlichen Beschwerden. In diesen Fällen muss mit den Patienten erarbeitet werden, dass das externale Darbieten von Rückversicherung zwar zu einer kurzfristigen Beruhigung führt, die Patienten jedoch nicht darin unterstützt, eigene Bewältigungsstrategien zu entwickeln. Auf Verhaltensebene zeigen viele hypochondrische Patienten Kontrollverhaltensweisen, die manchmal an Zwangspatienten erinnern (z. B. das sog. *checking behaviour*). Dazu zählt das wiederholte Überprüfen bestimmter Körperfunktionen oder Körperteile, um zu testen, ob diese noch funktionsgerecht sind oder Anzeichen einer schweren Erkrankung zeigen (z. B. häufiges Schlucken, um Symptome eines Kehlkopfkrebses zu prüfen; Austasten des Mundinnenraums mit der Zunge, um Entzündungsprozesse als Hinweis auf eine maligne Erkrankung zu identifizieren, u. a.). In diesen Fällen ist es oftmals sinnvoll, zuerst die Folgeerscheinungen der Kontrollverhaltensweisen zu demonstrieren, bevor Motivation zu deren Reduktion aufgebaut wird (Reaktionsverhinderung) (weiterführende Aspekte s. Bleichhardt und Martin 2010). Insgesamt liegen für die Hypochondrie Behandlungsprogramme vor, welche die Veränderbarkeit der Symptomatik gut belegen (z. B. Clark et al. 1998).

28.7.4 Spezielles psychodynamisches Vorgehen

Die Gestaltung der Initialphase einer Psychotherapie ist auch aus psychodynamischer Sicht von zentraler Bedeutung, darum wurde in > Kap. 28.7.2 auch ausführlich darauf eingegangen. Es ist wichtig, diese Initialphase nicht, wie früher häufiger geschehen, als eine Art „Vorschaltphase" vor dem „Eigentlichen", der psychotherapeutischen Bearbeitung unbewusster Konflikte, dysfunktionaler Beziehungsmuster und struktureller Vulnerabilitäten, anzusehen und sie damit latent abzuwerten. Im Folgenden soll zudem deutlich werden, dass die in der Initialphase wichtigen Aspekte wie Ernstnehmen der Symptome, Erweitern des Erklärungsmodells des Patienten etc. gewissermaßen nahtlos an die weitergehenden psychodynamischen Themen heranführen.

Haltung des Psychotherapeuten

Die symptombezogenen psychotherapeutischen Ziele wurden in > Kap. 28.7.1 ausgeführt; auch die dafür im Umgang mit Patienten mit somatoformen Störungen empfehlenswerte Haltung des Psychotherapeuten ist implizit bereits deutlich geworden: Sie ist begleitender, offen interessierter, aktiv (Informationen, Beratung) gebender als es traditionell abstinente Haltungsregeln vorsehen, dabei um das Propagieren kleiner Schritte und die Relativierung hoher Ansprüche bemüht (hierzu und insgesamt zum speziellen psychodynamischen Vorgehen s. auch Rudolf und Henningsen 2003).

> **MERKE**
>
> Ein wichtiges Element dieser Haltung ist die klare Trennung zwischen der Ebene des psychodynamischen Symptom- und Personverständnisses, auf das mit dem „dritten Ohr" laufend geachtet wird, und der Ebene der manifesten Interventionen, die alltagsnah und aus der Position eines realen Gegenübers erfolgen.

Die Haltung entspricht damit in wichtigen Aspekten derjenigen, die sich im Umgang mit Patienten mit persönlichkeitsstrukturellen Vulnerabilitäten z. B. in der strukturbezogenen oder der psychoanalytisch-interaktionellen Psychotherapie bewährt hat (Rudolf 2013). Dass diese Haltung sinnvoll ist, auch wenn bei somatoformen Patienten keine derartige strukturelle Vulnerabilität vorliegt, hat auch damit zu tun, dass sie durchaus auch Anklänge an die Idealfigur des guten, d. h. zugewandten, sich seiner eigenen Grenzen aber bewussten Arztes hat. Daraus kann sich für die im medizinischen Feld teilweise auch real geschädigten Patienten ein gelegentlich ambivalent erlebter Kontrast zu früheren Therapeutenerfahrungen ergeben („Der ist zwar viel interessierter und nimmt sich viel mehr Zeit, aber er sagt von vornherein, dass er mir nur wenig helfen kann").

„Technisch" entspricht dieser Haltung eine Gesprächsführung, in der psychische Begriffe eher tangential, beiläufig eingeführt werden („Stress, Belastungen, Anspannungen" etc.) und in der auf die Deutung auch offensichtlicher psychodynamischer Zusammenhänge zwischen Lebenssituation bzw. Biografie und Beschwerdeauftreten bzw. -verschlechterung zunächst verzichtet wird.

Differenzierende Wahrnehmung

Ein zentrales, eher theoriegeleitetes Psychotherapieziel aus psychodynamischer Sicht schließt sich an das erste der oben genannten Ziele direkt an: Die Differenzierung von körperlicher Missempfindung und Krankheitszeichen hat einen engen Bezug zu der bei Patienten insbesondere mit schwereren somatoformen Störungen als Folge der Körperbeziehungsstörung häufig defiziente Differenzierung zwischen einzelnen negativen Affekten und Körperbeschwerden. Unter der Annahme, dass sich in den Affekten immer auch bestimmte Beziehungsgestalten spiegeln, ist eine bessere derartige Differenzierung Voraussetzung, um die mit den Beschwerden einhergehenden Beziehungsstörungen klarer verstehen und positiv verändern zu können.

Dieses Ziel der Affektdifferenzierung lässt sich – und das ist die Bedeutung des Prinzips, die Körperbeschwerden und die daran geknüpften Beziehungserfahrungen zum primären Material der Therapie zu machen – bereits im Zuge der symptomorientierten Vorgehensweise verfolgen. Es ist also nicht etwas, das als das „Eigentliche" erst nach der Entgegennahme der körperlichen Symptomklage vorzunehmen ist. Dies wird schon deutlich, wenn man sich klar macht, dass diese Entgegennahme selbst nichts Passives, sondern eine aktive Tätigkeit in verschiedenen Phasen ist: Das Annehmen der Symptomklage wird begleitet vom Anreichern der Klage mit eigenen Affekten und Bildern, auch mit positiven Fantasien über (noch) Mögliches etc. Dadurch wird die Klage organisiert und zunehmend sprachlich symbolisiert. Mit selektivauthentischer Haltung reagiert dabei der Therapeut auf die sich im Laufe der Zeit immer klarer herausbildenden Situations- und Beziehungskontexte der Beschwerden.

Das Enttäuschungsthema

Noch deutlicher wird das Verfolgen dieses psychodynamischen Therapieziels „inmitten" des symptomorientierten Vorgehens bei der Bearbeitung des Enttäuschungsthemas, das bei vielen Patienten mit dem Erleben der Körperbeschwerden verknüpft ist. Im Vordergrund stehen zunächst die Enttäuschung am Körper und der aussichtslose Kampf gegen das Symptom, das wie ein negatives inneres Objekt fungiert. Daran schließt sich (die Abfolge ist idealtypisch) das Thema der enttäuschten Hoffnung auf die medizinischen Helfer und die Enttäuschung im Hinblick auf den wichtigen Anderen an, bevor die lebensgeschichtliche Entwicklung in den Blick kommt, im Sinne des hilflosen Selbst gegenüber den enttäuschenden und bedrohlichen Objekten.

Damit rückt auch die therapeutische Beziehung, die Enttäuschung an Therapie und Therapeut, in den Fokus, wobei im Rahmen dieser Therapien – schwerere somatoforme Störungen vorausgesetzt – wie bei strukturbezogenen Psychotherapien eine längerfristige Arbeit direkt in der therapeutischen Beziehung eher die Ausnahme bleiben sollte. Insgesamt bleibt bei all diesen Bearbeitungsstadien die gemeinsame Beobachtung des Zusammenhangs wie auch des Unterschieds von negativem Affekt und Körperbeschwerde ein durchlaufendes Thema.

Während dieser Prozesse werden in der Regel nicht nur symptomunabhängige strukturelle Vulnerabilitäten und Konflikte eines Patienten deutlicher, es lässt sich mit ihm auch Einverständnis darüber erzielen, ob diese Fokus der Therapie werden sollen oder nicht.

Körperbezogenheit

Wichtig ist im Therapieverlauf immer die Einbeziehung des Körpers jenseits der Körperbeschwerden, zumindest als Gesprächsthema (Welche Erlebensmöglichkeiten habe ich in meinem Körper jenseits der Beschwerden?), oder – wenn das vom Setting her möglich ist – durch Kombination mit körperorientierter Psychotherapie. Die z. B. in funktioneller Entspannung oder Konzentrativer Bewegungstherapie möglichen Körpererfahrungen können eine wichtige Brückenfunktion übernehmen, um die defiziente Differenzierung von Körperwahrnehmung, Affekt und Körperbeschwerde weiter voranzubringen (Küchenhoff 1998).

Schichtenregel

Im Hinblick auf den Umgang mit Affekten lässt sich zusammenfassend sagen, dass im Sinne einer „Schichtenregel" drei affektbezogene Phänomene bei Patienten mit somatoformen Störungen unterschieden und in der Therapie bearbeitet werden sollten:

1. auf der Oberfläche des interaktionellen Initialangebots die mit einem Gefühl von Infragestellung einhergehenden wechselseitig negativen Affekte, die den somatoformen zum typisch „schwierigen", unmotivierten Patienten machen;
2. im Weiteren die mit den Körperbeschwerden im Sinne zusätzlicher Symptome einhergehende gehäufte Depressivität und Angst;
3. und erst in dritter Linie kann man dann – nach Etablierung eines stabileren therapeutischen Kontakts – auf verlässlichere Anhaltspunkte für jene Affektwahrnehmungs-

und -differenzierungsschwäche stoßen, die möglicherweise im Rahmen einer frühkindlichen Körperbeziehungsstörung entstanden ist und die Bezüge zu dem in seiner Spezifität immer noch umstrittenen Konzept der „Alexithymie" hat.

Die bei Vorstellung des heuristischen Modells nahe gelegte „gleichschwebende Aufmerksamkeit" für Körperliches und Psychisches, d. h. der Verzicht auf einen therapeutischen Bias zugunsten psychosozialer Themen und Inhalte der Therapie, ist nicht nur für die Initialphase wichtig. Üblicherweise gibt es im Laufe der Therapie immer Phasen, in denen die Patienten wieder die körperliche Symptomklage in den Vordergrund stellen und vermeintliche Erkenntnisse und Fortschritte wie weggewischt erscheinen. Für den Therapeuten ist es dann im Sinne der auch initial eingenommenen Haltung wichtig, solche Phasen als jetzt notwendig entgegenzunehmen, die Suche nach Verständnis der Bedeutung dieses Verhaltens ggf. zurückzustellen und entsprechend offen, also nicht enttäuscht oder verärgert, zu reagieren.

Umgekehrt sollte man aber auch auf die Möglichkeit gefasst sein, dass für einen Patienten, der rasch oder im Verlauf plötzlich gar nicht mehr von seinen Körperbeschwerden, sondern nur noch von psychosozialen Konflikten und Belastungen spricht, diese Beschwerden ihre belastende Bedeutung gar nicht verloren haben, sondern dass er sie aus Anpassung/Unterwerfung bzw. Angst nicht mehr berichtet. Hier ist es wichtig, sich ggf. als Therapeut nicht „zu früh zu freuen", wie gut der Patient psychotherapeutisch mitarbeitet, da einem dann die affektiven Indikatoren entgehen können, die dafür sprechen, dass das Psychologisieren des Patienten Abwehrcharakter hat. Stattdessen sollte der Therapeut in einer solchen Situation ggf. selbst „somatisieren" und aktiv nach den Beschwerden und ihrer gegenwärtigen Bedeutung fragen.

Resümee

Um das Gesagte noch einmal in etwas abstrakterer Form zusammenzufassen, kann man festhalten, dass die psychodynamische Psychotherapie somatoformer Störungen durchaus störungsorientiert ist, dies aber in einem prozesshaften Sinn – angesichts der symptomatischen Überlappungen unterschiedlicher Störungen ist das Wort „störungsspezifisch" allein schon auf Symptomebene unangebracht:

- Initial ermöglicht die Orientierung am Erklärungsmodell des Patienten den Aufbau einer therapeutischen Arbeitsbeziehung.
- Es folgt die Orientierung an den Symptomen und ihrer Bewältigung.
- In dritter Linie tritt die Orientierung an den spezifischen Bedingungen der Person, ihren möglichen strukturellen Vulnerabilitäten und Konflikten hinzu.

28.7.5 Kombination von Psycho- und Psychopharmakotherapie

Patienten mit somatoformen Störungen sind sehr oft ablehnend gegenüber Psychopharmaka – weil sie sich typischerweise als körperlich krank ansehen und nicht in die „Psycho-Ecke" gestellt werden wollen und weil sie, insbesondere bei ausgeprägterer hypochondrischer Komponente, sehr empfindlich auf die körperlichen Nebenwirkungen der Pharmaka reagieren. Dennoch: Patienten mit schmerzbetonten somatoformen Störungen sprechen häufig auf niedrige Dosen eines trizyklischen Antidepressivums im Sinne einer Schmerzlinderung bei zumindest vertretbaren Nebenwirkungen gut an.

Wenn ausgeprägtere depressive Störungen vorliegen, ist immer auch an die begleitende medikamentöse Therapie nach den Prinzipien der psychopharmakologischen Depressionsbehandlung zu denken. Auch ausgeprägtere hypochondrische Störungen sprechen teilweise gut auf antidepressive Behandlungen an.

Patienten mit schmerzdominanten somatoformen/funktionellen Störungen, z. B. im Sinne einer Fibromyalgie-Syndroms, werden in der Praxis häufig chronisch mit opiathaltigen Analgetika vorbehandelt, auch wenn dies nach den aktuellen Leitlinien nicht indiziert ist (Häuser et al. 2015). Praktisch immer profitieren die Patienten vom Absetzen dieser Medikamente (keine Nebenwirkungen mehr, keine Schmerzzunahme). Andere Medikamente mit analgetischer Indikation wie Gabapentin und Pregabalin sind ebenfalls nur selten wirksam.

28.8 Empirische Wirksamkeitsnachweise

Im Vergleich zur Erforschung der Psychotherapiewirksamkeit und -effizienz bei Störungsbildern z. B. aus dem Bereich der depressiven und Angststörungen steckt die entsprechende Forschung im Bereich somatoformer/funktioneller Störungen noch in den Anfängen. Dies hat sehr viel auch mit der problematischen Terminologie und Klassifikation in diesem Bereich zu tun. So finden sich zu einzelnen Diagnosekonstrukten jeweils nur relativ wenige Studien (z. B. zu somatoformer Störung, multisomatoformer Störung, *Medically Unexplained Symptoms* [MUS] etc.), deren Vergleichbarkeit untereinander entsprechend begrenzt ist. Die weitaus meisten Studien wurden zur Therapie einzelner funktioneller Syndrome (z. B. Reizdarm- und Chronic-Fatigue-Syndrom) durchgeführt, häufig an Stichproben, die hinsichtlich Schweregrad sowie anderen körperlichen und psychischen Symptomen nicht näher charakterisiert waren (Henningsen et al. 2007).

Die wichtigste aktuelle Zusammenstellung empirischer Wirksamkeitsnachweise wurde 2013 von der Fachgruppe

Klinische Psychologie und Psychotherapie der Deutschen Gesellschaft für Psychologie herausgegeben (Martin et al. 2013). Diese „Evidenzbasierte Leitlinie zur Psychotherapie somatoformer und assoziierter Syndrome" deckt neben Studien zu somatoformen Störungen und angelehnten Diagnosekonstrukten auch Studien über Hypochondrie, chronischen Rückenschmerz, chronisches Erschöpfungssyndrom, Reizdarmsyndrom, Fibromyalgie, unspezifische Brustschmerzen, umweltbezogene Körperbeschwerden und somatoformen Schwindel ab. Die Kurzfassung evidenzbasierter Empfehlungen aus dieser Leitlinie wird im Folgenden dargestellt und zusammenfassend in ➤ Tab. 28.1 präsentiert. Es werden nur Therapien der Evidenzgrade I (wirksam, Basis: Metaanalysen von mehreren RCTs oder mindestens zwei unabhängige RCTs) und II (möglicherweise wirksam, Basis: ein RCT oder Serie von gut angelegten quasi-experimentellen Studien) dargestellt. Die Wirksamkeit bezieht sich dabei sowohl auf die Reduktion von Körpersymptomen als auch auf eine Verbesserung der körperbezogenen Lebensqualität/Funktionsfähigkeit (vgl. Martin et al. 2013: 177 f.):

- Bei **Somatisierungsstörung** und **undifferenzierter Somatisierungsstörung** mit multiplen Körperbeschwerden wird die KVT im ambulanten Setting als Einzel- und Gruppentherapie und als Kurzzeittherapie für Kurz- und Langzeiteffekte empfohlen (Evidenzgrad I).
Eingeschränkt können auch biofeedbackorientierte Behandlungsansätze, hausarztorientierte Interventionen (…) in erster Linie für kurzzeitige Effekte und psychodynamisch-interpersonelle Psychotherapie für Langzeiteffekte empfohlen werden (Evidenzgrad II).
- Zur Behandlung der **Hypochondrie** wird die klassische kognitive Verhaltenstherapie im ambulanten Einzelsetting empfohlen, um sowohl Kurz- als auch Langzeiteffekte zu erzielen (Evidenzgrad I).
Eingeschränkt können auch kognitiv-verhaltenstherapeutische Psychoedukation im ambulanten Gruppensetting oder KVT auf Internetbasis für Kurz- und Langzeiterfolge empfohlen werden (Evidenzgrad II).
- Zur Behandlung von *chronischen Rückenschmerzen* werden für kurz- sowie langfristige Effekte KVT, selbstregulative Verfahren wie Biofeedback oder Entspannung, multidisziplinäre und Konfrontationstherapie empfohlen (Evidenzgrad I).
Eingeschränkt kann auch operante Therapie empfohlen werden (Evidenzgrad II).
- Zur Behandlung des *chronischen Erschöpfungssyndroms* wird KVT im ambulanten Setting einzeln oder in der Gruppe sowohl für Erwachsene als auch Kinder und Jugendliche empfohlen (Evidenzgrad I).
Eingeschränkt ist auch die KVT auf Internetbasis für Kurz- und Langzeiterfolge bei Jugendlichen zu empfehlen. (Gestufte körperliche Aktivierung, eine auch vermutlich wirksame Behandlung, wurde nicht in der Leitlinie berücksichtigt, da es sich nicht um eine Psychotherapie im engeren Sinne handelt).
- Zur Behandlung des *Reizdarmsyndroms* werden KVT im Einzel- und Gruppensetting sowie die psychodynamisch-interpersonelle Einzeltherapie für Kurz- und Langzeiteffekte und die Hypnotherapie sowie Entspannungsverfahren und Stressbewältigungstherapie zumindest für Kurzzeiteffekte empfohlen (Evidenzgrad I).
Eingeschränkt können auch funktionelle Entspannung und Achtsamkeitstraining im Gruppensetting sowie kognitiv-verhaltenstherapeutische Methoden im Rahmen einer Selbsthilfetherapie mit minimalem Therapeutenkontakt oder via Internet für kurzfristige Effekte empfohlen werden (Evidenzgrad II).
- Zur Behandlung der *Fibromyalgie* werden die KVT im ambulanten Gruppensetting für kurz- und langfristige Verbesserungen sowie das EMG-Biofeedback und die Hypnotherapie (geleitete Imagination) für eine (kurzfristige) Verbesserung der Schmerzintensität empfohlen (Evidenzgrad I).
Eingeschränkt können operante Verhaltenstherapie, achtsamkeitsbasierte Stressreduktion (für eine Verbesserung der Depressivität) und Neurofeedback (SMR^2-Training) empfohlen werden (Evidenzgrad II).
- Zur Behandlung des *unspezifischen nichtkardialen Brustschmerzes* wird für Kurz- und Langzeiteffekte die KVT im ambulanten Setting als Einzel- und Gruppentherapie empfohlen (Evidenzgrad I).
Eingeschränkt können auch Atmungstraining mit oder ohne respiratorisches Feedback sowie Hypnotherapie in Einzeltherapie für Kurz- und Langzeiteffekte, funktionelle Entspannung in der Gruppe kombiniert mit Psychoedukation und eine kurze kognitiv-verhaltenstherapeutische Psychoedukation im ambulanten Einzelsetting empfohlen werden (Evidenzgrad II).
- Zur Behandlung der *umweltbezogenen Körperbeschwerden* kann die KVT im ambulanten Einzel- (bei subjektiver Elektrosensitivität) oder Gruppensetting (bei Golfkriegssyndrom) eingeschränkt empfohlen werden (Evidenzgrad II). Ein multimodaler Ansatz bestehend aus Körpertraining und KVT kann ebenso für Kurzzeiteffekte eingeschränkt empfohlen werden (Evidenzgrad II).
- Zur Behandlung des *somatoformen Schwindels* kann eingeschränkt KVT in Kombination mit vestibulärer Rehabilitation oder Entspannungstechniken in ambulanter Einzel- oder Gruppentherapie für kurzzeitige Verbesserungen empfohlen werden (Evidenzgrad II).

---

[2] SMR = sensomotorischer Rhythmus

Tab. 28.1 Wirksamkeitsnachweise für verschiedene Psychotherapien bei somatoformen Störungen

Behandelte Störung	Evidenzgrad	Evidenzbasis	Wirksamkeit auf*
Somatisierungsstörung, undifferenzierte Somatisierungsstörung mit multiplen Körperbeschwerden	Ia	KVT im ambulanten Einzelsetting	Körperliche Symptome, Somatisierung, körperliche Lebensqualität, Depressivität, Angst, Krankheitsverhalten
	IIa	Hausarztorientierte Interventionen	Kurzzeitige Effekte: gesundheitsbezogene Lebensqualität, körperliche Symptome, Schmerzen
		Psychodynamisch-interpersonelle Psychotherapie	Langzeiteffekte: gesundheitsbezogene körperliche Lebensqualität, Körperbeschwerden
		Biofeedback-orientierte Behandlungsansätze	Kurzzeitige Effekte: Selbstwirksamkeit, kognitive Umstrukturierung und allgemeine klinische Verbesserung
Hypochondrie	Ia	KVT im ambulanten Einzelsetting	Gesundheitsangst, hypochondrische Kognitionen, Depressivität, Angst
	IIa	Kognitiv-verhaltenstherapeutische Psychoedukation im ambulanten Gruppensetting	Gesundheitsangst, krankheitsbezogene Metakognitionen, Depressivität, Ängstlichkeit
	IIb	KVT auf Internetbasis	Gesundheitsangst, hypochondrische Überzeugungen
Rückenschmerz	Ia	KVT	Schmerz, rückenbezogene und allgemeine Beeinträchtigung, Depressivität, Katastrophisieren
	Ib	Selbstregulative Verfahren wie Biofeedback oder Entspannung	Schmerz, rückenbezogene und allgemeine Beeinträchtigung, Depressivität
		Multidisziplinäre Therapie	Schmerz, funktionelle Beeinträchtigung
		Konfrontationstherapie	Schmerzbezogene Kognitionen und Ängste
	IIb	Operante Therapie	Schmerzbezogene Beeinträchtigungen und Kognitionen
Chronisches Erschöpfungssyndrom	Ia	KVT einzeln oder in der Gruppe; sowohl für Erwachsene als auch Kinder und Jugendliche	(Körperliches) Erschöpfungserleben, physische Funktionsfähigkeit, Depressivität, Angst
	IIa	KVT auf Internetbasis bei Jugendlichen	Unterrichtsteilnahme, Abwesenheit schwerer Erschöpfungssymptomatik, Funktionsniveau
Reizdarmsyndrom	Ia	KVT im Einzel- und Gruppensetting	Reizdarmsymptomatik, Schmerzintensität, Lebensqualität, Depressivität
	Ib	Psychodynamisch-interpersonelle Einzeltherapie	Reizdarmsymptomatik, Schmerzintensität, allgemeine Symptomschwere, Lebensqualität
		Hypnotherapie	Kurzzeitige Effekte: Reizdarmsymptomatik, generelle klinische Beeinträchtigung
		Entspannungsverfahren, Stressbewältigungstherapie	Kurzzeitige Effekte: Reizdarmsymptomatik
	IIa	Funktionelle Entspannung und Achtsamkeitstraining im Gruppensetting	Kurzzeitige Effekte: körperliche und psychische Beeinträchtigung
	IIb	Kognitiv-verhaltenstherapeutische Methoden im Rahmen einer Selbsthilfetherapie mit minimalem Therapeutenkontakt oder via Internet	Kurzzeitige Effekte: Reizdarmsymptomatik, Beeinträchtigung durch Symptomatik
Fibromyalgie	Ia	KVT im ambulanten Gruppensetting	Effekt auf Schmerzintensität, Depressivität, Selbstwirksamkeit, Katastrophisieren
		EMG-Biofeedback	Kurzzeitige Effekte: Schmerzintensität
	Ib	Hypnotherapie (geleitete Imagination)	Kurzzeitige Effekte: Schmerzintensität
	IIb	Operante Verhaltenstherapie	Inanspruchnahme von Leistungen des Gesundheitssystems, Schmerzintensität
		Achtsamkeitsbasierte Stressreduktion	Depressivität
		Neurofeedback (SMR-Training)	Schmerzreduktion

Tab. 28.1 Wirksamkeitsnachweise für verschiedene Psychotherapien bei somatoformen Störungen (Forts.)

Behandelte Störung	Evidenzgrad	Evidenzbasis	Wirksamkeit auf*
Unspezifischer nichtkardialer Brustschmerz	Ia	KVT im ambulanten Setting als Einzel- und Gruppentherapie	Häufigkeit von Schmerzepisoden; Funktionsniveau/ gesundheitsbezogene Lebensqualität
	IIb	Atmungstraining mit oder ohne respiratorisches Feedback	Episodenhäufigkeit
		Hypnotherapie in Einzeltherapie für Kurz- und Langzeiteffekte	Globaler Schmerz, Schmerzintensität
		Funktionelle Entspannung in der Gruppe kombiniert mit Psychoedukation	Kurzfristige Effekte für Belastung durch kardiovaskuläre Symptome, Somatisierung, Angst
		Kurze kognitiv-verhaltenstherapeutische Psychoedukation im ambulanten Einzelsetting	Episodenhäufigkeit, krankheitsbezogene Angst, Akzeptanz einer nichtorganischen Alternativdiagnose
Umweltbezogene Körperbeschwerden	IIb	KVT im ambulanten Einzel- (bei subjektiver Elektrosensitivität) oder Gruppensetting (bei Golfkriegssyndrom)	Störungsbezogene Beeinträchtigung und Beschwerden, gesundheitsbezogene Lebensqualität
		Multimodale Therapie, bestehend aus Körpertraining und KVT	Kurzzeitige Effekte: Körperbewusstsein, psychische gesundheitsbezogene Lebensqualität
Somatoformer Schwindel	IIb	KVT in Kombination mit vestibulärer Rehabilitation oder Entspannungstechniken in ambulanter Einzel- oder Gruppentherapie	Kurzzeitige Effekte: schwindelassoziierte Symptome, Angst

* Zusammenstellung aus den in einzelnen Studien gefundenen Effekten: Nicht jede Studie hat alle diese Effekte gefunden.
SMR = sensomotorischer Rhythmus

Ende 2014 sind zwei Cochrane-Reviews zu pharmakologischen und nichtpharmakologischen Interventionen bei somatoformen Störungen und verwandten Diagnosekonstrukten (nicht aber zu funktionellen Störungssyndromen) erschienen:
- Der Review zur pharmakologischen Behandlung (Kleinstäuber et al. 2014), in den 26 RCTs eingeschlossen waren, kommt zu dem Schluss, dass derzeit nur Evidenz von sehr geringer Qualität für die Wirksamkeit von Antidepressiva der neueren Generation auf die Symptomausprägung vorliegt. Auch für die Wirksamkeit von natürlichen Produkten wie Johanniskraut liegt nur Evidenz von geringer Qualität vor, wobei es insgesamt keine (!) Studien mit Follow-up über das Behandlungsende nach max. 12 Wochen und relativ hohe Nebenwirkungsraten gab. Metaanalysen sprachen gegen eine differenzielle Wirksamkeit unterschiedlicher Antidepressiva.
- Der Review zu nichtpharmakologischen Interventionen (van Dessel et al. 2014), der insgesamt 21 RCTs einschloss, betraf nur Psychotherapien unterschiedlicher Art (14-mal KVT, darüber hinaus Verhaltenstherapie, Dritte-Welle-Verhaltenstherapie, psychodynamische und integrative Therapie, keine Physiotherapie o. Ä.). Im Vergleich zu Wartelisten- oder *Usual-Care*-Kontrollgruppen, aber auch im Vergleich zu *Enhanced-Care*-Kontrollgruppen zeigte sich im Hinblick auf Symptomausprägung und körperbezogene Lebensqualität sowohl bei Therapieende als auch im Follow-up nach max. 24 Monaten eine therapeutische Überlegenheit der Psychotherapien bei nur geringer Studienqualität und nur geringen bis allenfalls mittleren Effektstärken (z. B. $d = 0{,}34$ über alle Psychotherapien hinweg im Hinblick auf Symptomstärke bei Therapieende). Es handelte sich um Kurzzeittherapien mit maximal 13 Sitzungen. Hinweise auf differenzielle Effekte der einzelnen Therapieformen ergaben sich auf dieser Evidenzbasis nicht.

Resümee

Zusammenfassend spricht die Befundlage trotz der eingeschränkten Evidenzbasis also eindeutig für den Einsatz von Psychotherapie. Mit Abstand am besten belegt ist dabei die Wirksamkeit von KVT. Die Effektstärken der durchgängig nur kurzen Therapien sind bislang allerdings deutlich geringer als die Effektstärken, die in der Psychotherapie von klassischen psychischen Störungen wie depressiven Störungen erreicht werden. Hier werden in Zukunft sowohl modifizierte störungsorientierte Therapietechniken sowie – auch angesichts der initial bei dieser Patientengruppe häufig besonders geringen Psychotherapiemotivation – längere Therapiedauern untersucht werden müssen.

Die Evidenzbasis für den Einsatz von Antidepressiva und natürlichen Produkten wie Johanniskraut ist insgesamt noch schlechter als für Psychotherapie. Trotzdem ist der Einsatz im Einzelfall sicher zu rechtfertigen.

LITERATURAUSWAHL

Creed F, Henningsen P, Fink P (eds.) (2011). Medically Unexplained Symptoms, Somatisation and Bodily Distress: Developing better clinical services. Cambridge: Cambridge University Press.

Hausteiner-Wiehle C, Henningsen P, Häuser W, et al. (2013). Umgang mit Patienten mit nicht-spezifischen, funktionellen und somatoformen Körperbeschwerden. S3-Leitlinie mit Quellentexten, Praxismaterialien und Patientenleitlinie. Stuttgart: Schattauer.

Hausteiner-Wiehle C, Henningsen P (2015). Kein Befund und trotzdem krank? Mehr Behandlungszufriedenheit im Umgang mit unklaren Körperbeschwerden – bei Patient und Arzt. Stuttgart: Schattauer.

Henningsen P, Zipfel S, Herzog W (2007). Management of functional somatic syndromes. Lancet 369: 946–955.

Kleinstäuber M, Witthöft M, Steffanowski A, et al. (2014). Pharmacological interventions for somatoform disorders in adults. Cochrane Database Syst Rev 11: CD010628.

Martin A, Härter M, Henningsen P et al. (2013). Evidenzbasierte Leitlinie zur Psychotherapie somatoformer Störungen und assoziierter Syndrome. Göttingen: Hogrefe.

Rief W, Martin A (2014). How to use the new DSM-5 somatic symptom disorder diagnosis in research and practice: a critical evaluation and a proposal for modifications. Annu Rev Clin Psychol 10: 339–367.

Toussaint A, Murray AM, Voigt K, et al. (2016): Development and validation of the Somatic Symptom Disorder-B Criteria Scale (SSD-12). Psychosom Med 78: 5–12.

Van Dessel N, den Boeft M, van der Wouden JC, et al. (2014): Non-pharmacological interventions for somatoform disorders and medically unexplained physical symptoms (MUPS) in adults. Cochrane Database Syst Rev 11: CD011142.

Wessely S, Nimnuan C, Sharpe M (1999). Functional somatic syndromes – one or many? Lancet 354: 936–939.

KAPITEL 29

Alexandra Philomena Lam und Alexandra Philipsen

Aufmerksamkeitsdefizit-/Hyperaktivitätsstörung (ADHS) im Erwachsenenalter

---

Kernaussagen

- Die ADHS im Erwachsenenalter geht häufig mit relevanten psychosozialen Einschränkungen einher.
- Desorganisiertes Verhalten und Schwierigkeiten der Emotionsregulation gewinnen im Erwachsenenalter an Gewicht.
- Die Behandlung sollte unterschiedliche Behandlungsstrategien einbeziehen.
- Psychoedukation stellt dabei die Grundlage jedweder Behandlung dar.
- Für die kognitive Verhaltenstherapie (KVT) liegt dabei die beste Evidenz vor.

29.1 Einleitung

Die nachfolgende Darstellung stützt sich auf die altersübergreifenden Leitlinien des *National Institute for Health and Clinical Excellence* sowie die deutschsprachigen Leitlinien zur ADHS im Erwachsenenalter, auf seither veröffentlichte Metaanalysen, Übersichtsarbeiten, kontrollierte Untersuchungen und die klinische Erfahrung.

29.1.1 Prävalenz

Die ADHS ist eine der häufigsten psychiatrischen Erkrankungen des Kindes- und Jugendalters mit einer Prävalenz von 3,4 % (95 %-CI 2,6–4,5) (Polanczyk et al. 2015). Sie verläuft meist chronisch und persistiert in bis zu 60 % der Fälle bis in das Erwachsenenalter (Kessler et al. 2005; Klein et al. 2012; Barbaresi et al. 2013). Die transnationale Prävalenz der ADHS des Erwachsenen liegt bei 3,4 % (Fayyad et al. 2007; Simon et al. 2009); speziell für Deutschland wurde in einer bevölkerungsbasierten Stichprobe eine Prävalenz von 4,7 % bestimmt (Fayyad et al. 2007; de Zwaan et al. 2012); als Grundlage für die Diagnosestellung diente dabei das DSM-IV. Die Diagnostik mittels ICD-10 führt zu einer Verringerung der Prävalenz (Dopfner et al. 2008).

29.1.2 Ursachen

Die ADHS tritt familiär gehäuft auf. Erstgradverwandte eines ADHS-Betroffenen haben ein 2- bis 8-fach erhöhtes Risiko, selbst eine ADHS aufzuweisen (Faraone et al. 2005).

Die Ursache der ADHS ist bis heute nicht vollständig geklärt. Insgesamt wird – wie bei den meisten anderen psychischen Erkrankungen auch – von einer multifaktoriellen Ätiopathogenese ausgegangen, wobei ein Einfluss (epi-)genetischer, prä- und perinataler sowie psychosozialer und umweltbedingter Risikofaktoren angenommen wird (Thapar et al. 2013).

29.1.3 Symptomatik

Nach DSM-5 zählen Unaufmerksamkeit, Hyperaktivität und Impulsivität zu den sog. Kardinalsymptomen der Aufmerksamkeitsdefizit-/Hyperaktivitätsstörung (ADHS). Diese Symptome müssen seit dem Kindesalter bestehen und vor dem 12. Lj. vorgelegen haben sowie mit deutlichen Beeinträchtigungen verbunden sein. Darüber hinaus ist bei Erwachsenen mit ADHS nicht selten eine Störung der Emotionsregulation mit Schwierigkeiten der Affektkontrolle, emotionaler Labilität und erhöhter Stressintoleranz festzustellen (Wender 1995; Retz et al. 2012). Zudem findet sich eine Beeinträchtigung der Zielorientierung und Selbstregulation, der sog. Exekutivfunktionen. Dabei scheint vor allem das sequenzielle hierarchisierende Denken betroffen zu sein, was zu einer Beeinträchtigung des Zeitmanagements und zu Desorganisation führt (Barkley 1997a, b).

Grundsätzlich ist zu berücksichtigen, dass es sich bei der ADHS nicht um eine kategoriale, sondern um eine dimensionale Erscheinung handelt; sie kann mehr oder weniger stark ausgeprägt sein und sich als schwere Störung mit Krankheitswert oder als milde Form mit – wenn überhaupt – geringen Beeinträchtigungen manifestieren.

29.1.4 Besonderheiten im Erwachsenenalter

Im Erwachsenenalter kommt es häufig zu einem Wandel der Kardinalsymptome (Biederman et al. 2000; Schmidt und Petermann 2009). Die motorische Hyperaktivität nimmt in der Regel über die Jahre ab. Stattdessen stellt sich eine innere Unruhe ein, die ebenso belastend, wenngleich für die Außenwelt weniger augenscheinlich sein kann. Gleichzeitig treten psychosoziale Funktionseinschränkungen im Erwachsenenalter zunehmend in den Vordergrund, deren Konsequenzen für den Betroffenen und seine Umgebung erheblich sein können. So finden sich ein häufig niedrigerer Bildungsstatus, Probleme am Arbeitsplatz bis hin zum Arbeitsplatzverlust, Partnerschaftskonflikte und Beziehungsabbrüche mit hohen Trennungs- und Scheidungsraten, risikoreiches Verhalten im Straßenverkehr und forensische Komplikationen (Wilens und Dodson 2004; Rösler und Retz 2007). Speziell das Unfallrisiko im Straßenverkehr und die damit verbundene Mortalität sind bei ADHS im Vergleich zu Personen ohne ADHS (insb. bei später Diagnosestellung) deutlich erhöht (Dalsgaard et al. 2015).

MERKE
Eine unbehandelte ADHS führt insgesamt zu erheblichen sozialen und sozioökonomischen Belastungen (Leibson et al. 2001; Swensen et al. 2003).

Darüber hinaus tritt die ADHS selten isoliert auf. Vielmehr stellt sie einen nicht zu unterschätzenden Risikofaktor für das Auftreten einer oder mehrerer komorbider psychischer Störungen dar. Zu den häufigsten zählen affektive Störungen, Angst- und Persönlichkeitsstörungen, Substanzmissbrauch sowie Essstörungen (Kessler et al. 2006; Fayyad et al. 2007; Matthies et al. 2011), wobei das Komorbiditätsrisiko bei Erwachsenen mit ADHS um das 4,8-Fache höher zu sein scheint als bei Personen, bei denen die ADHS nicht bis ins Erwachsenenalter persistierte (Barbaresi et al. 2013).

29.1.5 Allgemeines zur Therapie der ADHS im Erwachsenenalter

Bei der Behandlung der ADHS im Erwachsenenalter sollte in der klinischen Praxis eine Kombination verschiedener Behandlungsstrategien angewandt und so ein multimodales Therapiekonzept angestrebt werden (> Abb. 29.1).

Die altersgruppenübergreifenden Leitlinien des *National Institute for Health and Clinical Excellence* (NICE, www.nice.org.uk/guidance) sowie die deutschsprachigen Leitlinien zur ADHS im Erwachsenenalter (www.dgppn.de/stellungnahmen/adhs) empfehlen eine Kombination aus medikamentöser Behandlung (mit Methylphenidat als Medikation der 1. Wahl) und störungsorientierter Psychotherapie (Ebert et al. 2003).

Eine Behandlung der ADHS ist dann indiziert, wenn krankheitswertige Symptome vorliegen (> Kap. 29.1.3), in einem Lebensbereich eine ausgeprägte Störung festzustellen ist oder in mehreren Lebensbereichen leichte Beeinträchtigungen auftreten, die eindeutig durch die ADHS bedingt sind.

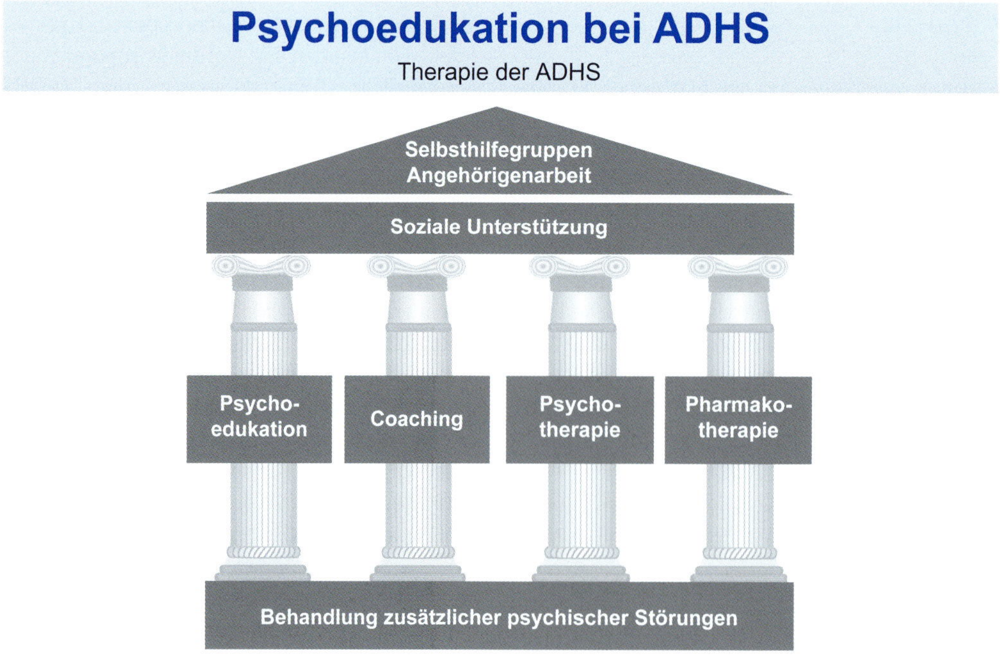

Abb. 29.1 Multimodale Therapie der ADHS (D'Amelio et al. 2009: 173)

> **MERKE**
> Das Erkennen und therapeutische Einbeziehen komorbider psychischer Störungen ist bei der ADHS essenziell.

So ist zunächst eine Hierarchisierung der Begleiterkrankungen nach ihrer klinischen Relevanz vorzunehmen. Sollte sich hierbei herausstellen, dass die aktuelle Beeinträchtigung durch eine andere Störung (z. B. eine schwere depressive Episode) bedingt ist, so ist zunächst diese unter Berücksichtigung der ADHS (z. B. im Hinblick auf die Wahl der Medikation) zu behandeln (Bond et al. 2012).

29.2 Psychotherapie der ADHS im Erwachsenenalter

Da es sich bei der ADHS um eine komplexe psychische Störung handelt, sind bei der psychotherapeutischen Behandlung neben der Ausprägung der Kern- oder Residualsymptome und den daraus resultierenden Funktionseinschränkungen auch die erwähnten Komorbiditäten und sekundären psychosozialen Komplikationen sowie mögliche dysfunktionale Grundannahmen, eine oftmals beeinträchtigte Compliance, aber auch vorhandene Ressourcen zu berücksichtigen, da all jene Faktoren die Wirksamkeit therapeutischer Maßnahmen beeinflussen können.

Eine Psychotherapie kann nicht nur in Kombination mit, sondern auch alternativ zur Medikation indiziert sein, wenn es z. B. unter Medikation zu intolerablen unerwünschten Wirkungen kommt oder Kontraindikationen bestehen. Zudem zählt ein nicht zu vernachlässigender Anteil der Betroffenen (20–50 %) zur Gruppe der medikamentösen Non-Responder (Wilens et al. 2002), und einige Betroffene bevorzugen ganz grundsätzlich eine nichtmedikamentöse Behandlung (Philipsen 2012).

Aber selbst bei erfolgreicher medikamentöser Therapie können klinisch relevante Residualsymptome fortbestehen. Insbesondere bei diesen Patienten hat sich Psychotherapie in Form von kognitiver Verhaltenstherapie als wirksam erwiesen (Safren et al. 2005; Safren et al. 2010; Emilsson et al. 2011).

Psychoedukation im Sinne einer Aufklärung über das Störungsbild und ihre Behandlungsmöglichkeiten sollte stets die Grundlage der Behandlung darstellen. Es berichten nicht nur viele Patienten von einer deutlichen Entlastung infolge einer Psychoedukation (Hansson Hallerod et al. 2015), auch ihr positiver Effekte auf die zugrunde liegende Symptomatik selbst wurde bereits nachgewiesen (Vidal et al. 2013). Darüber hinaus wurde seit Ende der 1990er-Jahre eine Reihe von Coaching-, Gruppen- und auch Einzeltherapiekonzepten für Patienten mit ADHS im Erwachsenenalter wissenschaftlich evaluiert. Einige davon beinhalten als Teilelement auch Edukation. Die Konzepte insgesamt sind überwiegend verhaltenstherapeutisch ausgerichtet und vorwiegend modular aufgebaut. Aber auch achtsamkeitsbasierte psychotherapeutische Ansätze rücken zunehmend in den Fokus der wissenschaftlichen Forschung zur Behandlung der ADHS.

> **MERKE**
> **Tipps aus der klinischen Praxis zur Psychotherapie bei ADHS**
> - Klare Problembeschreibung und Problemanalyse anstreben, auch wenn die Strukturierung bei ADHS schwerfallen kann.
> - Klärung des gewünschten Ziels: Manchmal sind Residualsymptome, die als positiv erlebt werden („Multitasking", Redseligkeit etc.), von den Patienten aus beruflichen oder privaten Gründen sogar gewünscht.
> - Erarbeitung vorhandener Ressourcen und Bewältigungsstrategien zur unbedingten Stärkung des Selbstwerts des Patienten.
> - Der Einbezug von Partnern oder Familienangehörigen kann von hohem therapeutischem Nutzen sein.
> - Die Erarbeitung neuer Ressourcen und Bewältigungsmechanismen sollte für den Anfang stark handlungsorientiert ausgelegt sein.
> - Vor allem die Stärkung des Selbstmanagements und der emotionalen Selbstbeherrschung werden vom Patienten und seinem direkten Umfeld häufig als deutlich entlastend erlebt.

Einen Überblick über evaluierte Psychotherapiekonzepte bei ADHS im Erwachsenenalter geben ➤ Tab. 29.1 und ➤ Tab. 29.2. Ein Anspruch auf Vollständigkeit besteht nicht.

Bei den verschiedenen psychotherapeutischen Gruppen- und Einzelkonzepten zur Behandlung der ADHS lassen sich zwar inhaltliche Gemeinsamkeiten ausmachen (z. B. das gemeinsame Ziel, eine Verbesserung von Aufmerksamkeit, Impulsivität und Desorganisation zu erreichen), bei genauerer Betrachtung überwiegen jedoch die Unterschiede. So unterscheiden sie sich z. B. im Hinblick auf die Dauer der Behandlung (Wochen bzw. Monate), die inhaltliche Schwerpunktlegung und die therapeutischen Techniken. Trotz aller Unterschiede ließ sich aber insgesamt bei allen evaluierten Therapiekonzepten ein positiver Effekt aufzeigen. Allerdings wiesen einige der erwähnten Studien methodische Probleme auf, die bei der Interpretation der Ergebnisse zu berücksichtigen sind. So waren die Stichprobengrößen teilweise sehr klein. Auch wurden zusätzliche Informationen zu Medikation, Komorbiditäten und weitere Stichprobencharakteristika nicht immer systematisch erfasst bzw. kontrolliert, ob diese

Tab. 29.1 Einzeltherapieprogramme

Therapiekonzept	Studien
Kognitive Verhaltenstherapie	Wilens et al. (1999); Safren et al. (2005); Rostain und Ramsay (2006); Safren et al. (2010); Virta et al. (2010)
Problemfokussierende Therapie	Weiss und Hechtman (2006)

Tab. 29.2 Gruppentherapieprogramme

Therapiekonzept	Studien
Kognitive Verhaltenstherapie	Virta et al. (2008); Bramham et al. (2009); Salakari et al. (2010); Virta et al. (2010); Hirvikoski et al. (2015)
Kognitive Verhaltenstherapie als Coaching	Kubik (2010)
Kognitives Remediationsprogramm Selbsthilfeprogramm mit Telefoncoaching, Bibliotherapie	Stevenson et al. (2002); Stevenson et al. (2003)
Freiburger Konzept, basierend auf Dialektisch-behavioraler Therapie	Hesslinger et al. (2002); Philipsen et al. (2007); Hirvikoski et al. 2011; Edel et al. (2014); Fleming et al. (2015); Morgensterns et al. (2015); Philipsen et al. (2015)
Achtsamkeitstraining	Zylowska et al. (2008); Mitchell et al. (2013); Edel et al. (2014); Hepark et al. (2014); Schoenberg et al. (2014); Hepark et al. (2015); Janssen et al. (2015)
Metakognitives Training	Solanto et al. (2008, 2010)
Reasoning & Rehabilitation	Emilsson et al. (2011); Young et al. (2015)
Psychoedukation	Wiggins et al. (1999); Vidal et al. (2013); Hirvikoski et al. (2015)

weiteren Faktoren einen moderierenden Einfluss auf die Studienergebnisse gehabt hätten (Hoxhaj und Philipsen 2015).

29.2.1 Psychoedukation

Die Therapieform der Psychoedukation entstammt der KVT (➤ Kap. 29.2.2) und hat zum Ziel, Psychotherapie und Edukation zu vereinen. Hierbei sollen u. a. Informationen über die Ursachen und die Therapiemöglichkeiten einer Erkrankung vermittelt und Patienten so zum Experten ihrer Erkrankung werden. Dies zielt auf eine Verbesserung von Verständnis, Compliance, Selbstverantwortung und Krankheitsbewältigung ab, um u. a. Unsicherheiten und Ängste zu reduzieren und damit den Krankheitsverlauf insgesamt positiv zu beeinflussen.

1999 wurde die erste (nichtrandomisierte) Studie veröffentlicht, in der störungsspezifisch ein psychoedukatives Gruppen-Behandlungskonzept für ADHS Patienten evaluiert wurde (Wiggins et al. 1999). In einem 4 Wochen umfassenden Programm wurde Wissen über ADHS und Organisationshilfen vermittelt. Im Vergleich zur Kontrollgruppe erwies sich die Psychoedukation hinsichtlich Unaufmerksamkeit, Hyperaktivität und emotionaler Labilität als wirksam, wobei das Selbstwertgefühl negativ beeinflusst wurde. Dieser Umstand wird auf den kurzen zeitlichen Umfang dieses Programms zurückgeführt, der keine ausreichende Vermittlung von Fertigkeiten oder eine Ressourcenaktivierung zuließ. Folglich wurde genau dieser Umstand in den folgenden Psychoedukationskonzepten berücksichtigt. Im Manual von D'Amelio et al. (2009) z. B. ist ein Gruppenkonzept mit 10 Sitzungen und einem Nachtermin vorgesehen, in denen u. a. Bewältigungsstrategien und Fertigkeiten zur Selbstregulation vermittelt werden sollen.

Die Einbeziehung von Angehörigen in die Therapie kann ein wichtiger Bestandteil der Behandlung sein, denn diese sind von den Auswirkungen der Erkrankung des Patienten oft mit betroffen. Es kann daher für Bezugspersonen und den Patienten hilfreich sein, wenn die Angehörigen die Erkrankung und die sich unter Therapie einstellenden Veränderungen verstehen lernen. In der nichtrandomisierten schwedischen Pilotstudie von Hirvikoski et al. (2015) erhielten neben Betroffenen (N = 51) auch ihre Bezugspersonen (N = 57) eine Psychoedukation im Rahmen eines manualisierten Interventionsprogramms namens PEGASUS. Als Ergebnis verbesserten sich in beiden Gruppen nicht nur die Kenntnisse über die Erkrankung signifikant, sondern auch das allgemeine Wohlbefinden und die Beziehungsqualität. Speziell bei den Bezugspersonen war eine Reduktion von Schuldgefühlen und Besorgnis festzustellen (Hirvikoski et al. 2015). An die Pilotstudie schloss sich eine RCT an, deren Ergebnisse bislang aber noch nicht publiziert wurden.

Resümee

- Psychoedukation vereint Psychotherapie und Edukation.
- In den Sitzungen werden u. a. Informationen über die Erkrankung, ihre Ursachen und Therapiemöglichkeiten vermittelt.
- Der Patient soll hierdurch zum Experten seiner Erkrankung werden.
- Die Vermittlung von Fähigkeiten, Fertigkeiten und Ressourcen darf hierbei nicht vernachlässigt werden, andernfalls scheint sich dies negativ auf das Selbstwertgefühl der Patienten auszuwirken.
- Auch Angehörige profitieren von einer Einbindung in das psychoedukative Therapiekonzept.

29.2.2 Kognitive Verhaltenstherapie

Das kognitive Störungsmodell geht im Zusammenhang mit der ADHS-Erkrankung von einer bedeutenden Rolle dysfunktionaler Muster aus (vgl. ➤ Abb. 29.2). Zunächst ergibt sich aus den Symptomen der ADHS (wenn stark und krankheitsrelevant ausgeprägt) häufig eine Lerngeschichte von Misserfolgen und Scheitern im Berufs- und Privatleben. Hinzu kommt, dass die eigenen kompensatorischen Strategien der Patienten, u. a. bedingt durch die funktionellen Einschränkungen, oft ebenfalls nicht den gewünschten Erfolg bringen. All diese Erfahrungen wirken sich auf die persönli-

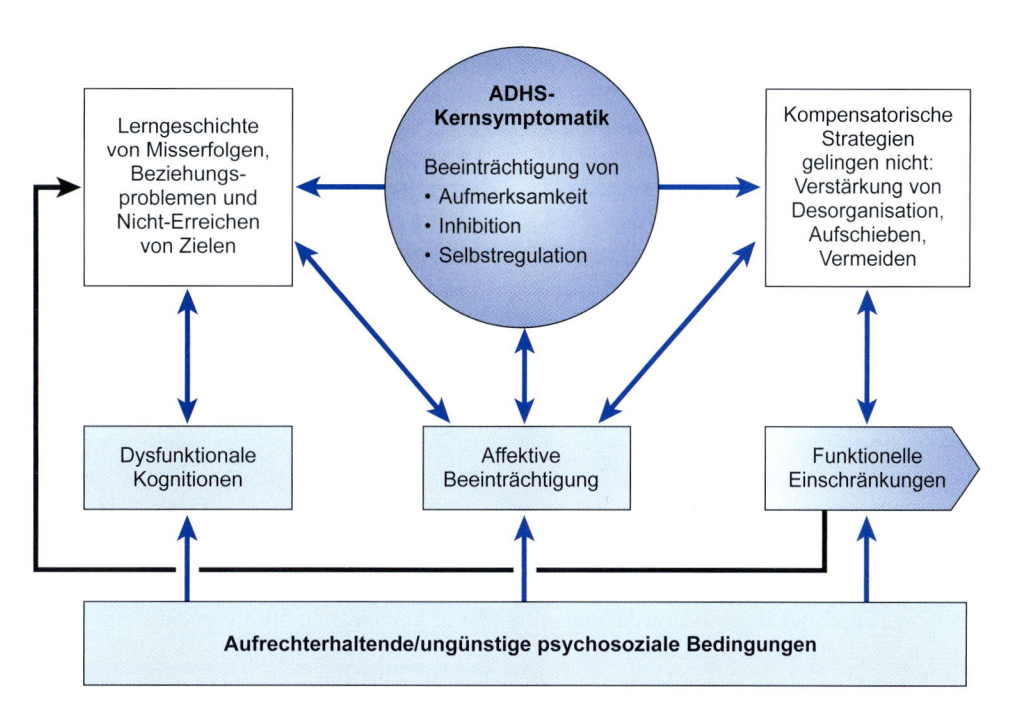

Abb. 29.2 Kognitives Störungsmodell (modifiziert nach Safren et al. 2004)

che Misserfolgsbilanz und das Selbstbild aus. Insgesamt entstehen dysfunktionale Kognitionen wie „Ich kann das sowieso nicht, was von mir erwartet wird", oder „Ich werde sowieso nur wieder scheitern." Solche Gedanken wiederum führen zu einem verstärkten Vermeidungsverhalten und zu negativen Gefühlen wie Angst, Scham oder Wut. Vermeidungsverhalten allerdings verstärkt die allgemeine Desorganisation, fördert die Neigung sich ablenken zu lassen und unangenehme Tätigkeiten aufzuschieben.

In der KVT sollen Betroffene funktionale Grundannahmen erarbeiten und lernen, ungünstige verzerrte Grundannahmen zu hinterfragen. Zudem ist auch das Erlernen und Etablieren neuer Fertigkeiten erforderlich. Daher lernen ADHS-Patienten im Rahmen der KVT sowohl auf der Verhaltensebene als auch durch kognitive Techniken alternative Copingstrategien kennen, z. B. zur Selbststrukturierung und zum Umgang mit ihren starken Emotionen. Gleichzeitig darf nicht unberücksichtigt bleiben, dass auch ungünstige psychosoziale Bedingungen negativ auf dysfunktionale Kognitionen einwirken. Um diese ungünstigen sozialen Bedingungen zu durchbrechen, kann daher der Einsatz sozialpsychiatrischer Maßnahmen angeraten sein.

Kognitiv-verhaltenstherapeutische Interventionen wurden in Studien bislang am häufigsten untersucht und gelten aktuell als der effektivste psychotherapeutische Ansatz zur Reduktion von ADHS-spezifischen Symptomen und Symptomen komorbider Störungen wie Ängsten oder Depressionen. Ihre Wirksamkeit in der Behandlung von ADHS im Erwachsenenalter wurde sowohl im Einzel- (Safren et al. 2010) als auch im Gruppensetting (Emilsson et al. 2011), u. a. in Form von Coaching (Kubik 2010), nachgewiesen.

Zwei RCTs von Safren et al. (2005, 2010) lieferten erste Hinweise auf die Überlegenheit einer Kombinationsbehandlung aus Medikation und kognitiv-verhaltenstherapeutischer Psychotherapie bei noch bestehenden Residualsymptomen im Vergleich zur alleinigen medikamentösen Therapie: Safren et al. verglichen jeweils die Kombinationsbehandlung aus KVT unter Medikation in 11 bzw. 12 Einzeltherapiesitzungen mit einer Kontrollgruppe, die Medikation, Entspannungstraining und Psychoedukation erhielt. In beiden Studien fand sich in der Interventions- gegenüber der Kontrollgruppe eine signifikante Abnahme der ADHS-Symptome sowie eine Reduktion von komorbider Angst und Depression. Dieses positive Ergebnis blieb auch im 12-Monats-Follow-up nachweisbar (Safren et al. 2010).

> **MERKE**
> **Inhalte der kognitiven Verhaltenstherapie nach Safren et al. 2005 (dt. Bearbeitung von: E. Sobanski, M. Schumacher-Stien, B. Alm)**
> **Kernmodule:**
> - 4 Sitzungen: Psychoedukation, Planung/Organisationstechniken (z. B. Notizbuch)
> - 3 Sitzungen: Umgang mit Ablenkbarkeit/Optimierung der eigenen Aufmerksamkeitskapazität (z. B. durch Wecker)
> - 3 Sitzungen: kognitive Umstrukturierung, Korrektur dysfunktionaler Grundannahmen und „Denkfehler"
>
> **Optionale Module** (je 1–2 Sitzungen):
> - Prokrastination, Umgang mit und Abbau von Vermeidungsverhalten
> - Frustration/Ärgermanagement, Stressreduktion, Training von Durchsetzungsvermögen
> - Kommunikationstraining („Bleib beim Thema!", „Halte Augenkontakt!")

29.2.3 DBT-basierte Verhaltenstherapie

Bei Betrachtung des Symptomspektrums einer ADHS und der Borderline-Persönlichkeitsstörung finden sich Überschneidungen, z. B. hinsichtlich der emotionalen Instabilität oder Impulsivität der Betroffenen. Gleichzeitig findet sich eine hohe Komorbidität beider Erkrankungen (Philipsen et al. 2008). Die störungsorientierte Psychotherapie nach dem sog. Freiburger Konzept (Heßlinger et al. 2003) verbindet Psychoedukation mit Bausteinen der dialektisch-behavioralen Therapie nach M. Linehan (DBT), die für die Behandlung von Patienten mit Borderline-Persönlichkeitsstörung entwickelt wurde (vgl. ➤ Abb. 29.3). Das Freiburger Konzept wurde dabei an die Bedürfnisse von ADHS-Patienten angepasst.

In Modulen aufgebaut, erlernen die Patienten u. a. Strategien zur Emotionsregulation, den Umgang mit Anspannung und Stress sowie achtsamkeitsbasierte Fertigkeiten. Achtsamkeit stellt die Grundlage dieser Therapieform dar und soll regelmäßig angeleitet und im Rahmen von Hausaufgaben geübt werden. Auf dieser Basis wurde ein ADHS-Behandlungsmanual veröffentlicht, das so auch schriftliches Arbeitsmaterial zur Verfügung stellt (Hesslinger et al. 2004). Hierin werden mindestens 13 wöchentliche Sitzungen à 2 Stunden mit 7–9 Teilnehmern pro Gruppe empfohlen. Einen Überblick über den Aufbau und die Inhalte des Freiburger Konzepts gibt ➤ Tab. 29.3.

Die Wirksamkeit dieses Behandlungsansatzes ist durch mehrere Studien belegt (z. B. Philipsen et al. 2007; Hirvikoski et al. 2011; Fleming et al. 2015). Als besonders wirkungsvoll bewerteten die Teilnehmer die Inhalte zur Verhaltensanalyse, Achtsamkeit, Emotionsregulation, Organisation und Impulskontrolle. Gleichzeitig ergab sich schon durch den in der Gruppe ermöglichten gegenseitigen Austausch für die Teilnehmer ein subjektiv hoher Nutzen (Philipsen et al. 2007).

> **MERKE**
> **Struktur der Sitzungen der DBT-basierten Gruppentherapie nach Hesslinger et al. (2004)**
> - Kurze Achtsamkeitsübung (2–3 min)
> - Dringliche Themen
> - Kurze Besprechung des Skills-Wochenprotokolls
> - Hausaufgabenbesprechung
> - Achtsamkeitsübung (2–3 min)
> - Einführung in das kommende Thema (z. B. Verhaltensanalyse)
> - Erklärung der Hausaufgaben für die kommende Sitzung
> - Geordnetes Beenden der Sitzung
> - Kurze schriftliche Evaluation

In der großen Multizenterstudie COMPAS (*Comparison of methylphenidate and psychotherapy in adult ADHD Study*) war das DBT-basierte Gruppenkonzept allerdings nicht wirksamer als individuelle beratende Gespräche im Sinne eines optimalen Clinical Managements (CM) (Philipsen et al. 2015). Zudem erwies sich die Behandlung mit Methylphenidat in Kombination mit Gruppentherapie oder CM im Vergleich zu Gruppentherapie oder CM ohne wirksame Medikation über die Dauer eines Jahres als überlegen. Keines der anderen dargestellten KVT-Gruppenkonzepte wurde bislang mit individuellem CM als Kontrollbedingung verglichen.

Resümee

- Patienten mit ADHS und Patienten mit Borderline-Persönlichkeitsstörung zeigen z. T. ähnliche Symptome, z. B. emotionale Instabilität oder Impulsivität.
- Zudem treten beide Erkrankungen gehäuft komorbid auf.
- Daher wurden Therapiekonzepte entwickelt, die sich an der Behandlung von Patienten mit Borderline-Persönlichkeitsstörung orientieren.
- Diese sind in Modulen aufgebaut und vermitteln Strategien zum besseren Umgang mit Anspannung und Stress sowie Emotionsregulation.
- Achtsamkeitstraining bildet die Grundlage dieser Therapieform.
- Die Wirksamkeit dieser Therapie wurde bereits in mehreren Studien nachgewiesen.

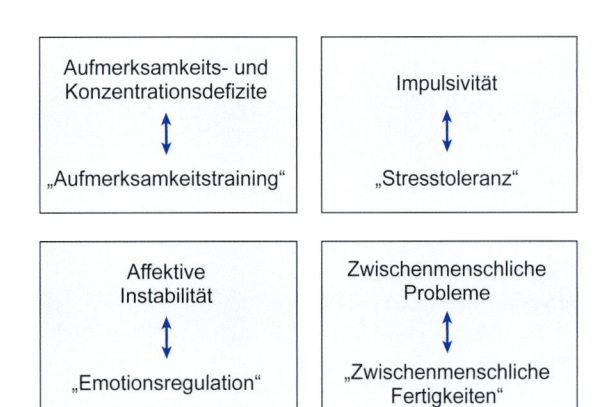

Abb. 29.3 Bausteine des DBT (jeweils in Anführungszeichen) und Zuordnung zu ADHS-Symptomen nach Hesslinger et al. (2004)

ADHS-Symptom	DBT-Baustein
Aufmerksamkeits- und Konzentrationsdefizite	„Aufmerksamkeitstraining"
Impulsivität	„Stresstoleranz"
Affektive Instabilität	„Emotionsregulation"
Zwischenmenschliche Probleme	„Zwischenmenschliche Fertigkeiten"

29.2.4 Achtsamkeitsbasierte Konzepte

Achtsamkeitsbasierte KVT verbindet Methoden der kognitiv-behavioralen Therapie und **achtsamkeitsbasierter Meditation.** Das Ziel dieser Therapiemethode ist es, den Patienten über seine Erkrankung zu informieren und ihm darüber hinaus Erklärungsansätze für seine Symptome bereitzustellen. Die verhaltenstherapeutischen Interventionen helfen Fertigkeiten zu entwickeln, z. B. im Hinblick auf Planung, Zeitmanagement oder Problemlösestrategien. Das Konzept der KVT wiederum soll zudem problematische Denkschemata identi-

Tab. 29.3 Störungsorientierte Psychotherapie, Freiburger Konzept, modifiziert nach Heßlinger et al. (2003)

Sitzung		Inhalte
1	Klärung	Vorstellung der Teilnehmer, Terminabsprachen, Schweigepflicht der Teilnehmer, Entschuldigung bei Fehltermin, Nüchternheit als Teilnahmevoraussetzung Symptomatik und Diagnostik bei ADHS **Allgemeine Zieldefinition: ADHS zu kontrollieren, anstatt von ADHS kontrolliert zu werden**
2	Neurobiologie, Achtsamkeit I	Neurobiologie und dynamische Prozesse im ZNS Einführung: Zen-buddhistisches Achtsamkeitstraining nach M. Linehan: „Was"-Fertigkeiten: Wahrnehmen, Beschreiben und Teilnehmen „Wie"-Fertigkeiten: nicht wertend, fokussiert und effektiv
3	Achtsamkeit II	Achtsamkeitsübungen trainieren und in den Alltag integrieren lernen
4	Chaos und Kontrolle	Definition: **„Chaos ist, wenn ADHS mich kontrolliert, Kontrolle ist, wenn ich ADHS kontrolliere."** Zeitplanung, Organisationsplanung, Merkhilfen, Hilfestellungen, Umgebung
5	Verhaltensanalyse I	Konzept: **„Problemverhalten ist Verhalten, das ich ändern will."** Teilnehmer erlenen Verhaltensanalysen: • Beschreibung des Problemverhaltens im Detail • Typische Situationen • Vorausgehende Bedingungen • Kurz- und langfristige Konsequenzen • Alternative Problemlösestrategien • Vorbeugende Maßnahmen • Wiedergutmachung
6	Verhaltensanalyse II	Ziel: Verhaltensanalysen in Eigenregie durchführen
7	Gefühlsregulation	Einführung in die Theorie der Gefühle: • Primäremotionen • Signal- und Kommunikationscharakter von Emotionen • Beziehung von Emotionen zu Kognitionen • Körperwahrnehmungen und Verhalten Übungen zur Emotionswahrnehmung und -regulation **Häufigstes Problem bei ADHS: Kontrolle von Wut und Ärger**
8	Depression, Medikamente bei ADHS	Depression als häufige Komorbidität bei ADHS: Information über Symptome und Behandlungsmöglichkeiten
9	Impulskontrolle	• Verhaltensanalyse • Kurz und langfristige Konsequenzen • Typische Situationen • Zielorientiertes Verhalten erlernen: **„Was macht die Zündschnur länger?"**
10	Stressmanagement	Zusammenhang zwischen desorganisiertem Verhalten und subjektivem Erleben von Stress: **„Jonglieren mit zu vielen Bällen gleichzeitig"** Stress-Leistungs-Kurve Ressourcenorientiertes Stressmanagement Sport
11	Sucht	Häufige Komorbidität bei ADHS **„Wonach bin ich süchtig?"** Kurz- und langfristige Konsequenzen Indikationen für Alternativverhalten
12	Beziehung	Selbstachtung **Folgen von ADHS für Biografie, Beziehungen und Selbstvertrauen** Schriftliche Information der Angehörigen über ADHS und Therapie Individuelle **Termine mit Angehörigen** auf Wunsch **Vorteile durch ADHS gegenüber Menschen ohne ADHS**
13	Rückblick und Ausblick	Erfahrungsaustausch und Rückmeldung Möglichst Überführung in Selbsthilfegruppe Abschied

fizieren und modifizieren helfen (Safren et al. 2008). Darüber hinaus üben sich die Teilnehmer in achtsamer Meditation (Kabat-Zinn 2013). Dabei kann Achtsamkeit auch als mentales Training verstanden werden, das u. a. eine bessere Aufmerksamkeitssteuerung und Emotionsregulation zum Ziel hat. Somit spricht diese Methode spezifische Defizite von Patienten mit ADHS an.

Mittels Bildgebung konnten funktionale Veränderungen des Gehirns infolge einer achtsamkeitsbasierten Meditation bereits auch in bei ADHS beteiligten Hirnregionen nachgewiesen werden (Tang et al. 2015). Angenommen wird hierbei eine durch Achtsamkeitstraining bedingte Stärkung bestimmter Hirnfunktionen. So gibt es Hinweise darauf, dass z. B. der anteriore zinguläre Kortex, der in Prozesse der Aufmerksamkeit und Exekutivfunktionen involviert ist und bei ADHS-Patienten beeinträchtigt zu sein scheint, durch achtsamkeitsbasierte Mediation positiv beeinflusst werden kann. Auch weisen Tang et al. (2015) in ihrer Metaanalyse auf neuroplastische Veränderungen durch achtsamkeitsbasierte Meditation in verschiedenen Regionen des präfrontalen Kortex, des limbischen Systems und des Striatums, die mit Emotionsregulation assoziiert sind, hin (Tang et al. 2015).

Schönberg et al. (2014) untersuchten in einer RCT die Effekte eines achtsamkeitsbasierten Konzepts (N = 26) gegen eine Wartelistenkontrollgruppe (N = 24) auf die klinische Symptomatik von ADHS-Patienten unter Betrachtung der neurophysiologischen Korrelate. Grundlage der Intervention stellte eine Kombination aus *Mindful Awareness Practices* (MAPs) für ADHS nach Zylowska et al. (2008; s. u.) und Elementen der achtsamkeitsbasierten kognitiven Therapie (*Mindfulness-Based Cognitive Therapy*, MBCT) nach Segal et al. (2002) dar. Ungefähr die Hälfte der Teilnehmer erhielt dabei eine Medikation. Nach Selbsteinschätzung der Probanden besserten sich die Kernsymptomatik der ADHS und die Lebensqualität in der Interventions-, nicht aber in der Kontrollgruppe. In der Elektroenzephalografie (EEG) zeigte sich äquivalent eine über Aufmerksamkeitsfokussierung verstärkte Pe- und NOGo-P3-Amplitude in der MBCT-Gruppe, was mit besseren Aufmerksamkeitsfunktionen und Inhibitionskontrolle/Hyperaktivität assoziiert wurde (Schoenberg et al. 2014).

Neben diesen Ergebnissen der Bildgebungsforschung weisen auch verschiedene rein klinische Studien auf die Wirksamkeit eines achtsamkeitsbasierten Therapiekonzepts bei ADHS hin. Hierbei zeigte sich nicht nur ein positiver Einfluss auf die ADHS-Kernsymptome, sondern auch auf Exekutivfunktionen und Emotionsregulation (Mitchell et al. 2013; Schoenberg et al. 2014). Gleichzeitig zeichnen sich achtsamkeitsbasierte Konzepte durch eine gute Umsetzbarkeit, hohe Compliance und Patientenzufriedenheit aus (Mitchell et al. 2015).

Zylowska und Mitarbeiter passten einen Achtsamkeitsmeditationskurs nach einem Konzept von Kabat-Zinn an die Bedürfnisse von ADHS-Patienten an. Ihr Konzept **Mindful Awareness Practices (MAPs)** beinhaltet acht wöchentlich stattfindende Sitzungen von je 2½-stündiger Dauer sowie tägliche praktische Übungen für zu Hause.

> **MERKE**
> **Überblick über die Inhalte das MAPs-Konzepts, getestet von Zylowska et al. (2008) und Mitchell et al. (2013)**
> 1. Einführung in ADHS und Achtsamkeit
> 2. Achtsame Wahrnehmung ADHS-typischer Verhaltensmuster
> 3. Achtsame Wahrnehmung von Atem, Körper und Seele
> 4. Achtsame Wahrnehmung von Körpersensationen
> 5. Achtsame Wahrnehmung von Gedanken
> 6. Achtsame Wahrnehmung von Gefühlen
> 7. Achtsame Wahrnehmung von Interaktionen
> 8. Rückblick und Abschluss

Dieses spezielle Programm für ADHS-Patienten wurde in Buchform veröffentlicht und ist in englischer Sprache verfügbar (Zylowska 2012). Neben dem Erlernen von Achtsamkeitstechniken sollen damit auch die Entwicklung von Selbstakzeptanz, Selbstcoaching und ein ausgeglichener Blick auf Gedanken und Gefühle bei ADHS gefördert werden.

> **MERKE**
> **MAPs-Programm für ADHS**
> Die Stunden des MAPs-Programm für ADHS gliedern sich in eine kurze achtsame Mediation zu Beginn, eine Zusammenfassung der vorhergehenden Stunde und der praktischen Übungen zu Hause, einer Einleitung und Übung zu den neuen Inhalten der Sitzung, einer Zusammenfassung der nächsten praktischen Übungen für zu Hause sowie einer abschließenden weiteren kurzen Meditation.
> Die Übungen für zu Hause beziehen sich in der Regel auf thematische oder praktische Inhalte der vorhergehenden Stunde und beinhalten Aufträge wie z. B.: täglich 5 Minuten achtsam atmen, dies ggf. mit achtsamem Gehen kombinieren und Probleme notieren, die während der Übung auftreten.

Ergebnisse klinischer Studien deuten zwar auf eine mögliche Wirksamkeit dieses für ADHS-Patienten modifizierten Achtsamkeitsmeditationskurses (MAPs) und anderer MBCT-Konzepte zur Behandlung von ADHS-Patienten hin, allerdings waren bei einigen dieser Studien zu achtsamkeitsbasierten Konzepten für die Behandlung der ADHS eine Reihe methodischer Mängel (Schoenberg et al. 2014), zu kleine Studienpopulationen (Zylowska et al. 2008; Mitchell et al. 2013; Hepark et al. 2014) und fehlende Kontrollgruppen (Zylowska et al. 2008; Hepark et al. 2014) kritisiert worden. Im Jahr 2015 schließlich wurden erste Wirksamkeitsnachweise für „Achtsamkeit" als Therapiekonzept bei ADHS-Patienten aus einer ersten großen RCT mit insgesamt 103 Teilnehmern veröffentlicht (Hepark et al. 2015 siehe ➤ 29.3.4).

Tab. 29.4 Evidenzgraduierung

Therapieform	Evidenzgrad	Evidenzbasis	Beurteilung
Kognitive Verhaltenstherapie	Ia	Metaanalyse von mehreren RCTS: Safren et al. (2005); Emilsson et al. (2011)	wirksam
DBT-basierte Konzepte	Ib	Mindestens zwei RCTs aus unabhängigen Gruppen und mit ähnlichem Studiendesign: Hirvikoski et al. (2011); Fleming et al. (2015); Philipsen et al. (2015)[1]	wirksam
Psychoedukation	IIa	1 RCT: Vidal et al. (2013)	möglicherweise wirksam
Achtsamkeitsbasierte Psychotherapie	IIa	1 RCT: Hepark et al. (2015)	möglicherweise wirksam

---
Resümee

Achtsamkeitsbasierte kognitive Verhaltenstherapie verbindet die Methoden von KVT und achtsamkeitsbasierter Meditation.

Ziele:
- Informationen und Erklärungsansätze vermitteln
- Hilfreiche Fertigkeiten entwickeln
- Problematische Denkschemata identifizieren und positiv beeinflussen
- Achtsame Meditation erlernen, um als mentales Training die Aufmerksamkeitssteuerung und Emotionsregulation zu verbessern

Eine Reihe bildgebender und klinischer Studien weist auf eine mögliche Wirksamkeit dieses Therapiekonzepts zur Behandlung der ADHS im Erwachsenenalter hin.

29.3 Evidenzgraduierung

Zur Erstellung der Übersicht in ➤ Tab. 29.4 wurden nur die methodisch besten Studien herangezogen.

29.3.1 Psychoedukation

Was die Psychoedukation als Therapieform zur Behandlung der ADHS betrifft, so liegt bislang eine RCT sowie eine Pilotstudie mit moderater Gruppengröße vor. Dass die Psychoedukation als Gruppenkonzept gleichermaßen wirksam sein kann wie KVT in der Gruppe, zeigte eine erste randomisierte Pilotstudie (Vidal et al. 2013). Darin wurde bei Patienten mit Residualsymptomen unter Medikation eine signifikante Symptomreduktion der ADHS und der komorbiden Angst- und depressiven Störungen sowie eine Verbesserung des Selbstwerts sowohl in der Psychoedukations- als auch in der KVT-Gruppe festgestellt. In der Psychoedukationsgruppe (N = 15) wurde bewusst darauf verzichtet, Lösungsstrategien für Probleme im Zusammenhang mit der ADHS anzubieten. Im Rahmen der KVT (N = 11) wurden hingegen Copingstrategien vermittelt. Diese Studie ist insofern hervorzuheben, als sie andeutet, dass durch Psychoedukation vermitteltes Wissen eine externale Kausalattribution der persönlichen Misserfolge anstößt und dadurch eine positive Auswirkung haben könnte, die dem Effekt der KVT gleichwertig ist (Hoxhaj und Philipsen 2015).

Resümee

Abgesehen von der Tatsache, dass die meisten anderen Therapiekonzepte zur Behandlung der ADHS im Erwachsenenalter ebenfalls Edukation als Teilelement beinhalten, ist diese Behandlungsmethode insgesamt als eigenständiges Konzept mit dem Evidenzgrad IIa als möglicherweise wirksam einzustufen.

29.3.2 Kognitive Verhaltenstherapie

Seit 1999 sind mittlerweile zahlreiche Studien zur Wirksamkeit von Verhaltenstherapien bei ADHS publiziert (vgl. ➤ Tab. 29.1). Im Jahr 2012 wurde die KVT als Behandlung der ADHS auf der Basis mehrerer, von unabhängigen Arbeitsgruppen durchgeführten RCTs mit der empirischen Evidenzstärke Ib klassifiziert (Vidal-Estrada et al. 2012).

2016 publizierten Jensen et al. (2016) dann die erste Metaanalyse, in der KVT auf der Basis von zwei Studien (Vergleich gegen *treatment as usual*, TAU) hinsichtlich einer Symptomreduktion der ADHS sowie komorbider Angst- und depressiven Störungen als wirksam einstufe. Die Wirksamkeit von KVT liegt somit auf dem vergleichbar höchsten Evidenzniveau. Jensen et al. (2016) beziehen sich in ihrer Metaanalyse vor allem auf die beiden RCTs von Safren et al. (2005) und Emilsson et al. (2011).

- In der oben bereits erwähnten Studie von Safren et al. (2005) erhielten Patienten über 15 Wochen eine KVT, die aus drei Kern- und drei optionalen Modulen bestand (vgl. ➤ Kap. 29.2.2). Die Versuchsgruppe (N = 16), die eine Kombinationsbehandlung aus KVT und Medikation er-

---

[1] Zwar hoher Prä-Post-Effekt, jedoch nicht wirksamer als individuelles CM

hielt und Patienten einschloss, die unter Medikation noch Residualsymptome aufwiesen, wurde mit einer Kontrollgruppe (N = 15) verglichen, in der die Patienten weiterhin nur die Medikation erhielten. In allen untersuchten Bereichen (u. a. Symptomstärke, Angst, Depression) war in der Gruppe der Kombinationsbehandlung mit KVT eine signifikante Verbesserung gegenüber der Kontrollgruppe zu verzeichnen.

- Emilsson et al. (2011) evaluierten ein 15-wöchiges kognitives Gruppentherapieprogramm, das auf dem ursprünglich aus der Straftäterbehandlung stammenden „Reasoning and Rehabilitation (R&R)" basiert, in einer RCT mit 54 Teilnehmern, die ebenfalls bereits eine pharmakologische Therapie erhielten. 27 dieser Patienten nahmen zusätzlich an einer KVT-Gruppentherapie teil, die übrigen 27 medizierten Probanden erhielten eine Standardtherapie ohne KVT (TAU). Nach Selbst- und Fremdbeurteilung der Studienteilnehmer durch unabhängige Begutachter wurde in der Interventionsgruppe eine signifikante Verbesserung der ADHS-Symptomatik und komorbider Angst festgestellt. Auch diese Studie stützt die Ansicht einer möglichen Überlegenheit der Kombinationsbehandlung aus Medikation und KVT (Emilsson et al. 2011).

Resümee

Auf Basis der Metaanalyse von Jensen et al. (2016), die sich vorwiegend auf die RCTs von Safren et al. (2005) und Emilsson et al. (2011) bezieht, liegt die Wirksamkeit der KVT auf dem vergleichbar höchsten Evidenzniveau. In beiden hervorgehobenen RCTs zeigte sich eine signifikante Überlegenheit der KVT gegenüber der jeweiligen Kontrollbedingung. Zudem stützen die Ergebnisse beider Studien die Ansicht einer potenziellen Überlegenheit der Kombination aus pharmakologischer Behandlung und KVT gegenüber TAU.

29.3.3 DBT-basiertes Konzept

Hirvikoski et al. (2011) verglichen in einer ersten RCT die Wirksamkeit und Akzeptanz des DBT-basierten Therapiekonzepts nach einem Manual von Hesslinger et al. (2004). Die Interventionsgruppe (N = 26) wurde mit 25 Patienten verglichen, die an einer unstrukturierten Diskussionsgruppe teilnahmen. In beiden Gruppen gab es Patienten mit und ohne Medikation. Nur in der Gruppe, die das strukturierte DBT-Konzept durchlief, zeigte sich eine signifikante Symptomreduktion bzgl. der ADHS-Symptomatik, nicht aber der Komorbiditäten (Hirvikoski et al. 2011).

In der RCT von Fleming et al. (2015) mit 33 Collegestudenten (18–24 Jahre) wurde nach einer 8-wöchigen Interventionsphase die Wirksamkeit eines auf DBT-Inhalten basierenden Programms nach Linehan unter Einbeziehung kognitiv-verhaltenstherapeutischer Techniken mit mittlerer bis hoher Effektstärke nachgewiesen. Die Interventionsgruppe erhielt u. a. wöchentliche Sitzungen von 90 min und Telefonanrufe über 7 Wochen von je 10–15 min. Diese Telefonate sollten als individuelles Coaching eine Generalisierung erlernter Skills anregen. Die Kontrollgruppe erhielt lediglich Handouts über Skills. In der DBT-Skillstraining-Gruppe nahmen die ADHS-Symptome im Vergleich zu den Kontrollen signifikant ab. Zudem verbesserten sich Exekutivfunktionen und Lebensqualität, nicht aber die Symptome komorbider Störungen wie Angst oder Depression. Alle erzielten positiven Effekte (außer dem Einfluss auf die Lebensqualität) ließen sich ebenfalls 3 Monate nach Ende der Intervention noch nachweisen (Fleming et al. 2015).

Auch die Ergebnisse der randomisierten prospektiven Multicenterstudie COMPAS mit 433 Probanden zeigen, dass das strukturierte DBT-Gruppentherapiekonzept eine Symptomreduktion erzielen konnte, wobei ein individuelles CM in Form von individueller Beratung einem störungsorientierten Gruppenkonzept nach DBT nicht unterlegen ist. Eine begleitende Behandlung mit Methylphenidat konnte die Wirksamkeit der beiden Interventionen noch steigern. In diesem multimodalen Setting war Methylphenidat einem Placebo in beiden Gruppen signifikant überlegen (Philipsen et al. 2015).

Resümee

Insgesamt wurde also die Wirksamkeit eines auf DBT-Inhalten beruhenden Psychotherapiekonzepts zur Behandlung der ADHS im Erwachsenenalter durch mehrere RCTs unabhängiger Arbeitsgruppen nachgewiesen. Von diesen Studien verwendeten zwei ein einheitliches Manual (Hesslinger et al. 2004) als Grundlage der Therapie, wiesen zudem ein insgesamt ähnliches Studiendesign auf (Hirvikoski et al. 2011; Philipsen et al. 2015) und bezogen Medikation als modulierenden Faktor mit ein. Der Wirksamkeitsnachweis des auf DBT-basierenden psychotherapeutischen Konzepts kann somit der zweithöchsten Evidenzstufe Ib zugeordnet und als wirksam eingestuft werden.

29.3.4 Achtsamkeit

Achtsamkeitsbasierte Konzepte zur Behandlung der ADHS liegen im Fokus des aktuellen Forschungsinteresses. In einer ersten Pilotstudie aus dem Jahr 2008 deutete sich bereits eine mögliche Wirksamkeit des für ADHS-Patienten modifizierten Achtsamkeitsmeditationskurses (MAPs ➤ 29.2.4) an (Zylowska et al. 2008). Nach einer 8-wöchigen Intervention fanden sich hier bei den 24 erwachsenen Studienteilnehmern mit ADHS nach Selbstbeurteilung eine Reduktion der Schwere der ADHS-Symptomatik und eine testpsychologisch feststellbare gesteigerte Aufmerksamkeit. Auch ein positiver

Einfluss im Hinblick auf eine komorbide Depression und Angstsymptome wurden beobachtet. Die Zufriedenheit mit der Interventionsmetode war hoch. Diese positiven Effekte waren auch beim Follow-up nach 3 Monaten noch nachzuweisen. 2013 konnte dieser positive Effekt des 8-wöchigen MAPs-Programms in einer kontrollierten Pilotstudie bei einer kleinen Interventionsgruppe (N = 11) im Vergleich zu einer Warteliste (N = 9) reproduziert werden (Mitchell et al. 2013). Auf der Grundlage einer Selbsteinschätzung der Probanden waren die Kernsymptome bei 63,6 % der Teilnehmer aus der Achtsamkeitsgruppe um ≥ 30 % reduziert.

In einer offenen Studie verglichen Edel et al. (2014) an weitgehend medizierten ADHS-Patienten die Wirksamkeit eines MBCT-Gruppenkonzepts nach Kabat-Zinn (N = 39) mit einem DBT-orientierten Gruppenkonzept (N = 59) nach 13 wöchentlich stattfindenden 120-minütigen Sitzungen. Im Hinblick auf die Reduktion der ADHS-Kernsymptome sowie die Verbesserung von Achtsamkeit und Selbstwirksamkeit hatten beide Interventionsformen einen vergleichbaren positiven Effekt ohne statistisch signifikanten Unterschied zwischen den Interventionen. Es war jedoch eine Tendenz hin zu einer höheren Ansprechrate der MBCT-Gruppe auf die ADHS-Symptome (≥ 30 %) erkennbar als in der Skillstraining-Gruppe (11,5 %). Dieses Ergebnis reiht sich im Hinblick auf Wirksamkeit und Umsetzbarkeit ein in die positive Bilanz der achtsamkeitsbasierten Konzepte von Zylowska et al. (2008), Mitchell et al. (2013), Schoenberg et al. (2014) sowie Hepark et al. (2014). Allerdings haftet allen erwähnten Studien eine Reihe von methodischen Mängeln an (vgl. ➤ Kap. 29.2.4).

Anders verhielt es sich in der ersten RCT zur Achtsamkeitstherapie bei ADHS von Hepark et al. (2015); in dieser Studie konnte auf der Basis einer vergleichbar großen Anzahl von Teilnehmern (N = 103) ebenfalls eine signifikante Wirksamkeit eines MBCT-Konzepts im Hinblick auf ADHS-Symptome, Angst und Depressivität demonstriert werden. Das Konzept bestand hauptsächlich aus dem in Anlehnung an Segal et al. (2002) modifizierten achtsamkeitsbasierten kognitiven Verhaltenstherapiekonzept (MBCT) mit integrierten Elementen des MAPs-Programms nach Zylowska et al. (2008). Statt in 8 Wochen wie bei Segal wurde das Konzept auf 12 Wochen (mit einer Dauer von 30 Minuten je Sitzung) ausgedehnt. Die Interventionsgruppe umfasste 55 und die Wartelistenkontrollgruppe 48 Patienten. Bei den Teilnehmern der Interventionsgruppe fand sich in den *Conners' Adult ADHD Rating Scales* eine hoch signifikante Reduktion der ADHS-Symptome in der Selbsteinschätzung (CAARS-S) wie auch in der Fremdeinschätzung durch Kliniker (CAARS-Inv). Die ADHS-Symptome verbesserten sich in der MBCT-Gruppe bei 43,2 % (N = 16) um mehr als 30 %, verglichen mit 0,03 % (N = 1) in der Wartelistengruppe. Auch die Exekutivfunktionen (ermittelt durch das *Behavior Rating Inventory of Executive Function – Adult Self-Report version,* BRIEF-ASR) und Achtsamkeitsfähigkeiten *(Kentucky Inventory of Mindfulness Skills,* KIMS) besserten sich signifikant. Ein Einfluss auf komorbide Angst- oder depressive Störungen war nicht nachweisbar (Erhebung mittels *State-Trait Anxiety Inventory* [STAI] und *Beck Depression Inventory* [BDI-II-NL]).

In naher Zukunft sind weitere wissenschaftliche Informationen im Zusammenhang mit achtsamkeitsbasierten Therapiekonzepten zur Behandlung der ADHS zu erwarten. So wird in einer großangelegten multizentrischen RCT, deren Ergebnisse noch nicht veröffentlicht sind, ein achtsamkeitsbasiertes Konzept (MBCT nach Segal et al. 2002) in Kombination mit TAU gegen TAU allein auf der Basis von 120 ADHS-Patienten zu vier Messzeitpunkten verglichen. Diese Studie beinhaltete erstmalig u. a. eine Beurteilung des Symptomschweregrads durch verblindete klinische Rater sowie eine Analyse der Kosteneffizienz der Behandlung (Janssen et al. 2015).

Auch die Ergebnisse einer RCT aus Freiburg, in der in Anlehnung an das achtsamkeitsbasierte Meditationstraining von Zylowska et al. (2008) die Effekte einer achtsamkeitsbasierten Gruppentherapie gegen den Effekt einer psychoedukativen Gruppentherapie auf insgesamt 81 nichtmedizierte erwachsene ADHS-Patienten verglichen wurden, stehen kurz vor der Veröffentlichung. Hierbei wurden neben der Symptomatik auch die zugrunde liegenden neurobiologischen Korrelate der ADHS im Rahmen von fMRT-Messungen untersucht.

> **Resümee**
>
> Auf Basis der bislang publizierten wissenschaftlichen Erkenntnisse, insbesondere aufgrund der Daten aus der RCT von Hepark et al. (2015), ist Achtsamkeit als psychotherapeutisches Verfahren zur Therapie der ADHS im Erwachsenenalter als möglicherweise wirksam und somit mit dem Evidenzgrad IIa einzustufen.

29.4 Empfehlung

Bisweilen wird empfohlen, die Entscheidung über das Konzept, das am besten geeignete Setting und den therapeutischen Inhalt in Abhängigkeit vom Schweregrad der ADHS-Symptomatik, den vorliegenden Komorbiditäten und sonstigen Funktionseinschränkungen zu treffen sowie, was auch nicht zu vernachlässigen ist, die individuellen und interpersonellen Ressourcen zu berücksichtigen. Gruppentherapeutische Therapiekonzepte bieten sich z. B. aus ökonomischer Sicht insbesondere für den niedergelassenen Bereich an (Philipsen und Matthies 2010).

Für eine Psychotherapie von ADHS-Patienten im Erwachsenenalter stehen bereits verschiedene evaluierte deutsch- oder englischsprachige Manuale und Arbeitsbücher für das

Tab. 29.5 Deutschsprachige Arbeitsbücher zur Therapie der ADHS im Erwachsenenalter aus Groß et al. (2016)

Autoren	Titel	Setting
Hesslinger et al. (2004)	Psychotherapie der ADHS im Erwachsenenalter	Gruppentherapie
Safren et al. (2008), dt. Übersetzung Sobanski, Schuhmacher-Stien, Alm	Kognitive Verhaltenstherapie der ADHS des Erwachsenenalters	Einzeltherapie
D'Amelio et al. (2009)	Psychoedukation und Coaching	Einzel- und Gruppentherapie
Lauth und Minsel (2009)	ADHS bei Erwachsenen: Diagnostik und Behandlung von Aufmerksamkeits-/Hyperaktivitätsstörungen	Einzeltherapie

Einzel- und/oder Gruppensetting zur Verfügung. Eine Auswahl ist ➤ Tab. 29.5 zu entnehmen.

Was derzeit fehlt, sind evaluierte differenzielle Indikationsstellungen, um dem Patienten eine individuelle bedarfsgerechte therapeutische Empfehlung geben zu können. Auch Informationen über mögliche Prädiktoren für das Ansprechen eines Patienten auf Psychotherapie fehlen bislang. Möglicherweise wird die geplante und großangelegte multizentrische RCT ESCAlate hier in naher Zukunft einen Erkenntnisgewinn bringen (www.esca-life.org/was-ist-escalife/escalate). In dieser Studie werden die Wirkungen verschiedener therapeutischer Verfahren wie Psychoedukation, telefonassistierter Selbsthilfe (TASH), Einzelberatung, Neurofeedback und Medikation im Rahmen eines stufenweisen Behandlungskonzepts miteinander verglichen.

In der Literatur wird zudem auf die Erforderlichkeit von Paar- und Familientherapien sowie den Einsatz tiefenpsychologisch fundierter Psychotherapien hingewiesen (Krause et al. 2014). Wirksamkeitsstudien für diese Ansätze liegen bislang jedoch noch nicht vor.

Resümee

Die wichtigsten Behandlungsgrundsätze

- Eine gründliche Diagnostik und Differenzialdiagnostik ist Voraussetzung zur Empfehlung angemessener Behandlungsstrategien.
- Die Psychoedukation sollte immer die Grundlage der Behandlung darstellen.
- Eine weiterführende Behandlung ist dann indiziert, wenn durch ADHS bedingte relevante Einschränkungen in verschiedenen Lebensbereichen vorhanden sind.
- Medikation der 1. Wahl ist Methylphenidat.
- Sowohl strukturierte störungsorientierte Psychotherapiekonzepte als auch Psychoedukation, Achtsamkeit und individuelle Beratung zeigen positive Effekte.
- Die Wirksamkeit psychotherapeutischer Verfahren kann durch eine begleitende Medikation gesteigert werden.

LITERATURAUSWAHL

Dalsgaard S, Ostergaard SD, Leckman JF, et al. (2015). Mortality in children, adolescents, and adults with attention deficit hyperactivity disorder: a nationwide cohort study. Lancet 385(9983): 2190–2196.

Emilsson B, Gudjonsson G, Sigurdsson JF, et al. (2011). Cognitive behaviour therapy in medication-treated adults with ADHD and persistent symptoms: a randomized controlled trial. BMC Psychiatry 11: 116.

Fleming AP, McMahon RJ, Moran LR, et al. (2015). Pilot randomized controlled trial of dialectical behavior therapy group skills training for ADHD among college students. J Atten Disord 19(3): 260–271.

Hepark S, Janssen L, de Vries A, et al. (2015). The efficacy of adapted MBCT on core symptoms and executive functioning in adults with ADHD: a preliminary randomized controlled trial. J Atten Disord Nov 20. pii: 1087054715613587 [Epub ahead of print].

Hirvikoski T, Waaler E, Alfredsson J, et al. (2011). Reduced ADHD symptoms in adults with ADHD after structured skills training group: results from a randomized controlled trial. Behav Res Ther 49(3): 175–185.

Philipsen A, Jans T, Graf E, et al.; Comparison of Methylphenidate and Psychotherapy in Adult ADHD Study (COMPAS) Consortium (2015). Effects of group psychotherapy, individual counseling, methylphenidate, and placebo in the treatment of adult attention-deficit/hyperactivity disorder: a randomized clinical trial. JAMA Psychiatry 72(12):1199–210.

Safren SA, Otto MW, Sprich S, Perlman CA (2008). Kognitive Verhaltenstherapie der ADHS des Erwachsenenalters. Berlin: Medizinisch Wissenschaftliche Verlagsgesellschaft.

Safren SA, Sprich S, Mimiaga MJ, et al. (2010). Cognitive behavioral therapy vs relaxation with educational support for medication-treated adults with ADHD and persistent symptoms: a randomized controlled trial. JAMA 304(8): 875–880.

Solanto MV, Marks DJ, Wasserstein J, Ket al. (2010). Efficacy of meta-cognitive therapy for adult ADHD. Am J Psychiatry 167(8): 958–968.

Vidal R, Bosch R, Nogueira M, et al. (2013). Psychoeducation for adults with attention deficit hyperactivity disorder vs. cognitive behavioral group therapy: a randomized controlled pilot study. J Nerv Ment Dis 201(10): 894–900.

KAPITEL 30

Katharina Krämer, Christine M. Falter, Astrid Gawronski und Kai Vogeley

Autismus-Spektrum-Störungen im Erwachsenenalter

Kernaussagen

- Merkmale von Autismus-Spektrum-Störungen (ASS) umfassen im Erwachsenenalter Störungen der sozialen Interaktionsverarbeitung (Interaktion und Kommunikation) sowie repetitive, stereotype Verhaltensweisen und Spezialinteressen. Zudem zeigen viele Betroffene sensorische Hyper- oder Hyporeaktivitäten. Schließlich ist ein weiteres Merkmal von Autismus im Erwachsenenalter das zusätzliche Vorliegen komorbider Symptome (v. a. Depression), die in vielen Fällen den primären Anlass zum Aufsuchen psychotherapeutischer Hilfe geben.
- Im Fokus einer verhaltenstherapeutisch orientierten Psychotherapie bei Autismus im Erwachsenenalter sollte zunächst ein besserer Umgang mit den störungsassoziierten Schwierigkeiten und eine dadurch bedingte Erhöhung der Lebensqualität der Betroffenen stehen. Da ASS bis heute nicht ursächlich behandelbar sind und ohne Remission verlaufen, sollte als übergeordnetes Ziel einer psychotherapeutischen Intervention eine „Erweiterung des Verhaltensrepertoires" angestrebt werden.
- Eine stabile therapeutische Beziehung kann für den Patienten im Hinblick auf das Verstehen von sozialen Interaktionen eine enorm wertvolle Ressource darstellen. Der Therapeut fungiert als Informationsquelle und Experte der nichtautistischen Welt und ermöglicht der Person mit ASS dadurch das Erlernen eines gezielten Perspektivwechsels.
- Da bei Menschen mit ASS häufig nur sehr wenige soziale Kontakte bestehen, innerhalb derer das in der Therapie Gelernte angewendet werden kann, gestaltet sich der Transfer in den Alltag oft problematisch. Eine störungsspezifische Therapiegruppe bietet in diesem Fall den geschützten Rahmen, der nötig ist, um soziale Fertigkeiten im Austausch mit anderen ohne Angst vor Zurückweisung oder Misserfolg zu trainieren.
- Autismusspezifische psychotherapeutische Interventionsprogramme, die speziell für das Erwachsenenalter entwickelt wurden (z. B. „Gruppentraining für Autismus im Erwachsenenalter – GATE"), fokussieren neben der Psychoedukation zu ASS und den möglichen Komorbiditäten auf die Vermittlung von Techniken zur Stressanalyse und -reduktion sowie auf die Erweiterung kommunikativer Fähigkeiten und die Bewältigung sozialer Situationen. Systematische Studien zur Wirksamkeit psychotherapeutischer Behandlungsansätze bei ASS im Erwachsenenalter liegen noch nicht vor.

30.1 Diagnostische Kriterien

Autismus-Spektrum-Störungen (ASS) werden in der ICD-10 unter den sog. tiefgreifenden Entwicklungsstörungen zusammengefasst. Das Vollbild einer autistischen Störung (F84) umfasst drei **Kernkriterien:** Die Betroffenen zeigen typischerweise:
1. Störungen der sozialen Interaktion
2. Störungen der Kommunikation
3. Repetitive, stereotype Verhaltensweisen und Interessen

Andere kognitive Leistungen sind bei etwa der Hälfte aller Personen mit ASS beeinträchtigt (IQ < 70). Nach der ICD-10 wird im Fall einer zusätzlich vorliegenden Intelligenzminderung die Diagnose **„frühkindlicher Autismus"** (F84.0) vergeben. Liegt keine Intelligenzminderung vor, wird die Diagnose **„hochfunktionaler Autismus"** (F84.0) gestellt. Sind unabhängig vom kognitiven Leistungsniveau nur zwei der drei Kernkriterien erfüllt oder ist der Nachweis der Symptome erst nach dem 3. Lj. möglich, wird **„atypischer Autismus"** (F84.1) diagnostiziert. Liegen alle Kernsymptome ohne Intelligenzminderung und ohne Sprachentwicklungsverzögerung vor, ist die Diagnose **„Asperger-Syndrom"** (F84.5) zu stellen.

MERKE
Wird eine ASS erstmals im Erwachsenenalter diagnostiziert, haben Betroffene zumeist komplexe, oft verbal vermittelte Kompensationsmechanismen erworben (Kuzmanovic et al. 2011; Lehnhardt et al. 2013; Vogeley und Remschmidt 2015). Bei der Diagnostik im Erwachsenenalter ist deswegen besonders darauf zu achten, dass der remissionslose und stetige zeitliche Verlauf der Störung im Rückblick (durch Fremd- und/oder Eigenanamnese) trotz erworbener Kompensationsmechanismen erkennbar ist.

Da sich jedoch sowohl die valide Abgrenzung der einzelnen Ausprägungsformen von Autismus empirisch als schwierig erwiesen hat (Frazier et al. 2012; Kamp-Becker et al. 2010) als auch um die Dimensionalität der Störungsgruppe abzubilden, wurden im 2013 erschienenen DSM-5 die in der ICD-10 differenzierten autistischen Störungsbilder zu „Autismus-Spektrum-Störungen" zusammengefasst (Vogeley 2015). In der angekündigten ICD-11 wird eine Angleichung an diese Änderung angestrebt. Dementsprechend sprechen wir hier im Folgenden übergreifend nur von „Autismus-Spektrum-Störungen".

30.2 Symptomatik im Erwachsenenalter

Soziale Interaktion und Kommunikation

Zentrale Bedeutung in menschlichen Begegnungen kommt der Fähigkeit der *Theory of Mind* oder **Mentalisierungsfähigkeit** zu. Diese ermöglicht es uns, anderen Menschen mentale Zustände wie Überzeugungen, Gedanken und Gefühle zuzuschreiben, um ihr Verhalten vorhersagen und erklären zu können (Premack und Woodruff 1978). Dabei kommt besonders der Fähigkeit zur nonverbalen Kommunikation, die intuitiv, präreflexiv und überwiegend automatisch abläuft (Burgoon 1994), eine entscheidende Rolle zu: Die Interaktionen mit anderen erscheinen uns dadurch meist mühelos und intuitiv. In einfacher Form verfügen bereits Kinder über diese Fähigkeit. So lassen sich Beeinflussungen der Aufmerksamkeit von Bezugspersonen durch das Blickverhalten (*joint attention,* „gemeinsame Aufmerksamkeit") bereits im 1. Lj. finden. Die Lösung formalisierter Aufgaben, die die Mentalisierungsfähigkeit testen, gelingt Kindern jedoch erst im Alter von 4–5 Jahren (Frith 2003; Frith und Frith 2003). Kinder mit einer Störung aus dem Autismus-Spektrum zeigen bereits früh in der Entwicklung dieser Leistungen Defizite (Baron-Cohen 2001). Erwachsene mit ASS ohne Intelligenzminderung haben hingegen zumeist keine Schwierigkeiten, die formalisierten Aufgaben zur Testung der Mentalisierungsfähigkeit zu lösen (David et al. 2010). Dies liegt vermutlich daran, dass die entsprechenden Testverfahren regelbasiert und damit erlernbar sind. Trotzdem zeigen auch Erwachsene mit ASS immense Schwierigkeiten in der Erfassung mentaler Zustände anderer Personen in komplexen Alltagssituationen. Dies könnte auf einer differenziellen Störung in der impliziten Verarbeitung sozial relevanter, besonders nonverbaler Informationen beruhen, die sich auch empirisch nachweisen lässt (Kuzmanovic et al. 2011).

Bei Menschen mit ASS ist die intuitive Fähigkeit zur **Verarbeitung sozialer Interaktionen** stark eingeschränkt. Sie setzen nonverbale Kommunikationssignale wie Mimik, Gestik und Blickverhalten kaum oder gar nicht zu kommunikativen Zwecken ein. In Abhängigkeit des Funktionsniveaus und der kognitiven Fähigkeiten sind die Betroffenen zwar durchaus in der Lage, bestimmte nonverbale Verhaltensweisen wie das Anlächeln oder Anschauen einer anderen Person zu erlernen und in sozialen Situationen regelbasiert anzuwenden, dies geschieht jedoch nicht intuitiv. Ebenso werden nonverbale Signale anderer Menschen nicht intuitiv wahrgenommen und verarbeitet. Sie stellen damit keine Quelle sozial relevanter Informationen für Menschen mit ASS dar (Schuster 2007). Auch hier ist es für Menschen mit ASS auf einem hohen Funktionsniveau zwar möglich, eindeutige nonverbale Signale bewusst zu analysieren und zu interpretieren.

Tab. 30.1 Verbale Kommunikation bei ASS (in Anlehnung an Gawronski et al. im Druck)

Bereich	Einschränkungen bei Personen mit ASS
Pragmatik: sozial-kommunikative Funktion der Sprache	• Monologisieren, ohne zu erkennen, dass der Gesprächspartner gelangweilt ist • Zu lange Antwortlatenzen, wenn Aussagen nicht richtig verstanden worden sind (Attwood 2008) • Falscher Einsatz von Floskeln (Frith 2003)
Smalltalk (als Sonderfall der Pragmatik): kleines Alltagsgespräch mit dem Ziel der sozialen Interaktion	• Schwierigkeiten, den Sinn des Gesprächs zu erfassen • Unpassende Themenwahl
Semantik: Inhalt von Wortbedeutungen oder sprachlichen Wendungen	• Wortwörtliches Verständnis von sprachlichen Inhalten („Konkretismus") (Attwood 2008; Frith 2003) • Eingeschränktes Verständnis von Ironie, Witzen und Metaphern (Vogeley und Remschmidt 2015)
Prosodie: stimmliche Qualität der Sprache/Sprachmelodie	• Einschränkungen in Modulation, dadurch monotone und mechanische Sprechweise (Attwood 2008; Remschmidt und Kamp-Becker 2006)

> **MERKE**
> Komplexe und weniger eindeutige nonverbale Signale, wie sie häufig in sozialen Situationen von neurotypischen Personen unbewusst eingesetzt werden, bereiten Menschen mit ASS jedoch große Schwierigkeiten. Damit sind soziale Situationen für Betroffene zumeist sehr schwer einschätzbar, da das Verhalten des Gegenübers unerklärlich und kaum vorhersagbar erscheint.

Aus diesem Grund gewichten Menschen mit ASS häufig verbale Informationen stärker, da sie im Umgang mit anderen Menschen verlässlicher erscheinen (Kuzmanovic et al. 2011). Aber auch die intuitive Verarbeitung verbaler Kommunikationssignale ist bei Menschen mit ASS deutlich eingeschränkt (Grice et al. 2016). So zeigen sie Auffälligkeiten im Bereich der Pragmatik, der Semantik und der Prosodie (> Tab. 30.1).

Aufgrund der gestörten oder gar fehlenden Fähigkeit zur intuitiven Mentalisierung und den damit einhergehenden Schwierigkeiten in der sozialen Informationsverarbeitung nonverbaler und verbaler Kommunikation, wirken erwachsene Personen mit ASS oft unhöflich, arrogant oder ungeschickt (Vogeley 2016; Vogeley und Remschmidt 2015). Dies stellt für die Betroffenen häufig den Ausgangspunkt für weitere Schwierigkeiten in zwischenmenschlichen Begegnungen dar.

Repetitive und stereotype Verhaltensmuster und Interessen

Menschen mit ASS zeigen häufig eine Vielzahl an stereotypen und repetitiven Bewegungsabläufen, Ritualen und Routinen. Diese können bestimmte Tätigkeitsabläufe in der Tagesstruktur, Essensrituale oder komplexe Ordnungssysteme für Alltagsgegenstände beinhalten. Repetitiv ausgeführte Bewegungen wie Schaukeln mit dem Oberkörper, Drehen der Hände oder wiederholte taktile Stimulation lassen sich häufig vor allem bei ASS im Kindesalter beobachten. Jedoch finden sich auch bei ASS im Erwachsenenalter repetitive Bewegungen oder Stereotypien in abgeschwächter, häufig situationsangemessenerer Form.

Neben repetitiven und stereotypen Verhaltensmustern finden sich auch bei ASS im Erwachsenalter **Spezialinteressen,** die oft zeitintensiv und mit großem Engagement verfolgt werden (Vogeley und Remschmidt 2015). Im Laufe des Lebens wandeln sich zumeist die Inhalte der Spezialinteressen, der ungewöhnliche und oft als zweckfrei und bizarr erlebte Charakter der Interessen jedoch bleibt erhalten. Häufig finden sich bei Menschen mit ASS besondere Vorlieben für Interessen, die sich auf Zahlen oder Zählbares (z. B. Tabellen von Sportergebnissen) beziehen. Weniger gut nachvollziehbar wird diese Tätigkeit dann, wenn die Sportarten selbst gar nicht betrieben oder angeschaut, sondern nur die Zahlen bearbeitet oder wenn Spiele oder sogar ganze Sportarten nur zu diesem Zweck erfunden werden.

> **MERKE**
> Im DSM-5 wird neuerdings sensorische Hyper- oder Hyporeaktivität als ein mögliches, aber nicht notwendiges Subkriterium des Kriteriums repetitiver und stereotyper Verhaltensweisen berücksichtigt. Dies trägt der Tatsache Rechnung, dass Menschen mit ASS häufig eine veränderte Reizschwelle für verschiedene Sinnesmodalitäten haben.

Weitere Merkmale

Im Zusammenhang mit der bei einem Großteil der Betroffenen auftretenden sensorischen Hyperaktivität zeigen viele Menschen mit ASS eine **erhöhte Detailwahrnehmung.** Diese Wahrnehmungsbesonderheit stellt für Betroffene häufig nicht nur eine Einschränkung dar, sondern kann auch als Bereicherung und besondere Fähigkeit in bestimmten Lebensbereichen erlebt werden, wenn z. B. kleine Veränderungen schnell und mit Zuverlässigkeit bemerkt werden (z. B. Rechtschreib- oder Programmierfehler). Schwierigkeiten bereiten Menschen mit ASS jedoch komplexe soziale Situationen, in denen es wichtig ist, Kontextinformationen schnell und global wahrzunehmen und darauf zu reagieren. Hier wirkt sich eine starke Detailorientierung häufig als hinderlich aus. In verschiedenen Studien konnte jedoch gezeigt werden, dass bei deutlicher Aufforderung zu ganzheitlicher Wahrnehmung Menschen mit ASS in der Lage sind, Kontextinformationen zu berücksichtigen, was eine globale Verarbeitung ermöglicht (Iarocci et al. 2006; Lopez und Leekam 2003).

Viele Menschen mit ASS, die sich auf einem hohen Funktionsniveau befinden, haben im Erwachsenenalter zumeist mittels Regellernen gute **kognitive Kompensationsstrategien** entwickelt, die es ihnen ermöglichen, bestehende Beeinträchtigungen der sozialen Interaktion und Kommunikation teilweise auszugleichen (Lehnhardt et al. 2012; Vogeley 2016). So sind sie z. B. in der Lage, bestimmte Gesten zu erlernen, Gesichtsausdrücke zu analysieren oder Smalltalk zu führen. Die beiden einzigen verhaltenstherapeutisch orientierten autismusspezifischen Therapiemanuale fokussieren genau auf diese Aspekte, d. h. auf die Entwicklung und die Erweiterung des Verhaltensrepertoires (Ebert et al. 2013; Gawronski et al. 2011, 2012; Vogeley und Gawronski 2015). Problematisch bleibt jedoch weiterhin, dass dieses regelbasierte Lernen von normalerweise intuitiv vermittelten Fertigkeiten häufig von Betroffenen nicht flexibel im Alltag angewendet werden kann.

Ein weiteres Merkmal, das häufig bei Erwachsenen mit ASS auftritt, betrifft das in vielen Fällen zusätzliche Vorliegen komorbider Symptome. Häufig geben genau diese Symptome den primären Anlass dazu, sich psychotherapeutische Hilfe zu suchen. Bei etwa der Hälfte der betroffenen Personen mit ASS treten komorbid **Depressionen** als Folge von jahrelang andauernden psychischen Belastungen in sozialen Situationen auf (Ghaziuddin und Zafar 2008; Hofvander et al. 2009; Rydén und Bejerot 2008; Vogeley und Remschmidt 2015). Zudem treten vermehrt **Aufmerksamkeitsdefizit-/Hyperaktivitätssyndrome** (ADHS) auf, da besonders die Kernsymptome motorischer Unruhe und Aufmerksamkeitsdefizite häufige Begleitsymptome bei ASS darstellen (Noterdaeme 2009). Auch finden sich bei Personen mit ASS häufig Angst- und Zwangsstörungen, Tic-Störungen und psychotische Störungen (de Bruin et al. 2007; Ghaziuddin und Zafar

2008; Nylander et al. 2008; Stahlberg et al. 2004). Wichtig für die Diagnostik von ASS ist die differenzialdiagnostische Abgrenzung der verschiedenen Störungsbilder (Lehnhardt et al. 2013).

30.3 Epidemiologie

30.3.1 Prävalenz

In den vergangenen 15 Jahren hat sich die Prävalenzrate von ASS dramatisch verändert. Während man in den 1970er-Jahren des letzten Jahrhunderts von einer Prävalenz des frühkindlichen Autismus von 4 : 10 000 Kindern (Lotter 1966) ausging, liegt die Lebenszeitprävalenz von ASS den deutschsprachigen S3-Leitlinien für „Autismus-Spektrum-Störungen im Kindes-, Jugend- und Erwachsenenalter" zufolge, die bei der Arbeitsgemeinschaft Wissenschaftlich-Medizinischer Fachgesellschaften (AWFM) abrufbar sind, heute bei 1 % (Baird et al. 2006; Kim et al. 2011).

Dieser extreme Anstieg der Prävalenzrate ist der erhöhten Bekanntheit von ASS in Fachkreisen und der vermehrten Präsenz in den Medien zuzuschreiben. Zudem sind in der Vergangenheit vermutlich viele Betroffene im Rahmen der Diagnostik nicht erfasst worden, insbesondere dann, wenn sie ein relativ hohes Funktionsniveau aufwiesen.

30.3.2 Geschlechterverteilung

Obwohl insgesamt deutlich mehr männliche Personen von ASS betroffen sind als weibliche, variiert das Geschlechterverhältnis in Abhängigkeit von den zugrunde gelegten diagnostischen Klassifikationen, dem Diagnosezeitpunkt im Laufe des Lebens und der intellektuellen Leistungsfähigkeit mit 2–10 : 1 erheblich. Zumeist geht man bei ASS im Erwachsenenalter heute von einer Geschlechterverteilung im Bereich von 2 : 1 aus (Dilling et al. 1991; Falkai und Wittchen 2013; Hofvander et al. 2009; Howlin 2003; Lehnhardt et al. 2012).

30.4 Ätiologie

30.4.1 Genetik

Die Heritabilität von ASS liegt bei bis zu 90 % (Bailey et al. 1996; Freitag et al. 2010). Obwohl dieser hohe Einfluss genetischer Faktoren seit den Zwillingsstudien in den 1980er-Jahren als gesichert gilt (Folstein und Rutter 1977), konnte bis zum heutigen Zeitpunkt nicht geklärt werden, wie viele Gene an der Entstehung der Störung beteiligt sind und auf welche Weise sie miteinander interagieren müssen, um eine ASS zu verursachen. Aktuell werden über 100 sog. Suszeptibilitätsgene, welche die Anfälligkeit für die Entwicklung einer autistischen Verfassung erhöhen können, diskutiert (Betancur 2011).

Verschiedene Erkrankungen der Eltern wie Typ-1-Diabetes (Croen et al. 2005; Mouridsen et al. 2007) oder Epilepsie der Mutter (Bromley et al. 2013) sowie die Einnahme von Medikamenten (insb. Valproat) während der Schwangerschaft (Bromley et al. 2013) können die Auftretenswahrscheinlichkeit von ASS erhöhen. Negativ kann sich zudem ein erhöhtes elterliches Alter bei der Geburt des Kindes auswirken (Reichenberg et al. 2006).

30.4.2 Strukturelle und funktionelle Gehirnveränderungen

In den vergangenen Jahren konnten mittels hirnbildgebender Verfahren sowohl strukturelle als auch funktionelle Gehirnveränderungen bei den Betroffenen nachgewiesen werden, die eine Rolle bei der Entstehung von ASS zu spielen scheinen (Remschmidt und Kamp-Becker 2006; Vogeley und Remschmidt 2015; Vogeley 2016). So diskutieren einige Arbeiten als Einflussfaktoren für die Entwicklung der Störung z. B. ein in der frühen Kindheit erhöhtes Gehirnvolumen von Menschen mit ASS (Hallahan et al. 2009) sowie anatomische Veränderungen des Gehirns in Regionen, die zur sozialen Kognition genutzt werden (Hadjikhani 2006; Scheel et al. 2011). Mittels funktioneller Bildgebungsverfahren wurden vor allem Auffälligkeiten in Bereichen des sog. sozialen Gehirns gefunden: Bei Menschen mit ASS sind Regionen, die üblicherweise während der Bewältigung sozial kognitiver Aufgaben (z. B. Verarbeitung von Gesichtsausdrücken und Blickverhalten, Mentalisierung) rekrutiert werden (u. a. medial präfrontaler Kortex, temporoparietaler Übergangskortex, Inselrinde, Amygdala) im Vergleich zu nichtautistischen Personen weniger stark aktiviert (Critchley et al. 2000; Georgescu et al. 2014; Kuzmanovic et al. 2011; Lombardo et al. 2011).

30.4.3 Gehirnstoffwechsel

Bei Menschen mit ASS bestehen Unterschiede in der Konzentration des Neurotransmitters Serotonin im Vergleich zu nichtautistischen Personen (Anderson et al. 2002). In diesem Zusammenhang wird vermutet, dass eine **Erhöhung des Serotoninspiegels** im Blut eine Verringerung der Serotoninmenge im Gehirn zur Folge hat, wodurch serotonerge Neurone in ihrer Entwicklung geschädigt werden. In Tierexperimenten konnte bereits nachgewiesen werden, dass eine Erhöhung der Serotoninkonzentration im Blut autismusartige

Verhaltensweisen (z. B. verringerter sozialer Austausch mit Artgenossen) bei Ratten induziert (McNamara et al. 2008).

30.5 Therapie

30.5.1 Ziele von Psychotherapie bei ASS im Erwachsenenalter

Im Fokus einer verhaltenstherapeutisch orientierten Psychotherapie bei Autismus im Erwachsenenalter sollte zunächst ein besserer Umgang mit den störungsassoziierten Schwierigkeiten und eine dadurch bedingte Erhöhung der Lebensqualität der Betroffenen stehen. Da ASS bis heute nicht ursächlich behandelbar sind und ohne Remission verlaufen, sollte als übergeordnetes Ziel einer psychotherapeutischen Intervention eine **„Erweiterung des Verhaltensrepertoires"** (Remschmidt und Kamp-Becker 2006) angestrebt werden: Das Einüben flexibler und situationsangemessener Verhaltensweisen und die damit verbundene Möglichkeit einer individuellen Weiterentwicklung im Hinblick auf die Bewältigung komplexer sozialer Situationen darf dabei jedoch nicht als erforderliche Anpassungsleistung verstanden werden, die „um jeden Preis" und ggf. unter Zurückstellung des individuellen Begabungs- und Neigungsprofils erreicht werden sollte.

Neben der angemessenen Bewältigung sozialer Situationen und dem Wunsch nach effektiverer zwischenmenschlicher Kommunikation steht bei der Psychotherapie von ASS im Erwachsenenalter die Bewältigung von als stressreich erlebten Situationen im Vordergrund. Hierbei können vor allem die häufig guten, kognitiven Ressourcen von erwachsenen Betroffenen im Rahmen der **kognitiven Verhaltenstherapie** (KVT) sinnvoll genutzt werden. So können Patienten lernen, soziale Hinweisreize wie Blickkontakt, Mimik und Gestik, Körperhaltung oder Tonfall korrekt zu entschlüsseln und adäquat darauf zu reagieren. Zudem können Betroffene z. B. im Rahmen von verhaltenstherapeutischen Rollenspielen (auch mit Video-Feedback) angemessene Kontaktaufnahme und Gesprächsführung trainieren. Die Entwicklung und Schulung der Fähigkeiten, eigene Emotionen zu erkennen und mitzuteilen sowie die Gefühle anderer Personen wahrzunehmen, korrekt zu interpretieren und das Verhalten adäquat darauf abzustimmen, sind hier zentral. Kognitiv-behaviorale Methoden eigen sich zudem sehr gut, um den von den Betroffenen subjektiv wahrgenommenen Alltagsstress in Interaktionen mit einer Vielzahl von sozialen Reizen zu minimieren, kompensatorische Strategien für nicht veränderbare Defizite zu vermitteln und so langfristig eine Erhöhung der Selbstakzeptanz zu erzielen (Gaus 2000, 2007).

Das Kernsymptom der repetitiven, stereotypen Verhaltensweisen und Interessen (➤ Kap. 1.2.2) kann im Erwachsenenalter durchaus als stabilisierend und förderlich im Sinne einer Ressource erlebt werden, wenn es den Betroffenen gelingt, diese Verhaltensweisen situationsangemessen einzusetzen und Rücksicht auf die Toleranzgrenzen anderer Menschen zu nehmen. Deswegen sollten repetitive und stereotype Handlungen als effektive und schnelle Möglichkeit zur gezielten Entspannung und Refokussierung in der Therapie erwogen und ggf. gefördert werden.

Ein weiteres zentrales Therapieziel bei erst im Erwachsenenalter mit ASS diagnostizierten Personen stellt die **Integration der Diagnose in das Selbstkonzept** dar. Vor diesem Hintergrund erhalten Betroffene in der Psychotherapie die Möglichkeit, ihre oft als schwierig erlebten autobiografischen Erlebnisse neu zu interpretieren und zu bewerten (Schoofs 2015). Um die Identitätsfindung weiter zu unterstützen, hat es sich aus verhaltenstherapeutischer Sicht als hilfreich erwiesen, gemeinsam mit dem Patienten eine Analyse seiner Persönlichkeitsmerkmale vorzunehmen: Die Patienten haben die Aufgabe, ihre Eigenschaften den Kategorien „Autismus", „Komorbiditäten" und „störungsunabhängige Persönlichkeitsmerkmale" zuzuordnen. Mithilfe dieser Kategorisierung kann es Betroffenen gelingen, autistische Verhaltensweisen auf der einen Seite in das Selbstkonzept zu integrieren und fälschlicherweise als autistisch wahrgenommene Verhaltensweisen auf der anderen Seite zu entpathologisieren. Schließlich können eine Erarbeitung der individuellen Werte und eine Exploration, wie man seinen Alltag wertekonform gestalten kann, einen wesentlichen Beitrag zur Identitätsfindung bei Menschen mit ASS darstellen. Dazu gehört ebenfalls eine Stärkung der sozialen Kompetenz im Sinne der Akzeptanz der Diagnose und der Fähigkeit, Mitmenschen gewisse autismusspezifische Besonderheiten und damit verbundene Einschränkungen zu vermitteln.

Schließlich erscheint die Behandlung der im Erwachsenenalter häufig bestehenden komorbiden Störungen mittels etablierter psychotherapeutischer Interventionen bedeutsam (Ghaziuddin et al. 2002; Gawronski et al. 2011, 2012; Krämer et al. 2015).

30.5.2 Besonderheiten der therapeutischen Beziehung

Die Qualität der therapeutischen Arbeitsbeziehung stellt in der Psychotherapie einen wesentlichen Wirkfaktor dar (Grawe 2000). Da sich die Bedürfnisse von Personen mit ASS von den Bedürfnissen nichtautistischer Patienten (➤ Abb. 30.1) deutlich unterscheiden, sollte eine psychotherapeutische Behandlung diesen spezifischen Patientenbedürfnissen angepasst werden (➤ Abb. 30.2).

Insbesondere das sog. **Reparenting** erscheint im therapeutischen Arbeitsbündnis bei Personen mit ASS von hoher Relevanz zu sein. Beziehungsstabilisierend wirkt sich hier ein deutliches Vermitteln der Wertschätzung dem Patienten gegenüber aus; sowohl autismusspezifische als auch unabhängig

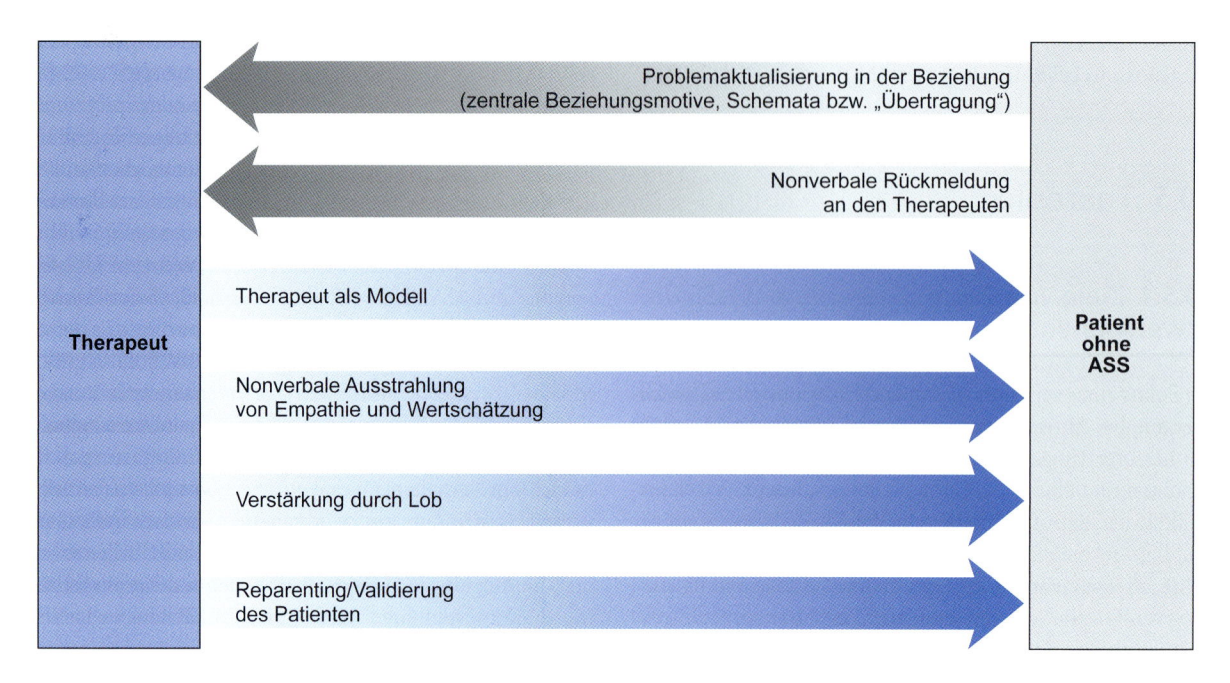

Abb. 30.1 Beziehung mit nichtautistischen Personen

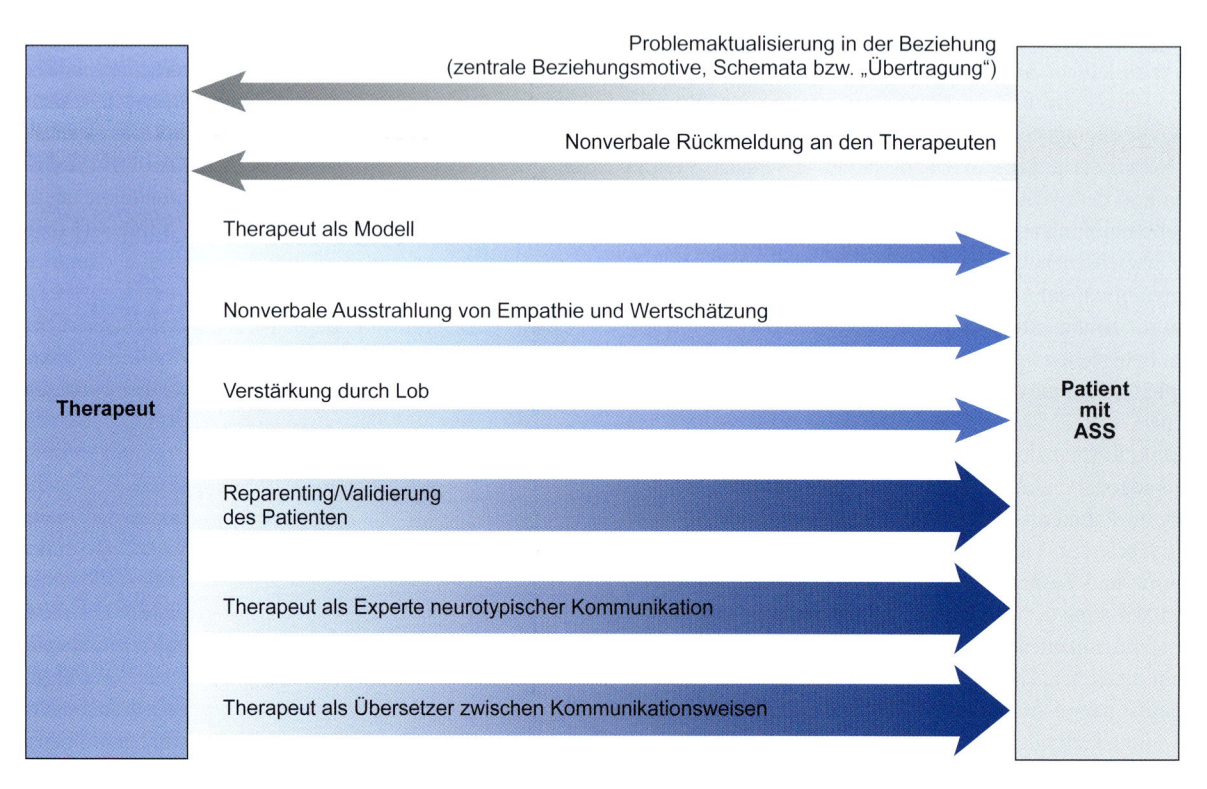

Diagramm: Pfeile zwischen Therapeut und Patient ohne ASS:
- Vom Patient zum Therapeuten: Problemaktualisierung in der Beziehung (zentrale Beziehungsmotive, Schemata bzw. „Übertragung")
- Vom Patient zum Therapeuten: Nonverbale Rückmeldung an den Therapeuten
- Vom Therapeuten zum Patient: Therapeut als Modell
- Vom Therapeuten zum Patient: Nonverbale Ausstrahlung von Empathie und Wertschätzung
- Vom Therapeuten zum Patient: Verstärkung durch Lob
- Vom Therapeuten zum Patient: Reparenting/Validierung des Patienten

Abb. 30.2 Beziehung mit autistischen Personen

Diagramm: Pfeile zwischen Therapeut und Patient mit ASS:
- Vom Patient zum Therapeuten (dünner): Problemaktualisierung in der Beziehung (zentrale Beziehungsmotive, Schemata bzw. „Übertragung")
- Vom Patient zum Therapeuten (dünner): Nonverbale Rückmeldung an den Therapeuten
- Vom Therapeuten zum Patient (dünner): Therapeut als Modell
- Vom Therapeuten zum Patient (dünner): Nonverbale Ausstrahlung von Empathie und Wertschätzung
- Vom Therapeuten zum Patient (dünner): Verstärkung durch Lob
- Vom Therapeuten zum Patient (dicker): Reparenting/Validierung des Patienten
- Vom Therapeuten zum Patient (dicker): Therapeut als Experte neurotypischer Kommunikation
- Vom Therapeuten zum Patient (dicker): Therapeut als Übersetzer zwischen Kommunikationsweisen

vom Autismus bestehende Eigenheiten werden durch den Therapeuten nicht abgewertet oder als Abweichung deklariert. Hierdurch wird oftmals zum ersten Mal ein Umfeld geschaffen, in dem das Anderssein des Patienten akzeptiert wird und er so sein darf, wie er ist. Eine solche vertrauensvolle Atmosphäre schafft erst die Grundlage für das Behandeln von für den Patienten schwierigen Themen, die außerhalb des therapeutischen Settings meist unausgesprochen bleiben.

Unabhängig davon besteht eine wichtige Aufgabe des Therapeuten darin, die Wirkung des Patientenverhaltens auf die eigene Person als Stellvertreter des nichtautistischen sozialen Umfelds offen anzusprechen, da eben hier eine der Hauptproblematiken von Patienten mit ASS liegt. Aversive Reaktionen der Menschen im Alltag können so verstanden und ein Perspektivwechsel beim Patienten gefördert werden. Eine weitere Herausforderung für den Therapeuten besteht darin, dass die intuitive Interpretation nonverbaler Patientensignale oftmals keine verlässliche Information beinhaltet und zu Missverständnissen führen kann. Deshalb gewinnen konkrete Rückfragen seitens des Therapeuten an Bedeutung. Umgekehrt sollte die nonverbale Vermittlung von Zustimmung und Empathie durch deutliche verbale Validierungen ersetzt werden.

Auch die in der Psychotherapie bei der Vermittlung neuer Verhaltensweisen häufig verwendete **soziale Verstärkung** in Form von Lob sollte in einer autismusspezifischen Behandlung durch das konkrete Benennen von Fortschritten und Erfolgen ersetzt werden.

Zuletzt ist in diesem Zusammenhang die geringere Wirkung des impliziten Lernens durch den Therapeuten als Modell zu nennen. Empfehlenswert ist hier vielmehr, dem Patienten einen expliziten Zugang zu nicht-autistischem Verhalten und dadurch einen Perspektivwechsel zu ermöglichen, indem Gründe und Ziele eigener Herangehensweisen deutlich verbal erläutert werden.

30.5.3 Einzel- vs. Gruppentherapie

Im Allgemeinen besteht unabhängig von der Störung der Vorteil von **Einzeltherapie** gegenüber Gruppentherapie darin, dass besser auf die individuellen Bedürfnisse der Patienten eingegangen werden kann. Zudem ist der Patient zwar durch die dyadische Interaktion einer sozialen Situation ausgesetzt, diese bietet aber insgesamt weniger zu verarbeitende Reize für den Patienten als ein gruppentherapeutisches Setting. Des Weiteren ist die Wahrscheinlichkeit für Unvorhersehbarkeiten aus Sicht des Patienten geringer, da es nur ein Gegenüber gibt, auf das sich der Betroffene einstellen muss. Weiterhin können innerhalb eines einzeltherapeutischen Settings konkrete Alltagsbeispiele zur Schulung der Perspektivwechselfähigkeit detaillierter besprochen werden. Besonders Patienten, bei denen eine ASS erstmals im Erwachsenenalter diagnostiziert wurde, haben häufig den Wunsch, sich mit ihrer neuen Identität vor dem Hintergrund der erst spät erhaltenen Diagnose auseinanderzusetzen. Eine solche Auseinandersetzung mit biografischen Erlebnissen und eine mögliche Neubewertung fallen Betroffenen im einzeltherapeutischen Setting zunächst häufig leichter.

Neben den genannten Vorteilen von Einzeltherapie bietet aber auch das **Gruppenformat** bei ASS spezifische Vorzüge:

> **MERKE**
> Patienten mit einer Störung aus dem Autismus-Spektrum meiden privat häufig soziale Interaktionen. Dadurch gestaltet sich für Betroffene der Transfer des in der Therapie Gelernten in den individuellen Alltag oft problematisch, da oft nur sehr wenige soziale Kontakte bestehen, innerhalb derer das Gelernte angewendet werden kann. Eine störungsspezifische Therapiegruppe bietet in diesem Fall den geschützten Rahmen, der nötig ist, um soziale Fertigkeiten im Austausch mit anderen ohne Angst vor Zurückweisung oder Misserfolg zu trainieren (Häußler et al. 2008a, b).

So können Kontaktaufnahme, Smalltalk, nonverbale Interaktion sowie Konfliktsituationen mit Unterstützung der Therapeuten innerhalb der Gruppe zunächst ausführlich analysiert werden. Im Folgenden können dann gemeinsam Lösungen erarbeitet und in Rollenspielen eingeübt werden. Durch das Trainieren der erarbeiteten Verhaltensweisen im Gruppenkontext erhalten die Teilnehmer ein wichtiges Feedback, was die Selbstwirksamkeit erhöht. Dadurch werden sie motiviert, das neu erlernte Verhalten auch in der Außenwelt zu erproben. Des Weiteren bieten störungsspezifische Gruppentherapien Patienten mit ASS häufig zum ersten Mal in ihrem Leben die Gelegenheit, andere Betroffene, die ähnliche Schwierigkeiten haben, kennenzulernen und sich mit ihnen auszutauschen.

Bei autismusspezifischen Gruppentherapien ergeben sich auch besondere Herausforderungen. So benötigt z. B. die Entwicklung der Gruppendynamik vergleichsweise lange und ist schon durch geringfügige Veränderungen der äußeren Rahmenbedingungen (Raumwechsel, Uhrzeit etc.) irritierbar. Dementsprechend sollte der Therapeut darum bemüht sein, die Gruppendynamik gezielt zu fördern und ausreichend lange Behandlungszeiträume zu planen. Langfristig bestehende **moderierte Selbsthilfegruppen,** die im Anschluss an autismusspezifische Psychotherapiegruppen angeboten werden können, stellen hier eine wichtige psychotherapeutische Ergänzung bei der Behandlung von ASS dar. Durch ein solches Therapieangebot wird besonders die Selbstwirksamkeit der Patienten gefördert, da Betroffene explizit dazu aufgefordert werden, sowohl selbstständig für sie problematische Themen anzusprechen als auch andere Teilnehmer bei ihren Schwierigkeiten zu unterstützen.

> **Resümee**
> Gerade vor dem Hintergrund einer erst im Erwachsenenalter diagnostizierten ASS scheint eine Kombination aus gruppen- und einzeltherapeutischen Maßnahmen empfehlenswert, um die Vorteile beider Settings optimal auszunutzen und Patienten umfassend zu unterstützen. So können autobiografische Ereignisse und deren (Re-)Interpretation mit dem Ziel einer neuen Identitätsfindung aufgearbeitet werden, praktische Trainingsmöglichkeiten für als schwierig erlebte soziale Situationen geschaffen sowie der Austausch mit anderen Betroffenen ermöglicht werden.

30.5.4 Gruppentraining für Autismus im Erwachsenenalter (GATE)

Entsprechend dem Anstieg an Erstdiagnosen von ASS im Erwachsenenalter und vor dem Hintergrund, dass sich die Ziele und Bedürfnisse einer Psychotherapie von ASS im Kindes- und Jugendalter von denen im Erwachsenenalter z. T. deutlich unterscheiden, erscheint es sehr sinnvoll, autismusspezifische psychotherapeutische Interventionsprogramme speziell für das Erwachsenenalter zu entwickeln. Deswegen haben wir, aufbauend auf den Ergebnissen einer Bedarfsanalyse bezüglich spezifischer Bedürfnisse an Psychotherapie von Erwachsenen mit ASS (Gawronski et al. 2011), ein „Gruppentraining für Autismus im Erwachsenenalter (GATE)" entwickelt (Gawronski et al. 2012).

Das Therapiekonzept GATE basiert auf den Methoden der KVT und strebt neben der Verbesserung der allgemeinen Lebensqualität von Menschen mit ASS vor allem eine Erweiterung ihres Verhaltensrepertoires an. In einer geschlossenen Gruppe, bestehend aus sechs Teilnehmern sowie zwei Therapeuten, werden drei Themenschwerpunkte behandelt:
- Psychoedukation zu ASS und den möglichen Komorbiditäten
- Vermittlung von Techniken zur Stressanalyse und -reduktion
- Erweiterung kommunikativer Fähigkeiten und Bewältigung sozialer Situationen

Der Ablauf sieht 15 wöchentlich stattfindende strukturierte und manualisierte Sitzungen vor. Der Aufbau jeder einzelnen Sitzung sowie das übergeordnete Therapiekonzept von GATE entsprechen dabei dem **hohen Bedürfnis an Strukturierung** von Menschen mit ASS. Die Teilnehmer lernen, in der Gruppe Problembewältigungsstrategien zu entwickeln, zwischen den Sitzungen anzuwenden und schließlich gemeinsam zu reflektieren. Um einen bestmöglichen Alltagstransfer zu erreichen, wird ein besonderer Fokus auf das Wiederholen wichtiger Therapieinhalte gelegt. Durch den Einsatz verschiedener Medien und Materialien (Präsentationsfolien, Informations- und Arbeitsblätter) erhalten die Teilnehmer zudem die Möglichkeit, dem Inhalt der Sitzungen leichter zu folgen sowie zu einem späteren Zeitpunkt erneut auf die in der Gruppe erlernten Inhalte zuzugreifen.

Bei der Durchführung von GATE hat es sich als vorteilhaft erwiesen, einzelne Themenschwerpunkte bei Bedarf auszudehnen und zu vertiefen. So hat sich in unserer Erfahrung besonders die weitere Ausführung des Themenschwerpunkts **Stressanalyse und -reduktion** bewährt, da hier ein starker Fokus auf die Bearbeitung von persönlichen Stressbeispielen gelegt wird. Dabei profitieren die Teilnehmer nicht nur vom Einbringen und Bearbeiten eigener Beispiele, sondern auch von der gemeinsamen Bearbeitung der Beispiele anderer Teilnehmer, da Menschen mit ASS häufig ganz ähnliche Situationen als besonders stressbelastet erleben (Krämer et al. 2015). Des Weiteren können einzelne Module von GATE im einzeltherapeutischen Setting angewendet und weiter vertieft werden.

30.5.5 Angehörigenarbeit

Bei der Einbeziehung von Angehörigen von Menschen mit ASS in die therapeutische Arbeit ist neben Psychoedukation der Unterstützungsbedarf im Umgang mit autistischen Verhaltensweisen besonders ernst zu nehmen. Ein therapeutischer Prozess sollte deshalb im Idealfall einen Brückenschlag zwischen Menschen mit ASS und ihren Angehörigen zur Vermittlung verschiedener Perspektiven und Denkstrukturen zum Ziel haben.

Rolle von Angehörigen im therapeutischen Prozess

Oftmals ist es der Leidensdruck der Angehörigen, der erwachsene Betroffene zu einer Diagnoseabklärung bewegt und die Therapiemotivation mit begründet. Eine Klärung, ob die Diagnose- und Therapieinitiative eher beim Betroffenen selbst oder bei seinen Angehörigen liegt, kann hilfreich sein, um Behandlungsziele zu formulieren, die sowohl der Autonomie des Patienten als auch dem nachvollziehbaren Leidensdruck des Umfelds gerecht werden.

> **MERKE**
> Behandlungsziele müssen hierbei realistisch und im Rahmen der Möglichkeiten von hochfunktional autistischen Erwachsenen bleiben, wobei Wünsche nach einem „Wegtherapieren" autistischer Verhaltensweisen vonseiten des Therapeuten klar als nicht erreichbar und auch als nicht erstrebenswert vermittelt werden müssen.

Nichtsdestotrotz ist der Unterstützungsbedarf von Angehörigen z. T. sehr hoch und sollte bei einer Psychotherapie nicht außer Acht gelassen werden, zumal ein Transfer in den Alltag von eingeübten neuen Verhaltensstrategien (z. B. selbstverordnete „soziale Auszeiten") nur mit Unterstützung des Umfelds gelingen kann. Des Weiteren sollte auf Angebote eigener psychotherapeutischer Behandlungsmöglichkeiten von Stressfolgestörungen bei Angehörigen hingewiesen werden.

Dem Therapeuten fällt dabei oftmals die Aufgabe zu, zwischen verschiedenen Kommunikationsstrategien zu vermitteln oder zu übersetzen. Wesentlich ist hierbei eine sehr konkrete und klare Wiedergabe der vermittelten Bedürfnisse beider Parteien, um ressourcenorientiert an den Interaktions- und Kommunikationsschwierigkeiten arbeiten zu können.

Paargespräche

Die durch ASS bedingten Kommunikationsschwierigkeiten können die Entwicklung einer tragfähigen partnerschaftlichen Beziehung in erheblichem Maße gefährden. Neben eingehender Psychoedukation können vereinzelte Paargespräche die Einzelpsychotherapie von Erwachsenen mit ASS sinnvoll ergänzen. Eine Einbeziehung von Partnern in den therapeutischen Prozess kann ggf. auch die Motivation zur Unterstützung von Veränderungen aufseiten des Patienten und die Implementierung von neuen Strategien im Alltag erhöhen. Ein Transfer des Geübten in das Alltagsleben kann dadurch wesentlich erleichtert werden, weil der Patient auf weniger Widerstände in seiner Umwelt trifft.

Bei gemeinsamen Gesprächen mit dem Patienten und dem Lebenspartner empfiehlt sich im Sinne des Patienten ein sehr strukturiertes Vorgehen. So hat es sich als sinnvoll erwiesen, dass sich beide Partner vorab bereits Themen (z. B. wiederkehrende problematische Interaktionen im Alltag des Paares) überlegen, die sie mit dem Partner im Paargespräch besprechen möchten und die abwechselnd bearbeitet werden. Im Sinne einer Übung im aktiven Zuhören werden die Themen vom Sprecher dargestellt und vom Zuhörer wiedergegeben. Es empfiehlt sich, den Lebenspartner mit seinem ersten Thema beginnen zu lassen, um dem Empfinden einer Koalition zwischen Therapeut und Patient entgegenzuwirken. Eine feste Redezeit wird vorab vereinbart, während der der jeweilige Sprecher sein Thema und seine Sichtweise vorstellt, ohne dass er dabei unterbrochen werden darf. Der zuhörende Partner wird darin bestärkt, dem sprechenden Partner aktiv zuzuhören und nach Ablauf der Redezeit des Sprechers das Gehörte mit eigenen Worten zu paraphrasieren. Der Sprecher kann nun bewerten, ob das Gesagte richtig verstanden wurde und ggf. korrigieren. Dieses Vorgehen wird rekursiv wiederholt, bis über das Gesagte Übereinstimmung herrscht. In diesen Wechsel kann der Therapeut moderierend eingreifen und auf kommunikative Charakteristika von ASS hinweisen, z. B. den Bedarf nach konkreten Aussagen, Vermeidung oder Erklärung von Sprachbildern und einheitlicher Verwendung von Begrifflichkeiten.

Der zuhörende Partner kann schließlich einen Vorschlag in Richtung einer Verbesserung der interaktionellen Situation machen und dem Partner eine gemeinsame Verhaltensstrategie unterbreiten. Hier ist zu beachten, dass im Regelfall Veränderungen vorgeschlagen werden, die aufgrund der tatsächlichen Umstände im Alltagsleben und aufgrund der Einschränkungen des Patienten mit ASS nicht zu bewerkstelligen sind. Der Therapeut sollte darauf hinweisen, dass sich erfahrungsgemäß ein kleinschrittiges Vorgehen bewährt hat, in dem die Umsetzung sichergestellt und ein Vertrauensaufbau in der Beziehung erzielt werden kann.

Eventuell stellt sich in der Einzeltherapie oder im Paargespräch heraus, dass weitergehende systemische Begleitung des Paares wünschenswert wäre. Eine Paartherapie ist im Rahmen einer Psychotherapie von ASS im Erwachsenenalter nicht zu leisten, weshalb in einem solchen Fall eine Vermittlung des Paares zu einem Paartherapeuten indiziert wäre.

Angehörigengruppen

In Gruppen, die speziell für Angehörige von Erwachsenen mit ASS konzipiert sind und ähnlich wie moderierte Selbsthilfegruppen für erwachsene Patienten mit ASS therapeutisch begleitet werden, können Angehörige untereinander in Kontakt treten und einen Austausch im geschützten Rahmen bieten. Neben der Entlastung, auf Menschen in ähnlichen Lebenssituationen zu treffen, kann in Angehörigengruppen eine umfassende Psychoedukation stattfinden, die Erfahrungen im Zusammenleben mit Menschen mit ASS besser begreifbar und integrierbar machen. Dabei ist es wichtig, die Psychoedukation über ASS hinaus auf die häufigsten Komorbiditäten (z. B. Depression) auszuweiten. Darüber hinaus können in Angehörigengruppen gemeinsam und ressourcenorientiert Strategien für einen adäquaten Umgang mit störungsbedingten Interaktionsproblemen anhand konkreter Alltagsbeispiele entwickelt werden.

30.5.6 Umgang mit schwierigen Situationen

In manchen Fällen ist bei Personen mit ASS kein direkter Leidensdruck erkennbar. Der Weg in die Diagnostik und Therapie erfolgt in diesen Fällen zumeist aufgrund komorbid bestehender Depressionen oder Angststörungen oder aufgrund der Initiative von Angehörigen. Aus diesem Umstand kann sich das Problem ergeben, dass zu Beginn der Psychotherapie **kein direkter therapeutischer Auftrag durch den Patienten** vorliegt. Die autismusbedingten Einschränkungen in der Perspektivwechselfähigkeit erschweren es den Betroffenen, die bestehende ASS als Ursache für unterschiedliche Interaktionsproblematiken zu erkennen. Hier ist die bereits erwähnte intensive Förderung des bewussten Perspektivwechsels notwendig, um Betroffenen zu verdeutlichen, welche ihrer Verhaltensweisen zu Problemen im Umgang mit anderen führen. Die häufig sehr guten kognitiven Fähigkeiten erst im Erwachsenenalter diagnostizierter Personen erleichtern einen solchen bewussten Perspektivwechsel und können zusammen mit logischer Argumentation des Therapeuten bei gleichzeitigem Verständnis für die Sichtweise des Patienten als Grundlage zur gemeinsamen Formulierung konstruktiver psychotherapeutischer Ziele dienen.

Die Etablierung eines stabilen Arbeitsbündnisses ist aufgrund der **eingeschränkten kommunikativen Fähigkeiten** von Patienten mit ASS häufig erschwert. Sie erfordern von Psychotherapeuten besondere Expertise im Bereich ASS, um autismusbezogene Kommunikationsschwierigkeiten früh zu erkennen und Missverständnisse zu vermeiden. So haben Personen aus dem Autismus-Spektrum mit impliziten Regeln der Bescheidenheit und Höflichkeit oft Schwierigkeiten, weshalb es z. B. zu nüchternen Aufzählungen eigener Erfolge ebenso wie Misserfolge anderer Personen, ggf. sogar des Therapeuten selbst kommen kann. Dies kann bei unzureichender Reflexion zu Kränkungen aufseiten des Therapeuten führen. Des Weiteren werden nonverbale Begrenzungssignale des Therapeuten bei Erzählungen des Patienten u. U. nicht verstanden, was insbesondere im gruppentherapeutischen Kontext zu Schwierigkeiten führen kann. Eine direkte verbale Begrenzung durch den Therapeuten ist hier obligatorisch.

Aufgrund der durch die ASS bedingten **Veränderungsängste** können Änderungen im formalen Ablauf einer Psychotherapie (Terminabsagen, Umgestaltung der Räumlichkeiten, Urlaub etc.) bei den Betroffenen mitunter zu großen Irritationen und Verhaltensauffälligkeiten führen. In solchen Fällen ist es notwendig, das Verhalten der Patienten nicht im Sinne eines Widerstands oder einer Verweigerung der Therapie zu deuten. Vielmehr sollten den Patienten Änderungen frühzeitig mitgeteilt und ihnen ausreichend Zeit gegeben werden, sich an die neue Situation zu gewöhnen.

Außerdem treten im Laufe der Therapie manchmal Schwierigkeiten aufgrund evtl. vorhandener **Distanzlosigkeit** im Verhalten von Patienten mit ASS auf: So kann es z. B. zu Problemen in der Nähe-Distanz-Regulation (Wunsch, den Therapeuten bei der Begrüßung zu umarmen, den Therapeuten zu duzen etc.) oder unpassenden Äußerungen mit sexueller Konnotation kommen. Hier sind die direkte Ansprache, verbunden mit der Aufforderung, von entsprechenden Verhaltensweisen abzusehen, sowie eine genaue Erläuterung der gesellschaftlichen Konventionen notwendig.

30.5.7 Empirische Wirksamkeitsnachweise für psychotherapeutische Verfahren bei ASS im Erwachsenenalter

Die Wirksamkeit psychotherapeutischer Verfahren mit kognitiv-verhaltenstherapeutischem Schwerpunkt bei ASS im Kindesalter wurde in der Vergangenheit in verschiedenen empirischen Untersuchungen nachgewiesen (Freitag 2012; Freitag et al. 2015). Die Befunde sind jedoch nicht ohne Weiteres auf die Behandlung von ASS im Erwachsenenalter übertragbar, da bei einer Psychotherapie in den unterschiedlichen Altersgruppen verschiedene Therapieschwerpunkte und -ziele angestrebt werden.

Da die Diagnostik und Behandlung von ASS im Erwachsenenalter erst in den letzten Jahren verstärkt in den Fokus gerückt ist und aktuell nur wenige manualisierte Therapiekonzepte existieren, fehlt es bislang noch an systematischen Studien zur Wirksamkeit psychotherapeutischer Behandlungsansätze bei ASS im Erwachsenenalter.

LITERATURAUSWAHL

Attwood T (2008). The complete guide to Asperger's syndrome. London, Philadelphia: Jessica Kinglsey.

Baron-Cohen S (2001). Theory of mind and autism: a review. Int Rev Res Ment Retard 23: 169–184.

Gawronski A, Georgescu A, Kockler H, et al. (2011). Erwartungen an eine Psychotherapie von erwachsenen Personen mit einer Autismus-Spektrum-Störung. Fortschritte Neurologie Psychiatrie 79: 647–654.

Gawronski A, Pfeiffer K, Vogeley K (2012). Manualisierte Gruppenpsychotherapie für hochfunktional autistische Erwachsene. Beltz: Weinheim.

Krämer K, Gawronski A, Falter C, Vogeley K (2015). Die „doppelte Unsichtbarkeit" autistischer Störungen und ihre Herausforderungen für Psychotherapeuten und Angehörige. Psychotherapeutenjournal 3: 231–239.

Lehnhardt FG, Gawronski A, Pfeiffer K, et al. (2013). Diagnostik und Differentialdiagnose des Asperger-Syndroms im Erwachsenenalter. Dtsch Ärztebl 110: 755–763.

Lehnhardt FG, Gawronski A, Volpert K, et al. (2012). Das psychosoziale Funktionsniveau spätdiagnostizierter PatientInnen mit hochfunktionalem Autismus im Erwachsenenalter. Fortschr Neurol Psychiatr 80: 88–97.

Remschmidt H, Kamp-Becker I (2006). Asperger-Syndrom. Heidelberg: Springer.

Vogeley K (2015). Zur Sichtbarkeit von Autismus-Spektrum-Störungen im Erwachsenenalter im DSM-5. Die Psychiatrie 12(2): 94–100.

Vogeley K (2016). Anders sein – Hochfunktionaler Autismus im Erwachsenenalter. 2. A. Beltz: Weinheim.

KAPITEL 31

Dieter Riemann und Kai Spiegelhalder

Schlafstörungen

Kernaussagen

- Im Mittelpunkt vieler ätiologischer Modelle der Insomnie steht das Hyperarousal-Konzept, bei dem davon ausgegangen wird, dass bei Betroffenen eine psychophysiologische Überaktivierung vorliegt, die Ein- und Durchschlafstörungen bedingt.
- Psychologische Konzepte legen nahe, dass die Aufmerksamkeitsfokussierung auf die Schlafstörung sowie die willentliche Anstrengung zu schlafen wesentlich zu einer Aufrechterhaltung der insomnischen Beschwerden beiträgt.
- Gemäß mehreren Metaanalysen ist die kognitive Verhaltenstherapie (KVT) für Insomnien eine sehr effektive Behandlung. Wirksame Therapiebausteine sind Psychoedukation, Entspannungsverfahren, Schlafrestriktion, Stimuluskontrolle und kognitive Techniken.
- Zu anderen psychotherapeutischen Verfahren liegen keine großen randomisierten klinischen Studien vor.

31.1 Einführung

Die moderne Schlafmedizin differenzierte in der 2. Version der *International Classification of Sleep Disorders* mehr als 80 verschiedene Schlafstörungen. Thema dieses Kapitels sind diejenigen insomnischen Störungen, die durch eine Beeinträchtigung des Ein- und/oder Durchschlafens und die daraus resultierenden Konsequenzen für die Tagesbefindlichkeit oder Leistungsfähigkeit charakterisiert sind.

Epidemiologische Studien in der Allgemeinbevölkerung westlicher Industrienationen ergaben, dass nach ICD- oder DSM-Kriterien etwa 10 % der Bevölkerung an einer chronischen Insomnie leiden (Ohayon 2002). Davon weisen ungefähr 25–30 % eine Insomnie ohne psychische oder körperliche Komorbidität auf.

Chronische Insomnien sind mit einer reduzierten Lebensqualität, erhöhter Tagesmüdigkeit, kognitiven Einschränkungen, Stimmungsschwankungen, körperlichen Beschwerden sowie erhöhter Inanspruchnahme medizinischer Leistungen assoziiert (Léger et al. 2002; NIH 2005; Fortier-Brochu et al. 2012). Zudem wurden in den letzten Jahren empirische Befunde publiziert, nach denen das Vorliegen einer chronischen Insomnie ein erhöhtes Risiko für psychische Erkrankungen (insbesondere für Depressionen sowie Substanzmissbrauch und -abhängigkeit; Riemann und Voderholzer 2003; Baglioni et al. 2011) sowie kardiovaskuläre Erkrankungen darstellt (Sofi et al. 2014).

31.2 Diagnostik, Differenzialdiagnostik und Klassifikation

Die diagnostischen Kriterien für eine Insomnie nach DSM-5 und für eine nichtorganische Insomnie nach ICD-10 (F 51.0) sind sich sehr ähnlich. Gemeinsam sind diesen Kriterien die Forderung nach dem Vorliegen einer Ein- oder Durchschlafstörung für mindestens 3 Nächte pro Woche, die Forderung nach negativen Auswirkungen auf die Tagesbefindlichkeit oder Leistungsfähigkeit sowie der Ausschluss von organischen oder psychischen Erkrankungen als offenkundige Ursache der Schlafstörung. Die ICD-10 fordert zusätzlich eine starke kognitive Beschäftigung der Patienten mit der Insomnie und eine Mindestdauer der Beschwerden von 1 Monat (DSM-5: 3 Monate).

Wenn die Insomnie nur eines von mehreren Symptomen einer psychischen oder körperlichen Krankheit ist und das klinische Bild nicht dominiert, wird nach ICD-10 nur die Diagnose der zugrunde liegenden psychischen oder körperlichen Erkrankung gestellt. Wird die Insomnie jedoch als Hauptbeschwerde geäußert und kann als eigenständiges Zustandsbild aufgefasst werden, wird die nichtorganische Insomnie (F 51.0) zusätzlich zur Hauptdiagnose codiert.

Im Rahmen der diagnostischen Abklärung der Insomnie kommen neben der routinemäßig erhobenen klinischen Anamnese Schlaftagebücher (z. B. der Deutschen Gesellschaft für Schlafforschung und Schlafmedizin [DGSM], www.dgsm.de) sowie **Schlaffragebögen** zum Einsatz. Besonders häufig eingesetzte Fragebögen sind dabei der *Insomnia Severity Index* (Bastien et al. 2001) und der *Pittsburgh Sleep Quality Index* (Buysse et al. 1989).

Durch die Verwendung von **Schlaftagebüchern** können morgens und abends subjektive Daten über einen längeren Zeitraum hinweg erfasst werden. Dabei ist es wichtig, die Patienten darum zu bitten, ihre Aufmerksamkeit nicht verstärkt auf den Schlaf zu richten (z. B. nicht mit der Stoppuhr in der Hand nachts zu überwachen, wie viel sie geschlafen haben oder noch schlafen können), da ansonsten negative Effekte auf den Schlaf auftreten können. Stattdessen sollte morgens retrospektiv der subjektive Eindruck von der vergangenen Nacht dokumentiert werden.

Als spezifische apparative Untersuchungen des Schlafs werden sowohl aktometrische als auch polysomnografische Untersuchungen durchgeführt. Die **Aktometrie** ist ein nichtinvasives Verfahren, bei dem mithilfe eines am nichtdominanten Handgelenk getragenen, etwa armbandgroßen Gerätes die Messung von Bewegungen Aussagen über den Schlaf-Wach-Rhythmus einer Person ermöglicht. Durch die Aktometrie lassen sich die Bettzeiten und mit größerer Ungenauigkeit auch die Wachzeiten im Bett erfassen. Zudem können Daten zu körperlicher Aktivität und Ruheepisoden während des Tages gewonnen werden (Hauri und Wisbey 1992). Eine Differenzierung des Schlafs in Schlafstadien ist durch die Aktometrie nicht möglich.

Die differenzierteste Methode zur Beschreibung und Erfassung des Schlafs ist die **Polysomnografie** im Schlaflabor. Dabei handelt es sich um ein relativ teures und aufwendiges Verfahren, das aufgrund von Gewöhnungseffekten in der Regel mindestens zweimal durchgeführt werden muss, um ein valides Bild vom Schlaf eines Menschen zu gewinnen. Die Polysomnografie kommt bei der Abklärung der Insomnie als letzter diagnostischer Schritt nur dann zum Einsatz, wenn verschiedene pharmakologische und verhaltenstherapeutische Behandlungsverfahren nicht erfolgreich waren. Die Polysomnografie erlaubt die Erfassung der verschiedenen Schlafstadien sowie motorischer und atembezogener Störungen während des Schlafs. Eine ausführliche Darstellung der Untersuchungstechnik findet sich in Kryger et al. (2004).

31.3 Symptomatik und Ätiologie

Ein ätiologisches Modell der Insomnie, das typische Symptome der Störung beinhaltet, ist in ➤ Abb. 31.1 dargestellt.

Das zentrale Element vieler Modelle der Insomnie ist die Annahme eines Hyperarousals, d. h. einer Übererregung, die sich auf emotionaler, kognitiver oder physiologischer Ebene äußern kann (Perlis et al. 1997; Riemann et al. 2010).

Viele Patienten zeigen v. a. nachts eine ausgeprägte **kognitive Hyperaktivität** (Nicht-abschalten-Können; z. B. Kales et al. 1984). Inhaltlich beziehen sich die oft negativ getönten Gedanken häufig auf belastende oder nur unzureichend bewältigte Tagesereignisse oder direkt auf den Schlafvorgang bzw. die Schwierigkeit zu schlafen. Die Angst vor der Schlaflosigkeit und die erwarteten, daraus resultierenden Konse-

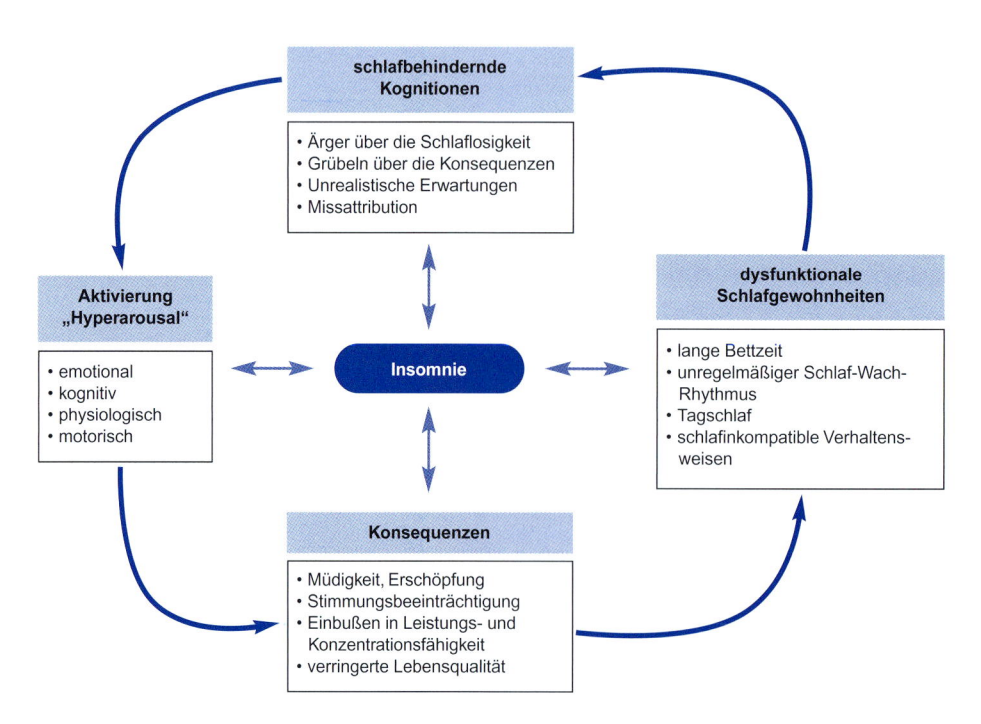

Abb. 31.1 Psychophysiologischer Teufelskreis der Insomnie (Riemann und Backhaus 1996)

31.3 Symptomatik und Ätiologie

quenzen können sogar der ausschlaggebende kognitive Faktor sein (Harvey 2002; Espie et al. 2006).

Ein **physiologisches Hyperarousal** wurde bei Insomniepatienten mit verschiedenen Indikatoren gemessen, z. B. anhand von erhöhtem Puls und Blutdruck (Bonnet und Arand 1997; Spiegelhalder et al. 2011), erhöhter nächtlicher Kortisolausschüttung (Vgontzas und Chrousos 2002) und erhöhter nächtlicher spektraler Leistung im Bereich der schnellen EEG-Frequenzen (Perlis et al. 2001). Eine PET-Studie liefert weitere Daten, die das Konzept des physiologischen Hyperarousals bei Insomnien unterstützen (Nofzinger et al. 2004). In dieser Untersuchung zeigten Insomniepatienten im Vergleich mit gesunden Probanden generell einen erhöhten zerebralen Glukosemetabolismus im Schlaf. Beim Übergang vom Wach- in den Schlafzustand zeigte sich bei Patienten mit Insomnie eine signifikant geringere Abnahme dieses Metabolismus.

In Bezug auf ihr Verhalten entwickeln Patienten mit chronischer Insomnie sehr häufig **ungünstige Schlafgewohnheiten,** d. h., sie tendieren zu Strategien, die sie selbst für schlafförderlich halten, die aber tatsächlich den Schlaf auf Dauer negativ beeinflussen. Dazu zählen eine Ausdehnung der nächtlichen Bettzeiten, ein unregelmäßiger Schlaf-Wach-Rhythmus oder das Schlafen am Tag (Hauri 1991).

Das oben dargestellte Modell der Insomnie kann als Grundlage für detailliertere ätiologische Betrachtungen dienen. Perlis et al. (1997) formulierten diesbezüglich das sog. psychoneurobiologische Modell der Insomnie (➤ Abb. 31.2).

Hierbei werden auch prädisponierende Faktoren berücksichtigt, z. B. genetische Faktoren, die eine Rolle bei der Entstehung und Aufrechterhaltung von Insomnien spielen (Beaulieu-Bonneau et al. 2007). Präzise Erkenntnisse zu den beteiligten Genen liegen jedoch bislang nicht vor (Gehrman et al. 2013).

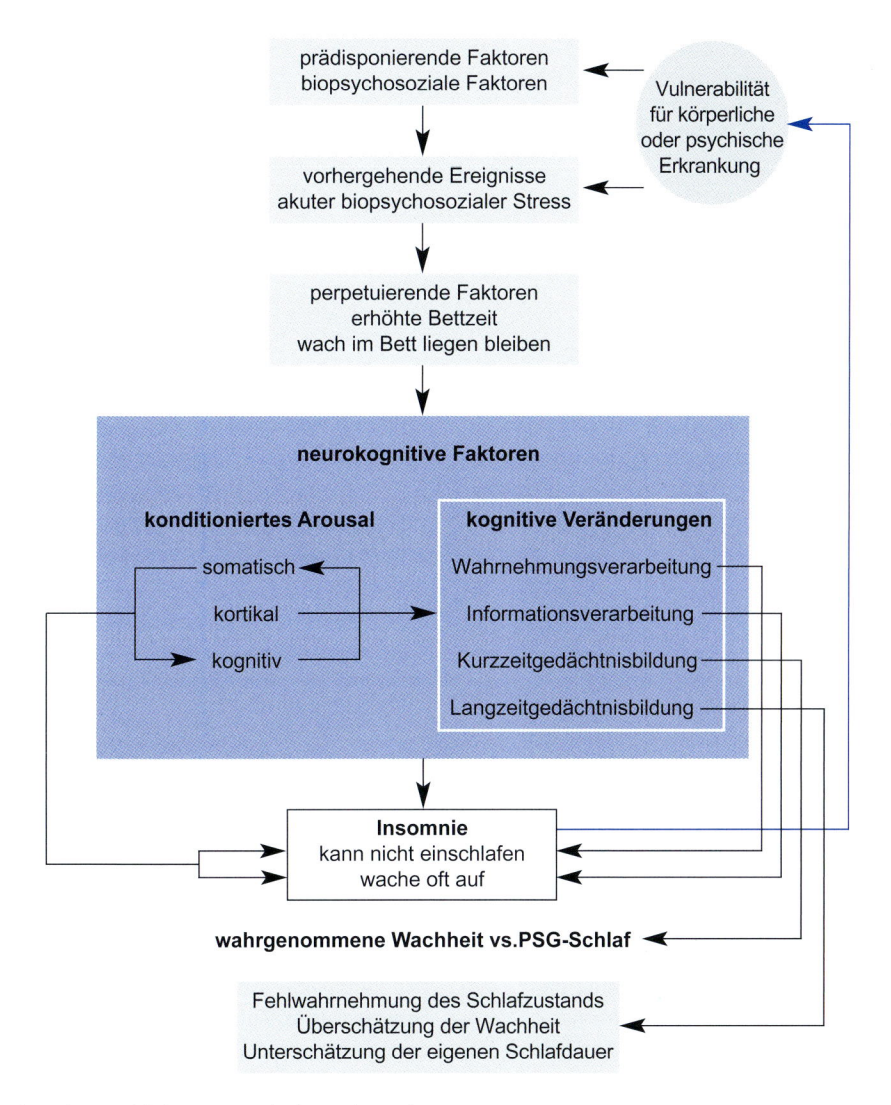

Abb. 31.2 Neurobiologisches Modell der Insomnie (Perlis et al. 1997)

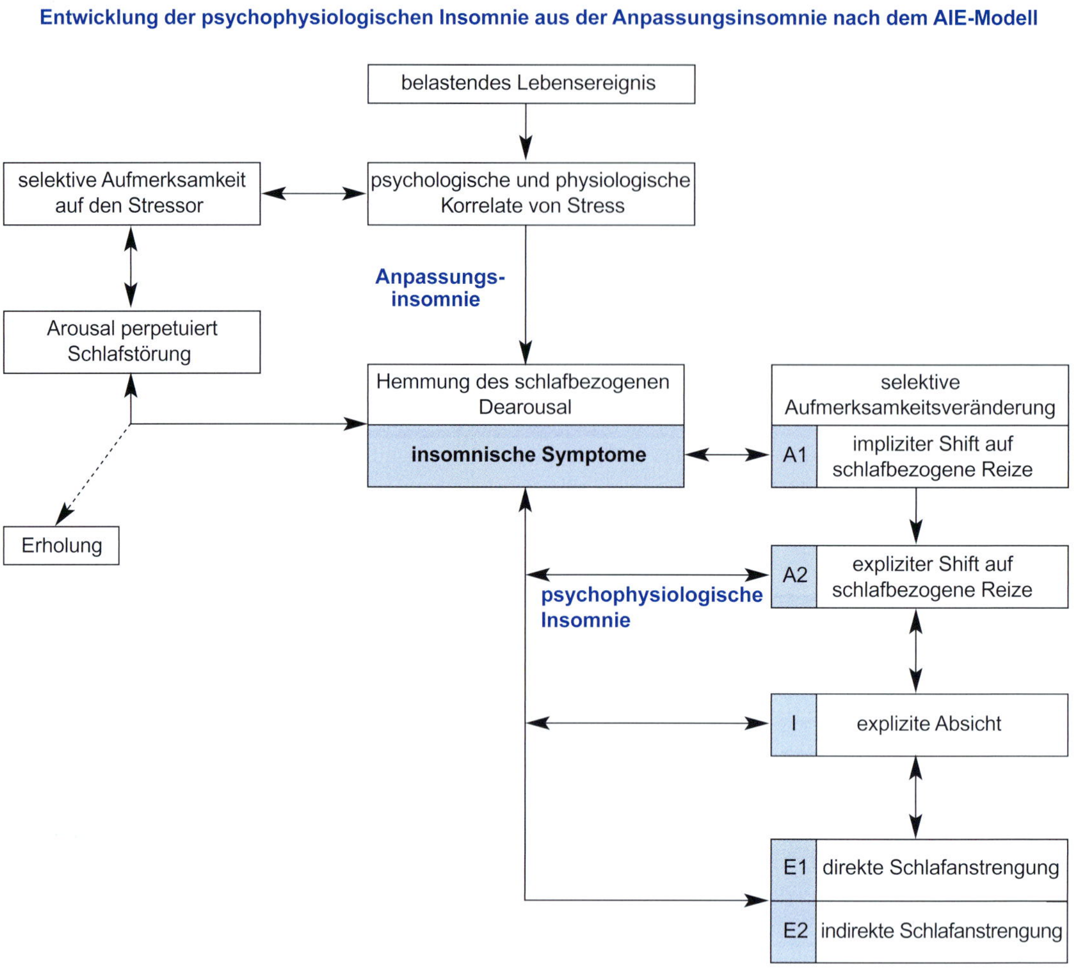

Entwicklung der psychophysiologischen Insomnie aus der Anpassungsinsomnie nach dem AIE-Modell

Abb. 31.3 Das AIE-Modell (Espie et al. 2006)

Für das ätiologische Verständnis der Insomnie sind auch Erkenntnisse aus der neurobiologischen Grundlagenforschung zur Schlafregulation bedeutsam (Saper et al. 2001, 2005). Es ist seit Langem bekannt, dass kortikales Arousal durch das **Ascending Reticular Activating System (ARAS)** reguliert wird. Dieses System hat seinen Ursprung im Hirnstamm und besteht aus zwei Zweigen:

- Einer dieser Zweige entspringt in den pedunkulupontinen und laterodorsalen tegmentalen Kernen und aktiviert thalamische Neurone, die für die Übermittlung von Informationen zum Kortex bedeutsam sind.
- Der andere Zweig des ARAS entspringt aus Neuronen des Locus coeruleus, der dorsalen und medialen Raphe-Kerne, des periaquäduktalen Graus und aus tuberomamillären Zellen. Dieser Zweig umgeht den Thalamus und innerviert Neurone im lateralen Hypothalamus und basalen Vorderhirn.

Von diesen Stationen aus wird die neuronale Aktivierung auf Zellen im gesamten zerebralen Kortex weitergeleitet. Für den zweiten Zweig des ARAS wird postuliert, dass ein umschriebenes Gebiet im anterioren Hypothalamus, die ventrale laterale präoptische Region (VLPO), als eine Art „Ausschalter" für das ARAS fungiert. Diese Region erhält zudem selbst einen inhibierenden Input aus dem ARAS. Die VLPO könnte somit also nicht nur die Funktion haben, den Wachzustand zu hemmen, sondern wird auch durch Wachheit gehemmt. Dieses Funktionsprinzip, das von Saper et al. (2001) „*flip flop circuit*" genannt wurde, bedingt, dass sich Wachzustand und Schlafen gegenseitig ausschließen und Zwischenzustände unterdrückt werden. Bei Patienten mit insomnischen Beschwerden könnte dieser Umschaltprozess zwischen Schlafen und Wachen gestört sein.

Ein weiteres Modell zur Erklärung der Ätiologie der Insomnie ist das **Attention-Intention-Effort-Modell** (Espie et al. 2006). Zentral ist dabei das Konzept der **Automatisiertheit.** Der Einschlafprozess läuft normalerweise sehr automatisch ohne bewusste Zuwendung von Aufmerksamkeit, Absicht oder Anstrengung ab. Nach dem AIE-Modell entwickelt sich durch eine Störung dieser Automatisiertheit eine Insomnie. ➤ Abb. 31.3 zeigt diese Entwicklung nach dem AIE-Modell.

Ein vorläufiges Arbeitsmodell der direkten Schlafanstrengung bei der persistierenden psychophysiologischen Insomnie

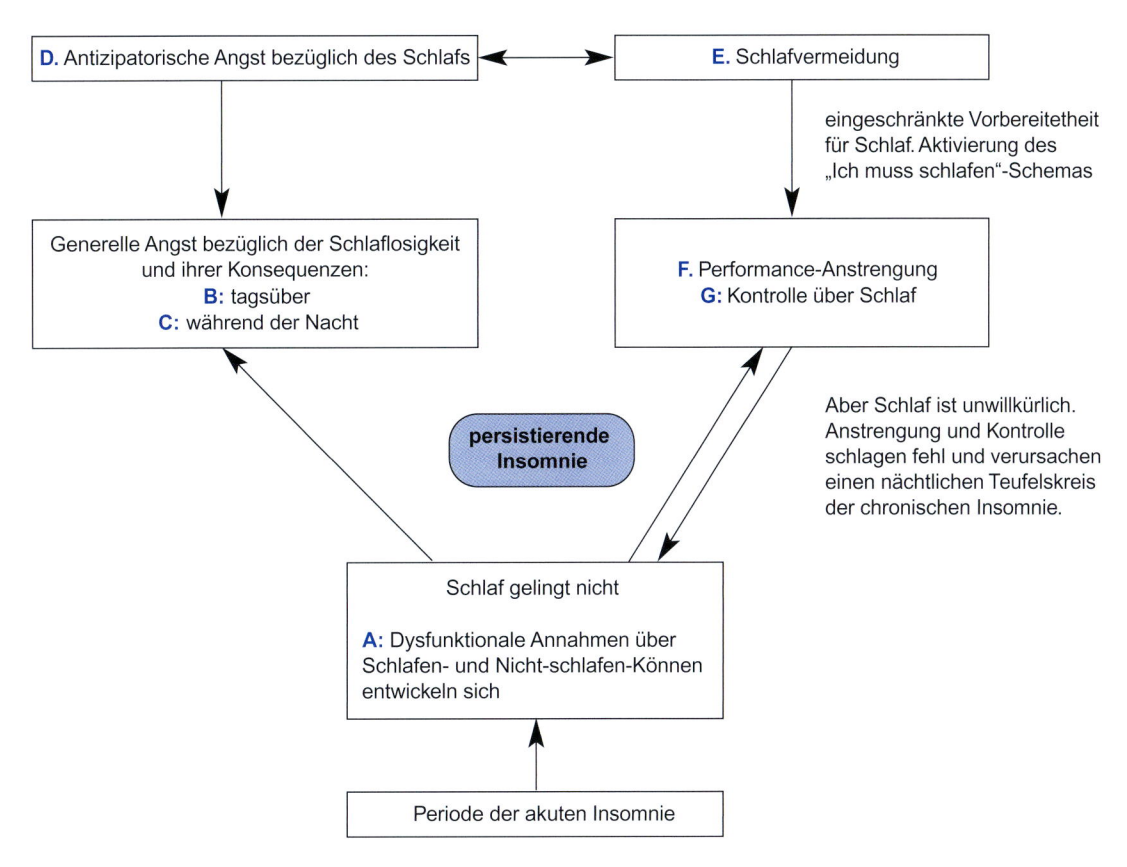

- **D.** Antizipatorische Angst bezüglich des Schlafs ⟷ **E.** Schlafvermeidung
- eingeschränkte Vorbereitetheit für Schlaf. Aktivierung des „Ich muss schlafen"-Schemas
- Generelle Angst bezüglich der Schlaflosigkeit und ihrer Konsequenzen:
  - **B:** tagsüber
  - **C:** während der Nacht
- **F.** Performance-Anstrengung
- **G:** Kontrolle über Schlaf
- **persistierende Insomnie**
- Aber Schlaf ist unwillkürlich. Anstrengung und Kontrolle schlagen fehl und verursachen einen nächtlichen Teufelskreis der chronischen Insomnie.
- Schlaf gelingt nicht
  - **A:** Dysfunktionale Annahmen über Schlafen- und Nicht-schlafen-Können entwickeln sich
- Periode der akuten Insomnie

Abb. 31.4 Ein Modell für den Endzustand der chronischen Insomnie (Zustand der Anstrengung, gut zu schlafen bzw. Schlaf zu initiieren)

Die durch ein belastendes Lebensereignis entwickelte akut aufgetretene Schlafstörung wird durch die Abfolge von drei Prozessen zu einer chronischen Insomnie: Zunächst erfolgt eine unbewusste selektive Ausrichtung der Aufmerksamkeit auf das Thema Schlaf, gefolgt von einem Bewusstwerden dieses sog. *„sleep-related attentional bias"* (z. B. Spiegelhalder et al. 2010). Mit Fortschreiten der Symptomatik entwickelt sich zunächst die explizite bewusste Absicht, gut zu schlafen, und zuletzt sogar eine gezielte Anstrengung, den Schlaf zu initiieren bzw. gut zu schlafen. Diese bewussten Prozesse sind als Lösungsstrategien jedoch ungeeignet und verstärken die Problematik. ➤ Abb. 31.4 stellt nach dem AIE-Modell den Endzustand der chronischen Insomnie dar.

Die in der Abbildung genannten sieben Faktoren (A–G) repräsentieren nach Espie et al. (2006) die wichtigsten subjektiven Elemente der bewussten Anstrengung zu schlafen.

31.4 Therapie

31.4.1 Allgemeines

Therapeutische Haltung

Für die Gestaltung der therapeutischen Beziehung mit Insomniepatienten hat sich gezeigt, dass eine empathische Wertschätzung, insbesondere in Bezug auf den Symptomkomplex der Schlaflosigkeit, bedeutsam ist. Viele Patienten haben im haus- und fachärztlichen Bereich oder bei der Konsultation von Psychotherapeuten die Erfahrung machen müssen, dass ihre Schlafstörung nicht ernst genommen wird, etwa durch Bagatellisierung („Ich schlafe auch mal schlecht"). Dieses Verhalten führt vonseiten der Patienten häufig zu Therapieabbrüchen.

Von Therapeuten ist ein grundlegendes Wissen der Schlafphysiologie und Schlafpsychophysiologie zu fordern, zudem auch eine gute Kenntnis der Schlafmedizin. Eine überzeugende Kompetenz in diesem Bereich ist die zentrale Voraussetzung dafür, dass Patienten sich in der Therapie ernst genommen fühlen und sich auf die Therapie einlassen (Einführung in die Grundlagen der Schlafmedizin in Spiegelhalder et al. 2011).

Diese Prinzipien der therapeutischen Beziehungsgestaltung bei Patienten mit Insomnie beruhen v. a. auf klinischem Erfahrungswissen und auf der Übertragung von empirisch gewonnenen Erkenntnissen aus der störungsübergreifenden Psychotherapieforschung bzw. aus der Psychotherapieforschung zu anderen psychischen Störungen (Orlinsky et al. 2004).

Behandlungsziele

In der Regel geben Patienten, die an Insomnie leiden, das Therapieziel vor, von ihrer insomnischen Symptomatik befreit werden zu wollen. Entsprechend sollte dies, zumindest zu Beginn der Therapie, auch das vom Therapeuten verfolgte primäre Ziel sein. Es erweist sich jedoch auch als wirkungsvoll, die Einstellung der Betroffenen zum Schlaf und zum eigenen Schlafverhalten zu modifizieren und ihre Anspruchshaltung und Erwartungen an den Schlaf einer kritischen Revision zu unterziehen. Zudem sollte bereits zu Beginn der Behandlung mit den Patienten besprochen werden, welche Ziele in Bezug auf Schlafdauer und Schlafzeiten realistisch gesehen erreichbar sind. Den Betroffenen kann jedoch vermittelt werden, dass kognitiv-verhaltenstherapeutische Verfahren einen deutlichen positiven Effekt erzielen und dass dies durch die entsprechende empirische Literatur belegt ist.

> **MERKE**
> Allerdings muss den Patienten auch nahe gelegt werden, dass eine passive Haltung in der Therapie nur mit mäßigem Therapieerfolg verbunden ist, da alle wirksamen Maßnahmen der Mithilfe und Mitarbeit der Patienten bedürfen.

Die Frage der Komedikation mit Hypnotika oder anderen sedierenden Substanzen sollte vor Beginn einer Behandlung diskutiert werden, da auch sehr intensive psychotherapeutische Bemühungen durch eine unregelmäße Einnahme von Hypnotika nachhaltig gestört werden können. Offenheit ist in dieser Frage wahrscheinlich leichter zu erreichen ist, wenn der Eindruck vermittelt wird, dass eine Medikamenteneinnahme nicht per se verteufelt wird. Es lassen sich keine generellen Empfehlungen für oder gegen eine Reduktion oder ein Absetzen der Medikamente zu Beginn oder im Laufe der Therapie geben. Dies ist im Einzelfall unter Berücksichtigung der Schwere der aktuellen insomnischen Beschwerden und der potenziellen Auswirkungen einer Medikamentenreduktion auf Alltagsaktivitäten zu planen.

31.4.2 Spezifische Behandlungsansätze

Psychoedukation: Aufklärung über Schlaf und Schlafstörungen

Bezüglich basaler Kenntnisse über Schlaf und Schlafregulation verweisen wir auf die Veröffentlichung von Zulley und Knab (2002). Als sehr hilfreich hat sich die Vermittlung des sog. **Zwei-Prozess-Modells der Schlafregulation** erwiesen (Borbély 1982). In diesem Modell wird davon ausgegangen, dass die Einschlafneigung sowohl von zirkadianen (Prozess C) als auch homöostatischen Prinzipien (Prozess S) reguliert wird (➤ Abb. 31.5).

Die zirkadiane Komponente (Prozess C) bezieht sich auf die zirkadiane Rhythmik verschiedener biologischer und psychologischer Funktionen wie etwa der Körpertemperatur. Das Modell postuliert zudem einen Prozess S, den Schlafdruck, der einer homöostatischen Regulation unterliegt. Wenn eine Nacht nicht geschlafen wird, steigt der Schlafdruck, der in der nächsten Nacht zu schnellerem Einschlafen und erhöhtem Tiefschlafanteil führt. Dementsprechend kann das Modell dazu dienen, Insomniepatienten zu vermitteln, dass nach schlechten Nächten auch wieder gute Nächte erwartet werden können. Das Modell kann zudem zur Erklärung der Wirksamkeit verschiedener verhaltenstherapeutischer Ansätze (z. B. Schlafrestriktion und Stimuluskontrolle; ➤ Box 31.2), herangezogen werden.

Neben dieser allgemeinen Aufklärung über den Schlaf hat sich eine Aufklärung über die sog. Regeln der Schlafhygiene (Hauri 1991) als wirkungsvoll erwiesen (➤ Box 31.1).

> **BOX 31.1**
> **Regeln für einen gesunden Schlaf**
> - Nach dem Mittagessen keine koffeinhaltigen Getränke (Kaffee, schwarzer Tee, Cola) mehr trinken
> - Alkohol weitgehend vermeiden und keinesfalls als Schlafmittel einsetzen
> - Verzicht auf Appetitzügler
> - Keine schweren Mahlzeiten am Abend

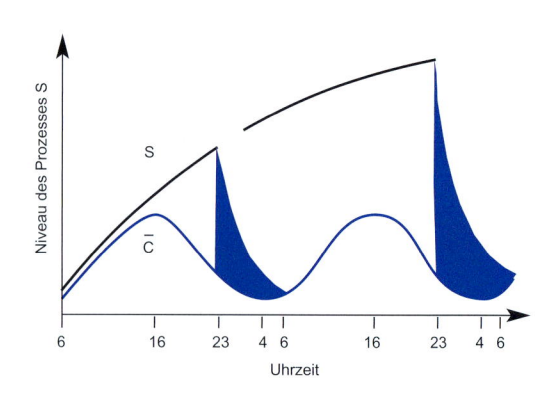

Abb. 31.5 Das Zwei-Prozess-Modell der Schlafregulation (Borbély 1982)

- Regelmäßige körperliche Aktivität
- Allmähliche Verringerung geistiger und körperlicher Anstrengung vor dem Zubettgehen
- Persönliches Einschlafritual einführen
- Im Schlafzimmer für eine angenehme Atmosphäre sorgen
- In der Nacht nicht auf den Wecker oder die Armbanduhr schauen

Hierbei handelt es sich um basale Regeln zum Umgang mit dem Schlaf, die von schlafgestörten Patienten befolgt werden sollten. Zentrale Regeln sind das Vermeiden von Alkohol und das Unterlassen des nächtlichen Auf-die-Uhr-Sehens. Alkohol ist in unserer Gesellschaft weit verbreitet und wird nicht selten sogar von Ärzten als Schlafmittel empfohlen. Er hat zwar einen initial sedierend hypnotischen Effekt, nach mehreren Stunden tritt jedoch ein Rebound- oder Absetzeffekt auf, der oft zum nächtlichen Erwachen führt. Das nächtliche Auf-die-Uhr-Sehen und die damit verbundene permanente Kontrolle der eigenen Schlafdauer bzw. der noch möglichen Schlafdauer führen zu einer Verstärkung des Hyperarousals. Insofern ist es wirkungsvoll, das Auf-die-Uhr-Sehen konsequent zu unterlassen. Da dies von vielen Patienten abgelehnt wird, empfiehlt sich der Vorschlag eines experimentellen Vorgehens, bei dem das Auf-die-Uhr-Sehen im Rahmen einer 2-wöchigen Versuchsphase unterlassen wird und die Folgen gemeinsam evaluiert werden. Bei starken Vorbehalten vonseiten der Patienten können die erwarteten negativen Effekte eines solchen Verzichts kritisch hinterfragt werden.

Verhaltenstherapeutische Interventionen

Zu den verhaltenstherapeutischen Interventionen zählen Entspannungs- und Achtsamkeitsübungen sowie spezifische verhaltenstherapeutische Regelwerke wie die Stimuluskontrolle und die Schlafrestriktion.

Entspannungsmethoden (v. a. autogenes Training und progressive Muskelentspannung) haben sich in vielen Untersuchungen als wirksam erwiesen, da sie erhöhtes physiologisches, kognitives und emotionales Arousal reduzieren. Die progressive Muskelentspannung kann mit kognitiven Techniken kombiniert werden, um das kognitive Hyperarousal (im Sinne eines nächtlichen Gedankenkreisens) stärker zu vermindern. Dabei wird die Vorstellung angenehmer und beruhigender Bilder eingeübt. Vor der Aufnahme von Entspannungsübungen sollten Patienten darüber aufgeklärt werden, dass im Gegensatz zur Pharmakokinetik eines Hypnotikums kein sofortiger Wirkungseintritt zu erwarten ist. Die Übungen sollten zudem bei Behandlungsbeginn nicht im Bett durchgeführt werden, um zu vermeiden, dass zu erwartende initiale Misserfolge die Compliance schwächen.

Stimuluskontrolle und Schlafrestriktion sowie modifizierte Techniken dienen dazu, einen adäquaten Schlaf-Wach-Rhythmus für den Patienten zu entwickeln. Die von Bootzin (1972) entwickelte Methode der Stimuluskontrolle basiert auf der Annahme, dass bei schlafgestörten Menschen das Bett seine Stimulusqualität als Auslöser für das Verhalten Schlaf verloren hat. Um die ursprüngliche Assoziation wiederherzustellen, werden die in ➤ Box 31.2 zusammengefassten Strategien empfohlen.

BOX 31.2
Instruktionen zur Stimuluskontrolle

- Gehen Sie nur zu Bett, wenn Sie müde sind.
- Benutzen Sie das Bett nur zum Schlafen, d. h. nicht zum Lesen, Trinken, Rauchen, Fernsehen (sexuelle Aktivitäten ausgenommen).
- Wenn Sie nach 10 Minuten noch wach sind, stehen Sie auf und gehen Sie in ein anderes Zimmer. Gehen Sie erst wieder ins Bett, wenn Sie sich müde fühlen.
- Wenn Sie dann immer noch nicht einschlafen können, wiederholen Sie den vorherigen Schritt.
- Stehen Sie jeden Morgen zur gleichen Zeit auf.
- Schlafen Sie nicht tagsüber.

Bei konsequenter Befolgung dieser Verhaltensregeln hat sich die Stimuluskontrolle in vielen Untersuchungen als sehr effektiv erwiesen. Oft sind jedoch insbesondere ältere Betroffene nicht bereit, sich an die empfohlenen Regeln zu halten. Zudem ist umstritten, ob der postulierte Wirkmechanismus der Methode – Rekonditionierung der Stimulus-Reaktions-Verbindung „Bett = Schlaf" – die Wirkungsweise der Therapie erklärt. Möglicherweise bewirkt dieses Verfahren v. a. durch Schlafdeprivation eine Erhöhung des Schlafdrucks, was zu einem besseren Durchschlafen führt (entsprechend der angenommenen Wirkungsweise der Schlafrestriktion). Alternativ kann auch angenommen werden, dass das Befolgen der Instruktionen so aversiv ist, dass es zu einer kognitiven Neubewertung der wahrgenommenen Schlaflosigkeit kommt und die Patienten nächtliche Wachperioden und Einschlafzeiten realistischer wahrnehmen.

Das Verfahren der **Schlafrestriktion** (Spielman et al. 1987; einige Autoren verwenden auch dern Begriff Bettzeitrestriktion, der im eigentlichen Wortsinn passender ist) basiert auf der Annahme, dass chronisch insomnische Patienten im Verlauf ihrer Schlafstörung eine Destabilisierung biologischer Rhythmen entwickeln. Um den Schlafdruck zu stärken, wird mit den Betroffenen zu Beginn der Behandlung eine Bettzeit vereinbart, die der vorher subjektiv erlebten geschlafenen Zeit (z. B. 5 h) entspricht. Dadurch wird eine sehr große Müdigkeit erzeugt, die bei erfolgreicher Therapie dazu führt, dass Ein- und Durchschlafprobleme abnehmen. In der Regel werden die vereinbarten Bettzeiten für 1 Woche eingehalten, um sie danach bei erfolgreichem Ein- und Durchschlafen um ½ h/Woche zu verlängern. Auch dieses Verfahren hat sich bei konsequenter Behandlung als effektiv erwiesen; es hat jedoch wie die Stimuluskontrolle den Nachteil, dass es v. a. von älteren Patienten häufig nicht akzeptiert bzw. als zu mühselig erlebt wird. Darüber hinaus ist es wichtig, Patienten darauf hinzuweisen, dass die im Rahmen der Schlafrestriktion initial zu erwartende starke Tagesmüdigkeit potenziell auch mit Gefahren (z. B. beim Autofahren) verbunden ist (Kyle et al. 2014).

Als weniger anstrengendes Verfahren empfiehlt sich für ältere Patienten eine abgeschwächte Form der Schlafrestriktion, z. B. eine Verminderung der Bettzeit von 10 auf 7 h anstatt von 10 auf 5 h.

Kognitive Techniken

Durch kognitive Techniken sollen bei insomnischen Patienten Grübelkreisläufe, unrealistische Erwartungen im Hinblick auf den Schlaf und das Nicht-abschalten-Können unterbunden bzw. angegangen werden:

- Der Einsatz der **paradoxen Intervention** nach Frankl (1975) beruht auf dem Prinzip der Symptomverschreibung. Dabei werden insomnische Patienten gebeten, nach dem Zubettgehen versuchsweise so lange wie möglich wach zu bleiben. Diese Empfehlung soll den Teufelskreis aus dem Versuch, den Schlaf durch willentliche Kontrolle zu erzwingen, und den daraus resultierenden erhöhten Ansprüchen durchbrechen.
- Bei der **Technik des Gedankenstopps** werden Patienten instruiert, Grübelprozesse durch ein gedachtes oder laut ausgesprochenes „Stopp" zu unterbrechen. Anschließend versuchen die Patienten, unangenehme aversive Gedanken durch angenehme Bilder (Ruhebilder) zu ersetzen.
- **Techniken des Problemlösens** sollen dem Patienten helfen, auf aktuelle und realistische Probleme bezogene Grübeleien nicht im Bett zu verfolgen. Stattdessen soll sich der Patient dem Problem eine gewisse Zeit vor dem Zubettgehen bewusst widmen und sich damit auseinandersetzen. Dies kann z. B. durch Aufschreiben der Probleme und Notieren von Lösungsmöglichkeiten geschehen.
- Eine weitere kognitive Technik ist das **Umstrukturieren des sog. dysfunktionalen Schlafdialogs.** Darunter versteht man die Auflösung negativer schlafbezogener Gedanken und Erwartungen durch die Ausführung konstruktiver Alternativen. Viele schlafgestörte Patienten haben sehr typische Grundannahmen wie „8 Stunden Schlaf braucht der Mensch" oder „Wenn ich nicht genug oder ausreichend tief schlafe, bin ich morgens überhaupt nicht leistungsfähig". Mit dem Patienten werden sinnvolle Alternativen zu diesen festgefahrenen Kognitionen eingeübt, die nachts eingesetzt werden können.

Neue Ansätze

In Ergänzung der oben beschriebenen effektiven Verfahren der KVT für Insomnien wurden in den vergangenen 3 Jahren neue Ansätze in bestehende Behandlungsprogramme inte-

Tab. 31.1 Wirksamkeitsnachweise für verschiedene Psychotherapien bei Insomnien

Evidenzgrad	Evidenzbasis	Wirksamkeit auf
Ia	Kognitive Verhaltenstherapie für Insomnien (KVT-I)	Schlafparameter, Reduktion des Hypnotikagebrauchs
Ia	Schlafrestriktion	Schlafparameter
Ia	Stimuluskontrolle	Schlafparameter
Ia	Entspannungsverfahren	Schlafparameter
Ia	Paradoxe Intervention	Schlafparameter

riert. Hierzu zählen v. a. **achtsamkeitsbasierte Verfahren** (Ong et al. 2014), die **Acceptance-and-Commitment-Therapie** (Hertenstein et al. 2014) sowie das sog. **intensive Schlaftraining,** bei dem Patienten über einen Zeitraum von 24 h im Halbstundenrhythmus gebeten werden, polysomnografisch überwacht zu schlafen, wobei der „Einschlaferfolg" rückgemeldet wird (Harris et al. 2014). Auch wenn diesbezüglich vielversprechende erste Studien vorgelegt wurden, steht eine umfassendere empirische Untersuchung dieser Verfahren noch aus.

31.4.3 Empirische Wirksamkeitsnachweise

Die zusammenfassende Darstellung der Wirksamkeit psychotherapeutischer Behandlung der Insomnie basiert auf der systematischen Übersichtsarbeit von Morin et al. (2006), mehreren Metaanalysen (Morin et al. 1994; Murtagh und Greenwood 1995; Montgomery und Dennis 2004; Pallesen et al. 1998; Irwin et al. 2006), der S3-Leitlinie „Nichterholsamer Schlaf" der AWMF (Mayer et al. 2009) sowie mehreren hoch-

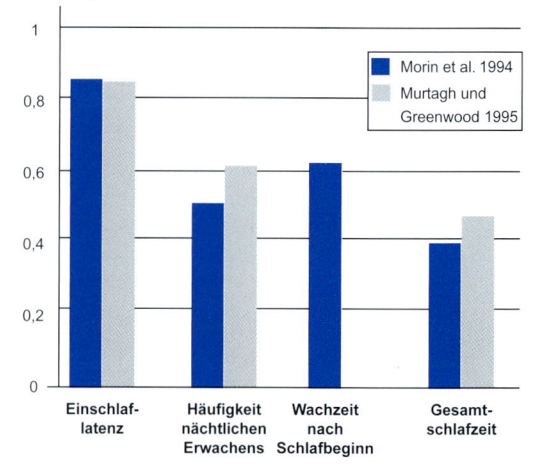

Abb. 31.6 Metaanalysen der kognitiv-verhaltenstherapeutischen Literatur (Morin et al. 1994; Murtagh und Greenwood 1995)

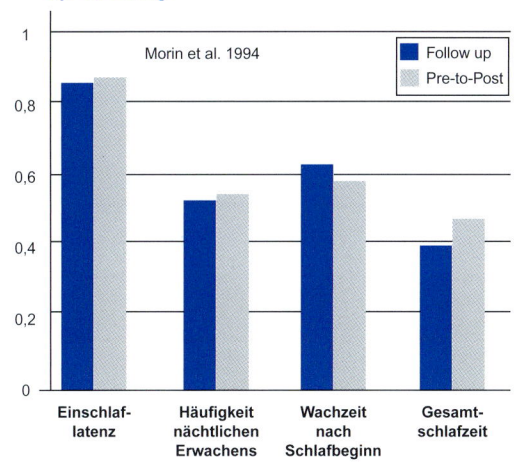

Abb. 31.7 Langzeiteffekte der kognitiven Verhaltenstherapie bei Insomnie (Morin et al. 1994)

wertigen randomisierten klinischen Studien, in denen die kognitiv-verhaltenstherapeutische Behandlung direkt mit einer pharmakologischen Behandlung verglichen wurde (Jacobs et al. 2004; Sivertsen et al. 2006; Morin et al. 2009).

➤ Tab. 31.1 gibt einen Überblick über den Evidenzgrad von psychotherapeutischen Methoden zur Behandlung von Insomnien sowie die Outcomemaße, deren Werte die Therapie signifikant veränderte. Auf der Basis der vorliegenden Evidenz können fünf Therapien als wirksam beurteilt werden: die kognitive Verhaltenstherapie für Insomnien sowie vier ihrer Komponenten: Schlafrestriktion, Stimuluskontrolle, Entspannungsverfahren und paradoxe Intervention (s. Morin et al. 2006).

Die Effektivität der kognitiv-verhaltenstherapeutischen Methoden bei chronischen Insomnien wurde in mehr als zehn Metaanalysen nachgewiesen. Die Ergebnisse der ersten beiden dieser Arbeiten sind in ➤ Abb. 31.6 und ➤ Abb. 31.7 zusammengefasst.

Langzeitkatamnesen von bis zu 3 Jahren konnten zudem eine persistierende Effektivität der Kombinationstherapien belegen (Backhaus et al. 2001).

Drei weitere Metaanalysen beschäftigen sich mit der Effektivität nichtpharmakologischer Therapiestrategien bei älteren Insomnie-Patienten (Montgomery und Dennis 2004; Pallesen et al. 1998; Irwin et al. 2006). Montgomery und Dennis (2004) kamen zu dem Schluss, dass für Interventionen wie Lichttherapie und körperliche Bewegung *(physical exercise)* die Datenbasis für eine abschließende Bewertung zurzeit noch zu klein ist. Insgesamt wurden diese Interventionen jedoch durchaus positiv bewertet. Im Hinblick auf die KVT kam diese Metaanalyse zu einer mittelgradig positiven Einschätzung der Effektivität bei älteren Patienten. Die Metaanalysen von Pallesen et al. (1998) und Irwin et al. (2006) hingegen ergaben, dass kognitiv-verhaltenstherapeutische Verfahren auch bei älteren Patienten als hochgradig effektiv anzusehen sind.

Direkte prospektive Vergleichsstudien zwischen KVT und medikamentöser Therapie liegen nur in geringem Umfang vor (Jacobs et al. 2004; Sivertsen et al. 2006; Morin et al. 2009). Sie zeigen übereinstimmend, dass KVT und medikamentöse Therapie mittelfristig (nach 4 Wochen Therapie) gleichwertig sind. Synergistische Effekte einer Kombination von Medikation und Verhaltenstherapie gegenüber Monotherapie mit Pharmako- oder Verhaltenstherapie konnten bislang in Bezug auf die Langzeitbehandlung nicht überzeugend belegt werden.

Die Metaanalyse von Smith et al. (2002), in der Studien mit KVT im Vergleich zu pharmakotherapeutischen Studien untersucht wurden, konnte ergab, dass die Effektstärken für beide therapeutischen Strategien vergleichbar sind, dass die KVT der Pharmakotherapie jedoch langfristig überlegen ist.

31.5 Abschließende Bemerkungen

In den letzten 10–20 Jahren wurden deutliche Fortschritte sowohl bei der Ursachenforschung als auch in der psychologisch-psychotherapeutischen Behandlung von Patienten mit Insomnien-Beschwerden erzielt. Kognitiv-verhaltenstherapeutische Methoden für Insomnien werden auf beeindruckende Weise empirisch gestützt. Die vorliegenden metaanalytischen Arbeiten legen nahe, dass mit diesen Therapieverfahren vielen Patienten kurz- und langfristig geholfen werden kann. Zu anderen psychotherapeutischen Verfahren liegen bislang keine großen randomisierten klinischen Studien vor.

LITERATURAUSWAHL

Baglioni C, Battagliese G, Feige B, et al. (2011). Insomnia as a predictor of depression: a meta-analytic evaluation of longitudinal epidemiological studies. J Affect Disord 135: 10–19.

Fortier-Brochu E, Beaulieu-Bonneau S, Ivers H, Morin CM (2012). Insomnia and daytime cognitive performance: a meta-analysis. Sleep Med Rev 16: 83–94.

Irwin MR, Cole JC, Nicassio PM (2006). Comparative meta-analysis of behavioral interventions for insomnia and their efficacy in middle-aged adults and in older adults 55+ years of age. Health Psychol 25: 3–14.

Mayer G, Fietze I, Fischer J, et al. (2009). S3-Leitlinie Nicht-erholsamer Schlaf/Schlafstörungen. Somnologie 13: 4–160.

Montgomery P, Dennis J (2004). A systematic review of non-pharmacological therapies for sleep problems in later life. Sleep Med Rev 8: 47–62.

Morin CM, Culbert JP, Schwartz SM (1994). Non-pharmacological interventions for insomnia: A meta-analysis of treatment efficacy. Am J Psychiatry 151: 1172–1180.

Murtagh DR, Greenwood KM (1995). Identifying effective psychological treatments for insomnia: a meta-analysis. J Consult Clin Psychol 63: 79–89.

Pallesen S, Nordhus ICH, Kvale G (1998). Nonpharmacological interventions for insomnia in older adults: A meta-analysis of treatment efficacy. Psychotherapy: Theory, Research, Practice, Training 35: 472–482.

Smith MT, Perlis ML, Park A, Smith MS, Pennington J, Giles DE, Buysse DJ (2002). Comparative meta-analysis of pharmacotherapy and behaviour therapy for persistent insomnia. Am J Psychiatry 159: 5–11.

Sofi F, Cesari F, Casini A, Macchi C, Abbate R, Gensini GF (2014). Insomnia and risk of cardiovascular disease: a meta-analysis. Eur J Prev Cardiol 21: 57–64.

IV Psychotherapeutisches Vorgehen bei besonderen Problemgruppen und Problemstellungen

- 32 Kinder und Jugendliche 527
- 33 Alte Menschen 541
- 34 Geschlechtsspezifische Aspekte 553
- 35 Interkulturelle Psychotherapie 567
- 36 Notfallsituationen 577
- 37 Einsatz von Technologien in der Psychotherapie 593
- 38 Straftäter und forensische Aspekte 603

KAPITEL 32

Michael Simons, Fritz Mattejat und Beate Herpertz-Dahlmann

Kinder und Jugendliche

Kernaussagen

- Psychische Störungen bei Kindern und Jugendlichen stehen in engem Zusammenhang mit Entwicklungsprozessen und Entwicklungsübergängen, weshalb sich die Psychotherapie an der Entwicklungspsychopathologie orientiert.
- Die Therapie mit Kindern und Jugendlichen weist gegenüber dem Erwachsenenalter andere Spezifika in der therapeutischen Beziehung auf, die sich z. B. durch die Rollenverteilung, den generationalen Unterschied und dadurch ergibt, dass der Behandlungsauftrag gewöhnlich von den Eltern und nicht von den Kindern bzw. Jugendlichen selbst ausgeht.
- Es eignen sich weniger schulenorientierte als störungsorientierte Psychotherapien, die neben Belastungsfaktoren auch förderliche Entwicklungsbedingungen berücksichtigen und die Auseinandersetzung mit Entwicklungsaufgaben fördern.
- Die Kinder- und Jugendlichentherapie erfordert eine enge interdisziplinäre Zusammenarbeit.
- In der Psychotherapie von Kindern und Jugendlichen haben sich an erster Stelle kognitiv-behaviorale Methoden bewährt. Die eltern- und familienorientierte Arbeit ist zudem ein regelhafter Bestandteil der Therapien. Die Effektstärken der Psychotherapien im Kindes- und Jugendalter sind mäßig. Die Datenlage zur möglichen Überlegenheit einer Kombination von Psycho- und Pharmakotherapie gegenüber der Psychotherapie ist uneinheitlich.
- Die Behandlungsplanung bedarf eines schlüssigen Gesamtkonzepts, in dem der Stellenwert einzelner Interventionsarten berücksichtigt wird, sich die Vertreter der beteiligten Disziplinen abstimmen und ggf. Maßnahmen zur Familienunterstützung einplanen.

32.1 Besonderheiten der Kinder- und Jugendlichenpsychotherapie

Die Psychotherapie mit Kindern und Jugendlichen unterscheidet sich in vielerlei Hinsicht von den Methoden, die bei Erwachsenen genutzt werden. Im vorliegenden Kapitel wollen wir die besonderen Merkmale der Kinder- und Jugendlichenpsychotherapie verdeutlichen: Entwicklungsprozesse stehen bei Kindern und Jugendlichen stärker im Vordergrund als bei Erwachsenen; darüber hinaus ist zu beachten, dass Kinder und Jugendliche stärker von ihrem Umfeld abhängig sind als Erwachsene. Schließlich gestalten sich auch die therapeutische Beziehung und die Therapiemethoden anders als bei Erwachsenen. Dies gilt für alle psychotherapeutischen Traditionen und Schulrichtungen gleichermaßen. Die Interventionsprinzipien der Kinder- und Jugendlichentherapie ergeben sich aus diesen Besonderheiten (vgl. Herpertz-Dahlmann et al. 2008).

32.1.1 Die Entwicklungsdimension

Entwicklungsprozesse bei Kindern und Jugendlichen verlaufen tiefgreifender und schneller als bei Erwachsenen. Psychische Störungen bei Kindern und Jugendlichen hängen eng mit normalen Entwicklungsprozessen zusammen. So können z. B. viele Verhaltensweisen, die normalerweise in der Entwicklung passager auftreten, psychopathologische Qualität gewinnen, wenn sie besonders intensiv oder zeitlich verlängert auftreten (Fremdeln, mutistisches Verhalten, „Kindersymptome" wie Daumenlutschen). Die Bedeutung der Entwicklungsdimension wird auch dadurch deutlich, dass psychische Störungen häufig im Zusammenhang mit „normativen Entwicklungsübergängen" (z. B. Schuleintritt, Pubertät, Ablösung von den Eltern) ausgelöst werden. Sie sind außerdem oft mit umschriebenen Entwicklungsstörungen verknüpft (z. B. im motorischen oder sprachlichen Bereich; Lese-Rechtschreib-Störung). Dies muss in der Therapie ebenso berücksichtigt werden wie die körperlichen Entwicklungsprozesse, die durch eine psychische Störung schwer beeinträchtigt werden können (z. B. bei Anorexia nervosa).

Schließlich hat die zeitliche Perspektive bei Kindern und Jugendlichen eine andere Bedeutung als bei Erwachsenen: Kinder stehen in einem Prozess, in dem sich fortlaufend neue aktuelle Entwicklungsaufgaben stellen. Die spontanen Entwicklungsveränderungen sind objektiv nicht geringer einzuschätzen als mögliche therapeutische Effekte. Im Vergleich zu Erwachsenenbehandlungen sind Kinder- und Jugendlichentherapien deshalb in der Regel kurzfristiger angelegt. Möglichst kurzfristige Therapien sind auch deshalb bei Kindern und Jugendlichen anzustreben, um negative oder ungünstige Therapieeffekte zu vermeiden:

> **MERKE**
> Für eine Normalisierung der Entwicklung ist es bei Kindern besonders wichtig, dass nicht mehr therapeutische Hilfe gegeben wird als notwendig.
> Wegen der hohen Bedeutung der Entwicklungsdimension müssen außerdem die psychotherapeutischen Behandlungsmethoden immer so modifiziert und adaptiert werden, dass sie zum Alter und Entwicklungsstatus des Kindes passen.

Dies beginnt bei einer altersentsprechenden Beziehungsgestaltung und reicht bis zur entwicklungsspezifischen Nutzung von einzelnen Interventionen. In der Regel wird die abstrakte verbale Kommunikation eine geringere Rolle spielen als in der Erwachsenentherapie; stattdessen werden häufiger praktische, aktionale und spielerische Interaktionsmöglichkeiten genutzt.

32.1.2 Die ökosystemische Dimension

Erleben und Verhalten sind bei Kindern und Jugendlichen enger auf die aktuelle Umwelt bezogen, als dies bei Erwachsenen der Fall ist; die Persönlichkeitsstruktur von Kindern ist noch weniger festgelegt. Problematische kindliche Verhaltensweisen stellen häufig unmittelbare Reaktionen auf das Umfeld dar und können bei einem Teil der Patienten in einem weiten Sinne als Anpassungsversuche an die jeweilige Umwelt aufgefasst werden.

In der Therapie ist insbesondere die Abhängigkeit des Kindes von den **primären Bezugspersonen** zu berücksichtigen: Kinder und Jugendliche sind psychologisch, materiell und rechtlich von ihren Bezugspersonen abhängig und auf ihren Schutz, ihre Fürsorge und ihre Zuwendung angewiesen. Dies bedeutet auch, dass die Risiko- und Schutzfaktoren im sozialen Umfeld eine besonders hohe Bedeutung haben. Bei erwachsenen Patienten können wir eine gewisse Selbstständigkeit und Eigenverantwortlichkeit unterstellen. Falls die Entscheidungsfähigkeit eines erwachsenen Patienten beeinträchtigt ist, sollte ein vorrangiges Ziel der Therapie darin bestehen, dass die Patienten ihre Autonomie zurückgewinnen. Bei Kindern und Jugendlichen dagegen können wir keine Autonomie unterstellen. Die enge Verzahnung zwischen individuellem und interpersonell-sozialem Bereich wird umso offensichtlicher, je jünger ein Kind ist. Bei Kleinkindern ist eine ausschließlich individuelle Therapie für das Kind ohne Beteiligung der Bezugspersonen kaum denkbar; auch noch im Grundschulalter ist eine ausschließlich auf den kindlichen Patienten zentrierte Therapie nur in Ausnahmefällen sinnvoll. Erst im Jugendalter kann es häufiger vorkommen, dass die Bezugspersonen des Jugendlichen in der Therapie eine geringere Rolle spielen (z. B. bei relativer großer psychischer Distanz zwischen Eltern und Kind; bei Fremdunterbringung).

> **MERKE**
> Therapie mit Kindern und Jugendlichen impliziert somit in der Regel auch therapeutische Arbeit mit den Eltern oder anderen Bezugspersonen.

Dies geschieht in der Regel dadurch, dass die wichtigsten Bezugspersonen in die Therapie einbezogen werden. Bei einem Teil unserer Patienten liegt eine vorrangige Zielsetzung der Therapie darin, das elterliche Verhalten gegenüber dem Kind zu verändern oder die Interaktionen zwischen Eltern und Kindern zu modifizieren. Dabei kann ein breites Spektrum von Möglichkeiten (Elternberatung, Elterntraining, kognitiv-behaviorale Familientherapie) genutzt werden. Häufig spielt die Arbeit mit den Eltern eine wichtigere Rolle in der Therapie als die klassische Einzeltherapie, weil über die Eltern als „Co-Therapeuten" auf das kindliche Verhalten Einfluss genommen werden kann. Und selbst dann, wenn die Einzeltherapie im Zentrum steht, hat sie umso größere Erfolgschancen, wenn sie mit den Eltern bzw. Bezugspersonen des Patienten abgestimmt ist und von ihnen mitgetragen wird.

Wegen des unmittelbaren Umfeldbezugs beschränkt sich die Kindertherapie nicht nur auf die klassische Therapiesituation im Therapiezimmer. Häufig ist es notwendig, dass der Therapeut gemeinsam mit dem Kind die Situationen besucht, in denen die Probleme auftreten, und mit dem Kind gemeinsam alternative Möglichkeiten erprobt. Typische Beispiele sind die **Behandlung im häuslichen Milieu** (*home treatment*) und **therapeutische Interventionen in der Schule.**

32.1.3 Besonderheiten in der therapeutischen Beziehung: Therapieauftrag, Verantwortung und Rollenverteilung

Je jünger ein Kind ist, umso weniger kann es die therapeutischen Hilfsmöglichkeiten überblicken und Therapieentscheidungen treffen. Der Wunsch nach einer Behandlung geht in der Mehrheit der Fälle zunächst von den Eltern aus. Kinder suchen in der Regel nicht von selbst und nicht aus eigenem Antrieb psychotherapeutische Hilfe. Wenn dies doch der Fall sein sollte, dann ist es meist ein Hinweis auf eine schwere

Störung im Eltern-Kind-Verhältnis. Oft artikulieren Kinder oder Jugendliche keinen Leidensdruck; sie wünschen keine Therapie, obwohl sie notwendig ist und häufig auch bei primär fehlender Therapiemotivation erfolgreich durchgeführt werden kann. In der Psychotherapie sind Kinder und Jugendliche demnach nur partiell die Auftraggeber, mit denen wir eine Therapievereinbarung abschließen; oftmals haben wir eine komplexe Auftragslage mit mehreren Auftraggebern, die sich möglicherweise widersprechen. Der Behandlungsvertrag wird häufig primär mit den Eltern geschlossen; selbstverständlich ist darauf zu achten, dass die Kinder und Jugendlichen entsprechend ihrem Entwicklungsstand in die Entscheidungsfindung einbezogen werden.

Das Verhältnis zwischen Patient und Therapeut ist darüber hinaus nicht nur durch die therapeutische Rollenverteilung, sondern auch durch den **generationalen Unterschied** geprägt. Bei Jugendlichen kann gerade dies zu Konflikten führen, denn eine der wichtigsten Entwicklungsaufgaben von Jugendlichen besteht darin, gegenüber Erwachsenen mehr Autonomie zu gewinnen. Deshalb fällt es ihnen z. B. schwer, Zustände der Ratlosigkeit und Hilflosigkeit Erwachsenen gegenüber zuzugeben; in diesem Sinne widerspricht die Teilnahme an einer Therapie ihrer normalen Entwicklungstendenz. Mit Jugendlichen ist deshalb ein stabiles Behandlungsbündnis oftmals schwerer zu erreichen als mit Erwachsenen. Aus demselben Grund kommt es wohl auch gerade im Jugendalter gehäuft vor, dass die Therapeuten von den Patienten abgewertet werden; solche Verhaltensweisen sind bei Jugendlichen anders zu beurteilen als bei Erwachsenen. Durch diese spezielle Konstellation steht der Therapeut als Person in besonderer Weise auf dem Prüfstand, und er hat sich nicht nur als Fachmann, sondern auch als erwachsener Mensch zu bewähren.

Mit dem Generationsgefälle hängt noch ein weiteres Merkmal zusammen: In der Therapie mit Erwachsenen kann der Patient den Therapieprozess explizit mitsteuern und kann – abgesehen von Ausnahmefällen (z. B. psychotische Zustände) – immer selbst gefragt werden, mit welcher Zielrichtung die Therapie weitergeführt werden soll. In Therapien mit Kindern und Jugendlichen dagegen muss der Therapeut häufig Therapieentscheidungen treffen, ohne sich auf explizite Angaben des Patienten stützen zu können. Vielmehr ist es seine Aufgabe, aus mehr oder weniger deutlichen, z. B. nichtverbalen Hinweisen Schlussfolgerungen darüber zu treffen, ob seine therapeutischen Interventionen für das Kind hilfreich sind.

> **MERKE**
> Dadurch ist der Therapieprozess weitaus mehr durch den Therapeuten gesteuert (Fremdsteuerung) als durch den Patienten (Selbststeuerung).

Dies bedeutet im Vergleich zu Erwachsenentherapien eine zusätzliche Verantwortung des Therapeuten. Umso wichtiger sind eine besondere Sensibilität bei diesen Entscheidungen, die Fähigkeit zur Einfühlung in die kindliche Erlebniswelt und ein guter emotionaler Kontakt zum Kind. Weitere wichtige **Psychotherapeutenkompetenzen** sind:

- Fertigkeiten zum doppelten Beziehungsaufbau (Kind/Jugendliche und Eltern) und zum Umgang mit Beziehungskrisen
- Aufbau und Förderung von Veränderungsmotivation
- Kompetenz in der (flexiblen) Umsetzung des Behandlungsrationals
- Achtsamkeit für den Patienten und gleichzeitig auch für das Behandlungsrational
- Nutzen der eigenen klinischen Erfahrung bei gleichzeitiger Offenheit, neue (wissenschaftliche) Erkenntnisse für die Behandlung zu nutzen

32.2 Entwicklungspsychopathologie als theoretisches Rahmenkonzept

Als umfassende heuristische Rahmenkonzeption zur Integration des heutigen Erkenntnisstandes bietet sich die Entwicklungspsychopathologie an (vgl. auch die verwandten Begriffe „klinische Entwicklungspsychologie" [Heinrichs und Lohaus 2011] und „Entwicklungspsychiatrie" [Herpertz-Dahlmann et al. 2008]), die sich u. a. auf die Methoden und Ergebnisse der Entwicklungspsychologie und anderer Entwicklungswissenschaften (z. B. Entwicklungsneurologie und -neuroanatomie) stützt und Studien zur normalen und zur abweichenden Entwicklung zueinander in Beziehung setzt, um psychopathologische Phänomene unter dieser Perspektive zu untersuchen (➤ Box 32.1).

> **BOX 32.1**
> **Kennzeichen der Entwicklungspsychopathologie**
> - Eine integrative biopsychosoziale Sichtweise: Dabei werden keine einfachen monokausalen Entwicklungskonzepte zugrunde gelegt; vielmehr wird Entwicklung als multidimensionaler Transaktionsprozess zwischen Individuum und Umwelt verstanden.
> - Die Aufmerksamkeit wird nicht nur auf belastende und pathogene Aspekte bzw. Risikofaktoren gerichtet, sondern ebenso auf protektive Faktoren bzw. förderliche Entwicklungsbedingungen.
> - Die menschliche Entwicklung wird als aktive Auseinandersetzung mit Anforderungen bzw. Belastungen und speziell als Bewältigung von Entwicklungsaufgaben verstanden.

Zur Veranschaulichung ist in ➤ Abb. 32.1 ein schematisches Modell zur Entwicklung von psychischen Störungen dargestellt.

Die Psychotherapie mit dem Kind/Jugendlichen stellt nur eine Behandlungskomponente dar. Weitere therapeutische Maßnahmen sind die Pharmakotherapie, neuropsychologi-

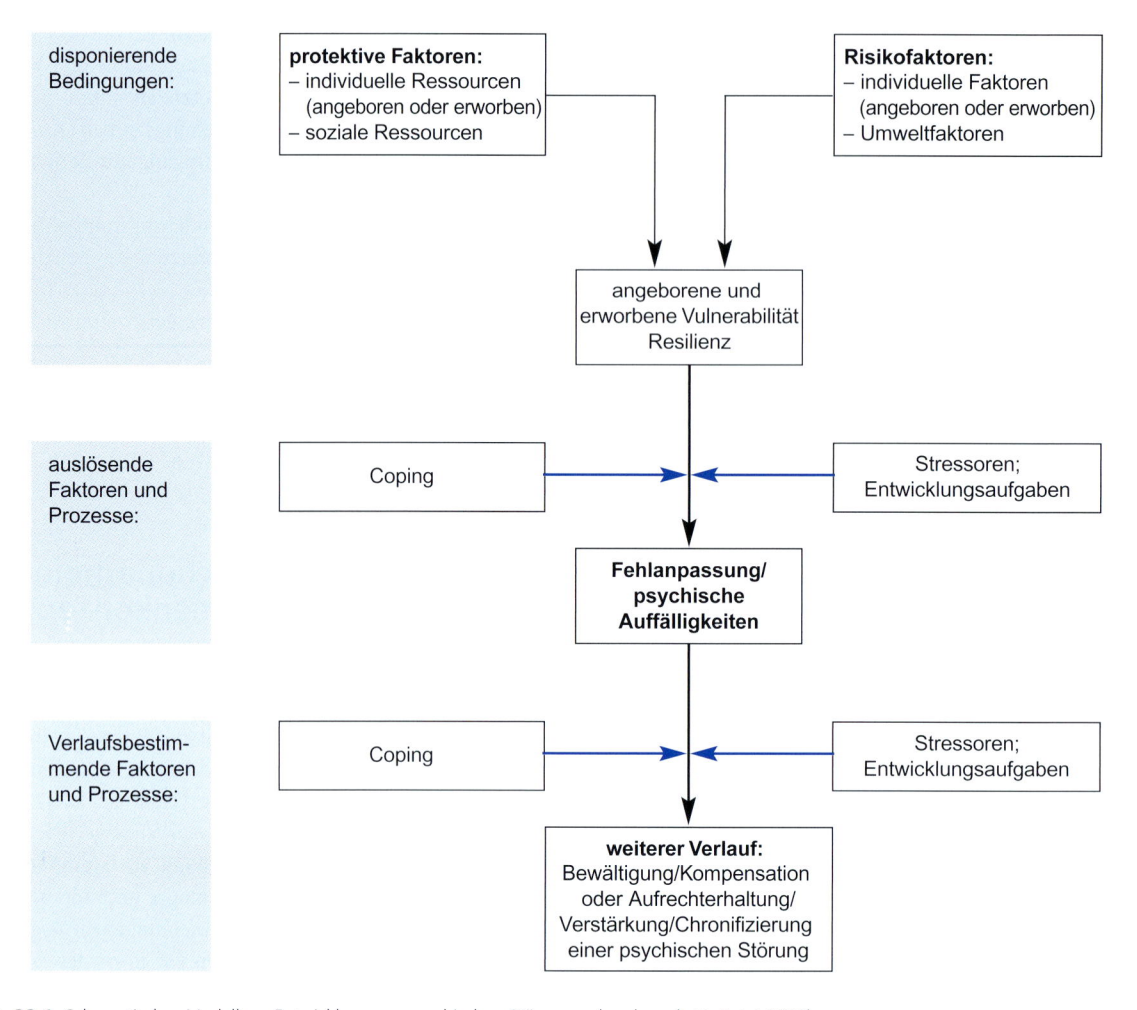

Abb. 32.1 Schematisches Modell zur Entwicklung von psychischen Störungen (mod. nach Mattejat 2008)

sche Methoden wie z. B. Aufmerksamkeits- und Arbeitsgedächtnistraining (Cortese et al. 2015) und „hirnbasierte" bzw. neurofunktionelle Behandlungen wie Neurofeedback (Gevensleben et al. 2010). In Zukunft werden möglicherweise auch vermehrt nichtinvasive Hirnstimulation wie die transkranielle Magnetstimulation (Krishnan et al. 2015) und ggf. (invasive) tiefe Hirnstimulation für die Behandlung von Jugendlichen erwogen. Daneben können auch andere Therapieformen wie Ergotherapie, Heilpädagogik, Ernährungsberatung und Physiotherapie wesentlicher Bestandteil der Behandlung sein. Und schließlich benötigt ein Teil der psychisch kranken Kinder und Jugendlichen auch ambulante oder stationäre Jugendhilfe. Die Behandlung für Kinder und Jugendliche mit psychischen Störungen ist somit häufig multimodal (Herpertz-Dahlmann et al. 2008; Schneider und Margraf 2009).

32.3 Die traditionellen Schulrichtungen der Kinder- und Jugendlichenpsychotherapie

Im Bereich der Psychotherapie wird eine strikte Orientierung an den traditionellen psychotherapeutischen Schulrichtungen dem modernen Wissensstand immer weniger gerecht und entspricht auch nicht der tatsächlich ausgeübten Praxis. Die Wirksamkeit von klientenzentrierter Gesprächs- und Spieltherapie und systemischer Therapie ist kaum belegt. Für die psychodynamische Psychotherapie liegen mittlerweile einige eher allgemein gehaltene Wirksamkeitsnachweise und darauf basierende Metaanalysen für die Behandlung von Kindern, Jugendlichen und jungen Erwachsenen vor (Abbass et al. 2013; Edlund und Carlberg 2016). Gemeinsam ist den drei genannten Psychotherapieverfahren ihr relatives Desinteresse an der diagnostizierten Störung. Insofern wundert es nicht, dass die weitaus meisten evidenzbasierten störungsorientierten Therapieverfahren in der Kinder- und Jugendpsychiatrie und Kinder- und Jugendlichenpsychotherapie aus dem Bereich der kognitiven Verhaltenstherapie (KVT) stammen.

Bei jüngeren Kindern werden die Eltern oder Erzieher/Lehrer in die Behandlung aktiv einbezogen, z. B. in Form eines Elterntrainings, oder ausschließlich über die Eltern in Form eines Eltern- oder Lehrertrainings behandelt (Daley et al. 2014; Döpfner et al. 2013; Plück et al. 2015). Ferner fokussieren neuere Behandlungsansätze die direkte Interaktion zwischen Kind und Eltern, wie z. B. die *Parent Child Interaction Therapy* (PCIT; Thomas und Zimmer-Gembeck 2011) oder die *Applied Behaviour Analysis* (angewandte Verhaltensanalyse) bei Autismus-Spektrum-Störungen (Keenan et al. 2014).

Für ältere Kindern und Jugendliche sind kognitive Interventionen möglich. Auch Verfahren der sog. „Dritten Welle" wie die dialektisch-behaviorale Therapie (DBT), die Acceptance-and-Commitment-Therapie (Greco und Hayes 2011) und die metakognitive Therapie (Wells 2011) werden zunehmend für Kinder und Jugendliche adaptiert.

32.4 Störungsspezifische Behandlungsansätze

In der Forschung liegt der Schwerpunkt weniger auf dem Vergleich verschiedener Therapieschulen als vielmehr auf der Wirksamkeitsüberprüfung störungsspezifischer Therapieprogramme. Dabei ist es relativ leicht, die Überlegenheit eines solchen Programms gegenüber einer Warteliste- oder einer Placebobedingung zu belegen, selbstverständlich ist diese Überlegenheit jedoch nicht. So fanden Stallard et al. (2006) bei Kindern nach Verkehrsunfall, dass eine einzeltherapeutische Frühintervention nach dem Konzept des Debriefings einer Placebobedingung (Plaudern über Hobbys und Interessen) nicht überlegen war.

Anspruchsvoller ist der Vergleich eines störungsspezifischen Therapieprogramms mit einer unspezifischen psychotherapeutischen Behandlung, meist *treatment as usual* (TAU) oder *usual clinical care* (UCC) genannt. In einer Metaanalyse ermittelten Weisz et al. (2013) 507 randomisierte Psychotherapiestudien aus der Zeit von 1960–2010, von denen 52 eine evidenzbasierte Intervention mit UCC verglichen. Der weitaus größte Anteil der überprüften Interventionen war kognitiv-behavioral orientiert. 15 Studien waren systemisch-behavioral orientiert (davon 13 multisystemische Therapie); eine Studie überprüfte bindungsbezogene Familientherapie bei depressiven Jugendlichen, drei Studien überprüften die psychodynamisch-orientierte Interpersonelle Therapie (IPT) mit depressiven Jugendlichen. Insgesamt belegt diese Metaanalyse eine leichte bis (sehr) mäßige Überlegenheit der evidenzbasierten Psychotherapie gegenüber UCC (mittlere Effektstärke [ES]: 0,29). Allerdings schwankten die Effektstärken der jeweiligen Studien erheblich, nämlich zwischen -0,39 und 1,23. Dies kann als Beleg dafür gelten, dass die gewöhnliche Behandlung gar nicht immer so schlecht ist, v. a. aber dafür, dass zumindest einige sog. evidenzbasierte Verfahren ihrem hohen Anspruch nicht gerecht werden bzw. verbesserungswürdig sind.

Nachfolgend werden einige evidenzbasierte störungsspezifische Therapieprogramme exemplarisch für Angst- und Zwangsstörungen, Depression, Aufmerksamkeits- und Aktivitätsstörungen und beginnende Persönlichkeitsstörungen vom Borderline-Typ vorgestellt und diskutiert.

32.4.1 Angststörungen

Nach Higa-McMillan et al. (2015) können sechs Behandlungsansätze als wirksam eingeschätzt werden, allerdings handelt es sich hier ausschließlich um KVT und KVT-Bausteine (z. B. Exposition, elternbezogene KVT etc.). Acht weitere Behandlungsansätze erachten sie als möglicherweise wirksam, wobei es aber lediglich zu familienbezogener Psychoedukation und Entspannung mehr als jeweils nur eine (nämlich je zwei) Studien gibt, sodass wir die anderen Verfahren, für die es jeweils nur eine Studie gibt, hier (und in ➤ Tab. 32.1) nicht erwähnen. Ein **Cochrane-Review** von 2015 kommt zu dem Schluss, dass KVT zwar wirksam, aber anderen psychotherapeutischen oder medikamentösen Behandlungen nicht überlegen ist (James et al. 2015).

Zur Kombinationsbehandlung von KVT und einem selektiven Serotonin-Wiederaufnahmehemmer (SRI) liegt bislang nur **die Child/Adolescent Anxiety Multimodal Treatment Study** (**CAMS;** Walkup et al. 2008; Compton et al. 2010) vor. Untersucht wurden 488 Kinder und Jugendliche im Alter von 7–17 Jahren mit mittelstarker Trennungsangst, generalisierter oder sozialer Angststörung; 42,5 % der Patienten wiesen zwei, rund 36 % sogar drei Angststörungen auf. Die Patienten wurden randomisiert einer von vier Behandlungsgruppen zugewiesen:

- Kognitive Verhaltenstherapie (KVT)
- Pharmakotherapie mit einem SSRI (Sertralin, flexibel angepasst mit bis zu 200 mg/d)
- Kombination dieser beiden Interventionen
- Placebo

Am Ende der 12-wöchigen Behandlungen erwiesen sich alle vier Behandlungen als wirksam. Den besten Erfolg zeigte die Kombinationstherapie (80,7 % der Patienten verbessert); sie war den beiden anderen aktiven Behandlungen signifikant überlegen. KVT (59,7 %) und SSRI (54,9 %) unterschieden sich nicht signifikant voneinander, waren jedoch der Placebobehandlung (23,7 %) überlegen. Für die Effektstärken (ES) der aktiven Behandlungen gegenüber Placebo fanden sich ähnliche Ergebnisse: Eine hohe ES fand sich für die Kombinationstherapie (0,86), mittlere bis niedrige ES für KVT (0,31) und SSRI (0,45). Hinsichtlich der Dropout-Raten zeigte sich die KVT (0 %) sowohl der Kombinationstherapie (0,7 %) als auch der Pharmakotherapie (5,3 %) und der Placebobehandlung (3,9 %) überlegen. Mohr und Schneider (2015) weisen darauf hin, dass die Aussagekraft dieser Studie durch eine hochselektierte Stichprobe geschmälert wird; so wurden z. B. Patienten mit Schulabsentismus ausgeschlossen, was bei trennungs- und sozialängstlichen Kindern und Jugendlichen ein häufiges Symptom ist. Zudem schnitt die KVT hier wesentlich schlechter ab als in älteren Studien.

Katamnestisch erwiesen sich in der CAMS die Gruppenunterschiede nach 24 und nach 36 Wochen als stabil (Piacentini et al. 2014). 59 % der Stichprobe konnte 6 Jahre später nachuntersucht werden (Ginsburg et al. 2014). Fast die Hälfte von ihnen (46,5 %) befand sich in Remission, unabhängig davon, welche aktive Behandlung die Patienten erhalten hatten. Allerdings berichteten 48 % der Responder Rückfälle. Die Autoren interpretieren dies als Hinweis darauf, dass eine große Anzahl der Patienten einer intensiveren oder kontinuierlichen Behandlung bedarf. Wolk et al. (2015) zeigten, dass eine erfolgreiche Behandlung (mit KVT) im Kindes- und Jugendalter 7–19 Jahre nach der Therapie ein Schutzfaktor gegen Suizidalität im Erwachsenenalter ist.

Die meisten Studien zur KVT bei Angststörungen – so auch die CAMS – verwendeten als Therapiemanual Kendalls **Coping-Cat-Programm** (Kendall 1992). Es umfasst Psychoedukation, Entspannung, Exposition, kognitive Umstrukturierung (inkl. positive Selbstinstruktion) und Elterntraining. Dieses Behandlungspaket hat sich als wirksam erwiesen, aber der Stellenwert der einzelnen Interventionen bleibt unklar. Denkbar ist, dass sich einzelne Interventionen gegenseitig stören. So ist der Stellenwert von Angstmanagementtechniken wie z. B. Entspannung durchaus umstritten. Zudem handelt es sich um ein altes Therapiemanual, das neuere Entwicklungen der KVT nicht berücksichtigt. So verwundert es nicht, dass sich dieses Behandlungsprogramm gegenüber einer Usual-Care-Bedingung als unterlegen erwies (Southam-Gerow et al. 2010). Eine neuere Untersuchung der CAMS fand, dass kognitive Umstrukturierung und Exposition deutlich mehr zum Therapieerfolg beitrugen als Entspannung (Peris et al. 2015). Ferner wurde die Spezifität der einzelnen Interventionen überprüft. Dabei wurden die Hypothesen, dass Entspannung v. a. physiologische Veränderungen, kognitive Umstrukturierung v. a. kognitive Veränderungen und Exposition v. a. einen Abbau von Vermeidungsverhalten bewirkte, nicht bestätigt. Eine neuere Arbeit, die auf Tier- und Humanstudien (bei Letzterem ebenfalls wieder die CAMS) basiert, verweist allerdings darauf, dass Exposition im Jugendalter möglicherweise weniger effektiv ist als im Kindes- und Erwachsenenalter (Drysdale et al. 2014). Kendall und Peterman (2015) relativieren diese Studie allerdings: Die übrige Forschungslage belege, dass Jugendliche ebenso gut auf die Behandlung ansprechen wie Kinder. Möglicherweise habituierten Jugendliche schlechter bei der Expositionstherapie, aber dies sei, wie in ▶ Kap. 32.4.2 weiter ausgeführt, vielleicht gar nicht so wichtig. In einer großen (N = 1.519) internationalen Studie an Kindern und Jugendlichen (Alter: 5–18 Jahre) mit unterschiedlichen Angststörungen zeigte sich, dass primär sozial ängstliche Kinder, Kinder mit nichtängstlicher Komorbidität und mit elterlicher Psychopathologie schlechter auf die Behandlung ansprachen (Hudson et al. 2015).

Wir plädieren für eine Überarbeitung des kognitiv-verhaltenstherapeutischen Vorgehens bei Angststörungen und präsentieren dazu einige Vorschläge. Zunächst sollten sich Therapeuten auf den „entscheidenden Katalysator" (Peterman et al. 2015) der KVT, nämlich Exposition, konzentrieren, und dafür Angstmanagement und kognitive Strategien zurückstellen. Die Art und Weise, wie Exposition durchgeführt wird, kann möglicherweise verbessert werden, wenn der Ansatz von Craske et al. (2008; 2014) stärker berücksichtigt wird (vgl. Simons und Herpertz-Dahlmann 2012).

MERKE

Entgegen der aktuell herrschenden Lehrmeinung, dass Habituation der entscheidende Wirkfaktor der Expositionsbehandlung ist, zeigen Craske et al. (2008), dass insbesondere die Habituation in der Sitzung nicht mit dem Therapieerfolg korreliert. Entscheidend sei vielmehr, die Erwartungen der Angstpatienten maximal zu verletzen.

Erwartet z. B. ein hundephobisches Kind, innerhalb weniger Minuten von einem Hund gebissen zu werden, wenn es sich ihm nähert, kann es in der Exposition die Erfahrung machen, dass es nicht gebissen wird. Craske et al. (2014) warnen davor, die Diskrepanz zwischen Erwartung und tatsächlichem Verlauf durch vorherige kognitive Interventionen (z. B. positive Selbstinstruktion: „Er wird mich schon nicht beißen") zu reduzieren.

MERKE

Die Einbeziehung der Eltern in die Behandlung sollte flexibel gehandhabt werden.

So sind z. B. bei sozialängstlichen Jugendlichen die Eltern meist eher wenig involviert (Öst et al. 2015), während sie bei trennungsängstlichen Kindern massiv in die Symptomatik eingebunden und daher auch in die Behandlung einzubeziehen sind.

Bei einzelnen Angststörungen sind zudem weitere Behandlungsansätze zu berücksichtigen. So spielt bei der generalisierten Angststörung die Exposition eine untergeordnete Rolle, und kognitive Interventionen stehen hier in Gefahr, dass sobald eine Sorge bearbeitet ist, weitere Sorgen aufkommen und man diesen „hinterhertherapiert". Hier ist Wells (2011) **metakognitive Therapie** wegweisend, die nicht die einzelne Sorge fokussiert, sondern das perseverierende Sich-Sorgen-Machen und darauf bezogene metakognitive Überzeugungen (z. B. „Ich kann nicht mehr aufhören, mir Sorgen machen" oder „Mir Sorgen zu machen, bereitet mich auf schwierige Situationen vor"; vgl. Esbjørn et al. 2015).

32.4.2 Zwangsstörungen

Die besten Wirksamkeitsnachweise liegen für die kognitiv-verhaltenstherapeutische **Expositionsbehandlung mit Reaktionsverhinderung (ER)** und die pharmakologische Behandlung mit einem SSRI vor. Ivarsson et al. (2015) fanden in einer **Metaanalyse** von 14 Studien, dass KVT der Pharmakotherapie überlegen, die Kombinationstherapie jedoch nur der Pharmakotherapie, nicht der KVT überlegen ist. Daher sollte immer mit KVT begonnen werden. Wenn diese nicht ausreiche, könne sie um eine Pharmakotherapie ergänzt werden (> Abb. 32.2). Eine andere Metaanalyse ermittelt für KVT (über zehn Studien) eine Remissionsrate von 57 % und für Pharmakotherapie (über drei Studien) eine Remissionsrate von 47 % (McGuire et al. 2015).

In der ersten großen Wirksamkeitsstudie, der **Pediatric OCD Treatment Study** (POTS 2004), waren KVT, Pharmakotherapie mit Sertralin und die Kombination dieser beiden Behandlungen der Placebobedingung signifikant überlegen. Im Vergleich untereinander war die Kombinationsbehandlung mit einer Remissionsrate von 53,6 % (ES 1,4) sowohl der KVT (Remissionsrate 39,3 %; ES 0,97) als auch der Pharmakotherapie (Remissionsrate 21,4 %; ES 0,67) überlegen. Allerdings zeigte sich die Überlegenheit der Kombinationsbehandlung nur in einer der drei Behandlungszentren. Damit war die Überlegenheit der Kombinationstherapie nicht zweifelsfrei belegt, zumal es dafür eines Vergleichs mit einer weiteren Gruppe, die mit KVT und einem Placebo hätte behandelt werden müssen, bedurft hätte. Eine solche Studie führten Storch et al. (2013) durch. Dabei erwiesen sich KVT in Kombination mit SSRI in Standarddosis (Remissionsrate 42,9; ES 1,01) oder angepasster Dosierung (Remissionsrate 23,5; ES 1,42) der KVT plus Placebo (Remissionsrate 18,8; ES 1,8) als nicht überlegen.

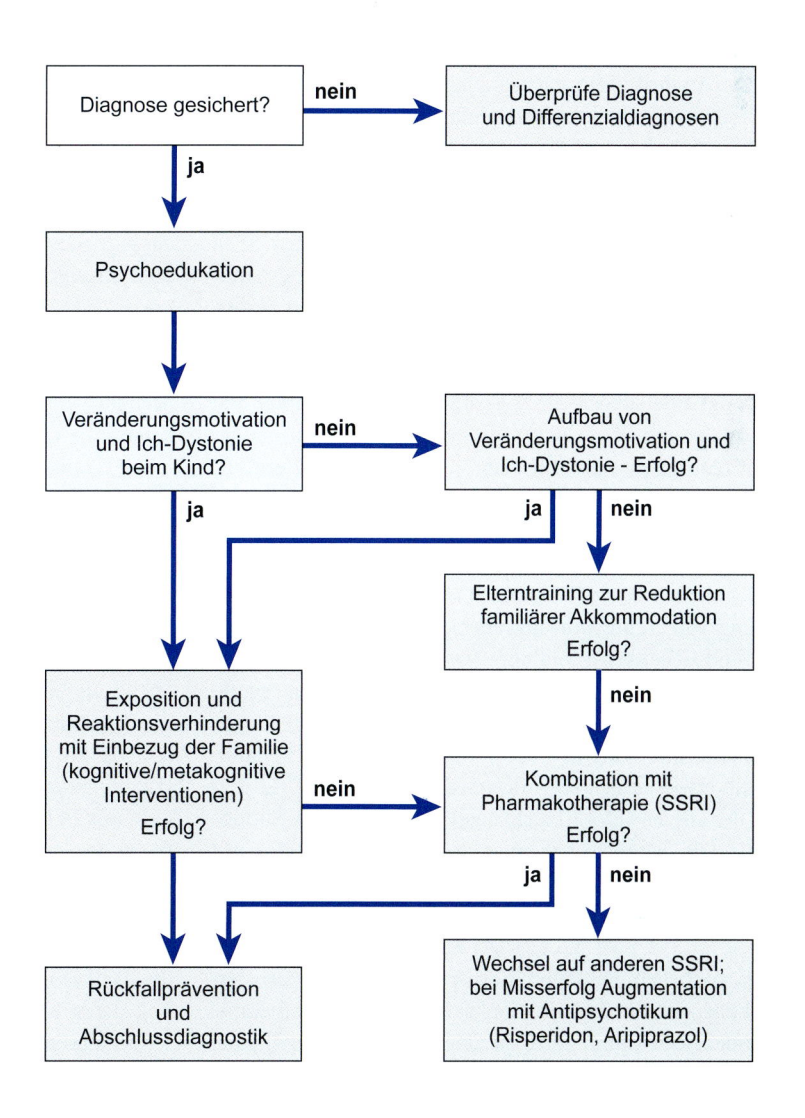

Abb. 32.2 Behandlung von Zwangsstörungen

In einer großen skandinavischen Studie (N = 269), der **Nordic Long-term OCD Treatment Study (NordLOTS)** waren 49,4 % der Patienten nach 14 Wochen KVT in Remission. Die Nonresponder wurden entweder mit fortgesetzter KVT oder mit Sertralin weiterbehandelt (Skarphedinsson et al. 2015). Beide Weiterbehandlungen waren sehr effektiv, ohne sich in ihrer Wirksamkeit zu unterscheiden.

Häufig finden sich eine deutliche Belastung und Einbindung (**Akkommodation;** Lebowitz et al. 2014) der Familienmitglieder in die Zwangsstörung des Kindes. Grundsätzlich gilt: Je stärker die Familie in die Zwänge eingebunden und je jünger das Kind ist, umso mehr sind die Familie bzw. Eltern in die Behandlung einzubeziehen. Piacentini et al. (2011) verglichen eine **familienbezogene KVT** (FKVT) mit einer Kombinationsbehandlung aus Psychoedukation und Entspannungstraining (PRT) (N = 71). Die FKVT zeigte sich der PRT-Bedingung als signifikant überlegen (Remissionsrate 42,5 vs. 17,6 %). Zwei RCTs mit Vorschulkindern (3–8 bzw. 5–8 Jahre) belegen die Überlegenheit von familienbasierter ER gegenüber TAU und familienorientierter Entspannung (Freeman et al. 2014; Lewin et al. 2014).

In der Exposition mit Reaktionsverhinderung werden die Patienten schrittweise mit den ängstigenden Hinweisreizen (z. B. Zwangsgedanken, Kontaminationsquellen) konfrontiert, wobei die Ausführung des Zwangsrituals blockiert wird. Wie bei der Behandlung von Angststörungen folgt man dabei üblicherweise einem Habituationsrational (Wewetzer und Wewetzer 2014), d. h., man exponiert die Patienten so lange, bis sich die Angst (bzw. der Druck, die Zwangshandlungen durchzuführen) um mindestens die Hälfte reduziert hat. Allerdings gibt es auch für Zwangsstörungen erste Befunde, dass nicht Habituation, sondern Inhibition und Erwartungsverletzungen die wesentlichen Wirkfaktoren sind (Kircanski und Peris 2015). Die Angst muss sich dabei gar nicht reduzieren; wesentlich sind die Angsttoleranz und die Hemmung der Rituale. Ähnlich wie in eher kognitiven Ansätzen geht es darum, dass Patienten Erfahrungen machen, die ihren Erwartungen maximal widersprechen.

Kognitive Ansätze (Williams et al. 2010) zielen auf Veränderung von Verantwortungsüberschätzung, Metakognitionen und Gedanken-Handlungs-Fusion. Bolton et al. (2011) verglichen dieses Vorgehen bei 96 Patienten in einer regulären Dauer (12 Sitzungen) mit einer Kurzversion (5 Sitzungen) und einer Warteliste (WL). Die beiden aktiven Behandlungen erwiesen sich als wirksam, die reguläre KVT (ES 2,2) war der kurzen (ES 1,6) nicht signifikant überlegen. Simons et al. (2006) verglichen an einer kleinen Stichprobe (N = 10) die metakognitive Therapie (MKT) nach Wells (2000) mit KVT, wobei sich MCT als mindestens ebenbürtig erwies (MKT: ES 2,92, KVT: ES 2,2). Der Einsatz von **D-Cycloserin**, eines partiellen N-methyl-d-aspartat-Agonisten, zur Verstärkung der Furchtextinktion in der Expositionstherapie befindet sich noch in der Experimentierphase (Farrell et al. 2013).

Die Studienlage zu **Prädiktoren** für eine erfolgreiche Behandlung ist gemischt. In der POTS erwiesen sich die Schwere der Zwangsstörung vor der Behandlung, die funktionelle Beeinträchtigung, komorbide externalisierende Symptome, geringe Einsicht in die Unsinnigkeit der Symptome und die familiäre Akkommodation als Negativprädiktoren (Garcia et al. 2010). In der NordLOTS zeigte sich nur das Alter als signifikanter Prädiktor: Präpubertäre Kinder respondierten besser auf die Behandlung als ältere (Torp et al. 2015).

In der Regel wird die Behandlung ambulant durchgeführt. Nur wenn die Alltagsfunktionen zu sehr eingeschränkt sind (z. B. wenn der Schulbesuch nicht mehr möglich oder die familiäre Situation zu angespannt ist), ist eine stationäre Behandlung indiziert. Zu bedenken ist auch, dass manche Zwänge nur zu Hause und z. B. im stationären Umfeld gar nicht auftreten. In diesen Fällen kann eine stationäre Behandlung wahrscheinlich wenig bewegen; hier wären Home-Treatment-Ansätze sinnvoll.

32.4.3 Depressive Störungen in der Adoleszenz

Ein **Cochrane-Review** (Cox et al. 2014) von zehn RCTs, die bis 2011 veröffentlicht worden waren, kommt zu dem Schluss, dass es keine überzeugenden Befunde für die Überlegenheit der Kombinationstherapie gegenüber der (einfachen) psychologischen Therapie gibt. In einer anderen **Metaanalyse** wurde überprüft, ob KVT einen zusätzlichen Benefit ergänzend zur Pharmakotherapie leistet (Dubicka et al. 2010). Hinsichtlich des Funktionsniveaus der Patienten fanden die Autoren tatsächlich einen Benefit, nicht jedoch bezüglich Depressivität, Suizidalität und globaler Verbesserung.

Die **Treatment for Adolescents with Depression Study** (March et al. 2004) verglich die Wirksamkeit von KVT, Pharmakotherapie (Fluoxetin) und deren Kombination mit einer Tabletten-Placebobedingung bei 439 Kindern und Jugendlichen im Alter von 12–17 Jahren. Nach der 12-wöchigen Behandlung erwies sich die Kombinationsbehandlung (Remissionsrate 39 %) der Pharmakotherapie (24 %) und der KVT (19 %) als überlegen. Die Pharmakotherapie war der KVT überlegen. Im weiteren Verlauf nivellierten sich diese Unterschiede mit Remissionsraten nach 36 Wochen von 60 % (Kombinationsbehandlung), 55 % (Pharmakotherapie) und 64 % (KVT) (Kenard et al. 2009). Hollon et al. (2005) diskutieren das verhältnismäßig schlechte kurzfristige Abschneiden der KVT und kommen zu dem Schluss, dass das verwendete Manual zu viele Interventionen in einen zu engen Rahmen gepresst haben könnte. Melvin et al. (2006) verglichen die Wirksamkeit von KVT, Pharmakotherapie (Sertralin) und deren Kombination bei 73 Jugendlichen im Alter von 12–18 Jahren. Hier war die Kombinationstherapie nicht den Monotherapien überlegen, wohl aber die KVT der Pharmakotherapie (Responserate 86 vs. 46 %). Die Autoren diskutieren, ob die Pharmakotherapie vielleicht (mit maximal 100 mg/d) zu gering dosiert war.

In der **Treatment of SSRI-Resistant Depression in Adolescents (TORDIA) Study** (Brent et al. 2008) wurde in einer Stichprobe von 334 Patienten im Alter von 12–18 Jahren, die nicht auf eine SSRI-Therapie angesprochen hatten, entweder auf ein anderes SSRI oder auf Venlafaxin gewechselt. Beide Bedingungen wurden entweder als Monotherapie oder in Kombination mit KVT durchgeführt, sodass schließlich vier Gruppen miteinander verglichen wurden. Hier zeigten sich die Kombinationsbedingungen den ausschließlich medikamentösen Behandlungen als überlegen (Responserate 54,8 vs. 40,5 %). Bezüglich der KVT erwies sich eine längere Behandlung (definiert als mindestens neun Sitzungen) gegenüber einer kürzeren als 2,5-mal so wirksam (Kennard et al. 2009). Im **Adolescent Depression Antidepressant and Psychotherapy Trial (ADAPT)** (Goodyer et al. 2008) war die Kombination mit KVT der einfachen Pharmakotherapie mit Fluoxetin nicht überlegen. Iftene et al. (2015) verglichen bei 88 Patienten im Alter von 11–17 Jahren die Wirksamkeit einer KVT-Gruppentherapie nach dem Konzept der rational-emotiven Verhaltenstherapie nach Ellis mit einer Pharmakotherapie (Sertralin 25–50 mg) und einer Kombinationsbehandlung. Die drei Behandlungen erwiesen sich als gut wirksam. Die Responseraten sind insofern überraschend, als sie für KVT am höchsten waren, sie unterschieden sich untereinander jedoch nicht signifikant (KVT 67,85 %; SSRI 60,6 %; Kombination 53,84 %).

In zwei Studien, nämlich TADS (Lewis et al. 2010) und TORDIA (Shamseddeen et al. 2011), erwiesen sich **Traumatisierungen** der Patienten in der Vorgeschichte, insbesondere physische und sexuelle Gewalt, als Prädiktor für ein schlechteres Ansprechen auf die Behandlung.

Typische Elemente in der KVT-Behandlung von depressiven Kindern und Jugendlichen sind Verhaltensaktivierung, kognitive Umstrukturierung und Training sozialer Fertigkeiten. In der TORDIA erwiesen sich insbesondere Problemlöse- und Sozialfertigkeitentraining sowie kognitive Umstrukturierung als wirksam, Verhaltensaktivierung, Förderung von Emotionsregulation und familienorientierte Interventionen aber nicht (Kennard et al. 2009).

Mufson et al. (2004) verglichen die Wirksamkeit von **Interpersoneller Therapie (IPT-A)** mit einer TAU-Bedingung bei 63 Jugendlichen im Alter von 12–18 Jahren. Die IPT-A hat psychodynamische und bindungstheoretische Wurzeln, fokussiert aber auf aktuelle interpersonelle Probleme aus den Bereichen Trauer/Verlust, zwischenmenschliche Konflikte und Defizite (z. B. geringe soziale Fertigkeiten) und Rollenübergänge.

Insgesamt zeigt sich ein heterogenes Bild bezüglich der relativen Wirksamkeit von Psychotherapie gegenüber der Pharmakotherapie. Die teilweise nur mäßige Wirksamkeit der Psychotherapie in den vorliegenden Studien verweist auf mögliche Defizite in der Anwendung von z. B. KVT, aber auch auf eine Verbesserungswürdigkeit psychotherapeutischer Verfahren. Neuere Studien (z. B. Wilkinson et al. 2013) verweisen darauf, dass **exzessives Grübeln (Rumination)** eine depressive Entwicklung begünstigt. Hilt und Pollack (2012) belegen in einer experimentellen Studie, dass Ablenkung und Achtsamkeit, nicht jedoch Problemlösen zur Beendigung von Rumination potenziell wirksam sind.

Ferner zeigen insbesondere weibliche Jugendliche eine Tendenz, exzessiv mit Gleichaltrigen Probleme zu „wälzen" („**Co-Rumination**"). Waller et al. (2014) zeigten, dass depressive Jugendliche mehr zu Co-Rumination mit Gleichaltrigen und Eltern und weniger zu gemeinschaftlichem Problemlösen mit Gleichaltrigen neigen. Auch dieser Prozess sollte in der Behandlung berücksichtigt werden. Schließlich sollten traumatische Ereignisse in der Vorgeschichte erfragt und dann ggf. eine traumabezogene Behandlung durchgeführt werden.

32.4.4 Aufmerksamkeits- und Aktivitätsstörung

Die Wirksamkeit der Pharmakotherapie von Aufmerksamkeits- und Aktivitätsstörungen, insbesondere mit Methylphenidat, ist gut belegt.

Für nichtpharmakologische Interventionen erbrachten zwei neuere Metaanalysen unterschiedliche Wirksamkeitsbelege. Hodgson et al. (2014) analysierten 14 Studien und fanden Neurofeedback und eine multimodale psychosoziale Intervention als (mäßig) wirksam, nicht jedoch Verhaltensmodifikation, Elterntraining oder ein Arbeitsgedächtnistraining. Sonuga-Barke et al. (2013) untersuchten die Wirksamkeit von Eliminationsdiäten, Nahrungsergänzung mit Omega-3- und Omega-6-Fettsäuren und psychologische Interventionen (kognitives Training, Neurofeedback, behaviorale Interventionen). Insgesamt wurden 54 von 2 904 Studien eingeschlossen; insbesondere verhaltenstherapeutische Studien wurden aufgrund methodischer Mängel ausgeschlossen. Insgesamt erwiesen sich nach dem Urteil nichtverblindeter Bewerter alle Behandlungsformen als wirksam. Bei verblindeten Beurteilern erwiesen sich die psychologischen Interventionen als nicht wirksam, lediglich die Elimination von Farbstoffen und die Nahrungsergänzung mit Fettsäuren hatten leichte Effekte.

Dagegen belegen einzelne Studien wie z. B. die große **Multimodal Treatment Study of Children with ADHD** (MTA Cooperative Study Group 1999) die Wirksamkeit von Elterntraining – allerdings weniger in Bezug auf die ADHS-Kernsymptomatik als vielmehr auf die begleitenden Verhaltensprobleme. In der MTA-Studie wurden 579 Kinder mit ADHS im Alter zwischen 7,0 und 9,9 Jahren über 14 Monate mit vier unterschiedlichen Methoden behandelt: Eine Gruppe erhielt eine optimierte medikamentöse Behandlung, eine weitere ausschließlich Verhaltenstherapie, eine dritte die Kombination beider Behandlungsverfahren und die vierte eine sog. Standardtherapie *(community comparison group)*. Unter der Standardtherapie wurde eine Behandlung nach üblichen Regeln in der Praxis verstanden, die sowohl eine medikamentöse Behandlung als auch Beratung umfasste. Die medikamentöse Therapie nach Studienprotokoll schloss eine genaue Titrierung ein; zeigte sich keine ausreichende Wirkung, wurde ein anderes Medikament gewählt. Mehr als 70 % der behandelten Kinder erhielten ein Amphetaminpräparat (10 % Methylphenidat). Nach 14-monatiger Behandlungsdauer zeigte die medikamentöse Therapie (nach vorheriger Titrierung) in Schule und Familie bei typischen ADHS-Symptomen wie Unaufmerksamkeit und körperliche Hyperaktivität ähnlich gute Behandlungserfolge wie die kombinierte Behandlung. Die medikamentösen Behandlungsarme waren signifikant wirksamer als die Verhaltens- oder Standardtherapie. In Bezug auf bestimmte Symptome (oppositionell-aggressive Verhaltensstörung, internalisierende Symptome, Eltern-Kind-Beziehung, soziale Fähigkeiten auf der Basis der Lehrerbeurteilung und Leseleistung) erwies sich die kombinierte Behandlung verglichen mit alleiniger Pharmakotherapie als etwas wirksamer. Bei Berücksichtigung der komorbiden Diagnosen (oppositionelles Verhalten oder Störung des Sozialverhaltens, internalisierende Störung wie Angststörung und/oder Depression) zeigte sich folgendes Ergebnis: Kinder mit ADHS und Angststörungen ohne Störung des Sozialverhaltens profitierten gleichermaßen von Verhaltenstherapie und medikamentöser Therapie. Kinder mit ausschließlicher ADHS oder zusätzlichen externalisierenden Störungen sprachen besser auf eine ausschließliche medikamentöse oder kombinierte Behandlung an. Bei Kindern mit mehreren komorbiden Störungen (internalisierende und externalisierende) zeigte die kombinierte Therapie die besten Effekte.

140 Kinder nahmen an der Katamneseuntersuchung 24 Monate nach Beginn der Studie (10 Monate nach dem offiziellen Ende) teil (MTA 2004). Die im Vergleich zu ausschließlicher Verhaltenstherapie oder Standardtherapie bessere Wirksamkeit der beiden Medikamentenarme der Studie wurde auch 10 Monate später in Bezug auf die Kernsymptomatik des ADHS und oppositionelle Symptome bestätigt, allerdings mit geringerer Effektstärke. Eine bessere Wirksamkeit der Kombinationstherapie gegenüber alleiniger medikamentöser Therapie wurde auch bei der Katamneseuntersuchung nicht gefunden. Die Überlegenheit der beiden Medikationsarme war bei einem Teil der Gruppen auf eine Fortsetzung der Pharmakotherapie zurückzuführen.

Demnach wurde bei der Katamnese die anhaltende Wirksamkeit der medikamentösen Behandlung auf die ADHS-Symptomatik bestätigt, allerdings in abgeschwächter Form. Die Verschlechterung war einerseits auf einen Rückgang des Anteils der medizierten Patienten, andererseits auch auf eine Beendigung der sonstigen Unterstützung (Psychoedukation, Kontakte zur Schule) und bei den Patienten mit kombinierter Behandlung auch der KVT zurückzuführen.

32.4.5 Borderline-Persönlichkeitsstörung, selbstverletzendes Verhalten und Suizidalität

Im Bereich der Kinder- und Jugendpsychiatrie herrscht eine gewisse Zurückhaltung, Jugendlichen eine Persönlichkeitsstörung zu attestieren. Therapeutische Interventionen fokussieren daher häufig auf Jugendliche mit drohender oder beginnender Borderline-Persönlichkeitsstörung (BPS). Entsprechende Studien schlossen häufig Jugendliche ein, die vielleicht nicht die erforderlichen fünf, aber zumindest zwei, meist drei der neun Diagnosekriterien erfüllten. Galt selbstverletzendes Verhalten in der Vergangenheit nicht als eigene Diagnose, finden sich nun im DSM-5 im Abschnitt „Klinische Erscheinungsbilder mit weiterem Forschungsbedarf" die **suizidale Verhaltensstörung** und die **nichtsuizidalen Selbstverletzungen (NSSV).** Dies wird u. E. dem Befund gerecht, dass die Häufigkeit selbstverletzenden Verhaltens bei Mädchen mit Eintritt der Pubertät sprunghaft ansteigt, dieses nicht notwendig mit typischen Merkmalen einer BPS einhergeht und früh behandlungsbedürftig ist (also nicht erst nach Erfüllen des Zeitkriteriums einer Persönlichkeitsstörung). Tatsächlich erfüllt nur etwa ein Drittel der Jugendlichen mit NSSV die Kriterien für eine Borderline-Störung (In-Albon et al. 2013).

Bislang haben sich in der Behandlung Konzepte bewährt, die ursprünglich für erwachsene Borderline-Patientinnen entwickelt und dann für Jugendliche adaptiert wurden. Eine erste Metaanalyse sieht die dialektisch-behaviorale Therapie für Jugendliche (DBT-A)**,** die mentalisierungsbasierte Therapie (MBT-A) und KVT als vielversprechende Therapieansätze bei NSVV und Suizidalität, ohne dass eine bestimmte Intervention besonders zu empfehlen wäre (Ougrin et al. 2015). Zudem fanden sich bessere Effekte für NSSV als für Suizidalität. Die Autoren interpretieren dies als Hinweis darauf, dass Strategien, die NSSV reduzieren, nicht unbedingt identisch sind mit denen bei wiederholten Suizidversuchen. Brent et al. (2013) ziehen aus ihrem Review zu Interventionen bei NSSV den Schluss, dass eine erfolgreiche Behandlung protektive Faktoren fördern sollte, insbesondere elterliche Unterstützung, positiven Affekt, Suchtmittelabstinenz und gesunden Schlaf.

Miller et al. (2007) adaptierten Linehans **dialektisch-behaviorale Therapie für Adoleszente (DBT-A).** Das ursprüngliche DBT-Konzept (▶ Kap. 23) wurde sprachlich vereinfacht. Im Rahmen der Einzeltherapie werden bei Bedarf Familiensitzungen abgehalten. Ferner wird jeweils ein Elternteil regelhaft in das Fertigkeitentraining (Multifamilien-Skills-Trainingsgruppe) einbezogen, das statt 2½ nur noch 2 Stunden dauert. Für die Therapeuten stellt sich dabei die Herausforderung, die Begeisterung für die Behandlung bei Jugendlichen, Eltern und Therapeuten gut auszubalancieren. Häufig reagieren Jugendliche zu Therapiebeginn skeptisch, wenn ein Erwachsener (Eltern oder Therapeut) die Be-

handlung zu enthusiastisch annimmt (Rathus und Miller 2015). Ursprünglich verkürzten Miller und Rathus (gegen Linehans Widerstand) die Behandlung von 1 Jahr auf 12 Wochen. Später wurde ein weiteres Modul („Walking the middle path") speziell für Jugendliche ergänzt, in dem drei typische dialektische Dilemmata vertieft werden:
- Elterliche Nachgiebigkeit vs. autoritäre Kontrolle
- Normalisieren pathologischen Verhaltens vs. Pathologisieren normalen Verhaltens
- Autonomie fördern vs. Abhängigkeit

Für jedes der drei Dilemmata wird für die jeweilige Familie die richtige Balance gesucht. Weitere Inhalte dieses neuen Moduls sind Verhaltensänderung (operante Strategien für die Familie) und Validieren. Hier lernen die Jugendlichen und ihre Eltern, die Perspektive des jeweils anderen einzunehmen und zu verstehen, ohne damit notwendig übereinstimmen zu müssen. In der deutschen Version (Fleischhaker et al. 2006) ist die DBT-A als wöchentliche Einzel- und Gruppentherapie über 16 Wochen konzipiert, ebenso wie in der ersten (norwegischen) RCT (Mehlum et al. 2014). Hier erwies sich die DBT-A gegenüber einer erweiterten Usual-Care-Bedingung als deutlich überlegen. Rathus und Miller (2015) erachten das 16-wöchige Konzept mittlerweile als zu kurz und plädieren für 24 Wochen. Eine Weiterentwicklung der DBT-A ist eine Adaptation für Kinder (DBT-C; Perepletchikova et al. 2011).

Auch für die **mentalisierungsbasierte Therapie** liegt mittlerweile eine Adaptation für Jugendliche (MBT-A) vor. Es handelt sich um ein strukturiertes psychodynamisches Psychotherapieprogramm, das sich insbesondere auf die Bindungstheorie bezieht. Mentalisierung bezeichnet die Fähigkeit, ein Verhalten in Bezug auf damit verbundene Gedanken, Gefühle, Wünsche, Bedürfnisse, Absichten und Ziele zu verstehen. Diese Fähigkeit ist wesentlich, um eigene Affekte und Impulse zu regulieren. Ist die Mentalisierungsfähigkeit beeinträchtigt, werden negative Gedanken in höherer Intensität erlebt, depressives Erleben nimmt zu ebenso wie der Drang, sich abzulenken. Ferner zeigen nichtmentalisierende Personen mehr manipulatives und auch selbstverletzendes Verhalten. Die MBT-A findet für 1 Jahr einmal wöchentlich im Einzelkontakt statt. Zusätzlich werden ein- oder zweimal im Monat Familiensitzungen (MBT-F) durchgeführt. Vorrangiges Ziel ist, dass die Patienten und ihre Familien ihr Bewusstsein für ihre jeweiligen seelischen Zustände und die ihres Gegenübers verbessern. Anstatt insbesondere in Konfliktsituationen aufgrund des eigenen Affekts (z. B. Ärger) (selbst-)destruktiv zu reagieren, sollen sie sich der eigenen Gefühle und Absichten und der ihres Gegenübers klar werden. In einer RCT mit sich selbst verletzenden Jugendlichen war MBT-A der TAU überlegen (Rossouw und Fonagy 2012).

MERKE

Wie bei der Depression mehren sich die Befunde zum Zusammenhang von NSSV und Rumination von Gedanken: Bjärehed und Lundh (2008) fanden, dass ein **ruminativer Denkstil** ein **wichtiger Prädiktor für NSSV bei 14-Jährigen** ist. Miranda et al. (2014) untersuchten Suizidgedanken als Prädiktor für zukünftige Suizidversuche. Dabei erwiesen sich insbesondere die Häufigkeit und die Dauer der Suizidgedanken als prädiktiv. Wir schließen daraus, dass therapeutische Interventionen zukünftig auch auf die Reduktion depressiven und suizidalen Grübelns abzielen sollten.

32.5 Forschungsergebnisse zur Wirksamkeit von Psychotherapie

Weil die Ergebnisse aus dem Kinder- und Jugendlichenbereich in den Grundzügen ähnlich wie bei der Psychotherapie mit Erwachsenen sind, verweisen wir auf ➤ Kap. 23. Die meisten evidenzbasierten Behandlungen sind kognitiv-behavioral orientiert, aber IPT und MBT beweisen, dass eine störungsorientierte Behandlung nicht zwingend kognitiv-behavioral ausgerichtet sein muss. Noch sehr am Anfang stehen **computer- und internetbasierte Behandlungsansätze.** Storch et al. (2011) berichten über erste Erfolge bei zwangserkrankten Kindern und Jugendlichen, bei denen die KVT-Behandlung über die Web-Kamera erfolgte. Eine Metaanalyse belegt positive Effekte von computergestützter Therapie bei Jugendlichen und jungen Erwachsenen mit Angststörungen und Depression (Pennant et al. 2015). Die Übersicht über evidenzbasierte Interventionen für ausgewählte Störungsbilder (➤ Tab. 32.1) orientiert sich primär an Chorpita et al. (2011). Einbezogen wurden nur Interventionen, für die mindestens zwei Studien vorliegen.

Tab. 32.1 Wirksamkeitsnachweise für verschiedene Psychotherapien bei ausgewählten kinder- und jugendpsychiatrischen Störungsbildern

Evidenzgrad	Evidenzbasis	Wirksamkeit auf
Angststörungen		
I	Kognitive Verhaltenstherapie (KVT) (v. a. Exposition)	Kernsymptomatik Angst; aber TAU nicht überlegen
I	KVT plus Medikation	
II	Familienbezogene Psychoedukation	Angst
II	Entspannung	Angst

Tab. 32.1 Wirksamkeitsnachweise für verschiedene Psychotherapien bei ausgewählten kinder- und jugendpsychiatrischen Störungsbildern *(Forts.)*

Evidenzgrad	Evidenzbasis	Wirksamkeit auf
Zwangsstörungen		
Ia	(Familienbezogene) KVT • Exposition mit Reaktionsverhinderung; • (meta-)kognitive Interventionen	Zwangssymptomatik
Depression (Adoleszenz)		
Ia	KVT	Depressivität
Ia	KVT plus Medikation	Depressivität
Ia	Familientherapie	Depressivität
II	Interpersonelle Therapie	Depressivität
II	Expressives Schreiben	Depressivität
II	Entspannung	Depressivität
Selbstverletzendes Verhalten und Suizidalität		
I	–	–
II	Dialektisch-behaviorale Therapie	Nichtsuizidales selbstverletzendes Verhalten (NSSI), Suizidalität, Depressivität
II	KVT	NSSI und Suizidalität
II	Mentalisierungsbasierte Psychotherapie	NSSI und Depressivität
Aktivitäts- und Aufmerksamkeitsstörung		
I	KVT plus Medikation	ADHS-Kernsymptome
I	Selbstinstruktionstraining	Kognitive Aufgaben
II	Behaviorales Elterntraining	ADHS-Kernsymptome
II	Biofeedback	k. A.
II	Kontingenzmanagement	k. A.
II	Elterntraining und Psychoedukation für Lehrer	k. A.
II	Training sozialer Fertigkeiten plus Medikation	k. A.
Störung des Sozialverhaltens		
I	Elterntraining	Sozialverhalten
I	Multisystemische Therapie	Sozialverhalten
I	Training sozialer Fertigkeiten	Sozialverhalten
I	KVT	Sozialverhalten
I	Selbstbehauptungstraining	Sozialverhalten
I	Elterntraining plus Problemlösetraining	Sozialverhalten
II	Problemlösetraining	Sozialverhalten
II	Kommunikationstraining	Sozialverhalten
II	Kontingenzmanagement	Sozialverhalten
II	Ärgerkontrolltraining	Sozialverhalten
II	Entspannung	Sozialverhalten
II	Therapeutische Pflegestelle	Sozialverhalten

k. A. = keine Angaben

32.6 Der Stellenwert von Psychotherapie und Pharmakotherapie

MERKE
Der Stellenwert von Psychotherapie und Pharmakotherapie ist störungsabhängig.

Für ADHS finden sich gute Effekte für die Pharmakotherapie, aber nur mäßige für die Psychotherapie. Für Störungen des Sozialverhaltens, die Borderline-Störung und die Anorexia nervosa gilt der Primat der Psychotherapie, während die Pharmakotherapie hier kaum überprüft ist.

Für die Studien zu Depression (TADS), Zwangsstörung (POTS) und Angststörungen (CAMS) lesen sich die Ergebnisse vordergründig so, dass eine Kombinationsbehandlung (Psychotherapie plus Pharmakotherapie) einer psychotherapeutischen Monotherapie überlegen ist. Diese Studien sind identisch strukturiert; verglichen werden KVT, SSRI und deren Kombination mit einer Placebo-Tablette mit wöchentlichen Kontakten. Damit wurden sowohl die Medikamenten- als auch die Placebo-Effekte systematisch überschätzt, denn realiter wird eine Pharmakotherapie nicht über 12 Wochen hinweg wöchentlich mit halb- bis einstündigen Kontakten überprüft. Der Vergleich von SSRI und Placebo erfolgte doppelblind. Den Patienten in der Kombinationsbehandlung war jedoch durchweg bewusst, dass sie ein Verum erhielten. In keiner dieser Studien fand sich eine fünfte Gruppe, die mit KVT und Placebo-Tabletten behandelt wurde. Die nähere Analyse der Unterschiede zwischen den einzelnen Behandlungszentren bei der POTS-Studie und die Studie von Storch et al. (2013) widerlegt die Schlussfolgerung der Überlegenheit der Kombinationstherapie. Ferner sind die eingesetzten Therapiemanuale zur Behandlung von Angststörungen (CAMS) und Depression (TADS) als mäßig gut einzuschätzen. Die Bedeutung von sog. pharmakologischen Psychotherapie-Augmentationen (z. B. Cycloserin bei der Exposition) kann noch nicht eindeutig beurteilt werden, stellt aber möglicherweise eine wichtige zukünftige Entwicklung dar.

32.7 Notwendige Verbesserungen der Kinder- und Jugendlichenpsychotherapie

Die Metaanalyse von Weisz et al. (2013) verweist darauf, dass die psychotherapeutischen Mittel, mit denen wir arbeiten, mäßig wirksam und deutlich verbesserungswürdig sind. Die z. B. in den großen Studien CAMS und TADS eingesetzten KVT-Manuale wurden für ihre schlechte Wirksamkeit kritisiert. Alternativ kann man die genannte Metaanalyse auch dahingehend interpretieren, dass möglicherweise weniger die Therapiemethode als vielmehr die Therapeutenkompetenz und die Beziehungsgestaltung verantwortlich für den Therapieerfolg sind. Die Metaanalyse von Karver et al. (2006) verweist darauf, dass Beziehungsfaktoren den Therapieerfolg mäßig, aber stabil vorhersagen.

Ein Trend in der (manualisierten) Psychotherapie ist die multimodale Behandlung. Dabei werden z. B. Entspannung, Exposition, kognitive Umstrukturierung und familienbezogene Intervention miteinander kombiniert. Wir plädieren dafür, nicht wahllos multimodal zu behandeln, sondern gezielt die Module einzusetzen, deren Wirksamkeit gut belegt ist.

Die Erforschung von perseverierenden Denkprozessen (Rood et al. 2010) belegt, dass exzessives Sorgenmachen zu Angststörungen, exzessives Grübeln zu Depression und NSSV führen kann. Neuere psychotherapeutische Ansätze wie die metakognitive Therapie (Wells 2011) und die ruminationsfokussierte KVT (Watkins et al. 2011) fokussieren entsprechend auf die Reduktion dieser Denkprozesse und nicht – wie die kognitive Therapie – auf die Veränderung dysfunktionaler Überzeugungen.

Die Entwicklung von Therapiemanualen war und ist für die Psychotherapieforschung ein großer Segen. Dennoch müssen wir uns auch der Grenzen eines Therapiemanuals bewusst sein. Viele Patienten haben nicht nur eine, sondern weitere komorbide Störungen, sodass wir überlegen müssen, nach welchem Manual wir behandeln oder wie wir die unterschiedlichen Vorgehensweisen gut miteinander kombinieren können. Und nicht selten sehen wir Kinder und Jugendliche, die gar nicht „manualfähig" zu sein scheinen. Das liegt häufig daran, dass uns die jungen Patienten noch gar keinen Therapieauftrag gegeben haben. Bevor wir manualgetreu arbeiten können, müssen wir mit dem Kind bzw. der/dem Jugendlichen erarbeiten, wozu die Behandlung gut sein könnte, müssen etwaige Einwände gegen die Behandlung herausarbeiten und dem Kind/Jugendlichen zugestehen, sich auch gegen eine Behandlung entscheiden zu können. Dies setzt beim Behandler Souveränität, Empathie und gute Fertigkeiten zur Beziehungsgestaltung sowie gute „Psychotherapiekompetenzen" (vgl. Whittington und Grey 2014) voraus. In diesem Sinne ist Kinder- und Jugendlichenpsychotherapie weitaus mehr als das Wissen, wann welches Manual einzusetzen ist; sie ist auch eine Kunst.

LITERATURAUSWAHL

Chorpita BF, Daleiden EL, Ebesutani C, et al. (2011). Evidence-based treatments for children and adolescents: An updated review of indicators of efficacy and effectiveness. Clin Psychol Sci Prac 18: 154–172.

Compton SN, Walkup JT, Albano AM, et al. (2010). Child/Adolescent Anxiety Multimodal Study (CAMS): rationale, design, and methods. Child Adolesc Psychiatry Ment Health 5(4): 1.

Cox GR, Callahan P, Churchill R, et al. (2014). Psychological therapies versus antidepressant medication, alone and in combination for depression in children and adolescents. Cochrane Database Syst Rev 11: CD008324.

Dubicka B, Elvins R, Roberts C, Chick G, Wilkinson P, Goodyer IM (2010). Combined treatment with cognitive-behavioural therapy in adolescent depression: meta-analysis. Br J Psychiatry 197: 433–440.

Higa-McMillan CK, Francis SE, Rith-Najarian L, Chorpita B (2015). Evidence base update: 50 years of research on treatment for child and adolescent anxiety. J Clin Child Adolesc Psych Jun 18: 1–23 [Epub ahead of print].

Ivarsson T, Skarphedinsson G, Kornør H, et al. (2015). The place of and evidence for serotonin reuptake inhibitors (SRIs) for obsessive compulsive disorder (OCD) in children and adolescents: Views based on a systematic review and meta-analysis. Psychiatry Res 227: 93–103.

James AC, James G, Cowdrey FA, Soler A, Choke A (2015). Cognitive behavioural therapy for anxiety disorders in children and adolescents. Cochrane Database Syst Rev 2: CD004690.

Karver MS, Handelsman JB, Fields S, Bickman L (2006). Meta-analysis of therapeutic relationship variables in youth and family therapy: the evidence for different relationship variables in the child and adolescent treatment outcome literature. Clin Psychol Rev 26: 50–65.

McGuire JF, Piacentini J, Lewin AB, Brennan EA, Murphy TK, Storch EA (2015). A meta-analysis of cognitive behavior therapy and medication for child obsessive-compulsive disorder: moderators of treatment efficacy, response, and remission. Depress Anxiety 32(8): 580–593.

Ougrin D, Tranah T, Stahl D, Moran P, Asarnow JR (2015). Therapeutic interventions for suicide attempts and self-harm in adolescents: systematic review and meta-analysis. J Am Acad Child Adolesc Psychiatry 54: 97–107.

Weisz JR, Kuppens S, Eckshtain D, Ugueto AM, Hawley KM, Jensen-Doss A (2013). Performance of evidence-based youth psychotherapies compared with usual clinical care: a multilevel meta-analysis. JAMA Psychiatry 70: 750–761.

KAPITEL 33

Petra Dykierek

Alte Menschen

Kernaussagen

- Psychotherapeutische Behandlungsansätze sind für den älteren und alten Menschen erst relativ spät konzipiert worden, was mit der Annahme mangelnder Veränderungsmöglichkeiten zusammenhing. Diesem therapeutischen Pessimismus steht heute ein störungs- und altersspezifisches Vorgehen gegenüber, das sich durch eine höhere Flexibilität und Akzeptanz von Grenzen auszeichnet. Trotz dieser Fortschritte ist die Erforschung, Implementierung und Inanspruchnahme psychotherapeutischer Interventionen im Alter nach wie vor unzureichend. Hier wird der demografische Wandel, insbesondere das „Ins-Alter-Kommen" der Babyboomer-Generation einen Paradigmenwechsel erfordern.
- Depressive Störungen und Angststörungen gelten als die häufigsten psychischen Erkrankungen des Alters. Für sie liegen aus den unterschiedlichen Therapieschulen altersangepasste Interventionen vor, deren Wirksamkeit zumeist auch empirisch überprüft worden ist. Die Effektstärken liegen im mittleren Bereich und sind mit denen von Pharmakotherapie vergleichbar, wobei Studien mit direktem Vergleich fehlen.

- Die Durchführung von Psychotherapien im Alter ist nicht grundsätzlich anders als bei jüngeren Patienten. Altersmodifikationen im Hinblick auf Therapieziele, -inhalte und -formate werden jedoch von allen Therapieschulen vorgeschlagen. Im Depressionsbereich finden sich große Überlappungen zwischen den therapeutischen Richtungen. Generell wird den psychosozialen Aspekten in der Entwicklung und Bewältigung der Störung ein größerer Stellenwert beigemessen. Bei Angststörungen dominiert das klassische Vorgehen der kognitiven Verhaltenstherapie (KVT), wird aber mittlerweile durch eine Reihe von additiven Modulen wie z. B. Achtsamkeit oder Lebensrückblick ergänzt.
- Psychotherapie im Alter entwickelt sich weiter, von einer schulengebundenen zu einer modularen Psychotherapie, die den Bedürfnissen dieser sehr heterogenen Patientengruppe besser gerecht wird. Hochaltrigkeit, Nachhaltigkeit der Interventionen und Resilienzfaktoren rücken stärker in den Vordergrund des (Forschungs-)Interesses.

33.1 Einleitung

Psychotherapie mit alten Menschen, auch als Alterspsychotherapie bezeichnet, ist eine Begriffsprägung, die ein sehr weites Altersspektrum und eine Vielzahl von Interventionen, Settings und Patientenpopulationen umfasst. Eine Systematisierung psychotherapeutischer Ansätze hat erst seit den 1990er-Jahren begonnen. Die Annahme, Psychotherapie mit Älteren „lohne sich nicht" bzw. scheitere an den mangelnden Veränderungsmöglichkeiten älterer Patienten, hat viele Jahrzehnte zu einem psychotherapeutischen Nihilismus beigetragen, der sich bis heute in der psychotherapeutischen Unterversorgung dieser Patientengruppe widerspiegelt. Für eine Reihe von Störungsbildern – hier sind vor allem Depressionen und Angststörungen zu nennen – existieren jedoch (altersmodifizierte) Behandlungsverfahren, deren Wirksamkeit empirisch überprüft worden ist. Auch wenn die Datenlage, insbesondere an randomisierten kontrollierten Studien (RCTs), weiterhin unbefriedigend ist, finden sich ermutigende Ergebnisse bzw. Effektstärken. Der vorliegende Beitrag soll einen Überblick über diese Verfahren geben, wobei ein Schwerpunkt auf den Altersanpassungen liegen wird, d. h. auf der Frage, welche Modifikationen in Bezug auf Inhalte, Methoden und Therapieziele vorgenommen wurden und wie diese zu bewerten sind. Nicht berücksichtigt werden Interventionen bei irreversiblen Altersprozessen (v. a. Demenzen), da diese nicht primär mit psychologischen Mitteln zu behandeln sind, sowie Suchterkrankungen.

Bevor die einzelnen Verfahren vorgestellt werden, erfolgt zunächst ein kurzer Überblick über die Prävalenz psychischer Störungen sowie über die psychotherapeutische Versorgungssituation im Alter.

33.1.1 Prävalenz psychischer Störungen im Alter

Die Prävalenzschätzungen zu psychischen Störungen im Alter sind sehr uneinheitlich. Die meisten Forschergruppen finden jedoch Hinweise für einen Rückgang von Depressionen, Angststörungen und Substanzmittelmissbrauch. In einer großen amerikanischen epidemiologischen Studie von Reynolds et al. (2015) wurden verschiedene Altersgruppen berücksichtigt: von sog. *young-old* (55–64 J.) bis *oldest old* (> 85 J.). 11,4 % der Älteren litten im vergangenen Jahr an Angststörungen, 6,8 % an Depressionen; 3,8 % hatten einen Substanzmittelmissbrauch und 14,5 wiesen Persönlichkeitsstörungen auf.

Frauen waren mehr von Depressionen und Angststörungen betroffen, Männer hingegen mehr von Substanzmittelabusus und Persönlichkeitsstörungen. Die Geschlechterunterschiede nehmen mit zunehmendem Alter ab.

Weyerer und Bickel (2007) betonen, dass in Deutschland keine repräsentativen Studien zur Häufigkeit von psychischen Störungen vorliegen, und empfehlen auf regional begrenzte Untersuchungen oder Feldstudien zurückzugreifen. Nach ihrer Einschätzung haben – neben demenziellen Erkrankungen – Depressionen und Persönlichkeitsstörungen die höchsten Prävalenzraten (8,7–11,6 %).

33.1.2 Zur Lage der Psychotherapie im Alter

Ältere Menschen, insbesondere die deutlich Älteren, sind in der Psychotherapie unterrepräsentiert. Es zeigt sich ein klares Missverhältnis zwischen der Inanspruchnahme psychiatrischer und psychotherapeutischer Unterstützung. Während die Anzahl der Kontakte zu niedergelassenen Psychiatern im Alter für beide Geschlechter sprunghaft zunimmt, strebt der Anteil von über 75-Jährigen in der ambulanten Psychotherapie gegen Null (GEK 2007). In einer neueren Studie von Walendzik et al. (2014) sind es mehrheitlich jüngere Ältere, darunter sehr viel mehr Frauen, die psychotherapeutische Kontakte in Anspruch nehmen.

Auch wenn die Studien nicht repräsentativ sind, weisen sie doch auf ein grundsätzliches Problem hin:

MERKE
Ältere sind von der ambulanten Psychotherapie-Versorgung fast ausgeschlossen und werden primär pharmakotherapeutisch behandelt, obwohl ihre Beschwerden oft im Kontext psychosozialer Belastungsfaktoren stehen.

Diese einseitige Behandlung ist aber auch aus anderen Gründen unverständlich. So zeigen Metaanalysen und Übersichtsarbeiten (z. B. Nelson 2008; Katona 2014) zur Wirksamkeit von Antidepressiva nur moderate Effekte, für die Rezidivprophylaxe ergibt sich nach einer Cochrane-Analyse von Wilkinson et. al. (2012) keine befriedigende Datenbasis. Die gesundheitlichen Risiken sind nach einer Kohortenstudie von Coupland et al. (2011) auch bei „neueren" Antidepressiva nicht zu unterschätzen. In der Studie waren Mirtazepin und Venlafaxin mit höheren Raten an Schlaganfall/TIA, Suizidversuchen und Stürzen verknüpft. Auch die generelle Mortalität war deutlich erhöht.

Die Ursachen der psychotherapeutischen Unterversorgung sind vielfältig und nicht ausreichend untersucht. Es ist davon auszugehen, dass Psychotherapie mit älteren Menschen nach wie vor mit negativen Altersbildern, Unwissen und Vorurteilen behaftet ist. In ländlichen Gebieten ist eine adäquate Versorgung oft nicht gewährleistet, zumal die zunehmend eingeschränkte Mobilität eine Inanspruchnahme erschwert. Die Situation im stationären Bereich dürfte, von einigen spezialisierten Abteilungen abgesehen, ähnlich unbefriedigend sein. Neben der anhaltenden Dominanz biologischer Ansätze ist auch die personelle Ausstattung gerontopsychiatrischer Stationen schlechter, die geringere Spezialisierung (oft werden *alle* Diagnosen, auch demenzielle Erkrankungen behandelt) erschwert eine psychotherapeutische Schwerpunktsetzung. Nicht wenige Patienten > 65 Jahre erleben die Aufnahme auf eine gerontopsychiatrische Station als Stigma.

33.1.3 Einige Spezifika der Alterspsychotherapie

Psychische Störungen im Alter stehen zumeist im Kontext mit einer Vielzahl physiologischer und psychosozialer Veränderungen. Hierunter können körperliche Erkrankungen, Funktionseinschränkungen, Trauer- und Verlusterlebnisse, zwischenmenschliche Krisen, Einsamkeit sowie existenzielle Krisen verstanden werden.

In der Gerontopsychologie haben sich die Begriffe „drittes" und „viertes Lebensalters" etabliert. Die Angaben zur Altersgrenze zwischen den „jungen Alten" und den „Hochbetagten" variieren nach Maercker (2002) zwischen dem 75. und 85. Lj. Während das dritte Lebensalter – nach Baltes (1997) die „Belle Epoque" des Alters – durch ausreichende Ressourcen gekennzeichnet sein soll, lässt sich das vierte Lebensalter (als Zeitalter mit „Trauerflor") durch die zunehmende Verdichtung biologisch-organischer Risiken charakterisieren. Multimorbidität, Einschränkungen, Verluste, Hilfs- und Pflegebedürftigkeit rücken in den Vordergrund. Altersforscher gehen jedoch von einer großen interindividuellen Variabilität aus, die für die 90- bis 100-Jährigen ebenfalls zutreffen soll.

MERKE
Kruse (2014) sieht auch in diesem Lebensabschnitt ein bedeutsames Entwicklungspotenzial, wenn es gelingt, die Verletzlichkeit zu bewältigen und innerlich zu verarbeiten. Psychotherapie, verstanden als Methode zur Wiederherstellung von Adaptivität von Individuen, kann hierfür einen wertvollen Beitrag leisten.

Multimorbide Patienten, die neben psychischen Störungen auch unter chronischen, häufig fortschreitenden medizinischen Begleiterkrankungen leiden und/oder eine Persönlichkeitsstörung haben, stellen für Psychotherapeuten eine besondere Herausforderung dar. Sie gelten als *„difficult to treat"* und scheinen weniger gut auf klassische Psychotherapie-Verfahren anzusprechen. Die Behandlung dieser Patientengruppe erfordert ein fundiertes Wissen in *beiden* Domänen, eine höhere Flexibilität bzgl. der Therapiegestaltung sowie eine höhere Akzeptanz von Grenzen der Veränderbarkeit.

Alterspatienten werden in der Regel von jüngeren Therapeuten behandelt. Diese Konstellation kann nicht ohne Auswirkung auf die Beziehungsgestaltung bleiben. Nach Heuft et al. (2006) wird die „klassische" Übertragungskonstellation von Anfang an durch die veränderte Altersrelation bestimmt. Die Autoren sprechen von einer *umgekehrten* Übertragungssituation: Therapeuten können als „Kinder" erlebt werden, ältere Patienten in die Position von Eltern und Großeltern gelangen. Letztere konfrontieren jüngere Therapeuten mit den negativen Aspekten des Alterns wie Verlust, Krankheit mit nachfolgender Behinderung, Vereinsamung und schließlich Lebensbegrenzung und Tod.

Heuft et al. (2006: 220) kommen zu folgender Schlussfolgerung: *„Die Aufgabe für die Jüngeren (…) lautet, die Älteren in diesen bedrückenden Landschaften des Alterns aufzusuchen und sich ihnen als kompetente (psychotherapeutische Weiterbildungsqualifikation) Reiseführer und -begleiter zur Verfügung zu stellen."*

Knight et al. (2002) setzen sich mit Kohorteneffekten und -unterschieden auseinander. Nach Ansicht der Autoren unterscheiden sich Kohorten signifikant in Bezug auf Lebenserfahrungen und Erwartungen. Derzeit ist die Alterspsychotherapie (noch) mit der Kriegs- und Nachkriegsgeneration assoziiert, deren Biografien stark von materiellen und emotionalen Entbehrungen geprägt wurden. Radebold hat auf die Bedeutung dieser Sozialisationsbedingungen für die Bewältigung von Lebenskrisen und psychischen Störungen im Alter in einer Reihe von Publikationen hingewiesen. Diese Thematik wird von jüngeren Therapeuten oft unterschätzt bzw. erst gar nicht näher exploriert. Für die Behandlung von Älteren setzt eine effektive Therapie nach Knight (2002: 93) jedoch voraus, *„dass der Therapeut in der Lage ist, über den Tellerrand der eigenen Kohorte zu blicken … in Zeiten raschen sozialen und technologischen Wandels können Kohorteneffekte wichtiger werden als die positiven Seiten entwicklungsbedingter Reifung."*

MERKE

Die nächsten Dekaden werden von der **Babyboomer-Generation** geprägt sein. Diese wird nicht nur Prävalenz und Inzidenz psychischer Störungen erhöhen, sondern auch ein Umdenken in der Gerontopsychiatrie und -psychotherapie erforderlich machen. Babyboomer gelten als weniger angepasst, individualistischer als frühere Alterskohorten, sie dürften paternalistische Arzt-Patient Beziehungen infrage stellen, mehr *Shared-Decision*-Modelle einfordern und grundsätzlich aufgeschlossener gegenüber Psychotherapie sein.

Zur Frage, ob Ältere grundsätzlich anders behandelt werden müssen, finden sich schulenübergreifend ähnliche Positionen. Nach Maercker (2002) sind keine grundsätzlich anderen Behandlungsstrategien als bei jüngeren Patienten notwendig, jedoch sind diese den Bedürfnissen älterer Menschen anzupassen. Maercker skizziert in diesem Kontext ein alters- und störungsspezifisches Rahmenmodell, das aus dem metatheoretischen Modell der selektiven Optimierung und Kompensation (SOK) abgeleitet wird, und bemerkt, *„dass sich selektiv optimierte Therapieziele bei Patienten im höheren Lebensalter aus der Modifikation (Modulation) der Störungsbilder durch die Altersspezifik ergeben"* (Maercker 2002: 49 f.) Auch Heuft et al. (2006: 17), die der psychodynamischen Tradition zuzuordnen sind, betonen, *„dass es keiner neuen Psychotherapie bedarf. Vielmehr gilt es, die bestehenden psychotherapeutischen Techniken auf notwendige Modifikationen hinsichtlich ihres Einsatzes in der Alterspsychotherapie zu untersuchen."*

Im Folgenden werden Prävalenzzahlen und psychotherapeutische Ansätze zur Behandlung von Depressionen und Angststörungen vorgestellt. Es wurden weitgehend Verfahren ausgewählt, für die Wirksamkeitsnachweise mit einem Evidenzgrad von IIa oder höher vorliegen. Die altersspezifischen Modifikationen werden im Hinblick auf Therapieinhalte/-ziele, Techniken und Strategien sowie Beziehungsaspekte diskutiert. Die Evidenznachweise werden in ➤ Kap. 33.4 gesondert dargestellt.

33.2 Depression im Alter

Die Mehrzahl der epidemiologischen Studien geht von eher niedrigeren Prävalenzzahlen aus. In einer neueren Metaanalyse von Volkert et al. (2013) betrug die aktuelle Prävalenzrate (in westlichen Ländern) für eine majore Depression (MD) 3,3 %, die Lebenszeitprävalenzrate hingegen 16,5 %. In den 25 berücksichtigten Studien zeigte sich eine sehr hohe Heterogenität bzgl. beider Prävalenzkennwerte. Eine ähnliche Beobachtung zeigt sich auch in den Prävalenzschätzungen für dimensional (d. h. mittels Depressionsskalen) erhobene depressive Symptome. Die Prävalenzrate liegt mit 19,5 % deutlich über der von MD.

In Deutschland liegt die Schätzung für alle Depressionsdiagnosen bei 13,4 % (berücksichtigt wurden Sekundärdaten von 6 Mio. GKV-Versicherten im Zeitraum 2008–2012, Faktencheck Gesundheit: Depressionen, Bertelsmann 2014) Es zeigten sich starke Schwankungen (zwischen 7 und 21 %) in

Abhängigkeit vom Bundesland und der Versorgungsdichte. In Heimen und Institutionen scheint die Lage noch prekärer; hier liegen die Prävalenzschätzungen zwischen 15 und 25 % (Weyerer und Bickel 2007). Frauen sind doppelt so häufig betroffen wie Männer. Der Anteil chronischer Depressionen beträgt bei Älteren über 80 %.

MERKE
Leitliniengerecht werden nur ca. 10 % behandelt, der Anteil an Antidepressiva-Verordnungen steigt um etwa 10 % pro Jahr. Auf die hohen Gesundheitskosten, die erhöhte Mortalität sowie die Tendenz zur Chronifizierung wird von vielen Autoren hingewiesen (z. B. Diniz et al. 2013). Nach Weyerer und Bickel (2007) sind Depressionen im Alter mehr mit vegetativen Störungen, hypochondrischen Befürchtungen, Konzentrations- und Schlafstörungen sowie Angstsymptomen verbunden.

33.2.1 Kognitive Verhaltenstherapie

Kurzbeschreibung

Die kognitive Verhaltenstherapie (KVT) gilt als *die* evidenzbasierte Psychotherapie der Depression, auch im Alter. KVT-Ansätze stützen sich auf das verstärkungstheoretische Modell der Depression von Lewinsohn und das kognitive Depressionsmodell von Beck. Im deutschsprachigen Raum sind entsprechende Interventionen mit Hautzinger (z. B. 2000) verbunden, der sich auf das bereits erwähnte SOK-Modell und auf ein Modell der Handlungsspielräume bezieht. Nach Hautzinger (2000: 37 f.) resultieren Depressionen daraus, „dass

- *es der betreffenden Person nicht gelingt, neue bzw. veränderte Ziele zu entwickeln,*
- *es ihr nicht gelingt, eine Selektion an Lebensbereichen, Ansprüchen und Handlungsbereichen vorzunehmen und/oder*
- *sie durch eine reduzierte, verarmte, wenig unterstützende Umwelt nicht zur optimalen Nutzung, Stärkung und Neuentwicklung von Fähigkeiten und Lebensbereichen in der Lage ist."*

KVT setzt an den genannten kritischen Punkten an. Älteren Menschen soll ermöglicht werden, ihre Ressourcen und Kompetenzen zu (re-)aktivieren, neue Ziele und Interessen zu entwickeln, soziale Unterstützung zu optimieren und kontrollierbare Lebensbereiche zu selektieren.

Im angloamerikanischen Raum wurden schon früh Modifikationen für Depressive mit Beeinträchtigungen entwickelt bzw. über andere Formate (z. B. *home delivered*) nachgedacht. Rybarczyk und Kollegen hatten bereits 1992 einen KVT-Ansatz für ältere Patienten mit chronischen Erkrankungen entwickelt und fünf Vorgaben für die therapeutische Arbeit formuliert:

1. Barrieren, die Psychotherapie behindern, überwinden (z. B. Therapie kann auch im Krankenhaus oder in der häuslichen Umgebung stattfinden).
2. Depressionen sind behandelbar und unabhängig von medizinischen Erkrankungen zu sehen.
3. Begrenzung von Inaktivität und sozialem Rückzug mittels kognitiver und verhaltensorientierter Techniken (Abbau von „Ich kann nicht"-Aussagen).
4. Dem Verlust von sozialen Rollen und Autonomie entgegenwirken (z. B. mit Problemlösetechniken neue Rollen oder Aufgaben eruieren, wenn die alten krankheitsbedingt nicht mehr möglich sind).
5. Der Wahrnehmung, für andere eine Last zu sein, therapeutisch begegnen (z. B. einen sich als „zur Last fallend" empfindenden Patienten zum Rückblick auf die Vergangenheit ermutigen, in der er für den gesunden Partner noch viele Aufgaben übernommen hatte).

Während **Problemlösetherapie (PT)** im deutschsprachigen Raum im Allgemeinen zur Verhaltenstherapie gezählt wird, hat sie in Amerika offenbar eine eigene Tradition, wird in Metaanalysen häufig als eigenständige Therapieform aufgeführt und erzielt moderate Effektstärken (➤ Kap. 33.4). Es werden nicht nur Stressniveau und Depressivität, sondern auch das Ausmaß von Einschränkungen und „Gebrechlichkeit" reduziert. Zentrales Anliegen der Intervention ist, dass ältere Menschen ihre persönlichen Probleme und ihre Auswirkungen auf das Wohlbefinden erkennen und mit psychotherapeutischer Unterstützung Handlungsalternativen erarbeiten. Daraus werden multiple Lösungsmöglichkeiten abgeleitet, die vom Patienten erprobt und evaluiert werden. Längerfristiges Ziel ist die eigenverantwortliche Lösung von individuellen Problemen.

Kiosses et al. (2015) konzipierten eine spezielle Form der **PT** für depressive Menschen mit kognitiven Störungen bzw. beginnender Demenz, die sog. **Problem Adaption Therapy** (PATH). In dieser 12 Sitzungen umfassenden Intervention, die **im häuslichen Umfeld** mit den Angehörigen durchgeführt wird, geht es um Emotionsregulation, Reduzierung negativer Affekte und die Erarbeitung von Kompensationsstrategien, z. B. bei Gedächtnisproblemen oder sozialem Rückzug.

Nicht alles ist veränderbar oder „trainierbar" – aus dieser Erfahrung heraus gewinnen auch in der KVT Therapieelemente an Bedeutung, die primär auf Akzeptanz und Würdigung abzielen. So hat z. B. der **Lebensrückblick** in Therapie und Beratung (Maercker und Forstmeier 2013), der in Studien respektable Effektstärken erzielt, den Anspruch, älteren Menschen zu einer differenzierten und wertschätzenden Rückschau auf ihr Leben zu verhelfen. Dies beinhaltet z. B., das im Leben Erreichte herauszuarbeiten und zu würdigen, aber auch das Nichterreichte, das Scheitern und Versagen angemessen zu integrieren und ggf. zu betrauern. So kann eine gelungene integrative Rückschau dazu beitragen, die Akzeptanz von körperlichen Einschränkungen und den

"Kränkungen des Älterwerdens" zu verbessern. Lebensrückblickinterventionen gehören streng genommen nicht zur „KVT-Familie", sondern haben ihren Ursprung in der klinischen Gerontologie und den Pflegewissenschaften. Die Rekonstruktion der eigenen Lebensgeschichte wird als „heilendes Element" betrachtet, der Betroffene zu Gefühlsausdruck und Selbstreflexion ermutigt. Durch die sog. Dritte Welle hat sich in der Verhaltenstherapie auch hier ein Paradigmenwechsel vollzogen: Akzeptanz, Mitgefühl, werteorientiertes Leben, das Verstehen und Überwinden von „Lebensfallen" sind Begrifflichkeiten, hinter denen sich neuere Therapieansätze und Interventionen verbergen, die sich z. T. sehr deutlich vom klassischen KVT-Vorgehen der 1980er- und 1990er-Jahre unterscheiden.

Ein neuerer Ansatz, der sich mit Akzeptanz von Leid und dem Verfolgen von werteorientierten Lebenszielen beschäftigt, könnte auch für die Psychotherapie im Alter von Relevanz sein: Bei der **Acceptance-and-Commitment-Therapie** (ACT nach Hayes, s. Eifert 2011) geht es um das Erlernen der Fertigkeit, auf emotionalen Schmerz und Belastungen nicht wie gewohnt mit Kontroll- und Vermeidungsverhalten zu reagieren. „*Worauf es ankommt, ist aversives Erleben zuzulassen und anzunehmen, und zwar nicht mit Resignation und Widerwillen, sondern mit Offenheit, Güte, Mitgefühl und Behutsamkeit*" (Eifert 2011: 2). Durch das Fokussieren auf den gegenwärtigen Augenblick („fast ohne Bewertung"), das Erlernen einer „Beobachterperspektive" soll größere psychische Flexibilität erreicht und ein anderer Umgang mit (Alters-)Ängsten und Einschränkungen ermöglicht werden. Zudem wird im ACT-Ansatz ein großer Schwerpunkt auf das individuelle Wertesystem des Patienten gelegt. Auch hier kann altersgemäß erarbeitet werden, in welchen Lebensbereichen eine Diskrepanz zwischen Werten und eigenem Handeln bestehen. Die Behandlung soll anschließend darauf vorbereiten, mit den eigenen Werten wieder besser in Kontakt zu treten.

Indikation und Durchführung

KVT-Interventionen sind für ein breites Spektrum depressiver Störungen geeignet, wobei sich außerhalb des Forschungskontextes ein modulares Vorgehen durchzusetzen scheint. Auch depressive Störungen mit psychotischen Symptomen sind per se keine Kontraindikation, da auch hierfür KVT-Manuale vorliegen (z. B. Vauth und Stieglitz 2007).

Bei der KVT handelt es sich in der Regel um eine Kurzzeittherapie, die in verschiedenen Formaten (ambulant/stationär, Einzel-/Gruppentherapie, mit Einbeziehung von Angehörigen) angeboten wird. Zu Beginn stehen Beziehungsaufbau, Psychoedukation und Zielformulierung im Vordergrund, im mittleren Teil Aktivitätenaufbau und Arbeit an dysfunktionalen Annahmen und Mustern. Der Einsatz additiver Therapiemodule (wie z. B. Achtsamkeit, Emotionsregulation, Problemlösen, Förderung von Selbstwert und -akzeptanz oder Weisheitskompetenzen) ist auch im Altersbereich üblich.

Modifikationen

Therapieinhalte Die „klassischen" KVT-Inhalte (Aufbau positiver Aktivitäten, Modifikation dysfunktionaler Gedanken, Verbesserung der sozialen Kompetenz) werden altersspezifisch formuliert. So stehen die Überwindung von Passivität und Inaktivität im Vordergrund, mittels Evidenzüberprüfung der automatischen Gedanken soll „weniger pessimistisch" und negativ gedacht werden. Nach Forstmeier et al. (2011) gehören negative Altersstereotypen, Wahrnehmung der eingeschränkten Lebenszeit und das Ablehnen körperlicher Veränderungen zu den alterstypischen dysfunktionalen Kognitionen. Reale (Alters-)Probleme sollen durch Einbeziehung ambulanter Dienste und durch den Aufbau eines Versorgungs- und Unterstützungssystems besser bewältigt werden können. Das Erlernen bzw. die Verbesserung sozialer Kompetenzen soll den Ausbau sozialer Kontakte ermöglichen, aber auch helfen, familiäre Konflikte (z. B. mit erwachsenen Kindern) zu lösen. Alterstypische Selbstsicherheitsprobleme (z. B. aufgrund von Hörproblemen eine Auskunft nicht verstehen, sich negativen Äußerungen ausgesetzt fühlen) finden ebenfalls Berücksichtigung. Andere Therapieelemente (wie z. B. Lebensrückblicktherapie [LRT] nach Maercker und Forstmeier 2013) können helfen, das Erreichte herauszuarbeiten und zu würdigen, aber auch das Nichterreichte/Scheitern angemessen zu integrieren. Grundsätzlich rückt die psychosoziale Seite der Depression stärker in den Vordergrund.

Therapieziele Es wird empfohlen, individuelle, realistische, gut definierte und auch messbare Therapieziele zu definieren. Im Laufe der Therapie sollte dabei immer wieder überprüft werden, ob die Ziele durch die Interventionen auch erreicht werden können.

Setting und Therapietechniken Sitzungsfrequenz und -länge werden den Bedürfnissen des Patienten angepasst. Bei der Vermittlung des Therapierationale werden die kognitiven Veränderungen (z. B. verlangsamte Reaktionsgeschwindigkeit, mögliche Gedächtnis- und Konzentrationsprobleme) berücksichtigt. Das Besprochene wird öfter wiederholt, zusammengefasst und mithilfe verschiedener Medien verdeutlicht. Die therapeutischen „Spielregeln" werden erläutert, und der Einsatz von möglicherweise als unhöflich empfundenen Interventionen (z. B. freundliche Kritik, Unterbrechen, eine Meinung herausfordern etc.) wird mit dem Patienten geklärt.

Beziehungsgestaltung Es werden Grundprinzipien therapeutischen Arbeitens mit älteren Menschen formuliert, auf die Bedeutung unspezifischer Therapiefaktoren wie Wärme, Engagement und Vertrauen wird explizit hingewiesen.

Wer mit älteren Patienten arbeitet, sollte mit dem Phänomen des Alterns vertraut sein. … Positive, doch realistische Erwartungen in die Arbeit einbringen. Stereotype und negative Haltungen gegenüber alten Menschen entdecken und korrigieren.

Hautzinger (2000: 41 f.)

33.2.2 Interpersonelle Psychotherapie zur Behandlung von Altersdepression (IPT-Late Life)

Kurzbeschreibung

Bei der IPT handelt es sich um eine von Klerman et al. (1984) entwickelte Kurzzeittherapie (14–16 Sitzungen), die speziell auf die Behandlung unipolar depressiver Patienten zugeschnitten ist. Der theoretische Hintergrund der IPT beruht auf Ideen der interpersonellen Schule nach Sullivan und der Bindungstheorie von Bowlby. In den letzten Jahren wird Donald Kiesslers interpersonelle Theorie (1996) als moderne Erweiterung der theoretischen Basis diskutiert. Kiessler konzeptualisiert interaktionelle Muster („Dominanz–Unterwürfigkeit" sowie „Freundlichkeit–Feindseligkeit/Distanz") von Individuen, die sich gegenseitig bedingen und zu sich selbst aufrechterhaltenden maladaptiven Beziehungsmustern führen. Gerade depressive (ältere) Menschen zeigen häufig submissive und defensive Verhaltensweisen, was soziale Unterstützung oder eine adäquate Problemlösung erschwert.

Eine Modifikation der IPT für ältere Depressive wurde in den 1980er-Jahren erstmals von Frank et al. (1993) entwickelt. Wie auch bei Jüngeren liegt der Behandlungsfokus auf dem Zusammenhang zwischen depressiver Symptomatik und akuten, aber auch *langfristigen* interpersonellen bzw. psychosozialen Belastungsfaktoren. Aus vier depressionsassoziierten Problembereichen (Trauer, Konflikte, Rollenwechsel, Einsamkeit) werden maximal zwei ausgewählt, die am meisten zur Entwicklung der depressiven Indexepisode beigetragen haben. Die (erfolgreiche) Bearbeitung dieses Problembereichs wird als entscheidend für die Remission der depressiven Symptomatik angesehen. Altersspezifische Perspektiven finden im Manual Berücksichtigung. Hinrichsen und Clougherty (2006) publizierten ein IPT-Manual für Ältere, das auch die Erkenntnisse der Gerontologie und Geriatrie berücksichtigt.

Indikation und Durchführung

Die IPT-Late Life (IPT-LL) wurde ursprünglich für den ambulanten Bereich und damit für weniger multimorbide Patienten konzipiert. Für stationär behandlungsbedürftige Depressive wurde am Universitätsklinikum Freiburg (Klinik für Psychiatrie und Psychotherapie) ein Behandlungskonzept entwickelt, das die Implementierung von Gruppenangeboten, die Intensivierung von Psychoedukation und Symptommanagement sowie die Einbeziehung des Pflegepersonals und des Sozialdienstes in den therapeutischen Prozess beinhaltet. Andere Varianten dieses Vorgehens sind vorstellbar; dies betrifft insbesondere die Auswahl und das „Timing" einzelner Therapiemodule und die Rolle einzelner Berufsgruppen.

Modifikationen

Therapieinhalte Die in der IPT fokussierten Problembereiche (Verlusterlebnisse, Einsamkeit, Rollenwechsel, interpersonelle Konflikte) werden altersspezifisch definiert. So wird bei der IPT-LL der Problembereich „Einsamkeit und Isolation" nicht wie bei jüngeren Depressiven mit gravierenden interpersonellen Defiziten in Verbindung gebracht, sondern als realistisches Altersproblem gesehen, für das angemessene Problemlösungen erarbeitet werden sollen. Der Altersprozess an sich wird als Rollenwechsel und -übergang definiert; ein psychotherapeutischer Zugang wird dadurch ermöglicht. Beim Problembereich „Konflikte" können altersrelevante Themen bearbeitet werden (z. B. zunehmender Autonomieverlust und Abhängigkeit von anderen, unerfüllte Versorgungswünsche, Dominanzwechsel in der Partnerschaft etc.). Beim Problembereich Trauer „dürfen" nicht nur Verstorbene betrauert werden, sondern auch der Verlust des *gesunden* Angehörigen, z. B. bei demenziell oder internistisch schwer erkrankten Partnern. Auch multiple Verluste spielen eine größere Rolle. Bei allen vier Problembereichen stehen die Gesamtbetrachtung und Würdigung der individuellen Lebensgeschichte und der früheren Beziehungen stärker im Vordergrund.

Therapieziele Im Sinne einer Optimierung von Therapiezielen sollte bei der Auswahl des Problembereichs darauf geachtet werden, dass dieser auch veränder- bzw. beeinflussbar ist. Aber auch innerhalb der Problembereiche werden altersspezifische Modifikationen vorgenommen. So können bei einem langjährigen (unlösbar erscheinenden) Ehekonflikt die Toleranzerhöhung und die Würdigung von positiven Aspekten der Beziehung im Vordergrund stehen und weniger eine Veränderung dysfunktionaler Interaktionen. Bei einem dramatischen Rollenwechsel (z. B. Zustand nach schwerem Schlaganfall) sollte der Patient ermutigt werden, das „Beste aus der Situation zu machen" und nicht – wie im Manual für Jüngere vorgesehen – „die neue Rolle positiver zu sehen".

Settingvariablen und Therapietechniken Im Manual werden eine Reihe von Modifikationen vorgestellt, die insbesondere die Sitzungslänge und -frequenz sowie verschiedene Therapietechniken (z. B. Exploration, Gefühlsfokussierung, Feedback-Techniken etc.) betreffen. Als empirische Therapie ist die IPT seit ihrer Gründung um Überprüfung ihrer Methoden und Wirksamkeit bemüht. Miller und Reynolds (2007) überprüften die Wirksamkeit verschiedener Techniken in der therapeutischen Arbeit mit kognitiv beeinträchtigten Altersdepressiven. In dieser Modifikation (IPT-CI) erwies sich die Integration des betreuenden Angehörigen/Partners für die Lösung der interpersonellen Konflikte und des Rollenwechsels (vom Gesunden zum kognitiv Gestörten) als entscheidend.

Beziehungsgestaltung IPT-Therapeuten sind aktiv, unterstützend und bieten direkte Hilfen bei Problemlösungen an (z. T. in enger Kooperation mit dem Sozialdienst). Im Sinne Bowlbys bieten sie eine „sichere Basis". Abhängigkeitstendenzen sollen durch die Einbeziehung anderer Berufsgruppen verringert werden. Übertragungsphänomene finden eine besondere Berücksichtigung. Aspekte positiver Übertragung (z. B. Geschenke an den Therapeuten) dürfen therapeutisch genutzt werden, z. B. als Ausdruck des noch Kreativ-Seins und Geben-Könnens. Kommt es zu offenem oder verdecktem, verbalem oder nonverbalem Widerstand, so sollte der IPT-Therapeut seine freundliche Grundhaltung bewahren und mit dem Patienten besprechen, welche Bedeutung oder interpersonelle Funktion ein solches Verhalten hat. Hier bietet sich der Einsatz des Kiesler-Kreises an, der die Konsequenzen von feindselig-submissivem Verhalten verdeutlicht und zu freundlich-dominanteren Interaktionen ermutigt.

33.2.3 Psychodynamische Ansätze

Im deutschsprachigen Raum sind psychodynamische Konzeptionen für Ältere mit Autoren wie Heuft, Kruse und Radebold (2006) oder Peters (2014a) verbunden. In den letzten Jahren hat die Anzahl von Publikationen und Konzeptionen auch für Hochaltrige stark zugenommen.

> **MERKE**
> Bei Depressionen wird die zentrale Rolle von Verlust, Verunsicherungs- und Enttäuschungserlebnissen in der Kindheit hervorgehoben. Depression wird als Gegenreaktion auf den Zusammenbruch der bisherigen Konfliktbewältigung (z. B. Überkompensation) verstanden.

Im höheren Lebensalter treten einige dieser psychodynamischen Parameter in den Hintergrund. Nach Peters (2014a) wird mehr strukturellen Interventionstechniken Raum gegeben, die am *augenblicklichen* mentalen Zustand des Patienten ansetzen und eine breite Palette von Interventionsmöglichkeiten bieten. Nach Meinolf sind die strukturellen Defizite Hochaltriger, die phänotypisch denen von Persönlichkeitsstörungen ähneln, durch die Risikofaktoren des hohen Alters selbst bedingt (z. B. soziale, kognitive und körperliche Einschränkungen). Die Anwendung strukturbezogener und mentalisierungsbasierter Psychotherapie wird empfohlen. Darunter sind psychoanalytische Konzeptionen zu verstehen, die auch Bindungsaspekte und Erkenntnisse der Neuropsychologie (Theory-of-Mind-Forschung) stärker integrieren.

Therapieinhalte/Therapieziele Therapieziele sind die Förderung von Introspektion, Selbstständigkeit und Eigenverantwortung. Auch der Alterspatient soll durch die therapeutische Beziehung korrigierende Erfahrungen machen; eine Symptomminderung wird angestrebt. Die Anwendung additiver Module wie Entspannungsverfahren oder Hirnleistungstraining zur Stärkung der Ich-Funktionen scheint auch bei psychodynamischen Ansätzen kein Tabu mehr zu sein. Für Peters (2014) sind bei Hochaltrigen die Wiederherstellung von Sicherheit und Kohärenz sowie eine höhere Toleranz für negative Gefühlszustände von großer Bedeutung.

Setting und Therapietechniken Auch bei psychodynamischen Therapien sind im Vergleich zum klassischen Vorgehen weniger Sitzungen, ein kürzerer Zeitraum, ein aktiverer Therapeut, eine schnellere Entwicklung des therapeutischen Bündnisses und ein engerer Therapiefokus möglich. Die fokussierte Bearbeitung eines bewusstseinszugänglichen Konflikts geht auf das Konzept der Fokaltherapie nach Michael Balint zurück. Rudolf (2006) nennt folgende strukturbezogenen Techniken: Anregung zu psychischen Produkten (wie z. B. Erinnerungen), klärende Fragen, Einladung zur Selbstreflexion, antwortende Mitteilungen, spiegelnde Äußerungen, strukturierende und hypothesengeleitete Interventionen.

Beziehungsgestaltung Reduktion der therapeutischen Distanz, Freundlichkeit, Wohlwollen scheint – anstelle der vielzitierten „Neutralität" – nach einer Studie von Peters et al. (2014b) auch bei psychodynamischen Therapeuten einen höheren Stellenwert zu haben. Ein gewisses Maß an Abgrenzung ist aber notwendig, um nicht in den „Sog" einer persönlichen Beziehung zu geraten (Peters 2014: 244). Nach Rudolf (2006) stellt sich der Therapeut nicht als Interpret unbewusster Vorgänge an, sondern als wohlwollendes Hilfs-Ich, das klärt, anregt, spiegelt.

33.3 Angststörungen

Die Prävalenz von „Angststörungen insgesamt" wird auf 1,9–14,2 % geschätzt, wobei **phobische Störungen** und die **generalisierte Angststörung** (GAD) offenbar am häufigsten vorkommen (Weyerer und Bickel 2007; Wolitzky-Taylor et al. 2010). Angststörungen im Alter werden als solche oft nicht erkannt und auch insuffizient, z. B. mit Benzodiazepinen, behandelt. Letztere erhöhen das Abhängigkeitsrisiko und die Sturzgefahr, was zu einer Exazerbation der Angstproblematik beitragen kann.

> **MERKE**
> Angstsymptome und Angststörungen im Alter sind selten erstmalige Manifestationen, sondern treten sehr häufig mit anderen psychischen Störungen auf (z. B. Depression, Demenz), was die Klärung erschwert, welche Störung als Hauptdiagnose anzusehen ist.

> Zu den negativen Folgen von Angststörungen gehören die Abnahme der täglichen Aktivitäten, die Verschlechterung der Lebensqualität und die Zunahme von Herz-Kreislauf-Erkrankungen, insbesondere bei Männern.

Wolitzky-Taylor et al. (2010) fanden in ihrer Übersichtsarbeit folgende Risikofaktoren für die Entwicklung einer Angststörung: weibliches Geschlecht, Multimorbidität, allein lebend, niedriges Bildungsniveau, subjektiv wahrgenommener Gesundheitszustand, Schlafstörungen, Medikamenteneinnahme, Alkohol- oder Medikamentenmissbrauch/-abhängigkeit, körperliche Einschränkungen, belastende Lebensereignisse, frühe Traumata, Neurotizismus oder übermäßige Beschäftigung mit körperlichen Beschwerden.

33.3.1 Kognitive Verhaltenstherapie bei verschiedenen Angstsyndromen

Die KVT bei Angststörungen im Alter umfasst mehrere Bestandteile, die in unterschiedlichen Kombinationen angewandt werden können. In jüngster Zeit kommen auch vermehrt Achtsamkeitsmodule zur Anwendung. Nach Maercker (2002) haben sich drei Gruppen von Therapietechniken als wirksam erwiesen:
1. Entspannungstechniken
2. Angstexposition und -habituation
3. Kognitive Therapietechniken

Schmidt-Traub (2011) beschreibt in ihrem Manual neben klassischen Therapieelementen wie Psychoedukation, kognitive Therapie und Exposition auch neuere Ansätze wie Achtsamkeit und Emotionskontrolle sowie andere additive Therapieelemente (z. B. Stressbewältigung/Problemlösen, Reminiszenztherapie, Gesundheitsverhalten, Spiritualität). Nach Forstmeier et al. (2011) muss die Angstbehandlung nicht grundsätzlich modifiziert werden. Neben Bedingungsanalyse, Psychoedukation und kognitiver Restrukturierung gehören Exposition, Entspannungsverfahren und Training sozialer Kompetenzen zu den Standardmodulen.

Indikation und Durchführung

Der KVT-Ansatz ist bei einer Vielzahl von Angststörungen (z. B. Panikstörung, GAD) indiziert. Ausschlusskriterien in durchgeführten RCTs sind zumeist gravierende kognitive und neurologische Auffälligkeiten, psychotische Symptome oder ernste körperliche Erkrankungen (Wetherell et al. 2005).

Modifikationen

Inhaltliche Modifikationen Die Informationsvermittlung nimmt einen höheren Stellenwert ein; die „Natur der Angst" wird ebenso ausführlich erläutert wie das therapeutische Vorgehen. Dabei soll auf die Besonderheiten von Angst im Alter (z. B. im Kontext mit somatischen Beschwerden wie Bluthochdruck, Schwindel, orthopädischen Problemen) sowie auf die Tendenz älterer Menschen, psychische Schwierigkeiten aus Angst vor Stigmatisierung herunterzuspielen oder Angstsymptome gänzlich physischen Erkrankungen zuzuschreiben, eingegangen werden.

Therapieziele Die Ziele unterscheiden sich kaum von denen jüngerer Patienten: Abbau von Vermeidungsverhalten, Veränderung angstbezogener Gedanken, Abbau von Angstsymptomen.

Setting-Variablen und Techniken Forstmeier et al. (2011) schlagen eine Kooperation mit den behandelnden Ärzten vor, da es zu einer Überlappung zwischen Angstsymptomen und somatischen Erkrankungen kommen kann. Sie raten zu mehr, aber kürzeren Sitzungen und zu „geringeren Intensitäten" bei der Expositionsbehandlung. Wenn Entspannungsverfahren zum Einsatz kommen, sollten doppelt so viele Sitzungen eingeplant werden.

Beziehungsgestaltung In nahezu allen Publikationen werden keine Angaben zur Beziehungsgestaltung bei Angststörungen gemacht, was erstaunlich ist, da die Aufforderung zu Expositionsübungen Widerstand hervorrufen könnte. Nach Forstmeier et al. (2011) sollte die Haltung durch Respekt und Wertschätzung geprägt sein; jüngere Therapeuten sollten es aushalten können, wenn ihre Kompetenz aufgrund der geringeren Lebenserfahrung hinterfragt wird.

33.3.2 Kognitive Verhaltenstherapie bei posttraumatischer Belastungsstörung (PTSD)

Nach Maercker (2002) hat sich bei älteren Menschen folgende Unterscheidung von PTSD-Typen etabliert:
- Chronische PTSD, die auf früheren Traumata beruht (z. B. Kriegs- und Vertreibungserlebnisse)
- Aktuelle bzw. chronische PTSD, die auf im höheren Lebensalter erlebten Traumata (aktuelle Traumata wie Verkehrsunfall, lebensbedrohliche Erkrankung) beruht
- Verzögert auftretende PTSD, die im höheren Lebensalter wieder auftritt und auf früheren Traumata beruht

Die Behandlung der PTSD besteht (bei Erwachsenen) aus verschiedenen Therapieelementen. Neben kognitiv-verhaltenstherapeutischen Interventionen (z. B. Traumaexposition) kommen auch psychodynamische Ansätze und das *Eye Movement Desensitization and Reprocessing* (EMDR) zur Anwendung. Sowohl in der KVT als auch in den psychodynamischen Ansätzen gilt es nach Heuft et al. (2006: 116), *„zu Therapiebeginn die Fähigkeit des Patienten zur Selbstberuhigung und Selbstdesensitivierung zu stärken. Die kognitiv-emotionale Erschütterung des Weltverständnisses (‚shattered assumptions') ist ein weiteres Beispiel für die Annäherung zwischen einem kognitiv-behavioralen und einem psychodynamischen*

Verständnis. Beinahe durchgängig werden Entspannungsverfahren verwendet."

Maercker (2002) stellt in seiner Altersmodifikation für die PTSD zunächst die altersbezogenen körperlichen und psychischen Beschwerden in den Vordergrund. Eine anfängliche Symptomreduktion soll die Therapiecompliance erhöhen und „eine gute Voraussetzung" für spätere Phasen der Traumatherapie schaffen. Der Aufbau einer vertrauensvollen Beziehung und die Vermittlung der Therapierationale sind extrem bedeutsame Therapieelemente. Der Patient erfährt, dass seine Beschwerden eine „normale" Reaktion auf eine belastende Situation sind und welche therapeutischen Schritte zur Bewältigung des Traumas nötig sind. Das weitere Vorgehen wird durch Lebensrückblickinterventionen bestimmt. Eine genaue Beschreibung dieser Therapie (LRT) findet sich bei Maercker und Forstmaier (2013). Die Biografie wird in Lebensphasen oder Schlüsselereignisse restrukturiert; die Stärkung der Erinnerungskompetenz (von allgemein zu spezifisch) soll bei PTSD typischen Gedächtnisphänomenen einen remissionsfördernden Effekt haben. Es kann mit klassischen PTSD-Elementen wie imaginativer Traumakonfrontation und kognitiver Restrukturierung kombiniert werden.

BEWERTUNG
Die Wirksamkeitsnachweise für PTSD-Interventionen im Alter müssen als sehr begrenzt bezeichnet werden. Für die Traumaexposition und Lebensrückblickintervention liegen Fallberichte mit positivem Ergebnis vor.

33.4 Empirische Wirksamkeitsnachweise

Im Folgenden wird versucht, die Wirksamkeitsbefunde für die dargestellten Psychotherapien im Alter zu systematisieren. Die Zusammenstellung für die Depressionsbehandlung stützt sich auf Metaanalysen der Cochrane Collaboration (2008, 2012), aktuellere Metaanalysen von Gold et al. (2012a) und Cuijpers et al. (2014) sowie neuere, d.h. in 2015 publizierte RCTs. Einschränkend ist zu erwähnen, dass trotz einer Zunahme qualitativ hochwertiger Studien die Einbeziehung „deutlich" Älterer, aktiver Kontrollgruppen oder Pharmakotherapie bislang vernachlässigt wurde. Auch die hohen Rückfallquoten sowie die Tendenz zur Chronifizierung sind unzureichend untersucht. In der Cochrane-Metaanalyse von Wilkenson und Izmeth (2012) zur Erhaltungstherapie wurden nur zwei Studien (IPT, KVT im Gruppenformat) berücksichtigt; die Autoren betonen, dass die Datenlange für Behandlungsempfehlungen zu gering sei.

➤ Tab. 33.1 gibt einen Überblick über den Evidenzgrad von Psychotherapien zur Behandlung von Depressionen im Alter. Im Cochrane-Review von Wilson et al. (2008) erfüllten nur 9 (von 65) Studien die Einschlusskriterien; zumeist handelte es sich um ältere Studien aus den 1980er- und 1990er-Jahren. Auf der Basis dieser Studien wurden KVT und Problemlösetherapie als wirksam beurteilt. In neueren Metaanalysen (Gould et al. 2012a; Cuijpers et al. 2014) werden beide Verfahren – neben Lebensrückblickmethoden – als wirksam eingestuft. Bei der IPT war die Überlegenheit als Erhaltungstherapie nur bei jüngeren Älteren nachweisbar; bei psychodynamischen Therapien reicht die Anzahl der Studien nicht aus (lediglich eine RCT im Kurzzeitformat), um eine valide Aussage treffen zu können.

Psychotherapie von Depression im Alter

In der Cochrane-Analyse zur Psychotherapie von Depression im Alter von Wilson et al. (2008) zeichnete sich die einbezogene **kognitive Verhaltenstherapie (KVT)** durch eine große Heterogenität aus; zur Anwendung kamen **individuelle und Gruppen-KVT, Problemlösetherapien** und **kognitive Bibliotherapie** (Lesen von Selbsthilfemanualen). Im Vergleich mit nicht aktiven Kontrollbedingungen (z.B. Warteliste) zeigte sich eine Überlegenheit, wobei die Autoren „warnen"

Tab. 33.1 Wirksamkeitsnachweise für verschiedene Psychotherapien bei Depressionen im Alter

Evidenzgrad	Intervention	Wirksamkeit auf	Einschränkungen/Besonderheiten
Ia	KVT	Depressivität	Auch im Gruppenformat/internetbasiert wirksam
Ia	Problemlösetherapie	Depressivität, Einschränkungen	Auch bei subklinischer Depression einsetzbar
Ib	Lebensrückblick	Depressivität, Ich-Integrität	Auch in nichtklinischen Populationen einsetzbar
IIa	*Problem Adaption Therapie* (PATH)	Depressivität, Einschränkungen	Deutlich Ältere und kognitiv Gestörte wurden im häuslichen Kontext behandelt
IIa	Complicated Grief Treatment (CGT)	Trauersymptome, Depressivität	Exposition wird hervorgehoben
IIa	IPT	Rückfallrisiko bei Depression	IPT mit additiver Medikation überlegen
IIa	Depression Care Management (DCM)	Depressivität	Bei Teilremittierten ähnlich erfolgreich wie IPT
IIa	Psychodynamische Therapie (Kurzzeit)	Depressivität bei pflegenden Angehörigen	Stark selektierte Stichprobe

die Ergebnisse aufgrund der geringen Stichprobengrößen, der hohen Dropout-Zahlen und der heterogenen Interventionen auf klinische Gruppen zu übertragen. Die Praxisrelevanz wird dadurch erheblich infrage stellt.

Bei Gould et al. (2012a) wurden aus einem Pool von 485 Studien 23 RCTs eingeschlossen. Auch hier ergab sich für die **KVT** eine größere Evidenz, wenn sie mit *nichtaktiven* Kontrollgruppen verglichen wurde. Die Befunde blieben bis 12 Monate nach Behandlungsende stabil. Effektstärken auf der Basis von Fremdbeurteilungsverfahren fielen höher aus als die von Selbstbeurteilungsverfahren. Keine Unterschiede ergaben sich im Vergleich mit anderen Therapien (Pharmakotherapie, andere Psychotherapien). Durch Meta-Regressionsanalysen konnte aufgezeigt werden, dass Variable wie „Selbst-/Fremdbeurteilung", „nichtaktive/aktive Kontrollgruppen", individuelle/Gruppentherapie, Pharmakotherapie erlaubt/nicht erlaubt einen wesentlichen Einfluss auf die Effektstärken haben.

Krishna et al. (2013) konnten in ihrer Metaanalyse aufzeigen, dass **KVT** im **Gruppenformat (GCBT)** und **computergestützt (CCGT)** auch bei subklinischer Depression wirksam ist. Zu ergänzen ist, dass nur vier Studien mit relativ jungen (< 55 J.) Probanden berücksichtigt wurden.

Cuijpers et al. (2014) verzeichnen seit 2010 eine deutliche Zunahme an kontrollierten Studien mit älteren Depressiven. In ihrer Metaanalyse mit 44 eingeschlossenen Studien waren die Effektstärken insbesondere von der Güte beeinflusst; bei qualitativ hochwertigen Studien fanden sich geringere Effektstärken. Systematische Zusammenhänge mit der Art der Patientenrekrutierung, der Operationalisierung von Depressionen sowie mit der Länge der Intervention ergaben sich nicht. Die **KVT** wird mit einer Effektstärke von 0,46 als wirksame Depressionstherapie beschrieben, andere psychologische Interventionen wie **Problemlösetherapie** (ES 0,46) und **Lebensrückblicktherapie** (ES 0,59) erzielen ebenfalls moderate Effektstärken. Erwartungsgemäß waren die Effektstärken unter Wartegruppen-Bedingung höher. Bei *Treatment as Usual* (TAU) zeigte sich eine große Heterogenität: von keiner Intervention bis zur Verordnung von Antidepressiva oder Psychotherapie. Am wenigsten wirksam (im Unterschied zu jüngeren Patientenkollektiven) war nichtdirektives Counselling.

In der Studie von Kiosses (2014) zeigte sich, dass mit „aufsuchender" Problemlösetherapie und Einbeziehung der Angehörigen, der sog. **Problem Adaption Therapy (PATH)**, respektable Effektstärken erzielt werden können. Im Vergleich mit supportiver Psychotherapie zeigte sich ein deutlicher Rückgang der depressiven Beschwerden sowie der erlebten Beeinträchtigungen. Die Effektstärken bewegten sich auf einem mittleren Niveau (0,6/0,67). Interessant an dieser RCT ist, dass deutlich ältere (Altersdurchschnitt: > 80 J.) und „wirklich eingeschränkte" Menschen einbezogen wurden. In der Metaanalyse von Kirkham (2015) zeigt sich ebenfalls eine Überlegenheit von **Problemlösetherapie,** wobei hier ein Altersdurchschnitt von „60 und älter" angegeben wird, also ein Patientenkollektiv, dass ohnehin nicht als schwer zu behandeln gilt.

Die Wirksamkeit der **Interpersonellen Psychotherapie (IPT)** wurde von Reynolds et al. (1999) mit „young-old" (59+) überprüft. Es zeigte sich eine Überlegenheit der Kombinationstherapie aus IPT (Erhaltungstherapie, 1 ×/Monat) und Nortriptylin im Vergleich zu den Bedingungen „IPT + Placebo", „Nortripylin + Clinical Management (CM)" sowie „Placebo + CM". Die Rückfallquoten während der 3-jährigen Nachbeobachtung waren unter der Kombinationstherapie am niedrigsten (20 %) und unter Placebo + CM (90 %) am höchsten. In einer späteren Studie derselben Autorengruppe (Reynolds et al. 2006) mit deutlich älteren (Durchschnittsalter 77,1 J.) und körperlich kränkeren Patienten konnte hingegen keine Überlegenheit der Kombinationstherapie nachgewiesen werden. Die Rückfallquote der mit IPT (1 ×/Monat, 45 min) und Placebo behandelten Patienten lag mit 68 % (im 2-Jahres-Follow-up) deutlich über den Quoten der anderen Behandlungsgruppen (IPT + Paroxetin: 35 %, Paroxetin + CM: 37 %, CM + Placebo: 58 %). Das relativ gute Abschneiden der „CM + Placebo"-Gruppe könnte darauf hinweisen, dass bei dieser Subgruppe mehr allgemeine Wirkfaktoren (z. B. Psychoedukation, Unterstützung, Ermutigung) von Bedeutung sind. Diese Hypothese wird durch eine weitere RCT der Autorengruppe gestützt (Reynolds et al. 2010), in der die Effekte von **Depression Care Management** (DCM) und IPT bei teilremittierten Depressiven (> 60 J.) unter Escitalopram(10–20 mg/d) verglichen wurden. Die Remissionsraten nach 16 Wochen waren ermutigend (mehr als 50 % erlangten die Vollremission); IPT und DCM unterschieden sich aber nicht signifikant.

Shear et al. (2014) verglichen „klassische IPT" bei Trauer mit **Complicated Grief Treatment (CGT),** einem Therapieprogramm aus IPT, Motivational Interviewing und Expositionsmodulen. Die Reduktion von Trauersymptomen war in der CGT-Bedingung doppelt so hoch wie in der IPT-Gruppe. Die Ergebnisse weisen auch daraufhin, dass der Abbau von Vermeidung auch bei Älteren ein wichtiges Therapieziel darstellen könnte und dass die Anwendung der „üblichen" IPT-Trauerstrategien und -techniken nicht ausreichend ist.

Generell werden die Inhalte, Modifikationen und die Wirksamkeit **psychodynamischer Therapien** durch Einzelfallbeschreibungen oder Anwendungsbeobachtungen demonstriert. RCTs sind rar. In einer frühen kontrollierten Studie von Gallagher-Thompson und Steffen (1994) mit depressiv erkrankten pflegenden Angehörigen (Durchschnittsalter: 62 J.) zeigten sich keine signifikanten Unterschiede zwischen einem kognitiv-verhaltenstherapeutischen und einem psychodynamischen Vorgehen. In beiden Behandlungsgruppen ergab sich nach 20 ambulanten Sitzungen eine deutliche Reduktion der depressiven Beschwerden. Angehörige, die noch nicht so lange in die Betreuung involviert waren (< 44 Monate), profitierten mehr von psychodynamischer Therapie, Angehörige mit länger andauerndem Pflegeeinsatz hingegen mehr von KVT.

Psychotherapie von Angststörungen im Alter

Im Folgenden werden die Evidenzdaten von Psychotherapien zur Behandlung von Angststörungen im Alter dargestellt (> Tab. 33.2). Die Datenlage ist im Vergleich zur Depressionstherapie deutlich „dünner" und stützt sich auf Metaanalysen von Nordhus und Pallesen (2003), Wetherell et al. (2005) sowie Gould et al. (20012b).

In den Übersichtsarbeiten von Nordhus und Pallesen (2003) sowie Wetherell et al. (2005) wurden verschiedene Interventionsmethoden im Hinblick auf ihre Wirksamkeit bei Angststörungen analysiert. Für die GAD zeigte sich, dass **kognitiv-behaviorale Angstbewältigungsprogramme,** aber auch andere Gruppenangebote wie z. B. altersspezifische Diskussionsgruppen (Wetherell et al. 2005) wirksam sind. Die von Nordhus und Pallesen aufgeführten Effektstärken (*d*) für KVT hängen sehr stark von den Vergleichsbedingungen ab. Bei Wetherell et al. ergaben sich folgende Werte: KVT vs. Wartegruppe: 0,83; KVT vs. „worry discussion group": 0,33.

Eine Metaanalyse von Gould et al. (2012b) erbrachte ein ähnliches Ergebnis. Es wurden insgesamt 12 Studien (vorwiegend GAD-Patienten) lag zwischen 65 und 72. **KVT ist gegenüber Wartegruppen oder TAU überlegen,** dieser Effekt war auch im 6-Monats- (aber nicht im 3- und 12-Monats-) Follow-up nachweisbar. Wurden aktive Kontrollgruppen eingesetzt, fielen die Effektstärken deutlich geringer aus. Die Wirksamkeit ist im Vergleich mit noch Berufstätigen deutlich schlechter, woraus die Autoren weiteren Forschungsbedarf ableiten. Sie postulieren, dass kognitive Störungen, Schwere der Erkrankung und die Adhärenz bzgl. Hausaufgaben ebenso wie Chronizität und unspezifische Wirkfaktoren einen wichtigen Einfluss auf den Behandlungserfolg haben. Diese sollten in zukünftigen Studien mehr Berücksichtigung finden. Nur zwei Studien der Metaanalyse verglichen KVT direkt mit Pharmakotherapie (SSRI, Paroxetin und Sertralin). Bei beiden Studien erzielte die medikamentöse Therapie bessere Effektstärken. Kombinationstherapien sind im Alter bisher nicht untersucht worden, obwohl sich bei Jüngeren positive Effekte zeigen. Die Nachhaltigkeit der Interventionen ist ebenfalls unzureichend untersucht.

In einer neueren Metaanalyse von Barton et al. (2014) zur Wirksamkeit von Interventionen bei **therapieresistenten Angststörungen** genügte *keine* der Studien den Einschlusskriterien.

33.5 Zusammenfassung und Ausblick

Im vorliegenden Beitrag wurden altersmodifizierte und evidenzbasierte störungsorientierte Psychotherapieverfahren vorgestellt. Was die inhaltlichen Aspekte betrifft, so scheint die Altersperspektive zu einer gewissen Nivellierung schulenspezifischer Unterschiede beizutragen. So finden sich bei der Behandlung von Altersdepressionen große Überschneidungen zwischen IPT, KVT und psychodynamischer Psychotherapie. In allen Verfahren wird die Bedeutung des psychosozialen Kontextes der Depression, z. B. durch Verlustereignisse oder Funktionseinschränkungen des Alters, hervorgehoben. Therapieaufbau, Themenbereiche, therapeutische Techniken und Strategien weisen Parallelen auf. Dennoch deutet die Studienlage darauf hin, dass ein direktiveres, problemlöseorientiertes Vorgehen offenbar einen leichten Vorteil gegenüber mehr einsichts- und klärungsorientierten Interventionen hat (Wilson et al. 2009, Gould et al 2012a; Cuijpers et al. 2014). Direktivere Techniken sind aber auch in der IPT und auch der psychodynamischen Therapie kein Tabu (mehr). Möglicherweise stellt Erlebnisvermeidung auch bei Älteren einen die Störung aufrechterhaltenden Bedingungsfaktor dar, den es psychotherapeutisch stärker aufzugreifen gilt. Nach Wilson (2009) und Cuijpers (2014) sind derartige Aussagen aber mit Vorsicht zu betrachten, da die Anzahl an qualitativ hochwertigen Studien generell zu gering ist und auch direkte Vergleiche zwischen einzelnen Psychotherapien fehlen. Zudem sind die Studienergebnisse aus vorwiegend ambulanten Settings nicht ohne weiteres auf andere klinische Subgruppen (z. B. stationäre Depressive) übertragbar.

Die Therapievergleichsstudien von Kiosses et al. (2015) mit kognitiv Gestörten und Shear et al. (2014) mit Trauernden weisen darauf hin, dass mit spezifischen und schulenübergreifenden Therapieprogrammen gute Wirksamkeitsnachweise mit hoher Praxisrelevanz erzielt werden können. Es stellt sich insofern weniger die Frage, ob Psychotherapie wirksam ist, sondern vor allem die der differenziellen Psychotherapieindikation, d. h.: Wer braucht was, in welcher Kombination, durch wen und wie lange?

Im Bereich der Angststörungen wurden zwei Interventionen zur Behandlung der GAD und der PTSD vorgestellt wurden. Trotz z. T. sehr elaborierter Therapiemanuale mit klassischen Therapieelementen wie Exposition und kognitiver Restrukturierung zeigte sich bei der GAD keine konsistente Überlegenheit von KVT gegenüber anderen psychosozialen

Tab. 33.2 Wirksamkeitsnachweise für Psychotherapie bei Angststörungen im Alter

Evidenzgrad	Intervention	Wirksamkeit auf	Einschränkungen/Besonderheiten
Ia	KVT (Komponenten aus kognitiver Therapie, Psychoedukation, Entspannungsverfahren, Expositionstraining, Problemlösen) Kurzzeitinterventionen	Angstsymptome, Depressivität	Geringere Effektstärken als bei jüngeren Angstpatienten

Interventionen (z. B. Gesprächsgruppen). Für PTSD fehlen kontrollierte Studien bislang.

Wirksamkeitsnachweise mit Hochaltrigen sind weiterhin rar. Die wachsende Akzeptanz der Alterspsychotherapie hat zwar zu einer besseren Integration der jüngeren Älteren geführt, das höhere Alter scheint aber von dieser Entwicklung nicht zu profitieren. Nach Peters (2014) halte das negative Altersstereotyp unvermindert an und lähme die weitere Entwicklung des Fachs. In diesem Kontext fordert Jeste (2013), eine *„new positive psychiatry of ageing"*, in der Remission, Prävention sowie psychologische Interventionen zur Verstärkung von Resilienz, sozialem Engagement und Weisheit eine führende Rolle spielen sollten.

Über welche Wirkfaktoren Psychotherapien erfolgreich sind, ist unklar. Wirksamkeitsnachweise für Verfahren wie Lebensrückblicktherapie oder supportive Therapie weisen darauf hin, dass möglicherweise unspezifische Therapiefaktoren vorrangig sind. Dies wird auch bei jüngeren Patientengruppen beobachtet und mit dem *„dodo bird verdict"* in Verbindung gebracht wird. Dahinter verbirgt sich die Annahme, dass allen Psychotherapien ein gemeinsamer Wirkfaktor zugrunde liegt, und nur ca. 10 % des Effekts der Spezifität des jeweiligen Verfahrens zuzurechnen sind (Luborsky et al. 2002). Dodo, der Vogel aus Alice im Wunderland, hatte erklärt, *„all have won und all must have prizes"*, und scheint nach einer Metaanalyse von Marcus et al. (2015) auch im 21. Jahrhundert nicht vom Aussterben bedroht zu sein.

Die Erfolge der großen amerikanischen Versorgungsstudien IMPACT (Hunkeler et al. 2006) und PROSPECT (Schulberg et al. 2007) sowie die Ergebnisse der Studie von Reynold et al. (2010) legen nahe, dass eine kontinuierliche und aktive Unterstützung bei der Depressionsbewältigung durch ein kompetentes und empathisches Therapeutenteam ein sehr wichtiger Wirkfaktor zu sein scheint. Diese psychiatrisch-psychotherapeutische Basisversorgung ist im Alter aber oft nicht gewährleistet.

Die Ausbildung der Therapeuten stellt ebenfalls ein Problem dar, das sowohl für den Forschungsbereich als auch für die klinische Praxis relevant ist. So wird in keiner der aufgeführten Studien darauf hingewiesen, wie alt und erfahren die Therapeuten waren und über welche alterspsychotherapeutischen Kenntnisse oder „Altersbilder" sie verfügten. Der Einfluss von Therapeutenvariablen bzw. die Bedeutung einer positiven Beziehungsgestaltung für den Therapieerfolg wird bei Älteren vernachlässigt, obwohl die Prozessforschung hier im Bereich jüngerer Erwachsener zu interessanten Erkenntnissen gekommen ist. So zeigte sich in einer frühen Arbeit von Rounsaville et al. (1987), dass Therapeutenmerkmale und -verhalten (wie z. B. Wärme und Freundlichkeit, Kompetenz) bessere Prädiktoren für das Behandlungsergebnis darstellten als Patientenvariablen.

Alterspsychotherapie kann – um es mit Fontane auszudrücken – als „ein weites Feld" betrachtet werden, das aber zunehmend an Struktur und Profil gewinnt. Trotz ermutigender Entwicklungen ist die Implementierung und Inanspruchnahme von psychotherapeutischen Interventionen im Alter deutlich schlechter als bei jüngeren Patientenpopulationen. Die demografischen Veränderungen der nächsten Jahre bzw. Jahrzehnte werden mit sehr großer Wahrscheinlichkeit weitere Fortschritte auf diesem Feld „erzwingen". Die zunehmende Individualisierung und die sich im Wandel befindlichen (kohortenspezifischen) Wertesysteme und Altersbilder werden dabei Neukonzeptionen erforderlich machen. Auch die Alterspsychotherapie wird ein weites Spektrum an Methoden und Modulen beinhalten, die den spezifischen Bedürfnissen dieser wachsenden und sehr heterogenen Patientengruppe besser gerecht werden kann.

LITERATURAUSWAHL

Cuijpers P, Karyotaki E, Pot AM, Park M, Reynolds CF 3rd (2014). Managing depression in older age: psychological interventions. Maturitas 79(2): 160–169.

Gould RL, Coulson MC, Howard RJ (2012a). Cognitive behavioral therapy for depression in older people: a meta-analysis and meta-regression of randomized controlled trials. J Am Geriatr Soc 60(10): 1817–1830.

Gould RL, Coulson MC, Howard RJ (2012b). Efficacy of cognitive behavioral therapy for anxiety disorders in older people: a meta-analysis and meta-regression of randomized controlled trials. J Am Geriatr Soc 60(10): 219–229.

Hinrichsen GA, Clougherty KF (2006). Interpersonal psychotherapy for depressed older adults. Washington DC: American Psychological Association.

Kiosses DN, Ravadin LD, Gross JJ, Raue P, et al. (2015). Problem adaptation therapy for older adults with major depression and cognitive impairment. JAMA Psychiatry 72(1): 22–30.

Maercker A (2002). Alterspsychotherapie und klinische Gerontopsychologie. Berlin: Springer.

Maercker A, Forstmeier S (2013). Der Lebensrückblick in Therapie und Beratung. Heidelberg: Springer.

Peters M (2014a). Strukturbezogene Psychotherapie mit hochaltrigen Patienten. Psychotherapie im Alter 11(2): 163–175.

Shear MK, Wang Y, Skritskaya N, Duan N, Mauro C, Ghesquiere A (2014). Treatment of complicated grief in elderly persons: a randomized clinical trial. JAMA Psychiatry 71(11): 1287–1295.

Wilson KC, Mottram PG, Vassilas (2008). Psychotherapeutic treatment for older depressed people. Cochrane Database Syst Rev 1: CD 004853.

KAPITEL 34

Martina Belz und Anita Riecher-Rössler

Geschlechtsspezifische Aspekte

Kernaussagen

- In der Psychotherapie ist die Berücksichtigung geschlechtsspezifischer Aspekte unabhängig von der psychotherapeutischen Orientierung eine wichtige Variable für das Gelingen des therapeutischen Prozesses und das Therapieergebnis. Dies betrifft Lebensbedingungen und soziale Realität, Gesundheit und Gesundheitsverhalten, die psychotherapeutische Behandlung selbst, Fragestellungen und Methoden der Psychotherapieforschung sowie die Inhalte und Strukturen der Aus- und Weiterbildung.

- In der konkreten psychotherapeutischen Arbeit lassen sich fünf Ebenen beschreiben, die geschlechtsspezifisch Einfluss auf den Therapieprozess und das Therapieergebnis haben können:
  1. Menschenbild und therapeutische Orientierung
  2. Interpersonelle Beziehungen und Kontextbedingungen
  3. Therapiebeziehung
  4. Therapietechniken und -ziele
  5. Selbsterfahrung

34.1 Einleitung

Psychische Gesundheit und Krankheit sowie deren Behandlung werden durch das Geschlecht maßgeblich beeinflusst. Auch in der Psychotherapie ist dabei sowohl die Berücksichtigung des „biologischen Geschlechts" (engl. *sex*) als auch des „sozialen Geschlechts" (engl. *gender*) bedeutsam.

Die Darstellung der Unterschiede zwischen den Geschlechtern kann zu einer ungewollten Dichotomisierung führen, indem Geschlechtsspezifisches hervorgehoben und dadurch verfestigt wird. Deshalb wird in Verbindung mit geschlechtsspezifischen Unterschieden immer wieder auf weitere Faktoren wie Familienstand, Bildungsstand oder lebensweltliche Rahmenbedingungen hingewiesen. Zum anderen werden, wo möglich, Unterschiede *innerhalb* der Geschlechtergruppen thematisiert, die genauso groß sein können wie Unterschiede *zwischen* den Geschlechtern. Auch auf die sich langsam entwickelnde Männergesundheitsforschung wird Bezug genommen, um neben frauenspezifischen auch die an die unterschiedlichen männlichen Lebensweisen gebundenen gesundheitlichen Risiken und Ressourcen offenzulegen (Kolip und Hurrelmann 2016; RKI 2014).

MERKE
Das Wissen über **psychotherapierelevante Geschlechtsunterschiede** lässt sich in folgende sieben Punkte unterteilen:
1. Lebensbedingungen und soziale Realität
2. Gesundheitszustand, Gesundheitsverständnis und Gesundheitsverhalten
3. Häufigkeit und Verbreitung von psychischen Störungen
4. Entwicklung und Verlauf von psychischen Störungen
5. Psychotherapeutische Versorgung und Behandlung
6. Psychotherapieforschung
7. Aus- und Weiterbildung

34.2 Lebensbedingungen und soziale Realität

34.2.1 Einflussfaktor Berufstätigkeit

Zunehmend mehr Frauen nehmen am Erwerbsleben teil, die **Erwerbsmuster** von Männern und Frauen unterscheiden sich aber immer noch erheblich. Am stärksten ausgeprägt ist dies in der Gruppe der Verheirateten. Nach der Eheschließung kommt es häufig zu einer Traditionalisierung der Arbeitsteilung, wobei heute an die Stelle des Modells der Ernährer-Hausfrau-Familie das Vollzeit-Teilzeit-Modell getreten ist. Während Männer nach der Geburt eines Kindes weiterhin erwerbstätig bleiben und sich so berufliche Aufstiegschancen und die Möglichkeit zur Weiterentwicklung sichern, sind Frauen häufiger in Berufen mit niedrigerem Status, als Teilzeitbeschäftigte und in hierarchisch untergeordneten Positionen zu finden. Bei Frauen mit Migrationshintergrund sind diese traditionellen Erwerbsmuster noch häufiger verbreitet.

Das **Einkommen** von Frauen liegt in Europa immer noch deutlich unter dem von Männern, auch nach Bereinigung um andere einkommensrelevante Faktoren. In Führungspositionen sind Frauen nach wie vor extrem unterrepräsentiert – all dies, obwohl inzwischen weltweit Frauen den Männern in Sachen Bildung den Rang ablaufen.

Die sich in diesen Daten widerspiegelnde **geschlechtsspezifische Segmentierung der Arbeitswelt** ist in den Ländern am wenigsten ausgeprägt, in denen es ein gut ausgebautes System der Kinderbetreuung gibt und in denen gesetzliche wie auch steuerliche Regelungen v. a. die Berufstätigkeit von Frauen mit Kindern fördern. Aber es ist nicht nur die Betreuung eigener Kinder, die dazu führt, dass Frauen in der Erwerbstätigkeit weniger Fuß fassen als Männer. Ergebnisse der EUROFAMCARE-Studie zeigen, dass international der Frauenanteil bei den **pflegenden Angehörigen** bei 68 % liegt (Kofahl et al. 2005). Frauen erleben die mit der Pflege von Angehörigen verbundenen Belastungen anders als Männer: Männer sehen darin eher eine Managementaufgabe (Langehennig et al. 2012), grenzen sich klarer ab und nehmen viel früher und deutlich mehr professionelle Unterstützung und Hilfe in Anspruch als pflegende Frauen.

Insgesamt leisten Männer wesentlich häufiger bezahlte und Frauen entsprechend mehr unbezahlte Arbeit. Die Kehrseite ist, dass Männer dadurch meist weniger in familiäre Beziehungen – auch mit ihren Kindern – integriert sind und weniger legitimierte Möglichkeiten haben, berufliche Unterbrechungen zur Neuorientierung zu nutzen.

Die Mehrfachbelastungen, denen Frauen ausgesetzt sind, führen genauso wie der auf Männern lastende Karrieredruck bei beiden Geschlechtern immer wieder zu **Überforderungssyndromen**, die psychotherapeutische Unterstützung notwendig machen. Auch kann die (finanzielle) Abhängigkeit von Frauen mit Kindern deren Autonomie und Selbstwert beeinträchtigen und so psychische Störungen fördern. Diese sozialen Rahmenbedingungen, aber auch der Umgang mit den damit zusammenhängenden Belastungen können die Entscheidung zur Aufnahme einer Psychotherapie in verschiedener Weise beeinflussen. Eine Vollzeitberufstätigkeit kann aufgrund der zeitlichen Einschränkungen eine Psychotherapie ebenso erschweren wie das Angebundensein durch Kinder oder pflegebedürftige Angehörige. Knappe finanzielle Mittel machen Psychotherapie in Ländern, in denen sie keine Regelleistung der Versicherungen darstellt, für Menschen mit niedrigem Einkommen – und das sind immer noch häufiger Frauen – kaum erschwinglich. Das männliche Rollenstereotyp, das Stärke, Autonomie und Kontrolle fordert, ist mit der Aufnahme einer Psychotherapie und der Vorstellung von Schwäche und Unterstützungsbedarf z. T. schwer vereinbar.

34.2.2 Einflussfaktor Gewalt

Gewalt gilt als eines der bedeutsamsten Gesundheitsrisiken, mit denen Frauen und Mädchen auf der ganzen Welt konfrontiert sind (Garcia-Moreno und Riecher-Rössler 2013). In Europa geht es v. a. um **häusliche** und **sexualisierte Gewalt.** Diese geht zum Großteil von Männern aus, mit denen die Frauen bekannt, befreundet oder verheiratet sind.

Auch bezogen auf die **Angst,** zum Opfer von Gewalt zu werden, sind geschlechtsspezifische Unterschiede feststellbar. Mädchen werden eher vor dem öffentlichen Raum als tendenziell gefährlich gewarnt, während Jungen eher dazu aufgefordert, ihn zu nutzen und sich möglichen Gefahren zu stellen (Schwind et al. 2001). Besonders häufig erleben Migrantinnen und Flüchtlingsfrauen Gewalt (Khelaifat und Schröttle 2008).

34.2.3 Einflussfaktor Alter und Lebensform

Geschlechtsspezifisch relevant sind auch die **Verschiebung der Altersstruktur** in der Bevölkerung, von der Frauen wegen der höheren Lebenserwartung stärker betroffen sind, und die damit einhergehenden psychischen Erkrankungen. Der **Wandel der Lebensformen** (weniger Kinder, mehr Singles, mehr Alleinerziehende) wirkt sich geschlechtsspezifisch unterschiedlich aus (z. B. Überforderungssyndrome und zunehmendes Armutsrisiko bei Frauen) und beeinflusst die in einer Psychotherapie relevanten Themen.

34.3 Gesundheitszustand, Gesundheitsverständnis und Gesundheitsverhalten

Was Männer und Frauen unter Gesundheit verstehen, bestimmt auch, wann sie sich als krank und behandlungsbedürftig wahrnehmen, was sie tun, um ihre Gesundheit zu erhalten bzw. wiederherzustellen. Ein Blick auf geschlechtsspezifisches Inanspruchnahmeverhalten bei körperlichen Erkrankungen gibt zudem Hinweise auf Aspekte, die auch bei der Versorgung von Männern und Frauen mit psychischen Problemen eine Rolle spielen könnten.

Die höhere **Mortalität** der männlichen Bevölkerung vor dem 65. Lj. wird v. a. als Folge ihres spezifischen geschlechtsstereotypen Risikoverhaltens (z. B. risikoreiche Sportarten, Arbeitsunfälle, Suchtmittelmissbrauch) erklärt. Hinz (2007) weist darauf hin, dass einige der beschriebenen gesundheitsriskanten Verhaltensweisen (z. B. riskant und schnell Auto fahren oder waghalsig Sport treiben, um Grenzen auszutesten und sich als männlich stark und furchtlos zu zeigen) als

Versuch verstanden werden können, jugendspezifische Entwicklungsaufgaben zu meistern. Geschlechtsunterschiede zeigen sich auch im sexuellen Risiko- und Schutzverhalten. Männer können ohne das Einverständnis von Frauen Kondome benutzen, umgekehrt ist das nicht möglich. Am letztgenannten Beispiel wird deutlich, dass das **gesundheitliche Risiko- und Schutzverhalten** auch durch geschlechtsspezifische Abhängigkeiten beeinflusst sein kann. Männer bewerten ihren **Gesundheitszustand** im Durchschnitt besser und sind mit ihrer Gesundheit zufriedener als Frauen, wobei Alter, Höhe des Einkommens, beruflicher Bildungsabschluss und Erwerbstätigkeitsstatus noch stärker mit dem Urteil korrelieren als das Geschlecht.

Auch beim **Inanspruchnahmeverhalten** zeigen sich relevante Geschlechtsunterschiede. Bereits im Alter von 15 Jahren suchen Mädchen und Frauen öfter ärztliche Hilfe auf und werden mehr krankgeschrieben als Jungen und Männer. Sie registrieren mehr Symptome und zeigen eine aktivere Beschwerdeschilderung. Frauen nehmen die Dienstleistungen von Krankenhäusern deutlich häufiger in Anspruch als Männer. Dies ist auch dann noch der Fall, wenn die Zahlen alterskorrigiert sind und Krankenhausaufenthalte wegen Entbindung unberücksichtigt bleiben. Männer verbringen jedoch durchschnittlich mehr Tage im Krankenhaus, wenn sie einmal eingewiesen sind. Wenn Männer zum Arzt gehen, werden sie in Bezug auf ihre Beschwerden ernster genommen und gründlicher untersucht. Frauen bekommen hingegen häufiger und mehr Medikamente verschrieben (Stürzer und Cornelißen 2005). Unterschiede zwischen den Geschlechtern bestehen weiterhin in der Art der Medikamenteneinnahme: Während Neuroenhancement zur Leistungssteigerung v. a. Männer anspricht, werden Medikamente zur Verbesserung der Stimmung oder zum Abbau von Ängsten und Nervosität häufiger von Frauen genutzt (IGES Institut 2015), wohl auch entsprechend den häufigeren depressiven und Angsterkrankungen bei Frauen (➤ Kap. 34.4).

Männer haben ein funktionaleres **Gesundheitsverständnis.** Gesundheit bedeutet für sie in erster Linie Leistungsfähigkeit, körperliche Funktionsfähigkeit und „Abwesenheit von Krankheit" (Bengel und Belz-Merk 1997). Sie rauchen mehr, konsumieren mehr Alkohol sowie illegale Drogen und sind deutlich häufiger übergewichtig als Frauen. Frauen achten mehr auf die Ernährung, z. T. aber im Sinne einer Fehlernährung durch eine zu geringe Nahrungszufuhr. Sie treiben weniger Sport als Männer. Frauen haben eher ein ganzheitliches, positives, an Wohlbefinden orientiertes Gesundheitsverständnis. Sie nehmen ihre Krankheitssymptome i. Allg. besser wahr als Männer und haben auch eine bessere Krankheitsbewältigung. Frauen wenden sich eher an Hausärzte, während Männer verstärkt Fachärzte konsultieren (WHO 2000). Frauen nehmen auch häufiger „Laienhilfe" wie Selbsthilfegruppen/-literatur in Anspruch; sie besuchen Esoterikmessen und kaufen eher in Bioläden ein.

Weitere Erklärungsansätze für die berichteten Geschlechtsunterschiede im Gesundheitszustand und -verhalten liegen in den spezifischen Erfahrungen, die Männer und Frauen innerhalb des Gesundheitssystems machen, aber auch in methodischen Artefakten bei Erhebungsverfahren.

34.4 Häufigkeit und Verbreitung psychischer Störungen

Gemäß den Daten einer aktuellen repräsentativen Bevölkerungsstichprobe (Wittchen et al. 2012), die mit international anerkannten und zuverlässigen Untersuchungsmethoden auf der Grundlage aktueller Klassifikationssysteme erhoben wurden, erfüllten im Jahre 2011 in einem Zeitraum von 12 Monaten 33,3 % der deutschen Bevölkerung die Kriterien für klinisch bedeutsame psychische Störungen nach DSM-IV-TR. Aufgeteilt nach Geschlecht betraf dies Frauen zu 35,9 % und Männer zu 30,7 %. Was die Gesamthäufigkeit psychischer Störungen angeht, zeigte sich damit kein gravierender Geschlechtsunterschied, wohl aber bezüglich der Diagnosen.

Dass es bei vielen psychischen Erkrankungen, die beide Geschlechter betreffen, große Häufigkeitsunterschiede gibt, ist schon länger bekannt (Übersicht in Riecher-Rössler und Bitzer 2005). So leiden **Frauen** deutlich häufiger an Essstörungen wie Anorexie und Bulimie als Männer (9 F : 1 M). Depressionen sind bei Frauen doppelt so häufig wie bei Männern, und zwar von den leichteren depressiven Zuständen bis hin zu den schweren unipolaren affektiven Erkrankungen. Auch in neueren Studien zeigen sich ähnliche Geschlechtereffekte und ein deutlicher Zusammenhang mit dem Sozialstatus. Auch viele Arten von Angststörungen (einschl. Agoraphobie, Panikstörung und soziale Phobie) sind bei Frauen häufiger. Ebenso werden Somatisierungsstörungen, Borderline-Persönlichkeitsstörungen (3 F : 1 M) und dissoziative Identitätsstörungen (3–9 F : 1 M) bei ihnen häufiger diagnostiziert. Nach einem Trauma entwickeln Frauen eher eine posttraumatische Belastungsstörung. Von einer Medikamentenabhängigkeit sind Frauen dreimal häufiger betroffen als Männer. Insgesamt nehmen sie doppelt so häufig wie Männer psychoaktive Medikamente ein, was z. T. durch die häufigere Depression (s. u.) und deren psychopharmakologische Behandlung zu erklären ist. Da aber Medikamentenabhängigkeit meist im Rahmen einer ärztlichen Behandlung beginnt und problematische Dauerverschreibungen von Benzodiazepinen weitgehend (zu über 80 %) *konsensuell* zwischen Patient bzw. Patientin und einem einzigen Arzt erfolgen, kann dies als Hinweis für ein geschlechtsspezifisch unterschiedliches Verschreibungsverhalten von Ärzten verstanden werden (Holzbach et al. 2010).

Bei **Männern** sind die meisten Persönlichkeitsstörungen häufiger, v. a. antisoziale (Übersichten in Riecher-Rössler und Bitzer 2005) sowie der Großteil an Paraphilien. Erhöhte Prävalenzzahlen in den Persönlichkeitsstörungen bei Frauen finden sich bei der dependenten und der histrionischen Persönlichkeitsstörung. Lediglich bei bipolaren Erkrankungen und schizophrenen Störungen sind Männer wie Frauen nahezu gleich häufig betroffen. Gerade die geschlechtsspezifische Dominanz bestimmter Störungsbilder und die Tatsache, dass Frauen in den weniger biologisch bestimmten Störungen überwiegen, macht den Einfluss psychosozialer Faktoren auch bei psychischen Störungen plausibel.

Frauen verüben auch häufiger **Suizidversuche** als Männer. Bei Männern dagegen sind **vollendete Suizide** häufiger, ebenso wie Abhängigkeiten von Substanzen außer Medikamenten – 70 % der Alkoholabhängigen sind Männer. Die signifikant höhere Suizidrate insbesondere bei jungen und älteren Männern wird von manchen Autoren zusammen mit der hohen Alkoholismusrate als Äquivalent der weiblichen Depression angesehen, da Männer im Fall einer Depression entsprechend der männlichen Geschlechtsrollenerwartung im Vergleich zu Frauen deutlich seltener professionelle Hilfe in Anspruch nehmen und stattdessen Alkohol und als letzten Ausweg den Suizid als Bewältigungsstrategie einsetzen (Möller-Leimkühler 2000; Wolfersdorf und Schulte-Wefers 2005).

Gutiérrez-Lobos et al. (2000) fanden in einer Studie zum sog. *„gender gap in depression"* die höchste Depressionsrate bei nichtberufstätigen geschiedenen Frauen, die niedrigste bei berufstätigen verheirateten Männern.

Meshkat et al. (2010) diskutieren, dass es aufgrund der Diagnosekriterien in den gängigen Diagnosemanualen zu einer Unterschätzung der Depressionsraten bei Männern kommen könnte. Spezifisch männliche Symptome wie Aggressivität, Verärgerung, Irritabilität, Feindseligkeit oder erhöhtes Risiko- und Suchtverhalten könnten die gängigen Depressionssymptome überdecken. Das klinische Bild einer Depression weist demnach für Männer und Frauen spezifische Symptome auf, die bei einer Diagnosestellung berücksichtigt werden müssten. Möglicherweise gilt dies auch für andere Störungsbilder.

Zudem ist kritisch zu diskutieren, dass für die Diagnose einer psychischen Störung neben standardisierten, von Experten bzw. Expertinnen entwickelten Diagnosesystemen auch die **Normalitätsbilder einer Gesellschaft** relevant sind. Diese legen Frauen und Männer auf „gute & richtige" Eigenschaften fest. Eindrücklich wurde die Bedeutung dieser Normalitätsbilder in der klassischen Fragebogenstudie von Broverman et al. (1970) an drei Gruppen von Psychotherapeutinnen und Psychotherapeuten gezeigt. Diese hatten die Aufgabe anzugeben, welche Merkmale sie mit dem Bild eines gesunden Mannes (Gruppe 1), eines gesunden Menschen (Gruppe 2) und einer gesunden Frau (Gruppe 3) verbinden. Danach entspricht das Bild eines gesunden Mannes mit den Merkmalen Unabhängigkeit, Rationalität und Gelassenheit dem Bild eines gesunden Menschen (Gruppe 2). Das Bild einer gesunden Frau (Gruppe 3) wurde mit den Eigenschaften „gefühlvoll, nachgiebig und wenig aggressiv" beschrieben und entsprach genau dem Bild eines psychisch gestörten Menschen.

Die Studie wurde in ähnlicher Form von Nesbitt und Penn (2000) repliziert und macht unmittelbar einsichtig, wie gesellschaftliche Normalitätsbilder auch Einfluss auf das Diagnostizieren und Pathologisieren von Therapeuten und Therapeutinnen haben können. Wenn Frauen mit Eigenschaften wie Passivität, Sensibilität, Emotionalität, Kooperationswilligkeit, Fürsorglichkeit und Zuständigkeit für Beziehungspflege ausgestattet und Männern Merkmale wie Aggressivität, Sachorientierung, Konfliktfreudigkeit, Autonomie, Aktivität und Rationalität zugeschrieben werden, dürfte diese Haltung auch Therapieziele und -ergebnisse beeinflussen. Trotz Enttraditionalisierung sind diese Geschlechtsrollenstereotypien über Zeit und Kulturen hinweg erstaunlich stabil (Glick et al. 2004).

> **MERKE**
> Weder Frauen noch Männer sind also insgesamt das kränkere Geschlecht, sie weisen lediglich unterschiedliche Krankheitsprofile auf, in die geschlechtsrollenstereotypische Aspekte einfließen.

Frauen geben aber insgesamt öfter als Männer an, wegen psychischer Probleme und Störungen in Behandlung gewesen zu sein (21 vs. 10 %) oder sich vorstellen zu können, dies im Bedarfsfall zu tun (62 vs. 44 %). Unter den Psychotherapiepatienten haben Männer nur einen Anteil von etwa 30 % (Dorrmann et al. 2014). Trotz gesellschaftlicher Veränderungen sind immer noch geschlechtsrollenspezifische Vorstellungen verbreitet, die es Männern erschweren, Psychotherapie in Anspruch zu nehmen, da dies gleichbedeutend mit dem Zeigen von Schwäche ist. Das Offenlegen von Problemen, die eigene Verletzlichkeit zeigen, Gefühle ausdrücken und sich einem Therapeuten oder einer Therapeutin anvertrauen, entsprechen mehr dem weiblichen Problemlöseverhalten (Mahalik et al. 2003). Dies gilt noch mehr für paar- und/oder familientherapeutische Settings (Owen et al. 2009).

36 % aller Frühberentungen bei Frauen erfolgen aufgrund psychischer Erkrankungen (bei Männern 25 %). Insbesondere Frauen sind von Arbeitsunfähigkeit aufgrund von psychischen Störungen betroffen. Laut DAK-Gesundheitsreport 2015 liegt der Anteil der Frauen mit einer Krankschreibung aufgrund einer psychischen Störung bei 19,9 % verglichen mit 13,4 % bei Männern (IGES Institut 2015). Möglicherweise sind diese Unterschiede durch die unterschiedliche Verteilung von Diagnosen mit mehr depressiven und Angsterkrankungen bei Frauen und/oder durch das unterschiedliche Inanspruchnahmeverhalten bedingt.

34.5 Entwicklung und Verlauf psychischer Störungen

Im Kindes- und Jugendalter werden bei Mädchen häufiger internalisierende Störungen diagnostiziert, bei Jungen eher externalisierende Verhaltensweisen. Nach Einsetzen der Pubertät wird der Anteil von Mädchen mit Depression immer größer, Jungen dominieren dagegen bei Lern- und Leistungsstörungen, ADHS sowie Delinquenz und Störungen durch Substanzgebrauch (Steinhausen 2010; Fuchs et al. 2013).

Warum Frauen etwa doppelt so häufig an **Depressionen** leiden wie Männer, ist nach wie vor nicht ganz geklärt. Verschiedene Theorien (Übersicht bei Riecher-Rössler 2013, 2016) gehen davon aus, dass die geschlechtsspezifische Sozialisation von Knaben und Mädchen das spätere geschlechtsspezifische Rollenverhalten prägt. Riecher-Rössler argumentiert, Mädchen würden eher zu Passivität, erlernter Hilflosigkeit und geringerem Selbstvertrauen erzogen, Knaben dagegen eher zu aktivem Coping. In der Folge tendierten Frauen deshalb dazu, Konflikte eher zu internalisieren und mit Grübeln, Schuldgefühlen und Depressionen zu reagieren, während Männer eher externalisierten und entweder aktive oder gar aggressive Bewältigungsstrategien suchten oder zu Alkohol griffen (Belz und Riecher-Rössler 2008; Riecher-Rössler et al. 2003, 2016). Das Depressionsrisiko bei Frauen werde aber auch durch ihren geringeren sozialen Status, ihre stärkeren Abhängigkeiten, das Erleben von häuslicher Gewalt, sexuellem Missbrauch und Armut (v. a. als alleinerziehende Mutter) etc. erhöht.

Wichtig ist in diesem Zusammenhang auch eine große Studie der Weltgesundheitsorganisation (WHO), der *Women's Mental Health Survey* (Seedat et al. 2009), der in 15 Ländern auf verschiedenen Kontinenten durchgeführt wurde. Depressive Erkrankungen waren bei Frauen überall etwa doppelt so häufig wie bei Männern. In einigen wenigen Ländern war dieser Geschlechtsunterschied bei den jüngeren Jahrgängen jedoch geringer ausgeprägt als bei den älteren – und zwar interessanterweise in denjenigen Ländern, in denen sich in den letzten Jahren die Geschlechterrollen von Frauen und Männern angenähert haben.

Ein weiterer wichtiger Risikofaktor für die Entwicklung einer psychischen Störung und Anlass, sich in psychotherapeutische Behandlung zu begeben, ist das häufig berichtete geringere *Selbstwertgefühl* von Frauen. In verschiedenen Studien zeigten sich Frauen stärker von positivem Feedback abhängig als Männer und wiesen eine geringere Handlungsorientiertheit und ein geringeres Durchsetzungsvermögen auf. Auf der anderen Seite zeigten Frauen offensichtlich eine stärkere Extraversion, Hilfsbereitschaft, Empathiefähigkeit und Beziehungsorientierung. All dies können prinzipiell Stärken von Frauen sein, die aber zu stärkeren Belastungen aus dem sozialen Netz führen können (Übersicht bei Belz und Riecher-Rössler 2008, Riecher-Rössler 2006, 2016).

Frauen unterscheiden sich im Mittel von Männern auch in ihrem **emotionalen Ausdruck.** So sprechen sie eher über ihre Gefühle, drücken diese i. Allg. auch intensiver aus und erinnern eher gefühlsbetonte Situationen. Frauen werden aber auch von negativen Gefühlen anderer stärker berührt, was sie vulnerabler macht. Sie zeigen häufiger und stabiler Angst, Niedergeschlagenheit und Trauer und neigen eher zu Besorgnis. Dagegen können sie weniger gut direkte – z. T. aber mehr verbale – Aggressivität zeigen. Sie schämen sich häufiger und intensiver, insbesondere in Bezug auf ihren Körper, ihre soziale Kompetenz und ihre Leistungen. Und v. a. fühlen sie sich häufiger schuldig (Übersicht in Belz und Riecher-Rössler 2008; Riecher-Rössler 2003, 2013).

Bislang gibt es keine hinreichende Erklärung, ob diese geschlechtsspezifischen Unterschiede eher genetisch-familiäre, biologische oder psychosoziale Hintergründe haben. Eine Perspektive, die all diese Faktoren in den Blick nimmt, erscheint der Komplexität am angemessensten.

34.6 Psychotherapeutische Versorgung und Behandlung

Erkenntnisse über die Bedeutung der Kategorie Geschlecht, die in die konkrete Arbeit mit Patienten und Patientinnen einzubeziehen sind, lassen sich auf fünf Ebenen beschreiben und zusammenfassen:

1. **Menschenbild und therapeutische Orientierung:** Wie beschreiben und erklären verschiedene Therapieschulen die Unterschiede der Geschlechter in den theoretischen Konzepten zum psychischen Funktionieren und zur geschlechtsspezifischen Entwicklung, zu Auftretenshäufigkeit und Erscheinungsbild psychischer Störungen?
2. **Interpersonelle Beziehungen** und Kontextbedingungen der Patienten/Patientinnen: Wie gehen weibliche und männliche Bezugspersonen des Patienten bzw. der Patientin mit der Störung um?
3. **Therapiebeziehung:** Wie beeinflussen geschlechtsspezifische Unterschiede in den Erwartungen von Therapeuten und Therapeutinnen hinsichtlich Partnerschaft, Arbeitsfähigkeit etc. gegenüber Patientinnen und Patienten die Therapiebeziehung?
4. **Therapietechniken und Therapieziele:** Zeigen bestimmte therapeutische Techniken, aber auch Psychotherapieverfahren eine geschlechtsspezifische Wirksamkeit? Werden bestimmte Techniken in Abhängigkeit vom Geschlecht häufiger eingesetzt? Gibt es geschlechtsspezifisch zuordnungsfähige thematische oder technische Sperren? Lassen sich sinnvolle geschlechtsspezifische Therapieziele formulieren?
5. **Selbsterfahrung:** Was traue ich mir als Therapeut bzw. Therapeutin zu und was nicht? Wo bin ich besonders

empfindsam oder verführbar, und was hat das mit meiner geschlechtsspezifischen Sozialisation zu tun?

Die genannten Aspekte werden im Folgenden unter Berücksichtigung schulenspezifischer Perspektiven integrativ und störungsübergreifend dargestellt.

34.6.1 Menschenbild und therapeutische Orientierung

Was haben die traditionellen psychotherapeutischen Schulen zur Aufklärung der Geschlechtsunterschiede beigetragen? Die klassische **Psychoanalyse** hat als Erklärungsansatz für die psychologischen Geschlechtsunterschiede in ihren Anfängen als wohl bekanntestes Konzept das des Penisneids vorgelegt (Freud 1925).

Modernere Konzepte wurden von feministischen Psychoanalytikerinnen vorgelegt (vgl. z. B. Riecher-Rössler 2003). So wagt zwar Karin Horney (1973) nicht, die Existenz eines Penisneids zu hinterfragen, sie unterscheidet aber zumindest zwischen einem „primären" Penisneid aufgrund des biologischen Mangels und einem „sekundären" Penisneid, mit dem Frauen auf ihre faktischen sozialen Beschränkungen reagierten. Sehr viel weiter geht Chodorow (1978) mit ihrer Ansicht, dass das sog. **asymmetrische Parenting** in unserer Gesellschaft mit eine Rolle für die Entstehung psychischer Störungen spielt. Damit meint sie die Tatsache, dass in unserer Gesellschaft Kinder v. a. von ihren Müttern, also Frauen, erzogen würden und dies dazu führe, dass die Identitätsbildung bei Knaben und Mädchen unterschiedlich erfolge. Knaben müssten sich eher vom Weiblichen abgrenzen und lernten dadurch Autonomie, während Mädchen diese Notwendigkeit nie in gleichem Maße spürten und dadurch eher in symbiotischer Abhängigkeit verharrten. Hinzu komme, dass sie sich mit der Mutter als Frau identifizierten und Frauen in unserer Gesellschaft als minderwertig betrachtet würden.

In der **Verhaltenstherapie** ist die Geschlechterfrage erst in den letzten Jahren theoretisch diskutiert worden. Dabei wurde deutlich, dass es nicht ausreicht, eine geschlechterneutrale Theorie zu vertreten, wie es die Verhaltenstherapie lange Zeit für sich in Anspruch genommen hat. In Deutschland besteht seit 1986 in der Deutschen Gesellschaft für Verhaltenstherapie die Arbeitsgemeinschaft „Frauen in der psychosozialen Versorgung". Die AG macht auf die besondere Situation von Frauen im psychosozialen Bereich aufmerksam und setzt sich für eine Gleichstellung in Forschung, Theorie und psychosozialer Praxis ein. Ein Arbeitsschwerpunkt ist das Thema „Sexuelle Übergriffe in Therapie und Beratung".

Kognitive Theoretiker haben sich mit dem Einfluss des Geschlechts auf Kognitionen, Verhalten und Emotionen beschäftigt. Sie sehen eine der Ursachen für die bei Frauen häufiger beobachtete Passivität und erlernte Hilflosigkeit in der geschlechtsrollenspezifischen Sozialisation. Auch betonen sie, dass Frauen Ereignisse sowie die möglichen Bewältigungsmöglichkeiten anders bewerten als Männer und aufgrund dieser anderen – nämlich negativeren – Bewertung eher Depressionen entwickeln. Sie beschreiben den sog. negativen kognitiven Stil von Frauen, die für negative Ereignisse eher stabile, globale und vor allem internale Kausalattributionen entwickeln, d. h., Frauen glauben häufiger als Männer, dass sie für ein negatives Ereignis verantwortlich seien und dass das immer und in allen Bereichen so sei. Dies – so die kognitiven Theorien – führe auch dazu, dass Frauen weniger glaubten, etwas durch aktive Beeinflussung ändern zu können, deswegen auch weniger motiviert für solche Änderungen seien, was den Verlauf der Depression negativ beeinflusse (Übersicht in Riecher-Rössler 2005).

Kritisiert wurde an diesen kognitiven Theorien v. a., dass die tatsächlichen Lebensbedingungen von Frauen in ihrer Schwierigkeit ebenso häufig unterschätzt würden wie der soziale Kontext, in dem die Neigung zu dysfunktionalen Kognitionen entstünde.

Die **systemische Familientherapie** hat sich eher wenig mit dem Einfluss von Geschlechterrollen auseinandergesetzt (vgl. dazu Belz und Riecher-Rössler 2008), obwohl Geschlechterrollen gerade für die Struktur und Funktionsweise von Familien besonders wichtig sind. Wie Willutzki (2001) betont, wird damit auch die Machtasymmetrie in Familien in der systemischen Therapie nicht thematisiert. Konzepte wie „Komplementarität", „Zirkularität" oder „Neutralität" und „Allparteilichkeit" trivialisierten die Unterschiede zwischen Verhaltensweisen und ihren Konsequenzen:

„Geht man etwa davon aus, dass nicht zu entscheiden ist, ob sie nörgelt, weil er trinkt, oder aber er trinkt, weil sie nörgelt, so erscheinen beide Reaktionsweisen als gleichwertig in ihren Folgen. Im Extremfall gilt dies auch für Gewaltbeziehungen: Ihr Widerspruch und Nörgeln scheint seinen Schlägen gleichwertig."

Willutzki (2001: 703)

Sowohl systemische als auch psychoanalytische und tiefenpsychologische Schulen tendieren darüber hinaus dazu, die Ursachen von Problemen und psychischen Störungen in der Kindheit zu lokalisieren und implizit oder explizit Mütter hauptverantwortlich zu machen.

Die **humanistischen/experimentellen Therapieverfahren** richten sich mit ihren anthropologischen Grundannahmen am Individuum aus. Eine Auseinandersetzung mit geschlechtsspezifischen Fragestellungen fehlt dementsprechend bzw. wurde gar nicht als notwendig erachtet.

Resümee

Insgesamt haben sich die großen psychotherapeutischen Schulen mit der Erklärung der Geschlechtsunterschiede bei psychischen Erkrankungen teils beschäftigt und teils auch versucht, dies in ihrer Konzeptbildung zu berücksichtigen. Viele dieser Konzepte (z. B. die frühen psychoanalytischen) sind aber deutlich durch den jeweiligen Zeitgeist geprägt und müssen aus heutiger Sicht kritisch hinterfragt werden. Auch die geschlechtsneutralen individuumszentrierten Ansätze der humanistisch-erlebnisorientieren Verfahren und modernere Konzepte lassen eine kritische Auseinandersetzung mit gesellschaftlichen und kulturellen Einflüssen sowie sozialen Realitäten weitgehend vermissen oder werden wie bei der Verhaltenstherapie in Arbeitsgruppen ausgelagert. Hinzu kommt, dass nur wenige Konzepte empirisch validiert wurden. Auch wurde die Frage, wie psychotherapeutische Techniken für die jeweiligen Geschlechter aufgrund dieser Erkenntnisse zu modifizieren sind, bisher kaum untersucht (vgl. dazu Riecher-Rössler 2003; Belz und Riecher-Rössler 2008).

34.6.2 Interpersonelle Beziehungen und Kontextbedingungen

Neben den gesellschaftlichen und kulturellen Rahmenbedingungen, in denen Patienten und Patientinnen sozialisiert wurden und werden, spielen auch sehr individuelle Kontextbedingungen auf der Ebene ihrer aktuellen interpersonellen Beziehungen eine Rolle. So ist es wichtig zu wissen, wie weibliche und männliche Bezugspersonen des Patienten bzw. der Patientin mit der psychischen Störung umgehen:
- Welche gesellschaftlich geltenden Normen und Bewertungen werden in der konkreten Lebenswelt der Patienten und Patientinnen geteilt?
- Werden spezifische Verhaltensweisen, die für die Aufrechterhaltung einer Störung mitverantwortlich sind, vom Ehepartner als positiv und richtig bewertet, wie z. B. Hilflosigkeit und Abhängigkeit von Frauen bei Angststörungen und Depressionen?
- Werden Verhaltensweisen in unterschiedlichen Lebensbereichen auch unterschiedlich bewertet und entsprechend konflikthaft erlebt (z. B. assertives Verhalten einer Frau, das am Arbeitsplatz passend ist, wird in der Familie als unweiblich, aggressiv und herzlos kritisiert)?
- Unterliegen spezifische Verhaltensweisen, die in einem anderen kulturellen Kontext selbstverständlich zur männlichen oder weiblichen Rolle gehören und dort Beziehungen prägen, in einer neuen Umgebung mit neuen Beziehungen auch anderen Bewertungsmustern (z. B. Migranten und Migrantinnen, binationale Ehen)?
- Wie konstituiert sich also Gesellschaftliches und Kulturelles im Privaten, und wie beeinflusst dieser individuelle Kontext die Störung und das psychotherapeutische Geschehen?
- Wie viel Toleranz existiert in den interpersonellen Beziehungen in Bezug auf Abweichung und mögliche Veränderung und ein etwaiges Ausbrechen aus den Bewertungsmustern einer Familie oder Gemeinschaft? Dass es dabei geschlechtsspezifische Unterschiede gibt, zeigen die Ergebnisse des Gender-Datenreports von 2005 (Cornelißen 2005). Danach wird Frauen bei abweichendem Verhalten schneller und häufiger das Aufsuchen psychosozialer Dienste nahegelegt bzw. werden durch Dritte korrigierende Interventionen eingeleitet.

Nicht zuletzt sollten geschlechtsspezifische Bedürfnisse im Setting berücksichtigt werden. Oft „gestatten" sich Patientinnen auch nur dann eine Psychotherapie, wenn sie während der Schulzeiten der Kinder angeboten oder ein Betreuungsangebote für Kinder vermittelt wird. Der Partner sollte im Setting nie vergessen werden. Manche Therapien sind zum Scheitern verurteilt, wenn der Partner nicht rechtzeitig einbezogen und für die Therapie gewonnen wird. Auch sollte der Partner – gerade bei Frauen mit Kindern – oft viel stärker als Ressource genutzt werden (vgl. dazu Belz und Riecher-Rössler 2008).

Mit der wachsenden Zahl von Flüchtlingen und Migranten in Europa nimmt auch die Vielfalt an Lebenskontexten weiter zu, mit denen Psychotherapeuten konfrontiert sein werden. Angesichts der gesellschaftlichen, kulturellen und religiösen Vielfalt der verschiedenen Herkunftsländer und Regionen mit ihren jeweils eigenen geschlechtsspezifischen Rollenvorstellungen, aus denen die Patienten kommen, dürfte es für Therapierende noch notwendiger sein, die eigenen Geschlechtsrollenstereotypien und geschlechtsspezifischen Prägungen fortlaufend zu reflektieren.

34.6.3 Therapiebeziehung

In der therapeutischen Beziehung sind sowohl das biologische als auch das soziale Geschlecht des Therapeuten und der Therapeutin und die damit zusammenhängenden geschlechtsspezifischen Erwartungen an Patientinnen und Patienten hinsichtlich Partnerschaft, Arbeitsfähigkeit, Familienleben, Sexualität etc. von Belang.

Studien zum Geschlecht der Therapierenden und zur geschlechtsspezifischen Passung

Rudolf (2002) untersuchte den Einfluss des Geschlechts von Therapeuten und Therapeutinnen auf die Therapie. Es wurden stationär behandelte Patienten und Patientinnen mit sozialer Ängstlichkeit untersucht, bei denen gleichzeitig Beziehungsängste sowie eine Verunsicherung der Geschlechtsidentität vermutet wurden. Hier zeigte sich ein deutlich besseres Ergebnis bei den männlichen Patienten, die von Therapeutinnen behandelt wurden, als bei allen anderen Geschlechterkombinationen – zumindest gemessen an der Symptomverringerung auf der Skala „Ängstlichkeit im Kontakt". Im Gegensatz dazu wurde aber aus der Perspektive von Patienten und Patientinnen gegen Ende der Therapie die Arbeitsbeziehung am besten in der Konstellation weibliche Patientin/männlicher Therapeut eingeschätzt.

Bowman et al. (2001) haben mithilfe einer Metaanalyse von 58 Studien den Effekt des Geschlechts von Therapeuten auf das Behandlungsergebnis berechnet. Die Autoren fanden eine zwar signifikante, aber nur geringe Überlegenheit für Therapeutinnen ($d = 0,04$), wobei das Geschlecht der Patienten keine Rolle spielte. Auch Beutler et al. (2004) fanden in einem Überblick über zehn Studien, dass die Bedeutung des Geschlechts des Therapierenden oder die Zuordnung zwischen Patient/Patientin und Therapierenden nach Geschlecht für das Therapieergebnis (einschl. Dropout) geringer sei als bislang berichtet.

In der Studie von Owen et al. (2009) erzielten die einen Therapierenden durchgehend bessere Ergebnisse mit Männern, andere hingegen mit Frauen. Es scheint also bei Therapierenden eine spezifische Genderkompetenz bzw. -präferenz zu geben, die das Therapieergebnis beeinflusst.

Fragt man Patienten und Patientinnen nach dem von ihnen präferierten Geschlecht des Therapeuten, so ist das Geschlecht des Therapierenden dem überwiegenden Teil egal. Es gibt allerdings naheliegende themenspezifische Ausnahmen wie sexueller Missbrauch, Gewalterfahrung oder eine konfliktbeladene Beziehung zu einem Elternteil. Hier sollten Patienten und Patientinnen das Geschlecht des Therapierenden frei wählen können (Leitner et al. 2014).

Studien zu Geschlechtsrollenstereotypen von Therapierenden

Auch Therapierende haben herkömmliche und alltäglich eingeübte Bilder von Männlichkeit und Weiblichkeit. Zu der Frage, welche Bedeutung Geschlechtsrollenstereotype aufseiten der Therapierenden für das Therapieergebnis haben können, legte Rudolf (2002) interessante Ergebnisse vor. Seine Studien basieren auf fast 2 000 ambulanten und stationären Patientinnen und Patienten in psychoanalytischer Therapie. Dabei zeigte sich, dass Therapeutinnen generell weniger als Therapeuten dazu neigten, Auffälligkeiten bei Patientinnen und Patienten als pathologisch zu gewichten. Die am stärksten ausgeprägten psychopathologischen Befunde wurden von männlichen Therapeuten bei Patientinnen gesehen. Therapeuten stuften Frauen also als besonders krank ein. Umgekehrt sahen Therapeutinnen bei männlichen Patienten die geringste Symptomausprägung. Sie erlebten Männer also als vergleichsweise weniger krank. Therapeutinnen nannten bei ihren Patientinnen auch häufiger positive Merkmale wie „spontan", „wandlungsfähig", „beweglich", „erfinderisch", „mitfühlend", „gefühlvoll", während männliche Therapeuten bei ihren Patientinnen häufiger die negativen Gegenpole ankreuzten (naiv, schwerfällig, matt, einfallslos usw.). Männliche Therapeuten schätzten weibliche, v. a. aber auch männliche Patienten sehr viel häufiger als narzisstisch-kämpferisch ein, als Therapeutinnen dies taten.

> **MERKE**
> Therapeuten und Therapeutinnen therapieren umso erfolgreicher und ihre Patienten und Patientinnen sind umso zufriedener, je weniger konservativ die von ihnen vermittelte Einstellung zu Geschlechterrollen ist (Tokar et al. 2000).

Auch die Geschlechtsrollenstereotype von Patienten und Patientinnen können für die therapeutische Arbeit relevant sein. Dies zeigen Studien an traditionell orientierten Männern in amerikanischen Militärkrankenhäusern für Kriegsveteranen (Deering und Gannon 2005). Das Geschlecht des Therapierenden entscheidet bei traditionell orientierten Männern mit darüber, ob sie überhaupt bereit sind, ihre häufig skeptische Haltung gegenüber Psychotherapie aufzugeben und sich auf die Patientenrolle einzulassen.

Bei Männern, die wegen häuslicher Gewalt an Therapiegruppen teilnehmen (Päivinen 2010), kann eine Therapeutin entweder den Teilnehmern helfen, Empathie gegenüber Frauen, die Gewaltopfer geworden sind, zu entwickeln oder aber auch genau dies verhindern, wenn Männer Mühe haben, die Therapeutin in ihrer professionellen Rolle zu akzeptieren und sie „nur" als Frau sehen. Dies zeigt, wie komplex das Zusammenspiel zwischen Therapierenden und Patienten sowie Patientinnen im Therapieprozess sein kann und dass allein das Geschlecht und die Störung noch nicht darüber entscheiden, welche Kombination am besten ist. Deering und Gannon weisen (2005) darauf hin, dass Therapierende, die mit einer Welt vertraut sind, in der Geschlechtsrollen zunehmend androgyner werden, es möglicherweise unterschätzen, wie fremd für „traditionelle" Männer Psychotherapie sein kann. Das Wissen um diese spezifischen Herausforderungen sollte in den Umgang mit Widerstand, Übertragung und Gegenübertragung einbezogen werden.

> **MERKE**
> Wie die referierten Ergebnisse zeigen, ist es v. a. die Kombination von biologischem Geschlecht mit den vom Therapierenden genauso wie von Patient und Patientin transportierten Geschlechtsrollenstereotypen, welche die Therapiebeziehung, die therapeutischen Möglichkeiten und damit letztendlich den Therapieerfolg mitbestimmt.

Diese Zusammenhänge sind gerade für weitere Forschungsbemühungen hochrelevant. Zukünftig sollten genau diese komplexen Wechselwirkungen zwischen verschiedenen geschlechtsspezifischen Merkmalen von Patienten und Patientinnen und einem sich spezifisch darauf einstellenden, d. h. responsiven Therapierenden untersucht und entsprechend differenziell ausgewertet werden (Caspar und grosse Holtforth 2009). Erst dann kann beantwortet werden, bei welchen Kombinationen die Berücksichtigung geschlechtsspezifischer Variablen notwendig und erfolgversprechend ist und was es aufseiten des Therapierenden braucht, um dies auch anwenden zu können.

Ein interessanter schulenübergreifender Ansatz, der zeigt, wie Responsivität individuell umgesetzt werden kann, und mit dem es möglich ist, auch die Funktionalität geschlechtsrollen(non)konformen Verhaltens (z. B. betont „männlich" auftreten, um nicht als Schwächling dazustehen etc.) zu verstehen, ist die **motivorientierte Beziehungsgestaltung** (Caspar 2008). Sie erlaubt Therapierenden, sich auf die Motive einzustellen, die den geschlechtsrollenstereotypen Verhaltensweisen zugrunde liegen (z. B. „sichere dir die Anerkennung deiner Peers").

Missbrauch in der Psychotherapie

In einer neueren Studie zu Risiken und Nebenwirkungen von Psychotherapie gaben die befragten Patientinnen an, dass sie die Dyade von weiblicher Patientin und männlichem Therapeuten verglichen mit anderen Kombinationen von Therapie als mit mehr Risiken verbunden ansehen (Leitner et al. 2014). Dies dürfte u. a. damit zu tun haben, dass sexuelle Übergriffe in der Psychotherapie v. a. zwischen männlichen Therapeuten und Patientinnen vorkommen. Bezüglich dieses überaus wichtigen geschlechtsspezifischen Aspekts der Psychotherapie wird auf die einschlägige Literatur verwiesen (DGVT 2013; Franke und Riecher-Rössler 2013).

34.6.4 Therapietechniken und -ziele

Geschlechtsspezifische Wirksamkeit herkömmlicher Psychotherapien

Die klassischen, also nicht geschlechtsspezifisch modifizierten Psychotherapieverfahren und -techniken wurden hinsichtlich ihrer geschlechtsspezifischen Wirksamkeit bisher kaum verglichen (Übersicht in Riecher-Rössler 2003; Belz und Riecher-Rössler 2008).

In den wenigen diesbezüglichen Studien zur **kognitiven Verhaltenstherapie** (KVT) ergaben sich bis auf eine Ausnahme keine Geschlechtsunterschiede in der Wirksamkeit. In dieser einen Studie war KVT zur Behandlung schwerer Depressionen bei Frauen weniger wirksam als bei Männern. Besonders kognitiv-verhaltenstherapeutische **Gruppentherapie** scheint bei Frauen gut akzeptiert zu sein.

Auch für die **Interpersonelle Psychotherapie** (IPT) gibt es keinen klaren Nachweis einer geschlechtsunterschiedlichen Wirksamkeit, obwohl sie bei Frauen besonders häufig eingesetzt wird. Es wurde spekuliert, dass Frauen die IPT besser akzeptieren als die KVT, da in der IPT neben Interpersonellem auf Emotionales und Rollenaspekte sowie Rollenübergänge fokussiert wird, während es bei der KVT eher um Strukturelles und Rationales geht. Inwieweit in diese Überlegungen ebenfalls Geschlechtsrollenstereotype einfließen, ist kritisch zu diskutieren.

Leff et al. (2000) fanden, dass auch **Paartherapie** bei Frauen mit Depression wirkt. Die Studie wurde allerdings nur bei Frauen durchgeführt, deren Partner zuvor als „kritisch" eingestuft worden waren. Sie zeigt, dass es u. U. hilfreich sein kann, die Paarbeziehung in der differenziellen Indikationsstellung bezüglich der Art der Psychotherapie zu berücksichtigen.

Störungsspezifische Psychotherapien für Frauen

Zwar haben es die einzelnen Psychotherapierichtungen bisher eher vernachlässigt, allgemeingültige geschlechtsspezifische Modifikationen ihrer psychotherapeutischen Techniken zu entwickeln, doch gibt es für einzelne Störungsbilder inzwischen spezifische Therapieformen für Frauen (Übersicht bei Riecher-Rössler 2003; Belz und Riecher-Rössler 2008). Dabei handelt es sich meist um Therapien, die nicht nur störungs-, sondern auch **themenspezifisch** sind, die also nicht nur auf eine spezifische Diagnose, sondern oft auch auf eine spezifische Problematik abgestimmt sind, etwa Probleme der Peripartalzeit, des Prämenstruums oder auf einen Zustand nach Vergewaltigung.

So wurde etwa für die Psychotherapie von *Schwangeren* die IPT, die klassisch v. a. die vier Themenbereiche „Trauer", „interpersonelle Konflikte", „Rollenübergänge" und „interpersonelle Defizite" kennt, um den Problembereich „Schwangerschaft" ergänzt und evaluiert.

Auch für die *postpartale Depression* wurden inzwischen mehrere spezifische Konzepte entwickelt, für die z. T. auch schon ein Wirksamkeitsnachweis erbracht wurde. Unter anderem wurde eine spezifische, manualisierte Form der IPT für Mütter mit Depression vorgelegt.

Auch verschiedene **Gruppentherapien** wurden entwickelt, so eine spezifische kognitive Gruppentherapie oder eine spezifische Gruppentherapie, die Elemente aus verschiedenen Psychotherapieformen enthält und gleichzeitig auch die jeweiligen Kinder und Väter einbezieht (Übersicht in Riecher-Rössler 2003; Belz und Riecher-Rössler 2008). Riecher-Rössler hat an ihrer Klinik eine spezifische Gruppentherapie für Depression in der frühen Mutterschaft mit überwiegend kognitiv-verhaltenstherapeutischen, aber auch psychoedukativen und systemischen Elementen entwickelt, die in manualisierter Form vorliegt (Hofecker Fallahpour et al. 2005; Frisch et al. 2012) und ebenfalls eine gute Wirksamkeit zeigt. Appleby (2001) konnte die Effektivität einer von ihm entwickelten „kognitiv-behavioralen Beratung" nachweisen.

Für das *prämenstruelle Syndrom* wurde eine themenzentrierte KVT entwickelt und gezeigt, dass diese wirksamer ist als reine Beratung. Auch eine Bewältigungstrainingsgruppe und Entspannungstraining haben sich als hilfreich erwiesen (Übersicht in Riecher-Rössler 2003; Belz und Riecher-Rössler 2008).

Die meisten der bisher vorgelegten Studien zu spezifischen Psychotherapieformen für Frauen weisen jedoch erhebliche methodische Probleme auf: Sie unterschieden häufig nicht zwischen biologischem und psychosozialem Geschlecht bzw. setzten beides gleich. Meist wurden nur sehr kleine Patientenzahlen behandelt, Ein- und Ausschlusskriterien häufig nicht klar genannt und Diagnosen z. T. nicht standardisiert erhoben. Kontrollgruppen fehlten entweder ganz, oder die Zuteilung zur Therapie- vs. Kontrollgruppe erfolgte nicht randomisiert. Die Beurteiler des Therapieerfolgs waren meist nicht verblindet. Auch wurden oft keine Interrater-Reliabilitätsstudien referiert. Vor allem aber wurde oft nicht für den Einfluss zusätzlicher Medikation kontrolliert, die Verweigerer- und Dropout-Raten wurden nicht angegeben oder nicht kritisch diskutiert, die Interventionen oft nur unzureichend beschrieben und die Studien häufig nur in schlecht zugänglichen Organen publiziert (Übersicht bei Riecher-Rössler 2003; Belz und Riecher-Rössler 2008).

Allgemeine Prinzipien einer geschlechtersensiblen Psychotherapie

Im Diskurs der feministischen Psychotherapie, die weniger eine Psychotherapierichtung als eine bestimmte Haltung vertritt, werden einige Punkte betont, die generell in der Psychotherapie von Frauen mehr Gewicht haben sollten (Willutzki 2001). So soll die Psychotherapie bei Frauen ihren spezifischen soziokulturellen Kontext berücksichtigen, also etwa die geschlechtsspezifische Sozialisation, die geschlechtsspezifischen Stressoren, den speziellen sozialen Status der Frau usw. Einschätzungen von Frauen sollen nicht von vornherein als verzerrt oder dysfunktional bewertet, sondern vielmehr mit den Augen der Frau deren soziale Realität betrachtet und so auch ihre emotionalen Reaktionen verstanden werden.

Ziel ist das **Empowerment** von Frauen. Gefördert werden soll dies durch hohe Transparenz in der Therapie, möglichst wenig hierarchische Beziehungsgestaltung und wenig belehrende Elemente, eine möglichst starke Einbeziehung der Patientin in die Therapieplanung und den therapeutischen Prozess sowie durch eine allgemeine Förderung von Aktivitäten. Patientinnen sollen in der Therapie auch speziell zur Nutzung ihrer vielen positiven inneren und äußeren Ressourcen angeregt werden (Übersicht bei Riecher-Rössler 2003, 2013). Die Skizzierung einer Psychotherapie für Männer bzw. männerspezifische Interventionsstrategien finden sich in Cochran und Rabinowitz (2000); Neumann und Süfke (2004) sowie Nahon und Lander (2014).

Sowohl für Männer wie für Frauen ist es sinnvoll, geschlechtsstereotypes Rollenverhalten und entsprechende Einstellungen zu hinterfragen und dort zu reduzieren, wo sie dysfunktional und störungsaufrechterhaltend wirken:

- Zentrale Themen für **Frauen** in Psychotherapie sind oft die Steigerung von Selbstbewusstsein, Eigenständigkeit, Durchsetzungs- und Abgrenzungsfähigkeit, Beharrlichkeit, Zielstrebigkeit, das Äußern von Kritik und Wünschen, Initiative zeigen, mehr Zusammenhalt und weniger Konkurrenz mit Frauen.
- Wichtige Therapieziele für **Männer** sind die Verbesserung der Wahrnehmung und das Ausdrücken von Gefühlen, die Steigerung von emotionalem Austausch, Annahme von fremder Hilfe, aber auch von Kritik, Änderung des Risikoverhaltens, Entwicklung sozialer Sensibilität und Teamfähigkeit, Übernahme von mehr sozialer Verantwortung, das Äußern von Zweifel und das Eingestehen von Fehlern.

Die genannten Aspekte sind eine Themensammlung, die als Hintergrundfolie in der therapeutischen Arbeit genutzt werden kann, wohl wissend, dass sich das Bild im Einzelfall ganz anders darstellen kann.

Folgende Vorgehensweisen können dabei von Therapierenden sinnvoll eingesetzt werden:

- Hinterfragen von Spannungen, die durch zugeschriebene und konfligierende Geschlechtsrollen und -identitäten auftreten
- Einüben von Rollenanteilen, die den eigenen Fähigkeiten, Neigungen und Möglichkeiten entsprechen
- Wecken von Interesse für die Attraktivität von Rollenvielfalt und flexiblen Bewältigungsansprüchen

34.6.5 Ebene der Selbsterfahrung

Wenn traditionelle Geschlechtsrollenstereotype zu ungünstigen Therapieverläufen beitragen können, ist es unabdingbar, dass Therapierende sich schon während ihrer Ausbildung darüber klar werden, wo sie selbst bezüglich Geschlechterfragen besonders empfindsam oder verführbar sind und was das mit der eigenen geschlechtsspezifischen Sozialisation zu tun hat. Selbsterfahrung sollte also auch die Geschlechtsrollenorientierung und Stereotype vor ihrem biografischen Hintergrund klären. Besonders wichtig scheint auch, Therapierende – v. a. jüngere Therapeuten – in ihrer Ausbildung spezifisch für „frauentypische" genauso wie „männertypische" Konflikte und Plausibilitätsfallen zu sensibilisieren, z. B. solche, die sich bei Rollenübergängen (etwa dem zur Elternschaft) ergeben. Rochlen (2005) weist auf prinzipielle Inkongruenzen zwischen der Therapiekultur und der männlichen Ideologie von Maskulinität hin, die einen Einfluss darauf haben kann, ob und inwieweit der Beruf des Therapeuten attraktiv ist.

Schließlich sollten Konflikte vor dem Hintergrund von Unterschieden im emotionalen Ausdruck zwischen Männern und Frauen verstanden werden. Damit ist gemeint, dass Alltagskonflikte häufig nicht zuletzt auch deshalb entstehen oder sich verschärfen, weil die beteiligten Männer und Frauen sich unterschiedlich ausdrücken bzw. unterschiedlich kommunizieren. Hier gilt es, auch eigene geschlechtsspezifische Kommunikationsmuster kennenzulernen und zu reflektieren.

34.7 Psychotherapieforschung

Inzwischen erobert sich das Genderthema v. a. in den Lehrbüchern der klinischen Psychologie, der Gesundheitspsychologie und der Medizin einen festen Platz (Franke und Kämmerer 2001; Riecher-Rössler und Bitzer 2005; Schigl 2012; Christ 2013; Boothe und Riecher-Rössler 2013; Riecher-Rössler 2016). In den letzten Jahren sind zahlreiche Publikationen erschienen, die gesellschaftliche Fragen und spezielle gesellschaftliche Gruppierungen als Thema der Psychotherapie entdeckt haben (z. B. alte Menschen, Frauen, Männer, Flüchtlinge sowie Menschen mit Migrationshintergrund). Diese Interessenverschiebung entspricht einem generellen Wertewandel in unserer Gesellschaft. Bedauerlicherweise nimmt die Psychotherapieforschung hier keine führende Rolle ein, sondern folgt dieser Entwicklung lediglich (Beutler et al. 2004). Nach wie vor fehlen Psychotherapiestudien mit differenzierteren Designs, die der Komplexität der Thematik gerecht werden könnten, auch 2016 weitgehend. Bislang liegt der Schwerpunkt auf Studien, die subjektive Einschätzungen und Präferenzen von Patienten und Patientinnen erfragen, ohne das Therapieoutcome zu erfassen. Nach wie vor werden in Publikationen viele Annahmen zur Bedeutung geschlechtsspezifischer Variablen für den Therapieerfolg getroffen, bis hin zur Empfehlung spezifischer Therapieformen, die um diese Konzepte herum zu entwickeln wären. Diese Annahmen sind jedoch nicht von konkreten Forschungsergebnissen begleitet, die belegen, dass diese Behandlungsformen tatsächlich wirksam sind.

Letztlich geht es um die Frage, ob unsere Therapien besser werden, wenn wir die komplexen geschlechtsspezifischen Besonderheiten, die das Leben von Männern und Frauen prägen, in unsere Fallkonzeptionen einbeziehen. Das, was wir an Daten haben, scheint dies nahezulegen; gleichzeitig wissen wir aber noch zu wenig, um das im Detail empirisch belegen und anwenden zu können.

Eine Zusammenstellung in > Box 28.1 zeigt (vgl. dazu u. a. Kämmerer 2001; Belz und Riecher-Rössler 2013), welche Probleme und Defizite in bisherigen Studien zu finden und zukünftig zu vermeiden sind, wenn wir der Bedeutung der Variable Geschlecht besser als bisher gerecht werden wollen.

> **BOX 28.1**
> **Geschlechtsspezifische Erhebungs- und Interpretationsfehler**
>
> - **Geschlechterinsensibilität:** Geschlechterdifferenz wird ignoriert; Themen werden generalistisch behandelt; ätiologische Modelle basieren auf Befunden, die nur an einem Geschlecht erhoben wurden; keine differenzielle Auswertung psychotherapeutischer Interventionen.
> - **Familialismus:** Unterform der Geschlechterinsensibilität; Familie als Einheit ohne Berücksichtigung der unterschiedlichen Effekte von Aufgaben auf Einzelne, z. B. Pflege von Angehörigen.
> - **Geschlechterdichotomie:** Unterschiede werden überbetont, Überschneidungen vernachlässigt; Stereotypien werden als Gesundheitsnorm verwendet, z. B. Maskulinitäts- und Femininitätsskalen in Tests.
> - **Doppelter Bewertungsmaßstab** Anwendung verschiedener Maßstäbe für gleiche Charakteristika: z. B. aggressives Verhalten – bei Jungen sozial angesehen, bei Mädchen problematisch.
> - **Geschlechterverklärung:** Überhöhung empirisch gefundener Geschlechtsmerkmale zur Legitimierung normativer Forderungen: emotionale Expressivität von Frauen als Maßstab für emotionale Ausdrucksfähigkeit von Männern.
> - **Gleichsetzung von Sex und Gender:** Unterscheidung von biologischem und sozialem Geschlecht findet nicht statt. Design und/oder Auswertung berücksichtigen z. B. nur das biologische Geschlecht und präsentieren die Ergebnisse als genderspezifisch.
> - **Reduktionistisches Verständnis von Geschlecht:** Das Geschlecht wird rein deskriptiv und als bloße biologische/demografische Kategorie untersucht; soziale, kulturelle und psychologische Begleiterscheinungen des Geschlechts werden vernachlässigt.
> - **Varianzvernichtung durch ungeeignete Auswertung:** Auswirkungen von therapeutischer Responsivität, d. h. eines Sich-Einstellens auf den Einzelfall und dessen geschlechtsbezogene Besonderheiten werden weggemittelt.

34.8 Aus- und Weiterbildung

Derzeit sind in Deutschland etwa zwei Drittel der psychologischen Psychotherapeuten und ungefähr 80 % der Psychologiestudierenden weiblichen Geschlechts. Über die Gründe für diese zunehmende „Feminisierung" des Berufsfeldes Psychotherapie ist viel spekuliert worden, empirische Daten sind jedoch Mangelware (Jaggi 2014). In Deutschland, wo Psychologie dem Numerus clausus unterliegt, ist dies womöglich auch eine Folge der besseren Schulabschlüsse von Mädchen. Aber auch in Ländern, die keine Aufnahmebeschränkungen für das Psychologiestudium kennen, studieren zunehmend mehr Frauen Psychologie. Eventuell spielen auch geschlechtstypische Gründe für diese Berufswahl eine Rolle, z. B. da Männer Studium und Beruf eher karriere- und statusorientiert wählen, während Frauen in erster Linie Beruf und Familie vereinbaren wollen.

In den leitenden Funktionen im Gesundheits- und Hochschulbereich sind Psychologinnen im Vergleich zu ihren männlichen Kollegen nach wie vor deutlich unterrepräsentiert. Dazu passend werden an Psychotherapie-Ausbildungsinstituten auch überwiegend Frauen von Männern ausgebildet, die mehrheitlich die Ausbildungsinstitute leiten und deren Gremien besetzen und somit im Wesentlichen bestimmen, welche Themen und Perspektiven in den Psychotherapie-Ausbildungscurricula dominieren. Obwohl es also zu einer zunehmenden Feminisierung des Berufs kommt, kann nicht davon ausgegangen werden, dass sich dies auch in einer veränderten Berücksichtigung der Geschlechterperspektive in den Ausbildungsinhalten widerspiegelt.

Folgende Themen sollten Teil der Psychotherapie-Ausbildung sein:
- Verwendung einer gendersensitiven Sprache
- Integration geschlechtsrelevanter Themen ins reguläre Curriculum: geschlechtsspezifische Sozialisation und Unterschiede in der Entwicklungspsychopathologie, Geschlechtsrollenstereotype, Geschlechtsunterschiede bei psychischen Störungen inkl. Ätiologie, Aufrechterhaltung und Behandlung, sexuelle Belästigung und geschlechterbasierte Gewalt, geschlechtertypische Konfliktsituationen, Rollenübergänge etc., Geschlechtsunterschiede im Ausdruck von Emotionen und in der Kommunikation mit möglichen „Geschlechtermissverständnissen", allgemeine Prinzipien einer geschlechtersensiblen Psychotherapie
- Selbsterfahrung: Sensibilisierung für die eigene geschlechtstypische Sozialisation, für eigene Geschlechtsrollenstereotype etc.
- Supervision: verstärkte Berücksichtigung geschlechtsrelevanter Aspekte in der Problematik der Patientinnen und Patienten, aber auch in der therapeutischen Beziehung inkl. Umgang der Therapierenden mit Macht und Abhängigkeit, Erotik und Sexualität sowie Risiken des Übergriffs und Missbrauchs innerhalb der Therapie oder in anderen Abhängigkeitsverhältnissen
- Prägnantere Vertretung von Frauen in der Lehre und Leitung von Ausbildungsinstituten und Erarbeitung von Curricula

34.9 Grenzen und Risiken der geschlechtersensiblen Psychotherapie

Die verschiedenen referierten Theorien, Befunde und eine darauf aufbauende geschlechtersensible Psychotherapie haben auch ihre Grenzen und Risiken (vgl. dazu Riecher-Rössler 2005, Belz und Riecher-Rössler 2008, 2013). In der Forschung zu geschlechtsspezifischen Einflussfaktoren gibt es bisher fast nur Befunde bezüglich der Depression. Vielen Studien mangelt es noch an methodischer Exaktheit, und Interpretationen sind nicht immer eindeutig möglich. So ist z.B. bezüglich der angeblich negativeren Kognitionen bei Frauen noch nicht sicher, inwieweit die Forschung ein Geschlechtsrollenstereotyp unkritisch perpetuiert: Zum Teil wurde nicht kontrolliert, inwieweit die Probandinnen einfach im Sinne der sozialen Erwünschtheit geantwortet haben, also z.B. ihre Schuldgefühle eher erwähnt und stärker betont haben, schlicht weil dies von Frauen so erwartet wird.

Auch die Kausalkette ist oft nicht ganz klar. So wird etwa ein vergleichsweise passiver Bewältigungsstil schon bei kleinen Mädchen beobachtet, die Depressionshäufigkeit steigt aber erst nach der Pubertät. Hier scheinen also weitere Einflussfaktoren eine Rolle zu spielen. Eventuell es aber auch einfach nur so, dass es dauert, bis ungünstige Bewältigungsstile Depression entstehen lassen. Das heißt:

> **MERKE**
> Die Theoriebildung berücksichtigt zu wenig die biopsychosozialen Interaktionen, ebenso wie sie oft auch die soziale Realität vernachlässigt.

Die Gefahren einer unkritischen Theoriebildung sind vielfältig (vgl. dazu Riecher-Rössler 2005; Belz und Riecher-Rössler 2013). Wenn z.B. die geschlechtsspezifische Sozialisation und reale soziale Benachteiligungen vernachlässigt werden, werden gefundene Geschlechtsunterschiede leicht fehlinterpretiert:

> **MERKE**
> Auffälligkeiten werden per se auf das biologische Geschlecht anstatt auf die mit dem Geschlecht assoziierten psychosozialen Einflussfaktoren attribuiert. Im Extremfall können die durch solche Forschung gefundenen „Geschlechtsunterschiede" dann in einer Art Zirkelschluss sogar zur Rechtfertigung sozialer Ungleichheit verwandt werden.

Dabei ist zu bedenken, dass das Geschlecht im Sinne eines psychosozialen „Gender" auch „gemacht" wird. Von West und Zimmermann wurde in den 1980er-Jahren hierfür der Begriff *„doing gender"* geprägt (Gildemeister 2004), was in etwa bedeutet, dass Frauen (und Männer) dazu tendieren, sich so zu verhalten, wie sie sich laut Geschlechtsrollenstereotyp verhalten sollen.

Schließlich konstelliert sich in der Forderung nach einer geschlechtersensiblen Therapie die Diskussion um den Nutzen störungsspezifischer Therapieansätze und die Vor- und Nachteile manualisierter Therapieprogramme im Allgemeinen. In den letzten Jahren wurde die zunehmende Aufteilung psychischer Probleme in ständig neue und immer spezifischere Störungsbilder mehrfach kritisiert, da sie die Gemeinsamkeiten und Überschneidungen zwischen den Störungsbildern sowie häufig vorhandene Komorbiditäten vernachlässigt (Castonguay und Beutler 2005). Insbesondere Therapiemanuale suggerieren, man könne, abgelöst von gesellschaftlichen und lebensweltlichen Bedingungen, eine für alle Patientinnen und Patienten gleichermaßen wirksame Methode zur Behandlung verschiedener Störungsbilder unabhängig von Geschlecht, Alter und Ethnizität entwickeln.

Ebenso unangemessen wäre es, davon auszugehen, dass Frauen und Männer für sich genommen homogenen Gruppen angehören, deren Mitglieder untereinander alle einheitlich sind. Vielmehr gibt es große individuelle Unterschiede innerhalb der Geschlechtergruppen, und die gefundenen Unterschiede sind nur Mittelwertunterschiede. Die Überlappung zwischen Männern und Frauen, das Gleiche oder Ähnliche sind sicherlich sehr viel stärker als die Unterschiede. Wenn die Unterschiede zu sehr betont und v. a. in ihrer Ursache nicht kritisch hinterfragt werden, kann dies zur Perpetuierung von Geschlechtsrollenstereotypen führen.

Wie kann dann ein vernünftiger Umgang mit den Variablen Sex und Gender aussehen? Unseres Erachtens braucht es für die Behandlung von Frauen und Männern keine geschlechterspezifischen Ansätze. Einleuchtender erscheint vielmehr ein allgemeiner Ansatz, innerhalb dessen sich eine Reihe von *Prinzipien* auf Genderaspekte beziehen. Die entsprechende therapeutische Haltung, die zur Entstehung und Aufrechterhaltung einer Störung beitragende geschlechtsrollentypische Defizite und Fixierungen aufdeckt und bearbeitet, sollte in jeder Therapie bei beiden Geschlechtern realisiert sein. Dies geht von einem dimensionalen Konzept aus, wonach bei Männern und Frauen spezifische Ausprägungen von Merkmalen, Haltungen und lebensweltlichem Kontext therapierelevant sein können und das Geschlecht einfach Hinweise gibt, mit welchen Ausprägungen und Faktoren eher zu rechnen ist.

Die Politik hat hier bereits wichtige Schritte eingeleitet, denen die psychotherapeutische Praxis und Forschung dringend folgen sollte. Die EU und viele europäische Länder verfolgen inzwischen das **Gender Mainstreaming.** Ziel dieser Strategie ist es, alle Aktivitäten auf Politik- und Praxisebene daraufhin zu überprüfen, ob sie den spezifischen Belangen von Frauen und Männern gerecht werden und zum Abbau geschlechtlicher Ungleichheit beitragen. Bezogen auf das Gesundheitssystem bedeutet dies, alle gesundheitsbezogenen Interventionen auch daraufhin zu untersuchen, ob sie den Bedürfnissen von Frauen und Männern gleichermaßen Rechnung tragen und die Unterschiede in der Gesundheitssituation von Frauen und Männern zu verringern vermögen.

LITERATURAUSWAHL

Belz M, Riecher-Rössler (2013). Welcher Psychotherapiebedarf für wen – geschlechtsspezifische Aspekte. In: Boothe B, Riecher-Rössler A (Hrsg.) (2013), S. 419–432.

Christ C (2013). Männerwelten: Männer in Psychotherapie und Beratung. Stuttgart: Schattauer.

DGVT (2013). Themenheft Grenzverletzungen und Schäden in Psychotherapie und psychosozialer Beratung. Verhaltenstherapie & Psychosoziale Praxis 45(4). Tübingen: dgvt.

Kämmerer A (2001). Weibliches Geschlecht und psychische Störungen – Epidemiologische, diagnostische und ätiologische Überlegungen. In: Franke A, Kämmerer A (Hrsg.). Klinische Psychologie der Frau – Ein Lehrbuch. Göttingen: Hogrefe, S. 51–88.

Nahon D, Lander NR (2014). Working with men in individual psychotherapy form an integrity model perspective: the unsung heroes. J Men's Stud 22(3): 194–206.

Owen J, Wong YJ, Rodolfa E (2009). Empirical search for psychotherapists' gender competence in psychotherapy. Psychotherapy (Chic) 46(4): 448–458.

Riecher-Rössler A (2003). Psychotherapie von Frauen – Chancen und Grenzen der Geschlechtersensibilität. Psychodyn Psychother 2: 91–101.

Riecher-Rössler A (2016). Weibliche Rollen und psychische Gesundheit. In: Wimmer-Puchinger B, Gutiérrez-Lobos K, Riecher-Rössler A (Hrsg.). Irrsinnig weiblich – Psychische Krisen im Frauenleben. Hilfestellung für die Praxis. Berlin, Heidelberg: Springer.

Schigl B (2012). Psychotherapie und Gender – Konzepte, Forschung, Praxis: Welche Rolle spielt die Geschlechtszugehörigkeit im therapeutischen Prozess? Integrative Modelle in Psychotherapie, Supervision und Beratung. Wiesbaden: Springer.

Seedat S, Scott KM, Angermeyer MC, et al. (2009). Cross-national associations between gender and mental disorders in the World Health Organization World Mental Health Surveys. Arch Gen Psychiatry 66(7): 785–795.

KAPITEL 35

Wielant Machleidt[1]

Interkulturelle Psychotherapie

Kernaussagen

- Psychotherapie mit Migranten stellt für professionelle Psychotherapeuten verschiedener Psychotherapierichtungen eine große Herausforderung dar. Der Umgang mit sprachlichen und kulturellen Barrieren, die Reflexion der eigenen professionellen Haltung, eigener Werte und Normen sind wichtige Determinanten in der Psychotherapie mit Patienten aus anderen kulturellen Kontexten.
- Migration gibt starke Impulse für Entwicklung und Individuation und stimuliert die Gewinnung einer neuen bikulturellen bzw. hybriden Identität im Sinne einer kulturellen Adoleszenz. Die damit einhergehende erhöhte Vulnerabilität kann zum Auftreten psychischer Störungen führen. Insbesondere soziale Isolations- und Ausschließungsprozesse durch die aufnehmende Gesellschaft sind als Stressfaktoren wirksam und können psychische Störungen bahnen oder verstärken.
- Die therapeutische Arbeit ist damit sowohl Integrationshilfe als auch Konfliktlösungsstrategie. Die notwendige (kulturelle) Verflüssigung von Identität und Ich-Struktur im Rahmen der Migration lässt sich als Chance begreifen, um zum einen unerledigte frühere Konflikte zu lösen und sich zum anderen subjektives Neuland in der Aufnahmegesellschaft zu erschließen.
- Die psychotherapeutische Arbeit fokussiert wesentlich auf die mit der Verselbstständigung einhergehenden innerpsychischen, familiären und sozialen Konflikte mit dem Ziel der Bildung eines neuen integrierten Selbst. Anhand der Metapher des transkulturellen Übergangsraums als Möglichkeitsraum wird die Funktion des therapeutischen Raums in der interkulturellen Psychotherapie anschaulich vergegenwärtigt.

35.1 Einleitung

Die psychotherapeutische Arbeit mit Menschen aus verschiedenen kulturellen Kontexten stellt psychotherapeutische Methoden in theoretischer und praktischer Hinsicht auf den Prüfstand. Die aktuell in der internationalen Psychotherapie gültigen theoretischen Konzepte und Methoden sind in Europa und Nordamerika entwickelt worden und in ihrer Anwendung in diesen kulturellen Kontexten erfolgreich, aber sie beinhalten in diesem Sinne auch kulturgebundene Techniken und Methoden. Bereits Ellenberger (1970) zeigte in seiner Kulturgeschichte der Psychotherapie die Wirksamkeit indigener „Psychotherapie" auf und die Entwicklung ähnlicher Interventionsmethoden in verschiedenen Kulturen zu unterschiedlichen Zeiten. Es gab und gibt demnach wirkungsvolle therapeutische Methoden, die außerhalb des euroamerikanischen kulturellen Bezugsrahmens entstanden sind und dort mit Erfolg praktiziert werden, z. B. traditionelle Heilmethoden, Methoden unter Verwendung veränderter Bewusstseinszustände, Morita-Therapie u. a. (Assion 2011; Machleidt und Passie 2011; Stöckigt 2011; Watanabe 1999).

Die kulturvergleichende Psychotherapieforschung verfolgt unter Anerkennung dieses Erfahrungswissens das Ziel, „kulturfremde" Interventionsformen und Methoden ausfindig zu machen und deren Wirksamkeit auf einem empirisch wissenschaftlichen Evidenzniveau zu validieren, z. B. Meditationstechniken, Akupunktur u. a. Darüber hinaus stellt sie die Frage, welche Kernelemente psychotherapeutischer Praxis über Kulturgrenzen hinweg oder kulturspezifisch als „wirksam" eingestuft werden können. Psychotherapie nimmt ubiquitär Bezug auf humane Universalien wie zwischenmenschliche Beziehungen, Zugehörigkeiten, Gefühle, Kognitionen, Identität u. v. m. Insofern ist eine Psychotherapie, die migrations- und kultursensibel Bezug auf die ethnischen und individuellen Ausdrucksformen menschlichen Verhaltens bei Konflikten nimmt, durch ihre transformative kulturelle Mediation und Übersetzungsleistung im eigentlichen Sinne interkulturelle Psychotherapie. Die Entschlüsselung der

---
[1] Unter Mitarbeit von Dr. phil. Ulrike Kluge, Leitung AG Transkulturelle Psychiatrie, Klinik für Psychiatrie und Psychotherapie, Charité Universitätsmedizin Berlin, CCM

Symbolik und Bedeutung (trans-)kulturell geprägter Verhaltensmuster und Interaktionsmodi steht in ihrem Fokus.

> **MERKE**
> Die interkulturelle Psychotherapie forscht über die bekannten kulturgebundenen Techniken hinaus nach wirkungsvollen therapeutischen Methoden, die außerhalb des euroamerikanischen kulturellen Bezugsrahmens entstanden sind. Darüber hinaus versucht sie die Symbolik und Bedeutung (trans-)kulturell geprägter Verhaltensmuster und Interaktionsmodi in therapeutischen Prozessen zu entschlüsseln und Lösungen zu finden.

35.1.1 Wer ist Migrant?

Was aber ist Migration, und wer ist Migrant? **Migration** bedeutet die Verlagerung des ständigen Aufenthaltsorts in ein anderes kulturelles Umfeld bzw. in ein anderes Land für lange Zeit oder auf Dauer. Migration geht mit dem Verlassen des Herkunftskontextes und dem prozessualen Hineinwachsen in den Aufnahmekontext bzw. die Aufnahmegesellschaft einher. **Migranten** sind demnach Personen, die ihren Wohnsitz freiwillig oder unter Zwang in ein anderes Land verlegen, etwa Aus-, Zu-, Abwanderer, Arbeitsmigranten (Gastarbeiter), nachziehende Familienmitglieder, (Spät-)Aussiedler, international agierende Transmigranten. Dazu gehören also auch internationale Studierende, hochqualifizierte Künstler, Manager, Wissenschaftler etc., Exilanten, Vertriebene, Kriegsflüchtlinge, Kontingentflüchtlinge, Asylsuchende, politisch Verfolgte, illegalisierte Zuwanderer und Remigranten (Machleidt 2013: 13; Sieben und Straub 2011: 44 ff.).

Zu unterscheiden ist der Terminus Migranten von dem der **Menschen mit Migrationshintergrund.** Diese Definition wurde 2005 vom Statistischen Bundesamt eingeführt. Zuvor wurden in die Erhebungen zu Migration lediglich Ausländer einbezogen. Mit der neuen Definition sollte es möglich werden, auch all jene Personen zu erfassen, die zwar eine eigene Migrationserfahrung, aber einen deutschen Pass haben. Zudem sollten die Auswirkungen der Migration transgenerational erfasst werden. Hierzu wurden unter dieser Definition auch die Nachkommen von Migranten erfasst. Die gesetzte Definition wird mittlerweile in der Migrationsforschung kritisch diskutiert, da sie quasi eine inkludierende Exklusion beinhaltet, schreibt sie doch das „Anderssein" bis in die dritte Generation fort. Zudem exkludiert sie mit der Setzung des Jahres 1949 die deutschen Vertriebenen von der Erfassung dieser Migrationserfahrung. Implizit ist damit, dass Migranten in Deutschland „ethnisch" differente Gruppen sind, während die deutschen Vertriebenen nicht unter die Kategorie der Migranten fallen. Der Beitrag fokussiert daher auf Migranten. Bei Migranten sind die Wanderung und der Wechsel von einem kulturellen oder nationalstaatlichen Kontext in einen anderen deutlich und die Auswirkungen dieses Kontextwechsels auf die psychische Gesundheit im Bereich der interkulturellen Psychotherapie dabei von besonderer Relevanz.

> **MERKE**
> Als Migranten und Menschen mit Migrationshintergrund werden in Deutschland „ethnisch" differente Gruppen und deren Nachkommen bis in die 3. Generation bezeichnet.

**Individuation und Migration
Grenzüberschreitungen**

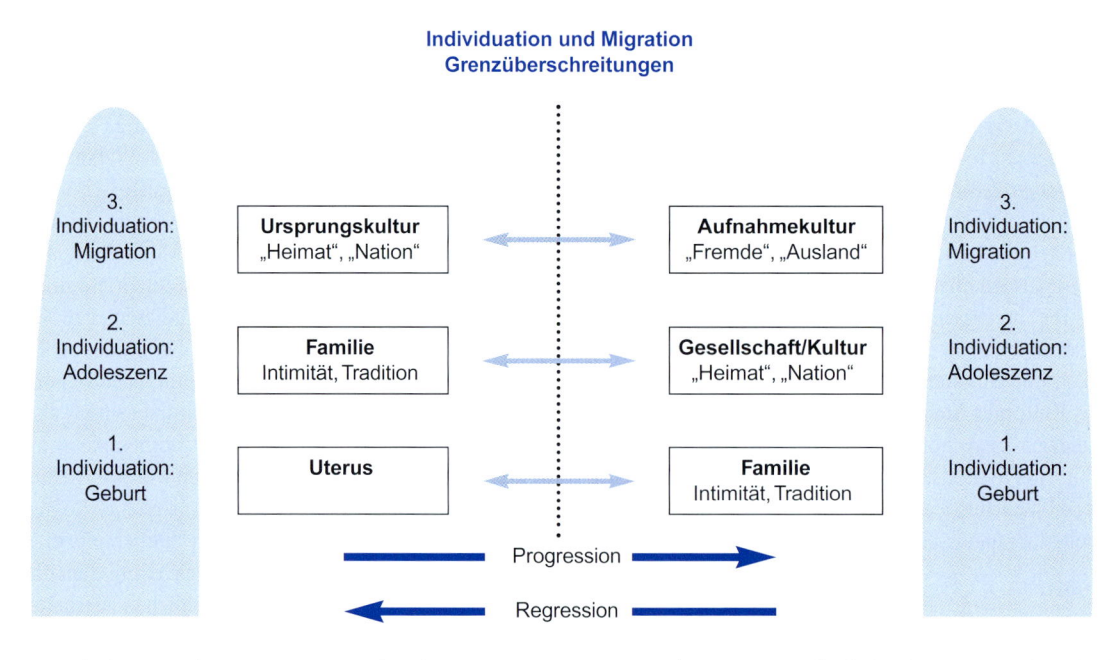

3. Individuation: Migration	Ursprungskultur „Heimat", „Nation"	↔	Aufnahmekultur „Fremde", „Ausland"	3. Individuation: Migration
2. Individuation: Adoleszenz	Familie Intimität, Tradition	↔	Gesellschaft/Kultur „Heimat", „Nation"	2. Individuation: Adoleszenz
1. Individuation: Geburt	Uterus	↔	Familie Intimität, Tradition	1. Individuation: Geburt

Progression →
← Regression

Abb. 35.1 Individuation und Migration. Die Grenzüberschreitungen von einem „Drinnen" zu einem „Draußen" charakterisieren die drei Individuationsphasen psychische Geburt, Adoleszenz und Migration als „kulturelle Adoleszenz"

35.1.2 Migration und die Identität des Selbst

Was bedeutet Migration für die Identität des Selbst? Das Aufeinandertreffen der Herkunfts- und der Aufnahmekultur im Selbst bei der Ankunft im Zielland (bei freiwilliger Migration) ist alles andere als ein „Kampf der Kulturen". Ganz überwiegend wird von Migranten nach der Ankunft eine hochgefühlige Euphorie berichtet, eine Art „Honeymoon" mit der Aufnahmekultur, wie am Beginn einer neuen geglückten Beziehung (Sluzki 2001; Machleidt und Heinz 2011: 36 f.). Dies führt zu einer bereitwilligen Aufnahme aller „guten Objekte" und einer schnellen Adaptation bzw. Akkulturation (Grinberg und Grinberg 1990). In diesem Sinne kann Migration einen starken Impuls für Entwicklung und Individuation freisetzen (> Abb. 35.1). Nach dem Abklingen des „Honeymoon" zeigt die Akkulturation (s. a. Berry 1997) eine andere Qualität, bei der die Auseinandersetzung mit der existenziellen Absicherung und die Bewältigung der Verluste die Lebenswirklichkeit bestimmen (> Abb. 35.2). Diese Periode des Ringens um die Absicherung der Existenz in den Bereichen Arbeit und Wohnen, des Erhalts der Familie und der Gewinnung einer neuen bikulturellen bzw. hybriden Identität (Foroutan 2013) kann als **kulturelle Adoleszenz** bezeichnet werden (Machleidt und Heinz 2011: 39 f.). Findet die Migration im Erwachsenenalter statt, lässt sie sich in diesem Sinne verstehen als eine dritte Individuation, die mit einer erhöhten Vulnerabilität einhergeht und in der typischerweise psychische Störungen auftreten können. Besonders beeinträchtigend gestaltet sich dieser Prozess, wenn bereits bei der Ankunft im Migrationsland Diskriminierung und Prozesse der sozialen Ausschließung und Isolation greifen (Heinz et al. 1999; Grüsser et al. 2005).

Die geografische, kulturell-kontextuelle und biografische Verlagerung des Lebensmittelpunkts kann mit dem Verlust des tragenden Identitätsgefühls einhergehen und zu Identitätskonfusion als einem Zustand der Verunsicherung und des Nichtwissens über sich selbst führen. Dies kann verknüpft sein mit der Frage: „Wer bin ich? Wo gehöre ich hin?". Es beginnt dann eine „Identitätsarbeit" in der Art eines Ringens mit sich selbst und der Umgebung. Diese „Identitätsarbeit" befriedigt das universelle Bedürfnis zur so-

Emotionslogik des Migrationsprozesses

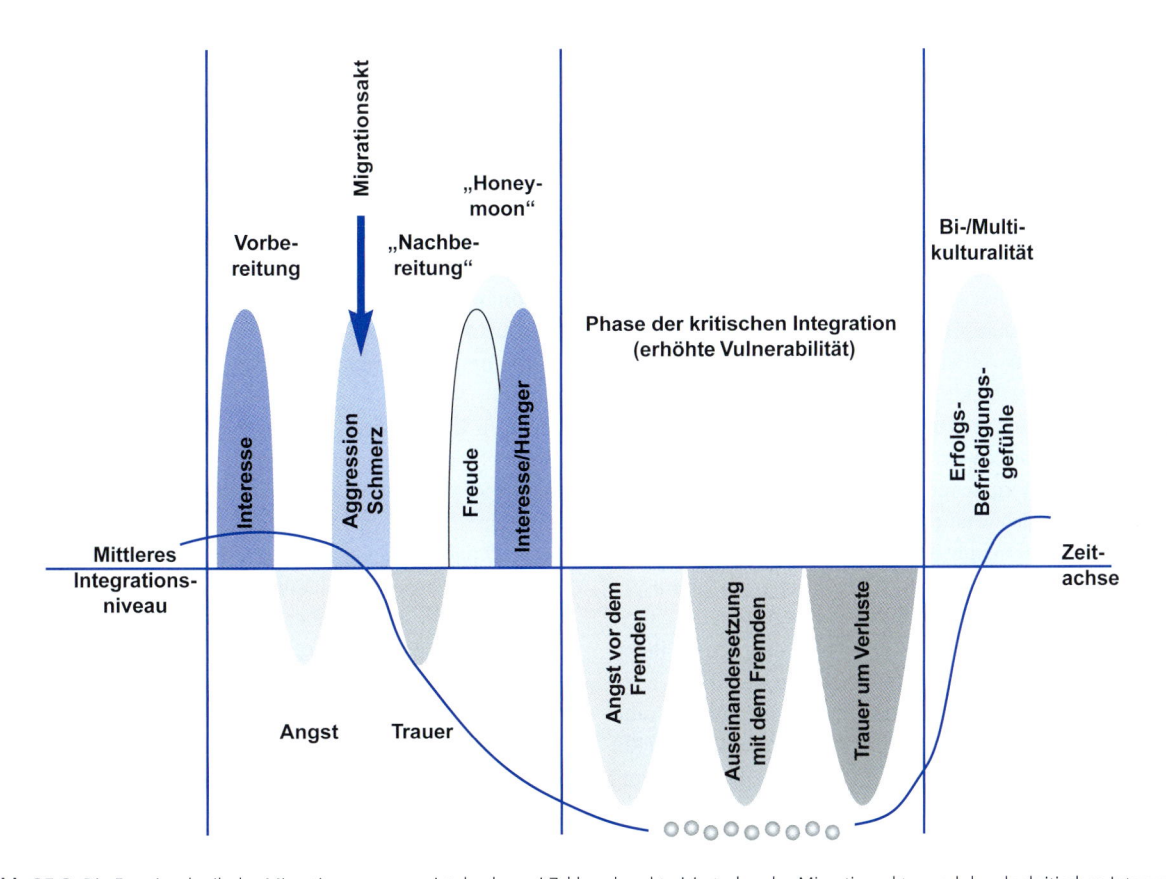

Abb. 35.2 Die Emotionslogik des Migrationsprozesses ist durch zwei Zyklen charakterisiert, den des Migrationsaktes und den der kritischen Integration bei der Akkulturation im Aufnahmeland. Psychische Erkrankungen treten während der kritischen Integration auf. Ein neues interkulturelles Verhältnis zur Aufnahmekultur wird mit der Annahme einer bi- oder mehrkulturellen Identität erreicht.

zialen und persönlichen Identitätskonstruktion als eines menschlichen Grundbedürfnisses nach Beziehung, Bindung, Anerkennung und Zugehörigkeit. In dieser Phase intensiver Individuation stellen sich ähnliche Aufgaben wie in der Adoleszenz (Erikson 1973) – bei erwachsenen Migranten auf einem entsprechend höheren Individuationsniveau.

Bei der „Identitätsarbeit", der Neuformierung von bikultureller oder hybrider Identität und sozialen Beziehungen und Zugehörigkeiten geht es um ein Aushandeln im Selbst zwischen einander z. T. widerstrebenden Zugehörigkeitsgefühlen, dem Versuch der Herstellung einer kohärenten Narration, gegen den Sinnverlust und gleichzeitig um einen Wiederherstellungsprozess. Beim Aufeinandertreffen der Sinn- und Bedeutungsgehalte zweier kultureller Kontexte kommt es unausweichlich zu Irritation und Hinterfragung der als selbstverständlich erlebten Werte, Normen und Zugehörigkeiten. Auf der anderen Seite stehen die Sinnstiftungen im Sinne von Wiederherstellungsleistungen durch innovative Impulse und die Übernahme neuer Werte aus dem Aufnahmekontext. Das Ringen um den eigenen Weg im Zwischen der Kulturen inszeniert sich im Dialog einer Person mit sich selbst und ihrem Umfeld, in dem existenziellen Bemühen, kulturelle Erfahrung in persönlichen Sinn zu verwandeln. Eine neue Identität, in der diese potenziellen Differenzen integriert werden können, kann über eine sensible Balance zwischen Sinnverlust und Wiederherstellung gelingen. Solche Entwicklungsvorgänge sind offene, vielfältige dynamische Prozesse. Sie sind beim Auftreten unlösbarer Konflikte im Zuge dieser Aushandlungsprozesse das originäre Feld der interkulturellen Psychotherapie (Machleidt 2014).

Kommen wir zurück zum Bild der „kulturellen Adoleszenz". Die zentrale Gemeinsamkeit von Adoleszenz und Migration liegt in der Ablösung von den Elternfiguren bzw. ihren symbolischen Stellvertretern (Elternsurrogaten) und darin, dass Adoleszenz und Migration mit Identitätskrisen einhergehen, sodass wir von einer „kulturellen Adoleszenz" sprechen können (Machleidt 2007, 2013: 23–30). Folgen wir dieser Metapher, kann die kulturelle Adoleszenz als **dritte Individuation** verstanden werden, die nach der psychischen Geburt und der normativen Adoleszenz durchlebt wird, bei Menschen, die sich in einem Prozess zwischen kulturell differenten Bezugsrahmen bewegen. Sie hat den Charakter einer phasenspezifischen Identitätskrise, die bei ungestörtem Verlauf zur Integration beiträgt, hier zur Integration der „alten" Werte, Lebensweisen, Zugehörigkeiten in die „neuen" Bedingungen und Kontexte der Aufnahmekultur und damit zu bi- oder transkulturellen Identitäten. Zu diesen Aufgaben gehören z. B. die Neukonstruktion von Identität und sozialen Rollen, die Differenzwahrnehmung zwischen „Eigenem" und „Fremdem", zuweilen die Ablösung aus früheren familiären und sozialen Beziehungen, die Exploration der ganzen Breite von Lebensvielfalt (Seiffge-Krenke 2012) etc. So kann der Migrationsprozess seinen normalpsychologischen Abschluss bei zunehmend gelingender und erfolgreicher Bewältigung der Alltagsaufgaben und der sozialen Integration finden. Schrittweise entsteht eine neue Identität, die zur Restabilisierung und Kohärenzerhöhung des Selbst führt. Die im Zusammenhang mit dem Migrationsprozess auftretenden Konflikte und psychischen Störungen sind von den in der Postmigration auftretenden Störungen zu unterscheiden. Bei diesen ist kein unmittelbarer Bezug zum Migrationsprozess erkennbar, der ja bei Postmigranten als abgeschlossen angesehen wird.

MERKE

Bei der „Identitätsarbeit", der Neuformierung von bikultureller oder hybrider Identität und sozialen Beziehungen und Zugehörigkeiten, geht es um ein Aushandeln im Selbst zwischen einander z. T. widerstrebenden Zugehörigkeitsgefühlen, dem Versuch der Herstellung einer kohärenten Narration, gegen den Sinnverlust und gleichzeitig um einen Wiederherstellungsprozess. Wie eine Adoleszenz geht Migration mit einer bedeutsamen Identitätskrise einher, sodass wir von einer „kulturelle Adoleszenz" im Migrationsprozess sprechen.

35.1.3 Identitätskonflikte in der Migration

Bei welchen Konflikten bzw. Störungen der Selbstidentität von Migranten ist aber Psychotherapie geboten? Wir möchten dies anhand der Selbstdefinition in der Operationalisierten Psychodynamischen Diagnostik verdeutlichen (OPD-2 2006: 249–254). Das **Selbst** wird hiernach verstanden als der Begriff, der die Gesamtheit der inneren Bilder von sich selbst und in diesem Sinne die Selbstidentität umfasst. Kommt es zwischen den Repräsentanzen der Selbstidentität zu Dissonanzen mit konflikthaften Spannungen, so wird von einem **Dissonanzkonflikt** gesprochen. Das Bild von sich selbst ist dann gebrochen und das Selbstgefühl disharmonisch. Die Selbst- und Objektrepräsentanzen des Ich (d. h. die Wahrnehmung von sich selbst und der Außenwelt) sind jedoch intakt im Unterschied zu entwicklungsbedingten ich-strukturellen Störungen wie z. B. bei Persönlichkeits- und psychotischen Störungen. Von den phasenspezifischen oder normativen Identitätskrisen in der Adoleszenz einerseits und den entwicklungsbedingten Identitätsstörungen andererseits werden die reaktiven Identitätsstörungen unterschieden (OPD-2 2006). Diese treten nach biografischen Brüchen auf – in dem uns hier interessierenden Zusammenhang z. B. die kulturellen und/oder sozialen Brüche im Zuge einer Migration. Die dadurch hervorgerufenen Identitätsdissonanzen bzw. der innere Dissonanzkonflikt wird nicht dem entwicklungspsychologischen Spektrum psychischer Störungen zugeordnet. Vielmehr können Konflikte im Zuge von Migration den realen Widersprüchlichkeiten zwischen potenziell differenten Welten (z. B. hinsichtlich des Gefühls von Zugehörigkeit, geteilter Sprache, Religion, Riten und Werten) zugeschrieben werden. Die klinische Diagnose Anpassungsstörung (s. ICD-10 F43.2) im Sinne eines Dissonanzkonflikts bzw. Anpassungsstörung mit einer Identitätskonfusion ist bei mit klinischer Symptomatik einhergehenden Krisen dieser Art geeignet.

FALLBEISPIEL
Identitätskonfusion im Rahmen eines Migrationsprozesses

Eine 16-jährige Afghanin, vor 4 Jahren mit ihrer Familie aus Afghanistan nach Deutschland migriert, kommt per Selbstanmeldung in die psychiatrische Notfallaufnahme. Sie ist eine auffallend hübsche und kluge junge Frau, die perfekt Deutsch spricht. Sie berichtet, sie lebe im Konflikt mit ihren Eltern wegen der Aufnahme von Beziehungen zu männlichen Freunden. Sie beanspruche eine freizügige Beziehung zu ihrem Freund, wie das in Deutschland für Mädchen in ihrem Alter üblich sei. Sie wolle sich keine Vorschriften von ihrer Familie machen lassen. Sie gibt auch an, sexuelle Kontakte mit jungen Männern gehabt zu haben – was vom Untersucher bezweifelt wird. Sie berichtet über Gewalt in der Familie. Die Mutter habe sie wegen ihres Verhaltens geschlagen. Ein Onkel habe ihr gegenüber Todesdrohungen ausgesprochen. Das mache ihr Angst. Der Vater halte sich von ihr fern. Sie habe den Wunsch, getrennt von ihrer Familie eigenständig zu wohnen. Sie wirkt depressiv verstimmt, geängstigt, rastlos, zerfahren und erregt. Es entsteht die Frage, was von dem, was sie berichtet, Realität ist und was Fantasie. Ihr Verhalten bei späteren Gesprächen erscheint hochgradig widersprüchlich. Sie kommt einmal in auffällig moderner westlicher Kleidung. Beim nächsten Mal kommt sie in einer Burka und gibt sich religiös und traditionell in ihren Denk- und Handlungsweisen. Sie äußert Fantasien, nach Afghanistan zurückzugehen und sich mit einem Afghanen zu verloben. Bei einem anderen Termin äußert sie Absichten, über sich selbst und ihre Männerbekanntschaften selbst zu verfügen und allein zu wohnen.

Das Agieren der 16-jährigen Tochter ist aus traditioneller afghanischer Sicht eine Gefährdung der Ehre und des Ansehens der Familie, zu der insbesondere Töchter beitragen müssen. Die Patientin war durch ihre kulturelle Herkunft und die freizügigen partnerschaftlichen Verhaltensmuster ihrer deutschen Freundinnen in eine Identitätskonfusion geraten. Diese entstand aus einem unlösbaren Konflikt zwischen den traditionellen Orientierungen als Afghanin und den in Deutschland üblichen Orientierungen als Teenager. Die daraus resultierenden Dissonanzkonflikte waren für sie nicht integrierbar in eine eigene bikulturelle Identität, in der die Werte des Herkunftskontextes und der religiösen Vorstellungen ihrer Eltern und der Lebensrealität der Mehrheitsgesellschaft in Deutschland zu einer neuen Identität beitragen. In der Identitätskrise schwankte die Patientin zwischen den Extremen einer streng religiösen Orientierung mit dem äußeren Merkmal des Tragens einer Burka und dem durchschnittlichen Verhaltensmuster 16-jähriger Mädchen in Deutschland, die ihr Recht auf partnerschaftliche Entscheidungen und eigenes Wohnen unabhängig und getrennt von der Familie geltend machen. Hin- und hergerissen zwischen diesen beiden Extremen im Sinne einer Spaltung geriet die Patientin in einen submanischen Erregungszustand, mit depressiven Phasen und Ängsten in Zusammenhang mit Todesdrohungen und den eigenen Identitätsunsicherheiten.

MERKE
Von den normativen Identitätskrisen in der Adoleszenz einerseits und den entwicklungsbedingten Identitätsstörungen andererseits werden die reaktiven Identitätsstörungen unterschieden. Diese treten z. B. nach kulturellen und/oder sozialen biografischen Brüchen im Zusammenhang mit einer Migration auf und können zu einer Identitätskonfusion führen.

35.2 Psychische Störungen bei Migranten im Vergleich zur Mehrheitsgesellschaft

35.2.1 Verständniszugänge zur Somatisierung

In verschiedenen kulturellen euroamerikanischen Bezugsrahmen finden sich, wie Payer (1993) gezeigt hat, typische **Körperorganmetaphoriken** für psychische Belastungszustände und Befindlichkeitsstörungen, die sich auch im organbezogenen Medikamentenverbrauch deutlich niederschlagen können. Der Körper dient als Austragungsort für seelische Konflikte, und die metaphorische Sprache erleichtert durch ihre Bildhaftigkeit den interpersonellen Austausch darüber. In Einwanderungsgesellschaften zeigt sich, dass sich der kulturelle Charakter einer solchen als „typisch" gesehenen Körperorganbezogenheit unter den globalen Bedingungen einer transnationalen Migration zunehmend verwischt. Es ist jedoch so etwas wie eine historisch gewachsene kulturtypische Organmetaphorik in einzelnen Ländern und kulturellen Kontexten weiterhin zu identifizieren, die sich in ihren subtileren Ausprägungen auch in der Kunst und Literatur wiederfinden lässt, z. B. die Bedeutung des Herzens als Sitz großer Gefühle in der deutschen Romantik.

Unter Ärzten und Psychiatern ist, ohne dass dies wissenschaftlich erwiesen wäre, die Auffassung verbreitet, dass Konflikte bei türkischen Patienten häufig Beschwerden im Gastrointestinaltrakt und bei Russen in der Brust, dem Sitz der „großen russischen Seele", verursachen. Von Spaniern und Personen aus lateinamerikanischen Kontexten werden vielfach Störungen der „nervios" oder Kopfschmerzen beklagt, im arabischen Raum Beschwerden des Herzens, bei Chinesen wegen der antizipierten Ying-Yang-Imbalance Schwäche, Müdigkeit, Kraftlosigkeit und Körperbeschwerden (DSM-IV, Anhang F, S. 895–902).

Medizinisch nicht erklärbare Symptome und Sorgen um körperliche Krankheit, die in traditionellen Metaphern geäußert werden, sind häufig eine **kulturell geprägte Ausdrucksform von Belastung,** die eingesetzt wird, um Sorgen um eine

Vielzahl persönlicher und sozialer Probleme auszudrücken, ohne notwendigerweise auf psychopathologische Auffälligkeiten mit Krankheitswert hinzuweisen. Sie vermitteln eine intersubjektive Botschaft über die innere Befindlichkeit in der Erwartung, der Adressat könne sie entschlüsseln. Erich Wulff formulierte (1990: 111) das folgendermaßen:

„Psychopathologische Symptome sind [auch] als subjektive kulturelle Botschaften zu verstehen, die immer auch einen Adressaten haben. Das Symptom ist damit in ein gesellschaftliches Kommunikations- und Tätigkeitsfeld gerückt und erwartet eine Antwort. Solche Antworten werden wir aber nur geben können, wenn es gelingt, die Botschaft, die die Symptome enthalten, aus ihrem eigenen gesellschaftlichen, kulturellen und biographischen Kontext heraus zu verstehen."

Die Professionalität und Kunst des Therapeuten besteht darin, Sinn und Bedeutung der Symbolik der Körpersprache als einen der Logik der Sprache gleichrangigen Ausdruck „subjektgetragener Symptomformulierung" zu begreifen.

Bei Migranten sind nicht selten **somatoforme Syndrome** zu finden, bei deren Ursachen es um die Auseinandersetzung mit erlittenen Verlusten geht, z. B. dem Verlust der alten Identität, dessen Bewältigung nicht oder nur schwer gelingt. Nach Enttäuschungen im Aufnahmeland sowie rassistischer Abwertung können zudem **depressive Syndrome** entstehen.

35.2.2 Depressive Syndrome

Depressive Syndrome sind bei Migranten, die in euroamerikanische Länder migriert sind verbreitet (Übersicht s. Machleidt und Graef-Calliess 2016). In der Tat konnte in mehreren Studien ein bedeutsamer Anteil depressiver Störungen bei Migranten und Angehörigen ethnischer Minoritäten nachgewiesen werden. Beim Vergleich zweier Gruppen weißer und schwarzer Spanisch sprechender Einwanderer in Los Angeles sowie bei Migranten aus Mexiko wurde die Lebenszeithäufigkeit von depressiven Episoden (majore Depressionen) untersucht. Dabei wurden in der Gruppe der weißen und der aus Puerto Rico stammenden schwarzen Einwanderer die höchsten Depressionsraten gefunden, die bei den Puerto-Ricanern zudem mit einer erhöhten Lebenszeitprävalenz für Suizidversuche einherging (Okuendo et al. 2004). In einer europäischen Studie über die Häufigkeit und die Risikofaktoren für eine depressive Erkrankung bei älteren türkischen und marokkanischen Migranten in den Niederlanden zeigte sich Ähnliches wie in den USA. Die Prävalenz depressiver Symptome war bei älteren Migranten aus Marokko doppelt so hoch (33,6 %) und bei älteren Migranten aus der Türkei viermal so hoch (61,5 %) wie bei „einheimischen" Niederländern (14,5 %) (Wurff van der et al. 2004).

Der Faktor „ethnische Herkunft" war mit dem Vorliegen klinisch bedeutsamer depressiver Symptome assoziiert. „Ethnizität" war also ein starker unabhängiger Risikofaktor für depressive Symptome mit klinischer Relevanz. In einer populationsbasierten holländischen Studie wurde festgestellt, dass türkische Frauen und marokkanische Männer im Vergleich zu einheimischen Niederländern vermehrt an depressiven Störungen litten (De Wit et al. 2008). Wie in der obigen Studie war Ethnizität auch in der letztgenannten Studie ein von der sozioökonomischen und demografischen Lage unabhängiger Risikofaktor.

Diese Befunde stützen unsere Hypothese, dass die psychischen Belastungen beim Erbringen der Individuations- und Integrationsleistungen in der kulturellen Adoleszenz bei überfordernder Konfliktbewältigungskompetenz depressive Erkrankungen bewirken können. Empirische Zusammenhänge bestehen aber mit der erlittenen Diskriminierung und dem Ausmaß der sozialen Integration – Befunde, die auch im Zusammenhang mit unserer Hypothese einen Sinn ergeben. Spätaussiedler stellen eine Risikogruppe vor allem für Depressionen, Anpassungsstörungen, somatoforme Störungen und Suchterkrankungen dar (Kornischka et al. 2008). Systematische Metaanalysen weisen darauf hin, dass generell erhöhte Depressionserkrankungsrisiken nicht eindeutig nachzuweisen (Swinnen 2007) und stets von der je untersuchten Gruppe abhängig sind. Ein aktuelles Beispiel zeigt das: Migranten der ersten Generation zeigen in der Altersgruppe ab 50 Jahren eine höhere Prävalenz depressiver Symptome als Nichtmigranten (28 vs. 19 %) (Aichberger et al. 2011, s. a. Machleidt 2015). Die Depressionsraten bei Flüchtlingen und Asylbewerbern sind doppelt so hoch wie bei Arbeitsmigranten (Lindert et al. 2009) – ein Befund, der zum einen auf traumatische Erfahrungen zurückgehen kann und zum anderen auf die besonders schwierigen Bedingungen verweist, die nicht zuletzt aufgrund restriktiver Ausländergesetze für eine Integration in Deutschland bestehen.

In der landesweiten dänischen Kohortenstudie von Cantor-Graae und Pedersen (2013) konnte indessen gezeigt werden, dass Migranten der 1. Generation und Migranten der 2. Generation, von denen beide Elternteile im Ausland geboren wurden, im Vergleich zu Dänen erniedrigte Inzidenzen für affektive Störungen sowie Persönlichkeitsstörungen und Abhängigkeitserkrankungen aufwiesen (Major Depression und anhaltende affektive Störungen, ICD-10, F32–34, 38–39). Ganz im Gegenteil dazu zeigten Adoptierte und Migranten der 2. Generation mit nur einem im Ausland geborenen Elternteil eine erweiterte Inzidenz für alle untersuchten Krankheitskategorien, darunter auch erhöhte Inzidenzen für affektive sowie Persönlichkeitsstörungen und Abhängigkeitserkrankungen. Erklärt werden die erhöhten Inzidenzen damit, dass Familien mit gemischter interkultureller Elternschaft, zu mehr innerfamiliären Konflikten neigen und dadurch die psychische Gesundheit der Nachkommen negativ beeinflusst wird. Eine hohe ethnische Dichte am Wohnort im Aufnahmeland hat einen protektiven Effekt auf die Inzidenz von affektiven Erkrankungen bei Angehörigen körperlich auffälliger ethnischer Minoritäten (Stafford et al. 2011).

> **MERKE**
> Eine im Vergleich zur Mehrheitsgesellschaft erhöhte Manifestation von psychischen Störungen wie somatoformen und depressiven Erkrankungen wurde nicht durchgängig bei Migranten, sondern bei bestimmten Populationen und Kohorten in besonderen kulturellen Kontexten gefunden.

35.3 Psychotherapeutische Arbeit mit Migranten

35.3.1 Voraussetzungen einer interkulturellen Psychotherapie

Die wichtigsten **Voraussetzungen einer interkulturellen Psychotherapie** sind:
- Ausreichende sprachliche Verständigung
- Erläuterung der psychotherapeutischen Methode
- Kenntnisse über bzw. Interesse am Herkunftskontext des Patienten

Wesentliche Aspekte für die Diagnostik und Exploration sind:
- Wie verlief die Migration?
- Akkulturationsaspekte in der Aufnahmekultur (Bi-/Multikulturalität).
- Prämigratorische Biografie und jeweils subjektive Narration der Migrationsgeschichte

Neugier des Therapeuten auf die soziokulturelle Herkunft des Patienten ist eine gute Voraussetzung für interkulturelle Psychotherapien. Ein zweiter wichtiger Aspekt ist die Reflexion der eigenen Bezüge, Werte und Haltungen des Therapeuten, die nicht als universal angesehen werden dürfen. Es müssen viele Verständnisfragen Beantwortung finden, da sich das potenziell „Fremde" nicht ohne weiteres aus dem „Eigenen" ableiten lässt. Zur sprachlichen Verständigung ist oft das Hinzuziehen von Dolmetschern notwendig. Auf die ganz eigene Problematik der Sprach- und Kulturmittler mittels Dolmetscher kann hier nicht näher eingegangen werden (s. Kluge 2011).

Der Psychotherapeut sollte nicht voraussetzen, dass die psychotherapeutische Methodik und deren Wirkungsweisen dem Patienten mit Migrationsgeschichte hinreichend klar sind. Er muss sie erläutern. Besondere Sorgfalt ist auf die diagnostische Identifikation der zugrunde liegenden Störungen zu legen. Wegen der Häufigkeit somatoformer Störungen bedarf es besonders sorgfältiger somatischer und psychologisch-psychodynamischer Abklärungen. Dabei ist zu beachten, dass die angegebenen Symptome und Krankheitsursachen trotz oberflächlich gleich lautender Begriffe für Personen mit Migrationsgeschichte etwas anderes bedeuten können als für den Arzt, Psychotherapeuten oder Sozialarbeiter im Aufnahmeland, dass er evtl. andere Erklärungsmodelle dafür hat (Penka et al. 2003). Denn Krankheitssymptomen, Ursachen und Behandlungserwartungen können unterschiedliche Erklärungsmodelle zugrunde liegen, die sich auch in den verschiedenen kulturellen Kontexten unterscheiden können (Vardar et al. 2012). So kann eine als angemessen angesehene „Diät" bei „erhöhtem Blutzucker" in bitteren Tees zur Balancierung des „Blutsaftes" und nicht in der Beschränkung der Broteinheiten bestehen (Heinz und Payne-Jackson 1998).

Kennt der Arzt im Aufnahmeland kulturspezifische Unterschiede nicht, glaubt er, sich klar und verständlich ausgedrückt zu haben, und wundert sich zuweilen über die unerwarteten Handlungen seiner migrierten Patienten. Allerdings sind diese Erklärungsmodelle weder statisch noch uniform. Vielmehr können sie sich je nach sozialem Status, Zugang zu unterschiedlichen Informationsmedien und Aufenthaltsdauer im Migrationsland unterscheiden. So kann es auch wichtig sein, Erklärungsmodelle im Zusammenhang mit dem „bösen Blick", Besessenheit, Zauber etc. mitzudenken. Auch Behandlungs- und Beratungsansätze traditioneller und geistlicher Heiler, die Patienten möglicherweise in Anspruch nehmen, sollten in der interkulturellen Psychotherapie berücksichtigt werden.

Bedeutsam ist darüber hinaus die Lebensrealität des Patienten in das therapeutische Arbeiten einzubeziehen. Dazu gehören Abhängigkeiten wie z. B. die jeweilige Form des Aufenthaltsstatus. Ein unsicherer Aufenthaltsstatus erschwert nicht nur die oben genannten Prozesse, sondern kann die therapeutische Arbeit behindern. Dies ist z. B. der Fall bei Geflüchteten, deren Aufenthaltsstatus über lange Zeit nicht geklärt ist. Hier ist die Zusammenarbeit mit Sozialarbeitern und Juristen essenziell, um einen „sicheren Ort" für vertrauensvolles therapeutisches Arbeiten überhaupt zu ermöglichen.

Die Haltung und das selbst- und fremdzugeschriebene Rollenverständnis spielt in der interkulturellen Psychotherapie eine wichtige Rolle. So kann bei Patienten aus ländlichen Kontexten des Vorderen Orients der 1. Migrantengeneration der Arzt als väterlicher Freund der Familie im Sinne einer paternalistischen Figur und eines entsprechend gearteten Autoritätsverständnisses aufgefasst werden. Diese Orientierung des Patienten bedarf aufseiten des Therapeuten im Zugang der Herstellung eines vertrauensvollen Verhältnisses eines aktiven, wissenden und beratenden Umgangs (Akhtar 2007; Pfeiffer 1995).

> **MERKE**
> Zu den wichtigsten Voraussetzungen einer interkulturellen Psychotherapie gehören neben der sprachlichen Verständigung und detaillierten anamnestischen Kenntnissen die Neugier des Therapeuten auf die soziokulturelle Herkunft des Patienten und die Reflexion der eigenen Bezüge, Werte und Haltungen.

35.3.2 Elemente einer interkulturellen Psychotherapie

Wichtige Elemente einer interkulturellen Psychotherapie sind:
- Reflektierende therapeutische Haltung gegenüber differenten kulturellen Kontexten (z. B. paternalistisch vs. demokratisch)
- Sorgfältige Wahrnehmung der Übertragung (Idealisierung, Abwertung, Vorurteile etc.)
- Sorgfältige Wahrnehmung der Gegenübertragung (Rassismus, Religiosität, Ethnie, kulturelle Werte, Gender)
- Empathie (Perspektiveninduktion und -übernahme)
- Herstellung einer gemeinsam geteilten Wirklichkeit, dazu gehört auch die Anpassung des Settings

Die Differenzierung kulturtypischer von pathogenen interaktiven und familiären Dynamiken und Mechanismen erfordert eine große Sensibilität für kulturelle Differenzen und Gemeinsamkeiten (Erim und Senf 2002). Dies ist nur über eine reflektierende Haltung des Therapeuten zu erreichen.

Im Zusammenspiel von Übertragung und Gegenübertragung zwischen Patient und Behandler werden in verdichteter Form die Belastungen und Probleme der Migranten in der Aufnahmegesellschaft, quasi in einem Zwischenraum wiederbelebt. Besonders deutlich wird dies auch in der Arbeit mit Sprach- und Kulturmittlern. In der Gegenübertragung spielen rassistische Elemente, Abwertung, Ausblendung kulturspezifischer Haltungen und Werte wie z. B. religiöse Bindungen, die Einstellung zu Sexualität und Partnerbeziehungen, die Rolle der Frau bzw. des Mannes in der Familie und Gesellschaft, Schamgefühle gegenüber Gefühlsäußerungen und psychischen Störungen u. v. m. eine wichtige Rolle. Eine wache und besonders sorgfältige Wahrnehmung und Hinterfragung der Übertragungsgefühle ist erforderlich, um im therapeutischen Raum eine modellhafte neue, geteilte Wirklichkeit zwischen Patient und Therapeut zu schaffen. Hierüber kann etwas Neues, Drittes entstehen (Wohlfart et al. 2006).

Es wird vielfach darauf hingewiesen, dass kulturelle Kompetenz kulturspezifischer Kenntnisse bedarf, jedoch sind hierfür insbesondere eine Haltung von anteilnehmender, wohlwollender Neugier und eine kulturelle Differenzen überschreitende Empathie hilfreich. In Institutionen ist die Bildung multikultureller Teams ebenso wichtig wie interkulturelle Supervisionen, Fallbesprechungen und interkulturelle/antirassistische Praxisreflexion etc. (Heinz und Kluge 2012). Neben einem möglichen Sachwissen über diverse kulturelle Kontexte sollte also vor allem ein Bewusstsein für mögliche Differenzen und deren Auswirkungen gefördert werden. Dazu gehört jedoch auch, die potenzielle Überdeterminierung selbiger im Blick zu haben. Um eine adäquate Behandlung für Menschen unterschiedlicher Herkunftskontexte gewährleisten zu können, ist daher die Anerkennung des Differenten und des Ähnlichen in Alltagswirklichkeiten notwendig, die durch eine bestimmte Haltung und Reflexion unbewusster eigener kultureller Bezüge hergestellt wird (Wohlfart et al. 2006).

> **MERKE**
> Übertragung und Gegenübertragung zwischen Patient und Behandler bedarf einer wachen und besonders sorgfältigen Wahrnehmung und Hinterfragung, um im therapeutischen Raum eine modellhafte neue, geteilte Wirklichkeit zwischen Patient und Therapeut zu schaffen.

35.3.3 Ein modellhafter Behandlungsversuch im transkulturellen Übergangsraum

Der transkulturelle Übergangsraum ist eine Metapher, welche die Symbolik des therapeutischen Raums in der interkulturellen Psychotherapie anschaulich vergegenwärtigt (Nadig 2000; Wohlfart und Özbek 2006: 169–176). Winnicott (zit. n. Wohlfart und Özbek 2006) sprach von einem Übergangsraum in der Mutter-Kind-Beziehung und machte diesen *„potential space of experience"* für die therapeutische Beziehung nutzbar. Seine Überlegungen sind der Ausgangspunkt, einen solchen Raum als einen virtuellen, im psychischen und sozialen „Dazwischen" angesiedelten **transitorischen Raum für interkulturelle Beziehungsgestaltungen** anzunehmen. Als einen Raum, der das therapeutische Feld öffnet und Therapeuten wie Patienten zu Wahrnehmungsvielfalt, kultureller Fließfähigkeit, Intuition und Kreativität einlädt. In diesem Raum kann z. B. die Identitätskonfusion oder die Dissonanz im Selbst von widersprüchlicher innerer Realität und äußerer Wirklichkeit getrennt wahrgenommen und der reflektierten Betrachtung in der therapeutischen Situation zugänglich gemacht werden. Die ängstlichen Spannungen der durch die Migration hervorgerufenen Innen-Außen-Dissonanzen können dann leichter ertragen werden. Die Entfremdung zu sich selbst schwindet in dem Ausmaß, in dem die Beziehungssetzungen zwischen innerer und äußerer Realität zum Aufbau neuer Selbstrepräsentanzen beitragen. Damit sind gute Voraussetzungen für eine Neusymbolisierung und Neuverortung des Individuums gegeben, und die Kohärenz des Identitätserlebens erhält Impulse, sich neu zu formieren.

In diesem Interaktionsprozess fungiert der Behandler als Übergangsobjekt bzw. eine Art Hilfs-Ich. Er lässt sich vom Patienten auf Zeit als Vertreter der fremden Kultur „in Besitz nehmen". Damit sichert sich der Patient einen „Brückenkopf" auf dem „fremden Ufer". Dieser muss dem Patienten als Repräsentant der Aufnahmegesellschaft ein Objekt mit aktiv stützender Zugehörigkeit sein, ein Kristallisationspunkt für eine neue (bikulturelle bzw. hybride) Kontinuität des eigenen Selbst. Bei der Interaktion zwischen Therapeut und Patient wird idealerweise keine der gegebenen kulturellen Bedeutungen favorisiert. Hilfreich ist im Gegenteil eine Dekonstruktion und Hinterfragung der jeweiligen kulturellen Bedeutungen und kulturspezifischen Unterschiede bei gleichzeitiger Exploration von geteilten Wirklichkeitsaspekten. Die Relevanz der jeweiligen kulturellen Bedeutungen wird vor dem Hintergrund neuer subjektiver Erfahrungen im gemeinsamen therapeutischen Raum ausgehandelt.

Die auch vom kulturellen Kontext geprägte „Definitionsmacht" des Psychotherapeuten oder, mit anderen Worten, die natürliche Selbstverständlichkeit seines kulturgebundenen Handelns, seines „Ethnozentrismus", relativiert sich bei dieser Art der Interaktion. Sie unterstützt die Reflexion der jeweils eigenen Zugehörigkeit zu einer bestimmten kulturell geprägten Gruppe mit den dazugehörigen Werten, Normen und Regeln. Über diese Reflexion können innere Spannungen bewusst gemacht und abgebaut werden. Neue Bereiche des Verstehens und Verhaltens können erarbeitet und neue Zugehörigkeiten gebahnt werden. Die gewährende, annehmende und gleichzeitig nicht bewertende Haltung des Therapeuten fungiert in diesem idealtypischen symbolischen Raum in einer Phase des (kulturellen) Übergangs als sinnstiftende Funktion und mindert die allgegenwärtigen Widerstände (Özbek und Wohlfart 2006; Machleidt 2013, 2014).

MERKE
Mit der Metapher des transkulturellen Übergangsraums lässt sich die Funktion des therapeutischen Raums als ein Transition und Wachstum förderndes Zusammenspiel von Therapeut und Patient anschaulich vergegenwärtigen.

35.3.4 Kulturelle Kompetenz in der psychiatrisch-psychotherapeutischen Praxis

Kulturelle Kompetenz ist die unverzichtbare Voraussetzung für gute psychotherapeutische Arbeit mit psychisch Kranken aus anderen Ländern und Kulturen. In den Leitlinien der *European Psychiatric Association* (EPA) (Schouler-Ocak et al. 2015) werden u. a. die folgenden Empfehlungen zur kulturellen Kompetenz gegeben:
- Als obligatorisch gelten Fort- und Weiterbildungen in interkultureller Diagnostik, Krankheitsverhalten und kultursensiblen Interventionstechniken unter Berücksichtigung der kultur-, krankheits- und migrationsspezifischen regionalen Immigrantensituation.
- Die Behandler sollten sich ihrer eigenen kulturellen Vorurteile und Stereotypien bewusst sein.
- Erfahrungen in der Arbeit mit Dolmetschern und Kulturmediatoren sind genauso unverzichtbar wie Kenntnisse über kulturdifferente Familienstrukturen (kollektivistische vs. individualistische) und generationsübergreifende Anpassungsprozesse.
- Krankheitsrelevant sind die Folgen von Diskriminierung, Ausschließung und Arbeitslosigkeit.
- Die Kenntnis des kulturellen Krankheitsverständnisses und der typischen Beschwerden und Erwartungen an die Behandlung kann ebenso wie die Berücksichtigung der Zusammenhänge zwischen Kultur, Krankheit und Psychopathologie/Psychodynamik wichtige Aufschlüsse geben.

35.3.5 Psychische Gesundheit und Psychotherapie bei Flüchtlingen

Verschiedene Studien aus westlichen Industrieländern sprechen dafür, dass Flüchtlinge und Asylsuchende nahezu doppelt so häufig an Depressionen und Angststörungen leiden als Arbeitsmigranten (Übersicht Sieberer und Machleidt 2015). In Migrantengruppen fanden sich deutlich erhöhte Häufigkeiten bei posttraumatischer Belastungsstörung (PTSD). Für Asylsuchende sind neben hohen Raten prämigratorischer Traumatisierungen charakteristische postmigratorische Stressoren identifiziert worden, die zur Manifestierung oder Chronifizierung psychischer Störungen beitragen können (z. B. unsicherer Aufenthaltsstatus, Widrigkeiten im Asylverfahren, Erfahrungen mit Diskriminierung und Vorurteilen, fehlende Arbeitsmöglichkeiten und der erschwerte Zugang zur Gesundheitsversorgung). Diese Umstände kennzeichnen die Bedingungen, unter denen eine große Zahl der 2015 nach Deutschland gekommenen 1,1 Mio. Flüchtlinge und Asylsuchenden lebt.

Nach den begrenzenden Vorgaben des Asylbewerberleistungsgesetzes (AsylbLG) bleibt ein großer Anteil der Asylsuchenden mit schweren psychischen Störungen (z. B. Traumafolgestörungen) in den ersten 15 Monaten ihres Aufenthalts in Deutschland ohne Aussicht auf eine angemessene psychotherapeutische Behandlung. Die DGPPN hat nachdrücklich gefordert, die psychiatrisch-psychotherapeutische Behandlung von Flüchtlingen und Asylsuchenden zu verbessern, u. a. auch durch Übernahme der Kosten für Sprachmittler (s. Presseerklärung DGPPN 1.10.2014). In einigen Bundesländern (z. B. Berlin, Hamburg, Hessen [Frankfurt], Niedersachsen [Hannover], NRW [Köln] u. a.) sind durch staatliche Initiativen und karitative Organisationen „Psychosoziale Beratungs- und Behandlungszentren" für Flüchtlinge, Asylsuchende und Migranten aufgebaut worden, in denen mehrkulturelle multiprofessionelle Teams Diagnostik und Behandlung anbieten. Begründete Anträge auf Psychotherapie, die an die kommunalen Sozialhilfeträger zu stellen sind, werden in jüngerer Zeit (Februar 2016) häufiger abschlägig entschieden, und im seltenen positiven Fall werden die Kosten für Sprachmittler häufig nicht übernommen. Trotzdem sollte der Antragsweg nicht unversucht bleiben, da es erhebliche regionale Unterschiede in der Entscheidungspraxis gibt. Diese Situation ändert sich, wenn Asylsuchende nach 15 Monaten Aufenthalt in Deutschland in eine Krankenkasse aufgenommen werden und der übliche Antragsweg offensteht.

Für die Akutversorgung und Krisenintervention von Flüchtlingen und Asylsuchenden werden von einzelnen psychiatrischen Kliniken Fachbereiche und Ambulanzen mit mehrsprachigen Teams für transkulturelle Psychiatrie und Psychotherapie vorgehalten (Beispiel: Zentrum für Transkulturelle Psychiatrie und Psychotherapie mit Tagesklinik, Klinikum Wahrendorff, Sehnde/Hannover). Eine wachsende Zahl niedergelassener Psychotherapeuten bemüht sich um den Erwerb interkultureller Kompetenz und behandelt Flüchtlinge, insbesondere auch unbegleitete Minderjährige. Supervisionsgruppen für „Interkulturelle Psychiatrie und Psychotherapie", in denen niedergelassene und in psychosozialen Zentren und Ambulanzen tätige Psychotherapeuten Fallbeispiele vorstellen, haben sich für den interkulturellen Kompetenzerwerb bewährt. Von den Landesärzte- bzw. Psychotherapeutenkammern können solche Supervisionsgruppen als Qualitätszirkel akkreditiert werden (z. B. in Berlin, Hannover u. a.).

LITERATURAUSWAHL

Aichberger MC, Neuner B, Hapke U, et al. (2012). Der Zusammenhang zwischen Migrationsstatus und depressiven Symptomen in der älteren Bevölkerung in Deutschland. Psychiatr Prax 39: 116–121.

Cantor-Graae E, Pedersen CB (2013). Full spectrum of psychiatric disorders related to foreign migration. A Danish migration-based cohort study. JAMA Psychiatry 70(4): 427–435.

Foroutan N (2013). Hybride Identitäten. Normalisierung, Konfliktfaktor und Ressource in postmigrantischen Gesellschaften. In: Brinkmann HU, Uslucan HH (Hrsg.). Dabeisein und Dazwischen. Integration in Deutschland. Heidelberg: Springer.

Heinz A, Kluge U (2012). Geschichte der „Rassen" und Rasse-Geschichten – Zur Historie und biologischen Plausibilität umstrittener Begriffe. In: Heinz A, Kluge U (Hrsg.). Einwanderung – Bedrohung oder Zukunft? Mythen und Fakten zur Integration. Frankfurt, New York: Campus, S. 36–53.

Machleidt W (2007). Die „kulturelle Adoleszenz" als Integrationsleistung im Migrationsprozess. Psychotherapie und Sozialwissenschaft 9 (2): 13–23.

Machleidt W (2013). Migration, Kultur und psychische Gesundheit. Stuttgart: Kohlhammer.

Machleidt W, Heinz A (Hrsg.) (2011). Praxis der interkulturellen Psychiatrie und Psychotherapie. Migration und psychische Gesundheit. München: Elsevier Urban & Fischer.

Özbek T, Wohlfart E (2006). Der transkulturelle Übergangsraum – ein Theorem und seine Funktion in der transkulturellen Psychotherapie am ZIPP. In: Wohlfart E, Zaumseil M (Hrsg.). Transkulturelle Psychiatrie – Interkulturelle Psychotherapie. Interdisziplinäre Theorie und Praxis. Heidelberg: Springer, S. 169–176.

Schouler-Ocak M, Graef-Calliess IT, Tarricone I, et al. (2015). EPA guidance in cultural competence training. Eur Psychiatry 30: 431–440.

Wulff E (1990) Was trägt die Ethnopsychiatrie zum Verständnis psychischer Erkrankungen bei? In: Thom A, Wulff E (Hrsg.). Psychiatrie im Wandel: Erfahrungen und Perspektiven in Ost und West. Bonn: Psychiatrie-Verlag, S. 96–114.

KAPITEL 36

Volker Arolt, Andreas Behnken und Silke Jörgens

Notfallsituationen

Kernaussagen

- Psychische Krisen stellen sich störungsübergreifend als Notfallsituationen dar.
- Psychische Krisen lassen sich aus der individuellen klinischen, aus der interpersonellen und aus der kausalen Perspektive beschreiben.
- Es lassen sich Veränderungskrisen und traumatische Krisen unterscheiden. Die Veränderungskrise entsteht in einer veränderten Lebenssituation und führt zu einem Gefühl des Versagens, in dem der Betroffene seine Kräfte mobilisiert, dann jedoch hierin erneut versagt, woraufhin es zum Vollbild der Krise kommt. Die traumatische Krise beginnt demgegenüber zunächst mit einem Schock, der mit Protest und Lähmung verbunden ist und verläuft dann in fünf Phasen. Therapeutisch ist hierbei wichtig, dass der Patient in den einzelnen Phasen nicht arretiert, sondern die Phasen mit entsprechender Hilfe durchlaufen kann.
- Als Basisverfahren in Notfallsituationen wird supportive Psychotherapie zur Verfügung gestellt, die sowohl in psychodynamischer als auch kognitiv verhaltenstherapeutischer Herangehensweise erfolgen kann.
- Störungsorientierte psychotherapeutische Verfahren kommen bei akuter Belastungsreaktion und zur Prävention der posttraumatischen Belastungsstörung nach einem Trauma zur Anwendung, wobei insbesondere kognitive Verhaltenstherapie (KVT) und psychodynamische Verfahren evidenzbasiert eingesetzt werden.
- Die Psychotherapie bei Verlust kommt vor allem im Hinblick auf die Bewältigung von Trauer zum Einsatz, wobei wiederum sowohl KVT als auch psychodynamische Verfahren angewendet werden können. Wichtig ist die Hilfe beim Durchlaufen der einzelnen Phasen des Trauerprozesses.
- Die Psychotherapie von Suizidalität erfolgt anhand von Grundprinzipien unter pragmatischem Aspekt, wobei bei neurotisch bestimmtem Hintergrund psychodynamisch an der Narzissmustheorie orientiert vorgegangen werden kann.
- Fehlermöglichkeiten in der Behandlung von Suizidgefährdeten erfordern besondere Beachtung.

36.1 Notfallsituation psychische Krise

Die Notfallsituation ist wesentlich bestimmt durch eine unmittelbare und schwerwiegende Bedrohung der körperlichen oder geistigen Gesundheit bzw. des Lebens überhaupt. Die Notfallsituation erfordert damit sofortige Hilfe, sei es auf der unmittelbar praktisch-technischen Ebene oder durch Einsatz des medizinischen/psychologischen Versorgungssystems in Form somatischer und/oder psychotherapeutischer Interventionen. Die Definition des Notfalls ist eng an einen erkennbaren Interventionsbedarf geknüpft. Bezogen auf psychische Zustände stellt er damit gleichsam die objektive Seite dessen dar, was subjektiv, aus Sicht des betroffenen Individuums, als „Krise" beschrieben werden kann. Im Folgenden wird zwar auf das umfangreiche psychiatrische/psychologische Wissen über psychische Krisen und Kriseninterventionsmöglichkeiten zurückgegriffen, aber nur insoweit, als durch den individuellen psychischen Krisenzustand eine objektiv greifbare Notfallsituation generiert wird. Das heutige Wissen über Krisen, ihre Entstehung, Erscheinungsformen und Behandlungsmöglichkeiten liefert jedoch wichtige Einsichten, die für die therapeutische Bewältigung von Notfallsituationen als handlungsleitend gelten können (Hillard et al. 2004; Perren-Klingler 2015; Rupp 2010).

Psychische Krisen lassen sich aus mehreren Perspektiven beschreiben:

- Aus der **individuellen klinischen Perspektive** im Sinne von Befinden, Symptomen und Verhalten ist eine Krisensituation durch eine bis zur Unerträglichkeit zunehmende innere Anspannung gekennzeichnet. Hinzu treten sehr unterschiedliche Symptome wie Angst, traurige Verstimmung, Gefühle der Ohnmacht und des Ausgeliefertseins, Suizidgedanken, Verwirrtheit, erhöhte Irritabilität, Wut, aber auch motorische Unruhe, Schlafstörungen, impulsives Verhalten und Fehlhandlungen.

- In der **interpersonellen Perspektive** imponiert besonders die konflikthafte Belastung der Beziehungen mit zunehmender Aggression und/oder auch Rückzug, beides ggf. bis zum Zerbrechen der Beziehung.
- Aus der **kausalen Perspektive** haben sich im Wesentlichen zwei Erklärungsstränge herausgebildet: Die individuelle Krise kann als akute Zuspitzung einer vorliegenden psychischen Erkrankung aufgefasst werden, ausgelöst durch ein Lebensereignis und/oder im Rahmen der Eigendynamik der Erkrankung.

Mit Caplan (1961, 1964), der als Begründer einer modernen Krisentheorie angesehen werden kann, wird eine Krise durch den Sachverhalt konstituiert, dass ein Individuum ein wichtiges Lebensziel nicht erreichen kann und sich gleichzeitig außerstande sieht, mit eigenen Mitteln die vorhandenen Schwierigkeiten zu überwinden. Reimer und Rüger (2006) arbeiten den Unterschied zwischen Veränderungskrisen (Caplan 1964) und traumatischen Krisen (Cullberg 1978) heraus. Eine derartige Typologie ist insofern nützlich, als sich damit eine unterschiedliche Verlaufs- und damit Bewältigungsdynamik erkennen lässt, die psychotherapeutisch relevant ist. **Veränderungskrisen** verlaufen im Wesentlichen in fünf Stadien:

1. Zunächst erfolgt die Konfrontation mit der veränderten Lebenssituation.
2. Hierin entsteht ein Gefühl des Versagens.
3. Der Betroffene mobilisiert seine Kräfte zur Bewältigung der Situation, versagt aber.
4. Hierauf kommt es zum Vollbild der Krise.
5. Diese Situation kann bewältigt werden oder zur Resignation und ggf. Chronifizierung der Problematik/Symptomatik führen.

Veränderungskrisen treten typischerweise in folgenden Situationen auf: berufliche Veränderungssituation (auch „Aufstiege"), Veränderungen in der Partnerschaft (Heirat, Trennung, Geburt). Während einer Psychotherapie kann es ebenfalls zu Veränderungskrisen kommen.

Demgegenüber verläuft die **traumatische Krise** insofern anders, als sie zunächst durch einen Zustand von Schock mit Protest oder Lähmung verbunden ist, auf den anschließend eine Phase der Verleugnung folgt. Sie schließt sich an einen Zustand an, der ein kurz oder lang anhaltendes Ereignis darstellt, das eine außergewöhnliche Bedrohung darstellt oder von katastrophalem Ausmaß ist und bei fast jedem Menschen eine tiefe Verzweiflung hervorrufen würde (Traumadefinition nach ICD-10). Das bisher differenzierteste und auch empirisch belegte Modell der Reaktion auf ein Trauma wird von Horowitz (1997) vorgeschlagen, das ebenfalls in fünf Phasen verläuft (> Box 36.1):

BOX 36.1
Fünf-Phasen-Modell der traumatischen Krise nach Horowitz (1997)

1. **Protest und Lähmung:** z. T. expressive Auflehnung gegen das traumatische Ereignis oder auch psychomotorische und affektive Erstarrung.
2. **Verleugnung:** In Befinden und Verhalten wird dem traumatischen Aspekt scheinbar nicht entsprochen, dementsprechend findet auch keine innere Auseinandersetzung statt. Gleichzeitig bestehen oft Anspannung, Unruhe, gesteigerte Aktivität, Ängste, Schlafstörungen.
3. **Intrusion:** Die Beschäftigung mit dem Trauma drängt ins Bewusstsein; es kommt zur inneren Fokussierung auf das Trauma, innere Bilder drängen sich auf mit Grübelneigung, emotionaler Aufgewühltheit, Unruhe, Angst.
4. **Durcharbeiten:** Entwicklung eines inneren Modells des Geschehens; aktive gedankliche und emotionale Auseinandersetzung.
5. **Abschluss:** Bewältigung des Erlebten durch kognitive und emotionale Einordnung in die Lebensgeschichte.

Die geschilderten Prozesse stellen in ihrem sequenziellen Ablauf den natürlichen Verlauf eines Trauervorgangs dar. Sie können allerdings in jeder Phase scheitern, zum Auftreten einer phasentypischen, zusätzlichen pathologischen Symptomatik führen und dann gleichsam „hängen bleiben", wobei sich die pathologischen Reaktionsweisen verschiedener Phasen durchaus mischen können, ohne dass jedoch eine Durcharbeitung und ein Abschluss (Phase 4 und Phase 5) erreicht werden können. Eine derartige pathologische Reaktion innerhalb einer Krisenphase und/oder die Unmöglichkeit eines Übergangs in die nächste Phase machen eine psychotherapeutische Intervention erforderlich. Typische Anlässe, in deren Rahmen es zu traumatischen Krisen kommen kann, sind Naturkatastrophen, Unfälle, Überfälle, Vergewaltigung, Folter, politische Verfolgung, Stalking, Verlust wichtiger Bezugspersonen, Verlust der sozialen Rolle bzw. Stellung oder eine schwere Erkrankung.

Neben der Veränderungskrise und der traumatischen Krise muss die krisenhafte Zuspitzung einer bestehenden psychischen Erkrankung beachtet werden. Ursächlich wirken bei einer **„Exazerbationskrise"** sowohl erkrankungsimmanente wie umweltbedingte Faktoren zusammen, wobei der jeweilige Einfluss über verschiedene Erkrankungen, aber auch personale und situative Momente erheblich variiert. Unter dem Gesichtspunkt des Erkrankungsverlaufs lassen sich derartige Krisen als eine dramatische Form von Rückfällen auffassen, wobei die Akuität sowie der Schweregrad der Symptomatik und Beeinträchtigung Merkmal der Krise und der (objektive) unverzügliche Interventionsbedarf Merkmal des Notfalls ist.

Veränderungskrisen, traumatische Krisen und Exazerbationskrisen können sich überschneiden bzw. ineinander übergehen. So kann z. B. eine berufliche Veränderung oder der Verlust einer Partnerschaft oder eines Kindes für den Betroffenen durchaus ein traumatisches Ausmaß annehmen, wobei er dann mit den typischen Symptomen der traumatischen Krise reagiert. Eine berufliche Veränderung kann z. B. bei einem Patienten mit einer vollständig remittierten Angsterkrankung zum Auftreten von schweren Panikattacken führen und imponiert dann als Exazerbationskrise. Obwohl die drei Krisentypen unterschiedliche Ursachen haben und sich hinsichtlich ihrer Entwicklungs- und Verlaufsdynamik unterscheiden, zeigen diese Beispiele, dass neben typischen auslösenden Konstellationen auch personale Eigenschaften des Betroffenen eine wesentliche Rolle spielen.

Gerade in der Notfallsituation sind Krisenentwicklungen oft so zugespitzt und die Gefährdungssituation so erheblich, dass verschiedene Krisenentwicklungen gleichsam in eine gemeinsame psychopathologische Endstrecke einmünden, so z. B. bei Suizidalität oder akuten Angstzuständen.

Diese Beobachtungen sind für die Notfallpsychotherapie insofern handlungsleitend, als das duale, eigentlich dialektische Moment jeder Notfallintervention erhellt wird: Einerseits ist es erforderlich, sofort im „Hier und Jetzt" Behandlungsziele zu erreichen; andererseits ist der jeweilige Krisenhintergrund einschließlich personaler Aspekte richtungweisend für die kurzfristige und ggf. längerfristige Weiterbehandlung.

> **MERKE**
> Eine komplementäre Dialektik findet sich unter der Perspektive der Störungsorientiertheit: Die Ähnlichkeiten unterschiedlicher krisenhafter Zuspitzungen gerade in Notfallsituationen erfordern eine störungsübergreifende Interventionstechnik, die Kenntnis des Krisenhintergrunds, einer vorbestehenden psychopathologischen Symptomatik und der personalen Entwicklungsmomente hingegen eine störungsbezogene Intervention. Hierbei geht es weniger um eine sukzessive Abfolge dieser beiden Interventionsoptionen als vielmehr um ihre gegenseitige Durchdringung.

36.1.1 Prinzipien der Psychotherapie in der Notfallsituation: supportive Psychotherapie

Die in der Notfallsituation akut und gefährlich zugespitzte krisenhafte Entwicklung macht trotz verschiedener personaler, psychopathologischer und krisentypologischer Merkmale eine (unverzügliche) therapeutische Intervention erforderlich, die zunächst weniger auf den Krisentyp oder die vorliegende Störung bezogen ist, sondern eine **Grundlage für psychotherapeutisches Handeln überhaupt** ermöglicht.

Im Hinblick auf diese Aufgabe hat sich die **supportive Psychotherapie** (SP) als besonders nützlich erwiesen. So wird die Behandlung von Menschen in Krisensituationen (neben der Behandlung von Patienten mit schweren psychischen Störungen, die einer psychodynamischen oder kognitiv-behavioralen Behandlung nicht zugänglich sind) als wesentliche Domäne der supportiven Psychotherapie angesehen. Allerdings ist die Anwendung der SP nicht auf die beiden genannten Indikationsgebiete beschränkt, sondern kann auch in der längerfristigen Behandlung verschiedener Patientengruppen, z. B. bei Phobien (Klein et al. 1983), schwerer Depression (Elkin et al. 1989) oder Borderline-Störung (Kernberg et al. 1972) erfolgreich angewandt werden.

Bei der SP handelt es sich um ein eigenständiges Verfahren, das sämtliche Charakteristika einer geplanten, systematischen Psychotherapie aufweist und ausführlich in den entsprechenden Lehrbüchern und Manualen konzeptualisiert worden ist (z. B. Novalis et al. 1993; Werman 1984; Rockland 1989; Pinsker und Rosenthal 1988; Winston et al. 2004). Elemente der SP sind implizit unter Psychotherapeuten und Psychiatern in der täglichen Praxis in Deutschland weit verbreitet (Arolt und Dilling 1993; Arolt 1994; Spiessl et al. 2006); es existiert aber nur wenig einschlägige Literatur (Freyberger und Freyberger 1994; Kind 1982; Möller 2002; Wöller et al. 1996).

Abgesehen von einer in gewissem Maße selbstständigen Entwicklung, die ihre Wurzeln – zurückgehend im Übrigen auf Johann Christian Reil (1759–1813) – in der Psychiatrie hat, wird die SP im Wesentlichen durch eine Verbindung von Elementen der Psychoanalyse und der Verhaltenstherapie bestimmt. Damit wird eine integrative und technisch eklektische Therapieform (Beitman et al. 1989) geschaffen, die sowohl auf psychodynamischem (Gill 1954; Wallerstein 2000; Rockland 1989) wie verhaltenstherapeutischem (Levine 1952; Linn 1984) Hintergrund dargestellt und ausgeübt werden kann. Die Voraussetzungen, Ziele und technischen Prinzipien der SP sind für die Psychotherapie im Notfall allgemein, im Besonderen aber auch für spezielle Problemkonstellationen (s. u.) von grundlegender Bedeutung.

Voraussetzungen

Die Voraussetzungen für die Durchführung einer supportiven Therapie im Notfall sind in der therapeutischen Realität in recht unterschiedlicher Weise vorhanden: Die Anforderungen sind durch Zeitdruck und Behandlungsbedarf einer Krisensituation bestimmt. Vonseiten des Patienten muss zumindest die Bereitschaft zu einem therapeutischen Kontakt vorliegen bzw. herstellbar sein. Der äußere Rahmen muss vom Therapeuten definiert werden. Es sollten etwa 5–6 Termine angeboten werden, wobei ihre Dauer und Sequenz flexibel gehandhabt werden müssen. Bezugspersonen des Patienten sollten einbezogen werden.

Behandlungsziele

Die Ziele der SP unterscheiden sich im Hinblick auf die Frage, ob ein Notfall vorliegt oder eine länger dauernde Therapie durchgeführt werden soll, kaum. Wesentliches und zentrales Ziel ist die Stärkung der Ich-Funktionen des Patienten. Gerade an diesem Punkt lässt sich die Integration psychodynamischer und verhaltenstherapeutischer Auffassungen erkennen:

- Aus **psychodynamischer Sicht** führt eine äußere Belastungssituation in Abhängigkeit von ihrem Schweregrad zu einem Zustand psychischer Regression, in dessen Rahmen sich eine Person hinsichtlich der Entwicklung ihrer Ich-Fähigkeiten auf ein bereits überwundenes Niveau zurückzieht und damit – je nach Ausmaß der Regression – wichtige umweltadaptive, aber auch ich-strukturelle Fähigkeiten einbüßt (Hartmann 1972; Kernberg 2000). Hierunter kommt es zu inadäquaten Handlungen, Rückzug aus dem sozialen Umfeld sowie intrapsychisch zur Überflutung mit Angst- und Spannungsgefühlen, Lockerung der Impulskontrolle sowie verminderter Fähigkeit zur Sublimierung.
- Aus **Sicht der Verhaltenstherapie** soll durch verbesserte Verarbeitungsmöglichkeiten eine Reduzierung der Belastungssymptome erzielt werden, die als Ergebnis einer nicht adäquaten emotionalen Verarbeitung eines Traumas bewertet werden. Dabei wird Angst als eine kognitive Struktur angesehen, die die Repräsentationen der gefürchteten Reize und der Reaktionen auf Furcht und der damit verbundenen Bedeutungen enthält. Zur Reduzierung der Angst müssen pathologische Furchtstrukturen modifiziert werden. Dabei gilt es, die Erinnerung an die Angsterfahrung während des Traumas zu reaktivieren und neue Informationen zur Verfügung zu stellen, die mit den pathologischen Furchtstrukturen nicht vereinbar sind, um so neue Erinnerungen zu bilden (Rothbaum et al. 2003). Dysfunktionale Kognitionen nach Traumata stehen nicht nur bei verhaltenstherapeutischen Störungsmodellen, sondern auch bei psychodynamischen Konzepten (z. B. Horowitz 2003) als wesentliches behandlungsbedürftiges Merkmal im Mittelpunkt. Wichtige gedankliche Veränderungen in der Sicht zu sich selbst, den anderen und der Welt sind
  a. Vertrauensverlust gegenüber anderen Menschen (z. B. „Die Menschen sind abgrundtief schlecht"),
  b. Überzeugung von anhaltender Verletzbarkeit,
  c. generalisierte Entfremdungsgefühle und
  d. der Eindruck der eingeschränkten Zukunftsperspektive (Maercker 2005).

Es ist also naheliegend, dass die **Stärkung der Ich-Funktionen** die grundlegende Zielsetzung der supportiven Therapie darstellt. Rockland (1989) unterscheidet zwischen direkter und indirekter Ich-Stärkung:

- Im Rahmen der **direkten Ich-Stärkung** wird auf folgende Ich-Fähigkeiten fokussiert: Förderung der Realitätsprüfung, Nutzung der psychischen Ressourcen, Unterstützung der Impulskontrolle durch kognitive Intervention, Reduktion des Angstniveaus und Stützung des Selbstwertgefühls.
- **Indirekte Ich-Stärkung** findet statt durch Verminderung äußerer Belastungen, Entlastung von Schuld- und Schamgefühlen und Entlastung bei Triebbedürfnissen (z. B. Eingehen auf Abhängigkeitswünsche).

Im engen Zusammenhang mit der Ich-Stärkung können die folgende weitere Ziele gesehen werden (Bloch 2006; Novalis et al. 1993): von psychischem Druck/Stress entlasten, dysfunktionale Verhaltensweisen vermindern; die Fähigkeit zur Annahme von Unterstützung fördern; Autonomie in der Behandlung entwickeln, Unabhängigkeit von der psychischen Beeinträchtigung fördern.

Die genannten Ziele werden mit den im übernächsten Abschnitt aufgeführten **technischen Prinzipien** erreicht.

Therapeutische Beziehung

Größte Bedeutung kommt dem Aufbau einer tragfähigen therapeutischen Beziehung im Sinne einer **Arbeitsbeziehung** zu (Greenson 2000). Insbesondere spielt hierbei der reale Beziehungsanteil eine Rolle, d. h. dass Therapeut und Patient miteinander in eine Hilfe gewährende konkrete personale Beziehung treten. Diese Beziehung muss durch Klarheit, Direktheit und Eindeutigkeit gekennzeichnet sein. Demgegenüber steht der Anteil der Übertragungs-/Gegenübertragungsbeziehung zurück. Dieser Aspekt ist von Bedeutung, weil es wichtig ist, Übertragungs- und Gegenübertragungsanteile präzise wahrzunehmen und zu kontrollieren.

> **MERKE**
> Im Gegensatz zu den psychodynamischen Verfahren wird mit diesem Beziehungsanteil aber nicht aktiv therapeutisch gearbeitet, auch wenn die Analyse der Gegenübertragung diagnostisch wichtige Hinweise im Hinblick auf die Persönlichkeit des Patienten und ihre unbewussten Konflikte liefern kann.

Die SP legt dem Therapeuten eine vergleichsweise „mächtige" Rolle nahe, da die Patienten insbesondere in Notfallsituationen erhebliche Ich-Defizite aufweisen und damit ihre Autonomie geschwächt ist, und z. T. vom Therapeuten übernommen werden muss. Umso wichtiger ist die Kontrolle der **Gegenübertragung,** die sich in vielfältiger Form ausdrücken kann: blinde Akzeptanz von Wahrnehmung oder Äußerungen des Patienten, Eingehen persönlicher Freundschaften, Geschenke machen, über sich selbst berichten, Einmischung in die Familienverhältnisse. Derartige Gegenübertragungshandlungen führen therapeutisch nicht weiter, da unbewusste persönliche Bedürfnisse des Behandlers letztlich zuungunsten des Patienten ausgelebt werden und damit die Entwicklung echter Empathie behindern.

Empathie, d. h. die Fähigkeit, sich in den Patienten umfassend und möglichst wenig durch eigene Bedürfnisse verzerrt einzufühlen, ist jedoch eine wesentliche Voraussetzung nicht nur zur Herstellung einer tragfähigen Beziehung, sondern dafür, dass die persönlichen Ressourcen des Patienten schnellstmöglich und gezielt erkannt und genutzt werden können. Hieran wird wiederum der wesentliche Unterschied zu psychodynamischen Therapieformen deutlich:

> **MERKE**
> Die Empathie des Therapeuten wird in der SP ausschließlich zur Unterstützung der persönlichen Fähigkeiten des Patienten eingesetzt, nicht oder nur geringfügig zur Arbeit an unbewussten Motiven/Konflikten.

Wie überhaupt in der Psychotherapie steht in der SP die Beziehungsgestaltung in einem dialektischen Verhältnis zu den speziellen Techniken des Verfahrens: Beide Aspekte sind in der jeweiligen Therapiesituation unterschiedlich gewichtet, aber untrennbar miteinander verbunden. Bei den technischen Aspekten der SP werden (mit Novalis et al. 1993) erklärende Techniken und direktive Interventionen unterschieden.

Interventionen und Techniken

Im Hinblick auf die **erklärenden Techniken** unterscheiden Novalis et al. (1993) drei Stufen:
1. Auf der Ebene der *Kommunikation* wird zugehört, beobachtet, Empathie entwickelt, kommentiert, ermutigt.
2. Im Rahmen der *Konfrontation* werden Inkonsistenzen im Verhalten und Ziel-Motivations-Konflikte thematisiert.
3. Die dritte Eben ist durch *Klarifikation, Erklärung* und *Interpretation* bestimmt, wobei jeweils deutlich überwiegend auf reale Äußerungen und Handlungen fokussiert und die Interpretation möglicher unbewusster Motive eher vermieden wird.

Die **direktiven Interventionen** umfassen ein Set von Möglichkeiten, insbesondere: Vorschläge machen, Rat geben, zu Handlungen ermutigen und anleiten, erwünschte Handlungen verstärken, Grenzen setzen, Verbote erteilen, Hausaufgaben geben.

Auch wenn nur spärliche empirische Ergebnisse über die Berechtigung und differenzielle Anwendung einer **Medikamentengabe** in Notfallsituationen vorliegen (Ernst et al. 2006; Rupp 2010), sind sich nahezu alle Autoren hinsichtlich ihres praktischen Nutzens einig (Kasper 2006): Ihr Einsatz ist zur Reduktion von innerer Spannung (kurzfristig Benzodiazepine, Antipsychotika wie Perazin, Olanzapin, Quetiapin) oder aufgrund antidepressiver Wirksamkeit (vorzugsweise SSRI oder duale Antidepressiva, NSRI) oft unverzichtbar. Häufig müssen beide Ziele gleichzeitig erreicht werden, wofür der Einsatz sedierender Antidepressiva erwogen werden kann (Doxepin, Maprotilin, Mirtazapin). Bei ausgeprägter affektiver Instabilität und Störungen der Impulskontrolle ist die Gabe von Oxcarbazepin oder Valproat empfehlenswert.

> **MERKE**
> Da besonders in Notfallsituationen schnelle und ausreichende Hilfe geboten ist, kann der Verzicht auf Medikamente den Behandlungsfortschritt blockieren, was aber nicht heißt, dass in jeder Notfallsituation eine Psychopharmakotherapie indiziert ist (➤ Kap. 8).

36.2 Störungsorientierte psychotherapeutische Verfahren

Die Grundsätze der SP bilden eine notwendige, im Einzelfall aber möglicherweise nicht hinreichende Basis für die psychotherapeutische Notfallintervention. In bestimmten Situationen kann und sollte die SP um spezifische Elemente ergänzt werden. Ferner ist zu beachten, dass nach Abklingen der Notfallsituation oft eine Weiterführung der Psychotherapie indiziert ist, die mithilfe der SP, aber auch und gerade mit anderen Verfahren gelingen kann, die in spezifischen Notfallsituationen zum Einsatz kommen und die z. T. hinsichtlich ihrer Effektivität besser belegt und ggf. auch besser wirksam sind.

36.2.1 Psychotherapie bei Exazerbation psychischer Störungen

Akute Exazerbationen bereits vorliegender psychischer Störungen sind so vielfältig wie die Erkrankungen selbst. Die Vorgehensweisen während der psychotherapeutischen Akutinterventionen entsprechen den bereits beschriebenen Grundprinzipien der SP (➤ Kap. 36.1.1), wobei in vielen Fällen zusätzlich die Gabe von spezifischen psychopharmakologischen Substanzen notwendig ist. Die jeweilige störungsbezogene Ausformung der Psychotherapie nach einer ersten Bewältigung der Notfallsituation wird in den entsprechenden Fachkapiteln dieses Buches beschrieben. Im Folgenden soll daher in detaillierter, störungsbezogener Form auf drei weitere Themenstellungen eingegangen werden: Trauma, Verlust und Suizidalität.

36.2.2 Psychotherapie bei akuter Belastungsreaktion und zur Prävention der PTSD nach Trauma

Eine akute seelische (und körperliche) Traumatisierung, z. B. im Rahmen eines Unfalls, einer Naturkatastrophe oder infolge von menschlicher Gewaltausübung (Überfall, Vergewaltigung, Stalking, politische Verfolgung, Flucht, Haft), stellt für jeden Menschen eine schwerwiegende Belastung dar. Der Schweregrad des psychischen Traumas korreliert mit dem objektiven Grad der Gewalteinwirkung bzw. der Lebensbedrohlichkeit (Brewin et al. 2000). Als belegt kann gelten, dass das Ausmaß der Traumatisierung mit der Anzahl bedrohlicher Einzelereignisse bzw. mit der Dauer der fortgesetzten Traumatisierung korreliert. Das Vorliegen genau eines Traumas wird „Typ-I-Trauma" genannt, mehrere oder fortgesetzte Traumatisierungen „Typ-II-Trauma". Typ-II-Traumata sind i. Allg. schwerwiegender und entsprechend schwieriger zu behandeln (Johnson und Thompson 2008; Neuner et al. 2006).

Andererseits wirken diese äußeren Faktoren auf Menschen mit sehr unterschiedlichen Persönlichkeiten und vor allem – im psychodynamischen Sinne – „Funktionsniveaus" ein. Menschen mit weniger gut integrierter Persönlichkeitsstruktur und einem hohen Anteil an neurotischen Konflikten scheinen bei einer Traumatisierung stärkere psychische Folgen aufzuweisen als Menschen mit gut integrierter Persönlichkeit (Bowman 1999; Karlehagen et al. 1993; Mayou 1996).

Bei jeder Form von Notfalltherapie ist es von erheblicher Bedeutung, sich innerhalb kürzester Zeit ein zutreffendes Bild von den persönlichen Ressourcen des Betroffenen zu machen. Hierzu zählen sowohl persönlichkeitsbezogene Fähigkeiten als auch Faktoren der sozialen Umwelt. Egle und Mitarbeiter (2005) haben auf der Grundlage der wichtigsten Studien traumaprotektive Faktoren herausgearbeitet, die auch im Sinne von Ressourcen aufgefasst und eingesetzt werden können. Diese Faktoren sind mit anderen protektiven Sachverhalten/Ressourcen in ➤ Box 36.2 dargestellt.

BOX 36.2
Personale und umweltbezogene Ressourcen (nach Egle et al. 2005)

Ressourcen werden in die Notfallpsychotherapie einbezogen und z. T. gezielt durch Ermutigung, Anleitung und Probehandeln gefördert.

Personale Ressourcen
- Dauerhaft gute Beziehung zu mindestens einer primären Bezugsperson
- Intakte Beziehungsstrukturen in der Primärfamilie
- Kompensation durch Großeltern, z. B. bei Elternverlust
- Hohe Intelligenz
- Aktive und kontaktfreudige Grundeinstellung
- Sicheres Bindungsverhalten
- Erfahrung der sozialen Förderung, z. B. in der Schule

Umweltbezogene Ressourcen
- Intakte Beziehungen mit persönlicher Nähe (Partnerschaft, Freunde)
- Sonstige konstante Beziehungspartner
- Gute berufliche Integration
- Sicherer Arbeitsplatz
- Religiöse, kulturelle, politische Orientierung und Bindung

Hinsichtlich der individuellen Traumafolgen besteht weitgehender Konsens (vgl. DSM-5, ICD-10) darüber, dass kurzfristige Reaktionen von längerfristigen Folgen unterschieden werden müssen. Die symptomatisch wesentliche kurzfristige Traumafolge ist die akute Belastungsreaktion (ICD-10). Abweichend hiervon wird im DSM-5 zwischen einer *acute stress disorder* und den *adjustment disorders* mit Vorherrschen jeweils unterschiedlicher Stimmungs- bzw. Verhaltenscharakteristika unterschieden.

Bei der **akuten Belastungsreaktion** (AB) handelt es sich um einen psychopathologisch definierten syndromatischen Zustand, der unmittelbar nach einer außerordentlichen psychischen Belastung auftritt und meist innerhalb von 3 Tagen abklingt. Die psychopathologischen Symptome sind entsprechend der psychischen Destabilisierung vielgestaltig. Im Hinblick auf das Phasenmodell von Horowitz (1997, ➤ Box 36.1) besteht eine AB während der Phasen 1–3 (Lähmung/Protest – Verleugnung – Intrusion).

Neben dieser kurzfristigen Reaktion können sich infolge der Traumatisierung **längerfristige Störungen** ergeben: die posttraumatische Belastungsstörung (*post-traumatic stress disorder,* PTSD), die Anpassungsstörung, aber auch schwere depressive Zustände (Major Depression). Im weiteren Gefolge können je nach Bewältigungsmöglichkeit zeitlich andauernde, chronische Zustände auftreten: chronische PTSD bzw. posttraumatische Persönlichkeitsveränderung, chronische Depression, Angsterkrankungen, somatoforme Störungen, dissoziative Störungen.

Am besten untersucht ist hinsichtlich Risikofaktoren, Auslösung, Symptomatik, Verlauf und Behandlung die PTSD. Wichtig im Zusammenhang mit der Psychotherapie im Notfall bleibt festzuhalten, dass die PTSD sich sowohl im Anschluss an ein symptomfreies Intervall als auch im Gefolge einer akuten Stressreaktion entwickeln kann. Neben der „neurotischen Vorgeschichte" sind weitere Risikofaktoren, aber auch protektive Faktoren empirisch inzwischen recht gut belegt (Fischer und Riedesser 2003; Nemeroff et al. 2006; Peleg und Shalev 2006).

MERKE
Im Hinblick auf die Notfalltherapie bedeutsam ist die Beobachtung, dass das Vorliegen von Symptomen einer akuten Stressreaktion offenbar einen wichtigen Risikofaktor für die Entwicklung einer PTSD darstellt (z. B. Frommberger et al. 1998; Koren et al. 1999; Murray et al. 2002).

Für die Psychotherapie bei einem Notfall nach Traumatisierung stellen sich zwei Aufgaben:
- Hilfeleistung zur Bewältigung der akuten Belastungs-/Stressreaktion
- Prävention einer PTSD oder anderer länger anhaltender Störungen (vgl. auch ➤ Kap. 20)

Die **akute Belastungsreaktion bzw. akute Stressreaktion** stellt für den Betroffenen und seine Umgebung per se einen bedrohlichen Zustand dar, in dessen Rahmen der Betroffene einerseits einen erheblichen Leidensdruck (bis zur Suizidalität) erfährt, zum anderen zu Fehlverhalten neigt. Dieser Sachverhalt und der Umstand, dass die AB für eine spätere, länger dauernde Störung prädisponierend wirken kann, macht eine unmittelbare Hilfeleistung erforderlich. Der Ernst der Situation wird dadurch unterstrichen, dass während des Traumas, aber auch in den Tagen danach diejenigen biologischen Systemveränderungen generiert werden, die später als biologisches Substrat für überdauernde psychische Störungen angesehen werden können: Überstimulation des Furchtgedächtnisses im Zusammenwirken von Amygdala, Hippokampus und präfrontalem Kortex, Hochregulation der

HHN- und der noradrenergen Achse (Bremner 2005; Kimble und Kaufman 2004; Sherin und Nemeroff 2011).

Die Form der psychotherapeutischen Intervention bei der AB basiert nahezu vollständig auf den Prinzipien der SP (> Kap. 36.1.1):
- Das Hilfsangebot muss schnell und flexibel zur Verfügung gestellt und dem Betroffenen einschließlich seiner zeitlichen Limitierung (5–6 Sitzungen, ggf. stationäre Behandlung) erklärt werden.
- Das soziale Umfeld sollte – wann immer möglich – einbezogen werden.
- Die therapeutische Grundhaltung sollte von Klarheit und Eindeutigkeit geprägt sein und sich vom empathischen Zuhören hin zum Handeln bzw. zum Anleiten desselben bewegen.

Diese Prinzipien sind im deutschsprachigen Raum gut etabliert und finden ihren Ausdruck in den Empfehlungen von Strotzka (2013), Reimer und Rüger (2006) sowie einer Arbeitsgruppe aus der psychosomatischen Medizin (Simmich et al. 1999). Die neben Setting und therapeutischer Beziehungsgestaltung unerlässliche Technik entspricht der Darstellung in > Kap. 36.1.1. Hierbei stellt sich immer die Frage, inwieweit die SP ausreicht oder spezifischere Techniken aus der kognitiven Verhaltenstherapie (KVT) oder der psychodynamischen Therapie eingesetzt werden sollten. Diese Entscheidung sollte sich zum einen am empirisch belegten Nutzen eines Verfahrens ausrichten, aber auch an den Möglichkeiten des Betroffenen sowie der therapeutischen Gesamtsituation.

Eine wichtige Beobachtung stellt in diesem Zusammenhang die Wirkung einer Akuttherapie im Hinblick auf die **Prophylaxe einer PTSD** dar. In diesem Zusammenhang ist es nicht geboten, auf die Spezifika unterschiedlicher Traumatherapien (s. Fischer und Riedesser 2003) im Detail einzugehen, denn hierbei handelt es sich um Verfahren, die längerfristig ausgerichtet sind und nach Abklingen der Notfallsituation eingesetzt bzw. fortgeführt werden. Unter dem Aspekt der Notfallsituation sind sie insofern von Bedeutung, als sie – in Abhängigkeit von der jeweiligen Situation und Person – unmittelbar nach der Traumatisierung alternativ zu supportiven Verfahren eingesetzt werden können.

In Deutschland existiert seit 2011 eine AWMF-S2-Leitlinie zur Diagnostik und Behandlung der akuten Folgen von psychischer Traumatisierung (Flatten et al. 2011). Hierin wird ein dreistufiges Vorgehen empfohlen:
- **Stufe 1:** psychische Erste Hilfe durch Rettungsdienst oder Polizei
- **Stufe 2:** psychosoziale Akuthilfen einschl. Bedürfnis- und Bedarfserhebung und Indikationsstellung durch regional jeweils verfügbare Anbieter
- **Stufe 3:** psycho(trauma)therapeutische Frühintervention und längerfristige Unterstützung im sozialen Netzwerk mithilfe spezifischer psychotherapeutischer Verfahren.

Während der Evidenzgrad für die Effektivität der (allerdings meist notwendigen) beiden ersten Stufen als gering eingeschätzt wird (III), ist der Evidenzgrad spezifischer Interventionen wie z. B. der KVT wesentlich höher (I). KVT wird auch als spezifische Psychotherapie der Wahl in den Leitlinien des NCCMH (2005) bzw. des ACPMH (2013) empfohlen, allerdings erst dann, wenn eine höhere Symptombelastung vorliegt, andernfalls (bei Vorliegen geringgradiger Symptomatik < 4 Wochen) solle im Sinne eines Watchful Waiting zunächst abgewartet werden.

Kognitive Verhaltenstherapie (KVT)

Hinsichtlich der Behandlung der AB liegen die hochwertigsten Studien und damit auch die beste empirische Evidenz für Verfahren der KVT vor. Insbesondere die Arbeiten von Byrant et al. (1998, 1999, 2003a, b, 2005, 2006) haben den Nutzen eines verhaltenstherapeutischen Vorgehens zur Verhütung einer PTSD belegt. So war die Anzahl der Patienten mit einer AB, die nach der Behandlung sowie 6 Monate bzw. 3 Jahre nach dem Trauma die Kriterien einer PTSD erfüllten, in der Gruppe, die an fünf prolongierten Expositionssitzungen teilgenommen hatten, signifikant geringer als in der Gruppe, die 5-malig an SP-Sitzungen teilnahm.

Die wesentlichen kognitiv-verhaltenstherapeutischen Techniken, die in dieser Studie zur Anwendung kamen, waren Psychoedukation (Information über Traumareaktionen), imaginatives Nacherleben *(imaginal exposure),* kognitive Umstrukturierung (zum Abbau der Übergenerierung von Gefahr und weiterer dysfunktionalen Kognitionen), In-vivo-Expositionen und Rückfallprophylaxe. Die Hauptbestandteile der SP-Sitzungen waren Psychoedukation, das Training von Problemlösungsfertigkeiten und das Ausfüllen eines Stimmungsbarometers (Byrant et al. 1999). Zu ähnlichen Ergebnissen kamen Bisson et al. (2004) sowie Blanchard et al. (2004): So konnten Bisson et al. (2004) zeigen, dass sich posttraumatische Stresssymptome bei Personen mit körperlichen Verletzungen nach einem Autounfall (Erhebungsinstrument: *Impact of Event Scale;* Horowitz et al. 1979) nach der Teilnahme an vier 60-minütigen KVT-Sitzungen signifikant stärker zurückbildeten als bei den Kontrollpersonen ohne entsprechende Sitzungen. Die wichtigsten KVT-Interventionen in dieser Studie waren Psychoedukation (Information über Stressantwort), imaginatives Nacherleben, *Image Habituation Training* nach Vaughan und Tarrier (1992) sowie In-vivo-Expositionen.

Nixon (2012) verglich bei 30 Überlebenden eines Anschlags KVT mit SP im Sinne von unterstützender Beratung. Nach Randomisierung wurden wöchentlich sechs Sitzungen à 90 min durchgeführt. Beide Interventionsformen waren hinsichtlich der Symptomreduktion gleichermaßen effektiv. Im KVT-Arm waren allerdings die Effektstärken prä-post und nach 6 Monaten sowie der Anteil derjenigen, die die PTSD-Kriterien nicht mehr erfüllten, höher. Zudem blieb der Behandlungserfolg über 6 Monate erhalten.

Kornør et al. (2008) führten eine systematische Literatursuche zur Anwendung von traumafokussierter KVT durch und schlossen dabei 7 RCTs (6 davon von Bryant et al.) ein, in denen dieses Verfahren innerhalb von 3 Monaten nach dem Trauma im Wesentlichen gegen supportives Counselling und z. T. begleitende Verfahren getestet wurde. Es zeigte sich eine höhere Effektivität der KVT hinsichtlich der Prävention von PTSD, allerdings nur wenn die Analyse auf akute Stressreaktionen beschränkt blieb. Ein Teil der Daten wurde zudem in eine Metaanalyse eingeschlossen, die ähnliche Ergebnisse zeigte, wenn lediglich die Arbeiten von Bryant et al. berücksichtigt wurden. Auch Forneris et al. (2013) kommen in einer Metanalyse von Verfahren zur Prävention von PTSD zu dem Ergebnis, dass KVT im Vergleich zu SP die Symptomstärke reduziert, allerdings keinen Einfluss auf die Inzidenz von PTSD hat.

Zur Effektivität früher Interventionen nach Traumatisierung liegt inzwischen auch ein Cochrane-Review vor (Roberts et al. 2010). In 12 der von den Autoren identifizierten Studien wurden die Ergebnisse traumaorientierter KVT gegen eine Warteliste (6 Studien) bzw. SP/Counselling (4 Studien) geprüft: KVT erwies sich dabei als überlegen (auch nach 6 Monaten vs. SP). Schreibtherapie (2 Studien) war nicht wirksam. So gesehen kann zum gegenwärtigen Zeitpunkt für die Anwendung von KVT bei der akuten Belastungs-/Stressreaktion und zur Verhinderung der Entstehung von PTSD von einem Evidenzgrad (I) ausgegangen werden.

Psychodynamische Verfahren

Die Krisenintervention auf psychodynamischer Grundlage hat eine lange Tradition (Pflüger 1978; Reimer und Rüger 2006). In der akuten Situation der AB ähnelt die Intervention stark der SP, indem in möglichst pragmatischer Weise Hilfe zur Verfügung gestellt und im Hier und Jetzt gearbeitet wird.

Charakteristisch für die psychodynamisch angelegten Therapien zur Vermeidung von negativen Trauma- und Trauerfolgen ist die Orientierung am natürlichen Ablauf der traumatischen bzw. Trauersituation. Die psychodynamische Arbeit zielt im Wesentlichen darauf ab, diesen natürlichen Ablauf wiederherzustellen bzw. zu gewährleisten und gegen drohende Gefährdungsmomente dieses Ablaufs zu schützen. Derartige Gefährdungsmomente sind unter zwei Aspekten zu erkennen:

- **Traumadynamischer Aspekt:** Störung des natürlichen Ablaufs durch Stagnation auf einer Ablaufstufe (z. B. auf der Verleugnungsebene)
- **Persönlichkeitsstruktureller und symptomatischer Aspekt:** Auftreten von qualitativ pathologischen Verhaltensweisen und Symptomen: Dissoziation, Verwirrtheit, Gedächtnisverlust, Panik, schwere Depression, Psychotizität im Sinne herabgesetzter Realitätskontrolle, wahnhafte Ideation, extreme Umtriebigkeit

Es sollte beachtet werden, dass die zuletzt genannten Gefährdungsmomente nicht selten sind und einer jeweils spezifischen (psychotherapeutischen, psychiatrischen) Intervention bedürfen. Für die psychodynamischen Verfahren – ähnlich wie für die SP – sind die Betonung der empathischen Beziehungsgestaltung und die Vermittlung von Sicherheit bei gleichzeitiger Verhinderung regressiver Tendenzen kennzeichnend. Reimer und Rüger (2006) betonen, dass das Ausmaß eines derartigen Vorgehens weniger prinzipiell als vielmehr von der klinischen Situation abhängig gemacht werden müsse (s. u.).

Fischer und Riedesser (2003) heben die Bedeutung des *„biphasischen Verarbeitungsprozesses"* hervor. Hiermit ist ein Zustand gemeint, der sich natürlicherweise nach Aufgabe der Verleugnung (Phase 2) in Phase 3 mit dem Beginn von Intrusionen und verstärkter kognitiver Auseinandersetzung mit dem Trauma abspielt. Verleugnung und Zulassen stehen in einem dialektischen Verhältnis, wobei sich das Zulassen im normalen Restitutionsprozess nach und nach durchsetzt und damit die Voraussetzung für die Reintegration bietet. Das ständige Hin und Her zwischen Verleugnung und Zulassen entwickelt sich in einer Art Spiralbewegung (wie bei psychodynamischen bzw. psychoanalytischen Behandlungen beobachtbar). Vieles spricht dafür, dass gerade die Bewältigung dieser Phase für das weitere Schicksal der Traumabewältigung und damit des Patienten von entscheidender Bedeutung ist. In Abhängigkeit von der Persönlichkeit des Betroffenen, dem Ausmaß und der Art der Traumatisierung bedarf diese Verarbeitungsphase der qualifizierten therapeutischen Unterstützung.

Das **therapeutische Vorgehen von Horowitz (1997)** bei der AB basiert auf der für psychodynamische Vorgehensweisen typischen Annahme eines natürlichen Verlaufs der Traumareaktion, zu deren Beschreibung Horowitz einen wertvollen Beitrag geleistet hat. Horowitz betont drei Gesichtspunkte:
1. sog. „persönlichkeitstypische Erlebniszustände", mit denen personale Erlebensmuster gemeint sind, die sich vor dem Hintergrund der Persönlichkeit aufgrund nicht überwundener Traumaspuren (Traumaschemata) entwickeln;
2. die Bedeutung des Verhältnisses von Verleugnung/Vermeidung und Auseinandersetzung inkl. Intrusion;
3. die prozessuale Dynamik der Trauerreaktion, die nach Abschluss strebt. Ein Abschluss ist dann erreicht, wenn eine Person das Trauma in ihre Identität integriert hat und damit fähig ist, emotionale und bildhafte Erinnerungen hervorzurufen, ohne sich darin verstricken zu lassen.

Besonders bedeutsam ist für Horowitz die Phase des Durcharbeitens als der dialektischen, „biphasischen" Konstellation Verleugnung – Zulassen. Hierfür gibt Horowitz Hinweise, die auch für die Notfalltherapie von Bedeutung sind (➤ Box 36.3), nicht nur dadurch, dass sie den normalen Traumaprozess fördern, indem sie ein kontraproduktives Festhalten an der Verleugnung überwinden helfen, sondern gerade im Rahmen der Notfallsituation als präventiv im Hinblick auf einen derartigen Zustand beschrieben werden.

BOX 36.3
Techniken zur Überwindung der Phase der Verleugnung (nach Horowitz 1997)
- Ermutigung zu detaillierter Beschreibung der traumatischen Situation und der hiermit verbundenen Umstände, auch unter Zuhilfenahme von Einfällen und inneren Bildern, szenischer Reinszenierung und künstlerischem Ausdruck
- Präzise Rekonstruktion des traumatischen Geschehens
- Exploration des emotionalen Erlebens in der Traumasituation
- Reduktion von exzessiver Kontrolle durch Interpretation von Abwehrmanövern und kontraproduktiven Verhaltensweisen
- Förderung von Abreaktion und Katharsis
- Förderung aktueller sozialer Beziehungen

Von einigem Interesse ist hierbei, dass sich die Vorgehensweise in Vielem mit dem Vorgehen in einer neueren neurowissenschaftlich informierten und eher kognitiv-verhaltenstherapeutisch ausgerichteten Traumatherapie (**Narrative Expositionstherapie** der Gruppe um Elbert in Konstanz, vgl. Bichescu et al. 2007) deckt, insbesondere im Hinblick auf stetige Unterstützung des Patienten darin, sich die Details des Traumas explizit ins Gedächtnis zurückzurufen und räumlich/zeitlich zu verorten. Weiterführende Hinweise zur Neurobiologie von Stress und traumatischen Erlebnissen im Zusammenhang mit psychotherapeutischen Interventionsmöglichkeiten finden sich in den entsprechenden Kapiteln dieses Buches.

Zur Wirksamkeit psychodynamischer Verfahren bei der AB liegen unseres Wissens bis heute immer noch keine Studien vor, obwohl sie sich bei anderen Erkrankungseinheiten aufgrund der inzwischen verbesserten Studienlage zunehmend als effektiv erweist (Leichsenring et al. 2015). Das Fehlen entsprechender Untersuchungen liegt möglicherweise darin begründet, dass sich die betreffen Arbeitsgruppen bei der AB zum einen der Techniken der SP bedienen und erst anschließend z. B. eine psychodynamische Kurztherapie einleiten (deren Wirksamkeit allerdings bei verschiedenen anderen Störungen als belegt gelten kann; Leichsenring et al. 2004, 2015). Zum anderen sind psychodynamisch orientierte Forscher vermutlich stärker auf Trauer- und Verlustsituationen fokussiert.

MERKE
Alles in allem liegt derzeit für die Wirksamkeit von psychodynamischer Therapie bei der AB aufgrund des Fehlens von RCTs lediglich ein geringer Evidenzgrad (IV) vor.

Debriefing

Das Ziel dieser Methoden besteht darin, möglichst kurzfristig nach einem potenziell traumatisch wirkenden Ereignis eine kurze (engl. *brief*) psychologische Intervention zur Verfügung zu stellen. Das Standardverfahren, das *Critical Incident Stress Debriefing* (CISD), wurde von Mitchell entwickelt und 1983 als Manual herausgegeben (Mitchell und Everley 1994, 2005).

Forneris et al. (2013) konnten in einem systematischen Review (mit inkludierter Metaanalyse) für KVT zeigen, dass Debriefing weder in Bezug auf die Verminderung der PTSD-artigen Symptomatik noch hinsichtlich der PTSD-Inzidenz wirksam ist. In einer Cochrane-Metaanalyse untersuchten Bastos et al. (2015) die Wirksamkeit von Debriefing als Präventivmaßnahme zur Linderung eines psychischen Traumas von Müttern nach traumatisch erlebter Geburt. Debriefing erwies sich weder als effektiv zur Verhinderung einer Traumasymptomatik noch zur Minderung von Angst oder Depression. Nachvollziehbare Evidenz ließ sich weder für die Nützlichkeit noch für die Schädlichkeit des Debriefings finden. Zusammengenommen kann Debriefing als das am meisten praktizierte und am besten untersuchte Verfahren zur Behandlung von AB und zur Vermeidung von PTSD gelten. Es kann jedoch mittlerweile als gut belegt gelten, dass das Verfahren hinsichtlich der genannten Zielsetzungen keinen Nutzen hat.

Pharmakotherapie

Ergänzend sei auf die Cochrane-Metaanalyse von Pharmakotherapie zur PTSD-Prävention hingewiesen (Amos et al. 2014). Hierfür wurden Studien zu Opfern unterschiedlicher Traumata untersucht, mit jeweils Verum-vs.-Placebo-

Tab. 36.1 Evidenzlage: Reduktion der Symptomstärke, Verhinderung einer PTSD

Therapeutische Intervention	Studienlage	Wirksamkeit (Evidenzgrad)
Supportive Therapie	Keine Metaanalyse, aber einzelne RCTs	Möglicherweise wirksam (II)
Kognitive Verhaltenstherapie	Cochrane-Review Reduzierung Symptomstärke PTSD-Prävention (Metaanalyse)	Wirksam (I)
Debriefing	Cochrane-Review PTSD-Prävention nach Trauma	Kein Wirksamkeitsnachweis (III)
	Cochrane-Review PTSD-Prävention bei Frauen nach Geburt	Kein Wirksamkeitsnachweis (III)
Pharmakologische Intervention	Cochrane-Review Hydrokortison (Metaanalyse)	Wirksam (I)
	Propanol	Kein Wirksamkeitsnachweis (III)
	Escitalopram, Temazepam, Gabapentin	Kein Wirksamkeitsnachweis (III)

Designs. Dabei erwies sich die Akutbehandlung mit Hydrokortison als wirksam. Für Propranolol lag schwache Evidenz vor. Escitalopram, Temazepam und Gabapentin waren nicht wirksam.

Resümee

Zur Behandlung der akuten Belastungsstörung und zur Verhinderung von PTSD im Rahmen der Notfallbehandlung ergibt sich hinsichtlich der Wirksamkeit die in ▶ Tab. 36.1 im Überblick dargestellte Evidenzlage.

Gegenüber einem vermutlich zu breiten oder sogar verpflichtenden Einsatz entsprechender Frühinterventionen scheint eher ein spezifischer psychotherapeutischer Einsatz bei Personen mit Belastungsreaktionen (Byrant et al. 1999) sinnvoll zu sein (Wessely und Deahl 2003), wobei nach der gegenwärtigen Evidenzlage KVT der Vorzug zu geben ist. Zur evtl. effektivitätssteigernden Kombination mit Pharmakotherapie liegen keine Daten vor.

36.2.3 Psychotherapie bei Verlust

Zwischen einer psychischen Traumatisierung, z. B. durch äußere Gewalteinwirkung, und dem Verlust einer wichtigen Bezugsperson besteht keine klare Abgrenzung. Während der Akzent beim Ersteren auf der tiefgreifenden psychischen Verletzung liegt, die in schwerwiegende chronische Störungen münden kann (PTSD, chronische Depression), handelt es sich bei Verlustsituationen um im Vergleich (!) dazu eher leichtere Verletzungen, die nicht als Trauma im engeren Sinne aufgefasst werden. Allerdings wird die Unmöglichkeit einer klaren Grenzziehung auch darin deutlich, dass der plötzliche, unerwartete Tod eines nahen Familienangehörigen als traumatisches Verlusterlebnis eingestuft werden kann, das geeignet ist, eine PTSD auszulösen.

Auch im Hinblick auf psychische Abläufe gibt es Unterschiede: Während bei der Traumatisierung (traumatischen Krise) die Notfallsituation oft durch ein akutes Stresssyndrom und die nachfolgende Gefahr einer PTSD gekennzeichnet ist, geht es bei Verlusten im Sinne der **Veränderungskrise** eher um die Bewältigung von Trauer als einem natürlichen phasenhaften Ablauf, bei dessen Scheitern allerdings auch ernst zu nehmende Folgen zu erwarten sind, so z. B. eine Somatisierungsstörung im Sinne eines pathologischen Trauerverlaufs, Depression, soziale Desintegration (Kersting et al. 2002, 2005; Li et al. 2005, Znoj 2004). Allerdings gibt es zwischen Verlustsituationen und Traumata vielfältige Übergänge. So kann sich auch der Verlust eines nahestehenden Menschen (insb. eines Kindes) bei bestimmten Menschen durchaus als Trauma darstellen (traumatischer Verlust, Kersting et al. 2001, 2004), ebenso die Konfrontation mit einer eigenen schweren Erkrankung. In diesen Fällen entspricht der Verlauf der typischen traumatischen Situation. In der Notfallsituation sollte daher auch entsprechend psychotherapeutisch behandelt werden.

Für die wissenschaftliche und therapeutische Arbeit mit Verlusten und traumatischen Verlusten ist aus historischer Sicht die Studie von Lindemann (1944) von besonderer Bedeutung. Sie beschäftigt sich mit den psychischen Folgen bei den Angehörigen von Menschen, die 1942 beim Brand eines Chicagoer Nachtclubs ums Leben gekommen sind. Lindemann arbeitet fünf Elemente für eine **normale Trauerreaktion** heraus:
1. Körperlicher Stress
2. Beschäftigung mit dem inneren Abbild des Verstorbenen
3. Schuldgefühle
4. Feindselige Gefühle
5. Verlust üblicher Verhaltensmuster

Weiterhin beschreibt Lindemann, dass von Verlusten Betroffene Verhaltensweisen des (z. B.) Verstorbenen zeigen können (i. S. einer Identifikation). Deutlich wurde in dieser Studie auch, dass bei einigen Betroffenen keinerlei Zeichen von Trauer spürbar waren. Die Befunde Lindemanns sind auch aus heutiger Sicht aktuell, wurden jedoch in der modernen Trauerforschung noch weiterentwickelt. Die Verarbeitung des Verlusts erfolgt in der Regel durch einen individuellen, facettenreichen Prozess, der durch persönlichkeits- und kulturspezifische, aber auch äußere Umstände des Verlusts beeinflusst werden kann.

Vor dem Hintergrund klinischer Erfahrungen haben verschiedene Autoren (z. B. Bowlby 1983; Horowitz 1997) unterschiedliche Phasen des Trauerprozesses beschrieben. Den Verlust erleben viele Trauernde initial als Schock, der erst später kognitiv und emotional realisiert wird. Ausgehend von der Stressforschung entwickelte Horowitz (1997) ein Modell, das verschiedene Qualitäten eines Trauerprozesses beschreibt. Dabei sind die einzelnen Phasen durch das Vorherrschen heftiger Affekte und Verleugnungsmechanismen, aber auch intrusive Erinnerungen gekennzeichnet, die letztlich in ein Durcharbeiten und die damit verbundene Bewältigung des Verlusterlebnisses münden.

Die Vielfältigkeit der Trauersymptomatik erschwert eine diagnostische Differenzierung normaler und pathologischer Trauer. Vor allem zwei Forschergruppen (Horowitz et al. 1997; Prigerson et al. 1999) entwickelten validierte Kriterien für die Diagnose der pathologischen Trauer und leisteten so einen Beitrag zur Beantwortung der Frage, ob pathologische Trauerprozesse als eine eigenständige diagnostische Kategorie einzustufen sind. **Pathologische Trauer** (*complicated grief*, später *prolonged grief disorder*) wurde auch im Rahmen zur Vorbereitung des DSM-5 bei aller klinischen Plausibilität nicht als eigenständige Diagnose aufgenommen, sondern im Kapitel „Conditions for Further Study" als **persistierende komplexe Trauerreaktion** (PKT; *persistent complex bereavement disorder*) mithilfe von Kriterien dargestellt, die sich stark an die Vorarbeiten der o. g. Autoren anlehnen. In der

Praxis wird deutlich, wie sehr sich pathologische Trauerprozesse z. B. im Sinne der PKT von normaler Trauer unterscheiden, und zwar sowohl im Hinblick auf objektive symptomatische und prozessuale (bzw. Verlaufs-)Merkmale als auch im Hinblick auf das subjektive Leid der Betroffenen (Shear et al. 2011).

Über die nun neu gefassten Kriterien hinaus soll auf die Existenz bzw. Bedeutung der **traumatischen Trauer** hingewiesen werden, die syndromatologisch eine Art Zwischenstellung zwischen der PKT und der PTSD darstellt und dadurch gekennzeichnet ist, dass zu der beschriebenen komplexen Trauersymptomatik Intrusionen (z. B. in Form quälender Erinnerungen und Sehnsüchte nach dem Verstorbenen) hinzutreten.

Supportive Psychotherapie

In der supportiven Therapie (SP) wird vollständig pragmatisch und eklektisch vorgegangen (Novalis et al. 1993). Die Phasenhaftigkeit des normalen Trauerprozesses wird verstanden, bestimmt den Interventionsstil jedoch im Vergleich zur psychodynamischen Therapie wenig. Die Agenda wird durch die konkrete Hilfestellung bei den jeweils anliegenden Schwierigkeiten bestimmt (➤ Box 36.4). So scheint auch die supportive Psychotherapie eher für die Behandlung der akuten Trauersituation geeignet, während kognitive oder psychodynamische Behandlungsmethoden eher auf die Hilfe zu einer adäquaten Bewältigung des (möglicherweise komplizierten) Trauerverlaufs abzielen.

BOX 36.4
Methoden der supportiven Psychotherapie bei Trauer nach Verlust (in Anlehnung an Novalis et al. 1993)
- Erhebung der Verlust-/Todesumstände
- Über die Beurteilung/Einstellung zum Verlustereignis sprechen
- Akzeptanz der unrealistischen Anschauungen des Patienten in der unmittelbaren Verlustsituation (z. B. Selbsteinschätzung, Identifikation mit dem Toten, Sehnsucht nach Rückkehr des Toten, Suchen nach dem Toten)
- Wut, Ärger und Rachegefühle gegenüber dem Verstorbenen ansprechen
- Ermutigung zu Trauerritualen
- Kontexterweiterung durch Hinzunahme geeigneter Perspektiven, z. B. religiöser, philosophischer oder sozialer Natur
- Gabe von Medikamenten
- Unterstützung bei täglichen Aktivitäten
- Unterstützung bei der Aufnahme neuer Beziehungen
- Unterstützung bei erhöhter allgemeiner Verletzlichkeit
- Selbsthilfegruppen (Vorsicht im Hinblick auf Chronifizierung!)

Im Hinblick auf die Behandlung der PKT existieren nur wenige RCTs, wobei SP im Vergleich zu KVT (Boelen et al. 2007) oder psychodynamischer Therapie (PDT) als Gruppentherapie (McCallum und Piper 1990; Piper et al. 2001) eingesetzt wird. In der Untersuchung von Boelen et al. (2007) erwies sich SP als effektiv (prä-post), allerdings wies KVT in beiden von der Gruppe gestalteten Bedingungen höhere Effektstärken auf.

MERKE
Insgesamt zeigt sich in den genannten Untersuchungen, dass bei der PKT spezifische Verfahren wie KVT oder PDT offenbar effektiver sind als supportive Therapie (in den Studien angewandt im Sinne von Counselling).

Kognitive Verhaltenstherapie

Aus verhaltenstherapeutischer Sicht ergeben sich wegen des möglichen Vorliegens 1. einer bereits existierenden psychischen Störung, 2. einer emotionalen Überreaktion und durch dysfunktionale Kognitionen verstärkten Trauer oder 3. motivationaler Konflikte chronifizierter Trauer verschiedene therapeutische Interventionen, was wiederum ein individuelles Fallvorgehen notwendig erscheinen lässt (Znoj und Maercker 2005). Maercker (1999) empfiehlt für die Trauerarbeit bzw. die **Therapie der komplizierten Trauer** ein modulares Vorgehen, das auf Vertrauensaufbau, Psychoedukation, Konfrontation mit vermiedenen und assoziierten Stimuli und kognitiven Methoden fußt. Znoj (2004) sowie Znoj und Maercker (2005) beschreiben vier verschiedene Vorgehensheuristiken:

1. Klärung (Einsicht in problematische Überzeugungen, Orientierung über Trauer und Symptome, Normalisierung erlebter Gedanken und Gefühle, Motivation, Neuorientierung)
2. Bewältigungsorientierte Methoden (Konfrontation mit vermiedenen Reizen, Veränderung problematischer Kognitionen, soziales Kompetenztraining, korrektive Erfahrungen, Genusstraining, Aufmerksamkeitsdissoziation)
3. Ressourcenaktivierung (soziale Kompetenzaktivierung, Aktivierung positiver Gefühle, soziale Netzwerkaktivierung, positive Erfahrung mit verstorbenen Menschen)
4. Problemaktivierung (Thematisieren und Symbolisieren des Verlusts, Ansprache und Konfrontation schmerzhafter Gefühle, Ausdruck für Trauer und Rekonstruktion der Beziehung zum Verstorbenen)

Shear et al. (2001) konnten in einer Pilotstudie mit Prä-Post-Design zeigen, dass eine Kombinationstherapie aus imaginativem Nacherleben *(imaginal exposure),* In-vivo-Exposition und interpersonaler Therapie eine signifikante Verbesserung der Trauer-, Angst- und Depressionssymptome nach sich zog. Allerdings liegen insgesamt betrachtet wenige Studien vor, die spezifische Trauerparameter einsetzen, sodass wir eher Aussagen über mögliche ängstliche und depressive Symptomveränderungen nach Todesfällen als über eine Verminderung der Trauersymptomatik treffen können (Rosner und Hagl 2007). Liegt eine kombinierte psychische Störung vor, so ist der Einsatz von störungsspezifischen Interventionen und zusätzlichem Trauermodul indiziert (Denny und Lee 1984; Azhar und Varma 1995). Für eine klare Diagnosestellung einer komplizierten Trauer liegen Hinweise für den erfolgreichen Einsatz von kognitiv-verhaltenstherapeutischen Maßnahmen vor (Wagner et al. 2006).

In der bereits erwähnten Studie von Boelen et al. (2007) wurden bei Patienten mit PKT 12 Sitzungen KVT mit 6 Sitzungen zur kognitiven Umstrukturierung (nach Beck) und 6 Sitzungen mit narrativ angelegter Exposition durchgeführt und mit supportivem Counselling (im Wesentlichen Beratung zum Trauerverlauf und Ansprechen persönlicher Probleme) verglichen. KVT erreichte durchgängig höhere Effektstärken als SP.

In einer RCT von Bryant et al. (2014) an Patienten mit PKT wurden 10 wöchentlich durchgeführte 2-stündige Gruppensitzungen und 4-wöchentlich v durchgeführte 1-stündige Einzelsitzungen als durchgeführt. Die Therapiearme bestanden aus a) KVT als Gruppensitzungen und imaginative Exposition als Einzeltherapie und b) KVT als Gruppensitzungen und Besprechung persönlicher Anliegen als Einzelintervention. Dabei war KVT + Exposition hinsichtlich der Reduktion von PKT-Symptomen signifikant wirksamer als KVT-Counselling. Dies galt auch für das 6-Monats-Followup. Hier zeigte sich, dass in der KVT+Exposition-Gruppe weniger Patienten die Kriterien einer PKT erfüllten als in der Gruppe mit KVT + Counselling. Diese Untersuchung zeigt nicht nur die günstige Beeinflussung der PKT durch KVT, sondern ist auch deshalb besonders bemerkenswert, weil sie den Nutzen der (imaginativen) Exposition belegt, der vermutlich auf dem bewussten und zielgerichteten emotionalen Durchleben/Durcharbeiten von Trauersituationen beruht. In diesem Punkt ergibt sich eine interessante Parallele zur psychodynamischen Therapie.

Eine neue RCT (Rosner et al. 2014, 2015) liefert einen weiteren Beleg für die Wirksamkeit von KVT gegenüber einer Wartegruppe im Hinblick auf die Trauersymptome, und zwar sowohl im Prä-post-Vergleich als auch 1,5 Jahre nach Beendigung der KVT. Bemerkenswert ist bei dieser Arbeit u. a. die hohe Belastung der Patienten mit komorbiden psychischen Erkrankungen, wobei die komorbiden depressiven Symptome ebenfalls durch die KVT reduziert werden konnten.

Besonders erwähnenswert sind darüber hinaus noch zwei Studien, in denen **KVT als Internettherapie** eingesetzt wurde. Ein wichtiges Argument für den Einsatz der Internettherapie besteht in ihrer leichten Zugänglichkeit bzw. niedrigen Hürde im Hinblick auf persönliche Hemmungen. Eisma et al. (2015) konnten zeigen, dass die Anleitung zur imaginativen Exposition wirksamer war als reine Verhaltensaktivierung, dass aber beide Vorgehensweisen wirksamer waren als die Warteliste-Bedingung.

Kersting et al. (2013) untersuchten eine vergleichsweise große Stichprobe von 228 Müttern nach Kindsverlust. In einer RCT erhielten die Patientinnen entweder KVT oder wurden einer Warteliste zugeordnet. Die KVT erfolgte über 5 Wochen und enthielt Elemente der Selbstkonfrontation (einen detaillierten Brief über den persönlichen Verlust schreiben), der kognitiven Umstrukturierung (einen unterstützenden, Mut machenden Brief an eine Freundin in derselben Situation schreiben) und *social sharing* (Brief zur Reflexion der schlimmsten Erinnerungen, des therapeutischen Prozesses und zum zukünftigen Verhalten). In der Therapiegruppe ergab sich eine signifikante Symptomreduktion, auch noch über ein katamnestisches Intervall von 12 Monaten hinaus.

Beide Studien sind insofern bedeutsam, als sie die Wirksamkeit der Internettherapie (und ihre Kosteneffektivität) belegen. Allerdings werden in beiden Studien auch dezidierte expositionsbasierte Vorgehensweisen verwendet, die offenbar wesentlich zum Therapieerfolg beitragen.

Psychodynamische Therapie

Für die psychodynamische Psychotherapie (PDT) ist die Orientierung am Durchlaufen der natürlichen Trauerphasen entsprechend dem Modell von Bowlby (1983) richtungweisend. Dies gilt auch für die Notfallsituation. Der Therapeut verhält sich empathisch, akzeptierend und unterstützend und versucht dabei behutsam, den Trauerprozess zu fördern.

Der therapeutische Kontakt, das dabei aufgebaute Vertrauen sowie die Hinweise und Anregungen des Therapeuten machen dem Patienten Mut, sich von der Verleugnung des Verlusts hin zur Realität zu bewegen. Unter psychodynamischen Therapeuten ist umstritten, inwieweit bereits in einer solchen frühen Therapiephase Deutungen hilfreich oder sogar notwendig sind. Reimer und Rüger (2006) warnen davor, den Patienten durch zu tief gehende Deutungen zu destabilisieren, stellen aber gleichwohl heraus, dass es Patienten gibt, die mit Erleichterung reagieren, wenn ihnen die Möglichkeit gegeben wird, sich der Hintergründe ihrer Trauerreaktion bewusst zu werden und sie zu verstehen. Sie plädieren dafür, diese Entscheidung vom Einzelfall, d. h. von der klinischen Situation und der Person des Patienten abhängig zu machen.

Tab. 36.2 Evidenzlage: Psychotherapie bei Verlust/Trauer

Therapeutische Intervention	Studienlage	Wirksamkeit (Evidenzgrad)
Supportive Therapie	Wenige RCTs	Möglicherweise wirksam (II)
Kognitive Verhaltenstherapie	Mehrere RCTs Reduzierung Trauersymptome	Wirksam (I)
Psychodynamische Therapie	Keine neueren RCTs Ältere RCTs zeigen Effekt auf Trauersymptome	Möglicherweise wirksam (II)

Bei einem stärker deutenden Vorgehen könnten folgende Gesichtspunkte Berücksichtigung finden (Reimer und Rüger 2006):
- Aufforderung an den Patienten, sein Verständnis der momentanen Krise und ihrer Auslösung zu benennen (subjektive Psychodynamik)
- Erinnerung des Patienten an frühere Krisen, deren Auslöser und mögliche Gemeinsamkeiten mit der bestehenden Krise
- Überlegungen zu Zusammenhängen zwischen aktueller Krise, früheren Krisen und relevanten lebensgeschichtlichen Zusammenhängen (z. B. Verluste, schwere Niederlagen/Kränkungen/Enttäuschungen, Existenzbedrohungen etc.)

Im Zusammenhang mit dieser Vorgehensweise lässt sich erkennen, inwiefern Patienten geeignet bzw. motiviert sind, über den gegenwärtigen Krisenzustand hinaus mit einem psychodynamischen Verfahren weiterzuarbeiten. Hierzu bietet sich die psychodynamische Kurztherapie an, für die es mehrere Konzepte gibt (am bekanntesten sind Balint et al. 1973; Bellak und Small 1972; Davanloo 1980; Malan 1965; Sifneos 1979; Strupp und Binder 1991). Hierbei kann z. B. im Sinne von Balint ein bestimmter Therapiefokus, d. h. ein neurotischer Konflikt, der eng mit der Trauersituation zusammenhängt, heraus- und weiterbearbeitet werden.

Für die Anwendung von PDT bei der persistierenden komplexen Trauerreaktion existieren über zwei älteren Arbeiten (McCallum und Piper 1990; Piper et al. 2001), die die Überlegenheit einer psychodynamischen Gruppentherapie gegenüber einem rein supportiv orientierten Vorgehen zeigen, bis heute keine weiteren RCTs, obwohl die Wirksamkeit von PDT bei anderen Erkrankungen zunehmend besser belegt ist (Fonagy 2015; Leichsenring 2015).

Hinsichtlich der Wirksamkeit von Psychotherapie bei Trauer/Verlusterlebnissen ergibt sich die in ➤ Tab. 36.2 im Überblick dargestellte Evidenzlage.

---Resümee---

So vielfältig die klinischen Erfahrungen mit der Begleitung und Behandlung von Trauernden sind und so wichtig diese Arbeit auch genommen werden muss, so sehr fehlt es an empirisch validen Studien in diesem Bereich. Dieses Defizit ist insbesondere angesichts der Tatsache problematisch, dass die Entstehung einer persistierenden komplexen Trauerreaktion aus der normalen Trauersituation hinaus als ernst zu nehmende pathologische Variante des Trauerprozesses angesehen werden muss. In einem systematischen Review mit Metaanalyse werden die Ergebnisse von 14 RCTs (verschiedene Behandlungsverfahren) zur Behandlung von PKT dargestellt und hinsichtlich ihrer Effektivität bewertet (Wittouk et al. 2011). Obwohl die Studienlage inkonsistent ist und wenig Hinweise darauf bestehen, dass durch eine rechtzeitige Behandlung die Entstehung eine PKT vermieden werden kann, so zeigen sich doch quantitativ bewertbare positive Einflüsse auf die Besserung der Symptomatik der PKT. Insbesondere zeigt die Metaanalyse eine Überlegenheit einer längerfristigen gegenüber einer kurzfristigen Vorgehensweise. Insgesamt gesehen scheint die Effektivität der KVT bei der Behandlung der PKT bisher am besten belegt (Evidenzgrad I).

36.2.4 Psychotherapie bei Suizidalität

Die psychotherapeutische Akutbehandlung bei Suizidalität stellt eine besonders wichtige Intervention dar. Abgesehen von der seltenen (echten) chronischen Suizidalität liegt immer ein psychotherapeutischer Notfall vor. Hinsichtlich der Feststellung von Suizidalität (z. B. Reimer und Arentewicz 1993; Wolfersdorf 2000; Bronisch 2002) haben sich zwei Aspekte (in Kombination) bewährt:
- Der **epidemiologische Aspekt** im Hinblick auf die Zugehörigkeit zu einer Risikogruppe (➤ Box 36.5) muss Berücksichtigung finden.
- Unter **klinischem Aspekt** im Sinne einer Beschreibung des Weges in den Suizid hat sich bis heute eine Orientierung am sog. „präsuizidalen Syndrom" (Ringel 1997) als nützlich erwiesen. In diesem Sinne liegt Suizidalität dann vor, wenn die entsprechenden Kriterien (➤ Box 36.5) erfüllt sind.

BOX 36.5
Risikofaktoren für Suizidgefährdung

Empirische Risikofaktoren
- Psychische Konflikte/Erkrankungen: Lebens-, insb. Partnerschaftskrisen, Depression, Suchterkrankung, Schizophrenie/schizophrenieartige Psychosen
- Chronisch und schwer körperlich Kranke
- Suizidversuche in der Anamnese
- Demografische Faktoren: Jugendliche, höheres Alter (> 65. Lj.), geschieden/getrennt lebend. Besonders gefährdet: allein lebende Männer > 65 Jahre.
- Soziale Integration: allein lebend, vereinsamt, arbeitslos
- Menschen in helfenden Berufen (z. B. Ärzte)

Klinische Risikokonstellation („präsuizidales Syndrom")
- Einengung (situativ, dynamisch, interpersonell, in Bezug auf Werte)
- Wendung der Aggression gegen das eigene Selbst
- Suizidgedanken/-fantasien

Eine ebenfalls diagnostisch nützliche Beschreibung des Weges in den Suizid hat Pöldinger (1968) herausgearbeitet:
- **Erwägungsphase:** Der Suizid wird als Problemlösungsmöglichkeit überdacht.
- **Ambivalenzphase:** ist durch Suizidabsichten einerseits und dem Wunsch nach Hilfe andererseits gekennzeich-

net; so werden z. B. in vielen Fällen Suizidgedanken angedeutet oder offen ausgesprochen.
- **Entschlussphase:** Es liegen bereits eine feste Suizidabsicht und ein entsprechender Plan mit Handlungsvorbereitungen vor; die Betroffenen wirken gefasst und eigentümlich distanziert („Ruhe vor dem Sturm").

Heuristisch und praktisch bedeutsam sind neuere Untersuchungen die sowohl auf psychologischer als auch biologischer Ebene auf die Existenz eines **„suizidalen Modus"** (Rudd 2000) hinweisen, der bei Gefährdeten regelrecht ein- (durch entsprechende Auslöser) bzw. abgeschaltet wird. Dieser Mechanismus scheint sich auch biologisch einzuschleifen (Reisch et al. 2010). In psychologischer Hinsicht ist der suizidale Modus gekennzeichnet durch starken seelischen Schmerz und die Vorstellung, diesem durch Suizid zu entgehen, sowie durch ausgeprägtes vegetatives Hyperarousal (biologisches Fluchtverhalten). Es mehren sich die Hinweise darauf, dass gerade Hyperarousal (mit Schlaflosigkeit) einen wichtigen Risikofaktor für Suizidalität darstellt (Ribeiro et al. 2012), ebenso wie die oft mit diesem Zustand verbundene Angst, die Kontrolle über seinen kognitiven und emotionalen Zustand zu verlieren (Capron et al. 2012). Im Hinblick auf das **therapeutische Vorgehen** bei Suizidalität lassen sich zwei Vorgehensweisen unterscheiden, die sich jedoch gegenseitig ergänzen.

Allgemeine Empfehlungen

Zum einen existieren im Sinne eines international akzeptierten psychiatrischen Standards **allgemeine Empfehlungen,** die sich im Wesentlichen auf ein supportives und unmittelbar suizidvermeidendes Vorgehen beziehen (> Box 36.6). Zunächst muss geeignete Vorsorge getroffen werden, dass der Betroffene seine Suizidneigung nicht in die Tat umsetzt. Diese Abwägung, gemäß derer auch eine gesicherte Unterbringung (z. B. nach PsychKG) erfolgen muss, kann erhebliche Schwierigkeiten bereiten. In jedem Fall muss jedoch eine Suizidhandlung verhindert werden.

Hierzu ist es hilfreich, Verständnis für die individuelle Notlage zu entwickeln und zu vermitteln, eine **therapeutische Beziehung** aufzubauen und deren Festigkeit zu fördern, Zeit zu gewinnen und ggf. durch sedierende Medikamente (Benzodiazepine) den affektiven Druck (Arousal, s. o.!) nachhaltig zu vermindern. Es ist immer wichtig, die zugrunde liegende Erkrankung/Problematik zu behandeln. Hierbei können auch **Antidepressiva** hilfreich sein, jedoch wirkt die antidepressive Komponente im Gegensatz zur (wünschenswerten) sedierenden Komponente mit einer zeitlichen Verzögerung von im Mittel 10 Tagen.

Besonders wichtig ist es jedoch, im Zusammenhang mit der Vermittlung von Verständnis andere Problemlösungsmöglichkeiten bzw. Zukunftsperspektiven als den Suizid plausibel zu machen. Hierbei sollte der Therapeut jedoch im Hinblick auf die Suizidneigung äußerst wachsam bleiben und seinen eigenen Einfluss nicht überschätzen. Insbesondere bei schweren (melancholischen, insb. wahnhaften) depressiven Episoden, aber auch bei Schizophrenien kann die therapeutische Beziehung bei allem Bemühen sehr brüchig und nur temporär tragfähig sein, und die Patienten können Opfer ihrer heftigen, unmittelbaren Suizidimpulse (Raptus!) werden. Gerade bei den letztgenannten Erkrankungen ist daher höchste Wachsamkeit geboten, vor allem dann, wenn bereits Suizidversuche in der Anamnese vorhanden sind.

BOX 36.6
Intervention bei Suizidgefährdung

- Herstellung einer therapeutischen Beziehung unter Vermittlung von Verständnis und Hilfsbereitschaft
- Konkrete Ansprache der Suizidgedanken/-absichten
- Klärung der auslösenden Situation (Kränkung, Verzweiflung)
- Diagnostik einer zugrunde liegenden psychischen Problematik/Erkrankung
- Vorsichtiges und überlegtes Aufzeigen von Perspektiven (z. B. Konfliktlösung, Behandlung)
- Einbeziehung signifikanter Beziehungspersonen
- Sichernde Fürsorge, d. h. hohe Kontaktfrequenz und -intensität, bei Zuspitzung der Suizidalität Unterbringung in einer psychiatrischen Klinik
- Sedierung durch Benzodiazepine
- „Antisuizidales Bündnis" nur, wenn tragfähige Beziehung und Hoffnung auf Besserung der Situation besteht

Spezifische Vorgehensweisen

Zum anderen wurden, hierauf aufbauend, spezifische Vorgehensweisen entwickelt. Hierzu gehören verschiedene kognitiv-verhaltenstherapeutische Verfahren (z. B. Rudd et al. 2001), die auch hinsichtlich ihre Effektivität empirisch evaluiert wurden. Bezugnehmend auf die bei vielen (nichtschizophrenen und nichtmelancholisch depressiven) Menschen vorhandene Störung der Selbstwertregulation ist im deutschen Sprachraum jedoch weiterhin eine psychodynamische Herangehensweise gängig (Reimer und Arentewicz 1993).

Gemäß der **Narzissmustheorie** der Suizidalität, die bei vielen Menschen mit nichtpsychotischen Erkrankungen Anwendung finden kann, entsteht die Suizidneigung auf der Grundlage eines mangelhaft entwickelten und lebenslang brüchigen Selbstwertgefühls. Dieses narzisstische Defizit wird mithilfe eines Arsenals von (nicht immer bewussten) wenig realistischen Überzeugungen von der eigenen Person (z. B. Größenideen) und spezifischen Beziehungsgestaltungen (z. B. auf Selbstbestätigung fokussiert oder ausbeuterisch) kompensiert. In Versagenssituationen (z. B. im Beruf oder insb. im Zusammenhang mit Trennungen) kommt es subjektiv zu einem unerwartet schweren und als existenzbedrohlich empfundenen Selbstwertverlust, dem (unbewusst) durch einen Suizid als letzte Kompensationsmöglichkeit im

Dienste der Erhaltung des Selbstwertgefühls vorgebeugt werden soll (Henseler 2000; Reimer 1986).

Die entsprechend spezifische therapeutische Intervention greift insbesondere den Aspekt der Kränkung durch die gegenwärtige Lebenssituation, also die Destabilisierung der Selbstwertregulation auf. In der Folge wird versucht, die gegenwärtige Situation in einen Kontext mit anderen Kränkungssituationen/Niederlagen wie auch mit den entsprechenden Umständen in der Primärsozialisation (Ablehnung, Unverständnis, emotionale Kälte) zu bringen. Diese Vorgehensweise hat sich als hilfreich erwiesen, da sich die Betroffenen schnell verstanden und unterstützt fühlen. Hieraus lässt sich sowohl ein Verständnis bzw. eine Lösung aktueller Probleme und damit Zukunftshoffnung entwickeln als auch die Motivation für eine weiterführende Psychotherapie, die auf die Problematik des labilen Selbstwertgefühls und der hiermit verbundenen Beziehungskonstellationen fokussieren sollte.

Ein neuartiges **pragmatisches Verfahren,** das eine Art Zwischenstellung zwischen allgemeinen Herangehensweisen und spezifischen, längerdauernden therapeutischen Interventionen darstellt, ist das **ASSIP** *(Attempted Suicide Short Intervention Program,* Gysin-Maillart und Michel 2013). Das handlungstheoretisch unterlegte Verfahren greift aus verschiedenen therapeutischen Vorgehensweisen antisuizidal nützliche Elemente heraus und wendet sie in vier Sitzungen an:

1. Zunächst wird mit den Patienten ein auf Video aufgenommenes detailliertes narratives Interview geführt, in dem die Entwicklung zur suizidalen Krise fokussiert wird.
2. In einer 2. Sitzung wird das Video mit dem Patienten zusammen angesehen und der Versuch unternommen, für den Patienten wichtige, aber bedrohte Lebensthemen zu identifizieren.
3. In einer weiteren Sitzung werden spezifische Muster und Abläufe herausgearbeitet, die zur suizidalen Krise geführt haben. Dabei wird auf die Möglichkeit längerfristiger Therapien sowie auf Warnsignale bzw. Strategien beim Eintreten einer neuen suizidalen Krise eingegangen.
4. Im Rahmen einer 4. (fakultativen) Sitzung wird die Möglichkeit gegeben, mithilfe einer „Mini-Exposition" durch Anschauen des Videos aus der 1. Sitzung die erarbeiteten antisuizidalen Strategien einzuüben.

Auch wenn die Prüfung der Effektivität des Programms noch nicht abgeschlossen ist, erscheint es als sinnvolle und z. T. auch neuartige Vorgehensweise, die in strukturierter, manualisierter Weise erlernt und angewendet werden kann.

Fehler im Umgang mit Suizidalität

Bei der Diagnostik, aber auch der therapeutischen Notfallintervention können Fehler gemacht werden. Fehler im Umgang mit Suizidalität (> Box 36.7) werden, obgleich sie fatale Auswirkungen haben können, nur selten thematisiert. Eine für die Praxis wertvolle Ausnahme stellen die Arbeiten von Reimer und Kollegen dar (Reimer und Henseler 1981 mit Fallbeispielen; Reimer 1986). Ausgesprochen umstritten ist das in der klinischen Praxis, aber auch von Laien häufig eingesetzte **„antisuizidale Bündnis".** Reimer warnt vor dieser Vorgehensweise und wirft die Frage auf, ob ein derartiges Versprechen nicht eher der Beruhigung des Therapeuten dient, als dass es der ja weiter bestehenden Problematik des Patienten gerecht wird, der durch ein solches Versprechen wiederum oft überfordert ist. Möglicherweise hängt aber die Sinnhaftigkeit eines derartigen Bündnisses an der Qualität der therapeutischen Beziehung einerseits und der Schwere der Suizidgefährdung bzw. Erkrankung des Patienten andererseits, wodurch die auch von vielen Klinikern empfundene Nützlichkeit erklärt werden könnte. Im Rahmen einer bereits verständnis- und vertrauensvollen Beziehung und insbesondere dann, wenn für den Patienten über das Verstandenwerden hinaus bereits erste positive Perspektiven erkennbar werden, kann eine antisuizidale Absprache dazu dienen, dem Patienten über kurzfristige Zustandsverschlechterungen hinwegzuhelfen.

BOX 36.7
Häufige Fehler in der Behandlung Suizidgefährdeter (nach Reimer 1986)

- Trennungsängste übersehen (z. B. bei Urlaub des Behandlers, Entlassung)
- Provokation persönlich nehmen (statt als Inszenierung von Ablehnung zu verstehen)
- Bagatellisierungstendenzen mitmachen
- Frühzeitige und einseitige Betonung der (unbewussten) Aggressionsproblematik
- Voreilige „antisuizidale" Pakte
- Mangelhafte Exploration der Umstände, die jetzt oder früher zur Suizidalität geführt haben
- Verzicht auf Fremdanamnese
- Zu rasche Suche nach positiven Veränderungsmöglichkeiten (Abwehr)
- Einteilung in vermeintlich „demonstrative" bzw. „ernst gemeinte" Suizidversuche

36.3 Ausblick

Der psychotherapeutischen Intervention in der Notfallsituation kommt in der klinischen Praxis im Zusammenhang mit einer Verschlimmerung bestehender psychischer Erkrankungen, mit Traumata und Trennungssituationen sowie Suizidgefährdung erhebliche Bedeutung zu. Allerdings sind aus wissenschaftlicher Sicht auch und gerade in diesem Bereich der Psychotherapie Defizite im Hinblick auf die valide Darstellung der Effektivität der einzelnen Verfahren erkennbar. Zwischen der Bedeutung der entsprechenden Interventionen einerseits und der empirischen Überprüfung ihrer Wirksamkeit bzw. der Wirksamkeit einzelner Teilkomponenten andererseits klafft also eine erhebliche Lücke. Am besten untersucht und z. T. auch gesichert ist die Effektivität der kognitiven Verhaltenstherapie, in erster Linie bei der akuten (traumatischen) Belastungsreaktion, aber auch zur Behandlung von persistierender komplexer Trauer.

Weiterhin besteht erheblicher Forschungsbedarf im Hinblick auf die Veränderung neuronaler Netzwerke und ihrer Funktionen im Zusammenhang mit spezifischen therapeutischen Interventionen.

Auch wenn sich hieraus Herausforderungen für die Zukunft ergeben, dürfen solche Beobachtungen nicht von der klinischen Perspektive wegführen, die zeigt, dass von Sachkenntnis, Praxiserfahrung und eigener Persönlichkeitsbildung getragene therapeutische Interventionen eine wichtige Hilfe für Menschen in Not darstellen.

LITERATURAUSWAHL

Boelen PA, de Keijser J, van den Hout MA, van den Bout J (2007). Treatment of complicated grief: a comparison between cognitive-behavioral therapy and supportive counseling. J Consult Clin Psychol 75: 277–284.

Bryant RA, Kenny L, Joscelyne A, et al. (2014).Treating prolonged grief disorder: a randomized clinical trial. JAMA Psychiatry 71(12): 1332–1339.

Forneris CA, Gartlehner G, Brownley KA, et al. (2013). Interventions to prevent post-traumatic stress disorder. Am J Prev Med 44: 635–650.

Kersting A, Dölemeyer R, Steinig J, et al. (2013). Brief Internet-based intervention reduces posttraumatic stress and prolonged grief in parents after the loss of a child during pregnancy: a randomized controlled trial. Psychother Psychosom 82: 372–381.

Kornør H, Winje D, Ekeberg Ø, et al. (2008). Early trauma-focused cognitive-behavioural therapy to prevent chronic post-traumatic stress disorder and related symptoms: a systematic review and meta-analysis. BMC Psychiatry 19(8): 81.

Leichsenring F, Luyten P, Hilsenroth MJ, et al. (2015). Psychodynamic therapy meets evidence-based medicine: a systematic review using updated criteria. Lancet Psychiatry 2: 648–660.

Reimer C, Rüger U (2006). Krisen und Krisenintervention. In: Reimer C, Rüger U (Hrsg.). Psychodynamische Psychotherapien. Lehrbuch der tiefenpsychologisch orientierten Psychotherapien. 3. A. Berlin: Springer, S. 101–111.

Roberts NP, Kitchiner NJ, Kenardy J, Bisson JI (2010). Early psychological interventions to treat acute traumatic stress symptoms. Cochrane Database Syst Rev 3: CD007944.

Rupp M (2010). Notfall Seele – Methodik und Praxis der ambulanten psychiatrisch-psychotherapeutischen Notfall- und Krisenintervention. 3. A. Stuttgart: Thieme.

Shear MK, Simon N, Wall M, et al. (2011). Complicated grief and related bereavement issues for DSM-5. Depress Anxiety 28: 103–117.

KAPITEL 37

Thomas Berger

Einsatz von Technologien in der Psychotherapie

Kernaussagen

- Moderne Technologien können Patienten und Therapeuten in vielfältiger Weise unterstützen. In den letzten Jahren haben insbesondere internetbasierte Behandlungsansätze einen Boom erlebt.
- Mit internetbasierten Interventionen können Menschen erreicht werden, die aufgrund geografischer Gegebenheiten, eingeschränkter Mobilität oder langen Wartelisten keinen Therapieplatz finden oder bei denen die Hemmschwelle zu groß ist, Therapeuten aufzusuchen.
- Gut erforscht sind internetbasierte Interventionen, die die Möglichkeiten des Internets als Kommunikations- und Informationsvermittlungsmedium in therapeutenunterstützten Selbsthilfeprogrammen kombinieren. Hier werden bei verschiedenen häufigen psychischen Störungen Behandlungseffekte berichtet, die mit den Effekten von konventionellen Psychotherapien vergleichbar sind.
- Weitere Beispiele für den Einsatz von Technologien in der Psychotherapie sind computerbasierte kognitive Trainings, Therapie in der virtuellen Realität, computergestützte Assessment- und Feedbackverfahren sowie der Einsatz von Technik in konventionellen Psychotherapien (z. B. Einsatz von Videoaufnahmen), der Supervision (z. B. Live-Supervision) und im Therapeutentraining. Viele der eingesetzten Technologien unterstützen Therapeuten und Patienten mit zeitnahem Feedback und ermöglichen systematisches Lernen und Üben.

37.1 Einführung

Moderne Technologien können Patienten und Therapeuten in vielfältiger Weise unterstützen. In den letzten Jahren haben insbesondere internetbasierte Behandlungsansätze einen Boom erlebt. Aber auch andere technologische Anwendungen haben längst Einzug in die Psychotherapie genommen. Beispiele sind der Einsatz von Videos in der Therapie und Supervision, computerbasierte Assessment- und Therapieverlaufs-Feedbacksysteme oder auch computerbasierte Therapeutentrainings. Diese Beispiele zeigen, dass dem Einsatz von Technologien in der Psychotherapie neben der Behandlungsfunktion häufig eine Feedback- und Lernfunktion zukommt. Videoaufnahmen von Therapien geben Patienten und Therapeuten Rückmeldung über ihr Verhalten und helfen Verhaltensänderungen zu trainieren. Computerbasierte Assessment- und Therapieverlaufssysteme unterstützen mit zeitnahem Feedback die Diagnosestellung und die Anpassung der therapeutischen Vorgehensweisen an den Einzelfall. Computerbasierte Therapeutentrainings wiederum ermöglichen systematisches Lernen und Üben mit unmittelbarem Feedback.

Dieses Kapitel gliedert sich in zwei Teile. Der erste Teil beschäftigt sich mit technologischen Anwendungen, die von Patienten genutzt werden können. Hier werden verschiedene Formen technikgestützter Interventionen diskutiert, wobei internetbasierte Behandlungsansätze etwas ausführlicher behandelt werden. Im zweiten Teil geht es um technische Lösungen, die Psychotherapeuten in Therapie, Supervision und Training unterstützen.

37.2 Internetbasierte Interventionen

37.2.1 Definition und Formen internetbasierter Interventionen

Eine einheitliche Definition und Beschreibung internetbasierter Interventionen ist nicht einfach, da verschiedene Perspektiven, Begriffe sowie technische und inhaltliche Lösungen existieren (Barak et al. 2009). Grundsätzlich kann das Internet zu Kommunikationszwecken zwischen Hilfesuchenden und Professionellen und zur interaktiven Vermittlung von Wissen verwendet werden. Entsprechend bewegt sich das Spektrum internetbasierter Interventionen zwischen Anwendungen, die das Internet als Kommunikationsmedium zwischen Patienten und Therapien verwenden (z. B. **E-Mail-** oder **Chat-Therapien**), und solchen, die das Internet als Informationsmedium verwenden und mithilfe von **webbasier-**

ten **Selbsthilfeprogrammen** (> Box 37.1) und **Apps** Wissen vermitteln und Patienten zu Übungen anregen. Zwischen diesen beiden Polen existieren Übergangsformen: Besonders gut erforscht sind **geleitete Selbsthilfeprogramme**, in denen Patienten während der Bearbeitung eines Selbsthilfeprogramms regelmäßig minimale Unterstützung von Therapeuten erhalten (Berger und Andersson 2009). Der Austausch zwischen Patienten und Therapeuten erfolgt dabei meist via E-Mail bzw. in einem in die passwortgeschützte Selbsthilfeplattform integrierten, geschützten Nachrichtensystem. Therapeuten können nachvollziehen, welche Inhalte ein Patient im Selbsthilfeprogramm wie bearbeitet, und falls Prozessmessungen integriert sind, wie sich die Symptomatik über die Zeit verändert. Auf der Basis dieser Information und aufgrund von Fragen, die Patienten im Programm stellen, geben Therapeuten meist einmal wöchentlich Feedback.

BOX 37.1
Webbasierte Selbsthilfeprogramme

Die bisher erforschten Selbsthilfeprogramme sind typischerweise problem- bzw. störungsspezifisch ausgerichtet, basieren auf Manualen von empirisch validierten kognitiv-verhaltenstherapeutischen Ansätzen (KVT) und bestehen aus verschiedenen, wöchentlich zu bearbeitenden Modulen oder Lerneinheiten, die in konventionellen Psychotherapien einzelnen Therapiesitzungen entsprechen. Die einzelnen Interventionsmodule bestehen dabei aus psychoedukativen Inhalten und Übungen (z.B. Entspannungsübungen), Tagebüchern (z.B. Gedankentagebuch) und Arbeitsblättern (z.B. therapeutische Schreibaufgaben), welche die Patienten unter der Woche regelmäßig durchführen und bearbeiten sollen.

Neben solchen typischen Beispielen von Selbsthilfeprogrammen gibt es eine ganze Reihe unterschiedlicher inhaltlicher und technischer Lösungen. So wurden in jüngerer Zeit neben störungsspezifisch ausgerichteten Programmen auch störungsübergreifende Interventionen entwickelt und evaluiert. Beispiele sind Programme für Depressionen und Angststörungen, die einem transdiagnostischen Ansatz folgen (Titov et al. 2010), oder sog. individuell-maßgeschneiderte Programme, in denen einzelne Module und Inhalte je nach vorhandenen komorbiden Problemen und Störungen individuell zugeschaltet werden (Berger et al. 2014; Carlbring et al. 2011). Des Weiteren existieren neben KVT-basierten Interventionen auch Selbsthilfeprogramme, die dem psychodynamischen Ansatz (Andersson et al. 2012), der Interpersonellen Psychotherapie (Donker et al. 2013) oder integrativen Ansätzen (Meyer et al. 2009) folgen.

Webbasierte Selbsthilfeprogramme unterscheiden sich auch darin, wie die Inhalte vermittelt werden. Es gibt technisch einfach aufbereitete Programme, die mit Selbsthilfebüchern praktisch identisch sind und einzelne Textkapitel und Übungen in Form von PDF-Dokumenten beinhalten. Andere Programme sind multimedialer aufbereitet und beinhalten neben Texten und Illustrationen auch Audio- und Video-Dateien. Und schließlich gibt es sehr interaktive Programme, wie das im deutschen Sprachraum entwickelte Programm deprexis (www.deprexis.de), in dem Inhalte in Form von Dialogen vermittelt werden, die in Abhängigkeit von Nutzereingaben individuell an Nutzerbedürfnisse und Präferenzen angepasst werden (Meyer et al. 2009; > Abb. 37.1).

Einen Boom erleben momentan **Selbsthilfe-Apps,** die auf Smartphones geladen und verwendet werden können. Einerseits wird das Internet immer stärker über Mobiltelefone genutzt, andererseits wird auch mit spezifischen Vorteilen gegenüber Desktop-Programmen argumentiert: Smartphonebasierte Interventionen könnten den Transfer der vermittelten Fähigkeiten in den Alltag fördern, weil Instruktionen und Übungen von überall und dann, wenn Patienten sie am nötigsten haben, genutzt werden können. Studien, die diese Annahme belegen, existieren aber noch nicht. Auch die Wirksamkeit entsprechender Apps wurde noch kaum untersucht. Eine Übersichtsarbeit von Donker et al. (2013) fand nur fünf kleinere Studien zu Smartphone-Apps, die wissenschaftlich untersucht wurden. Mehr und größere Studien sind wichtig, weil mobile Applikationen auch Nachteile mit sich bringen könnten. Wenn sich z.B. eine Angstpatientin exponiert, indem sie Bus fährt, dabei aber die ganze Zeit auf ihr Smartphone schaut und die Erregung protokolliert, vermeidet sie möglicherweise, sich wirklich auf die Situation einzulassen – und tatsächlich von der Exposition zu profitieren.

Eine weitere Unterscheidung internetbasierter Interventionen betrifft die Frage, wie diese Interventionen mit konventionellen Psychotherapien kombiniert und in welcher Phase der psychosozialen Versorgung sie eingesetzt werden. Bisher wurden vor allem Interventionen untersucht, die vollständig via Internet vermittelt werden. In jüngerer Zeit werden vermehrt sog. *blended treatments* erforscht: eine Mischung aus konventionellen Psychotherapiesitzungen und Online-Selbsthilfeprogrammen und Apps (Krieger et al. 2014). Die Online-Interventionen dienen hier dazu, Inhalte zwischen den Therapiesitzungen vorzubereiten oder zu vertiefen und den Alltagstransfer neuer Verhaltens- und Denkweisen zu

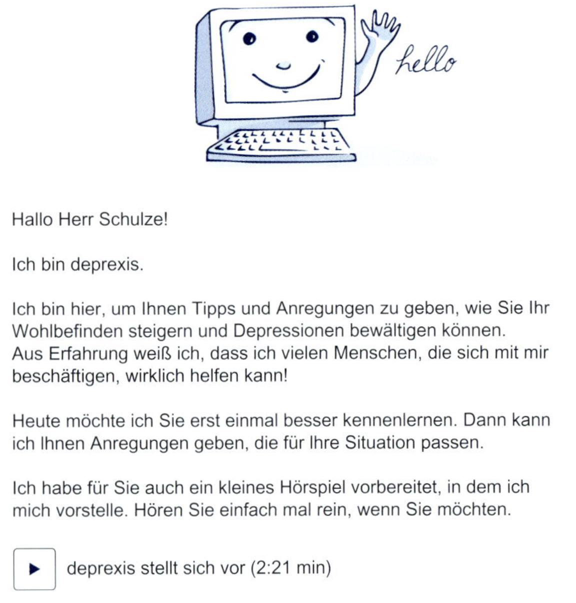

Hallo Herr Schulze!

Ich bin deprexis.

Ich bin hier, um Ihnen Tipps und Anregungen zu geben, wie Sie Ihr Wohlbefinden steigern und Depressionen bewältigen können. Aus Erfahrung weiß ich, dass ich vielen Menschen, die sich mit mir beschäftigen, wirklich helfen kann!

Heute möchte ich Sie erst einmal besser kennenlernen. Dann kann ich Ihnen Anregungen geben, die für Ihre Situation passen.

Ich habe für Sie auch ein kleines Hörspiel vorbereitet, in dem ich mich vorstelle. Hören Sie einfach mal rein, wenn Sie möchten.

▶ deprexis stellt sich vor (2:21 min)

Abb. 37.1 Beispiel für ein webbasiertes Selbsthilfeprogramm, das im deutschen Sprachraum entwickelt und evaluiert wurde (www.deprexis.de)

fördern. In einer der noch wenigen Studien zu diesem Ansatz erwies sich das Kombinationsformat als genauso wirksam wie konventionelle Psychotherapie, wobei die Anzahl der konventionellen Therapiesitzungen durch die zusätzliche Verwendung der Online-Intervention deutlich reduziert werden konnte (Ly et al. 2015).

Eine Art Mischbehandlung sind auch Interventionen, die von Patienten auf Wartelisten zur Vorbereitung einer Face-to-Face-Therapie genutzt werden und Ansätze, die der Rückfallprävention und Nachbetreuung dienen, z. B. im Übergang von stationärer Therapie zum poststationären Alltag bzw. zu einer ambulanten Anschlussbehandlung (Bauer et al. 2012; Ebert et al. 2013; Holländare et al. 2011). Ein Beispiel für Letzteres ist das Modell der Internet-Chat-Brücke, bei dem sich Patienten im Anschluss an eine stationäre Behandlung wöchentlich für 90 Minuten in einem Internet-Chatraum zu einer geleiteten Gruppentherapie treffen. Die Wirksamkeit dieses Ansatzes wurde in verschiedenen Studien mit gemischten Patientengruppen belegt (Bauer et al. 2011; Golkaramnay et al. 2007).

37.2.2 Vor- und Nachteile internetbasierter Interventionen

Internetbasierte Interventionen weisen im Vergleich zu konventionellen Psychotherapien Besonderheiten auf. Zu den besonderen Merkmalen gehören die große Reichweite, die niedrigschwellige und zeitlich flexible Verfügbarkeit, die Tatsache, dass die Behandlung auf Distanz erfolgt, kein physischer und oft kein visueller Kontakt zwischen Patienten und Therapeuten vorhanden ist, meist geschrieben statt gesprochen wird und der Austausch relativ anonym und oft zeitverzögert erfolgt. All diese Merkmale können zugleich mit Vor- und Nachteilen verbunden sein:

- So haben die **große Reichweite und leichte Verfügbarkeit** zwar den Vorteil, dass viele Menschen zu geringen Kosten erreichbar sind, zugleich aber den Nachteil, dass auch unseriöse Angebote mit zweifelhafter Professionalität leicht verbreitet werden können.
- Die Möglichkeit der **zeitlich flexiblen Nutzung** hat den Vorteil, dass Interventionen außerhalb der üblichen Arbeitszeiten zu günstigen Lernzeitpunkten und mit flexiblem Tempo genutzt werden können, aber auch den Nachteil, dass die fehlende zeitliche Struktur von Patienten einiges an Disziplin und Motivation erfordert.
- Die **Verfügbarkeit auf Distanz** ist ebenfalls Vor- und Nachteil, denn zum einen können Menschen erreicht werden, die aufgrund geografischer Gegebenheiten, eingeschränkter Mobilität, Hemmungen oder Vermeidungsverhalten keine Hilfe suchen oder finden. So kann z. B. von Europa aus Hilfe in Kriegsgebieten angeboten werden, in denen kaum Therapeuten verfügbar sind (Knaevelsrud et al. 2015), oder von arabischsprachigen Therapeuten aus ihren Ländern bei therapiebedürftigen Flüchtlingen in Europa.
- Die **Vertraulichkeit der Daten** ist andererseits durch die Übertragung gefährdet und die Identität der Nutzer und Anbieter möglicherweise nicht gesichert. Zudem ist es schwieriger, in Krisensituationen angemessen zu reagieren.
- Selbst ein vordergründig offensichtlicher Nachteil wie der **fehlende nonverbale Austausch** zwischen Patient und Therapeut kann Vorteile mit sich bringen, da Patienten und Therapeuten ihr Kommunikationsverhalten an das Medium anpassen und Gefühle verstärkt verbalisieren.
- Zudem kann die **Reduktion auf den schriftlichen Austausch** Patienten erleichtern, sich zu öffnen, über schwierige und intime Themen zu schreiben und auch Neues auszuprobieren (Berger 2015).

Anzumerken ist allerdings, dass die verschiedenen Vor- und Nachteile nicht in gleichem Maße auf alle Formen internetbasierter Interventionen zutreffen. So gilt z. B. der häufig genannte Vorteil, dass internetbasierte Interventionen **kostengünstig** zu vermitteln sind, nur für ungeleitete und geleitete Selbsthilfeprogramme, die keinen oder einen reduzierten Therapeutenkontakt beinhalten. Weil Schreiben länger dauert als Sprechen, kann der zeitliche **Aufwand von Therapeuten** in Chat- oder E-Mail-Therapien sogar höher ausfallen als in konventionellen Psychotherapien (Vernmark et al. 2010).

37.2.3 Empirische Evidenz

Obwohl die Forschung zu internetbasierten Interventionen noch verhältnismäßig jung ist, existieren schon sehr viele randomisierte kontrollierte Wirksamkeitsstudien, deren Ergebnisse in mehreren systematischen Übersichtsarbeiten und Metaanalysen zusammengefasst wurden (z. B. Andrews et al. 2010; Hedman et al. 2012). Die vorhandenen Studien decken ein breites Spektrum an psychischen und verhaltensmedizinischen Problemen und Störungen ab, wobei am häufigsten Interventionen für verschiedene Angststörungen und Depression evaluiert wurden. In den meisten Studien wurden geleitete oder ungeleitete Selbsthilfeprogramme untersucht. Zu E-Mail- und Chat-Therapien liegen erst wenige Studien vor, deren Ergebnisse allerdings vielversprechend sind (Kessler et al. 2009; Vernmark et al. 2010).

Wirksamkeit von therapeutengeleiteten Selbsthilfeansätzen

In den inzwischen über 100 kontrollierten Studien zu therapeutengeleiteten Selbsthilfeprogrammen werden konsistent Behandlungseffekte berichtet, die mit den Effekten von konventionellen Psychotherapien vergleichbar sind (Hedman et al. 2012). In direkten Vergleichen mit konventionellen Psychotherapien zeigen sich bisher keine Unterschiede in der

Wirkung (Andersson et al. 2014). Verschiedene Katamnesestudien belegen zudem, dass die Effekte bis 5 Jahre nach der Behandlung stabil bleiben (Hedman et al. 2011).

Einschränkend muss allerdings erwähnt werden, dass bisher die meisten Untersuchungen mit selbstselektierten Patientenstichproben durchgeführt wurden, d. h. mit Patienten, die zwar die diagnostischen Kriterien der behandelten Störungen erfüllen, sich aber aktiv für die Teilnahme an einer entsprechenden Intervention gemeldet haben und deshalb möglicherweise motivierter und für Internettherapien geeigneter sind als Patienten in der Routinepraxis.

Aus Ländern wie Schweden und Australien, in denen internetbasierte Interventionen stärker in die Routineversorgung integriert sind als in deutschsprachigen Ländern, stammen aber auch schon mehrere naturalistische Studien, die in der Routinepraxis durchgeführt wurden. Hier zeigen sich bisher vergleichbare Effekte, wie in den oben erwähnten Studien mit selbstselektierten Stichproben (Andersson et al. 2013).

Resümee

Insgesamt lässt sich festhalten, dass sich therapeutengeleitete Selbsthilfeprogramme in vielen Studien als ähnlich wirksam wie konventionelle Psychotherapien erwiesen haben.

Wirksamkeit von ungeleiteten Selbsthilfeprogrammen

Auch zu ungeleiteten Selbsthilfeprogrammen, die keine zusätzliche Unterstützung von einem Therapeuten beinhalten, gibt es schon eine Vielzahl von Studien (Cuijpers et al. 2011). Gut gesichert ist, dass auch solche ungeleiteten Selbsthilfeprogramme im Vergleich zu Wartelistekontrollgruppen wirksam sein können, wobei typischerweise kleinere Effekte gefunden werden als bei geleiteten Selbsthilfeprogrammen (z. B. Spek et al. 2007). Die Unterschiede in den Effekten sind dabei wesentlich auf höhere Abbrecherquoten in ungeleiteten Behandlungen zurückzuführen.

Werden in Studien zu ungeleiteten Selbsthilfeprogrammen nur die Ergebnisse derjenigen Teilnehmer analysiert, die ein Programm bis zu Ende bearbeiten, werden in der Regel ähnlich hohe Effekte gefunden wie in geleiteten Selbsthilfeprogrammen (Meyer et al. 2009). Etwas vereinfacht ausgedrückt: Ein Teil der Teilnehmer kann anscheinend gut von ungeleiteten Selbsthilfeprogrammen profitieren, während ein anderer Teil frühzeitig abbricht. Der therapeutischen Unterstützung in geleiteten Selbsthilfeprogrammen scheint also bei einigen Teilnehmern eine wichtige motivierende Rolle zuzukommen. Dabei könnte auch die therapeutische Beziehung in geleiteten Selbsthilfeprogrammen von Bedeutung sein: Patienten und Therapeuten schätzen die Therapiebeziehung in der Regel vergleichbar gut ein wie in konventionellen Psychotherapien (für eine Übersicht siehe Berger 2016). Diese Beziehung fehlt in ungeleiteten Programmen gänzlich.

37.2.4 Abschließende Bemerkungen zu internetbasierten Interventionen

Die Forschung zu internetbasierten Interventionen hat sich bisher vor allem auf deren Legitimation konzentriert, d. h. auf die Frage, ob das neue Behandlungsformat überhaupt wirksam ist. Die bisherige Evidenz zeigt auf der Basis vieler Studien deutlich, dass webbasierte Interventionen – besonders wenn sie einen Kontakt mit einem Therapeuten beinhalten – vielversprechend sind.

Erst in jüngerer Zeit wird Fragen wie „Bei wem und wie wirken internetbasierte Interventionen?" und „Wie können und sollen die Interventionen in die Regelversorgung implementiert und mit konventionellen Versorgungsansätzen kombiniert werden?" nachgegangen. Die Untersuchung dieser Fragen ist wichtig, weil nicht davon ausgegangen werden kann, dass Internet-Interventionen für alle Patienten gleich gut geeignet sind und in allen Versorgungssettings gleich gut funktionieren. So zeigte sich in einer kürzlich veröffentlichten britischen Studie, in der Patienten mit depressiven Symptomen in der Primärversorgung rekrutiert wurden, dass die von Hausärzten verschriebenen webbasierten Programme kaum verwendet wurden und entsprechend auch keinen Effekt hatten (Gilbody et al 2015). Weitere Forschung ist nötig, um zu klären, wie, für welche Patienten und in welchen Settings internetbasierte Ansätze erfolgreich implementiert werden können.

37.3 Computerbasierte kognitive Trainings

Mit computerbasierten kognitiven Trainings sind relativ isolierte, repetitive Übungen gemeint, die entweder zu Hause oder in der Klinik am Computer durchgeführt werden. Ziel dieser Übungen ist die gezielte Verbesserung bzw. Normalisierung von Defiziten in kognitiven Funktionen und verzerrten Informationsverarbeitungsprozessen. Solche Trainings wie das Programmpaket COGPACK (Marker 1999) werden schon seit Jahren insbesondere bei schizophrenen Patienten ergänzend eingesetzt, um Funktionsdefizite in Bereichen wie Aufmerksamkeit, Konzentration, Wahrnehmung, exekutive Funktionen und Gedächtnis zu reduzieren. Metaanalysen zeigen, dass sich entsprechende Trainings bei schizophrenen Patienten positiv auf die trainierte kognitive Leistungsfähigkeit, das psychosoziale Funktionsniveau und die Symptomatik auswirken (McGurk et al. 2007).

In jüngerer Zeit haben insbesondere kognitive Trainings, die sehr spezifisch auf die Veränderung bestimmter kognitiver Funktionsbeeinträchtigungen abzielen, einen Aufschwung erlebt. Ein Beispiel dafür sind **Aufmerksamkeitsbias-Modifikations-(ABM-)Trainings,** die u. a. zur Behandlung von Angststörungen entwickelt wurden. Ausgangspunkt dieser Trainings ist der Befund, dass Angstpatienten potenzielle Gefahrenreize schneller entdecken als Menschen ohne Angststörung und gleichzeitig Schwierigkeiten haben, ihre Aufmerksamkeit von diesen Reizen wieder wegzulenken (Bar-Haim et al. 2007). Da dieser Aufmerksamkeitsbias zur Aufrechterhaltung der Angststörung beiträgt, wird mit den ABM-Trainings versucht, die verzerrten Prozesse zu korrigieren. ABM-Trainings haben auch einige mediale Beachtung erfahren, weil in ersten Studien die Angstsymptomatik vergleichbar stark reduziert wurde wie in konventionellen Psychotherapien (Amir et al. 2009; Schmidt et al. 2009). Diese vielversprechenden Ergebnisse konnten in jüngeren Studien aber oft nicht repliziert werden, was auch zu einiger Ernüchterung geführt hat (Böttcher et al. 2011; Carlbring et al. 2012; Neubauer et al. 2013). In einer kürzlich veröffentlichten Metaanalyse zu ABM-Trainings bei sozialen Angststörungen konnten im Schnitt nur noch kleine Effekte gefunden werden (Heeren et al. 2015; ➤ Box 37.2).

BOX 37.2
Beispiel eines ABM-Trainings bei sozialen Angststörungen

ABM-Trainings bestehen aus vielen Wiederholungen der immer gleichen Aufgabe. Zur Behandlung der sozialen Angststörung werden oft modifizierte Dotprobe-Aufgaben eingesetzt:
- Für wenige hundert Millisekunden werden zunächst zwei Gesichter derselben Person präsentiert. Während eines der beiden Gesichter einen neutralen Gesichtsausdruck zeigt, drückt das andere Gesicht eine negative, für Sozialphobiker bedrohliche Emotion aus (z. B. Ekel).
- Nach der Präsentation der Gesichter erscheint entweder der Buchstabe E oder F an der Position eines der beiden Gesichter und der Patient muss möglichst rasch entscheiden, um welchen Buchstaben es sich handelt und auf der Tastatur die eine oder andere Taste drücken.

Modifiziert sind die Dotprobe-Aufgaben insofern, als der Buchstabe immer oder mit großer Häufigkeit hinter dem neutralen und nicht hinter dem Ekelgesicht erscheint. Es wird angenommen, dass die Patienten dadurch trainiert werden, ihre Aufmerksamkeit von sozial bedrohlichen Reizen wegzulenken.

Trotz der inzwischen ernüchternden Befunde zu einigen ABM-Trainings ist damit zu rechnen, dass die Erforschung und der Einsatz computerbasierter kognitiver Trainings in den nächsten Jahren zunehmen werden. Die Aufmerksamkeitstrainings sind nur ein Beispiel für eine ganze Reihe unterschiedlicher kognitiver Trainings, die in letzter Zeit entwickelt und erforscht wurden (Motter et al. 2016).

Verstärkt wird bei der Konzeption entsprechender Programme auch neurobiologisches Wissen über die Beteiligung bestimmter Hirnregionen an psychischen Störungen berücksichtigt, weshalb teils auch von **neurokognitiven Trainings** die Rede ist. So haben z. B. Siegle et al. (2007) ausgehend von der Hypothese, dass Depression mit einer präfrontalen Hypoaktivierung einhergehen kann, ein computerbasiertes Training entwickelt, welches wichtige Funktionen des präfrontalen Kortex, wie Exekutivfunktionen und Aufmerksamkeit, aktivieren und stärken soll. In ersten Studien führte das Training einerseits zur erwünschten Veränderung der neurokognitiven Funktionen, auf die die Intervention abzielt, andererseits konnte in einer Interventionsbedingung eine signifikant stärkere Reduktion der Ruminationstendenz der Patienten beobachtet werden als in einer Kontrollbedingung (Siegle et al. 2007, 2014).

37.4 Therapie in der virtuellen Realität

In Therapien in der virtuellen Realität (VR) werden Patienten unter Verwendung geeigneter Hard- und Software (z. B. einem Head-Mounted-Display und Schnittstellen, die Bewegungen wahrnehmen) in ein dreidimensionales Modell der Realität gebracht, in das sie eintauchen und mit dem sie interagieren können. Das Besondere an diesen technisch generierten virtuellen Umgebungen ist, dass sie sich echt anfühlen und Menschen das Gefühl geben, dass sie sich darin befinden. Entsprechend können in virtuellen Umgebungen psychotherapeutische Interventionen realisiert werden, die wie Expositionen auf das unmittelbare Erleben und Erfahren in der Situation angewiesen sind. In den letzten Jahren wurden denn auch vor allem **virtuelle Expositionstherapien** entwickelt und erforscht, z. B. bei spezifischen Phobien (z. B. Höhenangst, Flugangst, Spinnenphobie), sozialen Angststörungen, Agoraphobie und posttraumatischen Belastungsstörungen.

Verschiedene Studien weisen darauf hin, dass VR-Expositionen bei diesen Störungen wirksam oder wahrscheinlich genauso wirksam sind wie In-vivo-Expositionen (Gregg et al. 2007; Powers et al. 2008). Im Vergleich zu In-vivo-Expositionen bieten Konfrontationsübungen in der virtuellen Realität einige **Vorteile:**
- So müssen sich Therapeuten nicht erst auf Übungen von erforderlicher Dauer einschließlich Hin- und Rückweg einstellen und ihren Terminplan entsprechend gestalten – eine institutionelle Einschränkung, die wohl mit dazu beiträgt, dass Expositionen seltener realisiert werden als eigentlich indiziert.
- Patienten wiederum können mit Situationen konfrontiert werden, die in der Realität nur sehr aufwendig und mit hohen Kosten (z. B. Fliegen bei Flugangst) oder gar nicht aufgesucht werden können (z. B. Exposition von Viet-

namveteranen mit virtuellen Kriegssituationen; Rothbaum et al. 2001).
- In VR-Expositionen kann die Reizumgebung auch graduell angepasst und genau kontrolliert werden. So können z. B. Flugangst-Expositionen in unterschiedlichen Flugzeugen und unter verschiedenen Wetterbedingungen wiederholt werden.
- Und schließlich kann die Durchführung in der sicheren Umgebung der Therapiepraxis auch dazu führen, dass sich Patienten auf Expositionen einlassen, für die sie in der Realität noch nicht bereit sind (Emmelkamp 2005).

VR-Technologien werden in Zukunft in der Psychotherapie wohl immer häufiger und auch via Internet eingesetzt, da große Internetkonzerne wie Google oder Facebook VR-Technologien aktuell für die Massen erschwinglich machen.

37.5 Computergestützte Assessment- und Feedbackverfahren

37.5.1 Computergestützte Assessments

Zu den technikgestützten Anwendungen, die nicht mehr aus der psychotherapeutischen Praxis wegzudenken sind, gehört die computerbasierte Auswertung von Tests und die computer- und internetbasierte Darbietung von Fragebogen. Neben der automatisierten und schnellen Auswertung wird auch die wahrgenommene Anonymität beim Ausfüllen der per Computer oder online dargebotenen Fragebogen oft als Vorteil im Vergleich zu Papierfragebogen genannt, weil dadurch Antworttendenzen im Sinne der sozialen Erwünschtheit tendenziell reduziert werden (Richman et al. 1999). Bedenken, dass die psychometrischen Eigenschaften der Tests zwischen den verschiedenen Darbietungsformaten nicht vergleichbar sind, konnten inzwischen bei verschiedenen häufig eingesetzten Messmitteln ausgeräumt werden (Buchanan 2002; Gosling et al., 2004; Holländare et al. 2010). Trotzdem ist beim direkten Vergleich von Daten, die in unterschiedlichen Darbietungsformaten gewonnen werden, z. T. Vorsicht geboten. Wenn z. B. die Therapiebeziehung im Anschluss an eine Therapiesitzung mit einem Papierfragebogen erhoben und nach dem Ausfüllen dem Therapeuten überreicht wird, ist aufgrund des Wissens des Patienten, dass der Therapeut seine Antworten gleich betrachten könnte, möglicherweise mit anderen Resultaten zu rechnen, als wenn die Fragen zur Therapiebeziehung relativ anonym und mit einem Code in einen Computer eingegeben werden.

Die computerbasierte Testung ermöglicht auch die Erfassung von Konstrukten, die nicht mit Selbstbeurteilungsinstrumenten erhoben werden können. Ein Beispiel sind **implizite Assoziationstests,** bei denen Personen rasch auf computerdargebotene Reize reagieren müssen und mit denen Einstellungen und Bewertungen, die dem Bewusstsein nicht zugänglich sind, gemessen werden können (Greenwald et al. 1998).

Ein anderes Beispiel für Erhebungsverfahren, die nur mithilfe von Computern durchgeführt werden können, sind **computeradaptive Selbstbeurteilungstests.** In adaptiven Tests werden nicht immer die gleichen Fragen in der gleichen Reihenfolge gestellt. Vielmehr wählt ein vordefinierter Algorithmus schrittweise jene Fragebogen-Items aus, die aufgrund der bisherigen Antworten eines Patienten am informativsten sind. Erweist sich eine Person z. B. in einem adaptiven Depressionstest aufgrund der ersten Fragen als wenig depressiv, werden in der Folge Fragen dargeboten, die besser im subklinischen Bereich differenzieren. Im Weiteren werden nur so lange neue Items vorgegeben, bis eine hinreichende Zuverlässigkeit der Messung erreicht ist (Forkmann 2011). Der Vorteil adaptiver Tests liegt entsprechend darin, dass einerseits die Messpräzision über ein großes Spektrum einer Merkmalsausprägung (z. B. für leichte, mittlere und schwere Depression) hoch ist und dass andererseits die Itemzahl und damit der Aufwand für Patienten reduziert werden kann.

37.5.2 Computergestütztes Therapieverlaufsmonitoring

Computerbasierte Therapieverlaufs-Feedbacksysteme geben Therapeuten Unterstützung bei der prozessbegleitenden Therapieevaluation. Verschiedene Studien zeigen, dass Therapeuten Behandlungsergebnisse, insbesondere negative Entwicklungen und mögliche Therapiemisserfolge, notorisch schlecht vorhersagen (Hannan et al. 2005). Ziel von kontinuierlichen Therapieverlaufs-Feedbacksystemen ist es, negative Entwicklungen frühzeitig abzubilden und den Therapeuten zurückzumelden, um letztlich den Behandlungserfolg für jeden einzelnen Patienten zu optimieren.

Im Rahmen des kontinuierlichen Monitorings des Therapieverlaufs kommen veränderungssensitive und auch angemessen kurze Fragebogen zum Einsatz. Neben der Rückmeldung der tatsächlich beobachteten Verlaufsdaten in Form von Verlaufsdiagrammen enthalten die Feedbacksysteme oft auch Entscheidungsregeln, welche die Therapeuten bei der Einschätzung des Therapieverlaufs unterstützen. Die Arbeitsgruppe um Lambert z. B. hat ein Ampelsystem entwickelt, in dem positive, stagnierende oder negative Verläufe farblich (grün, gelb oder rot) gekennzeichnet werden und Therapeuten rasch die Identifikation von „Not-on-track"-Fällen erlaubt (Lambert et al. 2001). Die Entscheidung, in welche Kategorie ein bestimmter Therapieverlauf fällt, wird dabei typischerweise aus dem Vergleich mit statistischen Vorhersagemodellen auf der Basis einer großen Zahl von Therapien empirisch getroffen.

Bisherige Studien und Metaanalysen weisen darauf hin, dass Feedbacksysteme insbesondere bei Patienten mit negativen Entwicklungen hilfreich sind und sich positiv auf das Therapieergebnis auswirken (Carlier et al. 2012). Der Effekt scheint dabei durch verschiedene Faktoren moderiert zu werden. So zeigte z. B. ein Feedbacksystem, das psychisches Funktionieren auf mehreren Dimensionen (z. B. Wohlbefinden und Symptombelastung) abbildet, bessere Effekte als ein eindimensionales Feedbacksystem (Wohlbefinden; Dyer et al. 2014). De Jong et al. (2012) fanden nur dann einen Effekt des Feedbacks für Patienten mit negativen Entwicklungen, wenn deren Therapeuten angaben, das Feedback auch tatsächlich genutzt zu haben. Eine ausführliche Darstellung zu Therapieverlaufs-Feedbacksystemen findet sich bei Lutz et al. (2015).

37.6 Einsatz von Technik in der Supervision

37.6.1 Verwendung von Videoaufzeichnungen der Therapien in der Supervision

Das am häufigsten eingesetzte technische Hilfsmittel in der Supervision sind Videoaufzeichnungen der supervidierten Therapien. Die Verwendung der Videoaufzeichnungen erleichtert Supervisanden und Supervisoren, wichtige Therapieereignisse wiederholt und mit non- und paraverbaler Information ungefiltert einzuschätzen. Der Einsatz von Videoaufzeichnungen in der Supervision ist heute weitgehend unbestritten. Der schon früh geäußerte Einwand, dass die Verwendung der Aufzeichnungen die Bewertungsangst der Supervisanden verstärkt und die Leistung in der Therapie mindert, konnte nicht bestätigt werden (Haggerty et al. 2011). Zusammenfassende Darstellungen und Studien zeigen indessen, dass sich die Verwendung von Videoaufzeichnungen in der Supervision positiv auf Lernprozesse, den Lerntransfer und auf das Therapieergebnis auswirken kann (Diener et al. 2007; Haggerty et al. 2011).

37.6.2 Live-Supervision

Supervisionen erfolgen in der Regel zeitverzögert, d. h. nachdem ein Therapiegespräch bereits stattgefunden hat. Eine andere Form der Supervision ist die Live-Supervision, in der Supervisoren während des Gesprächs anwesend sind und dem Supervisanden/Therapeuten noch während der Sitzung Unterstützung und Feedback geben. Während Supervisoren in frühen Anwendungen die Therapie durch Einwegscheiben beobachteten und für Rückmeldungen den Therapeuten aus der Sitzung riefen, selbst das Sitzungszimmer betraten oder mit dem Therapeuten telefonierten, werden Live-Supervisionen seit einigen Jahren vermehrt mit technischen Hilfsmitteln realisiert, die ein weniger intrusives unmittelbares Eingreifen der Supervisoren ermöglichen. Dazu gehören technische Hilfsmittel, durch die Instruktionen über ein Mikrofon an einen Knopf im Ohr des Therapeuten *(bug-in-the-ear)* gegeben werden können und die Übermittlung von geschriebenen Instruktionen auf einen Computerbildschirm im Therapiezimmer *(bug-in-the-eye)*. In der Regel wird visuelles Feedback favorisiert, weil die Therapeuten die Nachrichten der Supervisoren dann lesen können, wenn sie ausreichend Aufmerksamkeitskapazität haben und sich dadurch weniger gestört fühlen als bei auditivem Feedback (Scherl et al. 2000).

Live-Supervision hat gegenüber zeitlich verzögerter Supervision einige Vorteile. So erfolgt das Feedback der Supervisoren unmittelbar und situiert, also in der konkreten Anwendungssituation. Zudem ist bekannt, dass Auszubildende in konventionellen Supervisionen teils Schwierigkeiten nicht ansprechen und Videoausschnitte zur Diskussion stellen, die ein positives Bild von sich und der Therapie vermitteln (Jakob et al. 2014), was den potenziellen Nutzen von Supervisionen mindert. Dieses Vermeidungsverhalten ist in Live-Supervisionen nicht möglich.

Die Forschung zu Live-Supervision besteht allerdings vor allem noch aus anekdotischen Berichten und subjektiven Einschätzungen von Supervisoren und Supervisanden, die entsprechende Ansätze in der Regel als hilfreich einschätzen (Bartle-Haring et al. 2009). In einer der wenigen RCTs wurden die therapeutische Beziehung und die Kompetenz der Therapeuten in Therapien mit Live-Supervision von unabhängigen und verblindeten Beurteilern signifikant höher eingeschätzt als in Therapien mit konventioneller Supervision (Weck et al. 2015). Die genannten Unterschiede wurden allerdings auch schon in der ersten Therapiestunde – noch bevor Supervision überhaupt stattfand – gefunden, was den Schluss nahelegt, dass die Unterschiede zwischen den Supervisionsbedingungen auch auf Unterschiede zwischen den Therapeuten und/oder Patienten zurückzuführen waren.

37.6.3 Online-Supervision

Neben Therapien werden auch Supervisionen inzwischen vermehrt online, meist über Videokonferenzanwendungen wie Skype o. ä. Systeme durchgeführt. Ursprünglich von Therapeuten genutzt, die in abgelegenen Gebieten leben, wird Online-Supervision immer stärker auch dazu verwendet, sich von weit weg lebenden Experten in spezifischen Ansätzen trainieren zu lassen (Rousmaniere et al. 2013).

Die Forschung zu Online-Supervision beschränkt sich auf anekdotische Evidenz und Fallberichte, wobei bisher kaum Nachteile berichtet wurden. Bedenken, dass bei der Supervision auf Distanz die Beziehung zwischen Supervisoren und Supervisanden beeinträchtigt wird, konnten bisher nicht bestätigt werden (Rousmaniere et al. 2014).

Das wichtigste Thema bei der Online-Supervision ist die Datensicherheit, insbesondere wenn auch Videoaufzeichnungen der supervidierten Therapien verschickt werden. Hier gilt es, gesicherte und verschlüsselte Übertragungs- und Kommunikationswege zu finden, wobei sich Anforderungen und Lösungen auch laufend verändern. Die Gefährdung der Vertraulichkeit der übertragenen Daten hat dadurch auch zu der Forderung geführt, dass Patienten ihr Einverständnis geben müssen, wenn ihre Therapien online supervidiert werden sollen. Trotz dieser Gefahren ist aufgrund praktischer Vorteile damit zu rechnen, dass Supervisionen in Zukunft vermehrt online durchgeführt werden.

37.7 Computer- und internetvermittelte Therapeutentrainings

Traditionelle Psychotherapie-Weiterbildungen beinhalten – neben der supervidierten klinischen Praxis und Selbsterfahrung – Theorie- und Praxisseminare. In diesen wird schwerpunktmäßig deklaratives bzw. konzeptuelles Theoriewissen vermittelt, wobei z. B. mit Rollenspielen versucht wird, die konkrete Umsetzung in der Therapiesituation zu üben. Auch computer- und internetvermittelte Therapeutentrainings lassen sich danach unterscheiden, ob sie eher auf die Vermittlung von Theoriewissen oder praktisches Üben bzw. den Wissenstransfer von deklarativem in prozedurales Wissen abzielen (Berger 2004). Ersteres sind heutzutage vor allem Online-Kurse, die aus verschiedenen Lernlektionen und Wissenstests bestehen und teils Videos zu Demonstrationszwecken beinhalten.

Zu den Vorteilen solcher Online-Tutorien gehört, dass sie leicht zugänglich sind und Auszubildende die Materialien wiederholt und in ihrem Lerntempo durcharbeiten können. Die Entwicklung hochwertiger Kurse ist zunächst zwar mit relativ viel Aufwand und Kosten verbunden, entsprechende Trainings können aber – wenn einmal entwickelt – mit gleich bleibender Qualität wiederholt eingesetzt werden.

Trotz dieser Vorteile werden Online-Tutorien in der psychotherapeutischen Weiterbildung bisher noch wenig eingesetzt und erforscht. Dabei zeigen hunderte von Studien in angrenzenden Disziplinen wie der Medizin, dass computerbasierte Kurse in der Vermittlung von Theorien und Sachwissen mindestens so lerneffektiv sind wie Vorlesungen, Seminare oder Workshops (Kulik 1994). Im Psychotherapie-Bereich wurden Online-Kurse bisher vor allem bei verwandten Berufsgruppen der psychosozialen Grundversorgung erforscht. Ein Beispiel ist eine kontrollierte Studie von Dimeff et al. (2009), in der gemeindepsychiatrische Mitarbeiter entweder ein multimedial aufbereitetes Online-Training oder einen konventionellen Zwei-Tage-Workshop in Dialektisch-behavioraler Therapie erhielten. In einem Wissens- und Anwendungstest schnitten die Teilnehmer nach dem Training in der Online-Bedingung signifikant besser ab als nach einem dozentengeleiteten Workshop. Auch in anderen Studien zu Online-Trainings im psychosozialen Bereich werden typischerweise hohe Zufriedenheitswerte und ein signifikanter Wissens- und Kompetenzzuwachs festgestellt (Sholomskas et al. 2005; Weingardt et al. 2009).

Vor diesem Hintergrund erstaunt es, dass das Potenzial entsprechender Anwendungen in der klassischen Psychotherapie-Weiterbildung bisher wenig genutzt wird. Vielversprechend wären hier vor allem *Blended-Learning*-Ansätze, also die Mischung von Präsenz- und E-Learning-Einheiten. So könnten Weiterbildungsteilnehmer mit Online-Kursen auf den gleichen Wissensstand gebracht werden, um anschließend die vermittelten Inhalte in Präsenzkursen zu vertiefen und zu üben.

Damit die in Seminaren und Workshops vermittelten Wissensinhalte auf eine Art und Weise verarbeitet, gespeichert und integriert werden, dass sie im therapeutischen Prozess an der passenden Stelle aktiviert und kompetent umgesetzt werden können, muss neben konzeptuellem auch prozedurales Wissen gelehrt bzw. geübt und der Wissenstransfer von deklarativem in prozedurales Wissen gefördert werden. In konventionellen Weiterbildungskursen kann systematisches Üben selbst mit Rollenspielen nicht befriedigend realisiert werden, da in der Regel nur wenige Ausbildungskandidaten die Therapeutenrolle übernehmen und vom Feedback der Dozenten profitieren können. Auch in der zeitlich begrenzten Supervision kann letztlich nur eine geringe Anzahl von Fällen besprochen und nur wenig geübt werden. Vor diesem Hintergrund wurden in den letzten Jahren erste computerbasierte Lösungen entwickelt, in denen Auszubildende konkrete therapeutische Reaktionen und Handlungen üben und mit unmittelbarem Feedback korrigieren können.

Insbesondere die Berner Arbeitsgruppe um Caspar hat entsprechende Computerprogramme entwickelt und erforscht. Das Konzept dieser Programme basiert auf Studien und Theorien der Expertiseforschung, insbesondere der Erkenntnis, dass zur Erlangung von Expertise die bloße Wiederholung einer Aufgabe nicht ausreicht, sondern vielmehr sog. *deliberate practice,* d. h. systematisches, gezieltes Üben mit unmittelbarem Feedback unabdingbar ist (Ericsson et al. 1993). Ein Beispiel ist ein computergestütztes Training zur Erstellung individueller Fallkonzeptionen, in dem Auszubildende zunächst Videoausschnitte aus Erstgesprächen betrachten und ihre Sicht der Patienten in freier Textform in den Computer eingeben (Caspar et al. 2004). Wenn Auszubildende eine Fallkonzeption ganz oder vorläufig erarbeitet haben, können sie verschiedene Rückmeldungen dazu einholen. Für dieses Feedback vergleicht das Programm – unter Nutzung von Methoden, die in der kognitiven Psychologie entwickelt wurden – die Fallkonzeption der Auszubildenden mit Fallkonzeptionen, die von Experten für den präsentier-

sigt wurden. Das Feedback kann wiederholt eingeholt werden, und Auszubildende können immer wieder zur eigenen Lösung zurückkehren und die eigene Sicht überarbeiten.

In einer neueren Anwendung werden im Anschluss an das Erstellen der Fallkonzeption auch einzelne Therapiesequenzen gezeigt, auf welche die Auszubildenden mit einer Intervention, die sie in Textform eingeben, reagieren müssen. Wie Piloten in einem Flugsimulator werden hier die Therapeuten mit einer schwierigen Situation konfrontiert, wobei sie auf ihre Reaktion ein Feedback erhalten, das wiederum auf einem Vergleich mit Reaktionen von Experten basiert. In mehreren Untersuchungen konnte gezeigt werden, dass entsprechende Trainings von Auszubildenden gut akzeptiert werden und im Vergleich zu verschiedenen Kontrollgruppen zu vollständigeren und als besser eingeschätzten Fallkonzeptionen führen (Caspar et al. 2004; Wenning 2008).

LITERATURAUSWAHL
Berger T (2015). Internetbasierte Interventionen bei psychischen Störungen. Göttingen: Hogrefe.
Caspar F, Berger T, Frei L (2016). Using technology to enhance decision making. In: Magnavita J (ed.). Clinical Decision Making in Mental Health Practice. Washington, DC: American Psychological Association, S. 147–174.
Caspar F, Berger T, Hautle I (2004). The right view of your patient: a computer assisted, individualized module for psychotherapy training. Psychotherapy 41: 125–135.
Emmelkamp PM (2005). Technological innovations in clinical assessment and psychotherapy. Psychother Psychosom 74: 336–343.
Lutz W, De Jong K, Rubel J (2015). Patient-focused and feedback research in psychotherapy: Where are we and where do we want to go? Psychother Res 25(6): 625–632.
Weck F, Jakob M, Neng JM, et al. (2015). The effects of bug-in-the-eye supervision on therapeutic alliance and therapist competence in cognitive-behavioural therapy: a randomized controlled trial. Clin Psychol Psychother Jul 14 doi: 10.1002/cpp.1968 [Epub ahead of print].

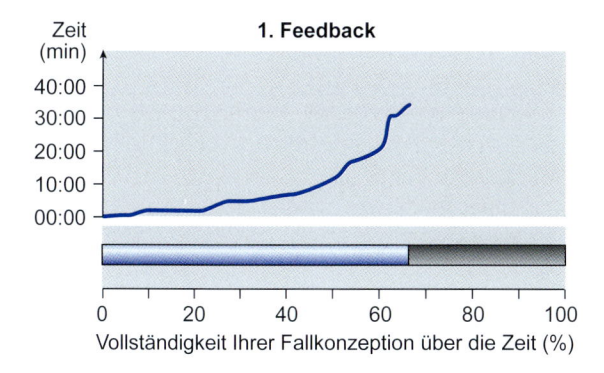

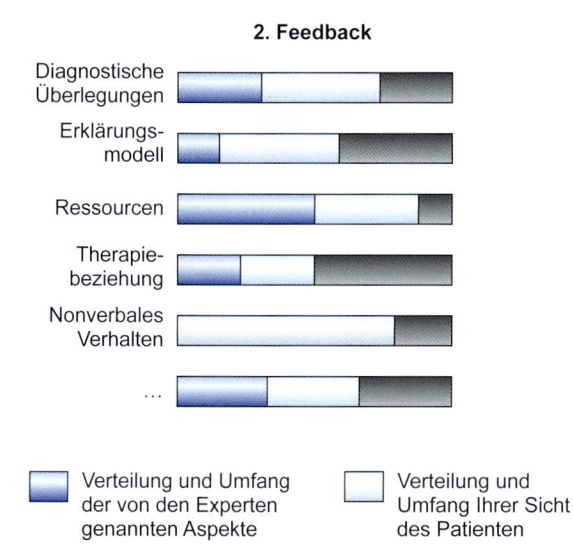

Abb. 37.2 Feedback des computerbasierten Trainingsprogramms zur Erstellung individueller Fallkonzeptionen (Caspar et al. 2004)

ten Patienten entwickelt wurden (➤ Abb. 37.2). Zurückgemeldet werden z. B. inhaltliche Aspekte, die von den Experten genannt, aber von den Auszubildenden noch vernachläs-

KAPITEL 38

Thomas Ross, Frank Urbaniok und Friedemann Pfäfflin

Straftäter und forensische Aspekte

Kernaussagen

1. Die psychotherapeutische Behandlung von Straftätern ist wirksam. Behandlungstechnik:
   - Kognitiv-behavioral geprägte manualisierte Behandlungsprogramme:
     - *Sex Offender Treatment Program* (SOTP)
     - Behandlungsprogramm für Sexualstraftäter (BPS)
     - Dialektisch-behaviorale Therapie (DBT)
   - Psychodynamisch orientierte Ansätze bzw. Programme:
     - Übertragungsfokussierte Therapie (TFP)
     - Mentalisierungsbasierte Therapie (MBT)
2. Psychotherapie kann indiziert sein für Straftäter und für jeden, der sich in Gefahr sieht, eine Straftat zu begehen.
3. Anbieter von Psychotherapie für Straftäter sind vor allem Justizvollzugs- und sozialtherapeutische Anstalten und der Maßregelvollzug. Daneben existieren ambulante Behandlungsmöglichkeiten und die psychotherapeutische Nachsorge nach bedingter oder endgültiger Entlassung aus einer geschlossenen Einrichtung.
4. Psychiatrische Diagnosen können rechtliche Folgen haben. Im deutschen Strafrecht sind die §§ 20 und 21 StGB von besonderer Bedeutung. In Österreich und der Schweiz gibt es vergleichbare rechtliche Vorgaben.
5. Einige psychische Störungen sind mit einem höheren Risiko für gewalttätige Übergriffe verknüpft. Zwischen Straftaten und psychiatrischen Diagnosen besteht aber keine unmittelbare Beziehung. Die große Mehrheit psychisch kranker Menschen begeht keine Gewalt- oder Sexualstraftaten.

38.1 Straftaten

Welche Handlungen als **Straftaten** definiert sind, ist im jeweils gültigen Strafgesetzbuch eines Landes nachzulesen, unterliegt aber, wie dieser Formulierung zu entnehmen ist, immer wieder Revisionen. Die für die meisten forensisch tätigen Kliniker, Gutachter und Wissenschaftler maßgeblichen Abschnitte des Strafgesetzbuchs (StGB) befinden sich im Besonderen Teil (Strafgesetzbuch 2014). Hierzu gehören u. a. die Straftaten gegen die sexuelle Selbstbestimmung (Dreizehnter Abschnitt), gegen das Leben (Sechzehnter Abschnitt), gegen die körperliche Unversehrtheit (Siebzehnter Abschnitt) und gemeingefährliche Straftaten wie z. B. Brandstiftung (Achtundzwanzigster Abschnitt). Weitere forensisch relevante Straftatbestände werden in zusätzlichen Gesetzen definiert, so etwa im Jugendgerichtsgesetz (JGG), im Betäubungsmittelgesetz (BtMG) und in der Straßenverkehrsordnung (StVO).

Der **polizeilichen Anzeigenstatistik** (Bundeskriminalamt 2016) kann man entnehmen, wie viele Straftaten jährlich zur Anzeige gebracht werden. Für das Jahr 2014 waren das in Deutschland 6 082 064 (➤ Tab. 38.1). Es handelt sich dabei mit hoher Wahrscheinlichkeit nur um Bruchteile der tatsächlich begangenen Straftaten, wobei das Dunkelfeld je nach Straftatkategorie unterschiedlich groß ist. Im Bereich von Tötungsdelikten ist es z. B. sehr klein, bei Ladendiebstahl, Betrug oder sexuellen Übergriffen in der Familie dürfte es dagegen sehr groß sein.

Polizeiliche Anzeigen und Verurteilungen in Deutschland, in der Schweiz und Österreich sind ➤ Tab. 38.1 zu entnehmen.

Die **Verurteiltenstatistik** (Statistisches Bundesamt der BRD) gibt an, wie viele Personen tatsächlich in einem bestimmten Zeitraum verurteilt wurden (vgl. ➤ Tab. 38.1). Die Zahl der Verurteilten liegt stets erheblich unter derjeni-

Tab. 38.1 Polizeiliche Anzeigen und Verurteilungen im Berichtsjahr*

	Anzeigen	Verurteilungen
Deutschland	6 082 064	748 782
Schweiz	526 066	110 124
Österreich	527 692	32 980

* Bei Drucklegung waren neuere Zahlen nicht erhältlich. Deshalb wird hier der Stand von 2014 wiedergegeben.

gen der angezeigten Straftaten. In Deutschland kommen auf eine Verurteilung etwa acht Anzeigen. Anders ausgedrückt: Nur jede achte Anzeige führt auch zu einer Verurteilung. Das hat mehrere Gründe:
- Erstens hängt dies von der Aufdeckungsrate ab, die bei schwerwiegenden Verbrechen sehr viel höher liegt als bei geringfügigeren Vergehen.
- Zweitens kann ein Täter mehrere Taten begangen haben.
- Schließlich kann es sein, dass die vorgelegten Beweise für eine Verurteilung nicht ausreichen.

Auch in der Schweiz und in Österreich übersteigt die Zahl der Anzeigen jene der Verurteilungen deutlich, allerdings in erheblich unterschiedlichem Ausmaß (vgl. ➤ Tab. 38.1). In der Schweiz betrug die Verurteilungsquote gemessen an der Gesamtzahl der Anzeigen knapp 1 : 5, in Österreich dagegen 1 : 16. Im Jahr 2014 gab es in Deutschland 922 Verurteilungen pro 100 000 Einwohner. Die entsprechenden Zahlen für die Schweiz und Österreich für das Jahr 2014 lauten 1 336 bzw. 388 pro 100 000 Einwohner. Die Gründe für diese erheblichen Unterschiede dürften neben den oben aufgeführten, die grundsätzlich auch auf die Schweiz und Österreich zutreffen, zudem in der jeweiligen Rechtsprechungspraxis zu finden sein. So spielt für die Schweiz hier auch eine im Vergleich zu früher schärfere Rechtspraxis im Umgang mit Verfehlungen im Straßenverkehr eine Rolle (Anzeigen- und Verurteiltenstatistik der Schweiz und der Republik Österreich).

> **MERKE**
>
> Der Zusammenhang von kriminellem Verhalten und psychischen Störungen ist in jedem Einzelfall sehr genau zu untersuchen und zu begründen. Da Gefährlichkeit und Krankheit unterschiedliche Phänomene sind, beschäftigen sich psychiatrische Sachverständige bei der Beurteilung von Risiken und bei der Wahl von risikosenkenden Interventionen mit risikorelevanten Persönlichkeitsmerkmalen, die unabhängig von psychiatrischen Diagnosen bestehen.

38.2 Straftaten und Diagnosen

Zwischen Straftaten und psychiatrischen Diagnosen gibt es keine unmittelbare Beziehung. Zwar ist Beschaffungskriminalität (z. B. Diebstahl, Raub, Einbruch) ein typisches Delikt Drogenabhängiger, doch macht sie nur einen verschwindend geringen Anteil der Eigentumsdelinquenz insgesamt aus. Körperverletzung sowie Straftaten gegen Leib und Leben werden nicht selten unter dem Einfluss psychotroper Substanzen begangen, aber auch hier gilt, dass die Zahl jener, die solche Substanzen unregelmäßig oder regelmäßig gebrauchen, ohne straffällig zu werden, um ein Vielfaches höher ist als der Anteil jener, die vor Gericht kommen. Ältere Untersuchungen fanden für einen generellen Zusammenhang zwischen psychischen Erkrankungen und Straffälligkeit keinen statistischen Beleg (Häfner und Böker 1991). Untersucht man spezifischere Diagnosegruppen anstatt der Gesamtgruppe der Geisteskranken und Geistesschwachen, z. B. Menschen mit paranoider Schizophrenie oder mit Cluster-B-Persönlichkeitsstörung, dann zeigt sich, dass Letztere durchaus ein höheres Risiko für Straffälligkeit haben (Brennan et al. 2000; Vinkers et al. 2011; Hodgins 2012; Hodgins und Müller-Isberner 2014).

38.3 Diagnosen und ihre rechtlichen Folgen

Generell setzt das Strafgesetzbuch den „gesunden" bzw. schuldfähigen Menschen voraus, trägt aber auch dem Umstand Rechnung, dass es davon Ausnahmen geben kann. In den §§ 20, 21 StGB sind diese Ausnahmen genannt. Nicht bestraft werden darf ein Mensch, der eine Straftat begangen hat, wenn er zur Zeit der Begehung dieser Tat **nicht schuldfähig** war. War seine **Schuldfähigkeit** zu diesem Zeitpunkt **erheblich vermindert,** dann kann das Gericht dies strafmildernd berücksichtigen, muss es jedoch nicht tun. In den genannten Paragrafen werden vier Gründe genannt, die zur Schuldunfähigkeit oder erheblichen Verminderung der Schuldfähigkeit führen können:
- „Krankhafte seelische Störung"
- „Tiefgreifende Bewusstseinsstörung"
- „Schwachsinn" oder
- „Schwere andere seelische Abartigkeit" (sog. juristischer Krankheitsbegriff)

Zur Klärung, ob eine dieser Voraussetzungen zur Tatzeit vorlag, nimmt das zuständige Gericht psychiatrische und/oder psychologische Sachverständige zu Hilfe, die erstens anhand der Krankheitslehre ihres eigenen Fachgebiets bzw. orientiert an den Kriterien der ICD-10 GM (Version 2012) bzw. des DSM-5 (Falkai und Wittchen 2014) retrospektiv erstens zu prüfen haben, ob zur Tatzeit eine solche Diagnose vorlag, die einem dieser vier Begriffe zuzuordnen ist, und zweitens, ob die Störung vom Schweregrad her so erheblich war, dass sie womöglich Auswirkungen auf die Einsichts- und/oder Steuerungsfähigkeit des Täters hatte. Entschieden wird diese Frage dann letztlich vom Gericht.

Prinzipiell können alle Erkrankungen aus dem Formenkreis der Psychosen sowie Durchgangssyndrome, epileptische Anfallsleiden, körperliche Abhängigkeitsstörungen und schließlich auch bestimmte genetische Erkrankungen im Sinne des StGB als **„krankhafte seelische Störung"** aufgefasst werden. Als **„tiefgreifende Bewusstseinsstörung"** können in extremen Belastungssituationen auftretende affektive Ausnahmezustände Gesunder aufgefasst werden, die *„das seelische Gefüge des Betroffenen zerstört oder im Falle des*

§ 21 StGB erschüttert" haben (Sonderausschuss für die Strafrechtsreform, Drucksache V/4095, S. 11). Der juristische Begriff des **„Schwachsinns"** betrifft Intelligenzminderungen ohne genetische oder organische Ursache (diese gehören in die Rubrik der krankhaften seelischen Störung). Diagnostisch sind neben dem Intelligenzquotienten auch die Sozialisationsbedingungen und, wie bei allen anderen Merkmalen auch, die jeweiligen situativen Bedingungen zu berücksichtigen. Unter das vierte Merkmal, die **„schwere andere seelische Abartigkeit"**, können Persönlichkeitsstörungen, progredient verlaufende sexuelle Deviationen bzw. Perversionen, neurotische Störungen u. a. fallen.

In einem weiteren Schritt ist die Auswirkung der Diagnose auf die **Einsichts- und/oder Steuerungsfähigkeit** in Bezug auf die Tatzeitpersönlichkeit und das Verhalten bei der Tat zu prüfen, d.h. die Symptomatik näherungsweise zu quantifizieren. Die Diagnose allein sagt nämlich über die vom Gericht zu entscheidenden rechtlichen Folgen noch nicht genug aus. Es gibt keine Diagnose, die automatisch zu einer Schuldverminderung führt. Erst das Ausmaß der mit der Diagnose bezeichneten Störungen in Bezug auf das Tatverhalten ist diesbezüglich entscheidend. Hat jemand z. B. im Rahmen einer paranoiden Schizophrenie unter dem Einfluss imperativer Stimmen einen anderen getötet, den er im Wahn für den Leibhaftigen hielt, und sich dabei sogar noch als Retter der Menschheit geglaubt, dann ist die Annahme naheliegend, dass er das Unrecht seines Handelns nicht mehr einsehen konnte. In anderen Fällen (z. B. bei Anpassungsstörungen oder Paraphilien) kann zwar die Einsicht in das Unerlaubte des Handelns erhalten, die Steuerungsfähigkeit aber erheblich vermindert sein (zu Einzelheiten vgl. Foerster und Dreßing 2009; Konrad et al. 2013; Nedopil und Müller 2012; Kröber et al. 2006–2011).

Das gleiche zweistufige Beurteilungsverfahren und dem Sinne nach ähnliche gesetzliche Regelungen finden sich auch in der Schweiz, wobei sich die diagnostischen Eingangsvoraussetzungen für die Schuldunfähigkeit bzw. die verminderte Schuldfähigkeit im Diagnosespektrum etwas unterscheiden (vgl. Dittmann 2009). Zudem ist der Ausprägungsgrad einer Verminderung der Schuldfähigkeit in drei Stufen unterteilt (leicht, mittel, schwer). Das österreichische Strafgesetzbuch bedient sich des Begriffs der Zurechnungsfähigkeit (§ 11 öStGB) mit Eingangskriterien, die denen des § 20 StGB analog sind. Dagegen fehlt im österreichischen Strafgesetzbuch die dem § 21 StGB und dem Art. 11 sStGB entsprechende verminderte Schuldfähigkeit. Stattdessen bietet es über den § 34 Z1 öStGB einen Weg zur Strafmilderung, wenn der Täter unabhängig von den juristischen Eingangsmerkmalen der vollen Unzurechnungsfähigkeit *„die Tat nach Vollendung des 18., jedoch vor Vollendung des 21. Lebensjahres oder wenn er sie unter dem Einfluss eines abnormen Geisteszustandes begangen hat, wenn er schwach an Verstand ist oder wenn seine Erziehung sehr vernachlässigt worden ist"* (vgl. Dittmann und Graf 2011, 2012; Haller 2012).

Diagnosen können demnach im Strafprozess beträchtliche Folgen haben, vorausgesetzt, das Gericht kommt zu dem Ergebnis, dass die Schuldfähigkeit aufgehoben oder erheblich vermindert war. Im zuerst genannten Fall kann der Täter ohne weitere Konsequenz unmittelbar auf freien Fuß gesetzt werden, was aber nur selten geschieht. Ist das Gericht nämlich zu dem Ergebnis gekommen, dass zum Zeitpunkt der Begehung der Tat Schuldunfähigkeit oder eine erheblich verminderte Schuldfähigkeit bestand, dann muss es nach § 63 StGB prüfen, ob *„die Gesamtwürdigung des Täters und seiner Tat ergibt, dass von ihm infolge seines Zustands [weitere] erhebliche rechtswidrige Taten zu erwarten sind und er deshalb für die Allgemeinheit gefährlich ist"*. Werden diese beiden Fragen nach Anhörung eines Sachverständigen vom Gericht bejaht, ordnet das Gericht die unbefristete Unterbringung des Betreffenden in einer psychiatrischen Klinik des Maßregelvollzugs an. Die Notwendigkeit der weiteren Unterbringung ist in regelmäßigen Intervallen von der Strafvollstreckungskammer nach den Regeln der Maßregelvollzugsgesetze der einzelnen Bundesländer zu überprüfen.

In Österreich kann ein Täter unabhängig von der Frage der Zurechnungsfähigkeit in eine **Anstalt für geistig abnorme Rechtsbrecher** eingewiesen werden, die dort wie der Strafvollzug dem Justizministerium untersteht. Statt von Maßregel spricht man in Österreich von Maßnahme und entsprechend von Maßnahmenvollzug. In der Schweiz kommt, unabhängig von der Schuldfähigkeit, die richterlich angeordnete Behandlung in einer **Heil- und Pflegeanstalt** dann infrage, wenn der Geisteszustand des Täters, der zu der Tat geführt hat, ärztlicher Behandlung und Pflege bedarf und diese erwarten lassen, dass die Gefahr weiterer Straftaten vermindert wird. Besteht die Annahme, dass sich die von dem Betreffenden zu erwartende Gefährdung der öffentlichen Sicherheit durch eine stationäre Maßnahme nicht innerhalb von 5 Jahren deutlich vermindern lässt, kann das Gericht eine Verwahrung anordnen.

Für Straftaten im Zusammenhang gravierenden *Substanzmittelmissbrauchs* gibt es eine eigenständige, zusätzliche gesetzliche Regelung. Wurde jemand wegen einer rechtswidrigen Tat verurteilt (oder nur wegen Schuldunfähigkeit nicht verurteilt), die er aufgrund eines *„Hanges, alkoholische Getränke oder andere berauschende Mittel im Übermaß zu sich zu nehmen"*, begangen hat, *„ordnet das Gericht die Unterbringung in einer* Entziehungsanstalt *an, wenn die Gefahr besteht, dass er infolge seines Hanges [weitere] erhebliche Taten begehen wird."* Bei dieser Regelung nach § 64 StGB muss die erheblich verminderte Schuldfähigkeit nicht erwiesen sein. Es genügt schon, wenn sie für die Tatzeit „nicht auszuschließen" war. Die Schweiz und Österreich haben dazu ähnliche Regelungen. Zur Therapie dieser Straftätergruppe, auf die im Folgenden nicht näher eingegangen wird, sei auf Schalast (2006) und Leygraf (2009) verwiesen.

38.4 Psychotherapieindikation und -settings

Jeder, der sich in Gefahr sieht, demnächst eine Straftat zu begehen, kann sich von sich aus zum Psychotherapeuten in Behandlung begeben. Dies setzt voraus, dass der Betreffende sein Vorhaben ich-dyston erlebt und überhaupt an die möglichen Konsequenzen strafbaren Handelns denkt. Tatsächlich geschieht dies aber sehr selten.

Psychotherapeutische Behandlung wird insbesondere im Kontext von Sexual- und Gewaltdelinquenz häufig erst dann gesucht, wenn bereits kriminalpolizeiliche Ermittlungen im Gange sind, meist auf Anraten des Anwalts, der seinem Klienten erklärt, er habe dann im Prozess bessere Chancen, mit einer geringeren Strafe davonzukommen.

Anfängliche Fremdmotivation oder gar opportunistische Gründe stehen dem nicht entgegen, dass zusammen mit dem Psychotherapeuten eine autochthone Motivation erarbeitet wird und eine tragfähige Arbeitsbeziehung entstehen kann. Das gilt auch für eine nach einer Verurteilung unter richterlicher Weisung begonnene Psychotherapie.

38.4.1 Psychotherapie ohne Ermittlungsverfahren

Die meisten Psychotherapeuten betrachten eine Aufnahme der Therapie ohne Ermittlungsverfahren als die günstigste Behandlungsvoraussetzung, weil sie dem entspricht, was sie von ihren anderen Patienten zu kennen glauben. Manche Patienten, die den Psychotherapeuten ohne Ermittlungsverfahren konsultieren, suchen bei diesem Entlastung von Strafangst und vielleicht auch von Gewissensqualen, ohne jedoch die Bereitschaft zu zeigen, strafbare Handlungen wie z. B. Inzesthandlungen, die sie bereits seit geraumer Zeit begehen, aufzugeben. In solchen Fällen muss der Therapeut von vornherein klarstellen, dass er sich nicht zum geheimen Mitwisser machen lassen und auf seine Schweigepflicht berufen wird. Diese hat nämlich dort ihre Grenzen, wo Verbrechen noch verhindert werden können. Es gibt Konstellationen, bei denen es um schwere Verbrechen geht, in denen man dem Patienten nahelegen muss, sich selbst der Gerichtsbarkeit zu stellen, und ihn, falls er dieser Empfehlung nicht nachkommen will, darauf hinweisen muss, dass man dann als Therapeut dazu verpflichtet ist, ihn anzuzeigen.

Mit Patienten, die zu sexueller oder anderer Gewalttätigkeit neigen, solche in ihren Fantasien prämeditieren und von früheren Impulsdurchbrüchen berichten, muss möglichst vertraglich von vornherein geregelt werden, dass sie davon während der Behandlung Abstand nehmen. Komorbidität ist zu beachten und bedarf ggf. der parallelen medikamentösen Behandlung bei einem psychiatrischen Kollegen. Außerdem sollte Vorsorge getroffen werden, wohin sich Patienten z. B. bei Abwesenheit des Therapeuten am Wochenende oder in anderen Notfallsituationen ersatzweise wenden können. Terminabsprachen sind immer so zu treffen, dass man z. B. als Psychologische Psychotherapeutin nicht in den späten Abendstunden allein mit dem Patienten in der Praxis ist, wenn dieser ein Problem mit sexueller Gewalt gegen Frauen hat. In besonderen Fällen kann auch die freiwillige Aufnahme in einer geschlossenen psychiatrischen Abteilung vereinbart werden. Ohnehin finden sich dort auch eigentliche Maßregelpatienten, die jedoch wegen Überfüllung von Maßregelkrankenhäusern dort bisher noch nicht aufgenommen werden konnten (Leygraf 2006b). Freiwillige Aufnahme in eine Maßregelvollzugsklinik ist aus rechtlichen Gründen bedauerlicherweise nicht möglich, obwohl dort in der Regel kompetentes Personal anzutreffen wäre (➤ Kap. 9, ➤ Kap. 14, ➤ Kap. 22 und ➤ Kap. 23).

38.4.2 Psychotherapie im Ermittlungsverfahren

Wenn ein Patient eine schwerwiegende Straftat begangen hat, bereits ein Ermittlungsverfahren läuft und damit zu rechnen ist, dass er zu einer Freiheitsstrafe verurteilt wird, sollte sich die psychotherapeutische Intervention allenfalls auf Krisenintervention konzentrieren, da noch völlig offen ist, wohin der Patient nach der Verurteilung kommen wird und ob die Behandlung dann noch fortgesetzt werden kann. Ein früher Behandlungsbeginn kann in Einzelfällen indiziert sein, wenn abzusehen ist, dass der Betreffende in der entsprechenden Einrichtung bleiben wird.

38.4.3 Psychotherapie nach einer Verurteilung

Ambulante Psychotherapie

Für die ambulante Behandlung nach einer Verurteilung unter richterlicher Weisung gelten zunächst einmal die ➤ Kap. 38.4.1 genannten Bedingungen mit dem Unterschied, dass der Patient nunmehr einen Bewährungshelfer zugeteilt bekommen hat, mit dem der Psychotherapeut kooperieren sollte. Das Mindeste, was er tun muss, ist formal Auskunft über die wahrgenommenen Termine zu geben. Häufig ist aber auch eine inhaltliche Absprache nützlich, obwohl manche Psychotherapeuten der Auffassung sind, das verletze die Vertraulichkeit der gemeinsamen Arbeit mit dem Patienten. Wie die prospektive Prognosestudie von Seifert (2005) zeigt, ist mangelnde Zusammenarbeit eines Probanden mit dem Bewährungshelfer ein Prädiktor für Rückfälligkeit. Zeigt sich der Psychotherapeut an der Zusammenarbeit mit dem Bewährungshelfer interessiert, dürfte dies auch die Zusammenarbeit zwischen Patient und Bewährungshelfer stärken. Ambulante Behandlung kann einen hohen sekundärpräventiven Effekt haben (vgl. Leygraf 2006a). Von 164 Personen, die zwischen 2003 und 2010 in der Hamburger Präventionsambulanz aufgenommen wurden, sind während oder kurz nach Abschluss der Behandlung 7,4 % erneut mit Gewalttaten auffällig geworden. Die Rückfälligkeit in ein Sexualdelikt war mit 1,5 % sehr gering. Verdachtsfälle waren während des Untersuchungszeitraums jedoch weitaus häufiger (Yoon et al. 2013).

Psychotherapie in einer Justizvollzugsanstalt

Seit dem **Gesetz zur Bekämpfung von Sexualdelikten und anderen gefährlichen Straftaten** vom 26.1.1998 (BGBl I, S. 160) hat sich die Behandlungssituation in Justizvollzugsanstalten verbessert, obwohl sie noch weit davon entfernt ist, ideal zu sein. Dieses Gesetz erschwerte einerseits die Voraussetzungen für die Aussetzung des Strafrestes zur Bewährung, die Entlassung aus dem psychiatrischen Maßregelvollzug und die Löschung von Einträgen im Bundeszentralregister. Gleichzeitig erleichterte es die Anordnung der Sicherungsverwahrung, stellte aber auch bessere Behandlungsmöglichkeiten in Aussicht, u. a. die gegen den Willen eines Betroffenen mögliche Einweisung in eine Sozialtherapeutische Anstalt zur dortigen Behandlung. Auf dieses Gesetz zurückgehend wurden zwar neue Therapieplätze geschaffen, aber die Überbelegung deutscher Justizvollzugsanstalten und die gegenwärtigen Sparmaßnahmen haben dazu geführt, dass die psychotherapeutische Versorgung von Straftätern im Justizvollzug nach wie vor nicht gewährleistet ist.

Psychotherapie in einer sozialtherapeutischen Anstalt

Seit dem Gesetz zur Bekämpfung von Sexualdelikten und anderen gefährlichen Straftaten ist die Zahl der Sozialtherapeutischen Anstalten und der darin zur Verfügung gestellten Behandlungsplätze etwa verdreifacht worden (Elz 2014, vgl. Niemz 2015). Waren es 1997 noch 20 Einrichtungen mit 888 Behandlungsplätzen, so zählten die Behandlungsplätze im Jahr 2014 bereits 2 365 und die der Einrichtungen 68 (Elz 2014: 7–9). Trotzdem gibt es noch immer Engpässe. Straftäter, die nach der Verurteilung zunächst in eine normale Justizvollzugsanstalt eingewiesen werden, müssen je nach Bundesland bis zu 2 Jahre warten, ehe sie in einer Sozialtherapeutischen Anstalt aufgenommen werden können. Damit haben Straftäter mit einer zeitlich weniger langen Freiheitsstrafe kaum Aussicht, dort Psychotherapie zu bekommen, weil die Sozialtherapeutischen Anstalten Gefangene nur dann aufnehmen, wenn sie noch einen hinreichend langen Strafrest haben, damit es sich überhaupt lohnt, Psychotherapie mit ihnen zu beginnen. Problematisch ist auch die Verschiebung der Klientel. Sexualstraftäter, die 1997 noch 23,2 % der Plätze in Anspruch genommen hatten, waren 2003 mit 51,3 % bereits in der Überzahl; ihre Zahl stieg im Jahr 2008 auf einen Rekordwert von 62,5 %. Dieser Trend war fortan zwar rückläufig (2014: 50,7 %), aber es dürften für andere Straftäter, insbesondere solche, die gewaltsame Eigentumsdelikte begangen haben, noch immer Engpässe bestehen (Egg 2005, 2006; Egg und Niemz 2012; Elz 2014; Niemz 2015).

Psychotherapie im Maßregelvollzug

Sowohl in Sozialtherapeutischen Anstalten als auch in Maßregelvollzugskliniken stellt Psychotherapie nur ein Element einer breiteren Palette von Behandlungsmaßnahmen dar. Während in Sozialtherapeutischen Anstalten ausschließlich Straftäter behandelt werden, die voll schuldfähig und in diesem Sinne „gesund" sind oder bei denen allenfalls „nicht auszuschließen" war, dass ihre Schuldfähigkeit erheblich vermindert war, ohne dass diese Feststellung positiv getroffen werden konnte, finden sich in Maßregelvollzugskliniken ausschließlich Patienten, bei denen das Gericht die Voraussetzungen zur Anwendung der §§ 20, 21 StGB festgestellt hatte. Je nach Maßregelvollzugsklinik ist darunter ein großer Anteil psychotischer Patienten, bei denen die psychopharmakologische Behandlung im Vordergrund steht oder mindestens so wichtig ist wie die begleitende Psychotherapie und andere Therapieformen wie Ergotherapie, Beschäftigungstherapie, Musiktherapie sowie Verfahren, die nicht im engeren Sinne Psychotherapieverfahren, sondern psychoedukativer und lebenspraktischer Natur sind (vgl. Leygraf 2006b, d).

38.5 Straftäterbehandlung

38.5.1 Anfänge

Historisch gehen die Anfänge der Straftäterbehandlung auf den Pädagogen und Psychoanalytiker Aichhorn zurück, der vor 100 Jahren in einem Fürsorgeheim am Stadtrand Wiens mit verwahrlosten Jugendlichen arbeitete und dabei das entwickelte, was später in der Zeit nach dem Zweiten Weltkrieg als **„korrigierende emotionale Erfahrung"** zum Stichwort für die psychodynamisch orientierte Straftäterbehandlung wurde, insbesondere in Großbritannien (vgl. Böllinger 1979; Cordess und Cox 1998; Welldon und van Velsen 1997) und den Niederlanden (van Marle 1995), aber auch in einzelnen deutschen Maßregelvollzugskliniken und Sozialtherapeutischen Anstalten, bevor dort die kognitiv-behaviorale Wende vollzogen wurde. Aichhorns Prinzip bestand darin, die Bestrafungswünsche seiner Patienten zu frustrieren. Zeigten sie erneut delinquentes Verhalten, bemühte er sich gemeinsam mit ihnen darum zu verstehen, was sie zu ihren Handlungen bewogen hatte. Anstatt sie zu bestrafen, entwickelte er zusammen mit ihnen alternative, sozial akzeptable Verhaltensmodelle.

Anknüpfend an Aichhorn hatte Eissler (1953) erläutert, dass Delinquenten aufgrund ihrer Beziehungsstörungen, ihrer Aggressivität und ihrer narzisstischen Störungen keine positive Übertragung zum Therapeuten entwickeln könnten. Außerdem könnten sie Gefahren nicht differenzieren, reagierten in Situationen, in denen sie Angst erlebten, gleich mit Panik bzw. destruktivem Agieren. Letzteres diene der Angstabwehr. Deshalb müsse ihnen der Therapeut mit besonderem Wohlwollen begegnen, nicht mit analytischer Abstinenz, um ihre Angst zu mindern. Darüber hinausgehend müsse er ihre Neugier wecken, anstatt ihnen mit vorgefertigten Deutungen zu begegnen, und gelegentlich müsse er ihnen auch reale Befriedigungen gewähren. Erst nach einer solchen Basisbehandlung verwandle sich die Aggression in Angst und könne dann weiter mit psychoanalytischen Methoden bearbeitet werden.

In der weiter entwickelten psychoanalytischen Theoriebildung und Behandlungstechnik kristallisierten sich die folgenden Elemente als für eine **psychodynamische Straftäterbehandlung** wesentlich heraus: Der Patient braucht eine ihn anerkennende, empathische, ihn fördernde und neugierig machende therapeutische Beziehung und/oder ein therapeutisches Team, die ihm Sicherheit vermitteln, damit seine Angst reduziert wird und er sich der Auseinandersetzung mit inneren Konflikten stellen und äußere Konflikte in sozial verträglicher Weise meistern kann. Neuere Erkenntnisse der Bindungstheorie und deren Anwendung im forensischen Kontext bestätigen diese Grundannahmen (Fonagy 2004; Yakeley und Meloy 2012). Auch zeigt die schulenübergreifende Psychotherapieforschung, dass die wichtigsten Wirkfaktoren der Psychotherapie die Qualität der therapeutischen Beziehung, die affektive Aktualisierung der Konflikte, deren kognitive Verarbeitung, Mastery und Coping, und schließlich die Aktivierung der Ressourcen des Patienten sind (Lambert 2013), ungeachtet dessen, dass diese Wirkfaktoren in den verschiedenen Therapieschulen jeweils anders benannt werden mögen.

Vor diesem Hintergrund gab es historisch betrachtet einen zweiten Ansatz der Straftäterbehandlung in der **Verhaltenstherapie** mit einem besonderen Fokus auf der Sexualstraftäterbehandlung. Symptomzentriert wurde ab etwa den 1960er-Jahren versucht, unerwünschte sexuelle Fantasien, Reaktionen und Verhaltensweisen durch einfache Konditionierung aversiv zu löschen, z. B. durch dosierte Elektroschocks oder unangenehme Geruchsreize. Reagierten die Patienten auf die Präsentation bestimmter Bilder mit je nach sexueller Präferenz potenziell sexuell stimulierenden Inhalten etwa mit einer Volumenzunahme des Penis, wurde diese Reaktion mit einem aversiven Reiz gekoppelt, um dadurch die Spontanreaktion zu löschen. Während anfangs viele Berichte über die Erfolge solcher Aversionsbehandlungen publiziert wurden, gelten sie seit rund 20 Jahren als überholt und sogar schädlich, weil sie langfristig sogar zu einer Verstärkung devianter sexueller Präferenzen und damit zu einer Verschlechterung der Symptomatik führen (Hall 1995).

38.5.2 Kognitiv-behaviorale Programme für Sexualstraftäter

In Fortsetzung der frühen verhaltenstherapeutischen Ansätze mit Modulen zur Aversionsbehandlung von Sexualstraftätern wurden vor allem in US-amerikanischen und kanadischen Gefängnissen zunehmend differenzierte Programme entwickelt, die nicht mehr ausschließlich deliktbezogen waren und die Symptombeseitigung ins Visier nahmen, sondern differenziertere positive Zielsetzungen verfolgten, z. B. die Entwicklung basaler Kompetenzen, um soziale Defizite zu überwinden und im Leben generell besser zurechtzukommen (Abel et al. 1992). Einübung sozialer Fertigkeiten *(social skills training),* Selbstsicherheitstraining *(assertiveness training),* sexuelle Aufklärung, Behandlung sexueller Funktionsstörungen, Paartherapie, Behandlung von Alkohol- und Drogenabhängigkeit wurden zunehmend als Basismodule in die Programme eingeführt. Die Veränderung von Einstellungen und Werten, die Bearbeitung von Bagatellisierungen, Verleugnung und Spaltung sowie Selbstwertregulierung und die Entwicklung von Empathie mit dem Opfer wurden zu unverzichtbaren Bestandteilen der Sexualstraftäterbehandlung (Marshall et al. 1998, 2011; Marshall und Marshall 2011, 2014; Elsner 2006; Barnett und Mann 2013).

Rückfallpräventionsprogramme für Sexualstraftäter (RP)

Diese Programme entstanden bereits in den 1970er-Jahren in den USA im Kontext der Behandlung von Alkohol- und Drogenabhängigkeit als Antwort auf die Beobachtung, dass in stationären Behandlungen zwar rasch Abstinenz erreicht werden konnte, nach Entlassung der Anteil der Rückfälligen aber fast ebenso schnell wieder auf hohe Prozentsätze stieg (vgl. Schalast 2006). Pithers und Mitarbeiter adaptierten diese Programme für die Sexualstraftäterbehandlung, da man mit den bis dahin zur Verfügung stehenden verhaltenstherapeutischen Programmen für Sexualstraftäter ähnlich negative Erfahrungen gemacht hatte, was deren langfristige Stabilisierung der Patienten betraf (Pithers 1990). Zunächst ausschließlich konzipiert als ambulante *Nach*behandlungen, wurden die Programme zunehmend zur Hauptbehandlung ausgebaut und vielfach modifiziert.

Im Vergleich zu der Euphorie, mit der die Rückfallpräventionsprogramme in der Praxis aufgenommen und verbreitet worden waren, blieb die Datenlage zum Nachweis ihrer

Wirksamkeit schmal, wohl auch deshalb, weil gleichzeitig zu viele unterschiedliche Modifikationen im Umlauf waren und unter den Bedingungen ambulanter Nachbehandlung die Programmintegrität nicht immer garantiert werden konnte (Marshall und Anderson 1996; Pfäfflin 2001). In jüngerer Zeit mehren sich hingegen wieder Hinweise, dass gute Rückfallpräventionsprogramme nicht viel schlechter abschneiden als Ansätze, die dem heute favorisierten Good-Lives-Modell folgen (Barnett et al. 2014; vgl. Boer et al. 2011).

Reasoning & Rehabilitation (R&R)

Anders als die bisher erwähnten manualisierten Programme richtete sich das im kanadischen Justizvollzug entwickelte *Reasoning & Rehabilitation Programme* (R&R, Ross et al. 1986) nicht an eine bestimmte Tätergruppe, sondern war von vornherein tatsächlich als ein Verfahren konzipiert, dass bei Straftätern generell häufig anzutreffende kognitive, emotionale und soziale Defizite bearbeiten und dazu zu einer generellen Stabilisierung der Teilnehmer beitragen sollte. Haina führte das Programm 1998 als erste Maßregelvollzugseinrichtung in Deutschland ein (Gretenkord 2002). In 35 vorstrukturierten Gruppensitzungen von je 2 Stunden Dauer, die in der Regel Vor- und Nacharbeit in Form von Hausaufgaben erfordern, werden anhand audiovisueller Präsentationen, Rollenspielen, Denkaufgaben und Gruppendiskussionen mit Videofeedback kognitive und behaviorale Fertigkeiten eingeübt, die sieben Schwerpunkte haben: Problemlösen, Einüben sozialer Fertigkeiten, Verhandlungsfertigkeiten, Umgang mit Emotionen, kreatives Denken, Entwicklung von Werten und Rücksicht auf die Belange anderer und schließlich kritisches Denken. Inhaltlich werden allgemeine Beispiele, aber auch solche gewählt, die mit strafbaren Handlungen zusammenhängen.

Die Akzeptanz ist groß, und dies gilt auch für die Wirksamkeit, vorausgesetzt, die Gestaltung der Gruppensitzungen erfolgt in einer die Neugier und das Lernverhalten fördernden Weise (➤ Kap. 38.5).

Das Sex Offender Treatment Programme (SOTP)

Dieses ebenfalls hoch strukturierte und zeitlich intensive kognitiv-behaviorale Programm wurde bereits 1992 in weiten Teilen des englischen Gefängnissystems eingeführt. Inzwischen werden pro Jahr etwa 1000 Sexualstraftäter damit behandelt. Sowohl Teilnehmer als auch Personal werden zunächst einem Auswahlverfahren unterzogen, und das Personal wird geschult, wobei das Manual wiederum nur an Schulungsteilnehmer abgegeben wird (Rooke 2002).

Alle Sitzungen werden auf Video aufgezeichnet und regelmäßig supervidiert. Das Basisprogramm umfasst 20 inhaltliche Einheiten, die in 85 Sitzungen in großer Dichte vermittelt werden. Inhaltlich enthält es viele Elemente der bisher schon genannten manualisierten Programme. Es gibt Varianten für Intelligenzgeminderte, für offene Gruppen, Auffrischungssitzungen und erweiterte Spezialprogramme, die alle regelmäßig aktualisiert werden (Lau 2006). Eingeführt wurde das Programm in Deutschland zunächst in einer Sozialtherapeutischen Anstalt des Justizvollzugs in Hamburg, und gleichzeitig wurde es um psychodynamische Komponenten erweitert (Berner und Preuss 2002; Preuss und Lietz 2004). Es wird heute in mehreren deutschen Maßregelvollzugskliniken praktiziert (vgl. Feil und Knecht 2007).

Behandlungsprogramm für Sexualstraftäter (BPS)

Es handelt sich um ein dem kognitiv-behavioralen Programm von Marshall und Mitarbeitern (vgl. „Kognitiv-behaviorale Programme für Sexualstraftäter"), dem R&R sowie dem SOTP (s. o.) verwandtes Programm, das sowohl in Sozialtherapeutischen Anstalten als auch im Justizregelvollzug und in Maßregelvollzugskliniken praktiziert wird (Wischka 2005, 2013). Man könnte es eine Sparversion der anderen Programme nennen, denn vor allem der Justizvollzug hat weit geringere Mittel für therapeutische Aktivitäten übrig als der Maßregelvollzug.

Dialektisch-behaviorale Therapie (DBT)

Entwickelt primär für präsuizidale Borderline-Patientinnen (Linehan 1996a, b; Burmeister et al. 2014), zielt die DBT auf Verhaltensänderung über Entwicklung, Ausprobieren und Bewertung von Handlungsalternativen. Technisch wird positives Verhalten verstärkt, negatives Verhalten aversiv beantwortet (was im Maßregelvollzug Probleme bereiten kann), eine kognitive Umstrukturierung bewirkt, und schließlich werden psychosoziale Fertigkeiten in der Gruppe trainiert.

Die DBT wird im stationären Setting besonders deshalb sehr geschätzt, weil Krankenschwestern und Pfleger sehr stark in therapeutische Aufgaben einbezogen werden. Sie wurde mittlerweile in verschiedenen forensischen Settings erprobt (Berzins und Trestmann 2004; Galietta und Rosenfeld 2012), im deutschen Maßregelvollzug wiederum zuerst in der Klinik für Forensische Psychiatrie in Haina (Bauer 2002) und inzwischen in einer Reihe weiterer Maßregelkliniken (Oermann 2013). Sie eignet sich insbesondere für Sexualtäter mit komorbider Persönlichkeitsstörung des Cluster B. Für diese spezielle Gruppe kann sie um Module zur Deliktbearbeitung erweitert werden. Eine ausführliche Darstellung der einzelnen Module findet sich in ➤ Kap. 21.

38.5.3 Andere Programme

Zu den offensichtlichen Vorzügen manualisierter Programme zählen ihre gute Vermittelbarkeit bei der Ausbildung von Therapeuten; leichte Überprüfbarkeit, ob die Programmintegrität eingehalten wird; ökonomische Applikation; Lernen von Peers und schließlich auch die überschaubaren wissenschaftlichen Evaluationsmöglichkeiten. Für bestimmte Module kann auch nichtakademisches Personal (Pflegepersonal, Justizbeamte) geschult werden.

Es gibt aber auch eine Reihe von Nachteilen. Dazu gehören Burnout-Symptome der Therapeuten, weshalb Therapeuten im SOTP immer wieder längere Pausen einlegen müssen, bevor sie einen neuen Turnus beginnen. Die spezifischen Fähigkeiten von Therapeuten zur Gestaltung der therapeutischen Beziehung können u. U. ungenutzt bleiben, weil das vorgegebene Programm dafür nicht ausreichend Raum lässt. Je stärker strukturiert ein Programm ist, desto starrer kann seine Anwendung werden, und Anwender ebenso wie Patienten können sich dann leicht langweilen, sodass Behandlungseffekte eher flach und angelernt bleiben. Der feste Zeitrahmen erlaubt oft nicht, auf langsamer vorankommende Teilnehmer zu warten. Das Timing einzelner Module ist nicht prozessorientiert und kann daher an den Bedürfnissen der Teilnehmer vorbeigehen. Eine Wiederholung des gesamten Programms kann für die Nachzügler aber auch wieder eine Unterforderung darstellen. Beliebig häufige Wiederholung wirkt öde. Das ist nicht zuletzt im Zusammenhang mit Komorbidität zu bedenken, denn es gibt inzwischen für viele verschiedene Störungen manualisierte Therapieprogramme, in denen sich ähnliche Basismodule finden wie in einigen der hier genannten Programme. Muss ein Patient diese Module immer wieder neu durcharbeiten, wird seine Neugier erlahmen und in Widerstand gegen die Therapie umschlagen.

Es gibt einige Programme, die zwar im Wochenrhythmus die Zeitvorgaben genau strukturieren, in der Gesamtdauer der Programmanwendung aber flexibel bleiben. Dazu gehören u. a. die in den beiden folgenden Abschnitten vorgestellten Programme.

Übertragungsfokussierte Therapie (TFP)

Ebenso wie die DBT wurde die Übertragungsfokussierte Therapie (Transference Focused Psychotherapy, TFP; Clarkin et al. 1999; Doering et al. 2010; Levy et al. 2012; Diamond et al. 2013, 2014) primär für Patienten mit Borderline-Persönlichkeitsstruktur, narzisstischen und antisozialen Zügen entwickelt (> Kap. 24.5.6). Sie zielt auf strukturelle Veränderung, um maladaptive Verhaltensweisen, die zu affektiven Störungen und zu Beeinträchtigungen interpersoneller Beziehungen führen, zu korrigieren. Behandlungstechnisch stützt sie sich auf Klärung, Konfrontation und Interpretation bzw. Deutung unbewusster Objektbeziehungen, die sich in Übertragung und Gegenübertragung manifestieren.

Anders als bei den anderen bisher vorgestellten manualisierten Programmen handelt es sich hier um Einzeltherapie, und die einzelnen Elemente bzw. Module sind in ihrer Anwendung zeitlich nicht fixiert, sondern variabel und jederzeit wiederholt anwendbar, da die Inhalte des zu Bearbeitenden nicht in gleicher Weise wie in den anderen Programmen vorgegeben, sondern weitgehend der Spontanschilderung des Patienten überlassen werden. Angewandt wird die TFP in einigen Maßregelvollzugskliniken, im österreichischen Maßnahmenvollzug (der dort der Justizbehörde untersteht) und im ambulanten Setting des Forensisch Therapeutischen Zentrums Wien (FTZW) (vgl. Fontao et al. 2006).

Mentalisierungsbasierte Therapie (MBT)

Die MBT (Bateman und Fonagy 2007, 2013; Allen und Fonagy 2014) ist eine weitere Variante eines manualisierten Behandlungsprogramms mit psychodynamischem Hintergrund. Es knüpft an Ergebnisse der Bindungsforschung an und wurde wie die TFP für Patienten mit Borderline-Persönlichkeitsstruktur entwickelt (> Kap. 24.5.5). Durch die Förderung von Mentalisierungs- und Symbolisierungsfähigkeit sollen Identitätsentwicklung und die Kohärenz des Selbst gefördert und Empathie für andere entwickelt werden. Die MBT weist strukturelle Ähnlichkeiten mit der TFP auf und lässt sich deshalb gut mit ihr vereinbaren. Wirksamkeitsnachweise für Borderline-Patienten liegen bereits seit Längerem vor (> Kap. 24.6), aber mittlerweile gibt es auch einige Veröffentlichungen, die darauf hindeuten, dass MBT im forensischen Setting wirksam sein kann (Bateman und Fonagy 2004, 2007, 2008, 2012, 2013; McGauley et al. 2011; Yakeley 2014).

Das Zürcher PPD-Modell

Der moderne Zürcher Justizvollzug sieht sich in erster Linie dem Ziel der Rückfallprävention verpflichtet. Auf unterschiedlichen Ebenen (Untersuchungshaft, Schutzaufsicht, Bewährungshilfe, Therapieprogramm u. a.) kommen spezifische Konzepte der professionellen Beurteilung und des nachhaltigen Managements von Risiken zum Einsatz.

Mit dem **Psychiatrisch-Psychologischen Dienst (PPD)** wurde in Zürich ein forensisch-psychiatrisch/psychotherapeutischer Schwerpunkt in die Organisationsstrukturen des Justizvollzugs integriert. Er versteht sich als interdisziplinär eingebetteter und ebenso arbeitender Dienstleister innerhalb dieser Struktur, zuständig einerseits für die psychiatrisch-psychotherapeutische Grundversorgung für alle Justizinstitutionen im Kanton Zürich, die Durchführung deliktpräventiver, intra- und extramural durchgeführter Therapien sowie die Risikobeurteilung, wenn es um die Frage der Entlassung aus Vollzugsanstalten geht. Es befinden sich jeweils etwa 250 Täter, die als hoch rückfallgefährdet gelten, in deliktpräventiven Therapien, die ein breites Spektrum unterschiedlicher Intensität aufweisen: stationäre Behandlungsplätze mit hoher Behandlungsintensität, und, am anderen Ende des Spektrums, langfristige Nachbetreuungen von Straftätern, die sich in Freiheit befinden (Noll et al. 2008, 2010; Borchard et al. 2012).

Die Mitarbeiter bewerten die enge Einbindung in die justiziellen Vollzüge nicht als Nachteil, sondern im Gegenteil als Vorteil, weil sich der Strafvollzug dadurch auch über die Dauer des Freiheitsentzugs dem Präventionsgedanken verpflichtet (Urbaniok 2003; Stürm und Schmalbach 2013).

Das primäre Ziel der Therapie ist die Deliktprävention. Die übergeordnete Strategie des Zürcher PPD-Modells lässt sich wie folgt zusammenfassen:
1. Die kleine Gruppe unbehandelbarer, hoch gefährlicher Gewalt- und Sexualstraftäter soll frühzeitig erkannt und langfristig gesichert werden.
2. Spezialisierte deliktpräventive Therapieangebote werden für so viele rückfallgefährdete Gewalt- und Sexualstraftäter wie möglich vorgehalten – innerhalb und außerhalb des Justizvollzugs.
3. Die Therapie von stark rückfallgefährdeten Tätern wird als langfristiger intra-und extramuraler Risikomanagementprozess betrachtet. Dieser Prozess orientiert sich vorrangig an den etwa 80 Risiko-Eigenschaften, die im Forensischen Operationalisierten Therapie- und Risiko-Evaluations-System (FOTRES) enthalten sind (Urbaniok 2016).
4. Permanente Risikobeurteilungen sind ein integraler Bestandteil jeder deliktpräventiven Therapie.

Als Standard für die Behandlung von nicht primär psychotischen Tätern gelten spezielle deliktorientierte Therapieinterventionen, die jeweils flexibel und prozessorientiert eingesetzt werden. Therapietechniken, die dabei regelmäßig Verwendung finden, sind die Deliktrekonstruktion, die Deliktteilarbeit und die Fantasiearbeit (Urbaniok 2012; Urbaniok und Endrass 2006; Urbaniok und Gnoth 2012).

Programmunabhängige Verfahren

Nicht immer lassen sich in Justizvollzugs- und Maßregeleinrichtungen hinreichend homogene und konstante Gruppen zusammenstellen, mit denen die oben genannten Programme durchführbar sind, und erst recht gilt dies für das ambulante Setting in Flächenstaaten. Zudem gibt es einzelne Straftäter, die nicht gruppenfähig sind, weil sie sich durch die Gruppenarbeit vollkommen überfordert fühlen oder aber weil sie die Gruppe mit ihrer spezifischen Störung überfordern würden (Schott 2004, 2009). Intelligenzgeminderte (Seifert 2006, 2014) ebenso wie therapeutisch vorgebildete Sexualstraftäter und Priester (Hanson et al. 2004, vgl. Calcins Mercado et al. 2011) können eine Gruppe lahm legen. Insofern bleiben Einzeltherapien mit oder ohne Kombination mit Gruppenbehandlung auch zukünftig unverzichtbar.

38.6 Behandlungsergebnisse

38.6.1 Maßregelbehandlung

Die Legalbewährung nach einer bedingten Entlassung gilt als der valideste Erfolgsparameter zur Beurteilung der Effizienz von Maßregelbehandlungen (vgl. Leygraf 2006d; Bezzel 2010; Schalast et al. 2009). In Deutschland wurden in den vergangenen 20 Jahren einige methodisch vergleichbare Studien publiziert, die übereinstimmend günstige Ergebnisse des psychiatrischen Maßregelvollzugs widerspiegeln (Dimmek und Dunker 1996; Dessecker 1997; Gretenkord 2001; Jockusch und Keller 2001; Seifert 2005). Beispielhaft sei hier die bundesweite Prognosestudie von Seifert (2005) erwähnt, in der von 255 entlassenen Maßregelpatienten innerhalb eines Katamnesezeitraums von 4 Jahren 42 (16,5 %) wieder delinquent wurden. Es handelte sich dabei überwiegend um gewaltlose Eigentumsdelikte. 17 Patienten (6,7 %) hatten ein Sexual- oder Gewaltdelikt begangen; 4 Patienten (1,6 %) kamen wegen des Rückfalldelikts in Strafhaft, 14 Patienten (5,5 %) erneut in den Maßregelvollzug. Bei weiteren 7 Patienten (2,7 %) erfolgte ein Widerruf der bedingten Entlassung wegen Verstoßes gegen Bewährungsauflagen, ohne dass es zu einer erneuten Straftat gekommen war. Im Follow-up zu dieser Studie betrug die allgemeine Rückfallrate 31,5 %, und 10,3 % der ehemaligen MRV-Patienten waren mit weiteren Gewalt- bzw. Sexualdelikten auffällig geworden (Seifert 2010).

Fasst man die oben zitierten Studien zusammen, liegt die Zahl erneut aktenkundig gewordener Straftaten bei einem mittleren Katamnesezeitraum von 4–11 Jahren bei 16–43 %, wobei in 10–26 % der Fälle ein erneuter Freiheitsentzug erfolgte. Die Zahl der Rückfälle mit Gewalt- bzw. Sexualdelikten variiert zwischen 7 und 11 %.

Diese Zahlen zu bewerten ist nicht einfach, da national und international aufgrund unterschiedlicher Rechtssysteme geeignete Vergleichsgruppen fehlen. Zu Vergleichszwecken am ehesten geeignet sind die „Karrieretäter" aus der Studie von Dünkel und Geng (1994, n = 510, mindestens drei Vorstrafen), bei denen es in 65 % der Fälle innerhalb von 5 Jahren zu einem erneuten Freiheitsentzug (n = 340) kam. Nach Entlassung aus dem dortigen Behandlungsvollzug (n = 160) lag die Rückfallquote bei 42 %.

In einer Übersichtsarbeit kommen Groß und Nedopil (2005) zu dem Schluss, dass nach 5 Jahren etwa 70 % der aus dem Regelvollzug entlassenen Straftäter erneut festgenommen und etwa 45 % erneut verurteilt wurden und etwa 38 %

eine neue Haftstrafe angetreten haben dürften. Es zeigt sich also, dass die Rückfälligkeit nach Entlassung aus dem Maßregelvollzug erheblich geringer ist als nach Entlassung aus dem Strafvollzug.

38.6.2 Sozialtherapie

Der Gesamteffekt der sozialtherapeutischen Behandlung liegt bei etwa $r = 0{,}10$ (vgl. Lösel et al. 1987). Lösel (1994) konnte diesen Effekt nochmals bekräftigen und auch eine von amerikanischen und deutschen Forschern gemeinsam durchgeführte Metaanalyse (Egg et al. 2001) kam zu ähnlichen Ergebnissen (mittlere Effektstärke: $r = 0{,}13$). Diese Ergebnisse entsprechen älteren Befunden aus anderen Ländern (z. B. Andrews et al. 1990; Lipsey 1992; Lipsey und Wilson 1993; Hall 1995; Redondo et al. 1999), wobei i. Allg. manualgeleitete und strukturierte kognitiv-behavioral orientierte Behandlungsprogramme am besten abschneiden, z. B. das R&R-Programm mit einer mittleren Effektstärke von $r = 0{,}14$ (Tong und Farrington 2006). Neuere Programme, die sich nach Andrews und Bontas RNR-Prinzipien richten und auf eine konsequente Förderung von Stärken bzw. Verhaltensressourcen der Patienten abzielen, können noch deutlich höhere Effekte (vereinzelt bis zu $r = 0,50$) erzielen (Landenberger und Lipsey 2005; Andrews et al. 2011; Lipsey 2012; Koehler et al. 2013).

Die Behandlung von Sexualstraftätern weist ebenfalls hohe Effektstärken auf (Hanson und Bussière 1998; Hanson et al. 2002, 2004; Hanson und Morton-Bourgon 2005, 2009; Marshall und Marshall 2014). In der Metaanalyse von Hanson et al. (2002) ergaben sich für 43 Studien mit insgesamt 9 454 Probanden bei einem mittleren Follow-up-Intervall von 4–5 Jahren deutliche positive Effekte. Neuere manualgeleitete und kontrolliert durchgeführte Behandlungsprogramme schnitten dabei am besten ab (Reduktion der allgemeinen Rückfälligkeit von 51 auf 32 % und der einschlägigen Rückfälligkeit von ohnehin schon vergleichsweise niedrigen 17 auf 10 %).

Eine weitere bedeutende Metaanalyse zur Wirksamkeit der Behandlung von Sexualstraftätern stammt von Schmucker (2004). In diese Arbeit gingen 69 Studien mit einem Gesamt-N von 22 181 Probanden ein. Die Effekte sind noch deutlicher als die der oben zitierten Arbeiten. Für die behandelten Sexualstraftäter wird im Vergleich mit den unbehandelten Kontrollpersonen eine Senkung der einschlägigen Rückfallhäufigkeit um fast 40 % berichtet (vgl. auch Lösel und Schmucker 2005). Insgesamt gilt auch für die Behandlung von Sexualstraftätern, dass Behandlungsansätze, die sich die RNR-Prinzipien zu eigen machen, die besten Ergebnisse erzielen (Hanson et al. 2009; vgl. Boer et al. 2011).

LITERATURAUSWAHL

Andrews DA, Bonta J, Wormith JS (2011). The Risk-Need-Responsivity (RNR) model. Does adding the Good Lives Model contribute to effective crime prevention? Criminal Justice and Behavior 38: 735–755.

Bateman A, Fonagy P (2008). Comorbid antisocial and borderline personality disorders: Mentalization-based treatment. J Clin Psychol 64: 181–194.

Boer DP, Eher R, Craig LA, et al. (eds.) (2011). International Perspectives on the Assessment and Treatment of Sexual Offenders. Chichester: John Wiley.

Clarkin JF, Yeomans FE, Kernberg OF (1999). Psychodynamische Therapie der Borderline-Persönlichkeit. Manual zur Transference Focused Psychotherapy (TFP). Stuttgart, New York: Schattauer.

Egg R, Niemz S (2012). Die Entwicklung der Sozialtherapie im Justizvollzug im Spiegel empirischer Erhebungen. In: Wischka B, Pecher W, van den Boogaart H (Hrsg.). Behandlung von Straftätern. Sozialtherapie, Maßregelvollzug, Sicherungsverwahrung. Herbolzheim: Centaurus, S. 1–19.

Hodgins S (ed.) (2012). Violence Among the Mentally Ill: Effective treatments and management strategies (Vol. 90). Dordrecht, Boston, London: Kluwer.

Landenberger NA, Lipsey MW (2005). The positive effects of cognitive-behavioral programs for offenders: A meta-analysis of factors associated with effective treatment. J Exp Criminol 1: 451–476.

Linehan M (1996a). Dialektisch-Behaviorale Therapie der Borderline-Persönlichkeitsstörung. München: CIP-Medien.

Urbaniok F (2015). FOTRES: Forensisches Operationalisiertes Therapie-Risiko-Evaluations-System. Berlin: Medizinisch Wissenschaftliche Verlagsgesellschaft.

Yakeley J, Meloy JR (2012). Understanding violence: Does psychoanalytic thinking matter? Aggress Violent Behav 17: 229–239.

V Praktische Rahmenbedingungen und Probleme

39 Aus-, Weiter- und Fortbildung in störungsorientierter Psychotherapie 615

40 Ethik in der Psychotherapie 623

41 Fehlentwicklungen und Nebenwirkungen in der Psychotherapie 631

42 Interessenkonflikte in der Psychotherapie 645

43 Psychotherapieforschung 653

KAPITEL 39

Ulrich Voderholzer und Fritz Hohagen

Aus-, Weiter- und Fortbildung in störungsorientierter Psychotherapie

Kernaussagen

- Die derzeitigen Curricula der Psychotherapie-Ausbildung für Psychologische Psychotherapeuten sowie die Weiterbildungsordnungen für Fachärzte für Psychiatrie und Psychotherapie bzw. Psychosomatische Medizin und Psychotherapie erscheinen heute noch zu sehr an Schulen und traditionellen Konzepten orientiert zu sein und mehr auf Expertenmeinungen als auf wissenschaftlicher Evidenz der Ausbildungsforschung zu basieren.
- Sie sollte künftig stärker störungs- bzw. funktionsorientiert konzipiert werden und die Erkenntnisse der Lehr- und Lernforschung berücksichtigen, z. B. bei der Vermittlung von Techniken und bei der Gestaltung der Supervision.
- In Bezug auf Ausbildungselemente wie etwa die Selbsterfahrung liegen kaum gesicherte Erkenntnisse vor, ob das Outcome der Ausbildung, d. h. die erworbene Kompetenz (Wissen, Fertigkeiten und Haltungen), hierdurch beeinflusst wird. Hier wären in Zukunft kontrollierte Studien wünschenswert.

39.1 Ziele der Psychotherapie-Ausbildung

Das übergeordnete Ziel der Psychotherapie-Ausbildung ist – unabhängig von der zugrunde liegenden Ausbildung – die Vermittlung von Wissen, Fertigkeiten und Haltungen, welche die Teilnehmer in die Lage versetzen, für ein gegebenes Problem effektive Methoden sachgerecht einzusetzen. Neben umfassendem, immer auf dem aktuellen Stand gehaltenem technologischem Wissen sind psychotherapeutische Basisfertigkeiten von Bedeutung, die u. a. dem Aufbau und Erhalt einer tragfähigen Beziehung dienen. Dazu gehören etwa eine dem Patienten angemessene, empathische Gesprächsführung, das richtige Timing von Interventionen und der souveräne Umgang mit schwierigen Therapiesituationen.

➤ Box 39.1 listet Lernziele der Psychotherapie-Ausbildung auf, ohne dabei Anspruch auf Vollständigkeit zu erheben.

BOX 39.1
Einige Lernziele der Ausbildung in Psychotherapie

Wissen, Kenntnisse
- Grundlagenwissen über psychische und körperliche Erkrankungen und deren Ätiologie
- Störungsbezogenes Wissen: z. B. Prävalenz, Verlauf und Prognose der einzelnen Störungsbilder, Komorbidität mit anderen psychischen und körperlichen Störungen
- Kenntnisse in psychometrischen Testverfahren
- Kenntnisse über evidenzbasierte Therapie der einzelnen Störungsbilder (Psychotherapie, aber auch Pharmakotherapie und Soziotherapie; Psychotherapeut als Experte der Störung), d. h. Effektivität, Responderraten, Indikation, Kontraindikationen für Psychotherapie bzw. bestimmte psychotherapeutische Techniken
- Kenntnisse über Risiken und Nebenwirkungen von Psychotherapie
- Kenntnisse in allen grundlegenden berufsrechtlichen und ökonomischen Aspekten der Psychotherapie

Fertigkeiten, Techniken, "Skills"
Der Therapeut beherrscht bzw. verfügt über
- die psychische (psychopathologische) Befunderhebung und die Diagnostik psychischer Störungen;
- die Durchführung einer Problem-, Motivations-, Verhaltens-, Funktions-, Beziehungsanalyse etc., inkl. Erkennung der Ressourcen des Patienten;
- allgemeine therapeutische Techniken, z. B. Motivationsfindung, Ressourcenaktivierung, Problemaktualisierung, Problembewältigung und -lösung, emotionale Klärung;
- bestimmte therapeutische Techniken, z. B. Entspannungstechniken, kognitive Techniken, Konfrontationstechniken, Selbstsicherheitstraining, Gruppentherapie, Paartherapie;
- kommunikative Fertigkeiten, z. B. in Beziehungsaufbau, Gesprächsführung, Fähigkeit zur Empathie *(sofern sie nicht als Vorbedingung zur Aufnahme in eine Psychotherapie-Ausbildung gegeben sein müssen)*.

„Affektive" Lernziele, professionelles Verhalten*
- Der Therapeut ist empathisch, wertschätzend und sensibel für die Bedürfnisse des Patienten.
- Der Therapeut ist authentisch im Umgang mit Patienten.

- Der Therapeut ist in der Lage, eigene Grenzen sowie Grenzen des angewendeten Verfahrens zu erkennen und zu akzeptieren (z. B. reagiert nicht gekränkt oder enttäuscht, wenn sich die Begrenztheit der Methode oder der eigenen Ausbildung zeigt).
- Der Therapeut wendet indizierte Techniken, die er erlernt hat, beim Patienten auch an (z. B. erforderliches Expositionstraining bei Angst- und/oder Zwangspatienten auch außerhalb der Praxis).
- Der Therapeut hat eine Grundhaltung des lebenslangen Lernens.
- Der Therapeut orientiert sein Handeln nicht an persönlichen Vorlieben oder Therapieschulen, sondern an Erkenntnissen der evidenzbasierten Therapie unter Berücksichtigung der individuellen Möglichkeiten des Patienten.
- Der Therapeut überschreitet nicht die therapeutische Distanz zum Patienten und missbraucht nicht seine Macht als Therapeut zur Befriedigung persönlicher Bedürfnisse.
* Unter professionellem Verhalten wird hier in erster Linie das Handeln entsprechend dem Berufsethos verstanden.

Die inhaltliche Gestaltung der Ausbildung sollte sich an diesen Lernzielen orientieren. Die Wissensinhalte werden in den meisten Ausbildungscurricula nach unserem Eindruck angemessen vermittelt. Auf Basis dieser erworbenen Kenntnisse sollte der angehende Therapeut fähig sein, die richtige Indikation zu stellen, mit dem Patienten die Therapieoptionen zu besprechen und ein gemeinsam getragenes Vorgehen zu vereinbaren. Die wirksamste Therapietechnologie sollte zum Einsatz kommen, eigene Vorlieben wären zu reflektieren. So haben Untersuchungen gezeigt, dass Verhaltenstherapeuten die erforderlichen Expositionsübungen außerhalb der Praxis bei ihren Patienten nicht in gebotenem Maße anwenden (Böhm et al. 2008). Die Vermittlung der Therapietechniken in der Ausbildung sollte also um die Diskussion möglicher Hürden bei der Anwendung in der Praxis ergänzt werden.

MERKE
Wichtig ist zudem, sich bereits frühzeitig auch mit Nebenwirkungen und Risiken der Psychotherapie auseinanderzusetzen. Leider kommt die Diskussion hierzu im Rahmen der Ausbildung noch zu kurz, es wäre jedoch wichtig, zukünftige Therapeuten für dieses Thema zu sensibilisieren (Strauß 2015).

Bei der konkreten Umsetzung der Curricula sollten die Erkenntnisse der Lehr- und Lernforschung für die Optimierung der Wissensvermittlung berücksichtigt werden, insbesondere im Hinblick auf eine interaktive Gestaltung der Seminare. Es könnte sinnvoll sein, die Therapie der sozialen Phobie nicht nur abstrakt zu referieren, sondern die wichtigsten Krankheitsmodelle mit den Ausbildungsteilnehmern auf ein Fallbeispiel anzuwenden und die daraus abzuleitenden Problemkonzeptualisierungen im Rollenspiel zu üben.

In jüngster Zeit zeigt sich ein großes Interesse an der Verbesserung und Effizienzsteigerung von Psychotherapien mithilfe von Feedbacksystemen. Die Ergebnisse eines aktuellen systematischen Reviews zeigen z. B., dass Feedback mithilfe von Ergebnismaßen (z. B. in Bezug auf Beeinträchtigung, Wohlbefinden oder Lebensqualität) die Effektivität von Therapien steigern kann (Gondek et al. 2016). Auch für den positiven Effekt für die therapeutische Kompetenzentwicklung gibt es erste Hinweise (vgl. Weck 2013). Für den Erwerb von Fertigkeiten und Techniken in der Psychotherapie-Ausbildung bietet sich z. B. das *Microteaching* (Ivey 1971) an. Kurze Verhaltenssequenzen werden audiovisuell aufgezeichnet, nach Feedback modifiziert und erneut geübt. Das Prinzip der unmittelbaren Rückmeldung ließe sich auch auf den Bereich der **Supervision** übertragen. Sie ist nach unseren Erfahrungen dann am hilfreichsten, wenn sie nah an der therapeutischen Realität angesiedelt ist, am besten unter Nutzung von Web-Cams, Video- oder Tonbandaufnahmen der Therapiesitzungen. Die Anwesenheit des Supervisors beim Gespräch wird gelegentlich eingesetzt, wenn Patienten einer Aufzeichnung nicht zustimmen – mit dem Vorteil, dass sofortiges Feedback möglich wird.

Der Vermittlung affektiver Lernziele mit einem Schwerpunkt auf ethisch korrektem, professionellem Verhalten sollte in den Ausbildungscurricula große Aufmerksamkeit geschenkt werden. Dazu gehören besonders Distanzüberschreitungen von Patienten oder Therapeuten. Die beunruhigenden Daten zu sexuellen Beziehungen bzw. Missbrauch in der Psychotherapie (vgl. Strauß 2015) unterstreichen die Bedeutung des Themas. Es sollte nicht nur in der Selbsterfahrung thematisiert werden. Der Umgang mit kritischen Situationen kann zum Erwerb angemessener und geschickter Reaktionen auch konkret geübt werden. Eine Möglichkeit ist die Vorgabe einer schwierigen Therapiepassage (z. B. Patient äußert Wut, ist sexuell provokativ, ausweichend, macht keine Hausaufgaben) per Videoaufzeichnung. Die Ausbildungsteilnehmer müssen – wie in der Realität auch – innerhalb kürzester Zeit schriftlich oder im Rollenspiel, das für die spätere Analyse aufgezeichnet wird, reagieren.

Eine kreative Möglichkeit des kosten- und ressourcensparenden Trainings zur Erstellung von Fallkonzeptualisierungen stellen Caspar et al. (2004) vor. Videoaufzeichnungen von Fallvignetten werden im Hinblick auf wesentliche Aspekte durch die Trainees analysiert und die aufgeführten Gesichtspunkte computergestützt mit denen von Experten verglichen. Aufgrund des unmittelbaren Feedbacks können die Ausbildungsteilnehmer ihre Beurteilungen verfeinern. Die gute Akzeptanz des Programms und der positiv eingeschätzte subjektive Nutzen ermutigen zur Entwicklung weiterer computergestützter Trainingsmodule (vgl. Berger 2004).

39.2 Methoden und Erkenntnisse der Psychotherapie-Ausbildung

Die **Inhalte** der Psychotherapie-Weiterbildung für Ärzte sowie der Psychotherapie-Ausbildung für Psychologen orientieren sich primär an den empirisch gewonnenen Erkenntnissen der Forschung. Für die **Methodik** der Ausbildung gilt dies nur in sehr begrenztem Maße. Die gegenwärtig eingesetzten Ausbildungscurricula basieren vorwiegend auf Tradition und Expertenmeinung. In der medizinischen Ausbildung, insbesondere im angloamerikanischen Sprachraum, hat sich für eine an Ausbildungsforschung orientierte medizinische Ausbildung der Ausdruck *Best Evidence Medical Education* (BEME) (Harden et al. 1999) etabliert. In Analogie zur medizinischen Behandlung sollten auch in der Ausbildung die wirksamsten Lehrmethoden eingesetzt werden, eine *Best Evidence Education in Psychotherapy*.

Von der Realisierung dieser Vorstellung sind wir noch weit entfernt, da die inhärenten Forschungsprobleme erheblich sind. Am methodisch aussagekräftigsten wären randomisierte kontrollierte Studien (RCTs), bei denen die Ausbildungsteilnehmer einer Ausbildung bzw. einem bestimmten Ausbildungsbestandteil nach dem Zufallsprinzip zugeteilt werden und das Outcome, d. h. die zu erreichende Kompetenz der Absolventen der Ausbildung, mit einer Kontrollgruppe von Absolventen verglichen wird, die eine andere Ausbildung bzw. einen anderen Ausbildungsbestandteil erhielten.

Mithilfe solcher Studien könnte man theoretisch Fragen zur Gestaltung von Ausbildungscurricula bearbeiten, z. B.: Behandeln Psychotherapeuten, die im Rahmen ihrer Ausbildung Selbsterfahrung absolviert haben, ihre Patienten effektiver als Psychotherapeuten, die nicht an einer Selbsterfahrung teilgenommen haben? Da derartige aufwendige und komplexe Fragestellungen zum gegenwärtigen Zeitpunkt in der Regel nicht untersucht werden können, bleibt nur die Beschränkung auf weniger ambitionierte Projekte. Mit Blick auf die Entwicklung der Psychotherapie-Forschung, welche die Qualität ihrer Ergebnisse durch kontinuierliche methodische Verfeinerung verbessert hat, sollte der Grundanspruch der empirischen Basierung der Ausbildung nicht aufgegeben werden. Bislang sind empirische Belege für die Effektivität von Psychotherapie-Training eher unbefriedigend (vgl. Laireiter und Botermans 2005).

39.3 Selbsterfahrung

Selbsterfahrung, entweder als Einzel- oder Gruppenselbsterfahrung, ist einer der zentralen Bestandteile der Psychotherapie-Ausbildung in Deutschland. Im Allgemeinen wird der Nutzen von Selbsterfahrung für die eigene therapeutische Praxis und für die persönliche Entwicklung als Therapeut als relativ hoch eingeschätzt (Dobernig und Laireiter 2000). Empirische Studien, die den Nutzen der Selbsterfahrung belegen, liegen bislang jedoch kaum vor. Sie beschränken sich im Regelfall auf Prä-Post-Designs ohne Vergleichsgruppen (Roder et al. 2001) oder auf Befragungen nach Beendigung der Veranstaltung (Dobernig 2001).

Willutzki und Ambühl (2000) führten eine Umfrage unter 140 Verhaltenstherapeuten durch und verglichen die Selbsteinschätzung der therapeutischen Effektivität, die Involviertheit in den Therapieprozess, die Empathie und Wärme sowie verschiedene andere Aspekte der eigenen psychotherapeutischen Kompetenz bei Therapeuten, die Einzelselbsterfahrung bzw. eine Eigentherapie absolvierten bzw. keinen entsprechenden Ausbildungsbestandteil hatten. Der Faktor Eigentherapie bzw. Selbsterfahrung hatte lediglich einen Effekt auf die subjektiv beurteilte professionelle Entwicklung aktuell sowie seit Beginn der therapeutischen Arbeit. Bei allen Variablen hatte die Dauer der beruflichen Tätigkeit einen signifikanten Einfluss. Die Autoren interpretieren ihre Ergebnisse dahingehend, dass Selbsterfahrung möglicherweise nur die Wahrnehmung der beruflichen Entwicklung beeinflusst, der entscheidende Faktor jedoch die Dauer der beruflichen Tätigkeit ist, d. h. die zunehmende eigene therapeutische Erfahrung mit Patienten.

Dies schließt natürlich nicht aus, dass die Selbsterfahrung kurz- oder mittelfristig Effekte auf die Entwicklung der eigenen therapeutischen Kompetenz hat. Insgesamt muss jedoch festgestellt werden, dass es derzeit keine ausreichende empirische Evidenz dafür gibt, dass die Selbsterfahrung, ob im Einzelsetting oder in der Gruppe, einen signifikanten Effekt auf Outcome-Variablen der therapeutischen Kompetenz hat.

39.4 Supervision

Sowohl in der Ausbildung von Psychologischen sowie Kinder- und Jugendpsychotherapeuten als auch in der Facharztweiterbildung in Psychiatrie und Psychotherapie bzw. in Psychosomatischer Medizin und Psychotherapie ist die Supervision, sei es im Einzelsetting, im Gruppensetting oder auch in der Kombination, ein zentraler Bestandteil (> Tab. 39.1). Die **Einzelsupervision** ermöglicht die Konzentration auf den Ausbildungsteilnehmer und die Entwicklung seiner persönlichen Kompetenzen (Frank 1999). Die **Gruppensupervision** hat nicht nur einen ökonomischen Vorteil, sondern bietet auch die Möglichkeit des Lernens am Modell und der gegenseitigen Unterstützung der Supervisanden.

> **MERKE**
> Die Supervision verfolgt zwei Hauptziele:
> - die Fähigkeit zur praktischen Anwendung methodischer und inhaltlicher Kenntnisse zu entwickeln und

> - professionelle Expertise unter Einschluss von Werthaltungen für die eigenverantwortliche Durchführung von Psychotherapie zu fördern.
>
> Darüber hinaus kann sie als ein Mittel der Qualitätskontrolle und Qualitätssicherung (Lambert und Ogles 1997) gesehen werden.

Im Rahmen des Forschungsgutachtens zur Evaluation der Psychotherapie-Ausbildung in Deutschland wurde u. a. auch die Qualität der Supervision untersucht. Die Befragung verschiedener Akteure (Teilnehmer, Absolventen, Lehrkräfte, Institutsleitungen, Delphi-Befragung) ergab, dass sowohl die Zufriedenheit mit der Einzel- bzw. Gruppensupervision als auch ihr wahrgenommener Nutzen für die Weiterentwicklung der eigenen Kompetenz als hoch eingeschätzt wurden. Setting, Umfang, Gruppengröße und Frequenz wurden größtenteils als nicht veränderungswürdig erachtet. Kritisiert wurden u. a. die unsystematischen Evaluationen der Supervisionen, die mangelnde Sicherstellung der Qualifikation der Supervisoren sowie die unzureichende Integration in die gesamte Ausbildung.

> **MERKE**
> Entsprechend erscheint es wichtig, die Qualität der Supervision innerhalb der Ausbildung zu optimieren, indem mehr Raum für gegenseitigen Austausch und Rückmeldungen geschaffen wird und eine bessere Einbettung in andere Ausbildungsteile angestrebt wird (Nodop et al. 2010).

Auch in der ärztlichen Weiterbildung zum Arzt für Psychiatrie und Psychotherapie wird eine qualitative Verbesserung der Supervision im klinischen Alltag angestrebt und mit entsprechenden curricularen Angeboten derzeit auf den Weg gebracht.

39.5 Curricula der Psychotherapie-Ausbildung in Deutschland

Voraussetzung für eine gesetzlich anerkannte Psychotherapie-Ausbildung im Erwachsenenbereich in Deutschland ist ein Psychologie- oder Medizinstudium. Für die Ausbildung in Kinder- und Jugendlichenpsychotherapie können zusätzlich auch Studierende z. B. der Pädagogik oder Sozialpädagogik zugelassen werden. Die Mehrzahl der in Deutschland tätigen Psychotherapeuten sind Psychologische und Kinder- und Jugendlichenpsychotherapeuten/Psychotherapeuten (ca. 40 000); darüber hinaus arbeiten etwa 8 000 Ärzte für Psychiatrie und Psychotherapie bzw. Nervenärzte oder Psychiater nach alter Facharztbezeichnung und ca. 4 300 Ärzte für Psychosomatische Medizin und Psychotherapie (ehemals Psychotherapeutische Medizin) in diesem Sektor.

Die Rahmenbedingungen für die Ausbildung von Psychologischen Psychotherapeuten und Kinder- und Jugendlichenpsychotherapeuten wurden 1998 durch das Psychotherapeutengesetz und die entsprechenden Ausbildungs- und Prüfungsverordnungen geregelt. Die Verabschiedung dieses Gesetzes war nur aufgrund einer Vielzahl von politischen und berufspolitischen Kompromissen möglich, und die Inhalte wurden in der Folgezeit immer wieder kritisiert (Kuhr und Ruggaber 2003). So findet z. B. die Notwendigkeit einer störungsorientierten Psychotherapie in der Ausbildungsordnung keine explizite Berücksichtigung. Für die Ausbildung zum Psychologischen Psychotherapeuten sind in den nächsten Jahren im Rahmen einer sog. Direktausbildung, d. h. eines grundständigen Psychotherapiestudiums mit anschließender mehrjähriger Weiterbildungszeit, erhebliche Veränderungen zu erwarten (s. u.).

Für Ärzte erfolgt eine Ausbildung in Psychotherapie im Rahmen der Weiterbildung zum Facharzt für Psychiatrie und Psychotherapie oder zum Facharzt für Psychosomatische Medizin und Psychotherapie. Neben diesen Weiterbildungen können in Deutschland Ärzte jedweder Fachrichtung eine Zusatzbezeichnung Psychotherapie erwerben. In Österreich und in der Schweiz existiert im Gegensatz dazu nur eine Facharztbezeichnung, in der die Psychotherapie-Ausbildung integriert ist. In der Schweiz ist dies der Facharzt für Psychiatrie und Psychotherapie und in Österreich der 2007 neu eingeführte Facharzt für Psychiatrie und Psychotherapeutische Medizin.

Psychotherapie-Ausbildung in Deutschland muss, wenn sie die staatliche Anerkennung anstrebt, in einer der „wissenschaftlich" fundierten Therapieschulen erfolgen (Verhaltenstherapie, psychoanalytische/psychodynamische Psychotherapie). Die Frage, ob eine solche Ausbildung noch zeitgemäß ist, wird seit Jahren kontrovers diskutiert. Verschiedene Autoren (z. B. Norcross und Goldfried 2005) argumentieren, dass es sinnvoller sei, auf der Grundlage des jeweils aktuellen Wissens eine integrative, die Therapieschulen transzendierende Psychotherapie-Ausbildung zu konzipieren. Die unvoreingenommene Nutzung der evidenzbasierten Psychotherapie-Forschungsergebnisse unter Einbeziehung pharmakotherapeutischen Wissens mache es möglich, einen auf die speziellen Bedürfnisse der Patienten zugeschnittenen Behandlungsplan zu erstellen und umzusetzen.

Auch wenn gegenwärtig keine explizit schulenübergreifenden Ausbildungen angeboten werden (können), zeigen sich doch Entwicklungslinien, die über die Schulenorientierung hinausweisen. So sind in den letzten Jahren zwei Trends auszumachen:

- der zunehmende Schwerpunkt der Beziehungsgestaltung in den verhaltenstherapeutischen Ausbildungsgängen und
- die vermehrte Orientierung an Störungsbildern, bei denen die vermittelte Therapietechnologie auch jenseits der Schulengrenzen liegen kann.

Tab. 39.1 Ausbildung in Psychotherapie im Rahmen verschiedener Ausbildungsgänge in Deutschland (MWBO Stand Oktober 2015/ PsychTh-AprV Dez. 1998)*

	Psychiatrie und Psychotherapie	Psychosomatik und Psychotherapie	Psychologische Psychotherapie
Vorbedingungen	Medizinstudium	Medizinstudium	Psychologiestudium (inkl. klinische Psychologie)
Anzahl der Jahre an Weiterbildungsstätte	60 Mon., davon: • 24 Mon. in der psychiatrischen und psychotherapeutischen Patientenversorgung • 12 Mon. Neurologie	60 Mon., davon: • 12 Mon. Psychiatrie und Psychotherapie • 12 Mon. Innere Medizin/Allgemeinmedizin	4200 Std. (keine Jahresangaben), davon 1200 Std. Praktikum in psychiatrischer Klinik mit mind. 30 Fällen Diagnostik und Behandlung 600 Std. Praktikum Psychotherapie/Psychosomatik (Einrichtung, Praxis) (jeweils mind. 3-monatige Abschnitte)
Behandlungsfälle bzw. -stunden mit Supervision	240 Std. Psychotherapie mit Supervision nach jeder 4. Std. im gesamten Bereich psychischer Erkrankungen + 40 abgeschlossene Fälle unter Supervision aus den Bereichen primär psychischer Erkrankungen, organisch bedingter psychischer Störungen und Suchterkrankungen inkl. des störungsspezifischen psychotherapeutischen Anteils	1500 Std. Behandlungen und Supervision nach jeder 4. Std. mit mind. 40 Patienten (psychodynamische/tiefenpsychologische oder verhaltenstherapeutische Verfahren)	• 600 Std. supervidierte Behandlung von Patienten mit Störungen mit Krankheitswert, mind. 150 Std. Supervision, davon mind. 50 Std. Einzelsupervision • 6 schriftliche Falldarstellungen über eigene Behandlungen unter Supervision
Theorie	100 Std. Theorie-Seminare Psychotherapie 120 Std. Fallseminar in allg. und spez. Psychopathologie 10 Std. standard. Diagnostik und Fremdrater-Seminar 40 Std. Seminar über pharmakologische u. a. somatische Therapieverfahren 10 Std. Seminar psychiatr.-psychother. Konsil- und Liaisonarbeit 40 Std. Seminar Sozialpsychiatrie	240 Std. Theorieseminare (Psychosomatik, Psychopathologie, Psychologie, Diagnostik, Therapien)	600 Std. Theorie (200 Std. Grundkenntnisse, 400 Std. vertiefte Ausbildung)
Entspannungsverfahren	32 Std. Entspannungsverfahren	32 Std. Entspannungsverfahren	Keine zeitlichen Vorgaben
Krisenintervention	10 Std. Seminar u. 6 Behandlungen Krisenintervention unter Supervision	10 Std. supervidierte Krisenintervention	Keine zeitlichen Vorgaben
Selbsterfahrung	150 Std. Selbsterfahrung	290 Std. psychodynam./tiefenpsych. oder psychoanalyt. Selbsterfahrung (150 Std. psychodynamische/tiefenpsychologische oder psychoanalytische Einzelselbsterfahrung und 70 Doppel-Std. Gruppenselbsterfahrung) oder 140 Std. verhaltensther. Selbsterfahrung einzeln oder in der Gruppe	Mind. 120 Std. Selbsterfahrung
Balint-Gruppe	70 Std. Balint-Gruppe	70 Std. Balint-Gruppe	–
Andere Ausbildungsbestandteile, die nicht direkt der Psychotherapie im engeren Sinn zuzuordnen sind	• 60 supervidierte und dokumentierte Erstuntersuchungen • 10-stündige Teilnahme an Angehörigengruppe unter Supervision • Gutachten Betreuungs-/Sozial-/Zivil-/Strafrecht	100 dokumentierte supervidierte Untersuchungen, davon 20 Untersuchungen im psychosomatischen Konsiliar- und Liaisondienst	930 Std. „freie Spitze": psychotherapiespezifische Ausbildungsbestandteile jenseits der o. g. Bausteine

* Die Angaben in der Tabelle erfolgen ohne Gewähr. Aufgrund länderspezifischer Aspekte können die Ausführungsbestimmungen variieren.

In ▸ Tab. 39.1 sind die in der Weiterbildungsordnung für Psychiatrie und Psychotherapie enthaltenen Bestandteile der Psychotherapie-Ausbildung, die Weiterbildungsbestandteile des Facharztes für Psychosomatische Medizin und Psychotherapie und die Ausbildung zum Psychologischen Psychotherapeuten[1] gegenübergestellt. Zu berücksichtigen ist hierbei, dass in den nächsten 1–2 Jahren die Verabschiedung einer neuen ärztlichen Weiterbildungsordnung geplant ist. Wie ▸ Tab. 39.1 zeigt, sind störungsorientierte Ansätze der Psychotherapie in den Aus- bzw. Weiterbildungsordnungen bisher kaum berücksichtigt. Lediglich in der Weiterbildungsordnung zum Facharzt für Psychiatrie und Psychotherapie („40 abgeschlossene Fälle unter Supervision … einschließlich des störungsspezifischen Anteils") wird auf Störungsorientierung Bezug genommen. Konkrete, die Ordnungen ergänzende Lernzielkataloge existieren nicht. Auch wenn es eine Erschwernis für die Ausbildung darstellt, könnte es sinnvoll sein, Vorgaben bzgl. der Behandlung bestimmter Störungsbilder zu machen, ähnlich wie in der Weiterbildung zum Chirurgen, für die ein bestimmter Operationskatalog vorgeschrieben ist. Dieses Vorgehen würde dem von Grawe formulierten Ausbildungsziel entgegenkommen, nämlich durch die Ausbildung „Störungsexperte" zu werden (Grawe 1998).

39.6 Prüfungen

Die Facharztprüfungen am Ende der Weiterbildung zum Arzt für Psychiatrie und Psychotherapie bzw. zum Arzt für Psychosomatische Medizin und Psychotherapie stellen „Fachgespräche dar", die ohne vorgegebene Struktur ablaufen und daher primär von den Vorlieben der Prüfer abhängen, was bedeutet, dass sie vermutlich eine niedrige Reliabilität und Validität aufweisen. Vorteilhafter mag die Kombination von schriftlicher und praktischer Prüfung sein (Ravitz und Silver 2004). Hindernisse für die Umsetzung dieses Vorschlags bestehen in den erhöhten Kosten, dem höheren Aufwand und der Schwierigkeit, die praktischen Prüfungen realitätsnah zu konzipieren (z. B. mit Schauspielern).

Die Ausbildung zum Psychologischen Psychotherapeuten schließt mit einer staatlichen Prüfung ab, die aus einem mündlichen und einem schriftlichen Teil besteht und bei Bestehen die Approbation ermöglicht. Im Rahmen des bereits oben erwähnten Forschungsgutachtens wurde auch die Abschlussprüfung evaluiert. Dabei zeigen die Ergebnisse, dass die derzeitigen Prüfungsregelungen von den Experten sowie den Prüfern als „befriedigend" eingeschätzt werden und etwa die Hälfte der befragten Prüfer die Aufteilung in einen mündlichen und schriftlichen Teil als sinnvoll erachtet. Ehemalige Teilnehmer und Prüfer kritisieren an der schriftlichen Prüfung, dass sie eher wenig geeignet sei, um psychotherapeutische Kompetenzen zu erfassen. Die mündliche Prüfung wird zwar von den Prüfern mit einem „gut" beurteilt, ehemalige Teilnehmer bewerteten diese jedoch als nur „mittelmäßig" geeignet. Auch hier besteht demnach Verbesserungsbedarf, der sich z. B. in einer Überarbeitung des Gegenstandskatalogs der schriftlichen Prüfung äußern könnte (Amrhein 2014).

39.7 Modulare Psychotherapie

Eine von der Deutschen Gesellschaft für Psychiatrie und Psychotherapie, Psychosomatik und Nervenheilkunde (DGPPN) eingesetzte Expertenkommission schlägt eine Neukonzeptualisierung der Psychotherapie in Form eines modularen Konzepts vor. Es handelt sich dabei um ein schulenübergreifendes Organisationsprinzip, das verschiedene etablierte Interventionen sowie Techniken ordnet und mittels Entscheidungsalgorithmen erlaubt, passende Strategien für eine bestimmte Problematik auszuwählen. Hiermit rückt eine störungs- und funktionsorientierte Vorgehensweise in den Fokus, indem störungsspezifische Besonderheiten berücksichtigt werden und die Auswahl von therapeutischen Interventionen anhand von vorliegenden Beeinträchtigungen/ Dysfunktionen erfolgt.

Diese Form einer modularen Psychotherapie könnte sich vorteilhaft auf die Psychotherapie-Ausbildung auswirken, da die Auszubildenden in strukturierter Form wichtige Techniken und Heurismen an die Hand bekommen und besser in der Lage sein werden, neuere Entwicklungen in ihr Behandlungsrepertoire zu integrieren (Bohus et al. 2012; ▸ Kap. 7).

39.8 Direktausbildung Psychotherapie

Im November 2014 hat eine Zwei-Drittel-Mehrheit beim 25. Deutschen Psychotherapeutentag für die als Direktausbildung bekannte Reform der Psychotherapeuten-Ausbildung gestimmt. Diese versucht, die Ausbildungsstruktur der Psychologischen Psychotherapeuten an andere akademische Heilberufe anzupassen und legt dabei fest, dass das universi-

---

[1] Die Darstellung der Ausbildung im Bereich der Kinder- und Jugendlichenpsychotherapie (Kinder- und Jugendlichenpsychotherapeut, Facharzt für Kinder- und Jugendpsychiatrie und -psychotherapie) ist nicht gesondert aufgeführt.

täre Studium mit der Approbation als Psychotherapeut abschließen soll. Anschließend daran soll in einer Weiterbildung die Fachkunde für ein bestimmtes Therapieverfahren bzw. eine Spezialisierung für eine Altersgruppe (Kinder/Jugendliche bzw. Erwachsene) erworben werden (Lubisch 2015; Tripp et al. 2015).

Befürworter argumentieren, dass Schwächen der bisherigen Ausbildung wie z. B. der derzeit weitgehend ungeklärte rechtliche Status der Psychotherapeuten in Ausbildung durch diese Reform behoben werden können (Lubisch 2015). Dieser Vorschlag stößt jedoch auch auf Kritik. Es wird vor allem befürchtet, dass die Umsetzung der Reform zu Qualitätseinbußen der Psychotherapie-Ausbildung führen könnte. Tripp et al. (2015) formulieren in ihrem Artikel Empfehlungen, wie der hohe Qualitätsanspruch auch in einer Direktausbildung mit anschließender Weiterbildung erhalten bleiben kann. Sie fordern z. B., dass zu erwerbende Kompetenzen genau beschrieben und regelmäßig überprüft werden sollten, die bisherigen Ausbildungsinstitute mit ihrer Expertise in die Weiterbildung einbezogen werden sollten und den Psychotherapeutenkammern die Rolle als Anerkennungs- und Aufsichtsinstanz zukommen sollte. Eine wichtige Voraussetzung sei zudem eine ausreichende finanzielle Ausstattung der Weiterbildungsstrukturen.

39.9 Zusammenfassung und Ausblick

Der Beitrag verfolgte das Ziel, einen kurzen Überblick über den heutigen Stand der Aus-, Fort- und Weiterbildung in Psychotherapie zu geben und zu prüfen, welche Rolle störungsorientierte Konzepte spielen. Der Vielfalt in der Psychotherapie entspricht die Heterogenität der Auffassungen darüber, wie optimale Qualifizierungsmaßnahmen für angehende Psychotherapeuten aussehen sollten, um Therapeuten so auszubilden, dass sie in der Lage sind, für den Einzelfall eine kluge Balance von störungsorientierten und störungsübergreifenden Aspekten, besonders natürlich im Hinblick auf die Beziehungsgestaltung, zu realisieren (vgl. Caspar 2003).

Es bleibt zu hoffen, dass sich neben einer verbesserten Verzahnung von wissenschaftlicher Evidenz und Curriculumgestaltung das Leitbild von Psychotherapie so weiterentwickelt, dass jenseits von schulenspezifischen Rastern oder berufspolitischen Interessen die Patienten mit ihrem individuellen Störungsbild im Vordergrund stehen.

LITERATURAUSWAHL

Amrhein C (2014): Zusammenfassung der Ergebnisse des Forschungsgutachtens. In: Schulz S (Hrsg.). Psychotherapie ist mehr als Wissenschaft. Ist hervorragendes Expertentum durch die Reform gefährdet? München: CIP-Medien, S. 74–87.

Bohus M, Herpertz SC, Falkai P (2012). Modulare Psychotherapie – Rationale und Grundprinzipien. Die Psychiatrie 9(2): 89–97.

Dobernig E, Laireiter A-R (2000). Where do behavior therapists take their troubles? Befunde zur Häufigkeit, Art und Nutzen von Selbsterfahrung und Eigentherapie von Teilnehmern und Absolventen verhaltenstherapeutischer Ausbildung. In: Laireiter A-R (Hrsg.). Selbsterfahrung in Psychotherapie und Verhaltenstherapie – Empirische Befunde. Tübingen: dgvt, S. 417–456.

Gondek D, Edbrooke-Childs J, Fink E, et al. (2016). Feedback from outcome measures and treatment effectiveness, treatment efficiency, and collaborative practice: a systematic review. Adm -Policy Ment Health Jan 7; DOI: 10.1007/s10488-015-0710-5

Laireiter A-R, Botermans JF (2005). Ausbildungsforschung in der Psychotherapie – Entwicklungen und aktueller Stand. In Laireiter A-R, Willutzki U (Hrsg.). Ausbildung in Verhaltenstherapie. Göttingen: Hogrefe, S. 53–101.

Lambert MJ, Ogles BM (1997). The effectiveness of psychotherapy supervision. In: Watkins CE Jr (ed.). Handbook of Psychotherapy Supervision. New York: Wiley, pp. 421–446.

Lotz-Rambaldi W, Schäfer I, ten Doesschate R, Hohagen F (2008). Specialist training in psychiatry in Europe-Results of the UEMS-survey. Eur Psychiatry 23: 157–168.

Nodop S, Thiel K, Strauß B (2010). Supervision in der psychotherapeutischen Ausbildung in Deutschland. Quantitative und qualitative Ergebnisse des Forschungsgutachtens. Psychotherapeut 55: 485–495.

Strauß B (2015). Risiken und Nebenwirkungen von Psychotherapie. Eine Einführung. Psychotherapie im Dialog 4: 16–19.

KAPITEL 40

Harald J. Freyberger

Ethik in der Psychotherapie

Kernaussagen

In der Psychotherapie sind vier zentrale ethische Prinzipien zu differenzieren:
- Der Respekt vor der Autonomie des Patienten schließt die genaue Aufklärung über das psychotherapeutische Vorgehen einschließlich Risiken und Nebenwirkungen ein. Die Ziele sind in einem interaktionellen Prozess zu definieren. Dies berührt auch die psychoedukative Vermittlung von Modellen zur Erklärung und Bewältigung von Symptomen.
- Entsprechend des Prinzips der Schadensvermeidung darf weder der Patient selbst, noch seine soziale Umwelt, noch die Gesellschaft unter negativen Auswirkungen der Psychotherapie leiden. Schwerer Schaden kann durch Grenzüberschreitungen erfolgen, wie sie nicht selten in Form des narzisstischen Benutzens und sexuellen Missbrauchs auftreten und mit schwerwiegenden Folgen für die Patienten einhergehen, insbesondere weil es sich häufig um Reinszenierungen früherer Beziehungserfahrungen der Patienten handelt.
- Das Primat des Handelns zum Wohle des Patienten schließt ein, dass das Behandlungsangebot des Therapeuten sich mit dem Behandlungsanliegen des Patienten deckt und den Lebenskontext einbezieht.
- Das Prinzip der Gerechtigkeit und Fairness spricht die unterschiedlichen Versorgungschancen von Patientengruppen an.

40.1 Einleitung

Psychotherapien sind – unabhängig von der ihnen zugrunde liegenden Ausrichtung – keineswegs nebenwirkungsarme Behandlungsverfahren, sondern auch mit Risiken verknüpft und können scheitern:
- Die Therapeut-Patient-Beziehung ist wie auch in der somatischen Medizin durch ein erhebliches Machtgefälle charakterisiert, das ein entsprechendes Risiko von Abhängigkeit und Missbrauch auf narzisstischer und sexueller Ebene beinhaltet.
- Häufig unausgesprochene projektive Erwartungen des Patienten determinieren den psychotherapeutischen Prozess sehr viel stärker, als wir annehmen, und lassen sich nur sehr eingeschränkt bewusst kontrollieren.
- Durch die besondere Intimität der Therapeut-Patient-Beziehung kommt es häufig zu einer inneren wie äußeren Abhängigkeit des Patienten mit Schadensrisiken für ihn selbst, seine Partner und Angehörigen und ethischen Risiken für den Therapeuten.

Die wesentlichen ethischen Fragestellungen, denen sich ein Psychotherapeut zu stellen hat, beziehen sich damit u. a. auf eine Risikoproblematik, eine ethische Sensibilisierung der Therapeuten sowie auf Kriterien für die Aus-, Fort- und Weiterbildung und fortlaufende Supervision, durch die sich zumindest näherungsweise die besonderen Probleme des psychotherapeutischen Vorgehens wahrnehmen und kontrollieren lassen.

40.2 Allgemeine ethische Prinzipien in der Psychotherapie

Beauchamp und Childress (2001) haben vier zentrale ethische Prinzipien in der medizinisch-psychologischen Praxis beschrieben, die sowohl die ethische Orientierung des therapeutisch Tätigen als auch die Determinanten der Therapeut-Patient-Beziehung berühren:
1. Respekt vor der **Autonomie des Patienten** (Patientenselbstbestimmung; *autonomy*)
2. Prinzip der **Schadensvermeidung** (*non-maleficence*)
3. Primat des **Handelns zum Wohle des Patienten** (Hilfegebot; *beneficence*)
4. Prinzip der **Gerechtigkeit und Fairness**

40.2.1 Autonomie

Das Prinzip der Autonomie schließt den Respekt vor den Intentionen, Zielen und Wünschen des anderen ein, unabhängig davon, wie sie interpretiert werden.

Teil des Selbstbestimmungsrechts des Patienten ist der **Informed Consent**, für den Beauchamp und Childress die in > Tab. 40.1 aufgeführten Aspekte definieren. Danach sind die Patienten vorab über alle wesentlichen Vorgehensweisen und Abläufe, Risiken, mögliche Nebenwirkungen und alternative Behandlungsformen zu informieren. Die **Einwilligungsfähigkeit** ist zu überprüfen, und im Rahmen eines Prozessmodells sind Aufklärung und Einwilligung fortlaufend zu erneuern. Die symptombezogenen oder darüber hinausreichenden Ziele einer Psychotherapie sind wie auch das methodische Vorgehen, die von Patientenseite zu erwartende Mitarbeit und die zeitlichen und ökonomischen Implikationen der Behandlung in einem interaktionellen Prozess gemeinsam zu spezifizieren. Die **Schweigepflicht** des Therapeuten gegenüber Dritten ist zusätzlich aus dem Autonomieprinzip abzuleiten.

Während sich dieses Prinzip im wissenschaftlichen Bereich weitgehend durchgesetzt hat und der *Informed Consent* heute weithin Voraussetzung für die Publikation einer wissenschaftlichen Arbeit darstellt, werden diese Grundsätze in weiten Bereichen der Psychotherapie weder angemessen rezipiert noch praktiziert (Reiter-Theil und Fahr 2005).

Tab. 40.1 Aspekte des Informed Consent (informierte Zustimmung) nach Beauchamp und Childress (2001: 80)

A.	Vorbedingungen
	1. Einwilligungsfähigkeit, Kompetenz zu verstehen und zu entscheiden
	2. Freiwilligkeit der Entscheidung
B.	Information
	1. Offenlegung aller für eine Entscheidung sachlich relevanten Informationen
	2. Empfehlung eines Behandlungsplans oder Vorgehensweise
	3. Überprüfung des Verständnisses des Patienten hinsichtlich 3 und 4
C.	Zustimmung
	1. Entscheidung über die Teilnahme/Nichtteilnahme, Präferenz für eine Vorgehensweise
	2. Autorisierung: Zustimmung zur Teilnahme an einem Versuch, zu einem Behandlungsplan oder zu einer Vorgehensweise

40.2.2 Schadensvermeidung

Das Prinzip der Schadensvermeidung fokussiert, dass weder der Patient noch die Personen seiner Lebensumwelt oder die Allgemeinheit mit den negativen Konsequenzen einer Therapie konfrontiert werden. Hierunter werden zunächst einmal die verschiedenen von Therapeuten ausgehenden Formen des narzisstischen und sexuellen Missbrauchs zusammengefasst, auf die weiter unten noch eingegangen wird (> Kap. 40.4.2). Familienverbände, Angehörige und Partner können in ihrer Beziehungskonfiguration zum Patienten durch eine Psychotherapie beeinflusst und geschädigt werden. Dies ist insbesondere in der Therapie von Kindern und Jugendlichen zu berücksichtigen. Berufliche und weitere soziale Rollen können durch Psychotherapien negativ beeinflusst oder modifiziert werden.

Auf verschiedenen Ebenen können die Interessen Dritter betroffen sein, wie etwa im Bereich von sexuellen Deviationen und fremdschädigendem Verhalten, sodass sich hier die kritische Frage der therapeutischen Abstinenz stellt (> Kap. 40.3.3). Behandlungsfehler anderer Psychotherapeuten stellen hinsichtlich der damit verbundenen Loyalitätsproblematik ein eigenes Problemfeld dar (vgl. auch > Kap. 42).

40.2.3 Handeln zum Wohle des Patienten

Das Prinzip des Handelns zum Wohle des Patienten schließt zunächst eine umfassende Information des Patienten zu den in seinem Fall zur Verfügung stehenden therapeutischen Angeboten ein, wobei der Therapeut seiner Fürsorgepflicht mit der Frage Rechnung zu tragen hat, ob er mit seiner Ausbildung, seinen daraus resultierenden Kompetenzen und seinem spezifischen Angebot passgenau auf das Behandlungsanliegen eingehen kann. Dies beinhaltet auch eine absehbare weltanschauliche, religiöse und persönlichkeitsstrukturelle Inkompatibilität.

Die Rahmenbedingungen der Behandlung sind mit der faktischen Lebensrealität des Patienten abzugleichen und der Auswahl eines veränderungsoptimalen Settings mit effizienter Zielerreichung zugrunde zu legen. Setting und Beziehungsangebot sind vom Therapeuten in Bezug auf die Frequenz der Therapiestunden, die Dauer der Therapie und die implizierte Regressionstiefe so zu gestalten, dass den Bedürfnissen des Patienten nach Entwicklung Rechnung getragen werden kann (Birnbacher und Kottje-Birnbacher 2005). Dies schließt auch eine adäquate differenzielle Indikationsstellung (z. B. Einzel- vs. Gruppenpsychotherapie, Paar-, Familientherapie) ein.

Darüber hinaus hat der Psychotherapeut durch eine angemessene Aus-, Fort- und Weiterbildung Grundvoraussetzungen für die Behandlung zu schaffen und die Verpflichtung, Behandlungsprozesse durch eine hinreichende Supervision begleiten zu lassen.

40.2.4 Gerechtigkeit und Fairness

Das Prinzip der Gerechtigkeit und Fairnessdefiniert sich auf der allgemeinen Ebene an den unterschiedlichen Versorgungschancen verschiedener Regionen, an den vergleichsweise schlechteren Behandlungschancen schwer oder chronisch erkrankter Patienten und an einer unzureichenden Vernetzung stationärer und ambulanter Versorgung (Berger et al. 2005). Auf einer speziellen Ebene stellt sich die Frage der Zumutbarkeit einer Behandlung für den Therapeuten insbesondere dann, wenn die Grenzen seiner psychischen und körperlichen Integrität verletzt werden.

40.3 Psychotherapeutische Behandlungsregeln

In den verschiedenen Psychotherapierichtungen haben sich ethisch relevante zentrale Konzepte entwickelt, aus denen sich unmittelbar oder mittelbar psychotherapeutische Behandlungsregeln ableiten lassen.

40.3.1 Technische Regeln

In der psychodynamischen Psychotherapie wurde der Begriff des Arbeitsbündnisses entwickelt (Broda und Senf 2011), der eine rationale Beziehung zwischen Therapeut und Patient beinhaltet und die Notwendigkeit nach sich zieht, bestimmte technische Regeln als ethisch relevante Grundlage einer Therapie zugrunde zu legen. Hierzu gehören u. a. folgende Merkmale, die auch für andere Therapierichtungen Gültigkeit haben:
- Klärung des formalen Ablaufs (u. a. Setting)
- Diagnostische Abklärung einschl. therapeutischer, verlaufs- und prognoserelevanter Merkmale und Erörterung der Ergebnisse mit dem Patienten (Freyberger und Stieglitz 2006)
- Klärung der Finanzierung einer Therapie einschl. einer Vereinbarung über Ausfallhonorare, wenn Sitzungen seitens des Patienten nicht wahrgenommen werden
- Abschluss einer Behandlungsvereinbarung einschl. Definition der Behandlungsziele, Abfolge der Interventionen und Dauer der Behandlung sowie ggf. der Kriterien für das Ende bzw. den Abbruch der Therapie (sog. therapiewidriges Verhalten)
- Klärung von ggf. parallel erfolgenden Behandlungen (z. B. begleitende Gruppenpsychotherapie bei einem anderen Therapeuten, psychopharmakologische Behandlung durch den mitbehandelnden Hausarzt)
- Prospektive Klärung, wie in auftretenden Krisenzuständen zu verfahren ist (z. B. stationäre Aufnahme im Fall nicht mehr kompensierbarer suizidaler Krisen)

Während in der psychotherapeutischen Ausbildung die Anforderungen an eine begleitende Supervision von Therapien präzise spezifiziert werden, finden sich keine Angaben oder empirisch abgeleitete Empfehlungen für die berufsbegleitende Supervision v. a. schwieriger Behandlungsfälle.

40.3.2 Prinzip der Information und Transparenz

Zentrales Paradigma der kognitiven Verhaltenstherapien ist die Vermittlung eines für den Patienten transparenten rationalen begrifflichen Schemas, das plausible Erklärungen und Bewältigungsstrategien für die zu behandelnden Symptome liefert. Das Prinzip der Information und Transparenz wird hierdurch am weitreichendsten definiert und ist in dieser komplexen Weise von den anderen Therapieschulen in seiner Bedeutung für die psychotherapeutische Beziehung noch nicht ausreichend aufgegriffen worden (Holm-Hadulla 2005).

Durch die zunehmende Bedeutung der Psychoedukation und die Verbreitung von Patientenratgebern und Selbsthilfemanualen (Angenendt und Stieglitz 2012; Barnow et al. 2007) ist schon jetzt vorherzusagen, dass sich der prinzipielle Einsatz derartiger Materialien in Psychotherapien zu einem ethisch relevanten Standard entwickeln wird.

40.3.3 Übertragung und Gegenübertragung, Neutralität und Abstinenz

Eines der zentralen Paradigmen Freuds (1912) bestand in der Konzeptionalisierung von sog. Übertragungs- und Gegenübertragungsprozessen. Nach neuerem psychodynamischem Verständnis reaktualisieren Patienten in therapeutischen Prozessen nicht nur Muster, die aus ihrer Lebensgeschichte stammen und für die Symptombildung relevant sind, sondern auch emotionale und/oder kognitive Selbstaspekte, die auf den Therapeuten übertragen werden. Die unbewussten Reaktionen des Therapeuten hierauf werden als **Gegenübertragung** bezeichnet. Die Fähigkeit von Therapeuten, derartige Vorgänge auch im Rahmen komplexerer Gruppenprozesse wahrzunehmen und kontrollieren zu lernen, wird heute auch von anderen Psychotherapierichtungen weithin anerkannt.

Aus dem Übertragungs-/Gegenübertragungskonzept wurde das Konstrukt der **Neutralität** abgeleitet, das in der Gesprächspsychotherapie nach Rogers (1972) in die zentralen Elemente der therapeutischen Beziehung Wertschätzung, Echtheit und Empathie erweitert wurde. In seiner ursprünglichen Bedeutung meint Neutralität, dass der Psychotherapeut im Hinblick auf religiöse, moralische und soziale Werte, in Bezug auf Übertragungsmanifestationen neutral bleiben, die Behandlung nicht aufgrund irgendeines Ideals lenken und sich jeder Form des Ratschlags enthalten sollte (Laplanche und Pontalis 1972). In seiner ursprünglichen Form lässt sich das klassische psychoanalytische Neutralitätsparadigma nicht aufrechterhalten. Insbesondere im Bereich der Beratung (Großmaß und Püschel 2005), der Notfallpsychotherapie (Freyberger 2002) und der Behandlung strukturell gestörter Patienten (Rudolf 2006) gehören direktive Interventionen wie Ratschläge heute zum Standardrepertoire nicht nur in der Verhaltens-, sondern auch in der psychodynamischen Psychotherapie.

Das **Abstinenzprinzip,** das ebenfalls einen psychoanalytischen Ursprung hat, beinhaltet den Grundsatz, eine Behandlung so zu führen, dass der Patient die geringstmögliche Ersatzbefriedigung für seine Symptome findet. Für den Psychotherapeuten schließt das die Regel ein, dem Patienten die Befriedigung seiner direkten (Beziehungs-)Wünsche zu versagen und damit tatsächlich die Rolle zu übernehmen, die der Patient ihm aufzudrängen wünscht (Laplanche und Pontalis 1972). Je freier der Psychotherapeut danach von eigenem Begehren, je distanzierter er ist, desto reiner könne er die Rolle des Beobachters aufrechterhalten (Cremerius 1956).

40.4 Grenzüberschreitungen in der Psychotherapie

Die oben beschriebenen technischen und inhaltlichen Regeln definieren die Rahmenbedingungen und Grenzen, innerhalb derer psychotherapeutische Prozesse wirksam werden können. Psychotherapeutische Prozesse sind aber nahezu zwangsläufig mit einer latenten oder manifesten Abhängigkeitsentwicklung des Patienten gegenüber dem Therapeuten verknüpft, denen bestimmte ethische Risiken innewohnen (vgl. auch ➤ Kap. 41; Strauß et al. 2015).

40.4.1 Abhängigkeitsentwicklung und narzisstischer Missbrauch

Nach Dreyfus und Haug (1992) werden unter dem Begriff des „narzisstischen Missbrauchs in der Psychotherapie" alle Interaktionen und Beziehungskonflikte zwischen Therapeut und Patient zusammengefasst, die primär dem Wunsch des Therapeuten nach narzisstischer Gratifikation dienen und die Selbstentwicklung des Patienten verhindern oder erschweren. Dreyfus und Haug verwenden in diesem Zusammenhang das Konzept der **narzisstisch-kollusiven Beziehung** und führen mit dem Terminus der Kollusion als entscheidendem Pathomechanismus die Überschreitung definierter Grenzen ein, wie etwa bei einem Übermaß an interpersoneller (nichtsexueller) Intimität, einer grenzenlosen Empathie oder eines grenzenlosen gegenseitigen Verstehens sowie unendlich andauernder Psychotherapien. Die Aufgabe der entsprechenden Grenzen zwischen Therapeut und Patient ist dabei notwendigerweise mit einer narzisstischen Allmacht aufseiten des Therapeuten und einer Selbstaufgabe aufseiten des Patienten assoziiert.

Das Szenario der narzisstischen Kollusion kann aber auch zu einer therapeutisch inadäquaten Distanzierung des Therapeuten von seinem Patienten führen, etwa wenn dieser narzisstische Wünsche nicht mehr hinreichend erfüllt. Gleichzeitig kann der Therapeut seine eigene Wirksamkeit und Reichweite deutlich überschätzen und dem Patienten eine z. B. auf der Grundlage der Schwere seiner Symptomatik indizierte psychopharmakologische Behandlung vorenthalten, was juristische Implikationen und Schadenersatzprozesse nach sich ziehen kann (vgl. z. B. Thiel et al. 1998). Die Überbewertung des eigenen Behandlungsverfahrens ist zumeist mit der nicht hinreichenden Kenntnis und projektiven Abwertung alternativer Behandlungsverfahren – zum Schaden des betroffenen Patienten – verknüpft.

Eine Sonderform des narzisstischen Missbrauchs kann der **ökonomische Missbrauch** durch Psychotherapeuten darstellen. Reimer und Rüger (2006) weisen darauf hin, dass sich mit diesem Themenbereich bisher nur sehr wenige Autoren beschäftigt haben, und stellen das Konzept von Dührssen (1962) heraus, das zwischen bewussten Formen des Betrugs und der Korruption und einer „oral-ausbeuterischen Gegenübertragung" differenziert. Sie beschreibt damit eine nur partiell bewusste neurotische Fehlhaltung des Therapeuten, gut laufende oder positiv besetzte Therapien artifiziell zu verlängern und so die Abhängigkeitsthematik, die jeder psychotherapeutischen Situation innewohnt, zu perpetuieren. In diesem Bereich sind Phänomene zu diskutieren, die mit einer inadäquaten – auch ökonomisch motivierten – Größenvorstellung von Therapeuten verbunden sind, wenn etwa während der Ausbildung in Selbsterfahrungsgruppen die Therapiekosten vorab zu zahlen sind, wenn Therapeuten ihre Patienten verpflichten, die jeweiligen Urlaubszeiten anzupassen oder wenn eine nicht mehr von den Krankenkassen bezahlte Behandlung privat weiter zu finanzieren ist.

40.4.2 Sexueller Missbrauch in der Psychotherapie

Sexueller Missbrauch hat in der Psychotherapieentwicklung eine weit zurückreichende Vorgeschichte. Bereits in der frühen Entwicklungsphase der Psychoanalyse kam es zwischen Carl Gustav Jung und seiner Patientin Sabina Spielrein zu einer langen Episode komplexen Machtmissbrauchs (Caretenuto 1986; Cremerius 1987). Otto Rank und Rene Allendy (Gründer der französischen psychoanalytischen Gesellschaft) missbrauchten die in ihrer Kindheit sexuell missbrauchte Patientin Anais Nin während aufeinanderfolgender psychoanalytischer Behandlungen (Krutzenbichler 2005). Ernest Jones wird sexueller Belästigung gegenüber Kindern bezichtigt und missbrauchte offensichtlich Analysandinnen (Krutzenbichler und Essers 2002). Für Sandor Ferenczi sind ebenfalls mehrere Episoden sexuellen Missbrauchs gegenüber Patientinnen verbürgt (Krutzenbichler 2005).

Wie Krutzenbichler (2005) zu Recht bemerkt, wird erst ab der zweiten Hälfte der 1970er-Jahre durch einen gesamtgesellschaftlichen Prozess die Erkenntnis über sexuelle Missbrauchsdelikte generell evident und damit die Kritik an der Psychoanalyse bzw. der psychodynamischen Psychotherapie und ihrem Umgang mit diesem Thema lauter. Erst seit der zweiten Hälfte der 1980er-Jahre findet sich eine verschärfte Auseinandersetzung, welche die ursprüngliche Ambivalenz Freuds zum Thema realer Missbrauch und Fantasie zu integrieren und zu Veränderungen der Therapietechnik in der Behandlung von Opfern sexuellen Missbrauchs weiterzuentwickeln versucht. Diese Auseinandersetzung wird mittlerweile in allen Therapieschulen geführt (Linden und Strauß 2012).

Nachdem in den USA bereits über etwa 20 Jahre empirische Untersuchungen zu sexuellem Missbrauch in der Psychotherapie und Psychiatrie unternommen wurden, erfolgte in Deutschland eine erste umfassende empirische Auseinandersetzung mit diesem Thema erst Anfang der 1990er-Jahre (Becker-Fischer und Fischer 1995). Nach Auffassung von Fischer und Becker-Fischer (2000) muss dabei von einer jährlichen Inzidenz von wenigstens 300 neuen Fällen im krankenfinanzierten ambulanten Bereich und von zusätzlich 300 Fällen bei den nicht von den Krankenkassen getragenen Therapieformen ausgegangen werden. Valide Schätzungen für den im engeren Sinne psychiatrischen Bereich und das sozialpsychiatrische Versorgungssystem psychisch und geistig behinderter Menschen liegen derzeit nicht vor.

Nach übereinstimmenden Angaben verschiedener Autorengruppen sind die Täter zu mindestens 90 % männlich und die Betroffenen zu wenigstens 90 % weiblich, wobei Tätercharakteristika das gesamte Spektrum von sexuellem Missbrauch auf neurotischer Konfliktverarbeitungsebene bis hin zu ausgeprägt dissozial und narzisstisch gestörten Therapeuten umfassen. Bis zu 10 % der in empirischen Studien untersuchten Therapeuten sollen als Täter in Erscheinung treten, wobei etwa 50 % als Wiederholungstäter imponieren. Sexueller Missbrauch in der Psychotherapie ist als ein zumeist schleichender Prozess zu verstehen, dem eine längere Phase narzisstischen Missbrauchs durch den Therapeuten vorausgeht und in dem es zu einem schrittweisen Rollentausch zwischen den Beteiligten kommt. Oft werden initial durch den Therapeuten eigene individuelle Konflikte nicht in ihrer Relevanz für den therapeutischen Prozess hinreichend reflektiert und das Abstinenzparadigma dadurch aufgegeben, dass der Therapeut zunehmend über eigene Probleme und Schwierigkeiten berichtet.

Die besondere Dramatik in den Folgen für die betroffenen Patientinnen wird heute im Wesentlichen auch darin gesehen, dass es sich bei den Übergriffen überzufällig häufig um Reinszenierungen früherer sexueller und/oder gewalttätiger Übergriffe handelt, die auch das latente Bedrohungsszenario mit Einschüchterungen und Verschiebung von Verantwortlichkeit und Schuld einschließt (Gebot der Geheimhaltung), das die Ersttäter im nichtpsychotherapeutischen Feld charakterisiert. Durch die interpersonelle Bindung innerhalb einer Psychotherapie können insbesondere bei in ihrer Biografie besonders vernachlässigten Patientinnen Wünsche nach Anerkennung und Nähe wachgerufen werden, die – nicht nur bei einer Vorgeschichte sexuellen Missbrauchs – auch eine sexuelle Konnotation haben können.

In **§ 174c StGB** hat der Gesetzgeber für den Bereich des sexuellen Missbrauchs unter Ausnutzung eines Beratungs-, Behandlungs- oder Betreuungsverhältnisses auch für den psychotherapeutischen Bereich explizit Stellung bezogen, indem er sinngemäß schreibt: Wer sexuelle Handlungen an einer Person, die ihm wegen einer geistigen oder seelischen Krankheit oder Behinderung einschließlich einer Suchtkrankheit zur Beratung, Behandlung oder Betreuung anvertraut ist, unter Missbrauch der so definierten Beziehung vornimmt oder an sich vornehmen lässt, wird mit Freiheitsstrafe oder mit Geldstrafe bestraft. Der Versuch ist strafbar.

Die hieraus abzuleitenden ethischen Implikationen und Handlungsanweisungen für den Verlauf von Psychotherapien lassen sich klar umreißen. Kommt es in psychotherapeutischen Prozessen zu einer für den Therapeuten nicht mehr im Rahmen der Übertragungs-/Gegenübertragungskonstellation interpretier- und/oder kontrollierbaren erotischen und/oder sexualisierenden Verstrickung, so ist die Therapie vor einer sexuellen Handlung indirekter oder direkter Art zu unterbrechen und der Prozess zum Gegenstand einer umfassenden Supervision zu machen, in der die zugrunde liegende Problematik des Therapeuten und seiner Patientin bearbeitet wird. Erst nach abgeschlossener Bearbeitung mit einem Supervisor kann die Therapie u. U. fortgesetzt werden, wobei eine ggf. indizierte zwischenzeitliche Weiterbehandlung der Patienten zu gewährleisten ist. Ist es bereits zu einem sexuellen Übergriff gekommen, liegt ein Straftatbestand vor, der nur dann von Gerichten im Sinne „mildernder Umstände" bewertet werden kann, wenn eine unverzügliche Selbstanzeige des Täters sowohl gegenüber der Strafbehörden als auch gegenüber der Ärzte- bzw. Psychologenkammer erfolgt und sich eine differenzielle Supervision oder Therapie des Täters anschließt.

Die **psychischen Folgeschäden** durch sexuellen Missbrauch in der Psychotherapie sind für die Betroffenen beträchtlich, sodass auf empirischer Grundlage bereits ein professionelles Missbrauchstrauma konzeptionalisiert und Hinweise für die Durchführung von Folgetherapien erarbeitet wurden (Fischer und Becker-Fischer 2000). Sexueller Missbrauch in der Psychotherapie ist dabei als ein destruktiver Angriff auf die Grenzen der Betroffenen aufzufassen und ähnelt dabei den Charakteristika kindlich-inzestuöser Missbrauchssituationen. Die Konsequenzen für die Liebes- und Beziehungsfähigkeit der Betroffenen, aber auch für ihr Verhältnis dem eigenen Körper und dem Selbstkonzept gegenüber sind als beträchtlich aufzufassen. Bei etwa 25 % der Betroffenen wird eine initiale „Hochphase" beschrieben, die offensichtlich mit einer zu diesem Zeitpunkt stattfindenden

Idealisierung des Therapeuten und der Beziehung zusammenhängt. Bei deutlich mehr als 70 % der Betroffenen stellen sich danach u. a. Angst, Scham und Schuld, Verlust der Selbstachtung, interpersonelles Misstrauen, suizidales Verhalten, sexuelle Funktionsstörungen oder Symptome einer PTSD ein.

Folgetherapien stellen an den Folgetherapeuten erhebliche Anforderungen. Ein latenter bis manifester Loyalitätskonflikt („Kollege") mit Infragestellung der psychotherapeutischen Identität kann sich einstellen, der durch die Frage der Glaubwürdigkeit der Patientin und durch eine möglicherweise einzuleitende oder bereits stattfindende strafrechtliche Verfolgung des Täters verschärft werden kann. Zu fragen ist hier:
- Kann ich als Therapeut in klarer Weise zum Geschehen Stellung nehmen?
- Wo liegen Schuld und Verantwortlichkeit?
- Kann ich meine neutrale Abstinenz überhaupt aufrechterhalten?
- Wie verhalte ich mich angesichts möglicherweise in der Therapie auftauchender erotischer Übertragungs-/ Gegenübertragungsprozesse?

Fischer und Becker-Fischer (2000) haben für Folgetherapien umfassende Hinweise und Regeln ausgearbeitet, die die im Vordergrund stehende Differenzierung zwischen alter und neuer Therapieerfahrung betonen und eine fortlaufende deklarative Feststellung der Regeln beinhalten, die in der zurückliegenden Therapie gebrochen wurden. Sie empfehlen, ggf. eine „dritte Instanz" in die Therapie einzuführen, indem etwa in regelmäßigen Abständen ein Kontrolltherapeut oder ein Angehöriger hinzugezogen wird oder eine kombinierte Behandlung mit parallel erfolgender Einzel- und Gruppenpsychotherapie erfolgt. Für den psychotherapeutischen Prozess legen sie ein Phasenmodell zugrunde und empfehlen in Phase I der Behandlung, in erster Linie auf die Erfahrungen der Ersttherapie zu fokussieren und dabei Regeln und Verantwortlichkeiten deklarativ zu erläutern. Für Phase II empfehlen sie, das Trauma der Ersttherapie zu bearbeiten und erst dann die primär relevante psychische Störung ins Blickfeld zu nehmen.

40.5 Schlussfolgerungen

Der Anspruch der verschiedenen Psychotherapieschulen, mit mehr oder weniger spezifischen Strategien Veränderungsprozesse bei den behandelten Patienten zu erreichen, steht in deutlichem Gegensatz zu ihrer sehr eingeschränkten Beschäftigung mit Nebenwirkungen und ethischen Risiken der zugrunde liegenden Verfahren. Nicht nur in Deutschland, sondern auch in vielen anderen europäischen Staaten stellt Ethik in der Psychotherapie keinen oder nur einen vernachlässigten Gegenstand der Aus-, Fort- und Weiterbildung in der Psychotherapie dar. Nach Abschluss der zumeist kostenträchtigen Ausbildungen stehen zahlreiche Psychotherapeuten den besonderen beruflichen Belastungen und z. T. problematischen Patienten in der Einzelpraxis isoliert gegenüber, ohne dass Intervision oder Supervision zu einem berufsbegleitenden Standard geworden sind.

Aber bereits während der Ausbildung werden zentrale Herausforderungen psychotherapeutischer Praxis, wie etwa der Umgang mit der sexuellen Attraktivität von Patienten und den verbundenen sexuellen Gegenübertragungsgefühlen systematisch vernachlässigt, sodass der kollektive Umgang mit dieser Thematik eher tabuisiert erscheint. So verwundert es bei den vielfältigen Belastungen des Berufs nicht, dass Psychotherapeuten, wie oben diskutiert wurde, eine hohe Tendenz zum narzisstischen oder sexuellen Missbrauch ihrer Patienten aufweisen. Sie zeigen zudem in bestimmten Bereichen eine erschreckend niedrige Lebensqualität sowie erhöhte Suchterkrankungs- und Suizidraten (Bronisch 2006; Schmidbauer 2006). Reimer (2006) weist in diesem Kontext völlig zu Recht darauf hin, dass Psychotherapeuten in umfassender Weise allen Qualitäten seelischen Leidens ihrer Patienten ausgesetzt sind, diese wahrnehmen, annehmen, aushalten und mit Geduld einer Bearbeitung zuführen müssen. Sie sind nicht nur durch persönlichkeitsgestörte Patienten mit einer Bedrohung ihrer eigenen Integrität und Grenzen konfrontiert, sondern müssen sich ständig damit auseinandersetzen, ein stabiles Arbeitsbündnis auch gegen innere und äußere Widerstände aufrechtzuerhalten. Es kommt zu einer fortlaufenden Konfrontation mit eigenen Erinnerungen und unangenehmen biografischen Aspekten, die durch die Auseinandersetzung mit der Biografie der Patienten aktualisiert werden. Reimer geht davon aus, dass sich Therapeuten zu wenig bewusst machen, was sie täglich an negativen Affekten und Inhalten aufnehmen, die sie auch psychisch zu verarbeiten haben.

Insofern betrifft die Ethik in der Psychotherapie nicht nur die technischen, strategischen, moralischen und gesellschaftlichen Voraussetzungen und Risiken, sondern auch den lange vernachlässigten Bereich der Selbstfürsorge und Psychohygiene der Psychotherapeuten selbst (Reddemann 2006).

LITERATURAUSWAHL
Beauchamp TL, Childress JF (2001). Principles of Biomedical Ethics. 5th ed. Oxford: Oxford University Press.
Becker-Fischer M, Fischer G (1995). Sexuelle Übergriffe in Psychotherapie und Psychiatrie. Forschungsbericht für das Bundesministerium für Familie, Senioren, Frauen und Gesundheit. Bonn, Stuttgart: Kohlhammer.
Birnbacher D, Kottje-Birnbacher L (2011). Ethik in der Psychotherapie und der Psychotherapieausbildung. In: Senf W, Broda M (Hrsg.). Praxis der Psychotherapie. Ein integratives Lehrbuch. 4. A. Stuttgart: Thieme, S. 761–770.
Cremerius J (1956). Die psychoanalytische Abstinenzregel. Vom regelhaften zum operationalen Gebrauch. Psyche 38: 769–800.

Dreyfus R, Haug H (1992). Zum narzisstischen Missbrauch in der Psychotherapie. In: Hoffmann-Axthelm D (Hrsg.). Verführung in Kindheit und Psychotherapie. Oldenburg Transform, S. 90–108.

Fischer G, Becker-Fischer M (2000). Folgetherapie nach sexuellem Missbrauch in Psychotherapie und Psychiatrie. In: Egle UT, Hoffmann SO, Joraschky P (Hrsg.). Sexueller Missbrauch, Misshandlung, Vernachlässigung. Erkennung und Therapie psychischer und psychosomatischer Folgen früher Traumatisierungen. 2. A. Stuttgart: Schattauer, S. 470–483.

Freyberger HJ, Stieglitz RD (2006). Leitlinien zur Diagnostik in der Psychiatrie und Psychotherapie. Z Psychiatr Psychol Psychother 54: 23–34.

Helmchen H (2002). Ethik in der Psychiatrie. In: Freyberger HJ, Schneider W, Stieglitz RD (Hrsg). Kompendium Psychiatrie, Psychotherapie, Psychosomatische Medizin. 11. A. Basel: Karger, S. 433–439.

Reimer C, Rüger U (2006). Ethische Aspekte der Psychotherapie. In: Reimer C, Rüger U (Hrsg.).Psychodynamische Psychotherapien. Lehrbuch der tiefenpsychologisch fundierten Psychotherapieverfahren. 3. A. Berlin, Heidelberg: Springer, S. 391–412.

Reiter-Theil S, Fahr U (2005). Ethik in der Klinischen Psychologie. In: Perrez M, Baumann U (Hrsg.). Lehrbuch Klinische Psychologie – Psychotherapie. 3. A. Bern: Huber, S. 89–105.

Strauß B, Kaczmarek S, Freyberger HJ (2015). Folgen von narzißtischem und sexuellem Missbrauch in der Psychotherapie. In: Seidler GH, Freyberger HJ, Maercker A (Hrsg.). Handbuch der Psychotraumatologie. 2. A. Stuttgart: Klett-Cotta, S. 391–403.

KAPITEL 41

Franz Caspar und Horst Kächele

Fehlentwicklungen und Nebenwirkungen in der Psychotherapie

Kernaussagen

- Fehlentwicklungen und negative Nebenwirkungen gehören ebenso zu Psychotherapie wie Behandlungserfolge, und sie sind nicht selten. Dies anzuerkennen kann den Weg ebnen für die Wahrnehmung, den offenen Umgang damit und eine zielstrebige Reduktion. Faktoren, die zu Fehlentwicklungen beitragen, können in der Technik, den Merkmalen des Therapeuten oder Patienten oder der Umgebung bestehen. Typischerweise wirkt nicht ein Faktor allein.
- Bereits die Nichtaufnahme einer eigentlich ausreichend erfolgversprechenden Therapie ist eine Fehlentwicklung. In laufenden Therapien können klare Fehler auftreten, oder die Herausforderung kann zu groß oder zu klein sein. Alter und kulturelle Passung sind Beispiele für besondere Probleme.
- Ein suboptimales Vorgehen zu objektivieren ist schwierig. Psychotherapie ist ein komplexes Geschehen, bei dem selbst eine Verschlechterung in bestimmten Merkmalen kein Hinweis auf eine Fehlentwicklung sein muss. Es lassen sich aber mehrere Ursachen für suboptimales Vorgehen ausmachen. Dazu gehören die ungenügende Information von Therapeuten über Wirksamkeit und alternative Vorgehensmöglichkeiten, das Fehlen eines guten Fallverständnisses, ohne das eine Optimierung des Vorgehens schwer denkbar ist, die Aktivierung ungünstiger persönlicher Muster bei Psychotherapeuten, von denen Missbrauch der manifesteste ist. Sowohl für individuelle Therapeuten als auch Ausbildungsinstitute lassen sich einige Regeln formulieren, die helfen können, die Wahrscheinlichkeit von Fehlentwicklungen zu reduzieren.

41.1 Einleitung

Wer Psychotherapie grundsätzlich positiv gegenübersteht, mag bisweilen – zumindest auf einzelne Menschen bezogen – denken: „Dem täte eine Psychotherapie gut!" Lange schon haben Kiesler (1966) und Paul (1967) aber die *„uniformity myths"* in der Psychotherapie infrage gestellt und gezeigt, dass die Annahme, Psychotherapie verlaufe im Wesentlichen problemlos und helfe den Patienten, ein falscher Mythos ist: Therapie hilft manchmal nicht nur nicht, sie kann auch schaden. Das Phänomen der Varianzerweiterung ist schon lange bekannt (Bergin 1963): Bei wirksamen Behandlungen gibt es praktisch immer Patienten, denen sie nützen, und andere, denen sie nichts nützen oder denen sie sogar schaden. Varianzerweiterung weist auf Nicht- oder Fehlentwicklungen bei einem Teil der Patienten hin. Die Anwendung einer vorhersehbar oder erkennbar wirkungslosen oder schädlichen Vorgehensweise ist generell eine Fehlentwicklung. Daneben zeigen sich spezifischere Fehlentwicklungen, die es hier aufzuzeigen und zu diskutieren gilt. Wenn nicht anders erwähnt, werden Nebenwirkungen hier subsumiert. Der Begriff Fehlentwicklungen, der hier als relativ allgemeiner, neutraler Begriff in den Vordergrund gestellt wird, überschneidet sich außer mit dem Begriff Nebenwirkungen auch mit Misserfolg, unerwünschten Ereignissen, toxischen Prozessen, Therapieschäden, Therapieabbrüchen, Behandlungsfehlern, Risiken, Missbrauch u. v. m. Es kann hier nicht auf all diese Begriffe detailliert eingegangen werden.

Eine Schwierigkeit beim Erkennen von Fehlentwicklungen in der Psychotherapie ist, dass Wirkungen oft nicht sofort erfolgen und je nach Therapieansatz auch nicht allzu schnell erwartet werden. Nicht nur bei Therapien, die sich schließlich als erfolglos erweisen, sondern auch bei sehr erfolgreichen muss die Verbesserung nicht kontinuierlich erfolgen: Lange Phasen der Stagnation oder gar vorübergehende Verschlechterungen fordern das individuelle Fallverständnis des Therapeuten bei deren Beurteilung heraus. Zudem gibt es Patienten, bei denen die Art der Störung oder andere Umstände nahelegen, mit der *Verhinderung von Verschlechterungen* zufrieden zu sein, wobei man sich dann oft auch an der Grenze dessen bewegt, was als Psychotherapie zu bezeichnen ist.

Mit wie vielen Misserfolgen ist im Durchschnitt zu rechnen? Die alte Metaanalyse von Smith et al. (1980) zeigt eine Verschlechterung bei rund 12 % der Patienten. Mohr (1995) zählt in einem Überblick über viele Studien bei 5–10 % der Patienten Verschlechterungen, bei 15–25 % keine messbare Verbesserung (auch Barlow 2010; Lambert und Ogles 2010). Eine neue größere Patientenbefragung in Großbritannien zeigt auch rund 5 % dauerhafte negative Effekte (Crawford et al. 2016).

Gibt es Therapeuten, die konsistent Fehlentwicklungen provozieren, und andere, die sie erfolgreich vermeiden? Auch dazu gibt es kaum Forschung. Okiishi et al. (2003) haben bei ca. 2 000 Patienten an einer Studentenberatung für Therapeuten, die mit mindestens je 15 Patienten in der Studie beteiligt (aber relativ unerfahren) waren, festgestellt, dass die erfolgreichsten Therapeuten zehnmal größere Effekte hatten als die am wenigsten erfolgreichen (bei denen Patienten sich verschlechterten!). Die Wirkung war relativ konsistent über alle Patienten und *nicht* von Art und Umfang der Ausbildung, Orientierung und Geschlecht abhängig: Also müssen andere Variablen verantwortlich sein. Hier ist weitere Forschung dringend nötig!

Psychotherapien verlaufen nicht immer problemlos, und Therapeuten sind mindestens teilweise ganz klar dafür verantwortlich, was nicht erst seit dem Aufkommen des Internets einer breiteren Öffentlichkeit bekannt ist. Das Internet hat solche Informationen aber besonders leicht zugänglich gemacht. Typischerweise sind viele Berichte nicht juristisch zu verwerten, weil Aussage gegen Aussage steht. Zwei Fundstücke aus der Bandbreite möglicher Beispiele sind > Box 41.1 zu entnehmen.

BOX 41.1
Beispiele für Fehlinformation durch Therapeuten
- Ein Klient bricht nach 10 Jahren seine Behandlung ab, da diese keine Besserung gebracht hat und er nun nicht mehr an die Möglichkeit einer Besserung glaubt. Nun teilt ihm die Therapeutin mit, dass ihrer Ansicht nach eine Behandlung ohnehin sinnlos sei, wenn sie nicht nach spätestens 3 Jahren zu einer Besserung führt. Sie hat ihn also 7 Jahre lang behandelt, ohne selbst einen Erfolg für möglich zu halten.
- Ein psychisch Kranker sucht einen Therapieplatz. Am Ende eines Erstgesprächs will er eine Behandlung beginnen. Der Therapeut lehnt aber mit der Begründung ab, dass er keine Raucher behandelt. Im Voraus hatte er dies nicht erwähnt.

Es gibt Fehlentwicklungen, die vom Berufsstand übereinstimmend als solche identifiziert würden, solche, die je nach Therapierichtung unterschiedlich beurteilt werden, und solche, bei denen der beste Therapeut auch mit einer detaillierten individuellen Fallkonzeption und selbst in intensiver Beratung mit Fachkollegen nicht beurteilen kann, ob es sich um eine Fehlentwicklung handelt. Selbst erkannt oder vorausgesehen können Fehlentwicklungen auch nicht immer abgewendet werden.

Mehrere Aspekte von Fehlentwicklungen in der Psychotherapie wurden bereits in > Kap. 40 behandelt. Obwohl auch so eine gewisse Überschneidung nicht zu vermeiden ist, konzentrieren wir uns auf die Aspekte, die dort nicht oder weniger behandelt sind. Alle dort genannten und ausgeführten Prinzipien wie Respekt vor der Autonomie des Patienten, Schadensvermeidung, Handeln zum Wohle des Patienten und das Prinzip der Gerechtigkeit und Fairness können durch Fehlentwicklungen betroffen sein. Die Gründe für das Scheitern von Therapien können unterteilt werden, z. B. nach:
- Psychotherapeutischer Technik
- Persönlichen Merkmalen des Psychotherapeuten
- Störung und anderen Merkmalen des Patienten
- Beziehungen und anderen Aspekten der Umgebung

Es ist allerdings selten, dass nur *eine* Ursache im Vordergrund steht; oft geht es um eine *Konstellation* von Aspekten, z. B. ein Nicht-Passen der psychotherapeutischen Technik zur Störung oder zu interpersonalen Merkmalen des Patienten. Wenn Albani et al. (2010) in einer repräsentativen Untersuchung fanden, dass 10 % der nach einer Therapie befragten Patienten sagten, sie hätten die Therapie wegen Zweifeln an der Kompetenz des Therapeuten abgebrochen, ist das zunächst eine ernst zu nehmende Zahl, und es ist wichtig, die Sicht von Patienten direkt zu erkunden. In einem zweiten Schritt muss man sich aber klarmachen, dass das sowohl aus anderen Gründen überkritische Patienten einschließen kann als auch möglicherweise Patienten nicht einschließt, die Grund zu einem Abbruch wegen mangelnder Therapeutenkompetenz gehabt hätten, aber den Fehler z. B. eher bei sich selber suchen.

In den folgenden Abschnitten soll eine therapieorientierungsübergreifende Reihe von typischen Fehlentwicklungen aufgezeigt und diskutiert werden. Dass ein wichtiger Faktor für das erfolgreiche Vermeiden von Fehlentwicklungen die Güte des Fallverständnisses ist, versteht sich fast von selbst (Castonguay et al. 2010).

Das Thema „Misserfolg" war lange ein Stiefkind der fachlichen Diskussion. Misserfolg wird dabei auch unterschiedlich definiert: als Abwesenheit von Fortschritt (z. B. Schulz 1985) oder als darüber hinaus gehende dauerhafte Schädigung des Patienten (z. B. Fischer-Klepsch et al. 2000).

Da in eine nicht erfolgreiche Therapie ja auch Ressourcen einschließlich Lebenszeit investiert werden und sie im Allgemeinen auch einer anderen Therapie, die vielleicht erfolgreicher hätte sein können, im Wege steht, entsteht bei Nicht-Erfolg (wie immer definiert) ohnehin auch eine negative Nebenwirkung, ein Schaden. Das Ausbleiben einer eigentlich möglichen Entwicklung ist auch eine Fehlentwicklung. Insofern stehen, genau besehen, die Definitionen gar nicht so weit auseinander.

Misserfolge und Nebenwirkungen werden nun in Artikeln und Buchveröffentlichungen immer mehr thematisiert (Linden 2011; Linden und Strauss 2012; Lutz 2002; Märtens und Petzold 2002; Margraf und Schneider 2002), und das ist gut so. Wir bevorzugen den Zugang zu diesem Themenkomplex über das Thema der Fehlentwicklungen: Es weist von Anfang an stärker auf den Prozessaspekt hin, auf das rechtzeitige Erkennen und Korrigieren statt des Feststellens, wenn es zu spät ist – auch wenn eine Beschäftigung mit Misserfolg sich natürlich nicht darauf beschränken muss. Weiter sei darauf hingewiesen, dass auch **Therapeuten** als Person und Professionelle nicht nur zu einer Fehlentwicklung beitragen, sondern sich auch selber fehl- oder nicht weiter entwickeln können (s. dazu auch ➤ Kap. 5). Auch dies kann die Grundlage der Fehlentwicklung in einzelnen Therapien sein, auf die sich dieser Beitrag im Übrigen konzentriert.

Bei Fehlentwicklung als Ausbleiben einer positiven Entwicklung ist jede Variable relevant, die mit Therapieerfolg assoziiert ist: vom Abstimmen der Ziele und Aufgaben in der Psychotherapie über diverse Patienten- und Therapeutenvariablen und Genderfragen bis hin zu frühen Indikatoren von Therapieerfolg und -misserfolg im Prozess (➤ Kap. 5). Insofern könnte das ganze vorliegende Buch auch aus der Perspektive des Vermeidens von Fehlentwicklungen ein zweites Mal geschrieben werden. Eine solche Auffassung ist natürlich unpraktikabel breit. Andererseits wäre uns eine Diskussion unter Beschränkung auf die *eklatantesten* Fehlentwicklungen aber zu eng.

Mit Forschung zusammenhängende Fehlentwicklungen werden in dieser Auflage des Buches in ➤ Kap. 44 behandelt.

Dass man sich in der Domäne der Psychotherapie nach langen Jahren der Vernachlässigung – obwohl seit 1966 systematisch evaluiert (Castonguay et al. 2010) – vermehrt mit Misserfolgen, Fehlentwicklungen und Nebenwirkungen beschäftigt, kann als Reifezeichen verstanden werden (Reinecker 2005). Dahinter stecken neben der Reifung sicherlich weitere Faktoren, u. a. die generelle Zunahme der gesellschaftlichen Beschäftigung mit Grenzen der Machbarkeit, aber auch die vermehrte Beschäftigung mit schwierigen Patientengruppen in der Psychotherapie.

41.2 Nebenwirkungen

Bei Nebenwirkungen (NW) – üblicherweise sind negative gemeint – ist zu unterscheiden zwischen nicht oder schwer vermeidbaren NW und solchen, die das Ergebnis von systematischen Fehlentwicklungen sind und deshalb in den Abschnitten zu diesen immer wieder auftauchen. Zu den unvermeidbaren NW gehören z. B. die Beanspruchung individueller finanzieller (in fast allen Ländern außer D) und zeitlicher Ressourcen, vorübergehende emotionale Belastung und Strapazen in Beziehungen, wenn ein Patient sich zu ändern sucht.

> **MERKE**
> Grundsätzlich kann von NW nur gesprochen werden, wenn ein kausaler Zusammenhang mit psychotherapeutischen Maßnahmen zumindest sehr plausibel ist.

Die Komplexität psychotherapeutischer Prozesse macht es schwer, solche kausalen Zusammenhänge mit unerwünschten Ereignissen hinreichend eindeutig zu belegen. Ein gutes Beispiel ist die Frage, ob es gut oder schlecht ist, wenn Therapeuten etwas von sich erzählen *(self-disclosure)*. Je nach Umständen und je nachdem, ob ein Therapeut eine solche Intervention auf das Interesse des Patienten (vs. seine eigenen) zuschneidet, kann sie hoch wirksam, unwirksam, aber als negative NW zeitliche Ressourcen verbrauchend oder schädlich sein (Hill et al. 1989).

Linden (2011) stellt einen Ratingbogen für unerwünschte Ereignisse vor, in dem auch die Wahrscheinlichkeit eines Bezugs zur Therapie eingeschätzt wird, und zählt als negative NW auf: NW als Folge diagnostischer Probleme, von theoretischen Vorannahmen, im Kontext einer Behandlungsstrategie, falschen technischen Vorgehens, von Sensitivierungsprozessen (z. B. schlechte Stimmung durch Beschäftigung mit Problemen), von Enthemmungsphänomenen (z. B. Gewalt als Folge von Problemen mit emotionaler Verarbeitung), und im Kontext der therapeutischen Beziehung. Was hier unter Nebenwirkungen auftaucht, wird in diesem Beitrag überwiegend unter Fehlentwicklungen behandelt.

Forschung zu NW wird durch verschiedene Faktoren behindert. Ein wichtiger ist, dass in der Psychotherapie immer der Therapeut der Handelnde ist, ohne dass, wie in der Psychopharmakotherapie, bei Misserfolg einem Produkt die Schuld gegeben werden kann (Linden 2011).

Was können wir tun, um negative NW zu vermeiden? Castonguay et al. (2010) fordern, entsprechende Kurse bereits ganz am Anfang von Psychotherapieausbildungen einzubauen.

> **MERKE**
> Wichtig ist die Unterscheidung zwischen Therapeutenverhalten, das öfter auftreten muss, um negative NW zu zeigen, und solchem, bei dem ein oder wenige Male reichen.

Zum „toxischen" Verhalten (Henry et al. 1990), das nur wenige Male auftreten muss, um schädlich zu sein, gehören herabsetzende und anschuldigende Bemerkungen, grenzüberschreitende Handlungen, Nichtbeachtung und Vernachlässigung, widersprüchliche Informationen.

41.3 Nichtaufnahme eigentlich erfolgversprechender Therapien

41.3.1 Allgemeines

Früher, als noch ein genereller Mangel an Therapieplätzen bestand, entsprach das bevorzugte Behandeln der „am besten geeigneten" Patienten immerhin einer Logik der Kosten-

Nutzen-Optimierung. Die Patienten, die nicht zum therapeutischen Angebot passten und damit leer ausgingen, hatten eben Pech oder – je nach Standpunkt – auch das Glück, dass man zu einer Zeit mit einem wesentlich weniger flexiblen therapeutischen Angebot eine Therapie lieber gelassen hat als etwas zu versuchen, was den Konzepten folgend gar nicht erfolgreich sein konnte.

Seinerzeit wurde auch das Konzept des YAVIS-Patienten (*young, attractive or affluent, verbal, intelligent and sociable*) geprägt, und es wurde empirisch gezeigt (Blaser 1977), dass Indikationsprozesse tatsächlich differenziell erfolgten (YAVIS-Patienten wurden psychodynamischen Therapien zugeteilt, Non-YAVIS vor allem der Gesprächspsychotherapie). Für viele Patienten wurden erst später wirksame Vorgehensweisen entwickelt (z. B. Borderline-Störungen). Wenn einigen Patienten damals keine Therapie angeboten wurde, erscheint dies insofern aus heutiger Sicht berechtigt.

Wie weit nach gängigen Überzeugungen andererseits Patienten ausgeschlossen wurden, die vielleicht nicht maximale, aber doch ausreichende Erfolgschancen gehabt oder ihre Therapeuten erfolgreich herausgefordert hätten, individuell gute Vorgehensweisen zu finden, ist naturgemäß schwer einzuschätzen, weil normalerweise ja nur behandelte Patienten in eine nähere Untersuchung eingehen. Wenn für einen eigentlich behandelbaren Patienten gar kein Angebot gemacht wird, ist das auch als Misserfolg oder Fehlentwicklung zu werten: Das „System" hat sozusagen versagt (s. auch ➤ Kap. 5). Das kann man sich leicht klar machen, wenn man überlegt, was ein Therapeut oder die Gemeinschaft der Therapeuten denn tun müsste, um die Erfolgsrate zu erhöhen, ohne sich wirklich zu verbessern: Sie müssten einfach nur mit den „guten Risiken" Therapien beginnen und die anderen konsequent ausschließen. Das machen manche Therapeuten ja auch explizit oder implizit konsequent und freuen sich über ihre gute Bilanz. Die Patienten, die so keine Chance bekommen, verschwinden aber nicht einfach: Sie müssten eigentlich auch in der Misserfolgsrechnung auftauchen. In der Forschung bürgert sich denn auch vermehrt die Praxis ein, immerhin alle Patienten nach dem „Intention-to-treat"-Prinzip in die Bilanz einzubeziehen.

Als Basis für eine Einschätzung der Häufigkeit des Ausschlusses von Patienten kann die Buchführung über die (Selbst-)Selektionsprozesse bei wissenschaftlichen Studien dienen. Es liegen anekdotische Berichte vor, wonach Patienten oft sogar mehrfach mit dem Argument der Nichtbehandelbarkeit keine Behandlung angeboten wurde, die dann aber doch noch zu einer erfolgreichen Behandlung kommen. Dies widerlegt frühere pessimistische Einschätzungen; so können wenigstens vage Anhaltspunkte über die Häufigkeit falschen Ausschlusses gewonnen werden. Oft werden Patienten auch nicht auf Ansätze hingewiesen, die im Durchschnitt für eine bestimmte Störung erfolgreich sind, vor allem wenn diese außerhalb der eigenen Orientierung eines Therapeuten liegen: falscher Selbstausschluss durch Patienten aufgrund von Vorinformationen über Psychotherapien (seien es Horrorgeschichten über verhaltenstherapeutische Angstexposition oder solche über unangenehme Enthüllungen in psychoanalytischen Therapien).

In diesem Kontext ist auch die zu späte Aufnahme einer Psychotherapie als bereits *vor* der Therapie stattfindende Fehlentwicklung zu erwähnen: Wenn man betrachtet, wie lange insbesondere Patienten mit körpernaher Symptomatik (z. B. Panik, Depression) oder peinlichen Symptomen (z. B. Ausreißen und Verschlingen von Haaren bei Trichotillomanie) brauchen, bis sie in eine angemessene Psychotherapie gelangen, ist dies nicht nur wegen der ungenutzten Zeit, sondern auch wegen der Chronifizierung als „prätherapeutische" Fehlentwicklung zu sehen.

41.3.2 Materiell begründete Nichtaufnahme

Grundsätzlich haben heute in Deutschland alle Patienten Zugang zu wirksamer, von der Kasse in der Grundversicherung bezahlte Psychotherapie. In Österreich und der Schweiz gilt das nur eingeschränkt. In diesen Ländern ist der Zugang zumindest zu den psychotherapeutisch oft besser ausgebildeten Psychologischen Psychotherapeuten mit teureren Versicherungen oder Zuzahlungen verbunden. Auch wenn man infrage stellen kann, warum Patienten leichter für die Reparatur einer Beule am Auto als an der Seele selber in die Tasche greifen, wirkt hier ganz klar ein materieller Faktor in Richtung auf Nichtbehandlung von Patienten, die eigentlich gut behandelbar wären. Dazu kommt, dass auch in Deutschland Therapeuten im Zweifelsfall der Behandlung eines Privatpatienten den Vorzug geben, weil die Bezahlung besser ist. Gesetzlich versicherte Patienten haben eine kleinere Auswahl von Therapeuten und längere Wartezeiten. Hinter materiellen Begründungen stecken letztlich natürlich ideologische, politische und andere Gründe.

Weitere Faktoren sind versteckter. So wurde z. B. die oft gut indizierte Gruppentherapie kaum angeboten und auch in Ausbildungen wenig vermittelt, weil die Abrechnungsmöglichkeiten nicht kostendeckend waren – ganz abgesehen davon, dass auch bei eigentlich kostendeckender Bezahlung immer wieder das (letztlich auch materielle) Problem des Aufrechterhaltens einer Soll-Teilnehmerzahl besteht. Ein verwandtes Thema ist die Verzögerung einer eigentlich geeigneteren ambulanten Therapie durch denselben Therapeuten – kostensparend und für den Patienten in vielerlei Hinsicht günstiger – in oder an derselben Klinik, an der initial eine stationäre Behandlung erfolgte. In der Schweiz ist dies, sofern die institutionellen Voraussetzungen dies erlauben, schon lange möglich.

Indirekt materiell begründet ist die Verzögerung der Aufnahme neuer Therapien, wenn ein Therapeut alte unnötig lange weiterführt. Dahinter steckt oft ein Kontingentdenken

("Wenn ich 25 Sitzungen – nicht ohne einen gewissen Aufwand – bewilligt bekommen habe, arbeite ich die doch auch ab!"), begründet im größeren, nicht extra bezahlten Aufwand für die Aufnahme einer neuen im Vergleich zur Weiterführung einer alten Therapie. So müssen neue Patienten u. U. so lange warten, dass sie vielleicht gar nie eine Therapie aufnehmen.

All diese Fehlentwicklungen sind im Vergleich etwa zu sexuellem Missbrauch bei der einzelnen Person schwerer fassbar. Für den betroffenen Patienten können sie aber einen entscheidenden Unterschied machen und gehören deshalb in eine Beschreibung relevanter Fehlentwicklungen hinein.

41.3.3 Geografische Beschränkungen der Zugänglichkeit

Mehrere Faktoren spielen bei der geografischen Beschränkung der Zugänglichkeit von Psychotherapie eine wichtige Rolle:

- die Besiedelung, die vor allem in ländlichen Gebieten für einen guten, regelmäßigen Zugang zu einem oder mehreren Therapeuten nicht dicht genug ist,
- die Vorlieben von Therapeuten bzgl. ihrer Niederlassung (alte Universitätsstadt bevorzugt),
- die unterschiedliche Tradition in verschiedenen Regionen bzgl. Psychotherapie (in den neuen Bundesländern massiv niedrigere Psychotherapeutendichte; Psychotherapiefreundlichkeit in Städten wie Zürich), und auch
- die Zugänglichkeit einer genügend großen Zahl von Therapeuten mit der Muttersprache des Patienten ist natürlich letztlich ein geografisches Problem.

Daraus resultiert oft eine Nicht- oder evtl. suboptimale medikamentöse Behandlung, auf jeden Fall das Ausbleiben einer wirksamen Psychotherapie. Die Entwicklung von Behandlungsmöglichkeiten über das Internet (> Kap. 37) kann in Zukunft eine wertvolle Erweiterung der Möglichkeiten darstellen.

41.4 Passung

41.4.1 Beziehung

Therapeuten und Patienten können a priori gut oder schlecht zusammenpassen. Therapeuten z. B., die lieber direktiv und dominant sind, fügen sich mit submissiven Patienten zu stabilen Mustern, in denen beide sich wohlfühlen. Ein gutes Raster zur Betrachtung von interpersonaler Komplementarität gibt das **interpersonale Kreismodell** mit seinen zwei Dimensionen Kontrolle (dominant/kontrollierend vs. submissiv) und Affiliation (freundlich vs. feindselig) bzw. das zugehörige Komplementaritätsmodell: Danach passt zu dominantem Verhalten eher submissives Verhalten und umgekehrt, zu freundlichem eher freundliches, zu feindseligem eher feindseliges Verhalten (> Abb. 41.1).

Dass Therapeuten auch bei feindseligen Patienten nicht feindselig werden sollten, versteht sich von selbst; in der Praxis besteht aber eine Tendenz dazu. Ein Beispiel sind chronisch depressive Patienten, die durch ihre Hilflosigkeit Therapeuten oft zu aktiv unterstützendem Verhalten bringen, diesem aber dann eher ablehnend begegnen, worauf Therapeuten mit der Zeit dann auch eher feindselig reagieren (McCullough 2003), zumindest innerlich (eher erfreut sind, wenn Patient eine Sitzung absagt …).

Es gibt eine Tendenz, dass Therapeuten eher mit freundlich-submissiven Patienten zurechtkommen und sich leichter auf sie einstellen können. Bei dominant-feindseligen Patienten (Caspar et al. 2005), aber auch submissiv-feindseligen Patienten (McCullough 2003) fällt das auf die Dauer schwerer. Messmittel für die interpersonale Position sind etwa das IIP (Fragebogen für Interpersonale Probleme, selbst; Horowitz et al. 1993), das IMI (Fragebogen Stil, fremd, Kiesler 1966; Caspar 2002) oder die verschiedenen Messmittel des SASB-Systems (Structural Analysis of Social Behavior, Fragebögen, Fremdratings; Benjamin 1974). Sie können helfen aufzuzeigen, wo interpersonale Probleme in der Therapiebeziehung stecken.

Generell gibt es drei Möglichkeiten von Fehlentwicklungen auf der Ebene der Therapiebeziehung (s. auch Kap. 4):

1. Ein Therapeut passt von seinen individuellen Präferenzen nicht zu einem Patienten und schafft es auch nicht, sich umzustellen (Beispiel: dominanter Therapeut – stark auf Autonomie bedachter Patient oder: abhängig Struktur suchender Patient – strikt nichtdirektiver Therapeut). Es kommt zu keiner tragfähigen Therapiebeziehung. Im bes-

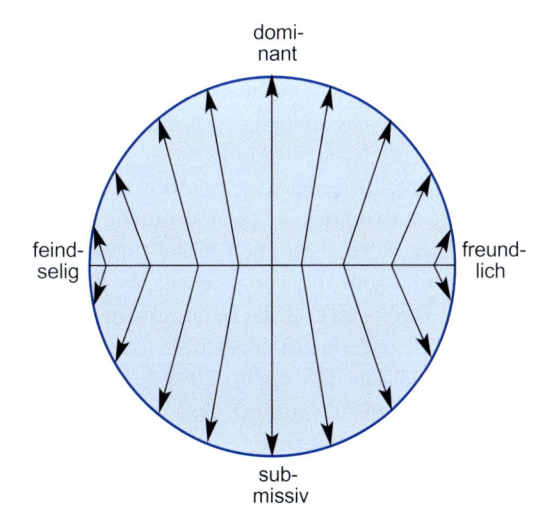

Abb. 41.1 Komplementarität im interpersonalen Zirkel (Erläuterung s. Text)

ten Fall trennen Therapeut und Patient sich einvernehmlich (Kaczmarek et al. 2012).
2. Ein Therapeut passt zu gut zu einem Patienten (z. B. abhängig Struktur suchender Patient, dominant-narzisstischer Therapeut oder in anderer Weise kollusive [Willi 1975] Beziehung): Es stellt sich schnell eine Beziehung ein, in der beide zufrieden sind, diese liefert aber selbst keine Herausforderungen als Basis therapeutischer Veränderung mehr und verhindert solche, wenn sie Spannungen im guten Sich-Verstehen herbeiführen würden.
3. Eine Fehlentwicklung hat nicht mit fehlender oder übergroßer Komplementarität zu tun, sondern Therapeuten reagieren in irgendeiner Weise interaktionell ungünstig auf ein Verhalten des Patienten. Gemeint sind hier nicht problematische idiosynkratische Reaktionen (s. u.), sondern eine Art zu reagieren, die sie mit vielen Therapeuten teilen würden. Bereits erwähnt wurde die Tendenz, auf feindselige Patienten mit der Zeit selbst feindselig zu reagieren.

Eine besondere Art der Fehlentwicklung ist das Nicht-Bestehen von „Beziehungstests" (Sampson und Weiss 1986; Albani et al. 1999). Es handelt sich dabei um Tests, die Patienten unbewusst konstruieren, um meist mit unangenehmem Verhalten herauszufinden, ob ihr Therapeut verlässlich ist, ihnen etwas zutraut, sie liebenswert findet etc. Solche Tests können ein gutes Zeichen sein, weil sie oft vor dem potenziellen Eintreten in eine neue, intensivere Therapiephase erfolgen. Besteht der Therapeut den Test, dann kann der Patient einen nächsten Schritt machen. Solche Tests können – vor allem wenn nicht erkannt – ein Problem darstellen, sie sind aber kein Zeichen für eine Fehlentwicklung.

Im Prinzip ist unbeschränkt, auf welchen Dimensionen ein fehlendes oder zu starkes Zusammenpassen zu Fehlentwicklungen führen kann: Rationalität (Therapeut und Patient funktionieren sehr rational und sind beide froh, emotional nicht stärker herausgefordert zu werden, Umgehen schwieriger Themen, z. B.: Patientin und Therapeutin stellen sich beide nicht der Tatsache, dass sie altern und dass mit zunehmendem Alter z. B. das Kinderkriegen immer schwieriger wird).

Grundsätzlich sollte die Passung zwischen Therapeut und Patient ein Stück weit selektiv (Zusammentreffen von Patienten und Therapeuten, die a priori relativ gut miteinander zurechtkommen), dann aber vor allem adaptiv durch Sich-Einstellen des Therapeuten auf die Bedürfnisse des einzelnen Patienten und Besonderheiten der aktuellen Situation erfolgen. Die Notwendigkeit dazu ergibt sich allein schon daraus, dass nicht für alle Patienten wirklich ohne Weiteres passende Therapeuten zur Verfügung stehen, dass nicht schon zu Therapiebeginn alle Bedürfnisse eines Patienten erkennbar sind, dass sie sich im Laufe einer Therapie wandeln können (z. B. autonomer werdender Patient), dass sie sogar innerhalb einer Therapiestunde von Problem zu Problem unterschiedlich aussehen können (z. B. eine Patientin braucht generell viel Autonomie, in konkreten schwierigen Übungen muss der Therapeut aber die Zügel in die Hand nehmen können).

Zu den Faktoren, die zu Fehlentwicklungen im Sinne eines Mangels an Anpassung an die Notwendigkeiten einer einzelnen Therapie beitragen, gehören die A-priori-Präferenz von Therapeuten für bestimmte Ansätze und Vorgehensweisen, Mängel in der individuellen Fallkonzeption als Voraussetzung für ein Erkennen des optimalen Angebots und Mängel in der Aus- und Weiterbildung.

41.4.2 Alter als spezielles Problem

Inwieweit das altersmäßige Zusammenpassen von Patient und Therapeut Einfluss auf das Therapieergebnis hat, ist wenig untersucht. Im Durchschnitt scheint es keinen starken Effekt der altersmäßigen Passung zu geben; einzelne Ergebnisse weisen auf Nachteile hin, wenn Therapeuten mehr als 10 Jahre jünger sind als ihre Patienten (Beck 1988). Im Einzelfall ist darauf zu achten, ob die Übertragung von vater-/mutter- bzw. kindbezogenen Mustern notwendige Interventionen verhindert oder erschwert.

Jüngere Therapeuten bedenken nicht immer Kohorteneinflüsse, wenn es darum geht, z. B. Zurückhaltung älterer Menschen in Bezug auf Emotionen, Durchsetzen eigener Bedürfnisse u. Ä. angemessen zu berücksichtigen.

Ein Problem ist ein immer noch verbreiteter therapeutischer Pessimismus, der dazu beitragen kann, Therapien mit älteren Patienten gar nicht aufzunehmen oder ihnen zu wenig zuzutrauen. Es ist aber anzunehmen, dass zumindest ein Teil der im Durchschnitt gefundenen negativen Korrelation zwischen Alter und Therapieerfolg einerseits auf die Entwicklung ungünstiger Übertragungen von Mustern aus der Eltern-Kind-Beziehung, andererseits suboptimales inhaltlich-methodisches Vorgehen zurückgeht. Es gibt jedenfalls Hinweise, dass speziell zugeschnittene Therapieprogramme zu Ergebnissen führen, die denen in Therapien mit Jüngeren nicht nachstehen (> Kap. 27; Hautzinger 2000).

41.4.3 Kulturelle Passung, Migration und kohortenspezifische Themen

Durch Mobilität und Migration wird das Thema der kulturellen Passung zwischen Therapeut und Patient und den Fehlentwicklungen, die daraus entstehen können, vermehrt zum Thema. „Sogar" Rassenfragen, in der amerikanischen Literatur schon lange präsent, werden relevanter. Gute Kenntnisse der Besonderheiten einer anderen Bevölkerungsgruppe und ihrer Lebenssituation (die nicht durch Zugehörigkeit zu dieser Bevölkerungsgruppe zustande kommen müssen), helfen sicherlich, Fehlentwicklungen zu vermeiden. Zu denken geben kann eine Studie, in der für Minoritäten häufigere Angaben durch Patienten gefunden wurden, dass eine Therapie dauerhaft geschadet habe (Crawford 2016).

Explizit sei darauf hingewiesen, dass auch die *überstarke* Berücksichtigung kultureller Aspekte ein Fehler sein kann: So können „Plausibilitätsfallen" (> Kap. 5) dadurch zustande kommen, dass eine kulturbezogene Einschränkung zu selbstverständlich akzeptiert und dadurch der Raum seiner Entfaltung zuungunsten des Patienten, wenn auch von ihm nahegelegt, einschränkt wird.

Migration ist nicht nur ein Risikofaktor für das Entstehen psychischer Probleme, sie kann auch ganz pragmatisch zu Fehlentwicklungen führen, indem sie es erschwert, Therapien zum richtigen Zeitpunkt durch die richtige Person mit der richtigen Methode und in der richtigen Sprache durchzuführen.

Wenn Probleme, die gut therapierbar wären, durch kulturbedingten schlechten Zugang zu dem, was wir unter Psychotherapie verstehen, nicht angemessen behandelt werden, kann das auch als Fehlentwicklung bezeichnet werden, ebenso wie die esoterische „Kultur", die bei uns viele Patienten in die Arme derer treibt, die aus Sicht einer wissenschaftlichen Psychotherapie dafür keine ausreichenden Grundlagen besitzen, auch wenn gelegentliche Erfolge durch nicht wissenschaftlich fundierte Verfahren zweifellos zustande kommen können.

Wenn Therapeuten zu ganz anderen Alterskohorten gehören als ihre Patienten, kann das auch zu Problemen im Verständnis für bestimmte Themen und Probleme führen. Vermutlich versuchen Patienten manchmal auch gar nicht, ob ihre zu einer anderen Alterskohorte (oder Kultur) gehörenden Therapeuten sie in Bezug auf ein bestimmtes Thema verstehen könnten. Nicht nur die Vertrautheit mit Inhalten, auch die Art, wie man über Probleme spricht und wie man sie angeht, kann kohortenspezifisch sein.

41.5 Suboptimales Vorgehen

Auf verschiedene Ursachen suboptimalen Vorgehens wurde schon und wird noch hingewiesen. Hier geht es darum, kurz zu reflektieren, was suboptimales Vorgehen ist. Alles Vorgehen, das vom Ideal abweicht, kann als suboptimal bezeichnet werden. Die Bereitschaft zu akzeptieren, dass jede Therapie weiter verbesserungsfähig ist, erscheint uns als Grundlage für eine „Fehlerkultur", in der eine Wachsamkeit für Anzeichen suboptimalen Vorgehens und eine ständige Bereitschaft zum Überdenken und Verändern desselben wachsen können. *„Wenn ein Therapeut keine Nebenwirkungen seiner eigenen Behandlung sieht, dann ist das beunruhigend, weil er sie übersehen hat"* (Linden 2011: 49).

Da es erstens nicht leicht ist, das tatsächliche Vorgehen zutreffend zu beschreiben, und zweitens nicht minder schwierig, das Ideal zu definieren, ist gar nicht so leicht festzustellen, was suboptimal ist. Setzen RCTs den Standard? Aus verschiedenen in > Kap. 43 dargestellten Gründen können sie das nur beschränkt, vor allem wegen Grenzen der Übertragbarkeit auf den Einzelfall.

Ein verbreitetes Abweichen vom optimalen Vorgehen hängt mit Unkenntnis des State-of-the-Art der Behandlung unter den gegebenen Konditionen ab. Damit sind auch, aber nicht nur störungsspezifische Vorgehensweisen gemeint. Wie auch in der Medizin (Antes 2003) hinken die Aufnahme des aktuellen Wissens und seine Umsetzung durch Praktiker naturgemäß hinterher. Leitlinien, die von verschiedenen Institutionen und Gesellschaften herausgegeben werden, machen deutlich, wie schwierig die Konsensfindung und auch die Ableitung gültiger Behandlungsregeln aus der empirischen Evidenz für den Einzelfall sind. Sie stellen aber, einmal entwickelt und publiziert, eine wertvolle Hilfe dar (s. auch > Kap. 43).

Für die Festlegung des „idealen" Vorgehens besteht ein beträchtlicher Spielraum, und selbst wenn dieses eindeutig definierbar wäre, wäre es völlig normal, dass ein tatsächliches Vorgehen nie 100 % dem Ideal entspricht. Das darf aber nicht als Entschuldigung für gröbere Fehlentwicklungen herhalten, wie sie aus Unkenntnis oder Vernachlässigung des State-of-the-Art in der Behandlung von Patienten mit bestimmten Voraussetzungen entstehen können. Solche Fehlentwicklungen sind eindeutig vermeidbar und schwer entschuldbar, wenn sie auf blinde Flecken der Therapeuten zurückgehen.

Ein Problem stellt zweifellos die Überbewertung des eigenen Behandlungsverfahrens verknüpft mit *„nicht hinreichender Kenntnis und projektiver Abwertung alternativer Behandlungsverfahren – zum Schaden des betroffenen Patienten"* dar (> Kap. 35). Therapeuten geben Informationen über Wirksamkeit und Wirkweise verschiedener Vorgehensweise oft nicht nur nicht wieder, sie besitzen sie wegen selektiver Aufnahme vorhandenen Wissens oft selbst nicht. Ein weiteres Problem ist das unreflektierte Übertragen dessen, was einem selbst geholfen hat, auf Patienten, bei denen die Voraussetzungen ganz andere sind.

„Suboptimal" bedeutet schließlich, dass ein Vorgehen oftmals eine schlechte Bilanz von Haupt- und Nebenwirkungen aufweist. Oft werden in der Therapieplanung Nebenwirkungen auf inhaltlicher, methodischer und Beziehungsebene nicht ausreichend in Rechnung gestellt (> Kap. 2). Oft werden außer dem Hauptproblem beim therapeutischen Handeln andere Aspekte zu wenig berücksichtigt. Oft werden Patienten, vor allem einer spannungsfreien Beziehung zuliebe, zu wenig gefordert und verändern sich dadurch nicht. Andere werden aus Ungeduld, Zeitdruck oder aufgrund ungünstiger Heuristiken überfordert und brechen die Therapie ab oder verhärten sich im „Widerstand": Ein gutes Leitmodell ist hier das „Balance-Modell" (Caspar 2009), wonach therapeutische Veränderung am wahrscheinlichsten ist, wenn Herausfordern und Sicherheit-Geben stets ausbalanciert sind.

41.6 Ungünstige Therapeutenmerkmale und überstarke Aktivierung von persönlichen Anteilen des Therapeuten

Die Liste potenziell ungünstiger Therapeutenmerkmale ist lang (potenziell, weil bei aller Plausibilität klare empirische Belege weitgehend fehlen): übergroße Dominanz, Tendenz zum Angeben, unbefriedigte private Bedürfnisse (wie Sexualität, Geltung), überstarkes Bedürfnis, geliebt/bewundert zu werden, Perfektionismus, Mangel an Kreativität und Humor, Kritikunfähigkeit, Unfähigkeit, mit Attacken gegen das Selbstwertgefühl umzugehen, allgemein geringe Toleranz gegenüber negativen Emotionen, geringe persönliche Integrität und Unfähigkeit, Fehler zuzugeben und zu korrigieren (nach Castonguay et al. 2010). Zu den frühesten Untersuchungen über therapeutenbezogene Misserfolge gehört der Beitrag von Strupp et al. (1977): Sie hoben die Bedeutung des „*commitment package*" hervor, die (fehlende) Wahrnehmung von Patienten ihres Therapeuten als interessiert, innerlich engagiert *(„caring"),* kompetent und um ihr Wohlbefinden und Veränderung bemüht.

Ein Problem besonderer Art sind Fehlentwicklungen, die mit der unkontrollierten Aktivierung persönlicher Muster der Therapeuten zusammenhängen. Die Psychoanalyse hat dies früh unter dem Begriff „Gegenübertragung" thematisiert (Thomä und Kächele 1985). Das Phänomen kommt aber natürlich in allen Therapieformen vor. Es ist allein schon dadurch angelegt, dass auch die Motivation, Psychotherapeut zu werden, nicht unabhängig von alten persönlichen Mustern erfolgt. Häufig lassen sich verschiedene Charaktere bzw. Strukturen herausarbeiten (Reimer 1999; Schmidt-Lellek 2007): Die Rolle des Therapeuten schafft einerseits Möglichkeiten der narzisstischen Zufuhr und der Bewältigung eines schwachen Selbstbewusstseins und beinhaltet andererseits Risiken nicht nur des unmittelbaren Missbrauchs, sondern auch von Komplikationen, etwa wenn Patienten Therapeuten kränken, indem sie sich nicht so reibungslos verbessern, wie sie es ihm und seinen überragenden Fähigkeiten eigentlich schuldig wären.

Therapeuten können erschrecken und zudecken, wenn die Harmonie gestört ist; sie können frustriert sein, wenn ihr helfendes Bemühen zu wenig ankommt; sie können eine feindselige Haltung gegenüber Patienten entwickeln usw. Ein Zusammenhang mit der eigenen Lebensgeschichte der Therapeuten ist naheliegend (Castonguay et al. 2010). Die Hoffnung, dass solche Probleme durch eigene Therapie bzw. Selbsterfahrung ein für alle Mal in den Griff gebracht werden können, ist offensichtlich unberechtigt. Insofern ist auch eine therapie*begleitende* Selbsterfahrung oder Intervision mit hohen Selbsterfahrungsanteilen indiziert. Narzisstisch strukturierte Kollegen haben oft eine starke Motivation und gute Fähigkeiten, sich in Ausbildungsinstituten, Ausschüssen etc. in wichtige Positionen zu bringen, auf der anderen Seite sind Narzissten bekanntlich leicht zu kränken. Wer von denen, die Hinweise darauf haben, dass bei wichtigen und leicht kränkbaren Kollegen Therapien nicht optimal laufen, will hier noch korrigierend eingreifen? Die Probleme der Korrektur lassen sich weiter deklinieren: Jemand, der in seinen Therapien harmoniesüchtig ist, signalisiert auch seinen Kollegen, dass es höchst problematisch wäre, Spannung zu ihm herzustellen usw. Persönliche Muster führen vielleicht sogar öfter dazu, dass etwas eigentlich Wichtiges *nicht* getan wird, als dass etwas Falsches getan wird.

Persönliche Anteile können auch nur vorübergehend aktiviert sein, z. B. wenn ein Therapeut gerade in Scheidung lebt und sich bei einem Patienten mit einer entsprechenden Problematik beschäftigt, wenn eine nahe Bezugsperson sich suizidiert hat und es nun darum geht, einem suizidalen Patienten gegenüber nicht überzureagieren usw.

41.7 Missbrauch

Missbrauch von Patienten durch Therapeuten ist sicher die klarste und krasseste Art der Fehlentwicklung. Therapeuten nutzen ihre Vertrauensbeziehung zu Patienten, um zum Nachteil der Patienten einen illegitimen Vorteil aus der Therapie zu ziehen. Oft spiegeln Therapeuten ihren Patienten dabei vor, sie könnten so am besten profitieren, oder sie setzen abhängig gemachte Patienten mit einer drohenden Beendigung der Beziehung unter Druck. Verschiedene Formen des Missbrauchs werden in der Literatur und sinnvollerweise auch in Ausbildungsprogrammen diskutiert (in ➤ Kap. 40 unter dem Aspekt der Ethik) und hier deshalb relativ kurz behandelt.

41.7.1 Sexueller Missbrauch

Sexueller Missbrauch ist wohl die eklatanteste Form von Missbrauch, die auch in ➤ Kap. 40 ausführlich thematisiert wird. Aus der Perspektive der Fehl*entwicklungen* sei der Aspekt unterstrichen, dass sich krasse Formen sexuellen Missbrauchs oft Schritt um Schritt entwickeln. Dies ist die Voraussetzung dafür, dass er unter der Alarmschwelle bleibt. Deshalb ist es so wichtig, frühe Stufen solcher Entwicklungen (das absichtliche Legen von Therapiestunden auf den Abend, sondierende Äußerungen etc.) bei sich und anderen zu erkennen und zu bekämpfen. Oft bleibt es bei weniger manifesten Formen von Fehlentwicklungen, die in sexuellem Interesse des Therapeuten begründet sind (besonders intensives Besprechen der einen und Vermeiden anderer Themen ohne Begründung im Interesse der Patienten, Ablenkung des Therapeuten u. a. m.). Auch solche Formen der Fehlentwicklung können negative Nebenwirkungen haben und den Therapieerfolg gefährden.

Generalpräventiv wirken können regelmäßige (und nicht unterbrochene!) Videoaufnahmen, ein sehr grundsätzlicher Abschied von der Vorstellung, man könne jemals mit einer Patientin – und sei sie noch so attraktiv und besonders – eine erotische Beziehung haben (sogar ein ernst gemeinter Wechsel von einer Therapie- zu einer Partnerbeziehung geht regelmäßig schief; Krutzenbichler und Essers 1991), sowie das Bemühen um einen ausgeglichenen eigenen emotionalen und sexuellen Haushalt.

Wichtig ist, dass Handlungen, nicht aber **Fantasien** tabuisiert werden. Das wird oft nicht genügend differenziert, sodass Chancen dann ungenutzt bleiben, Wünsche noch im Fantasiestadium (in Super- oder Intervision) zu bearbeiten. Jeder Supervisand, der sexuelle Fantasien in angemessener Weise äußert, sollte dafür erst einmal massiv verstärkt werden, bevor man sich an die Bearbeitung macht!

41.7.2 Materieller Missbrauch

Materieller Missbrauch liegt vor, wenn der Patient oder hinter ihm stehende Geldgeber zu ungerechtfertigten materiellen Leistungen zugunsten des Therapeuten veranlasst werden. Das Entgegennehmen eines normalen Honorars stellt natürlich keinen Missbrauch dar. Eine längere Dauer der Therapie als nötig kann als materieller Missbrauch betrachtet werden, auch wenn der Kassenpatient auf finanzieller Ebene nicht direkt geschädigt wird. Das **Motiv** ist aber materiell (wenn der Therapeut sonst nicht ausgebucht ist) oder indirekt materiell (weil der Aufwand für jeweils neue Patienten größer ist).

Weiterbezahlung von Therapien, wenn die Kasse nicht (mehr) bezahlt, muss kein Missbrauch sein, ist aber ein heikles Thema. Ganz klar ein Missbrauch ist das Entgegennehmen von größeren Geschenken oder Leistungen (ein Patient hilft die neue Praxis einrichten, erledigt administrative Arbeiten usw.).

41.7.3 In persönlichen Mustern des Therapeuten begründeter Missbrauch

Narzisstischer Missbrauch ist die wohl häufigste Form nichtsexuellen und nichtmateriellen Missbrauchs. Er steht hier stellvertretend für andere Formen des in persönlichen „Macken" begründeten Missbrauchs. Patienten haben es schwer, sich gegen eine narzisstische Fehlentwicklung zu wehren, weil sie sich tendenziell einen idealen Therapeuten wünschen: So einem Menschen ist es vorbehalten oder zumindest besonders leicht, das außer Kraft zu setzen, was sie an kränkenden und invalidierenden Erfahrungen in ihrem Leben gemacht haben. Besondere Chancen liegen in den Konzepten des *disciplined personal involvement* oder des *reparenting*.

Ist es denn schlimm, wenn ein Patient einen Therapeuten etwas bewundert? Was ist denn überhaupt der Schaden, mit dem zu rechnen ist – nicht in allen Fällen, aber doch mit erhöhter Wahrscheinlichkeit?

- Vorleben eines schlechten Modells im Umgang mit eigenen Schwächen und Unzulänglichkeiten
- Attribution von Fehlern und Schwierigkeiten im Vorankommen auf Patienten
- Die bekannten narzisstischen Untugenden des Regelsetzens, der fehlenden tiefer gehenden Empathie, leichter Kränkbarkeit und Reaktion mit Entwertungen bei Kritik des Patienten
- Verbrauchen eines guten Teils der gemeinsamen Zeit im eigenen Interesse (Selbstdarstellung) und nicht in dem des Patienten
- Attributionen von Erfolgen auf die gute Therapie statt auf die Ressourcen und die Bemühungen des Patienten
- Distanzierung (Hängenlassen) von Patienten, wenn die eigenen Bedürfnisse nicht mehr befriedigt werden

41.8 Die Umstände und die Dritten

41.8.1 Systemische Aspekte in Ätiologie und Therapieprozess

Therapeuten konzentrieren sich auf ihre Möglichkeiten, den Patienten bei erwünschten Veränderungen zu unterstützen: Sie sind wohl maximal motiviert, das Möglichste herauszuholen. Dennoch sollten sie, auch im Interesse einer optimalen Therapie, berücksichtigen, dass das umgebende System bei Fehlentwicklungen, nicht zuletzt ausbleibender Veränderung, eine gewichtige Rolle spielen kann.

> **BEISPIEL**
> Die alleinerziehende Mutter eines 5 Monate alten Kindes, noch in einer Wohnung ihrer Eltern wohnend, mit sozialphobischen Ängsten und einem auffälligen Zusammenkneifen der Augen, nahm auf Vermittlung ihrer Schwester eine Therapie auf. Sie wurde als vom Vater ihres Kindes verlassenes, von einer invalide machenden Störung betroffenes, stellenloses Nesthäkchen von der Familie intensiv und stark kontrollierend unterstützt. Durch die Therapie schaffte sie es, sich erfolgreich um eine Stelle zu bewerben und dadurch ein Stück Unabhängigkeit zu gewinnen. Die gestiegene „Aufmüpfigkeit" der Tochter quittierte die Familie (um deren direkte Einbeziehung der Therapeut sich sehr bemüht hatte) mit Entzug des Kinderhütens, wenn die Patientin zur Therapie kommen wollte. Ein Teilerfolg war zwar erreicht, weitere therapeutische Veränderungen, vor allem eine größere Unabhängigkeit, scheiterten aber am Widerstand des Systems.

Wenn es das Ziel ist, Fehlentwicklungen zu vermeiden, liegt es nahe, zunächst an die Faktoren zu denken, die Therapeuten direkt beeinflussen können, also ihre Interventionen. Einschränkende Randbedingungen müssen aber auch erkannt werden, sei es, um mit geeigneten Interventionen ein Maximum an Therapieerfolg herauszuholen und dabei evtl. sogar das System zu nutzen, oder sei es, um unverrückbare Grenzen in realistischer Weise in die Therapieplanung einzubeziehen.

In der Regel besteht die Fehlentwicklung in angestammten Systemen (Familie) in einer Behinderung der Entwicklung; es können aber auch andere Fehlentwicklungen, z. B. zunehmende Schuldgefühle, hervorgebracht werden. Auch andere Systeme (z. B. Cliquen, Schulen, Kirchengemeinden, Sekten) können während laufender Therapien (sofern diese toleriert und nicht abgebrochen werden) ungünstige Entwicklungen bewirken, z. B. eine zunehmende Einschränkung der Autonomie.

Wahrscheinlicher sind solche Entwicklungen, wenn Therapeuten den Einfluss von Systemen nicht auf der Rechnung und deshalb bei der Therapieplanung nicht berücksichtigt hatten. Oft ist es besser „*mit* dem System als *gegen* es zu arbeiten", insbesondere auch Systemmitglieder aktiv und direkt in die Therapie einzubeziehen. Auch hier geht es um Wechselwirkungen mit dem therapeutischen Handeln: Es kann im Hinblick auf systemische Zusammenhänge mehr oder weniger geschickt sein. Auch bei optimalem therapeutischem Handeln lassen sich systembedingte Fehlentwicklungen aber nicht immer verhindern.

41.8.2 Institutionelle Rahmenbedingungen der Psychotherapie

Es kommt eine ganze Reihe von Institutionen infrage, die an Fehlentwicklungen nennenswert beteiligt sein können, von Psychotherapieverbänden (die z. B. unqualifizierte oder sich fehlverhaltende Mitglieder stützen) über Krankenkassen und hinter ihnen stehende Gesetzgeber (die z. B. flexible Übergänge zwischen ambulantem und stationärem Bereich erschweren), Krankenhäuser, die ungeeignetes Personal einstellen, Arbeitgeber (die bei längerer stationärer Behandlung mit Entlassung drohen), bis hin zu Privatpraxen (die zeitlich so rigide organisiert sind, dass sie dem verhaltenstherapeutisch orientierten Praxisinhaber die wirksamsten Vorgehensweisen, z. B. einen ganzen Nachmittag Angstexposition für einen Patienten) nicht erlauben. Damit kann ein mit diesen Einschränkungen arbeitender Verhaltenstherapeut eigentlich nicht beanspruchen, wie vom Gesetz vorgesehen auf wissenschaftlicher Basis zu arbeiten, weil er das, was Wirksamkeitsuntersuchungen nahelegen und Leitlinien empfehlen, aus institutionellen Gründen gerade nicht tut.

Institutionen sind typischerweise auch für Fehler aus Zeitdruck und Arbeitsüberlastung und auch für Fehlentwicklungen bei den Therapeuten selber (Burnout) mit Konsequenzen auch für die Qualität ihrer Therapien mit verantwortlich.

41.9 Dauer

Auf unnötig lange Therapiedauern wurde bereits hingewiesen. Außer unnötig hohen Kosten (die den Patienten meist nicht unmittelbar betreffen) sind die Investition von Zeit, unnötig lang anhaltender emotionaler Stress, das Abhängigkeitspotenzial und das Ausbleiben eines angemessenen Aufbaus und Nutzens eines *natürlichen* Netzwerks zur Befriedigung von Bedürfnissen, die stattdessen durch die Therapie abgedeckt werden, zu nennen. Außerdem können viele Ziele durchaus in kürzerer Zeit erreicht werden, wenn Therapeut und Patient effizienter arbeiten. In zeitlich beschränkten Therapien dürfte auch eher ein Bewegungsmoment, eine zeitliche Intensität entstehen, die dem Patienten über manche Schwierigkeit hinweghelfen kann. Ein wichtiger Gesichtspunkt bzgl. der Therapiedauer ist die negative Nebenwirkung des Verstreichens von Lebenszeit, in der ein Patient von einer Therapie beansprucht ist bzw. noch nicht von positiven Veränderungen profitieren kann (dies betrifft natürlich nicht nur zu lange, sondern auch zu spät begonnene Therapien).

Auf der anderen Seite kann auch eine zu kurze Zeitperspektive zu Fehlentwicklungen führen: Das Umlernen problematischer Verknüpfungen braucht viele Durchgänge (Grawe 2004), problematische Themen werden u. U. gar nicht eingebracht, wenn Therapeut und Patient subjektiv unter Zeitdruck stehen, eine Erhaltungsphase wird nicht vorgesehen. Wie viel Zeit Prozesse bei optimal effizienter Therapie wirklich brauchen, ist mitunter auch durch Fachleute schwer einzuschätzen; dass gewisse Prozesse Zeit brauchen, ist aber klar, denn: „Das Gras wächst auch nicht schneller, wenn man daran zieht."

Dass Rückfallraten auch in hochkarätigen Studien mit größerer Dauer auch kleiner sein könnten, wird zumindest vermutet. Dauer spielt eine Rolle: Der positive Zusammenhang mit höherem Bildungsniveau und Therapieerfolg wirkt anscheinend auf dem Wege, dass Patienten mit höherem Bildungsniveau eher so lange in der Therapie verbleiben, wie es zum Wirksamwerden derselben braucht.

Bei Depressionen wurde z. B. gefunden, dass fortbestehende Eheprobleme ein Rückfall-Risikofaktor für Depressionen sind, sodass eine (die Therapie u. U. verlängernde) Einbeziehung der Eheprobleme in die Therapie auch ökonomisch sinnvoll ist (zumal Depression ihrerseits einen Risikofaktor für koronare Probleme darstellt!).

Wichtig bei der Frage der optimalen Dauer ist, dass in letzter Zeit weniger davon ausgegangen wird, dass alle Probleme in einer einzigen Therapie behandelt werden müssen und dass nach Beendigung einer intensiven Phase auch „Boostersitzungen" stattfinden können: Wenn in solchen nachgelagerten einzelnen Sitzungen die Umsetzung des Gelernten für einige Zeit weiter betreut werden kann, muss weniger auf ein perfektes, allen Eventualitäten standhaltendes Therapieergebnis hingearbeitet werden.

41.10 Therapieorientierungsspezifische Fehlentwicklungen

Medikamente haben Risiken und Nebenwirkungen, die allgemein, typisch für Gruppen von Medikamenten oder ganz spezifisch für ein Medikament sein können. Ähnliches gilt für Psychotherapien (Grawe 1984; Kächele 1984). Körpertherapien mit Berührung bergen z. B. a priori eine besonders große Gefahr von sexuellen Übergriffen, die allerdings durch Gegenmaßnahmen sicher teilweise kompensierbar ist. Es ist populär, bestimmte Fehlentwicklungen für bestimmte Therapieformen zu erwarten, z. B. Symptomverschiebungen für Verhaltenstherapie oder übergroße Abhängigkeit vom Therapeuten bei Psychoanalysen (Strupp et al. 1994). Solide empirische Belege liegen kaum vor. Der Beitrag von Perrez und Otto (1978) zur (nicht belegbaren) Symptomverschiebung ist insofern vorbildlich.

Uns bleibt an dieser Stelle, auf die Möglichkeit solcher spezifischen Fehlentwicklungen hinzuweisen, die jeweils als Entartungen oder Nebenwirkungen der jeweiligen Vorgehensweisen zu betrachten sind, und aufzurufen, sich die spezifischen Risiken jeweils bewusst zu machen und sie durch geeignete Maßnahmen zu minimieren.

41.11 Fehlentwicklungen durch unhinterfragtes Anwenden von Schulwissen

„*Excellent surgery makes dead patients*" soll man unter Chirurgen sagen und damit meinen, dass ein gründliches Anwenden von Schulwissen und Lehrmeinungen beim konkreten Patienten und in einer konkreten Situation falsch sein kann. Tatsächlich ist in Erinnerung zu rufen, dass etwa evidenzbasierte Medizin im Sinne von Sackett et al. (1996: 72) als „*the conscientious, explicit, and judicious use of current best evidence in making decisions about the care of individual patients*" zu verstehen ist. Auf der Basis von klinischer Expertise lässt dies Abweichungen zu, die allerdings explizit und bewusst zu erfolgen haben.

Psychotherapie ist nur beschränkt standardisierbar (Linden 2011). Inwieweit gerade das Anwenden aller Regeln zu Fehlentwicklungen, Abweichungen davon dagegen zum Erfolg führen, ist schwer zu untersuchen. Die meisten erfahrenen Praktiker dürften aus ihrem Alltag Fälle kennen, in denen sie begründet von allgemein gültigen Konzepten abgewichen sind und gerade dadurch – zumindest ist das plausibel – eine Fehlentwicklung verhindert oder beendet haben. Geschriebene Beispiele lassen sich etwa bei Yalom (1990) finden. Darauf in einem Lehrbuch hinzuweisen, könnte durchaus als problematisch empfunden werden. Es nicht zu erwähnen halten wir aber für problematischer.

41.12 Fehler und Fehlerkorrektur

41.12.1 Arten von Fehlern

Fehlentwicklungen beruhen nicht immer auf Therapeutenfehlern. Dennoch ist es wichtig, die wichtigsten Fehlerarten zu kennen. Faust (1986) unterscheidet „*bad habits of doing the wrong thing*" von der „*inability to do the right thing*". Bosk (1988) unterscheidet mehrere Arten von Fehlern in der medizinischen Praxis, die auch für den Bereich Psychotherapie relevant zu sein scheinen:

- **Technische Fehler:** durchaus kompetentes Handeln, aber die Fähigkeiten sind geringer, als die Aufgabe es erfordert. Solche Fehler passieren jedem! Eine Korrektur ist im Allgemeinen möglich und wichtig!
- **Beurteilungsfehler** (judgmental errors), z. B. die Wahl einer falschen Strategie.
- **Normative Fehler:** Abweichungen von den legitimen, allgemein anerkannten Rollen oder Regeln (z. B. das Tabu, Patienten und Patientinnen sexuell oder materiell auszubeuten, aber auch Regeln wie „primum non nocere").
- **Quasi-normative Fehler:** Abweichung von der Rolle oder den Regeln, die in einer bestimmten Gruppe oder Institution gelten, ungeachtet der Tatsache, dass in anderen Gruppen andere Regeln gelten.
- **Moralische Fehler:** Abweichungen vom Versprechen, für einen Patienten das Beste zu tun: stärker sanktioniert (z. B. durch Vorgesetzte), stärker gefürchtet, Diskussion wird eher vermieden. Sie können auch durch die Arbeitsbedingungen z. B. an einer überfordernden Institution bedingt sein.

41.12.2 Wahrnehmen von Fehlentwicklungen und Korrektur

Die Frage nach geeigneten Kriterien für Fehlentwicklungen öffnet ein weites Feld. Dass die Wahrnehmung des Therapeuten eine zentrale Rolle spielt, ist klar. Andererseits ist der Therapeut oft unentwirrbar Teil einer Fehlentwicklung, sodass sich die Frage nach unabhängigeren Qualitätssicherungsmaßnahmen aufdrängt. Dazu gibt es bekanntlich eine umfangreiche Literatur, die auch nicht ansatzweise dargestellt werden kann (z. B. Laireiter und Vogel 1998; Härter et al. 2003). Hier soll lediglich darauf hingewiesen werden, dass gerade Therapeuten, denen an einer individualisierten Vorgehensweise liegt, ein kontinuierliches Qualitätsmonitoring pflegen sollten, weil sie sich nicht auf das (ohnehin fragwürdige) Argument berufen können, sie würden ja Methoden anwenden, deren Wirksamkeit hinreichend belegt sei. Verläufe und Zwischenergebnisse sind multimodal zu erfassen, d. h., es sind verschiedene Perspektiven (Patient, Therapeut, möglichst auch unabhängige Personen), störungsspezifische und -unspezifische, direkte und indirekte Messungen und eine Problem- und eine Ressourcenperspektive einzunehmen.

Therapeuten sollten bescheiden sein, was ihre Fähigkeit betrifft, die Qualität der Therapie valide zu beurteilen und Erfolgsprognosen abzugeben. Die Korrelation zwischen der Beurteilung der Beziehungsqualität zu Beginn der Therapie durch Patienten und dem Therapieerfolg ist höher als die Beurteilung durch Therapeuten. Die Qualität der Prognosen ist denkbar schlecht (Meyer und Schulte 2002).

„Kundenzufriedenheit" ist allein zumindest ein schlechtes Kriterium: Viele Patienten sind zufrieden mit Therapien, insbesondere dann, wenn sie ein Verständnis von Therapie haben, wonach eine gute Therapiestunde darin besteht, dass sie dem Therapeuten ihre Probleme erzählen und sie dann erleichtert nach Hause gehen und Therapeuten genau das bedienen, ohne substanzielle Veränderungen prä-post laut Fragebogenbeurteilung; umgekehrt ist ein erheblicher Teil der Patienten trotz sichtbarer Veränderungen unzufrieden, vor allem, wenn sie nicht schwer gestört waren. Es werden Einzelfälle berichtet, in denen Therapeuten ihren Patienten in ausgesprochen maligner Weise beibrachten, sie allein seien für den ausbleibenden Erfolg verantwortlich – und so von ihnen positiv bewertet wurden.

Eine Berechnung *zu erwartender* Verläufe aus den Verläufen von *möglichst ähnlichen Patienten* haben Howard u. a. (Lutz et al. 2015) propagiert. Solche Verfahren werden von verschiedenen Gruppen (etwa um Lambert, Kordy und Lutz; s. Percevic et al. 2004; Lutz et al. 2001) praktiziert. Ziel ist es, Therapeuten bei erwartungsgemäßen oder besser als erwarteten Verläufen zu bestärken, vor allem aber durch rechtzeitigen Hinweis auf problematische Verläufe Misserfolge zu verhindern. Tatsächlich konnten Lambert et al. (2002) zeigen, dass einfache Warnhinweise an die Therapeuten die Ergebnisse bei problematischen Therapien deutlich verbesserten. Noch besser war es, Therapeuten zusätzlich Entscheidungsbäume zur Verfügung zu stellen, um zu überlegen, welche Maßnahmen zu treffen seien, und noch einmal besser, wenn auch die Patienten Rückmeldung bekamen.

41.12.3 Lernen aus Erfahrung und Umgang mit Fehlentwicklungen

Lernen aus Misserfolgen ist gar nicht so einfach. Es ist ja nicht so, dass auf schlechte Interventionen einfach Fehlentwicklungen oder Misserfolge folgen und umgekehrt. Zum Glück werden Patienten manchmal auch in Therapien gesund, die zumindest nach gängigen Kriterien keine guten Therapien sind, und nicht jedes gute therapeutische Handeln ist von Erfolg gekrönt (> Abb. 41.2).

Es geht immer um zwei Ziele: Fehlentwicklungen zu erkennen, um in einer laufenden Therapie Korrekturen vorzunehmen *und* aus zurückliegenden Therapien für neue zu lernen. Gut lernen könnte man, wenn nur die Zellen links oben und rechts unten besetzt wären; so aber eignen Therapeuten sich auch ungeeignete oder zumindest nicht immer geeignete Vorgehensweisen an („Konfrontieren ist immer gut" … na ja, bei der Borderline-Patientin nicht so, aber man weiß ja, dass das schwierige Patienten sind …), oder sie streichen eigentlich geeignete aus ihrem Repertoire.

Auch aus der Therapieforschung gibt es Beispiele für Irrtümer, so etwa der Irrtum, dass bei systematischer Desensibilisierung Entspannung oder Hierarchisierung notwendig seien (Therapien mit diesen Elementen waren nachweislich erfolgreich – es ging jedoch auch ohne!).

Auf der Ebene von Therapieansätzen gibt es verschiedene Beispiele für Reaktionen auf Fehlentwicklungen und Misserfolge:

- Für „schwierige Beziehungen", die bei diversen Störungen verhinderten, dass *lege artis* durchgeführte Therapien gut liefen, entwickelten Grawe und Caspar den „Plananalyse"-Ansatz (Caspar 2007), mit dem motivationale Strukturen und Konflikte besser verstanden werden können.
- Auf Misserfolge bei Angstexposition trotz technisch richtigem Vorgehen machten Moses und Barlow (2006) aufmerksam: „Kognitive Vermeidung" (z. B. Sich-Ablenken) wurde festgestellt. Es folgte eine Anpassung der Techniken, die von besseren Erfolgen gekrönt war.
- Borderline-Störungen galten als praktisch unbehandelbar, bis spezifische psychodynamische und kognitiv-behaviorale Therapien entwickelt wurden.

Handlung	Erfolg +	Erfolg −
+	verdienter Erfolg „Lehrbucherfolg" „gute Abweichung von allgemeinen Regeln"	unverdienter Misserfolg bleibt typischerweise unklar
−	unverdienter Erfolg z. B. Aufnahme von Partnerschaft, Ressourcen	verdienter Misserfolg z. B. unkontrollierte Emotionen des Therapeuten

Abb. 41.2 Zusammenhang Therapieerfolg – Therapeutisches Handeln

- Bei chronischer Depression wurde festgestellt, dass der übliche kognitive Ansatz wenig erfolgreich war. In der Konsequenz entwickelte McCullough CBASP, einen integrativen Ansatz mit Anleihen bei der VT, dem interpersonalen Ansatz und der Psychoanalyse (McCullough 2003; Schramm et al. 2006).

Wichtig waren dabei ein gutes Verständnis der Wirk*weise* der Therapien und der Umstand, dass man sich überhaupt gezielt mit den Misserfolgen beschäftigt hat.

Dafür ist das wichtig, was auch „Fehlerkultur" genannt wird (Kächele und Grundmann 2011; Herrmann 2016): Dabei sollen natürlich nicht Fehler gezüchtet werden – im Gegenteil; aber das setzt eine Kultur der offenen Auseinandersetzung mit Problemen und Fehlern voraus. Verschiedene Untersuchungen zeigen, dass Therapeuten Schwierigkeiten haben, auf kritische Rückmeldung zu reagieren (Mash und Hunsley 2004). Interventionen können sich verschlechtern, wenn Therapeuten vom Patienten versteckte negative Reaktionen derselben wahrnehmen (Hill et al. 1992). Es ist also keineswegs einfach so, dass Therapeuten umso besser handeln, je mehr sie wissen.

Therapeuten müssen möglichst früh lernen, mit kritischen Hinweisen *umzugehen* und daraus angemessene Konsequenzen zu ziehen. Sie müssen sogar noch darüber hinaus aktiv nach Hinweisen für nicht so gut gelaufene Interventionen suchen. Dass dabei auch ein Überreagieren nachteilig sein kann, hat Vogel (1994) gezeigt. Wenn Therapeuten sich zu stark anpassen, können sie die Linie verlieren und allenfalls sogar Problemverhalten von Patienten (wie das Kontrollieren des Therapeuten durch Herstellen von Spannung oder das Kontrollieren des Themas durch Hüpfen auf ein scheinbar wichtiges neues Thema) verstärken. Diese Gratwanderung erinnert an das alte handlungstheoretische Konzept des „stabil-flexiblen" Verhaltens, und das gelingt (zumindest bei etwas schwierigeren Patienten) nur, wenn der Therapeut sich auf eine gute individuelle Fallkonzeption stützen kann.

41.12.4 Was tun, um Fehlentwicklungen und Nebenwirkungen zu minimieren?

- Schulenübergreifend vorhandene Kenntnisse zu Interventionen und Wirksamkeit anwenden. Je größer mein (wirklich beherrschtes) Repertoire, desto größer ist die Chance für eine optimale Bilanz von Wirkungen und Nebenwirkungen.
- Dabei Besonderheiten des Einzelfalls beachten.
- Individuelle Fallkonzeption (Misserfolge hängen sehr oft mit einem ungenügenden Verständnis zusammen!).
- Der individuellen Therapiebeziehungsgestaltung von Anfang an viel Beachtung schenken und besonders viel in eine gute Fallkonzeption und Super-/Intervision investieren.
- Hinreichend auf die Komplexität der Zusammenhänge und vor allem auf Nebenwirkungen achten: Auch Techniken, deren Wirksamkeit gut belegt ist, dürfen nicht rigide angewendet werden.
- Laufende Qualitätssicherung.
- Gute Aus- und Fortbildung der Therapeuten: Auch wirksame Techniken sind nur so gut, wie sie umgesetzt werden.
- „Fehlerkultur": Selbstverständlich voraussetzen, dass Fehler auch bei besten Voraussetzungen und bestem Bemühen vorkommen, und Beschäftigung mit diesen Fehlern.
- Beschäftigung mit dem eigenen Narzissmus.
- Evtl. Spezialisierung auf die Patienten, mit denen man am besten auskommt (ohne sich grundsätzlich um die Schwierigen zu drücken).
- Ausbildungsinstitute: Kandidaten auswählen, die sie für fähig halten, oben angeführte Punkte zu berücksichtigen, Fehlentwicklungen thematisieren und deren Wahrnehmung und darauf folgendes gezieltes Handeln explizit schulen.

Es gibt einiges, was wir gut genug wissen, um daraus Handlungshinweise abzuleiten, aber viele Fragen im Zusammenhang mit Nebenwirkungen und Fehlentwicklungen harren noch der Forschung, vor allem der auf diese Themen *spezialisierten* Forschung: Fehlentwicklungen mögen durch geringe Ausprägungen der Variablen begünstigt werden, die mit gutem Therapieerfolg zusammenhängen, aber sie lassen sich dadurch nur beschränkt erklären. Es gibt zudem Fragen (z. B.: „Wie erleben betroffene Patienten Fehlentwicklungen und Nebenwirkungen in der Therapie?"), zu denen Forschung fast völlig fehlt (Crawford et al. 2016).

Zum guten Schluss:

Resümee

Ein einfaches Rezept, um Fehlentwicklungen gänzlich zu vermeiden gibt es nicht, wohl aber ein Rezept, um ihre Wahrscheinlichkeit zu reduzieren. Das ist die Frage: Könnte es auch anders sein? Könnte es sein, dass meine erste Diagnose, meine interpersonale Einschätzung, meine Indikation, mein konkretes Vorgehen nicht ganz optimal sind? Könnte es sein, dass meine Sicht- und Vorgehensweise mehr von eigenen Mustern und Bedürfnissen als von denen des Patienten bestimmt sind? Könnte es sein, dass die therapeutischen Sicht- und Vorgehensweisen, die ich gelernt habe und deren Anwendung ich bevorzuge, für diesen Patienten in dieser Situation nicht optimal sind?

Eine immer wieder hinterfragende Haltung, die nicht die Handlungsfähigkeit beeinträchtigen sollte, möchten wir allen Psychotherapeutinnen und Psychotherapeuten ans Herz legen.

LITERATURAUSWAHL

Barlow DH (2010). Negative effects from psychological treatments. A perspective. Am Psychologist 65: 13–20.

Caspar F (2009). Therapeutisches Handeln als individueller Konstruktionsprozess. In: Margraf J, Schneider S (Hrsg.). Lehrbuch der Verhaltenstherapie. Bd. 1, 3. A. Göttingen: Hogrefe, S. 213–225.

Castonguay L, Boswell JF, Constantino MJ, et al. (2010). Training implications of harmful effects of psychological treatments. Am Psychologist 65(1): 34–49.

Fischer-Klepsch M, Münchau N, Hand I (2000). Misserfolge in der Verhaltenstherapie. In: Margraf J (Hrsg.). Lehrbuch der Verhaltenstherapie. Band 1. Berlin: Springer, S. 191–203.

Hill CE, Mahalik JR, Thompson BJ (1989). Therapist self-disclosure. Psychotherapy 26: 290–295.

Hoffmann SO, Rudolf G, Strauß B (2008). Unerwünschte und schädliche Wirkungen von Psychotherapie. Eine Übersicht mit dem Entwurf eines eigenen Modells. Psychotherapeut 53: 4–16.

Linden M, Strauß B (Hrsg.) (2012). Risiken und Nebenwirkungen von Psychotherapie: Erfassung, Bewältigung, Risikovermeidung. Berlin: MMV.

Lutz W, De Jong K, Rubel J (2015). Patient-focused and feedback research in psychotherapy: Where are we and where do we want to go? Psychother Res 25(6): 625–632.

Okiishi J, Lambert MJ, Nielsen SL, Ogles BM (2003). Waiting for supershrink: an empirical analysis of therapist effects. Clin Psychol Psychother 10: 361–373.

Reinecker H (2005). Misserfolg in der Psychotherapie. In: Petermann F, Reinecker H (Hrsg.). Handbuch der Psychologie: Klinische Psychologie und Psychotherapie. Göttingen: Hogrefe, S. 726–737.

KAPITEL 42

Klaus Lieb

Interessenkonflikte in der Psychotherapie

Kernaussagen

- Interessenkonflikte und deren Auswirkungen in der Psychotherapie sind bisher wenig untersucht.
- Interessenkonflikte sind definiert als Situationen, die ein Risiko dafür schaffen, dass professionelles Urteilsvermögen oder Handeln, das sich auf ein primäres (wissenschaftliches oder fachlich-psychotherapeutisches) Interesse bezieht, durch ein sekundäres Interesse unangemessen beeinflusst wird.
- Sekundäre Interessen, die in der Psychotherapie mit dem primären Interesse des Therapeuten, das Beste für den Patienten zu tun, in Konflikt geraten können, sind z. B. strategische Karriereüberlegungen, die Loyalität des Therapeuten zu einem Therapieverfahren oder einer Therapiemethode, Interessen Dritter am Verlauf der Therapie (z. B. Krankenkassen, Eltern, Ehepartner) oder gesundheitspolitische Rahmenbedingungen (z. B. EBM, Psychotherapie-Richtlinien).
- In Psychotherapiestudien finden sich ähnliche Verzerrungsrisiken durch Interessenkonflikte wie bei Medikamentenstudien, z. B. Publikations-Bias oder die Überbewertung von Therapieeffekten der „eigenen" bzw. die Unterbewertung von „anderen" Verfahren oder Methoden.
- Verzerrungsrisiken entstehen auch dadurch, dass aufgrund unterschiedlicher personeller und finanzieller Ressourcen und Ausrichtungen von Lehrstühlen bestimmte Verfahren und Methoden bevorzugt, andere dagegen kaum beforscht werden. Dadurch besteht die Gefahr, dass potenziell wirksame Methoden aufgrund von Lock-out-Effekten nicht beforscht werden.
- Interessenkonflikte entfalten ihre Wirkung auf das Urteilsvermögen und Handeln weitgehend unbewusst, sodass Transparenz und Management von Interessenkonflikten eine wichtige Bedeutung zukommt.

42.1 Einführung

Dieses Kapitel widmet sich dem Thema Interessenkonflikte in der Psychotherapie, einem bisher in Praxis und Forschung der Psychotherapie wenig beachteten Aspekt. Die bisherige Forschung zu Interessenkonflikten und deren Auswirkungen hat sich im Wesentlichen auf die Erforschung und Anwendung medikamentöser Therapieansätze bzw. Interessenkonflikte durch Kontakte von Wissenschaftlern und Ärzten mit der pharmazeutischen Industrie und Herstellern von Medizinprodukten konzentriert (Lieb et al. 2011). Aber auch in der Anwendung von Psychotherapie und der Wirksamkeitsforschung von Psychotherapie gibt es Interessenkonflikte, die zu verzerrten Forschungsdesigns, Bewertungen und Empfehlungen führen können.

42.1.1 Definition von Interessenkonflikten

Grundsätzlich ist zunächst einmal festzuhalten, dass es keine menschliche Handlung gibt, die völlig frei von Interessen oder unabhängig von Kontexten und Sekundärfaktoren ist. Insofern ist zunächst einmal alles zumindest bis zu einem gewissen Grad interessengeleitet, was wir denken und tun. Wenn nun verschiedene (miteinander in Konflikt stehende) Interessen zusammentreffen, entstehen Interessenkonflikte. Bezogen auf den medizinischen Kontext wurden Interessenkonflikte wie folgt definiert:

> **MERKE**
> Interessenkonflikte sind Situationen, die ein Risiko dafür schaffen, dass professionelles Urteilsvermögen oder Handeln, das sich auf ein primäres Interesse bezieht, durch ein sekundäres Interesse unangemessen beeinflusst wird (Lo und Field 2009; Thompson 2009).

Das **primäre Interesse** von Therapeuten und Wissenschaftlern ist das Wohlergehen der Patienten durch eine bestmögliche Behandlung bzw. eine bestmögliche Weiterentwicklung des medizinischen Wissens. In der Psychotherapie meint das primäre Interesse etwa die Empfehlung und Anwendung derjenigen Therapie, die für den Patienten die höchste Heilungswahrscheinlichkeit mit sich bringt, oder die wissenschaftlich korrekte Bewertung der Effekte einer Therapie anhand von wissenschaftlichen Studien. **Sekundäre Interessen** sind materielle oder immaterielle Interessen, die neben den primären Interessen stehen und das Risiko erhöhen, dass das primäre Interesse unangemessen beeinflusst wird.

Zu den wichtigsten und im Bereich der Medizin sehr gut untersuchten **materiellen Interessen** gehören solche, die im Kontakt mit Industrieunternehmen entstehen (Lieb et al. 2011). Bis zu 95 % der Ärzte werden von Vertretern der Industrie besucht, nehmen Arzneimittelmuster und Geschenke an, werden zu Kongressen oder Fortbildungsveranstaltungen eingeladen, sind als Referenten oder Berater für Industrieunternehmen tätig oder nehmen an industriegeförderten Anwendungsbeobachtungen mit neuen Medikamenten teil (Campbell 2007; Campbell et al. 2010; Lieb et al. 2010). Weitere materielle Interessenkonflikte entstehen z. B. durch das Anbieten individueller Gesundheitsleistungen (IGeL), durch Vorgaben zur wirtschaftlichen Leistungserbringung und Ausweitung bestimmter Leistungen in Kliniken oder die Einrichtung ambulanter oder stationärer Angebote (z. B. in Diagnose- und Behandlungszentren), für die Ärzte selbst die Nachfrage schaffen. Dass solche materiellen Interessen das ärztliche Verordnungsverhalten beeinflussen können, ist gut untersucht (Spurling et al. 2010; Lieb et al. 2014).

In der Psychotherapie spielen materielle sekundäre Interessen eine untergeordnete Rolle, da Psychotherapien nicht wie Medikamente industriell entwickelt und verkauft werden. Dennoch können Wissenschaftler, die eine Therapie entwickelt haben, oder Therapeuten, die bestimmte Therapiemethoden in Ausbildungen und Workshops trainieren, auch materielle Gewinne erzielen.

Immaterielle (nichtfinanzielle) Interessen können ebenfalls zu Interessenkonflikten führen und sind für die Psychotherapie besonders relevant. So kann z. B. die Loyalität zu einem bestimmten Therapieverfahren (z. B. Verhaltenstherapie, psychodynamische Psychotherapie, analytische Psychotherapie) oder einer bestimmten Therapiemethode (z. B. Interpersonelle Psychotherapie, metakognitives Training, Schematherapie usw.) Interessenkonflikte bedingen. Anders als bei den materiellen Interessen sind diese immateriellen Interessen durch **Loyalitätseffekte** jedoch sehr eng mit der Professionalität des Therapeuten verbunden (so ist z. B. die Approbation als Psychotherapeut an ein bestimmtes Verfahren gebunden) und lassen sich nicht einfach „abstellen". Fast alle Psychotherapeuten sind durch ihre Weiterbildung, Supervision und Weitergabe des Wissens mit einem Therapieverfahren enger als mit anderen verbunden. Sind Therapeuten in Ausbildungsinstituten als Referenten aktiv und erhalten dafür Honorare oder leiten sie ein solches Ausbildungsinstitut und erhalten dafür ein Gehalt oder eine finanzielle Erfolgsbeteiligung, können die immateriellen Interessen durch materielle verstärkt werden. Dass Loyalitätseffekte zu verzerrten Studiendesigns und damit zu verzerrten Effekten von Psychotherapien (sog. **Allegiance-Bias**) führen können, ist inzwischen gezeigt worden (Munder et al. 2013) und wird in ➤ Kap. 42.2.2 ausführlicher erläutert. Im Bereich der Medizin finden sich Loyalitätseffekte zu einem bestimmten Therapieverfahren in ähnlicher Form, etwa wenn Ärzte bestimmte Therapieschulen wie Homöopathie, Naturheilkunde o. Ä. vertreten oder wenn sie sich umgekehrt der Abwertung solcher Verfahren verpflichtet fühlen. Auch hier kann es zu Interessenkonflikten kommen, die ebenso wie die Loyalitätseffekte in der Psychotherapie bisher wenig untersucht sind. Weitere Beispiele für immaterielle Interessen sind die Präsidentschaft in einem Berufsverband oder die Verfolgung der eigenen wissenschaftlichen Karriere, etwa wenn die Loyalität zu einem Verfahren bessere Karrieremöglichkeiten eröffnet als die Loyalität zu alternativen Verfahren.

42.1.2 Interessenkonflikte und Bias

Interessenkonflikte entstehen durch das Nebeneinander von primären und sekundären Interessen. Sie sind daher zunächst einmal wertneutral und nicht grundsätzlich negativ zu sehen. Ganz im Gegenteil können Interessenkonflikte auch positive Effekte für den Patienten haben. So kann sich z. B. ein Therapeut und Wissenschaftler als Präsident eines Berufsverbandes für die Verbreitung effektiver Psychotherapiemethoden einsetzen, oder der wissenschaftliche Ehrgeiz eines Forschers kann ihn beflügeln, die Wirksamkeit von Psychotherapiemethoden in randomisierten kontrollierten Studien (*randomized controlled trials,* RCTs) zu überprüfen.

Dennoch besteht in vielen Fällen das Risiko, dass Interessenkonflikte die bestmögliche Beratung und Versorgung der Patienten gefährden. In der Medizin gibt es dafür viele gut untersuchte Beispiele, etwa wenn Ärzte aufgrund der Industriekontakte teure und risikoreiche Medikamente verschreiben, die sie ansonsten nicht verschrieben hätten, oder wenn sie sich für ein Produkt stark machen, das einem älteren Produkt, mit dem mehr Erfahrungen bestehen, nicht überlegen ist. In diesen Fällen hat die zunächst wertneutrale „Risikokonstellation Interessenkonflikt" tatsächlich zu einer Verzerrung (Bias) des Urteilens oder Handelns und damit „zu einer unangemessenen Beeinflussung des Primärinteresses des Arztes" geführt. Mit anderen Worten:

> **MERKE**
> Nicht der Interessenkonflikt ist „unser Feind", sondern das Risiko, dass der Interessenkonflikt zu verzerrtem Urteilen und Handeln (Bias) führt (Lo und Ott 2013).

In der Psychotherapie erhöhen Interessenkonflikte ebenfalls das Risiko für Bias. So kann man sich z. B. folgende Konstellation vorstellen: Ein Psychotherapeut und Wissenschaftler wurde in einem bestimmten Therapieverfahren ausgebildet und leitet ein Ausbildungsinstitut, das entsprechende Lehrinhalte vermittelt. Darüber hinaus hat er als Wissenschaftler aus dem Therapieverfahren heraus über Jahre hinweg eine Psychotherapie-Methode entwickelt, deren Wirksamkeit er in Studien untersucht hat und für die er auf Vorträgen und Fortbildungsworkshops Honorare erhält. Stellt man sich darüber hinaus vor, dass die Therapiemethode im Vergleich zu anderen Psychotherapieansätzen schlechtere Effekte zeigt, besteht das erhöhte Risiko, dass der Therapeut und Wissenschaftler bei der Frage, welche Therapie für einen Patienten als bestmögliche Therapie zu empfehlen und anzuwenden sei, aufgrund seines Interessenkonflikts eine unangemessene Therapieempfehlung ausspricht. Eigentlich müsste er die andere Therapie empfehlen und auch seinen Ausbildungskandidaten empfehlen, die andere Methode zu erlernen. Durch seine starke Loyalität zur eigenen Therapie wird er aber doch geneigt sein, die eigene zu empfehlen. Entscheidend an dieser Stelle ist, dass durch die o. g. Konstellation ein Bias entsteht, der direkt oder indirekt und auch in unterschiedlich hohem Maße zu Schaden für den Patienten führen kann. Wenn es um die konkrete Beratung eines einzelnen Patienten geht, wird sich der Schaden durch die Empfehlung einer Therapie mit geringerer Heilungschance auf den Einzelfall beschränken. Wird jedoch eine Vielzahl von Therapeuten in einer weniger effektiven Methode ausgebildet, vervielfacht sich der Bias. Am stärksten wird der Verzerrungseffekt sein, wenn der Wissenschaftler als Mitglied oder gar Vorsitzender einer Leitlinienkommission die von ihm propagierte Methode in Leitlinien „unterbringt".

Abzugrenzen sind Interessenkonflikte bzw. Bias von Täuschung und Manipulation. Täuschung und Manipulation resultieren zwar praktisch immer aus Interessenkonflikten (etwa wenn Daten gefälscht werden, um den erwünschten Wirksamkeitsnachweis einer Therapie zu erbringen). Im Gegensatz zu Bias handelt es sich dabei jedoch um bewusste und zielgerichtete Akte der Täuschung. Bias entsteht dagegen unbewusst aus Interessenkonflikten und stellt damit kein bewusst intendiertes Fehlverhalten dar. Mit anderen Worten:

MERKE
Schaden kann als Folge von Interessenkonflikten durch bewusste Täuschung oder durch unbewussten Bias entstehen.

42.1.3 Psychologische Wirkmechanismen

Interessenkonflikte wirken auf Urteilsvermögen und Handeln weitgehend oder vollständig unbewusst. Dem aus einem Interessenkonflikt resultierenden Bias liegt somit in der Regel keine bewusste oder intendierte Entscheidung zugrunde, sondern ein Phänomen, das in Felser und Klemperer (2011) wie folgt beschrieben ist:

„*In einer Situation, in der wir eine von mehreren möglichen Entscheidungen oder Schlussfolgerungen materiell, sozial oder intellektuell als persönlich vorteilhaft empfinden, nehmen wir Informationen, die zu dieser für uns vorteilhaften Entscheidung oder Schlussfolgerung führen, stärker wahr, prüfen sie weniger streng, akzeptieren sie schneller und geben ihnen mehr Gewicht. Informationen dagegen, die der vorteilhaften Entscheidung oder Schlussfolgerung entgegenlaufen, behandeln wir im umgekehrten Sinne. Wir nehmen sie weniger stark wahr, prüfen sie strenger, akzeptieren sie widerwillig und geben ihnen weniger Gewicht. Dieses Phänomen wird auch als* ‚**motivierte Evaluation von Evidenz**' *bezeichnet und ist in unterschiedlichen Erscheinungsformen auch als self-serving bias, wish bias und confirmation bias beschrieben worden.*"

Übertragen auf das o. g. Beispiel des Entwicklers einer Therapie, die einer Vergleichstherapie unterlegen ist, bedeutet diese „motivierte Evaluation": Um seine von ihm selbst entwickelte Therapie doch empfehlen zu können und die „kognitive Dissonanz" aufzulösen, wird er z. B. alle Gründe, welche die Unterlegenheit der eigenen Therapie erklären könnten, unzureichend wahrnehmen und gleichzeitig Schwächen der Vergleichstherapie besonders betonen.

Charakteristisch für die „motivierte Evaluation von Evidenz" ist das Gefühl der Objektivität aufseiten des Betroffenen. Der Bias, also die verzerrte Beurteilung, entgeht der eigenen Wahrnehmung infolge eines Phänomens, das man auch als **„bias blind spot"** bezeichnet. In vielen Studien ist gezeigt worden, dass Bias als Folge von Interessenkonflikten von der betroffenen Person selbst nicht wahrgenommen wird, eher aber bei anderen Personen in vergleichbaren Situationen (z. B. Gilovich 1991; Lieb und Brandtönies 2010). Weitere psychologische Wirkmechanismen von Interessenkonflikten sind in Felser und Klemperer (2011) beschrieben.

42.2 Formen von Interessenkonflikten in der Psychotherapie

Interessenkonflikte in der Psychotherapie können vielfältige Ursachen haben. In ➤ Box 42.1 sind Möglichkeiten von materiellen und immateriellen Interessen aufgeführt, die mit dem therapeutischen Primärinteresse in Konflikt geraten können.

> **BOX 42.1**
>
> **Beispiele für materielle und immaterielle Interessenkonflikte in der Psychotherapie**
>
> **Materielle Interessenkonflikte infolge von**
> - Honoraren für Vorträge und Workshops, die ein bestimmtes Therapieverfahren oder eine Therapiemethode lehren
> - Referententätigkeit/Leitung eines Ausbildungsinstituts, das ein bestimmtes Therapieverfahren oder eine Therapiemethode lehrt
> - Gesundheitspolitischen Rahmenbedingungen (z. B. EBM, Psychotherapie-Richtlinien)
>
> **Immaterielle Interessenkonflikte infolge von**
> - Loyalität *(allegiance)* zu einem bestimmten Therapieverfahren oder einer Therapiemethode
> - Aktiver Mitgliedschaft (v. a. Vorstandstätigkeit) in Berufsverbänden, Kammern, Fachgesellschaften oder Organen der Selbstverwaltung wie z. B. Vorstandsmitglied in der Deutschen Gesellschaft für Psychologie oder der International Society of Schematherapy
> - Erwartungen an den Verlauf einer Psychotherapie (z. B. von Krankenkassen, Ehepartnern, Eltern, Arbeitgebern etc.)

Insgesamt sind die Interessenkonflikte im Bereich der Psychotherapie, insbesondere was die materiellen Interessenkonflikte anbelangt, sicherlich weniger stark ausgeprägt als die Interessenkonflikte im Bereich der Pharmakotherapie. Psychotherapeuten bezahlen z. B. ihre Fortbildung in der Regel selbst und empfangen keine „Vertreter" von Psychotherapie-Methoden als Pendant zu den „Pharmavertretern". Dennoch kann die Loyalität für ein bestimmtes Verfahren oder eine Methode erhebliche Auswirkungen für den Patienten haben, wenn er nicht die bestmögliche Therapie empfohlen bekommt, aber auch für das Gesundheitswesen im Allgemeinen, wenn viel Geld für Therapieformen ausgegeben wird, die nicht mit den höchsten Heilungschancen einhergehen.

42.2.1 Interessenkonflikte in der Therapeut-Patient-Beziehung

Alle Handlungen in der Therapeut-Patient-Beziehung sollen von einem engen Vertrauensverhältnis geprägt sein, in dem sekundäre Interessen keine Rolle spielen. Der Patient darf erwarten und muss sich darauf verlassen können, dass der Therapeut ihm die beste verfügbare Therapie anbietet, dass er für eine korrekte Durchführung der Therapie qualifiziert ist und dass er nicht gleichzeitig andere Interessen als seine bestmögliche Behandlung verfolgt.

Dies ist sicher ein Idealbild, wenn man sich klar macht, dass viele Sekundärinteressen das therapeutische Vertrauensverhältnis beeinflussen können. Dazu zählen z. B. Erwartungen der Krankenkassen an eine möglichst kurze und kostengünstige Therapie, Erwartungen von Arbeitgebern und Ehepartnern des Patienten an eine schnelle und problemlose Heilung oder etwa Erwartungen von Eltern, dass ihnen Erziehungsaufgaben abgenommen werden. Diese Sekundärinteressen im Blick und ihre Auswirkungen auf den therapeutischen Prozess möglichst gering zu halten kann sicher nicht immer optimal gelingen.

Am relevantesten ist wahrscheinlich der Interessenkonflikt, der daraus resultiert, dass jeder Psychotherapeut (im Gegensatz zu einem Arzt, der häufig aus einem breiten Spektrum von Medikamenten auswählen kann) bislang zumeist nur ein Psychotherapieverfahren und eine beschränkte Zahl von Therapiemethoden anbieten und anwenden kann. Wenn er ein bestimmtes Verfahren oder eine bestimmte Methode anbietet, obwohl zur Behandlung eines konkreten Krankheitsbildes eine andere Methode besser wirksam ist, kann der Interessenkonflikt zu einem Schaden für den Patienten führen (einschränkend muss hier natürlich zugestanden werden, dass nicht nur die Evidenzbasierung aus RCTs bzw. die Methodik selbst über die Wirksamkeit einer Therapie entscheidet, sondern auch Wirkfaktoren wie die Person des Therapeuten, die Therapiebeziehung oder das individuelle Vorgehen des Therapeuten). Den Interessenkonflikt kann der Therapeut nur auflösen, wenn er basierend auf der wissenschaftlichen Studienlage die Empfehlung für eine andere Therapie ausspricht und den Patienten zu einem anderen Therapeuten schickt (um den Preis, dass ihm damit ggf. das Honorar entgeht).

42.2.2 Interessenkonflikte in der Psychotherapieforschung und in Leitlinien

Die Folgen von Interessenkonflikten in allen Phasen des Forschungsprozesses sind für Medikamentenstudien inzwischen gut untersucht (Lexchin et al. 2003; Bekelman et al. 2003; Schott et al. 2010a, b). Die problematischsten Effekte reichen von der Formulierung der Forschungsfrage, der Beeinflussung von Studienprotokollen zugunsten der untersuchten Substanz (z. B. Über- oder Unterdosierung der Vergleichssubstanz, Surrogatendpunkte) über die Überbetonung erwünschter Arzneimittelwirkungen und das gleichzeitige Zurückhalten unerwünschter Arzneimittelnebenwirkungen und -risiken bis zum Publikationsbias durch Nichtveröffentlichung von Negativergebnissen (der auch durch die Journale gefördert wird, die Negativstudien ungern publizieren). Ein weiteres Problem ist das Ghostwriting von Publikationen durch die Industrie.

Die Auswirkungen von Interessenkonflikten auf die Interpretation und Publikation von Psychotherapiestudien sind dagegen vergleichsweise wenig untersucht. Dennoch finden sich in wissenschaftlichen Untersuchungen zu Wirksamkeitseffekten von Psychotherapie ähnliche Verzerrungsrisiken durch Interessenkonflikte wie bei Medikamentenstudien.

Ein **Publikationsbias,** also das Zurückhalten negativer Studiendaten zugunsten von positiven Studienergebnissen, konnte für kognitiv-verhaltenstherapeutische Interventionen zur Behandlung von Depressionen in statistischen Modellen (Cuijpers et al. 2010) gezeigt werden. Die Autoren untersuchten 117 randomisierte kontrollierte Therapiestudien und kalkulierten Funnel-Plots und angepasste Effektgrößen. Bei einer Berücksichtigung des Publikationsbias reduzierte sich die mittlere Effektstärke der Therapien von 0,67 (mittlerer bis starker Therapieeffekt) auf 0,42 (kleiner bis mittlerer Effekt), woraus die Autoren folgerten, dass der Publikationsbias zu einer Überschätzung der echten Effekte von verhaltenstherapeutischen Interventionen zur Behandlung der Depression führt. Zu ähnlichen Ergebnissen kamen Driessen et al. (2015), die den Effekt des Publikationsbias anhand von NIH-geförderten Psychotherapiestudien zur Depressionsbehandlung untersucht hatten.

Die Auswirkungen der **Loyalität** *(allegiance)* für eine Therapie auf die Studieneffektstärken wurden in weiteren Studien untersucht. Allegiance liegt typischerweise vor, wenn ein Wissenschaftler in einer bestimmten Therapie ausgebildet wurde und wenn er bei Effektivitätsstudien oder an der Entwicklung ätiologischer oder therapeutischer Modelle bzgl. dieser Therapie beteiligt war. Einige empirische Untersuchungen haben einen starken Effekt von Allegiance auf Effekte in Psychotherapiestudien gezeigt: Eine kürzlich publizierte Meta-Metaanalyse ergab eine mäßige, aber robuste Assoziation zwischen Allegiance und Studienoutcome ($r = .26$; Munder et al. 2013). Eine solche Assoziation zeigte sich auch bei vergleichbar effektiven Therapien (Munder et al. 2012). In einer weiteren Studie wurde gezeigt, dass Effektstärken-Unterschiede zwischen Studien verschwanden, wenn die Allegiance für die Therapien ausbalanciert wurde (Cuijpers et al. 2012). In einer kürzlich von uns durchgeführten Studie wurde festgestellt, dass Reviews zur Effektivität von Psychotherapien zu fast einem Drittel in ihren Schlussfolgerungen verzerrt waren. Insbesondere, wenn eher psychotherapeutisch orientierte Forscher Psychotherapien gegen Pharmakotherapie verglichen, waren die Schlussfolgerungen der Reviews zugunsten der Psychotherapie verzerrt. Die verzerrten Schlussfolgerungen konnten im Trend durch Allegiance-Effekte erklärt werden (Lieb et al. 2016).

Auch die unterschiedlich guten Zugangschancen von Psychotherapieverfahren oder -methoden, überhaupt empirisch untersucht zu werden (ihr **Forschungszugang**), können zu Verzerrungseffekten führen, die bisher nicht untersucht sind. Die Wahrscheinlichkeit beforscht zu werden, hängt eng damit zusammen, ob das Verfahren oder die Methode in forschungsintensiven Hochschulen und Forschungseinrichtungen durch den Lehrstuhlinhaber oder forschungsstarke Mitarbeiter vertreten ist. Wenn in einem psychotherapierelevanten Fach 60, 90 oder gar 96 % der Lehrstuhlinhaber einem der vier großen Verfahren angehören (was derzeit für Verhaltenstherapie in der Klinischen Psychologie zutrifft und früher für Psychodynamische Therapie in der Psychosomatik galt), und wenn andere der großen Verfahren überhaupt nicht unter Lehrstuhlinhabern vertreten sind, kann es zu problematischen **Lock-out-Effekten** kommen. Die Folge ist, dass immer mehr Evidenz zu bestimmten Verfahren angehäuft wird, während die Wirksamkeit alternativer Ansätze, die potenziell besser sein könnten als die etablierten Verfahren, mangels Ressourcen überhaupt nicht nachgewiesen wird.

Über die Auswirkungen von Interessenkonflikten von Wissenschaftlern, die bei der Formulierung von **Leitlinien** Psychotherapie-Effekte bewerten und interpretieren sollen, ist bisher ebenfalls nichts bekannt. Es ist allerdings anzunehmen, dass Interessenkonflikte in Bezug auf bestimmte Therapieverfahren und -methoden zu verzerrten Bewertungen und damit zu verzerrten Leitlinienempfehlungen führen können, wenn Interessenkonflikte der Leitlinien-Kommissionsmitglieder nicht gemanagt werden. Dasselbe gilt für Entscheidungsgremien wie den Wissenschaftlichen Beirat Psychotherapie (WBP) der Bundespsychotherapeuten- bzw. Bundesärztekammer und die psychotherapierelevanten Unterausschüsse des Gemeinsamen Bundesausschusses (G-BA). Interessant wäre zu untersuchen, nach welchen Regeln Vertreter welcher Verfahren und Methoden dort vertreten oder nicht vertreten sind und wie dies mit Entscheidungen oder Nichtentscheidungen dieser Gremien korreliert.

42.3 Umgang mit Interessenkonflikten in der Psychotherapie

Das Management von Interessenkonflikten in der Psychotherapie ist schwieriger als im Bereich der Pharmakotherapie. Dort ist es z. B. leicht möglich, bestimmte problematische Interessenkonflikte unmittelbar einzustellen, etwa durch den Verzicht auf den Empfang von Pharmavertretern in der eigenen Praxis oder den Verzicht auf ein Sponsoring eigener Fortbildungsaktivitäten durch die Pharmaindustrie.

Interessenkonflikte in der Psychotherapie dagegen sind sehr stark durch die Loyalität zu einem bestimmten Therapieverfahren oder einer Therapiemethode geprägt bzw. schon allein durch das Psychotherapeutengesetz strukturell bedingt, sodass sie sich in dieser Form nicht einfach managen lassen. Im Folgenden sollen Überlegungen zu Transparenz und Management von Interessenkonflikten in der Psychotherapie separat diskutiert werden.

42.3.1 Transparenz

Aufgrund der Schwierigkeit, Bias als Folge von Interessenkonflikten selbst zu erkennen, kommt der **Offenlegung von Interessenkonflikten** eine besondere Bedeutung zu. Wegen der komplexen Verschränkung der Loyalität zu einem Therapieverfahren mit seiner Wirksamkeit ist es für die Akteure selbst prinzipiell erschwert, Interessenkonflikte wahrzunehmen und zu formulieren.

MERKE

Mit der Offenlegung macht man die Interessenkonflikte nicht nur sich selbst bewusst, sondern v.a. anderen wie z.B. Patienten (Tattersall et al. 2009), den Lesern eines wissenschaftlichen Artikels oder einer Leitlinie oder dem Herausgeber einer Zeitschrift, die dadurch in die Lage versetzt werden sollen, Interessenkonflikte und deren möglichen Einfluss auf das therapeutischen Handeln oder den Inhalt eines Textes zu beurteilen.

Die Offenlegung von Interessenkonflikten in der Psychotherapieforschung ist bisher noch wenig verbreitet. Gründe dafür sind, dass einerseits die Bedeutung immaterieller gegenüber materiellen Interessenkonflikten unterschätzt wird und andererseits aufgrund der Komplexität und mangelnden Forschung zu diesem Thema nur wenige Journale eine detaillierte Transparenz immaterieller Interessenkonflikte fordern. Bisher gibt es keinen wissenschaftlichen Konsens, welche Interessenkonflikte in der Psychotherapieforschung sinnvollerweise offengelegt werden sollten. ➤ Box 42.2 listet Beispiele für materielle und immaterielle Interessenkonflikte auf, die im Kontext von Psychotherapien offengelegt werden könnten. Typischerweise erfolgt die Offenlegung für die vergangenen 3 Jahre. Die Überlegungen basieren auf Lieb et al. (2011: ➤ Kap. 5) und dem Formblatt der Arzneimittelkommission der deutschen Ärzteschaft (AkdÄ) zur Erfassung von Interessenkonflikten ihrer Mitglieder (Fachausschuss Transparenz und Unabhängigkeit der Bundesärztekammer bei der AkdÄ; www.akdae.de/Kommission/Organisation/Mitglieder/Fachausschuesse/Transparenz/index.html). Im Jahr 2016 wird auch der Wissenschaftliche Beirat Psychotherapie der Bundespsychotherapeuten- bzw. Bundesärztekammer die Interessen seiner Mitglieder offenlegen.

BOX 42.2
Vorschläge für offen zu legende Interessen in der Psychotherapie(forschung)
- Arbeitgeber (z.B. Universität, Ausbildungsinstitut)
- Aus-, Weiter- und Fortbildungen/Zertifikate in bestimmten Psychotherapieverfahren oder -methoden
- Entwicklung von/Patente für und Verfassen von Lehrbüchern über bestimmte Psychotherapieverfahren oder -methoden
- Honorare von Psychotherapie-Aus-/Weiter-/Fortbildungsinstituten für Vorträge und Workshops zu bestimmten Psychotherapieverfahren oder -methoden
- Honorare und Drittmittel für die Durchführung von wissenschaftlichen Untersuchungen zu Psychotherapien
- Aktive Mitgliedschaft (v.a. Vorstandstätigkeit) in (psychotherapeutischen, ärztlichen) Berufsverbänden, Kammern, Fachgesellschaften oder Organisationen der Selbstverwaltung

42.3.2 Management von Interessenkonflikten in der Psychotherapie

Eine konsequente Offenlegung von Interessenkonflikten schafft die Voraussetzung für einen adäquaten Umgang mit Interessenkonflikten. Zu der Frage, wie Interessenkonflikte in der Psychotherapie gemanagt werden sollten und wo überhaupt Bedarf für ein solches Management besteht, gibt es allerdings bisher keine Untersuchungen.

Die in ➤ Box. 42.3 genannten Empfehlungen sind daher nur aus dem bisher Gesagten und Erfahrungen im Management materieller Interessenkonflikte abgeleitet und bedürfen dringend einer weiteren Diskussion und Erforschung.

BOX 42.3
Beispiele für Möglichkeiten des Managements von Interessenkonflikten in der Psychotherapie

In der Therapeut-Patient-Beziehung
- Transparenz von Loyalitäten zu bestimmten Psychotherapieverfahren und -methoden (z.B. Ausbildung in einem Verfahren, Entwicklung einer Methode)
- Transparenz von sekundären Einflüssen (z.B. durch Krankenkassen, Partner, Eltern) und Erläuterung des Managements dieser Sekundärinteressen
- Erläuterung und Diskussion alternativer Therapieverfahren/Methoden als Grundlage für patientenorientierte Entscheidungen für ein Verfahren/eine Methode
- Hinreichende Grundkenntnisse jedes Therapeuten über alternative Ansätze inkl. über deren Praxis, Indikationen und Überweisungswege …

Bei der Bewertung der Effektivität von Psychotherapien z.B. als Autor, Gutachter, Mitglied einer Leitliniengruppe
- Transparenz von Loyalitäten zu bestimmten Psychotherapieverfahren und -methoden (z.B. Ausbildung in einem Verfahren, Entwicklung einer Methode)
- Ausschluss von Wissenschaftlern als Hauptautoren von Editorials, wenn sie in Bezug auf die zu bewertende Psychotherapieform Interessenkonflikte aufweisen
- Ausschluss von Wissenschaftlern als Leitlinien-Vorsitzende bzw. Ausschluss bei bestimmten Abstimmungen von Leitliniengremien, wenn die Wissenschaftler in Bezug auf die zu bewertende Psychotherapieform Interessenkonflikte aufweisen
- Zusammensetzung von psychotherapiewissenschaftlichen Gutachtergremien und Leitlinienkommissionen nach der Allegiance ihrer Mitglieder in einer Form, dass alle praktizierten Verfahren und Methoden eine ähnlich große Chance haben, beforscht zu werden, den Kommissionsmitgliedern bekannt zu sein und von ihnen kompetent bewertet zu werden

Als Grundlage für diese Überlegungen können etablierte Regelungen im Bereich der Pharmakotherapie dienen (auch wenn diese zunächst einmal den Schwerpunkt auf das Management materieller Interessenkonflikte legen). In den Regelungen der AkdÄ etwa, die sich an die Regeln des Institute of Medicine in den USA anlehnen (Lo und Field 2009), muss bei der Bewertung neuer Arzneimittel der Hauptverantwortliche einer Stellungnahme seit 3 Jahren frei von Interessenkonflikten in Bezug auf das zu bewertende Arzneimittel und Konkurrenzprodukte sein, in der Arbeitsgruppe darf nur max. ein Drittel der Experten Interessenkonflikte haben, und diese wiederum dürfen auch keine Texte vorformulieren. Mitglieder mit sehr engen Marketingbeziehungen (z.B.

Mitglieder eines *speaker's bureau*) sind bei Bewertungen grundsätzlich auszuschließen. So wird versucht, die Balance zwischen einer möglichst unabhängigen Bewertung und einer Sicherstellung des besten Fachwissens innerhalb eines Gremiums zu halten (www.akdae.de/Kommission/Organisation/Mitglieder/Fachausschuesse/Transparenz/index.html).

Für psychotherapierelevante **Leitlinienkommissionen und Entscheidungsgremien** ist eine ausbalancierte Besetzung aufgrund der o. g. Schwierigkeiten durch Loyalitätseffekte zu bestimmten Therapieverfahren bzw. -methoden komplizierter. Es könnte daher überlegt werden, ein Drittel der Arbeitsgruppe mit Fachleuten ohne jede Allegiance zu einzelnen Therapieverfahren zu besetzen, z. B. mit reinen Methodikern wie beim Institut für Qualität und Wirtschaftlichkeit im Gesundheitswesen (IQWiG), mit Patientenvertretern, psychotherapiekundigen Krankenkassenvertretern etc. Bei den anderen zwei Dritteln müsste man dafür sorgen, dass alle in der Praxis (nicht nur in der Forschung) repräsentierten Therapieverfahren und einzelne wichtige Methoden nach einem repräsentativen Schlüssel mit einer Mindestquote vertreten sind. Darüber hinaus wäre zu überlegen, bei anstehenden Entscheidungen über Methoden oder Verfahren, die in der Kommission gar nicht repräsentiert sind, sachkundige Vertreter dieser Methoden oder Verfahren für die Dauer dieser jeweiligen Prüfung als zusätzlich temporäre Mitglieder hinzuzuziehen. Leitlinien und ihre Empfehlungen sollten auf einer systematischen Übersicht der Evidenz beruhen, die Empfehlungen sollten in einem strukturierten Konsensprozess mit neutraler Moderation entwickelt werden (AWMF 2012; www.awmf.org/leitlinien/awmf-regelwerk.html).

In der **therapeutischen Beziehung** werden Interessenkonflikte schon allein dadurch offengelegt, dass der Therapeut dem Patienten erläutert, welches Therapieverfahren er anwenden wird. Zu einem adäquaten Management würde aber auch gehören, dass er alternative Therapieverfahren vorstellt, deren Effektivität gegenüber der eigenen Methode erläutert und mit dem Patienten zu einer gemeinsamen Entscheidung kommt, was die Möglichkeit einschließt, dass er sich für eine andere als die angebotene Therapie entscheidet. Dies setzt auch voraus, dass Therapeuten über genügend Grundkenntnisse über praktische Vorgehensweisen, Indikationen und Überweisungswege zu anderen Psychotherapieverfahren verfügen. Dies hat damit auch Konsequenzen für eine zukünftige Gestaltung der Psychotherapieaus- und -weiterbildung, die dann eben nicht nur in einem Verfahren ausbilden dürfen, sondern breitere Kenntnisse in möglichst vielen wirksamen Therapieverfahren vermitteln müssen. Eine solche breite Ausbildung wird erleichtert, wenn der Mitarbeiterkreis zumindest großer psychotherapeutischer Ausbildungsinstitute hinsichtlich seiner Allegiance plural besetzt oder die Kooperation mit anders arbeitenden externen Einrichtungen institutionalisiert ist.

LITERATURAUSWAHL

Cuijpers P, Smit F, Bohlmeijer E, et al. (2010). Efficacy of cognitive-behavioural therapy and other psychological treatments for adult depression: meta-analytic study of publication bias. Br J Psychiatry 196(3): 173–178.

Felser G, Klemperer D (2011). Psychologische Aspekte von Interessenkonflikten. In: Lieb K, Klemperer D, Ludwig WD (Hrsg.) (2011), S. 27–45.

Lieb K, Scheurich A (2014). Contact between doctors and the pharmaceutical industry, their perceptions, and the effects on prescribing habits. PLoS One 9(10): e110130.

Lieb K, Klemperer D, Ludwig WD (2011). Interessenkonflikte in der Medizin. Hintergründe und Lösungsmöglichkeiten. Berlin: Springer.

Lieb K, von der Osten-Sacken J, Stoffers-Winterling J, Reiss N, Barth J (2016): Conflicts of interest and spin in reviews of psychological therapies: a systematic review BMJ Open 6: e010606.

Lo B, Field MJ (eds.) (2009). Conflict of Interest in Medical Research, Education, and Practice. Washington: National Academies Press.

Lo B, Ott C (2013). What is the enemy in CME, conflicts of interest or bias? JAMA 310(10): 1019–1020.

Munder T, Flückiger C, Gerger H, et al. (2012). Is the allegiance effect an epiphenomenon of true efficacy differences between treatments? A meta-analysis. J Couns Psychol 59(4): 631–637.

Munder T, Brütsch O, Leonhart R, et al. (2013). Researcher allegiance in psychotherapy outcome research: an overview of reviews. Clin Psychol Rev 33(4): 501–511.

Spurling GK, Mansfield PR, Montgomery BD, et al. (2010). Information from pharmaceutical companies and the quality, quantity, and cost of physicians' prescribing: a systematic review. PLoS Med 7(10): e1000352.

Thompson DF (2009). The challenge of conflict of interest in medicine. Z Evid Fortbild Qual Gesundhwes 103: 136–140.

KAPITEL 43

Franz Caspar und Klaus Lieb

Psychotherapieforschung

Kernaussagen

- Psychotherapieforschung sollte in ihren Grenzen und Möglichkeiten kritisch, aber konstruktiv diskutiert werden.
- Psychotherapieforschung ist ein Mittel, relevante Lücken in unserem Wissen zu füllen, indem Wissen erzeugt wird, das dem, was wir wissen wollen, möglichst nahe kommt.
- Wissenschaft wird aufgefasst als Versuch, sich gegen bekannte Arten von Irrtum möglichst gut zu schützen.
- Eine zentrale Gliederung unterscheidet Outcome-, Prozess- und Prozess-Outcome-Forschung.
- Prozessforschung hat insbesondere die Aufgabe, die Wirk*weise* von Psychotherapie zu erkunden; ein zentraler Gegenstand ist die Therapiebeziehung.
- Patienten werden vermehrt nicht mehr als Objekte therapeutischer Interventionen, sondern als aktiv Handelnde gesehen.
- Die nachholbedürftige Forschung zu Therapeuten hat Auftrieb bekommen durch die Feststellung von Therapeuteneffekten, dass also die einen Therapeuten deutlich bessere Ergebnisse zustande bringen als andere.
- Die Anforderungen an ein gutes Forschungsdesign sind über die Jahrzehnte hin gewachsen. Ein Design soll vor allem interne Validität und Machbarkeit berücksichtigen.
- Randomisierte kontrollierte Studien (RCTs) sind aus Sicht der internen Validität am besten geeignet, Wirkungen kausal nachzuweisen. Für viele andere Forschungsfragen eignen sie sich aber nicht.
- Die Aufteilung von Psychotherapieforschern in ein qualitatives und ein quantitatives Lager weiter zu überwinden ist erstrebenswert; oft sind Kombinationen sinnvoll.
- Welche Messmittel als geeignet bzw. unverzichtbar erscheinen, ist abhängig vom vertretenen Ansatz. Es gibt jedoch einen tragfähigen Konsens über eine Standardbatterie.
- Forschungsergebnisse zu haben reicht nicht, sie müssen auch vermittelt werden. Das Nicht-Publizieren nicht signifikanter bzw. erwartungsgemäßer Ergebnisse bedroht die Qualität der aktuellen Befundlage. Metaanalysen und Leitlinien helfen beim Zusammenfassen und Vermitteln.
- Typische Probleme der Psychotherapieforschung sind kleine Stichproben, Effekte von Vorannahmen der Forscher, die Komplexität (die sich in Wechselwirkungen und der Wirkung von Moderatoren und Mediatoren ausdrückt), die Konkurrenz zwischen externer und interner Validität.
- Angemessene Messmittel, vor allem ansatzübergreifend, zu finden ist nicht trivial.
- Wichtige Themen für die Zukunft sind das Verhältnis zu Neurobiologie, das Verhältnis zur Psychopharmakologie und das Verhältnis zwischen Wissenschaft und Praxis.

43.1 Vorbemerkung

Dieses Buch enthält gegliedert nach Themen viele tausend Aussagen. Explizit oder implizit wird empfohlen, dass Psychotherapeuten sich in ihrer Arbeit darauf stützen: Sie sollen dementsprechend bei konkreten Patienten Zusammenhänge herstellen, relative Erfolgswahrscheinlichkeiten abschätzen, konkretes therapeutisches Handeln konstruieren, die eigene Weiterbildung planen u. v. m. Es ist ein Prinzip dieses Werkes, dass Aussagen möglichst gut empirisch abgestützt sein sollen. Es wäre aber eine Illusion anzunehmen, dass alle expliziten und impliziten Annahmen, die nötig sind, um gute Psychotherapien durchzuführen, gute Aus- und Weiterbildungen in Psychotherapie anzubieten usw., lückenlos auf methodisch solide Empirie gestützt werden können.

Ein Kapitel, in dem Möglichkeiten und Grenzen von Psychotherapieforschung kritisch, aber konstruktiv reflektiert werden, ist daher höchst angezeigt. Vergleicht man den dafür zur Verfügung stehenden Platz etwa mit dem Umfang des auch als „Bibel der Psychotherapieforschung" bezeichneten *Handbook of Psychotherapy and Behavior Change* (früher von Bergin und Garfield, nun 2013 in der 6. Auflage mit 864 Seiten von Lambert herausgegeben), wird schnell klar, dass wir viele Themen nur anreißen und vor allem auch Inhalte nicht detailliert behandeln können. Dem Anspruch, alle auch für Konsumenten von Psychotherapieforschung zentralen Themen zumindest anzusprechen und auf weiterführende Literatur zu verweisen, versuchen wir hier aber zu genügen. Für eine Kurzdarstellung der Geschichte der Psychotherapieforschung verweisen wir auf Caspar und Jacobi (2010).

43.2 Wozu überhaupt Psychotherapieforschung?

Wenn wir alles wissen würden, was man wissen muss, um in einem konkreten Fall optimale Psychotherapie zu machen, bräuchten wir keine Psychotherapieforschung. Wir würden einfach in den relevanten Kästchen einer kompletten Wissensmatrix nachschauen und auf dieser Basis handeln. Die Matrix würde uns sagen, welche Vorgehensweise bei genau diesem Patienten welche Wirkung hat, worauf wir beim Vorgehen besonders zu achten hätten, etc.

Eine solche **Wissensmatrix** steht aber nicht zur Verfügung. Wir müssen daher die Informationen, die wir brauchen, aus den Matrixzellen, in denen wir Wissen haben, erschließen. Das ist in ➤ Abb. 43.1 illustriert.

Dieser Prozess des Nutzens von Wissen wird oft zu wenig reflektiert. Was ist die beste Basis, wenn es um Annahmen über die Wirkung eines bestimmten therapeutischen Vorgehens durch einen konkreten Therapeuten bei einem bestimmten Patienten geht, was, wenn es um die Feinsteuerung im Prozess geht? Es kann z. B. sein, dass man zu einer genaueren Vorhersage der Wirksamkeit einer therapeutischen Intervention kommt, wenn man Wissen über die durchschnittliche Erfolgsquote eines Therapeuten bei seinen letzten

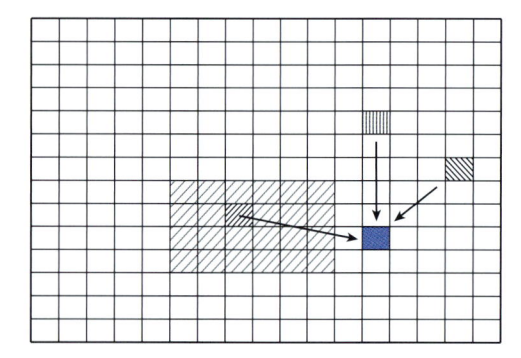

Abb. 43.1 Matrix allen für Psychotherapie relevanten Wissens. In der blauen Zelle stünde Wissen, das wir für eine konkrete Entscheidung brauchen, aber nicht haben. Die schraffierten Kästchen stehen für Wissen, das wir haben (im von links unten nach rechts oben schraffierten Kästchen ist angedeutet, dass Wissen oft nicht präzise, sondern probabilistisch ist, und dass auch nicht immer ganz klar ist, was von benachbartem Wissen für einen konkreten Fall wirklich relevant ist).

10 Patienten (das könnte in ➤ Abb. 43.1 in der gerade schraffierten Zelle) hat, als wenn man die Effektstärken aus RCTs zur Störung, die der Patient hat (das könnte in der von links oben nach rechts unten schraffierten Zelle stehen), als Basis für eine Vorhersage nutzt. Kaum je werden alle Informationen aus verschiedenen Zellen für das hypothetische Füllen einer Zelle genutzt. Wir wissen z. B., dass die „richtige Methode" nur einen kleinen Teil der Outcomevarianz – eher im einstelligen Bereich – bestimmt, und dennoch wird mit diesem Aspekt oft argumentiert, als würde er das Ergebnis praktisch vollständig bestimmen. Das ist wissenschaftlich nicht haltbar und geht zulasten von Wissen, das wir auch haben (z. B. zur Therapiebeziehung, s. auch ➤ Box 43.1) oder haben könnten, aber nicht schaffen (z. B. zur Wirkung der laufenden Therapien von Therapeuten, die nicht in einem Forschungskontext arbeiten).

Uns geht es hier darum, Wissenschaft nicht als eine Institution erscheinen zu lassen, die auf einem hohen Ross sitzt und der Inbegriff dessen ist, was man alles weiß, eher dazu neigend, zu übertreiben, was schon alles bekannt und für psychotherapeutische Praxis relevant ist. Wissenschaft ist vor allem ein Versuch, beim Füllen relevanter Lücken in unserer Wissensmatrix die bekanntesten und gravierendsten Fehler zu vermeiden. Die Tatsache, dass es schwer ist, die Wahrscheinlichkeit bestimmter Fehler zu vermeiden, ohne die von anderen zu erhöhen, sollte uns dabei bescheiden machen, auch wenn es gerade das ist, was Psychotherapieforschung methodisch mittlerweile äußerst anspruchsvoll macht. Eine Paarung von Bescheidenheit mit dem aufgrund methodischer Fortschritte von Jahrzehnten auch berechtigten Selbstbewusstsein (auch im Ringen um Forschungsmittel) erscheint uns hier als berechtigte Haltung.

Eine Frage noch zum Schluss dieses Abschnitts: Was ist der Unterschied zwischen einem normalen und einem wissenschaftlichen Irrtum? Antwort: Der wissenschaftliche Irrtum ist präziser. Was auf den ersten Blick geeignet erscheint, die Wissenschaft lächerlich zu machen, weist auf den zweiten Blick auf eine wesentliche Stärke guter Wissenschaft hin: Selbst wenn eine Studie Schwächen hat, kann man diese präziser bestimmen, diskutieren und möglicherweise überwinden. Gerade wenn widersprüchliche Ergebnisse vorliegen, können wir nur weiterkommen, wenn wir nachvollziehen können, wie die divergenten Ergebnisse genau zustande kamen. Die Zeiten, wo in „Studien" festgestellt wird, dass z. B. psychodynamische Therapie (einer nicht weiter bestimmten Art von) Patienten (irgendwelcher Art) auf irgendeine Weise nach nicht so genau festgelegten Kriterien hilft, sind endgültig vorbei. Das ist essenziell für die Weiterentwicklung empirischen Wissens und die Weiterentwicklung der Forschung selber: „*Es geht darum, Glauben an Wahrheiten durch nachvollziehbare und kritisierbare Prozeduren abzulösen*" (Caspar und Jacobi 2010: 405).

43.3 Outcomeforschung

Die Wirkung von Behandlungsmaßnahmen für psychische Störungen zu untersuchen ist das wohl naheliegendste Forschungsanliegen überhaupt: Wenn wir als Therapeuten eine Behandlung anbieten, ist das nur vertretbar, wenn sie eine nennenswerte Aussicht auf Erfolg hat. Dass in der Vergangenheit Behandlungsmethoden in größerem Umfang ohne ernsthafte Wirkungskontrollen durchgeführt wurden, gehört zu den dunkeln Kapiteln der Vergangenheit. So wurden Lobotomien am Frontalhirn mit angeblicher Wirkung gegen Schizophrenie sogar mit Preisen für die Entwickler Freeman und Watts, 1949 gar mit einem Nobelpreis an Moniz bedacht. Das Kartenhaus fiel zusammen, als endlich die (mangelnde) Wirkung und die (schrecklichen) Nebenwirkungen ernsthaft empirisch untersucht wurden. Bis dahin waren rund 5 000 Menschen mit dieser Methode behandelt worden, darunter auch Prominente wie Rosemary Kennedy, die Schwester von John F. und Robert Kennedy, die sich jede andere Behandlung hätte leisten können.

Eine andere historische Illustration der Bedeutung von Outcomeforschung stellt die Behauptung von Eysenck aus dem Jahr 1952 dar, man würde Menschen mit psychischen Problemen am besten nicht psychotherapeutisch behandeln, weil die Remissionsrate, vor allem bei psychodynamischen Verfahren, schlechter sei als die Rate spontaner Remissionen. Das löste zwar heftige Reaktionen aus, aber dass er unrecht hatte, konnte erst mit einer der frühen randomisierten Studien (Smith und Glass 1977) gezeigt werden: Eysenck hatte die Rate spontaner Remissionen stark überschätzt.

Aber gehört der Mangel an Wirksamkeitsbelegen wirklich der Vergangenheit an? Nein, es gibt auch heute noch etliche durchaus im größeren Umfang praktizierte und regelmäßig sogar von Krankenkassen finanzierte Therapieverfahren, deren spezifische Wirksamkeit nicht ausreichend belegt ist.

Dass Psychotherapie grundsätzlich wirkt, kann inzwischen als gut belegt angesehen werden. Das Ausmaß der Wirksamkeit kann dabei auf unterschiedliche Weise ausgedrückt werden: z. B. durch die Prozentzahl der Patienten, die remittieren (in dem Sinne, dass sie nach der Behandlung die Diagnose nicht mehr haben), oder aber durch Effektstärken. Die mittlere Effektstärke wird mit .88 angegeben – eine Zahl, die einen großen Behandlungseffekt anzeigt (➤ Kap. 43.8.4).

Zur Beurteilung, ob es wirklich berechtigt ist, eine offensichtlich nicht perfekte Wirksamkeit dennoch als gut anzusehen, werden etwa auch Vergleiche mit allgemein akzeptierten somatisch-medizinischen Maßnahmen herangezogen: Effektstärken werden (verglichen mit KVT: 1.21 und Psychotherapie im Durchschnitt .88) für Bypass-Operationen mit .80, für Pharmakotherapie bei Arthritis mit .61 und für verbreitete Einnahme von Aspirin zur Prävention von Herzinfarkt mit .07 angegeben (Grawe et al. 1994; Lutz und Grawe 2007).

Neben der Frage, ob Psychotherapie überhaupt wirkt und ob bestimmte Verfahren wirken, wurde, nachdem die Psychoanalyse ihr Monopol verloren hatte und weitere Methoden entwickelt worden waren, auch der Frage nachgegangen, welches Verfahren *besser* wirkt. Psychotherapieforschung wurde damit auch eine Waffe im Wettbewerb zwischen verschiedenen Therapieverfahren: Jetzt, mit etwas Abstand von einer naiven „Wettbewerbsforschung", wird auch von „Horse-Race"-Studien gesprochen.

Immer wenn es um Vergleiche geht (Behandlung vs. Nichtbehandlung bzw. Wartekontrollgruppe oder Behandlung A vs. Behandlung B) kommt das Design **„randomisierte kontrollierte Studie" (RCT)** zum Einsatz (➤ Kap. 8.1). Dazu gehört neben dem Vergleich mit einer Kontrollbedingung – wie der Name sagt – eine Zufallszuweisung (Randomisierung) von Patienten in die eine oder andere Bedingung, wodurch sichergestellt werden soll, dass es wirklich Unterschiede in der Methode und nicht zwischen Patienten sind, die zu den gefundenen Wirkungsunterschieden geführt haben. Es gibt darüber hinaus mehrere weitere Wege, mit denen eine kausale Wirkung belegt (oder vorsichtiger: plausibel gemacht) werden kann. Dazu gehören die Pfadanalyse und (neuer) der Propensity Score (Lutz et al. 2016). Das klassische Experiment hat in Bezug auf die kausale Argumentation immer noch den höchsten Wert, hat aber andere Nachteile (s. u. zur Kritik an RCTs).

RCTs sind in starkem Maße mit zusätzlichen Forderungen assoziiert, die nicht zwingend zum experimentellen Design gehören, aber namentlich durch eine Task Force *Promotion and Dissemination of Psychological Procedures* der American Psychological Association, Division 12 postuliert wurde (dt.: Hahlweg 1995): Das untersuchte therapeutische Vorgehen sollte manualisiert und auf Adhärenz (Tun die Therapeuten tatsächlich, was sie laut Manual tun sollten?) untersucht sein, und die Patienten sollten homogenisiert und genau beschrieben sein. Letzteres wird üblicherweise dadurch erreicht, dass homogene diagnostische Gruppen, sehr oft ohne dass Komorbiditäten zugelassen wären, untersucht werden.

Die Forderung, dass man wissen sollte, wer wie behandelt wurde, ist einleuchtend: Sonst weiß man ja nicht, inwieweit Ergebnisse auf die eigenen Patienten und Interventionen übertragbar sind. Hingegen ist die Forderung nach Homogenisierung und Standardisierung in keiner Weise zwingend; sie erscheint eher als Folge des politischen Anliegens der Task Force, Psychotherapie in der Konkurrenz zu Pharmakotherapie zu stärken. Gerade in den USA besteht ja bei der Finanzierung von Behandlungen, aber auch bei der Vergabe von Forschungsgeldern ein starker Bias zugunsten biologischer Behandlungen. Es erschien als vorteilhafter im Wettbewerb, wenn man Psychotherapie auch als Standardprodukt mit gesicherter Wirksamkeit anbieten konnte, ohne noch zu relativieren, dass es auch auf den Therapeuten, die Therapiebeziehung und andere Umstände ankommt. Das passte besser zu tendenziell ohnehin stärker strukturierten und auf bestimmte Störungen zugeschnittenen verhaltenstherapeutischen Vorgehensweisen, leuchtete aber auch Vertretern humanistischer und psychodynamischer Verfahren so weit ein, dass auch sie störungsspezifische manualisierte Vorgehensweisen entwickelten, evaluierten und auf den Markt brachten.

Ein „Neben"-Effekt der als methodisch vorbildlich bewerteten **Homogenisierung** ist auch, dass die Prä-Therapievarianz wichtiger Variablen dadurch tendenziell abnimmt. Warum ist das wichtig? Die absoluten Unterschiede, die in den Wirkungen zweier Verfahren tatsächlich erzielt werden können, sind immer beschränkt. Die Effektstärken hängen aber nicht nur davon, sondern auch von den Streuungen ab: Je kleiner diese sind, desto größer (bei gleichen Mittelwertsunterschieden) sind die Effektstärken (➤ Abb. 43.2). Für Forscher, die in der Regel ja Unterschiede aufzeigen wollen, ist das ein sehr erwünschter Effekt. Bei der Bewertung von Forschungsergebnissen sollte beachtet werden, dass niedrigere Effektstärken in praxisnahen Studien zumindest auch ein Ergebnis geringerer Homogenität in solchen Studien sein können.

Bei der Untersuchung der Wirkung von Therapien ist noch zu unterscheiden zwischen der Wirkung in Untersuchungen mit maximaler **interner Validität** (engl. *efficacy*) vs. Untersuchungen mit hoher **externer Validität** unter Beibehaltung eines ausreichenden Maßes an interner Validität (engl. *effectiveness;* zu interner vs. externer Validität s. auch ➤ Box 43.2). Letztere Studien sind also praxisnäher. Sie lassen z. B. mehr Heterogenität bei Patienten zu und werden in Institutionen im Rahmen üblicher Praxisbedingungen durchgeführt. Die Ergebnisse sind damit leichter auf „normale Alltagspraxis" zu generalisieren. Um einem therapeutischen Vorgehen gut belegte Wirksamkeit zu attestieren, sollten positive Untersuchungen beider Art vorliegen.

Schließlich sei darauf hingewiesen, dass in der Outcomeforschung auch die Untersuchung von Nebenwirkungen wichtig ist. Dabei geht es um positive Nebenwirkungen, die oft als *secondary outcomes* etwas stiefmütterlich behandelt werden, weil Signifikanzprüfung primär dafür geschaffen ist, eine oder wenige Hypothesen zu prüfen. Je mehr Hypothesen geprüft werden, desto mehr droht eine Alpha-Fehler-Inflation, d. h. umso mehr steigt die Wahrscheinlichkeit, Hypothesen fälschlicherweise als bestätigt anzusehen, obwohl ein auf sie bezogenes signifikantes Ergebnis nur zufällig zustande kam. Dafür gibt es zwar Korrekturverfahren, aber diese haben den Nachteil, dass sie die Teststärke[1] beeinträchtigen. Für eine Untersuchung mit vielen Hypothesen, in der deshalb Alpha-Fehler-Korrekturverfahren angewendet werden sollten, muss die Zahl der untersuchten Patienten entsprechend groß sein. Das ist aber oft nicht zu realisieren. Deswegen werden eben oft nur Hauptwirkungen hypothesentestend untersucht. Eine Lösung ist dann, weitere positive und vor allem auch negative Wirkungen nur explorativ-beschreibend zu untersuchen, was jedoch zweifellos besser ist, als sie gar nicht zu beachten.

43.4 Prozessforschung

Wozu Psychotherapie-*Prozess*forschung? Würden wir über Interventionsmethoden verfügen, die zu 100 % wirksam sind, dann bräuchten wir keine Prozessforschung, keine Einsicht in die Wirk*weise* von Psychotherapie. Selbst bei den wirksamsten Interventionen (für die KVT von Panikstörungen wird etwa von 75–80 % ausgegangen) besteht aber Verbesserungsbedarf: Ein Viertel bis ein Fünftel der betroffenen Patienten NICHT befriedigend helfen zu können, ist keine Situation, mit der wir uns zufriedengeben sollten. Verbesserungen im Sinne einer Wirksamkeitsoptimierung setzt aber auf individueller Ebene wie auf der Ebene genereller Verbesserungen von Ansätzen voraus, dass wir begreifen, wie Psychotherapie funktioniert. Davon sind wir noch weit entfernt, nicht zuletzt, weil in den letzten Jahrzehnten Forschungsgeld vor allem in die Untersuchung von Wirkungen, nicht aber von Wirk*weisen* investiert wurde.

---

[1] Power: Wahrscheinlichkeit, dass ein in Wirklichkeit bestehender Effekt auch statistisch signifikant wird

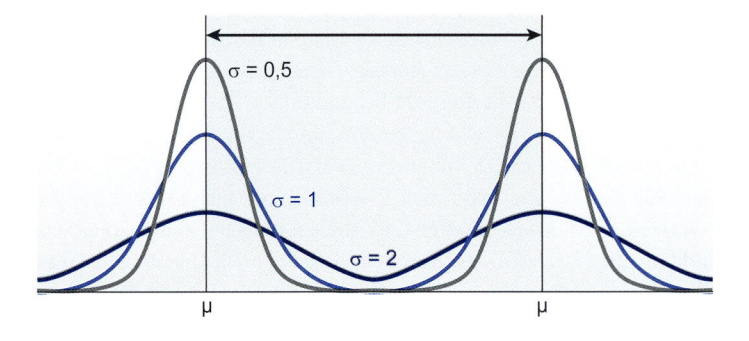

Abb. 43.2 Mittelwertsunterschied (blau) und Ausmaß des Überlappens der Verteilungen von zwei Therapieverfahren. Je geringer die Varianz (Breite der Verteilungen), desto deutlicher sind die Kurven verschieden

43.4.1 Wirkweise von Psychotherapie

Die Bedeutung eines guten Verständnisses der Wirkweise als Basis für die Verbesserung von Ansätzen kann gut illustriert werden mit der Weiterentwicklung einer bereits erfolgreichen Methode, der Exposition bei Angststörungen. Viele kognitive Verhaltenstherapeuten, u. a. Barlow, haben festgestellt, dass einige Patienten trotz technisch richtigen Vorgehens nicht die erwartete Angstreduktion zeigten. Weil zur Wirkweise hier relativ klare Vorstellungen bestanden, war es bald plausibel, dass es sich um Patienten handelte, die sich zwar physisch zuvor vermiedenen Angstsituationen aussetzten, aber dabei kognitiv vermieden. In der Folge achteten Therapeuten besonders darauf, dass Patienten keine angstvermeidenden Gedanken konstruierten und sich nicht ablenkten. Dadurch konnte die Wirksamkeit gesteigert werden.

Für die Optimierung von Psychotherapie aufgrund eines empirisch fundierten besseren Verständnisses von therapeutischen Prozessen gibt es viele Beispiele. Auf der Ebene der Wirkungsoptimierung beim einzelnen Patienten muss man praktizierende Psychotherapeuten wohl kaum erst überzeugen, dass das ohne klare Modelle zur Wirkweise ihrer Interventionen schwierig ist.

Ein bekanntes Modell für die Wirkweise von Psychotherapie ist das **„Generic Model of Psychotherapy" nach Orlinsky und Howard (1987).** Es ist ein allgemeines, empirisch geleitetes funktionales Modell, wie verschiedene Faktoren im Prozess zusammenwirken, um letztlich einen Therapieerfolg hervorzubringen.

Weitere Modelle definieren von konkreten Interventionen abstrahierend Wirkfaktoren. Nicht das erste, aber wohl das bekannteste Wirkfaktorenmodell stammt von Grawe und ist sozusagen ein Nebenprodukt seiner vergleichenden Wirkungsanalysen (Grawe et al. 1994). Er nennt die **Wirkfaktoren** (motivationale) Klärung, Problemaktualisierung, Problembewältigung, Ressourcenaktivierung. Jedem Therapieansatz wird ein bestimmtes Wirkfaktorenprofil zugeschrieben. KVT-Verfahren sind z. B. stark in der Hilfe zur Problembewältigung, einsichtsorientierte Verfahren in Klärung, emotionsorientierte Verfahren in Problemaktualisierung und systemische Ansätze in Ressourcenaktivierung. Den Profilen auf der „Angebotsseite" stehen Profile auf der „Bedarfsseite" der einzelnen Patienten gegenüber. Wer braucht für welches Problem wie viel von jedem Wirkfaktor? Welcher Ansatz passt dazu am besten, oder noch besser, ansatzübergreifend: Wie kann ich ein therapeutisches Vorgehen konstruieren, das dem Bedarf beim einzelnen Patienten am besten entspricht?

Das Wirkfaktorenmodell war die Basis für einiges an Forschung. Beispielhaft ist eine Studie von Gassmann und Grawe (2006), die zeigte, dass Sitzungen dann am produktivsten waren, wenn sie nicht einseitig problemaktivierend, sondern über den ganzen Verlauf gleichermaßen ressourcenaktivierend waren.

BOX 43.1
Therapiebeziehung

Dass die Therapiebeziehung – ein zentraler Aspekt in der Prozessforschung – einen wichtigen Beitrag zum Ergebnis liefert, ist das wohl konsistenteste Ergebnis der Psychotherapieforschung (Orlinsky et al. 2004; Horvath et al. 2011). Dass ihr Einfluss im Durchschnitt beschränkt ist – sie dürfte zwischen 8 und max. 15 % der Varianz bestimmen – ist allerdings ebenso richtig; das gilt aber für alle Einflussfaktoren. Trotz ihrer solide nachgewiesenen Bedeutung tut sie sich schwer, eine etwa den Techniken im engeren Sinne gleichrangige Stellung zuerkannt zu bekommen, was umso bedenklicher ist, als die angegebenen Varianz-% ja Durchschnittswerte sind und vieles dafür spricht, dass für einen guten Teil der Patienten die Therapie und ob bzw. wie weit sie sich darauf einlassen, mit der Beziehung steht und fällt. Norcross (2011) hat eine „APA **Task Force** on Empirically Supported Therapy Relationships" gegründet und geleitet, deren Ergebnisse in Buchform festgehalten sind.

Dass der Beziehung oftmals wenig Bedeutung gegeben wird, liegt u. a. daran, dass die meisten Ergebnisse korrelativ sind, was u. a. Kazdin am kausalen Einfluss auf das Therapieergebnis zweifeln lässt: „*... sit down and relate to me or love me like your mom and dad? There's no evidence for that.*"; (in: Time, September 13, 2011, S. 60). Es seien dritte Variablen wie interaktionelle Fähigkeiten der Patienten, die einerseits zu guten Therapiebeziehungen, andererseits unabhängig von der Therapiebeziehung zu besseren Veränderungschancen beitragen. Obwohl das grundsätzlich nicht von der Hand zu weisen ist, gibt es doch einige Hinweise auf eine direkt kausale Beziehung zwischen Therapiebeziehung und Outcome (u. a. Held et al. 2010). Ein Teil der Psychotherapieforscher lässt für den Nachweis eines kausalen Zusammenhangs allerdings nur experimentelle Studien gelten. Insofern ist es gut, dass zumindest für einige präskriptive Beziehungsgestaltungskonzepte inzwischen auch experimentelle Belege vorliegen (Kramer et al. 2014; Safran et al. 2011). Da es nicht möglich und auch ethisch nicht vertretbar wäre, in einer experimentellen Bedingung die Therapeuten zu veranlassen, eine schlechte und in der anderen eine gute Beziehung herzustellen, bietet sich das Add-on-Design an: In einer Bedingung wird „treatment as usual" (TAU) bzw. „Beziehungsgestaltung as usual" realisiert, in der anderen Bedingung werden die Therapeuten nach einem präskriptiven Beziehungsgestaltungskonzept trainiert, und die Auswirkungen auf die Ergebnisse (naheliegenderweise auch auf den Prozess) werden untersucht (bei Kramer et al. und Safran et al. für beide untersuchten Konzepte mit positiven Ergebnissen). In experimentellen Designs wird die Beziehungsgestaltung im Übrigen als Technik behandelt, was ihrer Bedeutung sicher nicht umfassend gerecht wird.

Dass in Internettherapien auch ohne bzw. mit einer minimalen Therapiebeziehung vergleichbare Erfolge wie in Face-to-Face-Therapien erzielt werden können (s. auch ➤ Kap. 37), gibt Anlass, verbreitete Überzeugungen zur Bedeutung der Therapiebeziehung zu überdenken. Dabei geht es um Fragen der Patienten-Selbstselektion (Wer bevorzugt Internettherapie?), der relevanten Aspekte der Beziehung (der Alliance-Aspekt, also des guten Zusammenarbeitens auf Therapieziele hin, kann auch im Kontakt mit einem Internetprogramm realisiert werden und mit Outcome korreliert sein), der Güte von Beziehungen in Face-to-Face-Therapien (eine positive Korrelation mit Outcome setzt ja Variation voraus, also dass nicht alle Beziehungen gleich gut sind; das Fehlen von sehr guten Therapiebeziehungen wird evtl. bei Internettherapien dadurch ausgeglichen, dass auch die schlechten fehlen) usw.

43.4.2 Ethik (s. auch ▸ Kap. 40)

Selbstverständlich ist es ein äußerst wichtiges Anliegen, dass ethische Prinzipien in der Psychotherapieforschung berücksichtigt werden. Ethische Fragen sind u. a. verbunden mit der Aufklärung von Patienten, die oft mit Verblindung abzuwägen ist, mit möglichen Nachteilen für Therapeuten, die bei Forschung zu Therapeuteneffekten berücksichtigt werden müssen, mit dem Einbezug mehr oder wirksamer Therapieverfahren u. a. m.

Wie sind die Interessen von Therapeuten, nicht als regelmäßig negative Ergebnisse erzeugend identifiziert zu werden, abzuwägen gegen die Interessen von Patienten, nicht durch solche Therapeuten behandelt zu werden? Eine gute Illustration ist die neuere Forschung zur Wirkung von Psychotherapie bei schizophrenen Patienten. Hier liegen Ergebnisse vor, die nahelegen, dass Psychotherapie – allerdings nicht in der Akuttherapie – ebenso wirksam sein kann wie eine Antipsychotika-Therapie (Morrison et al. 2014). Psychotherapiestudien sind aber nur erlaubt mit Patienten, die Medikamente unabhängig von einer Studien verweigern. Ein direkter randomisierter Wirkungsvergleich, den wir im Interesse der Patienten bräuchten, ist damit praktisch ausgeschlossen.

Ethikkomitees sind in einigen Ländern inzwischen so streng und formalistisch geworden, dass für Psychotherapieforschung die Versuchung besteht, z. B. mit Kooperationsprojekten in Länder zu gehen, die ethisch begründete Einschränkungen vernünftiger handhaben.

43.4.3 Add-on- und Dismantling-Studien

In Outcomestudien werden überwiegend Therapiemethoden untersucht, die ganze Pakete von Interventionen enthalten. Das ist grundsätzlich auch sinnvoll, weil mit einzelnen Arten von Interventionen kaum ganze Therapien, jedenfalls nicht bei komplexer Problematik, bestritten werden können. Ein Problem ist dabei, dass nicht herausgefunden werden kann, was von diesen Paketen wirkt oder überflüssig ist. Hier helfen Add-on- und Dismantling-Designs, bei denen die Auswirkungen des Hinzufügens bzw. Herausnehmens von Teilen des Pakets untersucht werden. Solche Untersuchungen haben schon einiges an Überraschungen ergeben: So wurde z. B. in einer Studie herausgefunden, dass Skills-Training allein auch nicht wesentlich schlechter ist als das volle DBT-Programm zur Behandlung von Borderline-Patientinnen (Linehan et al. 2015). Add-on- und Dismantling-Studien sollten deshalb öfter durchgeführt werden.

43.5 Prozess-Outcomeforschung

Reine Prozessforschung hat in unserer effektorientierten Zeit schlechtere Chancen auf Förderung, allein deshalb schon wird Prozessforschung, wenn sie über Master- oder ungeförderte Doktorarbeiten hinausgeht, oft mit Outcomeforschung kombiniert. Da es mäßig interessant ist, Effekte festzustellen, wenn man dann nicht nachvollziehen kann, wie sie zustande kamen, ist es generell eine gute Idee, auch in Outcomeforschungsprojekten Prozessforschung mitlaufen zu lassen.

Umgekehrt sind auch reine Prozessforschungsprojekte oft nicht so relevant, wenn nicht Outcomevariablen einbezogen werden. Um einen Vergleich zu gebrauchen: Es mag interessant sein herauszufinden, was in Taxifahrern während einer Fahrt vorgeht, aber wenn ich dabei Taxifahrer unterscheiden kann, die ihre Passagiere in vernünftiger Zeit ans Ziel bringen und solche, bei denen das nicht der Fall ist, dann ist auch die Prozessanalyse ungleich interessanter.

43.6 Patienten

Patientenvariablen bestimmen zu einem sehr großen Teil, welche Ergebnisse bei einer Psychotherapie zu erwarten sind (s. auch ▸ Kap. 4). Sie sollten von daher auf jeden Fall differenziert und über die Hauptdiagnose hinausgehend erfasst werden. In der Regel wirken Patientenvariablen aber nicht unabhängig von anderen Variablen, sondern in Wechselwirkung mit diesen, was ihre Erforschung erschwert (s. u.).

Weiter ist es auch schwirig, Merkmale von Patienten einzubeziehen, die sich im Laufe der Therapie ändern, wie Partnerschaft ja/nein oder berufliche Beschäftigung ja/nein. Diese können von der Therapie unabhängig sein, aber gleichzeitig eine große Auswirkung auf den Therapieerfolg haben. Im Einzelfall ist das oft sehr arbiträr; erst bei größeren Stichproben wird klarer, ob sich solche Veränderungen in der einen oder anderen Behandlungsform zeigen.

Eine wichtige Richtung patientenbezogener Forschung ist das **Patienten-Profiling:** Hier wird aufgrund der Daten möglichst ähnlicher Patienten vorausgesagt, wie Patienten sich in einer Therapie eigentlich entwickeln müssten (z. B. bzgl. der Symptomreduktion etc.). Dadurch kann viel präziser beurteilt werden, ob der Verlauf einer Therapie gut oder bedenklich ist, als wenn man die individuellen Werte nur mit Mittelwerten aus größeren Gruppen vergleicht. Wenn Therapeuten darüber zeitnah Rückmeldungen bekommen, hat das insbesondere bei nicht so gut laufenden Therapien einen positiven Effekt (Lutz et al. 2016).

Ein grundsätzlicher Wandel in der Haltung gegenüber Patientenvariablen könnte sich einstellen, der auch Auswirkungen auf die Art der Forschung hätte: In der neuesten Ausgabe des

Handbook of Psychotherapy and Behavior Change (Lambert 2013) postulieren Bohart und Wade (2013), den **Patienten** vermehrt nicht mehr als Objekt therapeutischen Handelns zu sehen, sondern vielmehr als **aktiv Handelnden.** Es sind oft die Patienten, die aus gar nicht so guten Therapeuteninterventionen doch noch etwas herausholen, die sich aktiv um das Reparieren angeschlagener Therapiebeziehungen bemühen usw. Eine solche Haltung würde u. a. auch nahelegen, in der Forschung mit Patienten Prozesse differenzierter zu rekonstruieren, als dass man nur punktuell in Fragebogen Einschätzungen erfragt.

43.7 Therapeuten

Unter **Therapeuteneffekten** werden Auswirkungen verstanden, die die Person bzw. Merkmale des Therapeuten in irgendeiner Weise auf das Therapieergebnis haben. Unter dem Einfluss des Bestrebens, die Wirkung von Techniken zu maximieren, war es viele Jahre lang eher unerwünscht, dass die Person des Therapeuten eine größere Rolle spielte. Das hätte ja den Einfluss geschmälert, den die „Methode" hätte. Bei einem Psychopharmakon sollte die Wirkung ja auch nicht von der Person des verschreibenden Arztes oder des verkaufenden Apothekers abhängen. Tatsächlich scheint der Therapeuteneffekt etwas kleiner zu sein, wenn der Technikeinfluss maximiert wird (Baldwin und Imel 2013).

Es gibt allerdings seit einiger Zeit vermehrt Hinweise, dass der Einfluss der Therapeuten durchaus erheblich ist (Okishi et al. 2006; Baldwin und Imel 2013). Es scheint Therapeuten zu geben, die recht durchgehend und unabhängig vom konkreten Patienten sehr positive, andere, die recht durchgehend negative Ergebnisse erzielen, während die meisten in ihren Effekten variieren.

Letzteres kommt wahrscheinlich auch nicht zufällig zustande; es dürfte sich großenteils um erst teilweise verstandene Wechselwirkungen handeln. Das erinnert natürlich an die Bedeutung, die von psychoanalytischen, aber auch von humanistischen Ansätzen der Person des Therapeuten schon früh gegeben wurde. Hierzu Forschung nach heutigen methodischen Standards zu machen stellt eine große Herausforderung dar, und hier besteht auch ein großer Nachholbedarf. So wissen wir z. B. noch sehr wenig darüber, welche Voraussetzungen Ausbildungskandidaten erfüllen müssen, um einmal gute Therapeuten zu werden. Wir wissen (bis auf genuines Interesse an Patienten, Empathie und eine gute Fähigkeit, sich auf den einzelnen Patienten einzustellen) noch kaum, welche Eigenschaften und Fähigkeiten Therapeuten später unbedingt haben müssen, welche sie, wenn nicht optimal vorhanden, durch andere Fähigkeiten kompensieren können etc. Wir sind jedoch aufgrund einiger Initiativen (z. B. Hill und Castonguay 2016) vorsichtig optimistisch, dass sich gerade in diesem Bereich die Forschung stark entwickeln wird.

43.8 Methodik

43.8.1 Design

Die Frage, welche Designs für bestimmte Forschungsfragestellungen optimal sind, ist natürlich vor allem unter dem Aspekt der internen Validität, aber auch im Hinblick auf die Durchführbarkeit zentral. Die Qualität der Methodik ist über die Jahrzehnte stetig gewachsen. Designs, die früher gut publizierbar waren, würden heute nicht mehr akzeptiert, und für Anfänger in der Psychotherapieforschung ist es auf dem heutigen Stand der Sophistizierung kaum möglich, auf Anhieb gute Studien zu planen.

Grundsätzliche Entscheidungen betreffen die Frage, ob **deskriptiv/explorativ oder hypothesentestend** vorgegangen werden soll. Was sinnvoll ist, hängt vor allem vom Stand der Forschung ab: Ist über einen Gegenstand so viel bekannt, dass die interessierende Frage gut in eine oder wenige Hypothesen mit einiger Aussicht auf Bestätigung gesteckt werden können? Weiter: Ist es realistisch, die zur Bestätigung einer richtigen Hypothese nötige Zahl von Patienten/Therapien zu rekrutieren?

Um **randomisierte kontrollierte Studien (RCTs)** hat sich fast so etwas wie ein Mythos des Goldstandards für Forschung generell gebildet. Dabei sind solche experimentellen Studien längst nicht für alle Fragestellungen geeignet, und dass bei der Forschung die Fragestellung und nicht das Design an sich der Ausgangspunkt sein sollte, versteht sich von selber. Die Frage, ob es für den Nachweis einer kausalen Beziehung unbedingt ein randomisiertes Experiment braucht, wurde auch humorvoll diskutiert. Beim Versuch einer Metaanalyse zur Wirkung des Gebrauchs vs. Nichtgebrauchs von Fallschirmen beim Sprung aus Flugzeugen fanden Smith und Pill (2003) keine einzige randomisierte Studie. Dennoch würde man, entgegen den NICE-Leitlinien niemandem davon abraten, beim Sprung aus den Wolken einen Fallschirm zu benutzen, nur weil die Wirkung nicht experimentell bestätigt ist.

Etwas ernsthafter käme hier die Strategie zum Zuge, die Grawe „*Selektion aus natürlicher Variation*" genannt hat (Smith und Grawe 2005): Man würde die Fälle, bei denen der Fallschirm sich nicht geöffnet hat, vergleichen mit Fällen mit regulärer Öffnung. Die Ergebnisse dürften so klar sein, dass niemand noch Untersuchungen mit Randomisierung verlangen würde. Psychotherapienäher können nach dieser Strategie auch z. B. seltene Fälle herausgefiltert werden, die experimentell gar nicht so leicht herzustellen wären, z. B. solche, die trotz schlechter Therapiebeziehung einen guten Outcome haben.

Schließlich sei noch auf die nicht sehr oft genutzten Möglichkeiten von guten Einzelfalldesigns hingewiesen, die methodisch anspruchsvoll sind und eine hohe Aussagekraft haben können. Im e-journal *Pragmatic Case Studies in Psycho-*

therapy (http://pcsp.libraries.rutgers.edu/index.php/pcsp) werden Fälle auf hohem Niveau und zwingend begleitet von quantitativen Daten dargestellt und diskutiert.

43.8.2 Quantitative vs. qualitative Designs

Lange Zeit schien die Welt der Psychotherapieforschung in zwei Lager aufgeteilt: das quantitative und das qualitative. Vertreter des einen Lagers grenzten sich oft mit Zerrbildern des jeweils anderen Lagers und deren Vertretern ab. Nüchtern betrachtet haben beide Ansätze ihre Vor- und Nachteile. Aus diesen ist die Eignung für eine konkrete Fragestellung und einen konkreten Datensatz zu bestimmen:

- **Quantitative Forschung** hat vor allem den Vorteil, dass ein Abstand zwischen Daten und Personen/Therapien, von denen sie stammen, geschaffen wird, der im günstigsten Fall zu einer weniger voreingenommenen Verarbeitung der Daten führt. Zudem können quantitativ sehr große Mengen von Daten verarbeitet werden, und Kriterien dafür, was als bedeutsames Ergebnis anzusehen ist, sind mit Signifikanzen und Effektstärken recht klar definiert.
- Bei **qualitativen Studien** sind bessere Voraussetzungen gegeben, dem Einzelfall gerecht zu werden und Fragestellungen so nachzugehen, dass – zumindest bei einem Ansatz wie der Grounded Theory (Rennie 2006) – wenig Vorannahmen eingehen.

Qualitative Verfahren können methodisch recht anspruchsvoll sein. Studierende, die sich mit Statistik schwer tun und in qualitativen Methoden einen Ausweg für ihre Abschlussarbeit sehen, kommen bisweilen vom Regen in die Traufe. Auf jeden Fall sind qualitative Methoden in der Regel pro analysiertem Fall aufwendig. Das typischerweise resultierende kleine N erschwert dann oft die Generalisierbarkeit. Diese wird bei einigen Methoden erklärtermaßen gar nicht angestrebt – aber wie oft kommt es vor, dass eine Forschungsfrage wirklich nur für einen Fall interessant und die Generalisierbarkeit kein Thema ist?

Oft ist eine **Kombination von quantitativer und qualitativer Methodik** sinnvoll. So kann z. B. aufgrund quantitativer Daten (z. B. Stundenbögen, Outcomedaten) im Voraus bestimmt werden, welche Fälle besonders interessant sind, um die aufwendige qualitative Analyse dann auf diese zu konzentrieren. Oder es können Ergebnisse aus qualitativen Analysen (z. B. systematischen Fallkonzeptionen) in quantitative Merkmale abgebildet werden, um diese dann mit allen Vorteilen quantitativer Analysen weiter zu verrechnen (z. B. prototypische Plananalysen oder Verfahren zum Erfassen des Ausmaßes an Responsivität der Therapeuten; Brüdern et al. 2015; Caspar et al. 2005). Die zunehmende Entspanntheit in Bezug auf die Frage der grundsätzlichen Richtigkeit qualitativen vs. quantitativen Vorgehens erleichtert die Kombination von Methoden.

43.8.3 Messungen

Wie soll Psychotherapieerfolg, wie sollen wichtige Prozessvariablen gemessen werden? Verschiedene Therapieorientierungen unterscheiden sich deutlich, welche Merkmale sie wichtig finden und welche Art von Messungen sie für geeignet halten. Man hört auch gelegentlich das Totschlagargument „Psychotherapie ist nicht messbar", was natürlich auch irgendwie stimmt. Der Anspruch kann denn tatsächlich auch nur sein, relevante Fakten soweit zu erfassen, dass sinnvolle Aussagen und sinnvolle Forschung möglich sind. Dass Messung nie so präzise sein kann wie z. B. in der Physik, ist dabei vorausgesetzt.

Tendenziell sind Forscher mit kognitiv-verhaltenstherapeutischer Orientierung eher an der Erfassung konkreter Veränderungen interessiert, psychodynamisch orientierte eher an Hinweisen auf tiefgreifende Veränderungen, humanistisch Orientierte besonders an Emotionen und Therapiebeziehung. Dass jedoch eine gewisse Konsensbildung möglich ist, zeigt die Entwicklung von Empfehlungen für Standardbatterien (Strupp et al. 1997). Caspar hat vorgeschlagen, vermehrt in „funktionalen Äquivalenten" zu denken (Caspar und Jacobi 2010). Das würde bedeuten, nicht genau vorzuschreiben, welches Messmittel zu verwenden ist, aber *dass* z. B. ein Messmittel zu verwenden ist, das hinreichend reliabel und valide die Einschätzung einer wichtigen Bezugsperson des Patienten erfasst. Namentlich am Rande systematischer Psychotherapieforschung, bei der Qualitätssicherung, könnte das Möglichkeiten eröffnen und Widerstände abbauen.

In Bezug auf die Wirkung von Psychotherapie sollte nicht nur ein Rückgang von Beschwerden und ein Gewinn an Funktionsfähigkeit (Überwinden von Störungsfolgen), sondern auch ein Gewinn an **Lebensqualität** erfasst werden. Bei den Beschwerden können störungsspezifische Maße (wie Angstfragebögen) und störungsübergreifende Maße (wie SCL-90, Core, OQ-45) eingesetzt werden. Gut ist auch, wenn Veränderungen individualisiert erfasst werden können, wie mit dem *Goal Attainment Scaling* (Kiresuk et al. 1994), das individuelle Veränderungen auch quantitativ abbildbar macht.

Obwohl daran immer wieder Kritik geübt wird, ist Psychotherapieforschung aus praktischen Gründen immer noch fragebogenlastig. Die direkte Erfassung von Verhalten, aber auch physiologischen/biologischen Variablen wird immer wieder gefordert, ist aber aufwendiger und erfolgt deshalb immer noch selten. Die „neurobiologische Welle" (s. ➤ Kap. 12.1) hat zu vermehrtem Einbezug biologischer Variablen geführt. Aus Kostengründen, aber auch, weil das nicht immer wirklich Sinn macht, ist der Anteil solcher Studien jedoch immer noch gering. Ambulante Erfassung auch von Verhaltensvariablen, z. B. per Smartphone mit App, ist eine gute Möglichkeit, mehr als nur Fragebogendaten zu verarbeiten, die aber auch aufgrund des Aufwands noch relativ wenig verbreitet ist.

Vor allem in der Prozessforschung sind Ratingverfahren verbreitet. Sie sind vor allem wichtig, wenn neben der Patienten- und Therapeutenperspektive die **Einschätzung unabhängiger Drittpersonen** gefragt ist. Bei der Erfassung der Patienten- und Therapeuteneinschätzungen müssen Validität und Reliabilität gerade bei veränderungssensitiven und damit von Natur aus nicht stabilen Merkmalen weitgehend unterstellt werden, weil sie nur beschränkt hinterfragbar sind und tatsächlich ja auch die subjektive Einschätzung gefragt ist. Bei Ratings durch Dritte sind Validität und Reliabilität hingegen ein zentrales Thema, und ihre Kontrolle und Verbesserung kann in einem Projekt erhebliche Ressourcen beanspruchen (Wirtz und Caspar 2002).

Beim einzelnen Patienten kaum erfassbar, sind auch **ökonomische Daten** zur Legitimation von Psychotherapie wichtig, z.B. die Entwicklung somatischer Behandlungskosten über mehrere Jahre mit vs. ohne Psychotherapie. Die Erfassung solcher Daten ist aber aufwendig und findet deshalb recht selten statt.

Ein wichtiges Thema ist immer auch die Zumutbarkeit für Patienten: Als Forscher möchte man möglichst viel messen und möglichst viele Messzeitpunkte haben. Dem sind jedoch Grenzen der Zumutbarkeit gesetzt. Dabei geht es nicht nur um subjektive Zumutbarkeit, sondern auch darum, dass eine Überbelastung mit Fragebögen selbst bei gutwilligen und geduldigen Patienten zu einer Beeinträchtigung der Validität führen kann.

43.8.4 Signifikanzen und Effektstärken

> **MERKE**
> **Signifikanzen** gehören zu hypothesentestenden Studien. Sie sind nicht dafür gedacht, Aussagen zur Größe von Effekten zu machen, sondern geben nur Irrtumswahrscheinlichkeiten bei der Hypothesenprüfung an.

Das wird immer wieder verwechselt mit dem Resultat, dass signifikante Studienergebnisse mit einem *klinisch relevanten Effekt* gleichgesetzt werden. Eigentlich sollte eine Entscheidung für das kritische Signifikanzniveau (5 % oder 1 % Wahrscheinlichkeit, eine Hypothese anzunehmen, obwohl ein positives Ergebnis nur zufällig zustande gekommen ist) *vor* der Datenerhebung fallen. Mit Poweranalysen sollte – außer wenn völlig klar ist, dass die Datenmenge ausreicht – noch bei der Planung einer Studie berechnet werden, wie viele Personen es unter Annahme einer bestimmten Streuung und einer bestimmten Effektgröße braucht, um Signifikanz zu erreichen. Es ist zwar üblich, auch detaillierte *p*-Werte (Irrtumswahrscheinlichkeiten) anzugeben, aber Signifikanzprüfungen sind eigentlich als Alles-oder-Nichts-Entscheidungen gedacht.

> **MERKE**
> Als Kriterium für die Größe von Effekten (Prä-Post-Behandlungs-Mittelwertsunterschiede zwischen zwei Therapien sagen wenig, wenn sie nicht an der Streuung relativiert werden) haben sich **Effektstärken** eingebürgert. Zur Beurteilung von Effektstärken gibt es Richtwerte: Prä-Post-Behandlungs-Effekte (sog. *standardized mean differences* [SMDs] zwischen zwei Therapien) von 0,2 werden als klein, 0,5 als mittelgroß und 0,8 als groß angesehen (Cohen 1988).

Dabei ist aber zu beachten, wie der Wert zustande kam. Im Vergleich zu einer unbehandelten Gruppe ist es relativ leicht, hohe Effektstärken zu erreichen, im Vergleich zu einer bereits etablierten, wirksamen Behandlung viel schwerer.

Für Effektstärken gibt es verschiedene Berechnungsverfahren. Eine Standardformel lautet:

$$ES = \frac{M_a - M_b}{s}$$

(wobei ES = Effektstärke; M_a, M_b = Mittelwerte der verglichenen Gruppen; s = [Prä-]Streuung):

Effektstärken haben auch eine wichtige Funktion im Vergleichbarmachen von Studien mit unterschiedlichen statistischen Angaben, auch verschiedenen Outcomes. Sie sind somit eine Art „Universalwährung", in die Angaben zu Gruppenunterschieden, Korrelationen usw. umgerechnet werden können. Deshalb werden sie auch als Basis für Metaanalysen (➤ Kap. 43.9.2) verwendet.

Ein weiteres Kriterium zur Beurteilung von Effekten ist die klinische Bedeutsamkeit (*clinical significance*). Hier geht es vor allem darum, ob Patienten mit einer Störung sich in einen unauffälligen Bereich hineinentwickelt haben (Jacobson und Truax 1991; Kazdin 1994). Angaben dazu werden leider in Studien immer noch selten gemacht.

43.9 Das Nutzen von Forschungsergebnissen

43.9.1 Das vollständige Berichten von Forschungsergebnissen

Berichte über das Verschwindenlassen oder unvollständige Berichten von Daten haben aufgeschreckt. Kirsch et al. (2008) berichten, dass selbst bei den offiziell bei der Zulassungsbehörde eingereichten Befunden zur Wirksamkeit von Antidepressiva grob gefoult wurde. Dass eher positive Ergebnisse berichtet werden, ist aber ein Phänomen nicht nur bei Psychopharmaka- sondern auch bei Psychotherapieforschungsstudien (z.B. Driessen et al. 2015). Oft steckt dahinter das Interesse des Entwicklers eines bestimmten Ansatzes,

„seinen" Ansatz als besonders wirksam dastehen zu lassen und damit seinen Marktwert zu erhöhen. Selbst wenn hinter einer Studie keine solchen Interessen stehen, möchte ein Forscher aber seine Ergebnisse natürlich veröffentlicht sehen, und Studien mit signifikanten Befunden haben eine höhere Chance, publiziert zu werden. Mit entsprechenden Selektionseffekten muss überall gerechnet werden, wo Forschung gemacht wird, nicht nur in der Forschung zur Behandlung psychischer Störungen.

Das Phänomen ist seit Langem bekannt, u. a. unter dem Begriff **„Publikationsbias"**, ist aber nicht so leicht in den Griff zu bekommen. Mittel sind sog. Funnel Plots und der Zwang, klinische Studien vor der Datenerhebung in Studienregistern anzumelden. Durch Letzteres besteht jedenfalls im Prinzip eine Kontrolle, ob Studien durchgeführt, aber nie publiziert wurden. Funnel Plots zeigen einen Überblick über die Effekte, die zu einem bestimmten Thema publiziert wurden. Es wird davon ausgegangen, dass gefundene Effekte normalverteilt sein sollten. Wenn die Verteilung aufseiten der schwachen Effekte leer oder schwach ist, ist das ein Hinweis darauf, dass die dort erwarteten Studien bei der Publikation unter den Tisch gefallen sind.

43.9.2 Metaanalysen

Metaanalysen dienen dazu, systematischer als bei sonstigen Literaturübersichten Ergebnisse zu einem bestimmten Thema zusammenzufassen. Die Basis sind üblicherweise Effektstärken. Gerade im Streit zwischen Psychotherapieschulen bestanden einmal hohe Erwartungen an Metaanalysen mit ihrem Anspruch, neutrale Zusammenfassungen zu liefern. Aus dem Streit um die Angemessenheit der Methodik einzelner Studien wurde dann jedoch ein Streit um die Angemessenheit der Methodik von Metaanalysen. Zum einen ging es um die Frage, was die beste Art der Berechnung sei, zum anderen um das **„Garbage-in-garbage-out-Problem"**: Bei Metaanalysen ist streng zu prüfen, wie gut die einbezogenen Studien methodisch sind. Weil über die Festlegung der Kriterien auch ein starker Einfluss auf die Auswahl der Studien und damit auf die Ergebnisse ausgeübt werden kann, bleiben sie Gegenstand bisweilen heftiger Diskussionen.

Auf der positiven Seite ist zu verzeichnen, dass durch Explizierung klarer Kriterien die Frage der Auswahl überhaupt erst wirklich diskutierbar wird. Bei allen Schwächen: Metaanalysen sind als Mittel der Zusammenfassung und Vermittlung von Forschungsergebnissen nicht mehr wegzudenken.

43.9.3 Leitlinien

Leitlinien dienen ebenfalls der Zusammenfassung von Ergebnissen, bei ihnen stehen jedoch Handlungsanweisungen für die Praxis im Vordergrund. Ziel ist es, die Behandlung einer Störung oder Gruppe von Problemen auf eine methodisch möglichst hochwertige Basis zu stellen. Leitlinien sollten alle relevante Evidenz neutral zu Handlungsanweisungen zusammenfassen. Der einzelne Praktiker kann unmöglich mit aller relevanten Literatur vertraut sein und auf dem Laufenden bleiben, nicht einmal für einzelne Störungen oder Themen. Deshalb ist er auf professionelle und neutrale Zusammenfassungen angewiesen.

Wie bei Metaanalysen ist das aber nicht ganz einfach, und die Tatsache, dass Leitlinien, die beanspruchen, für denselben Bereich zuständig zu sein, nicht immer zu denselben Schlüssen kommen, belegt diese Schwierigkeit. Es ist deshalb gut, wenn Verbände, von denen man unterschiedliche Präferenzen und damit Leitlinien erwarten würde, sich zu gemeinsam verantworteten Leitlinien zusammenfinden.

Weil der einzelne Patient mit dem ganzen Kontext, in dem seine Probleme stehen, aber auch die Behandlungsmöglichkeiten in der konkreten Praxis kaum je genau der Situation in den zu Rate gezogenen Studien entsprechen, ist und bleibt es der Kliniker, der im Streben nach Evidenzbasierung möglichst relevante und möglichst hochwertige Ergebnisse zu Rate zieht und dann über die Behandlung entscheidet. Auch deshalb sollte die Forschung sich noch vermehrt mit Psychotherapeuten beschäftigen.

43.10 Typische Probleme

43.10.1 Kleine Stichproben

Experimentelle Untersuchungen in der Grundlagenpsychologie lassen sich relativ schnell und leicht mit großen Zahlen von Versuchspersonen durchführen. Klinische Studien, bei der evtl. nur bestimmte Patienten eingeschlossen werden können und bei denen dann Abklärung und Therapie normalerweise über mehrere bis viele Monate dauern, tun sich deutlich schwerer, auf große Zahlen untersuchter Personen zu kommen. Eine Ausnahme bilden nur nichtexperimentelle Untersuchungen an großen Gruppen von Patienten in der Routinepraxis, z. B. in Zusammenarbeit mit Versicherungen.

Der Umgang mit kleinen Zahlen bleibt deshalb ein zentrales Thema für die Psychotherapieforschung, namentlich wenn sich das Interesse nicht auf Haupteffekte beschränkt, sondern auch Wechselwirkungen, differenzielle Indikationen, Moderatoren und Mediatoren untersucht werden sollen. Egal, wie man es methodisch dreht: Ein genaueres Hinschauen, eine Berücksichtigung eines „Es kommt darauf an" bedeutet immer, dass größere Zahlen benötigt werden. Umgekehrt ist das ein Grund, warum oft nicht genau hingeschaut wird, weil bei kleinem N die Chance, differenzierte Effekte zu belegen, gering ist.

43.10.2 Allegiance

MERKE
Allegiance bezeichnet die Identifikation der Forscher in einer Studie mit einer der Versuchsbedingungen. Allegiance-Effekte sind Wirkungen, die auf diese Identifikation zurückzuführen sind.

Luborsky et al. (1999) gehen davon aus, dass Ergebnisse bis zu .85 mit den Präferenzen der Forscher korrelieren. Was aber ist das Ergebnis einer Wirksamkeitsstudie wert, wenn es mit hoher Sicherheit bereits aus solchen Präferenzen vorausgesagt werden kann? Obwohl Allegiance-Effekte vermehrt diskutiert werden, tut sich die Forschung schwer damit, sie angemessen zu berücksichtigen. Es wäre ja auch nicht gerechtfertigt, Ergebnisse grundsätzlich als Makulatur abzutun, nur weil sie den Hoffnungen der Forscher entsprechen. Am angemessensten und letztlich einfachsten erscheint es, identifizierte Vertreter jedes in eine Studie einbezogenen Verfahrens oder allgemeiner: jede im Zusammenhang mit einem untersuchten Thema vertretene Position einzubeziehen, und zwar nicht nur bei den Therapeuten, sondern auch aufseiten der Planung und Studienleitung.

Es ist jedenfalls festzuhalten, dass neben hehren Überzeugungen natürlich auch in der Psychotherapieforschung **Interessen** mitspielen, die zu verzerrten Ergebnissen führen können (s. dazu auch ➤ Kap. 42; Lieb et al. 2016). Wer einen Ansatz entwickelt hat und „verkaufen" will, unterliegt dem Risiko, positive Ergebnisse eher zu fördern als negative, auch wenn (soweit man weiß) das Einflusssystem nicht so ausgeklügelt ist wie in der Pharmaforschung.

43.10.3 Wechselwirkungen, Moderatoren und Mediatoren

Die Forschung der letzten Jahrzehnte hat deutlich gemacht, dass es keine Variablen gibt, die unabhängig von allen anderen den Prozess und das Ergebnis von Therapien bestimmen. Deshalb sind Versuche, einzelne Technik-, Therapeuten- oder Patientenvariablen einseitig als wirksamkeitsbestimmend herauszustellen, immer wieder gescheitert. Wir können oder müssen heute davon ausgehen, dass Psychotherapie auf recht komplexen Prozessen mit vielfältigen Wechselwirkungen, Mediatoren und Moderatoren beruht. Es mag ausnahmsweise möglich sein, Bedingungen herzustellen, in denen ein Faktor hervortritt, aber das sind dann eher nicht normale Praxisbedingungen.

Zwei Umstände tragen besonders dazu bei, differenzierte Forschung zu erschweren:
1. Bei Aufteilungen der Gesamtgruppe sind immer auch Power-Verluste zu verzeichnen, d. h., die untersuchte Gruppe muss größer werden, um eine ausreichende Chance zu haben, tatsächlich vorhandene Effekte auch dingfest zu machen.

2. Die Zusammenhänge bzw. Wirkmechanismen sind in der Psychotherapie nicht immer klar und stetig. Eine sichtbare Wirkung kann z. B. lange ausbleiben und dann auf einmal recht stark sein, ohne dass das bei ein und derselben Person das nächste Mal in einer vergleichbaren Situation oder bei einer anderen Person gleich abläuft. Die Forschung wird immer bemüht sein, die Mechanismen möglichst genau zu verstehen, muss aber letztlich auch akzeptieren, dass einem eindeutigen Erfassen und Aufklären Grenzen gesetzt sind. ➤ Abb. 43.3 soll (ins Technische umgesetzt) veranschaulichen, wie man sich das Zusammenwirken von Mechanismen in der Psychotherapie etwa vorstellen muss.

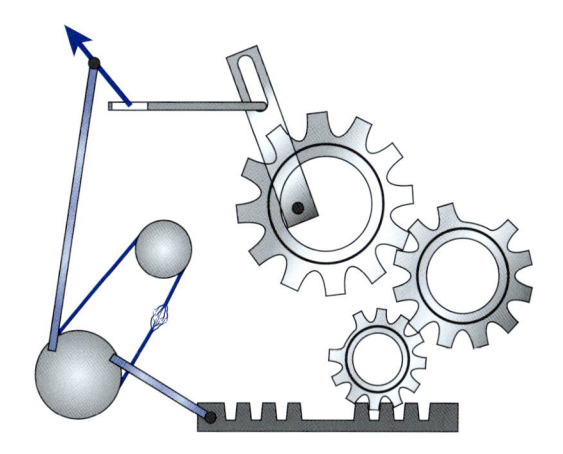

Abb. 43.3 Weniger als perfekte Zusammenhänge: Die Mechanismen funktionieren nicht so, dass Einflüsse immer direkt und zuverlässig verarbeitet werden

43.10.4 Balancieren von interner und externer Validität

BOX 43.2
Interne und externe Validität

- **Interne Validität** bedeutet, dass eine Untersuchung in sich schlüssig ist. Aussagen, die gemacht werden, sollen eindeutig aus den Daten abgeleitet werden können. Voraussetzung dafür ist im Falle von RCTs eine gute Randomisierung, eine klare Operationalisierung der relevanten Variablen, reliable Messinstrumente, eine valide und reliable Selektion der Patienten, „Treatment-Integrität" (halten sich die Therapeuten an die vorgeschriebenen Prozeduren?) u. a. m.
- **Externe Validität** (auch klinische Validität) bedeutet, dass die Ergebnisse maximal gut auf die interessierende Gruppe von Patienten und die interessierenden Behandlungsbedingungen generalisierbar sein sollten. Das bedeutet vor allem Untersuchung unter realen „Alltagsbedingungen" in Bezug auf behandelnde Institution, Patientenzugang, Patientenselektion, in der Regel weniger enge Einschlussbedingungen, insbesondere auch in Bezug auf Komorbidität, alltagsnähere Ausbildung der Therapeuten in den experimentellen Bedingungen, u. U. sogar Einschränkungen im experimentellen Design, z. B. der Randomisierung.

Das Grundproblem ist, dass interne und externe Validität immer wieder in Konkurrenz zueinander stehen; es ist also nicht möglich, beide unabhängig voneinander zu maximieren. Beispiel: Der Vergleich einer Behandlungsgruppe mit einer Wartegruppe gilt aus Sicht der internen Validität als methodisch hochstehend. Aus Sicht der externen Validität stellt sich aber die Frage, ob Patienten mit ernsthaften psychischen Störungen und Leidensdruck in einer Situation, in der es eine Vielzahl von Therapieangeboten gibt, untätig warten würden, bis sie nach dem Versuchsplan für eine Therapie an der Reihe sind. Es mag sein, dass sie den Bedingungen zunächst zustimmen in der Hoffnung, in die aktive Therapiebedingung zu kommen, aber was tun sie, wenn das erkennbar nicht der Fall ist? Steigen sie aus der Studie aus, machen sie erst einmal heimlich etwas Anderes? Man kann anzweifeln, ob es sich in einer Studie mit Randomisierung zwischen aktiver und Wartekontrollgruppe überhaupt um echte Patienten mit hinreichendem Leidensdruck handelt, und wenn ja, sind in der Kontrollgruppe Phänomene zu erwarten, die so oder so die externe, aber auch die interne Validität bedrohen.

Ein besonders Problem beim **Peer-Review-System** in der Forschungsförderung, aber auch bei Publikationen ist, dass interne Validität leichter zu beurteilen ist. Reviewer, die auf keinen Fall einen Fehler machen wollen, dürften deshalb vor allem auf interne Validität achten, zum Nachteil von Studien, die versuchen, insbesondere die externe Validität zu erhöhen. Praxisrelevante Studien haben damit – auch ohne dass das jemand bewusst gewollt hat – schlechtere Karten als „methodisch saubere" Untersuchungen mit geringerem praktisch-klinischem Wert. Es ist deshalb wichtig, Reviewer auf diesen möglichen Bias aufmerksam zu machen und Kriterien zur Beurteilung externer Validität weiterzuentwickeln (Caspar 2006).

43.10.5 Behinderung der Weiterentwicklung von Psychotherapie

International gesehen geht der Trend in Richtung Integration: Es ist schlicht ein Gebot der Vernunft, über die Grenzen der alten, angestammten Therapieansätze hinauszuschauen, nützliche Erweiterungen und Alternativen zu Konzepten und Interventionen kennenzulernen und zu nutzen. Grawe hat einen solchen Prozess programmatisch als „Allgemeine Psychotherapie" beschrieben (Grawe und Caspar 2011). Das deutsche Prinzip der Richtlinienverfahren, das sei hier nur kurz und nicht vertiefend erwähnt, behindert eine solche Weiterentwicklung.

43.11 Der Stand der Dinge

43.11.1 Überblick über Ergebnisse

Es ist nicht die Aufgabe dieses Kapitels, inhaltliche Ergebnisse zu berichten. Die wichtigsten Ergebnisse zu den einzelnen Störungen, Problemgruppen und generellen Themen (wie typische Misserfolgsraten) stehen in den einzelnen Kapiteln. Hier sei nur kurz auf nützliche Überblicke hingewiesen, nachdem bereits auf Metaanalysen und Leitlinien eingegangen wurde:

- Lambert M (2013): *Handbook of Psychotherapy and Behavior Change*
- Grawe et al. (1994): „Von der Religion zur Profession", das schon etwas in die Jahre gekommen ist und daher keinen aktuellen Überblick mehr gibt, aber immer noch ein Meilenstein mit vielen grundsätzlichen Überlegungen ist
- Roth und Fonagy (2005; 2nd ed.): *What works for whom?*
- Nathan und Gorman (eds.) (2002): *A guide to treatments that work*
- Norcross (2011): *Psychotherapy relationships that work*

43.11.2 Das Äquivalenz-Paradox

Das sog. Äquivalenz-Paradox hat die Psychotherapieforschung schon stark beschäftigt und tut es noch. **Äquivalenz** bedeutet, dass viele Studien, die zwei oder mehr sog. „Bonafide"- („als vertrauenswürdig betrachtete") Verfahren vergleichen, keine signifikanten Unterschiede finden. Den Psychotherapieforscher Luborsky hat das an den Dodo in *Alice im Wunderland* erinnert, der alle Tiere im Kreis herumrennen ließ und dann feststellte: *„Everybody has won, and all must have prizes"*, das sog. Dodo-Bird-Verdikt.

Paradox bedeutet, dass das schwer zu verstehen ist, weil das Vorgehen selber, der Prozess, die zugrunde gelegten Annahmen etc. in vielen Fällen so unterschiedlich sind, dass man ganz sicher auch Wirksamkeitsunterschiede erwarten würde.

Dazu gibt es nun einiges an Diskussionen und Haltungen. Um nur einige zu nennen: Man sei zu sehr von Mittelwerten ausgegangen, die sehr wohl vorhandene Unterschiede in der Wirkung für Untergruppen von Patienten verwischen würden. Es gebe zwar tatsächlich keine Unterschiede in der Gesamtwirkung, diese würden aber evtl. auf unterschiedlichem Weg erreicht. Ein großer Teil der Wirkung jeder Therapie sei auf *common factors* zurückzuführen, also Faktoren, die in jeder Therapie enthalten sind. Dazu gehören etwa die Therapiebeziehung oder auch die Exposition gegenüber bisher Vermiedenem im weitesten Sinne. Die Bedeutung der Unterschiede zwischen den Unterschieden zwischen verschiedenen Therapieformen sei eben kleiner als gemeinhin angenommen. Weiter: Es seien eben vor allem Patientenvariablen, die den Outcome bestimmen, und es sei vergleichsweise weniger wichtig, was der Therapeut macht.

Möglicherweise haben alle Erklärungsversuche etwas für sich. Scheinbare oder wirkliche Äquivalenz bleibt aber jedenfalls ein wichtiges Thema, weil neu für bestimmte Probleme entwickelte Vorgehensweisen ja unter erheblichem Druck stehen zu zeigen, dass sie eine bessere Wirkung als das bereits Bekannte haben. Wichtig ist, an dieser Stelle deutlich darauf hinzuweisen, dass noch nicht hinreichend auf Wirksamkeit untersuchte Ansätze für sich nicht in Anspruch nehmen können, ebenfalls gleich wirksam zu sein. Es gibt ja auch Ansätze, bei denen man sich sehr wundern würde, wenn sie überhaupt eine über Placebo hinausgehende Wirkung hätten, wenn sie denn überhaupt untersucht würden. Jeder einzelne Ansatz, für den das nicht bereits belegt ist, ist gefordert zu zeigen, dass er zu den „Bona-fide"-Ansätzen gehört.

43.12 Die Zukunft

43.12.1 Das Verhältnis zur Neurobiologie

Das Erstarken neurobiologischer Forschung vor allem im Zusammenhang mit modernen Möglichkeiten der Bildgebung hat zu starken Erwartungen auch in Bezug auf Entwicklungsimpulse für die Psychotherapie und zu programmatischen Publikationen geführt (Grawe 2004: „Neuropsychotherapie"). Tatsächlich verstehen wir jetzt einige Phänomene in der Psychotherapie besser, und vor allem konnte gezeigt werden, dass auch reine Psychotherapie zu sichtbaren Veränderungen im Gehirn führt. Die einfache Annahme „Neurobiologische Auffälligkeiten bei bestimmten Störungen, daraus folgt: biologische Therapie" ist damit widerlegt. Solche Ergebnisse können genutzt werden, um biologisch orientierten Patienten klar zu machen, dass Psychotherapie nicht einfach ein Psycho-Hokuspokus ist, sondern dass es darum geht, das Gehirn umzutrainieren und in seiner – biologisch messbaren – Plastizität zu verändern.

Die Annahme, dass der überwiegende Teil neurobiologischer Forschung auf Jahre hinaus grundlagenorientiert bliebe und ein Nutzen für die Behandlung psychischer Störungen von Ausnahmen abgesehen auf sich warten ließe, dass man deshalb die neurobiologischen Grundlagenforscher gar nicht unter Erwartungsdruck setzen sollte, hat sich weitestgehend bewahrheitet (Caspar 2015). Dafür, dass Erwartungen zurückgeschraubt werden müssen, gibt es viele Anzeichen: Die Pharmaindustrie hat sich nach anfänglicher Begeisterung weitgehend aus der Förderung neurobiologischer Forschung zurückgezogen; die Erwartung, dass das DSM-5 auf eine neurobiologische Basis gestellt werden könnte, wurde gründlich enttäuscht, aber auch einzelne Forschungsergebnisse, die auf besonderes Interesse stießen, wie die empathiefördernde Wirkung von Oxytocin, erwiesen sich nicht als robust genug, um praktische Konsequenzen zu haben.

Probleme mit der Replizierbarkeit sind unmittelbar mit den noch hohen Kosten von Untersuchungen mit Bildgebung und den daraus resultierenden kleinen Versuchspersonenzahlen verbunden. Viele Publikationen mit neurobiologischen Befunden wären als reine Psychotherapiestudien wegen zu geringer Power nie publiziert worden. Die hohen Kosten neurobiologischer Projekte sind natürlich auch deswegen ein Problem, weil sie in Konkurrenz mit Psychotherapieforschungsprojekten sehr viel Förderungsgeld verbrauchen: Patienten dürften von jedem Euro/Dollar, der in „reine" Psychotherapieforschung investiert wird, zumindest kurz- und mittelfristig deutlich mehr profitieren.

Eine nüchtern-skeptische Haltung gegenüber dem Ausschlagen des (bereits wieder zurückkommenden?) Pendels in Richtung Neurobiologie sollte aber auf keinen Fall verhindern, dass Entwicklungen mit Interesse verfolgt werden und dass auch Psychotherapieforscher überlegen, ob sie nicht in vernünftiger Weise neurobiologische Aspekte/Messungen einbeziehen sollten, wo das wirklich einen Mehrgewinn bedeutet.

43.12.2 Das Verhältnis zur Psychopharmakologie

Wie im vorherigen Absatz bereits angemerkt, kann man eine Dichotomisierung in „biologisch" bedingte und daher mit Medikamenten zu behandelnde Krankheitsbilder und „psychologisch" bedingte und daher psychotherapeutisch anzugehende Erkrankungen nicht mehr aufrechterhalten. Einerseits führen sowohl pharmakologische als auch psychotherapeutische Interventionen zu biologisch messbaren Veränderungen in der Plastizität des Gehirns, und andererseits gibt es keine psychische Störung, bei der nicht Medikamente und Psychotherapie ihren differenziellen Stellenwert haben. Dies wird in vielen Kapiteln des Buches im Detail dargestellt (s. auch ▶ Kap. 8). Dass die Effektstärken von Medikamenten besser abgesichert sind als die von Psychotherapie, liegt hauptsächlich daran, dass die Medikamentenforschung durch pharmazeutische Unternehmen ein Vielfaches der Finanzmittel in RCTs gesteckt hat, die engagierte Psychotherapieforscher, zumeist an Universitäten, aus (finanziell deutlich begrenzten) Forschungstöpfen für ihre Studien zur Verfügung haben. Auch dadurch entstehen Verzerrungen, etwa wenn Effektstärken bei kleinen Studien (wie es für Psychotherapiestudien meist der Fall ist) oder geringen kumulativen Patientenzahlen in Metaanalysen (zufälligerweise) vergleichsweise groß sind und sich erst mit größeren Fallzahlen (wie sie für praktisch alle zugelassenen Medikamente vorliegen) die Effektstärken zwar sauber geschätzt sind (also eine kleine Streuung haben), aber dafür kleiner sind als gewünscht. Auch zur Abschätzung der echten Effekte von Psychotherapie wären damit größere Finanzmittel für Psychotherapieforschung dringend geboten. Dazu kommt, dass Psychotherapiestudien in der Regel aufgrund ihrer Komplexität im Vergleich zu Pharmastudien deutlich teurer sind.

43.12.3 Das Verhältnis von Wissenschaft und Praxis

In den letzten Jahren wurde vermehrt kritisiert, dass Psychotherapieforschung zu einem guten Teil an den Fragen, die Praktiker haben, vorbei geht. Es wird etwa von *„imperialism"* der Forscher oder von einer *„one way street"* gesprochen bzw. geschrieben (Castonguay et al. 2013). Dabei wird manchmal auch zu stark zwischen Forschern und Praktikern unterschieden: Ein guter Teil der Forscher ist auch in einem gewissen Umfang praktisch therapeutisch tätig, sodass man nicht mehr sagen kann, sie säßen im Elfenbeinturm. Dass die Teilzeitpraxis, die Forscher allenfalls leisten, nicht dasselbe ist, wie Vollzeitpraxis, versteht sich aber auch von selbst.

Die Tatsache, dass es in letzter Zeit vermehrt Initiativen zum Einbezug von Praktikern auf Augenhöhe gibt, lässt in dieser Hinsicht hoffen (Caspar 2013).
Eine Auswahl:
- Im *Handbook* von Lambert (2013) widmeten Castonguay, Barkham, Lutz und McAleavey dem Thema „Praxisorientierte Forschung" ein eigenes Kapitel.
- M. Goldfried widmete kürzlich eine „Presidential Initiative" für die APA Division „Psychotherapy" dem Thema „Closing the Gap between Research and Practice".
- Es gibt vermehrt Netzwerke zwischen Wissenschaftlern und Praktikern, bei denen Letztere von Anfang an in die Planung von Projekten involviert sind.
- Seit Jahren finden im Rahmen der jährlichen Kongresse der Society for the Exploration of Psychotherapy Integration (SEPI) „Research Consultations" statt, bei denen erfahrene Forscher im individuellen Gespräch Praktiker beraten, wie sie in der eigenen Praxis mit den selber erzeugten Daten einfache Forschung machen können.

Dazu kommen Berichte, dass Praktiker durchaus mehr an Forschung interessiert sind, als das oft den Anschein hat, wenn vom *„science-practitioner gap"* die Rede ist (Morrow-Bradley und Elliott 1986). Es ist also zu hoffen, dass dies eine dauerhafte Entwicklung wird, die dazu beiträgt, dass Forschungsergebnisse nicht nur erzeugt, sondern auch genutzt werden.

43.13 Schlussbemerkung

Zum Schluss die Frage: Was ist gute Psychotherapieforschung? Gute Psychotherapieforschung ist Forschung, die Fragen von Praktikern beantwortet und dazu führt, dass mehr behandlungsbedürftige Patienten (nachhaltig) erfolgreicher behandelt werden. Um diesen Ansprüchen gerecht zu werden, reicht es, wie dieses Kapitel hoffentlich vermittelt hat, nicht aus, eine gute Fragestellung zu haben. Aussagekräftige Ergebnisse sind nur zu erwarten, wenn eine ganze Reihe methodischer Aspekte beachtet wird und dafür gute Lösungen gefunden werden. Zur Planung von Studien, aber auch zur Beurteilung vorliegender Studien können über das hier Dargestellte hinaus Listen von Kriterien und natürlich das Nachlesen in der detaillierteren Literatur hilfreich sein (Jacobi 2006; Kazdin 1994).

LITERATURAUSWAHL
Caspar F, Jacobi F (2010). Psychotherapieforschung. In: Hiller W, Leibing E, Leichsenring F, Sulz S (Hrsg.). Lehrbuch der Psychotherapie. Band 1: Wissenschaftliche Grundlagen der Psychotherapie. 2. neu bearb. A. München. CIP-Medien, S. 405–421.
Castonguay LG, Barkham M, Lutz W, McAleavey AA (2013). Practice-oriented research: Approaches and application In: Lambert (ed.) (2013), pp. 85–133.
Grawe K, Caspar F (2011). Allgemeine Psychotherapie. In: Senf W, Broda M (Hrsg.). Praxis der Psychotherapie. 5. A. Stuttgart: Thieme, S. 33–47.
Horvath A, Del Re AC, Flückiger C, Symonds D (2011). The alliance in adult psychotherapy [Special issue]. Psychotherapy 48: 9–16.
Lambert MJ (ed.) (2013). Bergin und Garfield's Handbook of Psychotherapy and Behavior Change. 6th ed. New York: Wiley.
Norcross J (2011). Psychotherapy Relationships that Work: Evidence-based responsiveness. New York: Oxford University Press.
Okiishi JC, Lambert MJ, Eggett D, et al. (2006). An analysis of therapist treatment effects: Toward providing feedback to individual therapists on their clients' psychotherapy outcome. J Clin Psychol 62(9): 1157–1172.
Orlinsky DE, Howard KI (1987). A generic model of psychotherapy. J Integrative and Eclectic Psychotherapy 6: 6–27.
Orlinsky D, Ronnestad M, Willutzi U (2004). Fifty years of psychotherapy process-outcome research: Continuity and change. In: Lambert (ed.) (2004), pp. 307–389.
Strupp HH, Horowitz LM, Lambert MJ (eds.) (1997). Measuring patient changes in mood, anxiety, and personality disorders: toward a core battery. Washington: American Psychological Association.

Register

A

AAI (Adult Attachment Interview) 215, 226, 227
AAP (Adult Attachment Projective) 226
ABC-Analyse nach Ellis 61, 63
Abhängige Persönlichkeitsstörung 387
Abhängigkeit
– physische 415, 422
– psychische 416
– psychoanalytische Theorien 432
Abhängigkeits-Autonomie-Konflikt
– Angststörungen 273
– Panikstörungen 274
– Zwangsstörungen 284, 288
Abhängigkeitserkrankungen 414
– Affektdysregulation 153
– antisoziale Persönlichkeitsstörung 238
– Ätiologie 418
– Aufbau von Therapiemotivation 420
– Beratungsstellen 422
– Dekonditionierung 426
– Dispositions-Expositions-Modell 13, 419
– dysfunktionale Grundannahmen/Schemata 431
– Entwicklung 413
– Expositionstherapie 427
– Familientherapie 428
– formaler Behandlungsrahmen 422
– Ich-strukturelle Defizite 432
– kognitive Funktionen 417
– kognitives Störungsmodell 431
– kognitive Therapie 431
– kombinierte Psycho-/Pharmakotherapie 113
– Komorbidität 418
– Konditionierung 416
– Kontrollverlust 414, 415, 417
– Migranten 572
– Mindfulness-Based Relapse Prevention (MBRP) 155
– motivierende Gesprächsführung 420, 424
– multikonditionales Bedingungsmodell 418
– Paartherapie 428
– primäre 418
– psychoanalytische Behandlungsansätze 432
– Psychoedukation 424
– Psychotherapie 413
– – Wirksamkeit 436
– Reizreagibilität 416
– Rückfallprophylaxe/-management 426
– sekundäre 418
– Selbsthilfegruppen 422
– selbstorganisierende Muster 248
– SORCK-Modell 422
– soziales Kompetenztraining 427
– substanzgebundene 449
– substanzungebundene 439
– Sucht 413
– Symptomatik 415
– therapeutische Haltung 420
– Therapie 420

– Therapieziele 421
– Toleranzentwicklung 440
– Unterbehandlung 436
Abhängigkeitssyndrom 414, 428
ABM-Training 597
Abstinenz(prinzip)
– Alkohol 421
– Nikotin 421
– therapeutische 624, 626
– Verhaltenssüchte 444
Abstinenzverletzungseffekt 417
Abwehr, konflikthafte 162
Abwehrmechanismen 16, 141
Abwehrneurose 284
Acamprosat, Alkoholabhängigkeit 113, 433
Acceptance-and-Commitment-Therapie (ACT) 89
– Altersdepression 545
– Angststörungen 270, 282
– Borderline-Persönlichkeitsstörung 411
– Gruppe (ACT-G) 411
– Kinder und Jugendliche 531
– Schizophrenie 366, 367
– Schlafstörungen 522
– Selbstwert(regulation) 187
– Zwangsstörungen 297, 299, 300
Achse-I-Störungen, lokale 23
Achtsamkeit 366
– Mindfulness-based Cognitive Therapy 336
Achtsamkeitsbasierte Therapieverfahren
– Acceptance-and-Commitment-Therapie 522
– ADHS 498
– PTSD 313
– Schlafstörungen 522
– Zwangsstörungen 296
Acute Stress Disorder 582
ADAPT (Adolescent Depression Antidepressant and Psychotherapy Trial) 535
Add-on-Studien 658
ADHS (Aufmerksamkeitsdefizit-/Hyperaktivitätsstörung) 236
– Achtsamkeitstherapie 498, 501
– – Wirksamkeit 502
– Autismus 507
– Borderline-PS 498
– DBT-basierte Verhaltenstherapie 498, 501, 502
– Einzeltherapiekonzepte 495
– Emotionsregulation 493
– Erwachsene
– – allgemeine Therapie 494
– – Behandlungsgrundsätze 504
– – Behandlungsindikation 494
– – Besonderheiten 494
– – DBT-basierte Gruppentherapie 498
– – Leitlinienempfehlungen 494
– – multimodale Therapie 494
– – Psychoedukation 501
– – psychosoziale Funktionseinschränkungen 494

– – Psychotherapie
– – – Arbeitsbücher 503
– – – Manuale 504
– Gruppentherapiekonzepte 496
– Internetsucht 442
– Kinder- und Jugendalter 535
– kognitive Verhaltenstherapie 496, 501
– – Module 497
– – Störungsmodell 496, 497
– – Wirksamkeit 501
– Kombinationstherapie (KVT plus Medikation) 497
– komorbide psychische Störungen 494
– MAPs-Konzept 500
– Methylphenidat 494, 498, 502, 535, 536
– Mindfulness-Based Cognitive Therapy (MBCT) 500, 503
– nichtpharmakologische Interventionen 535
– Pharmakotherapie 539
– Prävalenz 493
– Psychoedukation 495, 496, 501
– Psychotherapie 493, 495
– – Evidenzgrade 501
– – Freiburger Konzept 499
– – Wirksamkeitsnachweise 501
– Symptome 493
– Therapieeffekte, Evidenz 537, 538
– Ursachen 493
– Vermeidungsverhalten 497
– Wirksamkeitsstudien 535
Adipositas 455
– Diskriminierung, Stigmatisierung 471
– Gewichtsreduktionsstrategien 471
– Prävalenz 470
– Psychogenese 471
– sexuelle Traumatisierung 471
– Therapiekomponenten 470
– Ursachen, lebensstilbedingte 470
– verhaltenstherapeutische Ansätze 471
Adjustment Disorder 582
Adoleszenz
– Identitätskrisen 570
– kulturelle 568, 569, 570
– normative 570
Adult Attachment Interview 215
Affect Regulation Training (ART) 156
Affektbrücken (Affect Bridging) 319
Affektdifferenzierung 407
Affektdynamik 139
Affekt(e) 138
– Gedächtnis 212
– negative 138, 145
– – Copingtechniken 146
– neutraler 138
– positive 138
Affekterleben 407
Affektisolation 141
Affektive Kommunikation 407
Affektive Reaktionen, konditionierte 416

Affektive Störungen
– anhaltende 325
– Ätiologie 325
– Attributionsstile 326
– bipolare 324
– genetische Disposition 325
– Gen-Umwelt-Interaktion 325
– Glücksspielsucht 449
– Klassifikation 324
– Migranten 572
– Neurotransmittersysteme, Alterationen 326
– psychosoziale Prädisposition 326
– Psychotherapie
– – Akuttherapie 326
– – Rückfallprophylaxe 334
– Stressregulationsstörung 325
– Tabakkonsum 418
– unipolare 323
Affektivität
– negative 235
– somatoforme Störungen 475
Affektregulation 137
Affektregulationsstörungen
– Abhängigkeitsentwicklung 415
– Borderline-Persönlichkeitsstörung 395, 396, 398
Affekttoleranz 407
Affektverständnis 407
Agentisches Selbst 219
Aggression/Aggressivität
– allgemeines Modell 239
– ätiologische Faktoren 238
– Borderline-Persönlichkeitsstörung 396
– Definition 234
– direkte 235
– emotionale Hyper-/Hyporeagibilität 240
– entwicklungspsychologische Faktoren 240
– Fragebögen 235
– genetische Faktoren 240
– indirekte 235
– Informationsverarbeitungsmodell 238
– Intelligenz/Entscheidungsverhalten 241
– Interviews 235
– Kortisol 241
– neurobiologische Faktoren/Korrelate 239, 240
– neurochemische Korrelate 240
– Prädiktoren 238
– proaktive 235
– reaktive 235, 239
– Serotoninsystem 240
– Straftäterbehandlung 608
– Testosteron 241
– therapeutische Interventionen 242
– Triple-Imbalance-Theorie 239
– trotzige Wutanfälle 238
– umweltbedingte Risikofaktoren 241, 242
Aggression Questionnaire 235
Agoraphobie 260
– dependente Persönlichkeitszüge 393
– DSM-5 261
– Epidemiologie 261
– Fragebögen 266
– Kognitive Verhaltenstherapie 270

– Milrod-Manual 272
– mit Panikstörung 261
– psychodynamische Psychotherapie 272
– Psychotherapie 33
– virtuelle Expositionstherapien 597
AIDS-Phobie 9
Akkommodation, Zwangsstörungen 534
Akkulturation 569
Aktivitätsaufbau 190
Aktometrie 516
Akute Belastungsreaktion/-störung 305
– Debriefing 585
– Erstversorgung 315
– Folgen 582
– Frühinterventionen 316
– kognitive Verhaltenstherapie 583
– Krisen(situationen) 582
– Notfallpsychotherapie 583
– psychodynamische Verfahren 584
– Rückfallprophylaxe 583
– Stepped-Care-Ansatz 317
– Symptome 582
– Traumabearbeitung 316
Alexithymie 152
– somatoforme Störungen 487
– Zwangsstörungen 287
Alien self, Borderline-Patienten 409
Alkohol
– kontrolliertes Trinken 421
– physische Abhängigkeit 415
– psychotrope Wirkung 415
– riskanter Gebrauch 421
– schädlicher Gebrauch 413, 421
Alkoholabhängigkeit/-missbrauch 413
– Abstinenz 421
– Abstinenzverletzungseffekt 417
– Affektregulation 415
– Anticraving-Substanzen 433
– Ätiologie 418
– Aversionstherapie 427
– Belohnungsnetzwerk, verändertes 153
– Borderline-Persönlichkeitsstörung 396
– Cognitive Enhancer 434
– Cravingmechanismen 416
– Diagnostik 414
– Dopamindefizit-Hypothese 419
– Drinker's Check-up 425
– Entgiftung 422
– Entwöhnungsbehandlung 423
– Entzug, qualifizierter 422
– Fallbeispiel 428
– Familientherapie 428
– formaler Behandlungsrahmen 422
– Fragebogen/Interviewverfahren 414
– genetische Faktoren 418
– Klassifikation 414
– Kognitionen, dysfunktionale 417
– kognitive Verhaltenstherapie 425
– kombinierte Psycho- und Pharmakotherapie 434
– kontrolliertes Trinken 421
– körperliche 422
– Laborparameter 414
– medikamentöse Therapie 422

– Motivational Enhancement Therapy 425
– online-/telefonbasierte Ausstiegshilfen 435
– Paartherapie 428
– Pharmakotherapie 433
– Prävalenz 413
– Project MATCH 431
– psychoanalytische Behandlungsansätze 432
– psychodynamische Therapie 432
– Psychoedukation 424
– Psychotherapie
– – alkoholismusspezifische 431
– – Wirksamkeit 436
– Reizexpositionsbehandlung 427
– Rückfallmodell, sozialkognitives 417, 426
– Rückfallprophylaxe/-management 426
– S3-Leitlinienempfehlungen 436
– Screeningtests 414
– Selbstbild 417
– Selbstkontrolle/-management 426
– Selbstwirksamkeitserwartung/-überzeugung 417
– soziales Kompetenztraining 427
– stationäre/teilstationäre Therapie 423
– Suchtgedächtnis 421
– Tabakkonsum 420
– therapeutische Haltung 420
– Therapierichtlinien, allgemeine 420
– Therapieziele 421
– tiefenpsychologische Behandlungsansätze 432
– Trinkverhalten, funktionale Analyse 425
– Unterbehandlung 436
– Vermeidungstraining 426
Alkoholentzugssyndrom 422
Alkoholismusspezifische Psychotherapie (ASP) 431, 432
Alkohol-Vermeidungstraining 426
Allegiance(-Bias) 646, 649
Allegiance-Effekte 663
Allgemeine Psychotherapie 664
Allianz 65
Alltagswissen 82
Alte/ältere Menschen
– Psychotherapie 541
– Therapieerfolg 74
Alter
– Geschlechtsunterschiede 554
– Passung Therapeut/Patient 636
– Therapieerfolg 636
Altersdepression
– Acceptance-and-Commitment-Therapie 545
– Complicated Grief Treatment (CGT) 550
– Depression Care Management (DCM) 550
– Interpersonelle Psychotherapie 546, 550
– kognitive Verhaltenstherapie 544, 549
– Lebensrückblicktherapie 544, 550
– Pharmakotherapie 550
– Prävalenz 543
– Problem Adaption Therapy (PATH) 550
– Problemlösetherapie 544, 550
– psychodynamische Therapieansätze 547
Alterspsychotherapie 541
– Angststörungen 547
– Besonderheiten 542

- Depression 544
- Inanspruchnahme 542
- Koholrteneffekte 543
- Multimorbidität 543
- Therapeutenmerkmale 552
- Wirkfaktoren 552
- Wirksamkeit(snachweise)
- – Angststörungen 551
- – Complicated Grief Treatment 550
- – Depression 549, 551
- – Depression Care Management 550
- – IPT 550
- – KVT 550
- – Problemlösetherapie 550
- – psychodynamische Ansätze 550

Altersregression, therapeutisch induzierte 320
Amenorrhö, Essstörungen 457
Amnesie
- dissoziative Störungen 319
- PTSD 306

Amygdala
- affektive Empathie 220, 240
- Bindungsfähigkeit 221
- Borderline-Persönlichkeitsstörung 398
- emotionale Flachheit 153
- emotionale Reagibilität, erhöhte 153
- Emotionsregulation 138, 148, 151
- Gedächtnisfunktionen 212
- soziale Phobie 265

Anaklitische Depression 333
Analytische Psychotherapie 91
Anamnese, biografische 62
Anankastische Persönlichkeitsstörung 387
Angehörigengruppen
- Autismus-Spektrum-Störungen 513
- Schizophrenie 356

Angewandte Entspannung nach Öst 279
Angewandte Verhaltensanalyse 531
Angst
- frei flottierende 261
- psychoanalytische Konzepte 262
- Trauma 580
- vor der Angst 147, 273
- vor Gewalt 554

Angstbewältigungstraining 89, 551
Angsthierarchie 276
Angsthysterie 263
Ängstlich-vermeidende Persönlichkeitsstörung 387
- Anorexia nervosa 459
- Ätiologie 389
- biopsychosoziales Störungsmodell 389
- Denk-/Verhaltensmuster 389
- dimensionale Konzepte 388
- Ich-Dystonie 387
- Interpersonelle Psychotherapie 390
- kognitive Verhaltenstherapie 389, 390, 393
- Merkmale 388
- Psychoedukation 389, 393
- Psychotherapie, Wirksamkeitsnachweise 393
- Rollenspiele 390
- Schematherapie 390, 393
- Selbstkonzept-/Selbstwertveränderung 186
- soziale Phobie 262, 388

- therapeutische Beziehung 387
- Training sozialer Fertigkeiten 390
- zentrale Schemata 389

Angstneurose 263
Angstreaktionen 147
Angststörungen
- Acceptance-and-Commitment-Therapie 282
- Affektdysregulation 153
- Agoraphobie 260, 261, 270
- antisoziale Persönlichkeitsstörung 238
- Aufmerksamkeitsbias-Modifikationstrainings 597
- aufrechterhaltende Faktoren 154
- Autismus-Spektrum-Störungen 513
- automatische Gedanken 265, 269
- Beziehungsepisodeninterview 268
- Beziehungskonfliktthema, zentrales 268, 270
- Bindungstheorie 263
- Child/Adolescent Anxiety Multimodal Treatment Study 531
- computer/-internetbasierte Behandlungsansätze 537
- Coping-Cat-Programm 532
- D-Cycloserin 112
- Diagnosestellung 266
- Diagnostik
- – kognitiv-behaviorale 266
- – psychodynamische 268
- Entstehungshypothesen 262
- Erklärungsmodell, individuelles 272
- Expositionstherapie 154, 532, 657
- Fehlregulationen, affektive 146
- Flüchtlinge, Asylsuchende 575
- Forschungsbedarf 281
- Fragebögen 266
- Fremdbeurteilungsskalen 266
- generalisierte 260
- Geschlechtsunterschiede 555
- Hyperventilationstest 271
- Hypochondrie 477
- im Alter 541, 547, 551
- – Risikofaktoren 548
- Interventionstechniken 268
- Kinder und Jugendliche 531
- kognitive Fallkonzeption 267
- kognitive Problemanalyse 266
- kognitive Schemata 265
- kognitives Erklärungsmodell 267
- kognitive Theorien 265
- kognitive Umstrukturierung 188, 269
- kognitive Verhaltenstherapie 268, 548, 551
- – Arbeitsbündnis, kooperatives 267
- – Exploration 267
- – Techniken 268
- kombinierte Psycho-/Pharmakotherapie 105, 111
- komplementäre Beziehungsgestaltung 268
- Konditionierungstheorien 264
- Konflikt-/Strukturpathologie 268
- Konfrontationstherapie 89
- metakognitive Therapie 532
- Mindfulness-Training 155
- neurobiologische Modelle 265
- OPD-Achsen 268

- Panikstörungen 260, 261, 263, 270
- personales Selbstverhältnis 128
- Pharmakotherapie 551
- Plananalyse 267
- Prävalenz 547
- Preparedness 264
- Problemlösetrainings 270
- psychoanalytische Störungsmodelle 262
- psychodynamische Psychotherapie 270
- Psychotherapie plus Pharmakotherapie 539
- Selbstwert 188
- Sicherheitsverhalten 267
- SKID-I 266
- soziale 597
- soziale Phobie 260, 262, 264, 275
- störungsbezogene Diagnostik 266
- störungsbezogene Manuale 270
- Strukturdiagnostik 268
- strukturierte diagnostische Interviews 266
- supportiv-expressive Psychotherapie 270
- Therapeutenfaktor 282
- Therapieeffekte, Evidenz 537, 538
- Therapieprinzipien 266
- therapieresistente 551
- Therapie, störungsspezifische 270
- transdiagnostische Manuale 282
- Verhaltensanalyse 266
- Verhaltensexperiment 269
- Verhaltenstherapie 260, 268
- Vermeidungsverhalten 273
- webbasierte Interventionen 594
- Zwangsstörungen 283

Anhedonie, neurobiologische Befunde 20
Annäherungsmotive 167
Annäherungsschemata 169
Annäherungsziele 137
Anorexia athletica 452
Anorexia nervosa 455
- ängstlich-vermeidende/zwanghafte Persönlichkeitszüge 459, 465
- atypische 455
- bulimische Form 456
- Denkmuster 461
- Ernährungssonde 460
- Erwachsene 464
- Gesamtbehandlungsplan 470
- Gewichtsmonitoring 460
- Gewichtsrehabilitation 461
- Gewichtsvertrag 460
- Heilungsraten/Therapieverlauf 461
- Hypermetabolismus 461, 462
- innerpsychische/interpersonelle Prozesse 461
- interpersonelle Psychotherapie 464
- Kinder und Jugendliche 464
- klinisches Bild 456
- kognitives Remediationstraining 461, 464
- kognitive Verhaltenstherapie 460, 464
- körperbildbezogene Einstellungen 196
- Körperbildtherapie 200
- Körperbild-/Wahrnehmungsstörung 196
- MANTRA 464, 465
- Mortalität 456
- Prävalenz 455

– psychodynamische Fokaltherapie 460, 464, 466
– Psychotherapie 539
– – Maudsley-Modell 460
– – Studienlage 460
– – Wirksamkeit 464
– Rückfallprophylaxe 464, 466, 470
– Selbstkonzept 185
– SSCM (spezialisiertes supportives klinisches Management) 464, 465
– stationäre Therapie 460, 468, 469
– Studienlage 464
– tagesklinische Therapie 468
– Therapiemotivation 459
– Therapieziele 460, 461
– transdiagnostisches KVT-Modell 462
– Zwangsbehandlung 460
Anpassung 125
Anpassungsstörungen 5, 6
– Dissonanzkonflikte 571
– ICD-10 305
– mit Identitätskonfusion 571
– Traumatisierung 582
Anstalt für geistig abnorme Rechtsbrecher, Unterbringung von Straftätern 605
Ansteckung, emotionale 144
Antagonismus 235, 236
Anticraving-Substanzen 413
– Alkoholabhängigkeit 433
Antidepressiva
– Notfallsituationen 581
– PTSD 314
– soziale Phobie 111
– Suizidalität 590
– Wirksamkeit(sstudien) 110
Antipsychotika
– Notfallsituationen 581
– schizotypische PS 380
– Zwangsstörungen 298
Antisoziale Persönlichkeitsstörung 236
– Amygdalaaktivität 153
– Angststörungen, komorbide 238
– Ätiologie 238
– diagnostische Kriterien
– – DSM-5 236
– – ICD-10 236
– emotionale Empathie, verarmte 221
– emotional hyper-/hyporeagibler Subtyp 237, 240
– Erwachsenenalter 235
– Glücksspielsucht 449
– komorbide Störungen 237
– Prävalenz 235
– Psychopathie 237
– Subtypen 236
– therapeutische Interventionen 242
Antisoziale Straftäter 237
Antisuizidales Bündnis 591
Antwortinterferenz 234
Antworttechnik 407
Apophänie 135
Appearance Schemas Inventory (ASI-R) 195
Applied Behaviour Analysis 531
Apps in der Psychotherapie 594

Äquivalenz-Paradox 664
Äquivalenzparadoxon, Therapieverfahren 28, 31
Arbeitsbündnis 65, 625
Arbeitsgedächtnis
– emotionales 150
– exekutive Kontrolle 211
– Selbstmonitoring 206
– zentrale Exekutive 211
Arbeitsrehabilitation 109
Arbeitsstress 332
Ärgerreaktion 142, 143
Arzt für Psychiatrie und Psychotherapie, Ausbildung 619, 620
Arzt für Psychosomatische Medizin und Psychotherapie, Ausbildung 619, 620
Ascending Reticular Activating System (ARAS), Schlafstörungen 518
Asperger-Syndrom 505
Assertive Community Treatment 106, 109
– Schizophrenie 112
Assertiveness Training 190, 608
ASSIP (Attempted Suicide Short Intervention Program) 591
Assoziation, semantische 210
Assoziationstests 598
Asylsuchende
– psychiatrisch-psychotherapeutische Versorgung 575
– psychische Störungen 572
Atemtraining, Panikstörungen 271
Ätiologie 13
– Alles-oder-Nichts-Beziehung 14
– allgemeine 13
– biologische Modelle 19
– Dosis-Wirkungs-Beziehung 14
– Hauptfaktorenmodell 14
– Interaktionsgrade/-modelle 14
– medizinisches Modell 15
– neuronale Netzwerkmodelle 22
– orientierungsspezifische Modelle 15
– orientierungsunabhängige Modelle 18
– psychologisches Modell 15
– Störungs-/Ressourcenindikatoren 19
– Unterscheidung 14
Attention-Intention-Effort-Modell, Schlafstörungen 518
Attributionsstil 371
AUDIT (Alcohol Use Disorder Identification Test) 414
Aufmerksamkeit, gemeinsame 123, 127
Aufmerksamkeitsbias-Modifikationstraining 597
Aufmerksamkeitsdefizit-/Hyperaktivitätsstörung siehe ADHS
Aufmerksamkeits- und Aktivitätsstörungen 537, 538
Ausbildung 615
Ausdruckskontrolle 141, 148
Authentizität 125
Autismus
– atypischer 505
– Blickverhalten, soziales 133
– Hypomentalisierung 121, 133

– Interaktionsstörungen 133
– nonverbale Kommunikation, Störungen 133
Autismus-Intentionalitäts-Modell, Schizophrenie 204, 207
Autismus-Spektrum-Störungen 133
– Angehörigenarbeit 512
– Angehörigengruppen 513
– Angststörungen 513
– Asperger-Syndrom 505
– Ätiologie 508
– atypischer Autismus 505
– Depressionen 513
– Detailwahrnehmung, erhöhte 507
– Diagnosekriterien 505
– Einzel- vs. Gruppenpsychotherapie 511
– Epidemiologie 508
– Erwachsenenalter 505, 512
– frühkindlicher Autismus 505
– GATE 512
– Heritabilität 508
– Hirnveränderungen 508
– hochfunktionaler Autismus 505
– Kernkriterien 505
– Kinder 531
– kognitive Verhaltenstherapie 509
– Komorbidität 507
– Kompensationsstrategien, kognitive 507
– Mentalisierungsfähigkeit 506
– Paar-/Partnergespräche 513
– Perspektivwechselfähigkeit 511, 513
– Prävalenz 508
– Psychoedukation 512, 513
– Psychotherapie
– – schwierige Situationen 513
– – Wirksamkeitsnachweise 514
– – Ziele 509
– Reparenting 509
– Rituale 507
– sensorische Hypo-/Hyperreaktivität 507
– Serotoninspiegel, erhöhte 508
– soziale Interaktion 506
– Spezialinteressen 507
– Stereotypien 507
– therapeutische Beziehung 509, 513
– Therapieauftrag 513
– verbale Kommunikation 506
Autobahntrance 319
Autobiografisches Gedächtnis 124
Autogenes Training 90
– Schlafstörungen 521
Automatische Gedanken 188
Automatisierung 209
Autonomie
– des Patienten 623
– Informed Consent 624
– Selbstbestimmung des Patienten 624
Autonomie-Abhängigkeits-Konflikte 284
Autopraxis 208, 210
Aversionsbehandlung, Straftäter 608
Aversive Kindheitserfahrungen (ACE)
– Altersregression 320
– dissoziative Symptomatik 320
– fraktionierte Traumasynthese 318
Awareness 98

B

Babyboomer-Generation 543
Bagatellisierung 141
Barratt Impulsiveness Scale 234
Basales Selbst(erleben) 121, 123
– affektives 130
– leibliches Selbst 121
– Meinhaftigkeit 122
– ökologisches Selbst 122
– primäres soziales Selbst 122
– Schizophrenie 129
– Selbstkontinuität 122
– Selbstvitalität 122
BAS (appetitives behaviorales Annäherungssystem) 234
BASIC-ID 56
Bedürfnisse
– grundsätzliche 70
– psychologische 160
Behandlungsprogramm für Sexualstraftäter (BPS) 609
Behandlungsregeln
– differenzielle 25
– psychotherapeutische 625
Behandlungsvertrag 78
– Borderline-Persönlichkeitsstörung 400
Behandlungsvoraussetzungen, OPD 57
Behavioral Activation System (BAS) 20, 70
Behavioral Inhibition System (BIS) 20, 70
Belastende Lebenserfahrungen, genetische Vulnerabilität 360
Belastungen
– extreme, Bewältigung 147
– interpersonelle 331
Belastungsreaktionen
– akute 582
– Chronifizierung 147
– Fehlregulationen, affektive 146
– natürliche 584
– posttraumatische 582
– psychische Regression 580
Belastungsstörungen
– akute 305
– Klassifikation 304
– Körperorganmetaphoriken 571
– Migranten 571
– posttraumatische 303
– somatische 473
Belohnungsaufschub 250
Belohnungsnetzwerk 222, 225
Belohnungssystem
– dopaminerges 440
– Nikotin 420
– Verhaltenssüchte 440
Benzodiazepine
– Notfallsituationen 581
– PTSD 314
– Suizidalität 590
Best Evidence Medical Education (BEME) 617
Bettzeitrestriktion 521
Bewältigung 141
– Definition 140
– emotionszentrierte 140

– extreme Belastungssituationen 147
– problemorientierte 140
– transsituative 144
– von Emotionen 139, 140
– von Stress 140
Bewältigungsformen
– aktionale 141
– defensive 141
– expressive 142, 143
– intrapsychische 141
Bewältigungsstile
– physiologische Reaktionen 144
– Repressor-Konzept 144
Bewältigungsstrategien
– defensive 143
– positive Neubewertung 143
Bewusstseinsstörung, tiefgreifende 604
Beziehung(en) 34
– interpersonelle 73, 559
– OPD-Achse II 58
– soziale 215
– zwischenleibliche 123
Beziehungsaggression 235
Beziehungsanalyse 172
Beziehungsepisodeninterview 268, 277, 278
Beziehungsgestaltung
– als Therapietechnik 69
– Borderline-Persönlichkeitsstörung 396
– komplementäre 70, 165, 268
– motivorientierte 39, 65, 70, 71, 561
Beziehungsschemata 376
Beziehungsstörungen
– Delinquenz 608
– Diagnostik 408
– Persönlichkeitsstörungen 406
Beziehungstests 636
Beziehungswissen, implizites 123
BFKE (Bielefelder Fragebogen zu Klientenerwartungen) 226
Bias blind spot 647
Bias (Verzerrung)
– Interessenkonflikte 646
– Wahrnehmung 647
Bibliotherapie 295
– Altersdepression 549
Bindung(sbeziehungen) 215
– ängstlich-ambivalente 217
– Behandlungssetting 228
– desorganisierte 217, 218
– Fragebögen/Interviews 226
– inneres Arbeitsmodell 216
– Merkmale 216
– neurobiologische Befunde 219
– primäre 216
– sichere 216, 217, 219
– therapeutische Beziehung 65, 227
– therapeutischer Prozess 228
– unsichere 216
– – Zwangsstörungen 288
– vermeidende (abweisende) 217, 225
Bindungserfahrungen
– AAI 227
– Therapeut 229

Bindungs-Explorations-Balance 216
Bindungsfähigkeit, soziale 221
Bindungsforschung 218
– somatoforme Störungen 475
Bindungsmuster/-verhalten
– Erwachsene 217
– Kinder 217
– Oxytocinsystem 224
Bindungspersonen 216
Bindungsrepräsentationen
– AAI 226
– Beurteilung 227
– Gegenübertragungsreaktionen 228
– sicher-autonome 217, 226, 228
– unsicher-vermeidende (abweisende) 217, 228
– unsicher-verwickelte (verstrickte) 217, 228
– unverarbeitetes Trauma/Verlust 217
Bindungsstil 215
– Behandlungserfolg 230
– Emotionsregulation 225
– therapeutische Beziehung 230
– Therapieerfolg 73
Bindungstheorie 215
– Angststörungen 263
– mentalisierungsbasierte Therapie 537
Bindungsunsicherheit, klinische Manifestationen 225
Binge Drinking 417
Binge-Eating-Störung 185, 455
– dialektisch-behaviorale therapie 468
– Essanfälle 457
– internetbasierte interaktive Therapieformen 469
– interpersonelle Psychotherapie 463, 468
– kognitive Verhaltenstherapie 463
– – CBT-E 468
– komorbide Adipositas 463
– Körperbildtherapie 200
– medikamentöse Therapie 463
– Prävalenz 456
– psychodynamische Psychotherapie 468
– Psychotherapie, Wirksamkeit 468
– Selbsthilfe, angeleitete 469
– Symptomatik 457
Biofeedback 90
– Sensorimotor-Rhythm-Therapie 7
– somatoforme Störungen 483, 488, 489, 490
Biological Preparedness 389
Bipolare affektive Störungen 325
– Akuttherapie 347, 350
– Dialektisch-behaviorale Therapie 350
– Erhaltungstherapie 347
– Family-focused Therapy 349, 351
– Interpersonal and Social Rhythm Therapy 113, 348
– kognitive Remediation 350
– kognitive Verhaltenstherapie 113, 347
– kombinierte Psycho-/Pharmakotherapie 105, 112
– Mindfulness-based Cognitive Therapy 350
– Pharmakotherapie 112
– Prävalenz 324
– Psychoedukation 347, 351
– – Therapieprogramm nach Schaub 347

– Psychotherapie 113, 346
– – Wirksamkeitsnachweise 350
– – Ziele 348
– Rezidivprophylaxe 347, 351
– Suizidrisiko 347
– Therapieansatzpunkte 346
– Verleugnung 347
BIS (vermeidendes behaviorales Inhibitionssystem) 234
Blickverhalten 127
– Autismus 133
Blunting 144
Body Dysmorphic Disorder Examination (BDDE) 196
Body Integrity Identity Disorder 198
Body-Scan 336
Bonding, mütterliche Oxytocinspiegel 224
Borderline-Persönlichkeitsstörung 236
– Abhängigkeitserkrankungen 399
– Acceptance-and-Commitment-Therapie 412
– ADHS 498
– Affektdysregulation 153, 396
– – neurobiologische Grundlagen 398
– Affektregulationsstörung 395
– Affektsystem 407
– Aggression 238
– alien self 409
– Angstsymptome 268
– Ätiologie 398
– automatisierte Gedanken 403
– aversive innere Anspannung 396
– aversive Kindheitserfahrungen 132
– Behandlungsvertrag 400
– Beziehungsgestaltung, instabile 396
– bulimisches Essverhalten 396, 459
– Dialektisch-behaviorale Therapie 155, 191, 399, 401, 410, 536
– Dissoziationstendenzen 132
– Dynamic Deconstructive Psychotherapy 411
– dysfunktionale Annahmen/Schemata 397
– Einzeltherapie 400
– Fallbeispiel 403
– Familieninteraktionen 398
– Fertigkeitentraining 402
– Flashbacks 397
– Fragmentierung der narrativen Identität 132
– Geschlechtsunterschiede 555
– Gesprächsführung 398
– Gruppentherapie 400
– Hypermentalisierung 221
– Impulsivität 238, 396
– inkohärentes Selbstbild 132
– Interpersonelle Psychotherapie (IPT) 411
– interpersoneller Teufelskreis 397
– Jugendliche 536
– klinisches Bild 396
– kognitive Empathie, mangelnde 221
– kognitive Schemata, typische 396, 405
– kognitive Umstrukturierung 188, 403
– kognitive Verhaltenstherapie 536
– kombinierte Psycho-/Pharmakotherapie 113
– kortikolimbische Regelkreise, Dysfunktion 398

– Manualgestützte kognitive Therapie (MACT) 412
– Mentalisierungsbasierte Therapie 409, 411, 536, 537
– Mentalisierungsdefizit 133, 397, 409
– modulare Psychotherapie 102
– motivorientierte Beziehungsgestaltung 72
– Nachbeelterung, begrenzte 405
– narrative Identität 125
– neurobiologische Korrelate 20
– parasuizidale Handlungen 396
– Prävalenz 395
– Promiskuität 396
– Pseudohalluzinationen 397
– psychische Komorbidität 397
– Psychoedukation 400
– psychosoziale Belastungsfaktoren 398
– Psychotherapie 395, 539
– – Wirksamkeitsnachweise 410, 411
– PTBS 399
– Realitätswahrnehmungsstrategien 400
– Risikoverhalten 396
– Schemafokussierte Therapie (SFT) 404, 411
– Selbstkonzeptklarheit 186
– Selbstverletzungen 396, 401
– Selbstwert 185
– Selbstwertgefühlsteigerung 400
– sprunghafter Persönlichkeitsstil 401
– STEPPS-Programm 412
– Stimmenhören 397
– strukturbezogene Psychotherapie 405, 407
– strukturelle Defizienz/Vulnerabilität 405
– strukturelle Funktionen 406
– therapeutische Haltung 398
– Therapie
– – formaler Rahmen 400
– – Interventionen 399
– – spezifische Ansätze 400
– – Zielhierarchie 399
– Therapieerfolgsprädiktoren 74
– Therapierichtlinien 400
– Therapiezielhierarchie 399
– traumaassoziierte Symptome 403
– Trigger, interne/externe 397
– Übertragung/Gegenübertragung 92
– Übertragungsfokussierte Psychotherapie (TFP) 411
Botschaften, kulturelle 572
BPS (Behandlungsprogramm für Sexualstraftäter) 609
Brief Adaptational Psychotherapy, zwanghafte PS 393
Brief Eclectic Psychotherapy for PTSD (BEPP) 312, 321
Brustschmerz, unspezifischer nichtkardialer, Psychotherapie 488
Bulimia nervosa 196, 455
– Borderline-Persönlichkeitsstörung 396
– Exposition und Reaktionsverhinderung 463
– integrative kognitiv-affektive Therapie (ICAT) 467, 468
– internetbasierte interaktive Therapieformen 469
– interpersonelle Psychotherapie 463, 467

– klinisches Bild 456
– kognitive Verhaltenstherapie 462
– – CBT-E, CBT-Eb 467
– körperbildbezogene Einstellungen 196
– Körperbildtherapie 200
– Körperbild-/Wahrnehmungsstörung 196
– körperliche Folgen 458
– Persönlichkeitsstörungen 462
– Prävalenz 456
– psychodynamische Psychotherapie 463
– Psychotherapie, Wirksamkeit 467
– Selbsthilfe, angeleitete 467, 469
– Selbstkonzept 185
– Spiegelexposition 199
– Therapiemotivation 459
– transdiagnostisches KVT-Modell 462
Bupropion, Tabakabhängigkeit 434
Burnout 640

C
CAGE 414
Carpenter-Effekt 218
Case-Management 106, 109
CATS (Client Attachment to Therapist Scale) 226
CBASP (Cognitive Behavioral Analysis System of Psychotherapy)
– chronische Depression 340
– interpersonelle Diskriminationsübung (IDÜ) 341
– Liste prägender Bezugspersonen 341
– Situationsanalyse 341
– Techniken, spezifische 341
– therapeutische Beziehung 70
– Übertragungshypothesen 341
– Wirksamkeit(snachweise) 342, 343, 346
– Ziele 341
Chaining 88
Change Talk 176
Chat-Therapien 593
Child/Adolescent Anxiety Multimodal Treatment Study (CAMS) 531
Chronic-Fatigue-Syndrom 478
Chronische Depression 323, 338
– CBASP 340, 341
– DSM-5 324
– Early/Late Onset 340
– Interpersonelle Psychotherapie (IPT-D) 339
– kognitive Verhaltenstherapie 339
– psychopathologische Merkmale 341
– Psychotherapie 338
Chronisches Erschöpfungssyndrom, Psychotherapie, Wirksamkeitsnachweise 488, 489, 490
Clomethiazol, Alkoholentzugssyndrom 422
Clomipramin, Zwangsstörungen 298
Clozapin
– Dosisanpassung bei Rauchstopp 435
– Zwangssymptome 298
Cluster-A-Persönlichkeitsstörungen
– paranoide PS 375
– schizoide PS 377
– schizotyp(isch)e PS 379
Cluster-B-Persönlichkeitsstörungen
– histrionische PS 381

– narzisstische PS 383
– Psychotherapie 381
Cluster-C-Persönlichkeitsstörungen 386
– ängstlich-vermeidende PS 388
– dependente PS 390
– interaktionelles Verhalten 387
– kognitive Erklärungsmodelle 387
– kognitive Verhaltenstherapie 393
– psychodynamische Psychotherapie 393
– Psychotherapie, Wirksamkeitsnachweise 393
– Schematherapie 393
– therapeutische Beziehung 387
– Therapiestudien 393
– zwanghafte PS 392
Coaching 368
Cognitive Behavioural Therapy, Schizophrenie (CBTp) 358
Cognitive Enhancer 434
Cognitive-Experiential Self-Theory 169
Cognitive Processing Therapy (CPT), Traumabearbeitung 311
CogPack 370, 596
Compassionate Mind Training 367
Compassion Focused Therapy, Therapy, bei Schizophrenie 366
Compliance 106
Complicated Grief Treatment (CGT) 549
– Altersdepression 550
Computerbasierte kognitive Trainings 596
– Aufmerksamkeitsbias-Modifikation 597
Computergestützte Assessments 598
Computerspielsucht 439
Confirmation Bias 647
Conners' Adult ADHD Rating Scales 503
Constraint-Induced Movement Therapy 7
Containing 377
Contention Scheduling System (CSS) 210
Continuation-Phase Cognitive Therapy (C-CT), Rezidivprophylaxe unipolare Depression 335
Coping 140, 142
– emotionszentriertes 141, 142
– Plananalyse 166
– problemorientiertes 142
– vermeidendes 142
Coping-Cat-Programm, Angststörungen 532
Copingformen 141
Copingstile
– externalisierende 73
– internalisierende 73
– Psychotherapie, Modulauswahl 100
– Therapieerfolg 73
Core-Conflictual-Relationship-Theme-Methode 57
Co-Rumination 535
Cotinin 415
Craving
– kombinierte Psycho-/Pharmakotherapie 113
– Konditionierung 416
– Mindfulness-Based Relapse Prevention (MBRP) 155
– Nikotin 416
Critical Incident Stress Debriefing (CISD) 585

D
DBT-PTSD 410
D-Cycloserin 112
– Zwangsstörungen 299, 534
Debriefing 8, 316, 585
– PTSD-Prophylaxe 585
Decentering 155
Deklarative Motivation, Phasen 160
Deliktprävention 611
Delirium tremens 422
Denkprozess(e)
– emotionale 145
– kognitive 145
Denkstil
– dysfunktionaler 371
– ruminativer 537
Dependente Persönlichkeitsstörung 390
– Alkoholabhängigkeit 428
– Ätiologie 391
– Denk-/Verhaltensmuster 391
– kognitive Verhaltenstherapie 391
– Merkmale 391
– Psychoedukation 391
– Psychotherapie, Wirksamkeitsnachweise 393
– Selbstkonzept-/Selbstwertveränderung 186
– therapeutische Beziehung 391
– Therapie 391
Depersonalisation
– affektive 131
– dissoziative Störungen 319
– Panikstörung 260
– PTSD 306
– Schizophrenie 129
Depression Care Management (DCM) 549, 550
Depression/depressive Störungen
– ADAPT-Studie 535
– Adoleszenz 534, 537, 538
– Affektdysregulation 153
– affektive Depersonalisation 131
– affektive Resonanzstörung 121
– Akuttherapie 326, 327, 333
– als affektive Selbstentfremdung 130
– Amygdalaaktivität 153
– anaklitische 333
– Aufbau angenehmer Aktivitäten 190
– Autismus-Spektrum-Störungen 507, 513
– basale Selbststörungen 121
– bipolare 324
– chronische 323
– computer-/internetbasierte Behandlungsansätze 537
– (Co-)Rumination 535
– depressive Vulnerabilität 333
– Derealisationserleben 131
– Diathese-Stress-Modell 325, 328
– Erklärungsmodell von Lewinsohn 327
– erlernte Hilflosigkeit 185
– Ethnizität als Risikofaktor 572
– Familien-/Paardynamik 334
– Familientherapie 333
– Flüchtlinge, Asylsuchende 575
– Fluoxetin 534
– Geschlechtsunterschiede 555, 557
– hippokampale Volumenreduktion 326

– im Alter 541
– Interpersonelle Erhaltungstherapie 337
– Interpersonelle Psychotherapie 330, 546
– intrapsychische Funktion 167
– introjektive 333
– kognitive Therapie nach Beck 328
– kognitive Triade 185
– kognitive Umstrukturierung 188
– kognitive Verhaltenstherapie 326, 335, 534, 535, 544
– – Wirksamkeitsstudien 110
– kombinierte Psycho-/Pharmakotherapie 105, 110
– – neurobiologische Befunde 108
– Körperbild-/erlebensstörung 198
– lokale Minima 23
– Melancholie 130
– metakognitive Therapie 329
– Migranten 572
– Mindfulness-based Cognitive Therapy (MBCT) 155
– Monoamin-Theorie 20
– Motivationskonflikte/-störungen 160, 167
– narzisstische 131
– neurobiologische Befunde 20
– neurotische 162
– nihilistischer Wahn 131
– Paartherapie 333
– persistierende 324
– personale Identität, prämorbide 131
– personales Selbstverhältnis 128
– Pharmakotherapie, Wirksamkeit 110
– postpartale 223, 561
– Prävalenz 324
– Psychoanalyse 332, 333
– psychodynamische Psychotherapie 332
– – Bewältigungsmuster 333
– – Grundkonflikte 333
– psychodynamische Therapieansätze 547
– Psychoedukation 330
– Psychotherapie
– – Ergebnisse 44
– – plus Pharmakotherapie 539
– – Wirksamkeitsnachweise 110, 343
– psychotische Symptome 324
– PTSD 306
– rational-emotive Therapie 535
– Resonanzverlust 130
– rezidivierende 110, 111, 324
– Rezidivprophylaxe 334
– – Continuation-Phase Cognitive Therapy 335
– – Mindfulness-based Cognitive Therapy 335
– – Well-being Therapy 336
– Rückfallprävention 155
– Selbstaktualisierungsschwäche 131
– selbstorganisierte Prozesse 248
– Selbstwert 182, 185
– somatisches Syndrom 324
– soziale Lerntheorie 327
– soziale Phobie 262
– Spannungslandschaften 249
– Symptome 324
– Tagesprotokoll negativer Gedanken 328, 329
– Therapieeffekte, Evidenz 537, 538

– therapieresistente 338
– TORDIA-Studie 535
– Treatment for Adolescents with Depression Study 534
– Verhaltensaktivierung 327, 328
– Verstärkerverlust-Theorie 327
– webbasierte Interventionen 594
– Wirksamkeitsstudien 534
– Zwangsstörungen 283
Depressive Episode 324
– Suizidalität 590
deprexis, Selbsthilfeprogramm 594
Derealisation
– dissoziative Störungen 319
– Panikstörung 260
– PTSD 306
Desaktualisierung(sfähigkeit) 203, 207
– Automatisierung 209
– Filter-/Kontrollfunktionen 209
– produktiv-psychotische Symptome 208
– Schizophreniebehandlung 212, 213
– strukturdynamisches Kohärenzmodell 207, 208
Desensibilisierung, systematische 88, 89
Desintegration 18
Desorientierung, Delirium tremens 422
Deutung
– metaphorische 410
– Übertragungsfokussierte Psychotherapie 410
Diabulimics 458
Diagnose(n)
– rechtliche Folgen 604, 605
– Straftat(en) 604
Diagnostik 47, 78
– Abbildung von Prozessen 54
– Aufgaben 47
– Aufgaben des Psychotherapeuten 78
– computergestützte 64
– Definitionen 47
– dimensionale 52
– Dimensionen des Selbsterlebens 121
– Eigenschaften 51
– Einbeziehung des Patienten 51
– Erfassung eines Status 54
– evaluierende 51
– Fallkonzeptionen 60
– Funktionen 47
– Informationsverarbeitung, intuitive vs. rationale 49
– kategoriale 52
– Konzepte 48
– Kosten-Nutzen-Verhältnis 64
– Multimodalität 55
– neurobiologische Merkmale 64
– orientierungsspezifische 55
– Prozessaspekt 48
– psychodynamische 57
– psychotherapiebezogene 50
– Qualitätssicherung 51
– theoriegeleitete 56
– Therapeutenfehler 48
– therapieleitende 49, 51
– und Psychotherapie 52
– verhaltenstherapeutische 56

– Voraussetzung für Psychotherapie 49
– Ziele 47
Diagnostika
– Auswahl 54
– Gültigkeit (Validität) 55
– schulenspezifische 55
– therapeutische Beziehung 69
– Zuverlässigkeit (Reliabilität) 55
Dialektisch-behaviorale Therapie (DBT) 531
– ADHS im Erwachsenenalter 498
– antisoziale Persönlichkeitsstörung 243
– Binge-Eating-Störung 463, 468
– Borderline-Persönlichkeitsstörung 155, 399, 401
– Borderline-PS 191
– DBT-PTBS 403
– emotionale Dysregulation 156
– Essstörungen 467
– Fertigkeitentraining 402
– für Adoleszente (DBT-A) 536
– für Kinder (DBT-C) 537
– Mindfulness 155
– Module 191, 401
– PTSD 322
– Selbstwertsteigerung 188
– Straftätertherapie 609
– Therapiephasen 401
– Wirksamkeit(snachweise)
– – ADHS im Erwachsenenalter 501, 502
– – Borderline-Persönlichkeitsstörung 410, 411
Dialog, therapeutischer 54
Diathese-Stress-Modell 171
– Depression 325, 328
Dickman Impulsiveness Scale 234
Dimensionale Diagnostik 52
DIPS (Diagnostisches Interview für psychische Störungen), Angst 266
Diskordanz 19, 170
Dismantling-Studien 658
Disposition 13
Dispositionales Klienten-/Patientenmodell 81
Dissonanz, kognitive 418
Dissonanzkonflikte 570
– transkultureller Übergangsraum 574
Dissoziale Persönlichkeitsstörung 235
Dissoziation, peritraumatische 319
– Borderline-Persönlichkeitsstörung 132, 400
Dissoziative Identitätsstörung, Traumatherapie 320
Dissoziative Störungen 198, 477
– Geschlechtsunterschiede 555
– posttraumatische Raktionen 306
– stationäre Therapie 321
– Symptomatik 319
– Therapiestrategien 320
– Traumabearbeitung 320
Disulfiram, Aversionstherapie b. Alkoholabhängigkeit 113, 427
Diuretikaabusus, Essstörungen 457, 458
Dodo bird verdict 552
Dopamin
– Spannungslandschaften 25
– Verstärkungsprozesse 151
Doppel-Click-Paradigma 209

Double bind 18
Double Depression 47, 338
Downward-Arrow-Methode, chronische Wahnzustände 213
Drinker's Check-up 425
Drogenabusus, Borderline-Persönlichkeitsstörung 396
DSM (Diagnostic and Statistical Manual of Mental Disorders) 3, 4, 6
Durcharbeitung(sphase)
– Konflikte 78, 274, 277
– psychoanalytische 407
– Trauma, Notfalltherapie 578, 584
Dynamic Deconstructive Psychotherapy (DDP), Borderline-Persönlichkeitsstörung 411
Dysfunktionale Kognitionen
– ADHS 497
– Depression 72, 323
– kognitive Umstrukturierung 310
– nach Trauma 580
– Suchtmittelgebrauch 417
Dysmorphopober Wahn 198
Dysmorphophobie 197, 477
Dysthymie 324
– Prävalenz 324
– Psychotherapie 339
– Symptome 325

E

Eating Disorder Examination (EDE) 195, 456
Eating Disorder Inventory 196
EBPR (Erwachsenenbindungs-Prototypen-Rating) 226
ECR-R (Experiences in close relationship questionnaire – revised) 226
Effectiveness-Studien 656
Effektstärke
– Berechnung 661
– Mittelwertunterschiede 656, 661
– mittlere 655
Efficacy-Studien 656
Ego depletion 254
Ego-State-Therapie 319
Egozentrismus 236
Einfühlung 218
Einsamkeit, Altersdepression 546
Einschätzungsoperationen, kognitive 138
Einsichtsfähigkeit
– in das Krankheitsgeschehen 174
– Straftäter 605
Einwilligungsfähigkeit 624
Einzelsupervision 617
Eklektizismus, technischer 30
Eltern-Kind-Bindung/Interaktion, Oxytocinspiegel 223
Eltern-Kind-Therapie, Bindungsmerkmale 228
Elterntraining 531
– emotional hyporeagible Kinder 243
E-Mail-Therapien 593
EMDR-Therapie b. PTSD 312
Emotionale Flachheit, Amygdalaaktivität 153
Emotionale Hyper-/Hyporeagibilität 237, 240, 243
– therapeutische Interventionen 242, 243

Emotionaler Ausdruck, Geschlechtunterschiede 557
Emotional instabile Persönlichkeitsstörung 395
Emotion(en) 137
– als Belohnungssystem 138
– als Orientierungsinstrument 138
– als Veränderung in der körperlichen Aktivität 138
– Annäherungs-/Vermeidungsziele 137
– Außenregulation 144
– Beeinflussung logischer Überlegungen 145
– belastende, adaptiver Umgang 146
– Bewältigung 140
– Bewertungsvorgänge 137
– Definition 144
– Diskriminationsfähigkeit 221
– Drei-Ebenen-Modell 139
– Experiencing 143
– Fehlregulationen 146
– Intensitätsregulation 141
– James-Lange-Theorie 220
– Kognition(en) 139
– kognitive Prozesse 146
– Konsequenzen 144
– Metakognitionen 286
– motivationale Zustände 149
– Motive 166
– Netzwerktheorie 145
– Pläne 166, 246
– positiv getönte 140
– psychobiologische Modelle 148
– Regulationsstrategien 142
– selbstreflexive 124
– Sozialpsychologie 143
– Unterdrückung 143
– Verhaltenstherapie 143
– Zwangsstörungen 287
Emotion Regulation Group (ERG), Borderline-Persönlichkeitsstörung 411
Emotionsarbeit 141
Emotionsauslöser 142
Emotionserkennung 371
Emotionsfokussierte Therapie 17, 166
– Selbstwert(regulation) 187
Emotionskontrolle 141, 142, 152
– Strategien 143
Emotionsmodell(e)
– biologisches (Rolls) 149
– biologisch fundiertes (Le Doux) 148
– nach Gross 150
– nach Ochser und Gross 150
– psychobiologisch fundiertes (Davidson) 150
Emotionsmodulation 402, 403
Emotionsnetzwerk 222
Emotionsregulation 239
– adaptive Strategien 144
– ADHS 493
– Alter 152
– Amygdala 138, 148, 151
– antezedenzfokussierte Strategien 183
– antizipierende 144
– Bewältigungsstile 144
– Bindungsstil 225
– Borderline-Persönlichkeitsstörung 398, 400

– Definition 137
– Funktion 142
– genetische Polymorphismen 152
– Gen-Umwelt-Interaktionen 152
– Geschlecht 152
– Hirnareale, beteiligte 149, 152
– Hirnnetzwerk 223
– in der Interaktion 144
– Instrumente zur Messung von Veränderungen 146
– interpersonaler Effekt 144
– kognitive Strategien 144
– komplexe posttraumatische Belastungsstörung 318
– Konzepte/Theorien
– – biologisch orientierte 148
– – kognitive 139, 154
– – Körperreaktionen 138
– – Orientierungsinstrument in Entscheidungssituationen 138
– Kortex 149, 151
– limbisches System 138
– maladaptive Strategien 154
– Mindfulness-Training 154
– neurobiologische Korrelate 20
– physiologische Strategien 144
– positive Neubewertung 142
– Problem Adaption Therapy 544
– Problemlösestrategien 142
– psychobiologische Modelle 148
– reaktionsfokussierte Strategien 183
– Selbstorganisation 254
– soziale Angst 154
– Striatum 151
– Verhaltensstrategien 144
– Verhaltenssüchte 444
– Vermeidensstrategien 142
Emotionsregulationsstörungen
– Plananalyse 167
– Psychotherapie 102
Empathie(fähigkeit) 215, 236
– affektive 220
– Amygdalaaktivität 153
– Borderline-Patienten 407
– chronische Depression 341
– Definition 218
– eingeschränkte 225
– emotionale 221, 222
– Fragebögen/Interviews 226
– frühkindliche Sozialisation 123, 127, 132
– Hirnnetzwerke 219
– interkulturelle Psychotherapie 574
– klientenzentrierte Therapietheorie 229
– kognitive 220, 221, 222
– kognitive Verhaltenstherapie 230
– Modell nach Decety und Moriguchi 220
– narzisstische Persönlichkeit 384
– personbezogene 230
– psychoanalytische/-dynamische Theorien 230
– Psychotherapeut 66, 67, 385, 615
– regulatorische Mechanismen 220
– supportive Psychotherapie 580
– therapeutische Beziehung 230
Empathienetzwerk 222, 225

Empathieskalen 227
Empathiestörungen 225
Empathie- und Interaktionstheorie 126
Empathy Scale 226, 227
Empirically supported treatments (ESTs) 34
Empowerment 330
– Frauen 562
Enactment 93
Enthemmung 234, 235, 236
Entscheidungsimpulsivität 234
Entscheidungsunfähigkeit, dependente PS 391
Entspannungsverfahren 90
– Abhängigkeit, Rückfallprävention 428, 429, 430
– ängstlich-vermeidende Persönlichkeit 389
– Angststörungen 269, 274, 532, 548
– Anwendungsbereich 90
– Ausbildung 615, 619
– bei starkem Kontrollbedürfnis 39
– Depression 327
– Emotions-/Stimmungskontrolle 143
– Halluzinationen 362
– PTSD 549
– Schlafstörungen 521, 523
– Selbsthilfeprogramme, webbasierte 594
– somatoforme Störungen 483
– Stressbewältigung 482
– Traumafolgestörungen 311
– Zwangsstörungen 534
Entwicklungspsychologie
– Bindungstheorie 215
– Intersubjektivität 218
– klinische 529
Entwicklungspsychopathologie 529
– Bindungsunsicherheit 225
– Kennzeichen 529
– Modell 530
Entwicklungsstörungen
– Autismus 505
– tiefgreifende 505
– umschriebene 527
Entziehungsanstalt 605
Entzug, qualifizierter
– Alkohol 422
– motivierende Gesprächsführung 425
Epidemiologie 13
– allgemeine 11
– Experimente, natürliche 13
– spezielle 12
– Zweck 11
Epiktet 10
Episodisches Gedächtnis 124
Erbrechen, Essstörungen 457
Erektionsstörungen, Prävalenzerfassung 11
Erinnerungen
– deklarative (semantische) 307
– episodische 307
– normale 307
– situationsabhängige 307
– traumatische 307
– verbal zugängliche 307
Ernährungstherapie 461
Erschöpfung 254

Erschöpfungssymptome, somatoforme Störungen 473
Erste Hilfe, psychische 316
Erste-Person-Perspektive 119, 123
Erstinterview, psychodynamisches 62
Erwachsenenbindungsforschung 218
Erwachsenenbindungsinterview 215
Erythrophobie 264
Escitalopram, Altersdepression 550
Eskapismus 141
Essanfälle 457
Essstörungen
– Amenorrhö 457
– Angehörige 460
– atypische 455
– Eating Disorder Examination (EDE) 195
– Erbrechen 457
– Erhebungsinstrumente 456
– Gesamtbehandlungsplan 470
– Geschlechtsunterschiede 555
– Gewicht 456
– Insulin-Purging 458
– internetbasierte interaktive Therapieformen 469
– interpersonelle Probleme 463
– Klassifikation 455
– klinisches Bild 456
– Knochendichteminderung 457
– kognitiv-analytische Therapie 464
– Kompensationsverhalten 457
– Körperbildstörungen 196
– Low-T3-Syndrom 458
– Mortalität 456
– psychische Komorbidität 459
– Psychotherapie 459
– Selbstdiskrepanz-Theorie 468
– Selbstwertproblematik 185, 456
– Selbstwertsteigerung 189
– stationäre Therapie 468
– suchtartiges Bewegungs- und Sportverhalten 452
– therapeutische Haltung 459, 460
– Therapiemotivation 459
– Therapierichtlinien 459
Essstörungsidentität 461
Ethik, Psychotherapieforschung 658
Ethische Prinzipien, Psychotherapie 623
Ethnizität 572
Evaluation
– formative vs. nachträgliche 51
– Qualitätszirkel 52
– Therapien 52
Evidenzgrade/-kriterien
– Agency for Health Care Policy and Research (AHCPR) 354
– Deutsche Gesellschaft für Psychiatrie, Psychotherapie, Psychosomatik und Neurologie (DGPPN) 354
Evidenz, motivierte Evaluation 647
Exazerbationskrise 578
Exekutive Kontrolle 210
– Arbeitsgedächtnis 211
– Contention Scheduling System 210
– kortikales Netzwerk 211

– Stroop-Test 211
– Supervisory Attentional System 210
Exekutivfunktionen, ADHS 493, 500, 502, 503
Existenzielles Selbst(erleben) 121, 125
Experiencing 143
Experiential Psychotherapy 17
Exposition 13
Expositionstherapie
– Agoraphobie 271
– akute Belastungsreaktion 583
– Alkoholabhängigkeit 427
– Angststörungen 268
– begleitete 294
– generalisierte Angststörung 280
– Glücksspielsucht 449
– imaginative 588
– in sensu (imaginäre) 309
– Internetsucht 446
– in vivo 310, 597
– Kinder und Jugendliche 532
– kognitive Techniken 292
– Körperinterventionen 199
– mit Reaktionsverhinderung 293
– – Zwangsstörungen 533, 534
– narrative 315, 585
– Planung 37
– PTSD 309
– Selbstmanagement 294
– soziale Phobie 275
– Spannungskurven 294
– Stimmenhören 362
– virtuelle 597
– Wirkweise 657
– Zwangsstörungen 293
Expressed-Emotions-Konzept 353
Externe Validität (effectiveness) 656, 663
Eye Movement Desensitization and Reprocessing (EMDR) b. PTSD 312
Eysenck Impulsiveness Scale 234

F
Fachwissen 82
Fading-out 88
Fallkonzeptionen 3, 60, 61
– Beziehungsanalyse 172
– computergestütztes Training 600, 601
– de-/präskriptive Komponente 60
– Emotionsregulation 254
– Indikationsstellung 32
– individuelle 60
– Inkongruenzanalyse 171
– Kategorien 60
– konsistenztheoretische 171
– Modelle 40
– Motivanalyse 169
– psychodynamische Ansätze 62
– Ressourcen 8
– Stellenwert 60
– systemische Zusammenhänge, Darstellung 61
– verhaltenstherapeutische Ansätze 62
False-Memory-Effekt 371
Familie
– Machtasymmetrie 558
– Parenting, asymmetrisches 558
Familienmythen 18

Familienpsychoedukation 109
Familienskulptur 96
Familientherapie
– Abhängigkeitserkrankungen 428
– Anorexia nervosa 464
– Bindungsmerkmale 228
– bipolare affektive Störungen 349
– depressive Störungen 333
– differenzielle Indikation 334
– Geschlechtsunterschiede 558
– Schizophrenie 367
– Selbstwert(regulation) 187
– Wirksamkeit(snachweise)
– – bipolare affektive Störungen 351
– – Schizophrenie 355, 356
– – unipolare Depression 343, 345
Family-focused Therapy (FFT)
– bipolare affektive Störungen 349
– Therapiemodule 349
– Wirksamkeit 350
FAMOS 71
FBeK (Fragebogen zur Beurteilung des eigenen Körpers) 195
Feedbacksysteme
– auditive 599
– Supervision 599
– Therapieverlauf 598
– visuelle 599
Fehlentwicklungen
– Fehlerarten 641
– Gegenmaßnahmen 643
– institutionelle Bedingungen 640
– Lernen aus Misserfolgen 642
– Missbrauch 638
– Nichtaufnahme erfolgversprechender Therapien 633
– Passungsprobleme 635
– prätherapeutische 634
– suboptimales Vorgehen 637
– systemische Aspekte 639
– Therapiebeziehung 635
– Therapiedauer 640
– therapieorientierungsspezifische 641
– ungünstige Therapeutenmerkmale 638
– unkritische Anwendung von Schulwissen 641
– Varianzerweiterung 631
– Wahrnehmung und Korrektur 641
Fehlerkultur 643
Feinfühligkeit 219
Fertigkeiten
– Aufbau von Selbstwert 402
– Definition 402
– Emotionsmodulation 402, 403
– Stresstoleranz 402
– Verbesserung der inneren Achtsamkeit 402
– zwischenmenschliche 402
Fertigkeitentraining
– Borderline-Persönlichkeitsstörung 402
– Schizophrenie 369
– Straftäterbehandlung 608
FFB (Fragebogen zum Figurbewusstsein) 195
Fibromyalgie(-Syndrom) 478
– Psychotherapie, Wirksamkeitsnachweise 488, 489, 490
FIGANA-Programm 51

Figur-Hintergrund-Wahrnehmung, Schizophrenie 206
FKB-20 (Fragebogen zum Körperbild) 195
Flashbacks
– Borderline-Persönlichkeitsstörung 397
– PTSD 306
Flooding 89, 271
Flüchtlinge
– depressive Syndrome 572
– psychische Gesundheit und Psychotherapie 575
Flugangst, virtuelle Expositionstherapien 597
Fluoxetin, Borderline-Persönlichkeitsstörung 113
Fokaltherapie 93
Forensische Psychotherapie
– ambulante 606
– Begutachtung 604
– Diagnosen 604
– – rechtliche Folgen 604, 605
– Dialektisch-behaviorale Therapie 609
– Geschichte 607
– Indikation 606
– kognitiv behaviorale Programme, Sexualstraftäter 608
– Legalbewährung 611
– manualisierte Programme 610
– Maßregelvollzug 607
– Mentalisierungsbasierte Therapie (MBT) 610
– programmunabhängige Verfahren 611
– psychodynamische 608
– Reasoning & Rehabilitation 609
– Rückfallprävention 610
– – für Sexualstraftäter 608
– Settings 606
– Straftaten 603
– Übertragungsfokussierte Therapie (TFP) 610
– Zürcher PPD-Modell 610
FOTRES (Forensischers Operationalisiertes Therapie- und Risiko-Evaluations-System) 611
Fragebogen
– computer-/internetbasierte Darbietung 598
– Erfolgsmessung 660
– zum Figurbewusstsein (FFB) 195
– zum Körperbild (FKB-20) 195
– zur Analyse motivationaler Schemata 70
– zur Beurteilung des eigenen Körpers (FBeK) 195
Frauen
– negativer kognitiver Stil 558
– Normalitätsbild, gesellschaftliches 556
– Therapieziele 562
Freiburger Screeningbogen, PTSD 316
Fremdenangst 264
Fremde Situation 215, 216, 217
Fremd-/Selbstdifferenzierung 221
Fremdverstehen 126
– inferenzielles 127
– intuitives 127
Freud, Sigmund 15
Frühe Bindung, Störungen 216
Fugue 319
Fully functioning person 18, 187

Funktionsstörungen
– organbezogene 473
– somatoforme 473
Funnel Plots 662
Fürsorgepflicht 624
Fürsorgeverhalten, elterliches 221
– Belohnungsnetzwerk 222
– Emotions(regulations)netzwerk 222, 223
– Empathienetzwerk 222
– Hirnnetzwerke 222
– Mentalisierungsnetzwerk 222
– Spiegelneuronensystem 222
– zerebrale Netzwerke 221
Fütter- und Essstörungen 455

G
GATE (Gruppentraining für Autismus im Erwachsenenalter) 512
Gating, sensorisches 209
Gedächtnis 371
– Affekte, starke 212
– Aktualisierungen 208
– autobiografisches 122, 124, 221
– Automatisierung und Desaktualisierung 209
– Behaltensleistung 208
– episodisches 122, 124
– implizites (prozedurales) 122
– Vergessensleistung 208
Gedanken
– aufdringliche 285
– automatische 188
Gedankenstopp, Schlafstörungen 522
Gedankentagebuch 431
Gefühl 138
Gefühlsstern 443
Gegenübertragung 68, 92, 93, 625, 638
– Alkoholabhängigkeit 433
– dyadische Bearbeitung 409
– interkulturelle Psychotherapie 574
– supportive Psychotherapie 580
– therapeutische Beziehung 66
Gehirn
– soziales 508
– strukturelle Auffälligkeiten 20
Gemeindepsychiatrische Versorgung 109
Gender Mainstreaming 565
Generalisierte Angststörung 260, 261
– Entspannungstechniken 279
– Epidemiologie 262
– Fehlregulationen, affektive 147
– Fragebögen 266
– Internetsucht 443
– Kinder und Jugendliche 532
– kognitive Modelle 280
– kognitive Theorie 266
– kognitive Umstrukturierung 280
– kognitive Verhaltenstherapie 279
– kognitive Vermeidung 279
– Komorbidität 262
– Prävalenz 262, 547
– psychoanalytisches Störungsmodell 263
– psychodynamische Psychotherapie 280
– psychosoziale Beeinträchtigung 262
– Sorgen 279
– Sorgenexposition 279

– supportiv-expressive Therapie 280
– Symptomatik 261
– Verhaltensexperimente 280
– Widerstandsanalyse 281
– zentrales Beziehungskonfliktthema (ZBKT) 280
Generic Model of Psychotherapy 657
Genogramm 87, 96
Gen-Umwelt-Interaktionen, Emotionsregulation 152
Gerechtigkeits- und Fairnessprinzip, Psychotherapie 623, 624
Gerontopsychologie 542
Geschlecht
– biologisches 553
– Emotionsregulation 152
– psychische Gesundheit/Krankheit 553
– soziales 553
– Therapeut 83
– Therapieerfolg 74
Geschlechtersensible Psychotherapie, Grenzen und Risiken 564
Geschlechtsidentitätsstörungen 198
Geschlechtsrollenstereotype
– Perpetuierung 565
– Psychotherapeuten 562
– Psychotherapie-Ausbildung 564
Geschlechtsunterschiede
– Alter(sstruktur) 554
– Arbeitswelt 554
– Berufstätigkeit 553
– familiäre Beziehungen 554
– Gewalterfahrungen 554
– interpersonelle Beziehungen 559
– Kognitionen 558
– Lebensformen, Wandel 554
– Menschenbild 558
– Psychoanalyse 558
– psychotherapeutische Versorgung 557
– Psychotherapieforschung 563
– psychotherapierelevante 553
– soziale Realität 553
– therapeutische Orientierung 557, 558
Gesetz zur Bekämpfung von Sexualdelikten und anderen gefährlichen Straftaten 607
Gesprächsführung, motivierende 176
Gesprächs(psycho)therapie 98
– Neutralitätsprinzip 625
– Person-based Cognitive Therapy 366
– Selbstwert(regulation) 187
– therapeutische Beziehung 66
Gestalttherapie 98
– Emotionen 143
– Experiencing 143
– integrative 98
– PTSD 315
Gestörtheit vs. Normalität 4, 5
Gesundheit(sverhalten)
– geschlechtsspezifisches 554, 555
– Inkonsistenzformen 171
– Selbstregulation 254
– Vermeidungsziele 171
Gesundheitszustand(sbewertung), Geschlechtsunterschiede 555

Gewalt(erfahrungen)
– Borderline-Persönlichkeitsstörung 398
– Frühintervention 316
– Geschlechtsspezifität 554
– sexuelle 305
Gewalttätigkeit, Neigung zu 606
Gewichtsreduktionsprogramme, behaviorale 468
Gewöhnung 415
Glücksspielsucht
– Belohnungsnetzwerk, verändertes 153
– Diagnosekriterien (DSM-5) 448
– Klassifikation 448
– kognitive Verhaltenstherapie 449
– komorbide Abhängigkeitserkrankungen 449
– manualisierte Therapie 449
– motivierende Gesprächsführung 450
– Opiat-Antagonisten 450
– Pharmakotherapie 450
– Prävalenz 448
– Psychotherapie, Wirksamkeit 441
– stationäre Therapie 449
Glukokortikoid-Rezeptoren 21
Goal Attainment Scaling 54
Golfkriegssyndrom 488
Good Clinical Practice 354
Good-Lives-Modell, Rückfallpräventionsprogramm 609
Größenwahn 363
Grübeln
– depressives 329
– exzessives 535
Grundannahmen
– negative 188
– positive 188
Grundbedürfnisse 70, 187
– Annäherungs-/Vermeidungsschemata 169
– Inkongruenz(niveau) 170, 171
– Konsistenzsicherung 170
– Konsistenztheorie 169
– Motive 160
– Selbstorganisation 170
– Selbstregulation 246
Gruppenpsychotherapie 634
– ängstlich-vermeidende PS 389
– autismusspezifische 511
– Bindungsmerkmale 229
– postpartale Depression 561
Gruppensupervision 617
Gruppentraining für Autismus im Erwachsenenalter (GATE) 512
Gruppentraining sozialer Kompetenzen 190

H
Habituation 154
– PTSD 309
Halluzinationen 207
– als Enthemmungsphänomene 207
– auslösende/aufrechterhaltende Bedingungen 361
– Begrenzungsstrategien 362
– Copingstrategien 361
– Delirium tremens 422
– kognitive Verhaltenstherapie 353

Handeln zum Wohle des Patienten (Hilfegebot) 623, 624
Handlungstheorie 17
Hang 605
Hardiness 148
Hausaufgaben, therapeutische 329
Häusliche Gewalt 554
Heil- und Pflegeanstalt, Unterbringung von Straftätern 605
Heuristiken 32
HEXACO-Modell der Persönlichkeitsstruktur 234
Hexenhammer 10
Hilfegebot 624
Hilflosigkeit, erlernte 161, 185, 326, 557, 558
Hippokrates 9
Histrionische Persönlichkeitsstörung 381
– Ätiologie 382
– Beziehungsdilemma 382
– Beziehungs-/Interaktionsmotive 382
– diagnostische Kriterien (ICF-10) 381
– integrative Psychotherapie 383
– kognitiver Therapieansatz 383
– Kurzzeitpsychotherapie, dynamische 383
– Prävalenz 381
– psychodynamische Therapie 383
– Selbstwertproblematik 382
– Symptomatik 382
– therapeutische Haltung 383
– Therapieziele 382
– zentrale Schemata 382
Hochbetagte 542
Höhenangst, virtuelle Expositionstherapien 597
Home Treatment 109, 528
Horten 289
Hostilität 235
Humanistische Therapieverfahren, Standardtechniken 98
Hydrokortison, PTSD-Prävention 586
Hydroxy-Indol-Essigsäure, Emotionsregulation 152
Hyperarousal
– Schlafstörungen 516
– Suizidalität 590
Hyperkortisolismus 21
– affektive Störungen 326
Hypermentalisierung 133, 221
Hypernomie 131
Hyperreflexivität, Schizophrenie 129
Hypersexualität 451
Hyperventilationstest 271
Hypnose/Hypnotherapie
– somatoforme Störungen 488, 489, 490
– Tabakentwöhnung 431, 436
Hypnotherapie 90
Hypnotika, Schlafstörungen 520
Hypochondrie/hypochondrische Störungen 477
– Angstbewältigungsstrategien 485
– Dysmorphophobie 477
– Psychotherapie, Wirksamkeitsnachweise 488, 489, 490
– Rückversicherungswünsche 479
– somatosensorische Verstärkung 476

– Veränderung dysfunktionaler Kognitionen 484
– Whiteley-Index 478
Hypochondrischer Wahn 131
Hypokaliämie, Essstörungen 458
Hypomanie 325, 350
Hypomentalisierung 133
Hypothalamus 20

I
ICD (International Classification of Diseases) 3, 4, 6
ICF (Internationale Klassifikation der Funktionsbeeinträchtigung, Behinderung und Gesundheit) 57
Ich
– reflexiv gewordenes Selbst 120
– vs. Selbst 119, 120
Ich-Funktionen 91
Ich-Psychologie 163
Ich-Stärkung
– direkte 580
– indirekte 580
– supportive Psychotherapie 579, 580
Ich-Störungen 126
– exekutive Kontrolle, beeinträchtigte 206
– schizophrene 121
Ich-Syntonität 4
– zwanghafte PS 392
Ideenflucht 325
Identität
– bikulturelle 569, 571
– des Selbst, Migration 569
– Entwicklung 120
– hybride 569
– narrative 124
– Neukonstruktion 570
– personale 119, 131
Identitätsbildung/-entwicklung
– Borderline-Persönlichkeitsstörung 409
– Parenting, asymmetrisches 558
Identitätsgefühl 91
Identitätskonfusion
– im Rahmen eines Migrationsprozesses 571
– transkultureller Übergangsraum 574
Identitätsstörungen
– Borderline-Störung 132
– dissoziative 320
– entwicklungsbedingte 570
– psychotische 198
– reaktive 570
IIP (Inventar Interpersonaler Probleme) 56
Imagery Rescripting and Reprocessing Therapy (IRRT), Traumabearbeitung 311, 321
Imagination(sübungen), PTSD 309
Imaginatives Nacherleben 403
– akute Belastungsstörung 583
IMI (Impact Message Inventory) 56
Imipramin, Panikstörungen 274
Impulsivität
– antisoziale Personen 238
– ätiologische Faktoren 238
– Borderline-Persönlichkeitsstörung 396
– Definition 234
– Enthemmung 234

– Entscheidungs- 234
– motivationale 234
– therapeutische Interventionen 242
– Verhaltensfacetten 234
Impulskontrollstörungen 234
– Fragebögen 234
– Verhaltenssüchte 448
Inanspruchnahmeverhalten
– Geschlechtsunterschiede 555, 556
– somatoforme Störungen 484
Indikation(en)
– adaptive 32
– differenzielle 32
– selektive 32, 49
Individualität und Selbsterleben 120
Individuation 568, 569
– kulturelle Adoleszenz 570
Inference Based Therapy, Zwangsstörungen 299
Informations- und Transparenzprinzip 625
Informationsverarbeitung
– Angststörungen 265
– dysfunktionale, soziale Phobie 266
– Netzwerkmodelle, neuronale 248
Informed Consent 624
Inhibitionslernen 89
Inkongruenz 18, 170, 171, 254
– Gründe/Quellen 172
– kontrollierbare 254
– motivationale 171
– unkontrollierbare 254
Inkongruenzanalyse 171
Inkongruenzbereiche 172
Inkongruenzfragebogen (INK) 172
Inkonsistenz, psychisches Geschehen 169, 170
Inkonsistenztheorie 13
Innerer Kritiker 187
InSEL 191
Insomnia Severity Index 516
Insomnie 515
– Attention-Intention-Effort-Modell 518
Insuffizienzwahn 131
Insulin-Purging 458
Integrative kognitiv-affektive Therapie (ICAT), Bulimia nervosa 467, 468
Integriertes Neurokognitives Therapieprogramm 370
Integriertes Psychologisches Therapieprogramm (IPT) 370
Intellektualisierung 141
Intelligenzminderung
– Autismus, frühkindlicher 505
– forensische Aspekte 605
Intensitätsregulation 148
– Emotionen 141
Intensives Schlaftraining 522
Intensivkonfrontation 271
Intentionalität 207
Interaffektivität 123
Interaktion(en)
– soziale Kognition 126
– sprachliche 124
– synchrone 223
Interaktionsstörungen

– Autismus 133
– interpersonelle 387
Interessen(konflikte) 645
– Bias (Verzerrung) 646
– Definition 645
– immaterielle 646, 648
– Leitlinien 649
– materielle 646, 648
– Offenlegung 649, 650
– primäre 645
– psychologische Wirkmechanismen 647
– Psychotherapieforschung/-studien 648, 650
– Publikationen 648
– sekundäre 646
– therapeutische Beziehung 650
– Therapeut-Patient-Beziehung 648, 651
– Transparenz 649
– Wirksamkeitsbewertungen/-studien 649, 650
Interferenz, proaktive 234
Interkulturelle Psychotherapie 567
– Dolmetscher 573
– Elemente 574
– therapeutischer Raum 574
– Voraussetzungen 573
Intermittent Explosive Disorder 235, 236
Internalisierung, strukturbezogene Psychotherapie 408
Internetabhängigkeit 9
Internetbasierte Psychotherapie
– empirische Evidenz 595
– Formen 593
– Forschungsfragen 596
– Informations-/Wissensvermittlung 594
– Kombination mit konventioneller Psychotherapie (blended treatments) 594
– Nachteile 595
– Rückfallprävention 595
– Selbsthilfeprogramme 594
– Trauerreaktionen 588
– Vorteile 595
Internet-Chat-Brücke, geleitete Gruppentherapie 595
Internet Gaming Disorder 441
Internetsucht
– Abstinenz 444
– Co-Abhängigkeit, elterliche 445
– Diagnosekriterien 441
– Diagnostik 443
– Expositionstherapie 446
– Kommunikationsstörungen 445
– komorbide psychische Störungen 442
– Meta-Perspektive 444
– Prävalenz 442
– Psychoedukation 445
– Psychotherapie
– – Wirksamkeit 441, 447
– – Wirksamkeitsstudien 447
– Risikofaktoren 443
– Selbstbeobachtung 444, 445
– soziales Umfeld 445
– Subtypen 441
– Therapieplanung 443
– – Motivationsaufbau 443
– – Zielanalyse 444

– Verhaltensanalyse 444, 445
– verhaltenstherapeutische Kurzzeit-Gruppentherapie 446
Interne Validität (efficacy) 656, 663
Interpersonal and Social Rhythm Therapy 113
Interpersonaler Zirkel, Komplementarität 635
Interpersonelle Belastungen 331
Interpersonelle Beziehungen, Geschlechtsunterschiede 559
Interpersonelle Diskriminationsübung (IDÜ), CBASP 341
Interpersonelle Erhaltungstherapie (IPT-M), unipolare Depression 337
Interpersonelle Psychotherapie (IPT)
– Altersdepression 546
– altersspezifische Modifikationen 546
– ängstlich-vermeidende PS 390, 393
– Anorexia nervosa 464
– Behandlungsphasen 331
– Beziehungsgestaltung 547
– Binge-Eating-Störung 463, 468
– Bulimia nervosa 463, 467
– chronische Depression (IPT-D) 339
– Depression 330, 535
– Erfolgsprädiktoren 72
– Indikationen 546
– Kinder und Jugendliche 535
– postpartale Depression 561
– Schizophrenie 113
– Schwangere 561
– Techniken 332
– Verlust- und Rollenwechselkonflikte 131
– webbasierte Interventionen 594
– Wirksamkeit(snachweise)
– – Altersdepression 549, 550
– – Anorexia nervosa 464
– – Binge-Eating-Störung 468
– – Borderline-Persönlichkeitsstörung 411
– – Bulimia nervosa 467
– – chronische Depression 346
– – geschlechtsspezifische 561
– – somatoforme Störungen 488, 489, 490
– – unipolare Depression 343, 344
– zentrale Themen 332
Interpretation 5
Interpretationsmechanismus, interpersonaler 219
Interpunktionen 18
Intersubjektivität 126, 215, 218, 230
– eingeschränkte 225
– explizite 121
– Fragebögen/Interviews 226
– implizite 121
– Neurobiologie 219
Intersubjektivitätsstörungen 133
Intervision 638
Intherapy, PTSD 315
Intoxikationen, Desaktualisierungsversagen 208
Introjektive Depression 333
Introspektionsfähigkeit 175
Intrusionen 578
– PTSD 306
– Zwangsstörungen 285

Inzidenz, Einflussfaktoren 11
IPSRT (Interpersonal and Social Rhythm Therapy)
- Behandlungsfoki 348, 349
- Behandlungsphasen 348, 349
- bipolare affektive Störungen 348, 351
- Phasen 348
- Wirksamkeit 350, 351
IPT-CI (kognitiv beeinträchtigte Altersdepressive) 547
IPT-Late Life 546
IRI (Interpersonal Reactivity Index) 226
Ironische Prozess-Theorie, Stimmungsregulation 146
Irrationale Annahmen/Überzeugungen 189

J
James-Lange-Theorie der Emotionen 138, 220
Jugendliche
- Angststörungen 531
- Anorexie, chronische 458
- Autismus-Spektrumstörungen 103
- Bindungsmuster 218
- bipolare Störungen 350
- depressive Störungen 327, 331, 534
- Erfassung von Aggressivitätsfaktoren 235
- Erschöpfungssyndrom 488
- Essstörungen 457
- Internetsucht 445
- Psychotherapie 527
- Raucheinstieg 416
- (reaktiv) aggressive 239
- selbstverletzendes Verhalten 536
- soziale Störungen 235, 236
- undifferenzierte somatoforme Störung 474
- Verhaltensstörungen 241
- Zwangsstörungen 533
Junge Alte 542

K
Kategoriale Diagnostik 52
Kategorien
- Fallkonzeptionen 60
- Probleme 53
Kategoriensysteme, psychiatrische 52
Kaufsucht 441
- kognitiv-behaviorales Modell 451
- komorbide Störungen 452
- Pharmakotherapie 453
- Psychotherapie 452
- - Wirksamkeitsstudien 453
Kern-Selbst 122
Kind(er)
- Angststörungen 531
- Aufmerksamkeits-/Aktivitätsstörungen 535
- Autismus 133
- aversive/traumatische Erfahrungen 132, 317
- Beziehungswissen, implizites 123
- Bindungserfahrungen 215
- Bindungsverhalten 216, 217
- depressive 331
- Essstörungen 457
- Identitätsentwicklung 120
- Internetsucht 445
- komplexe PTSD 317
- Psychotherapie 527
- Raucheinstieg 416
- schwere Traumatisierungen 317
- Selbsterleben 120, 122, 123
- soziale Störungen 236
- soziale Wahrnehmung 126
- traumatisierende Erlebnisse 398
- Verhaltensstörungen 241
- Vernachlässigung 384
- Vernachlässigung 223
- Zwangsstörungen 533
Kinder-/Jugendlichenpsychotherapeut, Ausbildung 619
Kinder- und Jugendlichenpsychotherapie 527
- Behandlungsbündnis 529
- Behandlungsvertrag 529
- Besonderheiten 527
- Bezugspersonen, primäre 528
- computer-/internetbasierte Ansätze 537
- Entwicklungsdimension 527
- Entwicklungspsychopathologie 529
- multimodale Therapie 539
- ökosystemische Dimension 528
- Schulen/Richtungen 530
- selbstverletzendes Verhalten 536
- störungsorientierte Ansätze 531
- Therapeutenkompetenzen 529
- Therapeut-Patient-Verhältnis 529
- Therapieformen 529
- Therapiemanuale 539
- Therapieprozess, Fremdsteuerung 529
- Verbesserungsbedarf 539
- Wirksamkeit(snachweise) 537, 538
- - Angststörungen 531
- - Aufmerksamkeits-/Aktivitätsstörungen 535
- - Borderline-Störung 536
- - depressive Störungen 534
- - Forschungsergebnisse 537
- - Zwangsstörungen 533
Klarifikation, supportive Psychotherapie 581
Klärung, Übertragungsfokussierte Psychotherapie 410
Klassifikationssysteme
- DSM 3, 4, 6, 53
- ICD 3, 4, 6, 53
- Individuumzentriertheit 6
- OPD 57
Klientenmodell 80
Klientenzentrierte Psychotherapie 17, 187
Klientenzentrierte Therapietheorie 229
Kognition(en)
- dysfunktionale 189
- - nach Trauma 580
- Emotion(en) 139
- soziale 126
Kognitiv-analytische Fokaltherapie (CAT), Anorexia nervosa 464
Kognitiv-analytische Therapie, Essstörungen 464
Kognitive Belastungen
- mentale Kontrolle 146
- negativer Affekt 145
Kognitive Dissonanz 418
Kognitive Remediation 370
- bipolare affektive Störungen 350
- Module 370
- paranoid-halluzinatorische Psychose 212
- Schizophrenie 355, 356
- Ziele 370
Kognitives Aufmerksamkeitssyndrom 329
Kognitives Remediationstraining, Anorexia nervosa 461, 464
Kognitives Training, computerbasiertes 596
Kognitive Therapie 91, 188
- Abhängigkeitserkrankungen 431
- achtsamkeitsbasierte 500
- automatische Gedanken 188
- Fallkonzeptionen 32
- Geschlechtsunterschiede 558
- Grundannahmen 188
- interozeptive Exposition 271
- kognitive Umstrukturierung 188
- nach Beck
- - depressive Störungen 328
- - Therapieziele 328
- somatoforme Störungen 483
- Suchtmittelverlangen 431
- Verhaltensexperimente 271
- zentrale Annahmen 188
- Zwangsstörungen 299
Kognitive Triade 328
Kognitive Umstrukturierung 189, 365
- akute Belastungsreaktion 583
- Angststörungen 269, 532
- Borderline-Persönlichkeitsstörung 403
- Phobien 154
- PTSD 310
- Selbstwertsteigerung 188
- soziale Phobie 275
- Verhaltenssüchte 444
- Wahnüberzeugungen 363
Kognitive Verhaltenstherapie
- achtsamkeitsbasierte, ADHS 498, 501, 502
- ADHS im Erwachsenenalter 496, 499
- Agoraphobie 270
- Alkoholabhängigkeit 425, 431
- Altersdepression 544
- altersspezifische Modifikationen 545, 548, 549
- ängstlich-vermeidende PS 389, 390, 393
- Angststörungen 268, 537
- - im Alter 551
- Anorexia nervosa 460, 464, 466
- Autismus-Spektrum-Störungen 509
- Beziehungsgestaltung 545
- Binge-Eating-Störung 463, 468
- bipolare affektive Störungen 347
- Bulimia nervosa 462, 467
- computergestützte/internetbasierte 550
- dependente PS 391
- depressive Störungen 326, 335, 339
- Dialektisch-behaviorale Therapie (DBT) 401
- Dritte Welle 326, 366, 545
- Emotionsregulationsstrategien 154
- Erfolgsprädiktoren 72
- Essstörungen 200
- familienbezogene 534
- generalisierte Angststörung 279

– geschlechtsspezifische Wirksamkeit 561
– Gruppenformat 550
– Indikationen 545
– Information und Transparenz 625
– Insomnien 522, 523
– internetbasierte 588
– klassische 326
– Körperbildinterventionen 199
– narzisstische PS 385
– Panikstörungen 270
– paranoide PS 377
– posttraumatische Belastungsstörung 309, 548
– prämenstruelles Syndrom 561
– Rollenspiel 91
– ruminationsfokussierte 539
– schizoide PS 379
– Schizophrenie 353, 354
– schizotypische PS 380
– Schlafstörungen 523
– Selbstwert(regulation) 187
– Sexualstraftäter 608
– soziale Phobie 265, 275
– Standardtechniken 90
– Tabakabhängigkeit 428
– therapeutische Beziehung 66, 69
– Übertragung 69
– Verlusterlebnisse 587
– webbasierte Interventionen 594
– Wirksamkeit(snachweise) 354
– – ADHS im Erwachsenenalter 501
– – Agoraphobie 282
– – Altersdepression 549, 550
– – Angststörungen 551
– – bipolare affektive Störungen 113, 350, 351
– – chronische Depression 346
– – Depressionen 110
– – generalisierte Angststörung 281, 282
– – Glücksspielsucht 450
– – Internetsucht 447
– – Panikstörungen 111, 274, 282
– – PTSD, komplexe PTSD 321
– – PTSD-Prophylaxe 585
– – Schizophrenie 112, 355
– – somatoforme Störungen 488, 489, 490
– – soziale Phobie 111, 278, 282
– – Trauer/Verlust 588
– – unipolare Depression 343, 344
– – Zwangsstörungen 299, 300
– Zwangsstörungen 292, 533
Kohärenzsinn 148
Kohlenmonoxid (CO) 415
Kombinierte Psycho-/Pharmakotherapie 105
– Abhängigkeitserkrankungen 113
– additive Effekte 106
– Angststörungen 111
– bipolare affektive Störungen 112
– Borderline-Persönlichkeitsstörung 113
– Depressionen 110
– Differenzialindikation, neurobiologische Prädiktoren 108
– erleichternde Wirkung 107
– Handlungsleitlinien 115
– Interaktionsmodelle 106
– komplementäre Effekte 107

– neurobiologische Modelle 107
– Panikstörungen 111
– Persönlichkeitsstörungen 113
– potenzierende Wirkung 107
– psychologische Implikationen 115
– Schizophrenie 112
– soziale Phobie 111
– störende Interaktionen 107, 111
– therapeutische Beziehung 113
– Wirksamkeitsstudien 106
– zirkuläre Modelle 107
– Zwei-Schichten-Modelle 107
Kommunikation(sfähigkeit) 126
– affektive 407
– empathische 398
– kontextabhängige 134
– nonverbale 127, 506
– soziale Kognition 126
– supportive Psychotherapie 581
Kommunikationsregeln 368
Kommunikationsstörungen
– Autismus 133
– Internetsucht 445
Kommunikationstraining
– Family-focused Therapy 349
– Kommunikationsregeln 368
– Rollenspieltechniken 368
– Schizophrenie 368
Komorbidität 39, 53
– Stichprobenhomogenität 43
Komparator 251
Komplexe posttraumatische Belastungsstörung 305, 314, 317
– Affektbrücken 319
– Affektregulation 318
– Behandlungsstrategien, allgemeine 318
– dissoziative Symptome 319
– fraktionierte Traumasynthese 318
– Stabilisierung(sphase) 318
– stationäre Therapie 321
– Symptomatik 317
– Traumabearbeitung 318
– Traumatherapie, Wirksamkeitsnachweise 321
Konditionierung 259
– Abhängigkeitserkrankungen 416
– Angststörungen 264
– instrumentelle 16
– interozeptive 264
– klassische 16
– operante 16
– Panikstörungen 264
Konfliktabwehr 162
Konfliktdiagnostik 59
Konflikte 94
– Altersdepression 546
– Bewältigungsstile 333
– im Alter 546
– intersystemische 162
– intrasystemische 162
– neurotische 162, 589
– OPD-Differenzierung 58, 163
– repetitiv-dysfunktionale 163
– schemenhafte 163
– Selbstkontrolle 245

– Struktur 163
– Zwei-Stuhl-Technik 98
Konfliktmodelle 163
– Integration 173
– konsistenztheoretische 169
– plananalytische 164
– psychoanalytische 161, 162
– verhaltenstherapeutische 164
Konfliktschemata 163
Konfliktvermeidung, dependente PS 391
Konfrontation(sverfahren) 89
– Abhängigkeitserkrankungen 427
– Angststörungen 271
– Anwendungsbereich 89
– graduierte 271
– massierte (Flooding) 271
– somatoforme Störungen 488
– supportive Psychotherapie 581
– Übertragungsfokussierte Psychotherapie 410
– verteilte 271
– Wirkprinzipien 89
Kongruenz 18
Konkretismus 506
Konnektionistische Modelle 23
Konsistenzanalyse 171
Konsistenzsicherung(smechanismen) 170, 171
Konsistenztheorie (psychischer Störungen) 19, 159, 169
– Bedürfnisbefriedigung 70
– Grundbedürfnisse 169
Kontrollerwartung 148
Kontrolltheorie nach Powers 169
Kontrollverlust
– Abhängigkeitserkrankungen 414, 415, 417
– Borderline PS 403
– Essanfälle 457
– Internetsucht 443
– Panikattacken 147, 260
– zwanghafte PS 392
Konversionsstörungen 198, 477
– PTSD 317
Körperbeschwerden
– organisch unerklärte 474
– Somatisierung 474
– umweltbezogene 478
– – Psychotherapie, Wirksamkeit 488, 489, 490
Körperbeziehungsstörung 475
Körperbezogenes psychodynamisches Interview (KPI) 195
Körperbild 123, 193
– chronische körperliche Krankheiten 198
– Definition 193
– diagnostische Interviews 195
– Fragebögen 195
– psychologische Dimensionen 194
– Ratingverfahren 195
Körperbildintegration, klinische Störungen 196
Körperbild-Liste, OPD-2 195
Körperbildstörungen 193
– Anorexia nervosa 196
– bei Schizophrenie 198
– Bulimia nervosa 196
– Merkmale 194

Körperbildtherapie
– Evaluation 200
– kognitiv-behaviorale 199, 200
– körperdysmorphe Störungen 200
Körperdysmorphe Störung(en) 193, 477
– exzessive Spiegelbetrachtung (mirror gazing) 197
– Klassifikationen 197
– körperbezogene Einstellungen 197
– Körperbildtherapie 200
– Verhaltensstrategien 197
Körpererleben 194
– chronische körperliche Krankheiten 198
Köperidentitätsstörungen 198
Körperorganmetaphoriken 571
Körperrepräsentanz 193
– neurobiologische Grundlagen 194
Körperschema 193, 194
Körpersprache, Migranten 572
Körperwahrnehmungsstörung, Essstörungen 196
Korrigierende emotionale Erfahrung 607
Kortex
– dorsolateraler 151
– Emotionsverarbeitung 149
– medialer präfrontaler 151
– orbitofrontaler 149
Kortisol
– Aggression 241
– Gehirnentwicklung 153
Krankhafte seelische Störung 604
Krankheitsangst 485
Krankheitsbegriff, juristischer 604
Krankheitserleben 174
– OPD 57
Krankheitsgewinn
– primärer 162
– sekundärer 128
Krankheitskonzept
– Laienmodelle 175
– Therapiemotivation 175
Krankheitsüberzeugung, somatische 475
Krankheitsverarbeitung 174
Krankheitsverhalten, abnormes b. somatoformen Störungen 476
Krisen(situationen)
– Exazerbation 578
– Perspektiven 577
– traumatische 578, 586
– Veränderungen 578
Kritikangst 388
Kritische Lebensereignisse
– Anpassung(sfähigkeit) 148
– bipolare affektive Störungen 348
– Depressionsentstehung 325, 326
Kulturelle Adoleszenz 568, 569, 570
Kundalini-Yoga, Zwangsstörungen 299

L

Labeling 6
LAST (Lübecker Alkoholabhängigkeits- und Missbrauchs-Screening-Test) 414
Laxanzienabusus, Essstörungen 457, 458
Lebensalter, drittes/viertes 542
Lebensereignisse, kritische 326

Lebensqualität
– Erfassung 660
– psychische Störungen 12
– psychosoziale Therapie 108
– QALYs 12
Lebensrückblicktherapie (LRT) 544, 545
– PTSD im Alter 549
– Wirkfaktoren 552
– Wirksamkeit(snachweise) 549
Leerer Stuhl 405
Lehranalyse 84
Lehrertraining 531
Leibliches Selbst(erleben) 121
– Schizophrenie 130
Leitlinien 662
Leptinspiegel, Hyperaktivität 457
Lernen
– konnektionistisches 249
– prozedurales 205
Lerntheorie
– Konditionierung 16
– Modell-Lernen 16
Life History of Aggression 235
Limbisches System, Emotionserleben 138
Lisdexamphetamin 463
Live-Supervision 599
Low-T3-Syndrom, Essstörungen 458
Loyalitätseffekte 646
– Allegiance-Bias 646
– Auswirkungen 646
– Studieneffektstärken/-outcomes 649
Lust-Unlust-Prinzip 161

M

Magnozelluläres System 205
Major Depression 324
– IPT 340
– Traumatisierungen 582
Mandelkern 138
Manie/manische Episoden
– Akuttherapie 350
– Definition 325
– mit psychotischen Symptomen 325
– Symptome 325
Manipulation 647
Männer
– Normalitätsbild, gesellschaftliches 556
– Therapieziele 562
MANTRA (Maudsley Model of Anorexia Nervosa Treatment for Adults) 464, 465
Manualgestützte kognitive Therapie (MACT), Borderline-Persönlichkeitsstörung 411, 412
Massierte Konfrontation 271
Maßnahmenvollzug, Österreich 605
Maßregelbehandlung/-vollzug
– Behandlungsergebnisse 611
– nach § 63 StGB 605
– nach § 64 StGB 605
– Patientenklientel 607
MATCH, alkoholismusspezifische Psychotherapie 431
MCS (Multiple-Chemical-Sensitivity-Syndrom) 478
Mediatoren 663
Mediatorvariable 72

Medikamentenabhängigkeit, Geschlechtsunterschiede 555
Meditation, achtsamkeitsbasierte 500
Meditationstechniken 90
Meinhaftigkeit 121
Melancholie 130
Menschen mit Migrationshintergrund 568
Mentalisierungsbasierte Therapie (MBT) 231
– antisoziale Persönlichkeitsstörung 243
– Borderline-PS 399, 409, 411
– für Adoleszente (MBT-A) 536, 537
– Persönlichkeitsstörungen 94
– Straftäterbehandlung 610
– therapeutische Haltung 409
– Therapieziele 407, 409
– Wirksamkeit 411
Mentalisierung(sfähigkeit) 94
– Autismus 506
– Bindungsmuster 219
– Borderline-Persönlichkeitsstörung 133
– inferenzielle Fremdzuschreibung 127
– Intersubjektivität 126
– modulare Psychotherapie 102
– reflektive 220
– reflexive 220
– strukturbezogene Psychotherapie 407
Mentalisierungsnetzwerk 222
Messmittel 54
Metaanalysen 30, 662
Metakognitionen 329
– Angststörungen 286
Metakognitive Steuerung 219
Metakognitive Theorie nach Wells, generalisierte Angststörung 266
Metakognitive Therapie/Metakognitives Training
– Angststörungen 89, 532
– Desaktualisierungstechniken 213
– Kinder und Jugendliche 531
– MKT+ 372
– Module 371
– Schizophrenie 357, 370
– Therapiebausteine 330
– unipolare Depression 329
– Wahnpatienten 206
– Wirksamkeit 343, 344
– Wirksamkeit b. Schizophrenie 355
– Ziele 370
– Zwangsstörungen 295, 296
Metapsychologie 161
Methylphenidat 535
– ADHS 494, 498, 502
MET (Motivational Enhancement Therapy), Alkoholabhängigkeit 425, 431
Microteaching 616
Migranten 567, 568
– depressive Syndrome 572
– erste Generation 572
– psychotherapeutische Arbeit 573
– somatoforme Syndrome 572
– zweite Generation 572
Migration(sprozess) 568
– Dissonanzkonflikte 570, 571
– Emotionslogik 569

– Identitätsarbeit 569
– Identitätskonflikte 570
– Individuation 568, 569
– kulturelle Adoleszenz 568, 570
– Passung, kulturelle 636
Milrod-Manual, Agoraphobie 272
Mindful Awareness Practices (MAPs)
– ADHS 500
– Inhalte 500
– Wirksamkeit 500, 502
Mindfulness 146, 155
Mindfulness-based Cognitive Therapy (MBCT)
– ADHS 500, 503
– bipolare affektive Störungen 350
– Emotionsregulation 155
– Rezidivprophylaxe, unipolare Depression 335
– Wirksamkeit 343, 345
Mindfulness-based Relapse Prevention (MBRP) 155
Mindfulness-based Stress Reduction (MBSR) 155
Mindfulness-Training (MT) 146
– Aufmerksamkeitsregulation 155
– Wirksamkeit 154
Mindlessness 146
Mirror Gazing, körperdysmorphe Störungen 197
Missbrauch
– Definition 414
– in der Psychotherapie 561
– materieller 639
– narzisstischer 626, 639
– ökonomischer 626
– sexueller 638
– Therapeut/Patient 638
Missbrauchserfahrungen
– Oxytocinspiegel 223
– transgenerationale Transmission 223
Misshandlung 305
Modeling 368
Modell der doppelten Handlungsregulation, Persönlichkeitsstörungen 375
Modell-Lernen 16, 89
– Raucheinstieg 416
– somatoforme Störungen 476
– Verhaltenssüchte 440
Moderatorvariable 72
Modulare Psychotherapie 45, 99
– Anwendungsbereiche 99, 103
– Aus-/Weiterbildung 99, 102
– Basiskompetenzen 101
– Baukastensystem 101
– Definition 100
– Entscheidungsbäume 100, 101
– Facharztweiterbildung 103
– funktionelle Bildgebung/Domänen 102
– Krankheitsmechanismen, Erforschung 102
– mechanismusbasierte 102
– Modulauswahl 100
– Modulzusammensetzung 100
– Techniken 101
– Wirksamkeit 103
Monitoring 144

Monoaminoxidase-A-Gen, Emotionsregulation 152
Monoamin-Theorie, Depression 20
Mortalität, Geschlechtsunterschiede 554
Motivation 159, 160
– Anreiz- und Motivvariablen 160
– deklarative 160
– dysfunktionale 161
– Erwartungs- und Wertvariablen 160
– Lust-Unlust-Prinzip 161
– personale Faktoren 160
– Plananalyse 166
– prozedurale 160
– Rehabilitation, psychosomatische 176
– Stages-of-Change-Modell 33
– Teilschritte 160
– Therapieerfolg 73
Motivationale Impulsivität 234
Motivational Interviewing siehe Motivierende Gesprächsführung
Motivationskonflikte 171
– Konsistenztheorie 169
– Plananalyse 167, 168
– plananalytisches Verständnis 164
– psychoanalytische Theorie 162
– verhaltenstherapeutischer Ansatz 164
– zentrale Emotionen 166
Motivationslinien 163
Motivationsprobleme 160
Motivationstheorie, psychoanalytische 161
Motive 159
– Diskordanz 170
– implizite 161
– Inkongruenz-/Konsistenzanalyse 171
– Konflikte 173
– konflikthafte 162
– primäre/sekundäre Emotionen 166
– unbewusste 162
– Verstärkungsparadigma 164
Motivierende Gesprächsführung 176
– Abhängigkeitserkrankungen 420, 424, 443
– Alkoholabhängigkeit 432
– Anwendungsbereiche 421
– Glücksspielsucht 450
– Internetsucht 443
– Schizophrenie 112
– Tabakentwöhnung 425
Motivorientierte Beziehungsgestaltung 39, 561
– Bedürfnishierarchie 71
– Borderline-PS 72
– narzisstische PS 71
– Plananalyse 70
– Vorteile 71
– Wirksamkeitsbelege 67
Multidimensionale Selbstwertskala, Selbstwertschätzung 182
Multimodale Therapie
– Anwendungsbereich 105
– Differenzialindikationen 106
– Evidenzlage 106
– partizipative Entscheidungsfindung 106
– Psycho-/Pharmakotherapie-Interaktionen 107
– psychosoziale Interventionen 108

– Schizophrenie 112
– Wirksamkeitsstudien 110
Multimodal Treatment Study of Children with ADHD 535
Multiple-Chemical-Sensitivity-Syndrom (MCS) 478
Münchner Eating Disorder Fragebogen (ED-Quest) 456
Mutter-Kind-Interaktion, synchrone 223
Mutual Support 109
myBraintraining® 370

N
Nalmelfen, Alkoholabhängigkeit 433
Naltrexon, Alkoholabhängigkeit 433
Narrative Expositionstherapie (NET) 585
– PTSD 313, 321
Narrative Identität 124
– Fragmentierung, Borderline-Störung 132
Narratives Selbst(erleben) 121, 124
Narzissmusinventar 384
Narzisstische Kollusion 626
Narzisstische Persönlichkeitsstörung 383
– antisoziale Tendenzen 385
– Ätiologie 384
– Dekompensation, depressive 384
– diagnostische Kriterien, ICD-10 384
– kognitiv-behaviorale Therapieansätze 385
– Komorbidität 385
– motivorientierte Beziehungsgestaltung 71
– Psychoanalyse 385
– psychosoziale Faktoren 384
– Schematherapie 386
– Selbstkonzept, doppeltes 186
– Selbstwertüberschätzung 186
– Suizidalität 386
– Symptomatik 384
– therapeutische Beziehung 69
– therapeutische Beziehung/Haltung 385
– Therapie 385
– Therapieziele 386
– zentrale Schemata 384
Narzisstischer Missbrauch 626, 627, 639
Nebenwirkungen, Outcomeforschung 656
Negative Gedanken, Tagesprotokoll 328, 329
Negatives Selbstbild
– alone self 409
– ängstlich-vermeidende PS 388
– Borderline-PS 395, 403
– soziale Phobie 276
NEO-Persönlichkeitsinventar (NEO-PI-R) 234
Netzwerke, neuronale 22
Neubewertung, positive 143
Neukonstruktionsmodell 37
Neurasthenie 477
Neurobiologie psychischer Störungen 7, 665
– Aggressivität/Impulsivität 239, 240
– Angststörungen 265
– Bindungsstil 225
– Borderline-PS 398
– Empathiefähigkeit 219, 221
– Insomnie 517
– Interaktion Pharmako-/Psychotherapie 107, 108
– Psychotherapieforschung 665

– Somatoforme Störungen 477
– Zwangsstörungen 289
Neurofeedback, ADHS 535
Neurokognitive Trainings 597
Neuromodulatoren, depressive Störungen 20
Neuronale Netzwerkmodelle 22
– Aktivierung/Deaktivierung 22
– Constraints 22
– lokale Minima 23
– Musteraktivation 23
– Selbstorganisation 248
– Spannung 22, 23
– Spannungslandschaft 23, 24
Neuropeptide
– Emotionsregulation 152
– Oxytocin 223
Neuropsychotherapie 665
Neurosenmodell 162
Neurosen/neurotische Störungen
– Individuation, blockierte 125
– narrative Identität 125
– traumatische 303
– Ursachen 162
– vegetative 474
Neurotransmitter
– Alterationen, affektive Störungen 326
– Depression 20
– konnektionistisches System 25
Neutralität 625
Nichtgebrauch, gelernter 7
Nichtsuizidale Selbstverletzungen (NSSV) 536
– ruminativer Denkstil 537
– Therapie 536
– Therapieeffekte, Evidenz 537, 538
Night-Eating-Syndrom 455
Nihilistischer Wahn 131
Nikotin
– antidepressive Wirkung 419
– psychische Abhängigkeit 416
– Wirkungen 415, 419
Nikotinabhängigkeit 413
Nikotinersatzpräparate 434
Non-Suizid-Vertrag 404
Noradrenalin 20
Nordic Long-term OCD Treatment Study (NordLOTS) 534
Normalität 4
– Kontextabhängigkeit 6
– Kulturabhängigkeit 6
– vs. Gestörtheit 4
Normalitätsbilder, gesellschaftliche 556
Nortriptylin, Altersdepression 550
Notfallpsychotherapie
– akute Exazerbationen 581
– akutes Trauma 581
– Aufgaben 582
– Ressourcen 582
– Suizidalität 589
– Trauerprozesse 587
Notfallsituationen
– Pharmakotherapie 581
– psychische Krisen 577
– Psychotherapie
– – allgemeine Prinzipien 579
– – störungsorientierte 581

– – supportive 579
Nucleus accumbens, Mutter-Kind-Interaktion 223

O

Objektbeziehungen 409
– Therapieerfolg 73
Objektbeziehungspsychologie 163
Objektbeziehungstheorie 16
Objektpsychologie 16
Objektrepräsentanzen 570
Odds-Ratio 12
Offenheit 175
Ökologisches Selbst(erleben) 121, 122
– Schizophrenie 129
Olanzapin
– Borderline-Persönlichkeitsstörung 113
– Dosisanpassung bei Rauchstopp 435
Omega-Fettsäuren, ADHS 535
Online-Computerspielsucht 439
Online-Glücksspielsucht 441
Online-Kaufsucht 441
Online-Sexsucht 441
Online-Supervision 599
Online-Tutoren 600
OPD (Operationalisierte Psychodynamische Diagnostik) 57
– Achsen 57
– Angststörungen 268
– Behandlungsvoraussetzungen 58
– Beziehungsachse 58, 406
– Borderline-PS 408
– Konfliktachse 58, 59, 173, 406
– Konflikte 163
– Körperbild/-erleben, Erfassung 195
– Krankheitserleben 57, 58
– Strukturachse 59, 405, 406
– strukturelle Dimensionen 163
– Version 2 (OPD-2) 57, 59
Operante Konditionierung 16
– Angststörungen 264
– Verhaltenssüchte 440
Operante Verfahren 88
Opiat-Agonisten, Heroinabhängigkeit 113
Opiat-Antagonisten b. Glücksspielsucht 450
Oppositionell-aggressive Verhaltensstörung 536
Optimismus 148
Outcomeforschung 655
– Dismantling-Studien 658
– Methodik 659
– Nebenwirkungen 656
– Patientenvariablen 658
– RCTs 655
– Therapeuteneffekte 659
– Therapiebeziehung 657
Out-of-Body-Experiences 198
Overt Aggression Scale-Modified 235
Oxytocin 215
– Eltern-Kind-Interaktion 223
– Emotionsregulation 152
– Salienzbewertung 151
– Sozialverhalten 241
Oxytocin-Rezeptorgen, Stressvulnerabilität 223

P

Paartherapie
– Abhängigkeitserkrankungen 428
– depressive Störungen 333
– differenzielle Indikation 334
– geschlechtsspezifische Wirksamkeit 561
– Wirksamkeit(snachweise)
– – unipolare Depression 343, 345
Panikattacken 147, 260, 261
– auslösende Substanzen 265
– Differenzialdiagnose 261
– Exploration 274
– Konsistenzsicherung 170
– lokale Minima 23
Panikfokussierte psychodynamische Psychotherapie (PFPP) 273
– Wirksamkeit 275
Panikstörungen 260
– Abhängigkeits-Autonomie-Konflikte 274
– Angst vor der Angst 147
– dependente Persönlichkeitszüge 393
– Diagnose 260
– DSM-5 261
– Entstehungshypothesen 262
– Epidemiologie 261
– kognitive Theorien 265
– kognitive Therapie, Wirksamkeit 274
– kognitive Verhaltenstherapie 111, 270
– – neuronale Effekte 265
– – Wirksamkeit 274
– Komorbidität 261
– Konditionierung 264
– Konfrontationstherapie 89
– Milrod-Manual 272
– mit Agoraphobie 260
– neurobiologische Befunde 265
– Pharmakotherapie 111
– psychoanalytisches Störungsmodell 263
– psychodynamische Kurzzeittherapie 274
– psychodynamische Psychotherapie 272
– psychodynamisches Modell 272, 273
– psychophysiologisches Modell 271
– Suizidalität 261
– Symptomatik 260
Paracelsus 10
Paradoxe Intervention, Schlafstörungen 522
Paranoide Persönlichkeitsstörung 375
– Ätiologie 376
– Behandlungsgrundsätze, psychodynamische 377
– diagnostische Kriterien, ICD-10 375
– Grenzverletzungserfahrungen 375
– kognitiv-behaviorale Therapieansätze 377
– psychodynamische Therapie 377
– Symptomatik 375
– therapeutische Beziehung 69
– therapeutische Haltung 377
– Therapie (Konfliktmanagement) 376
– zentrale Schemata 376
Paraphilien, Geschlechtsunterschiede 556
Parasuizidale Handlungen, Borderline-Persönlichkeitsstörung 396
Parent Child Interaction Therapy (PCIT) 531
Parenting, asymmetrisches 558

Paroxetin
- Altersdepression 550
- PTSD 321
Partizipative Entscheidungsfindung 106
Passung
- altersmäßige 636
- kulturelle 636
- Patientenvariable und Therapietechniken 74
- Patient und Therapeut 65, 83
- Therapiebeziehung 635
Pathologisches Glücksspiel 439
Pathologisches Kaufen 439
Pathologisches Spielen 153
PATH (Problem Adaption Therapy) 550
Patient(en)
- als aktiver Lerner und Problemlöser 36
- Autonomiebedürfnisse 71
- Beziehungstests 636
- Einfluss auf die Ergebnisvarianz 34
- Einwilligungsfähigkeit 624
- externalisierende 73
- geschlechtsstereotypes Rollenverhalten 562
- Grundbedürfnisse 70
- identifizierter 18
- internalisierende 73
- Introspektionsfähigkeit 175
- Motivation 173
- Motivationsentwicklung 33
- Offenheit (psychological mindedness) 175
- Outcomeforschung 658
- Profiling 658
- schwieriger 41
- Selbstbestimmung (Autonomie) 623, 624
- Selbsterleben 135
- YAVIS- 634
- Zufriedenheit mit der Therapie 642
Patientenalter, Therapieerfolg 74
Patientenautonomie 528
Patientenmerkmale
- Bedeutung für Therapieergebnis 35
- Copingstile 73
- diagnosespezifische 74
- Einfluss auf Therapieergebnis 35
- Grad der Funktionseinschränkung/ Komplexität 72
- Mediatoren/Moderatoren 34
- nicht störungsdiagnostische 35
- persönliches Leiden 73
- psychosoziale Unterstützung 73
- Psychotherapietechniken, Passung 74
- therapeutische Beziehung 66
- Therapieerfolg 72
- Therapiewiderstand 73
Patientenmodell 80
PC-Nutzung, dysfunktionale 444
PDSS (Panic Disorder Severity Scale) 275
Pediatric OCD Treatment Study 533
Peer-Review-System 664
Peer-run Services 109
Peer Support 109
Pelvipathie 478
Penisneid 558
Perfektionismus, Zwangspatienten 293
Peritraumatische Dissoziation 319

Persistierende depressive Störung 324
Persistierende komplexe Trauerreaktion 586
Personales Selbst(erleben) 121, 123, 125
- existenzielles Selbst 125
- I vs. me 123
- narratives Selbst 124
- reflexives Selbst 123
Personales Selbsterleben 121
Person-based Cognitive Therapy, Schizophrenie 366, 367
Personenmodelltheorie 126
Persönlichkeit
- strukturelle Defizite 163
- strukturelle Dimensionen 163
Persönlichkeitsbeurteilung, Zirkumplexmodell 72
Persönlichkeitsdiagnostik 56
Persönlichkeitseigenschaften
- Big Five 233
- Transmitterfunktionen 398
- überdauernde 233, 235
Persönlichkeitsstörungen
- andauernde, nach Extrembelastung 318
- ängstlich-vermeidende 388
- antisoziale 235
- Ätiologie 374
- Beziehungsstörungen 406
- Borderline-Typ 395, 536
- Cluster A 375
- Cluster B 381
- Cluster C 386
- Definition 373
- dependente 390
- Diagnostik 233, 374
- diagnostische Kriterien 373
- DSM-5-Klassifikation 233, 373
- Ein-Personen-Rollenspiel 375
- emotional instabile 92
- genetische Faktoren 374
- Geschlechtsunterschiede 556
- histrionische 381
- Hybridmodell 233
- ICD-10-Klassifikation/-Kriterien 373
- Ich-Syntonität 4, 23
- Internetsucht 443
- Jugendliche 536
- kategoriale Diagnosen 53
- Kindheitserlebnisse, ungünstige 388
- kombinierte Psycho-/Pharmakotherapie 113
- konfrontative Intervention 374
- lokale Minima 23
- mentalisierungsbasierte Therapie 94
- Migranten 572
- nach Extrembelastung 305
- narzisstische 383
- paranoide 375
- Prävalenz 374
- Psychotherapie 374
- Schematherapie 387
- schizoide 377, 443
- schizotyp(isch)e 379
- therapeutische Beziehung 66
- Therapie 374
- Therapieziele 374

- Verhaltenssüchte, komorbide 449
- zwanghafte 392
- Zwangsstörungen 283
Persönlichkeitsveränderung, posttraumatische 582
Personzentrierte Psychotherapie 187
Pfadanalyse 655
Pfeil-Abwärts-Technik 365
Pflegeverhalten, elterliches 221
Pharmakotherapie
- bipolare affektive Störungen 112
- depressive Störungen 110
- Glücksspielsucht 450
- Panikstörungen 111
- Schizophrenie 112
- soziale Phobie 111
Phobien
- Expositionstherapie 154
- kognitive Umstrukturierung 154
- Motivationskonflikte/-störungen 160
- Panikattacken 261
- Prävalenz 547
- spezifische 25, 597
- systematische Desensibilisierung 33
- virtuelle Expositionstherapien 597
- Zweifaktorentheorie von Mowrer 264
PHQ-15 (Patient Health Questionnaire), somatoforme Störungen 478
Pica 455
Pittsburgh Sleep Quality Index 516
Plananalyse 18, 63, 164, 165, 247
- Anwendungsbereich 168
- kognitive Verhaltenstherapie 70
- motivorientierte Beziehungsgestaltung 70
Pläne
- Definition 166
- Emotionen 246
- Hierarchie 246
- Motive 166
- Struktur 166, 167
PMAP (Psychological Mindedness Assessment Procedure) 176, 226
Point Subtraction Aggression Paradigma 235
Polysomnografie 516
Pornografiesucht 451
Postpartale Depression
- Interpersonelle Psychotherapie 561
- Oxytocinspiegel 223
Post-traumatic Stress Disorder/Posttraumatische Belastungsstörung siehe PTSD
Posttraumatische Persönlichkeitsveränderung 582
Posttraumatisches Wachstum 313
Prämenstruelles Syndrom (PMS), kognitive Verhaltenstherapie 561
Prä-Post-Behandlungs-Effekte 661
Präpulsinhibition, Startle-Reflex 209
Präsuizidales Syndrom 589
Prävalenz, Einflussfaktoren 11
Preparedness 264, 389
Problem Adaption Therapy (PATH) 544
- Wirksamkeitsnachweise 550
Problemlösestrategien/-training 90
- akute Belastungsreaktion 583

– Altersdepression 544, 549
– Angststörungen 270
– Anwendungsbereiche 90
– Depression 327, 349
– Family-focused Therapy 349
– Regulierung emotionaler Reaktionen 143
– Schizophrenie 369
– Stufen 90
Progressive Muskelrelaxation 90
– Schlafstörungen 521
Projektive Identifikation 221
Prompting 88
Propensity Score 655
Proto-Konversationen 123
Prozessdiagnostik 54
Prozess-erlebnisorientierte Psychotherapie 98
Prozessforschung 656
– Therapiebeziehung 657
– Wirkfaktoren/-weisen von Psychotherapie 657
Prozess-Outcomeforschung 658
Pseudohalluzinationen, Borderline-PS 397
Psyche 6
Psychiatrie, transkulturelle 9
Psychiatrische Klinik, Unterbringung von Straftätern 605
Psychiatrisch-Psychologischer Dienst (PPD) 610
Psychische Krisen 577
Psychisches Geschehen
– Funktionsmodell 170
– Inkonsistenz 169
Psychische Störungen
– Abhängigkeit von diagnostischen Kriterien 6
– als Nebenwirkung instrumenteller Strategien 19
– alte/ältere Menschen 541, 542
– Annahmen, problematische 17
– Ätiologie 13
– Begriffsklärung 3, 4
– Beurteilung 5
– biologische Modelle 10, 19
– biologische Verursachung 9
– biologisch-medizinisches Modell 10
– biopsychosoziale Modelle 14
– Definition 4
– definitorische Grenzen 6
– Denkstile, problematische 17
– des Selbsterlebens 128
– Diagnostik 5
– Diathese-Stress-Modell 171
– Differenzialätiologie 14
– durch psychotrope Substanzen 414
– Einflussfaktoren 9
– Emotionsregulation, gestörte 154
– endogene Verursachung 14
– Entwicklungsmodell 530
– Epidemiologische Erkenntnisse 11
– Exazerbationen, akute 581
– Geschlechtsunterschiede
– – Entwicklung/Verlauf 557
– – Häufigkeit/Verbreitung 555
– – therapeutische Behandlung/Versorgung 557

– Hauptproblem 39
– historische Aspekte 9
– humanistischer Ansatz 17
– Ich-Dystonie 4
– Ich-Syntonie 4
– im Alter, Prävalenz 542
– ineffizientes Problemlösen 17
– Inkongruenzniveau 19
– Inkonsistenz 169, 170
– instrumentelle Funktion 19
– internetbezogene 441
– Kinder und Jugendliche 527
– Klassifikationssysteme 3, 4
– kognitiver Ansatz 17
– Komorbidität 39, 53
– konnektionistische Modelle 22
– Konsistenztheorie 19, 169, 171
– Krankheitsmechanismen 102
– Krankheitswert 4, 5
– Kriterien 4
– Lebensqualität 12
– lerntheoretischer Ansatz 16
– medizinisches Modell 14
– Metakognitionen 329
– Migranten 571
– motivationale Faktoren 159, 169
– multifaktorielle Verursachung 14
– multimodale Therapie 105
– nach Diagnosen 26
– negative Grundannahmen 188
– neurobiologische Substrate 10
– neuronale Netzwerkmodelle 22
– Normalitätsbilder, gesellschaftliche 556
– orientierungsunabhängige Modelle 18
– Plananalyse 18
– psychoanalytische Konflikttheorie 162
– psychodynamische Modelle 15
– psychogene Verursachung 14
– psychologisches Modell 15
– psychosoziale Therapie 108
– Rechtfertigung der Therapie 25
– Recovery-orientierte Behandlung 108
– Religionseinfluss 10
– Schädeltrepanation 9
– schwere 108
– Selbstinstruktionen, problematische 17
– Selbstkonzeptveränderungen 185
– Selbstverhältnis 128
– Selbstwert(verluste) 182, 185
– somatische Einflüsse 7
– somatogene Verursachung 14
– soziogene Verursachung 14
– Spannungslandschaften 249
– Stigmatisierung 114
– Straftaten 603
– strukturelle 163
– systemischer Ansatz 18
– Teilhabebeeinträchtigungen 108
– übernatürliche Erklärungen 9
– Umgang mit 9
– und Adipositas 455
– Vererbung 9
– Vermeidungsmotive 167
– Verschlechterung 631

– Viersäftetheorie 9
– vs. somatische Erkrankungen 7
Psychoanalyse 15
– depressive Störungen 332, 333
– Geschlechtsunterschiede 558
– histrionische PS 383
– narzisstische Persönlichkeitsstörung 385
Psychoanalytische Psychotherapie
– Alkoholabhängigkeit 432
– Konflikte 161
– Schizophrenie 353, 356
– unipolare Depression 343, 345
Psychodrama 98
– Rollenspiel 91
Psychodynamische Fokaltherapie, Anorexia nervosa 460, 464, 466
Psychodynamische Psychotherapie 91
– Abhängigkeitserkrankungen 432
– Altersdepression 549
– ängstliche PS 390, 393
– Angststörungen 270
– Arbeitsbündnis 92
– Aufgaben 78
– Beziehungsgestaltung 547
– Binge-Eating-Störung 468
– Bulimia nervosa 462
– Definition 332
– depressive Störungen 332, 333
– Fallkonzeptionen 32, 62
– generalisierte Angststörung 280
– histrionische PS 383
– Konfliktbearbeitung 92, 94
– mentalisierungsbasierte 94
– panikfokussierte 273
– paranoide Persönlichkeitsstörung 377
– PTSD 312
– schizoide PS 378
– Schizophrenie 356
– schizotypische PS 380
– somatoforme Störungen 485, 487
– soziale Phobie 277
– Standardtechniken 92
– therapeutische Beziehung 66, 67
– Trauer 588
– Traumafolgestörungen 584
– Übertragung/Gegenübertragung 92
– Verlusterlebnisse 588
– webbasierte Interventionen 594
– Widerstandsarbeit 93
– Wirkfaktoren/-prinzipien 31
– Wirksamkeit(snachweise)
– – Agoraphobie 282
– – Altersdepression 547, 550
– – generalisierte Angststörung 281, 282
– – Panikstörungen 275, 282
– – Trauer/Verlust 588
– – unipolare Depression 343, 345
– zentrales Beziehungskonfliktthema (ZBKT) 93
Psychoedukation 625
– Abhängigkeitserkrankungen 424
– ADHS 495, 496, 501
– akute Belastungsreaktion 583
– ängstlich-vermeidende PS 389, 393

– Autismus-Spektrum-Störungen 512
– bipolare affektive Störungen 347, 350
– Borderline-Persönlichkeitsstörung 400
– Definition 330
– dependente PS 391
– depressive Störungen 330
– Desaktualisierungstechniken 213
– Erlernen von Affektbindung 213
– Familienbetreuung, verhaltenstherapeutische 367
– Family-focused Therapy 349
– schizoide Persönlichkeitsstörung 378
– Schlafstörungen 520
– Verhaltenssüchte 445
– Wirksamkeit(snachweise)
– – Schizophrenie 355, 357
– – somatoforme Störungen 488, 489, 490
– Zwangsstörungen 292
Psychological Mindedness 219
Psychologischer Psychotherapeut
– Ausbildung 619, 620
– Direktausbildung 620
Psychologische Therapie, Selbstwert(regulation) 187
Psychopathie 235, 236, 237
– affektiv-interpersoneller Faktor 237
– antisoziale Persönlichkeitsstörung 237
– antisozialer Lebensstil 237
– antisoziale Straftäter 237
– Checkliste nach Hare 237
– Narzissmus 238
Psychopharmakologie, Verhältnis zur Psychotherapie 665
Psychopharmakotherapie
– Belastungsstörungen 313, 321
– multimodales Behandlungskonzept 105
– Patienteneinstellungen 114
– Placeboeffekt 106
– plus Psychotherapie 105
– PTSD-Prophylaxe 585
Psychosen/psychotische Störungen
– Desaktualisierungsversagen 208
– Erklärungsmodell 360
– kognitive Verhaltenstherapie 358
– Realitätsverlust durch neurokognitive Basissymptome 204
– Schizophrenie 354
– substanzinduzierte 418
Psychosomatische Störungen 7
Psychosoziale Therapie
– Einzelinterventionen 109
– Evidenzlage 109
– Formen 105
– multimodales Behandlungskonzept 105
– Peer-Arbeit 109
– Schizophrenie 112
– Stellenwert/Ziele i. R. multimodaler Therapie 108
– Systeminterventionen 109
Psychotherapeut(en) 34
– Abstinenzprinzip 624, 626
– Aktionsniveau 83
– Alltagswissen 40
– Alter und Geschlecht 83

– Anforderungen an die Person 83
– Anpassungsfähigkeit 67
– Aufbau einer Arbeitsbeziehung 78
– Aufgaben 79, 230
– – im Therapieprozess 79
– – in der Patientenversorgung 77
– Aufklärung des Patienten 78
– Aushandlung des Therapievertrags 78
– berufliche Belastungen 628
– bewältigungsorientierte Aufgaben 78
– Bindungsstil 229
– Direktivität 67, 83
– Durchführung der Therapie 78
– Effekte 659
– einsichtsorientierte Aufgaben 78
– Empathie 66, 229
– Entwicklung von Handlungsstrategien 81
– Expertise 82
– Expertiseentwicklung 26
– Fähigkeiten 84
– Fertigkeiten 615
– Formulierung von Zielsetzungen 78
– Fort-/Weiterbildung 79
– Fürsorgepflicht 624
– Gegenübertragung 625, 638
– Genderkompetenz/-präferenz 560
– Geschlechtsrollenstereotype 560, 562
– geschlechtsspezifische Passung 559
– Grundlagenwissen 40
– Handlung(splanung) 79, 81
– Hilfs-Ich-Funktion 399, 407, 574
– Informationsverarbeitung 79
– – Verstehen 79, 80
– Integrität, persönliche 82
– Interaktionsstil 83
– internalisierte Bindungserfahrungen 228
– Interventionen 81
– Klienten-/Patientenmodell 80
– Kompetenzen 529
– kontrolliert-persönliches Einbringen, CBASP 342
– kulturelle Kompetenz 574, 575
– Modellbildung 79, 80
– motivationale Anpassung 71
– Neutralität 625
– nonverbales Verhalten 66
– ökonomischer Missbrauch 626
– Outcomeforschung 659
– Passung 83
– personale Faktoren 79
– persönliche Voraussetzungen 82
– Plananalyse 63
– professionelles Verhalten 615
– Prozess- und Ergebnisevaluation 79
– Qualitätsmonitoring 642
– Responsivität 27, 35, 66, 67
– Risiken 84
– Selbsterfahrung 63, 83, 562, 638
– Selbstfürsorge 628
– Selbstoffenbarung (self-disclosure) 633
– Therapieerfolg 84
– therapiewidriges Verhalten 625
– ungünstige Merkmale 638
– Voraussetzungen, Therapieergebnisse 40

– Weiterbildung 600
– Wirksamkeit 84
– Wissen 82, 615
Psychotherapeutengesetz 618
Psychotherapeutische Intervention(en)
– Effekte 36
– Manuale 36
Psychotherapie 27
– Abhängigkeitsentwicklung 626
– Abhängigkeitserkrankungen
– – substanzgebundene 413
– – substanzungebundene 439
– achtsamkeitsbasierte 296
– ADHS
– – Erwachsene 493
– – Kinder/Jugendliche 535
– Adipositas 471
– affektive Störungen 323
– – bipolare 346
– – unipolare 326
– Alkoholabhängigkeit 413
– alkoholismusspezifische 431, 432
– allgemeine 88, 664
– alte Menschen 541
– analytische 91
– Angststörungen 259
– Anorexia nervosa 460
– Anwendungsbereiche 29
– Äquivalenzparadoxon 28, 31
– aufdeckende 141
– Ausbildung 633
– Ausbildungscurricula, gendersensitive 564
– Ausschluss von Patienten 634
– Auswahlkriterien 27
– Aus-/Weiterbildung, Geschlechtsunterschiede 563
– Autonomieprinzip 624
– Bedeutung biologischer Befunde 21
– Bindungsmerkmale, Veränderung 229
– bindungstheoretische Aspekte 229
– Binge-Eating-Störung 463
– bipolare affektive Störungen 113
– blended treatments 594
– Borderline-Persönlichkeitsstörung 395
– Bulimia nervosa 462
– computergestütztes Assessment 598
– computergestütztes Verlaufsmonitoring 598
– Dauer 640
– Diagnostik 47, 78
– differenzielle Indikation 32
– differenzielle Wirksamkeit 14
– Dimensionen des Selbsterlebens 121
– Direktausbildung 620
– Drogenmetapher 15
– Effektstärken 41, 655
– Einfluss der Berufstätigkeit 554
– Empowerment 562
– Erfolgsdeterminanten 72
– – Interaktionen 34
– – Patientenmerkmale 34
– – Therapeutenmerkmale 34
– Erfolgsfaktoren 173
– Erfolgsprädiktoren 73
– Ergebnisvarianz 27

– Erklärungsmodelle des Patienten 78
– Essstörungen 455
– ethische Prinzipien 623
– – allgemeine 623
– – Behandlungsregeln 625
– – Schadensvermeidung (non-maleficence) 623
– – Selbstbestimmung (autonomy) 623
– Evaluation 52
– – Feedbacksysteme 598
– evidenzbasierte 99
– Expertise, individuelle klinische 44
– Fallkonzeptionen 32
– Fehlentwicklungen 631
– Fehlerkultur 643
– feministische 562
– Flüchtlinge/Asylsuchende 575
– forensische Aspekte 603
– Forschung 653
– Forschungszugang 649
– geografische Zugangsbeschränkung 635
– Gerechtigkeits- und Fairnessprinzip 623, 624
– geschlechtersensible 562, 564
– geschlechtsspezifische Aspekte/Bedürfnisse 553, 559
– Grenzüberschreitungen 626
– Handlungsmodelle 36
– Heilungsraten 28
– Hilfegebot (beneficence) 623, 624
– humanistische Verfahren 98, 143
– im Ermittlungsverfahren 606
– im Maßregelvollzug 607
– in der virtuellen Realität 597
– indigene 567
– Indikationsstellung 174
– individualisierte 99
– in einer Justizvollzugsanstalt 607
– in einer Sozialtherapeutischen Anstalt 607
– Informations- und Transparenzprinzip 625
– institutionelle Rahmenbedingungen 640
– integrative 29, 33
– Interessenkonflikte 645, 647
– – immaterielle 648
– – materielle 648
– interkulturelle 567
– internetbasierte Interventionen 593
– Internet-Chat-Brücke 595
– Interventionen 81
– Kinder und Jugendliche 527
– klärungsorientierte 172
– Klima 77
– Komorbidität 33
– konnektionistische Modelle 24
– konsistenztheoretische Prinzipien 172
– Konzepte
– – Anforderungen 29
– – Geltungsbereich 29
– körperbildorientierte Ansätze 199
– kulturelle Kompetenz 575
– Leitlinien 662
– Lock-out-Effekte 649
– Loyalitätseffekte 646
– Management von Interessenkonflikten 649, 650

– manualisierte 38
– Marketing 37
– materiell begründete Nichtaufnahme 634
– mechanismusbasierte 102
– Mediatoren 663
– Mediatorvariable 72
– Medikamenteneinführung, nachträgliche 114
– Merkmale 28
– Migranten 567
– Misserfolg 631, 632
– Moderatoren 663
– Moderatorvariable 72
– modulare 45, 99, 620
– Motivation 173
– motivationale Klärung 172, 176
– Motivationsentwicklung 33
– motivorientierte 70
– multimodales Behandlungskonzept 105
– nach einer Verurteilung 606
– nach Verlusterlebnissen 586
– Narrative 124
– Nebenwirkungen 31, 623, 631, 641, 656
– – Gegenmaßnahmen 643
– – unvermeidliche 633
– Neukonstruktionsmodell 37, 38, 39
– Notfallsituationen 577, 579
– ohne Ermittlungsverfahren 606
– partizipative Entscheidungsfindung 106
– Patientenmerkmale 33
– – Passung 74
– Persönlichkeit des Therapeuten 77
– Persönlichkeitsstörungen 374
– Phasen 78
– Plausibilitätsfallen 82
– plus Pharmakotherapie 105
– Prädiktorenforschung 72
– Problembewältigung 172
– professionelle 28
– prozess-erlebnisorientierte 98
– Prozessforschung 41, 656
– Prozess-Outcomeforschung 658
– Qualitätssicherung(smaßnahmen) 42, 642
– Rechtfertigung 36, 42
– Resonanzeffekte 82
– Ressourcenaktivierung/-förderung 173
– Risiken 623
– s. a. Fallkonzeptionen 60
– Schadensvermeidungsprinzip (non-maleficence) 624
– Schizophrenie/schizophrene Störungen 353
– – Implementierung in der Praxis 372
– Schulenintegration 29
– – Basis 30
– – Ebene der Techniken 30
– – Ebene der Wirkfaktoren/-prinzipien 30
– – Probleme 31
– – Theorieebene 30
– Selbsterleben des Patienten 119, 135
– Selbstkontrolle 250
– selbstorganisierte Prozesse 248
– Selbregulation 246
– sexuelle Übergriffe 561
– smartphonebasierte Interventionen 594
– somatoforme Störungen 480

– Stages of Change-Modell 33
– Standardtechniken
– – Definition 87
– – Freiheitsgrade 30, 37, 42
– – psychodynamische Therapie 91
– – Systemische Therapie 95
– – Verhaltenstherapie 88
– Störungsmodelle des Therapeuten 78
– störungsspezifische 33, 41
– – für Frauen 561
– – Studienqualität 562
– strukturbezogene 399, 405
– suboptimales Vorgehen 637
– Suizidalität 589
– Supervision 599
– Tabakabhängigkeit 413
– technische Regeln 625
– Technologieeinsatz 593
– Theorien der ersten Generation 29
– Theorien der zweiten Generation 29
– therapeutisches Vorgehen 27
– tiefenpsychologisch fundierte 92
– transdiagnostische Ansätze 44, 45, 102
– traumafokussierte 321
– und Diagnostik 52
– und Neurobiologie 665
– Verhaltenssüchte 439, 452
– Verhältnis zur Psychopharmakologie 665
– vs. biologische Therapie 21
– Wechselwirkungen 663
– Wirkfaktoren(modelle) 31, 657
– Wirkprinzipien 31
– Wirksamkeit
– – ätiologische Basis 14
– – Evidenzgrade/-kriterien 354
– Wirksamkeitsfaktoren 65
– Wirksamkeit(snachweise) 72
– – Alkoholabhängigkeit 436
– – Angststörungen 106, 282
– – Anorexia nervosa 464
– – Binge-Eating-Störung 468
– – bipolare affektive Störungen 350
– – Borderline-Persönlichkeitsstörung 410, 411
– – Bulimia nervosa 467
– – Cluster-A-Persönlichkeitsstörungen 377, 379, 381
– – Cluster-B-Persönlichkeitsstörungen 383, 386
– – Cluster-C-Persönlichkeitsstörungen 393
– – Depression 106
– – depressive Störungen 110
– – Essstörungen 463
– – Insomnien 522
– – Metaanalysen 30
– – psychotische Störungen 354
– – PTSD, komplexe PTSD 322
– – Schizophrenie 112, 354, 355, 372
– – Schlafstörungen 522
– – somatoforme Störungen 487
– – Tabakabhängigkeit 436
– – unipolare Depression 343
– – webbasierte Selbsthilfeprogramme 595
– – Zwangsstörungen 299
– Wirksamkeitsnachweise 27, 28, 41

– Wirksamkeitsstudien/-reviews 649, 655
– Wirkweise 657
– Wissenschaft 654
– Wissensmatrix 654
– Zugang 634
– Zusatzbezeichnung 618
– Zwangsstörungen 283
Psychotherapie-Ausbildung
– affektive Lernziele 615, 616
– Curricula 616
– Feedbacksysteme 616
– Fertigkeiten, Techniken 615
– Lernziele 615
– Methoden 617
– Modulare Psychotherapie 102
– Schulenorientierung 618
– Selbsterfahrung 617
– Supervision 617
– Voraussetzungen 618
– Weiterbildungsordnung 103
– Wissen, Kenntnisse 615, 616
Psychotherapieforschung 41, 653
– Äquivalenz-Paradox 664
– Erfolgsmessung 660
– ethische Prinzipien 658
– Fragebogen 660
– Genderaspekte 563
– geschlechtsspezifische Erhebungs-/Interpretationsfehler 563
– Interessenkonflikte 648
– Lebensqualität 660
– Methodik 659
– ökonomische Daten 661
– patientenbezogene 658
– Peer-Review-System 664
– qualitative Studien 660
– quantitative Studien 660
– randomisierte kontrollierte Studien 655, 659
– Ratingverfahren 661
– Signifikanz 661
– Studiendesign 659
– Validität 659, 663
– Verhältnis Wissenschaft/Praxis 666
– Wirksamkeitsnachweise 655
Psychotherapiemotivation 173
Psychotherapiestudien
– Allegiance-Effekte 663
– Effektstärken 656, 661
– Homogenisierung 656
– Metaanalysen 662
– Publikationsbias 662
– Stichprobenumfänge 662
Psychotische Identitätsstörung 198
Psychotizismus 51
Psychotrope Substanzen 413
– physiologische Erregung 139
PTSD (posttraumatische Belastungsstörung) 303, 582
– achtsamkeitsbasierte Verfahren 313
– Affektdysregulation 153
– Ätiologie 306
– Behandlungsphasen 308
– Bildschirmtechnik (Screen-Technik) 311
– Borderline-PS 397, 398

– Brief Eclectic Psychotherapy (BEPP) 312, 321
– chronische 548
– Debriefing 8
– Diagnosekriterien ICD-10 306
– DSM-5 305
– dysfunktionale Kognitionen, Bearbeitung 310
– EMDR 312, 548
– Entstehung 582
– Fehlregulationen, affektive 147
– Flüchtlinge, Asylsuchende 575
– frühe Traumatisierungen 304
– genetische Vulnerabilität 307
– Geschlechtsunterschiede 555
– Gestalttherapie 315
– ICD-10 305
– Imaginationsübungen 309
– im Alter 548
– Intherapy 315
– kognitive Umstrukturierung 310
– kognitive Verhaltenstherapie 548, 583
– kombinierte Pharmako- und Psychotherapie 314
– komplexe 305
– Konversionssymptome 317
– Life Events 164
– Narrative Expositionstherapie 313, 315, 321
– neurobiologische Faktoren 307, 308
– Pharmakotherapie 313
– Prävalenz 303
– Präventionsmaßnahmen 316
– Prophylaxe 583
– – Evidenzlage 585
– – KVT 583
– protektive Faktoren 307
– psychodynamische Kurztherapie 312
– Reintegrations-/Wiederanknüpfungsphase 313
– Risikofaktoren 307, 319
– Stabilisierung 308
– stationäre Traumatherapie 314
– Symptomatik 306
– Testimony-Therapie 315
– therapeutische Beziehung 308
– Therapie(ziele) 308
– Traumabearbeitung 309
– Traumaexposition, verhaltenstherapeutische 309
– Typen 548
– Verhaltenstherapie 309
– Verlauf(sformen) 304
– verzögerte 548
– virtuelle Expositionstherapien 597
Publikationsbias 648, 662
Purging-Störung 455

Q
QALYs 12
Q-Sort-Technik, Selbstkonzeptmessung 180
Qualitative Studien 660
Qualitätsmonitoring 642
Qualitätssicherung 41, 42
– Hemmfaktoren 42
– Vorteile 42
Qualitätszirkel 52
Quantitative Studien 660

R
Randomisierte kontrollierte Studien (RCTs) 655, 659
Raptus 590
Rational-emotive Therapie
– depressive Störungen 535
– kognitive Umstrukturierung 189
Rauchen
– Einstieg 416
– Erwartungshaltungen 416
– funktionale Bedeutung 416
Raucherentwöhnung 415
Raucheridentität 418
Rauchstatus 414
Reagibilität, affektive 152
Reaktanz 73, 100
Reaktionsmanagement 294
Reaktionsverhinderung 89
Realitätskontrolle 203
– eingeschränkte 204
– – kognitive Dysfunktionen 205
– – psychotherapeutische Interventionen 205
– – mentale Basisfunktionen 204
– Schizophrenie 205
– soziale 205
Reasoning and Rehabilitation Program, Straftäterbehandlung 609
Rededrang 325
Reflective Functioning 219
Reflektierende Positionen 97
Reflektierendes Team 97
Reflektive Mentalisierung 220
Reflexive Mentalisierung 220
Reflexives Selbst(erleben) 121, 123
– Schizophrenie 130
Reflexivität (reflective functioning) 219
Regression, Belastungssituationen 580
Regulationsprozesse, emotionale 137
Reizabschirmung/-selektion 209
Reizdarmsyndrom 478
– Psychotherapie, Wirksamkeit 488, 489, 490
Reizreagibilität 416
Reiz-Reaktions-Lernen, Verhaltenssüchte 440
Reizsalienz 149
Relatives Risiko 12
Relief-/Reward-Craving 417
Reparenting 509
Repressor-Sensitizer-Konzept, Bewältigung 144
Research Domain Criteria (RDoC) 99
Resilienz 8, 11, 147
– Ressourcen 304
Resistenz 73
Ressourcen 16
– Definition 40
– Notfallpsychotherapie 582
– personale 582
– Selbstregulation 247, 248, 254
– Stellenwert 8
– umweltbezogene 582
Ressourcenaktivierung 36
Ressourcenorientierte Interventionen, Selbstwert(regulation) 187
Retest-Reliabilität 55
RFS (Reflective Functioning Scale) 226

Richtlinien-Psychotherapie
- Anforderungen an Psychotherapie 78
- Antragstellung 78
- Depressionsbehandlung 333
- und Integration 664
Risikofaktoren 12
Rollenkünstler 191
Rollenspiel(techniken) 87, 91
- ängstlich-vermeidende PS 389
- Persönlichkeitsstörungen 375
- Psychotherapie-Ausbildung 616
- soziale Phobie 275
- verhaltenstherapeutische 368
- Ziele 91
- zwanghafte PS 392
Rollenwechsel, Altersprozesse 546
Rosenberg-Skala, Selbstwertschätzung 182
Rosenhan-Untersuchung 5
Rückenschmerzen, chronische
- Psychotherapie, Wirksamkeit 488, 489, 490
- Verstärkung 7
Rückfallmodelle
- lerntheoretische 416
- sozialkognitive 417
Rudimententheorie 218
Rumination 535
- Depression 330
Ruminationsstörung 455

S
Salienz 149
Saliencznetzwerk 225
Salutogenese 8
Sammelzwänge 289
- Therapie 295
SASB (Structural Analysis of Social Behavior) 56
Schädeltrepanation 9
Schadensvermeidungsprinzip (non-maleficence) 623, 624
Schädlicher Gebrauch 414
Schemafokussierte Psychotherapie (SFT)
- bildhaftes Wiedererleben und Umschreiben 405
- Borderline-PS 404
- Strategien 405
- therapeutische Haltung 405
- Wirksamkeit 411
Schemaidentifikation, Borderline-Persönlichkeitsstörung 403
Schemata
- affektiv-interaktive 123
- emotionale 19
- motivationale 169
Schematheorie 19
Schematherapie 387
- ängstlich-vermeidende PS 390, 393
- Cluster-C-Persönlichkeitsstörungen 393
- kognitive Umstrukturierung 189
- narzisstische PS 386
Schizoide Persönlichkeitsstörung 377
- Anerkennungsbedürfnis 378
- Ätiologie 378
- Beziehungsmotive 378
- diagnostische Kriterien, ICD-10 377

- Internetsucht 443
- kognitiv-behaviorale Therapieansätze 379
- komorbide Störungen 378
- psychodynamische Therapie 378
- psychoeduktive Strategien 378
- Symptomatik 378
- therapeutische Beziehung 378, 379
- Therapie 378
- zentrale Schemata 378
Schizophrenie/schizophrene Störungen
- Acceptance-and-Commitment-Therapie 366, 367
- als basale Selbststörung 121, 129
- Antipsychotika 366
- Arbeitsgedächtnisstörung 211
- Assertive Community Treatment 112
- Autismus-Intentionalitäts-Modell 204, 207
- CBTp/KVT-S 358
- Compassion Focused Therapy 366, 367
- Complianceprobleme 112
- Depersonalisation 129
- Desaktualisierungsschwäche 203, 207, 209, 210
- dysfunktionale Überzeugungen/ Schemata 365
- Entpathologisierung/Entstigmatisierung 359
- Erlebnissymptome 207
- Expressed-Emotions-Konzept 353, 369
- Familienbetreuung 356, 367
-- Dauer 367
-- Fertigkeitentraining 369
-- Kommunikationstraining 368
-- Problemlösetraining 369
-- psychoeduktive Phase 367
-- Rollenspieltechniken 368
-- Voraussetzungen 367
- Frühwarnsignale/Stressoren 365
- Gating-Defizit 209
- Halluzinationen 207, 355
-- akustische 361
-- Begrenzungsstrategien 362
-- Copingstrategien 361
- Hirnstrukturanomalien 10, 20
- Hypermentalisierung 121
- Hyperreflexivität 129
- Inhibitionsstörung 210
- kognitive Beeinträchtigungen 205
- kognitive Remediation 356, 370
- kognitive Trainings 596
- kognitive Verhaltenstherapie
-- Beendigung 366
-- Dritte Welle 366
-- Erklärungs-/Problemmodell, individuelles 359
-- symptomspezifische Interventionen 361, 362, 364
-- Wirksamkeit 112
-- Ziele 112
-- Zielsetzung 358
- Kohärenzbildung 212
- kombinierte Psycho-/Pharmakotherapie 105, 112
- Krisenplan, persönlicher 366
- leibliches Selbsterleben 130

- metakognitives Training 357
- metapsychopathologische Systeme 204, 206, 207
- Modell der strukturdynamischen Kohärenz 204
- multimodale Therapie 112
- Negativsymptomatik 359, 364
-- Aufbau positiver Aktivitäten 365
-- auslösende/aufrechterhaltende Bedingungen 364
-- Problemanalyse, individuelle 364
-- Verhaltensexperimente 364
- ökologisches Selbsterleben 129
- paranoide 605
- Person-based Cognitive Therapy 366, 367
- Pharmakotherapie 112
- Positivsymptomatik 354
- Prodromalsymptomatik 355
- produktiv-psychotische Symptome 208
- psychoanalytische/-dynamische Psychotherapie 356
- Psychoedukation 357
- psychosoziale Interventionen 112
- Psychotherapie 353
-- Implementierung in der Praxis 372
-- Wirksamkeitsnachweise 355
-- Ziele 112
- Realitätskontrolle
-- soziale 205
-- Verlust 203
- Realitätsverlust durch neurokognitive Basissymptome 204
- reflexives Selbsterleben 130
- Rückfallprophylaxe 365
- Schuldgefühle 364
- soziales Kompetenztraining 357
- Störung der Ich-Demarkation 130
- Störung der Intersubjektivität 130
- Stroop-Test 211
- Suizidalität 590
- Supported Employment 112
- supportive Therapie 357
- Tabakkonsum 418, 420
- therapeutische Beziehung, Aufbau 358
- Therapieziele, individuelle 361, 364
- voreiliges Schlussfolgern 206
- Vulnerabilitäts-Stress-Coping-Modell 204, 206
- Vulnerabilitäts-Stress-Modelle 360
- Wahnbildung 212
- Wahn, chronischer 213
- Wahnsymptome 360
- Wahnüberzeugungen 362
- Wahrnehmungsmodi 208
- zönästhetische 198
Schizotyp(isch)e Persönlichkeitsstörung 379
- Antipsychotika 380
- Ätiologie 380
- automatische Gedanken 380
- diagnostische Kriterien, DSM-5 379
- ICD-10-/DSM-5-Klassifikation 379
- kognitiv-behaviorale Therapieansätze 380
- Kompensationsstrategien 381
- psychodynamische Therapie 380

– Symptomatik 379
– Therapie 380
Schlafdialog, dysfunktionaler 522
Schlafdruck 520
Schlafhygiene 520
Schlafregulation, Zwei-Prozess-Modell 520
Schlafrestriktion 521
Schlafstörungen
– Ascending Reticular Activating System (ARAS) 518
– Ätiologie 516
– Attention-Intention-Effort-Modell 518
– Behandlungsziele 520
– chronische 515, 519
– diagnostische Abklärung 515
– diagnostische Kriterien 515
– Entspannungsmethoden 521
– Epidemiologie 515
– Fragebögen 516
– Hyperarousal, physiologisches 516
– Hypnotika 520
– kognitive Techniken 522
– Kombinationstherapien 523
– nichtorganische 515
– paradoxe Intervention 522
– Psychoedukation 520
– psychoneurobiologisches Modell 517
– psychophysiologischer Teufelskreis 516
– Psychotherapie 515
– – Wirksamkeitsnachweise 522
– Schlafrestriktion 521
– Schlaftagebuch 516
– Stimuluskontrolle 521
– Therapie 519
– verhaltenstherapeutische Maßnahmen 521
Schlaftagebuch 515
Schlaftraining, intensives 522
Schlaganfall, Constraint-Induced Movement Therapy 7
Schmerzempfindungsskala (SES) 478
Schmerzen
– Chronifizierungsfaktoren 7
– chronische, ohne somatischen Befund 8
– somatoforme Störungen 473
Schonverhalten, generalisiertes b. somatoformen Störungen 484
Schreckreaktion 153
Schreckreflex 209
Schuldfähigkeit
– Eingangskriterien 604
– erhebliche Verminderung 604
– Straftäter 604
Schuldunfähigkeit 604
Schuldwahn 131
Schwachsinn 604
– juristische Definition 605
Schwangerschaft, Interpersonelle Psychotherapie 561
Schweigepflicht
– Autonomieprinzip 624
– Grenzen 606
Schwere andere seelische Abartigkeit 604, 605
Schwindel, somatoformer 473, 488, 489, 490

SCIP (Soziale Kompetenzen im interpersonalen Prozess) 227
Screen-Technik, PTSD 311
Selbst 119, 247, 570
– agentisches 219
– Begriffsbestimmung 119, 179
– Doppelrolle als Subjekt/Objekt 179
– dynamisches System 179
– I vs. me 179
– regulierendes 167
– Relationalität 120
– vs. Ich 119, 120
Selbstaffektion 122
Selbstaffirmation 184
Selbstaktualisierung 125
Selbstakzeptanz 124, 190, 191
– Entwicklung 191
Selbstbeurteilungstests, adaptive 598
Selbstbewusstsein, reflexives 123
Selbstbezogenheit, narzisstische PS 186
Selbstbild(er) 124, 181
Selbstentfremdung 125
Selbsterfahrung
– Geschlechtsunterschiede 557, 562
– Psychotherapie-Ausbildung 617
– Therapeut 83
– therapiebegleitende 638
Selbsterleben
– basales 121, 123
– Begriffsentwicklung 120
– Dimensionen 121, 126
– Einheit des Selbsterlebens im Zeitverlauf 120
– Intersubjektivität 126
– Kommunikation 126
– Körperbild 123
– leibliches 121
– Neugeborene 122
– ökologisches 121
– personale Identität 120
– personales 121, 123, 125
– psychische Störungen 128
– reflexives 121
– soziales 121
– und Individualität 120
Selbsthilfe
– angeleitete 467, 468, 469
– Binge-Eating-Störung 468, 469
– Bulimia nervosa 467, 469
Selbsthilfe-Apps 594
Selbsthilfegruppen
– Abhängigkeitserkrankungen 422
– Autismus 511
Selbsthilfeprogramme
– geleitete 594
– webbasierte 594
– Wirksamkeit
– – therapeutengeleitete 595
– – ungeleitete 596
Selbstideal 124
Selbstinstruktionen 17
– positive 142
– Stimmenhören 362
– Zwangsstörungen 293

Selbstinstruktions-/-verbalisationstraining 90
Selbstkohärenz
– sensomotorische 122
– zeitliche 128
Selbstkomplexität 148, 181
– erhöhte 148
– Trait-sort-Methode 181
Selbstkontinuität 122
Selbstkontrolle/-management 245, 250
– Abhängigkeitserkrankungen 426
– Belohnungsaufschub 250
– Selbstwertregulation 187
– Verhaltenstherapie 89
Selbstkonzept 124
– Definition 179
– evaluative Organisation 181
– Facetten 180
– hierarchische Organisation 180
– Inhalte 180
– integrative Organisation 181, 182
– kompartmentalisierte Organisation 181, 182, 189
– Persönlichkeitsstörungen 186
– potenzielle Selbstbilder 181
– psychische Störungen 185
– Q-Sort-Technik 180
– Struktur 181
Selbstmanagement siehe Selbstkontrolle/-management
Selbst-mit-Anderen 123
Selbst-Objekt-Differenzierung 59, 205, 406
Selbstobjektübertragung 68
Selbstorganisation 170, 171, 247
– automatisierte 250
– neuronale Netzwerkmodelle 248
– Spannungslandschaft 249
Selbstpsychologie 16
Selbstreferenz 97
Selbstreflexion 179
– Borderline-Patienten 406
– strukturbezogene Psychotherapie 408
Selbstreflexivität 219
Selbstregulation 245
– absichtsvolle vs. selbstorganisierte Steuerung 247
– Berücksichtigung der Wünsche anderer 253
– Definition 245
– Dual-Process-Modelle 247
– Emotionen 254
– Engagement/Disengagement 252
– Erschöpfung (ego depletion) 254
– Grundschleife 246
– Inkongruenz 254
– Istwert-Veränderung 251, 252
– Komparator 251
– maladaptive 247
– Selbstkontrolle 250
– Selbstorganisation 248
– Sollwert-Veränderung 252, 253
– TOTE-Modell 246
– Wahrnehmung 250
– Wirkung des eigenen Verhaltens 251
– Wirkung von Umweltreaktionen 252

Selbstregulationsfähigkeit
- ADHS 493
- dissoziative Störungen 320
Selbstrepräsentanzen 570
Selbstschemata 376
Selbstsicherheitstraining 608
Selbststeuerung 236
Selbststörungen 119, 128
- genuine 128
Selbstüberschätzung 184
Selbstunsicherheit
- ängstlich-vermeidende PS 388
- dependente PS 391
Selbstunterstützung 156
Selbsturheberschaft 122
Selbstverachtung, Borderline-PS 396
Selbstverhältnis 119, 128
Selbstverletzendes Verhalten/Selbstverletzungen
- Borderline-PS 396, 401
- Kinder und Jugendliche 536
- nichtsuizidale (NSSV) 536
Selbstverpflichtung 176
Selbstvertrauen 190, 191
- Entwicklung 191
Selbstvitalität 122
Selbstwahrnehmung,
  Konsistenzsicherung(smechanismen) 171
Selbstwert 124, 402
- Borderline-Persönlichkeitsstörung 185
- Definition 182
- dependente Persönlichkeitsstörung 186
- depressive Störungen 185
- Förderung 191
- instabiler 183
- narzisstische PS 186
- psychische Störungen 185
- psychologische Therapie 187
- Säulen 190
- Schwankungen 182, 186
- selbstunsichere Persönlichkeitsstörung 186
- stabiler 183
Selbstwertgefühl 91, 124, 182, 371
- Geschlechtsunterschiede 557
Selbstwertkontingenzen 183
- Borderline-PS 186
Selbstwertregulation 124, 183
- A-priori-Strategien 183
- Essstörungen 456
- Gesprächspsychotherapie 187
- gestörte, Suizidalität 590
- kognitive Verhaltenstherapie 187
- Konsequenzen 184
- mangelnde 184
- Post-hoc-Strategien 183
- ungünstige 184
Selbstwertschätzung 182, 184
- hohe 184
- Narzissmus 186
- niedrige 184
Selbstwertstabilität 182
Selbstwertstärkung/-steigerung 187, 190
- Aufbau angenehmer Aktivitäten 190
- kognitive Umstrukturierung 188
- rational-emotive Therapie 189

- soziales Kompetenztraining 189
- verhaltenstherapeutische Interventionen 188
Selbstwirksamkeit(serfahrungen) 122
- multimodale Therapie 106
- psychopharmakologische Behandlung 114
Selbstzuwendung, positive 191
Self-efficacy 148
Self-Regulatory-Executive Function-Modell,
  Zwangsstörungen 286
Self-serving bias 647
Sensitizer 144
Serotonin 20, 21
Serotoninstoffwechsel, antisoziales
  Verhalten 240
Sertralin
- Angststörungen 531
- PTSD 321
- Zwangsstörungen 533
Sexsucht 441, 452
Sexualisierte Gewalt 554
Sexualstraftäter
- Behandlungsprogramm BPS 609
- kognitive Verhaltenstherapie 608
- Psychotherapie, Effektstärken 612
- Rückfallprävention 608
- Sex Offender Treatment Programme
  (SOTP) 609
- Verhaltenstherapie 608
Sexueller Missbrauch
- Borderline-Persönlichkeitsstörung 398
- in der Psychotherapie 626
- - Folgetherapien 628
- - psychische Folgeschäden 627
- - Straftatbestand 627
- Therapeut/Patient 638
Shape Concern Scale 195
Shaping 88, 368
SIAB (Strukturiertes Inventar für Anorektische
  und Bulimische Essstörungen 196
Sichere Basis 231
Sicherheitsverhalten 265
Sieben Lebensgebote 191
Signalangst 263
Signifikanz 661
Situationales Klienten-/Patientenmodell 81
Situationsanalyse, CBASP 341
Skills 402
Skillstraining zur affektiven und interpersonel-
  len Regulation (STAIR) 311
Skriptverhalten 146
Skulpturarbeit 87, 96
Smartphonebasierte Interventionen 594
Sokratischer Dialog 269
- chronische Wahnzustände 213
- Depressionsbehandlung 329
- PTSD 310
- somatoforme Störungen 484
Soma 6
Somatische Belastungsstörung 473, 478
Somatische Erkrankungen
- psychische Einflüsse 7
- vs. psychische Störungen 7
Somatisches Selbst 122

Somatisches Syndrom, depressive
  Störungen 324
Somatisierung 474
- Migranten 571
Somatisierungsstörung 477
- Geschlechtsunterschiede 555
- psychische Komorbidität 474
- Psychotherapie, Wirksamkeitsnachweise 488,
  489, 490
Somatoforme autonome Funktionsstörung 477
Somatoforme Schmerzstörung 477
- personales Selbstverhältnis 129
Somatoforme Störungen 7, 198, 473
- Affektdifferenzierung 486
- Affektivität 475
- Analgetika 487
- Anamnese 479
- Arztterminplanung, zeitkontingente 479
- Ätiologie 474
- Aufklärung und Information 481
- Aufmerksamkeitslenkung 483
- Beschwerdenbewältigung 481
- Biofeedback 483
- diagnostische Kriterien 477
- DSM-5-Klassifikation 478
- Entspannungstechniken 483
- Enttäuschungsthema 486
- Epidemiologie 474
- frühe emotionale Vernachlässigung 475
- Hypochondrie 477
- ICD-10-Klassifikation 477
- interpersonell angelegtes Modell 475
- kognitive Therapie 483
- Körperbezogenheit 486
- körperorientierte Psychotherapie 486
- Krankheitskonzepte/Laienmodelle 175
- Krankheitsverhalten, abnormes 476
- Migranten 573
- Modell-Lernen 476
- neurobiologische Veränderungen 477
- pharmakologische Interventionen 487, 490
- Prävalenz 474
- psychodynamisches Modell 474
- psychodynamisches Vorgehen 485, 487
- psychometrische Instrumente 478
- psychophysiologische Veränderungen 477
- Psychotherapie 480
- - Initialphase 480
- - Schichtenregel 486
- - Wirksamkeitsnachweise 487, 489, 490
- - Ziele 480
- Schonverhalten 476
- somatosensorische Verstärkung 475
- Status-/Verlaufsdiagnostik 478
- störungsorientierte Handlungsstrategien 473
- Stress 482
- subjektive Krankheitsmodelle 476
- therapeutische Beziehung 479, 482
- therapeutische Haltung 485
- Therapieerwartung/-motivation 480
- trizyklische Antidepressiva 487
- Umgang mit Patienten 473
- - Handlungsempfehlungen 479
- undifferenzierte 477

– unsichere Bindungsmuster 475
– unsicher-vermeidende/abweisende Bindung 226
– Veränderung dysfunktionaler Kognitionen 484
– Verhaltens-/Bedingungsanalyse 482
– Verhaltensmodifikation 484
– Verhaltenstechniken 484
– Verhaltenstherapie
– – spezielles Vorgehen 482
– – Symptomtagebuch 482
– – Zieldefinition 482
– Verstärkungslernen 476
Somatosensorische Verstärkung 475
SOMS 478
SORCK-Modell, Abhängigkeitserkrankungen 422
SOTP (Sex Offender Treatment Programme) 609
Soufflieren 368
Soziale Kognition 126
– Autismus 133
– autistische Menschen 134
– Empathie- und Interaktionstheorie 126, 127
– Fremdverstehen 126
– inferenzielle 127
– intuitive 127
– Narrativitätstheorie 127
– Selbstverstehen 126
– Simulationstheorie 126, 127
– Theorie-Theorie 126, 127
Soziale Kompetenz(en)
– angeborene 218
– Bindungstheorie 227
– Definition 189
– Gruppentraining 190
– SCIP-Modell 227
– Selbstwert 191
Soziale-Kompetenz-Therapie 89
Soziale Phobie 260
– ABM-Training 597
– ängstlich-vermeidende PS 262, 388
– antizipatorische Verarbeitungsprozesse 275
– Beziehungsepisodeninterview 277, 278
– Beziehungskonfliktthema, zentrales 277, 278
– Diagnostik 260
– diagnostisches Kriterium 260
– Differenzialdiagnose 260
– dimensionale Konzepte 388
– Ego depletion 254
– Entstehungshypothesen 262
– Fallbeispiel 260, 278
– Fragebögen 266
– generalisierte 262
– Internetsucht 443
– Kinder und Jugendliche 532
– kognitive Theorie 266
– kognitive Verhaltenstherapie 111, 275
– – Wirksamkeit 278
– kombinierte Psycho-/Pharmakotherapie 111
– – neurobiologische Befunde 107
– Komorbidität 262
– neurobiologische Befunde 20, 265
– Panikattacken 261

– Pharmakotherapie 111
– Positivtagebuch 276
– Prävalenz 262
– Preparedness 264
– psychodynamische Psychotherapie 277
– – Wirksamkeit 279
– psychodynamische Störungsmodelle 264
– psychosoziale Beeinträchtigung 262
– Risiko 12, 13
– soziales Kompetenztraining 269
– supportiv-expressive Therapie 277
– Symptomatik 260
– therapeutische Beziehung 277
– traumatische Erfahrung 264
– Verhaltenshemmung 389
– Verhaltenstherapie 276
– virtuelle Expositionstherapien 597
Soziales Fertigkeiten/-Kompetenztraining
– Abhängigkeitserkrankungen 427
– Depressionsbehandlung 327
– multimodale Therapie 109
– Schizophrenie 357
– soziale Phobie 269
– Ziele 190
Soziales Netz 191
Soziales Selbst(erleben) 121, 122
Soziale Störungen 235
– differenzielle Typologie 236
– Erwachsenenalter 235
– – antisoziale Persönlichkeitsstörung 236
– – Borderline-Persönlichkeitsstörung 236
– – Psychopathie 236
– – Wutsyndrom 236
– Intelligenz und Entscheidungsverhalten 241
– Kinder/Jugendliche 539
– – ADHS 236
– – Störungen des Sozialverhaltens (Conduct Disorder) 236
– – Störung mit oppositionellem Trotzverhalten 236
– therapeutische Interventionen 242
Soziale Verträglichkeit 238
– Big Five 233
– Fragebögen 234
Sozialisation, geschlechtsrollenspezifische 558
Sozialtherapeutische Anstalt 607
Sozialtherapie f. Straftäter, Behandlungsergebnisse 612
Sozialtraining, psychoedukatives 402
Sozialverhaltensstörungen 236
– Psychotherapie 539
– Therapieeffekte, Evidenz 537, 538
Spaltentechnik 431
Spaltung 409
Spannungslandschaft 249
Spätaussiedler 572
Spiegelexposition 199
Spiegelneurone(nsystem) 207
– elterliches Gehirn 222
– Empathie 220
– Perspektivübernahme 221
Spiegelplattenmodell, Übertragungsbeziehung 68
Spiegelung (Mirroring) 407

Spinnenphobie, virtuelle Expositionstherapien 597
Spiritus vitae 10
SPK (Skalen psychischer Kompetenzen) 226, 227
Sportsucht 441
Sprach- und Kulturmittler 573
Sprachverarmung 359
S-R-C-Kette 88
SSCM (spezialisiertes supportives klinisches Management), Anorexia nervosa 464, 465
SSD-12, somatische Belastungsstörung 478
SSRI (selektive Serotonin-Wiederaufnahmehemmer)
– Notfallsituationen 581
– PTSD 314
– Zwangsstörungen 298, 533
Stages-of-Change-Modell 33
STAIR (Skilltraining zur affektiven und interpersonellen Regulation) 311
Startle-Reflex 209
Starvation, körperliche Befunde 458
Statusdiagnostik 54
STEP-BD (Systematic Treatment Enhancement Programs for Bipolar Disorder) 350
STEPPS (Systems Training for Emotional Predictability and Problem Solving) 412
Steuerungsfähigkeit, Straftäter 605
Stigmatisierung 114, 371
Stimmenhören 359
– Borderline-Persönlichkeitsstörung 397
Stimmenprotokolle 361
Stimulusinterferenz 234
Stimuluskontrolle 521
Stoa 10
Störung mit oppositionellem Trotzverhalten 236
Störung mit vermeidender/restriktiver Nahrungsaufnahme 455
Störungsdiagnostik 47
Störungsmodelle 3
– biologische 19
– humanistischer Ansatz 17
– kognitiver Ansatz 17
– konnektionistische 22
– lerntheoretischer Ansatz 16
– medizinische 14
– neuronale Netzwerke 22
– orientierungsunabhängige 18
– Parsimonitätsprinzip 14
– psychodynamischer Ansatz 15
– psychologische 15
– systemischer Ansatz 18
Störungsorientierte Psychotherapie
– affektive Störungen 323
– Alkoholabhängigkeit 413
– Autismus-Spektrum-Störungen 505
– Borderline-Störung 395
– Essstörungen 455
– Notfallsituationen 581
– Persönlichkeitsstörungen 373
– PTSD 303
– Schizophrenie 353
– Schlafstörungen 515

– somatoforme Störungen 473
– Tabakabhängigkeit 413
– Traumafolgestörungen 317
– Verhaltenssüchte 439
– Verständnis 43
– Zwangsstörungen 283
Störungsspezifische Psychotherapie
– Chancen 42
– Definition 43
– Grenzen 42
– individuelle Expertise 44
– Limitationen 44
– MBT 409
– Reichweite 44
– Verfahrensgüte 44
– Wirksamkeit 41
Störungswissen 82
Straftat(en) 603
– Diagnosen, psychiatrische 604
– polizeiliche Anzeigenstatistik 603
– Prophylaxe 606
– Substanzmittelmissbrauch 605
– Verurteiltenstatistik 603
Straftäterbehandlung
– Deliktprävention 611
– Historie 607
– Prädiktoren für Rückfälligkeit 606
– psychodynamische 607, 608
– Reasoning & Rehabilitation 609
– Verhaltenstherapie 608
Stress
– Bewältigung (Coping) 140
– Definition 140
– Kortisol 21
Stressimpfungs-/Stressbewältigungstrainings 91
Stressreaktionen, PTSD 308
Stressregulation
– Adaptationsmodell nach Selye 140
– Bewältigungsformen 140
– intrapsychische 139
Stresstoleranz 402
Stressvulnerabilität, Oxytocin-Rezeptorgen 223
Stress-Vulnerabilitäts-Modell, erweitertes 108, 109
Striatum, dorsales/ventrales 151
Stroop-Test 211
Struktur
– Konflikte 163
– OPD 59
Strukturachse, OPD 59
Strukturbezogene Psychotherapie 399, 405
– Beziehungsstörungen 408
– Borderline-Persönlichkeitsstörung 407
– Fokusfindung 408
– therapeutische Haltung 406
– therapeutisches Handeln 407
– therapeutische Ziele 407, 408
– Therapieevaluation 408
– Vorgehen 408
Strukturdynamisches Kohärenzmodell 204
– Autopraxis 210
– Desaktualisierung(sfähigkeit) 207
– Schizophreniebehandlung 213

Strukturelle Funktionen
– Entwicklung 406
– Konzept 405
Studiendesigns
– hypothesentestende 661
– Metaanalysen 662
– qualitative 660
– quantitative 660
– RCTs 659
– Stichprobenumfänge 662
Subjekterleben 207
Substanzbezogene Störungen 413
Substanzkonsum, positive Verstärkung 415
Substanzmittelmissbrauch
– soziale Phobie 262
– Straftaten, gesetzliche Regelung 605
Sucht
– psychoaktive Substanzen 439
– psychotrope Substanzen 413
– Verhaltensweisen, exzessive 439
Suchtartiges Bewegungs-/Sportverhalten 451
– Esstörungen 452
Suchterkrankungen siehe Abhängigkeitserkrankungen
Suchtgedächtnis 421
Suizidaler Modus 590
Suizidale Verhaltensstörung 536
Suizidalität 579
– ängstlich-vermeidende PS 388
– Antidepressiva 590
– ASSIP 591
– bipolare affektive Störungen 347
– Borderline-Störung 396, 536
– Bupropion 435
– Diagnose-/Therapiefehler 591
– Feststellung 589
– Geschlechtsunterschiede 556
– Hyperarousal 590
– Kinder und Jugendliche 536, 537, 538
– Narzissmustheorie 590
– narzisstische PS 384, 386
– Notfallpsychotherapie 589
– Panikstörungen 261
– Pharmakotherapie 590
– Risikofaktoren 589
– selbstorganisiertes Verhalten 248
– Selbstwertverlust 590
– therapeutisches Vorgehen 590
– Unterbringung 590
Supervision 40, 624
– gendersensitive 564
– Live- 599
– Online- 599
– Psychotherapie-Ausbildung 616, 617
– Qualitätsfaktoren 618
– sexueller Missbrauch 627
– Videoaufzeichnungen 599
Supervisory Attentional System (SAS) 210
Supported Employment 106, 109
– Schizophrenie 112
Supportive Psychotherapie
– ältere/alte Menschen 552
– direktive Interventionen 581
– erklärende Techniken 581

– Ich-Stärkung 580
– Indikationen 579
– Notfallsituationen 579
– PTSD-Prophylaxe 579
– Schizophrenie 357
– therapeutische Beziehung 580
– Trauer nach Verlust 587
– Voraussetzungen 579
– Wirksamkeitsnachweise
– – PTSD-Prophylaxe 585
– – Trauer/Verlust 588
– Ziele 579
Supportiv-expressive Therapie
– Angststörungen 268, 270
– Bühnenparadigma 277
– Bulimia nervosa 467
– generalisierte Angststörung 280
– Grundlagen 277
– Komponenten 277
– Kurzzeitbehandlung 277
– Präskriptionen 277
Symptome
– als subjektive kulturelle Botschaften 572
– diagnostischer Wert 51
Symptomneurose 162
Symptomtagebuch, somatoforme Störungen 482
Systematische Desensibilisierung 25
System(e) 18
– neuronale Netzwerke 22
Systemische Therapie
– Auftragsklärung 95
– familienspezifisches internes Erfahrungsmodell 95
– Gegenstandsbereich 95
– Genogramm 96
– reflektierende Positionen 97
– reflektierendes Team 97
– Selbstwert(regulation) 187
– Skulpturarbeit 96
– Standardtechniken 96
– Vorgehen 95
– zirkuläre Fragen 96

T
Tabakabhängigkeit
– Alkoholkonsum 420
– Ätiologie 419
– Bupropion 434, 435
– Craving(mechanismen) 416, 430
– Diagnoseinstrumente 414
– Emotionsregulation 430
– Entzugssymptome 430
– Funktionsanalyse 429
– kognitive Dissonanz 418
– kognitive Verhaltenstherapie 428
– kombinierte Psycho- und Pharmakotherapie 434
– Komorbidität 418
– Konditionierung 416
– medikamentöse Behandlung 434
– Modell-Lernen 416
– Nikotinwirkung 415, 419
– Prävalenz 413
– Psychotherapie, Wirksamkeit 436

– Rückfallprävention 430
– S3-Leitlinienempfehlungen 436
– Schizophrenie-Patienten 420
– Therapie(ziele) 421
– Verhaltensanalyse 429
– Verstärkerwirkungen 416
Tabakentwöhnung 423
– 5R-Schema 424
– Akupunktur 436
– depressive Stimmung 419
– Entzugssymptome 416
– Hypnotherapie 431
– motivationale Techniken 424
– Nikotinersatzpräparate 434
– online-/telefonbasierte Ausstiegshilfen 435
– Selbsthilfe 435
– Vareniclin 435
Täuschung 647
Taylor-Aggression Paradigm 235
Testimony-Therapie, PTSD 315
Testosteron
– Aggression 241
– Emotionsregulation 152
Theory of Mind 218, 219
Therapeuteneffekte 659
Therapeutentraining, computerbasiertes 600
– Fallkonzeptionen, individuelle 600, 601
– Feedback 600
– Vorteile 600
Therapeutenvarianz 34
Therapeutische Allianz, Bindungs(un)sicherheit 228
Therapeutische Beziehung 34, 78, 648, 657
– Abstinenzregel 624
– adipöse Patienten 471
– aggressives, antisoziales Verhalten 242
– als Diagnostikum 69
– als Ressource 71
– ältere Patienten 545
– ängstlich-vermeidende PS 387
– Angstpatienten 267
– Annäherungs-/Vermeidungsziele 71
– autistische Personen 509, 510
– Balance-Modell 69
– Behandlungserfolg 65
– bindungsrelevante Charakteristika 227, 228, 230
– Definition 65
– Empathie 230
– ethische Prinzipien 623
– Fehlentwicklungen 635
– Forschungsstand 67
– Gegenübertragung 68
– geleitete Selbsthilfeprogrammen 596
– Geschlechtsunterschiede 557, 559
– Gesprächstherapie 66
– Herausfordern 69
– histrionische PS 382
– Insomniepatienten 519
– Interessenkonflikte 648, 650, 651
– interkulturelle Psychotherapie 573, 574
– Internettherapien 657
– interpersonale Komplementarität 635
– interpersonale Regulation 140

– interpersonelle Psychotherapie 547
– Interventionen, störungsunspezifische 101
– Kinder- und Jugendlichenpsychotherapie 528
– kognitive Verhaltenstherapie 66, 69, 545
– kollusive 636
– kombinierte Psycho-/Pharmakotherapie 113
– konflikthafte 93
– kurative Wirkung 69
– Medikamenteneinführung, nachträgliche 114
– Motivationsentwicklung 33
– motivorientierte Gestaltung 39, 67, 71
– multimodale Therapie 106
– narzisstisch-kollusive 626, 627
– Neutralität 625
– nichtautistische Personen 510
– paranoide PS 377
– Partizipative Entscheidungsfindung 106
– Passung 635
– Patientenmerkmale 66
– psychodynamische Psychotherapie 66, 67, 92, 547
– PTSD-Patienten 308
– Schizophrenie 358
– schizotypische PS 380
– Sicherheit-Geben 69
– Somatisierungspatienten 479
– somatoforme Störungen 482
– soziale Phobie 277
– Störungen des Subjekterlebens 207
– Straftäterbehandlung 608
– Suchtpatienten 420
– supportive Psychotherapie 580
– Therapieerfolg 66
– transkultureller Übergangsraum 574
– Übertragung 67
– Verhaltenstherapie 66
– Widerstand 68
– Zwangserkrankte 291
Therapeutische Haltung
– Borderline-Persönlichkeitsstörung 398
– dialektische 401
– Essstörungen 460
– günstige Merkmale 65, 66
– mentalisierende 409
– Motivierende Gesprächsführung 420
– Suchtpatienten 420
Therapeutischer Dialog 54
Therapeutischer Raum, interkulturelle Psychotherapie 574
Therapeutisches Handeln
– Anwendungsmodell 36, 38
– Determinanten
– – Beziehungsaspekte 37
– – Technik 37
– Hauptproblem des Patienten 39
– manualisiertes 40
– mehrfachbestimmtes 38
– Neukonstruktionsmodell 37, 38, 39
– Rahmenbedingungen 40
– Standardisierung 36
– suboptimales Vorgehen 637
– Supervision 40
– systemische Aspekte 640
– Therapeutenvoraussetzungen 40

– Therapieerfolg 642
– Unterbestimmtheit 37, 38, 39
Therapeut-Patient-Beziehung siehe Therapeutische Beziehung
Therapieauftrag, Kinder- und Jugendlichenpsychotherapie 529
Therapieerfolg
– Alter 636
– Bindungsmerkmale 229
– Bindungsstil 73
– biologische Prädiktorvariable 74
– Copingstile 73
– diagnosespezifische Prädiktorvariable 74
– Direktivität des Therapeuten 67
– Einflussfaktoren 34
– Einflussvariablen 663
– Einschätzung 25
– Ergebnisvarianz
– – Patientenmerkmale 34
– – Therapeutenmerkmale 34, 40
– – Therapiebeziehung 34
– geschlechtsspezifische Passung 560
– geschlechtsspezifische Variablen 563
– Hirnfunktionsbefunde 74
– interpersonelle Beziehungen 73
– Komorbidität 72
– Messung 660
– Motivation 73
– Offenheit 176
– Patientenalter 66
– Patientenmerkmale 66, 72, 73
– Prädiktoren
– – Grad der Funktionseinschränkung 72
– – Komplexitätsgrad 72
– psychosoziale Unterstützung 73
– therapeutische Beziehung 65, 66
– therapeutisches Handeln 642
Therapiemanuale
– Kann-/Muss-Vorschriften 38
– therapeutisches Handeln 40
Therapiemotivation
– Förderung 176
– Krankheitskonzept 175
– Leidensdruck 175
– Messinstrumente 175
– Motivational Interviewing 176
– therapeutischer Prozess 173
Therapieplanung
– nach Wirkprinzipien 31
– strukturelle Defizite 163
Therapietechniken
– geschlechtsspezifische Wirksamkeit 561
– Geschlechtsunterschiede 557
– störungsspezifische 561
– themenspezifische 561
Therapieverlaufs-Feedbacksysteme, computerbasierte 598
Therapiewiderstand, als Erfolgsprädiktor 73
Therapiewidriges Verhalten 625
Therapiewirksamkeit, Evidenzgrade/-kriterien 354
Therapieziele
– Frauen 562
– Geschlechtsunterschiede 557, 561

– Männer 562
Tiefenpsychologisch fundierte Psychotherapie 332
Tiefgreifende Bewusstseinsstörung 604
Time-out 88
Token-Programme 88
Toleranzentwicklung, Abhängigkeitserkrankungen 440
Topiramat 463
Training emotionaler Kompetenzen (TEK) 156
Trait-sort-Methode, Selbstkomplexität 181
Transdiagnostische Psychotherapie 44, 45, 102
Transference-focused Psychotherapy (TFP) 409
Transitivismus 130
Transkulturelle Psychiatrie 9
Transkultureller Übergangsraum 574
Transmigranten 568
Transparenz 625
– Interessenkonflikt-Management 649
Transsexualismus 198
Trauer(reaktion)
– Altersdepression 546
– IPT-Late Life 546
– komplizierte 587
– normale 586
– Notfallpsychotherapie 587
– pathologische 586, 589
– persistierende komplexe 586, 589
– psychodynamische Psychotherapie 588
– traumatische 587
Trauerreaktion 144
Trauma 303
Traumaassoziierte Schemata, Borderline-Patienten 403
Traumaexposition, Borderline-Störung 403
Traumafolgestörungen
– Akuttherapie 315
– Auslösereize 315
– komplexe
– – Affektbrücken 319
– – aversive Kindheitserfahrungen 317
– – Behandlungsstrategien, allgemeine 318
– – dissoziative Störungen 319
– – fraktionierte Traumasynthese 318
– – klinische Diagnosen 317
– – Symptome 317
– – Traumabearbeitung 318
– PTSD 303
– Screen-Technik 311
– Verhaltenstherapie 311
Traumasynthese, fraktionierte 318
Traumatherapie 308
– dissoziative Störungen 320
– dysfunktionale Kognitionen 580
– Expositionsverfahren 309
– Identitätsstörung, dissoziative 320
– mit Bildschirmtechnik 311
– nach Horowitz 584
– PTSD 308, 309
– Screen-Technik 311
– Setting 321
– stationäre 321
– Wirksamkeitsnachweis 321
Traumatische Krisen

– Anlässe 578
– Phasen(modell) 578
Traumatische Neurosen 303
Traumatische Trauer 587
Traumatisierungen
– chronische 317
– Debriefing 585
– depressive Störungen 535
– einmalige (Typ-I-Trauma) 317
– Emotionsregulationsstörungen 398
– Erstversorgung 315
– frühe 317
– Frühintervention 316
– frühkindliche 320
– Kinder 398
– komplexe, störungsorientierte Therapie 317
– lang dauernde, extreme (Typ-II-Trauma) 317
– Notfallsituationen 586
– Oxytocinsystem 223
– peritraumatische Dissoziation 319
– Psychotherapie 581
– Reaktionen 304
– Ressourcen 582
– sekundäre 316
– Typ-I-/Typ-II-Trauma 305
– Überwindung der Verleugnungsphase 585
– Verhaltenstherapie 580
Traumaverarbeitung, biphasischer Prozess 584
Treatment for Adolescents with Depression Study 534
Treatment of SSRI-Resistant Depression in Adolescents (TORDIA) Study 535
Trennungsangst 532
– dependente PS 186
– Panikstörungen 263
Trichotillomanie
– Prävalenzerfassung 12
– therapeutische Beziehung 39
Triebpsychologie 161
Triple-Imbalance-Theorie der Aggression 239
Typus melancholicus 131, 326

U
Überforderungssyndrome 554
Übernatürlichkeit 9
Übertragung 92, 625
– Alkoholabhängigkeit 433
– Alterspsychotherapie 543
– CBASP 70
– chronische Depression 341
– dyadische Bearbeitung 409
– interkulturelle Psychotherapie 574
– Interpersonelle Psychotherapie 547
– kognitive Verhaltenstherapie 69
– Straftäterbehandlung 608
– supportive Psychotherapie 580
– therapeutische Beziehung 66
– umgekehrte 543
Übertragung-Gegenübertragung
– adipöse Patienten 471
– Depressionsbehandlung 333
Übertragungsbeziehung 65, 67
Übertragungsfokussierte Psychotherapie (TFP)
– Borderline-Persönlichkeitsstörung 409
– Interventionen 410

– narzisstische PS 385
– Straftäterbehandlung 610
– Therapieziel 409
– Wirksamkeit, Borderline-PS 411
Übertragungshypothesen, CBASP 341
Übertragungsmuster
– konflikthafte 68
– therapeutische Beziehung 65
Übertragungsneurose 92
Übertragungswahn 204
Übertragungswiderstand 94
Überzeugungen
– dysfunktionale 365
– wahnhafte 359
Unbewusstes 161
Undifferenzierte somatoforme Störung 477
Unfallopfer, Frühintervention 316
Unfallschock 319
Unipolare Depression 324
Unterbringung
– Straftäter, in psychiatrischer Klinik 605
– Suizidalität 590
Untergewicht 457
Unterwürfigkeit, dependente PS 391

V
Vareniclin, Tabakentwöhnung 435
Varianzerweiterung 631
Vasopressin, Emotionsregulation 152
Vegetative Neurosen 474
Venlafaxin, PTSD 321
Ventrale laterale präoptische Region (VLPO), Schlafstörungen 518
Veränderungskrisen 578
– Verlusterlebnisse 586
Veränderungsmotivation 33
Verbalisierung emotionaler Erlebnisinhalte (VEE) 98
Verfolgungswahn 325, 359, 362
Verhalten
– bei hoher Selbstwertschätzung 184
– bei niedriger Selbstwertschätzung 184
– elterliches 222
– gesundheitsriskantes 554
– repetitives 507
– selbstorganisierte Muster 247
– Stages-of-Change-Modell 33
– stereotypes 507
– therapiewidriges 625
Verhaltensaktivierung
– unipolare Depression 327
– Wirksamkeit 343, 344
Verhaltensanalyse 56, 61
– angewandte 531
– Angststörungen 266
– funktionale 16, 62
– horizontale 266
– individuelle 60
– Internetsucht 444
– somatoforme Störungen 482
– vertikale 63, 70, 165, 246
Verhaltensexperimente
– Angststörungen 269
– generalisierte Angststörung 280
– Protokoll 276

– soziale Phobie 275
Verhaltenshemmung (behavioral inhibition), ängstlich-vermeidende PS 389
Verhaltenskontrolle 234
Verhaltensstörungen
– durch psychotrope Substanzen 414
– oppositionell-aggressive 536
– Prädiktoren für antisoziale Symptome 241
– suizidale 536, 537, 538
Verhaltenssüchte 439
– Abstinenz 444
– Definition 440
– komorbide psychische Störungen 449
– Lernmechanismen 440
– operante Konditionierung 440
– Prävalenzen 452
– Psychotherapie, Wirksamkeit 441
– Reiz-Reaktions-Lernen 440
– Rückfallrisiko 440
– Teufelskreise 451
– Verstärkerwirkung, intermittierende 440
Verhaltenstherapie 164
– ABC-Analyse nach Ellis 63
– Adipositas 471
– Angststörungen 260, 268
– Aufgaben 78
– Definition 88
– Diagnostik 56
– – Ablauf 57
– – Informationsquellen 56
– – Merkmale 56
– dialektische 463
– Entspannungsverfahren 90
– Fallkonzeptionen 32, 62
– Familienbetreuung, Schizophrenie 367
– Geschlechtsunterschiede 558
– integrative 30
– kognitive 354
– Konfrontationstherapie 89
– operante Verfahren 88
– Plananalyse 63
– Problemlösetraining 90
– Rollenspiel 91
– Schizophrenie 213
– Selbstkontrolle/-management 89
– (Sexual-)Straftäterbehandlung 608
– somatoforme Störungen 482
– SORKC-Modell 62
– Soziale-Kompetenz-Therapie 89
– soziale Phobie 276
– Standardtechniken 88
– – Evaluation 88
– therapeutische Beziehung 66
– Trauma 580
– Wirkfaktoren/-prinzipien 31
– Zwangsstörungen 299
Verkehrung ins Gegenteil 141
Verleugnung 143
– traumatische Erlebnisse 578
– Überwindungstechniken nach Horowitz 585
Verlustangst, Panikstörungen 263
Verlusterlebnisse
– kognitive Verhaltenstherapie 587
– Notfallpsychotherapie 586

– psychodynamische Psychotherapie 588
– supportive Psychotherapie 587
– Veränderungskrisen 586
– Verarbeitung 586
Vermeidend-selbstunsichere Persönlichkeitsstörung 387
Vermeidung 141, 143
– ängstliche Persönlichkeit 389
– Plananalyse 166
Vermeidungsschemata/-ziele 137, 169, 171
Vernachlässigung
– emotionale 398
– Oxytocinspiegel 223
Verneinung 141
Verschlechterung 631
– durch suboptimales Vorgehen 637
Verstärkerpläne 88
Verstärkerverlusttheorie 13, 327
Verstärkung 368
– instrumentelle 8, 164
– intermittierende 63
– negative 16, 88, 164
– positive 16, 88, 164
– somatosensorische 475
Verstehen 80
– analytischer Modus 80
– Bedeutung 79
– synthetischer Modus 80
– Verarbeitungsmodi 80
Vertikale Verhaltensanalyse 165, 246
Verträglichkeit, soziale 233
Vertrauen, epistemisches 219
Verursachung 14
Verzerrung (Bias) 646
Verzerrungen, kognitive 360
– metakognitives Training 370
Videoexposition 199
Viersäftetheorie 9
Virtuelle Realität, Psychotherapie 597
Vorbewusstes 162
Voreiliges Schlussfolgern, Schizophenie 206
Vulnerabilität
– depressive 333
– existenzielle 125
– strukturelle 405
Vulnerabilitäts-Stress-Coping-Modell 204, 206
Vulnerabilitäts-Stress-Modelle 21
– allgemeine Ätiologie 13
– Psychoedukation 368
– schizophrene Psychosen 214, 359, 360
– schizotypische PS 380

W
Wahn
– chronischer 213
– Definition 134
– depressiver 131
– dysmorphophober 198
– Hypermentalisierung 133, 134
– hypochondrischer 131
– Intersubjektivitätsstörung/-verlust 130, 135
– kognitive Verhaltenstherapie 353
– nihilistischer 131
– Signal-Rausch-Verhältnis, erhöhtes 212
– Verlust der Selbstdistanzierung 131

Wahnüberzeugungen
– Exploration 359
– kognitive Umstrukturierung 363
– Konsequenzen 362
– Pro-und-Kontra-Liste 363
– Selbstbeobachtungsprotokolle 362
– Stressreduktion 362
– Veränderung 362
Wahnwahrnehmung, voreiliges Schlussfolgern 206
Wahrnehmung 5
– automatisierte 6
– soziale 126
– subjektive 246
– verzerrte 250
Wahrnehmungsstörungen
– Körperbild, Essstörungen 196
– Schizophrenie 204
Waschzwänge 289
Webbasierte Selbsthilfeprogramme 594
Weglaufen, dissoziatives (Fugue) 319
Weight Concern Scale 195
Weiterbildung
– Blended-Learning-Ansätze 600
– computerbasierte 600
– internetvermittelte 600
Weiterbildungsordnung, Psychiatrie und Psychotherapie 620
Well-being Therapy (WBT)
– Rezidivprophylaxe unipolarer Depression 336
– Wirksamkeit 343
Whiteley-Index, hypochondrische Syndrome 478
Widerstand 68, 93
Wiederholungszwang 409
Wirksamkeitsstudien
– Allegiance-Effekte 663
– Effektstärken 656, 661
– Interessenkonflikte 663
Wish Bias 647
Wissen
– konzeptuelles 600
– prozedurales 600
– selbstbezogenes 180
Wissensmatrix 654
Wutanfälle, trotzige 238
Wutsyndrom 234, 235, 236, 238

Y
YAVIS-Patienten 634
Ying-Yang-Imbalance 571

Z
Zentrales Beziehungskonfliktthema (ZBKT) 93
– soziale Phobie 277
Zirkuläre Fragen 96
Zirkumplexmodell, Persönlichkeitsbeurteilung 72
Zönästhetische Schizophrenie 198
Zürcher PPD-Modell, Straftäterbehandlung 610
Zurückweisungsangst 388, 389
Zwanghafte Persönlichkeitsstörung 392
– Anorexia nervosa 459
– Beziehungsgestaltungskonflikt 393
– Glücksspielsucht 449

– Merkmale 392
– Psychoedukation in Gruppen 392
– Psychotherapie, Wirksamkeitsnachweise 393
– therapeutische Beziehung 392
Zwangsgedanken 284
– Expositionstherapie 294
– Fehlbewertung 285
– Gedanken-Handlungs-Fusion 295
– Psychoedukation 295
– Reiz-Reaktions-Ketten 296
Zwangshandlungen 284
– affektive Motivation 289
Zwangsneurose 162
Zwangsstörungen
– Acceptance-and-Commitment-Therapie 297
– achtsamkeitsbasierte Psychotherapie 296
– antiglutamaterge Substanzen 298
– Antipsychotika 298
– Ätiologie 284
– Auslöser 286
– Autonomie-Abhängigkeits-Konflikte 284, 288
– Behandlung 533
– Clomipramin 298
– computer-/internetbasierte Behandlungsansätze 537
– D-Cycloserin 534
– Diagnostik 291
– Einbeziehung von Angehörigen 297
– Epidemiologie 283
– Erziehungsstil, Familiendynamik 288
– Expositionsbehandlung mit Reaktionsverhinderung 533, 534
– familienbezogene KVT 534
– interbetbasierte Therapien 295
– interpersonelle Symptomfunktion 288
– Intoleranz von Unsicherheit 286, 289, 293
– intrapsychische Symptomfunktion 287
– Intrusionen 285
– Kinder und Jugendliche 533
– klinisches Bild 284
– kognitiv-behaviorales Modell 285
– kognitive Techniken 292
– kognitive Verhaltenstherapie 292
– Kombinationsbehandlung 299
– kombinierte Psycho-/Pharmakotherapie 105, 112
– Komorbidität 283
– Langzeitverlauf 283
– lerntheoretisches Modell 284
– metakognitives Modell 286, 287
– Metakognitive Therapie 296
– mit zwanghafter Persönlichkeitsstörung 289
– nach traumatischen Erlebnissen 289, 295
– neurobiologische Ursachen 289
– neuropsychologische Befunde 290
– Neutralisation 285
– Nordic Long-term OCD Treatment Study 534
– offenes/verdecktes Verhalten 285
– Pediatric OCD Treatment Study 533
– Perfektionismus 293
– Prävalenz 283
– Psychoedukation 292
– Psychopharmakotherapie 298
– Psychotherapie plus Pharmakotherapie 539
– Sammeln und Horten 289
– Selbsthilfeansätze 295
– selbstorganisierte Prozesse 248
– Selbstwerterleben 288
– S-REF-Modell 286
– SSRI, hoch dosierte 298
– Subgruppen 288
– Symptomdimensionen 288
– Syptomfunktionalität 287
– therapeutische Beziehung 291
– Therapie
– – formaler Rahmen 292
– – Planung 292
– Therapieeffekte, Evidenz 537, 538
– Therapieerfolgsprädiktoren 534
– Therapieziele 291
– unsichere Bindung 288
– Wirksamkeitsstudien 533
Zwei-Prozess-Modell der Schlafregulation 520
Zwei-Stuhl-Technik 98, 173, 176
Zwischenleiblichkeit 123

Schwierige Gespräche sicher meister
Konflikte souverän lösen

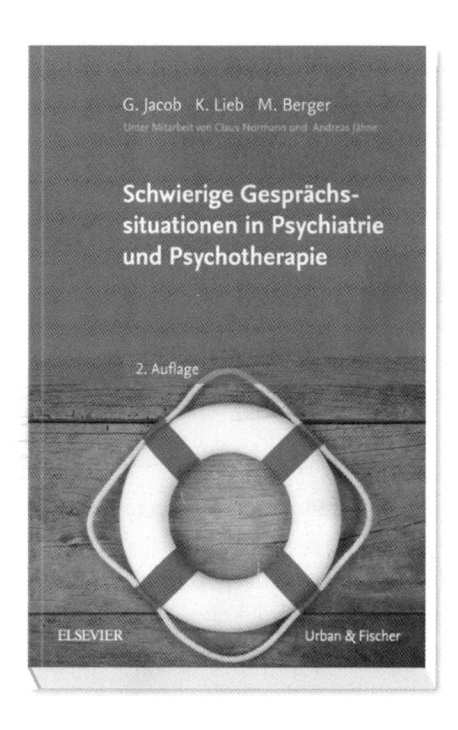

Gitta Jacob; Klaus Lieb; Mathias Berger

Schwierige Gesprächssituationen in Psychiatrie und Psychotherapie

Schwierige Gespräche sicher meistern – Konflikte souverän lösen
Das nötige Wissen dazu vermittelt das Buch.
Es enthält praktische Anleitungen, wie man reagieren muss, wenn der Patient z. B. schwierige Themen meidet, unter einer akuten psychiatrischen Symptomatik leidet, fragwürdige Angaben macht z.B. bei Suchtfragen, etwas verschweigt oder mit Suizid droht.

Ziel ist es, dem Leser Sicherheit zu geben:
- für einen besseren Umgang mit typischen schwierigen Gesprächssituationen
- für bessere Berücksichtigung der Möglichkeiten und Grenzen der jeweiligen Situation
- für effizienteren Einsatz psychotherapeutischer Methoden

Jedes Kapitel beginnt mit Fallbeispielen, die typische Problemsituationen schildern. Anschließend werden konkrete Handlungsvorschläge gemacht und durch Beispieldialoge, wie die Situationen ablaufen könnten, ergänzt.

Neu in der 2. Auflage:
- Alle Kapitel komplett aktualisiert
- Neues Kapitel zum Thema „Schwere Dissoziation"
- Mehr Informationen zur Problematik Suizidalität

2. Aufl., 2016. 165 S.,
3 farb. Abb., kartoniert.
ISBN 978-3-437-24421-6

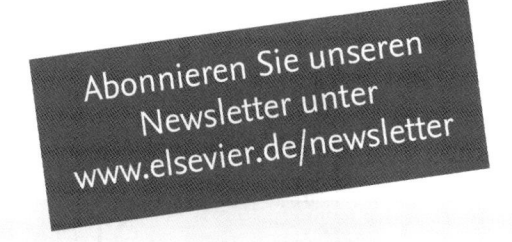

Abonnieren Sie unseren Newsletter unter www.elsevier.de/newsletter

Bestellen Sie in Ihrer Buchhandlung oder unter
www.elsevier.de bzw. bestellung@elsevier.de
Tel. (0 70 71) 93 53 14 / Fax (0 70 71) 93 53 24

Weitere Informationen und Preise finden Sie unter **www.shop.elsevier.de**

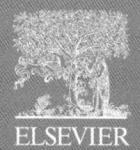

Empowering Knowledge
www.elsevier.de

ELSEVIER

Alle Facetten der Psychosomatischen Medizin in Theorie und Praxis

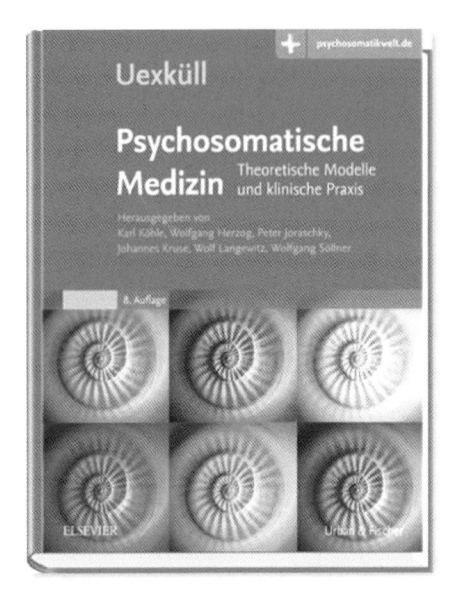

Karl Köhle; Wolfgang Herzog; Peter Joraschky; Johannes Kruse; Wolf Langewitz; Wolfgang Söllner

Uexküll, Psychosomatische Medizin
Theoretische Modelle und klinische Praxis

Der „Uexküll" bietet dem Leser das Gesamtpaket: theoretische Grundlagen, Diagnostik, therapeutische Verfahren und Klinik. Der Schwerpunkt des Buches liegt auf der klinischen Praxis mit Orientierung am biopsychosozialen Modell. Zahlreiche Fallbeispiele und Arzt-Patienten-Dialoge bieten zusätzliche Orientierung.

Neu in der 8. Auflage:
- Mehr als 100 Kapitel, alle auf dem neuesten Stand, 33 Kapitel neu verfasst
- Vermehrt auf ärztliches Handeln, Arzt-Patient-Kommunikation und therapeutische Ansätze, Unterstützung von Krankheitsverarbeitung und Krankheitsverhalten (Adherence) ausgerichtet
- An Evidenz orientiert: zahlreiche Befunde multizentrischer Studien wurden eingearbeitet

Das Buch hat einen Zugang zur psychosomatikwelt.de. Alle Inhalte sind dort zeitlich befristet auch online abrufbar. Angebot freibleibend.

Ein Muss nicht nur für Fachärzte für Psychotherapie, sondern auch für Ärzte aller Fachrichtungen, die ihr Handeln am biopsychosozialen Modell ausrichten.

8. Aufl., 2017. 1240 S.,
195 farb. Abb., gebunden.
ISBN 978-3-437-21833-0

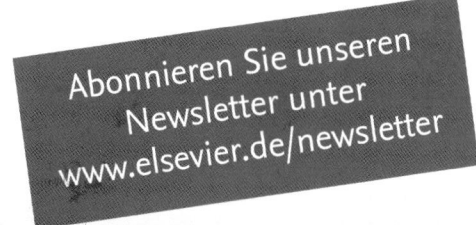

Abonnieren Sie unseren Newsletter unter www.elsevier.de/newsletter

Bestellen Sie in Ihrer Buchhandlung oder unter www.elsevier.de bzw. bestellung@elsevier.de
Tel. (0 70 71) 93 53 14 / Fax (0 70 71) 93 53 24

Weitere Informationen und Preise finden Sie unter **www.shop.elsevier.de**

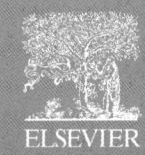

Empowering Knowledge
www.elsevier.de

ELSEVIER